外科失误的预防和处理

Surgical Pitfalls: Prevention and Management

敬　告

医学在不断进步。虽然标准安全措施必须遵守，但是由于新的研究和临床实践在不断拓展我们的知识，在治疗和用药方面做出某些改变也许是必需或适宜的。建议读者核对本书所提供的每种药品的生产厂商的最新产品信息，确认药物的推荐剂量、服用方法、时间及相关禁忌证。确定诊断、决定患者的最佳服药剂量和最佳治疗方法以及采取适当的安全措施是经治医师的责任，这有赖于他（她）们的个人经验和对每一位患者的了解。在法律允许的范围内，出版商和编著者对于因与本书所包含的资料相关而引起的任何个人损伤或财产损失，均不承担任何责任。

出版者

外科失误的预防和处理

Surgical Pitfalls: Prevention and Management

原　著　Stephen R. T. Evans

主　译　李　非

译　者　陈　宏　刘大川　朱　研　杨　鹏　卫文栋　李　嘉
张小丽　王晓辉　张钰鹏　曹　锋　赵磊光　刘东斌
王会元　王亚军　张　雁　梁　阔　张在兴　李　昂
刘宝东　苏　雷　张　毅　陈冬红　王若天　赵　菁
杜建新　蔡　伟　郑亚民

北京大学医学出版社
Peking University Medical Press

WAIKE SHIWU DE YUFANG HE CHULI

图书在版编目（CIP）数据

外科失误的预防和处理 /（美）埃文斯（Stephen, R. T. Evans）原著；李非等译 .——北京：北京大学医学出版社，2012.1

书名原文：Surgical Pitfalls：Prevention and Management

ISBN 978-7-5659-0239-0

Ⅰ. ①外… Ⅱ. ①埃… ②李… Ⅲ. ①外科—疾病—误诊—预防（卫生）②外科—疾病—误诊—治疗 Ⅳ. ① R6

中国版本图书馆CIP数据核字（2011）第158496号

北京市版权局著作权合同登记号：图字：01-2011-4982

Surgical Pitfalls: Prevention and Management
Stephen R. T. Evans
ISBN-13: 978-1-4160-2951-9
ISBN-10: 1-4160-2951-6

Elsevier (Singapore) Pte Ltd.
3 Killiney Road，#08-01 Winsland House I，Singapore 239519
Tel: (65) 6349-0200，Fax: (65) 6733-1817
First Published 2012
2012 年初版

外科失误的预防和处理

主　　译：李　非
出版发行：北京大学医学出版社（电话：010-82802230）
地　　址：（100191）北京市海淀区学院路 38 号　北京大学医学部院内
网　　址：http://www.pumpress.com.cn
E - mail ：booksale@bjmu.edu.cn
印　　刷：北京画中画印刷有限公司
经　　销：新华书店
责任编辑：吕晓凤　　**责任校对**：金彤文　　**责任印制**：张京生
开　　本：889 × 1194mm　1/16　　**印张**：55　　**字数**：1700 千字
版　　次：2012 年 1 月第 1 版　2012 年 1 月第 1 次印刷
书　　号：ISBN 978-7-5659-0239-0
定　　价：288. 00 元

著者名单

Christopher J. Abularrage, MD
Fellow in Vascular Surgery, Massachusetts General Hospital, Boston, Massachusetts
Infrainguinal Revascularization

Reid B. Adams, MD
Professor of Surgery, Division Chief, Surgical Oncology, and Chief, Hepatobiliary and Pancreatic Surgery, University of Virginia Health System, Charlottesville, Virginia
Enterectomy

Mark S. Allen, MD
Professor and Chair, Division of General Thoracic Surgery; Consultant, Division of General Thoracic Surgery, Mayo Clinic, Rochester, Minnesota
Pneumonectomy

Stephen L. Altman, Esq, JD
Partner, Hamilton Altman Canale & Dillon, LLC, Fairfax, Virginia
Legal Considerations

Rupen Amin, MD
Research Fellow, Georgetown University School of Medicine, Washington, DC
Pancreaticoduodenectomy

Andrea Badillo, MD
Resident in General Surgery, The George Washington University, Washington, DC
Graham Patch Repair

Catherine Bertram, JD
Partner, Regan Zambri & Long, PLLC, Washington, DC
Legal Considerations

Parag Bhanot, MD
Assistant Professor of Surgery, Georgetown University Hospital, Washington, DC
Open Inguinal Hernia Repair with Plug and Patch Technique; Laparoscopic Incisional Hernia Repair

Joseph A. Blansfield, MD
Clinical Assistant Professor of Surgery, Temple University School of Medicine, Philadelphia; Associate, Department of Surgical Oncology, Geisinger Medical Center, Danville, Pennsylvania
Isolated Limb Perfusions and Extremity Amputations

Kenneth J. Bloom, MD
Clinical Professor of Pathology, Keck School of Medicine; Chief Medical Officer, Clarient, Inc., Aliso Viejo, California
Image-Guided Breast Biopsy

Sara A. Bloom, MD
Chief Resident, Department of Surgery, Georgetown University Hospital, Washington, DC
Axillary Surgery

Benjamin Braslow, MD
Assistant Professor of Surgery, University of Pennsylvania School of Medicine; Director of Emergency Surgical Service, Hospital of the University of Pennsylvania, Philadelphia, Pennsylvania
Damage Control: Abdominal Closures

David A. Bruno, MD
Chief Resident, Department of Surgery, Georgetown University, Washington, DC
Resection and Reconstruction of the Biliary Tract

Joseph F. Buell, MD, FACS
Professor of Surgery and Director of Transplantation, University of Louisville, Louisville, Kentucky
Laparoscopic Liver Resection

John Byrne, MB, BCh, BAO, MCh, FRCSI(Gen)
Attending, Albany Medical Center Hospital, Albany, New York
Aortic Surgery

A. Alfred Chahine, MD, FACS
Associate Professor of Surgery and Pediatrics, The George Washington University School of Medicine; Program Director, General Surgery Residency, Georgetown University Medical Center, Washington, DC
Imperforate Anus and Hirschsprung's Disease; Congenital Diaphragmatic Hernia

David C. Chang, PhD, MPH, MBA
Assistant Professor of Surgery, Department of Surgery, Johns Hopkins School of Medicine, Baltimore, Maryland
Evaluating Trauma Literature

Zandra Cheng, MD
Breast Surgeon, Anne Arundel Medical Center Breast Center, Annapolis, Maryland
Breast Biopsy and Breast-Conserving Surgical Techniques

Mark D. Cipolle, MD, PhD, FACS
Medical Director, Trauma Program, and Member of Staff, General Surgery, Christiana Care Health System, Wilmington, Delaware
Central Vein Catheterization

Bryan M. Clary, MD
Associate Professor of Surgery, and Chief, Hepatobiliary Surgery, Duke University Medical Center, Durham, North Carolina
Trisectionectomy

Edward E. Cornwell III, MD, FACS, FCCM
LaSalle D. Leffall Jr Professor and Chairman of Surgery, Howard University Hospital, Washington, DC
Management of Thoracic Trauma; Management of Pancreatic and Duodenal Injuries; Traumatic Brain Injury; Managing Injuries to the Spleen

Derrick D. Cox, MD
Chief Resident, General Surgery, Georgetown University Hospital, Washington, DC
Open Inguinal Hernia Repair with Plug and Patch Technique

Aimee M. Crago, MD, PhD
Fellow, Surgical Oncology, Memorial Sloan Kettering Cancer Center, New York, New York
Preoperative Pitfalls; Gastrectomy with Reconstruction

Dale A. Dangleben, MD
Assistant Program Director, General Surgery Residency, and Member of Staff, General Surgery, and Trauma/Surgical Critical Care, Lehigh Valley Hospital, Allentown, Pennsylvania
Central Vein Catheterization

R. Clement Darling III, MD
Professor of Surgery, Albany Medical College; Chief, Division of Vascular Surgery, Albany Medical Center Hospital, Albany, New York
Aortic Surgery

Elizabeth A. David, MD
Resident, General Surgery, Georgetown University Hospital, Washington, DC
Arterial Catheterization; Laparoscopic Nissen Fundoplication

James E. Davies, MD
Assistant Professor, Department of Cardiothoracic Surgery, University of Iowa, Iowa City, Iowa
Pneumonectomy

David Deaton, MD
Assistant Professor, Georgetown University; Chief of Endovascular Surgery, Division of Vascular Surgery, Department of Surgery, Georgetown University Hospital, Washington, DC
Endovascular Interventions

Demetrios Demetriades, MD, PhD
Professor of Surgery, University of Southern California School of Medicine; Director of Trauma and Critical Care, Los Angeles County and University of Southern California Medical Center, Los Angeles, California
Management of Penetrating Neck Injury

Kiran K. Dhanireddy, MD
Transplant Fellow, UCLA Medical Center, Los Angeles, California
Distal Pancreatectomy

Gerard M. Doherty, MD
NW Thompson Professor of Surgery, University of Michigan; Head, Section of General Surgery, University of Michigan Health System, Ann Arbor, Michigan
Thyroid Surgery

Jessica S. Donington, MD
Assistant Professor, Department of Cardiothoracic Surgery, New York University, New York, New York
Chest Wall Resections

Brian J. Duffy, MD
The George Washington University; Research Fellow, Children's National Medical Center, Washington, DC
Pectus Excavatum

Quan-Yang Duh, MD
Professor of Surgery, University of California, San Francisco; Attending Surgeon, Veterans Affairs Medical Center, San Francisco, California
Laparoscopic Inguinal Hernia Repair

David T. Efron, MD
Assistant Professor of Surgery, Johns Hopkins School of Medicine; Director of Trauma, Division of Acute Care Surgery: Trauma, Critical Care, Emergency and General Surgery, The Johns Hopkins Hospital, Baltimore, Maryland
Management of Thoracic Trauma; Management of Pancreatic and Duodenal Injuries

Martin R. Eichelberger, MD
Professor of Surgery and Pediatrics, The George Washington University; Attending Surgeon, Children's National Medical Center, Washington, DC
Pectus Excavatum

Rebecca Evangelista, MD
Assistant Professor of Surgery, Georgetown University Medical Center; Staff Surgeon, Veterans Affairs Medical Center, Washington, DC
Open Gastrostomy Feeding Tube Placement and Percutaneous Endoscopic Gastrostomy Tube Placement; Open Jejunostomy Tube Placement

Stephen R. T. Evans, MD, FACS
Robert J. Coffey Professor and Chairman, Department of Surgery, Georgetown University Medical Center, Washington, DC
From Error to Perfection: The Process of Surgical Maturation; Teaching Technical Skills—Errors in the Process; Preoperative Pitfalls; Arterial Catheterization; Chest Tube Insertion; Paracentesis; Laparoscopic Nissen Fundoplication; Laparoscopic Esophagomyotomy with Dor Fundoplication; Gastrectomy with Reconstruction

Eleanor Faherty, MD
Staff Surgeon, and Captain, United States Air Force, Malcolm Grow Medical Center, Andrews Air Force Base, Maryland
Open Gastrostomy Feeding Tube Placement and Percutaneous Endoscopic Gastrostomy Tube Placement; Open Jejunostomy Tube Placement; Lateral Pancreaticojejunostomy (Puestow) Procedure; Supraclavicular Lymph Node Biopsy

Elizabeth D. Feldman, MD
Assistant Professor, Georgetown University, Washington, DC
Mastectomy

Felix G. Fernandez, MD
Cardiothoracic Fellow, Barnes-Jewish Hospital, Washington University School of Medicine, St. Louis, Missouri
Thymectomy and Resection of Mediastinal Masses

Richard E. Fine, MD
Clinical Associate Professor, Department of Surgery, University of Tennessee College of Medicine—Chattanooga Unit, Chattanooga, Tennessee; Director, Breast Care Continuum Program, Wellstar Kennestone Hospital, Marietta, Georgia
Image-Guided Breast Biopsy

Thomas M. Fishbein, MD
Professor, Department of Surgery, Georgetown University; Director of Small Bowel and Pediatric Liver Transplant Program, Georgetown University Hospital, Washington, DC
Distal Pancreatectomy; Resection and Reconstruction of the Biliary Tract

James FitzGerald, MD
Attending Surgeon, Washington Hospital Center, Washington, DC
Ileostomy

Eugene F. Foley, MD
Professor of Surgery, Section of Colon and Rectal Surgery, Department of Surgery, University of Wisconsin School of Medicine and Public Health, Madison, Wisconsin
Hemorrhoidectomy; Anal Fistulotomy

Hugh M. Foy, MD
Professor of Surgery, and Head, Wind River College, University of Washington School of Medicine; Attending Surgeon, Harborview Medical Center, Seattle, Washington
Teaching Technical Skills—Errors in the Process

Charles M. Friel, MD
Associate Professor of Surgery, and Chief, Section of Colon and Rectal Surgery, University of Virginia, Charlottesville, Virginia
Low Anterior Resection; Abdominal Perineal Resection with Colostomy

Kelly Garrett, MD
Chief Resident, Albany Medical College, Albany, New York
Left Colectomy: Open and Laparoscopic

Ankur Gosalia, MD
Assistant Professor of Anesthesiology, Temple University, Philadelphia; Attending Anesthesiologist, Western Pennsylvania Hospital, Pittsburgh, Pennsylvania
Anesthesia for the Surgeon

Vicente H. Gracias, MD
Associate Professor of Surgery, and Chief, Surgical Critical Care, University of Pennsylvania School of Medicine, Philadelphia, Pennsylvania
Damage Control: Abdominal Closures

Jay A. Graham, MD
Resident, Department of Surgery, Georgetown University, Washington, DC
Laparoscopic Surgery; Right Hepatectomy; Left Hepatectomy

Philip C. Guzzetta, Jr., MD
Professor of Surgery and Pediatrics, The George Washington University; Pediatric Surgery Chief Resident Program Director, Children's National Medical Center, Washington, DC
Malrotation, Volvulus, and Bowel Obstruction

Adil H. Haider, MD, MPH
Assistant Professor of Surgery, Division of Trauma/Critical Care, Johns Hopkins School of Medicine, Baltimore, Maryland
Traumatic Brain Injury; Managing Injuries to the Spleen

Elliott R. Haut, MD, FACS
Assistant Professor of Surgery and Anesthesiology and Critical Care Medicine, Division of Acute Care Surgery: Trauma, Critical Care, Emergency and General Surgery, Department of Anesthesiology and Critical Care Medicine, Johns Hopkins School of Medicine; Director, Trauma / Acute Care Surgery Fellowship, The Johns Hopkins Hospital, Baltimore, Maryland
Evaluation and Acute Resuscitation of the Trauma Patient

Mary Hawn, MD, MPH
Associate Professor of Surgery, and Chief, Section of Gastrointestinal Surgery, University of Alabama at Birmingham, Birmingham, Alabama
Open Primary and Mesh Repairs

Richard F. Heitmiller, MD
Associate Professor of Surgery, Johns Hopkins Medical Institutions; J.M.T. Finney Chairman of Surgery, Union Memorial Hospital, Baltimore, Maryland
Esophageal Surgery

Earl Hodin, MD
Attending Surgeon, Children's National Medical Center, Washington, DC, and Inova Fairfax Hospital, Falls Church, Virginia
Inguinal and Umbilical Hernias

Arsalla Islam, MD
Assistant Instructor, GI Endocrine Surgery Division, Department of Surgery, University of Texas Southwestern Medical Center, Dallas, Texas
Adrenal Surgery

Kamal M. F. Itani, MD
Professor of Surgery, Boston University School of Medicine; Chief of Surgery, Veterans Affairs Boston Healthcare System, Boston, Massachusetts
Umbilical and Epigastric Hernias

Patrick G. Jackson, MD
Associate Residency Program Director, Georgetown University; Assistant Professor of Surgery, Georgetown University Hospital, Washington, DC
Laparoscopic Surgery; Vagotomy and Pyloroplasty; Lateral Pancreaticojejunostomy (Puestow) Procedure; Pancreatic Cyst/Debridement

Lynt B. Johnson, MD, MBA
Professor, Georgetown University; Chief of Transplantation Surgery, and Vice-Chairman, Department of Surgery, Georgetown University Hospital, Washington, DC
Right Hepatectomy; Left Hepatectomy; Pancreaticoduodenectomy; Pancreatic Cyst/Debridement

Benjamin Kim, MD
Staff Physician, Kaiser Permanente West Los Angeles Medical Center, Los Angeles, California
Laparoscopic Inguinal Hernia Repair

Lawrence T. Kim, MD, FACS
Professor, Department of Surgery, University of Arkansas for Medical Sciences; Chief, Surgical Service, Central Arkansas Veterans Healthcare System, Little Rock, Arkansas
Parathyroid Surgery

Daniel Kreisel, MD, PhD
Assistant Professor of Surgery, Pathology and Immunology, Washington University in St. Louis, St. Louis, Missouri
Thymectomy and Resection of Mediastinal Masses

John C. Kucharczuk, MD
Assistant Professor of Surgery, University of Pennsylvania School of Medicine; Division of Thoracic Surgery, Hospital of the University of Pennsylvania, Philadelphia, Pennsylvania
Bronchoscopy: Flexible and Rigid; Esophagoscopy: Flexible and Rigid; Mediastinoscopy; and Anterior Mediastinotomy

Paul C. Kuo, MD, MBA
Professor of Surgery, and Chief, Division of General Surgery, Duke University Medical Center, Durham, North Carolina
Trisectionectomy

James Laredo, MD
Assistant Professor, Division of Vascular Surgery, Department of Surgery, Georgetown University; Georgetown University Hospital, Washington, DC
Venous Surgical Pitfalls

David W. Larson, MD
Consultant in Surgery and Assistant Professor of Surgery, Mayo Clinic, Mayo Medical School, Rochester, Minnesota
Right Colectomy: Open and Laparoscopic

Edward C. Lee, MD, FACS, FASCRS
Associate Professor of Surgery, Chief, Section of GI/ Surgical Oncology, and Vice Chairman for Clinical Affairs, Albany Medical College, Albany, New York
Left Colectomy: Open and Laparoscopic

Stacy Loeb, MD
Resident in Training (Urology), Johns Hopkins Medical Institutions, Baltimore, Maryland
Paracentesis

Amy D. Lu, MD, MPH, MBA
Associate Professor of Surgery, Albert Einstein College of Medicine; Director, Renal Transplant Program, Montefiore Medical Center, Bronx, New York
Gallbladder: Cholecystectomy (Laparoscopic vs. Open)

Jeffrey Lukish, MD
Associate Professor of Surgery and Pediatrics, and Chief, Division of Pediatric Surgery, Uniformed Services University of the Health Sciences, Bethesda, Maryland
Tracheoesophageal Fistula and Esophageal Atresia Repair

Robyn A. Macsata, MD
Chief, Vascular Surgery, Veterans Affairs Medical Center, Washington, DC
Arteriovenous Hemodialysis Access

Donna-Marie Manasseh, MD
Co-Director of the Women's Breast Health Center, Stamford Hospital Foundation, New Haven, Connecticut
Axillary Surgery

Carlos E. Marroquin, MD
Assistant Professor of Surgery, Duke University Medical Center, Durham, North Carolina
Trisectionectomy

M. Blair Marshall, MD, FACS
Associate Professor of Surgery, Georgetown University School of Medicine; Chief, Division of Thoracic Surgery, Department of Surgery, Georgetown University Medical Center, Washington, DC
Bronchial and Vascular Sleeve Lobectomy

Marga F. Massey, MD, FACS
Associate, Center for Microsurgical Breast Reconstruction, Charleston/Chicago/Salt Lake City, Charleston, South Carolina
Component Separation for Complex Abdominal Wall Reconstruction and Recurrent Ventral Hernia Repair

Aarti Mathur, MD
Resident in Surgery, Georgetown University, Washington, DC
Chest Tube Insertion; Laparoscopic Splenectomy

Fabio May da Silva, MD
Professor of Clinical Surgery, Universidade do Sul de Santa Catarina; Thoracic Surgeon, Secretaria do Estado de Santa Catarina, Florianopolis, Santa Catarina, Brazil
Bronchial and Vascular Sleeve Lobectomy

Michael McLeod, MD
Associate Professor, Michigan State University, Kalamazoo, Michigan
Thyroid Surgery

Aziz Merchant, MD
Fellow, Minimally Invasive Surgery, Emory University, Atlanta, Georgia
Pyloromyotomy

Angela M. Mislowsky, MD
Chief Resident—Surgery, Union Memorial Hospital, Baltimore, Maryland
Esophageal Surgery

Bruno Molino, MD
Director, Division of Trauma, Liberty Health—Jersey City Medical Center, Jersey City, New Jersey
Damage Control: Abdominal Closures

Gitonga Munene, MD
Chief Resident Physician, Georgetown University Hospital, Washington, DC
Gastrectomy with Reconstruction

Russell J. Nauta, MD, FACS
Professor of Surgery, Harvard Medical School; Vice-Chairman, Surgery, Beth Israel-Deaconess Medical Center; Chairman of Surgery, Mount Auburn Hospital and Harvard Health Services, Cambridge, Massachusetts
General Laparotomy

Edward W. Nelson, MD
Professor of Surgery and Division Chief of General Surgery, University of Utah School of Medicine, Salt Lake City, Utah
Prolene Hernia System—Hernia Repair

Richard F. Neville, MD
Chief, Division of Vascular Surgery, and Medical Director, Non-invasive Vascular Lab, Georgetown University Hospital, Washington, DC
Carotid Endarterectomy; Infrainguinal Revascularization

Kurt D. Newman, MD
Professor of Surgery and Pediatrics, The George Washington University School of Medicine; Surgeon in Chief, and Executive Director, Joseph E. Robert, Jr. Center for Surgical Care, Children's National Medical Center, Washington, DC
Pyloromyotomy

C. Joe Northup, MD, FACS
Assistant Professor, University of Virginia Health System, Charlottesville, Virginia
Laparoscopic Appendectomy

Fiemu Nwariaku, MD, FACS, FWACS
Malcolm O. Perry MD Professor, and Associate Professor and Vice Chair, Department of Surgery, University of Texas Southwestern Medical Center, Dallas, Texas
Adrenal Surgery

Michael D. Pasquale, MD, FACS, FCCM
Associate Professor of Surgery, Penn State College of Medicine, Penn State University, Hershey; Senior Vice Chair, Department of Surgery, Chief, Division of Trauma/Surgical Critical Care, and Member of Staff, General Surgery, and Trauma/Surgical Critical Care, Lehigh Valley Hospital, Allentown, Pennsylvania
Central Vein Catheterization; Pulmonary Artery Catheterization

James F. Pingpank, Jr., MD
Head, Surgical Metabolism Section, Surgery Branch, National Cancer Institute, National Institutes of Health, Bethesda, Maryland
Isolated Limb Perfusions and Extremity Amputations

Dahlia Plummer, MD
Vascular Fellow, Georgetown University, Washington, DC
Carotid Endarterectomy

Todd A. Ponsky, MD
Assistant Professor of Surgery, Case Western Reserve University; Assistant Professor of Surgery, Division of Pediatric Surgery, Rainbow Babies and Children's Hospital, Cleveland, Ohio
Wilms' Tumor and Neuroblastoma

David M. Powell, MD
Associate Professor of Surgery and Pediatrics, The George Washington University; Attending Surgeon, Children's National Medical Center, Washington, DC
Pectus Excavatum

Brian Reuben, MD
Chief Resident, General Surgery, University of Utah, Salt Lake City, Utah
Component Separation for Complex Abdominal Wall Reconstruction and Recurrent Ventral Hernia Repair

T. A. Rothenbach, MD
Staff Surgeon, Pediatric Surgery Inc., The Children's Hospital at Saint Francis, Tulsa, Oklahoma
Congenital Diaphragmatic Hernia

Shawn D. Safford, MD
Assistant Professor of Surgery, Uniformed Services University of the Health Sciences, Bethesda, Maryland
Tracheoesophageal Fistula and Esophageal Atresia Repair

Ali Salim, MD
Program Director, General Surgery Residency, Cedars-Sinai Medical Center, Los Angeles, California
Management of Penetrating Neck Injury

Rovinder S. Sandhu, MD, FACS
Clinical Assistant Professor of Surgery, Penn State College of Medicine, Penn State University, Hershey; Medical Director, Adult Transitional Trauma Unit, and Member of Staff, General Surgery, and Trauma/Surgical Critical Care, Lehigh Valley Hospital, Allentown, Pennsylvania
Central Vein Catheterization; Pulmonary Artery Catheterization

Babak Sarani, MD
Assistant Professor of Surgery, University of Pennsylvania; Attending Surgeon, Division of Traumatology, Emergency Surgery, and Surgical Critical Care, Hospital of the University of Pennsylvania, Philadelphia, Pennsylvania
Anesthesia for the Surgeon; Graham Patch Repair

John E. Scarborough, MD
Assistant Professor of Surgery, Department of Surgery, Duke University Medical Center, Durham, North Carolina
Trisectionectomy

Bruce Schirmer, MD
Stephen H. Watts Professor of Surgery, University of Virginia Health System, Charlottesville, Virginia
Laparoscopic Gastric Bypass

Joseph B. Shrager, MD
Professor of Cardiothoracic Surgery, Stanford University School of Medicine, Stanford; Chief, Division of Thoracic Surgery, Stanford University Hospital, Stanford; Staff Surgeon, Palo Alto Veterans Affairs Health Care System, Palo Alto, California
Cervical Tracheal Resection and Reconstruction

Anton N. Sidawy, MD, MPH
Professor of Surgery, Georgetown and George Washington University Schools of Medicine; Chief, Surgical Service, Veterans Affairs Medical Center, Washington, DC
Arteriovenous Hemodialysis Access

Niten Singh, MD
Assistant Professor of Surgery, Uniformed Services University of the Health Sciences, Bethesda, Maryland; Chief, Endovascular Surgery, Madigan Army Medical Center, Tacoma, Washington
Venous Surgical Pitfalls; Endovascular Interventions

William H. Snyder, MD
Professor of Surgery, Department of Surgery, University of Texas Southwestern Medical Center, Dallas, Texas
Adrenal Surgery

Scott J. Swanson, MD
The Eugene W. Friedman Professor of Surgical Oncology, Mount Sinai School of Medicine; Chief, Division of Thoracic Surgery, Mount Sinai Medical Center, New York, New York
Lobar Resections

Lorraine Tafra, MD
Director, The Breast Center, Anne Arundel Medical Center, Annapolis, Maryland
Breast Biopsy and Breast-Conserving Surgical Techniques

Amit D. Tevar, MD, FACS
Assistant Professor, University of Cincinnati, Cincinnati, Ohio
Laparoscopic Liver Resection

Mark J. Thomas, MD
Assistant Professor, University of Cincinnati, Cincinnati, Ohio
Laparoscopic Liver Resection

Trevor Upham, MD
Surgical Resident, Department of Surgery, Georgetown University Hospital, Washington, DC
Pancreatic Cyst/Debridement

Daniel Vargo, MD
Associate Professor of Surgery, Division of General Surgery, Department of Surgery, University of Utah, Salt Lake City, Utah
Component Separation for Complex Abdominal Wall Reconstruction and Recurrent Ventral Hernia Repair

Diana M. Weber, MD
Surgeon, Presbyterian Hospital, Albuquerque, New Mexico
Laparoscopic Splenectomy; Supraclavicular Lymph Node Biopsy

Todd S. Weiser, MD
Assistant Professor, Mount Sinai School of Medicine; Attending, Mount Sinai Medical Center, New York, New York
Lobar Resections

Tamica White, MD
Thoracic Surgeon, Surgical Specialists of North Jersey, Englewood, New Jersey
Vagotomy and Pyloroplasty

Shawna C. Willey, MD, FACS
Associate Professor, Georgetown University; Director, Betty Lou Ourisman Breast Health Center, Lombardi Comprehensive Cancer Center, Washington, DC
Mastectomy

Alexander Wohler, MD
Fellow in Cardiothoracic Surgery, Mount Sinai Medical Center, New York, New York
Laparoscopic Esophagomyotomy with Dor Fundoplication

James C. Yang, MD
Assistant Professor, Uniformed Services University of the Health Sciences; Senior Investigator, Surgery Branch, National Cancer Institute, National Institutes of Health, Bethesda, Maryland
Management of Soft Tissue Sarcoma

主译简介

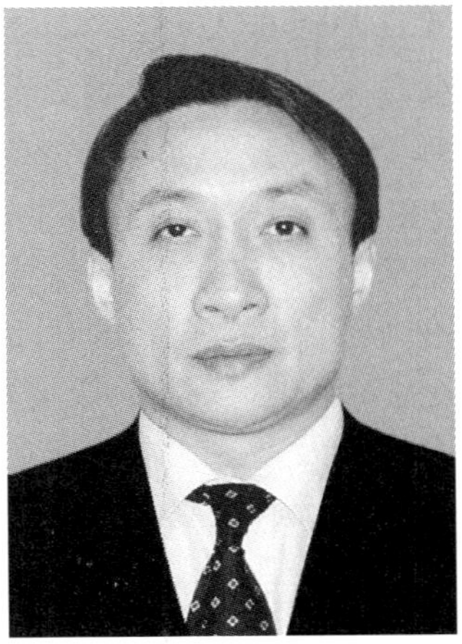

主译：李非

- 首都医科大学宣武医院普外科主任、教授、主任医师、外科研究室主任、博士研究生导师。

- 中华医学会外科学会委员、全国胰腺外科学组委员、北京医师协会普通外科专家委员会副主任委员、北京医学会外科分会委员。

- 《中华外科杂志》、《中华肝胆外科杂志》、《中国实用外科杂志》、《中华普通外科杂志》等杂志编委。

译者序言

“失败乃成功之母”。失败与成功是相对的，重要的是如何把失败转化为成功。从错误中学到的知识，往往比从成功中学到的知识还要多。所有前人的失误或许不会完全重演，但是即将发生的悲剧无一例外地有着前人失误的痕迹。我们都希望能够有机会在错误发生前的那一刻，有一种工具使我们能够扭转乾坤。这个工具就是不断学习——从失误中学习。这是一种学习的方法，也是一种学习的智慧，这需要我们自省的勇气和自律的精神。有错误不可怕，怕的是不承认错误、重复犯错。发现问题、改正错误、总结经验才是学习的真谛和成功的基石。

手术的失误是每一位外科医生都不愿看到的，但又是无法完全避免的。面对自己的失误，我们往往不愿广而告之，但自己却刻骨铭心，并时时提醒自己和叮嘱自己的学生，不愿看到悲剧重演。对于这些手术失误进行全面而深刻的反思和总结，无论对患者还是对医生，都是一笔宝贵的财富。非常有幸把 Stephen R. T. Evans 博士编写的《外科失误的预防和处理》一书介绍给大家，这本书客观系统地分析了几乎所有的外科手术失误发生的原因和补救措施，以及如何进行手术评估和决策。希望能给每一位施行手术的医生带来帮助，也给每一位接受手术的患者带来益处。

改之为贵，善莫大焉。

李　非

著者前言

我们是在错误的基础上取得了一个又一个崭新的、完全不同的和更好的成功。——Havelock Ellis

作为一种职业，外科医生非常不愿意公开谈论自己所犯的错误。无论是判断的错误还是术中技术性的错误，医生们通常对这些错误进行自我检讨或在每周常规举行的发病率和死亡率讨论会上半公开。然而，有一点很清楚，对于所有的外科医生，这种发病率和死亡率的讨论会是最具有教育价值的，因为我们会从自己的错误以及别人的错误中学到非常多的知识。

《外科失误的预防和处理》的出版已经筹备了多年，它的目的不仅是为训练初级外科医生，而是要适合各个层次的外科专家。我们希望，这些指导有助于预防严重的外科错误，改善和提高住院医师的外科训练。因此，我们出版的这本书包含了外科所有主要领域的内容。

本书内容的独特性在于识别那些简单和复杂手术操作的特定步骤中的术中失误；但更重要的是如何预防手术失误的发生，了解手术失误的后果，以及失误一旦发生如何进行补救或改正。本书除了讨论那些常见错误，尤其是术前决策（术前评估患者情况时应基于患者个体器官系统功能和危险分层情况予以考虑）错误外，还包含了 80 多个主要的手术操作。此外，我们也回顾了手术技巧教学中的错误和可能导致医疗纠纷的医患交流错误，最后在导言部分对外科手术的发展成熟过程进行了综述。

在第一版，我们将尽可能全面地描述所有重要的已经发表了的术中并发症及术中失误（在决策制订中所犯的错误）。然而，如前所述，外科医生们不愿谈论自己的错误，尤其厌恶发表此类文章。在出版本书第二版的准备工作中，我们积极地征集那些已经发生了的手术失误和并发症的术中或影像学证据和文献。目的是使第二版成为更加全面和真实的“手术失误的百科全书”或“发病率和死亡率的教科书。”

我想借此机会感谢本书所有的极富才华的作者们为本书所付出的宝贵的时间和精力。当然编写一本教授如何做手术的教科书肯定容易许多；但编写一本教授在手术中不能做哪些操作的教科书会难很多。我非常感谢他们的耐心，和我们一起走过了漫长的编写过程。我们的编写都依从一个模板，希望读者会觉得这样非常有用和友好。此外，我衷心感谢 Elsevier 公司的同事，包括 Scott Scheidt、Sarah Myer 和出版主管 Judy Fletcher。 他们的热情、激情和能量使我们这本书得以顺利地出版。

Stephen R. T. Evans, MD, FACS

引　言

尽管患者在医院的整个过程被其在手术室的经历深深地影响着，但是许多并发症是可以通过充分的术前准备加以预防的。患者的个人危险因素和术前全身状态的最佳化调整影响着术后心肌梗死、充血性心力衰竭、肺炎、出血、感染等术后并发症的发生率。清楚进行病史询问和体格检查、药物调整、专科医师会诊是确保手术平稳、顺利地进行、确保住院时间和术前发病率及死亡率最小化的第一步。

并发症

并发症的分级如下：

1 级——仅仅需要内科医疗，如抗生素治疗泌尿系感染。

2 级——需要外科操作干预，如经皮穿刺引流治疗盆腔脓肿。

3 级——需要再次手术处理，但还不会导致永久性残疾或器官切除。

4 级——导致永久性残疾，如肾衰竭，需要透析治疗；或需要再次手术，进行器官切除。

5 级——导致死亡。

适应证

对于准备进入手术室的患者，外科医生应该在心里（如果不是在纸上）列出一个完整的术前危险因素和适当的干预措施清单列表。这条原则没有例外。即使在紧急情况下也应尽快说明患者并存病的情况，以协助术中和术后的治疗护理。

目 录

第 I 部分

总　论

Stephen R. T. Evans，MD

失之毫厘，谬之千里——中国谚语

第 1 章

从失误到完善：外科技术成熟历程

Stephen R. T. Evans，MD

不幸就像刀子，握住刀柄可以为我们服务，拿住刀刃则会割破手

——James Russell Lowell

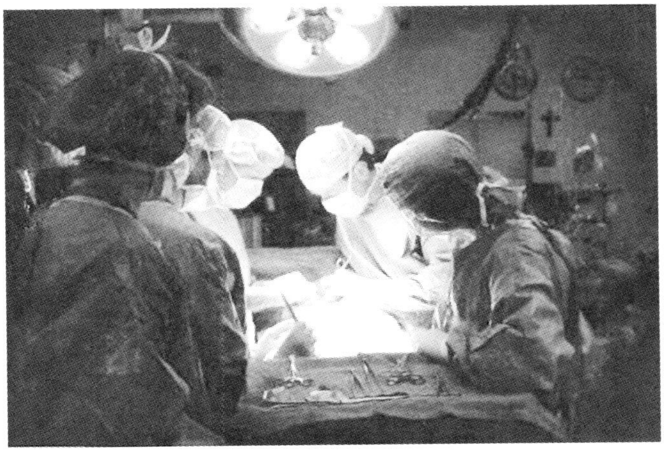

外科失误

失误应归咎于谁？

1999 年[1]，美国国立医学研究院（Institute of Medicine，IOM）发表了一篇划时代的文章，题为《人非圣贤，孰能无过》，该文促进了人们对患者安全性的高度重视与关注。无论在医学文献或者报刊杂志中[1]，都已反映出人们普遍意识到，需采取主动行动，降低可避免的医疗事故所致的死亡。IOM 文章发表 5 年后，Leape 和 Berwick 发表了态度严厉的报道[2]，指出医学界在提高患者安全性方面进展缓慢。作者敦促医学界对患者安全性负起责任，并声称“除非我们决心选择安全，否则我们不会自动变得安全”[2]。

尽管存在悲观态度，近些年还是发表了少量的报道称患者安全性得到改善。Brennen[3] 提出了颇为乐观的看法。他指出，加利福尼亚州在 20 世纪 70 年代医疗护理损伤比例为 4.6%；但在 1984 年，纽约的这一比例降至 3.7%；而到了 1992 年，科罗拉多州和犹他州的比例已降至 2.9%。另外，他反复强调了早已人所

共知的事实：在过去几十年间，心脏外科和神经外科重大手术的并发症发生率和总体死亡率已有明显降低[3]。

尽管有时会遇到某种程度上的敌意，但保健组织联合鉴定委员会（JCAHO）和卫生保健研究与质量控制机构（AHRQ）已明确担负起制订在全国范围内减少医疗差错政策的责任。他们要求手术室制订降低差错措施，例如列出术前核对清单，佩带“正确手术部位和正确手术患者”标识，手术开始前在手术间内必须留有“延迟”时间以便再次交流。上述 JCAHO 制订的政策被认为是通过增进麻醉师、护士和外科医生间的交流而减少了差错发生。

承担责任

就行医者个人而言，还留有很大的改善空间，因为我们在“决心变得安全”方面还未采取一致行动。其缘由是，在外科发展的历史进程中，反应性多于主动性。虽然我们作为外科医生，有剖析我们自己技艺、在诸如有关发病率与死亡率（M&M）讨论会上公开评价我们的成功与瑕疵的悠久历史，但我们没有（针对安全问题）采取一致行动。

我们都知道发病率与死亡率讨论会——会上外科医生总是对其过错采取坦诚与开放的态度，并且打算从错误中汲取教训——作为针对所有实习生最好的教育经历而广受欢迎。然而，M&M 也可能因组织无序且具随意性而成为言多行少的讨论会。实际上，许多其他科室甚至都不参加每周的 M&M 会议。另外，甚至当我们知道特定手术的医疗差错是可预测的和确定的时，我们也缺乏降低错误发生的教育与训练的能力。在医院礼堂内进行的热烈讨论也许到下周就会被人遗忘。

为什么我们尚未开发全国登记系统以便让外科专家组将上报的医疗差错公之于世？为什么我们没有为改善我们的医疗服务而创立专门探究医疗差错的医学月刊？在全国范围内公开讨论外科差错存在诸多障碍，其中重要的是受到法医学观念的影响。

鉴于在采取一致行动降低医疗错误方面似乎存在很大难度，那么当今人们密切关注患者安全的态度应当对采取一致行动起推动作用。我们不能接受放弃努力追求完美的态度。正如 Deming 所说，“如果我们不得不接受 99.9% 效率的话，我们美国将会面临如下情况：在芝加哥奥黑尔机场，每天有两架飞机不安全地降落；每小时有 16 000 份邮件丢失；每小时有 32 000 件银行支票从银行账户中被错误地扣除”（摘自 Deming1987 年 11 月的私人通信）。我们精益求精的文化传统需要我们加倍努力。

现在是每个外科医生在保障患者安全方面承担责任的时候。本教科书专门针对每位从医者，力图从认识层面和技术层面降低医疗错误的发生。我们也寄希望于通过本书所介绍的实用方法，能对外科住院医师和经验丰富的外科医师有所指导，从而逐渐减少每天发生的医疗错误，并影响未来外科教育方式。我们还希望在提高安全意识的过程中，从业医师能仔细地观察到医疗瑕疵和可避免的技术错误，使医生的水平得到明显改善。

避免恐惧

Leape[4] 讲述了人们对差错的强大恐惧感（图 1–1）。恐惧三联征包括：①害怕被同事耻笑，②害怕患者对医疗过错的反应，③害怕遭到诉讼。上述心理似乎降低了我们采取主动行动降低医疗过失的能力。另外，恐惧症必然是导致我们未一致分担和（或）公开我们所面临的复杂问题的原因。

首先，我们厌恶在同行面前揭示我们的无知与技术失败。若近期失败的手术成为外科医生休息室内的谈资的话，那将是场噩梦。

其次，我们惧怕患者对我们所犯错误的反应。当然，同患者讨论已发生的过错不是件愉快的事。更令人懊恼的是过错发生在有住院医师培训制度的教学医院内。患者可能总问：“住院医在我的手术和治疗中起

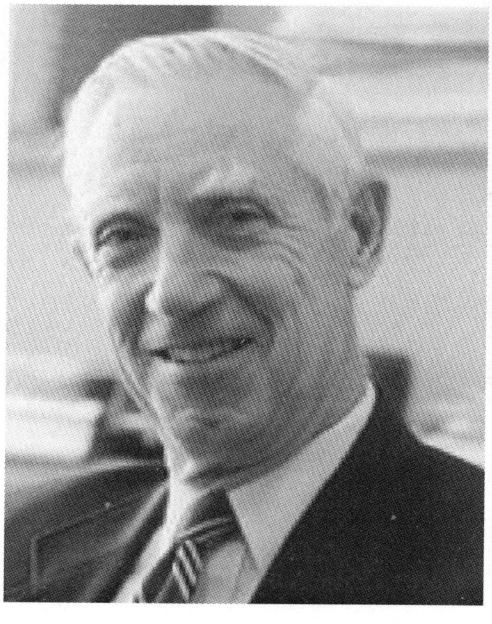

图 1–1　Lucian Leape(Courtesy of Lucian L. Leape，MD.)

何作用？”一旦出错，患者会问：“是住院医犯的错吧？”或“是训练的过失吧？”

最后，对诉讼过度恐惧也许是我们所面临的最大障碍。“医疗事故搜寻引擎”就如同我们每天的雷达网，并且已在互联网（如人尽皆知的网站“fightingforyou.com”）上广为使用。在那里，人们能找到像“医疗行业隐秘事件中最应密切关注的是外科错误”这样的标题。

悖论

虽然保障医疗安全对某些人而言是不可能完成的艰难而棘手的工作，但我们不能碌碌无为，而应竭尽全力追求完美。Leape 描述了上述自相矛盾的情况：“悖论……意思是虽然标准的医疗程序是完美的——不会出错的治疗——但所有医生都认为医疗差错不可避免。”[2]

我们都知道医生也是人，但这样解释并不能被媒体、公众、保险公司或负责医疗事故的律师所认可。

人的能力的理论

以知识、规则、技能为基础的能力

为了解人为差错如何发生，我们首先应当知道人的能力的理论。Rasmussen 和 Jensen[5] 已经详尽描述了人的能力的概念，他们将其分为三种类型：①运用知识的能力，②掌握常规的能力，③发挥技艺的能力[5]。首先，当我们在新的情形下实现我们众多构想时需要**运用知识的能力**（例如，对于实习医师而言，所有的手术和所有的住院患者的情况都是其需要学习的新知识）。其次，按照已制订常规寻找解决问题的方法时需要有**掌握常规的能力**——根据特定情形采取相应策略（例如，当我们游离右侧结肠时，需要小心且准确无误地显露结肠间隙的操作，我们知道这样的常规程序可以保障结肠操作既方便又安全）。最后，**发挥技艺的能力**是指无意识的、预编程序式的思维和行为方式。这些的确是我们日常工作中最普通、最常运用的能力（如同在相同的道路上每天驾车去上班，或者有经验的外科医生在实施他或她的第 500 例腹股沟疝修补术）。

人的能力中的错误

Reason[6]、Rasmussen 和 Jensen[5] 对人的能力中的错误进行了分类。**知识运用错误**是由于知识或经验的不足或者是对问题的误解所导致的。当没有经验的外科医生或实习医生处于学习曲线的陡峭阶段并遇到新的临床问题时常犯这类错误。我们希望本书能够揭示这些错误，从而能够避免此类错误发生。

常规执行错误指错误地运用了专业知识，即在解决临床问题时，选错了诊疗常规。发生这类错误主要是由于对患者临床表现的误判或者对所了解“常规”的误用或滥用。

最后，**技能使用错误**是指工作“失误”，即当未按常规程序操作或缺乏额外核对制度（或省略了确认所需的“暂停”过程）时常出现的错误，导致诸如手术患者错误，或手术部位错误，或剖腹术后将敷料遗漏在腹腔内的错误。值得注意的是，这类错误的发生更有可能与医生生理状况相关，例如在疲劳、厌烦情绪或受挫心理等因素作用下更易发生此类错误。

最常发生的是哪类错误呢？实际上，技能使用错误是最常发生的，因为我们日常精神心理活动处于动态的变化过程中。然而，知识运用错误发生的概率也较高，因为在学习曲线的陡峭部分发生的典型错误就是此类错误[6]。本书旨在全面说明和阐释这三类错误，并通过目标培训和实施减少医疗差错的策略来改进外科诊疗的行为方式。

手术室内知觉错误：诱导性感觉

了解发生在手术间内的技术性错误的原因和机制是贯穿于本书的主题。在广为引用的文章中，Way 及其同事[7] 为确定差错的原因，对腹腔镜胆囊切除术中胆总管损伤患者进行了研究。他们将损伤的原因分为三种类型：①认识和决策错误，②技能不足，③对解剖的知觉投入错误或知觉错误。大多数胆道损伤属于第三种类型。这些错误发生的机制源于诱导性感觉。诱导性感觉是常见的快速的下意识反应，其依照的是对轮廓或外形的主观错觉。当你看到卡尼莎（Kanizsa）三角（图 1–2）时，你也许认为你所见的是被黑色圆盘围绕的白色三角。但是白色三角实际是不存在的，你视觉中的白三角仅仅是从黑色圆盘背景中形成的错觉轮廓。这个白色三角形还显得比图形的其余部分更亮一些，但实际并非如此。

作为外科医生，我们多少都出现过诱导性错觉。有意思的是，这就是我们大脑功能的固有表现形式。我们大脑为了解和感知外界环境，需要利用和理解首先进入我们意识中的信息。

诱导性感觉是手术室内重要的识别方式。当我们

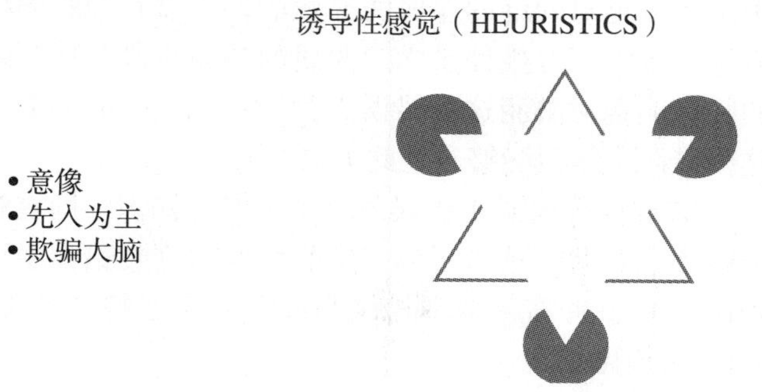

图1–2 Kanizsa三角。(From Way LW, Stewart L, Gantert W, et alCauses and prevention of laparoscopic bile duct injuries. Ann Surg 2003 ; 237 : 460–469.)

进行普通手术，能全面见到整个术野时，我们也许会对所见感到心满意足。人们喜欢普通或熟悉的方式，在手术室更是这样。因此，我们从记忆中搜寻我们已然获知的事物。仅凭错觉而匆忙决定会使我们深陷困境。本书将帮助我们开阔思维，揭示隐藏的解剖层次，而这是我们避免犯技术性错误所必须知晓的。

正如Reason[6]所描述的，"我们为大脑自动处理信息所付出的代价是：沿着我们熟知或可预期的方向，我们的感知、记忆、思维和行为很可能出错"。

应重视我们对待所犯过失的态度

是的，我犯了错……

虽然"人非圣贤，孰能无过"看似有理，并且在有生之年人们总要犯错，但每个人对过失的态度却千差万别。首先，有些人**不顾事实**、对所犯错误毫无责任感，甚至直截了当地否认存在过失。其次，还有些人犯错后，虽然克服了**恐惧**心理，但他们在以后做类似手术时，仅将关注点放在如何避免犯相同的错误上，以致不再追求如何完美、准确地完成手术。这种态度对肿瘤手术而言是个灾难，由于过于担心误伤输尿管或血管，很有可能使肿瘤切除不彻底。还有些人对所犯错误采取**消极默许**的态度。他们认为无论做得多好，错误在所难免，因而没必要有所改进或完善。最后，仍有人对错误采取深入**分析**态度。错误发生后，他们自省、查阅文献、回放视频录像进行技术分析，并竭尽所能完善自我，以便最大程度地降低错误再次发生的几率。

事实证明，我们对待所犯错误的态度是影响我们职业生涯的最重要的因素之一。我们也许应想到那些未能完成住院医师培训的人们。那么，导致他们失败的原因是什么？宾夕法尼亚大学的Bosk对此进行研究后发现，他们失败的原因与其对待所犯错误的态度有关。Bosk研究了宾夕法尼亚大学神经外科培训情况后发现，失败者对待所犯错误抱着消极默许的态度，他们要么认为错误在所难免，要么将错误看作"自己难以控制的事物导致败局"[8]。相反，成功的神经外科住院医师对待错误采取分析态度，他或她承认犯了可怕的"很多"错误，并且"努力消除不良后果"。

住院医师对待错误的态度

在与Bosk研究并行的另一项研究中，Wu及同事[9]对114名内科住院医师提出的问题是：如何处理在住院医师培训中所犯的重大差错？在他们所犯的错误中，99%的错误是严重的，事实上其中31%的错误导致患者死亡。这些错误包括：诊断错误（33%）、处方错误（29%）、病情评估错误（21%）以及操作错误（11%）。令人吃惊的是，仅54%的住院医师与他们的主治医师讨论了这些错误！如此明显的低比例可能与住院医师和主治医师在讨论差错时缺乏融洽气氛和（或）两者力量不均衡有关。我们认为，尚未形成足以让这样的讨论健康有益、轻松自由的医学文化。有意思的是，88%住院医师会与其他非上级医师们讨论这些错误。仅24%住院医师向患者或家属承认错误。年轻住院医师对向患方坦承错误感到不安和缺乏舒适感同样是产生如此低比例的原因。

虽然本章指出了住院医师对所犯错误确实缺乏坦诚的态度，但若他们对所犯错误抱有负责任的态度，并且与上级主治医师共同探讨错误——而不是在诸如M&M讨论会中讨论错误，那么情况就会朝有利方向发展。的确，50%住院医师说，他们从不在M&M讨论会上讨论真实的问题！正如Greenberg及其同事[10]所言，"对外科住院医师和主治医师来说，保证成功的重要人格特征便是敢于承认错误。"Hilfiker[11]也说，"我们对自己所犯错误感到恐惧。在处理问题时，我们不能受太多情感因素影响，因为医生这个职业根本就不允许出错。"

发病率与死亡率讨论会是否足矣?

很显然，如果说敢于承认错误是外科医生成功的首要元素，而深入思考错误是其次要元素的话，那么M&M讨论会本应是住院医师培训中至关重要的内容之一。不幸的是，事实并非如此。

针对医师在M&M讨论会中对所犯错误的态度，Piernissi及同事[12]对某一教学医疗中心的内科（232

次）和外科（100次）共计332次的M&M讨论会进行了前瞻性综述[12]，他们的研究显示M&M讨论会也许还有很大的完善空间。仅38%的内科错误和79%的外科错误可归咎于特定的原因，但前者的讨论时间（34.1分钟）要长于后者（11.7分钟）。另外，内科错误导致的不良事件比例（37%）少于外科错误（72%）。当差错作为医疗错误在两科讨论时，仅40%的病例能讨论明晰。因此，这些讨论会究竟起何作用？作为外科教育工作者，我们知道研究生医学教育认证委员会（ACGME）所提出的要求："每周都要对所有死亡和出现并发症的病例进行讨论。"有意思的是，并非每周都要专门举行病例讨论会。

我们如何达到完美？天才与才能

天才对待错误的态度

很显然，外科医生的成功与他或她如何看待难以避免的错误态度相关。除了外科，许多人都确信生活中的成功与我们对待错误的态度有关。Gladwell[8]潜心研究特殊人群在生活中如何最终取得巨大成功（图1–3）。他在题为《天才本质》的文章[8]中论述了深具才华的冰球手韦恩•格雷茨基（Wayne Gretzky）、天才的大提琴演奏家马友友以及旧金山加利福尼亚大学（UCSF）富有才气的神经外科医生Charlie Wilson所具有的共同的人格特征。Gladwell发现这些成功人士所共有的最重要特性之一便是他们不断追求完美无瑕、尽善尽美的表现。

Gladwell描述了纽约哥伦比亚长老教会医院神经外科医生Don Quest成功的内在人格特性。是的，Quest相信，若不具备完善的人格特征，即便精细的运动技巧和果断的决策制订也是毫无价值的。Bosk[8]在研究了神经外科住院医师的成功与失败后，将"Quest"人格特征描述为"讲究实际并在乎失败的几率和后果"，"天才之所以伟大是因为他们善于捕捉重要而无法忽视的事物"[8]。

想象与"组块化"的力量

这些天才们不仅对灾祸有缜密的分析能力，而且他们都有丰富的想象力和预见能力，完全能适应不同的现实环境。Gretzky具有在冰球比赛中捕捉场上被其他球手所忽略的细微变化的能力；他常说他在比赛中更注重于全场的整体变化，预判冰球将会到达的方位，而非仅专注于冰球当时的位置。机敏精明的外科医生不仅关注手术操作的组织结构，还能判断隐于术野的解剖层次。正如Charlie Wilson在Gladwell文章中所描述的[8]，有天赋、有才华的外科医生"面对大量包含血与组织的模糊术野时，能够预判到手术困难并及时停止操作"。

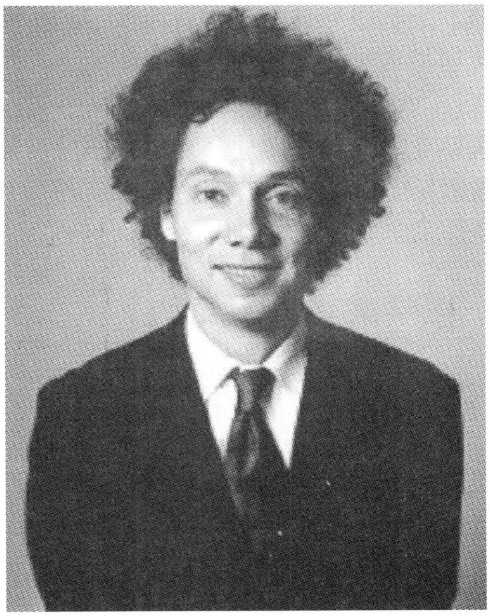

图1–3　Malcolm Gladwell.（Courtesy of www.gladwell.com, Brooke Williams photographer.）

Stephen Kosslyn详尽描述了形象化能力，他论述了人类四种不同的能力组合发挥效力的过程[8]。第一种能力指**图像形成**，即从远期记忆中提取并重建相关事物。第二种能力指**图像检查**。在头脑中产生图像，并从中推断结果。这显然需要将形象化图像转化并应用于真实的场景中，如手术野、篮球场或冰球场。第三种能力指**维持图像稳定性**，以使你能够实时利用想象力达到你的目的，或完成你的工作。第四种能力是**图像转换**，指熟练操控想象力的能力。这意味着从多种角度看待事物本质，旋转45°、90°或180°，当你需要时，这些多角度想象力随时可再利用。

许多具有天赋的运动员发现这些能力能够被不断学习，在智力训练中得以强化。另外，通过模式化思维，形象化过程能在具有天赋的头脑中形成。让策划获得成功称为"组块化"。"组块化"描述了我们的意识是如何储存大量相近的信息序列的。Bobby Fischer，这位才华横溢的国际象棋大师讲述了视觉模式，而非棋盘上的单个棋子。Michael Jordan经常进行形象化判断。他能根据篮球场上任何比赛形势，形象地判断出对手应对他的多种防守类型。他将这些典型的防守类型组合在一块，经过整合后他能很快对这些防守战术给予回应。大师级外科医生能将他主刀的历次手术中的操作程序排成组块式序列，他们能预见在手术进行到10、20、30分钟时，手术可能出现的情况。这种预见性程序化判断，能使这些才华人士对可能的错误快速地做出反应。由于他们曾经屡次处于类似情形，因此他们能够预防此种处境的错误发生。

未来——医学文化的大变动

我们应当将我们所犯的、可重复再犯和可预防的错误当作教材吗?

训练必须包括安全性问题。安全问题内容包括理解在各种情形下错误是如何发生的，并且说明避免错误发生的指导方法[4]。

我们对错误训练的兴趣源自一篇逐步介绍如何进行腹腔镜下 Nissen 胃底折叠术的文章[13]。通过每一个确定步骤，我们能发现每一步可能发生的特定失误。当这篇文章发表后，我们的住院医师呼吁应当针对普通外科的每一个手术的操作步骤做出类似上述文章的分析，并制作训练模块。我们开始提出这样的问题：外科教学方式包括如何去做，也包括如何不去做吗?

我们如何获得专门技艺的理论

Fitts 和 Posner 模式

为理解教授专门技艺的步骤与基础，在理论层面，我们必须了解我们如何才能获得技能。在整个人类获得经验的过程中，掌握技能的概念令人惊讶地持久不变。虽然 Reason[6]、Rasmussen 和 Jensen[5] 建立了理解这些过程的基础，但是 Fitts 和 Posner[14] 合著的具有雄辩力的引人注目的论文——人类能力——概述了获得“以表现为基础的技能”的三个基本阶段（图 1–4）。第一阶段是**感知阶段**。在此阶段，我们积极主动地将技能和操作过程赋予理智。例如，我们可勾勒每一特定步骤的细节，并分析原理与理由。

第二阶段是更加积极地获得技能阶段，也就是中间阶段或**连接阶段**。在此期，“尝试使用那些在技能学习的早期阶段作为个体所养成的旧习惯，并且开始形成新的模式”[14]。我们将思维过程运用于行动：例如，眼 - 手配合。根据操作步骤的复杂程度，此期可持续得非常短或非常长。连接阶段是有趣的，因为这时我们制定了组成整个技能部分的“子程序”。我们整合编辑这些子程序为一体，以便学习全部技能。另外，在此阶段，每一子程序和每一技能的重复使用非常重要。Fitts 和 Posner[14] 实际上研究了重复模式并揭示，短时间内过于频繁的重复训练与“同样训练量、但更多休息间隔的训练模式相比，前者会给技能表现带来更大的压抑”。另外，技能的组成部分完全独立，如用两手对不同段落进行打字，实际上最好是对不同技艺的每部分分别进行训练。

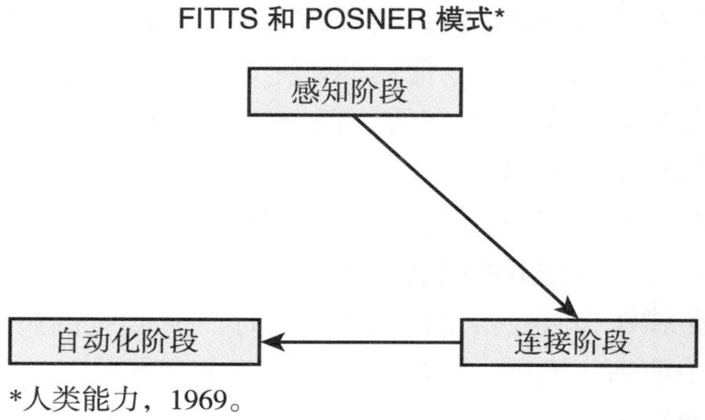

图 1–4 Fitts 和 Posner 模式。（From Fitts P, Posner MI. Human Performance. Belmont, CA : Brooks/Cole Publishing, 1969.）

第三阶段，也是获得技能的最后阶段是**自动化阶段**。当我们认为真正地“学到了”操作程序或步骤时，就到达了自动阶段。此时，每一操作步骤和子程序成为自动化，较少受认知力控制，也较少受外部环境的干扰而分散精力。每名医生在此时就会无意识地成为了手术操作的胜任者。

为达到自动化阶段，需要大量广泛的实践，使操作的运动技能达到下意识状态或成为自动化动作。许多学者都描述过最佳的练习模式，但也许没有谁比佛罗里达大学 Ericsson[15] 描述得好。Ericsson 所描述的精细练习具有广泛基础，并且包括了各种领域，如体育、音乐和艺术，当然也包括医学和外科学。

他详细说明了精细练习的 3 个组成部分：①练习集中于某项确定的工作，以改进某操作的熟练程度（可评定的），②反复练习，③直接指导并在操作时反馈练习效果[15]。然而，大多数的年轻医师希望在他们技艺增长或发展过程中达到自动化阶段，以使他们的操作技能达到人们认可的高水平，但任何技能的提高都需要循序渐进的过程。

依 Ericsson 的看法，在技能增长的过程中，自动化程度实际上可以导致他或她个人的技能增长受到限制。例如，在外科实践中，住院医师或年轻外科医生在同一专业领域，经过大量反复的手术操作训练，最终使他们达到轻松应对手术的阶段，并且能在下意识状态下胜任绝大部分手术操作，这种情形符合自动化程度的定义（或称为 Fitts and Posner[14] 模式的自动化阶段）。在此能力水平阶段，他们已经减少了大部分明显的失误，并被他们的同行赞许为“优秀的外科医师”；事实上，此时他们也许在自己的意识中已将自己看作专家。但是，正如 Ericsson[15] 所论述的，正因为他们满足于现有的技能水平，因此他们并没有达到真正的专家水准。正如 Ericsson 所说的，“对于有抱负的专业人士而言，他们要避免与自动化程度有关的技能增长停滞期的发生，并且要获得认知技能，以保证他们持续地学习，不断增长技艺”[15]。或者，可以更坦率地说“虽然最初，每个在特定领域内的专业人士随着经验的增加而技艺趋于增长，但是仍有部分人技能增长地更快，并在以后的若干年内，仍在持续增长。这部分人最终被公认为专家和大师”。

“相反，绝大部分专业人士在相对短的时间段内，操作技能达到稳定的平均水平，并且在整个职业生涯中维持这样的普通水准”。这段引自 Ericsson 的话并不是暗示大部分外科医生在他们的医学实践中只达到“平凡”水平。但这段话的确强调和阐明了一点：当达到任职资格水平时，多数人由于安于现状并自信其能力能胜任手术，他们很难再提高到真正的专家水准。

Fitts 和 Posner 的错误训练和认知重塑模式

依据任何特定技能学习曲线的走向，人总会犯错，但可从错误中学习。通过了解我们如何获得技能，以及我们可以从错误中学到什么，我们不仅希望去除错误，也希望避免再犯错误。Fitts 和 Posner[14] 在提到获得技能过程中，错误会出现在何处时，对错误的概念做了简短的论述，但他们的确没有论及获得技能过程中如何避免错误发生。

因此，我们提出错误训练这一中间阶段概念，以便扩展认知期以后的 Fitts 和 Posner 的三阶段模式[14]（图 1–5）。在获得技能阶段引入错误训练概念在于强调，在掌握技能时我们不可避免地要犯错。通常这些错误可以预见，但不幸的是，这些错误通常又是持续潜在的。反之，当我们学到某种整套技能时，我们会最先认识到此技能过程中的常见错误，并且尽力避免错误发生。

在动作还更多的是天生固有和凭直觉的中间阶段或者连接阶段前进行错误训练是非常重要的。我们也许都知道，最严重的错误就是我们不能认识到错误。另外，我们指出，在学习和实施技能的过程中存在循环模式，当知识和经验在操作实践中不断增长时，**认知重塑**就发生了。经过长时间对同一个步骤反复操作，我们会重新思考操作过程以及我们如何完成操作。我们会意识到，在手术过程中，我们应当在哪个步骤加快操作，而在另外的操作步骤中必须减慢速度，并且要摒弃多余的动作，诸如此类。在外科医生成熟的过程中，认知重塑是必要的阶段。

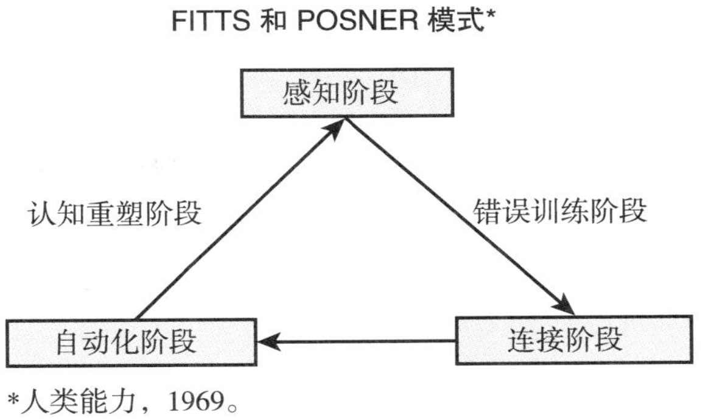

图 1–5 Fitts 和 Posner 的错误训练与认知重塑模式。（From Fitts P, Posner MI. Human Performance. Belmont，CA：Brooks/Cole Publishing, 1969.）

“错误训练”是我们希望在本书中所着重强调的一个单元。其重点的内容应是介绍我们如何获得技艺，另外，它对于我们培养住院医师和年轻外科医生的专业素养是非常重要的。通过认识我们在培训中的易犯错误，并且聚焦于避免失误的方法，我们开始以不同的角度（更加谨慎的方面）看待操作过程。我们回顾我们是如何完成手术的；我们是如何以更加有效的方式和手段完善操作，从而最终达到完美无缺的结果的。本章集中讨论错误培训是再自然不过的，因为，这种培训不仅在演示技能操作过程的医学教育中被证实极为重要，而且它对于希望改变我们的医学实践方式，以利于全球患者医疗安全的主观行动方面同样也非常重要。

为帮助回答此类问题，南伊利诺伊州大学的 Rogers 和同事们[16] 发表了他们对有关错误培训影响的相当完美却简单的研究结果。30 名高年级医学生被分配到四种不同的学习双手打结法的训练组中。这四组分别为：①不训练组，②仅进行错误训练组，③仅进行正确训练组，④错误训练加正确训练组。他们对四组进行了比较。总体而言，确定了 11 种错误；全部错误中占 75% 的是四种常见的错误。右手操作犯的错误最多，占了 38%；打结张力不能持久维持占 17%；打结时，手离线结太近占 17%；双手不能交叉打结占 7%。Rogers 和其同事[16] 揭示，常见且可预测的错误培训加上正确技术训练，明显有利于良好技术的获得。事实上，人们可从中推断，应在任何手术中描述可预测的错误，并将其运用于整体技术训练中（即错误训练）。

Way 和合作者的文章[7] 描述了腹腔镜胆囊切除术中胆总管损伤的问题。这类错误不仅可预测，并且事实上可反复出现。如果住院医师和外科从业者学习腹腔镜胆囊切除的基本技术，并且学习预防此类错误发生的步骤与方法，那么，这会起到改善全国患者预后的作用吗?

让我们从稍加不同的视角来看待这个问题。在手术中，观看操作者操作或视频演示就能发现错误的能力与技术水平相关吗？Bann 和同事们[17] 选取了 38 名外科医生志愿者，让他们从事三种练习。其中两种练习是台式工作，并用专门技能客观结构评估法（OSATS）对其整体技能打分。第三种练习是在 22 类常见外科操作模式中检验发现简单错误的能力。凡能发现错误的志愿者比那些不能发现错误者的技能水平更高（$P < 0.05$）。这是否意味着，那些作为旁观者而发现错误的人，在实施相同操作时技艺更高超吗？这个研究结果肯定会引起争论，事实上，对获得技术时会犯错误的认识理解，也许超越了当今操作训练的要求。

信息超载

错误训练减少的趋势是信息超载所致。正如学习如何完成操作步骤，在认知和技术层面，训练已给受训者和年轻外科医生带来了极大压力。大部分教科书和外科案例分析文章更注重于传授如何完成手术，而不强调什么才是手术中应避免的操作。

我们也许认为，我们对于信息超载的反应是完全不同的。但是，Miller[18] 在 20 世纪 60 年代研究了人类对于过度灌输学习的反应，并且发现大致有三类反应。首先，我们会不断地加速学习，以便在某种程度上战胜信息负荷；只追求完成学习任务，而不在乎错误的发生。第二种反应是，忽视或滤过部分信息，致使我们仅学到整个知识的梗概。针对信息超载的第三种反应被称为排队，此时我们的大脑将输入的信息列队。信息先被储存下来，然后再逐一进行系统而缓慢的过滤。

不幸的是，在学习复杂手术的过程中，并且同时在学习如何不进行某种手术操作的过程中，可能发生完全忽略或丢失部分信息的现象。但是我们不认为这样的状况会限制我们不注重技术错误的训练。

诺贝尔奖获得者 E. F. Schumacher 撰写了《小即美好》和《迷途指津》等书籍。我们引用他后一本书的话，来讨论我们如何解决与住院医师错误训练、医疗错误、患者安全同等复杂而重要的问题：“我们能够依赖足够人完成‘回转’而及时挽救现代世界吗？”这个问题被经常问到，但是无论答案如何都将是误导。回答“是”则导致安于现状的满足感，回答“不”则是绝望的表现。我们寄希望于摈弃这些困惑，静下心来工作。

错误训练

最富成效的课程是征服自身错误。拒绝承认错误的人也许是位伟大的学者，但绝对不是伟大的学习者。谁要是羞于错误，那么他就要努力认识和承认错误，这就意味着他必须与他的强烈自身利益斗争—Johann Wolfgang von Goethe（1749–1832）格言。

当我们开始研究人类能力、专门技能的获取、天才和具有才气的人、住院医师的培训和医疗错误时，我们意识到，也许需要新奇的方式来思考外科技术。对未来而言，更加重要的是我们采取何种方式来传授我们的技艺。我们不能期望我们都能够学透 Fitts 和 Posner 模式[14] 的错误培训和认知重塑方法，但我们希望这是改进技能的基础，并最终减少技术错误的发生。

很少有书籍论述外科错误和错误预防，而 kandalakis 和合作者[19] 于 1983 年出版的《普外手术解剖的复杂性》一书（如今不再版），成为外科医生学习的唯一或主要的资料。格林菲尔德出版社于 1984 年发行了书名为《外科与创伤并发症》的著作[20]；2006 年，Mulholland 和 Doherty 更新了这部书，并取名为《外科并发症》[21]。然而，这部书所论述的焦点并没有集中于纯粹的认知和技术错误。当我们不断地看到同样的错误反复出现时，我们意识到一些重要的事情被忽略了。

很显然，从住院医师到天才的外科医生，各种错误都会发生。从理论到实际操作方面，出错机制逐渐被认识。常见的关于疾病和手术的技术和认知错误，正在被人们更加清晰地认识，并且这些通常重复出现的错误是可预测的，这样就为错误训练提供了很好的机会，以便安排对每一项诊断和操作步骤采取个体化训练。另外，对错误的反应的训练却很少，也很少训练角色转换和使用应对措施——这种状况使得外科受训者、年轻的外科医生和经验丰富的外科医生同样难以应对错误的发生。错误训练的概念在减少错误方面显然发挥着重要而显著的作用。本教科书旨在从外科手术的广度和深度方面，明确特定的技术与认知错误，并寄希望于达到确立有关外科失误的、能在未来若干年被年轻和资深的外科医生所广泛应用的、如同大百科全书地位的目的。

没有任何事情能像我们所犯错误那样异常突出而牢固地铭刻在我们的记忆中。——Cicero，De Oratore，Ⅰ，129

（陈　宏　译）

参考文献

1. Institute of Medicine. To Err Is Human. Washington, DC: National Academies Press, 2000.
2. Leape L, Berwick D. Five years after To Err Is Human—what have we learned? JAMA 2005;293:2384–2390.
3. Brennan TA. The Institute of Medicine report on medical errors—could it do harm? N Engl J Med 2000;342:1123–1125.
4. Leape L. Error in Medicine. JAMA 1994;272:1851–1857.
5. Rasmussen J, Jensen A. Mental procedures in real-life tasks: a case-study of electronic trouble shooting. Ergonomics 1974;17:293–307.
6. Reason J. Human Error. Cambridge, MA: Cambridge University Press, 1992.
7. Way LW, Stewart L, Gantert W, et al. Causes and prevention of laparoscopic bile duct injuries. Ann Surg 2003;237:460–469.
8. Gladwell M. The physical genius. The New Yorker, August 2, 1999; pp 57–65.
9. Wu AW, Folkman S, McPhee SJ, Lo B. Do house officers learn from their mistakes? JAMA 1991;265:2089–2094.
10. Greenburg A, McClure D, Penn N. Personality traits of surgical house officers. Surgery 1982;98:368–372.
11. Hilfiker D. Facing our mistakes. N Engl J Med 1984;310:118–122.
12. Piernissi E, Fischer MA, Campbell AR, Landefeld CS. Discussion of medical errors in morbidity and mortality conferences. JAMA 2003;209:2838–2842.
13. Evans SRT, Jackson P, Czerniach D, et al. A stepwise approach to laparoscopic Nissen fundoplication: avoiding technical pitfalls. Arch Surg 2000;135:723–728.
14. Fitts P, Posner MI. Human Performance. Belmont, CA: Brooks/Cole Publishing, 1969.
15. Ericcson KA. Deliberate practice and the acquisition and maintenance of expert performance in medicine and related domains. Acad Med 2004;79(suppl 10):570–581.
16. Rogers DA, Regehr G, MacDonald J. A role for error training in surgical technical skill instruction and evaluation. Am J Surg 2002;183:242–245.
17. Bann S, Khan M, Datta V, Darzi A. Surgical skill is predicted by the ability to detect errors. Am J Surg 2005;189:412–415.
18. Miller JG. Adjusting to overloads of information. In. Rioch DM, Weinstein EA (eds): Disorders of Communication. Research Publications, Vol 42. New York: Association for Research in Nervous and Mental Diseases, 1964; pp 87–100.
19. Skandalakis JE, Gray SW, Rowe JS. Anatomic Complications in General Surgery. New York: McGraw-Hill, 1983.
20. Greenfield LJ. Complications in Surgery and Trauma. Philadelphia: JB Lippincott, 1984.
21. Mulholland M, Doherty G. Complications in Surgery. Philadelphia: Lippincott Williams & Wilkins, 2006.

第 2 章

教学技巧——针对错误的训练

Hugh M. Foy，MD and Stephen R. T. Evans，MD

引言

外科教学者的基本职责在于帮助灌输知识、技能和从医态度，以便有利于受训者尽可能达到出色外科医生的水平。经验告诉我们，手术的成功有赖于多种因素：一些可以控制，而另一些却不受控制。一台成功的手术由数千个完善的操作步骤组成。从逻辑上说，作为外科医生，我们的基本职责是保证我们的技术灌输尽可能地完美；尽管仍有许多教学方式容易受到混乱、机会、注意力的干扰。当进行外科教学时，准确而专业性地传授给住院医师手术技巧以确保外科技艺的质量已经是愈加重要的事情；同时对外科医生的职业发展和娴熟技艺都非常重要的“分级职责”概念也已成为重要的事物[1a]。

事实上，我们的技术灌输是受我们直接控制的唯一因素。其他外在因素——患者发病前的状态、麻醉管理、正常生理改变及不曾预料的生理损害——远不受控制。所有这些情形不断地对外科医生的美好愿望和技艺构成挑战。因此，外科医生的技术必须是尽可能地完美，以便在把握不稳定的平衡中，更有利于患者的康复。正如 Bosk 在其知名的、有关外科培训的社会生物学研究——《宽恕与记忆》中所论述的那样，“每当外科医师做手术时，他自己其实正在写书。除了作为认知关键的大量理论与专业技能外，外科医生在每一个操作步骤中都在书写自己的技艺。”[1]

许多人注意到航空安全的原则是如何实施的，这样的原则一般也适用于医学实践，特别是外科医生的培训[2]。航空和外科训练策略拥有一些共同的重要特性：①需要大量的预备知识；②高度技术性；③在严格情形下完成；④需要快速、准确的决策；⑤需要子程序序列和分级职责。这两种职业无可争议的基本事实是，都将人类生命置于危险中：我们患者的生命掌握在麻醉师手中，正如飞机和飞行员的空中命运掌握在航空工程师手中。医生和航天工程师不断地与自然法则残酷地抗争。若在努力抗争中忽视这些基本支持，那么死亡即将来临。两种职业都受时间压力、紧张程度的影响，在自然环境变化时，错误的发生很快导致病残和死亡。两种职业都需要培训技能，在实践中通常需要依靠有限的数据做出快速决断。

然而，训练外科医生和训练飞行员的重要区别，限制了将航空培训模式套用到外科培训中。最近，一家咨询公司甚至提出，要将战斗机飞行员的高技术培训原则运用于外科医生培养计划中，运用于我们的职业团体中，以便改进外科医生的培养质量。然而，设备、工程参数、模拟设施显然不同。最近几十年，飞行员训练是在严格控制的环境下进行的。经过广泛测试，根据智力、生理、心理和情感活动评分，飞行员候选者被确定。在任何实际战斗训练开始前，他们在“初级学校”参加数月的课程培训，学习航空工程学和气象学原理，最终学习标准化和个体化的飞行器实际操作步骤。

以往描述的这种教学过程听起来非常类似于在医学院校里有关各个医学专业领域的基础与临床见习课程。然而，航空学具有更加注重依据航空工程学原理，精准确定、描述和量化的特性。因此，从某种程度上讲，航空领域更易开发模拟仿真技术。同样值得注意的是，在为二战做准备期间，战争威胁及大量军费预算也有利于早期在飞行模拟仿真飞行领域里的技术开发迅猛发展。

实际的飞行训练始于模拟装置，从而避免了受重力威胁的残酷现实。当学员操作熟练时，他或她才能在教练员的指导下驾机升空实际飞行。显然，飞行员必须在危险度较低、非战斗状态下学习飞行技术，然后他们才学习更加复杂和危险的空对空战斗技能。进一步的筛选最终选拔的那些杰出学员成为需要高超技艺的战斗机飞行员。然而，此时仍然不是“真枪实弹”地针对实际的敌军进行训练。具有讽刺意味的是，50年来除了偶尔遭到地对空防御性导弹的袭击外，军事航空部队实际上还未直接遇到实力强劲的敌军的致命威胁。“敌人”常由空中追逐受训者的同事扮演，或者“敌军”的威胁由计算机在高仿真虚拟环境下模拟。实际飞行培训后回放训练场景，以“任务报道”的方式进行持续数小时的漫长分析讨论。

与之对比鲜明的是，传统的外科培训是在可能因我们失误而导致真实的患者遭受可怕并发症威胁的情况下以实战方式进行的。过去几十年，培训指导者常由仅比实习医生略有经验的高年住院医师担任。另外，大部分外科训练通常是在公共部门的大型“安全网络”医院和创伤中心进行的，由于教学的需要而增加了那里患者的风险。具有讽刺意味的是，多数情况下患者数量及其疾病的严重程度与对学员的教学和监管力度成反比。我们的创伤中心是我们最大的教学中心，在那里很少能挤出宝贵时间用来有条不紊地以航空训练模式培训住院医师。幸运的(具有讽刺意味)是，巨大的社会压力和对联邦政府所制订的法律的严格执行，促使主治医师提高了教学监管力度，这就要求主治医师必须亲临手术间才能拿到酬金。不幸的是，在资源紧缩的环境下，面对毫无经验的受训者，主治医师常常感到他或她需要尽力组织好数个重叠案例的教学工作。

正由于资源紧缩和受训者间的经验差异，使得航空教学模式显得格外重要，它也是对我们传统训练模式非常有益的辅助手段。掌握这些教学方法能帮助外科指导者的教学工作更加有效，使住院医师受到更好的训练。通常，“教学时段”实际上是教师仅有的教授各种外科理论和技术原则的机会，从分析住院医师先前的经验到评述诸如“我们也许还会有什么不同的诊治方法”这样的案例。外科培训者很难像航空训练占用大段时间那样完成教学任务，他们必须意识到这点，并充分利用短暂的“教学时段”，以保障患者外科监护措施的安全实施。

作为外科教育者，我们的基本教学目标必须是向受训者传授最基本、最传统、最可靠、最安全的技术。需要进一步临床判别的教学捷径需保留到住院医师训练成熟时使用。首先，重要的是训练者必须强调注重细节，遵照Hallstead外科原则，还要考虑患者和工作人员的情感需求。最终归结为学生知道多少，亲自能做什么，以及以他们的爱心他们能做什么——这也被认为是学习领域的认知、精神运动与情感表达。

外科技术教学的基本原则

直到最近，很少有书籍论述在手术间（OR）内的教学理论与原则。20世纪80年代后期腹腔镜胆囊切除术的开展，预示着微创技术和电子内镜外科时期的来临。完全没有深度感觉的二维视觉操作特点促进了外科技术训练的复兴。从Halstead时代开始，某些原理已得到证实，但没有书籍对此予以论述。近来，好几百篇关注技术训练的文章“井喷”般地发表。与Halstead隐居特性一致，他的原理更多停留于口头上的外科惯例，并未成文。在最早的外科规范化培训程序发展过程中，Halstead总是劝告受训者仔细考虑技术并发症的根源。这些原则被按照次序铭记于心，并且应用于标准手术程序中。

1. 消毒技术
2. 充分显露
3. 在张力与两侧反向张力下切割
4. 充分止血
5. 轻柔触摸组织
6. 清除坏死组织
7. 关闭死腔
8. 确保足够血运
9. 避免缝线张力过大

特定的条件与精神运动训练的原则被列于各种不同的资料中，并在因外科指导者疏于理解与应用这些原则而致患者并发症的讨论中有所助益。任何肌肉运动技能的练习同语言学习或智力训练有着明显的差别。前者需要应用“反应链”，或者说，有序而紧密联系的操作只有在前一个动作结束后才能接下来完成。有如漫画人物杂乱床上的标志：“先是内裤，然后是鞋。”只有向皮肤适当施压并向两侧反向拉紧时，才能完成准确的切皮操作。只有当缝线处于肠壁恰当位置才能打结。只有在血管的远近端都在可控范围内时才能切开动脉。手术操作的连续性也被称为“子程序系统化”[3]。

特定的条件使学习技能更加成为可能。在相似却略有差别的条件下反复完成密切联系的动作序列或连续动作有利于快速提高学习效果。一个人若今天练习一次，往后每月练习一次的话，他就学不会骑车。反复练习是为了重复准确动作。在反复测试中，每个技术动作的准确性会在平均水平上下摆动，这是想要得到的结果。学习一项非常复杂的技能，如同障碍滑雪——只有在反复的纠错中才能掌握这项难学的技术，初学者可能先前倾过度，而后过度后倾，再逐步减少调整幅度，最终在第10或第12次尝试中站立起来。通过在绳索中施加理想张力，使其传递船的力量与速度，从而产生推力。当安静地站立时，既学不会骑车，也学不会障碍滑雪。两项练习都需要运动、动力和教练员的实时反馈。手术技巧的学习同样如此。

对腹腔镜胆囊切除术初期引起的胆总管损伤的分析揭示，损伤多发生于第12～20次手术操作中，这暗示着在经过十几次操作后，初始技能的学习曲线达到停滞期[4]。

如果住院医师不在一个上午做三个腹股沟疝修补术的话，那么他或她就不可能从中学到更多的知识。此时，只有按照疝修补术的基本步骤和技术操作，他们才能最终认识到腹内斜肌的肌肉、腱膜作用的细微差别、疝囊的形状和大小的差异、其他内在的解剖学与病理学的差异。

手术操作：设定、位置与易犯错误

对于手术操作（即手术中实际的组织切割与缝合操作）所包含的技术与精神心理活动方面已经予以了很多关注。所有培训范畴对受训者的学习和患者的顺利康复都起着重要作用。教育理论家认为学习涉及三个典型领域：认知、精神活动以及情感。按时间顺序排列，手术训练被认为要经历三个阶段：术前、术中和术后。在每一阶段，学习的三个组成部分都非常重要，只不过其中某一部分也许显得更加突出而已。在术前阶段的学习过程中，认知显得更加突出。此时仔细地询问患者、应用在医学院校里首次学到的医学知识对于获得有关疾病的临床综合征的重要信息、做出初步的临床诊断是非常重要的。无论是在询问患者的病史，还是回顾患者的病历及诊断研究，若不注重于细节，则很可能对术中决策和术后管理起到非常有害的作用。体格检查中若缺乏精神运动技能检查也同样会产生问题。

获得患者的知情同意是外科医生所面临的所有工作中最需要情感活动的工作之一。知情同意远不仅是让患者或代理人签字那么简单。不幸的是，这样的工作常常委托给年轻的医师完成，而年轻医师甚至都不参与手术。正确获得知情同意包括下述步骤：

步骤1 对患者宣教。

步骤2 讲述鉴别诊断和基于现有临床资料和检查结果作出诊断的确定程度。

步骤3 解释即将进行的操作适应证和步骤。

步骤4 提供可以选择的治疗方案，各种治疗方法的成功率以及为什么基于外科医生的判断而优先提出此治疗方案。

步骤5 说明可能出现的并发症，既包括一般并发症（如出血、感染和麻醉风险），也包括特定手术可能出现的特定并发症。

步骤6 预计术后的恢复时间和最终转归。

术前易犯错误——技能获得过程中的认知期

术前绝大部分工作包括了学习范畴内的认知和技术获得过程中的认知期。手术指征必须明确，术前智力准备必须通过仔细阅读相关学习资料、充分复习患者病史、全面体检和诊断研究来完成。然而，还要做更加细微的工作：①完成“学习需求的评估（learning needs assessment，LNA）”；②确定目标和目的；③知晓自己需要用到的必备设备。

学习需求的评估

LNA是确定学习者既往的学习经历以便教师能够更好地根据每个住院医师或学生的不同需求完成有针对性教学工作的过程。对于主治医师和住院医师来说，无法准确地获得或了解先前的经验与知识会导致无用的或不必要的失败，从而影响患者预后。不够了解学习者的能力可导致不必要的学习停顿、指导学生学习他们已经掌握的技能、浪费参与教学人员的时间。这种事情早期更可能发生于在校学习期间。随着年级的增加，这类事也可发生于临床庞大的实习计划中的大轮转初期，主治医师很少了解或根本不知道轮转本部门的实习医生的学习经历与知识状况。

基本原则

术前，主治医师必须了解参与手术的住院医师所具有的临床经验。他们必须“询问学习者”。助教不能推测而是要询问住院医师以往的临床经验，包括：①对于经治病例所掌握的实际知识或认知情况；②以往的手术经验；③对常见错误和并发症的认识。主治医师确定合适的教学水准以避免高估或低估住院医师的能力，这点很重要。高估学生的能力可导致惨重的代价。相反，低估住院医师的技术水平可带来伤害受训者的风险且浪费宝贵的时间。小规模的培训方案可避免这些问题的发生，它的特点是轮转时间较长，主治医师与住院医师有更多时间在一起工作，便于他们在手术间有更多的密切接触机会。而在大规模培训计划中，学生分散于几个相关部门，轮转时间相对短，这样的接触机会少,因此仔细地进行LNA就非常重要。

另外，主治医师也会依据他们自己多年以前记忆中的经验而高估住院医师的能力。通常，人们会听到这样的劝告“住院总医师必须具备带着年轻住院医师做常规结肠切除术的能力”。这种想当然的做法可能基于主治医师对自己几十年前受训时的记忆，那时主治医师直接监管手术的机会少，特别是对深夜急诊病例。外科在几十年内发生了很大变化。最大的变化是手术间内主治医师的数量明显增加。近来，每周 80 小时工作的时间限制无形中更降低了住院医师独立工作的责任。我们不能再基于过去的经验而做出判断。为避免下述案例中因错误判断而导致严重并发症的发生，术前列出的完善的培训计划中必须包括 LNA。

案例:高估住院医师的能力

某患者因左锁骨中线第三肋间戳伤而来急诊室就诊。患者低血压伴有心脏压塞的表现。接管的住院总医师正在进行最后一年的临床实习，他或她被认为是最好的实习医生，还有额外 2 年的实验室工作经验，被公认为是优秀的团队领导者。主治医生推断这位住院总医师掌握心脏修补术的必要知识，于是在手术时站在他或她旁边随时准备帮助。住院总医师熟练地进行了前外侧开胸术，切开了心包膜，解除了心脏压塞，患者病情得到改善。术中发现在右心室有 1cm 的非出血性撕裂伤，于是就使用单丝缝线做连续缝合试图修补裂伤，但操作中损伤了心室而导致大出血。幸运的是，站在旁边的主治医师看到了这一切，并最终用大量纱布填补伤口进行止血，同时恰当地使用水平褥式缝合修补了增大的伤口。如果时光倒流至术前，只需简单地问一下住院总医师：“你以前曾经缝合过跳动心脏的裂伤吗？”就不会发生上述情况。

4 级并发症

另一种场景

做开胸术前，主治医师转向住院总医师并询问他或她是否曾经缝合过跳动心室外伤性撕裂伤，以强调此项缝合技术与关闭心房手术有明显差别。住院总医师说他或她从来没有进行过此类缝合术，主治医师讲解正确操作的技术要领：为避免进一步损伤，应当在伤口处通过纱布做水平褥式缝合术，让心脏受力均匀。

讨论：特别是在急诊室，主治医师不能及时准确地完成 LNA 会导致可怕的结局。必须对学习者的能力做出准确而有针对性的判断，因为对某一解剖结构熟悉的操作技术，并不意味着能够在其他条件下实施。就像此案例那样，通常用于择期除套管术后的心房缝合技术与缝合跳动心室裂伤有很大区别。

案例:低估住院医师的能力

在繁忙的周一上午，手术排得满满的。这是在年初发生在肥胖患者的第一例复发性腹股沟疝。住院总医师匆忙地给住院医师分配患者。一位实习医生被分配到手术间协助做这台疝手术，于是他的主治医师非常懊恼。主治医师今天日程排得满满的，有许多约好的事情要他办，在得知实习医师要来协助手术后显得失望并明显表现出激动情绪，他开始抱怨为什么不派个更有经验的住院医师来协助手术，因为这台手术需要有对疝再次手术经验的医师协助，而实习医师远不具备这样的技术。主治医师向实习医师、巡回护士、刷手技师和麻醉师不断地发泄着怨气，手术间内充满着冰冷而紧张的气氛。手术进行到一半，一个创伤急救电话打来，主治显得更加烦躁不安，他认为这台手术是不能让这个实习医师单独完成的。

另一种场景

主治医师深深吸了口气，压制住情绪，没有说出抱怨的话，尽量显得泰然淡定，想法让自己意识到无论实习医师能力如何，他在这家医院工作就应承担教学任务。一个变通的办法是，主治医师在刷手间内与实习医师简要地讨论一下手术程序，列出手术难点。在手术进行时，主治医师对实习医师的手术熟练程度、特别是剥离瘢痕组织的手术技巧感到惊讶。在评述实习医师的手术技巧时，主治医师被告之那位实习医师在本国完成了 4 年住院医师培训后，最近才移居美国参加实习医师轮转。当外伤急救电话打来时，主治医师正招呼他的同伴给患者缝皮。

讨论：只要简单地问一下住院医师是否有某种操作的经验，就能完成 LNA。LNA 最好在手术开始前完成。简要询问住院医师一般性的外科知识和对特定手术的经验就可以很好地帮助主治医师确定教学计划和适当地调整主治医师的期望值。没有什么比错误的判断更令人失望的了。控制住急躁情绪可避免手术间内出现影响每个工作人员心情的不良气氛。适当地进行 LNA，可使主治医师对住院医师完成手术抱有比较现实的期望，并且很可能在教学过程中采取恰如其分的态度评价住院医师的术前准备和术后管理措施。

明确目标和目的

基本原则

开始任何手术前，准确地确定手术目标和目的非常重要。更多的关注点聚焦于临床教育的目标与目的，绝大部分教育标准将这些目标写进了教学大纲、轮转计划，甚至是个人的教案中。简单地说，**目标**是想要完成的内容，而**目的**指为达到目标而采取的方法。目标可能是多种多样，这就需要按重要性排列。目的是指手术“如何和怎样”完成。手术目标和目的既可以分配给治疗团体中不同成员恰当的职责，也可以决定手术策略。有时，手术目标是显而易见的：“去除胆囊”是择期胆囊切除手术的目标。在对病情不稳定的外伤患者实施剖腹探查手术时，手术目标可能多种多样且模糊不清，这点对于低年资住院医师来说尤为如此。反复强调在进行较为复杂的手术时应排列优先位置是重要的，否则受训者也许会被手头上不太重要的工作搅得心烦意乱。

当在一次手术中遇到复杂操作时，分配给住院医师相对重要的步骤并指导他们从头到尾按轻重缓急完成必要的手术操作对培训住院医师非常有帮助，需要牢记的是在患者病情开始不稳定时必须首先做最重要的手术操作，然后尽快缩短手术时间，限定手术规模或中止手术。在对创伤进行剖腹探查手术时，首要的操作是遵循复苏的基本原则：①止血，②控制污染，③只要不存在低体温、凝血障碍和酸中毒的危险三角，修复和重建受损组织结构被认为是安全和明智的。而在对稳定患者实施手术时，需要进行各种组织修复和重建操作，在其他不太确定的中间步骤完成之前，既不要自绝后路也不要去做无法挽回的操作是重要的。首先做最重要的操作，例如为尽快结束手术，在做回肠末段再吻合术前先做降结肠造口术可减少患者因无减压途径而发生升结肠盲袢梗阻的可能。同样，在任何一个操作步骤中，在肠系膜首先被分离剥开、血管结扎后才能分离结肠。

手术前分配给手术团队各成员确切角色是重要的，这样每个人的目标明确而适宜，混乱状态不易发生。通常，无论主治医师还是住院总医师都可作为教学第一助手。如果主治医师和住院总医师都准备刷手上台来帮助年轻住院医师完成手术的话，那么事先分工应明确。一般而言，主治医师担任第二助手，在旁边语言指导手术顺利完成。

案例：手术职责分配不明

一位病情不稳定患者在超声检查提示腹腔内大出血后被紧急送往手术室。一位轮转其他专业的第3年的住院医师前天错过了毕业前培训课程而来到手术室，他渴望多练练剖腹手术，靠“增加手术数量”来积累手术处理创伤的经验以完成高级住院医师培训计划。这位住院医师并没有意识到对于所有病情不稳定患者的处理需要由住院总医师负责完成，直至出血被控制。然而这例患者被不恰当地转送到这位缺乏经验的低年资住院医师手中。这位住院医师走到患者的右侧帮助铺巾，想拿起手术刀开始手术。此时主治医师赶到并要求住院医师退后，让住院总医师主刀手术。年轻的住院医师不情愿地同意主治医师的决定，显得很不高兴和沮丧。在接下来的几天里，这位住院医师心情郁闷、很不服气且不配合工作。他或她还向自己的培训课程主任抱怨连连。

另一种场景

住院总医师没有强迫这位住院医师调换主刀位置，而是在手术开始前告诉年轻的住院医师有关住院总医师的职责，强调在处理病情不稳定的急症手术时需要住院总医师与主治医师共同完成手术直到患者病情稳定。住院总医师还向住院医师出示了指导手册中有关此项规定的部分，并说明在秘书办公室可拿到指导手册的副本。随后住院总医师要求年轻的住院医师：如果主治医师晚到的话，他或她只能作为助手参与手术。

案例：对复杂手术缺乏优先策略

对同一创伤患者在进行手术探查时发现脾破裂、广泛肠系膜撕裂、多处肠破裂。腹腔四个象限用敷料压迫以控制左上腹部出血。对出血的肠系膜进行了探查，结扎了破裂血管。乙状结肠存在深部透壁全层损伤，有粪便溢出。住院医师清除了乙状结肠伤口边缘并欲双层缝合关闭肠壁创面。突然，麻醉师报道患者血压50mmHg，实验室检查回报酸中毒状况加重和凝血功能障碍。但是，左上腹并未有出血迹象。患者吸气压增高并几近心脏停搏。脾窝填塞的敷料被移出后发现，破裂的脾正通过横隔中后方6cm长的破损处向胸腔内出血。

另一种场景

带教的手术助手为使所有参与手术的医生理解手术步骤的优先原则，在开腹手术时平静地反复强调手术步骤和优先处理策略。结扎了出血的肠系膜血管后，结肠损伤处很快被用U形钉钉住，留待随后修补或转流。再次探查左上腹，游离脾并予以切除，修复横膈后留置了左侧胸腔引流管。

讨论：最好在开始任何教学手术操作前，需要对所有参与手术的人员明确学习目的和目标。这些最好在术前讨论或准备会上，或做完LNA后在刷手间内做完。在做急诊手术时，上述教学内容要在手术团队组成时，或在医生穿手术衣、铺手术单和切皮时完成。这些教学程序需要在很短的时间内完成。假若忽视或省略这些程序，则会产生致命危害。教学时间通常短暂，机会难得，稍纵即逝。

器械的熟练程度

基本原则

对于几代人来讲，绝大部分手术操作从设计、实施到器械都没有多大的变化。从20世纪80年代末以来，微创外科促使手术入路、技术和创新得到迅猛发展。在腹腔镜胆囊切除技术发展初期，由于缺乏对二维环境深度的感知认识、不熟悉新开发的手术器械、轻视像二氧化碳注入这些表面看上去并无危害的操作而发生了许多并发症。对手术操作的适应、可能发生的并发症的预测、设备的改进使并发症明显减少。即使取得了这些进步，对于外科医生而言，熟练掌握可能需要使用的设备还是非常重要的。当新的、更好的手术器械得到发展时，较早地熟悉设备甚至更重要。

案例：不熟悉设备

一位高年资住院医师被安排帮助新晋主治医师完成腹腔镜结肠切除术。主治医师推断这位住院医师在操作技术培训课程中完成了镜下结肠吻合操作的练习。不幸的是，住院医师只是在后半年课程培训中接受了半成训练。住院医师冲入手术室发现手术已开始了。手术正在进行，住院医师刚刷完手就被叫去完成镜下肠吻合术。主治医师排列好肠管后，住院医师被指定完成腹腔镜下端－端肠吻合术。吻合器递给了住院医师，住院医师将吻合器穿过肠管正准备射出吻合钉，他或她还没意识到刷手技师并没有移除阻挡吻合钉射出的安全栓。为了不被看作无能，住院医师用力握紧射钉扳机试图射出吻合钉，但由于用力过大，致使吻合器手柄断裂而无法使用。因没有其他适合此患者的吻合器，此例手术不得已转为开腹完成肠吻合术。

另一种场景

一个新的吻合器被提议增补到普外科器械目录中。在获批准前，生产商代表在例行的产品介绍会上展示了此设备，并在一周后将其送到了住院医师每周的技术培训班中供练习使用。在手术使用此设备前，主治医师询问住院医师是否熟悉此产品，是否参加了产品展示会。住院医师小心地向肠管射出吻合钉，但意识到安全栓未拔除，然后移除扣环，在其低声向主治医师和其他手术参与者宣告进行特殊步骤时，再次向肠管发射了吻合钉。

讨论：在技术日新月异的今天，任何新设备在手术室被应用于真正患者之前有必要正式地向外科医生、受训者和主治医师展示和详尽介绍其正确的使用方法。在全国范围内，有明确目标的技术培训课程班的数量像雨后春笋般增长，并建立了正式的资格鉴定程序，以保证受训者在手术室有望用到相关新技术和设备前获得操作和熟悉新产品的安全途径。在住院医师进入手术室实施新技术操作前，提倡对他们所掌握的新的或已有的操作技术，如中心静脉导管置入术予以资格认证，以便保证他们在操作练习初期就被很好地指导和严格考核[5]。

术中易犯错误——技能获得过程中的固定期和自主期

基本原理

手术技术的熟练程度是不断提高的过程。熟练掌握手术技术的过程被Dreyfus[6]描述为获取认识与技能的逻辑过程。

- 无意识不胜任
- 有意识不胜任
- 有意识能胜任
- 无意识能胜任

认识论的逻辑学派能区别认识与知识的差异。学习者开始时既无意识也无知。认识状态（意识）和能力状态（技术熟练）是两个不同方面，符合2×2矩阵规律（图2–1）。它也同以前所介绍的那样呈现线形关系进程而最终达到熟练水平。无论工作如何，初学者开始时没有工作复杂性概念，因为熟练者的操作显得那么容易。我们都记得我们初次缝合皮肤以及针突破皮肤阻力后的弹道轨迹。我们对手的支撑和针的运动缺乏意识，这消除了起初的自信心，并

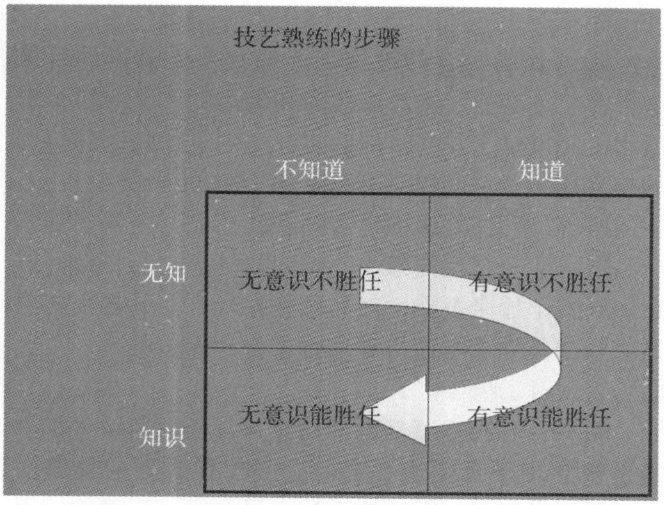

图 2–1 发展到熟练程度的进程是包括意识和技能的理性转化过程。为有效教授外科技艺，专家必须回归至“有意识能胜任”阶段。

帮助我们认识到原来缝合皮肤并非想象的那么简单。此时我们进入到下一个必经过程“有意识不胜任”。

通过实践过程，学习者达到有认识能胜任阶段。学习者能胜任工作，但需要集中精力专心致志方可完成操作。经过数年反复练习实践，医生达到“无意识能胜任”阶段，他 / 她的身体成为手术器械的一部分，他 / 她达到技能获得的“自动阶段”——就像有经验的汽车司机开车上车一样，没有意识到在路上自己已经做了成千个步骤，把这些当成理所当然的。

实践

实践、实践、再实践是达到大师级水准的必备条件。然而，正如伟大的足球教练 Vince Lombardi 所言，“只是实践不足以成为我们的信条；单纯实践不能成就完美，但是完美的实践能够。”[6a] 这里暗示明智的行为是带队与执教的必要条件。好的指导者不仅必须是大师，同样也必须对引导学习者达到熟练的方法与步骤有深刻的认识。手术指导者必须指导初学者操作，时时向学习者提供反馈信息。通常，语言不能描述想做到的准确动作。要达到训练目的，需要将大量的动作性知识转化为学习者能理解的口头提示。通常，示教是必要的，即使这样做可能有疏远那些害怕“错过病例机会”的过于谨慎的住院医师的风险。政治敏感性的演示非常有效。如果“一幅图画值上千语言，”演示则值百万语言。

独立实践是帮助学习者进步，从而达到无意识能胜任的必要条件。在初学者的有意识不胜任阶段，在相对轻松的环境下对技术进行反复实践与指导初始尝试的实时反馈一样，都很重要。但是要达到有意识能胜任水平，受训者必须有机会在没有敏锐的眼神紧盯，也没有心存善意但却过度警觉的主治医师不断惹人心烦的批评的环境下进行实践，因为扭曲的过强反应环境导致受训者过度的作业焦虑。既要符合“毕业责任制度”，同时也要保证学习者的能力，这使人们陷入了两难境地。现行的赔偿和监督政策增加了对主治医师的要求，这就对外科培训的关键部分形成持续威胁。这种挑战需要教师与学生建立非常密切的关系，以使在住院医师变成行家时，逐渐减少直接的、观察性指导。带教外科医师滴定式介入引导必须掌握精确平衡，这需要对学习者的技术能力和判断能力进行仔细分析；同样重要的是，还必须对学习者自己对其技术局限性的真实认识有所了解。学习者能够识别他们何时需要帮助并能及时寻求帮助是非常重要的。如果医学的确是艺术的话，那么外科指导是医学教育提炼后的绝对精华。

案例：缺乏自主意识

手术室内，住院总医师在完成手术后留下来带着年轻住院医师缝合皮肤。主治医师出去向家属交代病情。主治医师回来时“手术用具清点准确”：两天后，患者主诉腹部隐痛，X 线平片显示腹腔内存留显露腹腔用的牵引器。虽然，住院总医师留下来完成的是在训练阶段就已经达到“有无意识能胜任”水平的工作，但是微小的分心便酿成大错。

另一种场景

患者清醒前，住院医师依据医院规定，用 X 线对手术野进行投照后发现了牵引器。腹壁筋膜缝线拆开后牵引器被移出。主治医师直到住院医师通知异物取出后才去等候室向家属交代病情。

讨论：为保证手术尽可能安全而制订并实施了许多安全防护措施，像这样无法解释的遗留手术器械在腹腔内的意外错误本应避免，类似错误还包括手术开错部位、输血反应。为保证手术尽可能安全实施，需采取的简单而有效的避免错误发生的方法包括术前在患者手术部位制作无法擦掉的标记、签署手术同意单、手术患者身份确认。随着新技术的创新，许多医院通常对术野擦拭海绵进行频谱扫描或术后常规对手术部位进行 X 线检查。手术后通知家属非常重要，但要在完全确信手术的确完成、患者情况确实良好后再通知家属[7–9]。

技术窍门：成为有意识的教导者

视差

我们都记得我们喜欢的手术教导者，我们也不会忘记让简单步骤成为梦魇的指导者。在职业生涯的晚期通常是什么使那些大师级人物与那些焦躁紧张的年轻主治医师有了明显区别？大师无所不能，他们以平静、有效、欢快的方式教导你。他们能从你的视角看待事物。他们懂得什么时候让你自由发挥，他们也知道在何时需要提醒你小心谨慎。他们理解**视差**，而视差的定义是：从两个不同的有利位置而非一条直线上看到同一事物表象的不同。在做人体中线部位手术时，外科住院医师和主治医师/指导者常各自相对地站在手术台两侧，以使手术部位在术者和助手之间。他们有利视点常有 90° 的角度差别。因此，他们所见的是完全不同的手术野。在开腹胆囊切除术中，从手术台右侧看胆囊，住院医师会看到部分胆囊在肝边缘下隐藏着，但是带教助手从患者左侧看到的是整个胆囊显露清晰。若不认识到这样的视角差异会导致灾难性技术错误。同样，应当在手术台对侧、从住院医师的视角充分显露手术野（图 2–2 和 2–3）。这样做的结果通常是，牺牲了教学助手的清晰视野，而教学助手必须要有犀利的洞察力和自信心以让住院医师剥离胆囊。不能充分而准确地显露术野可导致手术操作的错误。

案例：缺乏对视差的认识

一个异常困难的腹腔镜胆囊切除术最终中转开腹。Calot 三角与胆囊颈部严密粘连。由于患者体形肥胖、伤口深在，住院医师很难看到胆囊基底部；增大的胆囊和肝边缘挡住了部分胆囊管的显露。相反，从主治医师角度可清晰地看到在胆囊颈和其直接邻近的胆总管之间存在虽薄却清晰可辨的平面。主治医师被住院医师的迟疑和缺乏信心的剥离动作惹恼了，于是敦促住院医师“快切、快切”。住院医师既看不清术野，也不能确信操作准确，但为了顺从主治医师的意愿，住院医师拿着 Metzenbaum 组织剪划过了增大的胆囊并刮伤了胆总管。

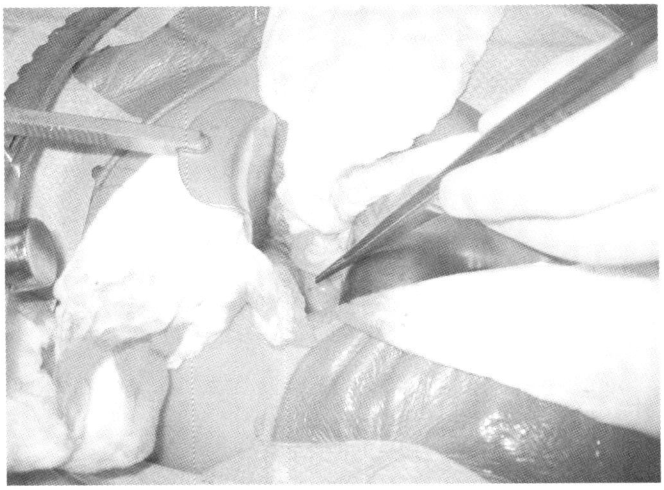

图 2–2　住院医师从患者右侧所见到的胆囊。胆囊刚好能看到并被伤口边缘、拉钩和敷料遮挡（见彩图）。

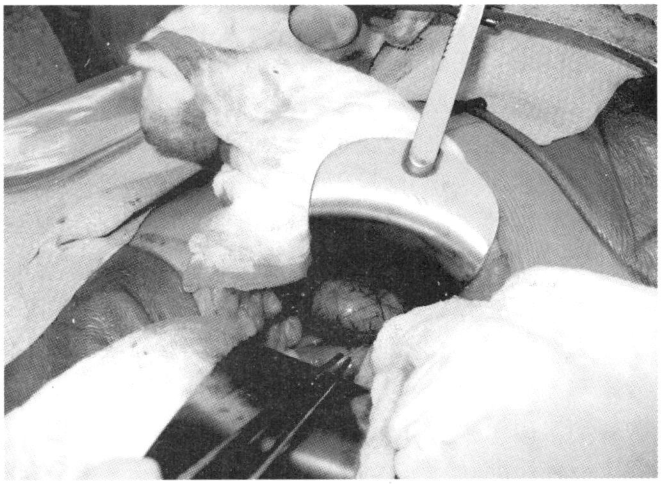

图 2–3　主治医在患者左侧的视野范围内操作。胆囊显露清楚（见彩图）。

讨论：住院医师的术野视角（见图 2–2）与手术台对侧的主治医师的术野视角（见图 2–3）完全不同。由于更多的胆道外科手术是通过视频屏幕的二维视野完成，熟悉开腹手术是罕见的。只有最困难的手术才改用开腹方式。分离困难的、组织深在的手术不仅对住院医师是个挑战，对于近来接受培训的、对于开腹胆道手术缺乏经验的主治医师也是个风险。对于外科术野中位于切口下方或临近重要组织的解剖结构操作不当非常危险。例如，因胆囊炎而行胆囊切除术时的胆总管；因憩室炎而做结肠切除时的输尿管。意识到视差机制并对缺乏经验的住院医师采取耐心的态度对于获得良好、安全的预后至关重要。

支撑固定动作

基本原理

支撑固定是帮助新手达到进一步熟练的最简单技术之一。它依据的物理原理是包含有支点上的长而坚硬的结构的杠杆。操作杆由两部分组成：水平臂和运动臂。放置支架或支撑点的位置接近手术分离组织能够帮助杠杆的力量加倍，并对杠杆臂的运动起到减震缓冲的作用。杠杆力臂越长，施加于杠杆的运动力量就越大。移动支点靠近目标减少了力臂长度，缓冲了我们操作过程中的自然颤动，从而易于掌控设备操作。

去几次牙医那儿洗牙可帮助人更好地理解支撑固定的重要性。牙医和牙科清洗师们知道一个典型的臼齿有 32 个完全不同的平面。清洗、钻孔、填塞牙齿需要精确计量的毫米分数。没有经验的牙医会“划过”牙齿表面刺破患者牙龈。与之相反，有经验的牙医不会戳向患者的下巴，并小心地固定和检查设备的每一次震动。由于集中注意力于支撑，因此牙医的动作仔细、可控而准确。

在外科，支撑固定有大、小动作之分。**小的支撑固定动作**是显微外科、牙科和血管外科的必要技术。这些科室的手术操作术野狭小，以毫米为计量单位。小的支撑固定动作需要移动支点接近至动作位置，以减轻颤动，提高设备的准确操控性。一旦皮肤阻力被突破，这样操作还可避免出现“动作过头”。手术床在合适的高度更易掌控支撑固定动作的施展，合适的高度在多数情况下应平于术者的肘部。调到此高度后，术者前臂可放松地在术野中操作，手腕处于伤口边缘。当手腕固定，缝合针以预定的角度由持针器夹闭时，人们才可轻易挥动前臂、转动手使掌心向上旋转，并以可控的、柔和的弧度将缝合针刺入组织。非优势前臂应面对其他人保持直角姿势，手术钳随时准备帮助对组织的操作，或者在适当时帮助拔针（图 2–4 和 2–5）。

大的固定支撑动作是要用力穿透组织并会遇到明显阻力时必须掌握的关键技术。例如在通过胸壁放置胸腔导管或通过胸骨放置金属缝合线时就需要大的支撑固定动作。外科医生的腿轻度弯曲以膝着力，上身固定到位“抓牢核心”，肘部弯曲顶向躯体和（或）倚住髂前上棘，双手紧握手术器械。一只手（优势手）提供必要的向前推力而另一只手在组织阻力被克服后减缓器械推力。“一只手是助推器，另一只手是制动器。”

案例：不能支撑固定和控制动作

一名住院实习医生被叫去给一位摩托车碰撞事故的受伤患者放置胸腔引流管。这名男性患者体重 250 磅，呼吸急促。他的胸壁很厚、胸肌发达，组织分离困难。这位仅在模拟人身上练习过留置导管的实习医师并未意识到穿透强韧的肋间肌会使出很大的力量。当 Pean 钳最终穿过胸壁时，这位实习医师并没有抑制住继续向前的惯性运动，Pean 钳穿过膈肌刺破脾。

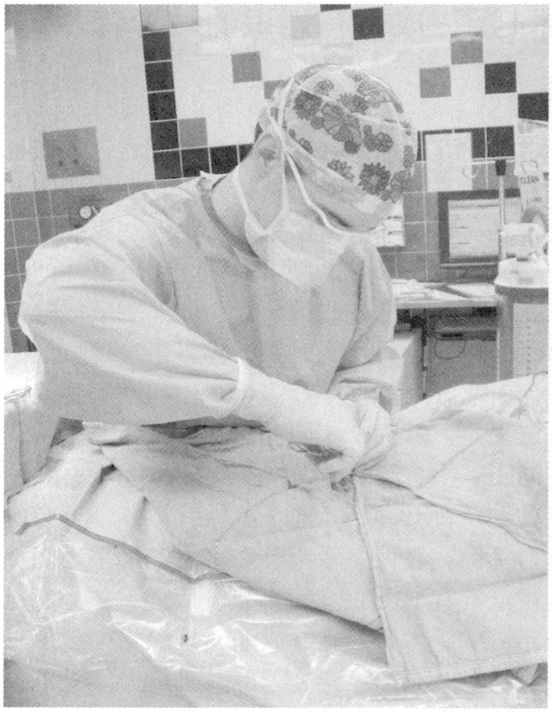

图 2–4 失去支撑固定。住院医师支点或支撑点为肩胛胸骨关节。

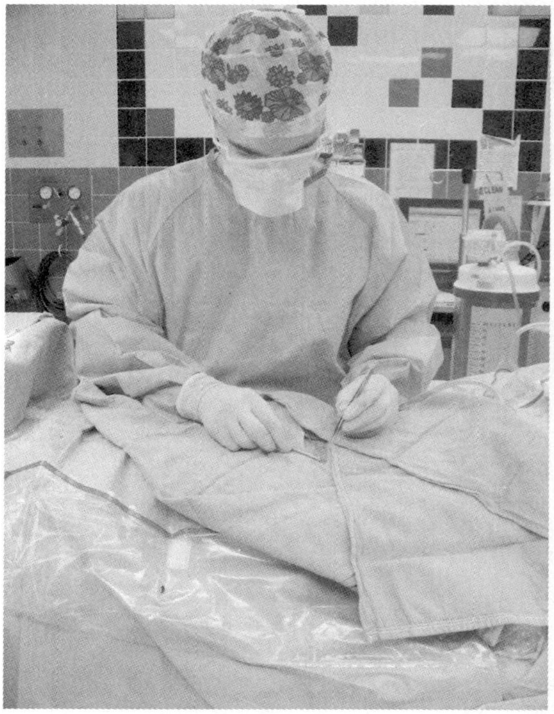

图 2–5 最大程度支撑固定。前臂和手成 90° 放置。

简化运动

简化运动就像支撑固定，依靠的是物理原理。在从事可控重复动作时，使用的关节和肌肉越少，动作控制得就越好，因使用或过度使用多余肌肉而产生的疲劳感就越少。缝合时，手腕固定，唯一必要的动作是转动前臂和使手掌心向上。缝合针按预定的角度，无创伤、柔和平滑地穿过组织。缝合时必须进针位置得当，在穿过组织时没有施加的扭转力和张力。因此，即使术野血肉模糊，针的位置也应当可预料，且仅通过重复相似动作而能将针轻易地衔回。

案例：缺乏简化运动

在上午对胰腺分裂导致胰头和钩突重度慢性炎症的患者进行了困难而复杂的 Whipple 手术后，由于他或她的颈部和上背肌肉极度疼痛和痉挛，你的住院总医师已不能打开一罐软膏来涂抹门诊患者的烧伤部位。在富有挑战的 10 个小时的手术中，保持静止姿势和重复动作的累积效应已使他们的肌肉损耗，因为他们缺乏支撑固定和简化运动的技能。

形象化

形象化，或用意识视觉看到的形象，能够进一步便于在患者组织上进行更加平滑柔顺且仔细认真的操作。比赛开始时，回转滑雪运动员站在山顶或体操运动员站在器械旁，在他们的意识中反复重现组合式动作，利用这样的形象化帮助他们建立需要衔接的组合式动作的意识图。形象化也帮助外科受训者在意识中建立手术操作组织的解剖结构图，以便缝合时包含在内（如肠 Lembert 缝中的黏膜下层）或避免损害（如缝合面部撕裂伤时的腮腺导管）。一位武术研究者同时也是受欢迎的高年住院医师曾评论："这正是禅宗观念。当针弧形穿入组织时你必须全神贯注于针尖。"或者如《星球大战》三部曲小说中 Yoda 告诫他的学生那样："Luke，用你的意识理解事物，而不用你的肉眼。"

案例：缺乏形象化

腹腔镜胆囊切除术中，由于重叠结构的缘故，住院医师没有察觉位于胆囊管后方 / 漏斗状结合部的右肝管近端。不熟悉反手方向如何移动胆囊以及转动 30° 角视野能帮助重建三维图像，住院医师试图剥离 Calot 三角的动作导致刚好位于胆囊管后方的右肝管损伤。

术后易犯错误—学习的情感范畴

基本原则

反馈被描述为成人学习"流"。不能提供引导初学者循序渐进地提高手术技巧的指导，他们的练习可能仅保留了坏习惯，或许还丢掉了好习惯。只有通过反馈，我们才能最有效地引导受训者的初始努力，并在他们技术进步时给予鼓励。反馈的基本原理能被轻易地记住："TENDS 既是积极的也是消极的"：

T：批评指正时机（timing）
E：指正的环境（environment）
N：客观的指正（nonjudgmental）
D：立足于直接观察（based on direct observation）
S：具体指正的信息必须既是正性，又是负性的（specific information should be both positive and negative）

整部书都在描述如何在所有教育或监督体系中提供反馈。做好这件事存在很多障碍。我们都想被喜欢，通常对直面纠正他人错误感到不自在。测量水准时的斥责（常与负反馈混为一谈）在外人在场时也许看似不适宜。然而，必须及时给予反馈才有效。除非有其他障碍，早反馈比晚反馈好。严厉的批评最好在私下进行。手术间通常聚集手术团队的所有成员，极为刺耳的语言对听得到的所有人都会产生负面影响。在手术间内及时给予反馈（重要的负反馈）的一个有效手段是轻声地请那个充满自信又不合作的住院医师走到 X 线灯箱前，在假装讲解片子时，以冷静而坚定、准确无误的语言方式指出那位住院医师的错误所在（负面批评）。然后你可以表述对他们的态度、糟糕的技术、准备不足所持的不快，并且明确地向他们提出继续参与此例手术所需掌握的原则。

反馈必须客观。它必须是客观的行为，而不是建立在你个人对如何做事的看法或怀疑受训者性格瑕疵的基础上。最好这样陈述，"我对你手术准备不足感到遗憾"，而不要训斥住院医师"懒惰"。同样，最好将反馈的范畴限定于你自己亲眼所见而非道听途说的行为或态度上。作为教程的指导者或管理者，手头拥有任何先前他人呈递上来的反馈会议的手写记录是非常关键的。在这样的正式场合或其他实时专门会议上，反馈通常是明确的：特定的技术操作手法、动作或遗漏。必须准确确定你的期望和你期望受训者需要改进的方法或态度。

技术反馈

实际上，技术反馈相对简单也较少涉及情感问题，因此易于传授。如Bosk在关于外科培训的著名论文《原谅与记忆》[1]中所论述的，“由于缺乏经验而导致的技术错误是所有错误中最能得到宽恕的错误。”在手术间，一个小幽默有时就能很长时间减少住院医师的自满情绪。对我最有影响力的一位主治医师曾经将我切开白线的无望尝试描述为“Cuisinart技术”。它所传递的信息是明确的，但却是善意和信任的表达方式。

为了给予有效的技术反馈，重要的是指导者要从受训者角度“看待”操作步骤并具体讲述达到要求所需要的准确动作或操作技巧。用语言准确描述我们的意图往往非常困难。将我们的运动记忆转化为能被受训者理解的语言时常常由于词语没有说到位，在受训者和指导者间产生误解和困惑，从而导致教学失败。当面对这种难题时，我们通常求助于演示教学手法。作为有效率的学习者和接受指导的受训者，住院医师必须有足够的信心来接受演示教学的帮助，并且不担心“失去这次机会。”如果范例演示时间过长，这种担心就会增加。有节制地运用演示教学法讲解技术操作步骤可起到非常有益的作用。此外，如果一张讲述操作的图片代表了千言万语，那么演示一个操作步骤可省去数百万言词。

要实时进行技术反馈，还要对手术操作过程中的每一个动作不断地讲解指导。术后总结性或整体性评价应当侧重于对技术总体趋势的正面性和负面性评论。主治医生不仅要详述住院医师的操作技术有待提高的方面，还要特别指出他们操作良好的方面。Blanchard在他经典的启蒙式书籍《一分钟经理人》中所推崇的著名的“夹心技术”是个有益的策略。反馈指导的讨论应以正面的评论开始，例如肯定住院医师的不断努力等，然后以特定的范例引证技术还需改进的地方。最后，最好以正面承认优点和鼓励性语言的方式结束讨论，这样才会激发住院医师努力提高他们的外科技艺。

对手术团队的致谢与反馈指导

外科手术是由许多成员组成的团队行动。本讨论主要集中在教学环境方面，但无论是在教学医院还是在私人诊所，团队中其他成员都应得到认可。最重要的是患者。当患者麻醉清醒时，尽可能站在他或她身旁并给予鼓励常常是有助益的。感谢团队中其他成员、麻醉师、护士和技术人员的辅助工作是件非常重要的事情。存在的任何问题应当以友好、客观且明确的方式解决。对于需要负面评价的较为严重的问题，如有必要也须私下讨论。

反馈指导在手术刚结束时通常较少，因为在麻醉恢复室的患者受到许多麻醉药物和其他药物遗忘作用的影响。恰当完成医嘱的书写和手术记录的口述工作也非常重要。手术团队中的一名成员，通常是年资高的医生需要尽可能及时地向患者家属交代病情。在等候室等待亲人手术结束的时间也许是某人一生中最难熬的时光。从你口中说出的头几句话通常是患者很好，较少情况下说的是患者存在某种程度的危险性。除非患者家属听到患者状况良好的消息，否则他们会推测患者可能不妙。参与治疗的医生或初级护理员也应当及时告知或通报患者家属可能影响其康复的因素，并且应当诚恳感谢允许你参加患者的救治工作。

对所有参与手术的人员给予关切有助于形成团队工作的观念，有利于在手术室内、外与你的同事建立友情，并且保证你的下一台手术更加成功。

（陈 宏 译）

参考文献

1. Bosk CJ. Forgive and Remember: Managing Medical Failure, 2nd ed. Chicago: University of Chicago Press, 2003.

1a. Accreditation Council for Graduate Medical Education (ACGME). Program requirements for graduate medical education in surgery, January 1, 2008. Available at http://www.acgme.org/acWebsite/downloads/RRC_progReq/440_general_surgery_01012008.pdf

2. McGreevy JM. The aviation paradigm and surgical education. J Am Coll Surg 2005;201:110–117.

3. Romfh RF, Cramer FS. Technique in the Use of Surgical Tools, 2nd ed. Norwalk, CT: Appleton & Lange, 1992.

4. The Southern Surgeons Club. A prospective analysis of 1518 laparoscopic cholecystectomies. N Engl J Med 1991;324:1073–1078 [published correction appears in N Engl J Med 1991;325:1517–1518].

5. Bell RH. Surgical Council on Resident Education: a new organization devoted to graduate surgical education. J Am Coll Surg 2007;204:341–346.

6. Dreyfus HE, Dreyfus SE. Mind Over Machine. New York: New York Free Press, 1982.

6a. Phillips DT. Run to Win. New York: Macmillan, 2002; p 95.

7. Gibbs VC. Patient safety practices in the operating room: correct-site surgery and nothing left behind. Surg Clin North Am 2005;85:1307–1319.

8. Dagi TF, Berguer R, Moore S, Reines HD. Preventable errors in the operating room—part 2: retained foreign objects, sharps injuries, and wrong site surgery. Curr Probl Surg 2007;44:352–381.

9. Blanchard K, Johnson S. The One-Minute Manager. New York: Harper Collins, 1982.

第 3 章

法律方面的问题

Catherine Bertram，JD and Stephen L. Altman，MD

引言

作为具有 50 多年各种审判经验的律师，我们要求你们挤出时间阅读此章。然后，改变你们的行为方式，以正确的方式告知患者病情。顶尖的外科医生认为，与患者的有效沟通就像外科技术一样，是需要不断更新和完善的技艺。当你理解充分告知病情的本质特性后，适当的告知并不需要太长时间。

术前在外科治疗方面的法律缺陷

首先强调的是本章的关键点——知情同意是一个过程。这不是医院内特有的形式。当外科医生推测患者签署知情同意书后他们将遵照同意书条款时，外科医生们就犯了关键错误。这类错误可能就会发生在你工作中。

知情同意是外科医生与患者需要沟通的过程。它通常分为两步，在诊室及在术前。在诊室你有时间向患者解释需要做的手术操作、手术风险和其他手术方法、不进行手术的后果。然后，患者考虑你所提供的所有信息，才真正签署知情同意书，同意你所建议的手术治疗。

与患者讨论手术事宜不是在手术当日病房的过道中，当时你可能正要进入病房处理当天的第一例患者。这样做对于患者或你本人都是不公平的，这当然也不是充分利用时间的最好方法。患者可能感到压力而同意手术，将来他们会说他们担忧手术，以至于他们甚至都没有听清有关手术的信息，或者他们例行公事地签署表格而没有时间询问有关手术问题，也没有时间仔细考虑要他们同意手术的复杂决定。

在绝大多数医院，手术知情同意书是在手术前不久签署的。这是个很好的做法，因为这可证实患者同意手术。然而，在大多数州，这样的形式不足以建立你对患者履行职责的义务。

我们曾经看到外科医生处理不好与患者及其家属的关系，他们的处事方式正是导致他们医疗过错的原因。患者抱怨说外科医生没有提供有关手术的足够信息，却让他们签署手术同意书。这里我们看到三种错误方式：①外科医生无所不能；②手术谈话无记录；③手术医生没有告诉患者谁来做手术助手。

外科医生无所不能

如果你有这样的气质，并且向你的患者展示，那么这正是他们想要的。***如果你告诉患者他们需要什么样的手术，还向他们保证“一切会很顺利，”那么你就对手术的决定和术后的结局承担完全的责任。难怪患者（及陪审团）会让你对任何不良预后承担 100% 责任。***

执行要点。沟通与决策是双轨道路。患者有权利和责任。医生与患者共同承担责任。让患者成为你的治疗团队的一部分。以下是行为方式：

- 在办公室备有手册，向患者详细介绍工作时间以内和工作时间以外的呼叫方式；若患者在急诊室时，他们要做什么；在**术后**出现问题时谁来与你联系。告诉患者，他们有责任将影像学检查结果带来。同样，手册要列出实验室结果、诊断报道，**特别是外院检查结果**出来后，患者在随访中的角色。要确定患者了解，当他们认为出现并发症和需要帮助时如何与你联系。如果别人与你联系，解释清楚如何联系。
- ***当你与患者讨论手术选择方案、手术风险和你提议的手术益处时，使用美国外科医师学会或其他专门委员会的宣传手册、视频资料和计算机辅助教育材料来充实你的论点。***如果你认为适当的话，也可建议患者和家属登录你认为能提供准确的基本信息的网站上进行查找。你可以提供一份清单，列出详尽的事实来解释手术原因、其他备选方案、手术风险以及术后转归等。这份清单可以分发出去，作为补充材料，但不能代替你和患者间的沟通。你的同事可用一份签字单以证实患者已接受了相关资料。无论如何这样做决不可代替沟通的过程，但它肯定有助于你用来证实患者在术前已充分知晓有关手术信息的事实！

- 如果你让患者到院外做磁共振成像扫描检查（**MRI**），并且要求他们回到你这里来讨论检查结果，那么在MRI的医嘱中，应包括提醒患者取回片子和获得随访预约是他们的责任这一部分。许多外科医生让患者签署这样的确认书，这是个很好的沟通方法，使患者共同承担履行治疗计划的责任。

无病历记载知情同意讨论或拒绝治疗过程

外科医生在事件发生的同时及时注明日期的记录是避免以后对缺乏知情同意进行辩解的最佳方法。当患者拒绝治疗时，外科医生常不能记录谈话内容中最重要的部分。需要记录的关键部分是你告诉患者拒绝治疗的潜在后果。在没有权衡假如他们不进行检查或治疗会产生何种利弊后果前，对于是否手术或做重要的诊断性检查，患者是不能做出知情决断的。

案例："告诉患者乳腺肿块可能仅仅是个囊肿而已，但要让她去做乳房X线检查。"

这就很容易理解患者随后可能会说，"我相信Smith医生，她认为肿块只是个囊肿，因此似乎没有必要去做乳房X线检查。"

执行要点。要确定你不仅记录了与患者讨论手术的事实，还要记录你向患者交代手术风险和其他治疗选择，并且还讨论了若不治疗的可能的预后结果。记录应阐明患者理解了你对手术的说明，并回答了患者所有问题。

- 如果患者存在增加手术风险的高危因素或身体状况，你需要详细记录有关的谈话内容。
- 若患者拒绝或似乎不愿意马上接受手术治疗，你需要详细记录你向他们解释过延迟手术的风险和不手术治疗的后果的内容。通常最好给患者发封正式随访信。

没有告诉患者谁辅助你完成手术

一般而言，患者理解靠你自己不能完成手术，但是绝大多数情况下，你有责任说明谁来参与手术和谁是手术助手。

有时患者也会理解其他人员，包括需要辅助设备调试的销售和技术人员。你的工作是确认患者是否同意其他人员参与。

没有向患者解释上述内容可能导致你面临欺诈索赔。在患者不同意住院医师进行手术中某特定操作的医疗事故中，你也许还要取证。

执行要点

- 如果你在一家教学医院，你必须说明住院医师的角色，记录你与患者就此进行了沟通。
- 如果你在一家社区医院，你必须说明谁将辅助你完成手术，并且说明他们需要做的是什么。将此谈话内容记录在案。
- 如果销售人员或其他人员要参与手术，患者有权获知，并需要得到患者的同意。
- 一些医院的知情同意书包含概述手术间内其他手术辅助人员的内容，但是你才是让患者同意手术的人员，而非其他人员，因此要确认患者知晓其他人员的作用。

上述建议是非常简单、直接的内容，需要将其融入你的医疗行为中，以保证患者在同意手术前获得所有的信息。

术后在外科治疗中的法律缺陷

Murphy定律：任何可能出错的事终将出错。当Murphy提出此定律时，他一定部分地考虑到了保健医疗提供者。还有什么能解释为什么医生和其他医护人员要花大量时间与患者讨论治疗或操作中可能出错的原因吗？如果根本不会发生不良预后的话，为什么还有像本书这样整本书的内容都在描述手术易犯错误的书籍存在呢？无论医生是刚完成住院医师培训计划，还是准备退休，每位医生都应知道你不一定因医疗事故受到起诉，但你却有不满意的不幸患者——再次重复强调，没有任何事情能让患者或家属比出现没有预料的手术并发症更令人不快了。

部分问题与冲突能够通过术前良好完善的沟通和知情同意得到解决。这部分内容已在本章节中阐述。不幸的是，即使是最佳的知情同意谈话或与患者沟通记录本身也不能足以避免医疗事故诉讼。然而你是幸运的，因为当不良后果发生时，你还有第二次机会免遭诉讼，假如最终遭到诉讼，你也有胜讼的机会。虽然绝大部分是常识性的建议，但在30年里处理上百份医疗事故诉讼案中，我们了解到当严重损伤和死亡发生时，常识性的东西并不总是起作用。因此，老生常谈也许有所助益。

应该做的事和不应该做的事

- 不要停止看望患者或降低与患者或家属聊天的频率。当问题发生时，你应当最先出现在患者面前。***在我们处理的案例中有许多患者或家属抱怨X医生“术后似乎从来没有来回答过我们提出的问题”或者“从我丈夫术后到死亡，我已有数天未见到X医生了”***。你的消失让患者或家属认为你不想面对他们并解释所发生的一切，而并非是让他们放宽心。我们也知道有这样的医生，他们叫来术后参与治疗的医生，简单询问患者的病情并将其谈话记录在病程中。
- **确定**患者家属知道你对所发生问题的关切。对患者死亡表示哀悼或让患者知道你对他们发生的并发症表示遗憾并非是承认你对此结局负有责任。我们知道一些外科医生甚至还参加了术后死亡患者的葬礼。对存在问题的忽视使患者或家属认为你对此漠不关心。如果患者认为你对他们的生命安危漠不关心，你很有可能陷入法律诉讼。记住人们不会对他们所喜爱的人提起诉讼这一常理。我们屡次惊异地发现，许多潜在医疗事故被告没有被起诉，即使他们的医疗行为存在明显的违反医疗常规的问题。这一现象常常发人深省，我们只能理解为患者只是不愿起诉X医生，因为患者喜欢这位医生。
- ***没有掌握确凿证据前，不要试图对相关问题进行解释***。显然，患者或家属就他们出现的状况会不断地向你提出问题。你需要从事实的角度向他们讲述你对此问题所知道的一切。尽量不要对问题的原因轻率地下结论。多数情况下，没有充分资料时不要尝试着作出诊断。现在为什么这样做？这一训诫不仅适用于与患者的直接交流，也适用于病历记载。最近的产科案例中，一名婴儿因产后臂丛神经损伤被转送到新生儿重症监护治疗病房（NICU）。一位本应需要更多了解情况的新生儿专家提出，他曾经处理过因助产时**过度牵拉**而导致明确的臂丛神经损伤的新生儿。不仅患儿的父母在随后的几天深受此结论的影响，而且在诉讼未裁决的时间内，此结论反复被讨论。实际上，被告医生强烈否认曾经使用过度牵拉力，并且有证据支持这一辩护。患儿家属和律师仍然争辩称，新生儿专家也认为生产时医生的疏忽导致了损伤。其实，新生儿专家本可以做一件简单的事情：书面写上“目前臂丛神经损伤的原因不明。”同样，在近期对妊娠20周的怀孕患者进行腹腔镜阑尾切除术的案例中，普外科医生在非穿孔性阑尾炎手术记录中写到，“在进入腹腔时，我看到在阑尾周围有脓性液体”。他所见到的实际是白色渗出物而非脓液，因为在非穿孔性阑尾炎当中不会有脓性液。几周后，患者自然流产而发生感染。外科医生因在脓性液存在时没有应用抗生素而受到诉讼。由于这位外科医生在无事实根据的情况下将所见描述为脓性物，因此只要他仅仅写上所见为阑尾周围白色物质的话，历时达7天的诉讼审判本可以避免的。
- 每当出现不良后果时，**一定要**完成记录过程，包括你能回忆起来的所有事实资料。原告律师也许争辩说你在试图抵抗，你的律师将会抗辩说你试图协助调查，通过提供尽可能详尽的资料来让人们了解究竟发生了什么。如果沿此思路行事，那么就必须准确而及时地记录病程，这样别人才不会争辩说有人试图“修改”病历记录。
- 千万千万**不要**修改病历记录。即使你的修改、擦除和添加完全是没有恶意的，但是其结果并非你所想象的。如果在发生了不良结局后，你被发现对现存病历进行了修改，那么患者、家属，最重要的是陪审团，将会自然而然地认为你在试图删除不利于你的记录，他们再也不会相信你所说的一切。***统计数据显示约70%医疗事故以有利于医疗人员的审判结束***。很明显，这意味着即使在产生明确损伤或死亡的案例中，最终赢得胜诉的是医疗工作者。你可以谈论你摆脱预后不良的方法。不可谈论你摆脱说谎的方法。
- 当不良预后发生时，**要**仔细阅读病程记录，确信及时和准确地记录了所有你与记录内容所持的不同意见。我们知道你现在所想为何。你根本没时间阅读本应由住院医师、同事或会诊医师准确记录的病程记录内容。还是抓紧时间阅读吧。如果你在阅读时，不同意病程记录的内容，你可以争辩说你有正当理由与记录内容意见相左。你们许多人在别人写的记录后面签字。精明的原告辩护律师会让你承认，你在记录上联名签字就意味着你同意记录所写内容正如你所看到的。正如你所见，2年后当你处于一个医疗事故案件中时才让人知道你当时有不同意见，这会使你看起来像在制造一个辩护，因为你已经同意你的签名是你表明同意的声明。你的原告还会说，你现在意识到事实或争辩对你不利，而任何一位明智的医生早在认识到错误时就会及时纠正。而事实上，意见不一致确实存在。

- **不要**轻视患者、家属或患者合法代理人向你索要病历的合理请求。许多州有法律规范满足索要病历请求的时间期限和所需提供病历内容的范畴。忽视了这类请求或者延迟送达病历会让别人怀疑你在隐藏什么。病历全部内容都要及时复制和邮寄，并且附带内容合适的信笺，如询问你还可以帮助做什么、再次了解患者的健康状况并转达你的慰问等。最近另一起普外科医生延误患者乳腺包块诊断与治疗的案例中，当外科医生花了数月时间一点一点地送达病历，并且病历资料被发现不完整后，他被控告扣交和篡改病历资料。这件以外科医生最终胜诉的案例本应在数天内重点讨论外科医生是否按标准化诊疗程序行事。然而医生的诚信度却成了审理过程中重点讨论的内容。数天的时间都浪费在传唤现今和以往雇员回答有关病历保存和送达病历的情况上。

上述**须知或准则**广为人知并被他人反复引用。当你未来不得不面临医疗事故或不良预后的现实，而又不断被别人询问你当时如何采取措施时，你必须问自己这样的问题：我的患者或陪审团对我所为会如何看待？你的选择也许仅仅是避免受到诉讼，或者寻求如何胜诉。

（陈 宏 译）

第 4 章

术前易犯错误

Aimee M. Crago，MD，PhD and Stephen R. T. Evans，MD

引言

尽管手术过程很大程度上影响着患者的住院经过（病程），但是充分的术前准备却可以预防许多并发症的发生。术后心肌梗死、充血性心力衰竭、肺炎、出血和感染的发生概率都与术前患者的个体风险因素的鉴定和依据患者情况做最优化的医学处理有关。明确的病史和体格检查、正确的药物治疗和合适的专科医师的会诊是确保手术尽可能顺利进行的首要步骤，只有这样住院时间、术前发病率和死亡率才能维持在最低水平。

适应证

术前，外科医生应该对已经安排手术的每个患者的各种危险因素在心里（如果不在纸上）列出一份清单，并对这些危险因素应进行适当的干预。这条原则没有例外。即使在紧急情况下，患者并存病的情况也应该尽可能地立即阐明从协助术中和术后监护。

术前步骤

步骤 1　神经系统评价和疼痛敏感度评估
步骤 2　心功能风险评估和术前最优化治疗
步骤 3　肺功能风险评估和术前最优化治疗
步骤 4　对晚期肝病进行筛查
步骤 5　肾功能评估
步骤 6　感染风险评估和伤口愈合能力评估
步骤 7　营养状态评估
步骤 8　出血的风险评估和高凝患者的诊断
步骤 9　内分泌功能异常的诊断
步骤 10　家族史资料的收集

术前评估

神经系统评价和疼痛敏感度评估

漏诊颈动脉疾病

- **后果**

  缺血性卒中的发病率介于从择期手术时缺血性发作的发病率低于 1%，到合并颈动脉疾病的患者行冠状动脉旁路移植术（coronary artery bypass graft，CABG）术后缺血性卒中的发病率高达 10%[1]。

  4/5 级并发症

- **干预**

  脑血管意外（cerebrovascular accident，CVA）患者的治疗主要是：支持疗法，主要是血压控制和康复治疗以达到最佳的功能恢复。动脉血管内溶栓这种更激进的治疗方法只能在脑出血后的前几个小时内才考虑进行。动脉血管内溶栓治疗的脑出血患者与非手术治疗者的功能恢复相似，然而回顾性研究却明确显示：手术部位的出血率达到了 25%，而且开颅术后溶栓治疗的致死性并发症也已有报道，所以，对于这类患者不应该进行溶栓治疗[2]。

- **预防**

  没有短暂性脑缺血发作（transient ischemic attack，TIA）或脑血管意外病史的患者术后脑出血的发生率低，这意味着对无症状患者的术前筛检意义不大。然而在有症状的普通外科患者中脑血管意外的发生率却上升了，同时在已知颈动脉狭窄或阳性病史的患者中脑血管意外的发生率介于 3% ～ 4%。大血管手术后的患者情况与之类似[3]。因此，对已知患有脑血管病的患者，在普通外科和血管外科择期手术之前进行颈动脉内膜切除术（允许的话）是谨慎

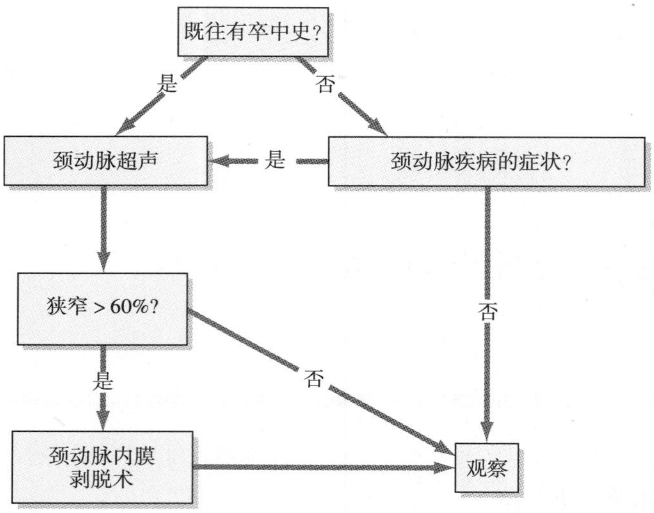

图 4–1　颈动脉疾病术前评估流程。

的（图 4–1）。

这种观点也适用于患有颈动脉疾病同时需行冠状动脉旁路移植术（CABG）的患者。对于颈动脉内膜切除术与冠状动脉旁路移植术的时间先后问题仍然存在争议，但是在无症状性冠状动脉疾病的情况下，首先应处理颈动脉疾患，以降低在冠状动脉旁路移植术时脑血管意外的发生率（10% ～ 5.3%），这点已达成共识。反之，而在无症状性颈动脉疾病的情况下，共发心脏病的风险反而必须予以考虑，因为尽管卒中的几率很低，但是推迟冠状动脉血运重建以从 CEA 中恢复导致了总体死亡率（9.4%）的升高[4]。共同进行 CEA 和 CABG，但对其作用仍存在争议。

漏诊低疼痛阈值

- **后果**

低疼痛阈值漏诊的后果有心动过速、肺炎、阿片类戒断症状。在普通外科择期手术的患者中经常发现慢性疼痛的患者，这些患者逐渐对阿片类药物产生了耐药性。痛觉过敏表明对痛觉的敏感度提高了，相对于那些初次服用阿片类药物的患者，他们需要的止痛剂量升高了。痛觉过敏增加了术后肺炎（由于夹板固定和活动减少）和心脏并发症的风险。治疗不恰当的患者可以出现恶心、呕吐的症状以及与尼古丁戒断症状相一致的血流动力学不稳表现。

1 级并发症

- **干预**

阿片类药物剂量的大小主要根据术后疼痛的控制程度而定。然而有证据表明辅助治疗的应用可以减少阿片类药物的需求量并且可以增强术后慢性疼痛患者的止痛效果。镇静剂治疗阿片戒断症状应该采用静脉注射（intravenous，IV）的方法[5]。

- **预防**

与术后疼痛的预期一样，患者镇静剂的日需量应该在术前进行讨论，而且围术期的疼痛治疗计划应该由患者、外科大夫和麻醉医生共同制定。在术前和围术期，不应该停止术前疼痛治疗计划。胃肠外科手术的患者应该接受等效的静脉注射来预防术后的戒断症状而不是给予口服药物[5]。此外，为了疼痛控制满意，术后患者需要应用更多的镇静剂，是初次应用阿片类药物患者剂量的 2 ～ 4 倍，一部分镇静剂可以通过患者自控镇痛法（patient-controlled analgesia，PCA）有效地给予，这种自控法也可以有效地为患者补充其他药物[5]。

表 4–1 中的辅助疗法已经被证明可以减少慢性头痛患者的术后阿片类药物的需要量。有记录表明，硬膜外麻醉者应该使用亲脂性麻醉剂，因为亲脂性镇静剂对慢性疼痛患者更有效，而且硬膜外麻醉不应取代静脉注射麻醉剂，因为硬膜外麻醉可能会导致戒断症状。像丁丙诺啡或纳布啡这部分阿片类激动剂也应该避免使用，因为它们也可以导致许多戒断症状[5]。

如何过渡到口服疗法是患者和临床医生共同面临的另一挑战。术后镇静剂日需求量可以通过表 4–2 来计算，并且像羟考酮或美沙酮这些长效口服阿片类药物可以提前给药（通常是日需求量的一半）。短效药周期性的冲击剂量可以满足日需量的残余量需求，通过 2 到 4 周的时间可以逐渐减少并恢复至患者的阿片类药物疗法的基准线[5]。

漏诊酒精依赖

- **后果**

酒精戒断症状（特征：颤抖、失眠、焦虑、过度紧张、大汗、发热、恶心、呕吐和幻觉）先于谵妄出现，可以导致认知改变，幻觉和癫痫发作。酒精依赖在外科患者中很常见。口咽以及胃肠道癌症患者常常并发酒精依赖，且超过 1/3 的肿瘤患者有酒精依赖，而这些患者中只有不到 1/4 在术前和入院时被发现，正因为如此才导致了戒断症状的高发病率和 ICU 的介入，以便进行血流动力学、神经系统监护和积极的医学干预[8]。

1/4/5 级并发症

表 4–1 术后患者静脉用麻醉剂的替代药物

药物	禁忌证 / 副作用
非类固醇类抗炎药物（如酮咯酸）	肾功能不全 / 急性肾衰竭
右美沙芬	癫痫发作，心律不齐，脑损害
环氧合酶 2 抑制剂	心血管疾病，肾功能不全 / 急性肾衰竭，胃肠道出血
对乙酰氨基酚	肝功能不全
加巴喷丁	瞌睡，头晕，疲倦
局部麻醉药	癫痫发作，心律不齐
氯胺酮	影响精神状态
周围神经阻滞 •腋神经阻滞 •锁骨上神经阻滞 •三角肌内神经阻滞 •椎旁神经阻滞 •腰丛阻滞 •股神经阻滞 •坐骨神经阻滞	癫痫发作，心律失常
硬膜外麻醉	癫痫发作，心律失常，低血压

表 4–2 常用的麻醉剂以及其类似替代物

药物	口服剂量	静脉滴注剂量
氢可酮	30 mg q3h	—
氢吗啡酮	7.5 mg q3h	1.5 mg q3h
芬太尼	—	0.1 mg q1h
哌替啶	300 mg q3h	100 mg q3h
吗啡	30 mg q3h	10 mg q3h
羟考酮	30 mg q3h	—

- **干预**

多种荟萃分析已经关注酒精戒断和谵妄患者的治疗。镇静催眠药，一般指苯二氮䓬类药，是预防酒精戒断发作和戒断发作相关致死的最有效药物。苯二氮䓬类药的选择依赖于需求起始量和作用时间，静脉注射可以快速起效，长效药较少导致临界症状，但却使镇静过深的发生率上升。地西泮或劳拉西泮可以间断性重复给药，直至进入镇静状态，接着每小时给药以维持镇静状态[9]。苯二氮䓬类药和辅助药物的作用应该逐步增加，达到如 Ramsey 镇静评分[10]或 Rchmond 激动－镇静分级（框 4–1）[11]的客观镇静等级评价的轻度镇静状态（此时患者易被唤醒）。

框 4–1 镇静分级

Ramsey 镇静分级

1．焦虑，激动，不安
2．合作，有方位感，安静
3．安静，有应答
4．昏睡，对眉间叩击和大声刺激反应迅速
5．昏睡，对眉间叩击和大声刺激反应迟钝
6．昏睡，对深疼痛刺激无反应

Richmond 激动－镇静分级

分级	描述
+4 好斗型	明显好斗或攻击，对外人有直接危害性
+3 非常激动型	扯拉或拔除导管，对外人有攻击行为
+2 激动型	动作经常无目的性或呼吸机使用不配合
+1 不安型	焦虑或恐惧，行为无攻击性、不剧烈
0 警觉安静型	
−1 昏睡型	不完全警觉，持续觉醒（> 10 秒），眼睛对声音有反应
−2 轻度镇静型	短暂觉醒（< 10 秒），眼睛对声音有反应
−3 中度镇静型	对声音有反应（除了眼睛）
−4 深度镇静型	对声音无反应，对身体刺激有反应
−5 无法唤醒型	对声音或身体刺激无任何反应

Adapted from Ramsey MAE, Savege TM, Simpson BRJ, et al. Controlled sedation with alphaxalanoe-alphadolone. BMJ 1974;2:656–659; and from Sessler C, Gosnell M, Grap MJ, et al. The Richmond agitation-sedation scale. Validity and reliability in adult intensive care patients. Am J Respir Crit Care Med 2002;166:1338.

可以通过这些工具一边撤药一边评估症状，直到完全停药。

可乐定、卤吡醇和丙泊酚作为苯二氮䓬类药的辅助处方药对持续性症状有效，但是这些药物作为单一疗法还不能预防发作[8, 9]。以溶入镁、$VitB_1$ 和叶酸的溶液静脉注射补充治疗可以纠正许多酒精依赖患者的元素缺乏。

- **预防（图 4–2）**

完整的病史采集可以获知许多有肝病变症状患者的饮酒史。实验室检查数据对评估患者的肝功能有帮助，γ－谷氨酰转肽酶（glutamyltransferase，GGT）可以证实可疑的饮酒史。酒精中毒患者常有贫血伴高平均细胞容积（mean corpuscular volume，MCV）。CAGE 调查问卷（框 4–2）通常用来确诊酒精依赖疑似病例[12]，对其中三个问题回答“是”的患者酒精依赖高度相关，这样的患者应该进行围术期震颤性精神错乱预防治疗。对所有问题都肯定回答的患者或实验室数值提示酒精依赖的患者应该迅速考虑术后预防治疗，同时对刚入院的外伤患者的血液高

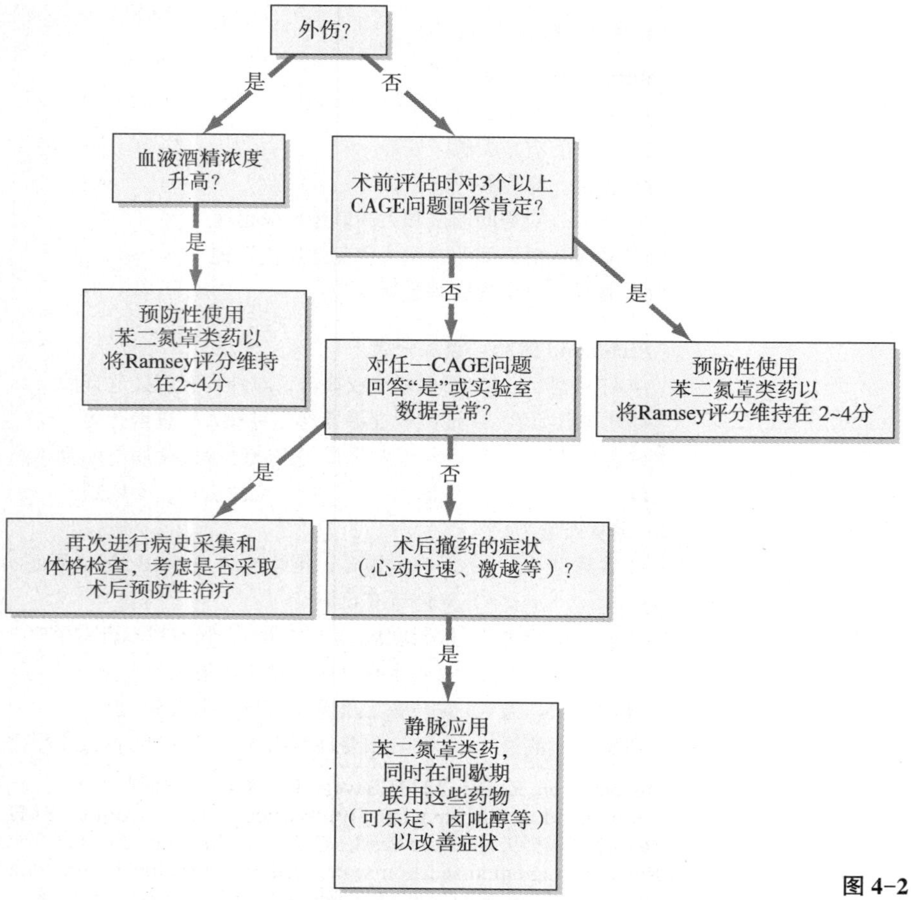

图 4-2 外科患者酒精戒断症状的处理和预防公式。

框 4-2 CAGE 问题

- 是否已经感觉到自己应该减少饮酒量？
- 有没有因为别人批评你喝酒而发怒？
- 是否对自己饮酒感到内疚？
- 是否曾经在早上喝酒以稳定自己的紧张或去除宿醉（一次饮酒的量）？

Adapted from Ewing JA. Detecting alcoholism: the CAGE Questionnaire. JAMA 1984;252:1905–1907.

酒精含量进行检测[8]。

预防的标准配量制度包括地西泮或劳拉西泮的规律性用药。再者，氟哌啶醇和可乐定可以用来治疗临界症状，而且患者应该检测精神运动性激动、血流动力学不稳和认知障碍征象[8]。

心脏风险评估和术前最优化治疗

漏诊或未医学最佳化患有缺血性心脏病或充血性心力衰竭的患者

- **后果**

心肌梗死（myocardial infarction，MI）和充血性心力衰竭（congestive heart failure，CHF）是左心心室功能衰竭的后果。对手术的生理压力和继发于麻醉的快动眼相改变都与术后心肌梗死有关。在高危人群中，术后心肌梗死的概率历史上已经接近 50%。1977 年[13]，高曼和他的同事们第一次描述了术后心脏病事件的危险因素，但是这些危险因素已被很多研究完善，正像后文所描述的那样。

1/4/5 级并发症

- **干预**

术后心肌梗死的患者的治疗以减少氧需求量和降低后负荷为主。β- 受体阻断剂可以减少心率，已有证据表明对心肌梗死的死亡率有积极的效果。硝酸甘油可以扩张颈动脉，还可以改善持续性不安患者的心肌的氧供应。硝酸甘油也可以治疗充血性心力衰竭和高血压病。有数据显示在急性心肌梗死的情况下也可以应用阿司匹林，而且应该准备辅助性吸氧。应该对进行性胸痛或血流动力学不稳的患者进行评估，以便进行急诊[14]。纤溶治疗相关的出血危险使其在外科术后患者中的应用与一般心脏病患者相比，可行性较低。

高血容量症状和充血性心力衰竭的患者需要补充离子型物质，如多巴胺，或者植入主动脉内气囊泵。肺水肿可以应用利尿剂来预防。术前确诊的充血性心力衰竭患者和术后失代偿的患者也应该应用这些药物。

- **预防**

术前患者应该接受完整的病史和体格检查。有心脏病症状和大于40岁的患者需要做超声心动图，这是为了明确围术期心脏意外的危险因素。这种评估方法曾经发表在美国心脏病学会/美国心脏协会的非心脏手术围术期心脏病评估指南（表4–3和4–4）中。根据指南中危险分级和计划的手术操作中的危险预期（见表4–3），术前进一步检测的适应证很易确定（见表4–4）。一般情况下，有较少危险因素的患者不需要进一步检查也能耐受手术，而有较多危险因素的患者则需要术前冠状动脉造影和医学最优化治疗，危险因素居中的患者则按照惯例应该做无创性检查或化学应力检测来进一步分级细化心肌梗死的围术期危险。如果化学应力检测发现可逆性灌注缺损，在中危和高危手术操作前行冠状动脉造影是合理且必要的[15, 16]。

β–受体阻滞剂已经成为预防术后心肌梗死药物疗法的骨干药物。随机性前瞻性研究表明，围术期有心脏病危险因素的患者给予β–受体阻滞剂可以减少缺血性事件的发生率和死亡率[17–19]。这已经在最近的一次荟萃分析中得到证实。当患者根据心脏危险指数修订版（框4-3）分级后，有三个危险因素的患者在高危手术操作前应用β–受体阻滞剂可以明显获益，而没有危险因素的患者则不需要药物治疗[21, 22]。中级危险因素患者术前给予β–受体阻滞剂可能有用，所以在无明显禁忌证的情况下，应该给予药物治疗。在大范围给予β–受体阻滞剂的情况下，围术期并发症的危险性明显降低。实际上，同时期的研究表明中等危险因素的患者并不能从术前应力检测中获益，因为血管成形术不能改善高危手术的预后，仅仅只是推迟了手术的时间而已[23]。以一种类似于β–受体阻滞剂的评估方法，最近的α_2受体激动剂的评估表明这些药物也可以预防围术期心脏意外的发生[20]。

应该特别注意术前诊断充血性心力衰竭的患者。

表4–3 术前心脏病危险程度分级

手术危险		
高危	**中危**	**低危**
急诊手术	颈动脉内膜切除术	腔镜手术
主动脉和大血管手术	头颈外科手术	浅表手术
外周血管手术	前列腺手术	白内障手术
手术时间延长	矫形外科手术	乳腺手术
	腹膜内和胸廓内手术	
患者的危险因素		
高危	**中危**	**低危**
近期心肌梗死	轻微心绞痛	高龄
不稳定/严重心绞痛	肾功能不全	不正常心电图
失代偿性心力衰竭	代偿性心力衰竭	非窦性心率
房室流出道高度阻塞	糖尿病	有效血容量低
严重血管疾病	早期心肌梗死伴病理性Q波史	中风史
潜在疾病有心率失常表现		无法控制的高血压
室上性心律失常伴无法控制的心室率		

Adapted from recommendations in Eagle KA, Berger PB, Calkins H, et al. ACC/AHA Guideline Update for Perioperative Cardiovascular Evaluation for Noncardiac Surgery—executive summary: a report of the American College of Cardiology/American Heart Association Task Force on Practice Guidelines (Committee to Update the 1996 Guidelines on Perioperative Cardiovascular Evaluation for Noncardiac Surgery). Circulation 2002;105:1257–1267.

表 4-4 局部缺血性心脏病的术前评估

		手术危险		
		低	中	高
患者危险因素	低	OR	OR	OR（除非无创伤性检查的患者＜ 4 METS）
	中	OR	OR（除非无创伤性检查的患者＜ 4 METS）	无创性检查
	高	考虑推迟手术行冠状动脉造影和医学最优化处理		

METS，功能状态测量方法，等同于携带粮食爬楼梯；OR，手术室。
METS, measure of functional status most commonly equated with carrying groceries up a fl ight of stairs; OR, operating room.
Adapted from recommendations in Eagle KA, Berger PB, Calkins H, et al. ACC/AHA Guideline Update for Perioperative Cardiovascular Evaluation for Noncardiac Surgery—executive summary: a report of the American College of Cardiology/American Heart Association Task Force on Practice Guidelines (Committee to Update the 1996 Guidelines on Perioperative Cardiovascular Evaluation for Noncardiac Surgery). Circulation 2002;105:1257–1267.

框 4-3 心脏危险系数修订版（术前使用β- 受体阻滞剂的适应证）

- 高危手术
- 缺血性心脏病史
- 充血性心力衰竭病史
- 脑血管病史
- 术前使用胰岛素治疗
- 术前血清肌酐＞ 2.0

Adapted from Lee TH, Marcantanio ER, Mangione CM, et al. Derivations and prospective validation of a simple index for prediction of cardiac risk of major non-cardiac surgery. Circulation 1999;100:1043–1049.

这些患者应该行术前超声心动图检查以检测心室的功能。应该仔细检测体液复苏和用利尿剂来增加再活动期间（术后 2 ～ 3 天）的尿量。当患者用药达到常规基线时，术后停止用药会导致少尿，因为此时的肾功能在长期使用髓袢利尿剂后对其产生了依赖作用。

漏诊房颤

- **后果**

房颤引起的快速室率可以导致血流动力学不稳；心室内血凝块可以引发栓塞。术后房颤形成的危险因素包括手术的种类（心外科和胸外科手术）、先前有心律失常的病史和年龄大于 60 岁。

1/4/5 级并发症

- **干预**

众所周知控制心率可以改善血压，保证足够的前负荷。推注药如钙通道阻滞剂（例如地尔硫䓬）或β- 受体阻滞剂（例如酒石酸美托洛尔、艾司洛尔或拉贝洛尔）可以快速改善心率。这些药不能串联使用，因为同时使用可以引起致命的缓慢型心率失常。

心脏复率更常应用抗心律不齐药，例如胺碘酮。血流动力学不稳的患者电复率是必要的。抗心律不齐药物和控制心率在远期预后上没有明显的差异[24]。然而，药物禁忌证限制了治疗，β- 受体阻滞剂不适用于重度慢性阻塞性肺疾病，肺切除术后静脉给予胺碘酮可以引起严重的肺毒性[25]。

一些药物已经被发现可以引起不良反应，如腺苷可以减慢心率，至少是暂时的，以决定潜在的心律。应该及时补足钾和镁来维持血钾和血镁浓度分别高于 4 mEq/L 和 2 mEq/L，以稳定心肌纤维。房颤 48 小时后应该考虑给予抗凝剂，以降低发生栓塞的危险[25]。

- **预防**

最近的荟萃分析已经对心胸外科患者在术前进行药物治疗以降低术后房性快速性心律失常的发生率的作用进行了研究。对具备高龄和肺切除需求等危险因素的患者术前给予β- 受体阻滞剂，可使术后房颤的发生率降低一半以上。钙离子通道阻滞剂对经历非心胸外科手术的患者有类似的作用，心脏起搏可以改善冠状动脉旁路移植术后患者的预后。应用镁、胺碘酮或氟卡尼等进行预防性治疗可能有益。但是在这种情况下，这些药物的效果并不能完全肯定[26, 27]。

肺风险评估和术前最优化治疗

漏诊阻塞性睡眠呼吸暂停

- **后果**

阻塞性睡眠呼吸暂停（obstructive sleep apnea，OSA）影响了 2% 到 5% 的人群，它是由于在快动眼睡眠相未能保护好口咽通气道而引起的。在健康患者，这会导致惊醒和呼吸动力复位。然而，由于术后疼痛控制和感觉丧失带来的镇静加深和呼吸节律的改变可以产生多种阻塞性睡眠呼吸暂停相关的并发症，包括高血压、心肌梗死和死亡[28]。

1/4/5 级并发症

- **干预**

当患者出现显著的呼吸暂停的时候，尽管尚无对照研究证实气道持续正压的功效，但可以考虑应用持续气道正压通气（continuous positive airway pressure，CPAP）。高血压患者则需要使用有创监测和静脉输入抗高血压药物(包括 α 和 β 受体阻滞剂)。心律失常和心肌局部缺血可以用前面描述的心率控制和支持疗法治疗。麻醉剂应该限制使用并且应用其他替代药物。严格禁止使用苯二氮䓬类药。

- **预防**

与许多术前易犯错误一样，阻塞性睡眠呼吸暂停并发症的预防始于识别功能紊乱的患者。详细彻底的病史询问和体格检查应该能够识别有已知的阻塞性睡眠呼吸暂停史的患者和有明确的打鼾和夜间呼吸暂停发作史的患者。阻塞性睡眠呼吸暂停的患者往往伴有颈项增粗和肥胖。尽管睡眠试验（多导睡眠描记术）仍旧是诊断的金标准，但是由于缺乏操作性，不可能对所有有危险因素的患者进行术前检测[28]。

阻塞性睡眠呼吸暂停的患者不应该给予苯二氮䓬类药，因为由此引起的肌肉松弛会进一步损害呼吸道。阿片类药物导致患者对高碳酸血症和缺氧不敏感，易导致呼吸暂停，所以这类药物的应用应该减到最少。表 4–1 中所列的这些辅助药物可以减少麻醉剂的需要量。持续性的血氧测定可以满足 OSA 患者的监护要求，以防这些患者发生多种并发症、高镇静药物需求或者未发现的血压不稳定。如果这些问题的确存在，对阻塞性睡眠呼吸暂停患者行重症监护被证明是适当的（图 4–3）。

如前所述，确诊或疑似睡眠呼吸暂停的患者应该在术前和术后给予持续气道正压通气治疗。可察觉到呼吸暂停发作的患者也应该考虑治疗。尽管小的研究表明睡眠呼吸暂停的患者术前应用持续气道正压通气可以更好地控制血压和减少并发症的发生，但是一级数据没有表明短期持续气道正压通气有明显的益处[29]。

漏诊慢性肺疾病以及治疗不当

- **后果**

基于手术的类型和并发症的界定，术后肺部并发症的患病率徘徊在 6% ~ 76%。肺炎、呼吸衰竭、支气管胸膜瘘、肺不张和气胸都促成了术后的发病率和死亡率。美国麻醉学会术前评分和慢性阻塞性肺疾病是术后肺部并发症形成的两个主要危险因素。经历开胸和上腹部手术的患者应该给予特别关注，这些人往往是全身麻醉者、老年人、肥胖者、明确吸烟者和营养不良者[30]。

1–5 级并发症

- **干预**

术后肺部并发症的治疗主要是支持治疗。肺炎要求抗生素治疗；胸导管穿刺可以改善气胸患者的肺功能；机械通气可以改善呼吸衰竭患者的氧饱和度和酸碱平衡。呼吸疗法包括支气管扩张剂和胸廓疗法，这些方法可以抵消肺部潜在病变的影响，应该常规使用。诱发性肺量测定法和持续气道正压通气可以作为增加术后肺不张患者的用力肺活量（forced vital capacity，FVC）和功能性残气量（functional residual capacity，FRC）的方法。

- **预防**

充分的患者选择和准备跟术前方案一样已经成为预防术后肺部并发症的基础方法。病史和体格检查大体上可以鉴别经历低风险手术患者中有危险的患者。主诉呼吸困难、不明原因的发热或过量吸烟史使肺量测定法进一步评估成为必要。在这些患者和有阳性肺部症状的患者中，肺部恢复阶段有密集的支气管扩张剂和呼吸训练，这些恢复可以提高外科预后。如果可以的话，诱发性肺量测定法训练应该先于择期手术开始。老年患者或有任何肺部并发症危险因素的患者应该查基准胸部 X 线片[30]。

必须高度留意经历胸廓切开术、食管切除术、心脏直视手术和上腹部手术的患者。术后肺容量的显著变化、手术切口的疼痛和膈神经的短期麻痹导致了术后肺部并发症的高发生率。在这些手术之前，肺量测定法被推荐用来划定肺部潜在疾病的程度，并且对于经历肺部切除术的患者是必需的。习惯上，一秒用力肺活量（forced expiratory volume measured over 1 second，FEV_1）大于 2.0 已经表明患者可以经受肺切除术；然而对于肺叶切除术，一秒用力肺活量必须大于 1 升 ~ 1.5 升。在未记录这些容量的病例中，患者可能经历了分散的肺功能研究。一般来讲，术后预测值达到正常值的 40% 就预示着患者可以承受手术的风险。在临界肺功能的患者的病例中，危险分层可以进

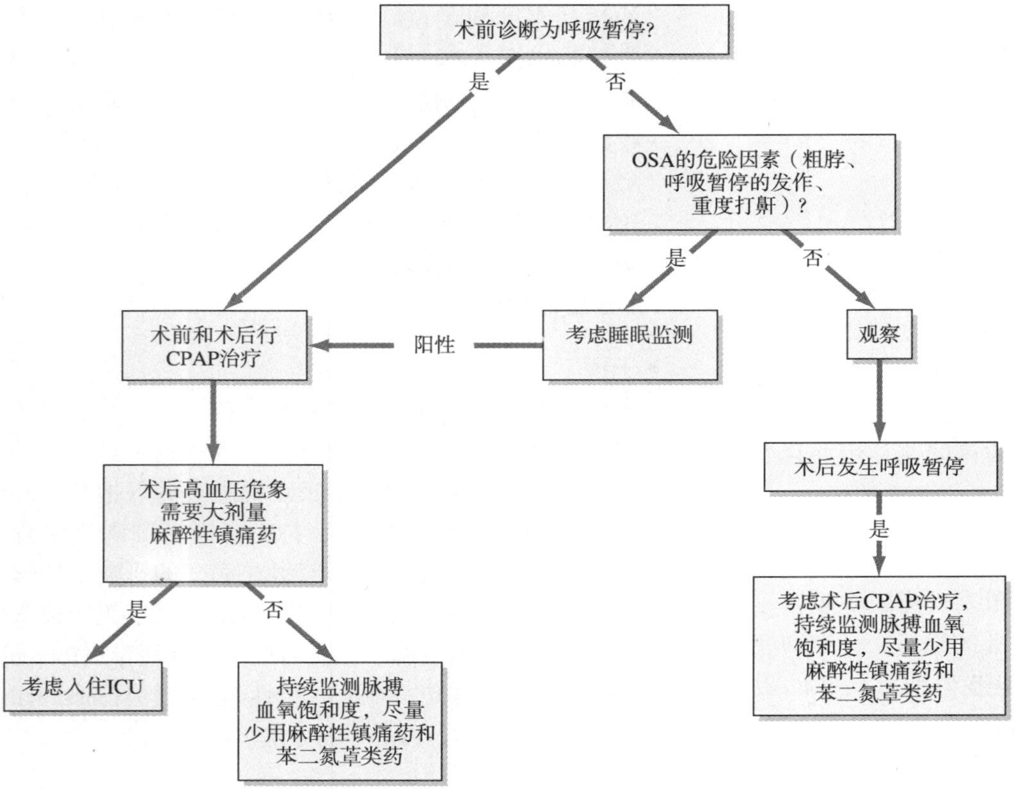

图 4-3 已知或怀疑有睡眠呼吸暂停患者的围术期治疗流程图。

一步用运动耐量试验细化（图 4-4）[30, 31]。

除了用术前肺疾病康复来提高肺功能外，有助于预防肺部并发症的其他几种方法已有发表。尽管硬膜外麻醉的研究不同于它的实际效果，但硬膜外麻醉已经成为使肺并发症降到最低的方法之一。尽管腔镜手术不能应用于慢性阻塞性肺疾病患者，但是相对于开腹手术，它似乎可以降低术后肺的风险[32]。正如后面讨论的那样，术前停止吸烟大于 8 周也能降低肺部并发症。

晚期肝疾病的筛选

漏诊晚期肝疾病

- **后果**

急性或慢性肝病患者的手术可能导致其代偿功能障碍。患者如果有凝血功能恶化伴腹水、肝性脑病、血液系统不稳和肾衰竭，则可能死亡。

1/4/5 级并发症

- **干预**

肝病患者的术后治疗主要是支持治疗。必须输入新鲜冷冻血浆和血小板来分别纠正血液的凝血时间延长和血小板减少症。腹水可以用利尿剂治疗。腹水引起肺生理功能受限的患者可以进行治疗性穿刺，以提供短暂的缓解。限制自由水可以治疗低钠血症。脑病需要给予乳果糖，联合或不联合肠内抗生素（如新霉素）都行。血流动力学不稳的患者需要升压支持。大多数肝肾综合征的患者最终可能都需要血液透析，但是最初却可以用液体复苏来治疗。

- **预防**

彻底的病史询问和体格检查能够完成肝病的初筛。肝硬化的危险因素包括感染乙型或丙型肝炎病毒、酗酒史和比较少见的遗传性疾病（如 Wilson 病和血色素沉着症），应该记录和说明这些因素。肝硬化的体征包括蜘蛛痣、脐周水母头、腹水征、手掌红斑（肝掌）、男子乳房女性化和黄疸。在有危险因素和疑似肝病的情况下，应该进行肝功能试验和凝血功能分析。一般来讲，用 Child-Pugh 分类法[33]（表 4-5）对肝硬化患者的危险程度进行分级。尽管 A 类肝硬化的患者一般可以承受手术而很少发生并发症，但是那些更高程度肝病的患者有很高的并发症发生率和死亡率（见表 4-5）。建议在患者手术之前仔细权衡手术的利弊，而且在手术前肝病症状应该得到医

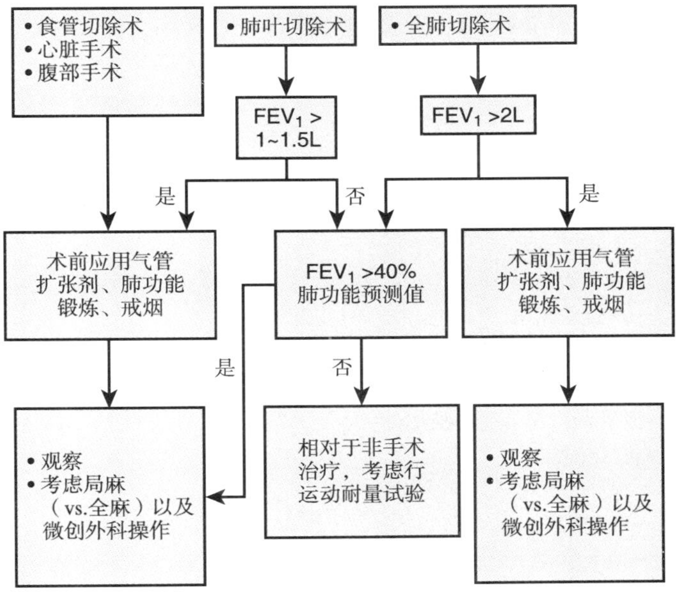

图 4-4　肺病患者的术前肺功能评估流程图。

学上的最佳控制（例如纠正凝血功能，用乳果糖治疗脑病）。

最近，几个小型系列研究评估了在术前对终末肝疾病模型（model for end-liver disease，MELD）评分的作用[34]（公式 1）。无临床医生的客观干预有益于 MELD 评分。MELD 评分和 Child–Pugh 分类关联性强。到目前为止，尽管 Child–Pugh 分类大于 15 预示着死亡率高于 15%，而 MELD 评分大于 25 也预示着死亡率高于 25%，且大于 35 预示着死亡率高于 50%；但相对于 MELD 评分，Child–Pugh 分类在关于危险性方面有着其特殊的优势[35]。

（公式 1）　3.8×ln［胆红素（mg/dl）］+ 11.2×ln［国际标准化比率（INR）］+ 9.6ln［肌酐（mg/dl）］

在急腹症和肝病体征的患者中，应仔细检查，避免误诊为特发性细菌性腹膜炎（spontaneous bacterial peritonitis，SBP）。SBP 患者和急性炎性病变的患者的体格检查表现是类似的，但是如果患者确诊为 SBP，剖腹探查术则有使患者失代偿的危险。

表 4-5　Child–Pugh 分级系统

分值分配			
分值	1	2	3
白蛋白（g/dl）	> 3.5	2.8 ~ 3.5	< 2.8
胆红素（mg/dl）	< 2	2 ~ 3	> 3
凝血酶原时间（延长的秒数）	1 ~ 3	4 ~ 6	> 6
脑病	无	可控	多发
腹水	无	可控	顽固
分级的计算（各值的总和）			
总分	Child 分级	开腹手术的死亡率（%）	
5 ~ 6	A	10	
7 ~ 9	B	30	
> 9	C	80	

肾功能的评估

漏诊肾功能不全

• **后果**

ICU 病房的危重患者急性肾衰竭的发生率是 4% ~ 8%，其中相当一部分患者将需要血液透析。术后急性肾衰竭最常见的原因是肾前性氮质血症和与静脉造影剂或其他肾毒性物质相关的急性肾小管坏死（框 4–4）。急性肾衰竭的肾后性原因常与留置导管的功能障碍和前列腺肥大有关[36, 37]。

1/4/5 级并发症

• **干预**

急性肾衰竭（acture renal failure，ARF）的治疗首先是体液复苏。中心静脉压达到 10 ~ 12mmHg（无明显心力衰竭的情况下）说明血管内容量是足够的。如果满足肾灌注需要的心脏供血量变多时，需要应用 Swan–Ganz 导管这种有创术进行更多的监护。不能使

框 4–4 常用和常见的肾毒性物质

- 碘化对照剂
- 抗生素
  - 万古霉素
  - 氨基糖苷类
  - 利福平
  - 头孢菌素类
  - 青霉素类
  - 两性霉素 B
- 呋塞米
- 血管紧张素转化酶抑制剂
- 血管紧张素Ⅱ受体拮抗剂
- 化疗药物
  - 顺铂
  - 环孢霉素
  - 他克莫司
  - 别嘌醇
  - 丝裂霉素
- 可卡因
- H_2 受体拮抗剂
- 苯妥英
- 挥发性烃类
- 肌红蛋白
- 钙
- 内毒素

用框 4–4 所列的这些肾毒性物质。不能轻易使用血液透析进行支持性治疗，因为它导致的液体转换可以引起肾的进一步损害。然而肾衰竭时没有一种方法可以真正地治疗持续性酸中毒、高钾血症或尿毒症。最近的研究检验过非诺多泮在预防早期急性肾小管损害进程的效果。这些研究表明非诺多泮对患者没有产生一致的持续改善效果，仅仅对一小部分患者有效。多巴胺对急性肾小管损害无效[36]。

- **预防**

  急性肾衰竭的预防始于确诊有急性肾衰竭危险的患者（框 4–5）。液体水合对使用肾毒性物质的患者来讲是必需的[38]。N– 乙酰半胱氨酸可以改善慢性肾功能不全又需要静脉输入造影剂的患者的预后[39]。静脉输入造影剂的同时给予碳酸氢盐被认为可以起到清除造影剂产生的自由基的作用，因此可以起到某些程度的肾保护作用[40]。

只要条件允许就应该常规检测肾毒性物质的血清浓度，防止超过最大治疗剂量（例如，静脉输入万古霉素、庆大霉素和妥布霉素）。像 Cockroft 和 Gault 描述的那样[41]（公式 2），在其他情况下，只有计算了患者的肌酐清除率后才能给予具有药理作用的物质。在女性中，用这个值的 0.85 来校正。

框 4–5 外科手术患者急性肾衰竭的危险因素

- 外科手术
  - 心脏手术
  - 主动脉交叉钳夹
  - 肝或肾移植
- 糖尿病 / 术前慢性肾衰竭
- 复苏不全
- 败血症
- 烧伤
- 肝疾病
- 心力衰竭
- 输尿管损伤
- 留置导管无功能

（公式 2）[140– 年龄（单位：年）] ×[体重（单位：kg）/ 0.81] × [血清肌酐（单位：μmol/L）]

感染风险和伤口愈合能力的评估

术前未预防性应用抗生素

- **后果**

  伤口感染的发生率与手术的类型有关，徘徊在 1.5%（清洁手术）到 40%（污染手术）之间。在清洁手术中不伴随炎症，也不进入消化道、呼吸道或泌尿生殖道，而在污染手术中伤口可直接被感染物和异物污染。发生伤口感染的危险因素包括手术时间长（与类似手术相比＞ 75th 的百分率）、高龄、糖尿病、营养不良、肥胖和美国标准协会（美国外科协会）评分的 3、4、5 分。免疫抑制药物（如类固醇）可以进一步增加切口愈合不良和外科手术部位感染的发生率[42]。

  1–5 级并发症发生

- **干预**

  外科感染的治疗以脓肿引流为主。当感染涉及皮下组织时，可以打开皮肤切口引流。当在手术部位形成脓腔时，需要再次手术引流或者经皮放置引流装置进行引流。要对脓肿进行细菌培养。诊断初始经验性应用抗生素，结果出来后则根据培养结果应用抗生素。对于怀疑葡萄球菌和链球菌感染的浅表感染，一代头孢类和青霉素衍生物类足够覆盖细菌菌群，青霉素耐药的情况除外。怀疑病原菌为青霉素耐药性葡萄球菌时，则需应用利奈唑胺或万古霉素。对于呼吸道和消化道病原菌感染，则需要针对厌氧菌和革兰阴性菌联合应用抗生素。甲硝唑与氟喹诺酮类，哌拉西林与他唑巴坦，二代头孢和carbepenams（碳青霉烯类）是最常联合应用的抗生素。

• **预防**

切口感染的预防依赖于术前抗生素的应用（表4–6）。研究表明术前抗生素应用的最佳时间是切皮前半小时，相当于麻醉诱导时。如果手术时间超过抗生素的2个半衰期，应该及时补充抗生素剂量。由于大量输液带来的稀释也应该重复给药[42]。尽管一直以来不认为清洁手术应该于术前常规应用抗生素，但是现在仍备受质疑；大量的研究表明抗生素应用是有好处的，尤其是在像疝修补术这类需要放置修补网片的清洁手术中[43,44]。在这些手术中应该术前应用作用于葡萄球菌和链球菌种属的抗菌剂。更广谱的药物或像前面讨论的抗生素的联合应用更适合于肠道、呼吸道和泌尿生殖道手术的预防。

首次报道肠道术后感染率显著下降的是在术前应用机械的和抗菌剂这两种肠道准备来减少肠管内细菌数量的时候。尽管有些随机性的实验质疑过这一结论[45]，但是外科医生的规范操作仍然是在择期手术前进行机械性肠道准备并且用或者不用新霉素和红霉素[46]。

吸烟史收集不全

• **后果**

吸烟史收集不全的并发症包括切口愈合不良、裂开、切口感染、肺炎、血管重建失败、呼吸机依赖增加和死亡[47]。

1–5级并发症

• **干预**

吸烟有关并发症的治疗主要是支持治疗。强效的肺清洗（pulmonary toilet）包括诱发性肺量测定法、早期下床活动和吸痰，这些方法可以帮助患者从肺炎中恢复并提高呼吸功能。切口感染的治疗可以应用抗生素、引流和裂口手术修补。

• **预防**

尽管强效的肺清洗可以帮助吸烟者预防术后肺炎和呼吸衰竭，但是要想全面减少手术相关的并发症，应该是术前停止吸烟[47]。停烟8周被认为可以改善肺功能和减少肺部分泌物，而这些分泌物容易使患者发生肺炎和COPD加重[48]。最近的研究表明参加术前停烟规划可以降低切口和肺部并发症。但是这个报道在显著性方面参差不齐，观察到获益所必需的戒烟持续时间没有清晰说明[49,50]。

营养状态的评估

漏评患者的营养状态

许多涉及手术的患者都有慢性胃肠功能障碍或厌食症，这些症状跟细胞因子的产生量和恶性肿瘤有关。一般来讲，白蛋白低于2.5g/dl和术前体重下降20%

表4–6 围术期的伤口感染和预防

	感染率(%)	定义	术前抗生素的种类
清洁手术	1.5	• 无感染 • 不进入GI、GU或呼吸道	• 一代头孢类抗生素 • 万古霉素
可能污染的清洁手术	7.7	• 微小破坏的手术 • 进入GI、GU或呼吸道而未漏出内容物	• 甲硝唑联合氟喹诺酮类 • 哌拉西林–他唑巴坦 • 二代头孢类 • Carbepenams
污染手术	15.2	• 较大破坏的手术 • 进入GI、GU或呼吸道且漏出内容物 • 创伤性切口	
感染手术	40	• 化脓 • 粪便污染 • 创伤性切口需要后期处理	

GI，胃肠道；GU，泌尿生殖道。

以上的患者都属于严重营养不良[51]。

- **后果**

没有评估患者营养状态的常见结果有外科切口的裂开和吻合口漏。在那些二期再吻合（而不是一期再吻合）的情况下，伤口愈合都明显受到拖累。感染可以进一步发展为多器官功能衰竭（multiple organ system failure，MOSF），并最终导致死亡[52]。

1–5 级并发症

- **补救**

补救是直接针对伴随并发症的治疗。切口裂开需要再次手术。吻合口漏要求长期禁食联合全胃肠外营养（total parenteral nutrition，TPN）以保证营养供给。伴随感染应该应用抗生素治疗，MOSF 的患者则需要进入重症监护病房监护。

- **干预**

诊断和治疗营养不良性外科患者的程序如图 4–5 所示。病史和实验室数据符合严重营养不良时，提示术前应采取 TPN。氮平衡的计算（如公式 3、4、5 所示）可以确定患者是处在分解状态（负氮平衡）还是合成状态（正氮平衡）。

（公式 3）　$氮_{入} = 蛋白质（单位\ g/d）/6.25$

（公式 4）　$氮_{出} = 尿氮（单位\ g/d）+ 隐性丢失（2 \sim 8\ g/d）$

（公式 5）　$氮平衡 = 氮_{入} - 氮_{出}$

退伍军人管理局的完全肠外营养合作研究[53]根据患者的营养不良程度（根据术前体重下降和低蛋白血症）进行了分级，并随机把患者分到治疗组（术前应用 TPN）和对照组。术前 7 天的 TPN 可以把严重营养不良患者的非感染性并发症（例如吻合口漏、支气管胸膜瘘、MOSF）的发生率从 43% 降到 5%。然而术前 TPN 却可以增加轻、中度营养不良患者的感染性并发症的发生率，所以术前 TPN 并不适合于轻、中度营养不良患者。随后的许多试验进一步支持了这一发现，所以术前采用 TPN 已经成为严重营养不良患者的治疗标准。但术前 TPN 应用少于一周并无效果。

术前就开始应用 TPN 者，术后应该继续 TPN 直到开始胃肠进食。Sandstorm 刊登了一份随机性研究质疑术前没有 TPN 治疗适应证的患者术后应用 TPN 治疗的文章[54]，他们观察到在不能进食只能静脉输液且大于 14 天的胃肠道手术患者术后并发症的发生率升高了。没有禁忌证的患者早期（几组食管切除术患者术后 6 小时进食）肠道进食明显优于术后 TPN，因为这降低了术后感染性并发症的发生率、重症监护的时间和住院时间[55, 56]。术后进食方式的死亡率没有明确的证据报道。

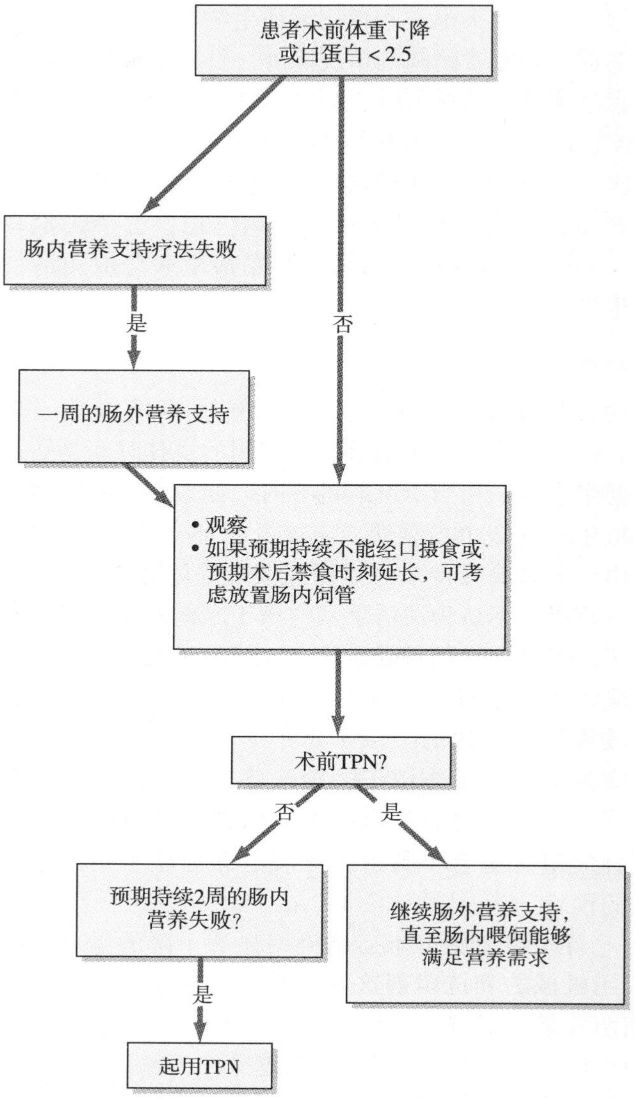

图 4–5　外科营养不良患者的处理流程图。

出血危险性的评估和高凝状态患者的诊断

漏诊有出血危险的患者

- **后果**

遗传性和获得性凝血病将患者置于外科出血的危险境地。对于那些占有明显比例的年老的外科患者（使用抗血小板和抗凝药物治疗和预防心血管疾病），我们需要给予特殊的关注。终末期肾病和终末期肝病是与出血素质的显著危险相关的共病条件。

• 干预

1- 脱氨基 -8- 右旋 - 精氨酸加压素可以治疗肾疾病引起的血小板功能障碍，及时输入血小板可以防止大量出血。只输入血小板应该用来治疗血小板减少症、消耗性凝血病和已大量输入浓缩红细胞的患者。新鲜冰冻血浆可以治疗伴随凝血级联反应中大部分凝血因子缺乏的出血，浓缩重组因子可以用来治疗 von Willebrand 病和Ⅷ、Ⅸ缺乏症。血纤蛋白黏合剂或富胶原基质可以控制局部出血。标准的输血治疗不能改善持续出血患者的临床症状时应该给予激活的Ⅶ因子[57]。

1–5 级并发症

• 预防

病史采集中的不正常出血史表明凝血功能障碍。周期性发作的胃肠道出血、鼻出血、尿血、月经过多或关节出血表明存在出血障碍。终末期肾疾病史常常伴随血小板功能障碍。晚期肝病史的特征是凝血功能障碍和血小板减少症。胶原血管病包括狼疮和 Ehlers–Danlos 综合征（又名先天性结缔组织发育不全综合征），这些都是术中出血的危险因素。进食不足往往伴随维生素 K 和凝血因子缺乏。器官巨大症需要进一步检查以排除肝或血液系统疾病[58]。除了前面论述的危险因素的检查外，没有证据表明择期手术前需要进一步检查以排除出血障碍。实际上，在低危患者中没有发现部分凝血活酶时间对术后出血有预示价值[59]。已知凝血障碍患者的术前准备如表 4–7 所示[60]。

口服抗凝血剂或抗血小板药物的患者需要特殊监护。停止服用阿司匹林后至少 2 ～ 4 天才能完全恢复血小板功能。相似的结果影响了服用不可逆性血小板抑制剂氯吡格雷和噻氯匹啶患者的处理。血小板功能完全恢复需要 7 天的时间，患者应该被告知择期手术前停用抗血小板药物 5 到 7 天。如果急性栓塞的危险性很高（比如最近放置冠状动脉支架的患者），择期手术应该推迟，可以对服用阿司匹林或高效的抗血小板药的患者施行急诊手术，因为术后出血危险通常局限于切口血肿。然而当患者同时服用阿司匹林和氯吡格雷时可以出现更严重的出血，因为这些药物有协同作用，此时围术期死亡率非常高[61]。

围术期华法林的使用原则遵循图 4–6。在放置人工心脏瓣膜的患者中，防止血栓栓塞的发生需要围术期连续应用肝素和低分子量肝素。同样，早期静脉血栓性疾病（1 个月内）需要围术期应用肝素衍生物治疗[62–64]。

血液高凝状态治疗不佳

• 后果

在预防性措施确立之前，患者术后的深静脉血栓形成（deep venous thrombosis，DVT）的发生率徘徊在 15% ～ 30%。肺栓塞引起死亡的概率介于 0.2% ～ 0.9%[65, 66]。根据一些尸检报道得出，实际上多达 29% 的发生在术后 30 天和预防时间内的术后死亡是由肺栓塞（pulmonary embolism，PE）引起的[67]。

1/4/5 级并发症

• 干预

尽管很少对术后 DVT 进行监测，但是出现单侧下肢远端疼痛、颜色改变或水肿时应该紧急对深静脉行影像学检查，如多普勒超声（duplex ultrasonography，DUS）。如果临床高度怀疑 DVT，而 DUS 检查阴性时，骨盆计算机断层扫描（computed tomography，CT）或静脉造影可以用来显示骨盆血栓的形态。无法解释的呼吸窘迫和肺动脉 – 肺泡梯度增加要求应用螺旋 CT 扫描胸部、测定通气 / 血流比值或行肺血管造影术来排除肺栓塞。

一旦确诊 DVT 或 PE，应该立刻进行抗凝治疗。高度怀疑和呼吸窘迫时应进行经验性治疗。持续静脉给予高剂量肝素使部分凝血活酶时间达到 60 ～ 80 秒。最近有数据表明在预防 DVT 和 PE 的后遗症方面，低分子肝素（如依诺肝素）每天两次、按 1mg/kg 的剂量皮下注射给药起到了相同的效果[68]。在严重氧合能力不足的情况下，血栓溶解是必要的，但是应对术后出血的危险性加以重视。

对于有出血倾向的患者和有抗凝剂使用禁忌证的患者，或医学治疗后仍形成 DVT 或 PE 的患者，可以放置下腔静脉过滤网以防止 DVT 患者的栓子移行到肺[69]。然而这种治疗方法不能解决 DVT 的远期后果（如静脉淤血），而且会产生多种并发症：再发 DVT、过滤网迁移、放置部位损伤、下腔静脉阻塞。最近在美国可拆除的 IVC 过滤网被证实可以使用，目的是在 PE 危险性降低后取回过滤网以防止这些并发症的发生[70]。这些过滤网的效果并不能完全肯定。他们的确预防了 PE，但由于对抗凝剂的长期禁忌以及大栓子嵌入过滤网，几乎 50% 的过滤网并不能取回[71]。

• 预防

外科手术本身就是形成 DVT 和 PE 的危险因素，但

表 4-7 凝血因子失常的治疗

出血性疾病	目标因子水平	血浆产品
血友病 A		
小手术	＞ 30% 维持 3 ～ 4 天	
大手术	＞ 80% ～ 100% 维持 4 天，接着＞ 50% 维持 3 ～ 7 天	重组Ⅷ因子或血浆衍生的单克隆Ⅷ因子
心血管、前列腺、神经外科手术	＞ 100% 维持 3 天，接着 80% ～ 100% 维持 7 ～ 10 天	
血友病 B		
小手术	＞ 30% 维持 3 到 4 天	
大手术	＞ 80% ～ 100% 维持 4 天，接着＞ 50% 维持 3 ～ 7 天	重组Ⅸ因子或血浆衍生的单克隆Ⅸ因子浓缩剂
心血管、前列腺、神经外科手术	＞ 100% 维持 3 天，接着 80% ～ 100% 维持 7 ～ 10 天	
von Willebrand 病		
小手术	＞ 50% 维持 1 ～ 3 天	DDAVP 或含 vWF 的Ⅷ因子浓缩剂
大手术	50% ～ 100% 维持 7 ～ 10 天	
Ⅺ因子缺乏		
小手术	＞ 30% 维持 3 到 4 天	FFP
大手术	＞ 45% 维持 7 ～ 10 天	
Ⅶ因子缺乏		
小手术	＞ 15%	FFP 或重组人类Ⅶ a 因子
大手术	＞ 25%	
X 因子缺乏		
小手术	＞ 15%	FFP 或凝血酶原复合体浓缩物
大手术	围术期＞ 50%，之后＞ 30%	
Ⅴ因子缺乏		
小手术	＞ 25%	
大手术	围术期＞ 50%，之后＞ 25%	FFP
凝血酶原缺乏		
小手术	20% ～ 40%	FFP 或凝血酶原复合体浓缩物
大手术	20% ～ 40%	
A- 或低纤维素原血症		
小手术	＞ 50 ～ 100 mg/dl 维持 1 ～ 3 天	冷沉淀物
大手术	＞ 50 ～ 100 mg/dl 维持 2 ～ 3 周	
XIII 因子缺乏症		
小手术	＞ 5%	FFP 或冷沉淀物
大手术	＞ 5%	

DDAVP，1- 二氨基 -8-D- 精氨酸加压素；FFP，新鲜冰冻血浆；vWF，von Willebrand 因子。
DDAVP, 1-Desamino-8-D-arginine vasopressin; FFP, fresh frozen plasma; vWF, von Willebrand factor.
From Streiff MB. Abnormal operative and postoperative bleeding. In Cameron J (ed): Current Surgical Therapy, 8th ed. Philadelphia: Elsevier Mosby, 2001; p 1124, Table 4.

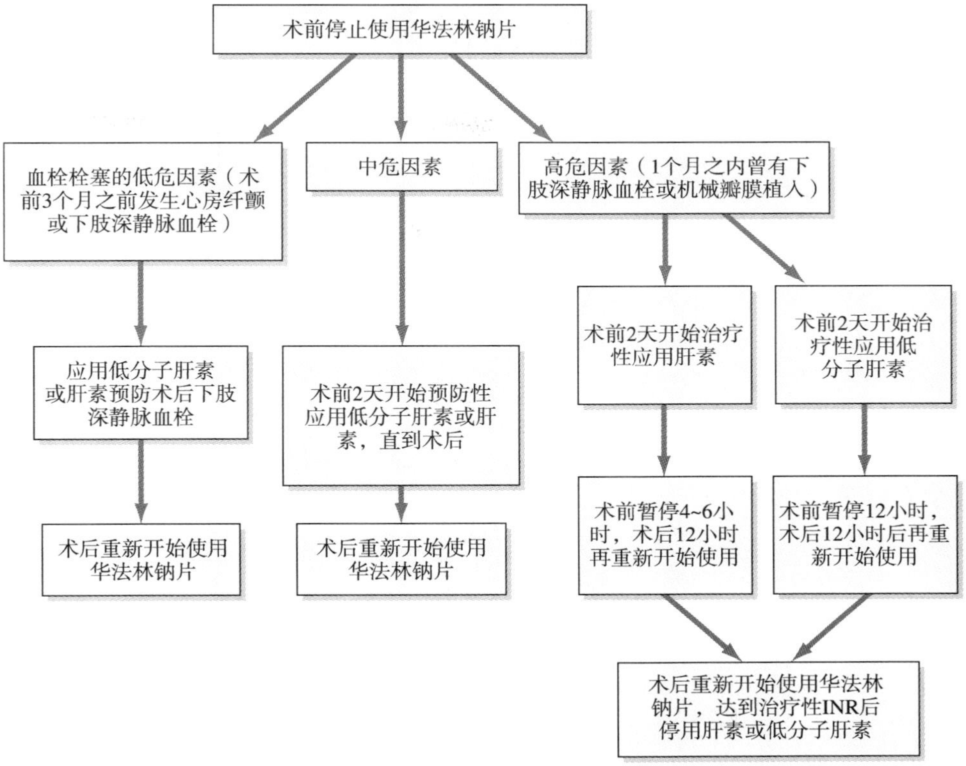

图 4–6 服用华法林患者的围术期处理原则。LMWH，低分子量肝素。

是在预防大多数术后并发症时，应该进行完整的病史和体格检查，以评估患者凝血障碍的危险因素。术后 DVT 和 PE 的高危因素最常见的有高龄、肥胖、DVT 和 PE 病史、遗传倾向和癌症[70]。值得注意的是，整形外科（主要是关节外科）和创伤的治疗是引起静脉血栓栓塞性疾病（venous thromboembolic disease，VTED）的高危因素。结直肠手术的 VTED 危险性高于其他普通外科手术。

术后 VTED 的预防推荐方案遵循美国胸科医师学会会议关于抗凝血和溶血治疗的一致声明[72]。术后等级加压袖套、持续低剂量肝素、低分子量肝素或维生素 K 抑制剂（例如华法林）的使用都取决于患者手术的种类和患者已知的危险因素的数量。表 4–8 总结了这些推荐方案，这些方案都是由最近通用的随机对照试验和荟萃分析得出[72]。

外科患者术后使用 IVC 滤器预防 PE 的效果很难确定。虽然，临床医师为了防止滤器的长期并发症而拒用，但是可移动滤器的可能性激发了人们对此治疗进行重新评估。肥胖和创伤外科可能是常规采用预防性的 IVC 滤器放置的第一个领域，因为他们各自的患者中 VTED 的发生率很高[70]。已知 DVT 并需要外科手术的患者也可考虑行预防性 IVC 滤器放置。

内分泌功能障碍的诊断

高血糖病的预防与治疗不当

- **后果**

  多个研究已经证实血糖控制差的患者切口感染的发生率更高[73, 75]。患有高血糖的 ICU 患者易于发生败血症并最终导致 MOSF[76]。糖尿病的并发症有胃轻瘫和神经病变，分别有导致误吸和自主神经紊乱的危险，这提示麻醉师和外科医生不仅要考虑到高血糖对术后切口愈合的直接影响，还要考虑到由糖尿病引起的慢性生理改变导致的神经错乱[77, 78]。

  1/4/5 级并发症

- **干预**

  正如后面讨论的那样，强力维持持续性高血糖症患者的血糖低于 120 至关重要。感染的治疗主要是支持治疗，根据微生物的种类调整抗生素，必要时行清创和引流术，MSOF 患者则需要氧气吸入和血液透析支持治疗。

- **预防**

  糖尿病相关的术后并发症的预防始于麻醉诱导前（框 4–6）。患者应该在手术前一天停止口服抗高血糖药物，以预防其与麻醉剂相互作用引起乳酸性酸中毒

表 4-8 外科患者血栓栓塞的危险性

	DVT（%）		PE（%）		
危险因素水平	近期并发症（Calf）	远期并发症（Proximal）	临床症状	致死率	成功预防策略
低危 小于 40 岁且无其他危险因素的患者的小手术	2	0.4	0.2	< 0.01	无特殊预防措施；早期活动并"加强"活动
中危 有其他危险因素的患者的大手术 无其他危险因素的 40 ~ 60 岁患者的手术	10 ~ 20	2 ~ 4	1 ~ 2	0.1 ~ 0.4	LDUH（q12h），LMWH（每天≤ 3400 U），GCS 或 IPC
高危 大于 60 岁的患者手术，或 40 ~ 60 岁伴其他危险因素患者的手术（VTE 病史、癌症、分子性高凝血症）	20 ~ 40	4 ~ 8	2 ~ 4	0.4 ~ 1.0	LDUH（q8h），LMWH（每天> 3400 U），或 IPC
极高危 大于 60 岁且合并多种危险因素的患者的手术（年龄> 40、癌症、VTE 史） 髋或膝关节成形术，HFS 大创伤；SCI	40 ~ 80	10 ~ 20	4 ~ 10	0.2 ~ 5	LMWH（每天> 3400 U）磺达肝素，口服 VKAs（INR，2 ~ 3），或 IPC/GCS+LDUH/LMWH

GCS，糖皮质激素；INR，国际标准化比值；IPC，间歇气压疗法；LDUH，低剂量未分离肝素；LMWH，低分子量肝素；SCI，脊髓损伤；VKAs，维生素 K 拮抗剂；VTE，深静脉血栓栓塞。

GCS, glucocorticosteroid; INR, International Normalized Ratio; IPC, intermittant pneumatic compression; LDUH, low dose unfractionated heparin; LMWH, low-molecular-weight heparin; SCI, spinal cord injury; VKAs, vitamin K antagonists; VTE, venous thromboembolism.

From Geerts WH, Pineo GF, Heit JA, et al. Prevention of venous thromboembolism—the Seventh ACCP Conference on Antithrombotic and Thrombolytic Therapy. Chest 2004;126(suppl):338–400, Table 5.

和心律失常。手术当天应继续应用长效胰岛素，但是禁食后应该停止注射短效胰岛素类似物，以防引起低血糖。术前禁食患者应该静脉输入葡萄糖，这样可以把术后胰岛素抵抗降到最低。如果条件允许应该使用硬膜外麻醉，这样可以减轻患者对手术、胰岛素耐药性和高血糖的生理应激。应该及时放置经鼻胃管和应用抗生素，以预防由于胃动力不足引起的误吸。

一份大型随机性对照研究已经证实了使用胰岛素严格控制血糖的好处，它用静脉输入胰岛素使原来 180 ~ 200 的 ICU 患者的血糖维持在 80 ~ 110 之间。这份研究中的大部分患者是外科患者。严格控制血糖使死亡率从 8% 降到 4.6%。得到强效治疗的患者需要氧气吸入支持治疗和肾替代疗法的比例下降了，并且败血症的发生率从 67% 降到 25%[76]。尽管仍然无法确定血糖是否应该降得如同研究中强效治疗的那样低，但是可以肯定的是，必须持续检测和治疗高血糖症患者。

框 4-6 糖尿病的围术期处理
•禁食后停止短效胰岛素和口服药物
•手术当天继续应用长效胰岛素类似物（L- 甘精胰岛素）
•禁食后术前及时静脉输入含葡萄糖的溶液
•术中、术后降低胰岛素滴注的阈值
•控制患者的目标血糖< 150
•ICU 患者的目标血糖< 120

漏诊肾上腺功能不全

- 后果

未发现肾上腺功能不全的后果是发生低血压和休克。糖皮质激素可以维持儿茶酚胺的作用，维持血压和增强其离子型效应。未被识别的患有肾上腺功能不全的患者术后最初主诉腹痛伴恶心、呕吐和腹泻，进一步发展为休克状态，这时需要用升压药来维持血压。在肾上腺功能不全的早期，疾病仅仅影响肾上腺腺体本身而没有通过垂体和下丘脑反馈轴进行调节，此时持续的低钠血症和高钾血症表明盐皮质激素缺乏。

1 级并发症

- 干预

应激剂量的类固醇可以改善血流动力学的稳定性，此时可以允许患者停止压力支持治疗。

表 4-9 外科医生常见的遗传性综合征

综合征	基因缺陷	伴随癌症	诊断	治疗和筛查
FAP	*APC*	•40 岁结直肠癌 •十二指肠腺癌 •罕见的胰腺、胆道、回肠腺癌，胃腺癌，乳头状甲状腺癌，肝母细胞瘤	•家族史 •腹腔镜证实数量为 100 ~ 1000 的结直肠息肉 •遗传检测	•10 ~ 20 岁开始结肠镜检查 •每 2 ~ 5 年进行一次上消化道内镜检查 •一年检查一次有无甲状腺瘤 •行腹部超声波检查和 AFP 检测直到 6 岁，以诊断有无肝母细胞瘤 •在患者二十多岁时行预防性结肠切除术
衰减型 FAP	*APC*	•右侧结肠息肉更常见 •结肠癌的发病率多变	•同 FAP	•预防性结肠切除术 VS 内镜下息肉切除术 •同 FAP 的 EGD、甲状腺和肝母细胞瘤筛查
Gardner 综合征	*APC*	•结肠癌的发生率多变 •骨肉瘤、脂肪瘤、皮脂腺囊肿、牙齿畸形	•同 FAP	•早期同衰减型 FAP
Turcot 综合征	*APC* 或微卫星不稳定性	•结肠癌发生率多变 •髓母细胞瘤和恶性胶质瘤	•同 FAP	•早期同衰减型 FAP
HNPCC (Lynch 1)	*hmL1*、*hmSH2*、*hmsH6*、*PMS2*（微卫星不稳定性）	•早期结肠癌 •右侧结直肠癌 •微卫星不稳定性、印戒细胞、黏蛋白肿瘤、淋巴细胞性浸润的组织学显著改变 •异时癌 •子宫内膜癌 •小肠癌 •移行细胞癌 •咖啡斑 •家族遗传性胃癌	•诊断用的 Amsterdam 标准 •家族成员中三人受累 •一人是另外两人的直系亲属 •一人在 50 岁以前得到确诊 •疾病影响了两代人 •基因测定	•在家族性结直肠癌最早出现前 10 年里行结肠镜检查 •结肠镜下局部切除从一年一次到两年一次或行结肠次全切除术 •一年一次尿液分析和尿细胞学检查 •一年一次子宫内膜针吸活组织检查或经阴道超声；可以考虑绝经后切除子宫 •有家族性遗传病史的人应行胃镜检查
Peutz-Jeghers	*STK11* (*LKB1*)，丝氨酸－苏氨酸激酶	•皮肤色素沉着过多 •肠错构瘤 •胃肠肿瘤 •罕见的乳房、子宫内膜、胰腺、肺、颈、睾丸癌	•家族史 •小肠错构瘤的组织学检查 •皮肤色素沉着过多 •基因测定	•从 10 岁开始两年一次 EGD（食管、胃、十二指肠镜检查）和上消化道钡餐后观察小肠 •成年早期开始一年两次结肠镜检查
JPS	*PTEN*，*SMAD4*，*BMPRIA*	•结直肠癌 •杵状指 •胃息肉病和癌症	•JPS 息肉的家族史 •组织学证实的幼年息肉大于 5 个 •全肠道 JPS 息肉	•青少年时期开始一年一次的结肠镜检查和息肉切除术 •一年两次的 EGD •考虑预防性结肠切除术
考登病	*PTEN*	•同 JPS •乳腺癌 •甲状腺癌 •多结节甲状腺肿 •面部毛发增多	•同 JPS，同时伴有前一列的特征 •很难与 JPS 鉴别，可能是 JPS 的亚型	•同 JPS •30 岁开始乳房 X 线摄影 •青少年时期开始甲状腺筛查

表 4-9 外科医生常见的遗传性综合征 —— 续表

综合征	基因缺陷	伴随癌症	诊断	治疗和筛查
BRCA 突变载体	*BRCA*	•乳腺 •卵巢 •结肠 •前列腺 •胰腺	•家族史（绝经期前乳腺癌、男性乳腺癌、卵巢癌、患多种疾病的家族成员） •对患者进行基因测定，尽可能也检查相关家族成员	•保乳手术 VS 乳房切除术（治疗性或预防性的） •一年一次的乳房 X 线检查，或者考虑 6 个月一次的 MRI •考虑绝经期后行双侧输卵管卵巢切除术 •他莫昔芬治疗 5 年 •他莫昔芬治疗后考虑 aromastat 抑制剂
MEN 1	*Menin*	•甲状旁腺增生 •胰腺肿瘤（神经内分泌占主导的） •垂体前叶腺瘤 •罕见的脂肪瘤、肾上腺 / 甲状腺瘤、皮肤血管纤维瘤、支气管 / 胸腺类癌	•家族史 •遗传检测	•一年一次检测胰腺功能性神经内分泌瘤的激素水平 •考虑辅助 CT 检查，生长抑素受体闪烁扫描术，有临床症状则查 MRI •一年一次检查钙、PTH，筛检泌乳素瘤、肢端肥大症的症状
MEN 2	*Ret*	•甲状腺髓样癌 •嗜铬细胞瘤 •黏膜神经瘤（仅 MEN 2B） •多发性神经纤维瘤（仅 MEN 2B） •马方综合征（仅 MEN 2B） •甲状旁腺素增高（仅 MEN 2A）	•家族史 •遗传检测	•预防性甲状腺切除术 •通过病史和检测尿儿茶酚胺、血清肾上腺素水平，筛选嗜铬细胞瘤的症状 •甲状腺癌前切除嗜铬细胞瘤 •嗜铬细胞瘤患者行单侧（也可考虑双侧）肾上腺切除

AFP，α- 甲胎蛋白；CT，电子计算机断层摄影；EGD，食管胃十二指肠镜检查；FAP，家族性多发性息肉；GI，胃肠道；HNPCC，遗传性非息肉性结肠直肠癌；JPS，幼年性息肉病综合征；MEN，多发性内分泌腺瘤；MRI，磁共振成像；PTH，甲状旁腺素；US，超声。

• **预防**

外科医生碰到的最常见的肾上腺功能不全的类型是继发性肾上腺功能不全，常见于应用类固醇来治疗并发病（如炎性肠病、COPD、胶原血管病、风湿性关节炎或中枢神经系统肿瘤）的患者。甲泼尼龙每天 20mg 或更多，连续应用 5 天以上，可能抑制肾上腺反馈轴[79]。在超过 9 个月的时间里，肾上腺反馈轴都不能完全恢复，这就表明在手术当年应用过高剂量类固醇的任何人都应被列为肾上腺功能不全[80]。一般来讲低剂量的类固醇（甲泼尼龙 5mg/d 或等值量）并不能导致肾上腺功能不全，因此这些患者术前不需要应激剂量的类固醇[81]。

有肺结核病史或危险因素的患者，在肾上腺功能不全早期就应该行实验室检查以筛选先天性免疫缺陷综合征或自身免疫性疾病。体征包括色素沉着过多、长期疲劳、体重下降、腹泻、腹痛和呕吐。低钠血症或高钾血症若出现则表明缺乏盐皮质激素。长期应用局部的和吸入性类固醇激素的患者可以发生继发性肾上腺功能不全。垂体肿瘤可以减少促肾上腺皮质激素（ACTH）的生成量，导致继发性肾上腺功能不全[82]。

如果肾上腺功能不全的危险因素被证实，没有明显类固醇激素需求的患者可以用 corsyntropin 刺激试验来评估肾上腺功能，它可以评估外源性刺激对肾上腺产生皮质醇的量的影响。反应不完全表明这群患者需要应激剂量的类固醇。应激剂量类固醇的剂量和术后逐步减少用量的需求取决于手术时间的长短[81]。

对于长期应用类固醇的患者切口愈合不良的危险因素应该予以特殊关注。这些因素可以增加切口裂开、吻合口漏和残端破裂的危险性。高剂量的维生素 A 和维生素 C 可能改善以上结果，所以当组织脆弱的时候，应该强化手术部位的牢固性，如保留固定线或组织皮瓣。

家族史的采集

家族史采集不充分

• **后果**

异时癌(metachronous cancers)、漏诊的同步癌(missed

synchronous cancers）和再发性血管疾病是家族史采集不充分的后果。基因检测的出现和家族性癌症综合征的记述要求仔细地考虑患者的家族史和个人的诊治史以鉴别癌症综合征的患者和由于代谢异常引起的晚期血管疾病患者。

1–5 级并发症

- **干预**

患者将来需要再次手术或发展成为进行性疾病。

- **预防**

在血管疾病中，高同型半胱氨酸血症是很重要的考虑因素。这些患者可以出现早发的心脏和外周血管症状，家族中其他成员也往往有同样的病史。维生素补充给药疗法可以减缓动脉粥样硬化改变的进程。

癌症在种系突变的情况下形成，这就要求有专门的癌症筛选方案、术前规划以及和患者就他们自己和家人的遗传测定进行广泛的讨论。表 4–9 总结了这些症状和治疗方案的最明显特征、鉴别、诊断和正确治疗策略[83–89]。

（刘大川 译）

参考文献

1. Blacker DJ. The preoperative cerebrovascular consultation: common cerebrovascular questions before general or cardiac surgery. Mayo Clin Proc 2004;79:223–229.
2. Chalela J, Katzan I, Liebeskind D, et al. Safety of intra-arterial thrombolysis in the postoperative period. Stroke 2001;32:1365–1369.
3. Evans BA, Wijdicks FM. High-grade carotid stenosis detected before general surgery. Is endarterectomy indicated? Neurology 2001;57:1328–1330.
4. Brener BJ, Hermans H, Eisenbud D, et al. The management of patients requiring coronary bypass and carotid endarterectomy. In Moore WS (ed): Surgery for Cerebrovascular Disease. Philadelphia: Saunders, 1996; pp 278–287.
5. Carroll IR, Angst MS, Clark JD. Management of perioperative pain in patients chronically using opioids. Reg Anesthes Pain Med 2004;29:576–591.
6. Rapp SE, Ready LB, Nessly ML. Acute pain management in patients with prior opioid consumption: a case-controlled retrospective review. Pain 1995;61:195–201.
7. Peacock JE, Wright BM, Whithers MR, et al. Evaluation of a pilot regimen for postoperative pain control in patients receiving oral morphing pre-operatively. Anesthesia 2000;55:1208–1212.
8. Spies CD, Rommelspacher H. Alcohol withdrawal in the surgical patient: prevention and treatment. Anesth Analg 1999;88:946–954.
9. Mayo-Smith MF, Beecher LH, Fischer TL, et al. Management of alcohol withdrawal delirium: an evidence-based practice guideline. Arch Intern Med 2004;164:1405–1412.
10. Ramsey MAE, Savege TM, Simpson BRJ, et al. Controlled sedation with alphaxalanoe-alphadolone. BMJ 1974;2:656–659.
11. Sessler C, Gosnell M, Grap MJ, et al. The Richmond agitation-sedation scale. Validity and reliability in adult intensive care patients. Am J Respir Crit Care Med 2002;166:1338.
12. Ewing JA. Detecting alcoholism: the CAGE questionnaire. JAMA 1984;252:1905–1907.
13. Goldman L, Caldera DL, Nussbaum SR, et al. Multifactorial index of cardiac risk in noncardiac surgical procedures. N Engl J Med 1977;297:845–850.
14. Antman EM, Anbe DT, Armstrong PW, et al. ACC/AHA guidelines for management of patients with ST-elevation myocardial infarction—executive summary: a report of the American College of Cardiology/American Heart Association Task Force on Practice Guidelines (Writing Committee to Revise the 1999 Guidelines for Management of Patients with Acute Myocardial Infarction). Circulation 2004;110:588–636.
15. Eagle KA, Singer DE, Brewster DC, et al. Dipyridamole-thallium scanning in patients undergoing vascular surgery. JAMA 1987;256:2185–2188.
16. Eagle KA, Berger PB, Calkins H, et al. ACC/AHA guideline update for perioperative cardiovascular evaluation for noncardiac surgery—executive summary: a report of the American College of Cardiology/American Heart Association Task Force on Practice Guidelines (Committee to Update the 1996 Guidelines on Perioperative Cardiovascular Evaluation for Noncardiac Surgery). Circulation 2002;105:1257–1267.
17. Mandango DT, Layug EL, Wallace A, et al. Effect of atenolol on mortality and cardiovascular morbidity after noncardiac surgery. N Engl J Med 1996;335:1713–1720.
18. Polderman D, Boersma E, Bax JJ, et al. The effect of bisoproprolol on perioperative mortality and myocardial infarction in high-risk patients undergoing vascular surgery. Dutch Echo-cardiographic Cardiac Risk Evaluation Applying Stress Echocardiography Study Group. N Engl J Med 1999;341:1789–1794.
19. Maggio PM, Taheri PA. Perioperative issues: myocardial ischemia and protection—beta-blockade. Surg Clin North Am 2005;85:1091–1102.
20. Stevens RD, Burri H, Tramer MR. Pharmacologic myocardial protection in patients undergoing noncardiac surgery: a quantitative systematic review. Anesth Analg 2003;97:623–633.
21. Lee TH, Marcantanio ER, Mangione CM, et al. Derivations and prospective validation of a simple index for prediction of cardiac risk of major non-cardiac surgery. Circulation 1999;100:1043–1049.
22. Boersma E, Poldermans D, Bax JJ, et al. Predictors for cardiac events after major vascular surgery: role of clinical characteristics, dobutamine echocardiography, and beta-blocker therapy. JAMA 2001;285:1865–1873.
23. McFalls EO, Ward HB, Moritz TE, et al. Coronary-artery revascularization before elective major vascular surgery. N

Engl J Med 2004;351:2795–2804.
24. Lee JK, Klein GJ, Krahn AD, et al. Rate control versus conversion strategy in post-operative atrial fibrillation: a prospective, randomized pilot study. Am Heart J 2000; 140:871–877.
25. Amar D. Strategies for peri-operative arrhythmias. Best Pract Res Clin Anesth 2004;18:565–577.
26. Sedrakyan A, Treasure T, Browne J, et al. Pharmacologic prophylaxis for postoperative atrial tachyarrhythmias in general thoracic surgery. Evidence from randomized clinical trials. J Thorac Cardiovasc Surg 2005;129:997–1005.
27. Crystel E, Connolly SJ, Sleik K, et al. Interventions on prevention of postoperative atrial fibrillation in patients undergoing heart surgery: a meta-analysis. Circulation 2002;106:75–80.
28. Goolish J, Kaw R, Michota F, et al. Unrecognized sleep apnea in the surgical patient: implications for the perioperative setting. Chest 2006;129:198–205.
29. Gupta R, Parvizzi J, Hanssen A, et al. Post-operative complications in patients with obstructive sleep apnea syndrome undergoing hip or knee replacement: a case control study. Mayo Clin Proc 2001;76:897–905.
30. Powel CA, Caplan CE. Pulmonary function tests in preoperative pulmonary evaluation. Clin Chest Med 2001; 22:703–714.
31. Reilly JJ. Evidence-based preoperative evaluation of candidates for thoracotomy. Chest 1999;116S:474S–476S.
32. Chumillas MS, Ponce JL, Delgado F, et al. Pulmonary function and complications after laparoscopic cholecystectomy. Eur J Surg 1998;164:433–437.
33. Pugh RNH, Murray-Lyon IM, Dawson JL, et al. Transection of the oesophagus for bleeding oesophageal varices. Br J Surg 1973;60:646–649.
34. Kamath PS, Wiesner RH, Malinchoc M, et al. A model to predict survival in patients with end-stage liver disease. Hepatology 2001;33:464–470.
35. Nothup PG, Wanamaker RC, Lee VD, et al. Model for end-stage liver disease predicts nontransplant surgical mortality in patients with cirrhosis. Ann Surg 2005;242:244–251.
36. Tang IY, Murray PT. Prevention of perioperative acute renal failure: what works. Best Pract Res Clin Anesthesiol 2004;18:91–111.
37. Jarnberg P-O. Renal protection strategies in the perioperative period. Best Pract Res Clin Anesthesiol 2004;18:645–660.
38. Solomon R, Werner C, Mann D, et al. Effects of saline, mannitol, and furosemide on acute decrease in renal function induced by radiocontrast agents. N Engl J Med 1994;331:1416–1420.
39. Buck R, Krzossok S, Morkowetz F, et al. Acetylcysteine for prevention of contrast nephropathy: a meta-analysis. Lancet 2003;362:598–603.
40. Merten GJ, Burgess WP, Gray LV, et al. Prevention of contrast-induced nephropathy with sodium bicarbonate: a randomized, controlled trial. JAMA 2004;291:2328–2334.
41. Cockroft DW, Gault MH. Prediction of creatinine clearance from serum creatinine. Nephron 1976;16: 31–41.
42. Solomkin J. Perioperative antimicrobial prophylaxis. In Fischer JE (ed): Mastery of Surgery. Philadelphia: Lippincott Williams & Wilkins, 2007; pp 101–109.
43. Platt R, Zaleznik DF, Hopkins CC, et al. Perioperative antibiotic prophylaxis for herniorrhaphy and breast surgery. N Engl J Med 1990;322:153–160.
44. Aufenacker TJ, van Geldere D, van Mesday T, et al. The role of antibiotic prophylaxis in prevention of wound infection after Lichenstein open mesh repair of primary inguinal hernia: a multi-center, double-blind, randomized control trial. Ann Surg 2004;240:955–960.
45. Zmorao O, Mahajna A, Bar-Zakai B, et al. Colon and rectal surgery without mechanical bowel preparations: a randomized prospective trial. Ann Surg 2003;237:363–367.
46. Nichol RL, Choe EU, Weldon CB. Mechanical and antibacterial bowel preparation in colon and rectal surgery. Chemotherapy 2005;51(suppl 1):S115–S121.
47. Moller A, Villebro N. Interventions for preoperative smoking cessation. Cochrane Database Syst Rev 2006;1.
48. Warner MA, Offord KP, Warner ME, et al. Role of preoperative cessation of smoking and other factors in post-operative pulmonary complications: a blinded, prospective study of coronary artery bypass patients. Mayo Clin Proc 1989;64:609–616.
49. Moller AM, Villebro N, Pedersen T, et al. Effect of preoperative smoking intervention on post-operative complications: a randomized clinical trial. Lancet 2002;359: 114–117.
50. Sorenson LT, Jorgenson T. Short-term pre-operative smoking cessation intervention does not affect post-operative complications in colorectal surgery: a randomized clinical trial. Colorectal Dis 2003;5:347–352.
51. Howard L, Ashley C. Nutrition in the perioperative patients. Annu Rev Nutr 2003;23:263–282.
52. Daley J, Khuri SF, Henderson W, et al. Risk adjustment of the postoperative morbidity rate for the comparative assessment of the quality of surgical care: results of the National Veterans Affairs Surgical Risk Study. J Am Coll Surg 1997;185:328–340.
53. Veterans Affairs Total Parenteral Nutrition Cooperative Study. Perioperative total parenteral nutrition in surgical patients. N Engl J Med 1991;325:525–532.
54. Sandstrom R, Drott C, Hylanter A, et al. The effect of postoperative intravenous feeding (TPN) on outcome following major surgery in a randomized study. Ann Surg 1993;217:185–195.
55. Bozzetti F, Brage M, Gianotti L, et al. Postoperative enteral versus parenteral nutrition in malnourished patients with gastrointestinial cancer: a randomized multicentre trial. Lancet 2001;358:1487–1492.
56. Gabor S, Renner H, Matzi V, et al. Early enteral feeding compared to parenteral nutrition after oesophageal and oesophagogastric resection and reconstruction. Br J Nutr 2005;93:509–513.
57. Grounds M. Recombinant factor VIIa and its use in severe bleeding in surgery and trauma: a review. Blood Rev 2003;17(suppl 1):S11–S21.
58. Cobas M. Preoperative assessment of coagulation disorders. Int Anesthesiol Clin 2001;39:1–15.

59. Suchman AL, Mushlin AI. How well does the activated partial thromboplastin time predict postoperative hemorrhage? JAMA 1986;256:750–758.
60. Streiff MB. Abnormal operative and postoperative bleeding. In Cameron J (ed): Current Surgical Therapy, 7th ed. Philadelphia: Elsevier Mosby, 2001; p 1124.
61. Harder S, Klunkhardt U, Alvarez JM. Avoidance of bleeding during surgery in patients receiving anticoagulant and/or antiplatelet therapy. Clin Pharmokinet 2004;43: 963–981.
62. Jafri SM, Mehta TP. Periprocedural management of anticoagulation in patients on extended warfarin therapy. Semin Thromb Hemost 2004;30:657–664.
63. Spyropoulos AC, Turpie AGG. Perioperative bridging interruption with heparin for the patient receiving long-term anticoagulation. Curr Opin Pulm Med 2005;1:373–379.
64. Ansell J, Dalen J, Bussey J, et al. Managing oral anticoagulant therapy. Chest 2001;119(suppl):22S–38S.
65. Mismetti P, Laporte S, Darmon JY, et al. Meta-analysis of low molecular weight heparin in the prevention of venous thromboembolism in general surgery. Br J Surg 2001;88: 913–930.
66. Clagett GP, Reisch JS. Prevention of venous thromboembolism in general surgery patients: results of meta-analysis. Ann Surg 2003;208:227–240.
67. Lindbland B, Erikssoon A, Bergqvist D. Autopsy-verified pulmonary embolism in the surgical department: analysis of the period from 1951 to 1968. Br J Surg 1991;78: 849–852.
68. Pezzuoli G, Neri Serneri GG, Settembrini P, et al. Prophylaxis of fatal pulmonary embolism in general surgery using low-molecular-weight heparin Cy 216: a multicentre, double-blind, randomized controlled trial versus placebo (STEP). Int Surg 1973;74:205–210.
69. Becker DM, Philbrich JT, Selby JB. Inferior vena cava filters. Indications, safety, effectiveness. Arch Intern Med 1992;152:1985–1994.
70. Sarani B, Chun A, Venbrux A. Role of optional (retrievable) IVC filters in surgical patients at risk for venous thromboembolic disease. J Am Coll Surg 2005;201:957–964.
71. Millward SF, Oliva VL, Bell SD, et al. Gunther retrievable vena cava filter: results from the Registry of the Canadian Interventional Radiology Association. J Vasc Interv Radiol 2001;12:1053–1058.
72. Geerts WH, Pineo GF, Heit JA, et al. Prevention of venous thromboembolism: the seventh ACCP Conference on antithrombotic and thrombolytic therapy. Chest 2004; 126(suppl):338–400.
73. Guvener M, Pasaoglu I, Demircin M, et al. Perioperative hyperglycaemia is a strong correlate of postoperative infection in type II diabetic patients after coronary artery bypass grafting. Endocrine J 2002;49:531–537.
74. Pomposelli JJ, Baxter JK III, Babineau TJ, et al. Early postoperative glucose control predicts nosocomial infection rate in diabetic patients. J Parenter Enteral Nutr 1998;22:77–81.
75. Golden SH, Peart-Vigilance C, Kao WH, et al. Perioperative glycemic control and the risk of infectious complications in a cohort of adults with diabetes. Diabetes Care 1999;22:1408–1414.
76. Van den Berghe G, Wouters P, Weekers F, et al. Intensive insulin therapy in critically ill patients. N Engl J Med 2001;345:1359–1367.
77. Robertshaw HJ, McAnulty GR, Hall GM. Strategies for managing the diabetic patient. Best Pract Res Clin Anaesthesiol 2004;18:631–643.
78. Ljungqvist O, Nygren J, Soop M, et al. Metabolic perioperative management: novel concepts. Curr Opin Crit Care 2005;11:295–299.
79. Zora JA, Zimmerman D, Carey TL, et al. Hypothalamic-pituitary adrenal axis suppression after short-term, high-dose glucocorticoid therapy in children with asthma. J Allergy Clin Immunol 1986;77:9–13.
80. Graber AL, Ney RL, Nicholson WE, et al. Natural history of pituitary-adrenal recovery following long-term suppression with corticosteroids. J Clin Endocrinol Metab 1965; 25:11–16.
81. Axelrod L. Perioperative managements of patients treated with glucocorticoids. Endocrinol Metab Clin North Am 2003;32:367–383.
82. Connery LE, Coursin DB. Assessment and therapy of selected endocrine disorders. Anesthesiology Clin North Am 2003;22:93–123.
83. Boardman LA. Heritable colorectal cancer syndromes: recognition and preventive management. Gastroenterol Clin North Am 2002;31:1107–1131.
84. Vasen HF, Mecklin JP, Khan PM, et al. The International Collaborative Group on Hereditary Non-Polyposis Colorectal Cancer (ICG-HNPCC). Dis Colon Rectum 1991;34:424–425.
85. Ford D, Easton DF, Bishop D, et al. Risks of cancer in *BRCA1* mutation carriers. Lancet 1994;343:692–695.
86. Lastumbo L, Carbine N, Wallace J, et al. Prophylactic mastectomy for the prevention of breast cancer. Cochrane Database Syst Rev 2004;Oct 18(3):CD002748.
87. Calderon-Margalit R, Paltier O. Prevention of breast cancer in woman who carry *BRCA1* and *BRCA2* mutations: a critical review of the literature. Int J Cancer 2003;112:357–364.
88. Doherty GM. Multiple endocrine neoplasia type I. J Surg Oncol 2005;89:143–150.
89. Lee NC, Norton JA. Multiple endocrine neoplasia type 2B—genetic basis and clinical expression. Surg Oncol 2000;9:111–118.

第 5 章

外科麻醉

Ankur Gosalia, MD and Babak Sarani, MD

自从 20 世纪 80 年代早期开始，围术期处理发生了巨大的变化。尤其是过去通常需要术前住院才能完成的手术，现在只需当天收治、门诊或办公室手术操作。在 1984 年大约共有 40 万例门诊外科手术，而在 2000 年达到了 830 万[1]。正因如此，外科医生必须熟悉各种麻醉技术、风险和意外。

在美国，65 岁以上的人群构成了数量增长最快的人群，到 2025 年这个人群可占到全部人口的 20%[2]。正如预期的那样，这部分人群有许多的共病，这些需要在评估其围术期风险以及需要清醒镇静的门诊手术的安全性时加以考虑。熟悉各种评估围术期风险的方法可以使术前的评估和准备变得顺利和有效。

本章利用以器官系统为基础的方法讨论了外科医生应该熟悉的各种麻醉的易犯错误。本章进一步分为外科门诊 / 办公室手术相关的和与侵入性的住院手术相关的部分。对于后者，以器官为基础讨论术前、术中、术后的各种易犯错误。

门诊和办公室的麻醉易犯错误

神经系统

表 5–1 和 5–2 列出了许多过去常用的镇痛剂和抗焦虑剂，介绍了它们的使用剂量和逆转剂（reversal agents）。

哌替啶相关的癫痫发作

哌替啶有其独特的一面，那就是产生有毒的代谢产物去甲哌替啶，去甲哌替啶的半衰期比哌替啶长，并且没有镇痛作用。肝、肾功能障碍的患者去甲哌替啶会在体内聚积达到毒性水平。

- **后果**

  持续使用哌替啶会导致去甲哌替啶在体内堆积到毒性水平，引起危及生命的癫痫发作（seizures）。这种情况很难控制。

  4/5 级并发症

- **补救**

  使用哌替啶引起危害时应该立即使用苯二氮䓬类[咪达唑仑（针剂）或劳拉西泮（氯羟安定）更好]补救。也可以使用硫喷妥钠或丙泊酚，但这些药物可能导致严重的低血压，苯妥英（狄兰汀）在阻断或预防由去甲哌替啶造成的癫痫发作方面是无效的。如果这种癫痫发作没有停止，则需要气管插管来保护气道。

- **预防**

  在所有的患者中，应该完全避免或尽量最小化为了止痛而使用哌替啶，因为与吗啡及氢吗啡酮、芬太尼相比，哌替啶这种药物并不拥有更有利于止痛的一面，而且对于有肝或肾损害的患者还有可能引起癫痫发作。如果必须使用的话，只能以小剂量、逐渐增加的方式使用，尤其是对于门诊手术患者。而对于有严重的肝或肾功能不全的患者则禁用。

局部麻醉相关的癫痫发作

- **后果**

  局麻药注入血管或过量进入间质能够引起危害生命的癫痫发作[3]。Bier 阻滞是在用止血带阻断的情况下，将高剂量的局麻药通过静脉注射到一个肢体的整体末端的阻滞。如果止血带提前在麻醉药稀释到无毒水平时松开或没有能够充分阻止局麻药全面扩散，则此种麻醉可造成癫痫发作。表 5–3 列出了常用的

表 5-1 常用的镇痛药

名称	剂量	持续时间	易犯错误和不良反应
吗啡	0.02 ~ 0.08 mg/kg IV (2 ~ 6 mg IV)	2 ~ 6 hr	呼吸抑制*，低血压*，瘙痒
哌替啶†	0.2 ~ 0.75 mg/kg IV (25 ~ 50 mg IV)	2 ~ 4 hr	癫痫‡，呼吸抑制*
芬太尼	0.5 ~ 1 mcg/kg IV (25 ~ 100 mcg IV)	30 min ~ 1 hr	呼吸抑制*，长期应用产生蓄积效果§
氢吗啡酮 (盐酸氢吗啡酮)	0.001 ~ 0.02 mg/kg IV (0.1 ~ 2 mg IV)	2 ~ 6 hr	呼吸抑制*
酮咯酸 (酮咯酸注射剂)	15 ~ 30 mg IV or PO	4 ~ 6 hr	肾毒性‖，产生溃疡，血小板功能降低
纳洛酮¶	40 ~ 400 mcg	5 ~ 10 min	癫痫 , 急性疼痛
氯胺酮	0.5 ~ 1 mg/kg IV	30min	幻视

* 剂量依赖性。
†由于代谢产生蓄积毒性，不建议用于慢性疼痛。
‡肝、肾功能不全者慎用。
§由于具有亲脂性，连续或频繁应用会在脂肪内大量沉积。
‖静脉连续应用不能超过 4 ~ 6 天。
¶阿片类药物的逆转剂。快速停药会产生戒断症状。
IV：静脉应用；PO：口服。
From Rutter T, Tremper K. Anesthesiology and pain management. In Greenfi eld L, Mulholland M, Oldham K, et al (eds): Surgery: Scientific Principles and Practice, 2nd ed. Philadelphia: Lippincott-Raven, 1997; pp 438–454.

表 5-2 常用的致遗忘 / 抗焦虑药物

药物	剂量	持续时间	起效	易犯错误和不良反应
咪达唑仑（针剂）	2 ~ 4 mg IV	30 min	1min	呼吸抑制、低血压
劳拉西泮（氯羟安定）	2 ~ 4 mg IV	4 ~ 6 hr	5min †	呼吸抑制、低血压*
地西泮	0.5 ~ 1 mg IV	1 hr	1 ~ 2min	呼吸抑制、低血压*
氟吗西尼‡（注射剂）	0.2 mg IV (最大剂量 3 mg)	30 ~ 60 min	2min	癫痫

* 单独应用具有剂量依赖性，但是同其他麻醉药物一起应用时具有协同作用。
† 警惕由于长期发病而反复给药导致的医源性药物过量。
‡ 苯二氮䓬类药物的逆转剂。快速治疗可以导致癫痫。
IV，静脉应用。
From Rutter T, Tremper K. Anesthesiology and pain management. In Greenfi eld L, Mulholland M, Oldham K, et al (eds): Surgery: Scientific Principles and Practice, 2nd ed. Philadelphia: Lippincott-Raven, 1997; pp 438–454.

表 5-3 常用的局麻药

药物	最大剂量 (间质)	持续时间
利多卡因 (plain)	5 mg/kg	30 ~ 60 min
利多卡因 +100 mcg 肾上腺素 *	7 mg/kg	1.5 ~ 2 h
布比卡因	3 mg/kg	3 ~ 4 h
氯普鲁卡因†	15 mg/kg	30 ~ 60 min
丁卡因†	2 mg/kg	3 h

* 禁用于由终末小动脉供血的器官。
† 脂类药物可以引起对氨基苯甲酸过敏患者出现过敏反应。
From Rutter T, Tremper K. Anesthesiology and pain management. In Greenfi eld L, Mulholland M, Oldham K, et al (eds): Surgery: Scientific Principles and Practice, 2nd ed. Philadelphia: Lippincott-Raven, 1997; pp 438–454; and Salam GA. Regional anesthesia for offi ce procedures: part I: head and neck surgeries. Am Fam Physician 2004;69:585–590.

局麻药、剂量以及作用时间。

4/5 级并发症

- **补救**

局麻药相关的癫痫发作应该立即用巴比妥酸盐治疗。一般来说，不要求用苯妥英来长期预防和治疗，但是所有的患者需要入住重症监护病房来观察和治疗复发的癫痫发作。局麻药所造成的相关癫痫发作目前还没有特定的逆转剂。

- **预防**

外科医生必须熟悉具体局麻药的运用、它们的毒性副作用以及剂量限制。在注射药物之前应细针抽吸，以确保针头进入组织间隙（而不是血管内）。Bier 阻滞最好是在经过训练的麻醉师的指导下进行。

不充分的痛觉缺失

- **后果**

  除了疼痛引起情绪上的不舒服以外，不充足的痛觉缺失可诱发应激反应和儿茶酚胺释放增多。这会导致心脏做功明显增加，对于有冠状动脉疾病的患者来说还可导致心肌缺血。

  1 级并发症

- **补救**

  局部或全身性的镇痛（痛觉丧失）可用来治疗疼痛。

- **预防**

  在皮肤切开之前使用局麻药是预防疼痛的最好办法。对无法交流的患者应该监测疼痛的一系列征象，比如血压升高、心跳过速、呼吸急促。而且，在手术结束时，使用长效的局麻药能够缓解术后在等待全身性长效止痛剂开始起效的时期的疼痛。

不充分的记忆缺失 / 抗焦虑

- **后果**

  不充分的镇痛、不完全的记忆缺失或抗焦虑可使儿茶酚胺释放和心脏做功增加。

  1 级并发症

- **补救**

  尽管大剂量麻醉药可引起抗焦虑，但这种感觉可被苯二氮䓬类或丙泊酚很好地控制。值得注意的是，两种药物可引起与剂量明显相关的呼吸抑制和低血压，详见后面的讨论。

- **预防**

  尽管小剂量的苯二氮䓬类在术前和手术开始时能够用来抗焦虑和使记忆缺失，然而现在丙泊酚由于其起效 / 失效快速而更受推崇[4]。自动化注入丙泊酚或者其他镇静剂以确保血药浓度的恒定被越来越多地使用。研究表明，患者更喜欢这种给药方式，并且以这种方式给药的患者比推注给药所需的药物剂量更少[5–7]。

呼吸系统

外科医生麻醉操作引起的最常见的严重并发症就是气道塌陷[8]。这在接受清醒镇静的患者中是最常见的。

延误控制气道以及未能识别呼吸衰竭

- **后果**

  无法识别镇静过深、低氧血症以及高碳酸血症将会导致延误气道的有利控制。这将导致误吸、血气改变、缺氧性脑损伤或心力衰竭。另外，持续的单向活瓣通气和无法及时地插管将会增加呕吐和误吸的危险。

呼吸抑制将会导致氧合和（或）通气受损，这两种结果中的任何一个都会导致精神状态的沮丧和无法保护气道。甚至，如果二氧化碳上升或氧气水平迅速下降，血流动力学紊乱（低血压、心动过缓）将会发生。

4/5 级并发症

- **补救**

  所有施行清醒镇静的外科医生应该接受培训，并且熟悉口腔气管插管法，还必须拥有必需的能够使用的设备和药物。最低限度，当计划进行更加明确的气道处理时，外科医生必须有可以即刻使用的面罩及口咽或鼻咽导气管以便暂时性控制通气。

- **预防**

  外科医生和全体人员都应该接受如何识别通气不良征象的培训。这些征象包括呼吸做功的增加，通常表现为胸部和腹部的反常运动或辅助呼吸肌的运动，激动或混乱以及感觉中枢的敏感性降低。外科医生不能等到低氧血症（去饱和作用）继续发展才干预，而应该熟悉发生不良事件的剂量和逆转剂作用的持续时间（见表 5–1 和 5–2）。最关键的是要牢记当感觉到一个镇静患者的气道或呼吸系统受损时，对这个患者作出插管的决定是一种临床决定，而且不应该等到确切的实验结果出来之后才采取干预措施。

对于一个外科医生来说，在给予镇静或镇痛药物之前，评估一个患者的气道和肺的储备功能是重要的。气道的评估包括 Mallampati 评分（使扁桃体弓看得见的能力）、充分张嘴的能力、颏下距离、颈部的可动度、面毛的存在。Mallampati 评分的增加、张嘴宽度小于二指、颏下距离小于三指宽将会增加气管插管的困难度[9]。而且，面毛将使面罩无法充分地附着封闭嘴部而使面罩通气变得困难。

药物相关的呼吸抑制

- **后果**

  如前所述，呼吸抑制将导致氧合作用和（或）通气受损，导致循环衰竭和精神状态改变。

- **补救**

麻醉拮抗剂纳洛酮可用来减轻麻醉药的呼吸效应，氟马西尼（氟马西尼注射剂）可用来拮抗苯二氮䓬类的效应，然而，这两种药的半衰期比各自所对应拮抗的药物的半衰期要短得多。因此，需要仔细地监测患者以防副反应的再次发生。而且，两种逆转剂的快速给药均会引起其拮抗对象的撤药反应，氟卡西尼还会引起癫痫发作。患者由于明显超剂量使用麻醉药而持续需要逆转剂时，应该进行气管插管和进行机械通气直到药物引起的呼吸抑制得到彻底解决为止。

- **预防**

大多数用来镇痛或记忆缺失 / 抗焦虑的药物能够引起呼吸抑制。这个威胁生命的并发症能够通过小剂量、逐渐加量的给药方式以及留心阿片类和苯二氮䓬类药物的协同效应而有效地预防。

心血管系统

低血压

阿片类药物主要提供镇痛，几乎没有心脏抑制作用。然而，它们会引起不同程度的组胺释放。组胺释放最主要是由吗啡引起，其次是氢吗啡酮，最不容易引起组胺释放的是芬太尼。其他常用的镇静药如丙泊酚和苯二氮䓬，具有直接舒张血管的作用。

- **后果**

组胺释放能导致前负荷依赖性（血容量减少的）患者周围血管扩张和低血压。类似地，如果快速地或大剂量给药，苯二氮䓬和丙泊酚也会导致低血压，尤其是对于血容量耗尽的患者。

- **补救**

可单独运用静脉输液来治疗药物引起的低血压的几乎所有病例，极少数情况下，在液体复苏的同时，可运用小剂量的α_1受体激动剂（去氧肾上腺素）来暂时控制血压。

- **预防**

药物所引起的舒血管效应可通过缓慢地、小剂量用药来降到最低程度。在中到大剂量用药前，适当的水合作用能进一步降低药物的降压作用，虽然这种情况经常在住院患者中发生（因为他们需要深度镇静）。

终末器官缺血

- **后果**

在终末器官使用含有肾上腺素的局麻药能引起血管痉挛导致缺血。尽管少见，缺血能够威胁到末梢器官的存活力。

- **补救**

目前还没有特定的治疗方法能逆转肾上腺素对终末小动脉的收缩作用。在肾上腺素作用消失以前，应该保持患者良好的水合以最大程度地保持灌注。

- **预防**

含有肾上腺素的局麻药不应用于由末梢动脉供血的器官。这些器官包括手指、足趾、耳朵、鼻尖以及阴茎。

布比卡因诱导的心律失常

- **后果**

布比卡因血管内注射或中毒剂量的布比卡因能够诱导致命性的室性心律失常。这种心律失常是不可逆转的，并且往往是致命的。

5 级并发症

- **补救**

应该立即开始标准的加强心脏生命支持治疗。然而，患者很少从由于布比卡因误入血管或过量所引起的节律障碍中复苏过来。

- **预防**

如前所述，在注射局麻药以前应进行回抽以确保在组织间隙内注射，外科医生必须熟悉布比卡因的推荐剂量。表 5–3 包含了布比卡因以及其他常用局麻药的使用剂量及药理学特性。

血液系统

高铁血红蛋白血症

一个能够急剧影响外科患者的血流动力学的麻醉失误是由内镜操作所使用的麻醉药喷雾导致的高铁血红蛋白血症。利多卡因、苯佐卡因、丁卡因、氨苯丁酯（西他卡因）都与高铁血红蛋白血症有关，其中西他卡因最常见。

- **后果**

由于高铁血红蛋白不能转运氧气，周围组织可以缺血，严重的酸中毒和心血管性虚脱会迅速发生[12]。尽管发现动脉血气样本中有高浓度溶解氧，但实际上患者会发绀，而且血氧监测仪会显示低氧饱和度。

1/2 级并发症

- **补救**

治疗高铁血红蛋白血症最有效的办法是静脉注射亚甲蓝（1 ～ 2mg，最大剂量 7mg/kg）。这将使血红素中的铁还原成能够运输氧的状态。发绀的扭转和心血管系统不稳定性的恢复应该在 20 ～ 40 分钟内进行，值得注意的是，含氧量高的气管插管和机械通气没有帮助。

- **预防**

最有效的预防这种事件发生的办法是尽可能少地使用表面麻醉药。尽管引起这种紊乱的确切机制尚不清楚，但大多数报道显示这是一种剂量依赖现象。

特定阻滞的易犯错误[13]

后面将要讨论的各种阻滞的体表标志总结于表 5–4 中，图 5–1 至 5–4 描述了每种阻滞注射的解剖部位。

髂腹股沟神经阻滞

麻醉方案中添加髂腹股沟神经阻滞用于腹股沟疝修补术，通常被认为比全身麻醉或单独局麻药的全身镇静更便宜、更让患者满意[14,15]。10 ～ 20ml 的 0.25% 布比卡因和 1% 利多卡因的混合物经过前腹壁、髂前上棘内侧约 1.5cm 处注入。这种阻滞不仅仅是在腹股沟疝修补术中具有镇痛的作用，更重要的是作为全方位麻醉给药的补充能够提供更好的术后疼痛控制和有利于康复及出院。

- **后果**

髂腹股沟神经麻痹的失败源于拙劣的穿刺技术。这可能是由于未能穿刺入腹壁前面的斜肌，也可能是由于未能注射足够的剂量。

尽管在操作过程中有可能损伤盲肠或乙状结肠，但目前还没有报道由于这种穿刺而导致肠道损伤的例子——这最可能是因为使用了小口径的穿刺针，而且没有意识到的刺入肠道也是无害的。这种穿刺导致的结果就是不充分的痛觉缺失和术后疼痛。

1 级并发症

- **补救和预防**

由于这种阻滞的目的在于控制术后疼痛，故很难评价手术中是否合理地运用了技术。在退针过程中，沿着针道将 20ml 局麻药向深部浸润是最好的麻醉方法，可以确保神经阻断。

非故意的股神经阻滞

- **后果**

注入超剂量的局麻药或在试图定位髂腹股沟神经时不正确的穿刺平面可导致股神经暂时麻痹。这种并发症的报道见于 10% 的行选择性腹股沟疝修补术的儿童和 5% 的行该手术的成人[16,17]。在这种阻滞解除以前，患者会主诉明显的乏力以及肢体不能承受重量。

1 级并发症

- **补救**

这种阻滞通常见于康复室里患者试图下床走动以后，而且一旦发生将不能逆转。这种阻滞的持续时间取

表 5–4 局部阻滞麻醉的体表标准

麻醉阻滞类型	体表标志	评价
手指	手指末端 1cm，沿着手指的尺神经侧和桡神经侧	禁忌使用含有肾上腺素的麻醉药
正中神经	屈肌支持带的深面，桡侧腕屈肌腱和掌长肌腱之间，或者紧邻桡侧腕屈肌腱的外侧	注射之前先回抽以避免不小心注入动脉
尺神经	屈肌支持带的深面，尺侧腕屈肌腱的内侧，沿着尺骨茎状突	通常需要注射 2 次以便麻醉掌侧支和背侧支
桡神经	从鼻烟窝到腕的尺面的广泛区域	
踝后方	踝（内侧和外侧）后上方 1cm，屈肌支持带的深面	麻醉足底，注射前先回抽以免麻醉药注入胫后动脉和静脉
踝前方	踝（内侧和外侧）前上方 1cm	麻醉足背部

From Salam GA. Regional anesthesia for office procedures: part II: extremity and inguinal area surgeries. Am Fam Physician 2004;69:896–900.

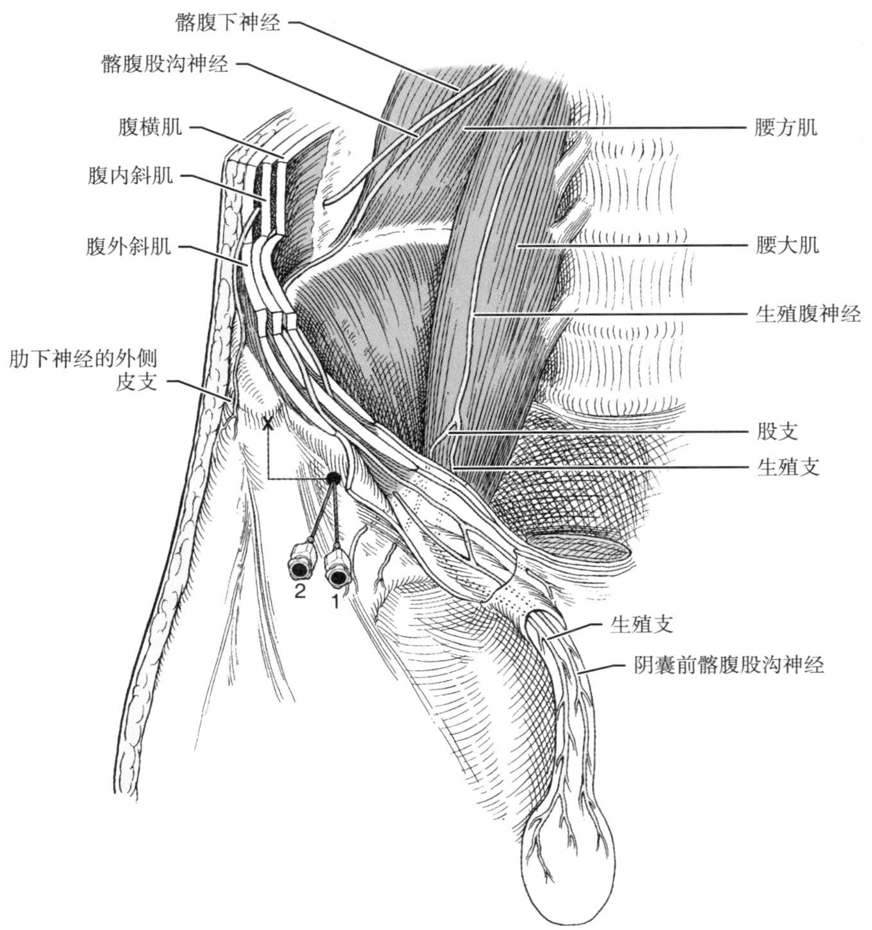

图 5–1　髂腹股沟神经阻滞。过量地注入麻醉剂可以导致股神经麻痹。但是如果在不正确的位置注射，那么术后无镇痛效果。

决于麻醉药的种类和剂量。

- **预防**

位于腹横肌和腹横筋膜（外侧是髂筋膜）之间的平面内含有股神经[18]。由于经皮注射时，外科医生无法辨别这些肌肉，因此不可能避免在这些肌肉之间注射。但是这种并发症可通过限制注射的剂量从而限制了股神经周围积聚的麻醉剂的剂量来避免。

指（趾）根阻滞

每根手指的两边均有 2 根神经走行。针头刺入手指内侧和桡侧距末梢 1cm 处，注入 1 ～ 2ml 的 1% 利多卡因或 0.25% ～ 0.5% 布比卡因。

血管内或神经内注射

- **后果**

血管内或神经内注入局麻药会产生局部和（或）全身的效应。局部的血肿会引起短到中期的神经失用和（或）疼痛或局部缺血。如前所述，根据注入的药物，全身效应从低血压到癫痫发作不等。正如“终末器官缺血”那部分所说的，含有肾上腺素的麻醉药是这种局部阻滞的绝对禁忌，不能使用。

4/5 并发症

- **补救**

几乎没有治疗——除外抬高患肢、热敷以及水化以改善受损患肢的血流——可用于局部并发症。全身毒性的治疗在先前已经讨论过。

- **预防**

预防此种并发症最好的方法是在注入麻醉药之前先抽吸以确保注入组织间隙而未注入血管内。而且，在进针时如果患者主诉有针刺样或电击样疼痛，则不应继续注射麻醉药。此症状表明针已定位于神经内。应移开针头，重新穿刺。如前所述，含有肾上腺素的麻醉药不能用于手指阻滞。

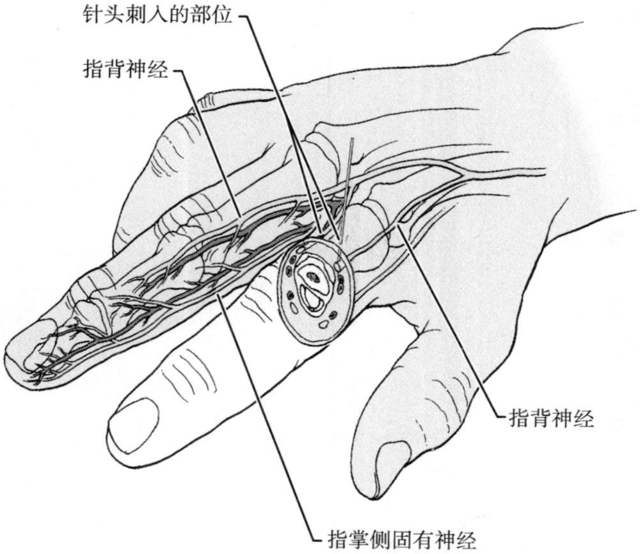

图5–2 指（趾）根阻滞。注意指神经的毗邻血管。含有肾上腺素的溶液是绝对禁用的，因为它能导致小动脉痉挛和手指缺血。而且注射的容量应受到限制，以使其对血管的压迫最小化。

正中神经阻滞

正中神经支配手掌桡侧半、前 3 个手指（拇指、示指、中指）的掌侧以及环指的桡侧半的感觉。

针头注射定位不正确

- **后果**

  穿刺时必要体表标志的不正确辨认将导致不充分的手部麻醉。

  1 级并发症

- **补救**

  应该识别手腕的体表标志，如后图所示，重新麻醉。3 ～ 5ml 的麻醉药通常就能充分麻醉手部。

- **预防**

  如图 5–3 所示，正中神经通过手腕的屈肌支持带的下方，桡侧腕屈肌（flexor carpi radialis，FCR）的

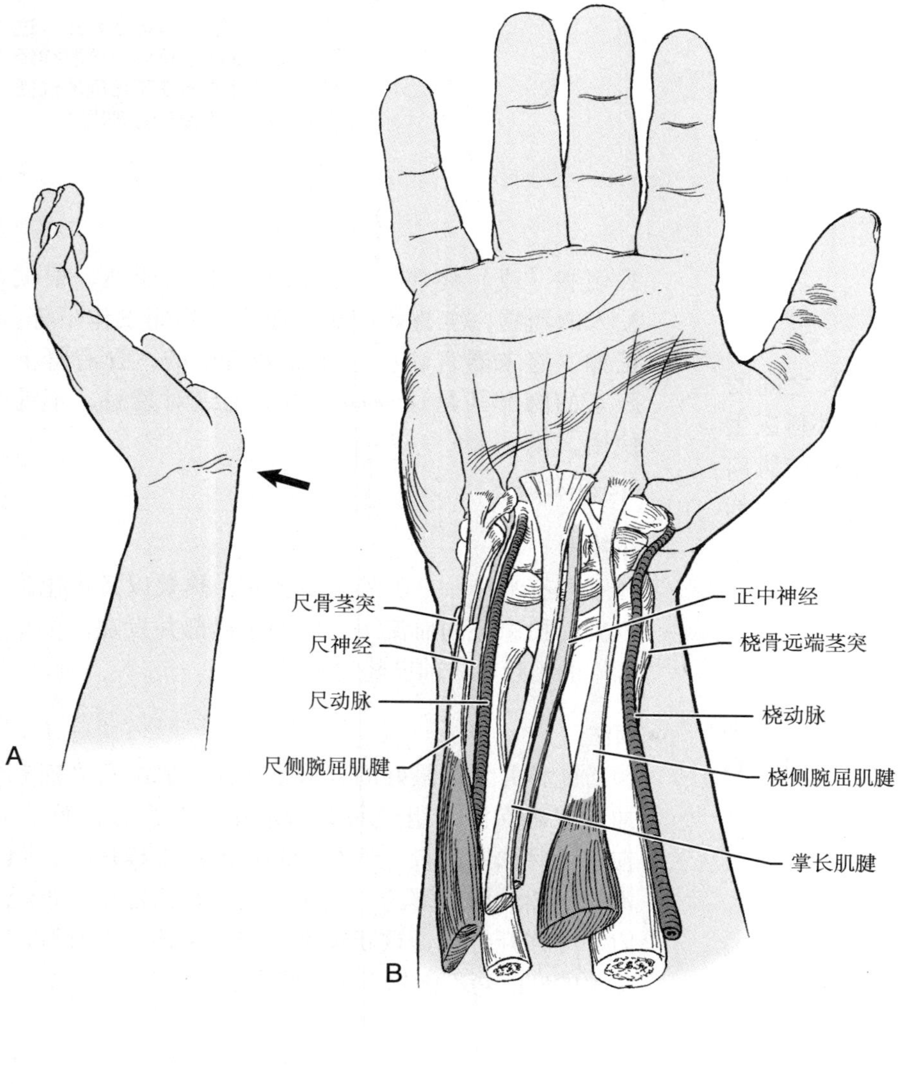

图5–3 正中神经和尺神经阻滞。操作时应该小心，以免注入神经内和动脉内。

尺侧面的内侧。可通过叮嘱患者弯曲手腕来标记这条肌腱。麻醉药注入桡侧腕屈肌腱内侧缘的内侧。同样，麻醉药也可被注射至FCR腱和掌长肌之间的平面。可通过患者屈腕和拇指及小指对指来定位这个平面。穿刺的合适深度是针穿过屈肌支持带时感觉到抵抗消失。对于手指阻滞来说，必须仔细操作以确保既没有注射至血管内，也没有注射至神经内。

尺神经阻滞

尺神经支配部分手掌和手指的表面感觉（不被正中神经支配的部分）以及手背面的感觉。

不正确的针刺定位会有先前所述的正中神经阻滞一样的后果和补救方案。尺神经在手腕分出分支来支配手的掌面和背面，掌侧支可通过注射尺侧腕屈肌腱的外侧来麻醉，小心操作以便确保没有误注入尺动脉内的情况发生。背侧支可通过沿着尺骨茎突来注射麻药的方式阻滞（见图5–3）。

桡神经阻滞

桡神经支配手的背面及前三个手指的近端到远端的指间关节的感觉。手腕背面的广泛区域必须渗透以麻醉这个区域。注射从鼻咽窝区域开始，沿着手的背面扩展至手腕的尺侧面。由于这种注射不靠近大血管，将会减少误入血管内的机会。

踝阻滞

由于操作会引起剧烈疼痛，局麻药不能用来仅仅麻醉足底的一部分，因此就需要区域（踝）阻滞。足底可利用后踝阻滞来麻醉，反之，足背可用前踝阻滞来麻醉。

针头注射定位不正确

• **后果**

正如前面所提到的阻滞那样，不正确地识别注射的必要标志将会导致不满意的麻醉。

1级并发症

• **补救**

应辨认踝部标志，正如后面所指出的一样，重新尝试麻醉足部。10ml的麻醉药通常足够来充分地麻醉足部的每一面。

• **预防**

如图5–4所示，后踝阻滞所需麻醉的神经是腓肠神经和胫神经。腓肠神经接近于外踝后上方约1cm。胫神经位于胫后动脉的后面、屈肌支持带的深面。最好在内踝后上方1cm的部位进针进行麻醉，在注入麻醉药之前回抽以避免注入动脉内。正如正中神经和尺神经的浸润麻醉一样，抵抗消失表明穿刺针已穿透屈肌支持带，已位于注射的合适深度。

前踝阻滞是通过麻醉腓浅神经和隐神经来完成。腓浅神经阻滞是通过注射至外踝的前上方来完成麻醉。而隐神经阻滞则是通过注射至内踝的前上方来完成麻醉。

外科住院患者的麻醉失误

术前用药

一般说来，所有的术前药物，只要不干扰计划的手术（比如抗凝剂），都可以持续使用至手术当天，对于抗高血压药物来说更是如此，β受体阻滞剂最为明显。当前的文献建议在手术前几周适当地使用β受体阻滞剂，这会减少围术期的缺血，降低心肌梗死的风险以及高风险患者的死亡率[19-22]。手术期间使用α_2激动剂可产生近似的效果[23, 24]。

• **后果**

突然停止药物治疗将会导致内环境稳定受到破坏。最典型的就是停止使用可乐定，严重的反跳性心动过速就会发生。同样，如果从日常剂量中减掉了许多剂量，则大多数抗癫痫药物的血清浓度将会陡然下降。

尽管没有Ⅰ类和Ⅱ类数据指导如何处理长期使用类固醇药物的情况，但应该在围术期继续使用类固醇药物。虽然许多外科医生和麻醉师在诱导期给予至少一个“应激”剂量的类固醇激素（100mg氢化可的松静脉注射）来预防addison危象的发生，但几乎没有证据支持这种做法，是否决定使用类固醇激素必须考虑到预期的外科应激和肾上腺功能不全的可能。在一篇综述文章中，Salem及同事[25]总结了当前围术期类固醇激素的使用方法，并提供了需要额外追加围术期剂量的用药指导。

1/2级并发症

• **补救与预防**

当绝对有必要时，才能指示患者停止围术期的药物治疗。大多数涉及停止使用抗凝剂。在这种情况下，

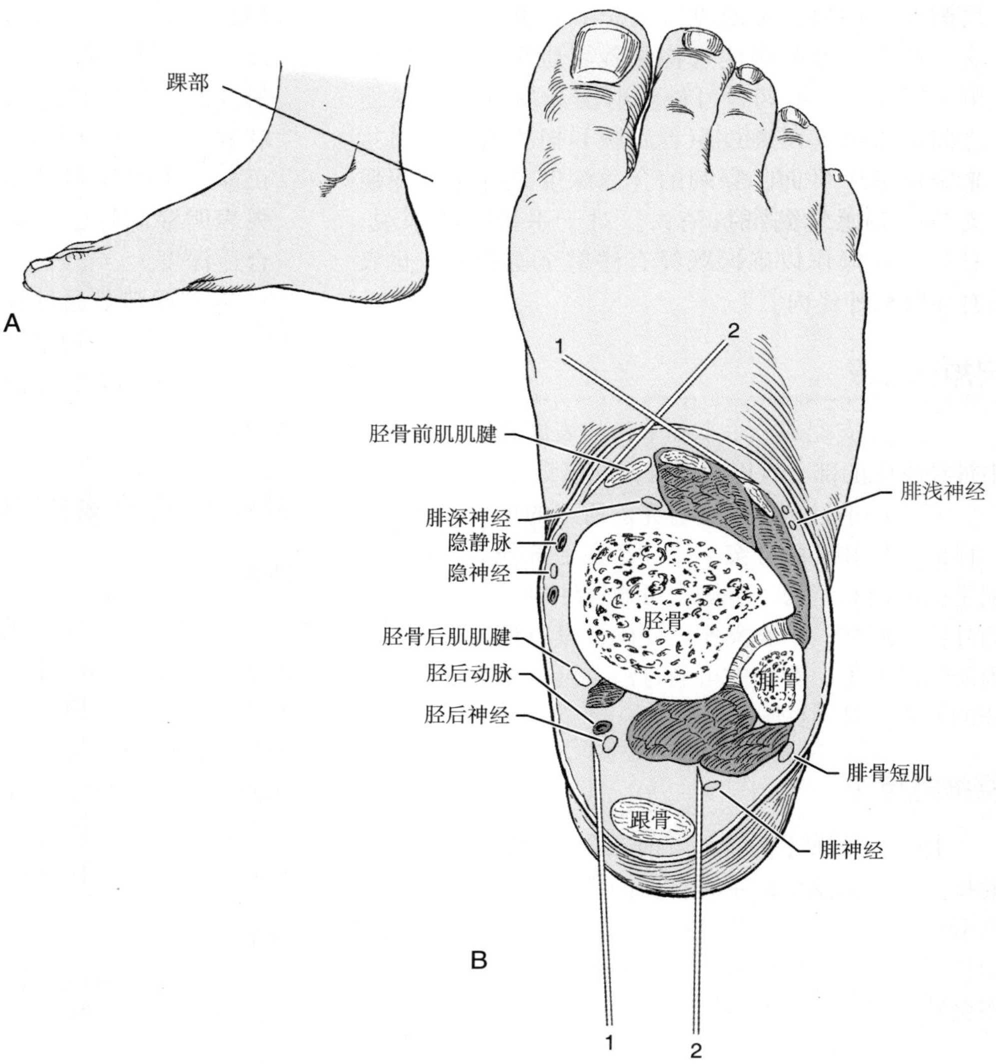

图5-4 踝阻滞。

根据使用抗凝剂的原因，应该尽量最小化患者凝血参数的标准化的时间。如果允许的话，应该继续使用阿司匹林或氯吡格雷。

- 长期使用β受体阻滞剂的患者在围术期应该给予静脉用药直到患者能够口服为止。这是一个由医疗保险和医疗补助服务中心来监测的核心措施[26]。
- 应该调整围术期疼痛药物的使用剂量以适应于长期使用阿片类药物的患者的耐受性的发展。对于慢性疼痛的患者来说，通常需要比没有用过阿片类药物的患者高10倍剂量的药物才能达到止痛的效果[27]。
- 应该告知糖尿病患者在手术当天使用短效胰岛素正常剂量的一半。他们的手术应该安排被在早晨，以将他们的禁食时间最短化。应该告诉患者在手术当天禁止使用任何长效胰岛素和口服降糖药物[28]。

神经系统的易犯错误

插管过程中颈椎损伤的恶化

在插管过程中由于脖子的弯曲或伸直，颈椎损伤可轻易地恶化。大多数的损伤是由脊柱的骨折或错位所造成的。

- **后果**

颈椎损伤的加剧会导致明显的神经功能障碍，包括高位脊髓麻痹。

- **补救与预防**

尽管在直接喉镜检查过程中是否必须放置硬的护颈圈还是一个争议，但是在气管插管的整个过程中必须保持排成直线的颈部牵引。而且，可以用纤维支气管镜代替直接喉镜，以便确保具有明确的或可疑的不稳定性颈椎损伤的患者的气道安全[29-31]。

麻痹的患者

对于已出现脊髓损伤的患者来说，损伤的水平及时间在决定选择性的或半选择性手术治疗时起着重要的作用。交感神经系统的活动过度在T5水平及其以上常见，在T10及以下损害时不常见，而且在损伤后数天或数周才表现出来[32]。

- **后果**

  下行的抑制性神经元的横断导致脊髓仅有先天的兴奋性反射。这种反射有可能导致在极小的外科手术刺激下出现自主反射亢进。如此的刺激可导致强烈的、不受抑制的交感冲动释放、严重的心跳过速和高血压。

  1级并发症

- **补救和预防**

  麻醉师必须在术前注意损伤的平面和时间以做好应对这种高度反射状态的准备。药物干预需要在手术中使用强有力的动脉和静脉扩张剂，例如硝普钠、硝酸甘油、尼卡地平，以恢复体内平衡。

有周围运动神经病和卒中病史的患者

有卒中史、脊髓损伤或者周围运动神经病（继发于格林 – 巴利综合征、脊髓灰质炎、肌萎缩侧索硬化、重症肌无力、肌肉营养不良）的患者，通常有潜在的、独特的肌肉生理学特性，因此需要行进一步的检查来选择合适的麻醉方法。自梗死或疾病发病以后的时间对于麻醉师来说很重要，因为需要应用去极化肌松剂（琥珀胆碱）以协助气管插管。

- **后果**

  有神经肌肉功能紊乱的患者在使用去极化肌松剂琥珀胆碱后易于发生严重的高钾血症。高钾血症的反应是因为瘫痪肌肉中乙酰胆碱受体上调的缘故而直接与瘫痪肌肉的数量和损伤的时间有关[33]。严重的高钾血症可导致致命性的心律失常。

  5级并发症

- **补救**

  患者使用琥珀胆碱后突发心律失常应怀疑有严重的高钾血症（框5–1）。除了标准的加强心脏生命支持外，应立即开始降低血清钾的治疗措施。这些措施包括合理使用葡萄糖酸钙、依酚氯铵、静脉用胰岛素或50%右旋糖、碳酸氢钠或通气过度。

框5–1　在使用琥珀胆碱后对高钾血症易感的条件

- 广泛烧伤（超过24小时）
- 大面积创伤
- 脊髓横断（> 48 hr）
- 急性肾衰竭
- 卒中
- 大面积创伤 / 挤压伤
- 长期的制动（> 7天）
- 格林 - 巴利综合征
- 严重的帕金森综合征
- 急性破伤风恶化
- 低血容量性酸中毒
- 严重的腹部败血症
- 先天性肌病

- **预防**

  在这类患者中应该使用非去极化的肌肉松弛剂以避免潜在的高钾血症。

恶性高热

肌营养不良、中央脊髓疾病、成骨不全以及有恶性高热（malignant hyperthermia，MH）家族史的患者有发展此综合征的风险。

- **后果**

  恶性高热是一种罕见的（1 ∶ 15 000）可以威胁生命的情况，常由于挥发性麻醉药和琥珀胆碱的使用而发生。它通常表现为在使用挥发性麻醉药和肌琥珀胆碱后出现长达24小时的高分解代谢状态。这种症状的后果被列在表5–5中。威胁生命的并发症包括肌肉僵直（可阻碍充分通气）、严重的高钾血症和心律失常、肌红蛋白尿和急性肾衰竭、引起癫痫发作和脑缺氧或脑水肿的严重的高热、代谢性酸中毒以及心血管功能衰竭[34,35]。

  1/4/5级并发症

- **补救**

  如果术中发生恶性高热，应尽可能终止手术。丹曲林是治疗恶性高热的唯一被批准的药物。它的主要机制是稳定肌质网以阻止骨骼肌中储存的钙释放和正在进行的肌肉收缩。剂量是每5分钟2.5 mg/kg直到症状缓解或达到最大剂量10 mg/kg，然后每小时

表 5–5 恶性体温过高的并发症

临床症状	生理作用
肌肉僵直 / 痉挛	不能通气、高钾血症
高钾血症	心律失常
横纹肌溶解、肌红蛋白尿	肾衰竭
新陈代谢增加、酸中毒	极度心动过速或严重的酸中毒、低氧血症导致心血管性虚脱
发热（迟发症状）	癫痫、脑水肿、脑缺氧

1 mg/kg 持续 24 至 48 小时。所有患者在危重阶段应该用冰袋进行物理降温以及用纯氧进行高度通气以满足他们的高耗氧和高代谢需求。同时需要用液体复苏来预防由于高热而出现的肌红蛋白尿和低血容量所导致的急性肾衰竭。严重的高钾血症应该用胰岛素 / 葡萄糖、碳酸氢盐、液体复苏或者根据患者的心电图与血流动力学状况进行透析[35]。

- **预防**

最有效的预防恶性高热的方法是识别它的危险因素，最重要的危险因素是家族史，而且避免在这部分患者中使用挥发性麻醉药和琥珀胆碱。这种综合征是常染色体显性遗传。更重要的是，外科医生和麻醉师应该熟悉恶性高热的症状。值得注意的是，发热是一个非常晚的症状。恶性高热早期的症状是二氧化碳分压的突然上升和咬肌痉挛。

曾经出现过恶性高热的患者应该到国家 MH 登记局登记以便评估和咨询。

帕金森病患者

伴有帕金森病的患者在整个围术期应该继续使用药物治疗。而且，应该避免使用加重肌肉僵直的特定药物。

- **后果**

伴有帕金森病的患者应该继续他们的药物治疗，因为突然撤药会引起肌肉僵直恶化导致插管和通气困难。

1 级并发症

- **补救与预防**

吩噻嗪类、丁酰苯类和止吐剂类不应该用于帕金森病患者，因为这些药物的抗多巴胺效应可加重症状。

心血管方面的易犯错误

围术期的评估和认识

引起择期手术延误的常见原因是对于缺血性心疾病的心功能检查和内科最优化治疗不充分。具体的围术期评估和外科治疗的标准将在其他章节讨论。

伴有主动脉瓣和二尖瓣狭窄的患者

- **后果**

严重的主动脉瓣狭窄给非心脏手术带来了巨大的围术期风险。如果是中度狭窄（主动脉瓣膜口径 0.7 ~ 0.9cm^2 或者主动脉瓣膜系数 0.5cm^2/m^2）伴有症状性损害，或狭窄非常严重（主动脉瓣膜口径＜ 0.7cm^2 或者主动脉瓣膜系数＜ 0.5cm^2/m^2），那么应该推迟择期手术，直到主动脉瓣修复为止。在有严重主动脉狭窄而行非心脏手术的特殊人群（包括年龄大于 70 岁、有慢性肾功能不全或有胰岛素依赖性糖尿病的患者）中，死亡风险大约为 10%[23,27]。

5 级并发症

- **补救和预防**

由于主动脉瓣和二尖瓣狭窄需要靠长时间的心脏舒张期来灌注，因此在术前就应开始使用足够的 β 受体阻滞剂来避免心力衰竭和肺水肿的症状发生。需要用抗心律失常的药来维持窦性心律，而且这些治疗应该在围术期继续进行。而且，主动脉瓣狭窄的患者不应该使用降低心脏后负荷的药物（肼屈嗪和钙离子通道阻滞剂）来提高射血量和预防心力衰竭。相反，血流动力学治疗的最主要的目的集中于不惜任何代价维持舒张期血压和冠状动脉的灌注压以避免心内膜的低灌注[38]。

诱导期出现的低血压

许多麻醉药（吸入或静脉）具有血管舒张和心脏抑制的作用。因而在诱导期经常出现低血压，需要进一步治疗来迅速稳定血压。

- **后果**

显著的、长期的低血压降低平均动脉压至诱导前水平的 25% 以下时，就能导致终末器官的功能障碍（包括可能的卒中、心肌梗死、急性肝损伤、急性肾小管坏死、视网膜动脉低灌注导致视神经缺血和术后视物模糊或失明，以及脊髓血供不良）。

4 级并发症

- **补救**

治疗包括补充血容量和使用小剂量的血管加压药，如肾上腺素或者去氧肾上腺素。在少数情况下，脑干和冠状动脉的低灌注需要使用冲击剂量的肾上腺素来恢复灌注和心输出量。

- **预防**

高血压的患者经常发生有效血管内容量的丢失，在麻醉诱导前应该给予充足的静脉内液体补充。对于急性起病和需要住院进行手术治疗的患者而言，这点尤其重要。

丙泊酚、咪达唑仑和硫喷妥钠是最常用于麻醉诱导的药物，但是所有这些药物都具有明显的降低系统血管的抵抗力的作用。对于即使是轻微的低血压都不能耐受的患者，一些药物例如依托咪酯或氯胺酮就比较适合。依托咪酯是一种 GABA 受体激动剂，对心血管系统产生极小的效应，而且不会释放组胺。外周血管阻力轻微降低就会导致平均动脉压轻微降低，但是心肌收缩力、心输出量和大脑灌注压不会改变。值得注意的是,依托咪酯也有负面反应，会引起 30% 的患者出现短暂的肌阵挛。而且，大剂量的依托咪酯和依托咪酯浸剂能够明显地抑制肾上腺功能，导致需要类固醇来补充治疗的顽固性低血压。依托咪酯作为麻醉诱导剂使用时可能与术后恶心级别的增加有关[39–44]。

氯胺酮作用于中枢神经系统的多个部位，是 N–甲基 –D– 天冬氨酸拮抗剂。它的主要作用是机能上地、暂时性地阻断丘脑到皮质系统以及边缘系统的传导。氯胺酮对心血管系统的作用主要是本质上的刺激放大效应，导致血压升高，心率加快，心输出量增加，全身血管阻力增加。正因为如此，它作为一种成功的麻醉诱导剂主要用于严重的血容量不足的患者，而不推荐用于冠心病、未控制的高血压、充血性心力衰竭、主动脉瘤及主动脉瘤摘除术后的患者。它还有明显的舒张支气管和刺激唾液分泌的作用。氯胺酮的副作用包括增加颅内压和脑组织的代谢。它也是一种强烈的致失忆剂，可以导致不必要的幻觉[45]。

围术期起搏器和植入式复律除颤器的管理

对于已经植入心脏起搏器和植入式心脏复律除颤器（implantable cardioverter defibrillator，ICDs）的患者，应该在手术开始前和手术结束后立即对他们的设备进行评估。在这个过程中，应该关闭除颤器的功能，起搏器应该设置成默认模式为“demand-only”，以保持最低的心室率，避免心脏停搏或 R-on-T 现象发生。

- **后果**

电凝止血可在装置周围产生电流，以下情况也可以产生额外电流：

- 暂时性或永久性重新设置成备用状态、复位或噪声反转功能模式都只会产生非常微弱的影响，因为备用频率能够用来维持充足的心输出量。
- 根据患者自身心率，暂时性或永久性地抑制起搏器心输出量可引起长时间的心动过缓。
- 由于频率感应器的敏感性增加，导致除颤频率的增加，进而导致心率和心输出量的变化。
- 由于其他电流的干扰导致除颤器的激活，引发心脏不必要的除颤进而加重心肌损伤。
- 心尖部心肌损伤可导致心力衰竭和心脏破裂。

- **补救**

如果在外科手术中血流动力学变得不稳定，可即刻进行体外电复律，而且去颤电极应该尽可能远离植入装置以尽可能降低导联尖端对心肌的损伤。在紧急情况下，当没有足够的时间和缺乏合适的设备来重装除颤仪时，可于术中在设备上放置一种磁体。这可使起搏器复原到 demand–only 设置状态，使大部分设备（但不是所有的设备）失去除颤功能。

- **预防**

正如前面所提到的那样：在手术开始之前，ICD 的除颤功能应该被关掉，起搏器应该以按需给予的模式以固定的频率设置好，而且应该尽量减少单极电凝的使用。如果电凝器是单极并且回路导联设置导致了电流通过起搏器 /ICD 的轴线，那么非常可能出现不利的影响。最后，麻醉医师应该了解患者潜在的心律以及起搏器的设置，而且如果心律发生改变麻醉医师应该准备好进行适当的干预。术后应该检查所有的 ICD 而且将它们恢复至术前的设置状态[23,46,47]。

呼吸系统的易犯错误

哮喘控制最佳方案

- **后果**

术前未能理想地控制哮喘可导致术中患者通气困难

和术后不能拔管。

1级并发症

- **补救**

首先应该确定支气管痉挛的诱发因素进而开始具体的治疗，术中和术后哮喘加重可采用氧疗、积极使用β_2受体激动剂行支气管扩张治疗、吸入抗胆碱能药物和(或)吸入或静脉内给予肾上腺素治疗。静脉内给予激素的支气管扩张作用不会马上出现，通常在4～6小时后开始起效，因此，对于最初治疗没有反应的患者应该早期给予激素治疗。使用气管内插管进行全身麻醉便于吸入麻醉剂的使用，吸入麻醉剂是作用较深的支气管扩张剂，可用来作为严重支气管痉挛治疗的最后防线。值得注意的是，麻醉深度不足是诱发术中哮喘发作的最常见原因。

- **预防**

术前出现哮鸣或者呼吸困难表明疾病处于较差的控制状态。呼吸道感染是诱发急性哮喘发作的常见刺激因素。因此建议对于伴有上呼吸道感染的哮喘患者，外科手术应推迟2至3周待临床治愈后再进行手术。对于反射所诱导的喉痉挛和支气管痉挛可在气道操作前2分钟静脉内给予1 mg/kg的利多卡因来预防。最后，在手术操作的整个过程中应该维持合适深度的麻醉。对于反应性气道疾病的患者，β受体阻滞剂诱发哮鸣时优先选用吸入的抗胆碱能药物（例如ipratroprium），而不是用β_2受体激动剂[48-51]。

提高阻塞性睡眠呼吸暂停综合征的治疗效果

- **后果**

伴有阻塞性睡眠呼吸暂停的患者越来越常见，目前已占到了整个美国人口的5%～9%。阻塞性睡眠呼吸暂停常见于肥胖的中年男性。阻塞性睡眠呼吸暂停目前被认为是影响围术期并发症发生率和死亡率的预后危险因素。伴有阻塞性睡眠呼吸暂停的患者经历手术后，发生阵发性低氧血症、急性高碳酸血症、插管困难、精神错乱、心肌梗死、术后不可预知的ICU住院以及死亡的风险大大增加。由于这部分患者对于CO_2呼吸反应曲线的变化极度敏感，因此术后镇痛需要使用麻醉剂时将会极大地增加这部分患者术后短期内发生呼吸衰竭、缺氧以及死亡的风险。

2/5级并发症

- **补救**

在拔管后即刻给予吸氧和持续气道正压通气（continuous positive airway pressure，CPAP）或者双相气道正压通气（bilateral positive airway pressure，BiPAP）可以减少发生短暂的低氧血症和高碳酸血症的风险，尤其是那些在术前需要在家里进行持续正压通气的患者。正确使用纳洛酮来治疗由阿片类药物诱发的呼吸抑制是可以接受的，但是最初应该从小剂量开始（每2分钟40mcg）直到起效以防止止痛效应完全消失。

- **预防**

应该在手术日期之前开始CPAP的相关训练，而且应事先定好术后短期内的使用计划。在拔管后即刻开始使用CPAP已经被证实可明显减少低机械通气相关性肺膨胀不全和低氧血症的发生，同时能提高治疗效果。术前颈围的测量和获得的睡眠研究对于判断阻塞性睡眠呼吸暂停患者睡眠过程中发生呼吸浅慢、缺氧及呼吸暂停的次数是有益的。有计划地使用区域阻滞或于伤口周围进行局部麻醉浸润将会减少全身性使用阿片类药物来镇痛，而且能够减少发生呼吸抑制进而导致缺氧和死亡的风险[28,50,52,53]。

妊娠的患者

大约1%～2%的妊娠患者会在妊娠期间需要接受产科以外的手术治疗。最常见的是阑尾切除术、胆囊切除术和由于腹痛而行的诊断性腹腔镜探查术。一般来说，虽然麻醉对胎儿的风险在前三个月最高，随后就降低了，但是在整个妊娠期间麻醉对胎儿都会产生危险。相反地，麻醉的风险对于母体来说前三个月是最低的，随后就逐渐增高。因此在妊娠阶段和产后6周以内尽量不要手术，除非是紧急的或急诊手术。

母体出血

- **后果**

妊娠患者有高的静息心输出量和增多的血容量，这将导致相对稀释性的贫血。这意味着患者能代偿出血而不表现出与即将出现的心脏衰竭相关的任何征象，但是一旦血红蛋白降低至某个水平时，运输氧气的能力将会下降。没能识别出轻微的血压和心率变化将会导致血液分流进而导致胎盘和胎儿的血氧供应不足。胎儿不能耐受低氧运输的状态，因为它还处于相对缺氧环境的基准线上。

4 级并发症

- **补救和预防**

对于妊娠患者应该尽量减少出血和严格地维持好静脉容量。对于超过 16 孕周的妊娠患者应维持在 20 至 30 度左侧卧位，使妊娠子宫远离腔静脉，以保证静脉血回流至心。如果妊娠患者在术中出血不易控制，则推荐早期输血。外科医生应该让麻醉师意识到可能出现的大出血。应避免使用外源性的血管升压剂，因为这些药物可以引起血液分流进而导致胎盘和胎儿血氧供应不足。

插管过程中的低氧血症

- **结果**

在胎儿的生长发育过程中由于子宫膨胀导致母体的功能残气量明显减少。而且，母体和胎儿的新陈代谢产物引起母体的每分通气量（清除过多的 CO_2）和氧气消耗量增加。综合起来，这些效应将会使母体易于受到呼吸停止期间氧饱和度迅速降低的影响。胎儿不能耐受阵发性的缺氧，因为它处于一个相对缺氧的环境。

孕激素是妊娠期间的主要激素，它能够松弛所有的平滑肌。这将导致胃失去蠕动功能，因此所有的妊娠患者都被认为拥有一个涨满的胃。运用快速序贯法和 Sellick 手法（将气管压迫于食管之上）无法迅速插管将会导致麻醉诱导过程中的误吸，这是引起麻醉过程中母体死亡的主要原因[54]。

4/5 级并发症

- **补救**

在患者于麻醉诱导时发生氧饱和度下降或误吸的状态下，应该即刻给予气管插管和高流量氧气以减少缺氧的时间。对于足月妊娠的患者，插管失败后，要立即实施挽救措施，可能的情况下行紧急气管切开术。在病情稳定后决定接下来是否可以拔管必须要根据患者的临床情况而定。

- **预防**

患者在清醒状态时应该先给予吸氧，同时在麻醉诱导前保持自主呼吸，而且只有那些动作轻柔和插管技术熟练的医生才能给妊娠患者尝试插管。应该采用快速序贯的方法（尽量少用或不用通气储袋以及 Sellick 手法）以减少麻醉诱导过程中误吸发生的可能性。应该准备好急救的气道开放设备（包括喉面罩、经口或鼻腔气管导管以及纤维支气管镜），在经口腔气管插管失败后可以立即使用。这些高级的操作最好是由经过培训的麻醉医师来完成。

自发性流产和胎儿畸形

所有的需要超出局麻药范围的外科操作可导致自发性流产的危险性增加 5 倍。在前三个月风险最高，以后逐渐降低。胎儿器官形成通常发生于妊娠的第 3 ～ 8 周。

- **结果**

在妊娠的前三个月所有的具有挥发性的麻醉药都被认为具有致畸作用，所有的阿片类药物和镇静剂能自由地通过胎盘屏障。由于胎儿的肝还没有充分地发育，对这些药物的代谢能力明显降低。因此相对母体而言，所有的药物对胎儿有更持久的效应。正因为如此，在前三个月应该避免除局部麻醉或神经阻滞（蛛网膜下腔麻醉或硬膜外麻醉）以外的其他的麻醉方式。

4/5 级并发症

- **预防**

尽管没有明确的研究来评价神经阻滞在胎儿前三个月对胎儿的作用，但是已有证据表明神经阻滞能够增加子宫和胎盘的血流量。然而，这种阻滞很难做到一边观察一边逐步增加剂量，因而可导致母体的低血压。外科医生、产科医生以及麻醉师应该协商交流以判断哪些患者可用神经阻滞以及哪些患者能够承受全身麻醉的作用[55,56]。

儿科患者

不能识别困难的插管

- **后果**

儿科患者有较大的头和舌头、靠前的气道以及较长的、松软的会厌。这些因素使得对所有儿科患者进行插管比成年患者更具有挑战性。另外，在 2 ～ 4 周前发生上呼吸道感染已经被证实可使喉痉挛发生的概率增加 5 倍以及术后支气管痉挛和需要重新插管的概率增加 10 倍。

与妊娠患者一样，儿科患者比普通成年患者有更高的氧消耗量和更低的功能残气量。这意味着他们不能耐受长时间的呼吸停止以及在麻醉诱导过程中可迅速地出现氧饱和度下降。

1 级并发症

- **预防**

与治疗妊娠患者一样，只有熟悉小儿气道解剖和熟练掌握儿科插管技术的医生才能尝试这项操作。应该准备好急救的气道开放设备（包括喉面罩、经口和鼻气管导管以及纤维支气管镜）以便在插管失败后能够立即使用。

在麻醉诱导过程中发生误吸

- **后果**

麻醉诱导过程中发生的误吸可导致呼吸衰竭和机械通气时间延长、肺炎，甚至死亡。

2 级并发症

- **预防**

儿童和成人禁食指南指出吃固体食物或婴儿配方奶的患者应该在麻醉诱导和插管前禁食 4 ~ 8 小时，清流食的患者应该在麻醉诱导和插管前禁食 2 ~ 4 小时，更长时间的禁食和禁饮不能减少误吸发生的风险。这些指南在不同的医疗机构各不相同。对于一些有发生误吸风险的患者（比如脑血管意外后的患者、饱餐后的患者、小肠梗阻的患者、食管裂孔疝的患者、伴有胃轻瘫的糖尿病患者、创伤的患者、妊娠的患者、疼痛或应激的患者、食管疾病的患者、意识状态及运动控制能力差的患者），应该运用 Sellick 手法来快速序贯性地诱导，同时患者应该在之前至少 8 小时就开始禁止所有的经口摄入食物[53,57]。目前的证据表明大部分健康的能下地活动的患者在全麻过程中发生具有临床意义的误吸的概率较低。最好的预防策略是禁止固定食物尤其是含脂肪食物的摄入。

术后发生恶心和呕吐的术前评估

术后恶心和呕吐仍然是全身麻醉和局部麻醉后的一个常见并发症，在美国大约 25% 的经历过全身麻醉的患者会在术后 24 小时内出现恶心和呕吐[58,59]。它是导致住院时间不可预知的主要原因以及门诊手术后不能早期出院的限制因素。一些研究表明相对于术后如何避免疼痛而言，病人更加关心术后如何避免恶心和呕吐[58,60]。

- **后果**

恶心和呕吐可导致发生误吸，增加心脏耗氧量，引起氧供不足性心肌缺血，减弱或阻断瓣膜关闭。

1/3 级并发症

- **补救**

应该尽快地、积极地治疗术后恶心和呕吐，表 5–6 列出了一些可用来治疗的常见药物，在使用之前应该注意它们的不良反应和禁忌证。尽管一些非药理学的方法比如针灸、经皮电神经刺激以及催眠术已被证实在手术之前使用可有效地预防术后恶心和呕吐，但是目前的指南并不支持在术后恶心和呕吐的急性期使用它们[58]。

- **预防**

对于合适的预防和治疗术后恶心呕吐的方法仍然有争议，但是很显然用当前的治疗模式来普遍地预防术后恶心呕吐是不划算的[58]。低危患者可不需要预防性的治疗，但是高危患者应该积极地用“三重治疗”模式来进行预防，因为这部分人群术后发生恶心呕

表 5–6　止吐剂、作用机制、发生时间

药物名称	机制	正确的用药时机	易犯错误和不良反应
昂丹司琼	5-HT_3 的拮抗剂	手术结束后	反复用药或大剂量时无不良事件发生
地塞米松	抗炎症反应	在手术开始时	术前或术中单独用药无不良反应，麻醉诱导后给药延迟则对 PONV 没有作用
氟哌利多	多巴胺拮抗剂 / GABAnergic	手术开始和结束时	过度镇静和肌张力障碍，大剂量时有 EPS，QT 延长综合征，扭转性室速
麻黄碱	间接的拟交感神经作用	不清楚	大剂量时有严重的高血压和心动过速
异丙嗪	H_1 拮抗剂，多巴胺拮抗剂	手术结束时	大剂量时有镇静过度、意识混乱、EPS、呼吸抑制
东莨菪碱	抗胆碱能作用	手术前晚	镇静、意识混乱

EPS，锥体外系症状；5-HT_3，5- 羟色胺；PONV，手术后恶心和呕吐。

From Gan T, Meyer T, Apfel C. Consensus guidelines for managing postoperative nausea and vomiting. Anesth Analg 2003;97:62–71.

吐的几率高达 70% ～ 80%。三重治疗包括（但并不局限于此）：以适当的剂量和时间搭配应用表 5-6 列举的任意三种药物。

预防术后恶心呕吐的第一步就是识别那些具有极高风险的患者，同时减少一些基本的危险因素。框 5-2 列举了术后恶心呕吐的危险因素。随着危险因素数目的增加，术后恶心呕吐发生的概率也增加。最高的危险因素包括：①女性，②术后恶心呕吐或晕动症的病史，③是否吸烟，④术中或术后使用阿片类药物[61,62]。如果这四个因素同时具备的话，术后恶心呕吐发生的风险可达到 80%。如何减少这些危险因素的策略被列在框 5-3 中。全身麻醉术后发生恶心呕吐的风险比局部麻醉增加了 11 倍。在预防术后恶心方面丙泊酚优于其他任何麻醉诱导药物。补氧、充分的水化、避免使用一氧化亚氮和挥发性的麻醉药（比如已氟烷、地氟烷）以及减少阿片类药物的使用都是被推荐使用的策略，可以减少相关危险因素，而且应该以多样化的模式联合运用[62]。

框 5-2 术后恶心和呕吐发生的危险因素

高危因素
- 女性
- 有术后恶心呕吐或晕动症的病史
- 无吸烟史
- 术中或术后使用阿片类药物

中危因素
- 使用过挥发性麻醉药的 0 ～ 2 小时内
- 一氧化亚氮的使用
- 手术的持续时间
- 手术的类型：腹腔镜手术、骨科手术、耳鼻喉科、纠正斜视的手术、神经外科手术、整形外科手术、乳腺外科手术

框 5-3 减少术后恶心和呕吐发生的基线风险的策略

- 区域麻醉
- 丙泊酚用于诱导麻醉和麻醉维持
- 补氧
- 避免脱水
- 避免应用氧化亚氮
- 避免应用吸入的挥发性麻醉剂
- 减少围术期阿片类药物的应用
- 避免应用新斯的明

（刘大川 译）

参考文献

1. Lapetina E, Armstrong E. Preventing errors in the outpatient setting: a tale of three states. Heath Affairs 2002;21:26–39.
2. Beliveau M, Multach M. Perioperative care for the elderly patient. Med Clin North Am 2003;87:273–289.
3. Najjar S, Devinsky O, Rosenberg A. Procedures in epilepsy patients. In Ettinger A, Devinsky O (eds): Managing Epilepsy and Co-existing Disorders. Boston: Butterworth-Heinemann, 2002; pp 499–513.
4. Tesniere A, Servin F. Intravenous techniques in ambulatory anesthesia. Anesthesiol Clin North Am 2003;21:273–288.
5. Guarracino F, Lapolla F, Cariello C, et al. Target controlled infusion: TCI. Minerva Anestesiol 2005;71:335–337.
6. Coates D. "Diprifusor" for general and day-case surgery. Anaesthesia 1998;53(suppl 1):46–48.
7. Rodrigo MR, Irwin MG, Tong CK, Yan SY. A randomised crossover comparison of patient-controlled sedation and patient-maintained sedation using propofol. Anaesthesia 2003;58:333–338.
8. Jastak JT, Peskin RM. Major morbidity or mortality from office anesthetic procedures: a closed-claim analysis of 13 cases. Anesth Prog 1991;38:39–44.
9. Merah NA, Wong DT, Ffoulkes-Crabbe DJ, et al. Modified Mallampati test, thyromental distance and inter-incisor gap are the best predictors of difficult laryngoscopy in West Africans. Can J Anaesth 2005;52:291–296.
10. Byrne MF, Mitchell RM, Gerke H, et al. The need for caution with topical anesthesia during endoscopic procedures, as liberal use may result in methemoglobinemia. J Clin Gastroenterol 2004;38:225–229.
11. O'Donohue WJ Jr, Moss LM, Angelillo VA. Acute methemoglobinemia induced by topical benzocaine and lidocaine. Arch Intern Med 1980;140:1508–1509.
12. Wright RO, Lewander WJ, Woolf AD. Methemoglobinemia: etiology, pharmacology, and clinical management. Ann Emerg Med 1999;34:646–656.
13. Salam GA. Regional anesthesia for office procedures: part II. Extremity and inguinal area surgeries. Am Fam Physician 2004;69:896–900.
14. Song D, Greilich NB, White PF, et al. Recovery profiles and costs of anesthesia for outpatient unilateral inguinal herniorrhaphy. Anesth Analg 2000;91:876–881.
15. Bugedo GJ, Carcamo CR, Mertens RA, et al. Preoperative percutaneous ilioinguinal and iliohypogastric nerve block with 0.5% bupivacaine for post-herniorrhaphy pain management in adults. Reg Anesth 1990;15:130–133.
16. Ghani KR, McMillan R, Paterson-Brown S. Transient femoral nerve palsy following ilio-inguinal nerve blockade for day case inguinal hernia repair. J R Coll Surg Edinb 2002;47:626–629.
17. Lipp AK, Woodcock J, Hensman B, Wilkinson K. Leg weakness is a complication of ilio-inguinal nerve block in children. Br J Anaesth 2004;92:273–274.
18. Rosario DJ, Jacob S, Luntley J, et al. Mechanism of femoral nerve palsy complicating percutaneous ilioinguinal field block. Br J Anaesth 1997;78:314–316.
19. Eagle KA, Froehlich JB. Reducing cardiovascular risk in patients undergoing noncardiac surgery. N Engl J Med

1996;335:1761–1763.

20. Lindenauer PK, Pekow P, Wang K, et al. Perioperative beta-blocker therapy and mortality after major noncardiac surgery. N Engl J Med 2005;353:349–361.
21. Mangano DT, Layug EL, Wallace A, Tateo I. Effect of atenolol on mortality and cardiovascular morbidity after noncardiac surgery. Multicenter Study of Perioperative Ischemia Research Group. N Engl J Med 1996;335:1713–1720.
22. Poldermans D, Boersma E, Bax JJ, et al. The effect of bisoprolol on perioperative mortality and myocardial infarction in high-risk patients undergoing vascular surgery. Dutch Echocardiographic Cardiac Risk Evaluation Applying Stress Echocardiography Study Group. N Engl J Med 1999;341:1789–1794.
23. Eagle KA, Berger PB, Calkins H, et al. ACC/AHA guideline update for perioperative cardiovascular evaluation for noncardiac surgery—executive summary: a report of the American College of Cardiology/American Heart Association Task Force on Practice Guidelines (Committee to Update the 1996 Guidelines on Perioperative Cardiovascular Evaluation for Noncardiac Surgery). J Am Coll Cardiol 2002;39:542–553.
24. Fleisher LA, Eagle KA. Clinical practice. Lowering cardiac risk in noncardiac surgery. N Engl J Med 2001;345:1677–1682.
25. Salem M, Tainsh RE Jr, Bromberg J, et al. Perioperative glucocorticoid coverage. A reassessment 42 years after emergence of a problem. Ann Surg 1994;219:416–425.
26. Centers for Medicare and Medicaid, Division of Quality, Evaluation, and Health Outcomes. Guide to quality measures: a compendium, Vol 1. 2006. Available at http://www.cms.hhs.gov/MedicaidSCHIPQualPrac/downloads/pmfinalaugust06.pdf (accessed November 1, 2006).
27. Roth W, Kling J, Gockel I, et al. Dissatisfaction with postoperative pain management—a prospective analysis of 1071 patients. Acute Pain 2005;7:75–83.
28. Pasternak L, Arens J, Caplan C, et al. Practice advisory for preanesthetic evaluation. 2003. Avail-able at http://www.asahq.org/publicationsAndServices/preeval.pdf (accessed March 1, 2006).
29. Mcleod A, Calder I. Spinal cord injury and direct laryngoscopy—the legend lives on. Br J Anaesth 2000;84:705–709.
30. Hastings R, Marks JD. Airway management for trauma patients with potential cervical spine injuries. Anesth Analg 1991;73:471–482.
31. Hastings R, Wood PR. Head extension and laryngeal view during laryngoscopy with cervical spine stabilization maneuvers. Anesthesiology 1994;81:1081–1082.
32. Lambert D, Deane R, Mazuzan J. Anesthesia and the control of systemic blood pressure in patients with spinal cord injury. Anesth Analg 1982;61:344–348.
33. Martyn J, White D, Gronert G, et al. Up-and-down regulation of skeletal muscle acetylcholine receptors. Anesthesiology 1992;76:822–831.
34. Carson JM, Van Sickels JE. Preoperative determination of susceptibility to malignant hyperthermia. J Oral Maxillofac Surg 1982;40:432–435.
35. Litman RS, Rosenberg H. Malignant hyperthermia: update on susceptibility testing. JAMA 2005;293:2918–2924.
36. Nicholson G, Pieriera A, Hall G. Parkinson's disease and anesthesia. Br J Anaesth 2003;90:524–525.
37. Lee TH, Marcantonio ER, Mangione CM, et al. Derivation and prospective validation of a simple index for prediction of cardiac risk of major noncardiac surgery. Circulation 1999;100:1043–1049.
38. Eagle KA, Guyton RA, Davidoff R, et al. ACC/AHA 2004 guideline update for coronary artery bypass graft surgery: a report of the American College of Cardiology/American Heart Association Task Force on Practice Guidelines (Committee to Update the 1999 Guidelines for Coronary Artery Bypass Graft Surgery). Circulation 2004;110:e340–e437.
39. Wagner R, White P. Etomidate inhibits adrenocortical function in surgical patients. Anesthesiology 1984;61:647–651.
40. Zed PJ, Abu-Laban RB, Harrison DW. Intubating conditions and hemodynamic effects of etomidate for rapid sequence intubation in the emergency department: an observational cohort study. Acad Emerg Med 2006;13:378–383. Epub 2006; Mar 10.
41. Preziosi P, Vacca M. Adrenocortical suppression and other endocrine effects of etomidate. Life Sci 1988;42:477–489.
42. Wanscher M, Tonnesen E, Huttel M, Larsen K. Etomidate infusion and adrenocortical function. A study in elective surgery. Acta Anaesthesiol Scand 1985;29:483–485.
43. Duthie DJ, Fraser R, Nimmo WS. Effect of induction of anaesthesia with etomidate on corticosteroid synthesis in man. Br J Anaesth 1985;57:156–159.
44. Fragen RJ, Shanks CA, Molteni A, Avram MJ. Effects of etomidate on hormonal responses to surgical stress. Anesthesiology 1984;61:652–656.
45. Himmelseher S, Durieux M. Ketamine for perioperative pain management. Anesthesiology 2005;102:211–220.
46. Atlee J, Bernstein A. Cardiac rhythm management devices (part II): perioperative management. Anesthesiology 2001;95:1492–1506.
47. Wong D, Middleton W. Electrocautery-induced tachycardia in a rate-responsive pacemaker. Anesthesiology 2001;94:710–711.
48. Biavati MJ, Manning SC, Phillips DL. Predictive factors for respiratory complications after tonsillectomy and adenoidectomy in children. Arch Otolaryngol Head Neck Surg 1997;123:517–521.
49. Cohen MM, Cameron CB. Should you cancel the operation when a child has an upper respiratory tract infection? Anesth Analg 1991;72:282–288.
50. Duncan PG, Cohen MM. Postoperative complications: factors of significance to anaesthetic practice. Can J Anaesth 1987;34:2–8.
51. Lawrence VA, Dhanda R, Hilsenbeck SG, Page CP. Risk of pulmonary complications after elective abdominal surgery. Chest 1996;110:744–750.
52. Brooks-Brunn JA. Predictors of postoperative pulmonary complications following abdominal surgery. Chest 1997;111:564–571.
53. Gupta R, Parvizi J, Hanssen A, Gay P. Postoperative complications in patients with obstructive sleep apnea

syndrome undergoing hip or knee replacement: a case-control study. Mayo Clin Proc 2001;76:897–905.
54. Cooper GM, McClure JH. Maternal deaths from anaesthesia. An extract from Why Mothers Die 2000–2002, the Confidential Enquiries into Maternal Deaths in the United Kingdom, Chapter 9: Anaesthesia. Br J Anaesth 2005;94: 417–423.
55. Leicht C. Anesthesia for the pregnant patient undergoing non-obstetric surgery. Anesthesiol Clin North Am 1990;8: 131.
56. Brodsky JB, Cohen EN, Brown BW Jr, et al. Surgery during pregnancy and fetal outcome. Am J Obstet Gynecol 1980;138:1165–1167.
57. Goresky G, Maltby J. Fasting guidelines for elective surgical patients. Can J Anaesth 1990;37:493.
58. Gan T, Meyer T, Apfel C. Consensus guidelines for managing postoperative nausea and vomiting. Anesth Analg 2003;97:62–71.
59. Sinclair D, Chung F, Mezei G. Can postoperative nausea and vomiting be predicted? Anesthesiology 1999;91:109–118.
60. Mascario A, Weinger M, Carney S, Kim A. Which clinical anesthesia outcomes are important to avoid? Anesth Analg 1999;89:652–658.
61. Apfel C, Laara E, Koivuranta M, et al. A simplified risk score for predicting postoperative nausea and vomiting. Anesthesiology 1999;91:693–700.
62. Scuderi P, James R, Harris L, Mims G. Multimodal antiemetic management prevents early postoperative vomiting after outpatient laparoscopy. Anesth Analg 2000;91:1408–1414.
63. Rutter T, Tremper K. Anesthesiology and pain management. In Greenfield L, Mulholland M, Oldham K, et al (eds): Surgery: Scientific Principles and Practice, 2nd ed. Philadelphia: Lippincott-Raven, 1997; pp 438–454.
64. Salam GA. Regional anesthesia for office procedures: part I. Head and neck surgeries. Am Fam Physician 2004;69: 585–590.

第6章

剖腹术

Russell J. Nauta，MD

引言

随着非外科专家尝试侵入性操作数量的增加，侵入性操作只能由能够处理其并发症的专家施行的这一信条正迅速消亡。尽管如此，腹部手术的权利仍只荣幸地授予那些能在最小的协助下完成手术计划、处理前次手术的并发症、进入腹腔并完成特定的手术任务、修复或处理创伤、创造功能良好的机体、处理炎症的后遗症、治疗感染并能进行术后监护的人。

再多的专家经验亦不如谨慎的术前准备。术前制定进入腹腔避免损伤的策略、是否需要机械性或抗生素肠道准备、切口的选择、制定合理的暴露计划同术中技术性的判断及手术器械的帮助同样重要。在一些病例，外科医生可能花费数周时间去完成这些工作，而在紧急情况下，如明显的腹膜炎、内脏破裂、动脉瘤破裂或创伤时，制定计划的时间则大大缩短。那些具有腹部手术或射线暴露史的患者，需要手术医生制定多方面的应急计划。既往腹部射线照射史的患者可能更加不能耐受手术失误，因为射线照射可能导致修复机制的损伤，包括伤口愈合过程中的细胞及血管两个阶段[1]。

与腹腔镜手术切口选择通常考虑良好的视角、器械的操作轨迹及有利的位置不同，剖腹手术医生可从一些标准的手术切口中进行选择。但是，并不是所有的切口均能适应手术中的意外情况。传统的，如果确切的病因不明或腹腔内急性病变确切的范围不明确可选择正中切口，因其能根据术中所见向任意方向延长切口。既往经正中切口行手术的患者再次手术时，可经原手术切口瘢痕的上方或下方进入腹腔以避免损伤。从实用角度出发，正中切口对巨大腹腔肿瘤及脾切除亦是有用的，后者因其体积可能无法从横切口中取出。正中切口向尾侧延长能够增加盆腔肿瘤的暴露，而向头侧延长则有利于显露结肠弯曲。

详细的胚胎学及解剖学知识有助于选择良好暴露的切口，进行无张力、无死腔的缝合。例如，熟悉肠系膜上血管在妊娠第二期[2]逆时针旋转的外科医生能够在术中逆转这一过程，以利于结肠在低位盆腔吻合（图 6–1）或在由 Cattell、Braasch、Maddox 及其同事描述的无血管平面暴露外侧腹膜后腔（图 6–2 和 6–3）[3,4]。

一些专家提出应避免正中切口，因其组织结构薄弱、血供差。证据表明，无论在动物实验还是人体，这些担忧都不能令人信服，但横切口可能具有另一些优势。有时，放弃正中切口而选择稍偏向头侧的低位横切口能够更好地保存肺功能而不至于影响腹腔内的显露。例如，右下腹横切口能很好地暴露并有利于盲肠癌的切除。当坏死性胰腺炎需要多次剖腹清创时，上腹部横切口有利于打开包裹反复多次进入腹腔。一个流行一时的观点是，切开肌肉的横切口及牵开肌肉的旁正中切口因其多个独立闭合的筋膜层及良好的血供能单独传导额外的张力，但此点并未获得实验或临床的证明。另一方面，与之相悖的一个观点是，证据表明，即使在远离中线多层筋膜存在的区域，全层缝合优于分层缝合（图 6–4）[5]。

如术前病史、体格检查和（或）术前影像学检查能确诊病变，利用众多解剖学上的特异性切口的一种进行手术更为有益。如右侧肋缘下切口（Kocher 切口）行胆囊切除术或暴露十二指肠，肌肉切开的右下腹切口行阑尾切除及 Pfannenstiel 切口行妇科的非肿瘤手术。

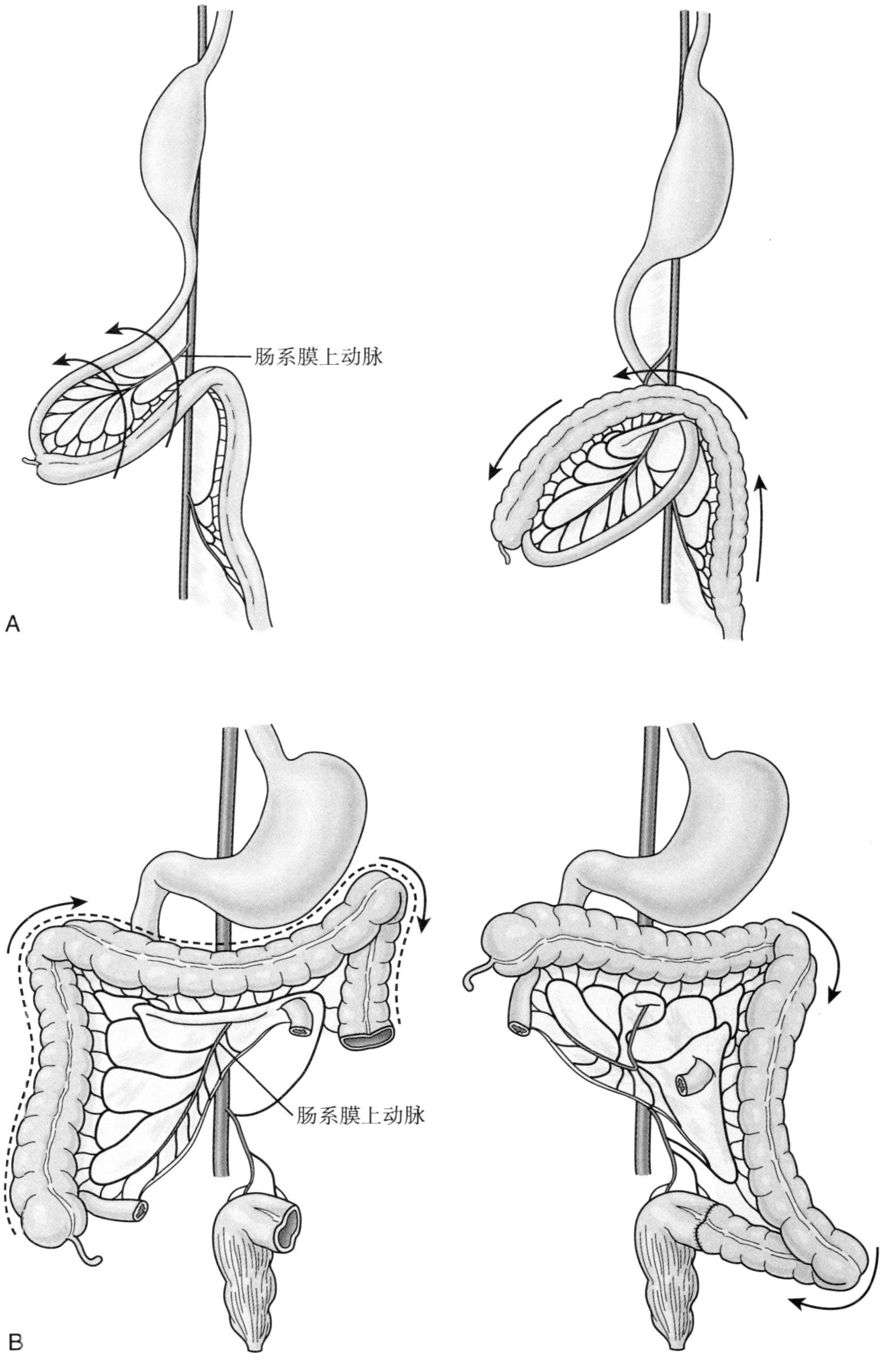

图 6-1　**A**，胚龄第二孕期，位于左下腹的盲肠胚芽逆时针旋转 270°，最后定位于右下腹的特征性解剖位置。肠系膜上动脉是旋转轴。由于从主动脉而来的结肠动脉血供主要位于中线附近，因此旋转导致了盲肠沟内无血管分布。**Toldt** 白线代表无血管平面，同时也是结肠脏腹膜和侧腹壁壁腹膜的前交汇点，一般在此处做切口。**B**，如果去掉一部分左半结肠，胚胎期的旋转就会反方向进行以保证结肠近端处于无张力状态以利于吻合。

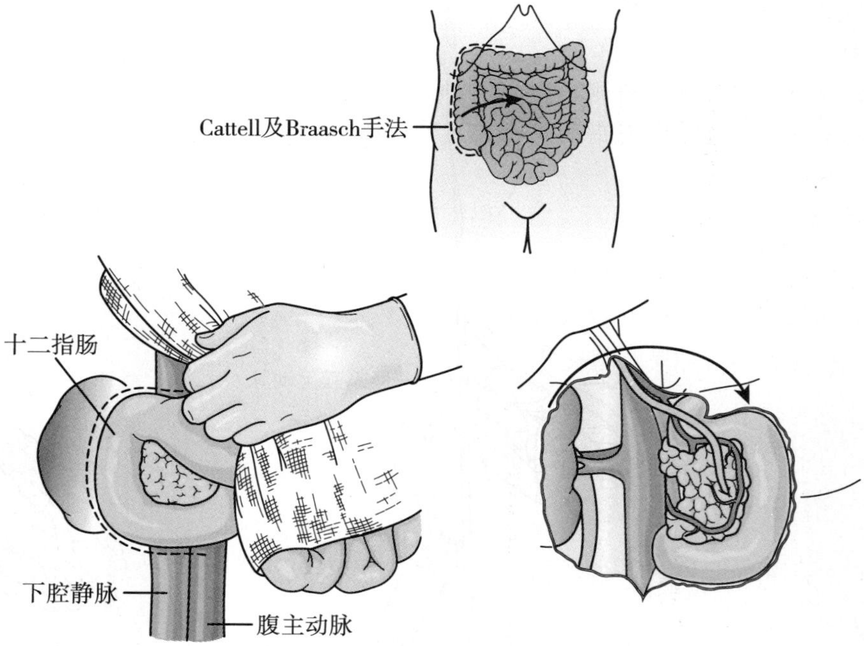

图 6-2 Cattell 和 Braasch 提出将右侧内脏向内侧中线旋转，充分利用右半结肠的无血管区以充分授动结肠，从而可以看到结肠后面的后腹膜结构。

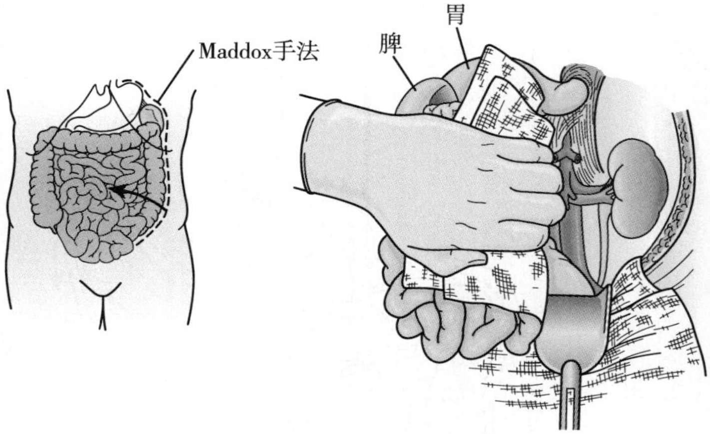

图 6-3 Maddox 手法利用了左结肠沟的无血管区，把左半结肠朝内侧旋转，同时能看到左腹部的后腹膜结构。

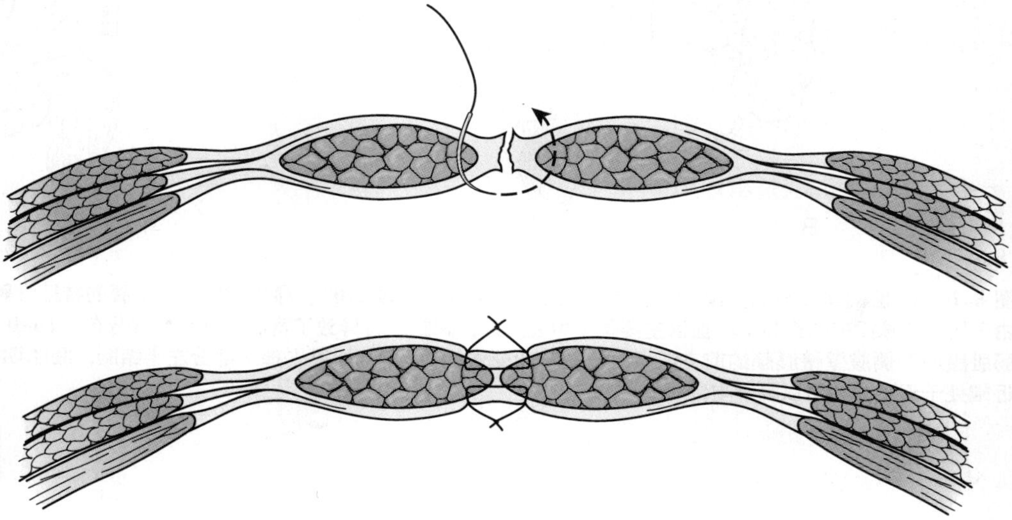

图 6-4 正中切口两种关腹法：筋膜层分层关闭缝合和全层整块缝合的区别。

错误选择 Kocher 切口

- **后果**

在一些情况下，右侧肋缘下切口不足以完成胃切除术，充分显露十二指肠或评估术前未受怀疑的盆腔病变。

- **补救**

Kocher 切口是三个特异性切口中最容易补救的，因为肌肉和筋膜在与皮肤的同一方向上被分开使其能在任意方向被横向延长。

- **预防**

如果怀疑盆腔病变应选择正中切口。上腹部病变通常能够通过延长 Kocher 切口获得暴露。

错误地选择分开肌肉的阑尾切除术切口

- **后果**

如果阑尾炎的诊断不正确或通过右下腹肌肉分开的切口阑尾不能显露，该切口不能在原方向上延长，因为它是通过分开三个不同方向上的腹外斜肌、腹内斜肌及腹横肌获得的。由于上述肌肉不同走向，分开它们仅可在麦氏点旁形成一个“锁眼”似的切口从而获得有限暴露。

- **补救**

延长分开肌肉的阑尾切口增加暴露需要将通过腹外、腹内斜肌的切口延长至近中线附近，因为横过腹直肌鞘会产生一个张力，切口的方向可发生轻微改变。有时，通过这种方式延长切口保留腹直肌是可能的（图 6–5）。但是，如果需要更大的切口，可将其延长至左侧由此可到达整个腹腔。

- **预防**

暴露完全正常的阑尾仍然时有发生，这种切口在进一步暴露上的缺陷依赖于术前影像学进行弥补。在诊断不明的病例，应放弃肌肉分开右下腹切口而选择腹腔镜探查或正中切口。

错误地选择 Pfannenstiel 切口

- **后果**

Pfannenstiel 切口通过下腹部横切口及筋膜的垂直纵向切口达到美容上可接受的效果。使用它，需要术前正确地评价病变的病理学性质。如发现术前诊断不正确而需要增加暴露，外科医生使切口变大的能力是有限的。即使在皮肤及筋膜切口的原方向上施加了额外的张力亦不能获得更多的暴露，因为切口是 90° 互相垂直的（图 6–6）。

- **补救**

首先双向延长皮肤的横切口，但其不能增加头侧方向的暴露，倒置的皮肤 T 形切口可以接受，通过向头侧纵向切开筋膜及皮肤以增加头侧暴露。

- **预防**

腹部影像学或腹腔镜检查能帮助决定 Pfannenstiel 切口、正中切口还是腹腔镜 / 腹腔镜辅助的方式是最为合理的。

未考虑切口神经支配及血供的错误

- **后果**

在做平行于近期腹部切口的新切口时，外科医生应当考虑腹壁血管及神经损伤的可能性。如果两个手术切口相距多年，这一事件发生的机会较小。但即使无前次手术切口，肋缘下斜切口及人字形切口会损伤肋间神经，不但使术后瘢痕以下皮肤感觉缺失，还可导致腹壁肌肉失神经支配而松弛、萎缩。若行双侧切口这一问题将更加严重（图 6–7）。

- **补救**

去神经肌肉萎缩。在行第二切口时注意来源于肌肉的神经束及血管，要求在关闭切口时注意筋膜缝合的宽度，特别是在旁正中切口的基础上行正中切口时。在大多数情形下，选择正中切口行第二次手术的原因是安全的。肋缘下切口或人字形切口导致肌肉松弛的情况偶有发生，但不可修复。一个好的外科医生能做的是不要将肌肉松弛误诊为并不存在的腹壁疝。

- **预防**

应该注意前次切口的情况，在行新切口前考虑前次切口的方向、位置、血供及神经支配。

在行腹部切口时未能预料恶性肿瘤或非恶性肿瘤性粘连的错误

腹部瘢痕应提醒外科医生警惕由于医源性或原发病变导致的腹腔内粘连，外科医生应注意在预定的切口区域是否存在肌肉缺失以及缺失是否被置入网片修复。在此情况下以及在存在贴近前腹壁的肿瘤时，应假定腹内脏器与之粘连。

- **后果**

如果外科医生未能正确地预期脏器、粘连及肿瘤的

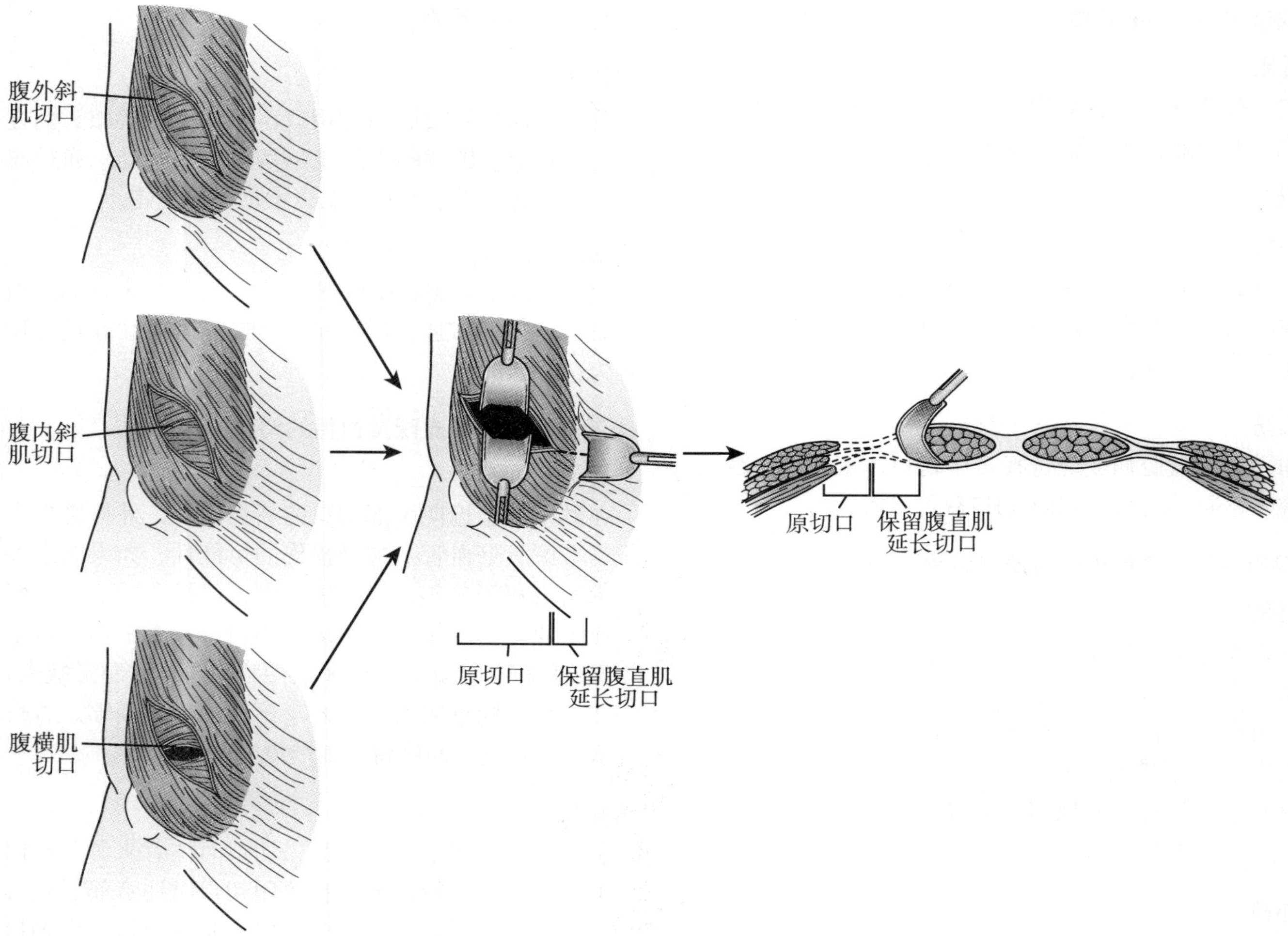

图 6–5　众所周知，分开肌层阑尾切除术的切口一般愈合良好，很少出现切口疝，因为这种切口将腹壁的三层肌肉——腹外斜肌 / 腹内斜肌和腹横肌——沿着不同方向打开。但是，如果术中需要延长切口，必须对腹外斜肌和腹内斜肌的切口方向做些微调整，因为切口会向内侧延伸穿过腹直肌鞘。如果切口不需要延得很长，那么可以保留腹直肌，只需切开前鞘和后鞘，并把腹直肌向内侧牵拉。与切口延长方向呈 90° 角全层牵拉这三层腹壁肌肉，有利于切口延长时切口两侧肌层的对齐。

位置可导致脏器损伤或被迫行包括肿瘤在内的整块切除。

- **补救**

见后文“肠道损伤”一节。

- **预防**

当切口至真皮下方时，未修补的疝增加了脏器损伤的可能性。然而，修补网片置入导致切口区域内腹内脏器粘连至前腹部的机会大大增加。当怀疑由于炎症、肿瘤或前次手术导致小肠粘连时，应努力在远离病变的部位进入腹腔。选择切口或延长前次手术切口进入未受前次手术影响的筋膜及腹膜区域以无损伤地进入腹腔。对于切口疝患者，通过前次手术切口进腹，应远离脏器膨出的区域；对于初次修补者，允许通过无瘢痕的区域进腹，以便辨认保护重要结构。因此，计划手术切口时除了将良好地暴露腹腔内病变作为目标外，还应努力保证进腹时只进入腹腔本身而不错误地进入空腔脏器的管腔或实质器官的囊腔。

小的切口会减少暴露。在恶性肿瘤患者，长切口保证了整块切除的可能性。在麻醉松弛腹壁肌肉后行腹部触诊有助于巨大肿瘤或异常增大器官切除手术的切口制定，并避免直接进入肿瘤及与之粘连的器官。外科医生不应放弃体格检查这一最后机会以确定手术切口。

未能辨认出腹腔

- **后果**

在进入腹腔打开腹膜时辨认内脏壁时发生错误可

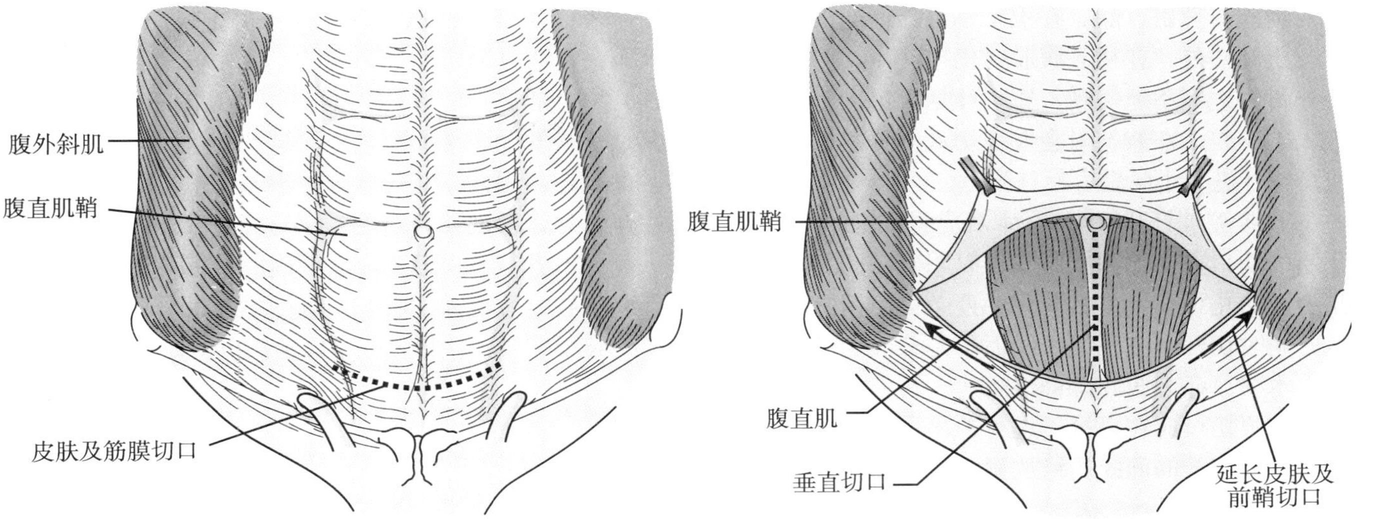

图 6–6 Pfannenstiel 切口是出于美容角度所做的低位皮肤横切口，正好跟正中切口成直角。但是有时这种皮肤切口也要适当延长以适应筋膜切口的向上延伸，有时甚至要放弃这种皮肤切口或转成倒“T”形切口以适应各种方向的切口延长。因此，只有当术前病理诊断已经明确之后才能选择“特殊切口”。

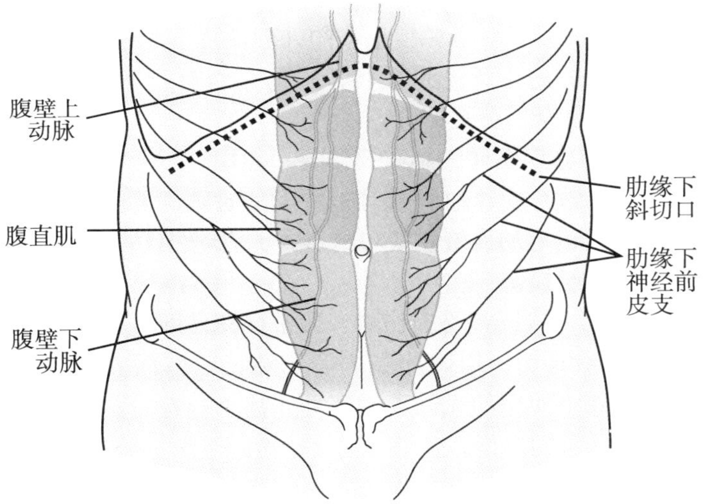

图 6–7 如图所示，肋间神经在腹壁内的走行是倾斜的。因此，跨过多个神经分布水平的上腹壁切口会导致切口下方皮肤肌肉的感觉和运动障碍。如果切口是双侧的，下腹壁肌肉组织的去神经萎缩会很严重，最终导致肌张力的丧失。这时就可能出现腹壁膨出，但可能不会形成明显的疝。

导致内脏的损伤。

- **补救**

见后文“肠道损伤”的内容。

- **预防**

除非存在腹壁疝，肌筋膜应出现在腹膜的前方，因此应对腹膜腔的位置有很好的预期，并保证以一种可控制的方式打开。尽管辨认腹正中线是一个直觉问题，但预计到达腹白线的切口常偏离腹中线，导致外科医生不能以较少的出血到达腹直肌鞘并进入腹腔。当腹直肌及其前后鞘在不同的位置上被发现时，外科医生才知道在腹直肌前鞘错误地辨认了腹白线，因为真正的正中切口不会暴露红色的腹直肌直到出现腹膜外脂肪。对于肥胖患者，中线可通过正中切口的一端、脐部或剑突获得显露，或在皮肤切口完成后，通过术者与第一助手同时向侧方牵拉皮下组织获得，通过暴露切口下方的皮下脂肪可显露腹部正中线（图 6–8）。在侧方切口，在显露腹膜腔前，需依次显露切开腹直肌、腹外斜肌、腹内斜肌及腹横肌及其筋膜。

与切口的选择及走向无关，腹膜的表面常与深部的筋膜粘连，因此，进入腹腔最安全的方式是用手术刀。术者及第一助手应用齿镊将腹膜提起，使用 10 号刀片进入腹腔，即使考虑到止血、节省时间及外科医生的经验等理由，除了在极个别特殊情况下使用电凝打开肌肉层外，在初入腹腔时仍应使用“冷兵器”。即使外科医生不幸地发现，原本计划只进入腹腔的切口进入了肠腔，在修补时会发现切入小肠会比电凝切开或牵拉开进入小肠更容易补救。

一旦腹腔被打开一小口，术者应将手指伸入腹腔，在预定的切口方向上探查腹膜，以明确在此方向上切口是否能防止损伤发生。若无粘连，可使用电凝扩大切口，同时切开腹壁各层组织而不是分次切开。在既往有手术史、疝、腹腔感染性疾病、肠外瘘或肿瘤的患者，剖腹切口应在直视下进行并尽可能远离腹腔内粘连，应在切开的筋膜边缘放置止血钳以暴露与之粘连的小肠肠管。开始分离时，在小心分开筋膜组织后，应寻找半透明的区域，因为此处常有气体及液体积聚包裹，并伴随有小肠肠袢，而无其他内脏器官。应锐性打开半透明的粘连，然后即可发现并进入游离腹腔（图 6–9）。同样的理由，使用剪刀扩大腹腔并不合理，在初始打开腹腔时，最小的切口往往是最好的。在止血钳提供的垂直的牵引力下，术者用“非利手”手持纱布垫帮助，水平牵引粘连的肠管，暴露与腹壁粘连的小肠或结肠肠管。通过此方式，粘连能被最大程度地暴露并被拉长，术者“非利手”的手指伸入由此产生的空隙以帮助进行锐性分离，粘连即可被松解（图 6–10）。

粘连的松解是一个共同进行的、动态的过程，应由术者（通常站在患者的右侧松解中线左侧的粘连）及第一助手（通常站在患者的左侧松解中线右侧的粘连）共同完成。如果术者为右利手且站在患者的右侧，其最好松解上腹部的粘连，而第一助手则最好松解盆腔的粘连，因此，对于盆腔的手术，术者应站于患者左侧。尽管发现并“追逐”深达腹腔深处的粘连是诱人的，术者与第一助手应有明确的目标及协同合作的策略以在定位更深的腹腔内病变之前最早发现并游离整个腹膜壁层，并将腹壁切口延长至预定长度。

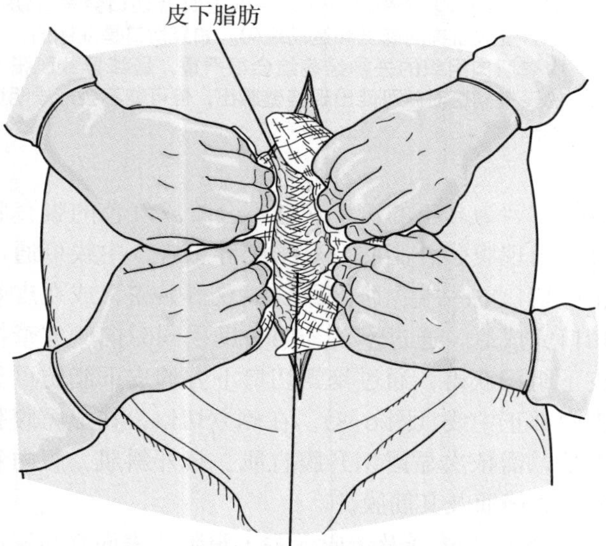

图 6–8 对于肥胖患者，侧方牵拉分离的皮肤和皮下组织可以让术者更好地通过中线皮下脂肪的观察来确定中线。

损伤肠道

- **后果**

肠道损伤的后果取决于发现损伤的时间、肠内容物外漏的量、机体的抵抗力及修复能力。肠道损伤可能导致肠漏、脓肿形成、肠瘘、脓毒症、休克，甚至死亡。

- **补救**

肠道损伤通常发生于将它从腹壁或临近器官游离下来的时候。对医源性损伤的处理取决于术中的情况，损伤的是小肠还是大肠，术前是否有行肠道准备，损伤是全层还是部分。

部分损伤通常不需要修复。然而，对于存在严重粘连、放疗史、血肿或其他并发症时则需要修复，相对缺乏正常的血液供应可能会导致部分损伤演变为术后的全层损伤。

当一段肠袢受损伤时，通常试图立即进行缝合或放置 Allis 钳，以阻止肠内容物流出。然而，即使是肠切除术使用的无创肠钳帮助亦甚小，有时甚至会导致更严重的损伤。应将肠管从粘连的组织上分离下来，充分的游动以备全面检查并评估修复的可能性，而不是在原位将粘连肠管关闭。授动可能导致严重的肠道损伤或血运障碍。暂时的“损伤控制”方法，如暂时的缝合或使用闭合器闭合肠道，或将肠道分离并进行重新评价，可能是很合理的，但只能在肠道授动后进行。在肠道授动之前或在手术目的达到之前，意图明确的修复、切除和（或）吻合受损肠管可能是在浪费时间，初始的关闭可能是不充分的；在同一段短的肠壁上发现多处损伤可通过单纯的切除术来处理。

全层小肠损伤的处理不同于全层大肠受伤。一般来说，不管是否进行了机械性或抗生素药物的肠道准备，大部分小肠损伤可通过简单的修复或切除及吻合修复处理；在无肠道准备的全层大肠肠道损伤，若损伤为单处或仅有少量粪便污染，可仅做简单修复。如

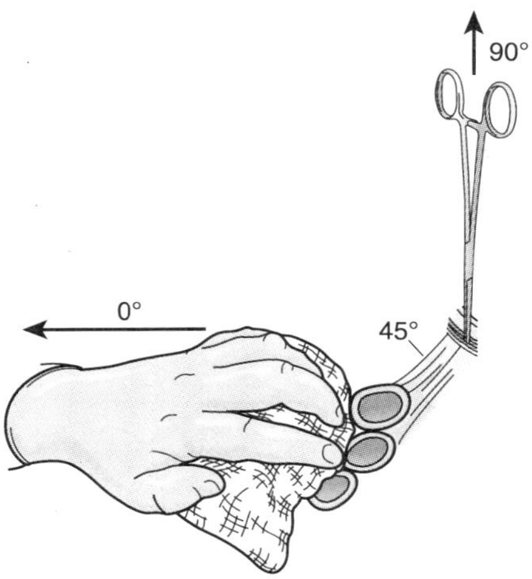

图 6-9 用 Kocher 钳钳夹伤口的筋膜后，应与体轴呈 90° 角进行牵拉。术者的非利手手持棉垫轻柔牵拉。这时粘连部位的切口就能最大程度地被延长，切口的张力也能得到控制，损伤肠管的可能性也降低了。

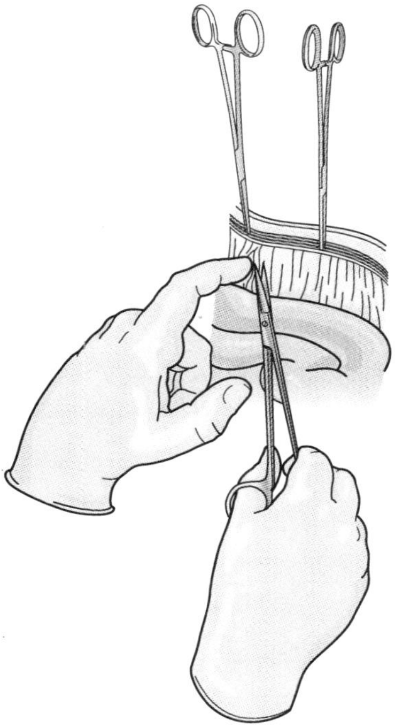

图 6-10 当术者对肠管施加张力时，一助应将粘连处暴露为“窗帘”样，而不是像“帐篷”样有厚薄不均的地方。这样，就可以避免牵拉造成的撕裂伤和意外切断肠管。

果可能，肠道损伤应横向封闭，以尽量减少渗漏及肠腔狭窄的可能性。Heineke-Mikulicz 幽门成形术[6]很好地证明了即使是绝对的纵向切口，大部分肠道切口也可以被横向关闭[6]。

在没有肠道准备的情况下，由于大肠广泛受损需要行肠切除时，应考虑行大肠末端造口，二期行吻合术。在严重疾病、手术范围广泛、肠道损伤不可预知或存在多处及由于有植入物植入可能导致关闭失败的患者，一期关闭肠道显得越来越站不住脚。不应在存在肠道损伤时使用永久性植入物，如不可吸收的补片。

不论是什么样的患者，沿小肠对系膜表面从容剥离往往可成功地松解甚至是粘连最致密处，在某些情况下，如直视下无法松解骨盆内小肠，这种方式可使其暴露得非常清楚。在肠梗阻手术中，这种方式可将骨盆内扩张的肠管及与之粘连的未扩张肠管一同提出腹腔。当行肠道松解导致损伤被视为不可避免时，合理的目标是迅速切除尽可能短的肠管，同时保护与之粘连的结构，将损伤减至最小。试图松解并挽救这样的肠管是愚蠢的行为，它常被证明是不可能的，这种无价值的尝试浪费了大量的手术时间。由于在小肠切除粘连被判定为不可避免时，剩余肠管应通过最小的有创操作转移至上腹部，并评估修补还是肠切除吻合术是最合适的。若肠管与肿瘤粘连，应考虑整块切除，与肿瘤粘连的肠管应隔离并保持在原位，将来可在标本上授动，肠道连续性可通过将两个有功能的肠断端吻合来恢复，并免于肿瘤污染。

- **预防**

只有在切口已延长至所需长度时，才能通过松解粘连来直接暴露病变。这样做时，应使用对肠管损伤最小的止血钳或其他创伤性器械，牵拉棉垫或肠道产生的切向力量，通常可提供足够的拉力来暴露器官间的粘连。在行粘连松解时，应努力辨认系膜缘表面并选择性地进行操作，尽量减少肠管血供的损伤。助手应将与周围内脏或腹壁粘连的肠管暴露为一个平面，而不是弄成常招致肠管切开隆起（图 6-10 和 6-11）。应当避免使用电刀，而应大量使用剪刀或其他手术器械抓住肠道。大多数粘连可以逐步暴露并得以松解，在此过程中可能有剪刀造成小的破口（不会扩大）。切开的位置随着暴露的进行不断变化，在一些使用剪刀的地方，一些专家喜欢使用 10 号刀片进行锐性分离。

年轻的外科医生不应尝试用 10 号刀片进行粘连松解，因为它要求术者具备关于腹腔内粘连质地的精细触觉及丰富经验。在用此技术进行粘连松解时，需频繁地更换刀片，因为此过程只使用刀尖，而不是刀腹。刀尖应置于预定粘连松解的起始位置，在预定切口区域逆时针方向旋转刀片，使之形成一个大的锐角。然后将刀片拉于右侧，在松解粘连过程中应维持这种锐角(图 6–12)。较小的角度会增加肠道损伤的可能性。

粘连松解是腹部外科医生从事的最复杂的手术之一，无法预知完成手术需要的时间。广泛的粘连松解需要极大的耐心和细致的解剖。当预期粘连较为致密时，外科医生不能将手术时间预计得过短。当粘连松解过程中遇到意外时，应重新安排时间表以尽量减少肠道受损的危险。情况许可下，第一助手应提供术者一个解剖全景。成功往往不是英雄主义驱使的，而是知晓如何处理肠道并评估所需的最佳显示切口的结果。

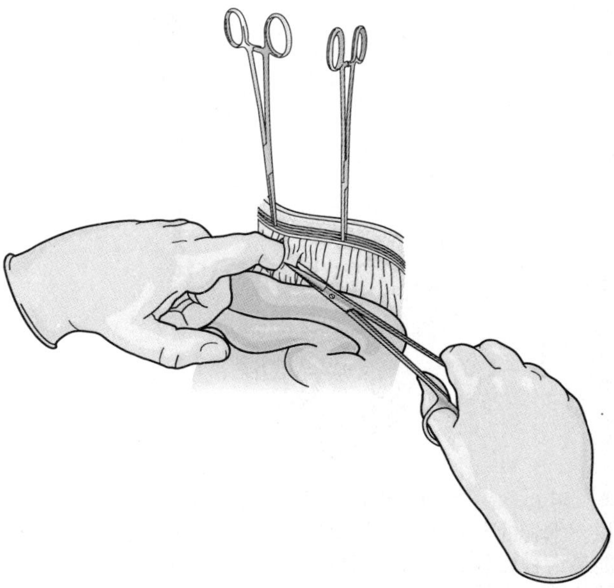

图 6–11　一旦粘连区出现半透明的区域，术者非利手的食指可以弯成“钩状”并在粘连区游走，这些粘连即可被分离。这时食指不但起到牵拉的作用，还能保证不会有更多的肠袢发生粘连。

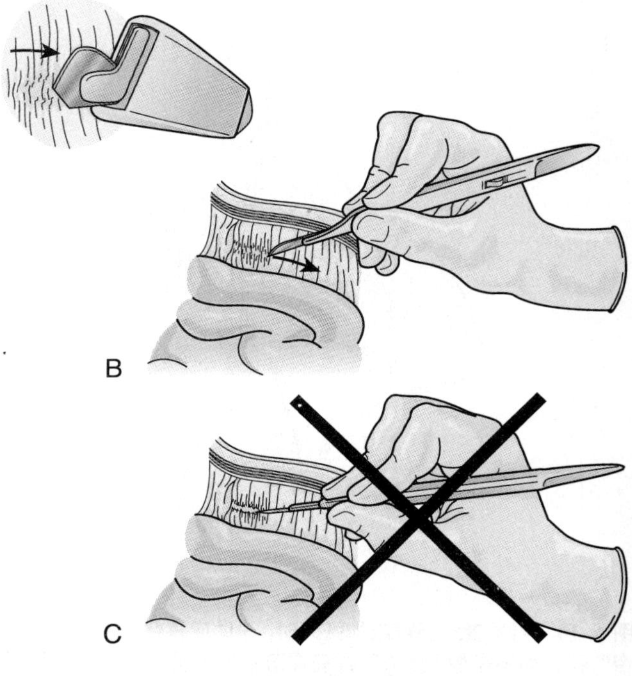

图 6–12　A 和 B，粘连松解时要使用一把手术刀，10 号刀片最适合。沿着松解方向拖拉手术刀，刀与接触的组织间的锐角必须最大才能达到最好的松解效果。C，如果锐角角度减小，损伤肠管的风险会增加。

腹疝缺损暴露过程中内脏损伤

- **后果**

  选择性疝修补术的手术计划的目的是在无菌状态下置入补片。脏器的损伤会导致伤口的有菌环境。

- **补救**

  肠道损伤迫使行肠道一期缝合，并完全放弃补片疝修补。

- **预防**

  对于既往有手术史的患者或一个具备完整腹壁的患者，外科医生损伤腹腔脏器的可能性至少在理论上受到了横过的筋膜的限制。当脏器在皮下组织下方时，这种情况可见于腹壁疝患者或既往行腹壁造口的患者，脏器损伤的可能性增加。

前面所述的剖腹手术的安全技术也适用于腹壁疝的定义及暴露。切口应距可触及的疝囊有一定距离以避免切开时直接进入与皮肤临近的疝囊。由于疝占用的皮下组织空间在修补后被腾出，在手术开始时，应切除过多的皮肤。这一手法能减少将疝囊从皮肤及筋膜上分离下来的时间，后者常在随后的手术中被切除。通过增加暴露有助于外科医生确定疝囊与筋膜分界，避免内脏损伤。最后，切除多余的皮肤和皮下组织以适合新的伤口形状及疝修补术后膨出空间的消失，减小皮瓣的重量并使血肿形成的可能性减少。

不论是在疝囊授动还是关瘘时辨认脏器浆膜的过程中，钝性分离是外科医生的首选。对于腹疝，在小心切开皮肤及皮下组织后可暴露疝囊。利用纱布垫推开腹壁下脂肪以暴露在腹壁筋膜缺损处的疝囊起源。可利用三种方法进行安全修补。对于未怀疑嵌顿的疝患者，有些外科医生喜欢在腹壁的肌肉组织和疝囊的壁腹膜钝性分离形成平面，而并不进入腹腔。然后，在腹膜外关闭肌肉。另一些医生偏向于在疝囊上确定一点，此处被认为不存在内脏与腹膜的粘连，他们在此处打开疝囊，从壁腹膜上分离出大网膜及空腔脏器，切除疝囊，关闭缺损。第三种方式是在将疝囊周边与筋膜边缘完全分离后，再打开疝囊（图 6–13）。对于再

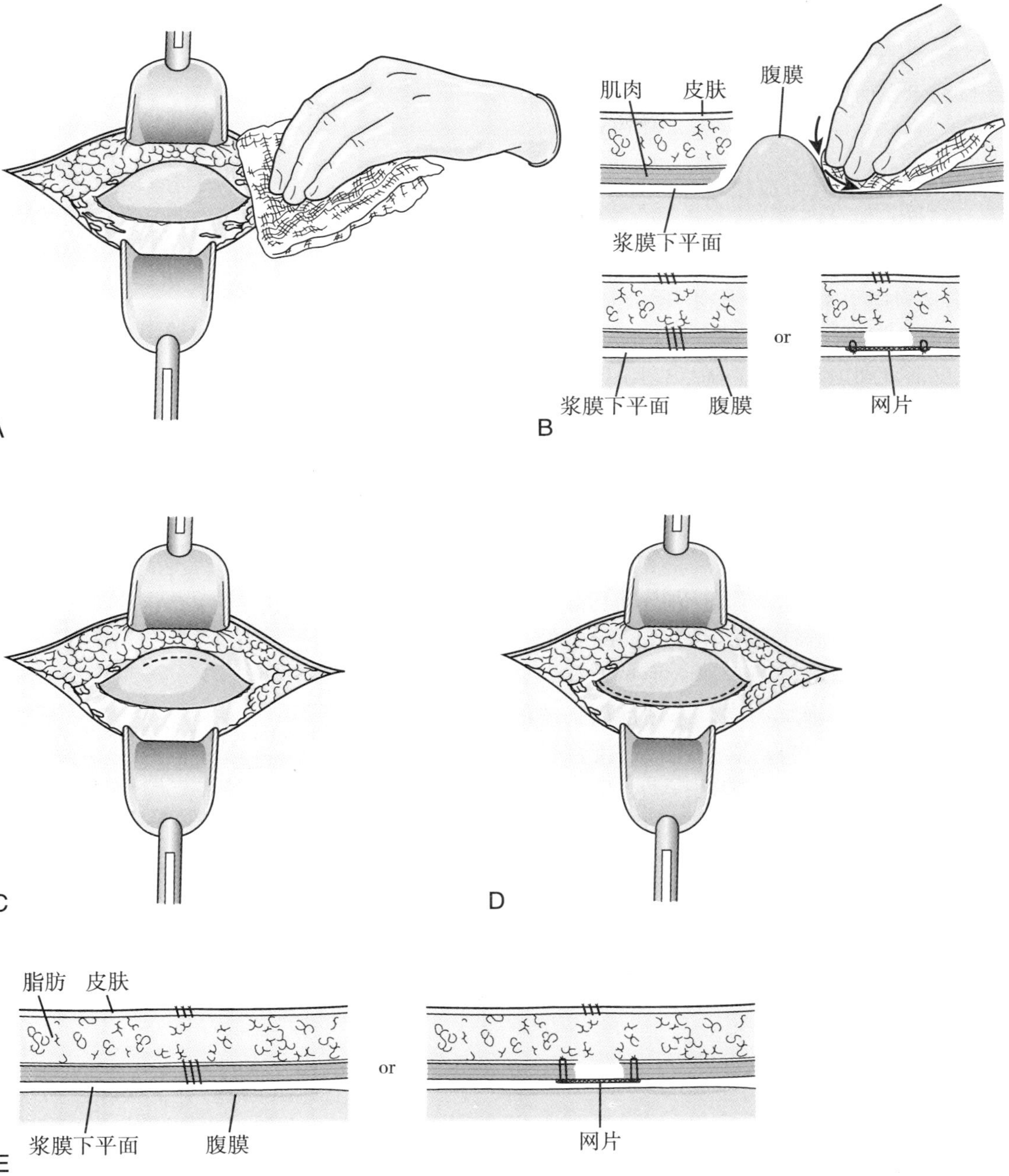

图 6–13　A，做皮肤切口，暴露腹壁筋膜，用棉垫钝性分离皮下组织，明确腹外疝囊的位置。**B**，保持这个宽基底疝囊的腹膜层的完整性，形成一个筋膜下间隙，以保证一期进行肌筋膜缺损的修补和修补片的缝合。但对于窄颈疝囊或怀疑有嵌顿的宽颈疝囊，这个操作并不合适。**C**，在疝囊被充分暴露到疝囊壁与腹壁筋膜间的界面之前，有些外科医生会直接进入到没有脏器粘连的疝囊内。**D**，不管用什么方法，充分暴露疝囊，术者可以在筋膜环位置进入疝囊。**E**，筋膜修补时，可以直接一期缝合，或是在筋膜下环形植入人造网片，并缝合在正常筋膜组织上。

次进行剖腹手术的患者，后两种方式利用了前面描述的粘连松解技术以安全地进入腹腔。

小肠关瘘过程中的内脏损伤

- **后果**

通常，关瘘手术可通过围绕瘘口做环形切口而避免其他切口以尽可能地保留有功能的肠管。肠道损伤、肠道血供损伤或将未发现的肠道损伤关闭于瘘口中可导致肠漏及关瘘手术失败。发现肠道损伤需要更大范围的剖腹以备切除或暴露足够的小肠，确保可见的肠道两端足以吻合。

- **补救**

在关瘘术中，一旦发现肠道损伤，修补不是明智的，暴露并授动未损伤的肠管是更好的选择。

- **预防**

专用于分离皮下组织与造瘘口浆膜的钝性分离技术首先由 Hechtman 向我展示（personal communication，Brigham & Women's Hospital，Boston，1983）。造瘘口用手术刀行全层切开，距离黏膜皮肤连接处不超过 1mm，然后将这一沿造瘘口的切口锐性分离至皮下直到出现脂肪。随后，用 10 号刀片的刀柄在内脏浆膜表面沿筋膜方向轻轻推抚。这种技术能发现并锐性松解仍然存在的与皮肤的粘连，清楚地发现皮下的脏器及其与筋膜的移行处。此项技术需要在造瘘口周围分离一圈，常能发现表面化的脏器在何处能与腹壁肌肉分开，并从此处开始将造瘘口与腹壁进行整圈分离，而不进行肠切除或尽可能少损失肠管。在疝修补或辨认 Hartmann 结肠造口术后远端肠管时，此方式需要扩大原造口切口，另做腹部切口，或两者兼而有之。采用前面描述的利用刀柄的方式（图 6-14），双腔袢式造瘘可被完全切除而不需另做切口。一旦造瘘授动，造瘘口周围毫米计的皮肤可容易地从肠道浆膜表面移除。

肝损伤

- **后果**

因为未预计到肝包膜表面与前腹壁粘连，手术时意外损伤肝的情况常常发生。在这种情况下，牵拉腹壁导致肝包膜撕裂、出血。

- **补救**

医源性裂伤的深度常小于 1cm，不至于导致致命性的大出血。尽管如此，这样的损伤能导致术中恼人的持续性渗血，以致不能充分暴露术野。肝的损伤常位于膈面，持续压迫、电凝或氩气刀的使用常可止血。但是，由于热传导的存在，对临近空腔脏器的损伤使用电凝止血是不安全的，处于危险之中的空腔脏器应在使用电凝前将其从肝上锐性分离下来。少见的情况有如果肝的边缘撕裂，可能需要褥式缝合以止血。

- **预防**

剖腹术时，在打开肝包膜表面的壁腹膜时，术者及助手集中注意力，可以避免肝的损伤。适当的处理、锐性分离可以将肝（像从 Glisson 被膜分离一样）从覆盖在其表面的壁腹膜上分离下来。

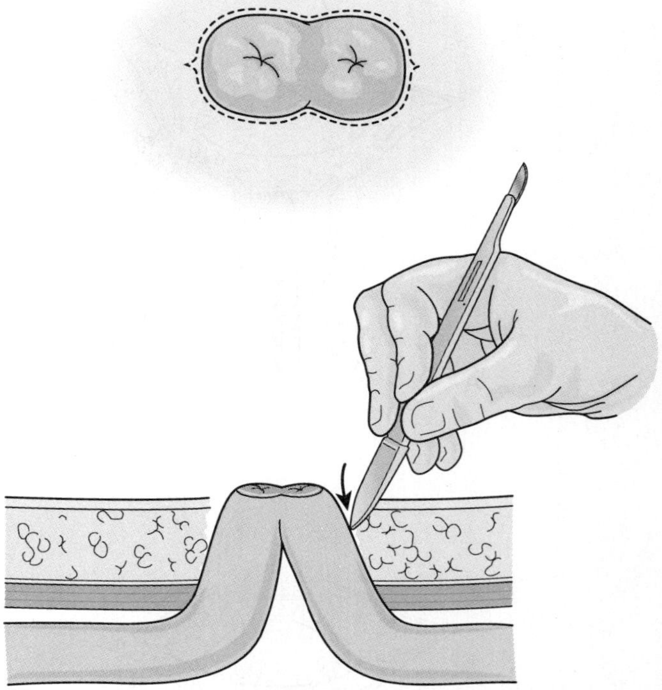

图 6-14　Hechtman 技术是分离肠管外环的浆膜层和皮下组织的技术。在造瘘口周围距黏膜皮肤交界 1mm 处环形切开。用刀柄将粘连的皮下脂肪从肠管浆膜表面分离，使术者可以看到筋膜环。筋膜环上有一点通常比较明显，肠管可以从该点游离；这一点通常也代表肠管边界，可以在此处将肠管与筋膜分离而不用进行肠管切除术以避免肠管的损失。

脾损伤及避免小网膜囊的意外事故

- **后果**

出血、脾切除或修补、胰腺损伤及胰漏可作为术后的短期并发症。脾切除的患者可导致免疫抑制及对细菌感染易感性的增加。

- **补救**

对胃或结肠过分牵拉可导致脾的损伤，填塞止血往往对这种损伤有效。与肝一样，如果脾周围不存在空腔脏器，可以选用电凝止血。与控制肝表面损伤的出血相比，脾褥式缝合止血的成功可能性较小。在松解脾与膈肌的韧带后，应将其移至中线以修补。将脾从膈肌上松解后将其轻柔地移向内侧可以避免脾凸面的额外损伤。若脾损伤伴有肠道损伤或出血难以控制，脾切除往往是最好的选择。如果选择脾切除术，应注意对脾门部血管的结扎，以避免损伤胰尾部。如果注意到胰尾部的损伤，应行胰腺缝合修补。若修补失败，应在该处放置引流管，以促进富含消化酶的胰液的引流。单纯性脾切除或脾损伤修补不伴有胰腺损伤，不应放置引流[7]。

随着外伤或血液病导致脾切除需求的减少，医源性损伤已成为脾切除的主要原因。脾损伤往往发生在择期手术时，由牵拉膈三角韧带或在左上腹手术时过分牵拉胃或结肠脾曲所致（图 6–15）。

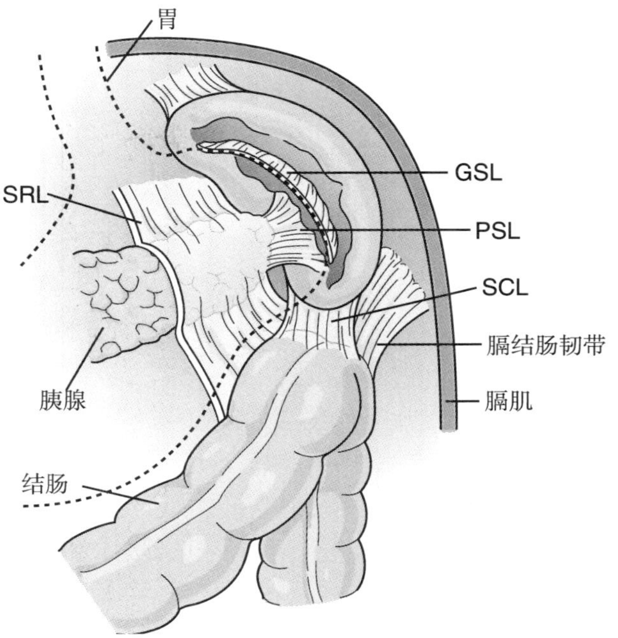

图 6–15　在左上腹，脾与膈肌、胃和结肠脾曲相互粘连是牵拉结肠或胃后造成脾损伤的解剖因素。

• **预防**

选择适当的切口进入腹腔和小网膜囊，在避免脾损伤中有重要作用。在胃手术或择期脾切除手术时，手术切口应在左侧肋缘下或正中，当胃大弯授动后，牵拉胃部有利于脾及脾门的暴露。外科医生应该认识到，结肠中动脉和胃网膜右动脉在腹部中线处最接近，系膜的包裹将其置于意外损伤的危险境地。为了避免损伤，应在胃大弯中线处进入小网膜囊，在此处，胃网膜右动脉已变细，而离结肠中动脉起源处已有一段距离。助手温和地向尾侧牵拉横结肠，同时术者向前牵拉胃，常可在大网膜发现一个半透明的区域，在此处可无损伤地进入小网膜囊而避免血管的损伤（图 6–16）。

麻醉人员应协助外科医生。相当一部分人将放置的鼻胃管作为装饰物，合理的抽吸位置、合适的胃管有助于外科医生无损伤地牵拉胃部，并有助于进入小网膜囊暴露脾门。

择期胃手术或脾切除，没有必要将脾授动或过早地将脾膈（凸）面分离。相反地，应在直视下分离，结扎胃短血管。为使结扎时有一定的空间，血管蒂应远离胃壁。早期文献报道的胃切除术后胃壁坏死穿孔，可能是由于全层钳夹结扎损伤所致，而不是在胃大弯的合适位置结扎血管阻断血供所致。在脾授动的过程中，不仅要抽吸胃管，第一助手在术者打深部结时用左手轻轻地按压胃的突出部分亦有帮助。腹腔镜手术时线性切割吻合器的使用使最上部的胃短血管在最小牵引力下得以很好的显露结扎，避免不必要的张力及脾从膈肌上的撕脱伤（图 6–17）。

在结肠切除授动的过程中，过分地牵拉结肠脾曲及左侧后腹膜的暴露过程中，脾下极常常受到损伤。两个手法可减少这一事件发生的可能。脾下极可以一种有控制的方式暴露，以避免损伤，如果结肠分离从通过胃大弯中点大网膜进入小网膜囊开始，进一步向左分离与沿 Toldt 白线的切口汇合。第二个切口，由降结肠外侧合适的点开始，在直视下向上分离至脾下极。通过反复轻柔地牵拉结肠脾曲的大网膜，同时沿着 Toldt 白线切口起点处的结肠后分离，结肠脾曲的走行及脾的位置常可确定，两个切口可汇合。大网膜侧方切口与 Toldt 白线处切口的汇合可以在直视下将脾授动，而不会在脾被膜上施加额外张力导致脾撕裂。在行上述切口或连接上述切口的过程中常犯的错误是在分离过程中不耐心地、鲁莽地提起结肠脾曲，由此提起结肠及脾结肠韧带，而将与后方膈肌连接的脾留在原地。这一错误的手法很少增加术野的暴露，并很难判断、控制施加于脾上的张力。脾包膜本身很难对抗这种力量，由此可导致撕裂的发生。另外的更好选择是在接近脾曲时术者非利手手指轻柔地弯曲，用纱垫将结肠脾曲推下，在 Toldt 白线处切口与打开大网膜暴露小网膜囊的切口汇合时，向内侧施加切向压力（而非前向）（图 6–18）。有时，脾结肠韧带的粘连异常坚固，分离时需要钳夹切断，但大多数情况下，可在直视下用电凝或剪刀简单分离。

食管损伤

• **后果**

根据发现的时间及是否成功地进行修复，食管损伤可能导致脓毒症、腹腔污染、二次手术、休克，甚至死亡。

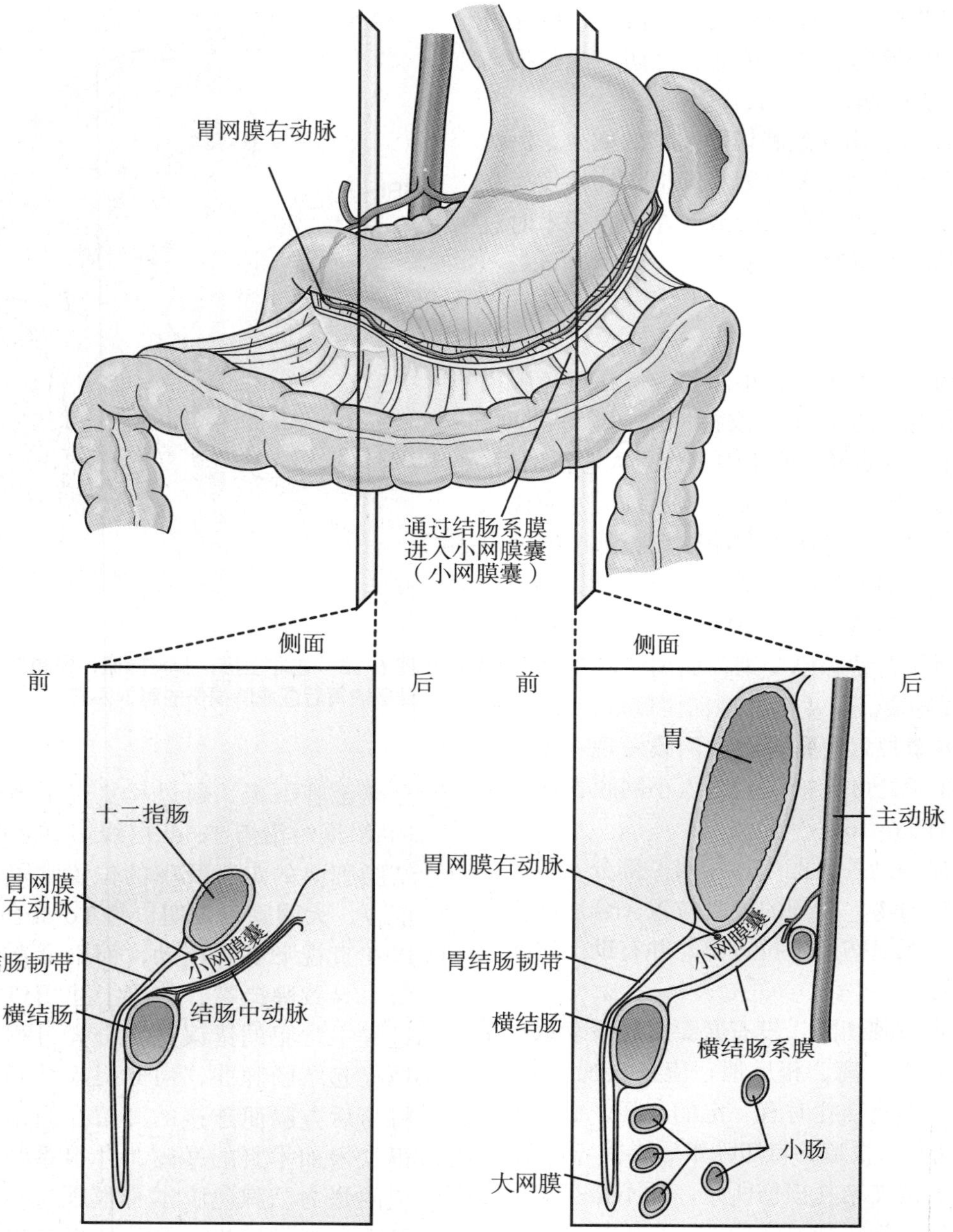

图 6-16 在胃大弯中部附近和腹部中线左侧进入小网膜囊时，术者在操作中必须尽量远离胃网膜右动脉和结肠中动脉的起源，以免损伤横结肠系膜的血供。

- **补救**

若环状钝性分离时误入食管，可用不可吸收的丝线将其间断缝合。大多数作者要求行胃底折叠术加强该处，就如胃食管反流病择期行 Nissen 手术一样(图 6–19)[8]。

- **预防**

食管损伤大多数发生在食管授动过程中关键性的第 1 步（已被详细描述，此处省略）。当腹膜及肝左叶与膈肌间的连接被切断，食管裂孔暴露后，第 1 步操作应从患者左侧 His 角至患者右侧食管与胃小弯连接处锐性切开覆盖于远端食管表面的腹膜，然后食管才能被合理地授动，无损伤地环状分离。术者右手示指伸向 His 角上方的上纵隔，然后环绕分离食管，此时需要十分注意完整环绕分离食管，在食管与主动脉之间容易触及缝隙。分离过程中，手指运动的横行轨迹可导致小弯侧高位静脉的破裂出血，若手指运动轨迹成一钝角，从 His 角指向患者的右肩可避免出血。

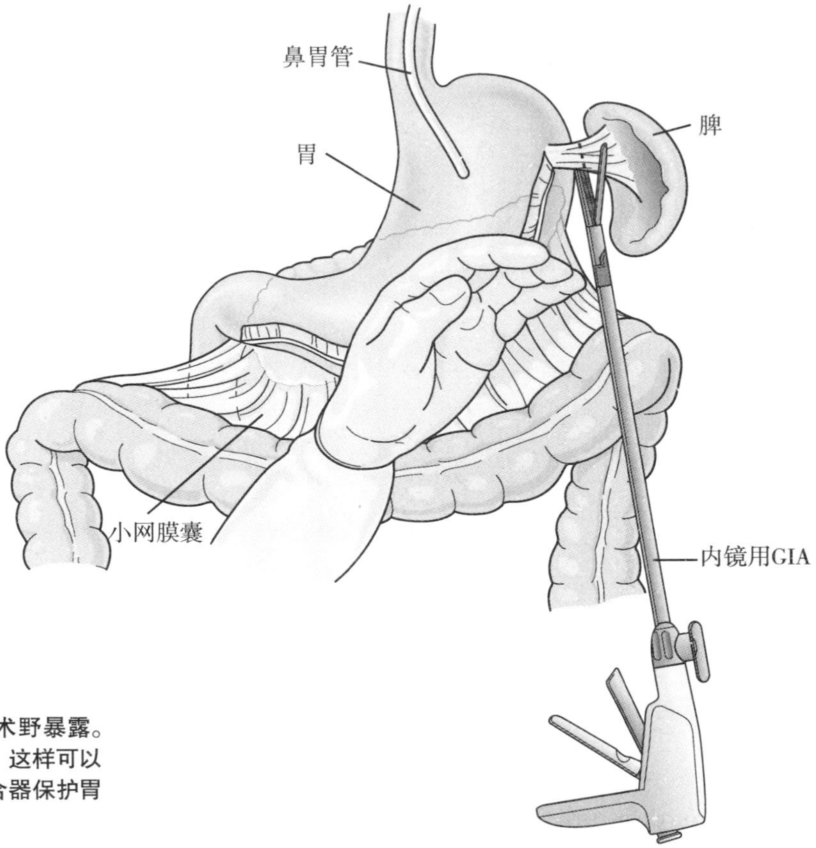

图 6-17　充分利用由鼻胃管和一助手腕联合导致的术野暴露。一助的左手要相对于胃壁弯成杯状，并稍微施加压力，这样可以使术者有充分的活动空间。图中显示内镜线性切割闭合器保护胃短血管蒂。

输尿管损伤

- **后果**

输尿管损伤后可致尿性囊肿形成，如未及时发现或损伤后未合理修补常需二次手术。

- **补救**

输尿管的血供来自同侧髂内动脉的分支。如果近端输尿管损伤而血供保留较好，远端输尿管可辨，输尿管的损伤可通过膀胱镜或膀胱切开植入支架修补。若采用后一种方式，膀胱可用可吸收缝线关闭，术后置入 Foley 尿管减压。所有输尿管或膀胱的修补都应引流。输尿管的广泛损伤或伴有血运障碍时应咨询泌尿外科医生，因此类损伤可能需要肾的授动、肠管代输尿管、膀胱的授动或三者皆有。怀疑输尿管损伤时，可从静脉给予亚甲蓝，若术野出现蓝染则证明输尿管损伤。

- **预防**

输尿管的损伤常发生于子宫切除、结肠切除授动及暴露后腹膜时。在已知盆腔存在炎症时，小心地从近端可辨别处暴露输尿管可避免损伤。最好的避免输尿管损伤的方法是在打开同侧 Toldt 白线后在近端辨别。少数输尿管在近肾盂处获得暴露在顺行分离的过程中发生损伤。通常，输尿管与髂总动脉分叉处关系固定，可作为一额外的解剖标志。盆腔肿瘤累及输尿管导致输尿管梗阻表现为近端输尿管的扩张，在这种情况下，输尿管不能被过分地游离——根据修复的可能性——可能不得不置入输尿管支架，或转流近端输尿管以保护排泄功能。子宫颈的手术应紧贴其进行以避免输尿管的损伤。

腹腔和盆腔术前是否放置输尿管支架来避免输尿管的损伤目前仍有争议，这取决于外科医生个人的选择。Gittes（个人通讯，Peter Bent Brigham Hospital，Boston，1978）发现在充满瘢痕、炎症、纤维组织及肿瘤的后腹膜置入输尿管支架不能避免输尿管的损伤——仅使损伤发出嘎吱嘎吱的声音。

膀胱损伤

- **后果**

如果膀胱损伤没有被及时发现或获得满意修补可导致尿漏或需要二次手术。

- **补救**

剖腹手术时，若看见 Foley 尿管气囊或术野中有尿液

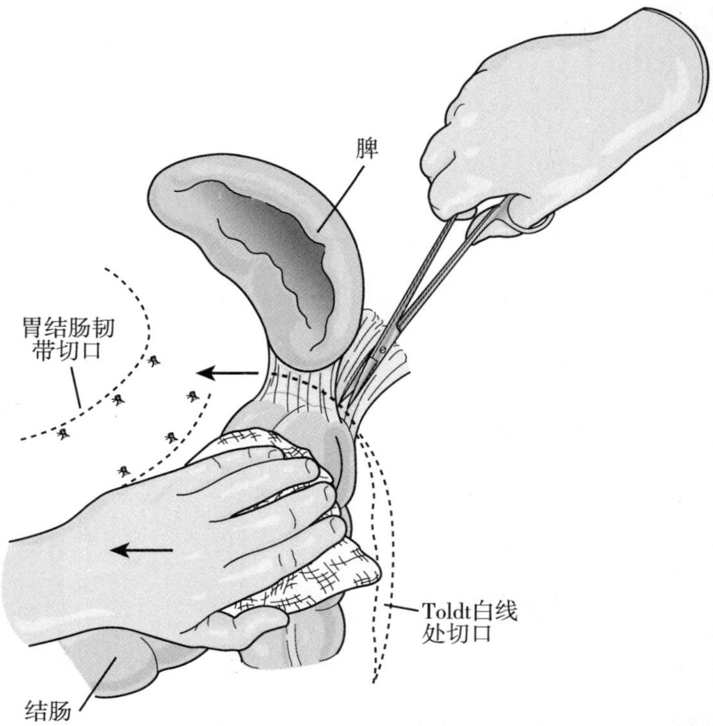

图 6–18 通过左侧 Toldt 白线的切口可以造成一个胃结肠网膜的开口，把结肠脾曲向下压，直视下沿冠状面轻轻牵拉并控制适当的张力，这样就能暴露脾结肠韧带，根据大小和血供情况选择用电灼或锐器切断。

外渗可诊断腹膜内膀胱破裂。同怀疑输尿管损伤一样，可从静脉给予亚甲蓝，如术野出现蓝染则证明损伤存在。若膀胱是切开损伤或存在自限性，应找出损伤的边缘，予以两层缝合，内层全层缝合，外层缝合覆盖其上。

膀胱后壁的损伤可通过膀胱到达，与剖腹手术相比，更多地发生在阴道手术时。修补时，经膀胱途径可给术者提供三角形的术野[9, 10]。静脉给予染料有助于损伤的发现。

不管膀胱损伤是有意（为修补输尿管行输尿管支架置入或行结肠膀胱瘘修补）还是无意的，行修补术后，应放置 Foley 尿管减压 10 ～ 14 天。修补处附近应放置额外的引流，经前腹壁引出。若膀胱外的引流管已无引流液引出，一些外科医生直接拔出引流管而不行影像学检查，而有些则给所有患者行膀胱造影。

- **预防**

盆腔手术时预防膀胱损伤的最好办法是术前留置 Foley 尿管减压，在分离过程中注意膀胱及 Foley 尿管球囊的位置，在分离粘连肠管的过程中应注意贴近对系膜缘的表面，不要误入腹膜后脂肪。

血管损伤

- **后果**

未结扎的血管可导致持续的出血。器官灌注所必需的血管的闭塞可导致内脏缺血。

- **补救**

血管损伤的初始处理应尝试控制血管远近端的出血。一旦损伤的血管被分离，术者应明确它是根主要血管的分支，因而能被结扎，还是一根必需的血管。

应尽可能地授动必需血管的损伤部位，如果可能应用血管钳分离，并用单股不可吸收缝线缝合。少数情况下，一些重要血管的撕脱或损伤需要完全的端端吻合或血管旁路移植。由于在这些修复完成后都存在血栓形成的风险，一些学者建议在将远端阻塞行修补时应将其注满肝素化盐水以避免血栓形成。由于这些报道的修补方式不存在对照组，因此其优点仍不明确，在汹涌出血未得到控制时，肝素化不在外科医生考虑范围内。

尽管教科书指出控制远近端出血是最理想的，但损伤血管在此前可能并没有获得充分授动而不能进行控制性分离及钳夹，这一动作在择期血管外科的手术中常用。Mannick（个人通讯，Brigham & Women' s Hospital，Boston，1982）指出在修复损伤血管的过程中的一个问题是诊断血管损伤的是否是一个外科医生，他是更熟悉动脉还是静脉出血的处理。外科医生更熟悉后者的处理。与动脉损伤相比，静脉损伤不允许更多的分离，因其血管壁菲薄，过分的牵拉可能导致更加严重的出血。与此相一致的，特别是对于静脉

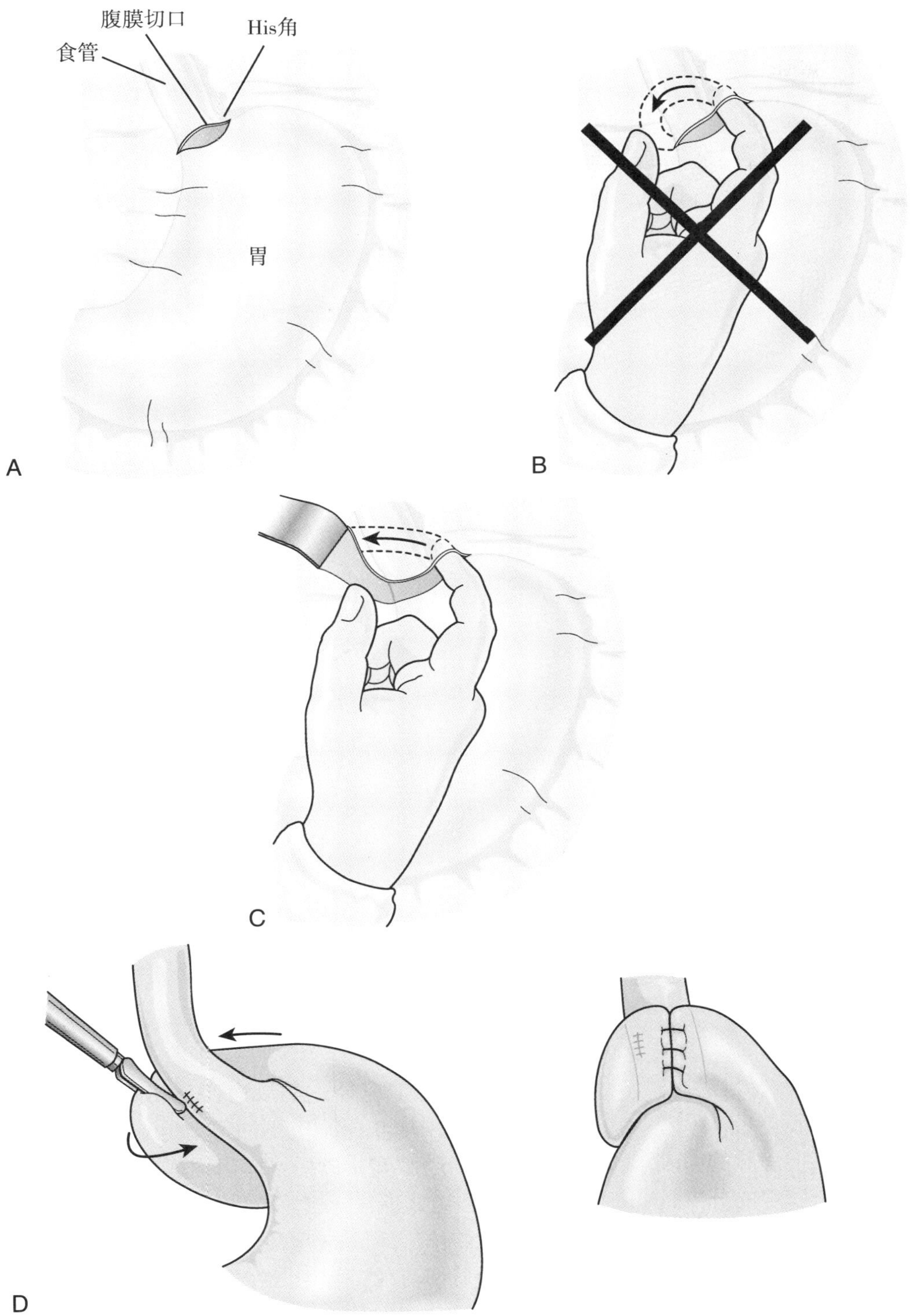

图 6–19　A，从患者右侧的胃食管连接部到 His 角横行切开胃食管连接部上方的腹膜。B 和 C，环绕纵隔内食管的手指指向右肩（不是横切位），这样就能避免进入胃小弯上部的血管丰富区。D，通过 Nissen 胃底折术，包埋食管远端损伤后修补的缝合线。

的损伤，暂时的止血是必要的，以便能够看清术野、充分分离。三种手法可能被用到：使用 Allis 钳钳夹静脉切开处以进一步辨认损伤处并获得良好暴露；在损伤处使用侧咬钳；在损伤远近端垫以海绵压迫后钳夹以便进一步分离并控制出血（图 6–20）。

门静脉由肠系膜上静脉、肠系膜下静脉及脾静脉构成。门静脉的损伤通常发生在胰十二指肠切除的暴露过程中。

如 Cameron 所描述的，门静脉的肠系膜上分支可通过扩大的 Kocher 手法暴露，可显示结肠的肝区及

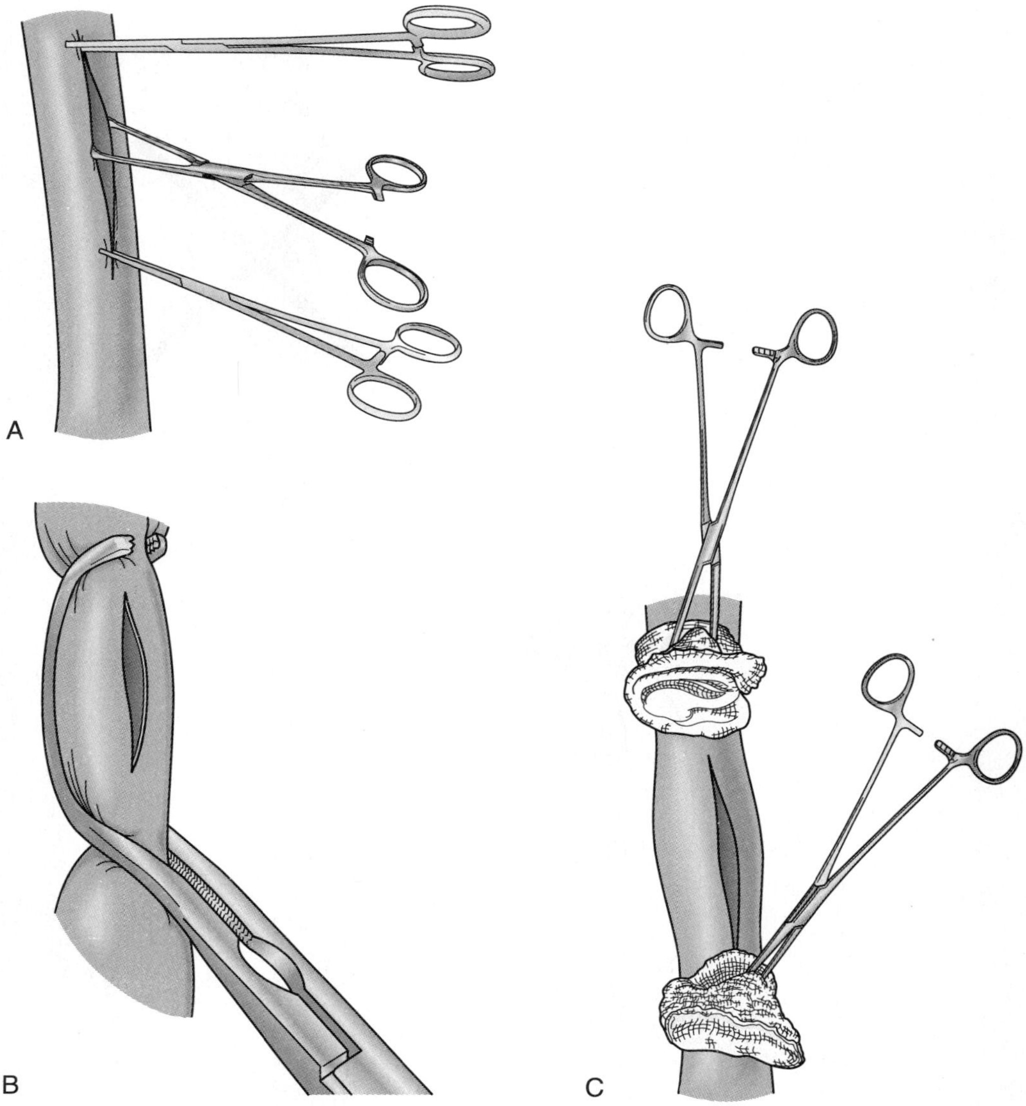

图 6–20 控制静脉出血的不同方法。**A**，用 **Allis** 钳连续夹住静脉破口处以止血。调整 **Allis** 钳，避免对静脉管腔损伤太大，然后缝合破裂的静脉侧壁。**B**，用侧咬（**Satinsky**）钳钳夹破裂处以外的静脉。这个手法要求至少 **50%** 的静脉必须被夹住，因此并不是所有情况都适用。直视下连续缝合静脉破裂处后即可移去侧咬钳。**C**，除了血管钳，“海绵棒”——在钳子上缠纱布——也是减缓出血速度或止血并协助看清术野的好办法。同时这种方法还可以促进直接修复，方便 **Allis** 钳的使用，并可用于进一步分离以方便使用 **Satinsky** 钳。

位于胰颈部的后方的肠系膜血管的走行[11]。另一种方法是，在通过胃结肠间大网膜打开小网膜囊后，术者可通过暴露并追踪结肠中静脉至肠系膜上静脉的前表面。能否从静脉表面无创伤地分离来自胰腺的分支是判断病变是否侵犯静脉的重要依据。暴露的是静脉的外膜而不是内膜，通过轻柔谨慎的钝性分离可在静脉前表面及胰颈部之间开通一个隧道（图 6–21）。

若通过钝性分离胰后隧道考虑肿瘤与血管不可分离并导致静脉出血，通过填塞隧道可明确出血的位置。纤维素或胶原蛋白产物通常可使小的撕裂或小分支的撕脱出血停止。在所有择期手术中对血管损伤的处理存在很大的分歧，这恰恰说明了血管损伤是最不可原谅和最难解决的。最好的治疗是避免，其次是在大量失血前迅速完全暴露损伤血管——除需要放血的所有情况外。如果病变可切除，或者通过初始的手法未能止血，应更加努力地暴露出血点，包括迅速切断胰腺实质以便暴露出血。

胰十二指肠切除过程中门静脉汇合处的损伤出血还可发生于将连带系膜的近端空肠传递于肝下或分离胰腺钩突静脉回流的过程中。在这两种情况下，通常是撕脱门静脉的侧方分支导致的出血，这种出血可暴露并可通过 Allis 钳钳夹止血。暴露这样的损伤、抢救这样的患者通常需要有经验的外科医生的参与，在他们到来之前应填压损伤处以暂时止血。

- **预防**

同其他损伤的预防一样，熟悉正常及变异的解剖、从容的分离有助于避免损伤的发生。

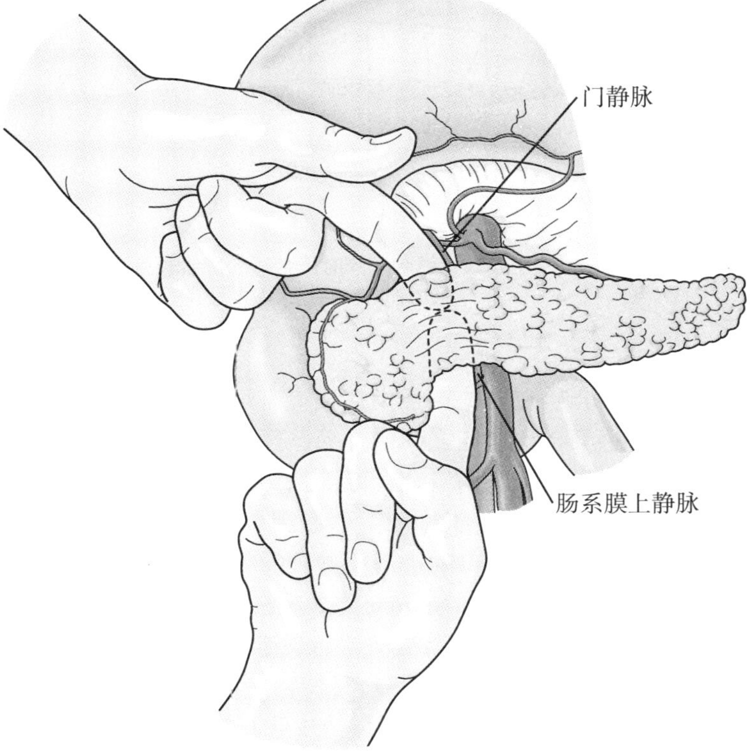

图 6–21 把食指插入到胰腺解剖颈下方，以明确分离面存在于胰腺下方的门静脉起始处。术者沿着肠系膜上静脉的前缘，一直到胰腺下方肝门处与脾静脉汇合。

筋膜关闭的问题：切口感染、切口裂开、脏器膨出及切口疝

- **后果**

外科文献历来反复强调腹壁切口裂开的经济及生理上的代价。当代的外科学家反对这样的观点，并认为这样的代价被夸大了，因为现在切口感染的患者并不需要增加太多的住院时间，但他们却没有将包扎、门诊护士的随访及二次手术的费用计算在内。

- **补救**

筋膜关闭的失败可能较小或较大，可能发生很早或较晚。术后即刻发生的筋膜水平的切口裂开可能仅表现为以后切口疝的发生，或表现为皮肤表面不相称的血浆样的渗出。内脏膨出是指术后早期肠管通过裂开的筋膜及皮肤突出。内脏膨出需要紧急处理并会造成心理上的痛苦。不管是切口裂开还是内脏膨出，对于已经免疫抑制的患者是非常不利的事件。发生在腹壁致密粘连区域的小的切口裂开可能不需要手术处理，但可能最终导致腹外疝的发生。值得重视的是，血浆样的渗出可能预示着内脏膨出的发生。在这种情况下，应考虑将切口大部分裂开的患者送回手术室以暴露并评估重新缝合的可能性。这样的患者情况都是不一样的，通过实验比较不同方法的优劣是困难的。如果切口裂开可简单归因于打结失败或不充分的缝合，应考虑重新缝合并注意其细节。对于切口坏死感染、广泛切口裂开或缝合线割破切口的患者可能需要其他方式的缝合。不管是在一期还是二期使用腹壁全层整块缝合希望能减少脏器膨出的可能性。在二期缝合中，全层缝合之所以能取得成功可能与其能更广泛地缝合筋膜组织并将更多的肌肉、筋膜组织拉拢到一起支持伤口有关。

- **预防**

只有一部分伤口愈合的影响因素是在外科医生的直接控制之下的。另一些如代谢或血液系统疾病，还有一些如患者的体型等不在控制之列。外科医生在行急诊或紧急剖腹手术时，常需要以接受患者的某些影响伤口愈合的缺陷为代价来满足紧急手术治疗现症的需要。

如果可能应延期择期手术来纠正不利条件，最佳化是外科手术的基本原则。直觉上，应采取的措施包括在清洁或预计需要植入假体手术前治疗感染性疾病；在围术期优化血糖控制，已被证实能够减少切口感染的发生；维持组织的供氧，纠正营养障碍。尽管直觉上认为耗尽碳水化合物及脂肪会引起肌肉蛋白的代谢并使调节免疫系统的蛋白合成减少（因此影响伤口的愈合），大规模的术后患者的资料综述显示很难得出将患者的白蛋白恢复到正常水平或术前数周给予高营养支持对患者生存有益的结论。

伤口的强度只能通过皮肤及筋膜层的愈合来获得。尽管如此，应努力在关闭筋膜的过程中避免掺入肌肉组织，因其与单纯关闭筋膜相比可导致强度的下降，从而有利于切口裂开的发生。外科医生应注意缝合的细节、缝合的技术及缝合材料的选择都是十分重要的。尽管如此，同手术的任何方面一样，外科医生的缝合质量比他所选择的缝合材料更为重要。Kocher钳及腹腔内拉钩可为术者在缝合穿过壁腹膜时提供良好的术野以保护下方的脏器免受损伤。一个理想的助手在术者关腹时应牵拉皮肤及皮下组织以暴露筋膜层。在关闭筋膜时应小心避免缝合至皮下组织，因其可导致临近切口皮肤的疼痛性凹陷。如果发生，应将该针重新缝合或在缝合皮肤前松解真皮层。

大多数成人的腹部切口应用0号或更粗的单股缝线缝合。更细的缝线可能在切口关闭后肌肉负担增加切口延长或腹压增高时断裂。一些切口愈合失败的动物模型证明切口的张力的增加与灌注压近似，但没有可靠的床旁工具来测定切口关闭过程中的筋膜张力。一些间断缝合的拥护者对"林德伯格原则"（如同林德伯格使用减轻了一只引擎重量的飞机成功横渡大西洋一样，筋膜缝合的完整性可通过连续缝合最后打结获得）提出质疑。他们提出连续缝合可能导致局部的血运障碍。尽管如此，连续缝合最后打结的线结松开很少发生，而使用间断缝合的外科医生，其理论上的使伤口边缘获得更好组织灌注的优势并没有导致更高的筋膜完整关闭的机会。一个可能的解释是，来自临近组织的组织张力导致的缺血与连续缝合相似。Meta分析及前瞻性随机对照研究的结果表明，在具备可比性的患者中采用连续或间断缝合的结局相似，一些随机对照研究显示连续缝合具有微小的优势。

如果选择粗细合适的缝线而打结亦不裂开，那么连续缝合的缝线与切口长度之比为4：1最受推荐，这一结果得到临床经验及动物实验中断裂–力量实验的支持（图6–22）。这些数据表明即使是理论上相对薄弱的中线切口也能通过距离边缘至少1cm、包含筋膜及肌肉所有层次及每次前进小于1cm的连续缝合获得消除[12]。

在营养状态正常的患者中，包括细胞、血管及

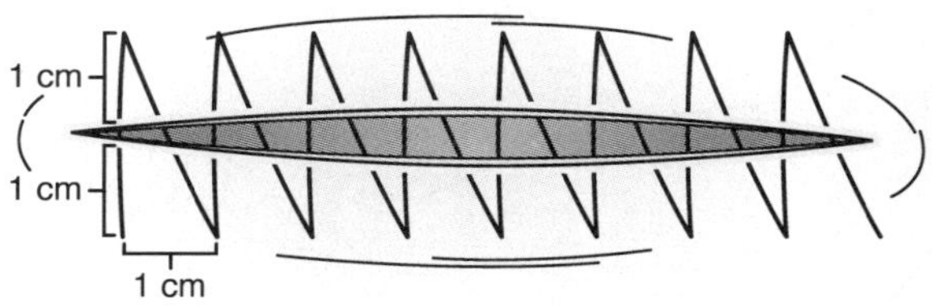

图6–22 缝合筋膜时最合适的缝线长度和伤口长度之比是4：1。

化学介质在内的正常炎症反应有助于伤口的愈合。伤口感染与切口疝之间的关系已经明确，就像是与一期缝合相比，二期缝合会减少伤口的拉伸强度。一期缝合有使伤口愈合的希望不能因为循证思考得到的必须二期关闭切口的推理而遭到摒弃。国家医院交叉感染研究组（The National Nosocomial Infections Study，NNIS）将切口分为清洁、污染清洁及感染三类以提示外科医生选择合适的缝合材料并考虑在筋膜关闭后评估风险因素以决定是否保持皮肤开放[13]。

间断缝合时，若考虑患者存在发生炎症反应的可能，宜选用单股合成缝线以减少伤口感染的可能性。在单股缝线中，缝线材料已得到不断的发展，在伤口生长至已有足够的强度时可自行吸收。尽管缝合线为异物并且是患者术后疼痛及局部不适的重要原因，但是对于具备高度伤口裂开风险的患者，不可吸收的单股缝线仍是大多数外科医生的选择。

皮肤准备、器械灭菌及手术室环境灭菌有助于避免伤口感染及其后遗症。历史上，皮肤准备使用除菌剂聚维酮碘（betadine）完成，最近，氯己定及其类似物越来越被提倡用于术前准备，因为其对细菌的毒性更持久。一些专家指出，过分的使用电凝会导致脂肪液化坏死。另有专家指出，在污染清洁的剖腹术中伤口保护装置会减少皮下组织的灌注。

治疗伤口感染的有效措施包括打开关闭的切口、引流筋膜外皮下的空间，上述措施能消除被严重污染的伤口以及皮下组织，后者已受到足够数量的细菌定植，可能导致伤口感染。频繁更换辅料可影响细菌数量的对数型减少[14]。当细菌定植与组织缺血同时存在时，一些专家建议使用酶除菌剂。当临床或定量测定发现细菌的数量已显著减少时，应决定是否二期关闭伤口或在皮下组织使用真空海绵，以达到收缩伤口及去除感染的目的[15]。

如何在关闭腹壁的过程中最好地避免脏器损伤是

涉及术者的个人选择的问题。一些术者在关闭切口的过程中可伸展牵开器（拔出的或类似于“鱼”牵拉器的被橡胶延长的）或筋膜下方纱布垫以保持腹部脏器离开壁腹膜。尽管如此，术者对安全性的关注仍缺乏重视，如术者在关闭筋膜的过程中将自己的手置于伤口的下方。术者的非利手在伤口关闭的过程中应置于何地仍充满争议（G. Steele，个人通讯，Brigham & Women Hospital，Boston，1983）。Steele 指出在筋膜关闭时缝线应进入由非利手杯状弓起创造的空间内。这项技术能保护脏器使它们突入不超过手背侧表面。将非利手示指及第三个手指弯曲成钩状在缝合线离开腹腔时暴露另一侧壁腹膜。这项技术要求术者以两个手指牵开腹壁而助手牵拉暴露皮肤及皮下组织。这项技术的拥护者发现在术者的左侧仍缺少适当的器械以协助牵开及解放术者的左手（图 6–23）。一些外科医生坚持术者手中应始终有两把器械，如持有镊子可在助手使用血管钳牵开组织时用镊子提供额外的牵引。如果术者使用器械钳夹筋膜，应使用能够对筋膜施加前向拉力的有齿镊或血管钳。

即使拥有全神贯注的团队、合理牵引并确实暴露筋膜层，关腹仍是术者或其助手遭受针刺损伤的最常见的地方。美国外科医师学会提出在关闭筋膜时使用钝头针代替尖头针以期解决这一问题[16]。另外，如由 SuturTek 开发的带鞘针装置被用来提供保护，它能自动旋前以达到足够的筋膜边缘（图 6–24），同时在对侧达到相同的筋膜组织而不会过度旋前或旋后，并能

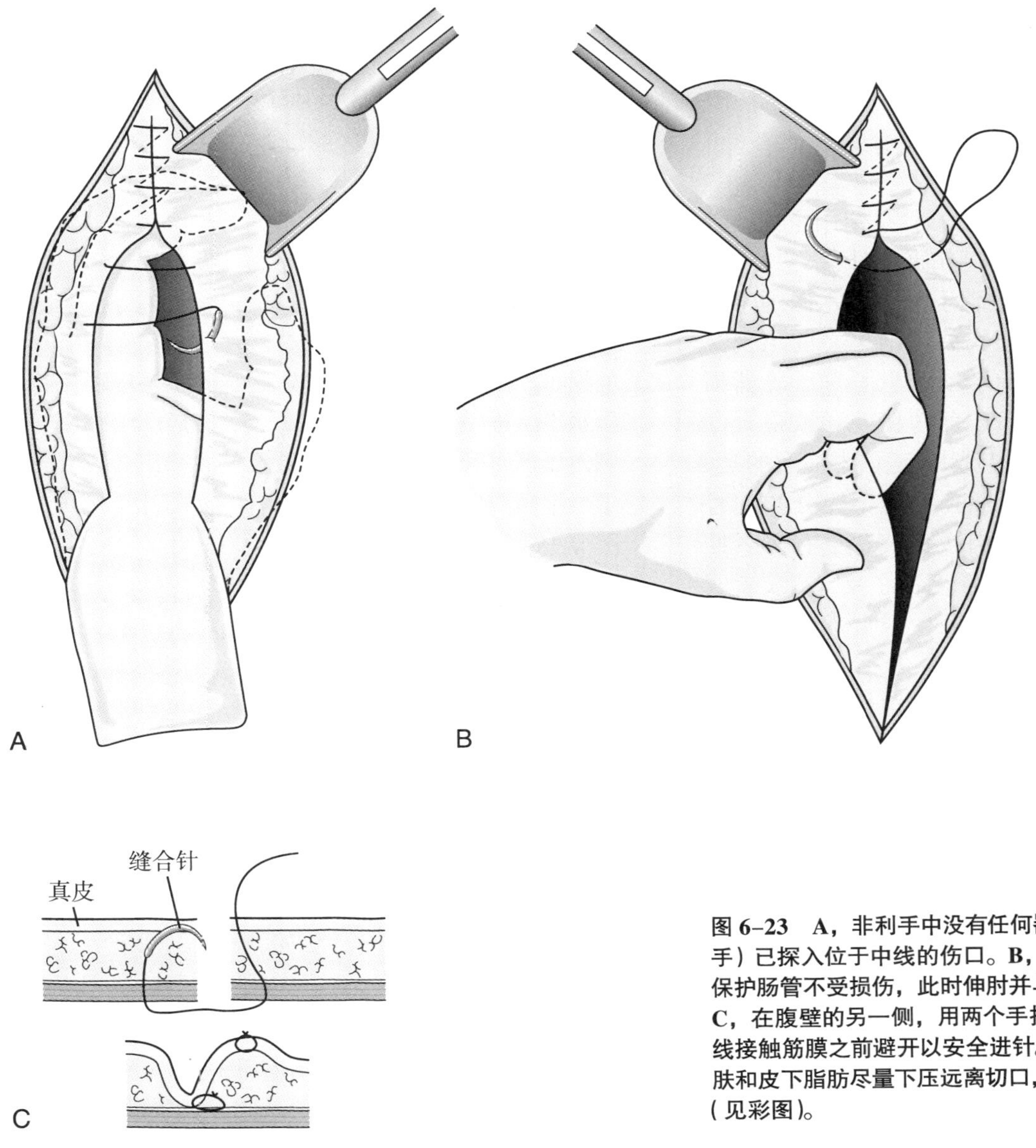

图 6–23 A，非利手中没有任何器械的情况下关腹。非利手（左手）已探入位于中线的伤口。B，筋膜缝合时弯成杯状的手可以保护肠管不受损伤，此时伸肘并与腕部呈 180° 角，可抬高腹壁。C，在腹壁的另一侧，用两个手指弯成钩状可以使腹内脏器在针线接触筋膜之前避开以安全进针。此时助手可以把切口下方的皮肤和皮下脂肪尽量下压远离切口，这样不会使伤口内缩造成疼痛（见彩图）。

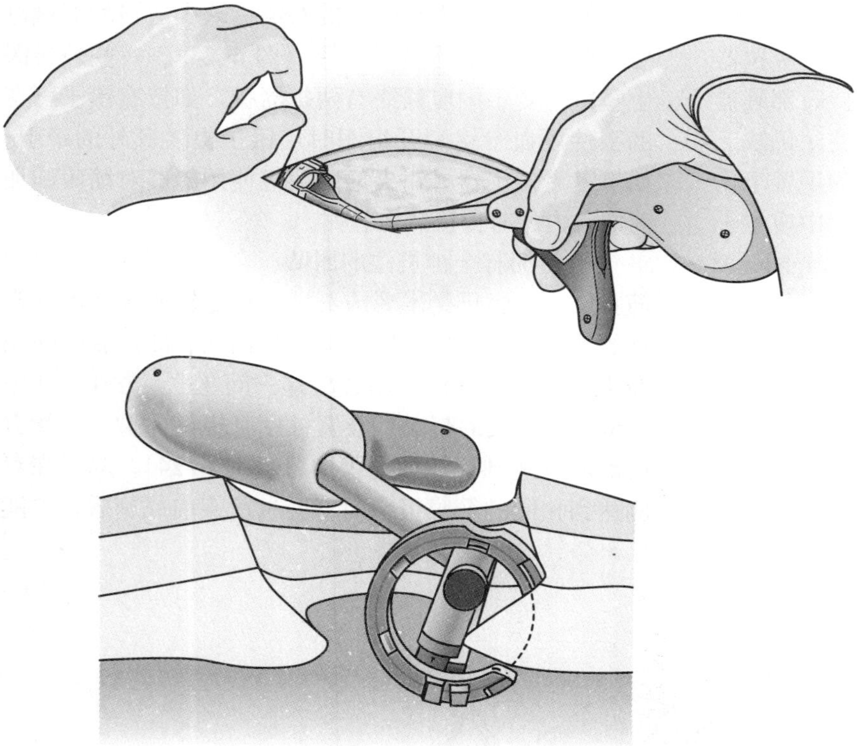

图 6–24 图示为带鞘的 SuturTek 针装置。一挤压装置，针就会钉合组织并重新上鞘。第二次挤压可使针脱离组织并沿着切口缝合方向移动，同时重新上鞘（见彩图）。

保护术者及其助手免受损伤[17]。不管是使用了钝头针还是这样的装置，事实上，针刺伤害仍时有发生。

关腹时，麻醉师过度热衷于配合手术医师常导致患者在手术接近尾声、筋膜关闭结束之前出现源于麻醉的紧急状况。这样的举动将患者置于脏器损伤的危险境地，脏器被推挤至前腹壁，导致视野受损、进针及收紧筋膜缝合线出现困难。值得注意的是，对外科医生观察到的情况（肌肉松弛不充分）的直接反应更多的是报告神经肌肉接头装置上有多少抽搐是明显的，而不是报告麻醉深度；好像监测装置回报的数据的作用远远超过外科医生根据术野情况得到的经验性数据。花费一定时间将患者置于合理的麻醉深度水平比牺牲筋膜关闭的安全性、导致肠管损伤风险更为合理。

若在筋膜关闭过程中肠管意外受损或发生扭曲，应及时退出缝合针并评估肠管状态。正视肠管与腹壁的严重粘连并将其松解或在肠管发生严重撕裂后花费时间将其修补比术后发生肠梗阻或肠瘘更为明智。

什么时候不能关闭筋膜：腹腔间隔室综合征

- **后果**

腹腔过紧关闭会导致腹内脏器的低灌注并减少呼吸运动的幅度。从小儿外科医生关闭先天性腹部裂及脐膨出所观察到的情况推论，成人外科医生将多发创伤后患者出现的低通气、脏器低灌注及少尿这一组综合征命名为腹腔间隔室综合征（abdominal compartment syndrome）[18]。Harmann 首先建立了狗腹腔内压升高的模型[19]，随后在患者中测定膀胱内压来反映腹腔内压水平。进一步的研究建议，若关腹后会引起患者腹腔内压严重升高时应保持皮肤及筋膜组织开放，或对于严重腹内压升高的未开腹患者应立即开腹[20]。

若关腹时腹腔张力过大或有广泛明显腹胀应怀疑腹腔间隔室综合征，并通过向膀胱内注水测压确定诊断（图 6–25）。若腹内压达到或超过 22cmH$_2$O 可导致肾灌注及肾小球滤过率的损害，导致临床少尿的发生，并引起通气压力峰值的升高及休克。

- **补救**

彻底地关闭腹腔应延迟至腹壁组织适应、组织液消散能够关闭筋膜时。但是，婴儿手术常为清洁手术，分期关闭可延迟数月以待其适应；而成人腹腔间隔室综合征常由急性外源性或医源性损伤所致，伤口常受污染且需考虑有无腹腔内脏器损伤。在这种情况下，应努力在不关闭腹腔皮肤、筋膜或不使用植入材料的情况下暂时控制腹内脏器，因为关闭腹腔会导致腹腔内压力明显升高，而可使腹壁扩展的假

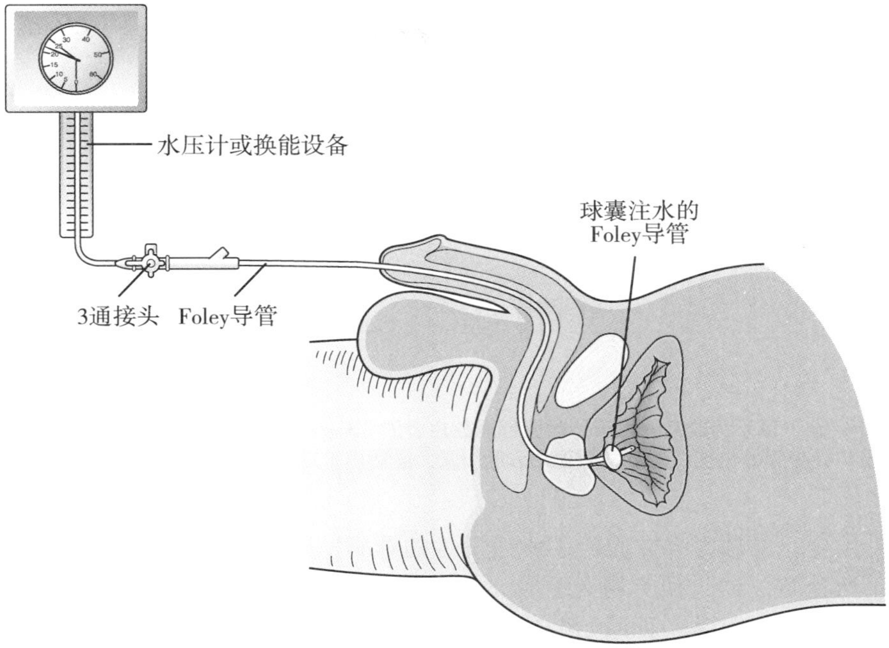

图 6-25 用 Foley 导管测量腹内压力的方法。膀胱内压被转换到监视屏或水压表上。

体材料的植入可能会导致感染的发生。

在伤口敞开的过程中会发生胶原沉积并形成粘连，已经建立一系列的措施以防止在短期内脏器粘连至前腹壁切口边缘，以避免在关腹时行粘连松解术。原本用来盛装无菌冲洗液或静脉输液的硅胶 Bogota 袋被重新消毒，如 Schuster silo 一样在治疗脐膨出及腹壁裂的过程中被用来盛装腹内脏器[21, 22]。Bogota 袋被缝制于伤口的边缘。Bogota 袋的改良能在任何手术室内通过将两块手术用消毒帷帘的黏性端并列来完成，其尺寸应比筋膜缺失稍大。然后，一个大的、双层的塑料膜被植入腹腔并置于腹内脏器与壁腹膜之间，以防止脏器粘连至伤口边缘的壁腹膜。湿纱布、皮下引流及覆盖于整个腹腔表面的塑料膜能够防止包扎伤口下液体的聚集并防止组织液渗漏至床上，从而便于护士的护理（图 6-26）。当组织间液明显减少时应考虑并评估回手术室进行确实关腹的可能性。

在另一些情况下，如由于爆炸或子弹伤导致大块前腹壁缺失的情况，应避免一期关腹。在这类伤口的肉芽组织基底形成之后，腹腔松解、组织转移、可吸收网片、小肠黏膜下异种移植物、自体分层厚皮皮瓣等措施作为延期关闭伤口的措施已被应用。在皮肤、筋膜组织不能关闭时，提供营养、支持治疗有助于肉芽组织的形成并避免肠漏，从而有利于伤口的处理。不管是定量的细菌培养还是引流液的定量检测，若证实伤口细菌数量很少，负压真空辅助伤口关闭装置（vacuum assisted closure，VAC）的应用有助于伤口的护理[23]。这一装置能在伤口施加负压，吸除伤口积聚的液体，已被应用于筋膜组织不完整时的皮下组织空间及肉芽组织床。将负压装置应用于伤口能去除渗出液及质量较轻的渗出物，促进伤口的收缩，有利于患者活动。一旦肉芽组织床形成，不论筋膜组织是否完整均可使用 VAC 装置。它可用于住院患者，亦可用于门诊患者。最近，有学者主张使用 VAC 的改良装置来治疗肉芽组织及小肠瘘同时存在的患者（图 6-27）[24]。这一装置将小肠瘘置于一空袋中，并尽可能地排除在 VAC 的负压之外，VAC 装置对肉芽组织施加负压。早期的研究报道指出这一装置提高了这类患者的活动能力并缩短了住院时间。

- **预防**

  腹腔间隔室综合征发生于多器官功能衰竭复苏导致的小肠液大量增多时。外科医生通常无法干预其病因，预防限于减少医源性多器官功能衰竭。

剖腹术后的感染并发症：术后腹腔脓肿及消化道皮肤瘘

- **后果**

  如果感染问题没有得到系统的处理可能导致脓毒症、休克、多次手术，甚至死亡。

- **补救**

  感染可能是剖腹手术的原因，也可能在手术后隐匿

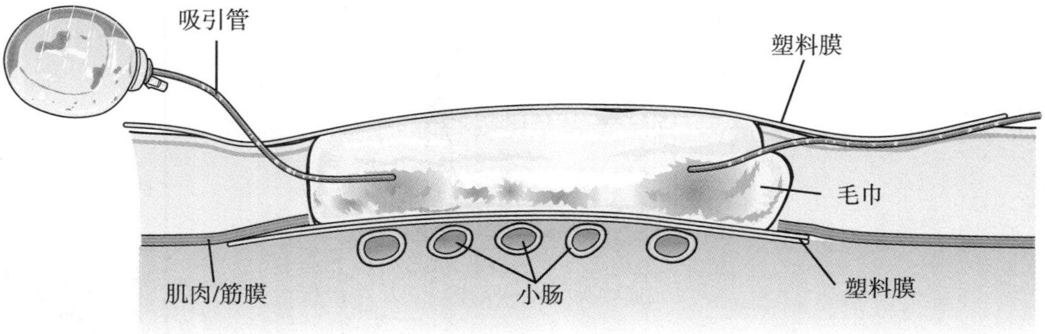

图 6–26 图示为改良的用于处理腹部开放患者的"Bogota 袋"。将两张手术用塑料外科单并齐塞到腹部伤口边界下方，以避免脏腹膜和壁腹膜的粘连。然后放置湿巾和吸引管。最后用第三块塑料单把伤口盖全。用吸引器收集组织渗出液（见彩图）。

发生，并被大多数腹腔手术后发生的麻痹性肠梗阻所掩盖。通过研究野外受伤的肠破裂的动物发现，术后肠梗阻是一种原始的、退化的、有目的的反射活动，目的在于限制肠道蠕动和腹膜的污染。在随着肠蠕动的恢复吻合口漏、被忽略的穿孔及未发现的肠破裂的症状变明显之前，术后肠梗阻有 3 ～ 7 天的时间来恢复。因此，腹部手术后的患者出现腹肌紧张或发热时应考虑到这些情况。

腹腔感染性液体的聚集被分为与腹腔相通或不与腹腔相通两类。不相通者（纯脓肿）通常是由于脏器内所含细菌或作为原发疾病及治疗所致的外源污染所致。它的存在预示着在前次手术时缺少使细菌减少的措施或小的脏器漏在发生后被迅速关闭。尽管盆腔脓肿可通过直肠或盆腔检查发现，膈下脓肿常表现为同侧肩部疼痛，但是非交通性的感染性液体聚集通常在由于发热行腹部影像学检查时被发现，而非通过询问病史或体格检查获得诊断。

几乎所有非交通性脓肿能通过有经验的介入科医生插管引流获得治疗，通常这些医生亦决定插管的路径。CT 优于超声，能诊断大多数的腹腔内脓肿。这两种方式都被介入科医生应用于确定引流他们所发现的脓肿所需的精确的、安全的路径。仅有少数的膈下脓肿需要通过外科手术切除低位肋骨床来引流，因为放射学家不能发现安全的经皮穿刺路径（图 6–28）。

肠道皮肤瘘在寄生虫病或 Crohn 病患者中能自发产生，或由吻合口漏及医源性损伤导致。后果通常表现为下列三种之一。

1. "交通性"脓肿。在这种情况，腹腔内液体聚集最初被认为是腹腔内脓肿，但是最初的引流化脓性物质最终被引流肠内容物所代替。引流腹腔内积

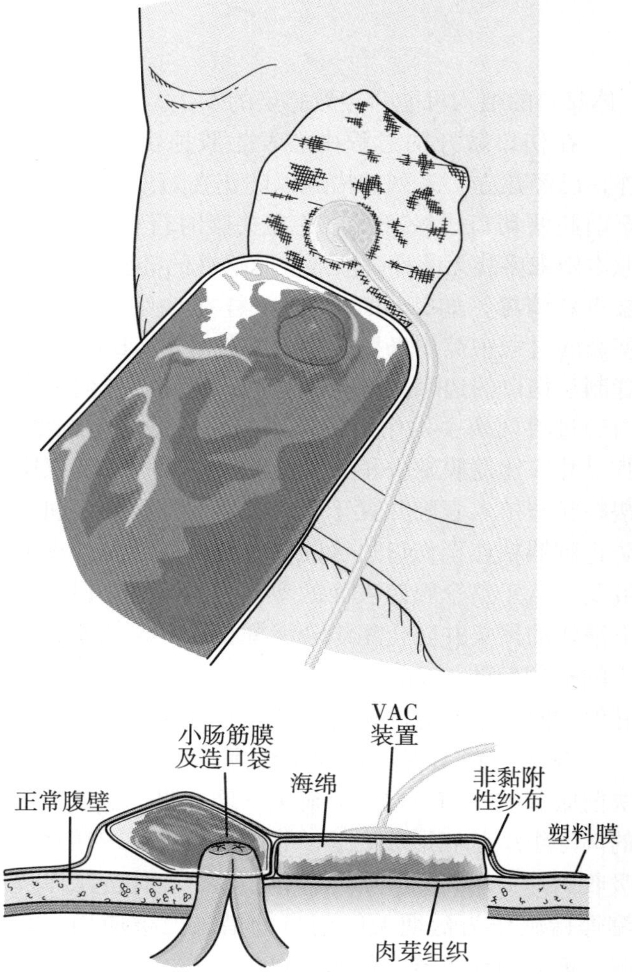

图 6–27 改良的真空辅助伤口关闭（VAC）装置以适应存在肉芽肿性基底的小肠瘘。肠瘘用造口袋封闭，肉芽组织用非黏附的纱布覆盖保护，以允许 VAC 装置使用负压（见彩图）。

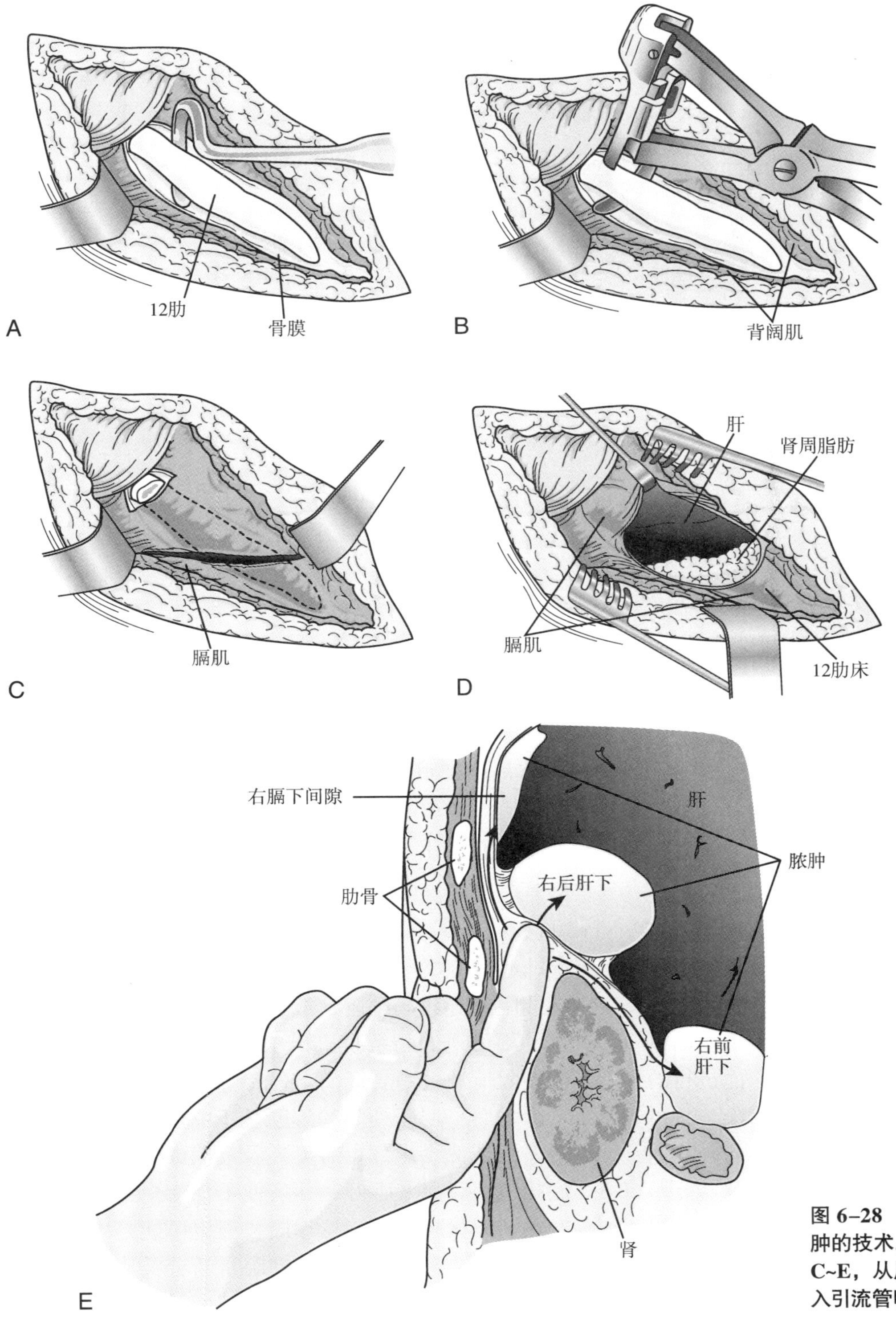

图 6-28　A，通过后部切除浮肋引流膈下脓肿的技术。B，沿肋骨走行暴露肋骨并将其切除。C~E，从尾侧进入肝下间隙以观察胸膜，并置入引流管吸引。

聚液体的经皮引流管变为了肠道皮肤瘘。引流物通常含有气体及液体。

2．通过原剖腹切口或引流位置肠内容物的自发引流通常发生在吻合口漏、未发现病变、首次手术时未注意的肠道裂开或在关闭切口时缝入内脏组织时。

3．“缓慢裂开”。在这种情况下，单一一段肠管粘连至腹壁切口两端。当筋膜关闭处裂开时，肠管粘连依然存在，最终导致肠管破裂，伤口瘘管形成（图 6-29）。

Berry 和 Fischer[25] 总结了处理瘘的 5 个步骤：确认 / 稳定、调查、制定决策、实现确实的治疗、愈合。应持续注意水及电解质的平衡、脓肿的引流情况、控

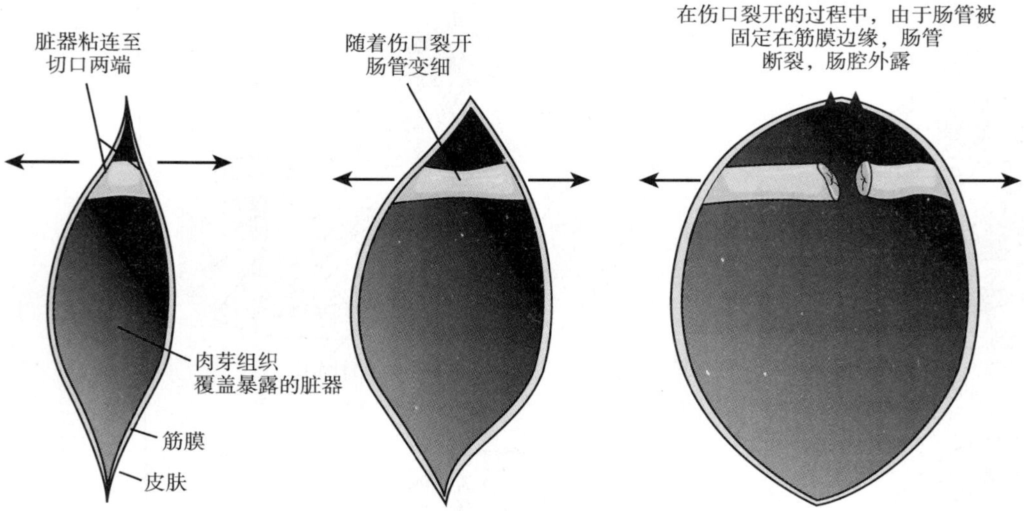

图 6–29 慢性伤口裂开导致的肠道皮肤瘘。肠管粘连至分开的筋膜两端、肠管破裂及瘘形成。

制瘘流量及局部皮肤护理。然后开始营养支持，在瘘稳定后，通常在瘘形成 7 ~ 10 天后，应行瘘管造影、上或下消化道造影、其他高级影像学检查。

Welch 及其同事[26]首先报道若不存在以下情况——远端梗阻、恶性肿瘤、异物、炎性肠病或与瘘有关的持续炎症，在瘘可自行愈合。在瘘的治疗中，维持支持措施是合理的，除非疾病进展或导致瘘的决定因素已经去除。患者及外科医生心理上的压力及两者早日看到问题解决的愿望不应推动外科医生过早地进行剖腹手术，瘘的存在说明此时首次手术导致的炎症对再次手术不利。尽管出于良好的愿望，但外科医生在早期脓毒症或肠坏死未控制的情况下过早地进行手术，常常发现手术只能增加而不是减少肠漏的数量。一个重要的例外情况是在结肠瘘中作为瘘控制的措施之一而进行的手术近端转流，这一措施能够停止持续的污染，且可在远离污染中心的地方完成并有助于流出物的控制。例如，乙状结肠漏至原手术术野，直接手术很难处理，在原手术野之外（从而远离术后粘连的区域）不管用回肠还是横结肠造口转流都非常有助于通过引流管引流漏出液并控制脓毒症。确定结肠病变部位的确定性手术可能在以后在很小的污染下进行。保护性的造瘘可在修复远端病变时留于远处，待第三次手术时处理，亦可在第二次手术时关闭。通常，造瘘关闭前应通过影像学检查证实瘘口远端已经完整无缺。总之，造瘘的关闭是择期手术，瘘口远端影像学检查对于制定术前手术计划及发现持续同步存在的临床隐匿性病变很有帮助。

- **预防**

  不管是本身就存在的病变或是手术时导致的医源性脏器损伤，应该及时发现并合理地进行修复、外化或引流。

剖腹术后肠梗阻

- **后果**

  在初次腹部手术后常发生肠梗阻，需要住院行鼻胃肠管减压及再次手术。

- **补救**

  除非确认在关闭筋膜的过程中发生了直接损伤、捆绑或阻塞导致肠梗阻，或将肠道置入腹腔过程中发生了不可逆的肠系膜扭转，大多数术后早期出现的肠梗阻能通过鼻胃肠管减压治疗，而不必行二次手术。术后早期肠梗阻的诊断基于临床观察，之前需要仔细视诊手术部位有无疝及筋膜缺失。其典型的症状包括腹痛及呕吐，伴有或不伴有白细胞升高及发热，症状越多越支持诊断，但也可能是术后正常的肠梗阻。将术后持续肠梗阻重新分类为小肠梗阻的决定十分主观，有待于一个被广泛接受的术后肠梗阻的定义。由于是否存在肠鸣音作为重要的鉴别诊断的体征越来越被忽视，以及术后早期拔除胃管及“快通道”外科概念的推广，让肠道处于迟缓状态的患者早期进食，这部分患者常由于单纯的进食过早而发生腹胀、呕吐而被分类为术后早期肠梗阻。

对术后出现肠梗阻症状的患者行腹部平片检查常显示有扩张的肠管。气液平面在两种情况下均可出现，说明结肠内有不同量的气体。在小肠梗阻中出现的结肠内绝对无气体，若是在术后早期的患者中出现，则需要考虑（但并不意味着）小肠缺血，与术后远期出现这样情况的几率一样。只有当确实怀疑有肠道病变时才可在急性纤维素炎症期进行手术。绝大多数术后早期的肠梗阻能通过胃肠减压、适当的液体治疗、补充电解质获得治愈，而对于首次手术长时间后出现的肠梗阻采用这一方式处理，可能将患者置于危险的境地[27]。

- **预防**

由于是外科医生自己制造了所有腹部手术后的粘连，他们对如何预防肠梗阻很感兴趣，并且非常注意医源性及自然发生的手术后肠梗阻的发生率。许多机械及化学的措施被用来预防术后小肠梗阻的发生，特别是妇产科医师，因其不但关注术后肠功能不良，还要考虑不育。

Noble[28] 曾错误地提出在腹腔内通过将小肠浆肌层定位缝合有规律地排列肠管来减少复发性肠梗阻的发生率。另有一些人使用长的小肠管作为肠道的支撑架以期达到相同的目的。没有任何一项技术能长久地影响了复发性肠梗阻的发生率而获得广泛利用[29]。

右旋糖酐、激素、抗生素灌洗液及放疗过程中限制放疗范围被用来减少术后小肠梗阻的发生，特别是在接受妇科及相关手术后需要放疗的患者中。

最新的、最有希望的预防术后肠梗阻的产品是透明质酸钠羧甲纤维素膜（Sephrafilm）。Becker 及其同事[30]寻求将在新鲜伤口壁腹膜的周围放置 Sephrafilm 这一过程标准化。在回顾研究时发现，Sephrafilm 似乎能减少伤口周围的粘连，但批评者指出伤口周围粘连不是一个常见的、可复制的或重要的临床问题。因此，并不清楚在回顾性研究时发现的伤口周围粘连较少是由于好的化学作用还是仅仅是运气好。一项最近的大型、多中心的前瞻性随机对照研究支持使用 Sephrafilm，在随访 5 年后发现，使用 Sephrafilm 后发生由于肠梗阻手术或住院者显著减少[31]。尽管如此，但是这项研究没有控制外科医生的准入标准，亦未统一不同医生的手术方法。遗憾的是，像这样的缺憾在小肠梗阻的研究中普遍存在，使得对治疗措施的任何评价变得相当困难。另外，由于许多研究小肠梗阻的性质不同，再次手术的手术指征不一，术者宣布术后粘连是导致梗阻的原因可能导致偏倚、手术资金支持的不同亦阻碍了评价干预措施有效性的能力[32]，而将确切的肠坏死作为终点的研究会被认为是不道德的。因此，任何预防粘连形成的策略仍充满争议。

小结

那些被授权以手术方式进入腹腔的医生应注意他们可能遇到或制造的一系列问题，并应有能力将患者带入并带出手术室。对于腹部疾患从非手术至手术治疗决策的跨越应在综合疾病及干预措施的情况后负责任地作出，并选择采用开腹，还是腹腔镜治疗。腹部的干预措施应以一代代外科医生建立的营养、感染控制、分离、腹壁修复、脏器修复及外科原则为底线。与那些将并发症归因于全身衰竭及疲劳的医生不同，外科医生将腹部手术并发症归因于疾病本身或他们自己。

（郑亚民 译）

参考文献

1. Bristow RG, Hill RP. Molecular and cellular basis of radiotherapy. In Tannock IF, Hill RB (eds): The Basic Science of Oncology, 3rd ed. New York: McGraw-Hill, 1998; pp 295–321.
2. Thorek P. Anatomy in Surgery. Philadelphia: JB Lippincott, 1951; pp 413–418.
3. Sheldon GF, Lim RC, Yee ES, Petersen SR. Management of injuries to the porta hepatis. Ann Surg 1985;202: 539.
4. Mattox KL, McCollum WB, Beall AC Jr, et al. Management of penetrating injuries of the suprarenal aorta. J Trauma 1975;15:808.
5. Tera H, Aberg C. Tissue strength of structures involved in musculo-aponeurotic layer sutures in laparotomy incision. Acta Chir Scand 1976;142:349.
6. Martin CJ, Kennedy T. Reconstitution of the pylorus. World J Surg 1982;6:221–225.
7. Cohn LH. Local infections after splenectomy: relationship of drainage. Arch Surg 1965;90:230.
8. Glatterer MS, Toon RS, Ellestad C, et al. Management of blunt and penetrating external esophageal trauma. J Trauma 1985;25:784–792.
9. Cetin S, Yazicioglu A, Ozgur S, et al. Vesicovaginal fistula repair: a simple suprapubic transvesical approach. Int Urol Nephrol 1988;20:265–268.
10. Leng WW, Amundsen CL, McGuire EJ. Management of female GU fistulas: transvesical or transvaginal approach 1985–1988. J Urol 1998;160(6-1):1995–1999.
11. Cameron JL. Rapid exposure of the portal and superior mesenteric veins. Surg Gynecol Obstet 1995;176:395.
12. Israelsson LA, Johnson T, Knutsson A. Suture technique and wound healing in midline laparotomy incisions. Eur J Surg 1996;162:605–609.
13. Culver DH, Horan TC, Gaynes RP, et al. Surgical wound

infection rates by wound class, operative procedure and patient risk index. Am J Med 1991;91(Suppl 3B):1535.
14. Pollock AV. The treatment of infected wounds. Acta Chir Scand 1990;156:505–513.
15. Morykwas M, Argenta L, Touchard R. Use of negative pressure to promote healing of pressure sores and chronic wounds. Proceedings of the Annual Conferences of Wound, Ostomy, and Continence Nurses Association, July 10, 1993, San Antonio, TX.
16. Committee on Perioperative Care. American College of Surgeons. Statement on blunt suture needles. Bull Am Coll Surg 2005;90:11.
17. Davis M. Advances in engineered sharps injury prevention technology: suturing. In Davis M (ed): Advanced Precautions for Today's OR: The Operating Room Professional's Handbook for the Prevention of Sharps Injuries and Bloodborne Exposures, 2nd ed. Atlanta: Sweinbinder, 2001.
18. Burch JM, Moore EE, Franciose R, et al. The abdominal compartment. Surg Clin North Am 1996;76:833.
19. Kaufman CR, Cooper GL, Barcia PJ. Polyvinyl chloride membrane as temporary fascial substitute. Curr Surg 1987;44:31–34.
20. Balogh Z, McKinley BA, Holcomb JB, et al. Both primary and secondary abdominal compartment syndromes can be predicted early and are harbingers of multiple organ failure. J Trauma 2003;54:848.
21. Burch JM, Ortiz VB, Richardson RJ, et al. Abbreviated laparotomy and planned reoperation for critically injured patients. Ann Surg 1992;215:476–484.
22. Schuster SRA. New method for the staged repair of large omphaloceles. Surg Gynecol Obstet 1967;123:837–850.
23. Brock WB, Barker DE, Burns RP. Temporary closure of open abdominal wounds: the vacuum pack. Am Surg 1995;61:30.
24. Goverman J, Yelon J, Platz JJ, et al. The "fistula vac," a technique for management of enterocutaneous fistula arising within the open abdomen. Report of 5 cases. J Trauma 2006;60:428–431.
25. Berry SM, Fischer JE. Enterocutaneous fistulas. Curr Probl Surg 1994;31:469–576.
26. Edmunds LH, Williams GH, Welch CE. External fistulas arising from the gastrointestinal tract. Ann Surg 1960;152:445–471.
27. Pickelman J, Lee RM. The management of patients with suspected early post-operative small bowel obstruction. Am Surg 1989;210:216.
28. Noble TG. Treatment of Peritonitis and Its Aftermath. Indianapolis, IN: AV Grindle, 1945.
29. Sprouse LR II, Arnold CL, Thow GB, Burns RP. Twelve year experience with the Thow long intestinal tube: a means of preventing post-operative bowel obstruction. Am Surg 2001;67:357–360.
30. Becker JM, Dayton MT, Fazio VW, et al. Prevention of post-operative abdominal adhesions by a sodium hyaluronidate–based bioresorbable membrane: a prospective, randomized, double-blind multicenter study. J Am Chem Soc 1996;183:406–407.
31. Fazio VW, Cohen Z, Fleshman JW, et al. Dis Colon Rectum 2006;49:1–161.
32. Nauta RJ. Advanced abdominal imaging is not required to exclude strangulation if complete small bowel obstructions undergo prompt laparotomy. J Am Coll Surg 2005;200: 904–911.

第 7 章

腹腔镜手术

Jay A. Graham，MD and Patrick G. Jackson，MD

引言

最早在 19 世纪初引入腹腔镜技术。1901 年，George Kelling 首先使用内镜检查腹腔，他称这一操作为 *koelioscopie*[1]。20 世纪 40 年代，法国妇科医生 Raoul Palmer 使用腹腔镜进行术前诊断和组织活检[2]。在 20 世纪的大多数时间里，腹腔镜一直为妇科医生所使用。1985 年，Erich Muhe 医生悄悄做了一例原始的腹腔镜胆囊切除术，并未引起注意。直到 Phillipe Mouret 实施了被普遍认为是第一例的腹腔镜胆囊切除术后，外科学界才宣告了这一手术的出现[3]。腹腔镜胆囊切除术的出现开启了现代腹腔镜外科之门，一场革命接踵而至。

在美国，每年要实施超过 750 000 例腹腔镜胆囊切除术[4]。目前这一手术已被证实是治疗胆囊疾病的“金标准”，而腹腔镜手术的复杂程度仍在持续增加。尽管微创手术为患者提供了崭新的并且常常是并发症较少的选择，但是这些手术也可带来显著的风险。本章试图概述这一日新月异的领域中所发生的主要并发症。

适应证

需要进行腹腔内手术。

手术步骤

步骤 1 诱导全麻

步骤 2 建立二氧化碳气腹

腹壁戳孔并发症

首个腹壁入口

尽管腹腔镜手术因其可减少与传统开腹手术相关的并发症而成为一种令人兴奋的解决外科问题的途径，但是这种手术仍具有较高的腹腔内损伤的发生率。

腹腔镜手术的三种基本的入腹方法是：①不建立气腹，盲插第一个套管针；②插入 Veress 针，随后建立气腹；③ Hasson 技术[5]，切开腹壁直视下放置第一个套管针。这三种技术都具有不同程度的并发症。

腹腔镜手术中见到的很多损伤是 Veress 针和套管针损伤。有 1.58% 的患者发生较小的损伤，而较大的损伤（包括肠穿孔、膀胱损伤、血管损伤和腹壁血肿）发生于 0.41% 的患者中（图 7–1 至 7–3）[6]。

血管损伤和胃肠道损伤是腹腔镜手术最令人头痛的并发症。这些损伤虽然并不多见，但是一旦发生却可产生严重的后果甚至导致死亡。回顾性研究显示较大的血管和肠道损伤可见于 0.04% ～ 0.18% 的病例。瑞士腹腔镜和胸腔镜协会公布的一项包括 14 243 名患者的前瞻性研究显示这一发生率为 0.18%[7]。

初次进入腹腔建立气腹是腹腔镜手术中导致肠管损伤的主要原因。一项对 40 例受到诉讼的发生肠管损伤的腹腔镜手术病例的回顾性研究显示，这些损伤是隐匿性的[8]。这种诊断上的延误对患者和医生都是不利的。

肠管损伤

- **后果**

套管针损伤是导致与腹腔镜手术相关的医疗事故索赔的主要原因[9]。从 1997—2002 年，美国食品和药品监督局（FDA）通过其 Manufacturer and User Facility Device Experience（MAUDE）数据库确认了与套管针插入相关的 31 例致命性损伤和 1353 例非致命性损伤。文献中有关套管针导致实体和空腔脏器损伤的个案报道不计其数（见图 7–3）。

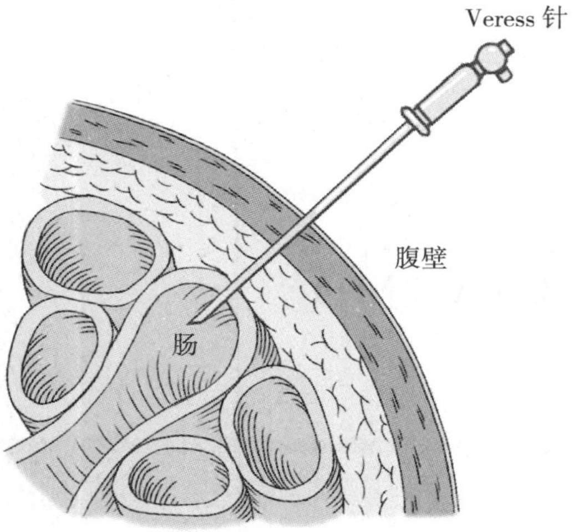

图 7–1 Veress 针导致的胃肠道损伤。

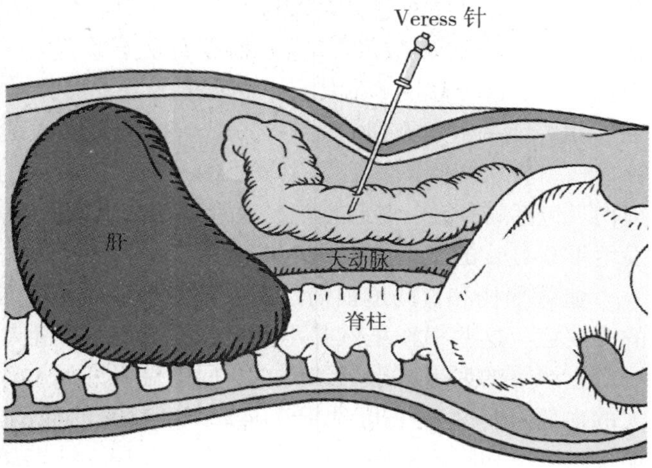

图 7–2 Veress 针导致的血管或胃肠道损伤。

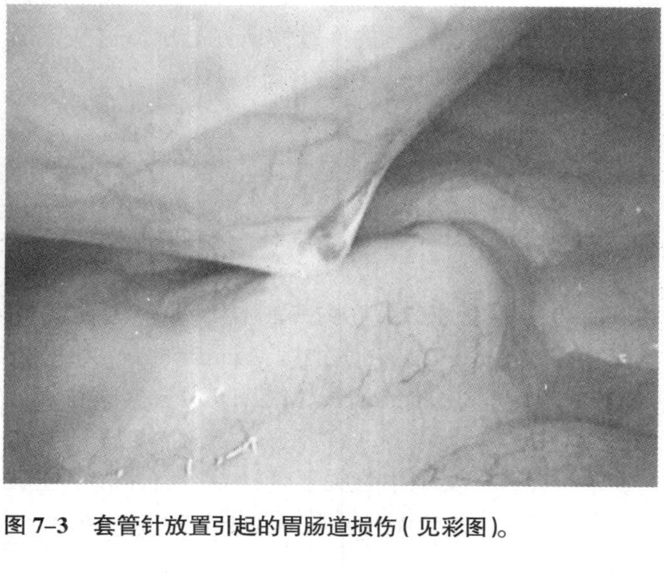

图 7–3 套管针放置引起的胃肠道损伤（见彩图）。

据推测多数损伤是首个套管针插入造成的，通常是在脐区。第一个套管针的放置事实上是盲插的，而随后的套管针置入可在直视下完成。

光学通路视觉内芯套管针被认为是可使首个套管针置入更为安全的选择。这些装置采用透明塑料制成，在插入过程中可看到腹壁各层的分离。然而，即使使用这些设备，仍有损伤发生[10]。一项包括 1283 名患者的研究显示，使用这类装置时，损伤的发生率为 0.31%[11]。

Veress 针的使用是除直接或开放式套管针插入之外的另外一种选择。Veress 针是 Janos Veress 医生在 20 世纪 30 年代发明的，最初用来建立气胸以治疗结核，这在当时是治疗结核的主要手段。Veress 针被设计成为由一个带弹簧钝头内芯和一个尖头外鞘组成的套管针，因为这样的设计可降低肺损伤的风险。当 Veress 针在软组织中推进时，钝头内芯发生移位，从而使尖头外鞘可以切割组织。一旦 Veress 针进入空腔，钝头内芯弹回原位以防护尖头外鞘。在 20 世纪 70 年代，随着腹腔镜外科领域的扩展，Veress 针普及开来[12]。

Veress 针可用于代替其他的气腹建立方式。然而，很多研究表明，它的使用可导致更高的并发症发生率。已有研究表明，Veress 针更有可能导致诸如皮下气肿和腹膜外积气这类较轻的并发症[13, 14]。这些研究与更早的研究相一致，早期研究认为 Veress 针的使用致使较轻并发症的发生率显著上升[15, 16]。然而，文献中存在大量争论，许多综述认为 Veress 针是其他入腹技术的一种安全替代方式。在一篇包括 2126 例腹腔镜手术的回顾性综述中，这些手术无一例外地使用了 Veress 针，未发生任何并发症[17]。

2/3/4 级并发症

- **补救**

一项研究分析了报道至 FDA 和美国医生承保人协会（PIAA）的腹腔镜损伤，该研究发现最常损伤的器官是小肠。该研究还表明，小肠和大肠损伤是在 24 小时内最容易被忽略的损伤。延误诊断会使并发症发生率显著增加，因此如果患者的临床过程偏离正常，医生应提高警惕。此外，治疗的延迟被证实可导致 26% 的死亡率[18]。

尽管血管损伤不如肠管损伤多见，死亡率却非常高。主动脉、下腔静脉、门静脉和髂血管都容易在置入首个套管针时受到损伤。在一些消瘦的个体中，主动脉与腹前壁的距离可在 5cm 以内。这就强调在腹腔镜手术中尤为重要的一点是应着力避免将套管针直直推入腹腔。套管针完全进入外套管后容易进入腹膜后间隙，造成严重的血管损伤[19]。

一般而言，术中发现的损伤应在最初的手术中一期修复。应尝试在腹腔镜下修复，除非延长手术时间会对患者预后造成不利影响，就像在出血时一样。

- **预防**

尽管目前对最安全的初次入腹技术尚无一致意见，很多人相信 Hasson 所描述的开放腹腔镜入路是最安全的。一项包括 5284 名接受开放腹腔镜手术患者的回顾性研究发现，仅有一名患者发生了肠管损伤[20]。

对于既往做过腹部手术、脐区可能存在粘连的患者，已有建立气腹和入腹的替代技术。有人使用 Veress 针在左侧第九肋间隙进针充气，并在左上腹置入首个套管针，这一方法具有较低的损伤率[21]。如果怀疑脐区存在粘连，作为一种安全的替代方式，许多外科医生建议将首个套管针放在这一区域，特别是左锁骨中线肋缘下 3cm[22]。

Veress 针充气应在初始腹内压力的引导下进行。在一项包括 259 名女性患者的研究中，在 CO_2 流量为 1 L/min 时，初始压力低于 8mmHg 表明位置正确；压力高于 8 mmHg 提示气腹针放在组织间[23]。

在放置 Veress 针时建议提升腹壁以避免可能的并发症。理论上这种技术可将腹壁抬高，与肠管和血管分离。但是这种方法可能需要更多的入针次数从而增加器官损伤的可能性。

预防套管针放置损伤最为一致的方法是需要强支撑（图 7–4 和 7–5）。套管针进入腹壁后，其尖端会分开腹壁各层。最终，尖端进入腹膜腔，致使套管针的阻力消失。如果不以辅助手支撑，套管针可能损伤诸如小肠或腹膜后组织这样的邻近结构。如果以辅助手支撑，阻力的消失就不会导致将力量施加于非目的结构。

腹膜后血肿

有关腹腔镜手术引起的腹膜后血肿的详细情况文献报道不多。不过，由于疏忽大意的套管针插入与刺戳伤类似，人们可以参考穿透性创伤的处理原则来帮助做出决定（图 7–6 和 7–7）。

- **后果**

腹膜后血肿的死亡率值得引起注意。文献报道死亡率为 13%[24]。肠系膜上动脉（SMA）损伤对患者尤为危险，死亡率接近 54%[25]。

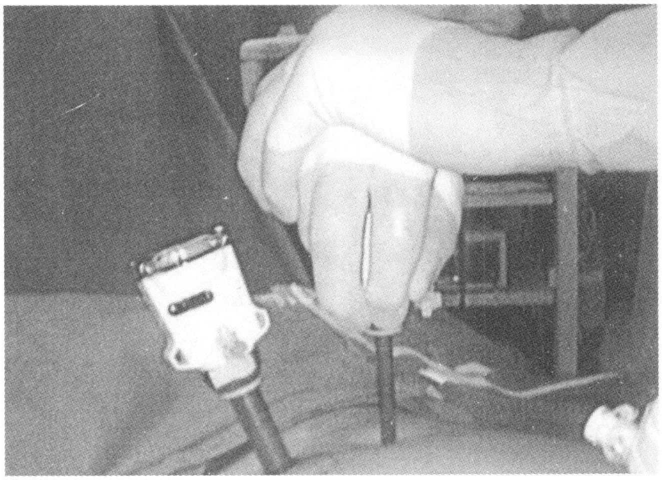

图 7–4　不充分的强支撑。

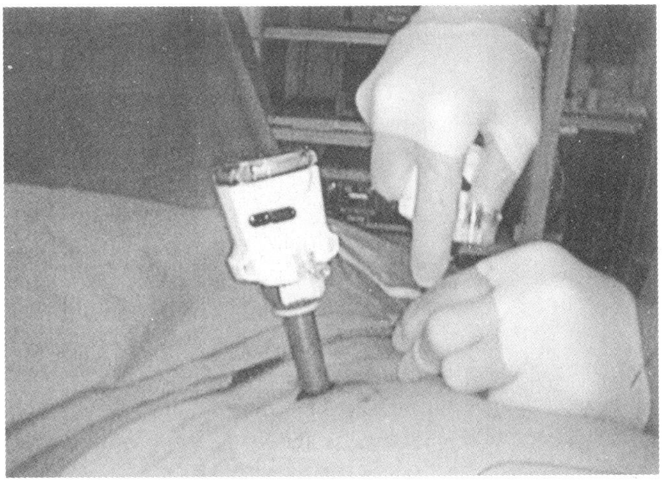

图 7–5　正确的强支撑。

2/3/4 级并发症

- **补救**

为区分不同部位的腹膜后血肿可将腹膜后间隙分为三个区。Ⅰ区是腹膜后间隙的中央部分，位于两肾之间，上起自膈肌裂孔，下至下腔静脉（IVC）分叉。Ⅱ区自肾至结肠旁沟。Ⅲ区包含骨盆区域。

由于Ⅰ区的穿透性创伤可累及大血管，所以都需要探查[26]。这些原则在腹腔镜手术过程中需要遵守。最有可能出现的情况是经过Ⅰ区的大血管发生套管针损伤。一旦发现大血管损伤，手术医生应该决定是进行结扎、一期修补还是血管插入移植。

如果患者情况稳定，可以不探查Ⅱ区和Ⅲ区的穿透性损伤。应该进行 CT 扫描以确认损伤部位。可以

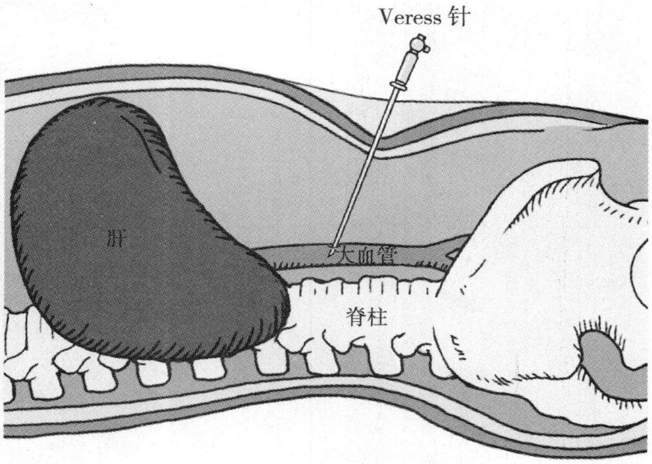

图 7–6 Veress 针引起的腹膜后血管损伤。

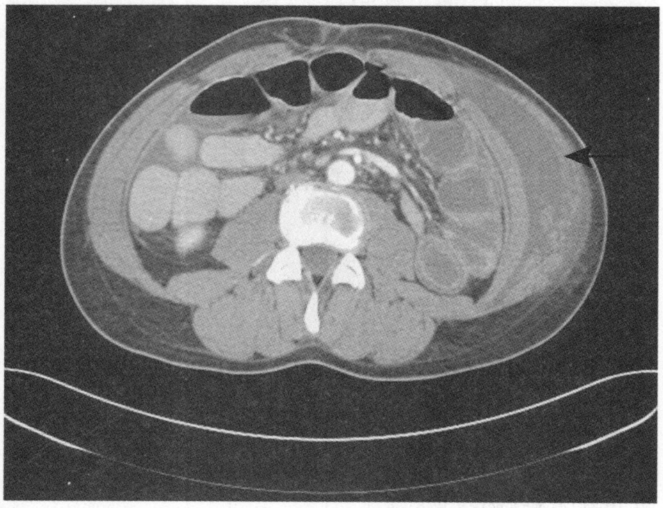

图 7–7 套管针放置引起的腹壁血肿（箭头）。

行血管造影检查进一步了解血肿特征并进行治疗性栓塞。

- **预防**

腹膜后血管损伤可对患者造成严重的后果。延误诊断可导致显著的并发症发生率和死亡率。因此，只要有可能，套管针就应在直视下放置，并且在排气前腹膜后腔应该是可见的。

戳孔部位出血

- **后果**

戳孔部位出血被认为是套管针穿过腹壁撕裂腹壁上血管的分支所致。在术中，戳孔部位出血通常可被发现并得到控制。如果未被发现，这些出血通常在术后数日内以血肿的形式表现出来。戳孔部位血肿的发生率约为 6.25%[27]。

2/3/4 级并发症

- **补救**

出血可通过多种方法得到控制。可以从另一个戳孔插入一种器械直接压迫出血部位，也可使用 Foley 导管压迫腹壁而施加压力[28]。出血血管可用电凝设备烧灼止血。也可将戳孔部位扩大以便控制出血的血管。或者，通过将套管针向四个方向悬空，手术医生可以确定血管损伤存在于哪个区域，从而进行枕垫缝合[29]。最后，可以将可吸收止血纱布穿过出血的戳孔部位来帮助压塞血管[30]。

- **预防**

所有套管针都应在直视下拔出体外以检查有无出血。如果发现出血，可采用前面讨论的方法进行控制。

生理学后果

由于腹腔镜手术在外科领域日渐流行，理解这种入腹方式所带来的挑战变得越来越重要。一般而言，腹腔镜手术的相对禁忌证与气腹所造成的生理学改变相关。例如，具有颅内压升高、脑室腹膜分流、低血容量和充血性心力衰竭的患者接受腹腔镜手术是不明智的。

心血管并发症

对具有心血管并发症的患者实施腹腔镜手术应特别警惕与之相关的风险。麻醉同样对心血管系统有已被证实的潜在的有害作用。因此，对于具有严重心血管并发症的患者，由于麻醉的应激作用，腹腔镜手术可能是相对禁忌证。

在腹腔镜手术过程中发生的心血管改变已经非常明确，但是由于先进的监护技术，这些改变很少造成不良影响。患者体位和气腹的建立是可能导致显著心血管负担的两个因素。心输出量对腹腔镜手术的压力特别敏感。自 20 世纪 90 年代早期以来，很多研究显示在各种不同的腹腔镜手术过程中心输出量有所下降[31]。例如，在接受腹腔镜胆囊切除术的 15 名非肥胖患者中，发现心排血指数有 20% ~ 59% 的下降[32]。

心输出量

患者体位和气腹会改变静脉回流的正常生理从而

会对心输出量有不利影响。

- **后果**

反 Trendelenburg 体位和气腹能够限制静脉回流，减少前负荷，从而改变心输出量[33]。建立气腹和反 Trendelenburg 体位所导致的心输出量减少已有充分的文献证明[34, 35]。一项研究显示，在 12mmHg 气腹压力和 30° 反 Trendelenburg 位的条件下，心输出量有 20% 的减少[36]。

1/2 级并发症

- **补救**

因为术中可能出现额外的生理负担，腹腔镜手术需要以多学科的态度对待。麻醉产生的反馈是重要的，使得手术全过程中对开放交流的需要尤为突出。一旦发生心肺问题，医生应放平手术台，减少气腹压力，直至生理问题得到解决。

- **预防**

对于侵入性和非侵入性心脏监测的作用存在争议，因此，采用何种监测通常取决于临床医生的判断。尽管对于放置这些设备没有清楚一致的意见，但对于具有心脏疾病的患者，强烈建议进行监护。

增加血管内容量有帮助减轻反 Trendelenburg 体位和腹内压增高的作用[37]。同样，建议在腹腔充气时让患者处于水平体位，以避免出现协同性心输出量下降[38]。最后，已有证据显示梯度气压设备可对抗这些血流动力学改变，在建立气腹前应在患者身上安放此装置[39]。

心律失常

腹腔镜手术过程中心律失常的发生率已见诸文献报道。通常认为这些心律失常是在充气过程中腹膜牵张感受器通过迷走神经介导产生的[40]。CO_2 因其可刺激心肌并改变传导通路，也可能促进心律失常[41]。

- **后果**

腹腔镜手术过程中发生的心动过缓和房室分离只是文献报道的较常见的心律失常[42, 43]。然而，在腹腔充气期间，患者可以发生任何类型的心律失常，必须紧密监测。

1/2 级并发症

- **补救**

在手术过程中，对诸如窦性心动过速等良性心律失常可以进行药物治疗。然而，更为致命的心律失常应按照加强心脏生命支持（advanced cardiac life support，ACLS）方案进行治疗。

- **预防**

最近的研究显示，对下肢使用梯度压力装置可减少交感神经反应。

此外，有人建议以氦气取代二氧化碳，因为氦气较少引起心律失常。目前来看，还需要进一步研究来明确哪种气体更适合用于腹腔镜手术。

肺部并发症

气胸

- **后果**

气胸是已有充分报道的腹腔镜手术的并发症[44, 45]。然而，确定的病因学还不清楚。二氧化碳气胸，有时被称为 capnothorax，可在腹膜 – 胸膜表面受到破坏的情况下发生。在此情况下，二氧化碳可以通过食管和主动脉裂孔或任何膈肌缺损。CO_2 弥散至胸膜腔也被认为是二氧化碳气胸形成的一种可能的机制。

腹腔充气引起气道压力增加所致的气压伤可引起支气管胸膜通道，从而使气体进入胸膜腔，引起典型的气胸。有助于诊断气胸或二氧化碳气胸的征象是：动脉血氧分压（PaO_2）下降，同时动脉血二氧化碳分压（$PaCO_2$）和呼气末二氧化碳浓度（E_TCO_2）都增加，气道压力增加，呼吸音减弱或消失。胸片检查可证实诊断。

2/3 级并发症

- **补救**

气胸和二氧化碳气胸的区别在于后者在腹腔排气后短时间内可以消失。二氧化碳的高可溶性系数使其可被迅速地吸收，进入体循环。因此，应复查胸片了解肺是否复张。如果气胸没有缓解并且临床情况需要，应放置胸腔引流管。

- **预防**

对于具有气胸风险的患者，如慢性阻塞性肺疾病（chronic obstructive pulmonary disease，COPD）患者，为防止腹腔镜手术过程中发生气胸，气腹压力应低于 15mmHg 并采用小潮气量正压通气。

通气 / 血流不匹配以及肺内分流

有证据表明腹腔充气可暂时减少肺内分流并增加 PaO_2[46]。然而，这种改变会被持续的气腹所消除。腹腔充气可使膈肌抬高并减少肺的功能残气量（FRC）[47]。功能残气量的减少可以显著改变肺的通气/血流比。

E_TCO_2 随着二氧化碳气腹的建立而升高，如果充气持续进行，E_TCO_2 会在 30 分钟后达到平高线水平。

- **后果**

理论上，较之健康人，功能残气量的减少对具有严重肺部并发症的患者具有更深的影响。肺储备减少的患者较难适应肺膨胀不全及其造成的分流。

1/2 级并发症

- **补救**

正压通气可以逆转膈肌抬高所致的氧分压降低和高碳酸血症[48]。正压通气可通过增加功能残气量减少分流。

- **预防**

肺泡气二氧化碳分压（$PACO_2$）的升高表现为高碳酸血症和酸中毒。为了抵消 $PACO_2$ 的升高，必须使患者过度通气以避免酸中毒。在有临床指征时，应进行动脉血气分析。

气体栓塞

文献中有很多有关腹腔镜手术过程中发生二氧化碳气体栓塞事件的报道[49–51]。这一并发症通常表现为 E_TCO_2 陡然下降以及心、肺功能衰竭[52]。

- **后果**

即使静脉气体栓塞已被广泛报道发生于腹腔镜肝切除术中，但是这种并发症可发生于任何建立气腹的手术。虽然有人估计空气栓塞的发生率为 15 例/100 000 患者，它很可能是一种未被认识的常见事件[53,54]。这种现象并不常伴发呼吸、循环不稳定，因为二氧化碳在血液中的可溶性远胜氧气。

1/2 级并发症

- **补救**

一旦诊断为气体栓塞，必须立即开始心血管复苏。首先应该排空气腹，如果可能，应将患者摆放成左侧卧位。如果存在中心静脉导管，可使用注射器吸出空气栓子。

- **预防**

理论上，只要中心静脉压低于气腹压，任何静脉损伤均可使二氧化碳进入循环。因此，应将中心静脉压维持在足够的水平，气腹压力维持在最低水平。应使患者过度通气以呼出二氧化碳，从而使二氧化碳可以快速吸收入血。

肾并发症

横纹肌溶解

横纹肌溶解可以发生在任何接受长时间手术的术后患者中。一篇文献综述显示，就腹腔镜手术而言，该并发症主要见于腹腔镜肾切除的患者。然而，一篇文章指出，该并发症在胃旁路手术中的发生率为 1.4%[55]。

- **后果**

横纹肌溶解是一种广为人知的现象，通常发生于挤压伤患者，由于肌红蛋白沉积在尿液中引起肾单位损害，可导致急性肾衰竭。

1/2 级并发症

- **补救**

横纹肌溶解的治疗要点是静脉水化以及碱化尿液以预防肌红蛋白结晶形成。最常用的静脉溶液是 5% 的葡萄糖溶液和 3 安瓿碳酸氢钠。应进行连续的肌酐和尿量监测以观察其变化趋势。

- **预防**

在手术台上应尽量使患者得到良好的衬垫以转移压力点。此外，应尽量减少肾垫的使用，因为肾垫可导致胁部肌肉缺血[56]。术后，如果患者诉胁部和臀部疼痛，应怀疑横纹肌溶解。延误诊断会增加患者发展成急性肾衰竭的机会；因此，应立即检测肌酸磷酸激酶（CPK）水平。如果 CPK 升高，应立即开始治疗。

血流动力学并发症

深静脉血栓形成

据推测，腹腔镜手术过程中静脉血流的改变有助于增加深静脉血栓形成（deep vein thrombosis，DVT）的发生率。

- **后果**

在腹腔充气的状态下，股静脉被证实处于低血流量状态[57]。股静脉血流的减少可增加下肢 DVT 发生的风险。

1/2 级并发症

- **补救**

对 DVT 患者使用抗凝治疗来预防肺栓塞。

- **预防**

尽管对于腹腔镜手术中发生 DVT 的风险没有明确的一致意见，多数医生在腹腔充气之前在患者身上安放梯度压力装置。这些装置可改变下肢静脉淤滞状态，应在建立气腹之前用于患者[58]。

内脏循环

- **后果**

腹腔充气所导致的腹内压升高可以对内脏血管系统产生显著的影响[59]。内脏循环包括供应和引流腹腔器官血液的血管。气腹压力可通过压迫血管而减少内脏器官血流。

1/2 级并发症

- **补救**

腹腔镜术后如有实验室检查证据提示患者缺血或静脉性充血，可以进行支持性治疗。

- **预防**

为抗衡气腹所致的内脏血流减少，应使血管内容量处于最佳水平以保证在腹内压升高的情况下具有更好的内脏血流量。

（赵磊光 译）

参考文献

1. Spaner SJ, Warnock GL. A brief history of endoscopy, laparoscopy, and laparoscopic surgery. J Laparoendosc Adv Surg Tech A 1997;7:369–373.
2. Schlogel G. Raoul Palmer and the coelio-surgical adventure from 1940 to 1995. Hist Sci Med 1996;30:281–287.
3. Vecchio R, MacFayden BV, Palazzo F. History of laparoscopic surgery. Panminerva Med 2000;42:87–90.
4. Nakeeb A, Comuzzie AG, Martin L, et al. Gallstones: genetics versus environment. Ann Surg 2002;235:842–849.
5. Hasson HM. A modified instrument and method for laparoscopy. Am J Obstet Gynecol 1971;110:886–887.
6. Orlando R, Palatini P, Lirussi F. Needle and trocar injuries in diagnostic laparoscopy under local anesthesia: what is the true incidence of these complications? J Laparoendosc Adv Surg Tech A 2003;13:181–184.
7. Schafer M, Lauper M, Krahenbuhl L. Trocar and Veres needle injuries during laparoscopy. Surg Endosc 2001;15:275–280. Epub 2000;December 12.
8. Vilos GA. Laparoscopic bowel injuries: forty litigated gynaecological cases in Canada. J Obstet Gynaecol Can 2002;24:224–230.
9. Fuller J, Ashar BS, Carey-Corrado J. Trocar-associated injuries and fatalities: an analysis of 1399 reports to the FDA. J Minim Invasive Gynecol 2005;12:302–307.
10. Brown JA, Canal D, Sundaram CP. Optical-access visual obturator trocar entry into desufflated abdomen during laparoscopy: assessment after 96 cases. J Endourol 2005;19:853–855.
11. Thomas MA, Rha KH, Ong AM, et al. Optical access trocar injuries in urological laparoscopic surgery. J Urol 2003;170:61–63.
12. Szabó I. Veres needle: in memoriam of the 100th birthday anniversary of Dr János Veres, the inventor. Am J Obstet Gynecol 2004;191:352–353.
13. Agresta F, De Simone P, Ciardo LF, Bedin N. Direct trocar insertion vs Veres needle in nonobese patients undergoing laparoscopic procedures: a randomized prospective single-center study. Surg Endosc 2004;18:1778–1781. Epub 2004;October 13.
14. Gunenc MZ, Yesildaglar N, Bingol B, et al. The safety and efficacy of direct trocar insertion with elevation of the rectus sheath instead of the skin for pneumoperitoneum. Surg Laparosc Endosc Percutan Tech 2005;15:80–81.
15. Bryon JW, Markenson G, Miyazawa K. A randomized comparison of Veres needle and direct trocar insertion for laparoscopy. Surg Gynecol Obstet 1993;177:259–262
16. Yerdel MA, Karayalcin K, Koyuncu A, et al. Direct trocar insertion versus Veres needle insertion in laparoscopic cholecystectomy. Am J Surg 1999;177:247–249.
17. Florio G, Silvestro C, Polito DS. Periumbilical Veres needle pneumoperitoneum: technique and results in 2,126 cases. Chir Ital 2003;55:51–54.
18. Chandler JG, Corson SL, Way LW. Three spectra of laparoscopic entry access injuries. J Am Coll Surg 2001;192:478–491.
19. Voitk A, Rizoli S. Blunt Hasson trocar injury: long intra-abdominal trocar and lean patient—a dangerous combination. J Laparoendosc Adv Surg Tech A 2001;11:259–262.
20. Hasson HM, Rotman C, Rana N, Kumari NA. Open laparoscopy: 29-year experience. Obstet Gynecol 2000;96(5 pt 1):763–766.
21. Agarwala N, Liu CY. Safe entry techniques during laparoscopy: left upper quadrant entry using the ninth intercostal space—a review of 918 procedures. J Minim Invasive Gynecol 2005;12:55–61.
22. Audebert AJM, Gomel V. Role of microlaparoscopy in the diagnosis of peritoneal and visceral adhesions and in the prevention of bowel injury associated with blind trocar insertion. Fertil Steril 2000;73:631–635.
23. Vilos GA, Vilos AG. Safe laparoscopic entry guided by Veres needle CO_2 insufflation pressure. J Am Assoc Gynecol Laparosc 2003;10:415–420.
24. Selivanov V, Chi HS, Alverdy JC, et al. Mortality in retroperitoneal hematoma. J Trauma 1984;24:1022–1027.
25. Asensio JA, Berne JD, Chahwan S, et al. Traumatic injury to the superior mesenteric artery. Am J Surg 1999;178:235–239.
26. Bageacu S, Kaczmarek D, Bageacu S, et al. Management of traumatic retroperitoneal hematoma. Review. French. J Chir (Paris) 2004;141:243–249.
27. Bhattacharya S, Tate JJ, Davidson BR, et al. Abdominal wall haemotoma complicating laparoscopic cholecystectomy. HPB Surg 1994;7:291–296.
28. Boswell WC, Odom JW, Rudolf R, et al. A method for controlling bleeding from abdominal wall puncture sites after laparoscopic surgery. Surg Laparosc Endosc 1993;3:47–48.
29. Soper NJ. Access to abdomen. In Scott-Conner C (ed):

The SAGES Manual: Fundamentals of Laparoscopy and GI Endoscopy. New York: Springer, 1999; pp 22–36.
30. Rastogi V, Dy V. Control of port site bleeding from smaller incisions after laparoscopic cholecystectomy surgery. Surg Laparosc Endocsc Percutan Tech 2002;12: 4:224–226.
31. O'Malley C, Cunningham AJ. Anesthesia for minimally invasive surgery: laparoscopy, thoracoscopy, hysteroscopy. Anesthesiol Clin North Am 2001;19:1.
32. Joris JL, Noirot DP, Legrand MJ, et al. Hemodynamic changes during laparoscopic cholecystectomy. Anesth Analg 1996;76:1067–1071.
33. Wahba RWM, Beique F, Kleiman SJ. Cardiopulmonary function and laparoscopic cholecystectomy. Can J Anaesth 1995;42:51–63.
34. Bannenberg JJ, Rademaker BM, Froeling FM, et al. Hemodynamics during laparoscopic extra- and intraperitoneal insufflation. An experimenal study. Surg Endosc 1997;11:911–914.
35. Dexter SP, Vucevic M, Gibson J, et al. Hemodynamic consequences of high and low pressure capnoperitoneum during laparoscopic cholecystectomy. Surg Endosc 1999; 13:376–381.
36. Alishahi S, Francis N, Crofts S, et al. Central and peripheral adverse hemodynamic changes during laparoscopic surgery and their reversal with a novel intermittent sequential pneumatic compression device. Ann Surg 2001; 233:176–182.
37. Safran D, Sgambati S, Orlando R. Laparoscopy in high risk cardiac patients. Surg Gynecol Obstet 1993;176:548–554.
38. Girish P, Joshi MB. Anesthesia for minimally invasive surgery: laparoscopy, thoracoscopy, hysteroscopy. Anesthesiol Clin North Am 2001;19:1.
39. Henry CP, Hofland J. Laparoscopic surgery: pitfalls due to anesthesia, positioning and pneumoperitoneum. Surg Endosc 2005;19:1163–1171.
40. Magrina JF. Complications of laparoscopic surgery. Clin Obstet Gynecol 2002;45:469–480.
41. Bickel A, Kukuev E, Popov O, et al. Power spectral analysis of heart rate variability during helium pneumoperitoneum: the mechanism of increased cardiac sympathetic activity and its clinical significance. Surg Endosc 2005;19:71–76. Epub 2004;November 11.
42. Myles PS. Bradyarrhythmias and laparoscopy: a prospective study of heart rate changes with laparoscopy. Aust N Z J Obstet Gynaecol 1991;31:171–173.
43. Bickel A, Yahalom M, Roguin N, et al. Improving the adverse changes in cardiac autonomic nervous control during laparoscopic surgery, using an intermittent sequential pneumatic compression device. Am J Surg 2004;187:124–127.
44. Heddle RM, Platt AJ. Tension pnemothorax during laparoscopic cholecystectomy. Br J Surg 1992;79:374.
45. Prystowsky JB, Jericho BG, Epstein HM. Spontaneous bilateral pneumothorax—complication of laparoscopic cholecystectomy. Surgery 1993;114:988–992.
46. Andersson L, Lagerstrand L, Thorne A, et al. Effect of CO(2) pneumoperitoneum on ventilation-perfusion relationships during laparoscopic cholecystectomy. Acta Anaesthesiol Scand 2002;46:552–560.
47. Mutoh T, Lamm WJ, Embree LJ, et al. Volume infusion produces abdominal distension, lung compression, and chest wall stiffening in pigs. J Appl Physiol 1992;72:575.
48. Meininger D, Byhahn C, Mierdl S, et al. Positive end-expiratory pressure improves arterial oxygenation during prolonged pneumoperitoneum. Acta Anaesthesiol Scand 2005;49:778–783.
49. Haroun-Bizri S, ElRassi T. Successful resuscitation after catastrophic carbon dioxide embolism during laparoscopic cholecystectomy. Eur J Anaesthesiol 2001;18:118–121.
50. Zhang W, Ho KS, Han HJ, et al. Successful resuscitation after carbon dioxide embolism during laparoscopic-assisted abdomino-perineal resection. Singapore Med J 2005;46: 347–348.
51. Cobb WS, Fleishman HA, Kercher KW, et al. Gas embolism during laparoscopic cholecystectomy. J Laparoendosc Adv Surg Tech A 2005;15:387–390.
52. Beck DH, McQuillan PJ. Fatal carbon dioxide embolism and severe haemorrhage during laparoscopic salpingectomy. Br J Anaesth 1994;72:243.
53. Orebaugh SL. Venous air embolism: clinical and experimental observations. Crit Care Med 1992;20:1169–1177.
54. Schmandra TC, Mierdl S, Bauer H, et al. Transoesophageal echocardiography shows high risk of gas embolism during laparoscopic hepatic resection under carbon dioxide pneumoperitonem. Br J Surg 2002;89:870–876.
55. Khurana RN, Baudendistel TE, Morgan EF, et al. Postoperative rhabdomyolysis following laparoscopic gastric bypass in the morbidly obese. Arch Surg 2004; 139:73–76.
56. Reisiger KE, Landman J, Kibel A, Clayman RV. Laparoscopic renal surgery and the risk of rhabdomyolysis: diagnosis and treatment. Urology 2005;66(5 suppl):29–35.
57. Morrison CA, Schreiber MA, Olsen SB, et al. Femoral venous flow dynamics during intraperitoneal and preperitoneal laparoscopic insufflation. Surg Endosc 1998;12: 1213.
58. Schwenk W, Bohm B, Junghans T, et al: Intermittent sequential compression of the lower limbs prevents venous stasis in laparoscopic and conventional colorectal surgery. Dis Colon Rectum 1997;40:1056.
59. Hasukic S. Postoperative changes in liver function tests: randomized comparison of low and high pressure laparoscopic cholecystectomy. Surg Endosc 2005;19:1451–1455.

第 II 部分 床边操作

Stephen R. T. Evans，MD

所有的错误都是由于缺乏耐心、规定程序的破坏和对于有争议问题的自以为是造成的。—Franz Kafka

第 8 章 中心静脉置管术

Michael D. Pasquale, MD, Rovinder S. Sandhu, MD, Mark D. Cipolle, MD, PhD, and Dale A. Dangleben, MD

引言

在美国，每年要有 5 百万例次中心静脉导管置入，这也使该项操作成为最普通的床边操作[1]。

适应证

- 外周静脉无法穿刺成功或避免外周静脉的反复穿刺
- 需要输注高流量的晶体液、胶体液或血液制品
- 需要监测中心静脉压作为放置肺动脉导管的通路
- 输注硬化剂例如化疗药物或高营养
- 放置经静脉起搏器
- 用于血液透析或血浆置换

中心静脉穿刺的入路包括颈静脉、锁骨下静脉和股静脉，穿刺位置的选择会根据导管的用途、是否易于固定以及相关危险而定。因为该操作为侵入性操作，对于接受中心静脉置管的患者来说有一定的风险性，而且一旦出现（穿刺并发症）花费昂贵[2-4]。中心静脉穿刺置管总的并发症发生率大约 15%[5]，与其他技术性工作一样，操作的风险与操作者的经验相关[6]。机械性并发症的发生率为 5% ～ 19%，感染性并发症的发生率是 5% ～ 26%，血栓性并发症的发生率是 2% ～ 26%[5-9]。本章节的目的就是详细地讨论中心静脉穿刺置管的相关知识，以期能够减少并发症的发生。

操作步骤

步骤 1 评价患者是否需要放置中心静脉导管

步骤 2 熟悉并回顾患者的病史，特别是凝血异常和深静脉血栓的病史

步骤 3 选择合适的穿刺部位（例如：颈内、锁骨下或股静脉）

步骤 4 签署知情同意书

步骤 5 准备用物

步骤 6 给（操作）医生和护士一段“空闲”时间

步骤 7 患者准备——包括正确体位

步骤 8 穿刺静脉

步骤 9 放置导丝

步骤 10 通过导丝放置导管

步骤 11 抽出导丝
步骤 12 抽吸导管各个腔（确认有回血）
步骤 13 用生理盐水冲洗导管各个腔
步骤 14 固定导管
步骤 15 无菌敷料覆盖
步骤 16 如果需要，通过影像学检查确定导管位置

中心静脉通路：计划

在操作之前，应该进行一些“检查”以便确保操作过程的安全、有效。在我们单位，有一个中心静脉置管清单来确保操作过程正确（图 8–1）。该流程表说明了操作前、操作中和操作后的问题，同时也可作为一个改进执行的工具。第 1 步是准备好所有操作需要

指征：□ 内科　□ 外科/创伤
过程：□ 择期　□ 急诊/心肺复苏
导管：□ 三腔导管□ Swan–Ganz导管 □ 心脏导管 □ 球囊扩张导管
位点：右 □ 颈内静脉 □ 锁骨下静脉 □ 股静脉
　　　左 □ 颈内静脉 □ 锁骨下静脉 □ 股静脉
住院医师：□ 急诊□ 家庭医师□ 内科 □外科 □ 产科/妇科
医师毕业时间：□ 1 □ 2 □ 3 □ 4 □ 5 □ 6 □ 其他: ________

操作检查	是	否
操作前		
患者是否同意（择期插管）？如果没有，给出原因：		
体表标志是否确定，患者体位是否摆好？		
用具是否准备好？		
休息（再次确定患者，宣布操作过程，包括位点）？		
试验室检查是否有异常（例如：INR、血小板等）？		
是否使用了镇静剂？列出使用的药物		
操作中		
清洁双手		
消毒准备完成（口罩、手套、帽子、隔离衣、消毒位点）		
因急诊准备不充分		
如果准备不充分，之后更换导管		
静脉穿刺—第1次尝试		
静脉穿刺—第2次尝试		
穿刺失败（陈述失败原因：　　　　　　　　）		
操作失败后是否寻求帮助？		
导丝是否移除？		
对所有可以容易回抽出血的接口是否进行冲洗？		
缝合/用吻合器吻合		
是否使用超声/超声定位？		
是否有医师助手同时进行准备？		
室内的所有工作人员和患者是否戴口罩？		
是否被急诊先占？		
整个操作过程中是否保持无菌技术？		
操作后		
回顾CXR顺序		
并发症　如果有： □ 穿刺到动脉　□ 空气栓塞　□ 心律失常 □ 导管异位　□ 血肿　□ 气胸 □ 不可控制的出血　□ 其他: ________		
并发症是否告知上级医师		

操作者既往成功插管的例数： ________

使用者ID号码： ________　**日期：** ________

图 8–1 中心静脉置管清单。

的相关用物并完成目录中所列出的“操作前”的步骤。

1. 在与患者和（或）家属描述操作可能出现的并发症后，获得同意书。如果不能获得知情同意书的签字，必须说明原因。
2. 确认体表标志并把患者摆放于正确体位。根据患者的病史考虑是否需要心及氧饱和度的监测。
3. 核对操作所需要的用物。最高级别的预防措施包括口罩、帽子、无菌衣、无菌手套以及无菌治疗单，因为这些物品的应用可以减少导管相关性血流感染的发生[10]。
4. 在操作之前，给（操作）医生和护士一段“空闲”时间。“空闲”时间包括：核对患者的姓名、确定患者需要进行该项操作以及操作的部位。在这段时间内应确定患者已在同意书上签字。推荐对于“空闲”时间的工作予以文字记录。
5. 在摆放体位之前，应先回顾患者的病史，确定有无该体位操作的禁忌证。例如：如果患者有凝血异常，应采用容易压迫的穿刺部位（如股静脉）以避免由于误穿动脉造成的出血并发症。
6. 应该考虑清醒患者的镇静。如果需要，应当予以适当监测并且有文字记录。一些单位需要操作者对清醒镇静的认证授权，这些都应当在应用镇静药物之前完成。

操作前的准备是安全、有效、成功地完成操作的关键。

颈内静脉置管

对于颈内静脉的入路，由胸锁乳突肌的两个头和锁骨形成的三角形的顶被视为体表标志。颈内静脉走行于胸锁乳突肌的深面，穿过该三角之前与锁骨下静脉汇合成头静脉。右侧入路是首选。因为右侧的胸膜顶位置较低，同时还能避免损伤胸导管。体表标志确定后，应用氯己定或者聚维酮碘进行消毒建立无菌区，局部麻醉（1% 利多卡因），患者取头低 15° Trendelenburg 体位，同时头转向穿刺对侧。这种体位有利于确定体表标志和针穿刺同时考虑到静脉充盈，避免了置管过程中的空气栓塞。对于可疑颈部损伤的患者，应注意避免旋转患者的颈部。患者的上肢应紧贴于躯干。医生立于床头，将示指和中指（非优势手）置于颈动脉搏动处，沿着颈动脉的外侧刺入 22 号针并越过三角的顶。穿刺针滑过三角的顶，在矢状面 30° 后面，针尾指向同侧乳头，超过额面大约 50° 角。注射器保持轻微的负压直至抽到回血。颈内静脉比较表浅，刺入 3cm 即可。如果第一次穿刺不成功，穿刺针应轻轻指向内侧，再进行第二次试穿。当穿刺成功后，将一个 18 号的套管针沿穿刺针置入血管。如果穿刺针在套管针置入之前已经被拔除，应该仔细重复之前的操作。

锁骨下静脉置管

在应用锁骨下静脉置管的时候，注意锁骨下静脉是在第一肋的外侧缘由腋静脉延续而来。锁骨下静脉的直径为 1 ～ 2cm 并且固定于锁骨下方。前斜角肌把锁骨下动脉与静脉分开。在穿刺过程中，患者体位是 15° ～ 30° Trendelenburg 位，肩膀位于中立位或用一小毛巾卷稍微垫着，使其处于轻微的伸展位。确定体表标志后（胸骨颈静脉切迹、锁骨、三角肌胸大肌肌间沟），准备消毒（氯己定或者聚维酮碘），局部麻醉（1% 利多卡因），自皮肤刺入 2 ～ 3 cm 针尾朝向锁骨中点、胸骨上窝的侧方，应用 18 号的 2.5 英寸穿刺针。穿刺者将示指放在胸骨颈静脉切迹、拇指放在锁骨的中内 1/3 引导穿刺部（一般位于三角肌胸大肌间沟）。穿刺时针尾指向操作者拇指。穿刺过程中针不要弯曲，应与锁骨平行，对准胸骨颈静脉切迹进针直至针尖触及锁骨的中内 1/3 汇合部。这时，将针自锁骨下方穿过，并使针紧贴于锁骨的下面。在穿刺过程中，注射器持续带有轻微的负压直至抽到回血。如果没有回血，慢慢地地撤回针并轻轻地回抽。也许在这个过程中就能见到血液。如果第一次穿刺不成功，在第二次穿刺的过程中针的角度应稍微偏向头侧。

常规行右侧锁骨下穿刺置管。因为右肺的胸膜顶要低于左侧，并且可以避免胸导管。左侧锁骨下静脉在右心室尖部有一大半径曲线，更适于放置临时起搏器。

股静脉置管

选择操作股静脉穿刺的时候，患者取仰卧位使穿刺侧臀部轻轻外旋。在操作之前确定体表标志，包括：髂前上棘、耻骨结节和股动脉。股动脉的搏动可在髂前上棘和耻骨结节的中点触及。股静脉位于股动脉内侧并与之伴行。如果不能触及股动脉的搏动，静脉的位置大致位于耻骨结节外侧和尾侧的两横指。

定位之后，应用氯己定或者聚维酮碘进行消毒，建立无菌区，局部麻醉（1% 利多卡因），在腹股沟皮肤褶皱处穿刺以 45° 指向动脉搏动的上内侧。考虑到损伤动脉后直接压迫止血的问题，穿刺应保证在腹股沟皮肤皱褶以下进行。在腹股沟韧带上不慎误穿刺动脉会导致后腹膜出血，可能需要手术来干预。通常，在穿刺进入 5cm 时会碰到静脉；如果没有成功，把针轻轻地回撤并保持负压，稍微向外侧试穿，注意避免穿到股动脉。股静脉穿刺对于无经验者是最安全的。当患者需要急救复苏时，经常采用股静脉穿刺、快速建立静脉通路同时避免在床头的拥挤。

Seldinger 技术

一旦穿刺成功，就将应用 Seldinger 技术放置导管。该技术包括：通过穿刺针置入软尖的导丝之后去除穿刺针，用 11 号手术刀片切一小口，把扩张器沿导丝置入（进行扩张）、去除扩张器，沿导丝置入导管，去除导丝。在放置导丝的过程中，操作者应该面对监护仪。常见的错误是放置导丝过深，到达心房或心室导致心律失常[11]。在操作过程中务必密切监测患者的血流动力学和氧合状态。

如果多次试穿都未成功，停下来，重新评估并且与有经验的操作者进行探讨。当进行颈内静脉和锁骨下静脉穿刺的时候，首先改为对侧，行胸部 X 线检查确定没有损伤，即：气胸 / 血胸。不能将导管置入也是比较常见的并发症之一，常见于颈内静脉和锁骨下静脉入路时。部分原因是由于中心静脉穿刺是"盲"穿的，仅仅是以体表的解剖标志为引导的，而与血管位置无关[12]。对预计置管困难的患者应用超声引导技术是否有益目前仍存在争议。这种情况包括：患者肥胖或者颈部 / 上肢肿胀难以进行体表定位，需要留置多腔导管以及静脉扭曲或有血栓的患者，需要重新留置中心静脉导管的患者，凝血机制异常的患者[13]。

超声引导技术

传统的，中心静脉穿刺置管是通过可触及或者看得到的解剖结构以及这些结构与静脉之间的关系确定第一次穿刺的位置[13]。然而，如今在中心静脉置管过程中应用超声辨别血管、引导穿刺日益增多。在 1984 年，Legler 和 Nugent 最早报道了在中心静脉置管过程中应用多普勒超声[14]。从那时开始，多项关于该项技术的报道都被发表[12, 15–20]。一些 meta 分析对在颈内静脉置管中应用体表标志与超声引导进行对比，结果显示：应用超声引导能显著减少并发症、平均试穿次数以及留置导管失败的几率[21–23]。而对于锁骨下静脉穿刺，超声引导则没有得到同样的优势结果。然而，大多数随机研究表明应用超声引导进行锁骨下静脉穿刺置管还是有益的[7, 12, 15–20, 23]。

需要强调的是超声引导技术是独立操作的，在应用该技术之前，操作者应接受"手把手"的培训。操作过程中，操作者手持超声（超声系统的一部分）探头接触患者。为了确保适当的图像和分辨率，通常在维持适当的超声信号贯穿深度时选择最高频率，以最大化确定血管图像（通常为 7.5 MHz）。而且，超声束应当与血管垂直。静脉应首先被分辨出来以便插管。当探头定位于静脉时，中点应被视为穿刺针入路。在超声图像上针表现为强回声（白色）。一旦刺入血管，就如以前描述的那样放置中心导管。例如颈内静脉置管，探头应置于胸所乳突肌两头刚刚嵌入锁骨的头侧。股静脉置管，探头应置于腹股沟韧带远侧几厘米处；锁骨下静脉置管，为保证足够的视野，应把探头置于锁骨下方。

患者特征

建立中心静脉通路有多种途径，而任何途径的成功置管都依赖于对解剖的认知（图 8–2 至 8–4）。每当一种入路的体表标志不能确定时，应该考虑其他穿刺途径。当休克的复苏治疗需要中心静脉置管时，考虑到抢救时间和安全性应当首先选择股静脉穿刺置管，特别是当颈部标志不易确定或在复苏过程中颈部入路被其他救护者占用的时候[1]。在复苏后期应该考虑更换导管位置，因为股静脉置管的感染和血栓形成风险较高[1, 5–8]。

在穿刺之前了解病史也非常重要。既往曾多次行中心静脉穿刺者（例如慢性肾衰竭、化疗、静脉接受抗生素治疗），放置导管失败者，放置导管的位置之前接受过外科手术、骨骼畸形或放疗之后的继发瘢痕都给穿刺置管带来更大的挑战。为了患者的安全，操作应在有经验医师的监督下进行或由其本人来完成[1, 7]。另外，多次置管会造成静脉狭窄 / 血栓形成，继而造成成功穿刺、置管困难[24]。当遇到这种情况时，医生应考虑应用 X 线透视和（或）超声协助置管。

对于接受过胸外科手术的患者应给予特别关注（例如肺叶切除术），因为健侧肺一旦受损（例如血胸 / 气胸）将发生严重的后果，而在既往有过胸外科手术史的那侧胸腔放置胸管（如果因为气胸 / 血胸而需要时），会因为胸内的粘连而使置管变得困难。带有心内装置的患者（例如起搏器、除颤器）在放置中心静脉导管时是特殊的，因为导管会扰乱这些装置的功能并带来危险。因此在穿刺置管前充分了解病史是必要的。

与之前多次尝试置管以及有手术史/瘢痕相似，对于具有低或高体重指数的患者实施中心静脉置管也同样富有挑战性[24-26]。过多的软组织，特别是在仰卧位，经常使颈部的体表标志和空间关系发生变化。这种情况最常见于锁骨下静脉穿刺时，因为乳房组织常常下垂至锁骨，这时候操作者应立即考虑到更换穿刺路径或借助超声进行血管定位[27]。在这些病例中，穿刺部位应更接近胸骨颈静脉切迹并更接近锁骨下方。这种措施缩短了与静脉之间的距离，而且使操作者能确定针尖在锁骨下方划过。也可用手将乳房向下牵拉或者将乳房用带子绑起脱离原地，因为这样可以更好地确定体表标志。

对于如在恶病质患者身上看到的缺乏软组织的情况，也会使发病率增加。在这些患者中，锁骨和第一肋之间的空间减少，因此会增加气胸的风险[28]。在穿刺进针时必须小心，紧贴着锁骨进针，指向胸骨颈静脉切迹而不要指向肺顶。蜷缩的患者行中心静脉置管时也是有风险的，因为把患者肩部摆成中立位是十分重要的。如果不能正确摆放体位，则可以考虑更换穿刺位置。保持针和注射器平行于锁骨是一个好的技巧，记住置管失败是提示出现后继并发症的最强烈的预测指标[7]。

替代锁骨下入路的另一个途径是锁骨上入路[26, 28]。但是这种操作适于有经验、熟悉解剖和操作技巧的医师。简而言之，针由锁骨上刺入，指向在由胸锁乳突肌的胸骨头和锁骨头围成的三角中点。针应该成30°角缓慢刺入，指向胸骨，直至有静脉血抽出。应用Seldinger法完成操作。有报道指出这种方法是安全的，少有并发症[29]。

有出血障碍或抗凝治疗病史的患者在行中心静脉穿刺之前应有一份凝血报告单。对于接受抗凝治疗的患者来说，静脉穿刺存在形成血肿的高风险，特别是穿刺到锁骨下动脉时。另外，该血管的解剖位置在锁骨的后下方，致使难以通过压迫方法进行止血。因此，如果不是紧急情况，应该在抗凝状态纠正后再行静脉置管或者更换穿刺部位。

在紧急情况时，对于抗凝的患者我们更愿意选择股静脉（第一选择）或颈内静脉。因为在出血或者误穿刺动脉时这两个部位可以从外面更好地进行压迫止血。应该认识到，对于这些病例在选择穿刺部位方面没有统一的标准；然而，也应注意到一旦发生出血没

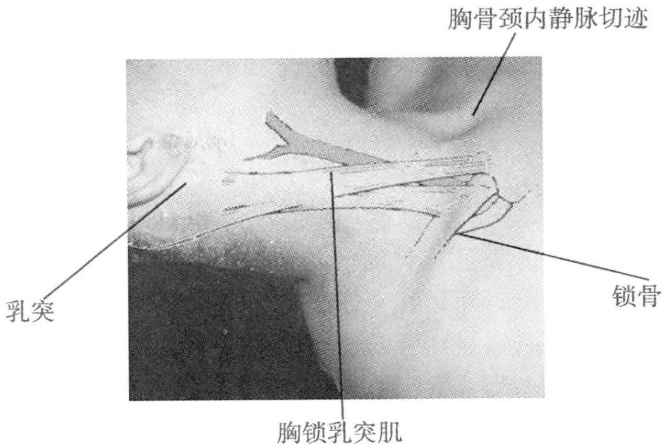

图 8-2 颈内静脉解剖。

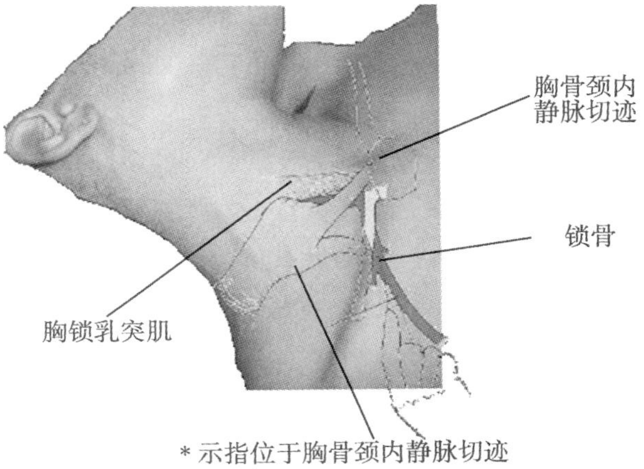

图 8-3 锁骨下静脉解剖（见彩图）。

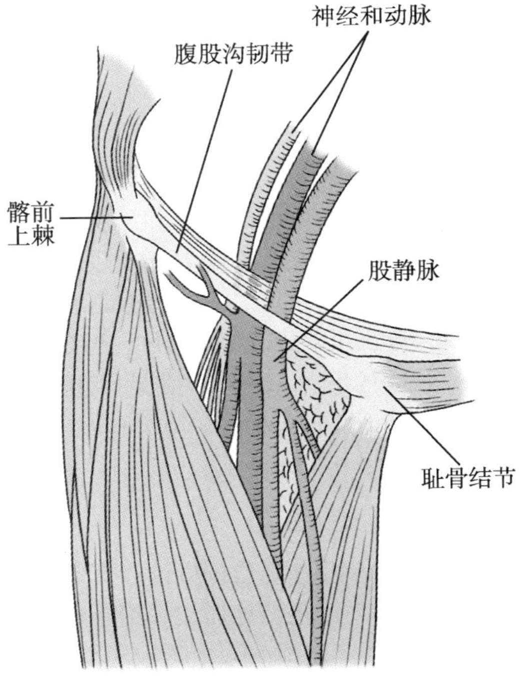

图 8-4 股静脉解剖。

有办法进行压迫止血的问题[30]。凝血障碍并不是锁骨下静脉穿刺绝对的禁忌证，经验和坚持安全原则是操作的关键。

技术性并发症

技术性并发症一旦出现其副作用会立即显现，而且会导致住院时间延长、住院费用增加、出院后还需要相应治疗措施并且可以增加病死率[24]。最常见的技术性并发症包括：误穿到动脉出血、血胸和气胸[1, 24]。其他还包括导管位置异常和置管失败，这些在前面已经讨论过。McGee 和 Gould[1] 以及 Eisen 及其同事[24]的研究表明：这种并发症的发生率与穿刺部位相关。股静脉置管发生技术性并发症的几率要高于锁骨下或颈内静脉置管[5]。

动脉（误）穿刺

动脉误穿刺常见于在锁骨下静脉置管过程中，文献报道发生率在 1% 到 13%，更多报道为 2% ~ 5%。在多次试穿时发生率可高达 40%。

- **后果**

穿刺到动脉会导致出血和（或）假性动脉瘤的形成[17]（图 8–5）。锁骨下动脉误穿刺的后果没有颈内动脉的（例如：脑血栓事件、气道并发症）那么严重。但是锁骨下动脉出血很难控制。另外，这种出血经常被忽略，因为血会流入胸膜腔内。基于这种原因，对于接受抗凝治疗的患者锁骨下入路是最不合适的途径。为了避免股动脉误穿刺，股静脉置管的操作一律在腹股沟韧带下方进行。主要是考虑到易于压迫止血并且避免误穿髂外动脉所致的后腹膜出血。由于难以评估血管的位置和深度及其与锁骨和覆盖的软组织的关系，因此置管发生锁骨下血肿的真实发病率还没有报道。有一些报道在锁骨下置管后出现胸膜外、纵隔或软组织血肿，但是，这种情况经常见于抗凝的患者。另外，锁骨下动静脉瘘[31]和假性动脉瘤[32]的形成也有描述。

1/2 级并发症

- **补救**

幸运的是，如果患者没有接受抗凝治疗、动脉也没有扩张，可以把穿刺针轻轻地撤出，给予血管持续稳定的外压。对于误穿刺颈动脉并且导致血肿扩展的患者，应注意保证患者气道的安全并准备手术进行干预。尽管经皮闭合装置能够成功地控制锁骨下和股动脉出血，但仍不推荐将其应用于颈动脉出血。

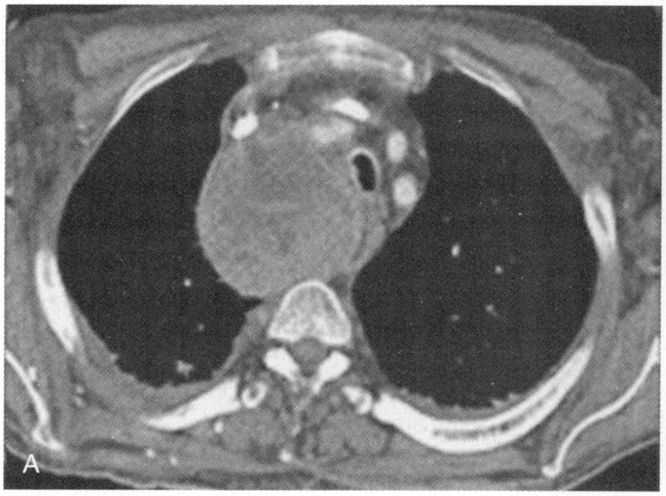

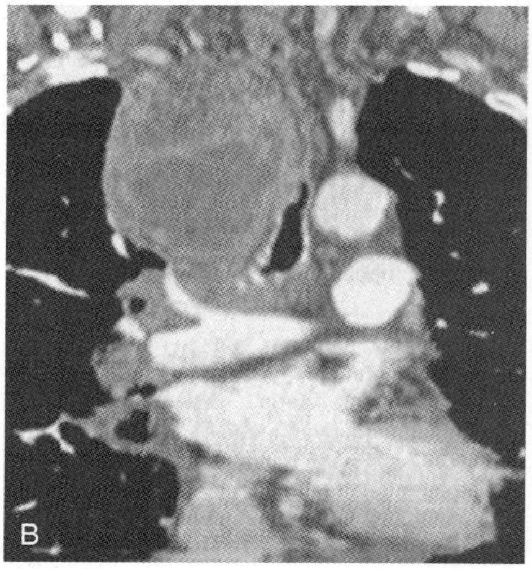

图 8–5 后位纵隔血肿。

在一些情况下，血可以流至胸膜腔，导致血胸的形成。在确定动脉出血停止之后，任何明显的血胸都应该留置胸腔闭式引流管。如果穿刺针同时穿透了静脉和动脉，就会长期存在动静脉瘘和假性动脉瘤的风险。如果确定导管在动脉内，应将导管拔除并且压迫动脉大约 5min。如果患者是接受抗凝治疗的，在接受穿刺之前应纠正凝血紊乱。有时，在手术室或放射介入病房应用经皮闭合装置来完成这一操作。如果国际标准比值 / 部分凝血时间（INR/PTT）是正常的，那么仅仅在床边拔除导管并且正确观察继续出血和（或）血肿形成是否被控制即可。

- **预防**

最重要的预防措施就是谨慎地将套管置入静脉。

如果不能区分动脉、静脉血，可以把血样送检进行血气分析和（或）将导管在穿刺过程中连接换能器测压[33]。在开始操作之前一定要掌握患者的凝血情况、血小板计数并且据此选择合适的穿刺部位。

内乳动脉自锁骨下动脉的第一段上升，邻近前斜角肌内侧缘。因此，由于内乳动脉的起始部受损，对于接受内乳动脉移植的患者将同侧锁骨下作为中心静脉穿刺入路是禁忌的，这一结论是有争议的。实际上并没有出现这种情况，也少有关于合并内乳动脉损伤者向锁骨下静脉穿刺的报道[34,35]。

气胸

气胸是锁骨下和（或）颈内静脉穿刺置管最常见的并发症之一（图 8–6）。文献报道其发生率在 1% 到 2%[36,37]，但是对于多次穿刺者可增至 10%[38]。

- **后果**

气胸的发生会导致呼吸受损或在出现张力性气胸时出现血流动力学不稳定。常有在静脉穿刺 96 小时后出现延迟气胸的报道[39–41]。一项由 Plewa 和 Ledrick[42] 完成的 meta 分析表明延迟性气胸在总的静脉穿刺中的发生率大约为 0.4%，锁骨下入路较颈内入路更为常见，无症状者占 22%，有 22% 的患者可出现张力性气胸。尽管少见，但是对于有肺气肿和多发性肺大疱的患者，气胸会导致大量的、难以控制的、致命的气体渗漏。

1/2/3 级并发症

- **补救**

根据气胸的程度，治疗方法从吸氧（以提高氧浓度）到正式引流。出现张力性气胸时，因为存在血流动力学不稳定应先考虑行细针胸廓造口术而不是行管状胸廓造口术。如果考虑存在肺大疱被刺破，出现大量的空气渗漏和气胸，应急诊行开胸手术。

- **预防**

气胸通常发生于瘦小和胸部过度膨胀的患者，常见于侧位或锁骨上入路穿刺锁骨下静脉者，或者在静脉穿刺过程中 Seldinger 针向后移位时。由于这些原因，在锁骨下或颈内静脉穿刺置管后应行胸部 X 线检查，监测患者在穿刺后的 3 到 4 天是否出现延迟性气胸。对于锁骨下或颈内静脉穿刺置管气胸的发生率是否高存在争论，但是目前看，不存在显著性差异[43]。

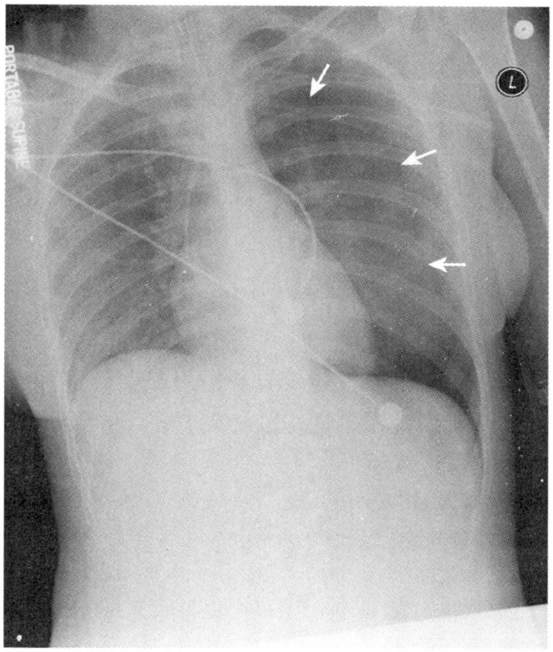

图 8–6　Hinmon 气胸。

空气栓塞

空气栓塞是锁骨下或颈内静脉穿刺置管罕见的并发症。有证据表明即使 20 cc 的少量空气就可对危重患者造成危害，但是有报道对于人体的致死剂量是 100 cc[44,45]。

- **后果**

空气栓塞会导致氧合障碍和血流动力学不稳定。这种并发症常发生在患者头高位以及胸腔内为负压进行插管的过程中（在吸气过程中）。

1/2/5 级并发症

- **补救**

如果发生或怀疑出现空气栓塞，应使患者左侧卧位并保持头低位[46]。这样，能够避免空气进入右心室继而进入肺动脉，并且空气可以被缓慢吸收，或者如果需要可轻轻地抽吸肺动脉导管。也可以给予患者 100% 氧气；如果之前的方法没有奏效，可以考虑施行高压氧治疗[47]。

- **预防**

这种并发症可以通过本章节之前叙述的方法避免。另外，一旦针在静脉内，针座应始终保持封闭状态以防止空气进入静脉。当放置导管时，注意各个腔与大气封闭。在拔除导管的过程中，也应该注意这种并发症，因为此时更容易出现[48]。

胸导管损伤

胸导管损伤是非常罕见的并发症，见于左侧锁骨下或颈内静脉置管者。

- **后果**

表现为穿刺过程中沿导管出现乳糜漏或者乳糜胸[49, 50]。胸导管最终注入左侧锁骨下静脉和颈内静脉后外侧的结合部。解剖可以发生变异，也可从前外侧注入，因此就更易受损。根据送检液体的甘油三酯分析和淋巴细胞计数进行诊断[49, 50]。

1/2/3 级并发症

- **补救**

这种损伤通常采取保守治疗比如放置胸腔闭式引流管和静脉高营养[50]。如果保守治疗无效，则行胸导管结扎术[49]。

- **预防**

避免左侧锁骨下或颈内静脉入路。但是，由于并发症十分罕见，左侧入路并不是禁忌证。

心律失常

操作过程中务必监测患者的血流动力学和氧合状态。一项小的前瞻性研究显示 41% 中心静脉导管导致房性心律失常，25% 出现不同程度的心室异位[11]。

- **后果**

通常为一过性并且在缓慢拔出导丝后缓解。如果没有监测患者，那么会始终没有人去关注患者，会导致致命的心律失常。

1 级并发症

- **补救**

治疗就是缓慢将导丝拔出。这种心律失常不会造成长期的发病或致死[11]。少有患者需要给予抗心律失常药治疗。

- **预防**

心律失常难以预防；但是，严密监测会使该并发症变得相对良性。

导丝脱落

一只手在操作过程中应始终握住导丝，以防导丝误入中心静脉。导丝丢失（图 8–7）通常出现在没有监督管理的情况下，当操作者在导丝末端尚未从导管末端穿出时即将导管向皮肤内送入就会把导丝连同导管一起送入中心静脉。

- **后果**

导丝会移到心或下腔静脉。有一些导丝被下腔静脉滤网截获的报道[51–53]。

1/2 级并发症

- **补救**

如果出现这种并发症，患者应立即接受介入治疗并且在 X 线直接透视下将导丝取出。如果导丝被下腔静脉的滤网挡住，应该在皮肤对应的位置放一止血钳，并将患者送至介入操作间。在 X 线下，将导丝小心地取出，更换其他位置行中心静脉置管。

- **预防**

正确的技术和管理能预防绝大多数导管丢失。如果患者有下腔静脉滤网，中心静脉置管应在 X 线透视下进行，以避免导丝损坏滤网或导致滤网异位。

心脏穿孔

心脏穿孔合并心脏压塞在中心静脉置管的过程中有过报道（图 8–8），但是由于美国食品和药物管理局以及导管公司的努力这种情况极为罕见。

- **后果**

由于这种情况的发生通常是致命的，医生在意识到

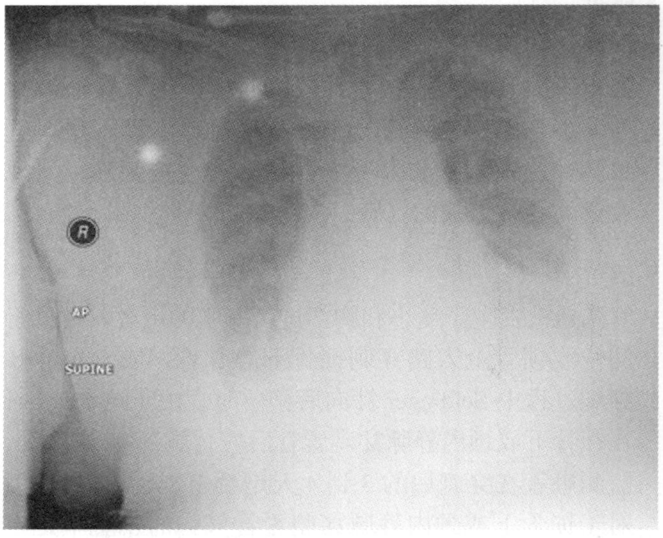

图 8–7 在股静脉置管后胸部 X 线显示导丝遗留并移位。

该并发症的同时也应注意潜在的导管侵蚀和继发的心脏压塞[52]。1998年一项回顾性研究有25例患者由于中心静脉置管发生心脏压塞。值得注意的是，之后拍摄的胸部X线片都提示导管的尖端在心脏轮廓内，在置管几小时到一周之内，所有患者都出现了无法解释的低血压。其他体征包括胸部紧迫感（8例患者）、呼吸急促（12例患者）、空气缺乏（15例患者）和心电图的下壁损伤（7例患者）[54]。该篇以及其他一些文章表明这种并发症是可以预防的，而且如果之前讨论的体征能被及时发现，也可以改善预后[54–57]。

3/4/5 级并发症

- **补救**

如果出现心脏压塞，最佳的存活机会是早期识别并行手术修补。不幸的是通常不能及时发现，因此预后也很差。

- **预防**

应用大多数商家提供的内有J型导丝的成套装包。在没有X线的帮助下，避免应用硬的导丝。把导管放在临近上腔静脉的位置，而不是放置在心脏轮廓内。

其他

有意思的是，在颈内静脉置管的过程中有脊髓副神经损伤的报道[58]，也有臂丛神经、迷走神经和膈神经损伤的病例[59–62]。这些神经损伤是罕见的，通过熟悉颈部解剖可以减少其发病率。

导管问题

导管感染

- **后果**

导管感染是中心静脉置管最常见的并发症，导管感染发展到脓毒症会增加患者的发病率和死亡率[63]。中心静脉置管可通过沿导管的病原体迁移以及导管血源性定植发生穿刺部位的感染[1]。导管感染最常见的途径是穿刺部位皮肤的微生物迁移到导管，并在导管尖端定植[64]。

1 级并发症

- **治疗**

治疗导管相关性感染包括拔除导管和应用抗生素。多数感染微生物为凝固酶阴性葡萄球菌，该菌对甲氧苯青霉素有极高的耐药率。医生应该在应用抗感染药物治疗导管相关性感染和脓毒症之前对此保持警惕。

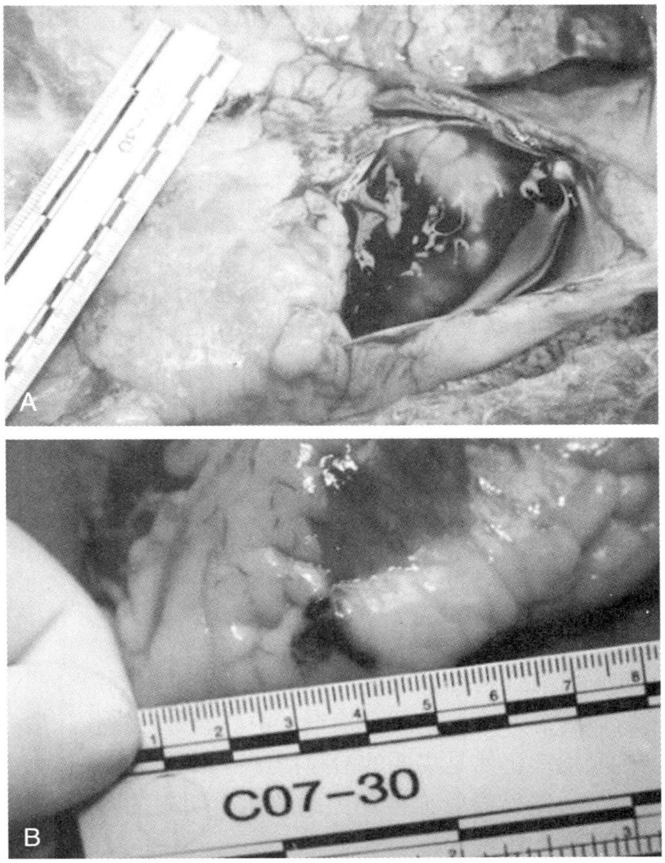

图 8–8　A，由于中心静脉导丝致右心穿孔、心包填塞。B，尸检看见由于中心静脉导丝而导致右心穿孔（见彩图）。

- **预防**

尽管存在在紧急情况下行中心静脉置管时无菌操作执行不十分严格的情况，但是再怎么强调最大屏障和技术预防导管部位感染和导管相关性脓毒症的重要性也不为过[10]。

建议根据疾病控制和预防中心关于血流感染、导管感染和定植的定义建立导管相关性感染的追踪记录制度。一项前瞻性研究表明：在严格的无菌操作并由有经验的操作者进行穿刺的情况下，锁骨下静脉、颈内静脉以及股静脉置管出现感染的几率相同[65]。而其他研究则显示颈内静脉以及股静脉置管存在较高的感染率[5, 66, 67]。正如之前提到的：减少中心静脉置管感染危险的最好办法是严格执行无菌操作、由有经验者完成穿刺、导管的维护由训练有素的护士来完成[65]。

不建议在放置中心静脉导管之前应用抗生素，应用了也是无效的，因为这样会增加抗生素的耐药风险[68]。

然而对于免疫抑制患者有文献报道应用抗生素可以减少导管相关性感染的风险[69,70]。应用由抗感染药物浸泡过的导管也被研究过，结果证明是有争议的，没有对其常规应用达成一致意见[8,71]。

导管相关性静脉血栓

- **后果**

导管相关性静脉血栓与穿刺致使静脉受损和导管对于静脉来说是一种异物这两者相关。中心静脉导管是上肢深静脉血栓的独立因素，增加了7倍的风险[72]。中心静脉血栓会导致同侧肢体肿胀、栓塞形成以及感染。文献报道导管相关性静脉血栓形成的发病率是不同的（在一个系列研究中≤3%），而且与穿刺位置相关[5,72–74]。然而总的发生率在0～4%[75]。

1/2级并发症

- **治疗**

如果没有任何症状或体征（如同侧肢体肿胀和疼痛），应该行静脉多普勒超声检查。中心静脉导管拔除后，抗凝治疗仍然是主要的治疗措施以预防血凝块扩大。与中心静脉导管血栓相关的临床上明确的肺栓塞的发病率大约是5%[76]。

- **预防**

对于防止导管相关性血栓的出现，可做的工作不多，对穿刺部位和肢端进行仔细观察有助于早期诊断和治疗。

其他

有一些关于导管栓塞的报道（2/3/4级），通常是因为长期留置的导管远端破裂所致[77–79]。尽管罕见，但仍然是危及生命的，应该立即定位。通常采取X线定位以及放射介入取出的办法来补救。

导管堵塞（1级）是中心静脉置管的另一常见并发症。有多种原因导致导管堵塞，包括导管周围纤维蛋白鞘的形成、管腔内或管壁附壁血栓形成以及静脉内皮受损。如果导管堵塞，有时应用纤维蛋白溶解剂可以重新使导管通畅。这种药物激活纤溶酶原形成纤维蛋白溶酶，后者降解纤维蛋白。阿替普酶（组织纤维蛋白溶酶原激活剂[t-PA]，0.5～2mg）是被认可的清除导管血凝块的药物/剂量。

小结

总之，中心静脉置管的并发症可以通过以下措施被最小化：

1. 充分了解病史。
2. 掌握中心静脉及其周围结构的解剖知识。
3. 要坚持最大程度的防护措施和无菌技术。
4. 了解潜在的并发症。
5. 记录操作步骤。

（朱　研　译）

参考文献

1. McGee DC, Gould MK. Preventing complications of central venous catheterization. N Engl J Med 2003;348:1123–1133.
2. Pittet D, Tarara D, Wensel RP. Nosocomial bloodstream infection in critical ill patients: excess length of stay, extra costs, and attributable mortality. JAMA 1994;271:1598–1601.
3. Arnow PM, Quimosing EM, Beach M. Consequences of intravascular catheter sepsis. Clin Infect Dis 1993;16:778–784.
4. Richards MJ, Edwards JR, Culver DH, Gaynes RP. Nosocomial infections in medical intensive care units in the United States. Crit Care Med 1999;27:887–892.
5. Merrer J, De Jonghe B, Golliot F, et al. Complications of femoral and subclavian venous catheterization in critically ill patients: a randomized controlled trial. JAMA 2001;286:700–707.
6. Sznajder JI, Zveibil FR, Bitterman H, et al. Central vein catheterization: failure and complication rates by three percutaneous approaches. Arch Intern Med 1986;146:259–261.
7. Mansfield PF, Hohn DC, Fornage BD, et al. Complications and failures of subclavian-vein catheterization. N Engl J Med 1994;331:1735–1738.
8. Raad I, Darouiche R, Dupuis J, et al. Central venous catheters coated with minocycline and rifampin for the prevention of catheter-related colonization and bloodstream infections. A randomized, double-blind trial. The Texas Medical Center Catheter Study Group. Ann Intern Med 1997;127:267–274.
9. Veenstra DL, Saint S, Saha S, et al. Efficacy of antiseptic-impregnated central venous catheters in preventing catheter-related bloodstream infection: a meta-analysis. JAMA 1999;281:261–267.
10. Raad II, Hohn DC, Gilbreath J, et al. Prevention of central venous catheter–related infections by using maximal sterile barrier precautions during insertion. Infect Control Hosp Epidemiol 1994;15:231–238.
11. Stuart RK, Shikora SA, Akerman P, et al. Incidence of arrhythmia with central venous catheter insertion and exchange. J Parenteral Enteral Nutr 1990;14:152–155.
12. Skolnick ML. The role of sonography in the placement and management of jugular and subclavian central venous catheters. AJR Am J Roentgenol 1994;163:291–295.
13. Gibbs FJ, Murphy MC. Ultrasound guidance for central venous catheter placement. Hosp Physician 2006;42:23–31.

14. Legler D, Nugent M. Doppler localization of the internal jugular vein facilitates central venous cannulation. Anesthesiology 1984;60:481–482.
15. Bold RJ, Winchester DJ, Madary AR, et al. Prospective, randomized trial of Doppler-assisted subclavian vein catheterization. Arch Surg 1998;133:1089–1093.
16. Hind D, Calvert N, McWilliams R, et al. Ultrasonic locating devices for central venous cannulation: meta analysis. BMJ 2003;327:361.
17. Lefrant J-Y, Cuvillon P, Benezet J-F, et al. Pulsed Doppler ultrasonography guidance for catheterization of the subclavian vein: a randomized study. Anesthesiology 1998;88:1195–1201.
18. Miller AH, Rith BA, Mills TJ, et al. Ultrasound guidance versus the landmark technique for the placement of central venous catheters in the emergency department. Acad Emerg Med 2002;9:800–805.
19. Randolph AG, Cook DJ, Gonzalez CA, Pribble CG. Ultrasound guidance for placement of central venous catheters: a meta-analysis of the literature. Crit Care Med 1996;24:2053–2058.
20. Teichgraber UKM, Benter T, Gebel M, Manns MP. A sonographically guided technique for central venous access. AJR Am J Roentgenol 1997;169:731–733.
21. National Institute for Clinical Excellence, National Health Service. Final appraisal determination: ultrasound locating devices for placing central venous catheters. Available at www.nice.org.uk/page.aspx?o=35419 (accessed October 4, 2006).
22. Rothschild JM. Ultrasound guidance of central vein catheterization. Agency for Healthcare Research and Quality. Available at www.ahrq.gov/clinic/ptsafety/pdf/chap21.pdf (accessed October 4, 2006).
23. Verghese ST, McGill WA, Patel RI, et al. Ultrasound-guided internal jugular venous cannulation in infants: a prospective comparison with the traditional palpation method. Anesthesiology 1999;91:71–77.
24. Eisen LA, Narasimhan M, Berger JS, et al. Mechanical complications of central venous catheters. J Intensive Care Med 2006;21:40–46.
25. Lefrant J, Muller L, De La Coussaye M, et al. Risk factors and immediate complication of subclavian vein catheterization in critically ill patients. Intensive Care Med 2002;28:1036–1041.
26. Nevarre DR, Domingo OH. Supraclavicular approach to subclavian catheterization: review of the literature and results of 178 attempts by the same operator. J Trauma 1997;42:305–309.
27. Haire WP, Lieberman RP. Defining the risks of subclavian-vein catheterization. N Engl J Med 1994;331:1769–1770.
28. Helmkamp BF, Sanko SR. Supraclavicular central venous catheterization. Am J Obstet Gynecol 1985;153:751–754.
29. Muhm M, Sunder-Plassmann G, Apsner R, et al. Supraclavicular approach to the subclavian/innominate vein for large-bore central venous catheters. Am J Kidney Dis 1997;30:802–808.
30. Foster PF, Moore LR, Sankary HN, et al. Central venous catheterization in patients with coagulopathy. Arch Surg 1992;127:273–275.
31. Ricolfi F, Valiente E, Bodson F, et al. Arteriovenous fistulae complicating central venous catheterization: value of endovascular treatment based on a series of seven cases. Intensive Care Med 1995;21:1043–1047.
32. Huddy SPJ, McEwan A, Sabbat J, Parker DJ. Giant false aneurysm of the subclavian artery. Anaesthesia 1989;44:588–589.
33. Oliver WC Jr, Nuttall GA, Beynen FM, et al. The incidence of artery puncture with central venous cannulation using a modified technique for detection and prevention of arterial cannulation. J Cardiothorac Vasc Anesth 1997;11:851–855.
34. Kulkarni R, Moreyra AE. Left internal mammary artery perforation during Swan-Ganz catheter insertion. Cathet Cardiovasc Diagn 1994;4:317–319.
35. Morand P, Masson D, Charbonnier B, et al. Iatrogenic arteriovenous fistula from the internal mammary artery. Arch Mal Coeur Vaiss 1981;74:105–110.
36. Sise MJ, Hollingsworth P, Brimm JE, et al. Complications of the flow-directed pulmonary artery catheter: a prospective analysis in 219 patients. Crit Care Med 1981;9:315–318.
37. Patel C, Laboy V, Venus B, et al. Acute complications of pulmonary artery catheter insertion in critically ill patients. Crit Care Med 1986;14:195–197.
38. Lefrant JY, Muller L, Nouveoon E, et al. When subclavian vein cannulation attempts must be stopped? Presented at the American Society of Critical Care Anesthesiologists (ASCCA), Orlando, October 16, 1998. Anesthesiology Suppl B, Abstract B11, September 1998.
39. Plaus WJ. Delayed pneumothorax after subclavian vein catheterization. J Parenter Enteral Nutr 1990;14:414–415.
40. Sivak SL. Late appearance of pneumothorax after subclavian venipuncture. Am J Med 1986;80:323–324.
41. Spiliotis J, Kordossis T, Kalfarentzos F. The incidence of delayed pneumothorax as a complication of subclavian vein catheterisation. Br J Clin Pract 1992;46:171–172.
42. Plewa MC, Ledrick D. Delayed tension pneumothorax complicating central venous catheterization and positive pressure ventilation. Am J Emerg Med 1995;13:532–535.
43. Ruesch S, Walder B, Tramèr MR. Complications of central venous catheters: internal jugular versus subclavian access—a systematic review. Crit Care Med 2002;30:454–460.
44. Kashuk JL, Penn I. Air embolism after central venous catheterization. Surg Gyn Obstet 1984;159:249–252.
45. Ordway CB. Air embolus via CVP catheter without positive pressure: presentation of case and review. Ann Surg 1974;179:479–481.
46. Flanagan JP, Gradisar IA, Gross RJ, Kelly TR. Air embolus—a lethal complication of subclavian venipuncture. N Engl J Med 1969;281:488–489.
47. Blanc P, Boussuges A, Henriette K, et al. Iatrogenic cerebral air embolism: importance of an early hyperbaric oxygenation. Intensive Care Med 2002;28:559–563.
48. Heckmann JG, Lang CJ, Kindler K, et al. Neurologic manifestations of cerebral air embolism as a complication of central venous catheterization. Crit Care Med 2000;28:1621–1625.
49. Khalil KG, Parker FB Jr, Mukherjee N, Webb WR. Thoracic duct injury. A complication of jugular vein catheterization. JAMA 1972;221:908–909.

50. Ruggiero RP, Caruso G. Chylothorax—a complication of subclavian vein catheterization. J Parenter Enteral Nutr 1985;9:750–753.
51. Chattar-Cora D, Tutela RR Jr, Tulsyan N, et al. Inferior vena cava filter ensnarement by central line guidewires: a report of 4 cases and brief review. Angiology 2004;55: 463–468.
52. Duong MH, Jensen WA, Kirsch CM, et al. An unusual complication during central venous catheter placement. J Clin Anesth 2001;13:131–132.
53. Yengul TN, Bonilla SM, Goodwin SC, et al. Retrieval of a Greenfield IVC filter displaced to the right brachiocephalic vein. Cardiovasc Intervent Radiol 2000;23:403–405.
54. Collier PE, Blocker SH, Graff DM, Doyle P. Cardiac tamponade from central venous catheters. Am J Surg 1998;176:212–214.
55. Collier PE, Goodman GB. Cardiac tamponade caused by central venous catheter perforation of the heart: a preventable complication. J Am Coll Surg 1995;181:459–463.
56. Collier PE, Ryan JJ, Diamond DL. Cardiac tamponade from central venous catheters. Report of a case and review of the English literature. Angiology 1984;35: 595–600.
57. Burns S, Herbison GJ. Spinal accessory nerve injury as a complication of internal jugular vein cannulation. Ann Intern Med 1996;125:700.
58. Chabanier A, Dany F, Brutus P, Vergnoux H. Iatrogenic cardiac tamponade after central venous catheter. Clin Cardiol 1988;11:91–99.
59. Depierraz B, Essinger A, Morin D, et al. Isolated phrenic nerve injury after apparently atraumatic puncture of the internal jugular vein. Intensive Care Med 1989;15:132–134.
60. Paschall RM, Mandel S. Brachial plexus injury from percutaneous cannulation of the internal jugular vein. Ann Emerg Med 1983;12:58–60.
61. Sylvestre DL, Sandson TA, Nachmanoff DB. Transient brachial plexopathy as a complication of internal jugular vein cannulation. Neurology 1991;41:760.
62. Vest JV, Pereira MB, Senior RM. Phrenic nerve injury associated with venipuncture of the internal jugular vein. Chest 1980;78:777–779.
63. Pittet D, Wenzel RP. Nosocomial bloodstream infections. Secular trends in rates, mortality, and contribution to total hospital deaths. Arch Intern Med 1995;155:1177–1184.
64. Mermel LA, McCormick RD, Springman SR, Maki DG. The pathogenesis and epidemiology of catheter-related infection with pulmonary artery Swan-Ganz catheters: a prospective study utilizing molecular subtyping. Am J Med 1991;91(suppl):S197–S205.
65. Deshpande KS, Hatem C, Ulrich HL, et al. The incidence of infectious complications of central venous catheters at the subclavian, internal jugular, and femoral sites in an intensive care unit population. Crit Care Med 2005;33: 13–20; discussion 234–235.
66. Norwood S, Wilkins HE III, Vallina Van L, et al. The safety of prolonging the use of central venous catheters: a prospective analysis of the effects of using antiseptic-bonded catheters with daily site care. Crit Care Med 2000;28:1376–1382.
67. Richet H, Hubert B, Nitemberg G, et al. Prospective multicenter study of vascular-catheter–related complications and risk factors for positive central-catheter cultures in intensive care unit patients. J Clin Microbiol 1990;28: 2520–2525.
68. Hospital Infection Control Practices Advisory Committee (HICPAC). Recommendations for preventing the spread of vancomycin resistance. Infect Control Hosp Epidemiol 1995;16:105–113.
69. Bock SN, Lee RE, Fisher B, et al. A prospective randomized trial evaluating prophylactic antibiotics to prevent triple-lumen catheter-related sepsis in patients treated with immunotherapy. J Clin Oncol 1990;8:161–169.
70. Henrickson KJ, Axtell RA, Hoover SM, et al. Prevention of central venous catheter–related infections and thrombotic events in immunocompromised children by the use of vancomycin/ciprofloxacin/heparin flush solution: a randomized, multicenter, double-blind trial. J Clin Oncol 2000;18:1269–1278.
71. Dunser MW, Mayr AJ, Hinterberger G, et al. Central venous catheter colonization in critically ill patients: a prospective, randomized, controlled study comparing standard with two antiseptic-impregnated catheters. Anesth Analg 2005;101:1778–1784.
72. Joffe HV, Kucher N, Tapson VF, Goldhaber SZ. Upper extremity deep vein thrombosis: a prospective registry of 592 patients. Circulation 2004;110:1605–1611. Epub 2004;September 7.
73. Durbec O, Viviand X, Potie F, et al. Lower extremity deep vein thrombosis: a prospective, randomized, controlled trial in comatose or sedated patients undergoing femoral vein catheterization. Crit Care Med 1997;25: 1982–1985.
74. Timsit JF, Farkas JC, Boyer JM, et al. Central vein catheter–related thrombosis in intensive care patients: incidence, risk factors, and relationship with catheter-related sepsis. Chest 1998;114:207–213.
75. Lowell JA, Bothe A Jr. Venous access. Preoperative, operative, and postoperative dilemmas. Surg Clin North Am 1991;71:1231–1246.
76. Hingorani A, Ascher E, Markevich N, et al. Risk factors for mortality in patients with upper extremity and internal jugular deep venous thrombosis. J Vasc Surg 2005;41: 476–478.
77. Nazareno J, Elliott JA, Finnie KJC. Cardiac arrhythmia due to subclavian catheter fracture and embolization. Can J Cardiol 2005;21:791–792.
78. Peskin B, Soudack M, Ben-Nun A. Hickman catheter rupture and embolization—a life-threatening complication. Isr Med Assoc J 1999;1:289.
79. Roggla G, Linkesch M, Roggla M, et al. A rare complication of a central venous catheter system (Port-a-Cath). A case report of a catheter embolization after catheter fracture during power training. Int J Sports Med 1993;14: 345–346.

第9章

肺动脉导管插入术

Rovinder S. Sandhu, MD and Michael D. Pasquale, MD

引言

自从 Swan 和 Ganz 以及他们的同事在 1970 年引入肺动脉导管插入术（pulmonary artery catheterization，PAC）以来，PAC 始终是一个充满争议的主题[1]。关于争论的详细内容已经超出了本章节的内容。然而，在 1996 年由 Connors 和他的同事[2]进行了一项危重患者在收入 ICU 第一个 24 小时后应用或不应用肺动脉导管是否增加住院死亡率和住院资源的对比研究。这篇文章重新激起了关于肺动脉导管的争议并使临床医生开始重新评价肺动脉导管的安全性和有效性。许多研究表明 PAC 无益也无害[3-5]；其他一些研究显示可以降低病死率[6, 7]。尽管没有有效的证据证实其价值，在争议声中医生仍然在危重患者中应用 PAC。

肺动脉导管能够提供多项血流动力学参数。直接测量的包括：心率、波形、心输出量、肺动脉压力、右房压力［中心静脉压(CVP)］、肺动脉闭合压(PAOP；楔压）和混合静脉血氧饱和度。另外，应用这些参数可以计算出其他值，包括：平均动脉压、体表面积、每搏输出量、体循环和肺循环血管阻力、心室做功、氧供和氧耗[8]。

适应证[9]

- 诊断休克阶段
- 鉴别高 / 低压的肺水肿
- 诊断原发性肺动脉高压
- 诊断瓣膜疾病、心内分流、心脏压塞和肺栓子
- 监测和治疗复杂的急性心肌梗死
- 评估血流动力学对治疗的反应
- 治疗多器官系统衰竭和（或）严重烧伤
- 心脏外科手术后血流动力学不稳定的治疗
- 评估肺动脉高压治疗的反应
- 空气栓子的抽吸

另外，肺动脉置管也可有益于高危患者在实施高风险操作时围术期的监测。

与其他有创操作一样，PAC 在操作过程中有它固有的技术并发症。总的文献报道并发症的发生率是 5% 到 15%，包括与静脉入路相关的、与右心置管相关的以及与 PAC 相关的感染和血栓性并发症[10]。

操作步骤

步骤 1 评估患者是否需要肺动脉导管
步骤 2 回顾病史——特别是检查凝血异常和深静脉血栓的病史
步骤 3 选择合适的穿刺部位（例如，颈内静脉或锁骨下静脉）
步骤 4 签署知情同意书
步骤 5 准备用物
步骤 6 为医生和护士准备出一段“空闲”时间
步骤 7 患者准备——包括特殊插管部位患者的体位
步骤 8 将套管针插入静脉
步骤 9 放置导丝
步骤 10 通过导丝放置 Cordis 动脉鞘
步骤 11 拔出导丝
步骤 12 从 Cordis 动脉鞘中抽回血
步骤 13 冲洗 Cordis 动脉鞘
步骤 14 冲洗肺动脉导管各个孔隙
步骤 15 把导管与换能器连接并检查（不同部位波形）反应
步骤 16 把肺动脉导管插入 cordis 鞘至 20cm 处
步骤 17 球囊充气直至随后确定阻塞肺动脉

步骤 18 球囊放气并确认肺动脉图形
步骤 19 固定导管
步骤 20 放置无菌敷料
步骤 21 通过 X 线检查导管位置

手术操作

行肺动脉置管之前，医生必须获得所有必备的设备并回顾患者病史。

1．患者或有权利的代理人在知情同意书上签字。
2．回顾患者的病史明确没有存在禁忌证［例如凝血紊乱、三尖瓣或肺动脉瓣机械修补术后、右心肿物、三尖瓣或肺动脉瓣心内膜炎、肝素诱发的血小板减少的病史（许多 PA 导管是涂有肝素的；也有什么也不涂的导管）、左束支传导阻滞病史］。
3．一名有经验的护士应在病房内协助操作，并有一名熟悉 PAC 操作和波形分析的医生。
4．所有必备的用物准备齐全，包括插管鞘、肺动脉导管、换能器和冲洗盐水。另外，与静脉置管相同，应实施最大无菌预防措施（口罩、帽子、手术衣、无菌手套以及大的无菌巾）。
5．尽管大多数患者病情危重或在手术室中放置 PA 导管，仍应使用适当的镇静和局部麻醉。

PAC 的第 1 步是建立静脉通路。PA 导管通常可以通过颈内静脉、锁骨下静脉和股静脉内放置。如果需要，颈外静脉或肘窝的静脉也可以应用。每个部位都有相应的风险。回顾第 8 章“中心静脉置管”中的插管鞘的插入和入路的并发症。不同的部位在放置肺动脉导管时有其各自的优缺点。

1．颈内静脉
  a．气胸风险低
  b．右侧进心较直
  c．左侧进心欠直，导致 PAC 困难
  d．颈动脉刺破的风险以及大孔径插管鞘扩张出现心血管意外或颈部血肿压迫气道
2．锁骨下静脉
  a．气胸风险高
  b．左侧或右侧放置 PAC 的成功率均较高
  c．一旦穿破锁骨下动脉，出血较难控制，特别是对于凝血紊乱的患者，可以导致血胸
3．股静脉
  a．没有气胸风险
  b．即使穿破股动脉，压迫股静脉后较容易控制出血，尽管有外周栓塞的顾忌
  c．PAC 困难；X 线透视也许会有帮助
  d．有颈内静脉滤器植入史者是绝对禁忌证
4．颈外和肘前途径
  a．通常需要 X 线透视
  b．PAC 困难，尽管文献报道成功率超过 75%[11, 12]
  c．外周静脉血栓几率高

中心静脉置管的并发症在第 8 章——中心静脉置管——中讨论过。包括气胸、血胸（2 级）、胸导管损伤（2/3 级）、误穿动脉、假性动脉瘤或者动静脉瘘形成（1/2/3 级）、空气栓塞（2/5 级）、心脏穿孔伴心脏压塞（3/4/5 级）、血栓（1/2/5 级）和感染（1 级）。

一旦中心静脉建立，就可准备行 PAC。有多种型号的 PA 导管，它们有一些相似之处（图 9–1）。

1．黄色孔——肺动脉孔
2．蓝色孔——中心静脉孔
3．粉色孔——1.5–cc 气囊孔
4．透明的孔——灌注孔（如果具备）
5．为了监测放置深度，PA 导管在 10–cc 处被标记

除了常规的指南之外，特殊功能的导管日益增多。包括：起搏 PA 导管、右房功能导管、持续心输出量导管以及能持续检测混合静脉血氧饱和度的血氧定量导管。在将导管漂浮之前，必须完成以下工作：

1．冲洗所有孔隙。
2．将导管放置于一个无菌的鞘内以便于将来调整。
3．检查气囊，气囊充气至 1.5 cc。
4．PA 孔连接压力传感器。
5．通过移动尖端观察监护仪上适当的波形变化来检

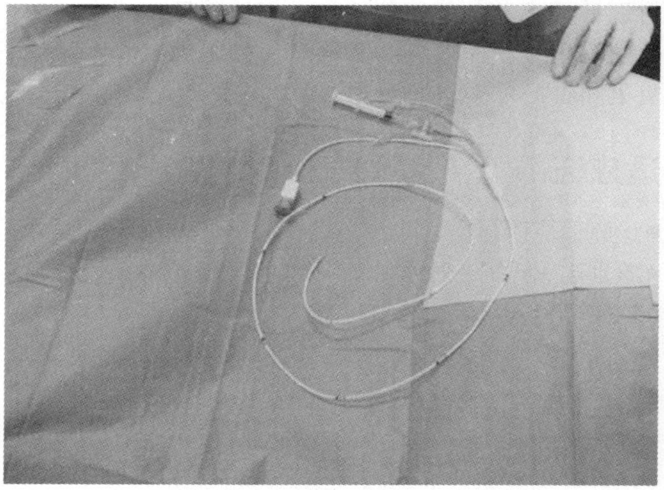

图 9–1 肺动脉导管（见彩图）。

验传感器频率反应。

6．所有制作好的导管都有一个自然的曲线弧度。曲线弧度使导管更容易通过右室流出道。

7．如果患者在静脉穿刺时保持 Trendelenburg 位，那应该使患者水平或者轻度头高位。

下面，准备插入PA 导管。在向前送入导管的同时，操作者必须留意特征性的波形。

1．放入导管至 20cm 然后充气囊（不要在气囊充气的状态下向前送导管）。

2．在气囊充气的状态下，送导管，波形从 CVP 波形变成右室波形。特征是收缩压为 15 ～ 30mmHg 而舒张压与右房压（CVP）接近为 0 ～ 5mmHg。

3．再向前送导管至肺动脉，特征为有一重波切迹且舒张压较高：通常收缩压为 15 ～ 30mmHg，舒张压为 8 ～ 12mmHg。

4．仔细缓慢向前送导管得到肺动脉闭合压大致等于肺动脉舒张末压（8 ～ 12mmHg）。

5．这时应将气囊放气，再次确认肺动脉的波形；如果不是，把球囊轻轻撤回、再次向前送至肺动脉阻塞处。

6．拍摄胸部 X 线片观察位置。

如果不能确定适当的波形描记，应在球囊未充气的状态下撤回导管至 20cm 处，再重新向前送导管。Tempe 和他的同事[13] 进行了一项对于接受心外科手术的患者插入导管深度的研究。他们发现：从右侧颈内静脉穿刺，到达右心室的距离是 24.6cm（95% 可信区间 [confidence interval，CI] 24.2 ～ 24.9），到达肺动脉的距离是 36cm（95% CI 35.6 ～ 36.5），到达肺动脉闭合的距离是 42.8cm（95% CI 42.2 ～ 43.5）。尽管肺动脉置管的穿刺入路、患者个体以及病理情况均有差异，但是操作者还是应该记住大致的距离。如果导管放置已经超过了 60cm，仍然没有右室、肺动脉或楔压的波形描记，应该重新评估并摄胸部 X 线或者再向前送导管，因为可能出现了导管打结或者不正确位置放置的情况。

肺动脉漂浮导管的并发症

心律失常

心律失常是在肺动脉置管过程中最常见的并发症，发生的几率可高达 87%。但是，该并发症常常是短暂和良性的。特定人群有更高的发病率，例如心肌梗死、心肌炎、低钾血症、低氧血症和酸中毒患者[14]。

• 后果

可出现房性异位搏动、室性心动过速、室颤、右束支传导阻滞或完全性心脏传导阻滞；大多数为短暂的且可自行转复。大约有 1% 置入导管而出现室性心动过速的患者需要治疗。右束支传导阻滞发生率为 0.5% 至 5%，左束支传导阻滞以及完全性心脏传导阻滞偶尔发生[8]。

1/2 级并发症

• 补救

基于对心律失常的认识，支持了置管和漂浮。如果心律失常持续存在，应给予利多卡因或其他抗心律失常药物。偶尔，需要经静脉或者经皮的起搏。

• 预防

如果患者存在心律失常的风险，应将适当的药物放在旁边。如果之前存在左束支传导阻滞，可考虑行经静脉起搏 PA 导管而不是准备经皮起搏。但是，由于由左束支传导阻滞引起的完全性心脏阻滞的几率不到 1%，预防性起搏是不恰当的[15]。预防性利多卡因可能减少机械性心律失常的发生率[16]。减少导管穿刺次数，也可以减少心律失常的发生[17]。

肺动脉导管打结

在血管内装置发生打结的并发症中，肺动脉导管占 2/3。这种并发症最常由右心室内导管成环引起，但是也可由腔静脉或肺动脉里打结引起。有时，可导致心内结构成环（乳头肌或三尖瓣）[18]。

• 后果

如果导管打结了，那么它将不能被拔出，也不能正常发挥作用。一个研究报道的死亡率是 8%（图 9–2 和 9–3）[18]。

2/3/5 级并发症

• 补救

最初，应用放射介入技术协助拔出导管。描述过多种不同的技巧，包括在 X 线透视下应用导丝或球囊导管解开结。其他技巧包括在 X 线透视下将结拉紧，以将其随插管鞘一同拔出[19]。

如果环比较大且有多个圈，则需行外科手术。通常，联合放射介入技术，将打结的导管引到更容易接近的部位例如颈内静脉并且通过静脉切开取出[20]。如果导管与心内结构固定，则有可能需要行心脏手术取出

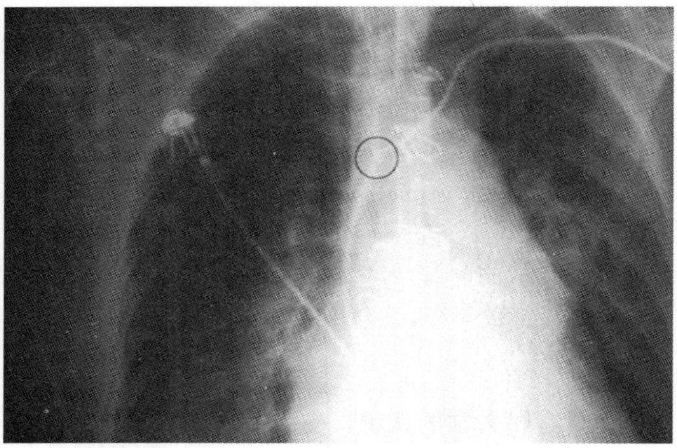

图 9–2 胸片提示打结的动脉导管固定于上腔静脉中。
(Reprinted with permission from Georghiou GP, Vidne BA, Raanani E, et al. Knotting of a pulmonary artery catheter in the superior vena cava: surgical removal and a word of caution. Heart 2004;90: e28; BMJ Publishing Group Ltd.)

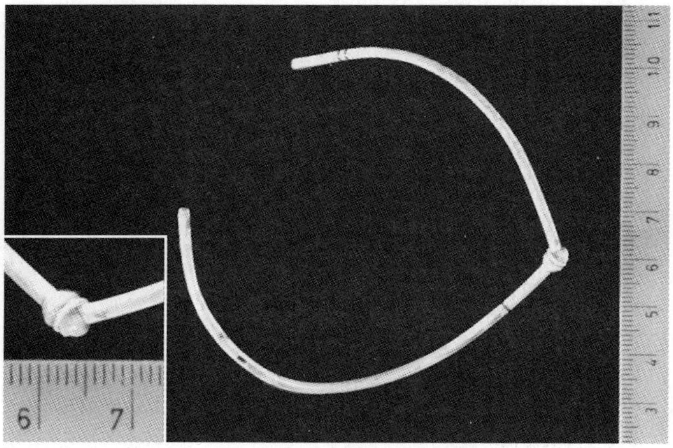

图 9–3 拔出的肺动脉导管上的线结。
(Reprinted with permission from Georghiou GP, Vidne BA, Raanani E, et al. Knotting of a pulmonary artery catheter in the superior vena cava: surgical removal and a word of caution. Heart 2004;90: e28; BMJ Publishing Group Ltd.)

导管。

- **预防**

预防该并发症的最重要的观点是避免在遇到肺动脉压力或楔压描记图形之前导管置入过长。另外，若看到多个心室异位时，应考虑导管成环。在这两者情况下，导管应该撤回至 20cm 标志处再重新漂浮。

肺动脉破裂

- **后果**

肺动脉破裂是相对罕见的；但它是漂浮导管最严重的并发症。发生率在 0.03% ~ 0.2%，死亡率在 50% ~ 70%[21]。危险因素包括：女性、年龄大于 60 岁、接受抗凝治疗、肺动脉高压、充气过度、应用类固醇、多次频繁导管置入、外周放置导管以及用液体而非空气充球囊。另外，低温麻醉、心脏减压以及心脏外科操作会增加破裂的风险[10]。

肺动脉破裂导致出血、假性动脉瘤形成、咯血、低氧血症以及血流动力学不稳定。假性动脉瘤可在拔除肺动脉导管后几个月或几年通过影像学检查偶然发现。（图 9–4 至 9–6）。

2–5 级并发症

- **补救**

肺动脉破裂的治疗大致依据两个因素：患者的位置（例如，手术室、ICU 或门诊患者）和目前不稳定的血流动力学状况。如果患者是在手术室接受心脏外科手术，通常直接修补破裂处。根据出血程度和血流动力学的稳定状况可行：直接修补肺动脉、结扎、肺叶或肺切除术。如果患者没有接受心脏手术，且肺动脉破裂程度可以接受，如果有可能可行经导管栓塞术。

如果患者是在 ICU 或门诊，应行肺血管摄片以诊断出血部位并治疗损伤。应时刻保持高度警觉，在放置过程中有任何新发的咯血都应行肺血管摄片。是否保持导管在原位置不动存在争议，但这样保持不动可以更快地确定受损部位，保持球囊充气可减少流经破裂处的血流，从而减少出血。

其他处理该并发症的重要原则包括：拮抗抗凝，通过卧位保护没有受影响的肺（没有受影响的那一侧在上方）避免误吸血液，放置双腔气管插管，应用呼气末正压。图 9–7 演示了治疗流程。

- **预防**

尽管 Mullerworth 和同事[22]认为“导管诱发的肺破裂是不可避免的”，但是涉及插管操作的教育和训练是十分重要的。多数的破裂发生在球囊充着气并想得到肺动脉闭合压或楔压时。应尽量缩短球囊扩张的时间，向前送导管的时候应观察波形。插管过程中，一旦确认肺动脉闭合压的波形，就不能再向前送导管。如果在球囊部位充气或者未充气的时候就得到了肺动脉闭合压的波形，应该回撤导管。球囊的注射器应该时刻连接在球囊孔接头以免不慎将液体注入球囊。另外，考虑采用肺动脉舒张末压来估算肺动脉闭合压，特别是在患者存在肺动脉高压或其他破裂风险的时候。

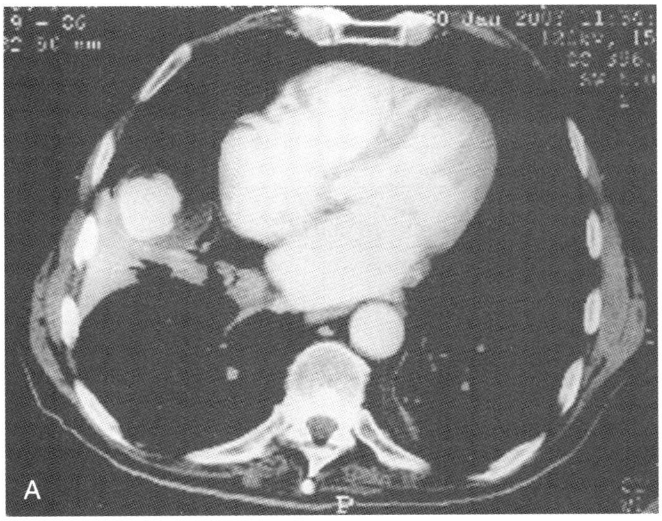

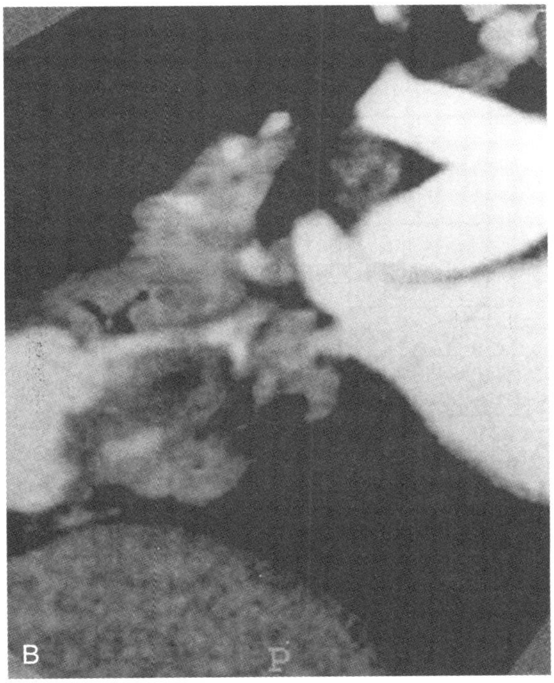

图 9-4　A，多排 CT 精确显示出栓塞与灌注区域的动脉瘤。B，重建后的影像可以直接显示出与动脉瘤相连的滋养动脉。（A and B, Reprinted with permission from Kierse R, Jensen U, Helmberger H, et al. Value of multislice CT in the diagnosis of pulmonary artery pseu-doaneurysm from Swan-Ganz catheter placement. J Vasc Interv Radiol 2004；15：1133-1137.）

其他并发症

很多罕见的并发症已经有报道。大多数可以通过牢记准则、按准则安全地进行穿刺操作而避免。有出现导管栓子的报道，经常是由于剪断导管的部位刚好在结的附近而引起的。这可出现在任何中心静脉导管中，其保守治疗的发病率为 45% ~ 73%，死亡率高达 60%。导管栓子可导致心律失常、血栓、肺栓塞、

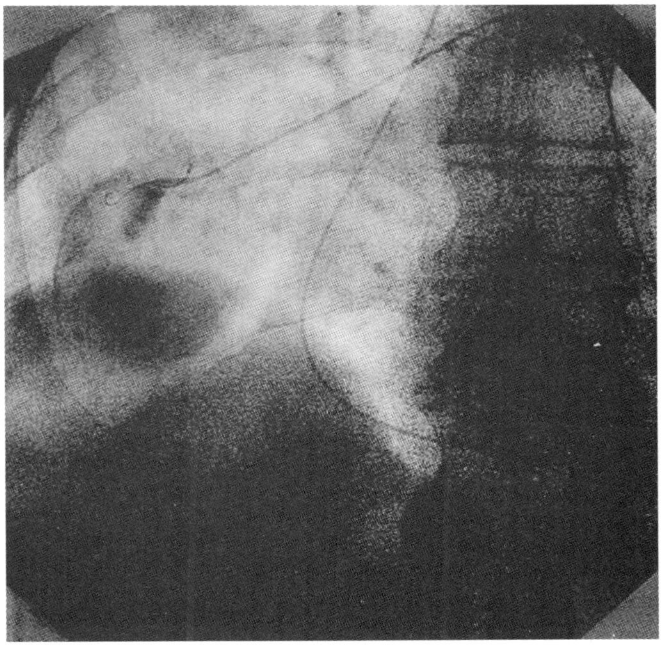

图 9-5　造影过程中可以看到造影剂自导管末端释出。（Reprinted with permission from Kierse R, Jensen U, Helmberger H, et al.Value of multislice CT in the diagnosis of pulmonary artery pseudoaneurysm from Swan-Ganz catheter placement. J Vasc Interv Radiol 2004；15：1133-1137.）

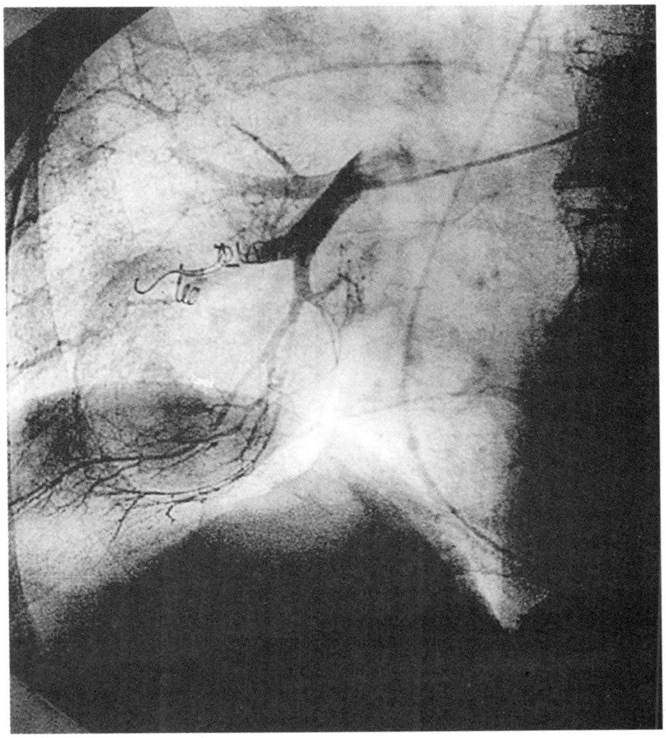

图 9-6　套扎滋养血管后动脉瘤即被封闭。注意病变周围那些被拉长的血管。（Reprinted with permission from Kierse R, Jensen U, Helmberger H, et al. Value of multislice CT in the diagnosis of pulmonary artery pseudoaneurysm from Swan-Ganz catheter place-ment. J Vasc Interv Radiol 2004；15：1133-1137.）

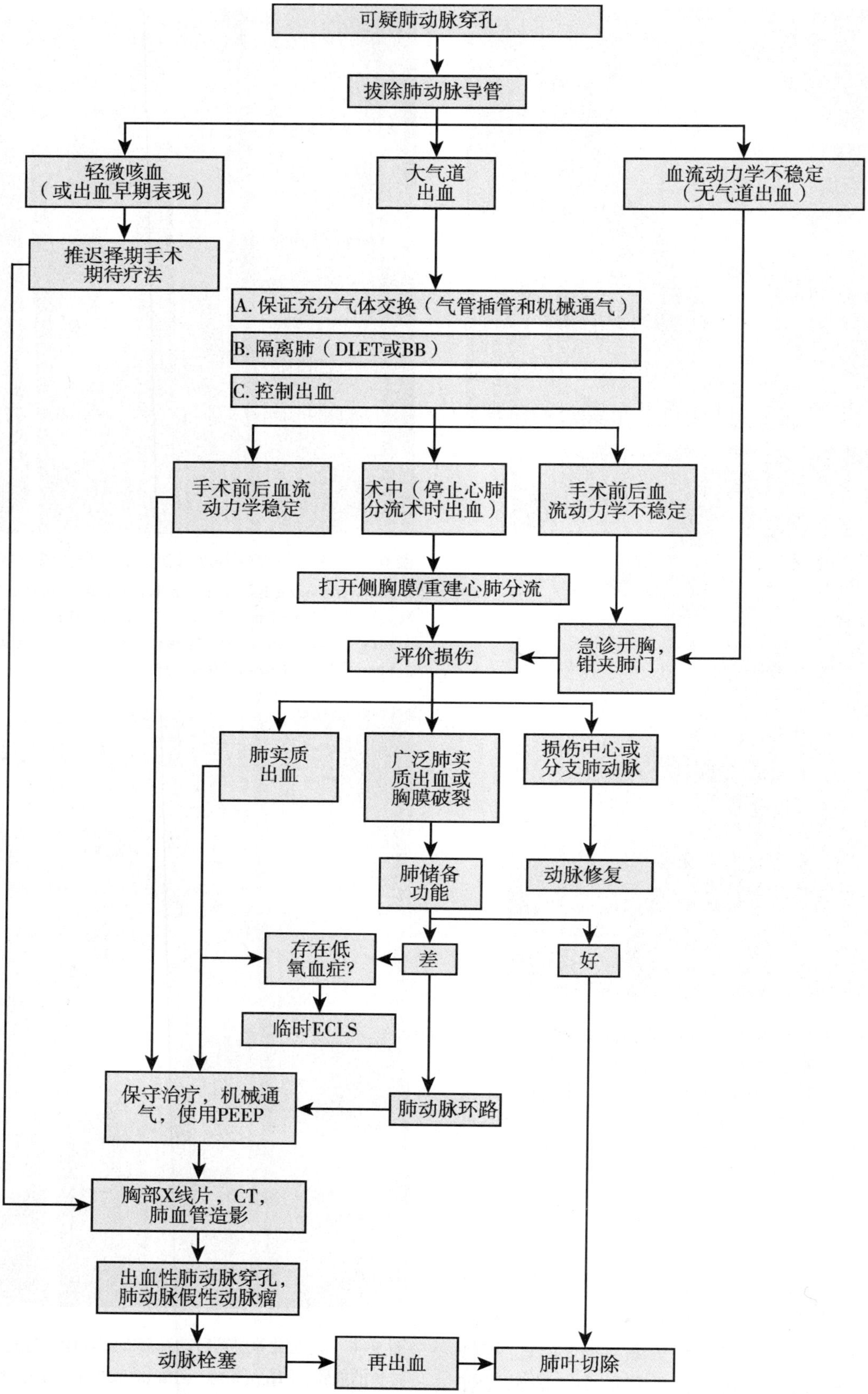

图 9–7　治疗流程图。（**Adapted from Sirivella S, Gielchinsky I, Parsonnet V, et al. Management of catheter–induced pulmonary artery perforation : a rare complication. Ann Thorac Surg 2001 ; 72 : 2056–2059.**）

脓毒症以及心肌炎或心内膜炎[23-27]。应用放射介入治疗技术取出这些碎片，这种介入技术需要将碎片置于容易进入的静脉，例如颈内静脉或股静脉。不推荐行保守治疗，除非患者的状态对于任何有创操作都是绝对禁忌证（3/4/5 级）。

也有关于三尖瓣和肺动脉瓣损伤的报道，通常出现在拔除导管（导管的球囊是扩张的）或者导管在这些结构附近卷曲时（3/4/5 级）[28]。

大多数肺动脉导管表面都涂有肝素，这会导致血小板减少或肝素诱发的血小板减少症。在这种情况下，对于高度怀疑者需要及时诊断和干预。有无肝素涂抹表面的肺动脉导管（1/2 级）。

可以出现肺梗死，通常是由于将导管置于肺动脉系统过远端而引起的。也可以是前面讲述过的并发症的后果，例如导管栓子或血管造影后栓塞形成。

也有将导管放置于冠状窦或持续在左侧上腔静脉（1 级）的报道[29, 30]。有报道在儿科患者中可以从未闭的动脉导管迁移到大动脉（1 级）[31]。有肺动脉导管导致右心穿孔的报道，在一个这样的病例中，需要持续地测量心输出量和混合静脉血氧饱和度（3/4 级）[32]。

小结

肺动脉穿刺置管有多种并发症。保持正确的操作技术，仔细观察波形，操作后应用 X 线检查都有助于减少并发症和病死率。

（朱 研 译）

参考文献

1. Swan HJC, Ganz W, Marcus H, et al. Catheterization of the heart in men with use of a flow-directed balloon-tipped catheter. N Engl J Med 1970;183:447–451.
2. Connors AF Jr, Speroff T, Dawson NV, et al. The effectiveness of right heart catheterization in the initial care of critically ill patients. SUPPORT Investigators. JAMA 1996;276:889–897.
3. Gattinoni L, Pelosi P, Crotti S, Valenza F. Effects of positive end-expiratory pressure on regional distribution of tidal volume and recruitment in adult respiratory distress syndrome. Am J Respir Crit Care Med 1995;151:1807–1814.
4. Bender JS, Smith-Meek MA, Jones CE. Routine pulmonary artery catheterization does not reduce morbidity and mortality of elective vascular surgery: results of a prospective randomized clinical trial. Ann Surg 1997;226:229–237.
5. Harvey S, Harrison D, Singer M, et al. An assessment of the clinical effectiveness of pulmonary artery catheters in patient management in intensive care (PAC-Man): a randomized controlled trial. Lancet 2005;366:472–477.
6. Ivanov R, Allen J, Calvin J. The incidence of major morbidity in critically ill patients managed with pulmonary artery catheters: a meta-analysis. Crit Care Med 2000;28:615–619.
7. Wilson J, Woods I, Fawcett J, et al. Reducing the risk of major elective surgery: randomized controlled trial of preoperative optimisation of oxygen delivery. BMJ 1999;318:1099–1103.
8. Truwit J. The pulmonary artery catheter in the ICU, part 1: technique and measurements. J Crit Illness 2003;18:9–19.
9. Mueller HS, Chatterjee K, Davis KB, et al. ACC Expert Consensus Document. Present use of bedside right heart catheterization in patients with cardiac disease. J Am Coll Cardiol 1998;32:840–864.
10. Pybus A. The "St. George" Guide to Pulmonary Artery Catheterisation. Available at HONcode accreditation seal. www.manbit.com/PAC/chapters/PAC.cfm (accessed May 7, 2008).
11. De Lange S, Boscoe MJ, Stanley TH. Percutaneous pulmonary artery catheterization via the arm before anaesthesia: success rate, frequency of complications and arterial pressure and heart rate responses. Br J Anaesth 1981;53:1167–1172.
12. Sparks CJ, McSkimming I, George L. Shoulder manipulation to facilitate central vein catheterization from the external jugular vein. Anaesth Intensive Care 1991;19:567–568.
13. Tempe DK, Gandhi A, Datt V, et al. Length of insertion for pulmonary artery catheters to locate different cardiac chambers in patients undergoing cardiac surgery. Br J Anaesth 2006;97:147–149.
14. Ermakov S, Hoyt JW. Pulmonary artery catheterization. Crit Care Clin 1992;8:773–806.
15. Shah KB, Rao TL, Laughlin S, El-Etr AA. A review of pulmonary artery catheterization in 6,245 patients. Anesthesiology 1984;61:271–275.
16. Sprung CL, Marcial EH, Garcia AA, et al. Prophylactic use of lidocaine to prevent advanced ventricular arrhythmias during pulmonary artery catheterization. Prospective double-blind study. Am J Med 1983;75:906–910.
17. Iberti TJ, Benjamín E, Gruppi L, Raskin JM. Ventricular arrhythmias during pulmonary artery catheterization in the intensive care unit. Am J Med 1985;78:451–454.
18. Karanikas ID, Polychronidis A, Vrachatis A, et al. Removal of knotted intravascular devices. Case report and review of the literature. Eur J Endovasc Surg 2002;23:189–194.
19. Tan C, Bristol PJ, Segal P, Bell RJ. A technique to remove knotted pulmonary artery catheters. Anaesth Intensive Care 1997;25:160–162.
20. Baqul NB, Menon NJ, Pathak R, et al. Knot in the cava—an unusual complication of Swan-Ganz catheters. Eur J Vasc Endovasc Surg 2005;29:651–653.
21. Abreau AR, Campos MA, Krieger BP. Pulmonary artery rupture induced by a pulmonary artery catheter: a case

report and review of the literature. J Intensive Care Med 2004;19:291–296.
22. Mullerworth MH, Angelopoulos P, Couyant MA, et al. Recognition and management of catheter-induced pulmonary artery rupture. Ann Thorac Surg 1998;66: 1242–1245.
23. Nellore A, Trerotola SO. Delayed migration of a catheter fragment from the left to the right pulmonary artery. J Vasc Interv Radiol 2004;15:497–499.
24. Fisher RG, Ferreyro R. Evaluation of current techniques for nonsurgical removal of intravascular iatrogenic foreign bodies. AJR Am J Roentgenol 1978;130:541–548.
25. Bernhardt LC, Mendenhall JT, Wegner GP. Intravenous catheter embolization to the pulmonary artery. Chest 1970;57:329–332.
26. Richardson JD, Grover FL, Trinkle JK. Intravenous catheter emboli. Experience with twenty cases and collective review. Am J Surg 1974;128:722–727.
27. Wellmann KF, Reinhard A, Salazar EP. Polyethylene catheter embolism. Review of the literature and report of a case with associated fatal tricuspid and systemic candidiasis. Circulation 1968;37:380–392.
28. O'Toole JD, Wurtzbacher JJ, Weaner NE, Jain AC. Pulmonary-valve injury and insufficiency during pulmonary-artery catheterization. N Engl J Med 1979;22:301: 1167–1168.
29. Baciewicz FA, Nirdlinger MA, Davis JT. An unusual position of a Swan Ganz catheter. Intensive Care Med 1987;13:211–212.
30. Lai YC, Goh JCY, Lim SH, Seah TG. Difficult pulmonary artery catheterization in a patient with persistent left superior vena cava. Anaesth Intensive Care 1998;26: 671–673.
31. Moore RA, McNicholas K, Gallagher JD, Niguidula F. Migration of pediatric pulmonary artery catheters. Anesthesiology 1983;58:102–104.
32. Chuang KC, Lan AKM, Luk HN, et al. Perforation of the right ventricle by a pulmonary artery catheter that continues to measure cardiac output and mixed venous saturation. J Clin Anesth 2005;17:124–127.

第 10 章

动脉导管插入术

Elizabeth A. David，MD and Stephen R. T. Evans，MD

引言

持续的动脉压监测和动脉血液样本的抽取是动脉导管插管的两个最常见指征，特别是在大手术的围术期及重症患者的监测中。常用的插管部位有桡动脉、股动脉和腋动脉，最常见的并发症为血管功能不全、出血、感染。虽然有一些并发症的报道，但许多研究证实动脉插管在外科和内科重症监护使用中是安全的[1]。Scheer 等[1]对 1978 年至 2001 年间的文献进行回顾研究后报道，在 25 505 例桡动脉、股动脉和腋动脉插管中，常见并发症的发病率低于 1%。

适应证

- 持续动脉压监测
- 动脉血液样本抽取

手术操作

桡动脉插管

Scheer 等报道[1]桡动脉插管的最常见并发症为暂时性的桡动脉梗阻，发生率为 1.5% ～ 35%。桡动脉插管后的其他并发症还有血肿形成（14%）、局部感染（0.7%）、出血（0.5%）、假性动脉瘤（0.09%）和永久的缺血性损害（0.09%）[1]。

血栓形成

- **后果**

  在所有位点行动脉穿刺都存在动脉阻塞的并发症。在放置新的动脉插管时，动脉痉挛和无脉较常见；在更换导管时，血管功能不全和出血较常见[2]。

  1/2 级并发症

- **补救**

  除了极端情况外（见假性动脉瘤章节），拔除导管即可。

- **预防**

  血栓形成的并发症可以通过使用小口径导管（20–gauge）和聚四氟乙烯树脂导管来避免或减少[3]。减少穿刺次数也可以有效地减少血栓形成[4]。Slogoff 及其同事[4]报道，在多次穿刺产生血肿的患者中，血管阻塞的并发症也增加。Beards 及其同事[5]报道，使用 Seldinger 技术行动脉插管相较直接动脉插管而言，需要较少的穿刺次数和较低的动脉阻塞发生。Mangar 及其同事[6]报道，在桡动脉穿刺中，使用导丝的成功率为 82%，而直接穿刺的成功率为 65%。使用肝素溶液冲管和使用普通盐水冲管在保持导管的开放性上没有区别；但是，使用肝素溶液冲管比单纯使用生理盐水冲管在血压测量上更准确[7]。预防性使用小剂量阿司匹林或肝素可以减少动脉插管术后阻塞并发症的风险[8]。

感染

- **后果**

  动脉导管插管的部位对于动脉插管后的感染率是否有影响仍有争论。Frezza 及其同事[2]报道，动脉插管的感染率为 0.4% ～ 0.7%；感染率与患者的穿刺位点、定期更换动脉插管部位无关。然而，Lorente 及其同事[9]在一项大样本前瞻性研究中报道，动脉插管相关的导管感染率和血液感染率股动脉插管比桡动脉插管高。

  1 级并发症

- **补救**

  合理使用抗生素和拔除导管可达到治疗目的。

- **预防**

  无菌插管技术、充分消毒穿刺点和导管留置时间的长短是决定导管相关性感染的重要因素[10]。Mimoz及其同事[10]在一项前瞻性对照研究中对比了氯己定和碘酒在插管穿刺点消毒和维持导管进入位点无菌的效果，发现氯已定可以更加有效地预防穿刺位点感染。这一效果归功于氯已定抗阳性菌的作用[10]。

假性动脉瘤（图 10–1）

文献报道，假性动脉瘤的平均发生率为 0.09%。经典的治疗方法为经 Allen 试验证实有侧支循环后行桡动脉结扎[11]。

- **后果**

  Perez 及其同事[12]报道了 1 例需要桡动脉结扎的假性动脉瘤最终引起感染性休克。

  1–3 级并发症

- **补救**

  如果 Allen 试验证实尺动脉侧支循环足够，需要行桡动脉结扎[12]。

- **预防**

  假性动脉瘤常见于导管置入一段时间后(7 ~ 40 天)。与假性动脉瘤形成有关的因素包括反复的血管穿刺、血管壁病变和导管感染[12]。Ganchi 及其同事[13]报道，假性动脉瘤的形成与金黄色葡萄球菌感染存在、在拔除导管或开始使用抗生素后感染症状仍持续超过 48 小时有关。早期识别感染和减少插管时间可以帮助减少桡动脉置管后假性动脉瘤的发生率。

手供血不足

手供血不足很少见，但在桡动脉插管的并发症中曾有报道。

- **后果**

  Valentine 及其同事[14]报道在一组患者中有 8 例（发生率约 1‰）在桡动脉置管术后发现有手供血不足的表现。患者的预后包括：院内死亡、手指坏死需要截肢、慢性疼痛和对寒冷不耐受；还有 1 例患者无症状。

  1–5 级并发症

- **补救**

  治疗方法包括：血栓切除术、血管成形术、血管移植和药物治疗[14]。

- **预防**

  手缺血的危险因素包括：冠状动脉疾病、糖尿病、

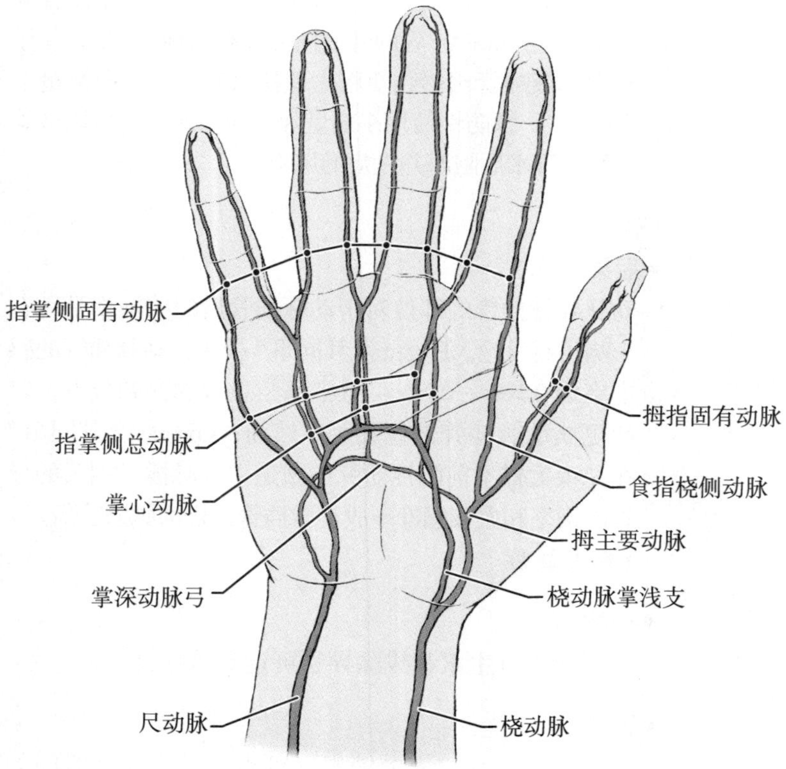

图 10–1　桡动脉与尺动脉在手部有交通支，其允许出现假性动脉瘤时行血管结扎。

终末期肾疾病、肝素诱导的血小板减少症和外周动脉阻塞疾病。患者一般在动脉插管后 1 ～ 14 天出现缺血症状。在血管手术评估中，所有的患者均有尺动脉供血不足[14]。沿桡动脉血栓形成的栓子可能堵塞掌弓远侧的动脉血供，这与手缺血有关，并能解释行血栓切除术和再灌注治疗后患者仍存在持续手指缺血[14]。认识到手供血不足的原因，减少动脉插管时间和保持良好的尺动脉血流是主要预防手段。

股动脉插管

对于有创动脉压监测和频繁动脉血抽取的患者，股动脉是第二常见的动脉插管位点。与桡动脉插管不同，股动脉插管最常见的并发症为血肿（6.1%）和出血（1.58%），其次为暂时性血管阻塞（1.45%）[1]。文献报道的并发症还有假性动脉瘤、局部感染，甚至因后腹膜出血而死亡。

后腹膜出血（图 10–2）

- **后果**

Muralidhar[15] 报道了 1 名 22 岁法洛四联症患者在手术过程中因体外心肺循环行右股动脉穿刺并发后腹膜出血导致死亡的病例。这名患者因多次股动脉穿刺导致出血，并因体外循环全身肝素化而加重出血，最终导致死亡[15]。

1–5 级并发症

- **补救**

早期治疗和通过压力或填塞物压迫止血是最可行的和迅捷的治疗。

- **预防**

Muralidhar[15] 建议通过在腹股沟韧带下行股动脉穿刺，穿刺失败后应对穿刺点行充分按压，使用小口径导管，避免无经验者行股动脉穿刺来减少股动脉穿刺的并发症[15]。

腋动脉插管

腋动脉是第三常用的动脉穿刺位点。虽然腋动脉穿刺需要切开皮肤以便安全地获得通道，但研究显示，其并发症较其他插管部位低。Scheer 等[1] 报道，腋动脉插管最常见的并发症是血肿（2.28%）和局部感染（2.24%）。

局部感染

- **后果**

在以上三个穿刺位点中，腋动脉插管的感染率最高。一些研究认为，导管局部感染导致脓毒症发生的增加与实时系统护理和监测有关[16]。

1 级并发症

- **补救**

只有在发生脓毒症时才需要使用抗生素。拔除导管就能清除局部感染。

- **预防**

Maki 和 Hassemar[16] 建议对于有动脉插管的患者应当每 48 小时更换一次压力监测设备来减少感染和脓毒症的发生。

手部感觉异常（图 10–3）

- **后果**

腋动脉插管独特的并发症为压迫臂丛神经产生的手部感觉异常。Brown 及其同事[17] 认为，虽然腋动脉插管有发生手部感觉异常的风险，但在不能行桡动脉插管时，腋动脉是一个安全的选择位点。

1/2 级并发症

- **补救**

拔除导管通常能够恢复手部的感觉。

- **预防**

调整导管的位置和缩短插管时间可以减少并发症的发生。

小结

总之，在围术期监测和危重患者需频繁动脉采血时，动脉插管是一个安全有效的手段。桡动脉是首选的插管位点，当不能行桡动脉插管时，可选股动脉或腋动脉插管。常见的并发症为血栓形成和感染，可以通过使用小口径导管、氯己定消毒、Seldinger 技术插管和尽早拔除导管来减少这些并发症。

（杨 鹏 译）

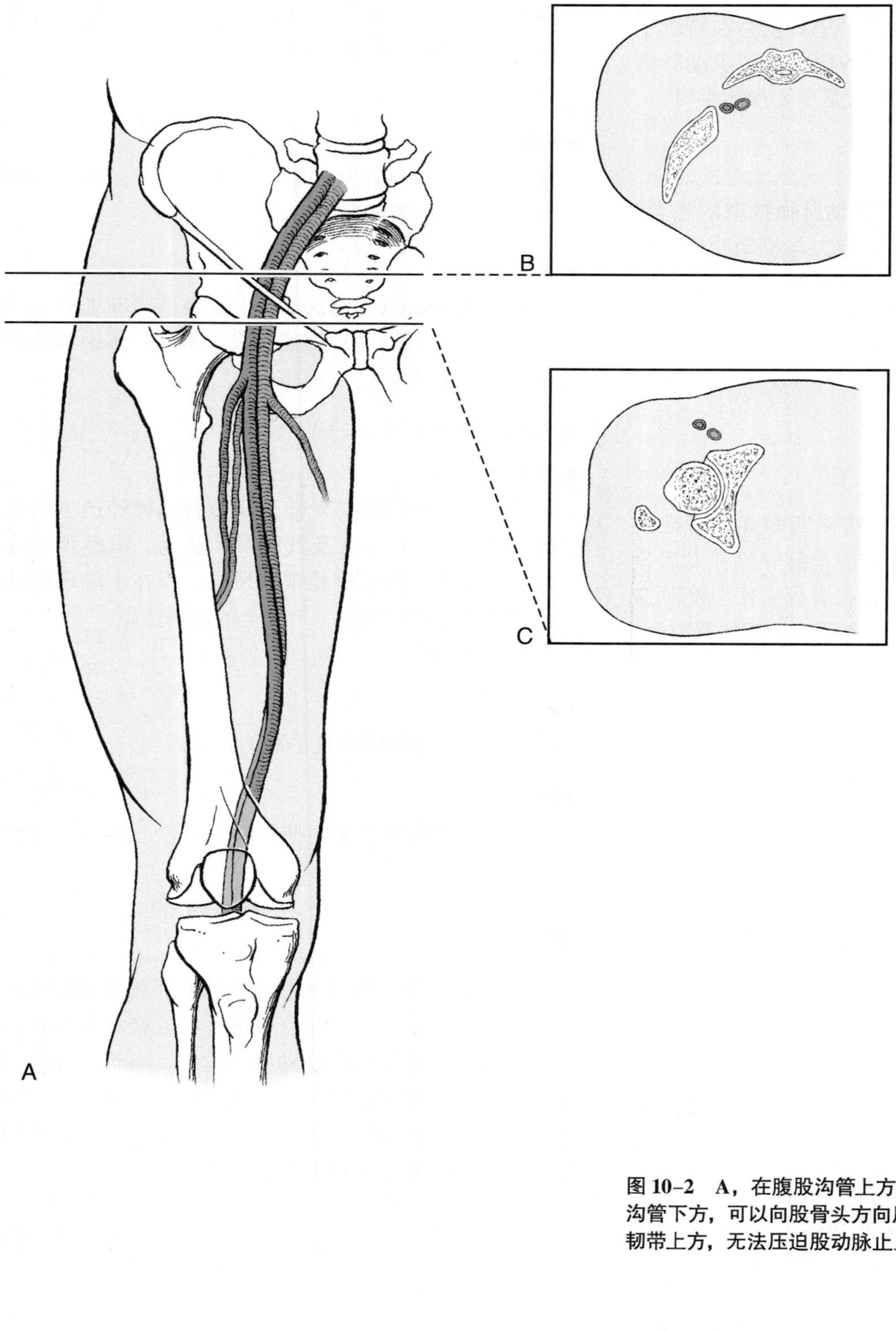

图 10–2 **A**，在腹股沟管上方和下方的股动脉走行。**C**，在腹股沟管下方，可以向股骨头方向压迫股动脉以止血。**B**，在腹股沟韧带上方，无法压迫股动脉止血，这将增加后腹膜出血的风险。

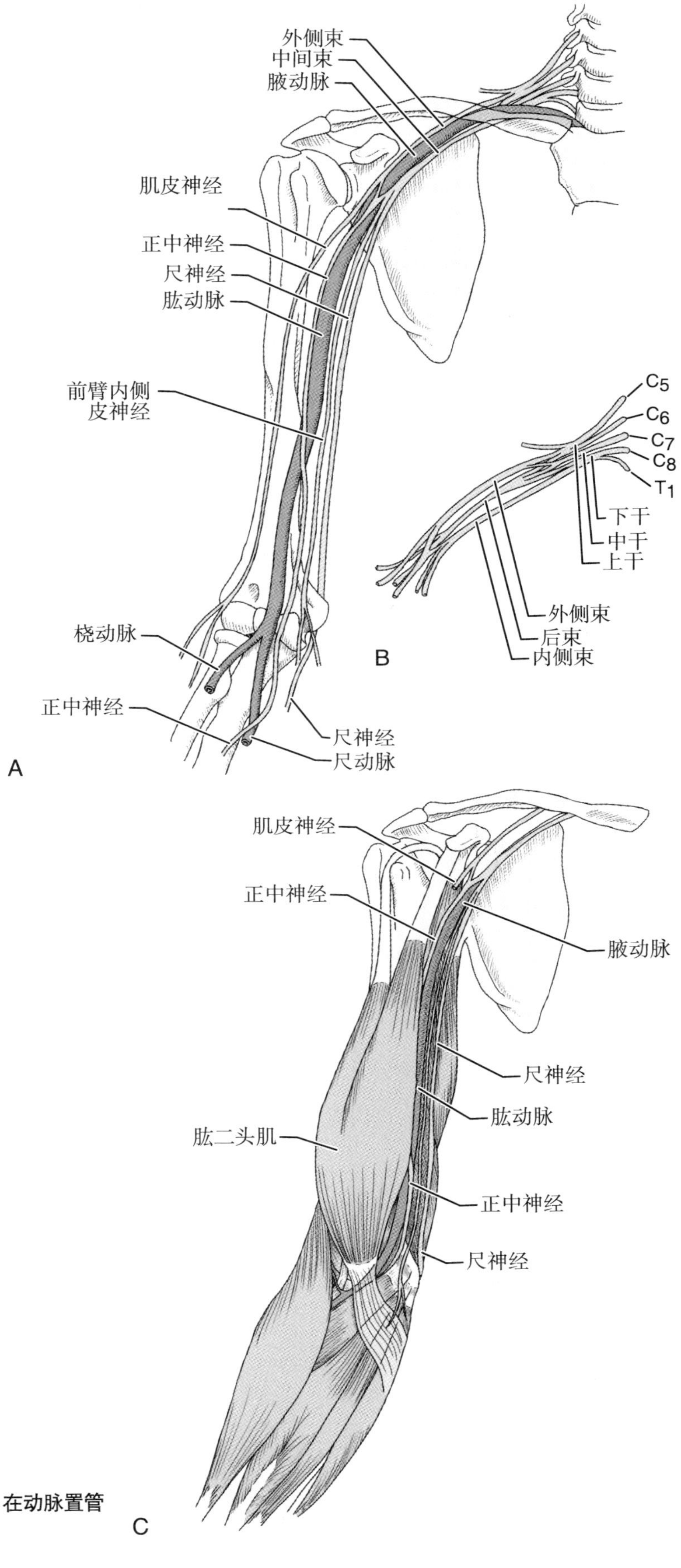

图 10–3 A 和 B，腋窝内腋动脉与臂丛的关系。C，在动脉置管时压迫臂丛将导致手掌缺血。

参考文献

1. Scheer BV, Perel A, Pfeiffer UJ. Clinical Review: Complications and risk factors of peripheral arterial catheters used for hemodynamic monitoring in anesthesia and intensive care medicine. Crit Care 2002;6:198–204.
2. Frezza EE, Mezghebe H. Indications and complications of arterial catheter use in surgical or medical intensive care units: analysis of 4932 patients. Am Surg 1998;64:127–131.
3. Davis FM. Radial artery cannulation: influence of catheter size and material on arterial occlusion. Anesth Intensive Care 1978;6:49–53.
4. Slogoff S, Keats AS, Arlund C. On the safety of radial artery cannulation. Anesthesiology 1983;59:42–47.
5. Beards SC, Doedens L, Jackson A, Lipman J. A comparison of arterial lines and insertion techniques in critically ill patients. Anaesthesia 1995;50:576.
6. Mangar D, Thrush DN, Connell GR, Downs JB. Direct or modified Seldinger guide wire–directed technique for arterial catheter insertion. Anesth Analg 1993;76(4):714–717.
7. Kulkarni M, Elsner C, Ouellet D, Zeldin R. Heparinized saline versus normal saline in maintaining patency of the radial artery catheter. Can J Surg 1994;37:37–42.
8. Bedford RF, Ashford TP: Aspirin pretreatment prevents post-cannulation radial-artery thrombosis. Anesthesiology 1979;51:176–178.
9. Lorente L, Santacreu R, Martin MM, et al. Arterial catheter–related infection of 2,949 catheters. Crit Care 2006;10:R83
10. Mimoz O, Pierone L, Lawrence C, et al. Prospective, randomized trial of two antiseptic solutions for prevention of central venous or arterial catheter colonization and infection in intensive care unit patients. Crit Care Med 1996;24:1818–1823.
11. Stansby G, Smout J, Chalmers R, Lintott R. MRSA-infected pseudoaneurysms of the radial artery. Surgeon 2003;1:108–110.
12. Perez L, Jiminez G, Ruiz J. Pseudoaneurysm in the radial artery after catheterization. Rev Esp Anestesiol Reanim 2006;53:119–121.
13. Ganchi PA, Wilhelmi BJ, Fujita K, Lee WP. Ruptured pseudoaneurysm complicating an infected radial artery catheter: case report and review of the literature. Ann Plast Surg 2001;46:647–650.
14. Valentine RJ, Modrall JG, Clagett GP. Hand ischemia after radial artery cannulation. J Am Coll Surg 2005;201:18–22.
15. Muralidhar K. Complication of femoral artery pressure monitoring. J Cardiothorac Vasc Anesth 1998;12:128–129.
16. Maki DG, Hassemar C. Endemic rate of fluid contamination and related septicemia in arterial pressure monitoring. Am J Med 1981;70:733–738.
17. Brown M, Gordon LH, Brown OW, Brown EM. Intravascular monitoring via the axillary artery. Anaesth Intensive Care 1985;13:38–40.

第 11 章

胸管插管

Aarti Mathur，MD and Stephen R. T. Evans，MD

引言

有很多情况需要行管状胸廓造口术来进行胸膜腔引流。虽然对于有经验的医生来说胸管插管是一个简单的操作，但报道的死亡率可以高达 36%[1, 2]。与并发症高相关的因素包括：插管技术、是否为紧急插管、操作者、导管留置的时间[2, 3]。另外，高并发症的发生与胸部损伤的严重性有关，与损伤的机制（锐性或钝性损伤）无关[2]。

适应证[1, 4]

胸管插管的主要功能是引流胸腔内的气体、液体或脓液。

- 气胸
- 张力性气胸
- 血胸
- 胸部贯通伤
- 恶性胸腔积液的引流
- 肺炎旁的胸腔积液：单一或复杂脓胸
- 有症状的顽固性胸腔积液行胸膜固定术后
- 乳糜胸
- 支气管胸膜瘘

操作步骤

步骤 1 摆放患者体位
步骤 2 选择穿刺位点：腋前线乳头水平（第五肋间）
步骤 3 消毒，铺无菌巾
步骤 4 对皮肤和骨膜进行麻醉
步骤 5 切开皮肤，并钝性分离皮下组织至肋骨
步骤 6 紧贴于肋骨上方刺穿壁胸膜
步骤 7 将戴手套的手指伸入切口内旋转 360°
步骤 8 钳夹胸腔插管的近端将导管向预放入的方向置入
步骤 9 将导管的末端与闭式引流设备连接
步骤 10 固定导管，包扎伤口
步骤 11 行胸部 X 线检查

手术操作

患者体位

患者采用平卧位，将患侧上肢枕于脑后以充分暴露腋窝区域。这一体位可以暴露“安全三角”，并且可以减少肌肉和乳腺组织损伤的风险[5]。

选择插管位点

膈肌穿孔

- **后果**

  胸管放置在胸腔外或造成膈肌损伤将导致医源性气胸、迁延性气胸或张力性气胸[6, 7]。通过膈肌或于膈肌之下放置胸管将导致导管进入腹腔，但肺的疾病状况要求保留导管。胸管置入腹腔内的后果、治疗和预防将在后文讲述。

  1/2 级并发症

- **补救**

  将另外一根胸管插入胸膜腔，并将原来的导管拔除。在胸管功能良好的情况下，不需要修补膈肌。

- **预防**

  插管应当位于安全三角内（前缘为背阔肌，外侧缘为胸大肌，一边位于乳头平面，顶点位于腋窝下方[5]）。在呼气末，膈肌升至第五肋或第四肋间隙（图 11-1）。明确腋中线第四肋间隙的位置有助

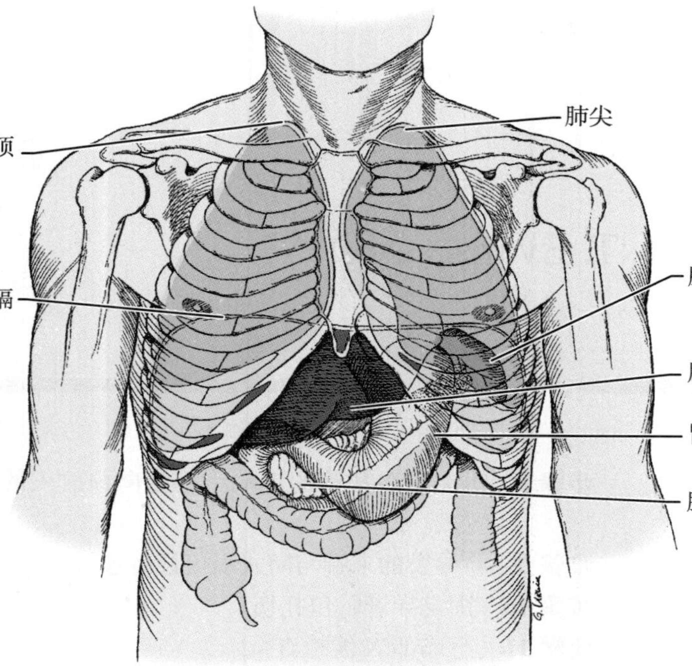

图 11–1 在呼气末膈肌升至第 5 肋 / 第 4 肋间隙。所以明确第 4 肋间隙有助于避免膈肌和腹腔损伤。

于避免穿刺损伤膈肌或进入腹腔。在腋窝区临近乳头的最高肋间隙通常为第四或第五肋间隙，也可以通过与胸骨柄连接处相对的第二肋来向下计数肋间隙（图 11–1 和 11–2）[8]。

无菌技术及外科准备和铺单

伤口感染

- **后果**

伤口感染将导致蜂窝织炎、白细胞升高，引起脓胸或软组织感染坏死的风险增高。软组织感染坏死的典型表现为伤口疼痛、恶臭、分泌物渗出、皮肤起疱和在胸管插管后 3 ～ 5 天出现感染性休克[9]。为了引流脓胸所放置的胸管引起胸壁感染坏死的风险更高。

2/3 级并发症

- **补救**

单纯的伤口感染一般是由金黄色葡萄球菌感染引起，抗生素治疗有效。软组织感染坏死会导致较高的致死率，需要行外科清创和大剂量抗生素治疗。最后可能需要整形手术。

- **预防**

在进行操作时应使用氯已定或碘酒对穿刺点周围大面积的皮肤进行消毒[5]。预防性应用抗生素不会减少常规胸管置管的感染率，不推荐使用[10, 11]。对于胸部贯通伤的患者可考虑预防性使用抗生素。应当每天检查伤口。

胸腔积脓

- **后果**

胸腔积脓可导致呼吸窘迫或衰竭。文献报道该类并发症的发病率为 1% ～ 25%[12]。真正的感染源及感染途径很难明确。然而，患者在胸管置管之前存在胸膜瘘的情况下胸腔积脓的发生率将会升高[12]。

2/3 级并发症

- **补救**

胸腔积脓可以通过闭式管状胸廓造口术来引流，同时使用静脉抗生素。如果胸腔积脓持续存在，则需行开胸剥除术。

- **预防**

虽然管状胸廓造口术可能为感染并发症提供了污染进入的通道，但胸腔积脓的真正感染源是很难确定的[12]。预防胸腔积脓最好的办法为使用无菌操作技术。预防性应用抗生素不会减少常规胸管置管感染的发生，不被推荐使用[10, 11, 13]。

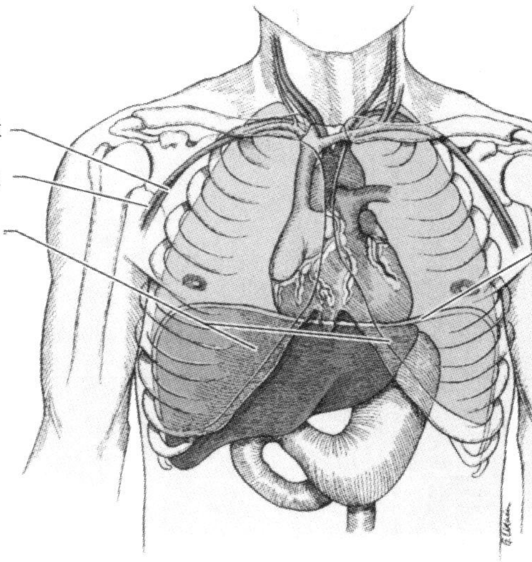

图 11–2 在吸气时，膈肌下降几个肋骨水平。

镇痛和麻醉[14]

缺乏适当的镇痛

- 后果

缺乏适当的镇痛将导致患者活动，这样会增加操作难度，增加本章中讨论的所有并发症的发生率。

1级并发症

- 补救

当患者因为疼痛而活动时，应停止操作，并给予充分的镇痛或镇静。

- 预防

在操作过程中应给予患者足够的镇痛来使患者舒适。推荐使用 10 ~ 20ml 利多卡因进行局部麻醉，首先在皮肤注射形成一个皮丘，然后垂直进针穿过胸壁肋间肌直至肋骨，于肋骨旁注射麻醉骨膜。然后将针尖斜向肋骨上方进针，直至有气体抽出。将剩余的 5 ml 利多卡因注入胸膜腔。

切开和钝性分离

损伤肋间动脉或静脉

- 后果

损伤肋间血管将导致医源性血胸。少数情况下会形成动静脉瘘，动静脉瘘可发生在肋间动脉与皮下静脉之间或胸廓内动脉引流至肺叶动脉[15]。动静脉瘘的临床表现可以立刻出现或延迟出现。

2/3 级并发症

- 补救

血胸的最好治疗方法是充分的胸管引流。如果出血量很大，则需要开胸手术。动静脉瘘需要根据临床症状来决定治疗方案，治疗方法有手术切除瘘管和介入栓塞[15]。

- 预防

切口应当选用与肋骨上缘平行的横切口。切口应当比操作者的手指和导管略宽。应当使用 Kelly 钳进行钝性分离，直到肋骨表面。使用 Kelly 钳和手指向颅侧钝性分离引流道，使其从肋骨上缘通过。这样可以避免损伤位于肋骨下缘的肋间血管[1]。在插管过程中出现严重出血应考虑到可能发展成动静脉瘘[15]。

损伤肋间神经[16]

- 后果

肋间神经损伤导致神经炎和神经痛、麻木、针刺感和肌肉萎缩。

1 级并发症

- 补救

主要治疗方法为止痛和理疗，有时需要局部给予止痛剂。

- 预防

肋间神经与动脉和静脉一同走行于肋骨下缘。

在避免损伤血管的同时也可保护肋间神经（图11–3）。

手指探查

肺撕裂伤

● 后果

肺撕裂伤有不同的表现，包括：出血、形成新的医源性或不可逆永久性气胸，更严重的是可能形成支气管胸膜瘘或支气管皮肤瘘[17, 18]。支气管胸膜瘘表现为突发的呼吸困难、低血压、皮下气肿和咳脓性痰。支气管胸膜瘘虽然很少见，但治疗困难，并且有高致病率和死亡率[17]。支气管皮肤瘘在长时间胸管置管后缓慢发生，其诊断需要在导管拔除后行X线检查来确定。

3/4 级并发症

● 补救

气胸、支气管胸膜瘘和出血需要行管状胸廓造口术引流。开胸手术的指征为大量血胸。支气管胸膜瘘的初始治疗为持续胸腔引流，并使患者向患侧卧位。长期的治疗方法有许多，包括通过支气管镜放入各种胶、弹簧圈和塑封剂[17]。

● 预防

进入胸腔时应使用血管钳紧贴着肋骨上缘进入。进入胸腔时应避免过度用力，以免损伤肺。当血管钳进入胸腔后，应扩开切口，使手指和导管能够进入。然后将手指伸入并旋转360°。这样可以分离胸膜粘连，并使肺远离胸壁，减少肺的损伤（图11–4）[8]。

导管进入腹腔

● 后果

胸管进入腹腔可以导致多种并发症，如造成肝/脾撕裂伤可导致出血，造成胃或结肠穿孔可导致腹膜炎[7]。同时肺部的原发疾病要求保留胸管[8]。

● 补救

腹部X线片检查可以明确胸管是否进入腹腔。如果胸管进入腹腔，需要重新放置一根胸腔引流管，并将进入腹腔的引流管拔除，并严密观察患者。对于肝或脾撕裂伤的患者，需要连续观察红细胞压积的变化来明确出血是否停止。内脏穿孔将导致腹膜炎。患者有血流动力学不稳定或腹膜炎表现的需要手术干预。

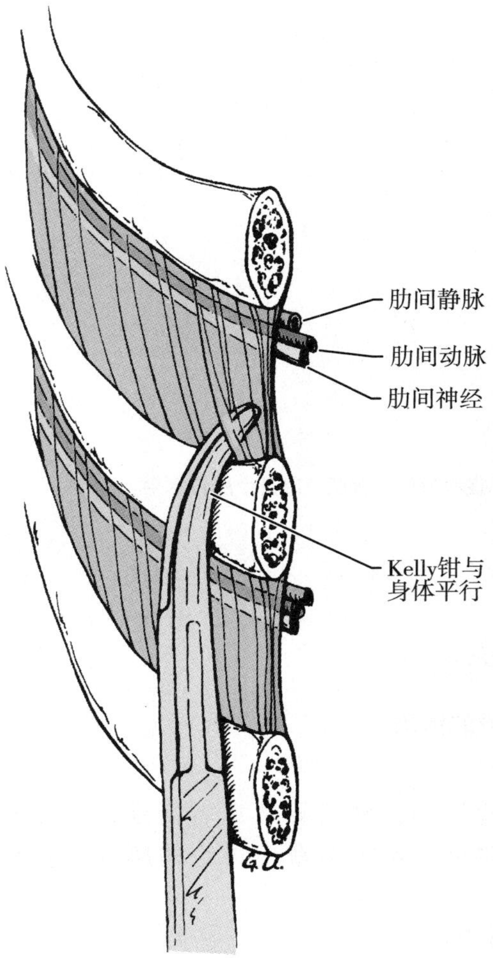

图 11–3　Kelly 钳应紧贴着肋骨上缘进入，以防损伤肋间血管、神经。

● 预防

如前所述，选择正确的穿刺位点是预防导管进入腹腔的关键方法。手指探查可以确定导管是否进入胸腔。手指进入切口后第一个触及的实质脏器应当是肺。当手指向下旋转时可以触及膈肌表面，这也有助于判断手指是否在胸腔内，并可检查膈肌有无破损[1, 6]。对于急诊胸管插管的患者，虽然明确导管在胸腔内，但有可能在插管时有未能发现的膈疝而损伤腹腔内脏器（图11–5）[6]。

置入胸管和确定管头位置

置入到皮下组织[8]

● 后果

导管在胸腔之外的皮下组织将导致气胸不能缓解或

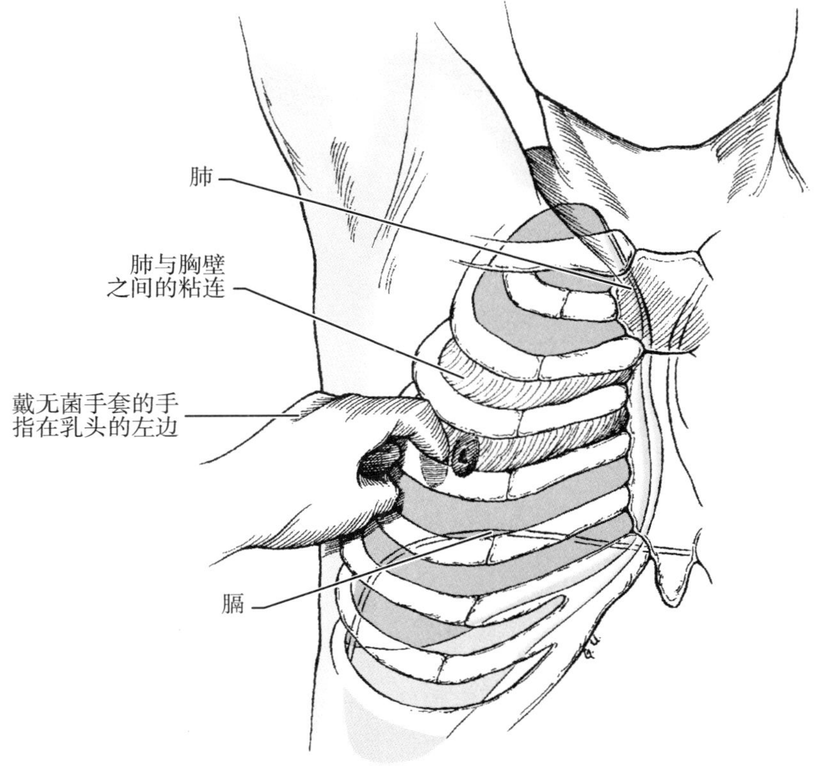

图 11–4　手指进入胸膜腔后旋转 360° 进行探查，分离胸膜粘连，避免肺撕裂伤、气胸、支气管皮肤瘘和出血。

渗出。另外，气体可能从穿刺的部位进入胸腔，产生张力性气胸。这种并发症也可发生在导管正确放置在胸腔内，但导管的所有开口不在胸腔内。

• **补救**

可以通过 X 线检查或患者临床症状加重来确定导管位于皮下。确定胸管位于皮下后需要立即重新放置一根胸腔内导管。当确定新的导管在胸腔内后可将原来的导管拔除。

• **预防**

通过 Kelly 钳穿刺形成的孔道放置导管经常难以确定导管的确切位置。然而将进入胸腔的孔道扩展到足够大时再放置胸管就比较容易，并且可以减少进入皮下的风险。应当采用最小的、单一孔道的钝性分离直至胸腔。如果孔道过大或比原开口过于向上，将使导管不易进入胸腔内开口。这种情况也可发生在胸腔入口不够大的情况下。当 Kelly 钳进入胸腔后，应使用 Kelly 钳阔开足够大的空间以适合胸管和 Kelly 钳的进入。在放置胸管的时候应当用 Kelly 钳夹住胸管，沿着孔道将导管放入胸腔内直至胸管的最后一个引流孔进入胸腔。放置过程中，导管应当易于放入。如果放置过程中阻力较大，应将导管拔出后重新尝试。

置管过深进入肺尖或纵隔

• **后果**

文献报道，胸管置入过深进入肺尖或触及纵隔可引起多种并发症。导管接触大血管（如锁骨下动脉）可能导致血管梗阻甚至发生血管破裂[19, 20]。在穿刺时，很少发生直接的血管损伤。然而在置管一段时间后，血管因导管的压迫逐渐受侵蚀而破裂。其他少见的并发症包括臂丛神经受压导致的疼痛、迷走神经激惹导致的猝死、膈神经损伤导致的拔管失败、主动脉部分梗阻、对侧气胸和食管穿孔[19, 21]。

3/4 级并发症

• **补救**

胸管置管后应立刻行 X 线胸片检查，如果发现导管位于危险的位置，如过于接近肺尖或接触到纵隔，应立即调整导管的位置。如果胸管内有大量的血引出，应当行开胸手术来明确出血部位并进行止血。仔细调整胸管位置有助于中止出血，同时需要进一步 X 线检查来明确导管位置。

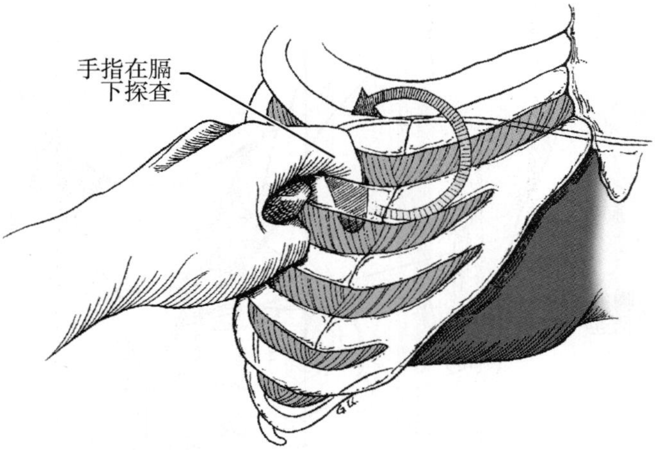

图 11–5　手指探查有助于检查是否穿入腹腔，避免胸管位置放置错误。

- **预防**

任何胸腔内导管管头都不应位于肺尖或纵隔部位。胸管最终停留的位置在一定程度上取决于胸壁孔道的方向。如果需要引流的物质位于胸腔的前侧，则孔道应当略偏向前方。在引流气胸时胸管的方向应朝向上方，在引流渗出液时胸管的方向应朝向下方[5]。在放置胸管时不应过于用力。因为大部分放置过深并引起症状的置管与导管留置时间有关，防止这一并发症的最好方法是在置管后立即行X线胸片检查，并立刻调整任何位置可疑的导管。

导管临近纵隔

- **后果**

如果置管时过度用力可能导致右心室或左心房穿孔，引起心脏压塞[22, 23]。当导管邻近或刺激纵隔时，可能导致心源性休克和多种心律失常，特别是快速房颤[24]。对于少数一些既往有冠脉搭桥的患者，静脉受到压迫可能导致心肌缺血[19]。极少数情况下会造成膈神经损伤[19, 25]。对于心脏扩大的患者，这些并发症的风险将增加。

3/4/5 级并发症

- **补救**

如果胸管插管后的X线胸片显示导管接近心影范围则应当调整导管的位置，并再次行X线检查来明确导管位置。如果怀疑发生心脏压塞或心脏穿孔，需要行超声心动图检查来确诊。确诊后需要手术干预。

- **预防**

单纯性气胸可使纵隔向患侧移位（shift toward the affected side），导致心包膜易于撕裂。所以，不应当在胸管置管时过分用力。有条件的应当在心电监护下行胸管置管来评价有无纵隔激惹。如果在置管过程中有心电监护的改变或者遇到阻力，应当调整导管位置。另外在置管后应当立即行胸部X线检查。如果导管接近纵隔，应当调整导管位置。

引流不畅（导管打结或内有血凝块）[7, 19]

- **后果**

引流不畅将导致渗出液和血胸不能引出，气胸不能缓解，在极端的情况下还会产生张力性气胸。当导管内充满血凝块、残渣或肺组织时会导致引流不畅。肺组织进入导管还会导致肺梗死。

3/4 级并发症

- **补救**

一旦发生导管引流不畅，需要再次行胸管置管，当X线检查确定置管成功后，应当拔除第一根引流管。

- **预防**

预防胸管被血栓堵塞的主要方法是选择合适型号的导管。管径较小的导管更易发生打结或血栓堵塞，特别是对于创伤患者，因其血胸的发生率高[26]。所选胸管的管径大小的决定性因素是由引流气体或液体所需要的流量决定的。胸管内径的大小和导管长度都决定引流流量。20% 胸部创伤的患者伴有血胸或者气胸。所以对于需要同时引流气体和血液的患者，推荐使用内径为 28 ~ 36Fr 的胸管。对于血流动力学稳定、非机械通气的患者发生原发或继发性气胸，推荐使用内径为 16 ~ 22Fr 的胸管。对于使用机械通气的患者，并发医源性气胸或需要引流液体时，推荐使用内径大于 28Fr 的胸管[13, 27–29]。

因患者体位变化而不慎导致的导管引流不畅有潜在的威胁生命的危险。因为胸管是柔软有弹性的，容易被弯曲或打结，当导管弯曲形成直角时就有可能阻断引流。可以通过定期观察导管和适当的轻轻拍打导管来减少其发生。于胸管外部安装标准皱折螺旋环（standard corrugated ventilator circuit）可以使导管的外层变硬，不易弯曲[30]。

引流也可能被肺组织堵塞。如果置管时的孔道朝向后方，放置的引流管可能进入斜裂，造成引流不畅。在患者病情逐渐加重并且引流液不多的情况下，应当怀疑发生了这种情况，并行X线胸片检查。

安全引流

气胸或渗出

- **后果**

当胸管向胸腔外移位或向胸腔内移位时，可能会有气胸或胸腔积液，严重的会有张力性气胸[19]。导管周围的皮肤可看见皮下气肿。

1/2 级并发症

- **补救**

需要放置另外一根胸管来代替引流不畅的导管引流胸腔积液、气胸或张力性气胸。

- **预防**

放置胸管时应确保胸管的最后一个引流孔在胸腔内。应当缝合固定好导管并用无菌敷料覆盖。

胸管插入的并发症

肺复张后水肿[31-33]

肺复张后水肿是指当胸腔积液或气胸被引流后发生在病变同侧或对侧的单侧肺水肿。其发生率很低，但该并发症的死亡率可高达20%。其病理生理学改变还不清楚，目前认为机械学改变和炎症因素是促使其发生的原因。肺复张后水肿的发生与肺塌陷的持续时间和严重程度及复张率有关。

（杨　鹏　译）

参考文献

1. Millikan JS, Moore EE, Steiner E. Complications of tube thoracostomy for acute trauma. Am J Surg 1980;140:738–741.
2. Etoch SW, Bar-Natan MF, Miller FB, Richardson JD. Tube thoracostomy. Factors relating to complications. Arch Surg 1995;130:521–525.
3. Resnick DK. Delayed pulmonary perforation: a rare complication of tube thoracostomy. Chest 1993;103:311–313.
4. Miller KS, Sahn SA. Chest tubes: indications, technique, management and complications. Chest 1987;91:258–264.
5. Laws D, Neville E, Duffy J. BTS guidelines for the insertion of a chest drain. Thorax 2003;58(suppl II):ii53–ii59.
6. Hyde J. Reducing morbidity from chest drains. BMJ 1997;314:914–915.
7. Bailey RC. Complications of tube thoracostomy in trauma. Emerg Med J 2000;17:111–114.
8. Advanced Trauma Life Support Team Manual. Chest trauma management. In American College of Surgeons Advanced Trauma Life Support for Doctors, 7th ed. Chicago: First Impression, 2004; p 125.
9. Urschel JD, Takita H, Antkowiak JG. Necrotizing soft tissue infections of the chest wall. Ann Thorac Surg 1997;64:276–279.
10. Luchette FA, Barrie PS, Oswanksi MF, et al. Practice management guidelines for prophylactic antibiotic use in tube thoracostomy for traumatic hemothorax: the EAST Practice Management Guidelines Work Group. J Trauma 2000;48:753–757.
11. Wilson RF, Nichols RL. The EAST practice management guidelines for prophylactic antibiotic use in tube thoracostomy for traumatic hemothorax: a commentary. J Trauma 2000;48:758–759.
12. Chan L, Reilly KM, Henderson C. Complication rates of tube thoracostomy. Am J Emerg Med 1997;15:368–370.
13. Baumann MH. What size chest tube? What drainage system is ideal? And other chest tube management questions. Curr Opin Pulm Med 2003;9:276–281.
14. Luketich JD, Kiss MD, Hershey J, et al. Chest tube insertion: a prospective evaluation of pain management. Clin J Pain 1998;14:152–154.
15. Coulter TD, Maurer JR, Miller MT, Mehta AC. Chest wall arteriovenous fistula: an unusual complication after chest tube placement. Ann Thorac Surg 1999;67:849–850.
16. Verdigo RJ, Cea JG, Campero M, Castillo JL. Pain and temperature. In Goetz CG, Pappert EJ (eds): Textbook of Clinical Neurology, 2nd ed. Philadelphia: Saunders, 2003; p 351.
17. Lois M, Noppen M. Bronchopleural fistulas: an overview of the problem with special focus on endoscopic management. Chest 2005;128:3955–3965.
18. John S, Jacob S, Piskonowski T. Bronchocutaneous fistula after chest-tube placement: a rare complication of tube thoracostomy. Heart Lung 2005;34:279–281.
19. Taub PJ, Lajam F, Kim U. Erosion into the subclavian artery by a chest tube. J Trauma 1999;47:972–979.
20. Moskal TL, Liscum KR, Mattox KL. Subclavian artery obstruction by tube thoracostomy. J Trauma 1997;43:368–369.
21. Shapira OM, Aldea GS, Kupferschmid J, Shemin RJ. Delayed perforation of the esophagus by a closed thoracostomy tube. Chest 1993;104:1897–1898.
22. Abad C, Padron A. Accidental perforation of the left ventricle with a chest drainage tube. Tex Heart Inst J 2002;29:143.
23. Hesselink DA, Van Der Klooster JM, Bac EH, et al. Cardiac tamponade secondary to chest tube placement. Eur J Emerg Med 2001;8:237–239.
24. Barak M, Iaroshevski D, Ziser A. Rapid atrial fibrillation following tube thoracostomy insertion. Eur J Cardiothorac Surg 2003;24:461–462.
25. Williams O, Greenough A, Mustafa N, et al. Extubation failure due to phrenic nerve injury. Arch Dis Child Fetal Neonatal Ed 2003;88:72–73.
26. Collop NA, Kim S, Sahn S. Analysis of tube thoracostomy performed by pulmonologists at a teaching hospital. Chest 1997;112:709–713.
27. Baumann MH, Strange C, Heffner JE, et al. Management

of spontaneous pneumothorax. An American College of Chest Physicians Delphi consensus statement. Chest 2001; 119:590–602.
28. Antony VB, Loddenkemper R, Astoul P, et al. Management of malignant pleural effusions. Am J Respir Crit Care Med 2000;162:1987–2001.
29. Colice GL, Curtis A, Deslaurier B, et al. Medical and surgical treatment of parapneumonic effusions. An evidence-based guideline. Chest 2000;118:1158–1171.
30. Konstantakos AK. A simple and effective method of preventing inadvertent occlusion of chest tube drains: the corrugated tubing splint. Ann Thorac Surg 2005;79:107–111.
31. Gordon AH, Grant GP, Kaul SK. Reexpansion pulmonary edema after resolution of tension pneumothorax in the contralateral lung of a previously lung injured patient. J Clin Anesth 2004;16:289–292.
32. Sherman SC. Reexpansion pulmonary edema: a case report and review of the current literature. J Emerg Med 2003; 24:23–27.
33. Mahfood S, Hix WR, Aaron BL, et al. Reexpansion pulmonary edema. Ann Thorac Surg 1988;45:340–345.

第 12 章

腹腔穿刺术

Stacy Loeb，MD and Stephen R. T. Evans，MD

引言

很多临床情况可以产生腹水。腹腔穿刺术有诊断和治疗的作用，并且有助于鉴别诊断。在美国，腹水产生的原因主要是酒精性肝病，其他原因包括感染、恶性肿瘤、充血性心力衰竭和肾病综合征。腹腔穿刺可以获得腹水进行分析。如果多形核白细胞数目小于 $250/mm^3$ 可认为腹水没有感染[1]。

对于新出现腹水的患者，腹水白蛋白浓度梯度（serum-ascites albumin gradient，SAAG）是一个有用的参考值，其有助于分辨一些常见的腹水原因[2]。腹腔穿刺也有助于判断已有腹水的患者是否出现自发性细菌性腹膜炎。

腹腔穿刺不仅有助于诊断，还有助于治疗。腹水引起的症状有早期的腹部饱满感、腹痛、腹胀、脐疝、呼吸困难和对心血管系统功能造成影响[3,4]。腹腔穿刺引流腹水比利尿治疗能更快地缓解症状[5]。

适应证

腹水
- 诊断
- 治疗

操作步骤

步骤 1 患者取仰卧位，消毒、铺无菌巾

步骤 2 检查穿刺点

步骤 3 局部注射麻醉药

步骤 4 选用适当的穿刺针和器具抽腹水

步骤 5 拔出穿刺针，用无菌敷料覆盖穿刺点

步骤 6 操作完成后需要监测生命体征，并将样本送实验室进行检查

手术操作

在穿刺前嘱患者排空膀胱，还应记录患者生命体征的基础值，进行血清生化和全血细胞计数检查。最常使用仰卧位进行穿刺。在消毒腹部皮肤和铺无菌巾的时候应当严格遵守无菌技术。应当对腹部进行视诊和叩诊来确定穿刺位点。另外，许多机构，包括我们，使用超声波进行定位。对皮肤和皮下组织进行局部麻醉。按照操作者的习惯和患者的情况（如腹围和腹水量的多少）选择不同的穿刺针、导管或器具抽腹水。引流可持续几个小时。当引流的液体逐渐停止的时候，可以轻微转动体位，使腹腔内残余的腹水易于引出。当腹水引流完毕后，拔除穿刺针和导管，使用 4 × 4 大小的无菌敷料覆盖穿刺位点。在穿刺后应测量血压和心率，进行血清生化（特别是钠和肌酐）和全血细胞计数（监测红细胞压积）检查。

定位腹水失败

- **后果**

  如果穿刺针进入腹腔而无腹水抽出，患者虽承受了针刺入腹腔的风险，但诊断和治疗从中却没有任何获益。这时常需要再次行腹腔穿刺。

  1 级并发症

- **预防**

  一些作者推荐在正中线进行穿刺[1]，还有一些作者建议于左下腹进行穿刺[4,6]。右下腹和脐下区也是进行腹腔穿刺的位点。虽然有以上建议的位点，但应当采用腹部叩诊来选择最合适的穿刺位点。如果叩诊难以定位浊音区，可使用超声帮助确定穿刺位点。在现代的重症监护病房和外科病房，超声的广泛大量使用使其易于作为定位腹腔穿刺位点的常规方法。

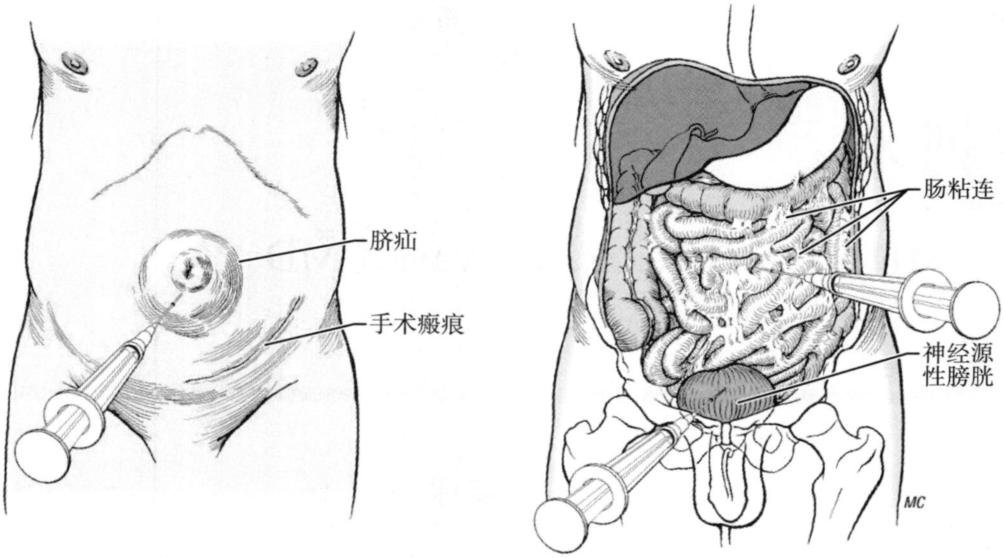

图 12–1 在腹腔穿刺时应避开解剖异常区。

对于难于抽出的腹水，另外的建议就是重新摆放患者的体位。虽然腹腔穿刺的常规体位是半卧位，但是也可以采用手－膝卧位[7]。如果患者不能坚持这种体位，可使患者俯卧位于两张床之间，操作者从下方进行操作。

穿刺针选择错误

- **后果**

如果穿刺针选择错误，腹腔穿刺将不会成功。需要根据患者的体型和需要引流液体的量来选择合适的穿刺针。口径较小的穿刺针并发症发生的潜在风险小。相反，口径较大的穿刺针虽然能较快地引流，但发生并发症的风险也较大。因此在选择穿刺针时需要仔细权衡利弊。

1 级并发症

- **预防**

有多种金属穿刺针可以用来作为常规腹腔穿刺的选择，常用型号为 16 ～ 22 号[1, 4]。对于正常体型的患者来说，一般 1.5 英寸（3.8cm）长的穿刺针足够。但肥胖的患者，可能需要 3.5 英寸（8.9cm）长的穿刺针。对于需要大量腹水引流的患者，可能需要有尖锐管芯的多孔钝头导管[8]或者 10Fr 的 Teflon 腹膜透析管，他们可以和 Foley 引流袋连接，通过重力进行引流[6]。

解剖改变导致临近脏器穿孔

- **后果**

肠管、膀胱和妊娠子宫是腹腔穿刺时最容易触及到的脏器（图 12–1）。在正常情况下，进针时肠管能够自动躲避进入腹腔的穿刺针，但在有粘连或其他解剖改变时，这种自动躲避将会消失。在神经源性膀胱或其他原因导致膀胱扩张时容易导致膀胱破裂。腹腔内脏器位置异常将导致难于定位腹水或进针困难，也可导致操作者在无意中损伤这些组织或器官，存在发生并发症的潜在危险。一项大宗的关于诊断性腹腔穿刺的研究报道了 2 例发生肠穿孔的患者[9]。

1–5 级并发症

- **补救**

可能需要外科手术治疗。

- **预防**

在行腹腔穿刺之前，应当检查腹部有无手术伤痕，可能的话穿刺应当远离这些部位[10]。对于解剖情况复杂或妊娠的患者，应在超声引导下穿刺。对于神经源性膀胱，在穿刺之前应当留置导尿来排空膀胱。

感染

对于腹腔穿刺与感染增加之间的关系仍有争论。Runyon 及其同事[11]进行了一项随机对照研究，他们观察接受药物利尿治疗和每日行治疗性腹腔穿刺的患者的补体和调理素活性的变化。结果发现，接受腹腔穿刺治疗组的血清 C3 和 C4 水平是恒定的，而利尿治疗组的血清和腹水中 C3 的水平都是显著升高的。在腹腔穿刺组调理素的活性没有变化，而利尿组的则是升高的（考虑可能因为血液浓缩造成）。虽然，理论上讲腹腔穿刺组调理素活性没有升高（与单纯利尿组比较）可能增加感染的风险，但在这项研究和其他研究中，两组的细菌性腹膜炎的发生率没有差别。

Runyon[1] 在一项独立研究中发现，在多次腹腔穿刺的患者中，第一次腹腔穿刺和反复腹腔穿刺在腹水感染方面没有差别。作者得出结论，腹腔穿刺不增加发生腹膜炎的风险。

- **后果 / 预防**

没有证据表明腹腔穿刺会增加腹水患者腹膜炎的风险。所以，可疑的自发性细菌性腹膜炎不应当作为腹腔穿刺的禁忌证。实际上，腹腔穿刺对面腹膜炎患者行细菌培养和药敏试验很有帮助。

1 级并发症

出血

因为大部分腹水患者的病因为酒精性肝硬化，许多需要腹腔穿刺的患者都存在凝血功能异常。一些研究评价了在这些人群中行腹腔穿刺的安全性和出现出血并发症的风险。

Mallory 及其同事[9] 报道，在 242 例患有肝疾病的患者中行诊断性腹腔穿刺，有 4 例发生出血并发症。大部分研究报道出血并发症的发生率小于 1% ～ 2%。出血并发症的发生不仅仅只在腹腔穿刺后的短时间内。有许多病例报道，患有肝病的患者行腹腔穿刺大量放腹水后有延迟腹腔出血发生[12]。

- **后果**

虽然在大多数病例中，腹腔穿刺很少导致大量和长期的出血，但也有一些关于腹腔穿刺后出血导致死亡的报道[13]。

1–5 级并发症

- **补救**

应当使用液体复苏和血液制品来稳定患者。如果这种尝试失败，应当行开腹手术来控制血管出血。但是开腹手术可能不能发现出血部位，而且手术本身可能导致出血。所以应根据明确的临床表现来选择治疗。

- **预防**

有些作者推荐对凝血功能不好的患者在行腹腔穿刺之前预防性地给予血液制品。McVay 及其同事发现，在轻、中度凝血功能障碍的患者中，出血并发症发生的概率很低，其不应作为预防性输血的指征。在他们的研究中，只有在血清肌酐显著升高的亚群中出血的风险才较高。另外，对于酒精性肝疾病引起的腹腔静脉扩张的患者，应采用超声引导来避开这些血管区域。我们的结论是即使凝血功能障碍的患者行腹腔穿刺发生出血并发症的概率也很低，因此其不是预防性输血的指征。

水电解质紊乱

在腹腔穿刺抽取大量腹水（> 5 L）的时候，有文献报道其可导致血容量急剧减少和电解质紊乱。

- **后果**

Kao 及其同事[15] 报道，18 例腹腔穿刺大量引流腹水的患者，在操作前后血清钠、血尿素氮、血细胞比容和收缩压没有明显变化。Pinto 及其同事使用 ^{125}I 标记的人血白蛋白来测量腹腔穿刺大量引流腹水前后血容量的变化。他们发现，在穿刺后 24 小时和 48 小时，平均血浆容量、血清钠、肌酐和尿素氮与穿刺前无明显差异。然而，在大宗肝病研究中，过多的腹腔穿刺可以导致严重的低血压和死亡（personal communication，2007）。

1–5 级并发症

- **补救**

积极的液体复苏，监测和补充电解质。

- **预防**

在腹腔穿刺引流腹水之前调整水、电解质平衡是预防的简单步骤。另外，腹水引流量应当以能够缓解症状和满足诊断需要为宜，不宜过多。在一些情况下，考虑到患者外周水肿的情况和清除液体的多少，使用白蛋白也可能有效[6]。

腹水渗漏

Willcox 及其同事[6] 报道在 52 例患者 73 次行腹腔穿刺大量引流腹水的病例研究中，最常见的并发症是腹水渗漏，一共有 5 例（7%）发生腹水渗漏。在所有的病例，渗漏都是自限性的。但有两例患者的渗漏持续了几天。

- **后果**

所有的渗漏都有自限性。

1 级并发症

- **补救**

大多数腹腔穿刺患者使用 4×4 的敷料即可覆盖穿刺点，但对于腹水渗漏的患者则需要更多的敷料。Wilcox 及其同事[6]建议使用造瘘口袋覆盖穿刺点直至渗漏停止。

- **预防**

Wilcox 及其同事[6]报道，使用腹腔透析管导致的腹水渗漏较多，而使用小口径穿刺针发生的腹水渗漏较少。当然也可能其他作者没有将腹水渗漏作为一种并发症进行报道。还有作者建议腹腔穿刺后使患者保持穿刺对侧卧位一段时间来预防腹水渗漏[6]。

其他并发症

Runyon 及其同事在一项前瞻性研究中对 125 例患者进行了 229 次腹腔穿刺，有 3 例发生腹壁血肿，其中有 1 例需要输血治疗。其他报道的与腹腔穿刺相关的并发症还有阴囊水肿（1 级）和导管残留在腹腔内（2 级）。

结论 / 临床要点

- 使用无菌技术。
- 常规使用超声技术定位。
- 认真选择穿刺位点。
- 避开解剖变异（如手术瘢痕、血管曲张）。
- 在穿刺前后监测水、电解质水平。

（杨 鹏 译）

参考文献

1. Runyon BA. Paracentesis of ascitic fluid. A safe procedure. Arch Intern Med 1986;146:2259–2261.
2. Pare P, Talbot J, Hoefs JC. Serum-ascites albumin concentration gradient: a physiologic approach to the differential diagnosis of ascites. Gastroenterology 1983;85: 240–244.
3. Angueira CE, Kadakia SC. Effects of large-volume paracentesis on pulmonary function in patients with tense cirrhotic ascites. Hepatology 1994;20(4 pt 1):825–828.
4. Pinto PC, Amerian J, Reynolds TB. Large-volume paracentesis in nonedematous patients with tense ascites: its effect on intravascular volume. Hepatology 1988;8: 207–210.
5. Gines P, Arroyo V, Quintero E, et al. Comparison of paracentesis and diuretics in the treatment of cirrhotics with tense ascites. Results of a randomized study. Gastroenterology 1987;93:234–241.
6. Wilcox CM, Woods BL, Mixon HT. Prospective evaluation of a peritoneal dialysis catheter system for large volume paracentesis. Am J Gastroenterol 1992;87:1443–1446.
7. Lawson JD, Weissbein AS. [The puddle sign; an aid in the diagnosis of minimal ascites.] N Engl J Med 1959;260: 652–654.
8. Shaheen NJ, Grimm IS. Comparison of the Caldwell needle/cannula with Angiocath needle in large volume paracentesis. Am J Gastroenterol 1996;91:1731–1733.
9. Mallory A, Schaefer JW. Complications of diagnostic paracentesis in patients with liver disease. JAMA 1978; 239:628–630.
10. Runyon BA. Patient selection is important in studying the impact of large-volume paracentesis on intravascular volume. Am J Gastroenterol 1997;92:371–373.
11. Runyon BA, Antillon MR, Montano AA. Effect of diuresis versus therapeutic paracentesis on ascitic fluid opsonic activity and serum complement. Gastroenterology 1989; 97:158–162.
12. Martinet O, Reis ED, Mosimann F. Delayed hemoperitoneum following large-volume paracentesis in a patient with cirrhosis and ascites. Dig Dis Sci 2000;45:357–358.
13. Pache I, Bilodeau M. Severe haemorrhage following abdominal paracentesis for ascites in patients with liver disease. Aliment Pharmacol Ther 2005;21:525–529.
14. McVay PA, Toy PT. Lack of increased bleeding after paracentesis and thoracentesis in patients with mild coagulation abnormalities. Transfusion 1991;31:164–171.
15. Kao HW, Rakov NE, Savage E, Reynolds TB. The effect of large volume paracentesis on plasma volume—a cause of hypovolemia? Hepatology 1985;5:403–407.

第Ⅲ部分

胃肠外科

Stephen R. T. Evans，MD

理性和自由探索是杜绝错误产生的唯一有效因素。——Thomas Jefferson

胃、十二指肠和小肠

第 13 章

开腹胃造瘘管及经皮内镜下胃造瘘管的放置

Rebecca Evangelista，MD and Eleanor Faherty，MD

引言

胃造瘘管的放置是一个常规操作，用于营养物质的补充或全胃肠营养，也可用于远端肿物梗阻患者的引流。根据患者既往的手术史、并发症和胃造瘘管放置的原因，可以有多种放置方法进行选择。本章将论及开腹 Stamn-Janeway 法胃造瘘管放置和经皮内镜下胃造瘘(percutaneous endoscopic gastrostomy，PEG）管的放置。大多数回顾性研究发现两种方法的并发症的发生率是没有统计学差异的或是差异很小。报道的最严重的并发症是胃造瘘管的移位，而其他的所有并发症都是少见类型[1]。报道所有并发症的发生率在 9% ～ 46% 之间，其中绝大多数都是少见的并发症[1-5]。本章节所讨论的很多步骤都是关于如何在术后早期及晚期减少胃造瘘管移位风险的，以及如何在手术中的每一步减少内脏损伤的风险。对于那些（例如有明显的精神状态异常的病例）更容易发生早期胃造瘘管移位的患者，选择 Janeway 胃造瘘术是最佳的选择，对于避免所有相关的和继发的并发症都是非常重要的。

适应证

- 功能障碍性吞咽困难或其他有误吸风险的情况
- 胃出口梗阻
- 远端梗阻性包块
- 近端梗阻性包块
- 其他营养状况差的情况

开腹胃造瘘管放置术

手术步骤

开腹 Stamm 胃造瘘术

步骤 1　上腹正中切口
步骤 2　游离胃部
步骤 3　在胃前壁行荷包缝合
步骤 4　胃造瘘
步骤 5　通过腹壁将胃造瘘管插入胃内
步骤 6　环绕造瘘管一周将胃前壁与插入部位的腹膜缝合

步骤 7 关闭正中切口

步骤 8 将造瘘管与前腹壁进行外缝合

开腹 Janeway 胃造瘘术

步骤 1 上腹正中切口

步骤 2 游离胃部

步骤 3 沿胃前壁造一个胃造瘘管的隧道

步骤 4 在前腹壁上造一个胃造瘘管通过的隧道

步骤 5 在胃部造口

步骤 6 通过造瘘口插入胃造瘘管

步骤 7 关闭正中切口

手术操作

开腹 Stamm 胃造瘘术

上腹剖腹术

正中切口的腹内损伤

为了可以充分暴露和到达胃部，上腹正中切口是开腹胃造瘘管放置术的标准切口选择。偶尔的情况下可以用左肋下缘切口。剖腹手术切口相关的并发症已经在第 I 部分第 7 章腹腔镜手术中论及。

胃部的游离和粘连松解

肠穿孔

- **后果**

损伤的胃、小肠或横结肠发生渗漏，导致术后腹膜炎。因为既往手术史或因为食管旁疝导致的部分性或完全性胸腔内胃，少数患者可能出现致密的粘连。需要将胃部充分地游离，在左侧肋缘下，使得沿胃大弯侧的胃前壁距离附近的腹壁两指宽的范围内没有粘连。

3/4 级并发症

- **补救**

全层损伤者需行两层修补。浆膜层撕裂者行单层修补。

- **预防**

筋膜的切口长度应足够大，以便直视看清楚胃的位置和任何程度的疝。分离粘连应采取锐性分离的办法，避免电灼，以减少迟发型的热损伤性穿孔的危险。

在胃前壁行荷包缝合术

缝合深度不足

- **后果**

胃壁被丝线牵拉引起撕裂，导致术中立即发生或延迟发生的胃穿孔，如果修补不及时可能发生瘘。如果透过浆膜层可以看到缝线，说明缝线的位置太浅、撕裂风险大，需要重新缝合。

3 级并发症

- **补救**

两层缝合修补撕裂处，并在重新选择的胃造瘘管处进行荷包缝合。

- **预防**

手腕充分旋前，将缝线穿透浆肌层，然后手腕立即旋后垂直拔针。如果不能确保是通过浆肌层的厚度，可以行全层缝合。

在荷包缝合中心位置行胃造瘘术

损伤胃后壁

- **后果**

术中立即发生或延迟发生的来自胃后壁的腹腔内瘘。

3/4 级并发症

- **补救**

从胃的后面进行两层缝合，需要打开胃结肠韧带，进入小网膜囊，暴露并缝合胃后壁的穿孔。

- **预防**

在造瘘时，以无损伤钳或 Babocks 牵拉胃前壁。也可以分别打开胃壁的各个层次，连续逐步牵拉更深的层次。造瘘时，避免长时间使用电凝及在电凝头上用力而导致张力过大。

从前腹壁将胃造瘘管插入胃内

造瘘管损坏 / 荷包缝合关闭不严

- **后果**

导致立即或延迟发生无法充气，不能使气囊保持膨胀状态。造瘘管周围或造瘘管处即刻或延迟发生瘘。如果使用这个气囊无法充分膨胀造瘘管，早期后果是因缺少压迫而导致的胃造瘘处出血。如果瘘早期来自造瘘管的孔部，可导致造瘘管的内容物外溢至腹腔或沿着腹壁的管道引起腹膜炎或局部筋膜炎。

1/2 级并发症

- **补救**

当造瘘管通过腹壁通道后，试一试气囊或是经管子注射盐水看看有没有漏，以确定造瘘管是否可以使用。如果怀疑造瘘管受损，而盐水注射实验又不能明确时，可以行稀释亚甲蓝试验。

• 预防

当使用扁桃体钳行前腹壁造通道后，用宽的 kelly 钳将造瘘管拉入通道。在通过腹壁各层将造瘘管拉入时，要夹住整个管子，而不是用钳子的一个齿夹住管子的管腔，这样可以避免损坏造瘘管。

环绕造瘘管和插入处将胃前壁和腹膜缝合

造瘘处胃壁张力过大和撕裂 / 管道失效

• 后果

胃造瘘管插入部位发生漏。胃从前腹壁处滑走或造瘘管从胃内滑走。早期，这可导致胃内容物的腹腔内瘘及无法在透视导向下将造瘘管重新放置。

3 级并发症

• 补救

在术后 3 ～ 5 天可以在透视导向下将滑离的造瘘管重新放置。可应用 Seldinger 手法来明确造瘘管的走行和造瘘管是否插入胃内。如果无法插入胃内，需要行剖腹手术重放造瘘管，或是必要时修补原来的造瘘口的损伤。

• 预防

在造瘘管部位的周围使用不可吸收的缝线进行多处的间断缝合。确保缝线经过了胃的浆肌层或全层，且保证每一针都缝到了足够的腹膜组织。在此时确保气囊是瘪的，而在关闭腹壁前是充盈的。

关闭正中切口

损伤腹内组织 / 腹壁裂开

见第 I 部分第 7 章剖腹手术。

将造瘘管与前腹壁进行外缝合

造瘘管移位

• 后果

胃从前腹壁上滑走，可能导致后续的漏和经皮胃通道的失效。

3 级并发症

• 补救

参见前面讲过的"环绕造瘘管和插入处将胃前壁与腹膜缝合"，重新缝合所有穿透的皮肤或是不小心被切割的皮肤。

• 预防

在管子周围间断地缝合几针永久性的缝线和 / 或与皮肤连接外减震器。打滑结可以避免皮肤坏死，但是皮肤的缝线应为全层，这样可以避免皮肤撕裂。在皮肤通道上皮化之前为了使造瘘管的通道最短，最初的一周可以绑腹带。

开腹 Janeway 胃造瘘术

上腹部正中切口和游离胃部内容见前文的"开腹 Stamm 胃造瘘术"。

沿胃前壁制造胃造瘘管

胃造瘘管的长度或宽度不足 / 胃造瘘管的血供不充分

• 后果

无法在胃壁上外翻造孔或是胃造瘘管的张力不合适无法造孔。如果胃造瘘管不是从中前胃部向大弯侧伸展，那么胃造瘘管穿过腹壁会导致张力过大或沿吻合线的血供变差。

1 级并发症

• 补救

如果胃造瘘管色泽暗黑或是无法完全拉出至皮肤以上 1cm，需要再造一个新的胃造瘘管或是向胃大弯侧延伸。

• 预防

在胃前壁的中间开始造胃造瘘管的时候，需要一直与胃大弯平行。根据腹壁的厚度，估计一下需要超出皮肤外 1cm 所需的胃造瘘管的长度。全长要保证胃造瘘管直径大约为 1.5cm。

为胃造瘘管造一个通过前腹壁的隧道

定位不恰当 / 隧道的直径不合适

• 后果

无法通过胃壁隧道将足够直径的管子放入胃内，对胃壁隧道的基底部造成不恰当的压力，或是通过过窄隧道导致管子损伤。

3 级并发症

• 补救

将胃壁隧道延长以形成一段无张力的隧道，并减小通过腹壁的转矩。扩大筋膜切口的直径。

• 预防

在制作腹壁隧道之前，先行胃壁隧道的制造，以更准确地定位造瘘管。从胃壁隧道出来后应垂直行腹壁隧道，而且腹壁隧道至少要低于左侧肋缘2至3cm。

胃孔的成形

胃壁隧道外翻不充分

- **后果**

由于胃造瘘管在皮肤下方移位而导致胃瘘或是造瘘管内容物漏入腹壁，无法通过隧道进入胃内。

3级并发症

- **补救**

延长胃壁隧道的长度和再次环形缝合胃壁隧道。

- **预防**

从胃壁隧道的顶端至尾端间断缝合浆肌层1cm，最后通过真皮深部，这可以使胃壁隧道的尾端能充分外翻。

通过胃孔插入胃造瘘管

在腹壁的下方定位不正确

- **后果**

漏或营养供应不充分。

2级并发症

- **补救**

释放造瘘管的任何一端的气囊，取出后，润滑顶部，然后再重新放置。如果在后网膜囊水平之下无法将造瘘管完整地放入胃内，也可以做一个对照试验。

- **预防**

在后网膜囊水平之下如果无法将造瘘管完整放入胃内，那么就做一个对照实验。

关闭正中切口

见之前的“开腹Stamm胃造瘘术”。

经皮胃造瘘管放置术

手术步骤

步骤1 经食管将内镜放入胃部
步骤2 胃充气
步骤3 明确在腹壁上“一对一”的定位
步骤4 经皮插入血管探针入胃内
步骤5 在内镜下抓住导丝并将其拉出体外
步骤6 在导丝的引导下将PEG管从口腔送入胃内
步骤7 放置体外减震器和体外固定缝线
步骤8 再次行内镜检查

手术操作

将内镜插入胃内

穿孔

- **后果**

在内镜经过的任何地方都可能发生内脏的撕裂和穿孔。根据穿孔的部位，食管撕裂导致的漏可进入胸腔或腹腔。胃穿孔是罕见的但也是有可能的。虽然罕见但却是致命的[6]。

3/4级并发症

- **补救**

如果在内镜术后早期发现漏，可能需要行剖腹探查术和穿孔修补术，手术方式可以是开腹外科手术修补或是食管支架放置[7]。如果诊断得晚了，很多食管穿孔可以通过数月的全胃肠外营养和禁食治疗达到治愈。

- **预防**

术中在视野的中央始终可以看到管腔。出现亮白色，说明视野的远端到了内脏壁的上方。使用小量注气法可以帮助打开视野前方的管腔，使得在内镜前进过程中一直能有好的视野。

胃充气

胃的不充分膨胀

- **后果**

不能找到最佳的“一对一”的位置和（或）不能经皮将血管导管插入胃内。

1级并发症

- **补救**

关闭所有无用的孔并盖上视野上的充气孔，观察到胃皱褶变平就是充气合适的指示。充气直到胃部膨隆顶到前腹壁。如果不能很好地找到“一对一”的点，则转为开腹胃造瘘术。

- **预防**

在行内镜前，保证充气系统在内的所有的系统都工作正常。从镜头的上面看下去，保证所有

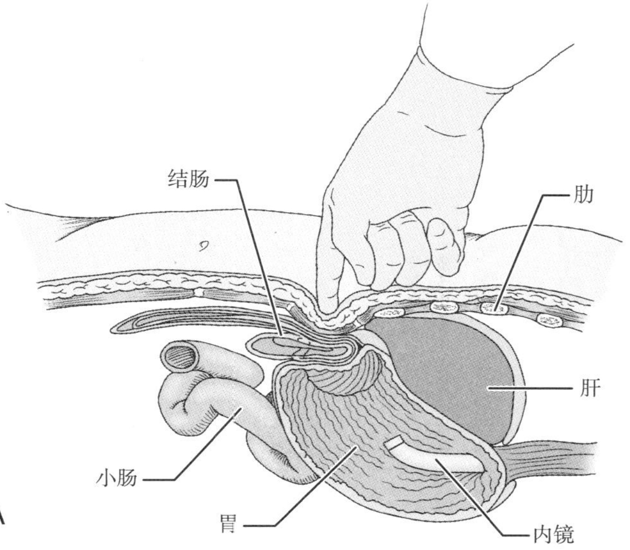

A

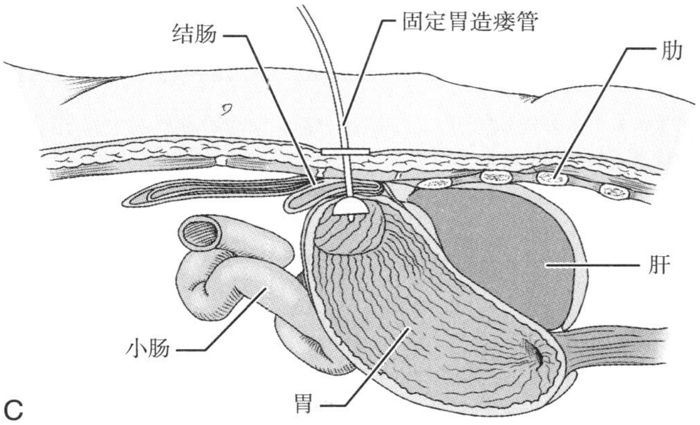

C

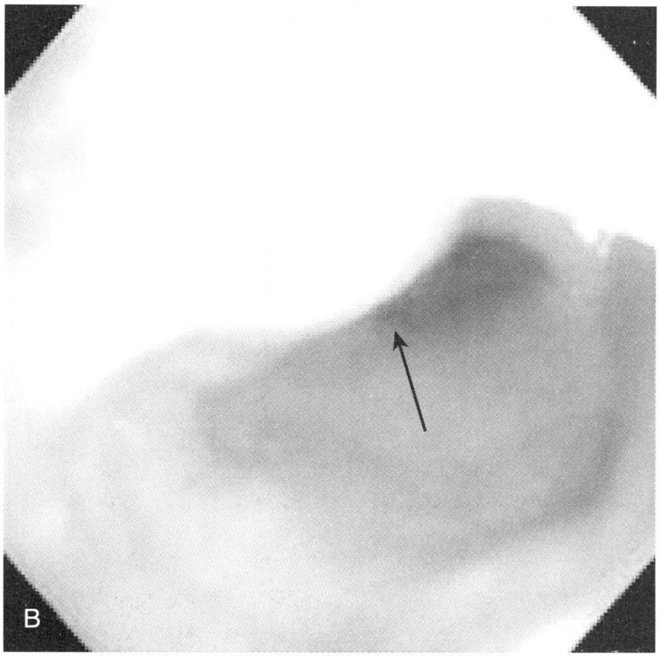
B

图 13-1 A，“一对一”定位不好并且胃的压迹大，提示在腹壁和胃前壁之间可能有横结肠、网膜或小肠存在。B，“一对一”定位不好且胃的压迹大的病例（箭头所示）。C，本例示：如果“一对一”触诊不满意，放置经皮内镜下胃造瘘管穿透中间组织。

装置的气孔都是盖着的或是在非使用状态下是关闭的。

辨认腹壁上“一对一”的位置

结肠或小肠损伤 /PEG 管穿过肠管

- **后果**

  漏引起腹膜炎、脓肿、肠梗阻。

  3 级并发症

- **补救**

  剖腹探查，切除受累肠管，同时必要时行暂时性的结肠造瘘术。

- **预防**

  当用最小的压力压在前腹壁上的时候，进行“一对一”位置的定位，此时在内镜下可以看到明显的胃部压痕。此外，透过前腹壁看到镜头的顶端也说明在镜头和皮肤间的组织最少，是合适的造瘘管放置的位置（图 13-1）。

经皮插血管导管至胃内

胃短血管撕裂 / 损伤肠管

- **后果**

  进行性的腹腔内出血。

  2/3/4 并发症

- **补救**

  剖腹探查，缝合结扎出血的血管。

- **预防**

  正确“一对一”定位，不要低于肋缘下两指。针刺伤更容易发生在胃大弯，而不是胃前壁。不要尝试多次穿刺。如果不能找到合适的“一对一”定位点或是尝试两次穿刺都不成功，应转为开腹胃造瘘管放置。

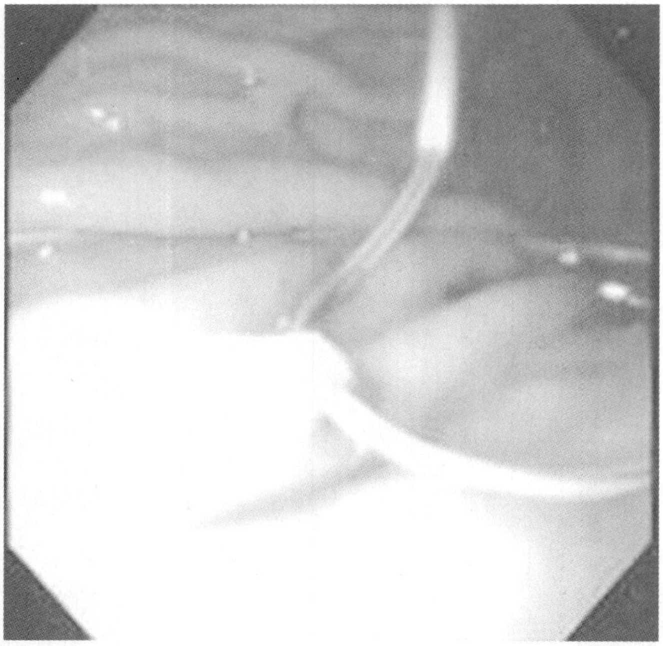

图 13–2 牢牢抓住导丝，避开末端，避免在拉出食管和咽腔时发生导丝的遗失（见彩图）。

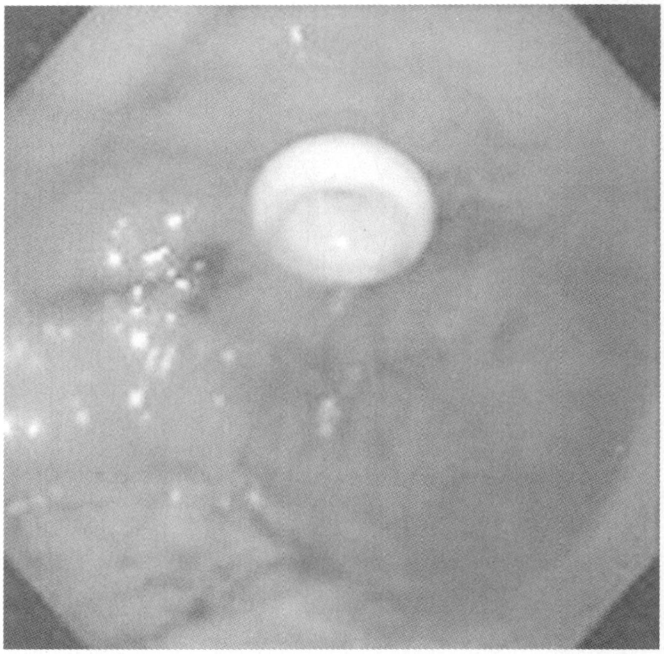

图 13–3 重复内镜检查，以确保 PEG 扣尽可能地接近胃壁，并止血充分（见彩图）。

内镜下抓住导丝并从口中抽出

导丝丢失 / 舌撕裂伤

- **后果**

  无法将 PEG 管固定并拉入胃内，需要重新插入内镜，找到导丝的尾端。舌的撕裂会引起局部的疼痛和出血。

  1 级并发症

- **补救**

  再次插入内镜，找到导丝尾端并再次抓住。如果看不到或是在食管中抓住尾端可能不安全，则应在直视下将导丝拉回胃内，再次充气，然后抓住导丝。在该操作中非常罕见发生舌撕裂，如果发生无需特殊处理，只需立即压迫并吸引口腔中积血，直至出血停止。

- **预防**

  当抓住导丝时，应确保它可以顺利通过抓头的环。在将整个镜头和抓头撤出口腔后，指定一个人专门牢牢地抓住导丝，直到导丝从抓头中取出。在导丝出口腔后尽量少活动导丝，这样可以尽可能地避免舌撕裂（图 13–2）。

在导丝指引下将 PEG 管拉入胃内并穿出腹壁

舌撕裂 /PEG 管从导丝上遗失

舌撕裂内容见之前的“内镜下抓住导丝并从口中抽出”。

- **后果**

  当从腹壁上将导丝抽出时，PEG 管没有跟着出来，则发生 PEG 管的遗失。

  1 级并发症

- **补救**

  重新从步骤 1“经食管将内镜插入胃内”开始。

- **预防**

  在经食管和胃拉出 PEG 管前，确保导丝与 PEG 管的连接牢靠，并将它们作为一个整体置入后咽腔。同时还要确保在腹部皮肤上的穿刺切口足够长，可以随 PEG 管的直径进行调整，避免将 PEG 管拉出腹壁时阻力过大。

体外减震器的放置和体外固定缝线

腹壁坏死 / 出血 /PEG 管意外遗失

- **后果**

  减震器放置过紧可导致腹壁脓肿和（或）管子周围的坏死性筋膜炎。而放置过松又会引起插入部位周围的胃黏膜出血。

  2/3 级并发症

- 补救

一旦发现减震器过紧应立即在床旁松开。所有的局部伤口的护理措施此时都是必要的。但是，一旦坏死严重，手术清创可能是必需的。如果怀疑有进行性的失血，应认为存在减震器放置过松的情况，可在床旁上紧它。内镜检查也可以明确这一情况，并可指导在压迫的地方上紧减震器。

- 预防

在大多数患者中，减震器的位置位于腹壁外 PEG 管出口的远端 3cm 处。在管子固定后再次行内镜检查，可以确保压迫是合适的。

重复内镜检查

这个步骤的目的是确保 PEG 管在胃壁上的压力是合适的，这样既可以止血又可以判断是否存在任何损伤（图 13-3）。见之前的“将内镜插入胃内”。

（卫文栋 译）

参考文献

1. MacLean AA, Alverez NR, Davies JD, et al. Complications of percutaneous endoscopic and fluoroscopic gastrostomy tube insertion procedures in 378 patients. Gastroenterol Nurs 2007;30:337–341.
2. Möller P, Lindberg CG, Zilling T. Gastrostomy by various techniques: evaluation of indications, outcome, and complications. Scand J Gastroenterol 1999;34:1050–1054.
3. Bankhead RR, Fisher CA, Rolandelli RH. Gastrostomy tube placement outcomes: comparison of surgical, endoscopic, and laparoscopic methods. Nutr Clin Pract 2005;20:607–612.
4. Hoffman MS, Cardosi RJ, Lemert R, Drake JG. Stamm gastrostomy for postoperative gastric decompression in gynecologic oncology patients. Gynecol Oncol 2001;82:360–363.
5. Rustom IK, Jebreel A, Tayyab M, et al. Percutaneous endoscopic, radiological and surgical gastrostomy tubes: a comparison study in head and neck cancer patients. J Laryngol Otol 2006;120:463–466.
6. Freeman RK, Van Woerkom JM, Ascioti AJ. Esophageal stent placement for the treatment of iatrogenic intrathoracic esophageal perforation. Ann Thorac Surg 2007;83:2003–2007; discussion 2007–2008.
7. Panos MZ, Reilly H, Moran A, et al. Percutaneous endoscopic gastrostomy in a general hospital: prospective evaluation of indications, outcome, and randomised comparison of two tube designs. Gut 1994;35:1551–1556.

第 14 章

开腹空肠造瘘管的放置

Eleanor Faherty，MD and Rebecca Evangelista，MD

引言

对于传统的经口途径不能满足其热量需要的患者来说，肠道内营养是首选的进食方法。肠内营养在大多数情况下是经胃进食，不过经空肠进食也是可供选择的途径。对于有吸入胃内容物危险的患者来说，通常放置空肠营养管。当患者的胃因为既往手术、远端梗阻或其他疾病等不适合行胃造口术时，也可选择空肠营养。对于那些行广泛小肠重建的患者，预期他们经口进食会延迟，也常放置空肠造瘘管。这样的营养管可以供给远端小肠营养，并有助于避免胃肠外营养和延长静脉途径的需要[1]。

适应证

- 误吸高风险者
- 胃出口梗阻
- 胃运动障碍（如胃肌轻瘫）
- 既往胃切除术或胃旁路术
- 食管胃切除术后的状态
- 不能放置经皮内镜下胃造瘘（percutaneous endoscopic gestrostomy，PEG）管
- 大范围手术操作后需肠内营养
- 行化疗的患者需要长期肠内营养[2,3]

手术步骤[2]

步骤 1 上腹正中切口
步骤 2 在 Treitz 韧带远端约 20cm 处，辨认空肠
步骤 3 在空肠的对系膜缘侧行荷包缝合
步骤 4 空肠造口术
步骤 5 经腹壁将空肠造瘘管置入空肠 *
步骤 6 环绕造瘘管插入部位将空肠壁缝合到前腹壁上
步骤 7 缝合关闭腹正中切口
步骤 8 将饲管外缝合固定到前腹壁上

手术操作

上腹正中切口

正中切口时的腹内损伤

在开腹行空肠造瘘管放置时，为了进入腹腔并充分暴露空肠，上腹正中切口是常规选择。如果患者既往曾有剖腹探查史并形成瘢痕组织，那么开腹时就要加倍小心。剖腹手术切口相关的并发症在第 I 部分第 7 章腹腔镜手术中讨论过。

空肠的辨认

错误辨认 Treitz 韧带

如果不能辨认或错误地辨认 Treitz 韧带，空肠造瘘管的安放位置就不正确。理想的位置是距 Treitz 韧带远端大约 20 ～ 30cm 的空肠。

- **后果**

  如果营养管放置位置太远，可导致营养吸收不良。如果太近，可能会导致肠内容物经十二指肠反流进入胃，并可能引起误吸。

  2/3 级并发症

- **补救**

  如果在手术中发现造瘘管位置不正确，应拔除造瘘管并将空肠造瘘口一期缝合。如果临床怀疑造瘘管

---

*有些术者在这里加了一步，使用 Witzel 技术再多缝合一层。也就是在饲管的两侧行浆肌层缝合约 5cm，以使空肠壁包裹饲管。该技术的可能易犯错误是肠壁过度重叠而导致小肠梗阻。

位置过远或过近，应进行对比研究以明确造瘘管位置。如果研究证实造瘘管位置过远或过近，并且患者不能耐受肠内营养，应重新行空肠造瘘。

- **预防**

正确地辨认 Treitz 韧带将有助于造瘘管的正确放置。从横结肠或大网膜表面，沿横结肠系膜在其后方可见到 Treitz 韧带的起始部，这样最容易找到 Treitz 韧带。Treitz 韧带应当看得到，并可在中线左侧、横结肠系膜后方触及。

在空肠对系膜缘侧行荷包缝合

缝线厚度不够

- **后果**

缝线穿过肠壁时将空肠壁撕裂，就会导致肠壁立刻或延迟发生全层撕裂，出现可能的肠瘘。

2/3 级并发症

- **补救**

任何空肠损伤均需一期缝合，并重新选位置做造瘘管的荷包缝合。

- **预防**

荷包缝合应当在空肠浆膜层弧形进针，以使其有足够的张力。进针时腕关节充分旋前，而出针时缝针垂直组织，腕关节旋后立即出针。如果通过浆膜层表面时能够看得见缝线，说明缝线太浅，通过组织时风险较高，应当重新缝合。

在荷包缝合的中央行空肠造口术

空肠后壁的损伤

- **后果**

发生通过空肠后壁的即刻或延迟的肠瘘。

3 级并发症

- **补救**

一期修补肠管后壁。

- **预防**

用无创钳钳夹空肠对系膜缘侧有助于避免肠后壁的损伤。在进行空肠造口术时，避免长时间使用电凝或在电凝头或刀尖用力过度。

空肠造口距离肠系膜过近导致的肠系膜血肿

- **后果**

小肠缺血导致肠坏死和（或）腹腔内瘘。

3 级并发症

- **补救**

如果血肿小并在手术中发现，直接在表面充分压迫即可，或在肠系膜进行小的缝扎。如果血肿大或有明显缺血或空肠狭窄，则需要进行部分肠切除并一期吻合。

- **预防**

在肠对系膜缘侧行空肠造口术时要仔细。

经前腹壁将空肠造瘘管置入空肠

荷包缝合固定空肠造瘘管失败

- **后果**

造瘘管移动并可能造成腹腔内瘘。

2/3 级并发症

- **补救**

如果在手术中发现，重新做荷包缝合以确保固定好造瘘管。如果术后发现，需再次行剖腹探查，进行空肠修补并重新放置造瘘管。

- **预防**

荷包缝合时确保缝线在浆膜层（见前文）。当环绕造瘘管进行捆绑时，应保持一定张力以避免线结滑脱。

上腹部血管损伤

- **后果**

腹壁血肿，罕见的还有腹壁动脉的假性动脉瘤形成。

1/2/3 级并发症

- **补救**

清除血肿，如果仍然有活动性出血，需要行血管缝扎。假性动脉瘤需要行切除术，以减轻疼痛。

- **预防**

充分认识上腹部和下腹部血管的正常解剖和变异，这对避免损伤是十分必要的。放置空肠造瘘管的位置至少在正中线外侧 8cm，以避免损伤血管。在直视下放置造瘘管及其装置，经腹壁进入腹腔时需辨认清上腹部血管的走行，以避免损伤。

环绕造瘘管插入部位将空肠壁缝合到前腹壁上

空肠与前腹壁的固定不牢固

因为有发生梗阻的高风险，大多数外科医生不使用末端有气囊的空肠造瘘管。造瘘管不是常规固定在小肠壁，而是荷包缝合在肠壁上的。区别于胃造瘘管放置的是：放置空肠造瘘管时与前腹壁的固定缝合更重要。

- **后果**

  空肠造瘘管经过前腹壁时对空肠的牵拉张力过高，导致造瘘管移位、经皮造瘘管的脱落以及可能的腹腔内瘘。

3 级并发症

- **补救**

  再次剖腹探查，行空肠一期修补并重新放置空肠造瘘管。

- **预防**

  在造瘘管插入部位的四周行空肠的浆肌层缝合，以分散来自空肠造瘘管的张力。在行前腹壁内侧与空肠壁的缝合时也要确保打结紧（避免滑结），在管子插入的部位将空肠的移动减到最少。

缝合正中切口

见第Ⅰ部分第 7 章腹腔镜手术。

将饲管外缝合固定到前腹壁上

造瘘管与前腹壁外面缝合不牢固

- **后果**

  造瘘管移位。

2/3 级并发症

- **补救**

  如果管子脱落发生得早（< 1 周），可尝试在导管引导的 X 线下于原位行造瘘管的再次放置。如果管子在手术 1 周后脱落，可以将管子放回已有上皮形成的通道，并通过对比确保管子放入了空肠。如果任何尝试都失败，为了再次放置造瘘管则需要行剖腹手术。

- **预防**

  使用一种固定装置（包括一些市面上可以获得的饲管），或将管子正确缝到皮肤后覆盖敷料，都有助于减少管子的移位。

（卫文栋 译）

参考文献

1. Kudsk KA. Clinical applications of enteral nutrition. Nutr Clin Prac 1994;9:165.
2. Kudsk KA. Enteral nutrition. In Baker RJ, Fisher JE (eds): Mastery of Surgery, 4th ed. Philadelphia: Lippincott Williams & Wilkins 2001; pp 80–92.
3. Chand B, Ponsky JL. Flexible endoscopy and enteral access. In Mastery of Endoscopic and Laparoscopic Surgery, 2nd ed. Philadelphia: Lippincott Williams & Wilkins 2005; pp 185–192.

第 15 章

Graham补片修补术

Babak Sarani，MD and Andrea Badillo，MD

引言

随着药物治疗的发展，从 20 世纪 70 年代起手术治疗消化性溃疡（peptic ulcer disease，PUD）的地位发生了巨大的转变。组胺 2（histamine-2，H_2）受体拮抗剂和质子泵抑制剂的引入以及对幽门螺杆菌（helicobacter pylori，H.pylori）的有效治疗，使得经典的减酸手术很少再被使用了[1]。尽管有药物治疗的进步，但是十二指肠溃疡穿孔的发生率却几乎没有改变。所以很大比例的 PUD 手术是急诊手术[2，3]。该手术除了有急诊的特点外，典型的 PUD 穿孔（perforated peptic ulcer disease，PPUD）患者的年龄在 50 ～ 60 岁[4，5]，都合并有其他疾病且生理储备功能有限。所以普外科医生应该熟悉什么样的患者需要手术、手术的必须步骤，并熟悉这类患者的护理上的易犯错误。本章讨论了十二指肠和胃近幽门部溃疡的修补，不包括更近端或远端的溃疡。

十二指肠溃疡（duodenal ulcer disease，DUD）穿孔的死亡率达 2% ～ 10%，其引起死亡最常见的原因是败血症[6–8]。术前休克、穿孔距离手术时间超过 24 小时、伴发其他严重的疾病都预示着死亡，如果这三个危险因素同时存在，那么死亡率接近 100%[7，9–11]。此外，有人发现腹水的类型和量、患者术前的营养状态也对死亡有预测作用[8]。在手术时，发现有 50% 患者的溃疡穿孔部位已被封闭[12]，所以判断什么患者需要行急诊手术以控制败血症的来源，而什么样的患者可以进行非手术治疗就非常具有挑战性了，这样可以避免因为剖腹手术而额外增加的患病率。

最早在 1929 年由 Cellen-Jones[13] 和 1937 年由 Graham[14] 描述了网膜补片和 Graham 补片进行的十二指肠穿孔修补术。在最初的记载中，是将一片舌状的网膜覆盖在穿孔部位并缝合固定。最近可以在腹腔镜下进行这种操作。不过很多报道都没有提及腹腔镜修补术的安全性问题，也没有更好地研究提示哪种途径的效果更好[10，15–20]。总的说来，这些报道都提示患者无论是做开腹还是腹腔镜手术，如果术者的经验和训练足够丰富，那么手术效果的差异则非常小。两种途径手术的术后肠梗阻、疼痛、伤口感染率及住院天数相近，而任何的差异都是由试验设计的偏差导致的。因此是否行腹腔镜手术就取决于术者的经验和对手术方式的倾向性。

PPUD 的非手术治疗的应用情况非常特殊（见框 15–1），包括抗生素、幽门杆菌 H.pylori 治疗和鼻胃管减压[12，16，21，22]。因为通过体格检查来明确穿孔是否被封闭是不可靠的，所以需要做一个对照试验。假使穿孔已经被封闭（而实际上也是如此），这组患者因为临床表现的延迟出现或是合并有其他严重疾病，他们的预期死亡率仍高达 35% ～ 50%[23]。需要注意的是，假如这类患者的症状和生理状态在非手术治疗后 12 小时内没有改善，那么就需要进行手术[12]。

适应证

- 十二指肠溃疡穿孔

关键步骤[14,17,23]

步骤 1 腹正中切口。如果喜欢也可行横切口。如果行腹腔镜手术也可插入套管针

步骤 2 暴露穿孔部位

步骤 3 冲洗周围组织和间隙

步骤 4 通过穿孔处放置缝线

步骤 5 游离带粗的血管支的大网膜舌

步骤 6 在穿孔上方覆盖网膜

框 15–1 非手术治疗的适应证

- 症状（病史）＞ 48 小时
- 没有全身败血症的迹象
- 没有弥漫性腹膜炎
- X 线造影证明穿孔已经封闭
- 有明显的伴发疾病，患者的美国麻醉学会分级为 4 ～ 5 级，如果以上情况都存在

From Donovan AJ, Berne TV, Donovan JA. Perforated duodenal ulcer: an alternative therapeutic plan. Arch Surg 1998;133:1166–1171; Jamieson GG. Current status of indications for surgery in peptic ulcer disease. World J Surg 2000;24:256–258; Berne T, Donovan A. Nonoperative treatment of perforated duodenal ulcer. Arch Surg 1989;124:830–832; and Taylor H. Peptic ulcer perforation treated without operation. Lancet 1946;2:441–444.

步骤 7 在网膜上缝线打结

步骤 8 关闭筋膜和皮肤。取出套管针

手术操作

腹正中切口

损伤内脏器官

常用的标准开腹切口是起自剑突下，终于脐上几厘米。根据患者的既往手术史或术者的个人喜好也可使用横切口。许多（但不是全部的）研究提示横切口的术后疝发生率要低一些[24–26]。腹正中切口和筋膜关闭相关的并发症在第 I 部分第 5 章外科麻醉中讨论。

套管针插入损伤（腹腔镜途径）

套管针放置的部位取决于术者的经验和喜好。一种放置法是在脐下使用 Hassan 套管针，在左锁骨中线脐平面以上使用 11mm 套管针并在右锁骨中线脐上使用 5mm 套管针。套管针插入所导致的并发症在第 I 部第 7 章中讨论。

暴露穿孔部位和冲洗周围间隙

打开已封闭的穿孔

- **后果**

手术时，有 50% 的十二指肠穿孔部位已被组织封闭[12]。如果将这些封闭破坏，就会为了再造一个覆盖物而进行多余的对炎症组织的操作，并增加术后瘘的发生率。

- **补救**

见之后的关于使用 Graham 补片修补的步骤。

- **预防**

如果看不到穿孔处，而十二指肠部位有组织物粘连，此时不需要处理。也可以通过鼻胃管将液体或气体轻轻地注入十二指肠，以检查已存在的封闭物是否完全封闭穿孔口。

通过穿孔处放置缝线

穿孔扩大

- **后果**

穿孔尺寸的增大将增加修补术的难度，也可能增加术后瘘的发生率。

1 级并发症

- **补救**

穿孔尺寸的轻度增加并不改变手术的操作。大的十二指肠缺损（＞ 3cm）可能就需要行 Graham 补片修补[27]。在这种情况下，也可能需要行其他手术，例如迷走神经切断术 / 幽门成形术、近端胃改道而旷置幽门或十二指肠空肠造口侧侧吻合术。但是即便是医源性造成穿孔口扩大，大多数行 PPUD 手术的患者不需要行后面的手术操作。在其他章节也会介绍十二指肠吻合术的易犯错误。

- **预防**

在穿孔处用3–0丝线贯穿缝合3～4针。缝合时距离穿孔边缘 1cm，这样可以满足有炎症的脆的十二指肠在牵拉时候的张力。理想的情况是，所有的缝线都避开炎症区域，在正常肠壁上进针。在穿孔处缝合时需要拔针和再进针，重复进针 2 次来放置缝线，以通过两条通路进行缝合（见图 15–1 和 15–2）。这样可以使得转矩或十二指肠上的不对称拉力最小化，帮助预防非意愿性的穿孔扩大。

十二指肠管腔狭窄

- **后果**

十二指肠狭窄可以导致术后小肠梗阻。

2/3 级并发症

- **补救**

如发现缝线有使肠腔变窄的情况或是使十二指肠前后壁靠近的情况，则需拆除缝线并重新缝合。

- **预防**

应用如前所述的两通路缝线，可以减少将十二指肠前后壁缝到一起的可能性。

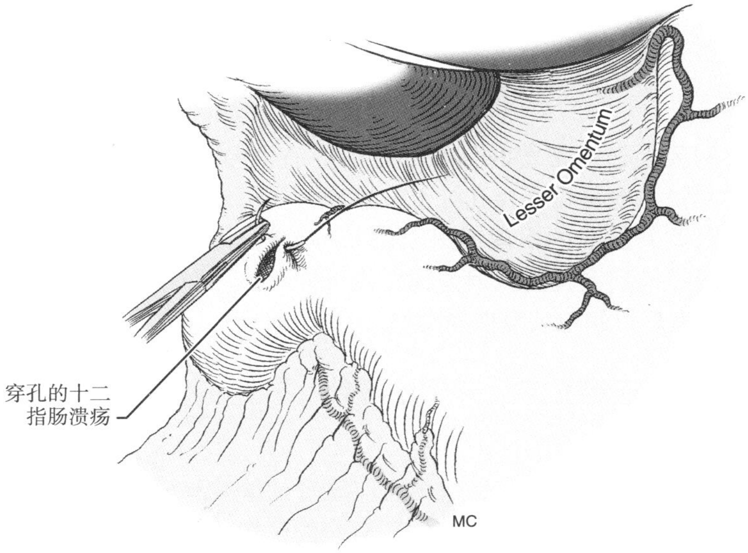

图 15–1 通过穿孔处放置的缝线不正确。缝线通过一条路径穿过穿孔处可导致拉力不均和产生张力，引起硬结的组织撕裂。缝线应使用两通路进行穿孔处的缝合。

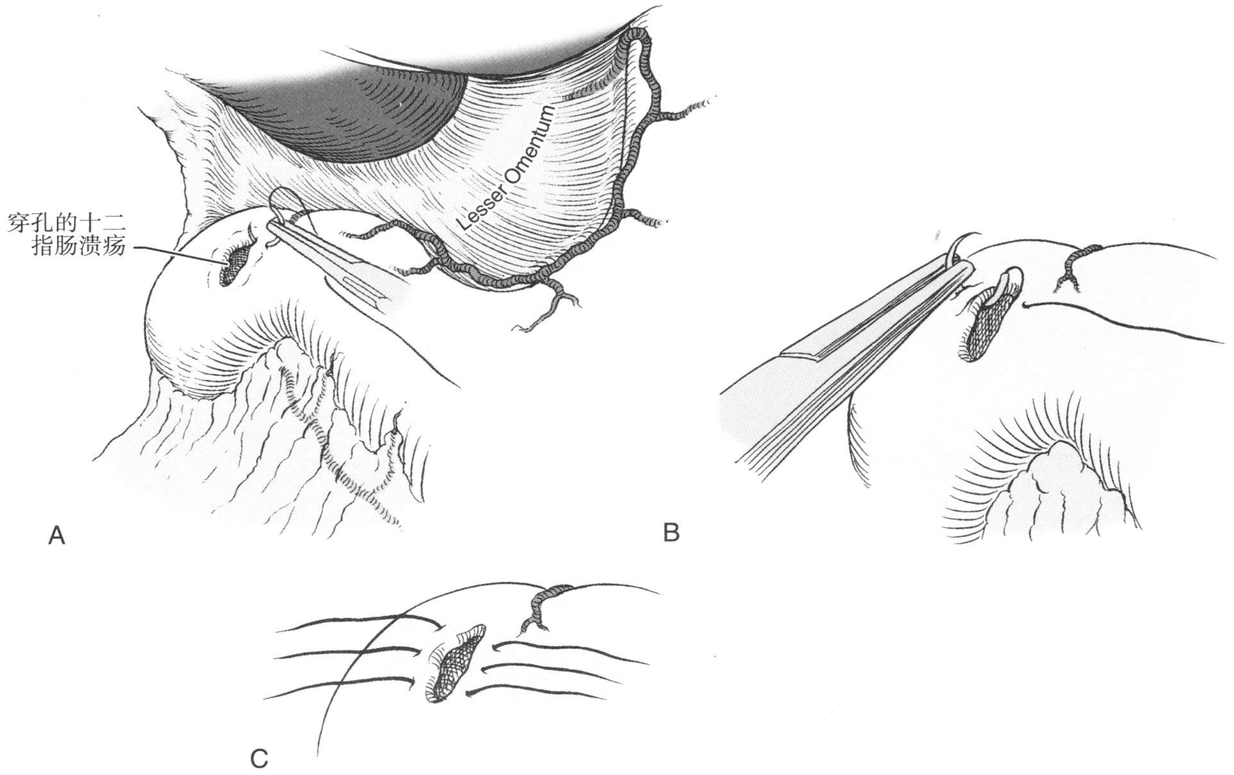

图 15–2 通过穿孔处放置缝线正确。使用两通路的缝针（**A** 和 **B**）贯穿缝合穿孔处可以使得通过该部位的不对称张力最小化，减少硬结组织的损伤。**C**，显示正确的通过损伤处放置的缝线。

游离大网膜舌

大网膜舌坏死

- **后果**

过去在修补时常见到大网膜舌坏死，可表现为术后瘘及继发的腹膜炎和脓毒症。大网膜舌的坏死显著增加了 PPUD 相关的发病率和死亡率[28]。

3 级并发症

- **补救**

因为 DUD 修补术所需的手术时间短，所以在术中很少能发现网膜舌的坏死。但是如果能在术中发现，则需要选择另一片血供好的网膜，并切除缺血的一片。

- **预防**

在大网膜上选择蒂宽的且蒂部有很好血供的一片，将它无张力地覆盖在穿孔处上，这种方法可以最好地预防此并发症的出现（图 15–3）。同样，没有必要将网膜推到穿孔内，因为这样做可能导致网膜绞窄，其发病机制与绞窄性疝类似。

将网膜覆盖在穿孔之上并固定缝线

网膜绞窄

原始的 Graham 补片是指用之前放置的缝线将网膜舌固定在需要的位置上，它们相对应的位置是关闭穿孔的位置（图 15–4 到 15–6）。但要注意在固定时不要引起网膜的绞窄。

- **后果**

如前所述，网膜绞窄会引起术后瘘的发生率的上升，并可显著增加 PPUD 相关的患病率和死亡率[28]。

3 级并发症

- **补救**

缝线结扎过紧会导致网膜坏死，应拆除并重新缝合。

- **预防**

缝线结扎是为了预防网膜的移位而不应影响其血流。

网膜缺乏

- **后果**

有些患者的网膜不足导致无法行 Graham 补片修补术。但是其他组织可以代替网膜补片，使用组织物修补的原则与 Graham 补片的相同。

1 级并发症

- **补救**

虽然没有研究比较单纯缝线修补与使用 Graham 补片修补的结果，穿孔也是可以在没有更多加固的情况下仅用缝线修补的[29]。这里有一些病例报道是使用纤维蛋白胶，或加固关闭十二指肠穿孔的缝线，或单独作为封闭穿孔的方式[30, 31]。没有对照研究证实单独使用纤维蛋白胶的有效性和安全性，所以不推荐作为溃疡修补的单独使用的方式。最后，其他的方式还包括制造一个“浆膜”套覆盖在穿孔处，使用的是空肠袢的浆膜面。

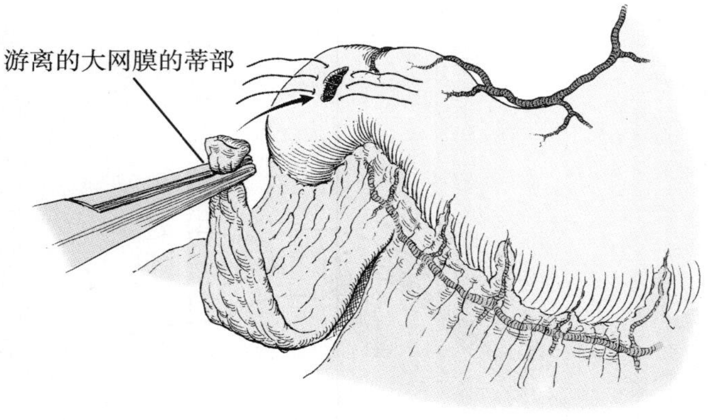

图 15–3 移动网膜到穿孔处。游离大网膜的粗蒂以避免网膜缺血。

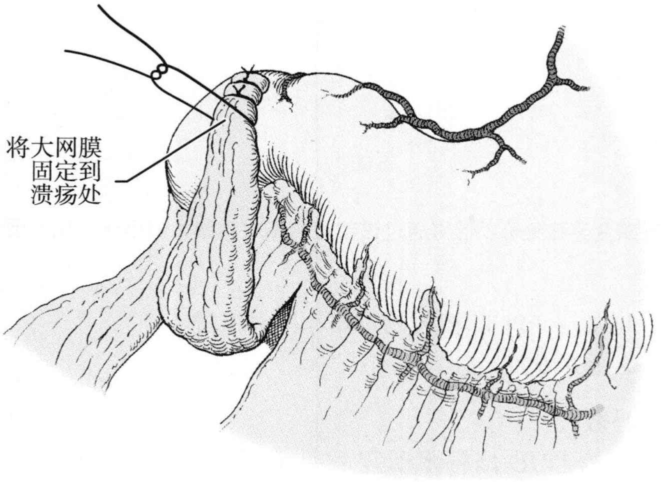

图 15–4 缝合网膜到穿孔上。

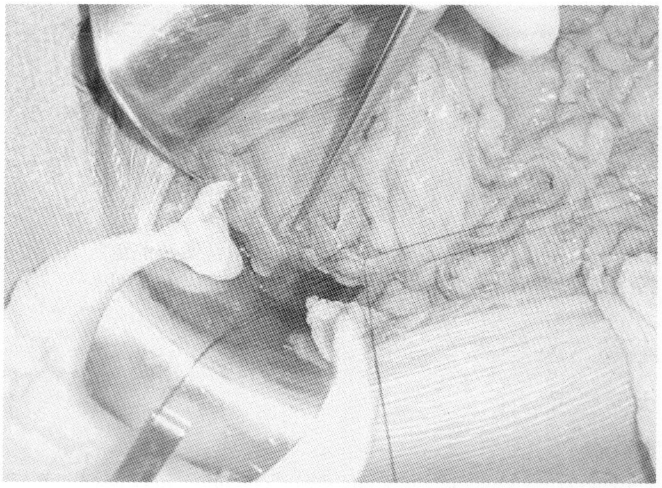

图 15–5 缝合网膜到穿孔上。缝线结扎使大网膜固定。打结过紧会导致大网膜缺血和坏死以及修补的破坏（见彩图）。

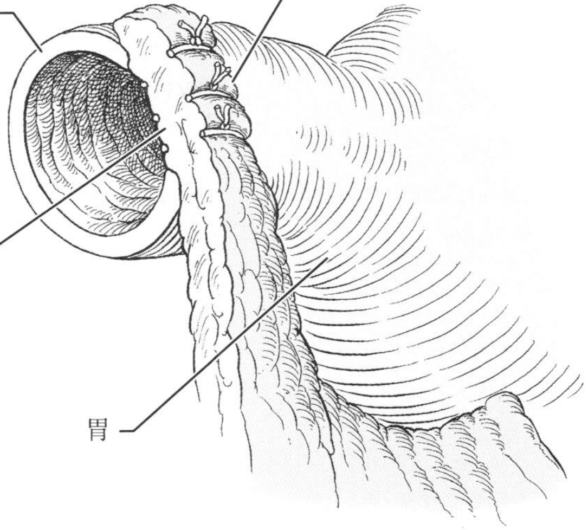

图 15–6 横断面观，网膜顺利横过穿孔处。使用网膜的目的是塞住缺损，不同于关闭原发缺损及用网膜加固修补。

- **预防**

  这种情况不能预防，因为网膜缺乏多是前次手术或网膜切除所致。前次腹部手术史应提醒术者的警惕指数，术者应有准备一旦发现网膜不足时，可安排采取其他的修补方式。

筋膜和皮肤的关闭

术后手术分离创面的引流

术后常规的手术分离创面的引流是没有意义的[32]。尽管没有研究评估鼻胃管减压在十二指肠溃疡修补术后的作用，但大多数外科医生在修补术后都放置 24 ~ 48 小时的持续鼻胃管引流。

- **后果**

  修补部位的术后引流很少需要，并且据报道其可能增加感染的风险[23, 32]。

  1 级并发症

- **补救**

  手术部位不要放置引流管。

皮肤缝合

- **后果**

  迟发穿孔术后缝合皮肤可导致伤口感染率增高。伤口感染增加了住院日、费用及切口疝的发生率[33]。

  1 级并发症

- **补救**

  关闭皮肤后出现感染，应在床边打开伤口，让它可以二期愈合。

- **预防**

  尽管没有研究评估什么样的皮肤是禁止缝合的，但如果穿孔超过了 12 小时，就不应缝合皮肤了。在这种情况下，如果伤口在术后 2 到 3 天仍保持干净，就可以延期缝合。

其他并发症

幽门螺杆菌的治疗

当 H．pylori 感染被提出后，就不再需要减酸手术了。众所周知，绝大多数的十二指肠溃疡都伴发了 H．pylori 感染，而且其是持续感染时溃疡复发或穿孔的预兆[12, 34–41]。这样只有消除幽门螺杆菌感染后，才可以考虑药物治疗失败[12]。

- **后果**

  无论对于有 H．pylori 抗体的患者还是对携带菌的患者，没有检测到或没有治疗的患者其溃疡复发的风险都会增高。

  1 级并发症

- **补救**

  H．pylori 的治疗有许多选择。最近的治疗建议包括应用 2 ~ 4 周的 H_2 受体拮抗剂或质子泵抑制剂，同时使用 2 周的克拉霉素加或不加阿莫西林[42]。

- **预防**

  所有的患者都应行 H．pylori 的检测和治疗。鉴于

框 15-2 术后早期再穿孔的危险因素

- 入院时心率＞ 110 次 / 分
- 收缩压＜ 90mmHg
- 入院血红蛋白＜ 10g/dl
- 白蛋白＜ 2.5g/dl
- 淋巴细胞计数 <1800 个 /mm^3
- 穿孔大小＞ 5mm

From Kumar K, Pai D, Srinivasan K, et al. Factors contributing to releak after surgical closure of perforated duodenal ulcer by Graham's patch. Trop Gastroenterol 2002;23:190–192.

DUD 患者中该感染普遍存在，在检测结果出来之前，可以开始经验性治疗。

术后再次穿孔或瘘

框 15-2 列出了预测在术后立即发生再次穿孔或瘘的危险因素。

- **后果**

  如前所述，术后立即发生修补部位的外瘘增加了围术期的死亡率，使其从 2% 升至 55%[28]。

  根据瘘和败血症反应的严重程度，并发症为 2-5 级

- **补救**

  对于这类患者没有研究评估最好的解决方法是什么，不过仅仅是处理 Graham 补片是不推荐的。术后立即发生再次穿孔的患者需要更详尽的修补。在本书的其他章节将讲到复杂十二指肠修补术的易犯错误，除了控制穿孔外，这类患者可以行迷走神经切断术或放置长效的质子泵抑制剂。

- **预防**

  对于存在上述危险因素的患者不应仅行 Graham 补片修补术[23, 28]。这些患者应选择行其他的手术，可选择的有迷走神经切断术和幽门成形术或胃窦切除术。

（卫文栋 译）

参考文献

1. Hermansson M, Stael von Holstein C, Zilling T. Peptic ulcer perforation before and after the introduction of H2-receptor blockers and proton pump inhibitors. Scand J Gastroenterol 1997;32:523–529.
2. Tonus C, Weisenfeld E, Appel P, Nier H. Introduction of proton pump inhibitors—consequences for surgical treatment of peptic ulcer. Hepatogastroenterology 2000;47:285–290.
3. Gustavsson S, Kelly KA, Melton LJ 3rd, Zinsmeister AR. Trends in peptic ulcer surgery. A population-based study in Rochester, Minnesota, 1956–1985. Gastroenterology 1988;94:688–694.
4. Svanes C. Trends in perforated peptic ulcer: incidence, etiology, treatment, and prognosis. World J Surg 2000;24:277–283.
5. Svanes C, Salvesen H, Stangeland L, et al. Perforated peptic ulcer over 56 years. Time trends in patients and disease characteristics. Gut 1993;34:1666–1671.
6. Boey J, Wong J, Ong GB. Bacteria and septic complications in patients with perforated duodenal ulcers. Am J Surg 1982;143:635–639.
7. Boey J, Wong J, Ong GB. A prospective study of operative risk factors in perforated duodenal ulcers. Ann Surg 1982;195:265–269.
8. Makela JT, Kiviniemi H, Ohtonen P, Laitinen SO. Factors that predict morbidity and mortality in patients with perforated peptic ulcers. Eur J Surg 2002;168:446–451.
9. Lee FY, Leung KL, Lai BS, et al. Predicting mortality and morbidity of patients operated on for perforated peptic ulcers. Arch Surg 2001;136:90–94.
10. Lunevicius R, Morkevicius M. Management strategies, early results, benefits, and risk factors of laparoscopic repair of perforated peptic ulcer. World J Surg 2005;8:8.
11. Svanes C, Lie RT, Svanes K, et al. Adverse effects of delayed treatment for perforated peptic ulcer. Ann Surg 1994;220:168–175.
12. Donovan AJ, Berne TV, Donovan JA. Perforated duodenal ulcer: an alternative therapeutic plan. Arch Surg 1998;133:1166–1171.
13. Cellen-Jones C. A rapid method of treatment in perforated duodenal ulcer. Br Med J 1929;1:1076.
14. Graham R. The treatment of perforated duodenal ulcers. Surg Gynecol Obstet 1937;64:235–238.
15. Druart ML, Van Hee R, Etienne J, et al. Laparoscopic repair of perforated duodenal ulcer. A prospective multicenter clinical trial. Surg Endosc 1997;11:1017–1020.
16. Jamieson GG. Current status of indications for surgery in peptic ulcer disease. World J Surg 2000;24:256–258.
17. Khoursheed M, Fuad M, Safar H, et al. Laparoscopic closure of perforated duodenal ulcer. Surg Endosc 2000;14:56–58.
18. Lau H. Laparoscopic repair of perforated peptic ulcer: a meta-analysis. Surg Endosc 2004;18:1013–1021. Epub 2004;May 12.
19. Lunevicius R, Morkevicius M. Comparison of laparoscopic versus open repair for perforated duodenal ulcers. Surg Endosc 2005;5:5.
20. Robertson GS, Wemyss-Holden SA, Maddern GJ. Laparoscopic repair of perforated peptic ulcers. The role of laparoscopy in generalised peritonitis. Ann R Coll Surg Engl 2000;82:6–10.
21. Berne T, Donovan A. Nonoperative treatment of perforated duodenal ulcer. Arch Surg 1989;124:830–832.
22. Taylor H. Peptic ulcer perforation treated without operation. Lancet 1946;2:441–444.

23. Baker R. Operation for acute perforated duodenal ulcer. In Nyhus L, Baker R, Fischer J (eds): Mastery of Surgery, 3rd ed. Boston: Little, Brown, 1997; pp 916–920.
24. Fassiadis N, Roidl M, Hennig M, et al. Randomized clinical trial of vertical or transverse laparotomy for abdominal aortic aneurysm repair. Br J Surg 2005;92: 1208–1211.
25. Burger JW, van't Riet M, Jeekel J. Abdominal incisions: techniques and postoperative complications. Scand J Surg 2002;91:315–321.
26. Grantcharov TP, Rosenberg J. Vertical compared with transverse incisions in abdominal surgery. Eur J Surg 2001;167:260–267.
27. Gupta S, Kaushik R, Sharma R, Attri A. The management of large perforations of duodenal ulcers. BMC Surg 2005; 5:15.
28. Kumar K, Pai D, Srinivasan K, et al. Factors contributing to releak after surgical closure of perforated duodenal ulcer by Graham's patch. Trop Gastroenterol 2002;23: 190–192.
29. Koninger J, Bottinger P, Redecke J, Butters M. Laparoscopic repair of perforated gastroduodenal ulcer by running suture. Langenbecks Arch Surg 2004;389:11–16. Epub 2003;Nov 15.
30. Mutter D, Evrard S, Keller P, et al. [Treatment of perforated duodenal ulcer: the celioscopic approach]. Ann Chir 1994;48:339–344.
31. Benoit J, Champault GG, Lebhar E, Sezeur A. Sutureless laparoscopic treatment of perforated duodenal ulcer. Br J Surg 1993;80:1212.
32. Pai D, Sharma A, Kanungo R, et al. Role of abdominal drains in perforated duodenal ulcer patients: a prospective controlled study. Aust N Z J Surg 1999;69:210–213.
33. Yahchouchy-Chouillard E, Aura T, Picone O, et al. Incisional hernias. I. Related risk factors. Dig Surg 2003; 20:3–9.
34. Ng EK, Chung SC, Sung JJ, et al. High prevalence of *Helicobacter pylori* infection in duodenal ulcer perforations not caused by non-steroidal anti-inflammatory drugs. Br J Surg 1996;83:1779–1781.
35. Tokunaga Y, Hata K, Ryo J, et al. Density of *Helicobacter pylori* infection in patients with peptic ulcer perforation. J Am Coll Surg 1998;186:659–663.
36. Kate V, Ananthakrishnan N, Badrinath S. Effect of *Helicobacter pylori* eradication on the ulcer recurrence rate after simple closure of perforated duodenal ulcer: retrospective and prospective randomized controlled studies. Br J Surg 2001;88:1054–1058.
37. Kauffman GL Jr. Duodenal ulcer disease: treatment by surgery, antibiotics, or both. Adv Surg 2000;34:121–135.
38. Kumar D, Sinha AN. *Helicobacter pylori* infection delays ulcer healing in patients operated on for perforated duodenal ulcer. Indian J Gastroenterol 2002;21:19–22.
39. McFarlane G. Effect of *Helicobacter pylori* eradication on the ulcer recurrence rate after simple closure of perforated duodenal ulcer: retrospective and prospective randomized controlled studies. Br J Surg 2002;89:493; author reply 494.
40. Mihmanli M, Isgor A, Kabukcuoglu F, et al. The effect of *H. pylori* in perforation of duodenal ulcer. Hepatogastroenterology 1998;45:1610–1612.
41. Sebastian M, Chandran VP, Elashaal YI, Sim AJ. *Helicobacter pylori* infection in perforated peptic ulcer disease. Br J Surg 1995;82:360–362.
42. *Helicobacter pylori* and peptic ulcer disease. 2001. Available at http://www.cdc.gov/ulcer/keytocure.htm#treatment (accessed May 11, 2008).

第 16 章

迷走神经切断术和幽门成形术

Tamica White，MD and Patrick G. Jackson，MD

引言

幽门成形术是由 Heineke 在 1886 年最先完成的，患者患有梗阻性幽门部肿块[1]。不到 1 年以后，Mikulicz[2] 描述了一个治疗出血性十二指肠溃疡的相似的术式，因为这两篇报道的关系，纵向切开幽门然后再横向缝合的技术被称为 Heineke–Mikulicz 幽门成形术[3]。在之后的几十年，又发展了一些胃引流的方法。1892 年 Jaboulay 幽门成形术描述了一种治疗梗阻性幽门肿物的方法，不过它实际上是胃十二指肠吻合术[4, 5]。1902 年 Finney[6] 又报道了一种幽门成形的方法，不过这也是一种复杂的胃十二指肠吻合术[3]。直到 1943 年，Dragstedt 切断了横膈上的迷走神经来控制胃酸过多症，并使得迷走神经干切除术联合幽门成形术得到普及[7]。尽管 Heineke–Mikulicz 幽门成形术和 Finney 幽门成形术已有数十年的历史，然而现在的外科医生治疗消化性溃疡最常使用的还是这两种术式。

迷走神经干切断术的复发率与幽门成形术的术式无关[8, 9]。Heineke–Mikulicz 幽门成形术因为简单易学而被推荐为常规术式[10]。但是在非常严重的幽门梗阻病例中，该方法的实施却非常困难[11]。患者的胃主要位于身体的纵轴时（如 J 型胃），更好的术式是 Finney 幽门成形术[3, 5]。此外如患者的溃疡在十二指肠的第二部分或因慢性炎症导致幽门和十二指肠移至肝下时，Finney 幽门成形术也是推荐的[10]。在幽门严重瘢痕和纤维化的病例中，Jaboulay 胃十二指肠吻合术也是胃引流的一个选择[5]。

迷走神经切断术和幽门成形术简单而便捷，但它的术后疗效非常好[12]。远期的溃疡复发率为 5% ~ 15%[3, 7, 8, 10, 13, 14]。尽管该术式的并发症罕见，但也确实存在[13]。Chan 及其同事[15] 报道死亡率小于 1%。Skellenger 及其同事[3] 报道大的手术并发症发生率为 5%，包括严重的并发症，如食管穿孔、脾破裂和吻合口瘘。虽然掌握迷走神经切断和幽门成形术所需时间相对短，但手术的成功与术者的技能训练、经验以及对手术细节的关注度密切相关[12, 13]。

迷走神经切断术和幽门成形术也可以通过腹腔镜途径完成[16, 17]。腹腔镜的技术与开腹相似，所以在这里不加赘述。腹腔镜的并发症在第 I 部分第 8 章腹腔镜手术中阐述。

适应证

- 胃和（或）十二指肠溃疡梗阻
- 胃和（或）十二指肠溃疡出血
- 胃和（或）十二指肠溃疡穿孔
- 食管切除术后胃代食管
- 幽门狭窄（仅行幽门成形术）

手术步骤

迷走神经切断术[18–20]

步骤 1 游离肝左叶（必要时）

步骤 2 切开远端食管上覆盖的腹膜

步骤 3 在食管周围环形放置一根 Penrose 引流管

步骤 4 暴露并切断迷走神经前干

步骤 5 向前外侧牵拉食管以暴露迷走神经后干

步骤 6 分离并切断迷走神经后干

Heineke–Mikuliz 幽门成形术[5,18,21]

步骤 1 Kocher 手法

步骤 2 在预计要切开部分的上方和侧方分别缝线以牵拉

步骤 3　在前壁纵向全层切开幽门，上下分别到达胃和十二指肠

步骤 4　横向缝合此切口

步骤 5　在成形的幽门上覆盖网膜组织（可选的）

Finney 幽门成形术 [5,18,21]

步骤 1　Kocher 手法

步骤 2　加强缝合（在幽门管的上缘和距幽门 10cm 的近端侧胃及 10cm 的远端十二指肠）

步骤 3　间断横向缝合胃和十二指肠相对壁的浆肌层

步骤 4　U 形切开胃至十二指肠的管腔，横断幽门

步骤 5　环形关闭胃和十二指肠切缘前后的内层

步骤 6　间断关闭前浆肌层

步骤 7　在成形的幽门上覆盖网膜组织（可选的）

Jaboulay 幽门成形术 [5,12]

步骤 1　Kocher 手法

步骤 2　在靠近十二指肠和胃壁的地方缝牵引线

步骤 3　间断横行缝合胃和十二指肠相对壁的浆肌层

步骤 4　切开胃和十二指肠管壁，保持幽门的完整

步骤 5　环形关闭胃和十二指肠前后壁的内层

步骤 6　间断横行缝合前壁浆肌层

步骤 7　在成形的幽门上覆盖网膜组织（可选的）

手术操作

游离肝左叶

膈静脉损伤

在有些病例中，为了能暴露胃食管连接处，需要下拉肝左叶。应小心不要损伤此区域内的相当大的膈静脉[21]。

- **后果**

出血。

2/3 级并发症

- **补救**

一旦发现，可以结扎静脉，不会有后遗症。

- **预防**

在解剖时应预先想到膈静脉的部位，避免横断之。如患者的肝左叶特别肿大或有纤维化的情况，因为翻动肝叶非常困难，所以也就没有必要去活动它了[22]。

环绕食管和辨认迷走神经

食管穿孔

- **后果**

腹腔内瘘导致腹膜炎。迷走神经切断术中的食管穿孔是罕见的并发症，其发生率小于 1%（图 16–1）[22-24]。但是该并发症的病情非常严重，特别是在最初没有被发现时[25]。Skellenger 及其同事[3]报道迷走神经切断术的食管穿孔通常是因为盲目手指分离解剖食管所致。导致食管穿孔的因素包括肥胖、炎症易脆组织、门静脉高压或在此区域曾有手术史[22]。

3/4/5 级并发症

- **补救**

术中发现食管穿孔应一期分层修补。术后食管瘘的处置包括鼻胃管减压和适当的抗生素应用。术后瘘较大、出现腹膜炎和导致血流动力学不稳定时需要再次手术。

- **预防**

在环扎食管时，为了避免不慎进入管腔，环绕食管的面积应稍大[10]。此外手法中还要求迷走神经后支被包括在环扎圈内，在横膈上环绕食管时也应多加小心[19]。迷走神经后支可以在食管的浅表处触及，在从食管组织中将它分离之前先要定好位置。如果找不到神经，应仔细探查右膈脚和主动脉旁组织，这些部位通常可以发现迷走神经后支。在食管后肌壁中盲目地分离寻找迷走神经会增加穿孔的机会。

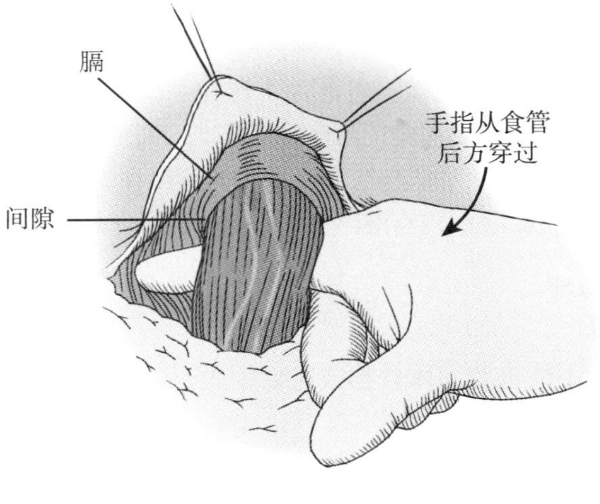

图 16–1　在间隙中环扎食管。

脾损伤

- **后果**

出血。

2/3/4 级并发症

- **补救**

Wirthlin 及其同事[22]报道迷走神经切断术的脾损伤的发生率为 2.7%。脾被膜的撕裂通常用电凝或明胶海绵可以控制。如果撕裂范围较大，出血不能控制，就需要行脾切除术。如胃短动脉处理得不好可能导致出血，为了结扎胃短动脉时视野好，需要向肝左叶方向牵拉胃，动作应轻柔。

- **预防**

在解剖胃食管连接处时应特别注意脾上极。尽量减少盲目地或无保障地分离，这样可以帮助避免不经意的脾损伤。

胸导管损伤

- **后果**

迷走神经切断术后的乳糜性腹水非常罕见。文献中仅有少量个例报道[26]。该并发症的产生是在处理食管下端时损伤了变异的淋巴干所致。

2/3 级并发症

- **补救**

Cox 及其同事[27]报道了一例乳糜性腹水患者，仅通过单纯的引流就自行缓解。首先可以采取引流和完全肠外营养的方法，然后进行低脂饮食。如果经过 6 周的保守治疗患者症状仍不能缓解，就需要行再次手术结扎损伤的淋巴管[28，29]。

- **预防**

乳糜池位于腹主动脉的右侧、前两个腰椎之前，其上通常有右膈脚掩盖。通常并不存在一个真的淋巴池，胸导管是直接由聚集的淋巴管形成[26]。淋巴管的直径只有 2 ~ 3mm，辨认起来非常困难。所以在解剖时，怀疑任何相邻组织内有淋巴管时，都应正确分离并结扎。

吞咽困难

- **后果**

长期不能进食固体食物或进食困难。

2/3 级并发症

- **补救**

多数患者可以通过食管扩张术得到治疗[3]。如果不成功，就需要再次开腹行食管切开术。

- **预防**

迷走神经切断术后吞咽困难总的发生率为 1% ~ 3%[22，24，30]。术后早期或数月后发生。可能的原因是食管周围纤维化和下段食管去神经化[30]。为了避免不必要地解剖下段食管，需要充分掌握胃食管连接处的解剖。此外，为了避免去神经化和去血管化，在游离迷走神经时不要将下段食管上的迷走神经完全剥离。

分离和切断迷走神经

不完全的迷走神经切断术

- **后果**

溃疡复发。并不是所有的迷走神经切断不充分的患者都会出现溃疡复发的情况。但是如果神经切除不完全而导致迷走神经切断术后的溃疡复发也是可以被接受的（图 16–2）[31]。Soybel 及其同事[18]报道近 2/3 的初次迷走神经切断术后患者发生了十二指肠或幽门溃疡的复发，并发现了完整迷走神经支配的证据。

大多数复发性溃疡患者有顽固性疼痛或出血。

2/3 级并发症

- **补救**

有些溃疡复发需要接受药物治疗。但是耐药的患者还是需要再次手术的。Skellenger 及其同事[3]认为再次迷走神经切断术治疗复发性溃疡的适应证只有基础胃酸分泌增多或对胰岛素有明确的迷走神经反应者。Kennedy 及其同事[32]报道再次迷走神经切断术后的溃疡再复发率为 16%，而联合再次迷走神经切断术和胃窦切除术的复发率为 1.4%。对于大多数迷走神经干切断术和幽门成形术后溃疡复发的患者来说，最好的治疗是再次迷走神经切断术和胃窦切除术。

- **预防**

尽管其他类型的迷走神经切断术（高选择性，胃壁细胞）更常发生不完全的迷走神经切断的情况，但在迷走神经干切断术中行迷走神经分离时也必须多加小心，以免遗漏后面的小的神经纤维。在解剖迷走神经前干（位于胃食管连接处上大概 2 ~ 4cm 处）时，术者应知道在此水平迷走神经前干通常分成 2 ~ 3 小支（图 16–3）。这些分支通常可以被清楚地看到并容易分离和结扎。但是如果不能分辨出这些分支就可能导致不完全的迷走神经切断术。在分辨迷走

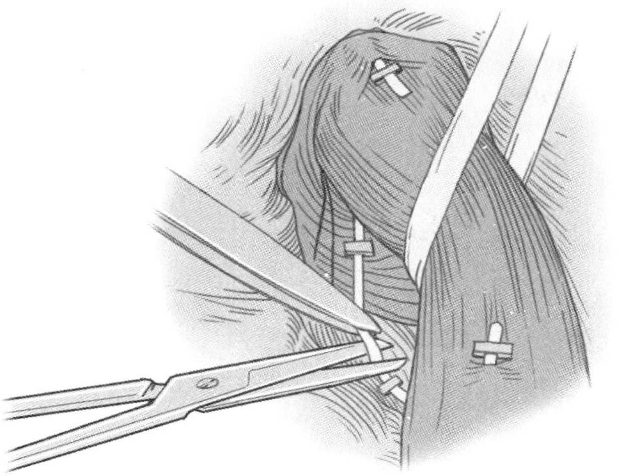

图 16-2 迷走神经后支的分离。

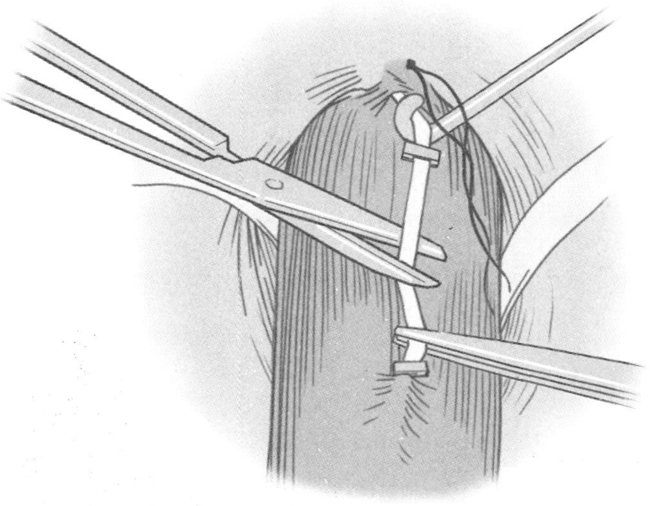

图 16-3 迷走神经前支的分离。

神经后支时，需保证 Grassi “罪恶神经” 是在切除范围之外，应注意此点。尽管这根神经经常从迷走神经后干发出后在贲门凹陷周围环绕，但是它的分支偶尔也会在胃食管连接处上面很近的地方发出[18]。在切断每一根迷走神经后，应留取迷走神经的标本送病检，以获取组织学的确认。

切开幽门和（或）胃 / 十二指肠

引流不充分

- **后果**

一级证据显示迷走神经和幽门成形术后有近 10% 的患者出现持续性的呕吐、上腹胀满、消化不良或胃灼热感[33-35]。这些症状多数可以在术后很快得到缓解。症状持续通常是因为幽门成形术不恰当，导致胃内容物通过成形的幽门到十二指肠的引流不充分[3]（图 16-4）。

1/2/3 级并发症

- **补救**

症状轻的患者可以用药物治疗。胃出口梗阻合并严重且顽固的症状是需要再次手术重建一个新的引流途径。反流性食管炎和碱性反流性胃炎疼痛者需要行 Roux-en-Y 分流术[3]。

- **预防**

除了幽门狭窄的患者，幽门成形术还可以解决迷走神经切断术导致的胃潴留。在幽门成形术中，如果幽门上的切口长度不足，将导致胃向十二指肠的引流不充分（图 16-4）。Finney 或 Jaboulay 幽门成形术建议采用最少 5cm 的切口（图 16-5 到 16-7）。在 Heineke-Mikulicz 幽门成形术中，应摸着幽门进行肌肉的横切，以保证横切完全并延至胃和十二指肠。此外，在关闭后不要出现切口的任何一端的“狗耳”式内翻，因为这样做可能导致管腔的狭窄。

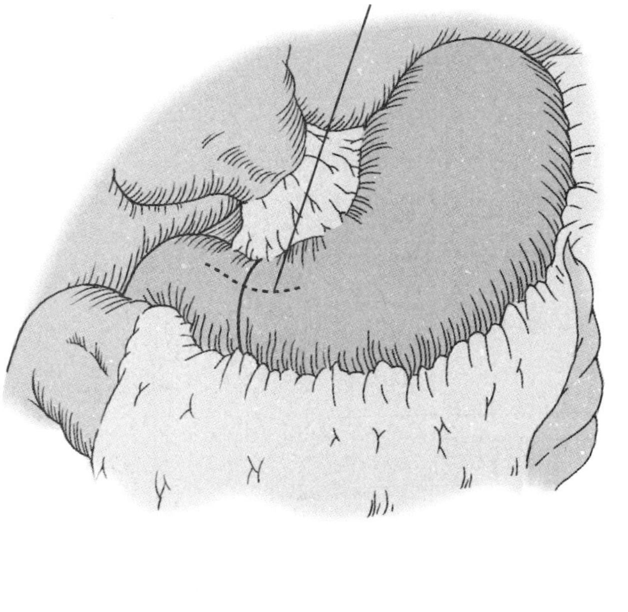

图 16-4 Heineke-Mikulicz 幽门成形术的定位。

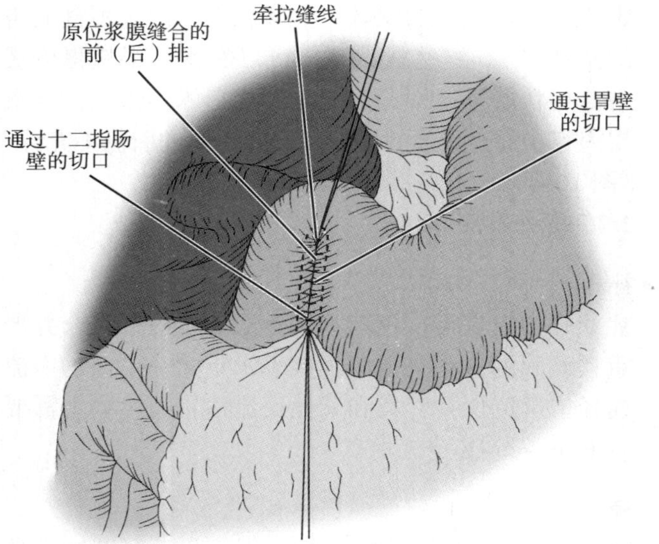

图 16–5 创建 Finney 幽门成形术的后部切口。

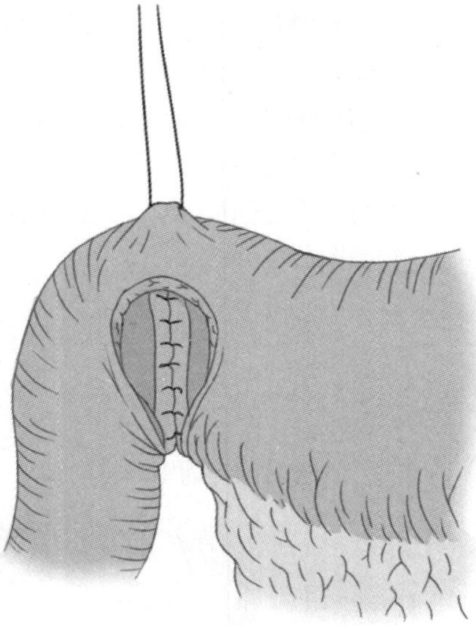

图 16–6 关闭 Finney 幽门成形术的前壁。

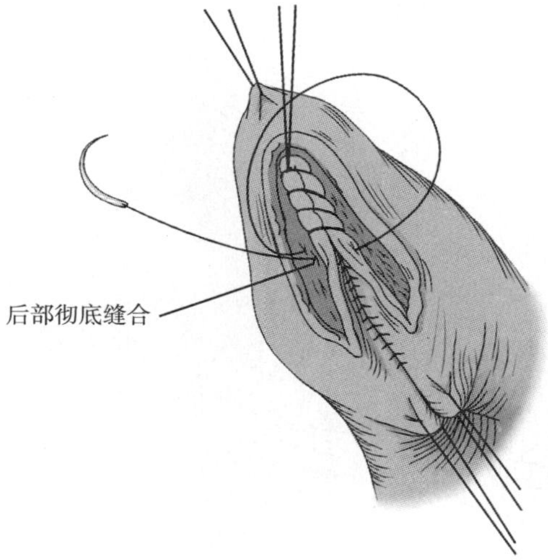

图 16–7 Finney 幽门成形术的内层。

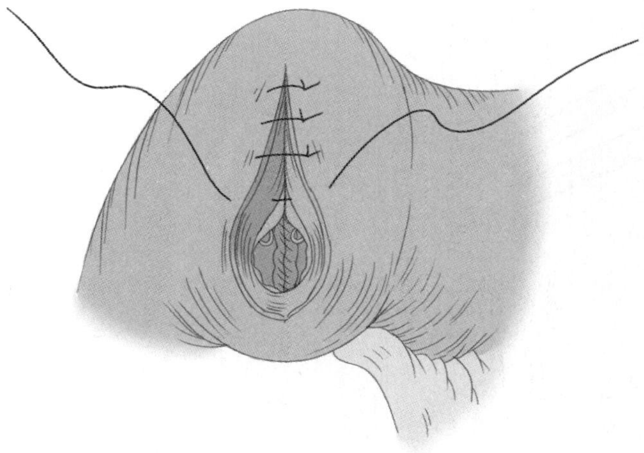

图 16–8 Heineke–Mikulicz 幽门成形术中以 Weinberg 改良法关闭幽门。

幽门成形术的缝合

吻合口瘘

- **后果**

  腹膜炎，脓肿。

  3/4/5 级并发症

- **补救**

  引流和（或）再次手术以修补或再造吻合口。任何患者在术后出现无法解释的发热或不相称的腹痛应进行吻合口瘘的评估(图 16–8)。根据瘘的严重程度、周围的炎症和患者的病情稳定程度，决定行一期修补或改道。

- **预防**

  对于 Heineke–Mikulicz 幽门成形术来说，文献中没有证据证明在预防吻合口瘘上，两层法关闭优于一层法关闭（Weinberg 改良法）。事实上，很多外科医生更拥护改良术式，因为这种术式可以使管腔更大，从而改善胃部的排空[5]。而 Finney 和 Jaboulay 幽门成形术是要求两层法关闭的。在缝合切口时，全层缝合的缝线应穿过肠壁的全层，这样才能保证吻合术的有效。虽然没有文献的一级证据，仍然建议在吻合口上覆盖一个有血供的网膜作为幽门成形的支撑。

其他并发症

不充足 / 不完全的 Kocher 手法

2/3 级并发症

为了完成 Kocher 手法，充分游离十二指肠是关键。关于此并发症文献报道很少。但是十二指肠的游离不充分可以导致幽门成形术的吻合口张力过大。此外，在完成 Finney 或 Jaboulay 幽门成形术时，不充分游离十二指肠就几乎不可能正确地定位胃和十二指肠。

气胸

2 级并发症

Wirthlin 及其同事[22]报道了他们的 1000 余例迷走神经切断术，其中 1 例发生气胸。患者没有放胸腔引流管，保守治疗成功且没有远期后遗症。尽管罕见，但当患者术后出现呼吸困难的时候还是应考虑此并发症。预防气胸最好的办法是在食管近端解剖时不要进入胸腔，那是没有必要的。如果看到了胸膜，应小心地将其拉向侧方，不要进入胸膜腔内。

主动脉损伤

5 级并发症

在迷走神经切断术中，解剖食管过程中发生主动脉损伤是非常罕见的。对胃食管连接处的解剖缺乏经验是导致损伤的常见原因。术者应理解食管、膈脚和主动脉之间的解剖学关系。主动脉就在食管后方，可能被左膈脚遮挡。当解剖食管周围时，应注意不要损伤主动脉。主动脉损伤需要立即行一期修补术。

（卫文栋　译）

参考文献

1. Fronmuller F. Operation der Pylorusstenose [Erlangen dissertation]. Furth, Schroder, 1886; pp 1–19.
2. Mikulicz J. Zur operativen behandlung des stenosirenden magengeschwures. Arch Klin Chir 1888;37:79–90.
3. Skellenger ME, Jordan PH. Complications of vagotomy and pyloroplasty. Surg Clin North Am 1983;63:1167–1180.
4. Jaboulay M. La gastro-enterostomie, la jejuno-duodenostomie, la resection du pylore. Arch Prov Chir 1892;1:11–12.
5. Sawyers JL, Richards WO. Selective vagotomy and pyloroplasty. In Baker RJ, Fisher JE (eds): Mastery of Surgery, 4th ed. Philadelphia: Lippincott Williams & Wilkins, 2001; pp 933–941.
6. Finney JMT. A new method of pyloroplasty. Johns Hopkins Bull 1902;13:155–161.
7. Woodward ER. The history of vagotomy. Am J Surg 1987;153:9–17.
8. Pemberton JH, VanHeerden JA. Vagotomy and pyloroplasty in the treatment of duodenal ulcer: long-term results. Mayo Clin Proc 1980;55:10–18.
9. Stempien SJ, Dagradi AE, Lee ER. Status of duodenal ulcer patients ten years or more after vagotomy-pyloroplasty. Am J Gastroenterol 1971;56:99–108.
10. Thompson BW, Read RC. Long-term randomized prospective comparison of Finney and Heineke-Mikulicz pyloroplasty in patients having vagotomy for peptic ulceration. Am J Surg 1975;129:78–81.
11. Samsi AB, Pandya AP, Kulkarni VR, et al. Finney's pyloroplasty in chronic pyloric obstruction. J Postgrad Med 1980;26:112–115.
12. Robles R, Parrilla P, Lujan JA, et al. Long-term follow-up of bilateral truncal vagotomy and pyloroplasty for perforated duodenal ulcer. Br J Surg 1995;82:665.
13. Stabile BE. Current surgical management of duodenal ulcers. Surg Clin North Am 1992;72:335–355.
14. Welch CE, Rodkey GV, vonRyll Gryska P. A thousand operations for ulcer disease. Ann Surg 1986;204:454–467.
15. Chan VM, Reznick RK, O'Rourke K, et al. Meta-analysis of highly selective vagotomy versus truncal vagotomy and pyloroplasty in the treatment of uncomplicated duodenal ulcer. Can J Surg 1994;37:457–464.
16. Prietrafitta JJ, Schultz LS, Graber JN. Experimental transperitoneal laparoscopic pyloroplasty. Surg Laparosc Endos 1992;2:104.
17. Snyders D. Laparoscopic pyloroplasty for duodenal ulcer. Br J Surg 1993;80:127.
18. Soybel DI, Zinner MJ. Stomach and duodenum: operative procedures. In Zimmer MJ, Schwartz SI, Ellis H (eds): Mangoit's Abdominal Operations. New York: Appleton and Lange, 1997; pp 1079–1097.
19. Pappas TN. Truncal vagotomy. In Sabiston DC (ed): Atlas of General Surgery. Philadelphia: WB Saunders, 1994; pp 328–332.
20. Roberts JP, Debas HT. A simplified technique for rapid truncal vagotomy. Surg Gynecol Obstet 1989;168:539–541.
21. Meyers WC: Heineke-Mukulicz pyloroplasty. In Sabiston DC (ed): Atlas of General Surgery. Philadelphia: WB Saunders, 1994; pp 251–253.
22. Wirthlin LS, Malt RA. Accidents of vagotomy. Surg Gynecol Obstet 1972;135:913–916.
23. Simmons RL, Back VR, Harvey HD, Herter FP. Technical complications of trans-abdominal vagotomy. Arch Surg 1966;92:922.
24. Postlethwait RN, Kim SK, Dillon ML. Esophageal complications of vagotomy. Surg Gynecol Obstet 1969;128:481–488.
25. Hauser JB, Lucas RJ. Esophageal perforation during vagotomy. Arch Surg 1970;101:466.
26. Al-Mousawi M, Abu-Nema T. Chylous ascites: a rare complication of vagotomy. Eur J Surg 1991;157:149–150.

27. Cox WD, Schmitz RT, Gillesby WJ. Unusual complications of vagotomy and pyloroplasty. Am J Surg 1966;32:259.
28. Clain A. Chylous ascites following vagotomy. Br J Surg 1991;58:312.
29. Hocking MA, Barth CE. Chylous ascites, a complication of vagotomy. J R Coll Surg Edinb 1978;23:232.
30. Anderson HA, Schlegel JF, Olsen AM. Post vagotomy dysphagia. Gastrointest Endosc 1966;12:13.
31. Johnson AG, Baxter HK. Where is your vagotomy incomplete? Observations on operative technique. Br J Surg 1977;64:583–586.
32. Kennedy T, Roger-Green WE. Stomal and recurrent ulceration: medical or surgical management. Am J Surg 1980;139:18–21.
33. Kennedy T, Connell AM, Love AGH. Selective or truncal vagotomy? Five year results of a double blind randomized controlled trial. Br J Surg 1973;60:944–948.
34. Robb JV, Banks S. Marks IN, et al. A comparison between selective vagotomy and truncal vagotomy with drainage in duodenal ulceration. South Afr Med J 1973;47:1391–1396.
35. Hojlund B, Madsen P. The clinical results of selective vagotomy and pyloroplasty 6–9 years later. Dan Med Bull 1980;27:164–167.

第 17 章

腹腔镜Nissen胃底折叠术

Stephen R. T. Evans， MD and Elizabeth A. David， MD

引言

早在 20 世纪 90 年代初期，腹腔镜 Nissen 胃底折叠术（laparoscopic Nissen fundoplication，LNF）就开始作为外科的“金标准”逐渐取代了开腹胃底折叠术，成为胃食管反流疾病（gastroesophageal reflux disease，GERD）的治疗选择。一些数据显示与开腹胃底折叠术相比，LNF 相关的危及生命的并发症更多，不过如果考虑到学习曲线，对于有经验的术者来说，腹腔镜途径比开腹途径有明确的优势[1]。在开腹 Nissen 胃底折叠术中很少见到危及生命的脾切除术和肺炎等并发症，这些在 LNF 中更为罕见，但是 LNF 还可能有更严重的损伤情况。尽管许多文章都着重探讨 LNF 中损伤的预防，但是仍然有危及生命的和致命性的并发症在继续发生着[2]。

关于 LNF 最早的报道是 1991 年的一篇文献，LNF 是一项复杂而高级的腹腔镜术式，有经验的术者可以获得理想的疗效，不过即便是最好的术者也不能避免严重并发症的发生[3]。Rantanen 及其同事[1]报道危及生命的并发症的发生率为 1.3%，而无生命威胁的并发症的发生率为 1.2%。尽管已制定了预估该手术成功的方法，但是使所有患者都满意是非常难达到的[4]。

在特定患者人群中，特别是体重指数大于 30 的病态肥胖患者，他们在 LNF 中发生并发症的风险增加[5]。显而易知，病态肥胖患者的上腹腔视野受限，导致胃食管连接处分离困难，胃短血管和其他血管的切断困难，使得术中和术后并发症的发生率上升[6–8]。不过对老年和青少年人群的研究并没有发现并发症会随之上升。出现并发症危险率增加的另一个人群就是曾经有过广泛上腹腔手术史的患者。

适应证

- 质子泵抑制剂可很好地控制症状的年轻患者
- 反流症状进展者
- 出现食管外临床表现的患者
- 质子泵抑制剂无效者

手术步骤[2]

步骤 1 定位及放置套管针
步骤 2 推开、牵拉肝
步骤 3 解剖肝胃韧带
步骤 4 解剖膈脚和膈食管韧带
步骤 5 延长食管腹段（必要时）
步骤 6 游离胃并结扎胃短血管
步骤 7 在 GE 连接处解剖食管后方
步骤 8 放置食管探针和鼻胃管
步骤 9 关闭食管裂孔
步骤 10 食管后折叠胃底
步骤 11 缝合固定折叠胃底
步骤 12 将折叠胃底固定到右膈脚
步骤 13 取出套管针

手术操作

套管针插入

套管针插入损伤

套管针插入时可以发生危及生命的和其他不严重的并发症。采用标准的 5- 套管针技术：右中腹行 5mm 切口，剑突下行 10mm 切口，剑突左侧行 5mm 切口，左中腹行 10mm 切口，脐上行 Hasson 切口。有关套管针插入的并发症的讨论见第 I 部分第 7 章腹腔镜手术。

解剖肝胃韧带

变异肝左动脉损伤

解剖肝胃韧带是为了显露右膈脚和右膈食管韧带，10% 患者可出现变异的肝左动脉由胃左动脉发出，如果显示不清可能导致该动脉的损伤[9]。

- **后果**

  变异肝左动脉在未受控制的情况下被横断会引起过量出血和（或）肝左叶因缺血而受到损伤。如果患者有肝硬化和（或）明显的肝损伤，该变异的肝左动脉的结扎（36% 为肝左动脉的附属，64% 为替代肝左动脉）可能导致有临床意义的肝缺血。

  2–4 级并发症

- **补救**

  如果没有明显的肝损伤可以行血管结扎术。但是一旦患者的肝储备功能受限，就需要行动脉的端端吻合术。

- **预防**

  术中在透明的肝胃韧带中看清楚变异血管是至关重要的，特别是考虑到该血管发生变异的几率高时（图 17–1A）。通常该血管可以保持完整的血供并被推到手术野之外，从而允许右膈食管韧带的分离和 GE 连接处解剖的进行。小管径的变异肝左动脉可能高度提示它为附属动脉，如果为了使 GE 连接处和膈食管韧带的处理更充分，可以结扎该动脉。但是大管径的动脉（直径 3 ~ 4mm）应将它推到手术野之外，原因见前文所述（见图 17–1B）。

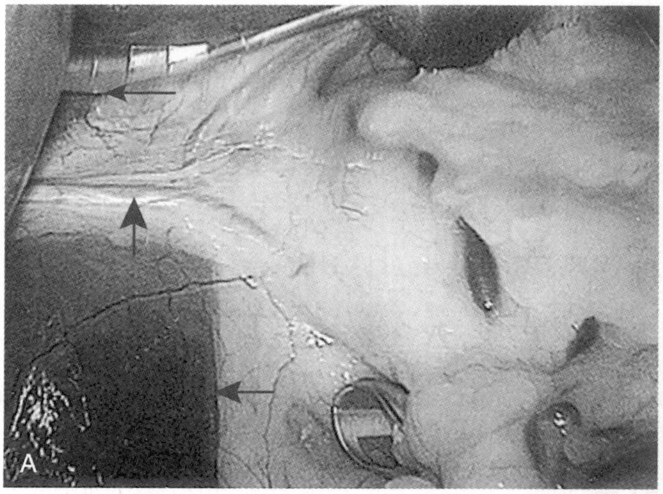

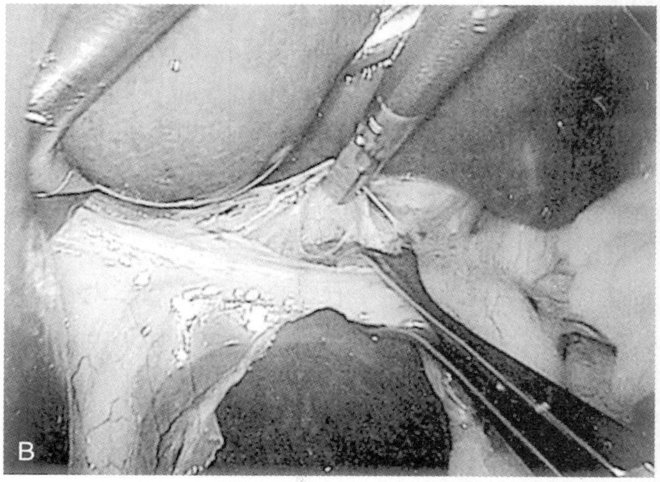

图 17–1 A，在尾状叶上方显露肝胃韧带（小箭头），可见一变异的肝左动脉（大箭头），肝左外侧段被推到前面（弯箭头）。B，解剖变异的肝左动脉，并用牵开器将其拉到手术野之外。此血管的大小提示它是一根替代的血管，为了分离的方便，将它保留且不结扎（见彩图）。

解剖膈脚和膈食管韧带以延长腹段食管（GE 连接处解剖）

迷走神经损伤

- **后果**

  迷走神经切断后会引起腹泻（10% ~ 15%）和胃排空延迟。

  1 级并发症

- **预防**

  在解剖胃食管连接处和切断右、左及前膈食管韧带时，术者应看清楚迷走神经前干和后干（图 17–2A）。有些术者在迷走神经干周围绕一圈带子，以保证两个主干都能清楚地显现。迷走神经前干紧邻膈食管韧带，可以系线标记并将它移到食管前方来。迷走神经后干在解剖食管后窗时最常发生损伤。应该也将神经前移到食管前以预防损伤（见图 17–2）。

食管损伤

- **结果**

  腹腔内瘘导致腹膜炎。文献报道该并发症的发生率大约是 1%，但是因它导致的死亡率大于 20%，所以该并发症是 LNF 的最重要和致命性的并发症之一[20]。文献中详细地介绍了该并发症的情况。关于食管穿孔的特殊原因，Schauer 及其同事[10] 发现大多

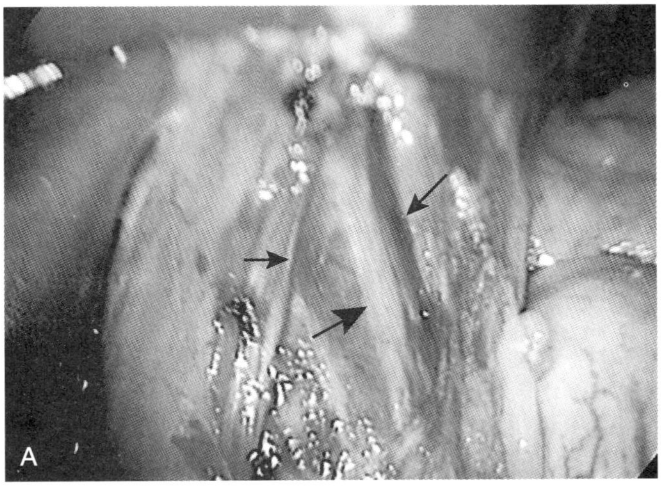

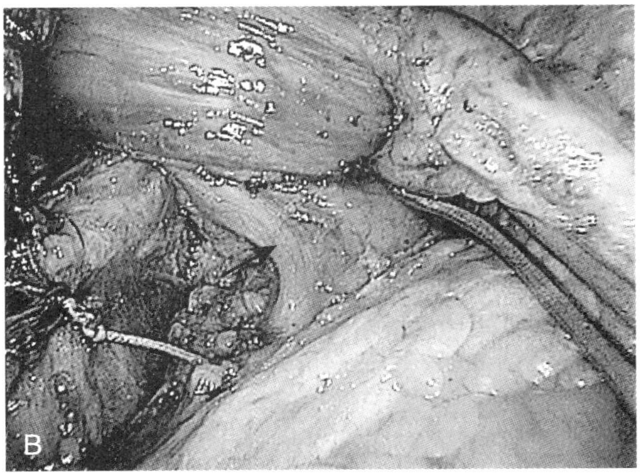

图 17–2 A，左、右膈脚清楚显现（小箭头），在食管上的中间部位可以清楚地看到前迷走神经（大箭头）。解剖到此点时，完成左、右两侧膈食管韧带的游离后，前方的游离应扩展到前迷走神经干的前方，在食管上方将迷走神经向下推以将损伤最小化。B，箭头示迷走神经干后支。食管被推到前方。解剖到此点时，出现了食管后窗，应将迷走神经后干和食管一起拉向前方以将损伤最小化（见彩图）。

数的损伤发生在不适当的食管后解剖时。导致食管损伤的第一位的原因是食管周围脂肪组织过多，使得组织层次不清且解剖结果变得复杂；其次的原因是肥胖和大的食管裂孔疝。与其他 LNF 并发症相比，术者的经验也是该并发症发生的危险因素。Schauer 及其同事[10]等集中报道了从一些医院收集的 17 例食管穿孔，其中有 10 例是发生于每位术者的前 10 例 LNF 中。

2–5 级并发症

- **补救**

如果术者有丰富的经验及对腹腔镜熟悉，食管穿孔的修补可以在腹腔镜下完成。否则应中转开腹行分层食管修补。术后正确的处置包括：正确的鼻胃管放置、抗生素的应用和吞咽试验以确定没有持续性漏的存在（拔除鼻胃管之前）。

- **预防**

只有在 GE 连接处包绕 Penrose 引流管后（图 17–3A），或者在钝性牵拉如在腔镜下放置 Babcock 牵开器（图 17–3B）后，才可以进行食管的牵开。 如前所述，用拉钩牵开抓起食管或连接处可能导致食管内的线性撕裂并产生可怕的后果（图 17–3C）。解剖时应远离食管，以使损伤和血供阻断最小化。食管后解剖应从右到左，并在横膈的左脚前方进行——分离得太浅表可导致胸膜穿孔引起气胸，太靠前则可能导致食管穿孔，太靠下可导致胃穿孔。如果怀疑撕裂（通常撕裂与食管纵肌线性平行，很难被发现），应该通过鼻胃管在此部位进行注水试验，远端用无损伤钳夹闭，将食管和胃浸没于水中，检查有无漏气，动物实验已经证实该方法是有用的。这种方法可以快速地诊断出隐性损伤，从而减少将来发生穿孔损伤的机会[11]。

气胸、纵隔积气和心包积气

- **后果**

高碳酸血症和气道压力增加。为了探讨患者发生高碳酸血症、皮下气肿、气胸和纵隔积气的高危因素，Murdock 及其同事[12]分析了 900 多例腹腔镜病例。他们总结认为手术时间长（> 200min）、最大可测潮气末二氧化碳浓度高、手术切口多、患者年龄大和 Nissen 胃底折叠术是腹腔镜发生高碳酸血症相关并发症的诱因。值得注意的是 LNF 与高碳酸血症的关系归因于手术时间（平均 227min），手术时间长会使LNF发生气胸/纵隔气肿的危险性增加20倍(仅基于手术操作时间）[12]。

1/2 级并发症

- **补救**

绝大多数 CO_2 性气胸的患者可以自行缓解而不需要胸腔管引流。为了分离食管而向胸腔进行过多的游离通常会导致皮下气肿和高碳酸血症。术者和麻醉师的交流合作将使得每分通气量更高从而降低潮气末 CO_2 水平，这样可以保持一个安全的通气率。在较大的腹腔镜手术过程中，为了适应相应的 CO_2 潴留，目前应用呼气末正压（postive end–expiratory pressure，PEEP）通气来调整呼吸的改变，并取得

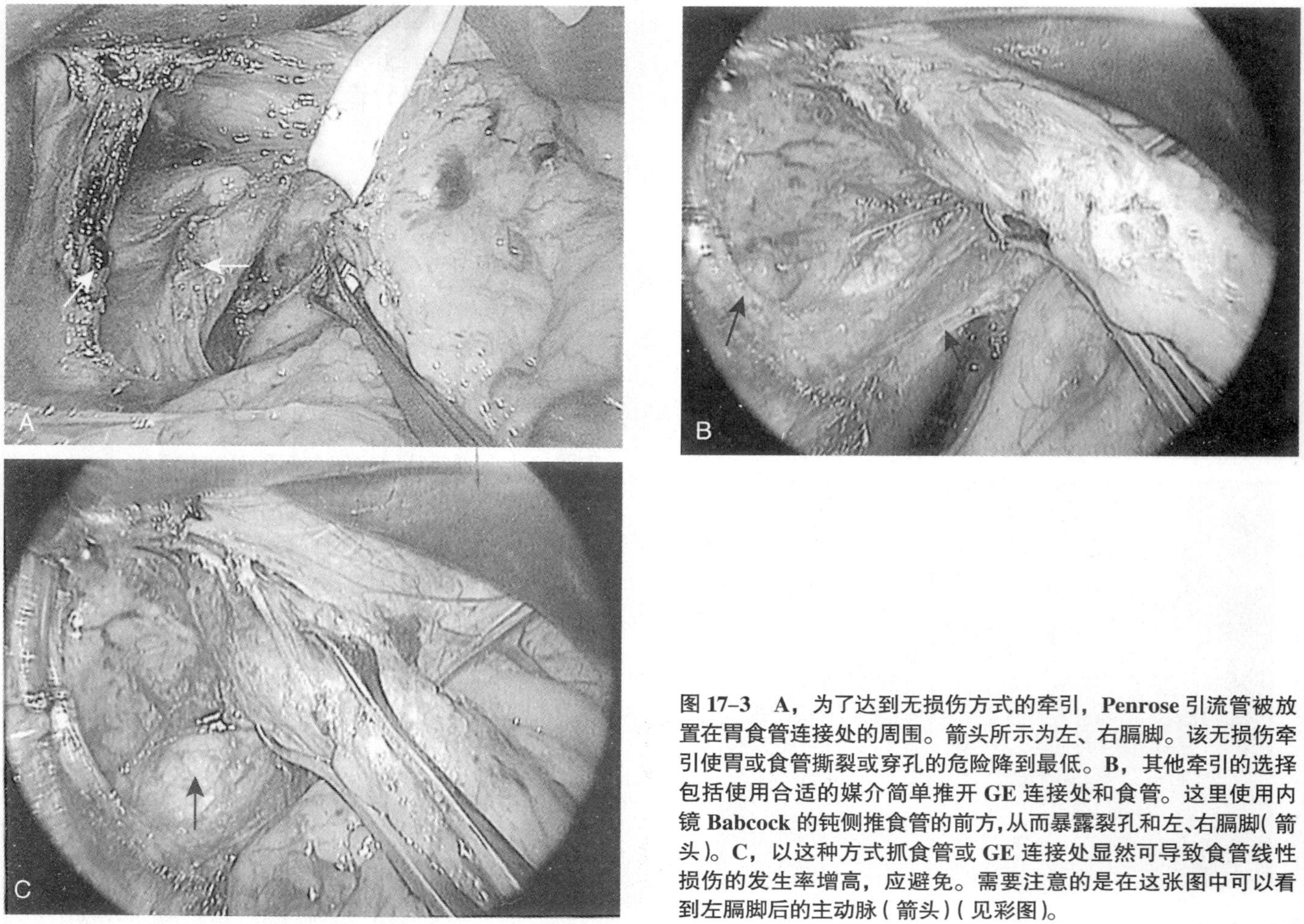

图 17–3 A，为了达到无损伤方式的牵引，Penrose 引流管被放置在胃食管连接处的周围。箭头所示为左、右膈脚。该无损伤牵引使胃或食管撕裂或穿孔的危险降到最低。B，其他牵引的选择包括使用合适的媒介简单推开 GE 连接处和食管。这里使用内镜 Babcock 的钝侧推食管的前方，从而暴露裂孔和左、右膈脚（箭头）。C，以这种方式抓食管或 GE 连接处显然可导致食管线性损伤的发生率增高，应避免。需要注意的是在这张图中可以看到左膈脚后的主动脉（箭头）（见彩图）。

了较高的成功率。通过降低吸气和呼气时的腹腔和胸腔的气压差，PEEP 治疗提供了使塌陷肺复张的方法，而且是无创的干预措施[13]。

- 预防

为了使腹段食管延长而进行的食管游离过程中，纵隔的解剖必须紧贴左右胸膜（特别是左胸膜）进行。将胸膜从手术野中推开再进行解剖（如在胸腔侧面）。通常情况下，当术者试图远离食管时，他的分离就会偏向外侧，过度时可能进入胸部和胸膜腔（图 17–4）。

胃短血管的结扎

脾损伤和（或）出血

- 后果

出血。

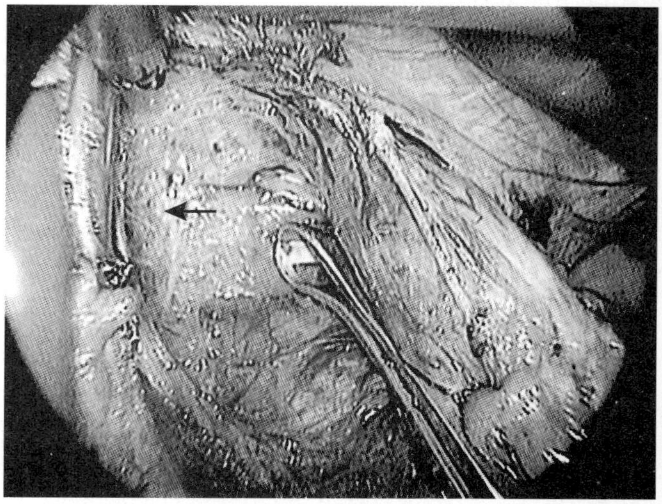

图 17–4 在胸腔内的解剖中可见右侧胸膜的边缘（箭头）。将胸膜推向左侧和右侧时应多加小心，不要穿透它，否则可能导致 CO_2 气胸的发生（见彩图）。

2/3 级并发症

- **补救**

当向上腹腔的上后部移动时，胃短血管的结扎需要很好的视野。这就要求将胃向肝左侧部分牵引。在这一步骤中最常用的是 harmonic 手术刀。为了控制出血和帮助暴露可以使用海绵和明胶海绵。当出血控制不理想时，特别是脾被膜撕裂时，为了止血应中转行开腹手术。这需要清晰的视野，可以使用吸引器，通常会需要放置一个额外的套管针，以便再放入一套器械来暴露血管或脾顶部。

- **预防**

为了清楚地看到胃后壁，需要扩大胃的游离范围以牵拉胃，包括整个胃底和贲门。当脾被牵拉到一侧，胃短血管的解剖也变得容易。当使用 harmonic 手术刀结扎胃短动脉的时候，最常发生的错误是持刀不正，血管过早地被切断而没有充分的闭合（图 17–5）。

胃损伤，急性或延迟（热损伤）

- **后果**

穿孔导致腹膜炎。为了视野好而过多地牵拉胃壁可能导致胃壁的浆膜层和全层的撕裂。此外使用 harmonic 手术刀时，过于靠近胃壁可能导致热损伤，发生延迟穿孔，进而导致延迟的腹膜炎，产生潜在的严重的或危及生命的后果（图 17–6）。

2–5 级并发症

- **补救**

食管损伤的一期缝合可以通过腹腔镜（根据术者对

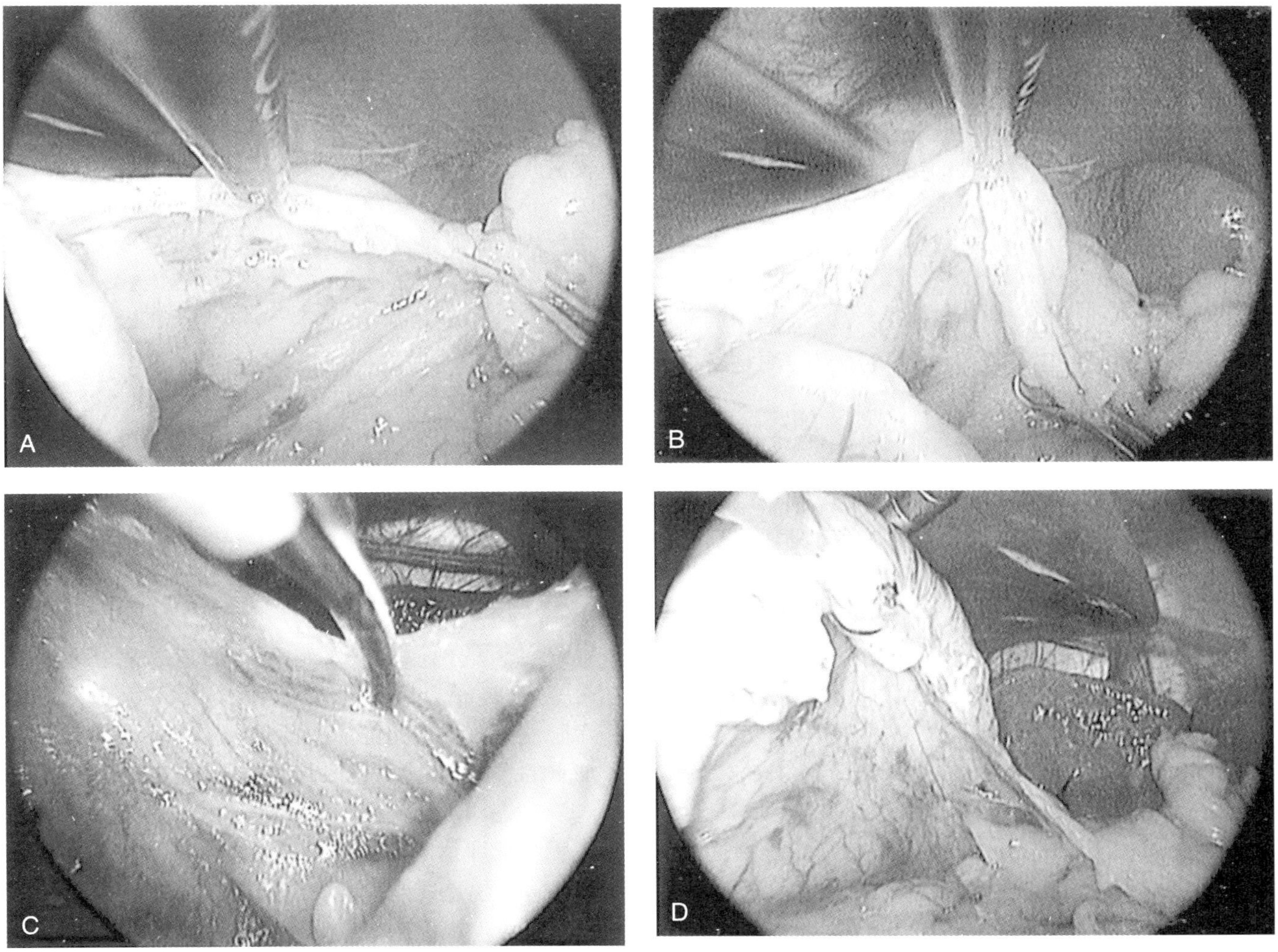

图 17–5 A，使用 harmonic 手术刀游离胃大弯侧，此处在正中位置可以看到胃短血管，向内侧和外侧牵开组织，完成组织封闭。B，harmonic 手术刀向前拉起，这可能导致过早的组织滑脱和出血，特别是在一些困难的部位，如在处理毗邻脾的胃短血管时。C，这里显示的是第二个 harmonic 手术刀应用错误导致的出血，即控制血管不充分，图示只有部分血管被抓住，这也可引起不可控制的出血。D，胃被向前拉开，以暴露其后方，当向近侧解剖时，可以减少胃大弯的损伤，使得胃短血管及脾和胃的关系显露清楚（见彩图）。

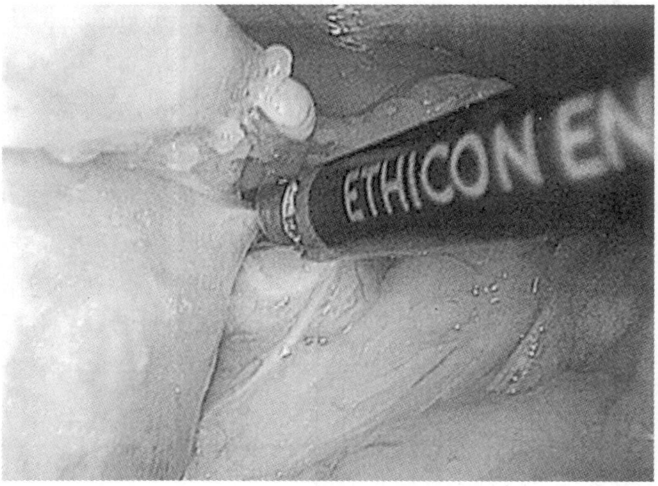

图 17–6 harmonic 手术刀距离胃太近。这样可能导致热损伤，引起延迟的胃部穿孔，继发腹膜炎和脓毒血症。在此处，harmonic 手术刀应移到右侧，避免胃的热损伤的最小合适距离是 2 ~ 3mm。即便 harmonic 手术刀需要靠近胃和脾，也应该更靠近脾侧而不是胃侧（见彩图）。

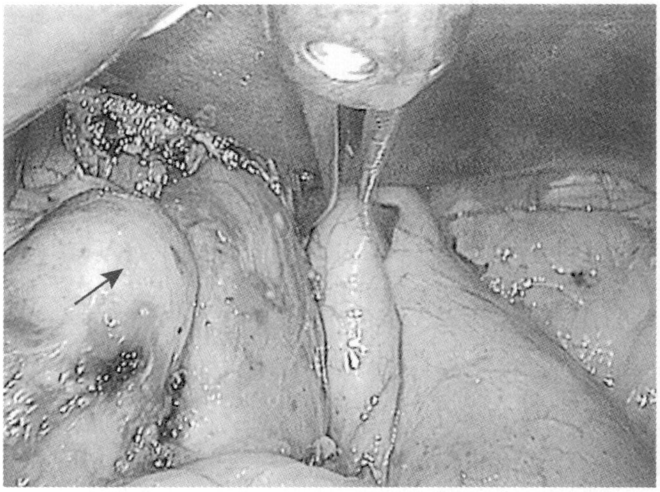

图 17–7 如箭头所示，以胃短血管作为界限的最松软的贲门部分已被拉出了食管后窗。其上没有牵开器。可以在无张力的松软区轻松地提起贲门的左部分（见彩图）。

腔镜的适应性决定）或中转开腹途径完成，而且并不困难。而更具挑战性和困难的事情是热损伤导致的延迟穿孔。对于全层或非全层的热损伤的处理，行病损部位的切除或缝合都是可以的。延长鼻胃管的引流时间、围术期使用抗生素及使用网膜对损伤部位进行支撑的措施被证明对恢复是有益的。如前所述，可以使用注气和灌盐水的方法来检测是否存在胃部的隐性穿孔也是有益的[11]。

- **预防**

当结扎胃短血管时，harmonic 手术刀应拿正。特别是对于特别短的血管，harmonic 手术刀必须移到脾侧，而不是胃侧，以减小发生胃全层热损伤的风险。正确地使用钝器牵拉胃可以将胃撕裂伤发生的可能性降到最低。Penrose 引流管牵拉 GE 连接处也可以最大可能地减少牵拉所致的撕裂风险。

胃胀气综合征

- **后果**

据报道术后无法打嗝或嗳气而导致生活质量降低的发生率达到 1% ～ 7%[14]。

1/2 级并发症

- **预防**

因为不是所有的胃短血管都被结扎了，很多外科医生都认为 LNF 术后不能打嗝或嗳气是因为胃底折叠的张力问题。一级证据显示胃短血管的切断和胀气综合征存在相关性[15]。但是该作者和其他一些外科医生认为更多地游离胃部可以使包裹圈更松一些，这样做可以降低胀气综合征的发生率，不过实际上还需要一个更大的随机研究来证实这一说法[16]（图 17–7）。

探针和鼻胃管的放置

食管和胃穿孔

- **后果**

内脏漏导致腹膜炎（图 17–8）。

2–5 级并发症

- **补救**

胃或食管的两层修补。所有的 LNF 患者在术后的第一个 24 ～ 48 小时如发生无法解释的发热，应排除隐性 GE 穿孔的可能。此外，如果患者发生持续加重的腹痛伴心动过速，也应排除 GE 穿孔的问题。对于 LNF 术后患者，对危及生命的并发症采取高度怀疑和低评估阈值的方法是非常关键的。可以采取的修补方法是胃或食管的两层修补法 [见前文的“胃损伤，急性或延迟（热损伤）”]。

- **预防**

在探针置入时需要麻醉师和术者的配合。麻醉师和术者都应该了解发生该并发症的可能性，这是非

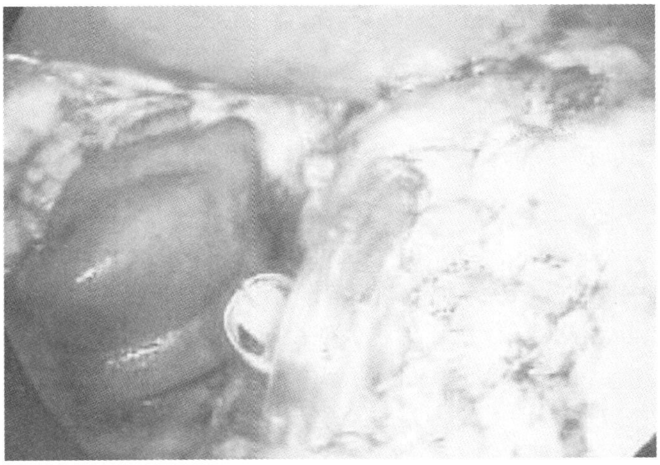

图 17–8 术中照片显示鼻胃管导致 Nissen 胃底折叠的食管后部发生穿孔。胃管放置时术者和麻醉师没有配合，所以没有进行直视下的胃管放置。直视下的胃管放置可以使胃管通过胃大弯侧到达正确的位置。本例中胃管随后被拔除，在腹腔镜下一期缝合胃穿孔处，患者术后经过顺利（见彩图）。

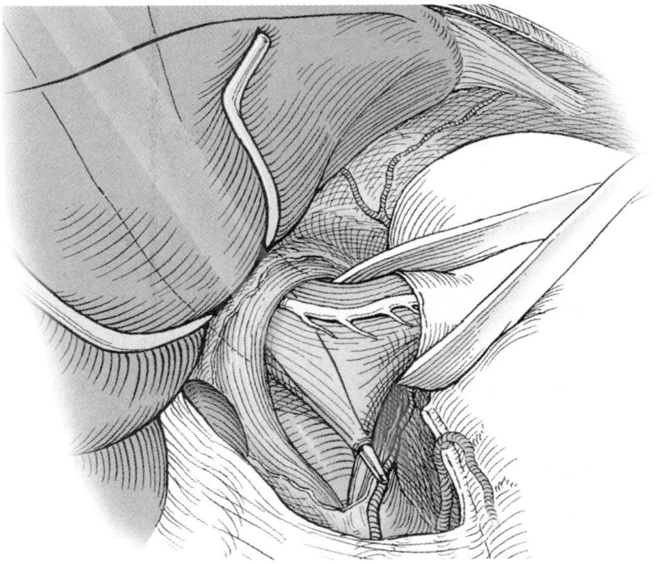

图 17–9 隐蔽解剖。如果解剖时向前方分离过多或向远侧分离过远，食管后窗将成为发生潜在的食管或胃损伤的部位。如果在定位时 GE 交接处的定位不正，该部位也是鼻胃管或食管探针损伤的部位（见彩图）。

常关键的。扩张器的通过应在直视下缓慢进行，由熟练的操作人员完成。Schauer 及其同事[10]报道，LNF 中导致胃和食管穿孔的第二大常见原因是探针扩张器放置或鼻胃管插入[10]。LNF 术中食管胃穿孔的高危因素包括：术者和麻醉师的经验缺乏、没有触诊、牵拉胃或食管的方法不正确、食管肌切开史和食管的病理变化。Lowhan 及其同事[17]明确指出插入时缺乏配合是该损伤的首要危险因素。这些作者也指出远端食管在膈脚关闭后的成角是导致穿孔的主要危险因素，纠正的方法是在胃底的前方和尾部进行牵引[17]（图 17–9）。LNF 术后诊断术后胃穿孔是困难的。Hughes 及其同事[18]报道了 1 例患者在术后 3 天时泛影葡胺和钡剂吞咽试验和腹部 CT 均阴性，而到了术后第 8 天 CT 发现了脓肿，放置右上腹部引流并行脓肿的逆向造影才最终明确了诊断[18]。其次外科医生应该充分认识到隐性食管或胃部损伤相应的危险性，它的诊断更需要详尽的评估从而明确损伤并进行术后有创性处置。CT 或其他影像学检查发现的所有的上腹部脓肿或感染，在找到其他原因之前，都应该怀疑有胃或食管穿孔的存在。GE 穿孔的发生率（1% ～ 2%）和严重程度（20% ～ 50% 致死率）要求对于所有术后出现白细胞增多和发热的患者都应考虑到它的可能性[18]。

食管裂孔的关闭

主动脉损伤

- **后果**

  危及生命的出血。

  5 级并发症

- **补救**

  急诊开腹一期血管修补。

- **预防**

  腹腔镜术者理解膈脚与主动脉的关系是非常重要的，特别是左膈脚，它与主动脉的关系密切。除了在主动脉裂口水平的相似的血管损伤外，还有穿刺针导致的主动脉损伤引起患者死亡的报道[19, 20]。Baigrie 及其同事[20]报道了 3 例严重出血的病例，为了止血均需转为开腹，损伤部位包括左膈下静脉、变异的肝左静脉和主动脉。这些作者指出解剖时尽量减少使用热钩，尽早转为开腹手术，尽早识别变异解剖，对于预防危及生命的血管损伤都是至关重要的[20]。在关闭膈脚时，特别是在行多数位置靠后的缝合时，暴露和保护主动脉是关键的（图 17–10）。

吞咽困难

- **后果**

  长期的固体食物吞咽困难。

1/2 级并发症

- **补救**

  食管扩张或可能再次手术。

- **预防**

  吞咽困难是 Nissen 手术最常见的、可接受的并发症。可以通过改进一些经典步骤来使术后吞咽困难的发生率最小化，包括减少胃底折叠的长度（从 4cm 减至 1cm）、分离胃短血管、增加食管探针的大小。“眼球”裂孔闭合术的努力充满了困难，因为该术式常常导致吞咽困难。为了强调食管扩张器在决定裂孔大小时的重要性，Patterson 及其同事[19]进行了一项前瞻性的随机双盲研究，证实了在 LNF 术中放置食管探条的效果。该一级证据显示，如果 LNF 术中放置了 56–Fr 号探条，患者发生长期吞咽困难的几率下降至 17%，而未使用食管探条的患者发生长期吞咽困难的几率为 31%[21]。术后吞咽困难的其他原因包括术前测压研究没有发现的食管活动障碍、包裹过紧而胃大弯侧活动性小或不足、胃短血管的问题。

膈脚关闭的断裂

- **后果**

  胃底折叠部疝入胸腔或纵隔，导致疼痛、可能的吞咽困难和 GERD 的复发。

2/3 级并发症

- **补救**

  再次手术，加固裂隙，游离胸部食管 6 ~ 8cm，使其成为腹部食管，用生物材料加固裂孔。

- **预防**

  Nissen 胃底折叠物向胸腔疝出或“滑动的 Nissen”是常见的 LNF 术后并发症，其经典原因是膈脚关闭不充分、膈脚关闭后压力过大或没有发现食管过短[20]。目前已有一些报道讨论了应用合成材料以加强 LNF 术中的食管裂孔，但是时至今日，一级证据只是支持它在食管裂孔疝的直径大于 8cm 的病例中使用[22-25]。在一个前瞻性的随机研究中，Frantzides 等发现应用聚四氟乙烯（polytetrafluoroethylene，PTFE）修补直径大于 8cm 的食管裂孔疝，可以将一期膈脚关闭导致的裂孔疝的发生率从 22% 降至 0。曾经有人认为大的食管裂孔疝修补中补片的应用可能导致的潜在风险是食管受侵蚀或狭窄，作者没有发现证据支持这一点[25]。但是补片修补并不是完美的。Granderath 及其同事[23]报道，与应用不可吸收性丙纶缝线关闭裂孔相比，应用补片行裂孔修补的患者在术后的前 3 个月吞咽困难的发生率增加。而在 1 年后的随访中，两组患者在术后吞咽困难方面的明显差异才消失。尽管目前只有一些

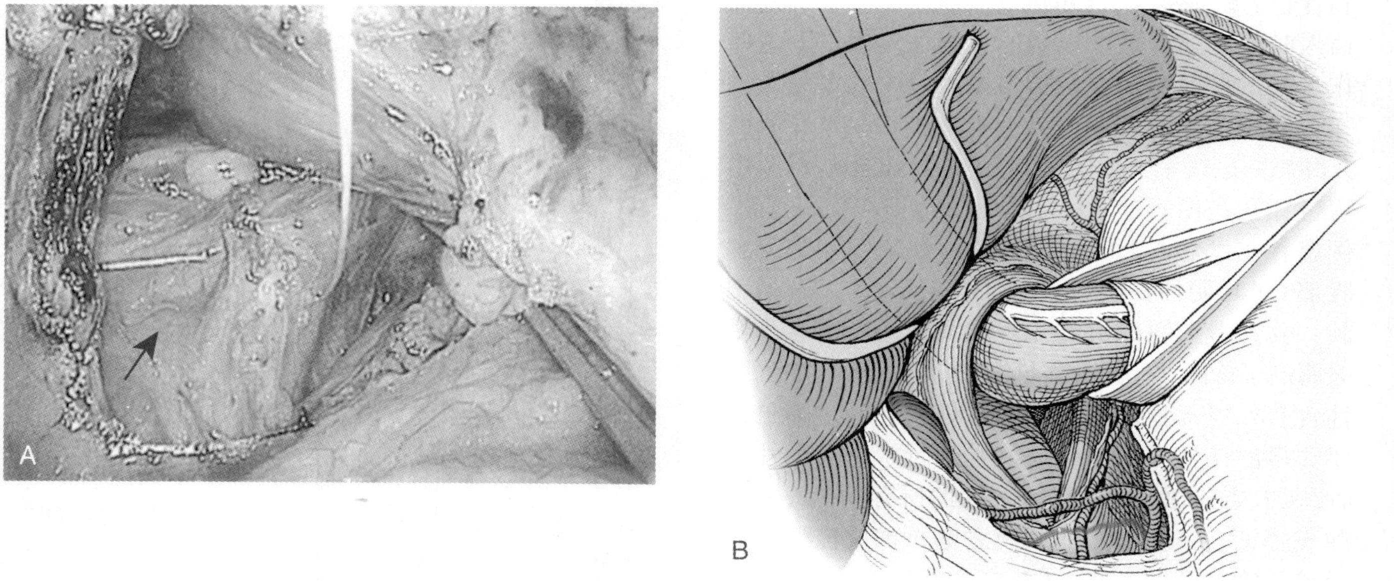

图 17–10 A，缝线的部位靠近左、右膈脚的最后方。主动脉近邻左膈脚的后方，后方缝合时应多加小心，避免损伤主动脉。可以看见在膈脚后的主动脉（箭头）。**B**，隐蔽解剖。比邻左右膈脚的主动脉损伤的危险性与主动脉的定位及其与左右膈脚的关系相关，特别是后方的缝合。此外，膈前血管通常紧贴裂孔的前部分，在解剖膈食管韧带时应多加注意，避免损伤这些血管。最后，下腔静脉在肝尾状叶后方可以看到，在这个区域也可以看到变异的肝左动脉。同样，在解剖 GE 连接处时，也需要再次强调这些血管损伤的潜在风险（见彩图）。

个例报道了生物材料如 AlloDerm 的应用，并认为因为生物材料具有血管再生的能力所以是更好的合成产品。Vecchia 及其同事[26]证实在小儿患者中 AlloDerm 可能成为有用的膈肌修补的材料，因为它具有促进纤维和小的毛细血管向材料内生长的作用。

缝合胃底折叠处

缝线穿透食管

- **后果**

 溃疡和吞咽痛。

 2/3 级并发症

- **补救**

 内镜下去除缝线。

- **预防**

 为了预防“滑动的 Nissen”发生，当缝合折叠部位时，需围绕折叠胃底进行 360° 的缝合，通常先从贲门左侧开始，将其缝到食管的前壁，然后缝合贲门的食管后部分。缝合入食管时应多加注意，深度仅需达到肌层，不要将管腔的全层都缝合了。

其他并发症

胃溃疡

据报道胃溃疡是术后出血的一个原因。溃疡的病因理论上包括胃外壁的创伤和（或）全层缝线导致的继发性缝线侵蚀和溃疡，或是术中鼻胃管或食管探条的损伤[27, 28]。Pianka 及其同事[27]报道 1 例因 Nissen 胃底折叠处溃疡导致的急性上消化道出血，他们认为切除胃短血管、手术剥离和胃胀可导致胃底的去血管表现，从而发生了溃疡。Cueto-Garcia 及其同事[28]也报道了 1 例术后 Nissen 胃底折叠处溃疡的病例，溃疡的下方发现了 2 个外科夹子。他们认为胃短血管切除引起的去血管现象和食管后解剖可能导致术后溃疡的发生。对于合并消化性溃疡病的患者，甚至对于已行满意的迷走神经切断术的患者来说，在术后应使用质子泵抑制剂来预防胃酸过多症和胃酸分泌过多，因为上述情况都可能引起术后的 Nissen 胃底折叠处的溃疡[28]。

至少有 15 例关于开腹 Nissen 手术发生主动脉肠瘘的报道，在 Nissen 胃底折叠处发生了侵向主动脉的侵蚀。报道认为最初的侵蚀来自于溃疡，不过问题是在最初的手术时是否存在主动脉不同程度的损伤或是部分的主动脉壁撕裂，并由此而导致了此悲剧性的并发症。胃血管供应和黏膜屏障的损伤可以归因于手术损伤，而且因为手术使得胃壁和主动脉形成新的比邻结构，这些都可能导致瘘的形成[29]。有报道胃溃疡不但可以侵蚀入主动脉还可以导致危及生命的出血。McKenzie 及其同事[30]报道了 1 例与胃底折叠术丙纶缝线缝合相关的主动脉外膜的肉芽肿。为了预防肉芽肿和肉芽肿侵蚀入主动脉，作者建议在胃底折叠和膈脚处使用编织缝线[30]。

胰腺炎

也有关于 LNF 术后胆石性和医源性损伤所致的胰腺炎的报道。Hughes 及其同事[18]指出术后胰腺炎的发生是胰腺钝性损伤的结果，而瘦的患者因为腹腔可供操作的空间有限所以更容易发生该并发症。在牵拉胃部或使用器械牵拉时应该注意胰腺和胃后壁的毗邻关系，这点对于预防胰腺损失是非常重要的。

肝血肿

当暴露 GE 连接处和肝胃韧带时需要牵拉肝左侧段，所以肝血肿和牵拉损伤并非不常见，不过通常表现为疼痛和不舒服，很少引起严重的并发症。Pasenau 及其同事[31]回顾研究了 LNF 的牵拉损伤，并再次主张为了充分暴露，应轻柔并使用无损伤的和钝性的器械来牵拉肝左外侧段。他们认为牵开器的类型、患者肝左叶的大小和在牵开器上用力的情况都与牵拉是否安全有关。并建议在困难的病例中，监测牵拉肝的颜色，他们指出术中的一个停顿可能预防缺血或静脉充血损伤[31]。

心脏损伤

LNF 中肝牵拉除了有血肿和梗死的危险外，Firoozmand 及其同事[32]还报道了 1 例心脏压塞，其原因是使用和放置扇形肝牵开器导致右心室损伤。他们认为扇形肝牵开器的锐性边缘可导致右心室发生撕裂，因为心脏持续的跳动打击到牵开器的边缘，可能导致心室壁血肿形成。横膈具有保护心包囊免受损伤的作用，但是当作用于心室壁的机械性张力逐渐加剧时，心室壁血肿就会破裂，从而导致心脏压塞。Firoozmand 及其同事[32]建议应仔细评估牵开器放置的位置，经常换一下牵开器的位置，并争取早期识别这个致死性的并发症。另一例 LNF 术中心脏压塞的原因是穿刺针在心室收缩时引起了右心室的损伤[33]。Swide 及其同事[34]报道了第二例因腹腔镜器械导致的直接心肌损伤而发生的心室损伤。但是他们的患者并没有发生危及生命的出血或心脏压塞，而仅仅表现为术中和术后的心电图改变。这两个病例提示我们应经常保持对于腹腔镜器械的警惕性，特别是在 LNF 术中分离膈脚的危险关头。

腹腔干和肠系膜上动脉血栓形成

Mitchell 及其同事[35]报道了一例腹腔干和肠系膜上动脉血栓形成导致的死亡病例，该病例是他们 156 例 LNF 术中唯一的一例死亡病例。该患者 LNF 术后发生了严重的腹痛、白细胞增多和胆红素增高，他的临床征象恶化并被进行了剖腹探查。在探查时，近端胃和下 1/6 的食管出现梗死，缝线部位胃内容物漏出。患者在初次探查后恢复，但是因为残余的近端胃进一步梗死而行二次探查并发现胆囊、脾、小肠、大肠、部分十二指肠和近端空肠进一步梗死。患者最终因肝梗死和严重的脓毒血症而死亡。尸检提示腹腔动脉干入口先天性狭窄。尽管肠系膜缺血罕见，但在腹腔镜手术中因为 CO_2 性气腹可以引起血管床收缩和肝通过血流的阻力增加，从而导致内脏血流减少，所以也应该考虑到该并发症。通过增加每分通气量和减小通气压（10 ~ 11mmHg），可以避免高碳酸血症，这也是预防肠系膜缺血的最好的办法。

（卫文栋 译）

参考文献

1. Rantanen T, Salo J, Sipponen J. Fatal and life-threatening complications in anti-reflux surgery: analyses of 5502 operations. Br J Surg 2000;87:967–968.
2. Evans SRT, Jackson PG, Czerniach DR, et al. A stepwise approach to laparoscopic Nissen fundoplication. Arch Surg 2003;135:723–728.
3. Dallemagne B, Weerts JM, Jahaes C, et al. Laparoscopic Nissen fundoplication: preliminary report. Surg Laparosc Endosc 1991;1:138–143.
4. Jackson PG, Gleiber MA, Askari R, Evans SRT. Predictors of outcome of 100 consecutive laparoscopic antireflux procedures. Am J Surg 2001;181:231–235.
5. Hahnloser D, Schumacher M, Cavin R, et al. Risk factors for complications of laporoscopic Nissen fundoplication. Surg Endosc 2002;16:43–47.
6. Coelho JCU, Campos ACL, Costa MAR, et al. Complications of laparoscopic fundoplication in the elderly. Surg Laparosc Endosc Percutan Tech 2003;13:6–10.
7. Sydorak RM, Albanese CT. Laparoscopic anti-reflux procedures in children: evaluating the evidence. Semin Laparosc Surg 2002;9:133–138.
8. Powers CJ, Levitt MA, Tantoco J, et al. The respiratory advantages of laparoscopic Nissen fundoplication. J Pediatr Surg 2003;38:886–891.
9. Skandalakis JE, Gray SW, Rowe JS (eds). Liver. In Anatomical Complications in General Surgery. New York: McGraw Hill, 1983; p 110.
10. Schauer PR, Meyers WC, Eubanks S, et al. Mechanisms of gastric and esophageal perforations during laparoscopic Nissen fundoplication. Ann Surg 1996;223:43–52.
11. Flum DR, Bass RC. The accuracy of gastric insufflation in testing for gastroesophageal perforations during laparoscopic Nissen fundoplication. J Soc Laparoendosc Surg 1999;3:267–271.
12. Murdock CM, Wolff AJ, Van Geem T. Risk factors for hypercarbia, subcutaneous emphysema, pneumothorax and pneumomediastinum during laparoscopy. Obstet Gynecol 2000;95:704–709.
13. Joris JL, Chiche JD, Lamy ML. Pneumothorax during laparoscopic fundoplication: diagonsis and treatment with positive and expiratory pressure. Anesth Analg 1995;81: 993–1000.
14. Khajanchee YS, Hong D, Hansen PD, Swanstrom LL. Outcomes of antireflux surgery in patients with normal preoperative 24-hour pH test results. Am J Surg 2004; 187:599–603.
15. Watson DI, Pike GK, Baigrie RJ, et al. Prospective double-blind randomized trial of laparoscopic Nissen fundoplication with division and without division of short gastric vessels. Ann Surg 1997;226:642–652.
16. Dallemagne B, Weerts JM, Jehaes C, Markiewicz S. Causes of failures of laparoscopic antireflux operations. Surg Endosc 1996;10:305–310.
17. Lowham AS, Filipi CJ, Hinder RA, et al. Mechanisms and avoidance of esophageal perforation by anesthesia personnel during laparoscopic foregut surgery. Surg Endosc 1996;10:979–982.
18. Hughes SG, Chekan EG, Ali A, Reintgen KL. Unusual complications following laparoscopic Nissen fundoplication. Surg Laparosc Endosc Percutan Tech 1999;9:143–147.
19. Leggett PL, Bissell CD, Churchman-Winn R. Aortic injury during laparoscopic fundoplication: an underreported complication. Surg Endosc 2002;16:362.
20. Baigrie RJ, Watson DI, Game PA, Jamieson GG. Vascular perils during laparoscopic dissection of the esophageal hiatus. Br J Surg 1997;84:556–557.
21. Patterson EJ, Herron DM, Hansen PD, et al. Effect of an esophageal bougie on the incidence of dysphagia following Nissen fundoplication: a prospective, blinded, randomized trial. Arch Surg 2000;135:1055–1061.
22. Dahlberg PS, Deschamps C, Miller DL, et al. Laparoscopic repair of large paraesophageal hiatal hernia. Ann Thorac Surg 2001;72:1125–1129.
23. Granderath FA, Schweiger UM, Kamolz T, et al. Laparoscopic anti-reflux surgery with routine mesh-hiatoplasty in the treatment of gastroesophageal reflux disease. J

Gastrointest Surg 2002;6:347–353.
24. Granderath FA, Schweiger UM, Kamolz T, et al. Laparoscopic Nissen fundoplication with prosthetic hiatal closure reduces postoperative intrathoracic wrap herniation: preliminary results of a prospective randomized functional and clinical study. Arch Surg 2005;140:40–48.
25. Frantzides CT, Madan AK, Carlson MA, Stavropoulos GP. A prospective randomized trial of laparoscopic polytetrafluoreoroethylene (PTFE) patch repair vs simple cruroplasty for large hiatal hernia. Arch Surg 2002;137:649–652.
26. Vecchia LD, Engum S, Kogon B, et al. Evaluation of small intestine submucosa and acellular dermis as diaphragmatic prostheses. J Pediatr Surg 1999;34:167–171.
27. Pianka JD, Smith CD, Waring JP. Acute upper gastrointestinal hemorrhage from an ulcer on a Nissen fundoplication. Am J Surg 1999;177:359–363.
28. Cueto-Garcia J, Rodrigues-Diaz M, Salas J, et al. Postoperative ulcer and hemorrhage: an uncommon complication of laparoscopic Nissen fundoplication. Surg Laparosc Endosc 1998;8:219–222.
29. Wasvary H, Wease G, Bierema T, Glover J. Gastro-aortic fistula: an uncommon complication of Nissen fundoplication. Am Surg 1997;63:455.
30. McKenzie T, Esmore D, Tulloh B. Haemorrhage from aortic wall granuloma following laparoscopic Nissen fundoplication. Aust N Z J Surg 1997;67:816–818.
31. Pasenau J, Mamazza J, Schlachta CM, et al. Liver hematoma after laparoscopic Nissen fundoplication: a case report and review of retraction injuries. Surg Laparosc Endosc Percutan Tech 2000;10:178–181.
32. Firoozmand E, Ritter M, Cohen R, Peters J. Ventricular laceration and cardiac tamponade during laparoscopic Nissen fundoplication. Surg Laparosc Endosc 1996;6:394–397.
33. Farlo J, Thawgathurai D, Mikhail M, et al. Cardiac tamponade during laparoscopic Nissen fundoplication. Eur J Anaesthesiol 1998;15:246–247.
34. Swide CE, Nyberg PF. Cardia trauma: an unusual cause of dysrhythmias and electrocardiographic changes during laparoscopic Nissen fundoplication. Anesthesiology 1996;85:209–211.
35. Mitchell PC, Jamieson GG. Coeliac axis and mesenteric arterial thrombosis following laparoscopic Nissen fundoplication. Aust N Z J Surg 1994;64:728–730.

第 18 章

腹腔镜食管肌层切开术联合Dor胃底折叠术

Alexander Wohler, MD and Stephen R. T. Evans, MD

引言

贲门失弛缓症是一种少见的，以食管蠕动功能丧失、下食管括约肌（lower esophageal sphincter，LES）张力增高和吞咽时 LES 松弛不良的三联征为特征的后天获得性疾病[1]。LES 张力增高主要的病理生理学改变是炎症（可能是感染因素）导致的食管肌层神经节细胞功能的丧失[2]。这样的病理生理学改变的过程导致了 LES 张力增高，在吞咽时不能正常松弛。结果出现功能性的食管梗阻，并造成近段食管随时间加重的异常扩张。事实上，表现出的食管蠕动异常可能是仅与食管异常扩张有关的一个继发现象[2]。

通过恰当的病史和体格检查对疾病进程有了初步判断后，诊断贲门失弛缓症的"金标准"是食管测压术。通过食管测压能够发现贲门失弛缓症的三联征表现。一些医生选择钡餐作为最开始的诊断手段，这样做能够鉴别其他一些疾病和提示解剖结构的异常（这些异常增加了内镜检查和食管测压的困难）。食管胃十二指肠镜（esophagogastroduodenoscopy，EGD）检查作为一项术前必需的检查手段，不但能够鉴别诸如恶性肿瘤或食管狭窄（包括假性贲门失迟缓的可能）等疾病，还能够提示解剖学的异常。对于任何怀疑与恶性肿瘤有关的假性失弛缓症都应该进行 CT 扫描和其他一些适当的检查。

对于贲门失迟缓症虽然有许多非手术治疗手段，但没有一项像食管肌层切开术那样有效。目前的食管肌层切开术通常通过微创手段进行。钙通道拮抗剂和硝酸盐类等药物的疗效通常较差并且短暂[2]。而且，非手术干预，比如对于 LES 的内镜扩张和 LES 的肉毒素注射同样存在风险。Okike 和其同事[3]发现，在实施内镜扩张的患者中，食管瘘和纵隔脓毒症的发生率是手术患者的四倍。另外，这些干预还增加了以后手术治疗的困难和并发症的发生率[1, 4, 5]，并且也可能降低手术的疗效[2]。

微创手术使手术并发症的发生率显著降低，这使食管肌层切开术比非手术治疗手段具有更大的吸引力。电视胸腔镜手术（video-assisted thoracic surgery，VATS）和腹腔镜手术都可供选择。但是研究表明，后者具有更短的住院时间、更低的中转开腹手术率和更好的吞咽困难缓解的效果[6, 7]。大多数研究报道腹腔镜食管肌层切开术在缓解症状方面的成功率接近或超过 90%[1, 4, 8]。其长期疗效显著优于肉毒素注射或食管球囊扩张治疗。大部分接受了肉毒素注射的患者没有获得症状的长期缓解，食管球囊扩张的远期疗效也只有 65% ～ 70%[2, 9]。

虽然接受了腹腔镜食管肌层切开术的大多数患者获得了良好的症状缓解，但并不是没有并发症的发生。大多数研究报道的手术死亡率如果不是"0"，也是较低的（例如：＜ 0.5%）。最常见的严重并发症，特别是在没有及时发现并进行修补的情况下，是术后早期或迟发的食管或胃穿孔。其他的并发症包括持续或反复发作的吞咽困难、胃食管反流（gastroesophageal reflux disease，GERD）、出血和食管裂孔疝。

适应证

- 吞咽困难和（或）反流的症状
- 食管测压提示：食管蠕动迟缓，LES 张力增高，LES 松弛不良
- 非手术治疗失败（虽然在没有手术禁忌证时应该首选手术治疗）
- 术前检查没有发现假性食管失迟缓或晚期巨食管、肿瘤等需要改变手术计划的疾病

手术步骤

步骤 1　放置内镜（在胃食管结合部 [gastroesophageal junction，GEJ] 左侧）（可选）
步骤 2　套管针定位和穿刺
步骤 3　分离肝胃韧带 / 去除胃食管脂肪垫
步骤 4　分离膈食管前韧带
步骤 5　切开食管前壁直至纵隔
步骤 6　分离胃短血管
步骤 7　切开胃、食管平滑肌
步骤 8　探查黏膜和肌切开处
步骤 9　Dor 胃底折叠术
步骤 10　移除套管针，缝合切口

手术操作

放置内镜

许多外科医生习惯于在手术开始之前将内镜置于 GEJ 处。这样不但能够使用内镜对 GEJ 处（鳞状柱状上皮结合部）进行探查，而且有助于评估切开后黏膜及平滑肌的情况。向胃腔内注气后，内镜能够探查到黏膜的微小损伤以及黏膜下未切开的平滑肌纤维（图 18-1 和 18-2）。同时，还能够通过内镜评估平滑肌切开得是否充分。为达到这个目的，一些人甚至主张进行术中测压以确定 GEJ 剩余的高压区域[9]。

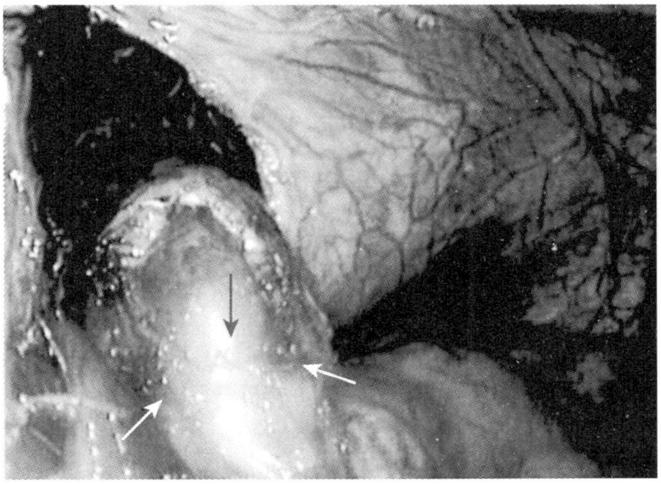

图 18-1　注意黏膜下残留的肌纤维（黑色箭头），在这个部分防止肌层切开边缘（白色箭头）的完全性离断（见彩图）。

定位 / 套管针穿刺

套管针的定位与穿刺与行腹腔镜 Nissen 胃底折叠术时的方法相同（参见第Ⅲ部分第 17 章）。

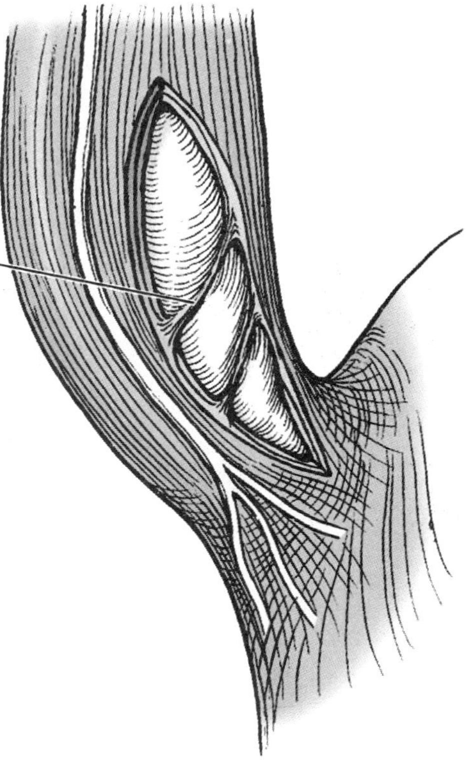

图 18-2　剩余的肌纤维能够限制其余黏膜的膨出。无法分离这些纤维（通常术中肉眼看见的不像图中所示的那样明显）会导致术后持续性的吞咽困难。

套管针穿刺的副损伤

与套管针穿刺的副损伤有关的讨论参见第Ⅰ部分第8章腹腔镜手术。

分离肝胃韧带/去除胃食管脂肪垫

损伤变异的左肝动脉

参见第Ⅲ部分第17章腹腔镜 Nissen 胃底折叠术。

分离膈食管前韧带和向前解剖至纵隔

食管旁疝

与抗反流手术的切开或食管裂孔/旁疝的分离不同，在腹腔镜 Heller 肌切开手术中食管裂孔的切开应该是非常有限的[9, 10]。

- **后果**
  在显露 GEJ 前方的时候，广泛的切开不仅不是必需的，还会因此而改变 GEJ 的生理学状况，并导致反流。此外，Chapman 和他的同事[9]曾经描述了腹腔镜食管肌层切开术后发生食管旁疝的并发症需要再次手术进行修补。
  2/3 级并发症

- **补救**
  操作结束后，我们应该检查食管裂孔以确认其没有过分松弛。在遇到诸如食管裂孔疝或缩短的"乙状"食管等情况时，可能需要在 GEJ 的周围（比通常情况下）进行更彻底的切开。如果打开的食管裂孔过于松弛，那么应该对后膈脚进行缝合，但同时应注意避免缝合过紧而导致吞咽困难。

- **预防**
  为了有效的肌层切开术，需要切开以显露出食管，这主要需要在前方进行[11]，而后方和外侧只进行较少的切开。然而，一些人在食管后方进行轻度切开以放置烟卷式引流进行牵引[9]。无论怎样，在手术结束前都要评估食管裂孔的大小和疝出的可能性（图18–3)。这对于那些需要明显数量的切开的患者（例如那些病情严重并导致"乙状"食管或短食管的患者[12]）更加重要。

迷走神经损伤

见后文及第Ⅲ部分第17章腹腔镜 Nissen 胃底折叠术。

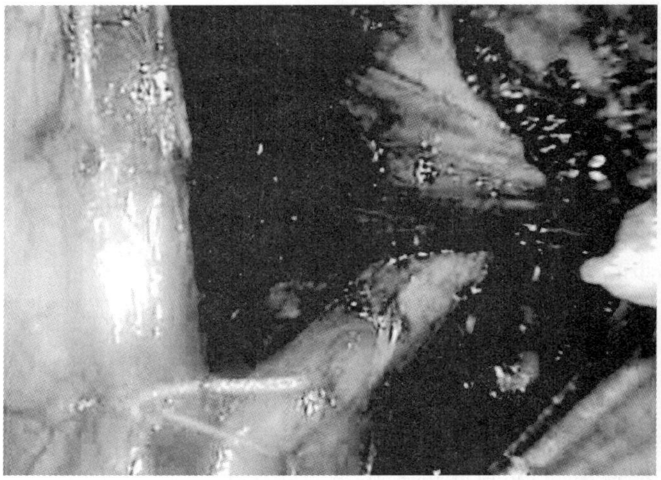

图 18–3 该患者食管裂孔打开过大导致术后胃食管反流（GER）和食管旁疝。在膈肌脚的后面进行缝合以减少这些风险（显示的是第一步缝合）（见彩图）。

食管损伤

见后文及第Ⅲ部分第17章腹腔镜 Nissen 胃底折叠术。

气胸、纵隔积气、心包积气

见第Ⅲ部分第17章腹腔镜 Nissen 胃底折叠术。

结扎胃短血管

结扎胃短血管使胃能够充分游离以便进行胃底折叠术[1]。我们使用超声刀对胃底血管进行全部结扎。另一些人主张对于头侧的胃短血管减少结扎[1, 9]。这样做的目的可能是为了减少对于 LES/GEJ 生理学特性的影响。无论如何，为了保证胃底的充分游离，仍然需要结扎一些胃短血管以使折叠手术能够进行。

出血

见第Ⅲ部分第17章腹腔镜 Nissen 胃底折叠术。

胃损伤

见第Ⅲ部分第17章腹腔镜 Nissen 胃底折叠术。

气体膨胀综合征

见第Ⅲ部分第17章腹腔镜 Nissen 胃底折叠术。

食管和胃肌层切开术

食管或胃穿孔

该操作最常见的严重并发症（尤其是对于术后没有发现和进行修补的情况）是食管或胃的损伤/穿孔，发生率大约为5%。然而，在一些情况下，如球囊扩张或注射肉毒杆菌毒素时，食管或胃的损伤/穿孔的发生率可以显著升高（≥10%）。

- **后果**

该操作最令人担心的并发症是由于食管瘘或穿孔导致的纵隔脓毒症（早期或迟发）。纵隔脓毒症是非常危险的，具有很高的死亡率。因此，避免黏膜的损伤（或是发现损伤后进行修补）是非常重要的。尽管如此，成功缓解吞咽困难的关键仍是有效的肌切开术，尽管这样会使食管黏膜成为食管管腔与纵隔之间唯一的屏障。这就强调需要非常小心以避免黏膜损伤。此外，除了食管的明显穿孔外，黏膜部分层次的损伤，尤其是由电凝导致的损伤（图18–4），也会导致食管的迟发穿孔（表现为术后迟发的纵隔脓毒症）。

3–5级并发症

- **补救**

发现黏膜的损伤部位是最为重要的。术中发现的黏膜撕裂应立即缝合，如果手术医师具有足够的经验，可以使用腔镜进行缝合，但是在一些情况下需要转为开腹手术。内镜通过使用注气法或透射法对于发现黏膜的问题区域是非常有帮助的。前部的Dor胃底折叠术能够有效地强化支持已修复的黏膜损伤或不伴有明显穿孔的黏膜损伤的修护[8]，这也是我们倾向于在胃食管结合处采用这种特殊的抗反流操作进行肌层切开术的原因之一。

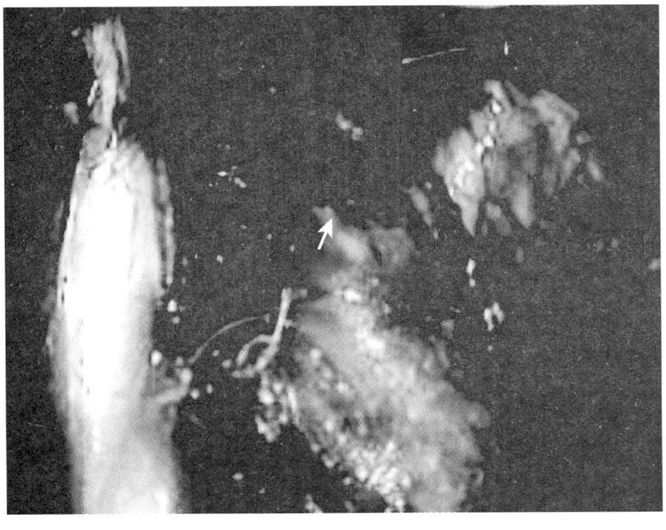

图18–4 肌层切开时发生黏膜损伤（箭头）。尽管这还不是明显的穿孔，但随后可能发生该部位的黏膜坏死，导致迟发性的穿孔（见彩图）。

发生黏膜损伤的患者的术后护理包括：经过GEJ部放置鼻胃管（术中定位）、禁食水以及应用抗生素。上述措施应持续应用直至术后吞咽实验确认没有瘘发生。

- **预防**

虽然对于每个患者我们都应该注意避免黏膜损伤，但是对于那些先前进行过食管部位操作的患者，外科医生更应高度警惕黏膜损伤。一些病例研究报道之前进行过食管球囊扩张术的患者发生食管损伤的几率会更高（一部分＞10%）[1,4,5]。

防止黏膜损伤的关键点之一是在肌层切开术时尽量减少电灼术的使用。除了能导致食管全层损伤，电灼术还能损伤黏膜（见图18–4），导致迟发的穿孔。避免电灼术的大量使用能够减少黏膜损伤的发生，为了这个目的可以使用超声刀（我们更倾向于此）或腹腔镜剪刀从头侧完成肌层切开术。超声剥离器（例如超声刀）相比电灼术而言能够减少外围组织的副损伤。尽管使用腹腔镜剪刀能够减少对于副损伤的担心，但是超声剥离器所提供的止血具有其独到的优点。

必须小心操作以确保在黏膜和肌纤维之间有合适的层面，在切开肌层之前使用超声剥离器（例如电钩）牵拉开黏膜层（图18–5和18–6）。如果不能够维持足够的牵拉力牵拉开黏膜层（图18–7），将极大地增加黏膜损伤的几率。当进行到胃的肌层切开术时，非常重要的一点是要意识到紧贴黏膜层上的一层是非常难以分辨的。因此，避免黏膜损伤需要仔细地辨别肌层纤维，并将其从黏膜层牵拉开以便分离。

不完全或“愈合的”肌切开术

能够确保有效缓解吞咽困难的最重要的因素是肌切开术本身。肌层切开不完全是手术失败的主要原因，无法通过适当地分离肌层纤维防止肌层切开术后肌纤维的愈合[9,11,13]。

- **后果**

吞咽困难未得到有效缓解。如果未能进行向GEJ的近端和远端适当扩展的肌层切开术，将导致手术早期即失败。分离不彻底的肌层纤维的愈合将导致术后的延迟失败即吞咽困难复发。

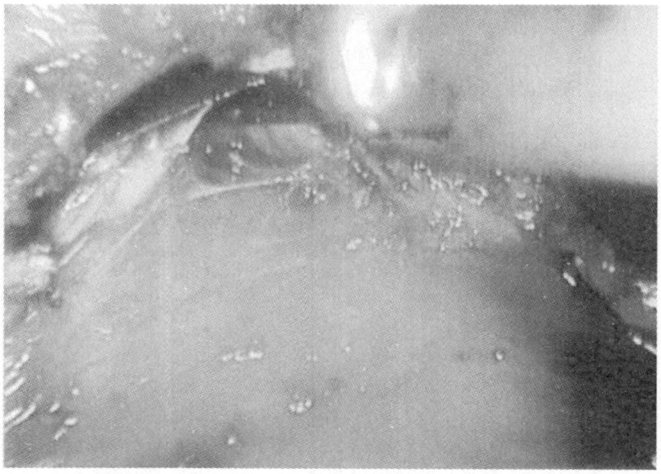

图 18–5 适当的操作。注意在分离肌层纤维前已经放置了牵引（远离黏膜）（见彩图）。

2/3 级并发症

- **补救**

在肌层切开之前在 GEJ 部位放置内窥镜有助于评估肌层切开术是否完全彻底。如果在肌层切开后内窥镜发现某些部位仍有紧缩，那么需要对这些部位进行进一步的确认定位，并切开该部位的肌层纤维（见图 18–1）。一些人采用术中测压以确保消除高压区域，包括肌层切开的近端或远端，或是最初没有发现的残余的肌层纤维[9]。

球囊扩张能够有效地缓解术后的吞咽困难[11]。为了减少发生穿孔的风险，Zaninotto 和他的同事[11]推荐术后至少等待 4 个月再施行强力的扩张。

- **预防**

切开前正确地确认 GEJ（例如，通过内镜确认鳞柱状上皮结合部）能够有助于寻找施行肌层切开术时适当的“启动点”。自胃贲门向近端切开肌层 8cm，远端切开 2cm。能够看到黏膜层在肌层切开部位向外膨出，对于在黏膜层上发现的任何肌层纤维都应该予以切开。切开完成后，钝性分开被切开肌层的边缘，以减少其术后靠近和愈合的可能（图 18–8）。

如前所述，肌层切开术中在远端胃侧难于游离开黏膜层与肌纤维层。而且，有效的肌层切开导致的黏膜层的膨出在该部位并不明显。这些都增加了手术切开不完全或切开的肌层愈合以及肌层切开部位远端黏膜损伤的风险。因此，在该部位分离肌纤维时应该特别小心，以“一个纤维接一个纤维”的方式进行。

总之，与横切面相关的肌层切开术的特殊定位对于肌层切开的有效性和切开的垂直彻底性都是同样重要的。Korn 和他的同事[14]描述了半圆形的“卡环”肌纤维和斜形“悬带”肌纤维对于构成 LES 张力的重要性。没有分开这两层肌纤维的肌层切开术可能效果不佳。为了达到这一目的，一般来说应该在前迷走神经略偏左施行肌层切开术（图 18–9）。

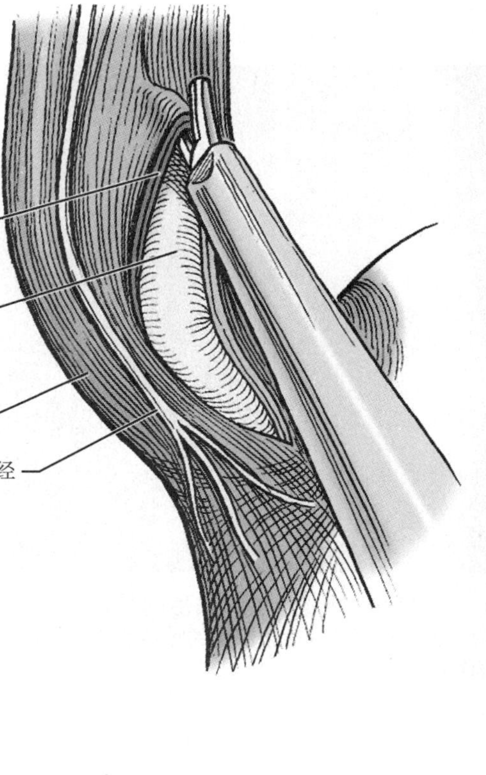

图 18–6 分离肌纤维时采取适当的技术将黏膜层牵拉开。同时显示肌层切开后膨出的黏膜。

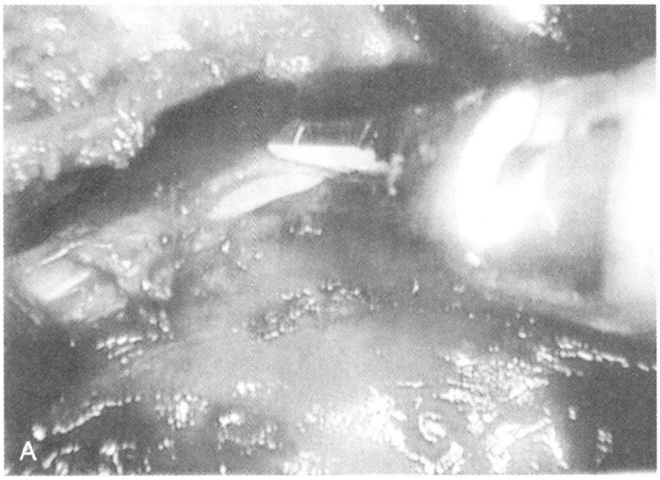

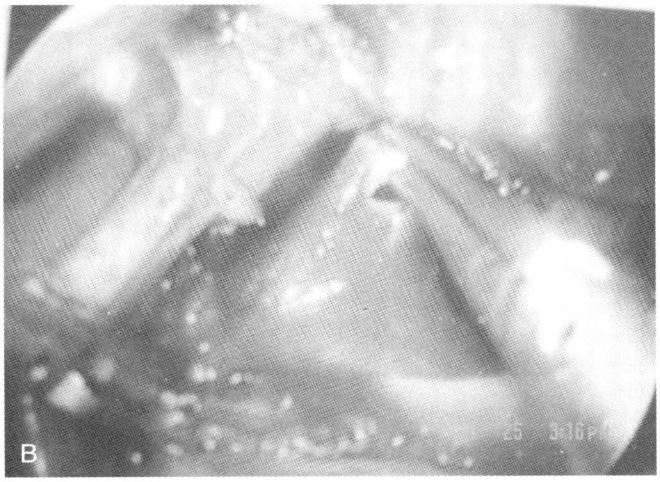

图 18-7 A，不适当的操作。注意没有给予肌层纤维足够的牵引（与图 **18-5** 比较）。器械的下臂靠近食管黏膜会增加直接损伤或超声刀（如果在此区域超声刀被打开）的继发损伤的风险。**B**，腹腔镜修补之前在操作中发现的使用超声刀导致的黏膜穿孔（见彩图）。

胃食管反流 / 吞咽困难

虽然微创的食管肌层切开术（通常使用腔镜）被认为是治疗贲门失弛缓症的有效治疗手段，但是在以下方面仍然存在大的争论：在手术的同时采取抗反流操作是否必要，以及即便采取抗反流操作，应该采用哪种操作方式[8, 15, 16]。Ellis 与其助手[17]和 Okike 及其同事[3]推荐采用一种限制性肌层切开术（仅在贲门部切开肌层 0.5 ～ 1cm），同时不采取抗反流操作。反之，还有一些人主张行 360° 完全胃底折叠术[16]。这种胃底折叠手术，在食管无蠕动的情况下，非常容易并发术后的吞咽困难[13]。通常合适的做法（也是我们首选的操作）是进行完全的肌层切开术，即在 GEJ 上方切开

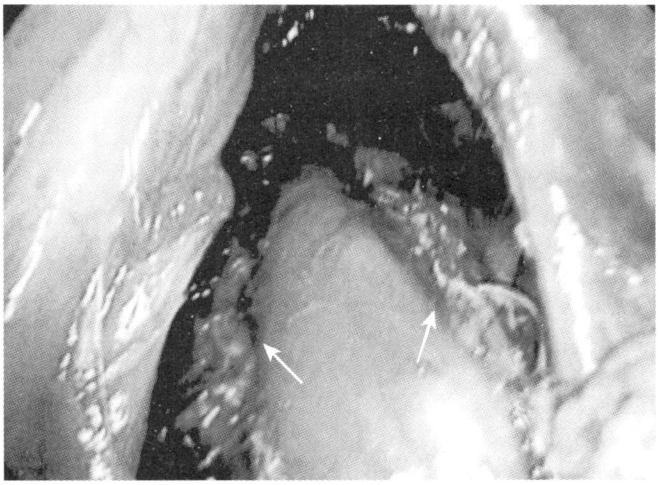

图 18-8 该患者被打开的相当大的食管裂孔保证了对后方的膈肌角的缝合。同时显示了肌层切开术时被正确分开的两侧缘（箭头）和从其下方膨出的黏膜（见彩图）。

8cm，在贲门下向胃侧切开 2cm，然后行 Dor 胃底折叠术。我们相信这种方式能够最大限度地减少术后吞咽困难（与肌层切开不完全或折叠部位张力过高有关）和胃食管反流（GER）的发生。

- 后果

不论是否有症状，抗反流手术的失败通常会导致病理性的 GER。假定潜在的贲门失弛缓症患者于远端食管出现一些改变，但也只有一小部分病理性反流的患者是有症状的，这些更令人关注，因为长期的反流可能引起 Barrett 食管炎和癌的风险。

1/3 级并发症

- 补救

如果保守治疗无效，那么术后 GER 可能使再次进行胃底折叠术或折叠修补术成为必须。

- 预防

我们推荐一种部分性“Dor”胃底折叠术，该种术式已被证实能够有效防止 GERD[18]，同时能够避免因环周折叠过多而导致的潜在并发症。其他的诸如向后折叠 180° 的“Toupe”术式等也有不错的效果。“Toupe”术式能够防止切开的肌层愈合（折叠的胃壁被固定于肌层切开的边缘，因此从理论上说能够保持切开的两侧分开）[1]，但是在前面操作的“Dor”折叠术通过支撑肌层切开部位的黏膜而起到防止食管瘘的作用（图 18-10）。

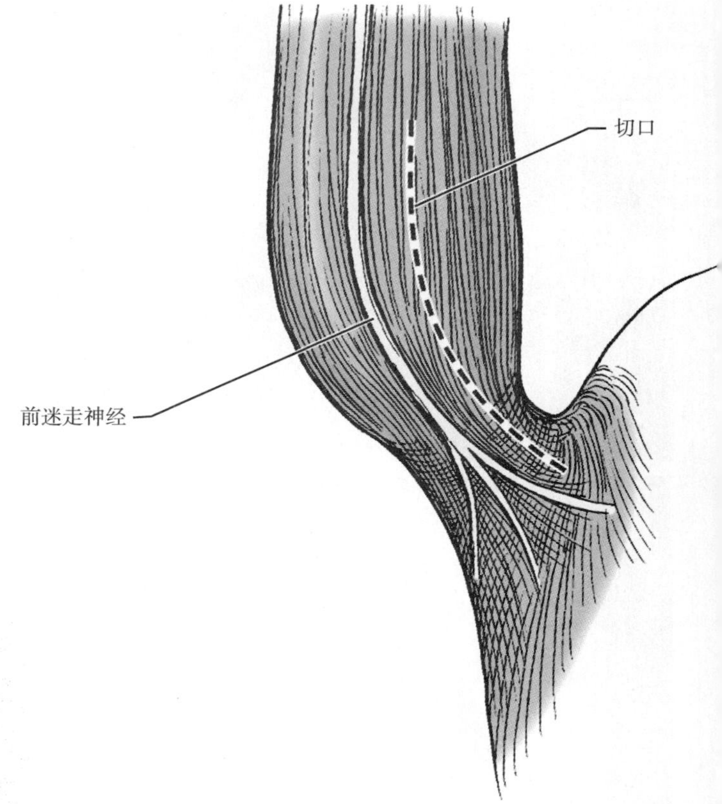

图 18–9 胃食管接合处（GEJ）的左侧斜行的“悬带”状纤维突出。一般来说推荐向中线左侧行肌层切开术以保证卡环状纤维和悬带状纤维的分离。

Dor（或 Toupet）胃底折叠术

吞咽困难

虽然文献中对于食管肌层切开后是否采取抗反流措施还存在争论[16]，一般来说还是推荐采取抗反流操作。行肌层切开而未行胃底折叠的病例术后发生 GER 的比率可高达 60%[7]。然而，由于肌层切开可能导致患者容易出现 GER，对于抗反流操作最主要的一个担心是需要手术的吞咽困难可能作为胃底折叠操作过紧的后果而存在着。一些作者推荐一种“floppy” Nissen 折叠术[16]，但是我们以及其他一些作者[1, 4, 5, 11, 12, 19]还是主张行部分折叠术，我们特别推荐前壁的“Dor”胃底折叠术。

- **后果**

胃底折叠后 LES 的过度紧张会导致治疗失败。关于是否行胃底折叠以及行哪种方式的折叠目前还没有定论。考虑到失弛缓症的潜在症状学为吞咽困难以及食管动力不足是诊断三联征中的一个表现，大多数作者主张仅行部分折叠术就不足为怪了。完全的肌层切开以及随后的不合适的过紧的胃底折叠只能再次导致吞咽困难。同时，Dor 胃底折叠术已经被证实能够有效地防止术后 GER 的出现。在他们的病例研究中，Richards 和他的同事[18]报道仅行肌层切开的患者 GER 的发生率为 47.6%，而行联合 Heller–Dor 操作的患者 GER 的发生率为 9.1%。

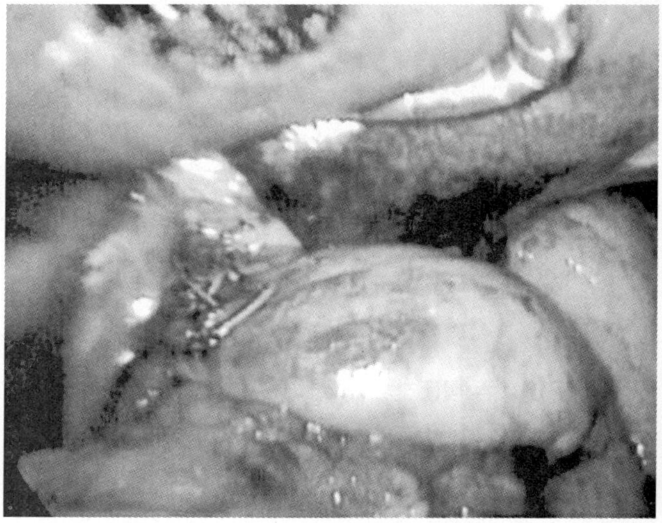

图 18–10 前部 Dor 胃底折叠术保护支撑了肌层切开术后暴露的黏膜，保护其避免发生迟发瘘（见彩图）。

2/3 级并发症

- **补救**

  术中内镜不仅用于指示和观察切开的部位，也用于在行胃底折叠术后对 GEJ 部位进行评估。如果行胃底折叠术后内镜前进遇到过度阻力，就应该进行修补。

- **预防**

  部分胃底折叠术，尤其是 Dor 胃底折叠术，如果操作正确，不应该导致 LES 过度阻力。而且，与 Toupet 胃底折叠术不同，前方的 Dor 胃底折叠术有助于预防潜在的黏膜损伤以及必需的黏膜修补。Dor 胃底折叠术相较后部 Toupet 胃底折叠术在理论上的另一个优势是前者对于 LES 的生理特性破坏较少。从 GEJ 的后方将胃折叠可能使胃在前方成角，从而增加了吞咽困难发生的可能性。如果施行比 Dor 胃底折叠术的折叠弧度更大的操作，应该使折叠较为松弛，以减少术后吞咽困难的发生。

其他并发症

出血

Bonavina 和他的同事[12]在一组患者中曾遇到一例行肌层切开术后在手术部位出血需要再次手术的病例。虽然该病例出现在开展腹腔镜手术以前，但出血仍应该作为微创手术的一项潜在并发症来进行研究。尤其是当进行肌层的锐性切开时，切开的部位可能发生出血。假若切开的肌层边缘已经完全地与黏膜分开，可以用电凝或缝扎来止血。另外，我们推荐使用超声剥离器完成肌层的切开。虽然超声设备造成的副损伤比电烧灼要少，但在操作中我们仍应注意黏膜损伤的可能，在切开时注意将黏膜层牵拉开。

前迷走神经损伤

在行游离、肌层切开、胃底折叠时有损伤迷走神经前干的风险。因为食管后方的解剖受限（如果不能完全避免），所以迷走神经后干损伤的可能性比较小。虽然迷走神经切断后腹泻和胃排空延迟等并发症是迷走神经前干和后干同时损伤后的常见并发症，但是在术中我们仍应该小心地确认迷走神经前干。迷走神经前干不仅仅是需要保留的一个重要结构，也是实行肌层切开时的重要标志（在迷走神经前干略偏左进行肌层切开）（见图 18-9）。

脾损伤

一些病例研究中有关于脾损伤的报道[4, 12, 20]，其中一些脾损伤需要行开腹脾切除术。由于腹腔镜手术时可能导致脾损伤（见第 I 部分第 7 章腹腔镜外科），因此在 GEJ 附近及胃近端部位进行操作时需格外小心。对胃的过度牵拉可能导致胃短血管的撕裂。拉钩和其他的设备也容易导致脾损伤。胃脾韧带显露不佳，尤其是在分离头侧的胃短血管时，显著增加了脾损伤的可能。耐心（或有时候额外再做一个腹腔镜孔）是避免这类问题的最好办法。

（李　嘉 译）

参考文献

1. Luketich JD, Fernando HC, Christie NA, et al. Outcomes after minimally invasive esophagomyotomy. Ann Thorac Surg 2001;72:1909–1913.
2. Arain MA, DeMeester TR. Achalasia of the esophagus. In Cameron JC (ed): Current Surgical Therapy, 8th ed. Philadelphia: Mosby, 2004; pp 14–18.
3. Okike N, Payne WS, Neufeld DM, et al. Esophagomyotomy versus forceful dilation for achalasia of the esophagus: results in 899 patients. Ann Thorac Surg 1979;28:119–125.
4. Peracchia A, Rosati R, Bona S, et al. Laparoscopic treatment of functional diseases of the esophagus. Int Surg 1995;80:336–340.
5. Marino M, Rebecchi F, Festa V, Garrone C. Surgical laparoscopy with intraoperative manometry in the treatment of esophageal achalasia. Surg Laparosc Endosc 1997;7:232–235.
6. Stewart KC, Finley RJ, Clifton JC, et al. Thoracoscopic versus laparoscopic modified Heller myotomy for achalasia: efficacy and safety in 87 patients. J Am Coll Surg 1999;189:164–169.
7. Patti MG, Pelligrini CA, Horgan S, et al. Minimally invasive surgery for achalasia: an 8-year experience with 168 patients. Ann Surg 1999;230:587–593.
8. Wang PC, Sharp KW, Holzman MD, et al. The outcome of laparoscopic Heller myotomy without antireflux procedure in patients with achalasia. Am Surg 1998;64:515–520.
9. Chapman JR, Joehl RJ, Murayama KM, et al. Achalasia treatment: improved outcome of laparoscopic myotomy with operative manometry. Arch Surg 2004;139:508–513.
10. Sharp KW, Khaitan L, Scholz S, et al. 100 consecutive minimally invasive Heller myotomies: lessons learned. Ann Surg 2002;235:631–639.
11. Zaninotto F, Costantini M, Portale G, et al. Etiology, diagnosis, and treatment of failures after laparoscopic Heller myotomy for achalasia. Ann Surg 2002:235:186–192.
12. Bonavina L, Nosadini A, Bardini R, et al. Primary treatment of esophageal achalasia: long-term results of myotomy and Dor fundoplication. Arch Surg 1992;127:222–227.
13. Ellis FH. Failure after esophagomyotomy for esophageal motor disorders. Causes, prevention, and management. Chest Surg Clin North Am 1997;7:477–487.

14. Korn O, Braghetto I, Burdiles P, Csendes A. Cardiomyotomy in achalasia: which fibers do we cut? Dis Esophagus 2000;13:104–107.
15. Streitz JM, Ellis FH, Williamson WA, et al. Objective assessment of gastroesophageal reflux after short esophagomyotomy for achalasia with the use of manometry and pH monitoring. J Thor Cardiovasc Surg 1996;111:107–113.
16. Frantzides CT, Moore RE, Carlson MA, et al. Minimally invasive surgery for achalasia: a 10-year experience. J Gastrointest Surg 2004;8:18–23.
17. Ellis FH, Crozier RE, Watkins E Jr. Operation for esophageal achalasia. J Thorac Cardiovasc Surg 1984;88:344–351.
18. Richards WO, Torquati A, Holzman MD, et al. Heller myotomy versus Heller myotomy with Dor fundoplication for achalasia: a prospective randomized double-blind clinical trial. Ann Surg 2004;240:405–412.
19. Swanstrom LL, Pennings J. Laparoscopic esophagomyotomy for achalasia. Surg Endosc 1995;9:286–290.
20. Cacchione RN, Tran DN, Rhoden DH. Laparoscopic Heller myotomy for achalasia. Am J Surg 2005;190:191–195.

第 19 章

腹腔镜胃旁路术

Bruce Schirmer，MD

引言

从 1998 年到 2003 年，美国的减肥手术领域经历了一次真正的革命。美国每年完成的 Roux-en-Y 型胃旁路手术（Roux-en-Y gastric bypass，RYGB）大约从 20 000 例增加到 140 000 例[1]。这其中的原因还有待讨论，但作者的假设是，应用腹腔镜技术大大增加了这类手术的可操作性，使得这类手术变得非常普及。腹腔镜技术的应用与这类手术的普及密切相关。腹腔镜手术在年轻外科医生中非常流行，并逐渐普及到减肥手术。公共医生和咨询医生已经倾向于将腹腔镜技术作为一项越来越被接受的手术治疗方法，比如胆囊切除术和抗反流手术，并已用于减肥手术。多媒体和互联网将腹腔镜胃旁路术的信息传播得更迅速、更普遍。腹腔镜 Roux-en-Y 型胃旁路手术（laparoscopic Roux-en-Y gastric bypass，LRYGB）成为美国 2003 年最常见的腹部手术之一。2003 年美国大约有 130 000 例胃旁路手术，而在 1998 年大约只有 20 000 例。手术例数的迅速增加给对这个手术感兴趣且需要开始积累经验的外科医生提供了锻炼的机会。没有经验的外科医生操作时可能出现的并发症在一些情况下变得比较棘手。外科文献报道了在大量的手术操作中出现的各种各样的并发症。在文献缺乏的情况下，尽管不能很好地统计这些并发症问题的数量，但作者自己的经验与文献报道可以一起作为判断这些并发症发生频率的最初依据。

大规模医学中心 LRYGB 相对较短的住院时间使我们无法确切评估其远期并发症的发生率，但是作为一个开放的手术方式，减肥手术本身已经经受了减肥治疗团体和外科医师团体 40 年的严格验证[2]。排除直接相关的技术性因素，开腹手术后与腹腔镜 RYGB 后的远期并发症相似。因此，低估并发症发生几率的可能性不大。文献已经提出的腹腔镜较开腹手术的两个优势是，RYGB 可以显著降低伤口并发症和切口疝的发生率[3]。

当减肥手术的初学者开始实施这一类手术时，本章节将为他们提供帮助，希望这其中的内容能够帮助他们减少并发症的发生。希望受训者在训练或实习中的表现能够从本章节的内容中获益。而有经验的肥胖症治疗外科医生可以将这一章中的内容与自己的经验进行比较，从而找到自己实施 LRYGB 时的不足。

适应证

- LRYGB 是对病态肥胖患者进行外科手术人工减肥的手术操作，定义如下：
  - 体重指数（BMI= 体重 kg/ 身高 m^2）≥ 40 且不存在并发症或由于肥胖引起或 BMI ≥ 35 且至少存在一个并发症[4]。
  - 应当具备通过非手术饮食途径减肥失败的历史。虽然缺乏支持此适应证的数据，但是已经被普遍接受。

手术步骤

步骤 1 创建气腹
步骤 2 放置套管（穿刺通道）
步骤 3 腹腔镜检查和评估腹部脏器
步骤 4 如有必要则实行肠粘连松解术游离网膜和暴露左上象限
步骤 5 切断小肠，建立 Roux-Y 型吻合支
步骤 6 肠肠吻合术
步骤 7 闭合肠系膜缺损
步骤 8 创建胃囊
步骤 9 Roux-Y 型吻合支通道

步骤 10 胃空肠吻合术
步骤 11 闭合剩余的肠系膜缺损
步骤 12 封闭穿刺点

手术操作

建立气腹

内脏损伤

- **后果**

如果是 Veress 气腹针造成的损伤，则损伤的性质往往不严重。切向裂伤可能会导致出血或穿孔，引起漏、感染和腹膜炎。如果是由于切开术插入的 Hassan 套管针造成的空腔脏器的损伤，损伤程度往往较为严重，穿孔或损伤的范围也较大。气腹的创建是直接用套管针插入，一些人主张使用可视化套管而不建立气腹。这种方法应该会出现内脏损伤，几乎肯定会较 Veress 气腹针产生更为严重的损伤，类似于 Hassan 套管方法出现的罕见损伤的严重程度。如果无法发现和修复明显的损伤，常常会引起严重的腹膜炎和败血症，这些症状经常在出院后出现。患者返回医院再次治疗出现延迟往往导致其出现濒危状态，死亡的情况并不少见。

1–5 级并发症

- **补救**

空腔脏器的出血或穿孔是缝合修补的适应证。实质器官的出血通常可以用止血能量平台控制。严重损伤需要中转开腹手术以确保充分的修补。严重损伤甚至需要行部分肠切除术。

- **预防**

经常做腹腔镜手术的外科医生对创建气腹可能引起的并发症应该很熟悉。建议所有的外科医生应该通过胃肠和内镜外科医协师会（SAGES）制定的腹腔镜手术基础（FLS）大纲中制定的基本腹腔镜操作规程的培训和认证[5]。FLS 的内容使受训者通过适宜的操作步骤以将建立气腹时可能造成的内脏损伤的几率降到最低程度。这些步骤包括气腹针穿刺时提高腹壁。但在肥胖症患者的脐周进行此操作比较困难。我们建议使用气管切开术中使用的拉钩来提升左侧肋缘下锁骨中线区域筋膜的高度，此处筋膜下内脏较少，因而不易造成损伤。在肥胖症患者的这个区域建立气腹是安全而有效的[6]。然后将气腹针通过提起的筋膜插入。Hassan 套管针不宜用于肥胖症患者，因为只有较大的切口才能达到腹膜并有足够的术野，同时也因为在这个部位无法维持气腹。以往左上腹手术是在右肋缘下插入气腹针的指征，但穿刺时要注意避免损伤肝。我们不赞成直视下穿刺技术是因为（也是该技术提倡者认为其最优越的方面）其能够观察到进入的空腔脏器的黏膜。有任何手术疤痕的区域禁止使用这种方法。

血管损伤

建立气腹的部位可能会出现血管损伤。除非在建立气腹时直视技术使用不当，否则血管损伤一般通常出现在插入套管针时。因此，这种并发症稍后再讨论。

气体栓塞

- **后果**

气体栓塞虽然少见，但却是建立气腹时可能危及生命的并发症。LRYGB 建立气腹时常规使用 CO_2 气体。如果并发症得到立即的诊断和处理，气体的可溶性至少可以让患者恢复。如果不这样做的话会导致缺血性脑损伤、肺或内脏缺血，而且患者可能死于心血管系统的崩溃。

1–5 级并发症

- **补救**

这些问题来自插入到血管内的 Veress 气腹针。其血流动力学的改变与大块肺动脉栓塞时相似。当潮气末 CO_2 突然减少同时伴有低氧和低血压时，麻醉医师和外科医生应该警惕气体栓塞的可能。并需要立即采取措施，拔出 Veress 气腹针并将已建立的气腹减压，患者采取仰卧位，使用中心静脉导管将左心房上部的 CO_2 气体尽可能吸出。

- **预防**

气体栓塞的发生基本上都是由建立气腹时的 Veress 气腹针导致的。它的发生率非常低。如果注意使用适当的技术穿刺，“悬滴”生理盐水实验以确保针已经进入较低阻力的游离空间，压力监测显示压力达到后不再持续充气等将会预防此并发症的发生[7]。

心律失常

- **后果**

在建立气腹大量气体快速进入腹腔时，突发的心律失常是一个不常见的情况，并且通常是室上性的。最常见的心律失常是心动过缓。心律失常的产生被认为是因为静脉回心血量的突然改变加上腹内压的改变造成的。如果处理得当，这些问题通常可以迅速解决，不会产生影响。然而，持续性出现意味着需要转为开放式手术，如果持续时间过长并产生血流动力学的改变则应完全取消手术，并采取进一步的治疗，包括用治疗心动过缓的药物治疗[8]。

1–3 级并发症

- **补救**

必须采取的紧急措施包括停止 CO_2 的注入并全面减压气腹，这样通常可以解除心律失常。有时需要额外的药物。如果怀疑患者血容量减少应该予以纠正。一旦心律和血流动力学达到稳定状态，应该谨慎而缓慢地重新充气建立气腹。在大多数情况下不会再次导致心律失常。如果心律失常再次发生，必须停止腹腔镜操作，并由外科医生决定是否中转为开放手术。后者只适合于再次气腹减压后血流动力学稳定者。

- **预防**

没有能够确保避免此类并发症的预防方法。但是，术前应用适当的现有药物治疗心律失常，充分扩张血管容量和充分的氧合作用，以及询问以前的心律失常病史,都是降低这种并发症发生率的适当措施。

皮下气肿

- **后果**

皮下气肿包括腹膜外气肿、诸如气体注入网膜组织平面的器官气肿。皮下气肿本身可能并不明显，只有在长时间的腹腔镜手术后才会表现出来。腹膜前间隙或大网膜内充气在初步的腹腔镜探查中将会立即显现。只有当它们阻止了外科医生在术野中安全地探查器官时才会成为问题。在这种情况下，要么可能需要等到 CO_2 吸收后中转为开腹手术切口，要么终止手术。很少有进一步的并发症出现。当出现皮下气肿时，增加的 CO_2 负荷可以导致全身性酸中毒。这可能不是简单地从呼吸机上测量潮气末端 CO_2 就能显示的，由于气肿虽然潮气末 CO_2 量会升高但可保持静态不变。在已存在心肺系统疾病的患者中，无法处置已经被吸收的过量 CO_2 可能导致全身性酸中毒伴血流动力学和新陈代谢的并发症[9]。

1–5 级的并发症

- **补救**

注入腹膜外间隙或大网膜的 CO_2 会随时间而吸收。放置套管针将 CO_2 气体安全地注入腹腔，通过在腹膜表面产生气腹压可以促进腹膜外气肿的吸收，这样可加速气体的吸收和腹腔减压。如果患者不适或者操作时间过长或患者有心肺疾病史，应该放置动脉供血管。在剩下的手术操作中持续地进行动脉血气监测有助于监测全身的 pH 值。皮下气肿发生的原因可能是穿刺针部分进入腹腔，造成 CO_2 气体被直接注入腹壁。此时应更正穿刺的位置。如果全身的 pH 值下降，手术可能需要通过开放式手术完成。

- **预防**

预防器官气肿和腹膜外气肿的最好方法是注意气腹针的插入技术，如果充入的气体较预期少而压力仍上升到较高水平时应停止充气。这种情况提示要从第一步开始重新插针。皮下气肿最有效的预防办法是能够看到充 CO_2 气体的套管鞘的末端已经安全地位于腹腔内。手术过程中要避免重新定位、拆除和重新插入套管针，这样才能降低此问题的发生率。瘦弱的老年患者皮下组织疏松，发生皮下气肿的危险比较大。正确的穿刺置入技术在这些患者中显得尤为重要，应该密切监测他们发生此问题时可能具有的体征。如果情况持续发展，需要测量动脉血气。只有在绝对必要时，并且了解皮下气肿可能需导致转换为开放切口以完成手术时，才可以对这类患者进行过长时间的腹腔镜手术操作。

器官损伤

- **后果**

在建立气腹前后由于插入套管针引起的器官损伤，其严重性远大于气腹针穿刺时造成的器官穿通伤。这样的损伤通常需要进行修复，并且很可能需要中转为开腹手术。未被发现的由套管针造成的空腔脏器的损伤几乎肯定会出现迟发的漏和腹膜炎。

1–5 级并发症

- **补救**

损伤的修复如之前“建立气腹”章节所述。原则是控制任何出血以及修复空腔脏器的损伤。

- **预防**

放置套管针时使用可控的旋转手法，以避免套管针突然快速地进入腹壁。做足够长的皮肤切口，使皮肤不会成为插入套管针时的阻力非常重要。使用钝尖的非切割的套管针能够减少但并不能防止这种损伤的发生。在气腹压达到足够抵抗套管针穿刺时的压力时放置套管针也是重要的安全性和预防性步骤。

放置第一个套管针时肯定是盲穿，因此这个套管针极有可能会造成器官的损伤。一定要对第一个套管针插入的区域进行检查以确认有无器官损伤。其余的套管针在放置时必须是在腹腔镜直视下进行操作。

血管损伤

- **后果**

血管损伤的机制与空腔脏器损伤的机制相同：损伤是由于无法控制的第一个套管针穿刺进入腹腔时造成的。每当发生这种情况时，患者的生命就会受到威胁。如果外科医生没有意识到血管损伤的存在，就会进一步导致不可收拾的出血发生。幸运的是，这种并发症比较少见[10]。但是，很多由于简单的诊断性或是治疗性的腹腔镜操作引起的死亡都是插入套管针时造成的血管损伤的直接后果，并因此出现出血、失血性休克、死亡。

1–5 级并发症

- **补救**

血管损伤必须立即处理。直接压迫出血处，随后处理受损血管的近端及远端。如果出现大的血管损伤，往往需要紧急转换为开放手术。一旦有条件必须尽快直接缝合修补损伤的血管。如果是较小的血管损伤，可以选择结扎，并且结扎也不会导致不利的结果。血管损伤继发的内脏缺血可能需要切除部分或全部器官。大血管的损伤是非常严重的并发症，一旦出现必须立即处理，如果需要，应推迟原先计划的手术。

- **预防**

预防血管损伤与前面所提到的预防器官损伤的措施相同。

腹壁血管损伤 / 血肿

- **后果**

套管针损伤上腹部血管最坏的结果是可能导致潜在的、难以控制的动脉性出血，最好的结果也是造成继发的腹壁血肿。如果发现较晚或没有发现，腹壁血管的损伤通常会导致患者的疼痛和腹壁大量血肿。一般能够发现术中动脉的出血，治疗后产生的影响较小。没有能够立即发现的动脉出血会将患者置身于失血性休克和大量出血的风险之中。

1–4 级并发症

- **补救**

如果上腹部血管损伤和动脉出血出现在套管针周围，出血通常可以通过穿入 2 根结扎线轻松控制（这 2 根结扎线通过缝针导引器穿入，两根线互相成直角，并通过套管针位置）。每个结扎都应该通过套管针所通过的周围组织，包括一些皮下组织、肌肉和筋膜。使用缝针导引器取回缝线的末端，形成 U 形缝合。两根不可吸收缝线互成直角穿过，并在外部打结固定在支撑物上，一般情况下能够控制腹壁的出血。在损伤血管的近端必须使用两根缝线打结以止血。在结扎之前要确认缝合可以阻止出血。结扎线和套管可以在 1 ～ 2 天后拆除。

- **预防**

在套管针穿刺时要时刻警惕上腹部血管的位置，避开血管的位置和避免潜在的损伤是最好的预防措施。

不适当的穿刺入路

- **后果**

提到这个并发症只是为了确认其最轻的后果。套管针位置不佳或其指向的方向几乎对手术操作无用，都不应该被认为是一个很大的问题。应该再另外放置一个位置恰当的套管针以代替。由于套管针的位置而限制了手术的操作、缝合或探查，由此而引发的问题远远比重新放置套管针所可能引起的问题大得多。一个没有经验的外科医生经常会坚持使用位置不佳的套管针，这可能会影响到手术。

1 级并发症

- **补救**

重新放置更好、更适合的套管针以便手术能够更加安全而迅速地完成，这才是患者的最大利益。

- **预防**

手术操作和套管针穿刺的经验可以防止套管针的位置和方向不佳。最好的预防方法是由经验丰富的外科医生或是有上级医生在场指导套管针的放置。应该认识到套管针放置不当不是一个大问题，没有必要为了完成手术而在手术的剩余时间内苦苦纠缠于此，这是必须要教给所有刚刚开始执业的腹腔镜外科医生的原则。

腹腔镜探查与腹部器官的评估

腹部损伤的漏诊

- **后果**

在 LRYGB 中所做的腹部器官初步探查应该包括肝、小肠和盆腔脏器的仔细评估。最料想不到的病理改变是女性患者的卵巢肿瘤。卵巢肿瘤可以表现为大的囊肿、畸胎瘤，甚至是出乎预料的卵巢癌。也可能会意外地发现子宫疾病、小肠憩室、胃肠道间质瘤（gastrointestinal stromal tumors，GIST）等其他病变。漏诊这些病变的结果是延误恰当的治疗，包括手术切除，最坏的情况是有危及生命的病灶存在。

1–3 级并发症

- **补救**

补救是不恰当的，因为这本身就是一种由于疏忽而导致的失误。

- **预防**

用腹腔镜引导的方法常规探查腹部脏器是最好的预防漏诊的方法。肝通常是非常容易探查的，脂肪浸润以及与肝硬化一样严重的损伤通常是显而易见的。但是，外科医生必须仔细观察盆腔，尤其是女性患者，以确认没有明显的需要治疗的肿瘤，这些肿瘤远比肥胖症对患者造成的危险更加严重。

脂肪肝性肝硬化

- **后果**

病态肥胖患者易患脂肪肝，如果长期存在容易导致非酒精性脂肪肝炎（nonalcoholic steatotic hepatitis，NASH）。当脂肪肝发展为瘢痕组织时将发生 NASH。在少数患者 NASH 可能进展为肝硬化和肝衰竭。糖尿病患者存在较高的风险[11]。确定疾病的存在和严重性有助于对患者预后进行判断。严重的脂肪肝和肝大时可能妨碍腹腔镜操作，并使开放的手术操作变得极其困难。尽管存在争议，但肝硬化本身并不是外科手术的禁忌证。肝硬化伴门脉高压症是 LRYGB 的禁忌证。

1 / 2 级并发症

- **补救**

对于这种损伤没有外科治疗方案。当存在严重的肝脂肪浸润时需要肝活检来对疾病进行分期。一些作者推荐常规肝穿刺活检。治疗方法是药物治疗，主要集中于减轻体重上。

- **预防**

脂肪肝可以引起 RYGB 术中胃显露困难，预防这种情况有 2 种办法。首先，患者术前应该做腹部 B 超以确定肝的大小和硬度以及是否有胆囊结石。其次，如果是脂肪肝，患者应进低碳水化合物饮食至少 6 周。由于肝的脂肪是来自碳水化合物代谢储存的糖原和甘油三酯，低碳水化合物饮食可以使肝缩小并排出许多储存的脂肪。虽然缺乏这方面的一级证据，但是大量的肥胖症治疗外科医生的通过个例（即在最初尝试 LRYGB 失败之后使用这一方案使得 LRYGB 操作得以成功实施）积攒的个人经验，使得肥胖症治疗外科医生普遍接受了这个原则。不过，已经证实行胃囊带术的女性的内脏肥大与肝大和脂肪变性密切相关[12]。肝病学家建议，对于诊断为 NASH 的患者，应该避免摄入任何可能对肝有毒性的物质，并且进行减肥。

过度粘连

- **后果**

既往的腹部手术可能会导致腹腔内的大面积粘连，在第一个套管针放置后行腹膜探查时可以很轻易地看到这一情况。外科医生必须确定粘连是否妨碍了安全和相对可行的腹腔镜 RYGB，以及是否需要转为开放手术。这个决定是一种个人的判断，主要根据该外科医生是否习惯使用腹腔镜松解粘连。严重的粘连可能会导致在手术松解粘连的过程中出现未被发现的器官损伤。

1–3 级并发症

- **补救**

可以使用腹腔镜技术或开腹手术来松解腹腔内的过度粘连。后者松解粘连更快，如果使用腹腔镜时间过长则必须转为开放手术。另外，外科医生在适合于 LRYGB 的位置使用递进式的套管针放置进行必要的粘连松解，以游离上腹部器官和网膜。

- **预防**

既往手术操作后的粘连是无法预防的。这种粘连必须松解。在粘连松解术中需要小心，注意避免器官损伤。

腹壁疝

- **后果**

大多数的腹壁疝在术前的体格检查中是显而易见的。由于体壁的厚度，有时可能会遇到意外的较小的疝。

这些较小的疝也需要修补，因而增加了手术的操作。如果没有修补可能会导致术后小肠的嵌顿，这被称为 Richter 疝。这种情况可造成机械性小肠梗阻，如果不采取治疗将会导致远端胃的逆行性膨胀以及胃缝合线的破裂，引起腹膜炎、败血症，并有可能导致死亡。

1–5 级并发症

- **补救**

建议修补所有大的足以导致肠道嵌顿的疝（一般 ≥ 1.5cm）。修补时最好是使用一块生物网片或小肠黏膜下层进行修复。这些材料的抗感染能力好，并且在疝修补后功能运行良好。应该遵循腹腔镜腹壁疝的修补原则。对于非常大的疝，通常不会发生嵌顿，因而在最初的 LRYGB 时不需要进行修补。

- **预防**

先前存在的腹壁疝是无法预防的。如果确定了疝的大小和位置，之前没有修补腹壁疝所导致的后果可以通过在进行 LRYGB 时行疝修补来预防[13]。

必要时行肠粘连松解术以游离大网膜和清理左上腹

腹部器官损伤

- **后果**

腹部器官损伤的后果与对其的认识和正确补救是成正比的。如果同时具备这两点，除了操作时间延长外，其导致的后果是最轻微的。如果损伤比较严重，可能需要切除部分受损器官。这样会产生与操作相关的并发症。最严重的后果是未被识别的空腔脏器的损伤。正如前面“建立气腹”那部分所讨论的一样，这种情况通常导致对严重的、可危及生命的腹膜炎的诊断延误。

1–5 级并发症

- **补救**

如果损伤导致空腔脏器穿孔，修补必须完全，这样术后渗漏和感染就不会发生。一段肠管或其血供的严重损伤可能需要行肠切除并再吻合术。

- **预防**

仔细地进行粘连松解，并对分离的组织进行良好的观察，避免过度牵拉瘢痕组织，避免在任何空腔脏器附近使用能量平台，是行粘连松解时减少器官损伤所应遵循的原则。

出血

- **后果**

粘连松解过程中实质器官的损伤或者腹腔肠系膜血管甚至更大的血管损伤，可能会导致明显的出血。这可能危及生命。

1–5 级并发症

- **补救**

控制出血的标准措施包括直接压迫、能量平台的应用和缝扎止血。如果能够迅速识别出血并通过其中的一种措施正确处理则是最佳的结果。如果腹腔镜手段效果不佳则有必要转为开放手术。这个潜在的并发症强调了所有 LRYGB 病例都要备有一套开放手术所需的手术器械的必要性。

- **预防**

和预防空腔脏器损伤的原则一样，预防出血的原则也包括充分的显露、仔细的组织分离、避免过度牵拉、避免在视野之外进行任何操作，这些都是预防出血的重要措施。

切断小肠和建立 Roux-en-Y 肠袢

首先找到 Treitz 韧带，然后测量并分离近端空肠以建立空肠 Roux-en-Y 肠袢。

错误地辨认需要分离的近端空肠

- **后果**

未能识别近端空肠、手术就从分离更多的远端肠管开始，将会导致不必要的肠分离（需要行再吻合术来修补）。肠外吻合的危险包括可能的渗漏、增加手术时间、潜在的术后内疝，这些都是这种并发症的后果。如果手术小组在远超出了 Treitz 韧带的范围分离肠管后仍继续实施手术，就会造成明显的吸收不良，这不是计划中的，也不是患者所希望的。术后铁和钙缺乏症几乎肯定会发生，并且依靠口服药物补充很难纠正。脂肪泻、十二指肠切开术后的多发性腹泻、脂溶性维生素缺乏以及蛋白质热量营养不良等，都可能继发于胆胰分流肠袢的长度过长或肠肠吻合术外的小肠长度过短。

1–4 级并发症

- **补救**

认识错误是第一步，也是最重要的一步。然后外科医生必须确定胆胰分流肠袢的长度是否可能会导致上述的不良反应。如果是这样的话，分离肠管的再吻合术就是必需的，然后要在距 Treitz 韧带的适当距离再次建立空肠 Roux-en-Y 肠袢。

- **预防**

防止此并发症很重要的一点是要绝对地确认 Treitz 韧带。必须避免可能的诱发因素，包括技术较差的持镜者（因为其不能保持恒定的手术视野）、导致辨认更困难的瘢痕过多以及同样使辨别更加困难的过度肥胖。不当的镜头置入通道也会导致此并发症。当外科医生不能很清楚地看到操作情况时，必须重新评估情况以纠正原因。这些包括：为镜头放置更为合适的套管针、更为熟练的持镜者以及治疗团队更好地沟通以使 Treitz 韧带看得见。

处理小肠时的撕裂 / 损伤

- **后果**

在手术的许多阶段都存在小肠撕裂的可能性，但只是在这里加以讨论。如果意识到撕裂或损伤，只需要延长几分钟的手术时间进行适当的修补，以减少这种并发症的影响。如果未能识别这些撕裂或损伤，它具有与内脏穿孔同样的潜在危险，可能会引起腹膜炎、败血症，甚至死亡。

1–5 级并发症

- **补救**

修补之前必须要确认这种并发症的存在。一旦明确存在撕裂或损伤，要在腹腔镜下缝合修补以达到良好的修复效果。如果有必要的话则转为开放手术。很少有损伤严重到需要行肠切除术。

对于未被识别的损伤的修补包括：肠切除、再吻合术、放置引流管、彻底的腹腔灌洗，如果肠壁组织不适宜进行安全的吻合，则考虑在损伤部位或其近端行造口术。这类患者的病情通常是非常严重的，因此术后需要高水平的重症监护专家。

- **预防**

防止这种损伤的最重要的因素是手术团队在处理肠道时使用良好的技术。肠钳抓持肠管时其接触面积要尽量大，轻柔地操作，而不是过度地牵拉。尽管还没有数据证明，但术前使肠管减压的肠道准备改善了肠壁的柔韧性，可能有助于减少这种并发症的发生。

分离后小肠断端缺血

- **后果**

小肠分离术后会产生轻度的缺血。需要切除肠缺血端的肠管。这种并发症非常常见，因此并不被认为是一个主要的不良事件，其发生的原因往往是肠系膜血管被脂肪组织覆盖而不容易被发现。肠管分离不均，与肠管的一侧太过接近。这一侧的肠管断端可能会出现缺血。如果缺血的肠管被发现并切除，造成的将是最轻微的后果。缺血如果继续存在，它可能导致术后肠管断端破裂，造成肠管内容物泄漏，引起腹膜炎、败血症，甚至死亡。

1–5 级并发症

- **补救**

这个问题可以通过一直切除到血供良好的肠管而很容易地补救修复。有时这可能意味着仅需要切除几英寸的肠管。切除的部分应置于袋内并立即移除，除非切除的部分很大时才需要扩大套管针穿刺的部位。为了在手术结束时不被忘记，放置切除肠管的袋子必须要作标记。肠管的再切除可以使用线性吻合器来完成对肠管和系膜的处理，这很容易完成，或是使用能量平台，比如超声刀用于肠系膜的分离。

小肠肠系膜出血

- **后果**

图 19-1 显示小肠系膜的分离以及止血。分离系膜时发生出血是很常见的，外科医生必须保持冷静并有条不紊地确定出血点。使用吻合器切开系膜后经常可以在系膜的切缘看到小的出血区域。治疗后不会引起死亡。如果是发生于肠系膜根部的出血（肠系膜的分离比所需要的更深入）那么可能会导致严重的出血，需要更严格的措施进行控制、输血，在少见的情况下如果患者的血流动力学储备不足，则甚至可能危及生命。在严重出血时需要转为开放手术处理。

1–5 级并发症

- **补救**

使用超声刀可以很容易地处理沿系膜切缘的小的出血区域，从而达到止血的效果。如果将超声刀用于肠系膜的分离，小的血管通常不会出血。如果分离肠系膜时不恰当地分离至系膜根部，该区域的部分系膜血管是难以仅凭超声刀或吻合器来控制的。在这种情况下，直接控制住肠系膜根部以控制血流，然后用超声刀在该血管的几个毗邻部位止血，或小心地放置止血夹，或使用缝线缝合以达到止血的目的。沿肠系膜边缘的比较表浅的出血很少严重到需要转为开放手术的程度。深部血管的大出血往往需要这种方法。

- **预防**

一旦切断肠管，我们通常使用超声刀分离系膜。另外，白色或灰色钉长的线性吻合器也能够达到很好的止血效果。仔细地分离系膜以提供足够的空肠 Roux-en-Y 肠袢的游离度，同时又要避免伤及肠系膜根部（这个部位有更大及更难以控制的血管），是防止这种并发症出现的关键（见图 19-1）。

Roux-en-Y 肠袢长度不足

- **后果**

空肠 Roux-en-Y 肠袢的长度达不到胃，因此需要继续游离部分肠管，而这在肠肠吻合和关闭系膜缺损后会更加困难。这种情况下有可能伤及远端的吻合。当空肠 Roux-en-Y 肠袢只能勉强达到胃时，吻合口的张力过高，非常容易发生术后的渗漏，并导致腹膜炎、败血症，甚至死亡。

1–5 级并发症

- **补救**

纠正此并发症的步骤包括进一步分离 Roux-en-Y 肠袢根部的系膜，这时需要非常小心地止血，同时又要避免 Roux-en-Y 肠袢的缺血。另外，Roux-en-Y 肠袢通过结肠后途径（如果原计划是结肠前途径）时可以减少到达胃的距离。如果怀疑吻合后的张力高，在靠近吻合口的远端将 Roux-en-Y 肠袢与胃远端的浆肌层缝合以降低吻合口的张力，尤其是在术后患者改变体位时其作用更加明显。

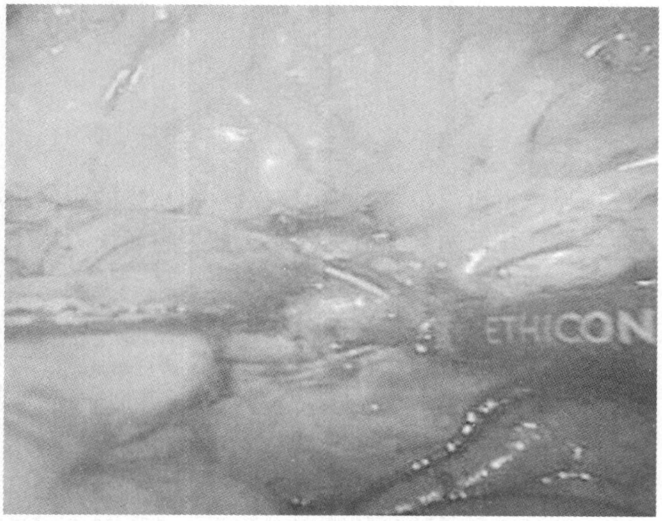

图 19–1 分离小肠系膜（见彩图）。

- **预防**

有经验的外科医生通常可以判断是否有足够的游离度。我们建议游离大约 5 英寸或更长的肠系膜。一旦游离完成，在肠肠吻合术之前，需要快速检查 Roux-en-Y 肠袢末端是否能够到达胃角切迹以上的部分。如果没有，则需要进一步的游离。对于肥胖的患者（BMI > 60），强烈建议在 Treitz 韧带远端 50cm 以上的位置切断空肠从而能够给 Roux-en-Y 肠袢提供足够的游离度。采取措施预防该并发症的发生远比出现并发症后再去补救明智得多。

混淆 Roux-en-Y 肠袢与胆胰输入袢

- **后果**

这种情况发生在制好胃储袋，然后切断空肠并在肠吻合术之前先行胃空肠吻合的时候[14]。即将胆胰输入袢误认为 Roux-en-Y 肠袢而与近端胃储袋吻合，当外科医生在行肠肠吻合术时会发现这个情况。当意识到形成糟糕的 Roux-en-O 肠袢时手术室的气氛会很不愉快。如果就这样吻合，食物会从胃储袋的近端进入胃储袋的远端。必须拆除胃与胆胰输入袢的吻合口并重建吻合，而且必须切除胆胰输入袢的吻合口部分。这不仅要花费过多的时间，而且重建的吻合口很容易发生渗漏。

1–5 级并发症

- **补救**

如果发生这种情况，需要通过分离吻合口远端的胆胰输入袢并尽可能少地切除吻合口部位的胃储袋以移除原先建立的吻合口。如果胃储袋足够大足以在吻合口上放置吻合器，切除吻合口会更好。必须检测缝合线的完整性。一种新的吻合方式被应用在 Roux-en-Y 肠袢与近端胃储袋之间。这种新的吻合方式应被视为一种再吻合术；在吻合口旁放置引流管，并在远端胃做胃造口术。对胆胰输入袢进行正确的重新定位并行肠肠吻合术。

- **预防**

先行肠肠吻合术通常会防止这种并发症的发生。可以完全肯定地说，一旦切断近端空肠建立 Roux-en-Y 肠袢，并在 Roux-en-Y 肠袢近端终点处缝上 Penrose 引流管，在随后的步骤中就很容易进行鉴别了。从游离开始到放置引流管时都必须不断用镜头观察 Roux-en-Y 肠袢，以防止误认。

肠肠吻合术

肠管位置不当导致 Roux-en-Y 肠袢系膜扭转

- **后果**

通常在 Roux-en-Y 肠袢远端 75 至 150 厘米处与胆胰输入袢行肠肠吻合术。一定要提起 Roux-en-Y 肠袢向上指向头侧，使其到达胃近端时保持竖直状态。从患者的脚侧观察，吻合必须建立在 Roux-en-Y 肠袢的左侧，以保证其到达胃近端时保持竖直状态。在肠管对位时，如果 Roux-en-Y 肠袢的末端被允许滑向足侧，并将其右侧扭转过来对准胆胰输入袢以便于吻合，这样建立的肠肠吻合会导致 Roux-en-Y 肠袢系膜的扭转。这是不能接受的，吻合口必须完全修正。手术时间会被再次延长，胆胰输入袢和 Roux-en-Y 肠袢的一部分都要被切除，并由两个吻合口取代原有的一个吻合口，这大大增加了渗漏的危险。尽管难以想象，但是如果是这样错误地建立吻合，而 Roux-en-Y 肠袢的扭转又未被发现，则可能导致 Roux-en-Y 肠袢的术后缺血，并继发肠梗死、腹膜炎、败血症和死亡。

1–5 级并发症

- **补救**

一旦发现必须切除吻合口。分离吻合口近端的胆胰输入袢。只要 Treitz 韧带远端空肠肠管达到或超过 30 厘米，就有足够的长度建立新的吻合。最好是切除吻合所涉及的 Roux-en-Y 肠袢部分，然后利用 Roux-en-Y 肠袢重建肠肠吻合。新建的吻合口应与胃空肠吻合口保持足够的距离。这两种吻合术中肠系膜的缺损必须在建立吻合后封闭。

- **预防**

当测定好 Roux-en-Y 肠袢的长度以及确定建立肠肠吻合的部位，测量过的 Roux-en-Y 肠袢必须始终向上通过左上腹。这样可以防止末端滑向足侧。必须强调的是，在手术这个阶段，操作者要十分小心并不断观察，术者和第一助手要共同努力完成 Roux-en-Y 肠袢的安全测量。这两段肠管（空肠 Roux-en-Y 肠袢和胆胰输入袢）的部位一经确定，在系膜对侧对这两段肠管进行加强缝合。为了防止此并发症的发生需要强调的是，吻合之前需要最后检查一下以确定缝合下的 Roux-en-Y 肠袢没有发生扭转并正常通过肠管下面系膜的开口。

吻合器击发失误

- **后果**

吻合器击发失误有可能发生于手术的任何时间。然而，在行肠肠吻合时，其可能带来特别的后果。肠管壁的损伤，不正确的吻合，切开却没有钉合的肠管切缘的出血，重复击发所造成的吻合口狭窄，由于两层缝合线的重叠造成的组织薄弱所导致的吻合口漏等，都是吻合器击发失误可能导致的潜在问题。术后出血、肠梗阻和吻合口漏都是潜在的可能引起不良后果的并发症，所有这些都可能会危及生命。

1–5 级并发症

- **补救**

修复要依据吻合器击发失误之后产生的后果而定。如果击发不完全，没有使组织分离（当基本的夹子因不能承载负荷而脱落时），只造成很小的损伤，可以重新击发完成吻合。必须将未用的钛钉移走以不妨碍新的吻合。当然取回夹子是很必要的。如果吻合器已分离了组织，但钛钉没有被击发完全，必须手工修复缝合损伤的肠管以防止发生渗漏和出血。如果吻合器只有部分击发，应移除未固定的钛钉，使用新的钉舱击发以建立新的吻合，仔细检查缝合线的完整性，如果可能的话从肠吻合口挤压肠内容物以观察有无任何渗漏的征象。吻合术中吻合器故障后的加固缝合往往有助于防止渗漏的发生。在完成吻合之前确认新建的吻合口的通畅性及大小也是必要的。

- **预防**

最首要的预防方法是具有训练有素的操作吻合器的外科医生和刷手护士。发生吻合器击发失误通常是因为没有遵循正确使用吻合器并准确定位的步骤。但是不能否认有的吻合器可能存在缺陷和故障。所有有经验的外科医生都曾遇到过这种情况。避免人为的操作错误可将它的发生率保持在最低的限度。

吻合器引起的肠穿孔

- **后果**

外科医生可能因将吻合器的一端插入消化道管腔时用力过大而引起肠穿孔。这最常发生于肠段不恰当的对位和肠段扭转成角使吻合器的头端对着肠壁。外科医生更热衷于确定吻合器是否完全插入消化道而不注意观察吻合器的尖端位置，这就可能导致此并发症。如果意识到穿孔就必须立即修复；患者的穿孔部位有渗漏的危险。如果没有意识到并发症的发生，则会引起术后渗漏、腹膜炎、败血症，并可能导致死亡。

1–5 级并发症

- **补救**

大多数情况下将穿孔缝合即可。如果胆胰输入袢发生较大的撕裂，而在此区域又有足够的长度可供切除及吻合，那么最好切除胆胰输入袢的损伤部分。必须仔细地完成修复，安全地关闭损伤的区域。

- **预防**

外科医生经常观察吻合器的全部就会很容易地预防此并发症的发生。肠切开要有适当的大小以防止给吻合器的插入造成困难。肠道部分必须并排对齐并保证没有扭转，以便使吻合器端能够顺利地进入肠管的两个管腔（图 19-2）。这个过程需要手术一助和持镜者的良好合作以给术者提供最恰当的帮助。

吻合器缺陷导致闭合不完全

- **后果**

必须安全地闭合线型吻合器，从而使肠肠吻合后的缺损闭合完全，以防止术后的漏。如果不能安全地闭合，出现的漏可能会导致局部脓肿、潜在的粘连和梗阻、腹膜炎、败血症，甚至死亡。

3–5 级并发症

- **补救**

我们的中心对由于吻合器缺陷造成的吻合口闭合不完全采用缝合修补，已取得良好的效果。一些外科医生提倡“双吻合器技术”，此技术在使用线性吻合的同时又缝合肠肠吻合口的近端和远端（见图 19-2），吻合器的缺损可以用另一吻合器修补[15]。预计要吻合的部位完全放置在闭合的吻合器的臂上后吻合器才能够击发。我们更愿意缝合缺损，因为缝合更加精确因而似乎更适合这一过程的这个步骤。目前没有数据证明吻合器吻合或缝合哪一个是最好的。当吻合或缝合时发现任何渗漏，都应进行缝合修复。

- **预防**

对由于吻合器的缺陷而造成的闭合不完全进行仔细地缝合或吻合器再吻合是预防此种并发症的唯一方

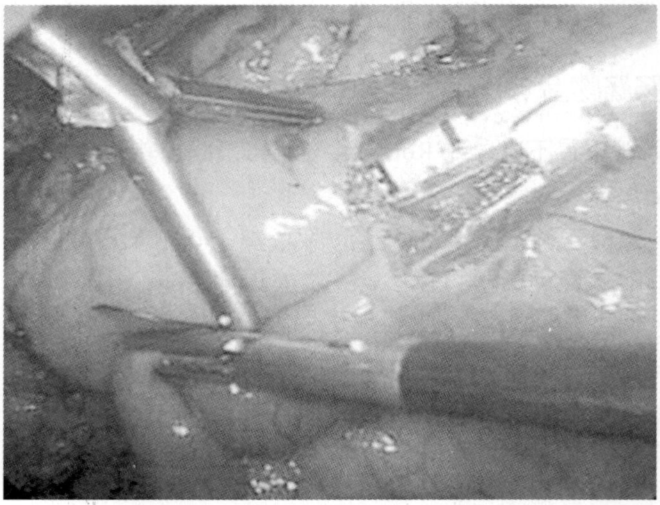

图 19–2　第二次插入吻合器，从右向左，完成双重缝合技术（见彩图）。

法。吻合口的渗漏测试是很难进行的，而且一般用于对胃空肠吻合口的检测。

肠肠吻合口狭窄

- **后果**

肠肠吻合口严重的狭窄会导致胆胰输入袢和远端胃的扩张。因为这一部分的胃没有压力“安全阀”，没有干预不能减压。没有及时干预会导致胃远端缝合线的破裂，出现腹膜炎、败血症，甚至死亡[16]。肠肠吻合口狭窄也可能导致术后呕吐，出现脱水，时间较长会出现水、电解质紊乱和急性硫胺素的缺乏，造成吻合口近端压力增大。这通常提示应行急诊手术治疗。

3–5 级并发症

- **补救**

当出现这种并发症时外科医生能够早期意识到它的存在是至关重要的。我们发现术后第一天口服泛影葡胺造影对于提示这种并发症的潜在可能具有重要的作用。一些人主张行远端胃的经皮胃造瘘来紧急处理远端胃扩张[17]，我们则建议行急诊再次手术。因为这样能在一个很短的时间段内既可以通过手术放置胃造瘘，同时又能够进行吻合口的修复。通过我们的经验发现，除非有明确的机械原因如肠肠吻合口远端的空肠扭转或是发现其他的梗阻原因，这样修复肠吻合口是非常明智的。推荐用 Roux-en-Y 肠袢上现有吻合口的近端与远端空肠现有吻合口的远端以侧侧吻合的方式重建吻合。击发完吻合器后，在修复可能的缺损之前，可以将一种器械插入空肠管腔以确认其能够通过足够的吻合口进入胆胰输入袢。只要远端胃不会膨胀到妨碍操作，手术可以通过腹腔镜完成。此外，通过腹腔镜放置胃造瘘管也是非常可行的，但是在失去气腹和直视条件时如何在插入造瘘管时控制胃内容物的溢出可以算是一个技术上的挑战。

- **预防**

我们主张使用双吻合器技术进行肠肠吻合，并缝合修复吻合口的缺损。从消化道的缺损旁开始缝合修补可以将缝到肠道后壁并导致狭窄的危险降到最低（图 19-3）。我们相信这种方法可以最大限度地减少术后远端吻合口梗阻的风险。封闭肠系膜可以防止吻合口远端的空肠扭转（“Brolin 缝线”，开放式胃旁路术）[18]。

水肿、出血或技术错误引起的吻合口梗阻

- **后果**

这种并发症与前面所描述的相同，除了管腔完全阻塞以及可能由于技术失误、水肿或腔内出血造成的血肿所引起的管腔完全阻塞外。潜在的并发症相同。

3–5 级并发症

- **补救**

修复的原则与前面所提到的相同（见“建立肠肠吻合时吻合口狭窄”）。但是，对于疑似水肿引起梗阻的病例(吞咽实验显示开始有极少物质通过吻合口)，

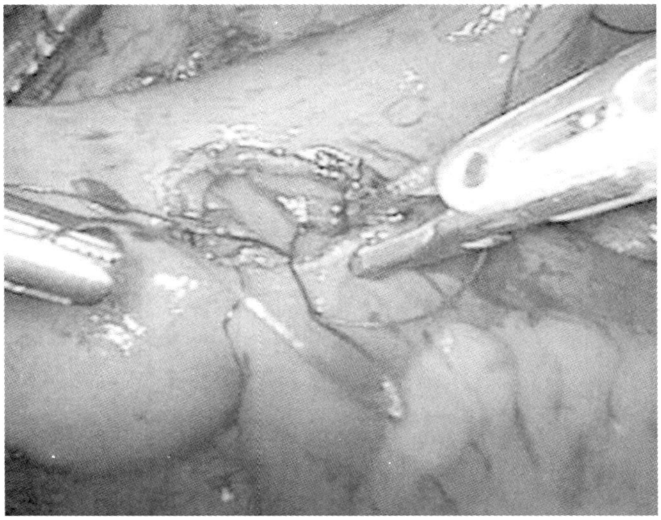

图 19–3 用缝线闭合吻合器的缺损 (见彩图)。

密切观察患者，只有当患者的一般状况良好且影像学检查排除胃远端扩张时方可采取保守治疗。管腔内出血需要行额外的手术以从吻合口处清除血肿，同时要确定远端空肠内同样没有被血肿阻塞，并在直视下确定吻合口缝合线的出血是否已经停止。如果出血仍在继续，应该进行缝扎止血。如果计划行新的肠肠吻合术，那么可以从这个地方插入吻合器进行吻合。

- **预防**

预防方法与前文所述的预防吻合口狭窄的方法相似。必须缝合在手术时观察到的肠腔内的出血以制止吻合口的出血。术后呕血时外科医生必须警惕可能会发生这种并发症，因为出血既可以发生在胃空肠吻合口，也可以发生在肠肠吻合口。

肠系膜闭合缺陷

肠系膜出血

- **后果**

关闭系膜缺损是必需的，以防止术后内疝。缝合线在肠系膜放置太深可能会导致出血或血肿。出血量一般较少，但如果明显的话需要应用能量平台或缝合修复。缝线或血肿压迫可能会减少肠肠吻合空肠端的血供，进而引起缺血。这样必须重建吻合，切除缺血区域和完成新的肠肠吻合。

1–3 级并发症

- **补救**

对出血的修复最初是直接压迫，如果这还不够，再用缝合可能达到止血的目的。如果出血点是非常表浅和容易识别的，使用超声刀可以收到良好的效果。如果发生空肠缺血，必须切除缺血部分。如果发生 Roux-en-Y 肠袢缺血，治疗同“摆放肠管不当导致的 Roux-en-Y 肠袢系膜扭转”部分所描述的一样，必须切除 Roux-en-Y 肠袢部分，修剪胆胰输入袢并建立两个新的吻合。

- **预防**

关闭的系膜缺损可能很长，但需要仔细地非常表浅地缝合，仅缝合系膜的浆膜层是防止此并发症所必需的。表浅缝合的同时应注意观察以避开可见的血管也是同样重要的。

吻合口缺血

- **后果**

缺血可能是由于出血导致的血肿，也可能是因为在闭合肠系膜缺损时缝线过深。因此产生的缺血后果相同。

1–3 级并发症

- **补救**

修复同“肠管位置不当导致 Roux-en-Y 肠袢系膜扭转”部分所述。

- **预防**

与预防出血相同，缺血的预防也需要非常表浅地缝合，仅缝合系膜的浆膜层。缝针必须只缝合肠系膜的浆膜，并注意两侧缝合足够的系膜以保证其能够承受一定的张力。

未闭合肠系膜

- **后果**

如果肠吻合术后肠系膜缺损未闭合会使患者有发生内疝的危险。这可能会导致闭袢梗阻伴明显的肠管缺血和坏死。这是会危及生命的。自从腹腔镜 RYGB 手术开始应用后这种并发症的发生率有所增加[19]。这是因为术后很少出现腹腔内的粘连，肠管更容易向组织裂缝如肠系膜缺损处移动。此外，腹腔镜术后系膜缺损处的瘢痕粘连也比开腹手术时的少。

1–5 级并发症

- **补救**

使用不可吸收缝线仔细地缝合肠系膜缺损，在关闭系膜的同时要注意防止出血和缺血。连续缝合或间断缝合均可以。系膜边缘的暴露往往是比较困难的，这也是这一步骤中具有技术挑战性的部分。

- **预防**

预防是利用适当的技术闭合系膜缺损。

建立胃储袋

胃小弯侧出血

- **后果**

沿胃小弯侧游离出足够的空间以使吻合器能够切开胃，这时会遇到出血。这种出血通常是很容易控制的，但是如果解剖部位错误或者操作技术有误就会导致胃左动脉或其沿胃小弯侧的主要分支发生大量出血。如果出血不容易控制，可能需转为开放手术，失血量很大和低血容量性休克时需要输血。

1–4 级并发症

- **补救**

有经验的腹腔镜外科医生通常会同时采用压迫、超声刀、缝扎或圈套器等方法控制出血。

- **预防**

在胃邻近胃小弯的区域表面仔细地切开以供吻合器的使用。超声刀适用于胃表面或其周围小血管的分离。经右上腹的套管针(在外科医生的左手边)进行细致的分离，在适当的部位切开，以便器械可以进入小网膜囊。注意避免在离胃表面过远和胃小弯过高的位置切开，以使严重出血的风险降到最低。同时需要小心地牵拉系膜以避免撕裂血管。

切断胃时过于靠近近端

- **后果**

切断胃时过于靠近胃食管结合部可能会使胃囊空间不足，很难进行胃空肠吻合。随后在接近食管的部位建立吻合所遇到的困难也增加了术后发生渗漏的风险。

1–5 级并发症

- **补救**

这个问题一旦发生将无法补救修复。但是，必须在胃的极近端行吻合术或者直接与食管建立吻合。只有非常熟练的腹腔镜外科医生才可以行此吻合术，因为它非常困难。手工缝合可能是吻合时的最佳选择，但应该使用端端吻合器，并将头端放入食道。由于残胃的长度不够所以无法使用线性缝合。

- **预防**

在击发之前仔细地评估放置吻合器的位置是非常重要的。吻合器沿胃小弯侧距离胃食管结合部大约 3 厘米以上，最好是 4 厘米。尤其是担心 Roux-en-Y 肠袢可能会难以达到近端胃时，吻合器甚至还可以放在更远端。虽然已经使胃储袋变得较长，但从直径上来看其仍然很小；在体重减轻的患者中，拥有稍长胃储袋者与拥有较短的标准长度的胃储袋者之间没有任何差异。不过，这些数据也仅仅是观察的印象。

建立的胃储袋过大

- **后果**

建立过大的近端胃储袋本身不是一个主要的并发症。但是它会降低手术的效果，让患者进食量增多和体重增加。远期还会增加吻合口溃疡和长期反复的胃食管反流发生的几率。

1–4 级并发症

- **补救**

如果术中发现此并发症，可以切除适当大小的胃储袋。在完成胃空肠吻合之前这是非常容易实现的。外科医生应评估胃储袋的大小，如果认为其明显过大，应该适当切除部分胃储袋。如果这时缝合线出现交叉，需要在这个部位缝合加固，并在完成胃空肠吻合之前行术中的胃储袋的完整性测试（测漏试验）。

- **预防**

当吻合器击发分离胃时对胃储袋大小的评估是至关重要。有些外科医生利用探针、洗胃管或 Baker 管测量胃储袋的大小。还有一些人利用内镜测量大小。我们利用 Ewald 管或洗胃管，在术中腹腔镜引导下由麻醉科医生放置在胃小弯上部。根据其测量胃储袋的大小。当在胃食管结合部附近击发吻合器时，外科医生必须小心地尽可能地排除胃底，因为胃底部分很容易膨胀扩张，因此不应该占胃囊的比重过大（图 19-4）。

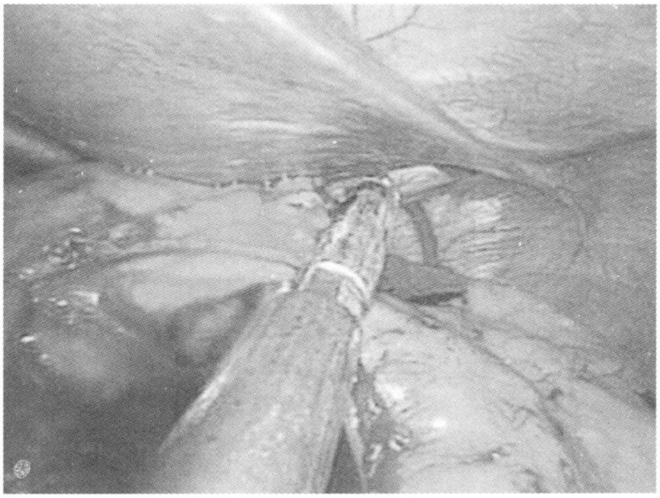

图 19–4 创建胃囊注意排除胃底。如果可以看到 Ewald 管，使近端胃囊变形是最好的 (见彩图)。

吻合器钉住胃管

- **后果**

这个不幸的并发症发生时会出现胃管被吻合器钉住并通常被切断。必须重新切除缝合线以移除两侧缝合线内的胃管。重新切除缝合线后近端的胃管可以被抽出，远端的胃管也可以被移除。即使已经修补两侧的缝合线，其发生漏的几率也会升高，这已经在缝合线漏的部分描述过。

1–5 级并发症

- **补救**

希望这种并发症在术中就能被意识到，而不是在术后需要拔除鼻胃管时才被发现。后者需要再次手术。术中的修复通常应用腹腔镜剪刀对两侧缝合线进行足够的切除，以使导管段游离。剪掉的缝合线通常小于 1 厘米。然后缝合这个缺陷，最好采用双层缝合以包埋缝合线的两侧。修补后必须进行近端胃储袋测漏试验。应该仔细考虑在胃远端行腹腔镜胃造瘘。

- **预防**

如果外科医生从麻醉科医生那里确认在初次击发吻合器之前胃管已从胃腔退出（包括鼻胃管和温度探针），这种并发症是可以预防的。如果导管是用来协助测量大小和建立胃囊的，外科医生必须确认导管是放在指定的位置，不允许变换其位置或轻微后撤胃管后又向胃腔内送入胃管。这会使胃管被吻合器钉住。手术过程中必须时刻与麻醉医师进行沟通。我们使用一种塑料导管，在 LRYGB 术中能够很容易地看到，因此能够在直视下确认导管的移除。

吻合器击发失误

- **后果**

在建立近端胃储袋时吻合器击发失误可能导致在胃分离的区域封闭不完全。这会导致术后缝合线的漏，其结果已经在前面叙述过。如果吻合器的切割刀已切割而钛钉没有击发，那么这个部位相当于一个瘘口而存在出血和渗漏的风险，必须对其予以修补。

1–5 级并发症

- **补救**

根据损伤的情况进行修补。如果缝合线不牢固或不安全，则必须缝合以防止漏。如果有出血，也必须予以缝合止血。无论是胃储袋还是远端胃的缝合线有任何缺损都必须进行修复、加固，并进行测漏试验（近端进行，远端不必）。如果对远端胃的缝合线不放心可行远端胃造瘘。

- **预防**

如前文空肠空肠吻合术所述的，很多吻合器击发失误是由于操作者的错误造成的。无论是吻合器未装钉舱、预计分离的组织太厚还是在击发之前吻合器内有组织干扰等都能够导致击发的失误。这些操作者的失误可以通过对其进行安装、击发和使用方面的训练而得到有效的预防。因为吻合器击发失误肯定会存在，没有绝对的方法来预防此并发症。

缝合线出血

- **后果**

即刻发现并确认的轻微出血可以在术中很容易地控制而不会产生不良后果。术中大的出血非常少见，但通常不需要输血和中转开腹手术即可控制。术后的出血量可以很大，可以导致患者出现失血性休克，其后果前面已经述及。可能需要输血。根据出血部位的不同，可能需再次手术、内镜治疗或血管造影以控制出血。来自胃腔内的血肿到达肠肠吻合口可能导致消化道梗阻和呕吐。如果血肿堵塞了远端胃，可能导致远端胃的扩张，在缝合线处破裂；导致大规模的污染、腹膜炎，随后极有可能死亡。

1–5 级并发症

- **补救**

术中出现并被发现的出血可以通过缝扎来止血，对于出血量较小者可以临时使用超声刀来止血。发生出血最常见的部位是第一次吻合器击发时的胃小弯侧边缘。吻合术后检查缝合线同样可以发现小的出血部位。治疗是相同的。如果患者术后出现心动过速，红细胞压积下降，影像学检查提示远端胃扩张（CT 扫描）或肠肠吻合梗阻（吞咽实验），必须考虑是否为远端胃缝合线的出血。急诊的手术处理是用胃造瘘管行远端胃减压。我们建议通过手术来实行胃造瘘，虽然已经有经皮穿刺技术成功的报道（但是需要确认是由血肿而不是气体造成的扩张）。

缝合远端胃缝合线，清除远端胃内的血肿，行远端胃造瘘术都是需要进行的。

近端胃储袋缝合线的出血通常会以呕血为主要症状，甚至在发生血流动力学变化之前即出现。治疗首选上消化道内镜和直接对出血部位进行注射治疗[20]。当术后出现任何类型的出血征象时，必须停止预防深静脉血栓的措施，同时进行凝血功能检查，以确定无凝血异常因素导致的出血。

- **预防**

LRYGB 术后大量出血的发生率在 3% 以下，包括各种类型和来源的出血[21]。预防胃缝合线出血的措施包括术中仔细检查缝合线和避免术后服用任何过量的抗凝药物（包括使用任何可能有协同作用的药物，如华法林和低分子肝素同时给予治疗剂量可产生协同作用）。积极处理出血可以减少此并发症的发生。

缝合线渗漏

- **后果**

术后胃缝合线渗漏可能导致广泛的腹膜炎、败血症甚至死亡。小一些的、污染更严重的渗漏可能导致腹腔脓肿，这经常位于左膈下区域。

3–5 级并发症

- **补救**

远端胃缝合线渗漏，适当而及时地解决此问题的主要障碍是要认识到此问题的发生。诊断远端胃缝合线渗漏更加困难，因为被作为胃空肠吻合口测漏标准实验的口服泛影葡胺造影在这时可能是阴性的。高度可疑和不良的征象包括原因不明的心动过速、呼吸急促、剧烈腹痛、发热和持续少尿等，这些都提示可能发生此并发症[22]。由于胰肠输入袢梗阻和扩张所致的远端胃扩张，必须立即怀疑此问题已经发生或可能发生。通过立即手术修复远端胃的扩张，通常是开放手术，但在一些情况下腹腔镜手术更合适，包括闭合缝合线，彻底冲洗和消除腹腔内的脓液以及远端胃放置胃造瘘管等。

近端胃缝合线渗漏的治疗方法与胃空肠吻合术后渗漏的治疗相同，将在后面加以描述。

- **预防**

不幸的是，没有完全能确保防止这种并发症发生的方法。大量关于 LRYGB 术后渗漏的研究（包括此缝合线处的渗漏）报道其发生率为介于 1% ～ 5%[23]。术中注意仔细观察是成功完成胃的分离和闭合最重要的步骤。如果吻合器击发失误，缝合线出血或发生其他问题，都提示缝合线可能存在问题，我们的方法是尽可能确认已经在术中对于缝合线进行了完好的闭合（如果实行近端胃储袋测漏实验），同时要考虑是否在远端胃造瘘的区域放置引流管，这要取决于对缝合线的完整性的判断。

虽然引流和胃造瘘术都不能预防渗漏，但是它们在处理中都是有用的[24]。

胃分离不够

• **后果**

胃分离不够会残留完整的胃峡部，通常在His角附近的胃大弯区。这个通道能起到减压的作用，因此无法限制近端胃的食物摄入量。它也是远端胃液的流经途径，造成吻合口溃疡较高的发病率。

1–4级并发症

• **补救**

这种情况通常发生于病情严重的患者接受LRYGB时，这类患者His角区的显露是比较困难的。单凭体重指数可能不能准确地反映这种困难：中央型肥胖且体重指数在50的男性可能比臀部脂肪分布型且体重指数超过70的女性的显露更加困难。一旦确认，根据出现的症状进行治疗。如果体重减轻欠佳或发展为吻合口溃疡，提示需要再次手术完成胃的分离。

• **预防**

预防这一并发症的最好办法是确保外科医生和其整个手术小组都看到了His角区胃的完全分离。如果对肝的牵引不够并且仍存在障碍，应放置第二个肝牵引器。如果镜管的位置不是最佳的，需要放置额外的穿刺以保证良好的视野。如果这些措施失败，可能需要转为开放手术来完成操作，但以作者的经验采用这种方式显露往往不如腹腔镜下术野。

近端胃储袋缺血

• **后果**

幸运的是胃的血运非常丰富，所以这种并发症非常少见和罕有报道。如果发生此并发症，外科医生必须在起始部位结扎胃左动脉。如果确认这种情况发生，需要行残胃切除和食管空肠吻合。这项操作发生吻合口漏的几率至少是其他吻合术的5倍[25]。如果没有发现，缺血的胃储袋会破裂，导致术后吻合口瘘，甚至发生潜在的致命后果。

2–5级并发症

• **补救**

只要条件成立在第一次手术时修复工作就有希望进行。这类报道如此稀少以至于成为极不可能的并发症。如果发生，必须将胃储袋切除至有活力的部分，可能会到达远端食管，并行食管空肠吻合术。这种吻合术因为发生吻合口瘘的风险较大，应放置引流管和远端胃造瘘管。可能需要转换为开放手术以完成所有的操作。

• **预防**

在切割胃以建立近端胃储袋时避免胃小弯近端的出血是预防此并发症的关键步骤。只有当胃左动脉及其主要供应近端胃的分支血管完全被结扎时才会发生这种情况。一般来说这是不可能的，但关键是要避免在分离系膜时发生。

上提 Roux-en-Y 肠袢

结肠损伤

• **后果**

如果认识到并成功修复极少产生严重后果。如果未发现或修复不成功，术后结肠内容物漏出，会造成粪性腹膜炎、脓毒血症，并可能导致死亡。

1–5级并发症

• **补救**

认识到此并发症的发生是修复的关键。在胃后上提Roux-en-Y肠袢很少导致损伤，除非此操作有困难。打开胃结肠韧带观察小网膜囊时距离结肠过近可能导致结肠损伤。经胃前途径上提，通常需要分离大网膜，在分离到网膜根部时，如果分离得过远可能导致结肠损伤。如果及时发现，损伤通常非常小，双层缝合修复是合适和令人满意的。

• **预防**

经结肠后途径上提肠袢时，需在根部打开肠系膜，应注意避免在远离胃大弯的区域打开胃结肠韧带（理想部位是仅超出胃网膜血管弓）将防止这种损伤。使用结肠前途径时，在分离网膜至结肠表面时必须停止。

胃损伤

• **后果**

由超声刀及牵拉导致的胃损伤可能导致术后胃壁坏死及胃漏，并引起与吻合口漏同样的后果。

1–5级并发症

• **补救**

任何胃损伤应立即缝合修补，通常采用重叠缝合以保证损伤部位成功修补，避免术后穿孔和漏出，这种损伤的发生率是相当低的。

- **预防**

  预防胃损伤的方式是直视下使用各种能量平台打开肠系膜进入小网膜囊。避免能量平台接触胃壁可以防止此并发症。同样，必须避免对胃的过度牵拉以免胃壁损伤。

出血

- **后果**

  于结肠后上提 Roux-en-Y 肠袢需要在横结肠系膜做切口。如果在此过程中损伤了结肠系膜的主要血管，可能导致大出血的发生。最好的情况是需要进一步的外科手段以止血，最坏的情况是需要转为开放手术以及由于大量失血导致失血性休克。

  1–5 级并发症

- **补救**

  如果遇到结肠系膜出血，必须通过直接压迫及钳夹以控制出血，然后使用超声刀（对静脉或小动脉）或夹子、或缝合（对较大的动脉）以充分止血。如果出血引起血流动力学变化，则需行适当的液体复苏及输血。

- **预防**

  在 Treitz 韧带左侧横结肠系膜下方相对较低的位置建立横结肠系膜的缺损可以最大限度地减少横结肠系膜出血的可能。在 Treitz 韧带左侧建立缺损可以避免损伤结肠中动脉，而保持在肠系膜相对较低的位置可避开常出现在结肠系膜上部的大的交通血管（Drummond 边缘血管或其他无名交通血管）。

Roux-en-Y 肠袢长度不足

- **后果**

  如果 Roux-en-Y 肠袢不能延伸到近端胃囊，手术将陷入困境。由于近端胃囊很可能已经建立不能被修改延长，则必须进一步切断空肠系膜以游离 Roux-en-Y 肠袢，这可能导致出血和缺血。吻合后，吻合口可能存在张力，从而增加了术后吻合口漏的风险。

  1–5 级并发症

- **补救**

  如果 Roux-en-Y 肠袢因长度不够无法达到近端胃囊，则必须进一步游离。如果远端吻合口已经完成，这项工作将变得非常困难。必须拆除闭合的肠系膜。然后进一步分离，以充分游离 Roux-en-Y 肠袢以到达近端胃囊。这项技术操作非常困难，可能导致 Roux-ne-Y 肠袢或胆胰支出血或缺血。

- **预防**

  充分游离和 Roux-en-Y 肠袢获得足够的长度应当在手术的早期就获得确认。有经验的外科医生通常能够以视觉评估肠袢是否能到达近端胃囊。如果有任何疑问存在，在 Roux-en-Y 肠袢建立后即刻将其上提至近端胃囊附近即可确认长度是否足够。我们发现体重指数高的患者其肠系膜较短，到达胃的距离更长。在这些患者中，我们构建了较长的胃囊，起自略高于角切迹的部位，以便减少空肠 Roux-en-Y 肠袢需要跨过的距离。如果 Roux-en-Y 肠袢的长度足够到达更高的位置，则可适当减小胃囊。

Roux-en-Y 肠袢系膜扭转

- **后果**

  必须无扭转地上提 Roux-en-Y 肠袢及其系膜以使其达到近端胃囊。未被发现的扭转可能会导致术后缺血、坏疽、坏死、肠内容物漏出、腹膜炎、败血症甚至死亡[26]。扭转也可能会导致部分或完全性肠梗阻。如果没有出现上述症状，长时间后可能会发生缺血性肠道狭窄。

  1–5 级并发症

- **补救**

  如果在胃空肠吻合之前发现了扭转，纠正 Roux-en-Y 肠袢扭转十分容易。如果是在吻合后发现扭转，吻合口必须拆除并在纠正后重新吻合。我们的经验是，手术通常需要转换为开放式，且纠正后的胃空肠吻合口有较高的吻合口漏的风险。

- **预防**

  在上提 Roux-en-Y 肠袢的过程中，整个手术小组必须注意保持 Roux-en-Y 肠袢的肠系膜竖直而无扭转。想象上提中的肠系膜的形态很重要。在我们的 LRYGB 手术使用结肠后途径上提肠袢的过程中，将 Roux-en-Y 肠袢末端深入小网膜囊时小心地维持肠系膜位置呈直线向下的形态（图 19-5）。一旦 Roux-en-Y 肠袢穿过胃后方，必须确保肠袢的方向与以前一致：肠系膜方向向下；当肠袢被上提到远端胃附近时缝合线指向患者右侧。如果这些未能实现，必须切开胃结肠韧带以确定看到整个 Roux-en-Y 肠袢及其肠系膜，Roux-en-Y 肠袢通过横结肠系膜的方向也必须能被看得见，以确定适当的方向。

结肠系膜区域 Roux-en-Y 肠袢梗阻

- **后果**

这种并发症只发生在 Roux-en-Y 肠袢经结肠后途径上提时。肠系膜开口过小，或者更可能的是术后在开口处形成瘢痕，造成肠袢狭窄。可能会发生部分或完全性的肠梗阻而需要再次手术重修此区域。

2–4 级并发症

- **补救**

横结肠系膜的开口必须足够大以使 Roux-en-Y 肠袢顺利通过。如果在开口周围瘢痕组织已形成狭窄环，必须将其去除以缓解梗阻。如果外科医生使用不可吸收缝线连续缝合关闭肠系膜，可导致肠系膜开口的狭窄。这类缝合以及由此导致的瘢痕必须去除。如果手术过程中没有很好地关闭肠系膜的开口，可能导致肠袢疝入胃后的区域形成与瘢痕导致的梗阻类似的症状。复位并重新缝合是必要的。

- **预防**

建立适当的肠系膜开口，然后使用不可吸收缝线在适当的肠系膜位置行肠管间断缝合，以预防此并发症的发生。

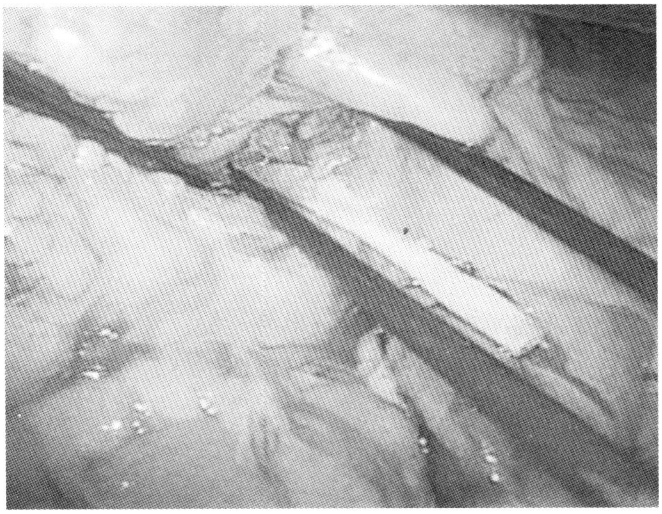

图 19–5 上提 Roux-en-Y 肠袢时需明确肠系膜是向下的（见彩图）。

胃空肠吻合术

吻合器错误击发

- **后果**

胃空肠吻合过程中吻合器错误击发所造成的后果与空肠空肠吻合时的一样。此外，在胃空肠吻合部位纠正此问题特别困难，因为只有一小部分胃组织可提供新的吻合部位。吻合器错误激发后必须放置新的吻合器或改用手工吻合。这可能需要转换为开放手术，并导致术后吻合口漏的机会增多，其后果都已在前面明确描述（见“创建胃囊，吻合器错误击发”）。

1–5 级并发症

- **补救**

修复必须依据错误击发所导致的组织损伤进行。如果损伤较小，可以小心地放置一个新的吻合器，确保吻合在正常的组织并仔细检查吻合口的完整性及安全性。测试是否存在吻合口应在关闭吻合器处的缺损后进行。更为严重的组织损伤可能需要切除部分胃囊或 Roux-en-Y 肠袢或者两者都切除部分以创建新的吻合。如果没有足够可用的胃壁组织，而在胃壁上存在一处缺损，手工缝合胃空肠吻合是最佳选择。如果认为修正后的吻合口发生漏的几率较高，应考虑在吻合口周围放置引流管并行远端胃造口术。

- **预防**

预防类似于前面空肠空肠吻合术中所描述的预防措施，同样没有绝对的预防。

吻合口漏

- **后果**

胃空肠吻合口是 LRYGB 术后最常见的吻合口漏的部位[27,28]。此部位的漏所造成的后果与前面所述的其他部位的漏（空肠空肠吻合术和胃残端闭合处）一致。尽管行再次手术关闭，漏仍然可能会持续数月。

1–5 级并发症

- **补救**

胃肠吻合口漏的症状和体征与前面所描述的胃残端闭合处漏相同。任何病人术后出现其中任何一种症状，外科医生要高度怀疑此并发症的存在。积极地评估包括紧急吞咽试验，即使是阴性也不排除漏的可能，因为众所周知对于很大部分患者这个测试不准确。任何提示漏存在的难以处理的症状持续存在都是再次急诊手术的指征。如果发现漏存在，再次缝合，并用大网膜加强修复，彻底引流此区域，同时行远端胃造口术。外科医生必须有处理非常衰弱的患者的准备，并能合理地利用所有可用的监护设施和意见。持久性的漏可能需要几周才能闭合，应观察引流管直到无排出物为止。然后，在重新开始进食前应再次行吞咽实验以确认没有再次发生漏。在恢复期间需要通过胃造口行肠内营养。最近的证据显示胃空肠吻合口漏用内镜放置支架的方法进行治疗有很高的成功率。支架移位是使用这种方法的主要并发症[29,30]。

- **预防**

运用良好的技术创建吻合是最好的预防方法（图19-6）。保证吻合口无张力，良好的吻合器固定并小心缝合吻合器处的缺损是非常必要的。胃和Roux-en-Y肠袢良好的血运是十分重要的。强烈建议行术中渗漏测试。尽管采用了这些措施，在大多数病例，LRYGB后的吻合口漏发生率仍在1%以上，这表明即使采取这些措施也不能保证不会发生此并发症。然而，因为它是导致肥胖症治疗术后法律纠纷的主要原因，外科医生遵守这些所有的预防措施是明智的选择。此外，保持对术后吻合口漏的高度警惕能提高及时诊断和治疗的可能性，从而最大程度地减少由此导致的并发症。

吻合口张力

- **后果**

在创建吻合时吻合口即存在一定的张力往往提示术后有较高的吻合口漏的风险。正如“吻合口漏”部分所描述的，这种漏会导致腹膜炎、脓毒血症甚至死亡。

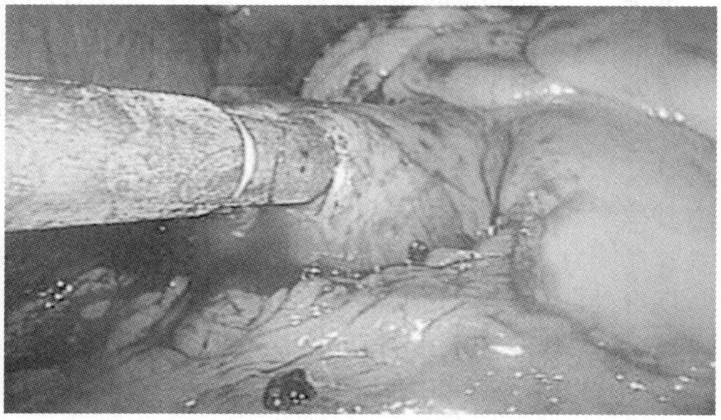

图 19–6　线性缝合创建近端钉合吻合，吻合器到位，准备击发（见彩图）。

吻合张力也可能导致术后吻合口狭窄，这种狭窄是由慢性缺血所致。典型表现是在术后6 ~ 12周出现呕吐和无法进食等症状[31]。

1–5 级并发症

- **补救**

根据吻合口的紧张程度进行修复。如果只存在少许张力，我们将Roux-en-Y肠袢缝合至近端胃囊（所有情况下均进行）。如果张力存在，这一过程能提供给我们关于张力的进一步反馈。如果在缝合，张力的问题解决了，我们就继续进行吻合。若张力很大，如同前面“Roux-en-Y肠袢长度不足”部分所描述的那样，继续延长Roux-en-Y肠袢。始终需要做关于吻合口漏的测试。

- **预防**

预防的方法是认识到张力的存在并采取措施缓解张力。应采取的措施同前文预防Roux-en-Y肠袢的长度不足所描述的。

吻合口出血

- **后果**

手术中胃空肠吻合口出血需要缝扎或用超声刀控制出血。在此过程中，必须注意避免组织坏死或吻合口狭窄。术后出血可能导致呕血、误吸、需要住院治疗并输血、低血容量休克、需要内镜或再次手术止血。出血可危及生命。

1–5 级并发症

- **补救**

修复包括使患者镇定，评估失血量并静脉输液及血液制品，排除其他凝血疾病，并积极利用胃肠内镜评估出血部位注射肾上腺素止血[20]。其他内镜下治疗措施如热探针或电灼器都可以使用但是不太建议使用，因为组织损伤导致穿孔的可能性很大。如果内镜措施失败则提示需要进行手术缝合止血。

- **预防**

正如前面所提及的胃残端出血一样，对此问题没有绝对的预防方法。重叠缝合或使用缝合支撑材料并没有完全消除这种并发症。幸运的是，这种并发症的发生率是很低的，大概在1%以内[23]。发现并治疗术中吻合口出血是防止术后大量失血的重要预防措施。

吻合口狭窄

- **后果**

  由于吻合口水肿或技术失误导致的吻合口过小，胃空肠吻合术后吻合口狭窄在术后早期(术后1～2天)就可出现。继发的狭窄通常出现于术后6～12周，可能由于吻合口边缘溃疡、水肿及瘢痕导致[31]。吻合口狭窄会导致恶心、呕吐、无法进食、脱水、电解质紊乱和急性维生素 B_1 缺乏症，如果脱水持续时间过长甚至会造成肾功能损害。硫胺素缺乏病如果未适当治疗会产生永久性的神经损伤如Wernicke脑病[32]。治疗此并发症可能需要内镜、X线透视甚至手术治疗。如果狭窄呈慢性经过而未经处理可能会导致蛋白质热量营养不良。

  1–5 级并发症

- **补救**

  通常，患者的症状提示此并发症的存在。如果高度怀疑，我们推荐做胃肠内镜检查，诊断的同时可以给予治疗。任何吻合口直径小于10mm均可考虑应用内镜下球囊扩张术，特别是对于那些不允许镜身通过的吻合口。通常一次或两次扩张足以治疗狭窄，但有时需要更进一步的扩张治疗。如果一次以上的内镜扩张治疗仍失败，需要在X线透视下行扩张术，因为放射科医生可以使用比内镜医师直径更大的气囊。根据我们的经验，再次手术是很少见的，只有那些存在严重吻合口边缘溃疡无法愈合而无严重狭窄的患者才使用[31]。任何在减肥术后包括LRYGB术后出现吻合口狭窄的患者，应在静脉注射葡萄糖之前给予静脉注射B族维生素（类似于治疗酒精中毒）。根据脱水和营养不良的严重程度决定输液、补充电解质甚至短期胃肠外营养的需求。

- **预防**

  多种措施可以降低LRYGB术后胃空肠吻合口狭窄的发生率。建立吻合口的吻合器类型与术后狭窄的发生率有关[33]。线性吻合器吻合术后狭窄的发生率极低（以我们目前的经验小于1%[34]）。圆形吻合狭窄的发生率在9%～14%[35]。更小的圆形吻合狭窄的发生率通常更高。手工吻合后，狭窄的发生率较低，约3%～5%[36]。有报道称应用完全可吸收缝线较永久性缝线狭窄的发生率更低[37]。张力和缺血也会增加狭窄的发生率。应早期及时治疗吻合口边缘溃疡，以使残留的瘢痕最小。

吻合口边缘溃疡

- **后果**

  吻合口边缘溃疡仅发生于胃空肠吻合口或远端，可导致上腹疼痛、消化不良、恶心、无法进食；严重且深在的溃疡患者，可发生出血和胃瘘。虽然药物治疗可治愈大多数溃疡，部分严重溃疡患者可能出现危及生命的出血，需要手术治疗。报道称LRYGB术后吻合口边缘溃疡的发生率为2%～12%[38]。

  2–5 级并发症

- **补救**

  内镜检查胃空肠吻合区域可诊断吻合口边缘溃疡，上消化道系统的敏感性太低而不可靠。LRYGB术后持续性上腹疼痛是内镜检查的指征。如果证实是吻合口边缘溃疡的存在可应用药物治疗。三联抗生素和质子泵抑制剂（PPI）可有效治疗幽门螺旋杆菌感染，标准治疗剂量是每天两次持续3～6个月，以后每天一次持续6个月。只有症状持续存在或狭窄症状发生时才会反复内镜检查。患者必须避免吸烟和服用非甾体抗炎药（NSAIDs），因为这会妨碍溃疡愈合或引起并发症。如果内镜显示边缘溃疡大而深且症状已经出现了几周，或者经标准治疗后溃疡未能愈合，提示需要行上消化道造影以排除近端胃囊到下方胃囊的溃疡瘘管形成[38]。此外，如果造影上2个胃囊不能完全分离，可能在任何部位发生胃瘘，患者需要手术治疗以分离瘘管，切除所涉及的胃病变区域并扩张胃空肠吻合口。如果患者狭窄程度很严重，可能需要修正胃空肠吻合口。

- **预防**

  预防边缘溃疡可采用缩小近端胃囊以减少可能的酸化作用、尽量减少吻合术中的异物（如使用不可吸收缝线缝合加固）、术前治疗根除幽门螺旋杆菌感染[30]、确保近端胃囊与远端胃囊完全分离等措施。此外，患者有持续性上腹疼痛时应积极进行内镜检查以排除此并发症，如果存在这种情况应早期治疗。必须向患者强调的是，必须停止吸烟和避免服用NSAIDs。避免使用不必要的类固醇药物。

关闭残留的肠系膜缺损

通过结肠系膜开口的内疝

- **后果**

  LRYGB中如果使用结肠后的方式上提Roux-en-Y肠

袢，横结肠系膜的缺损必须闭合以防止术后内疝的发生。如果未关闭缺损，与Roux-en-Y肠袢毗邻的肠管或Roux-en-Y肠袢本身可疝入胃后间隙形成手风琴一样的团块，导致发生术后肠梗阻，并可能出现肠缺血坏死。主要症状包括呕吐、脱水、电解质紊乱、组织坏死穿孔及腹膜炎，甚至可能发生死亡。

1–5级并发症

- **补救**

LRYGB术后肠梗阻是一个需要外科干预的问题。保守治疗是不适当且危险的，因为闭袢肠梗阻和内疝的发生率较高[39]。由于LRYGB术后粘连形成的几率较低，所以肠梗阻更可能是发生了某种类型的内疝。可通过CT扫描和症状来诊断。平片如果在左上腹胃后方看到气液平提示可能存在梗阻。如果CT扫描显示胃后方小肠成袢则有诊断价值。我们通常使用腹腔镜检查，如果发现Roux-en-Y肠袢本身在胃后方形成疝要小心松解，肠系膜的缺损可根据需要扩大。当肠管完全复位，Roux-en-Y肠袢需使用不可吸收缝线再次缝合至肠系膜及其毗邻的Treitz韧带。松解后肠管必须明显正常且无任何疑似坏死的区域。如果其他肠管突入小网膜囊，则需要对其进行复位并检查。如果可能，所有Roux-en-Y肠袢均需再次缝合至肠系膜。如果肠管已经失去活力则应行切除和再次吻合。

- **预防**

如果使用结肠前吻合，发生此并发症的可能性几乎为零。如果在结肠后上提Roux-en-Y肠袢，我们在Roux-en-Y肠袢通过结肠系膜时将其缝合至患者右侧，而将胆胰侧肠袢缝合至Treitz韧带远端，靠近Treitz韧带的地方，我们发现此并发症的发生率明显下降了。两次缝合创建了一个固定的肠管环形段，相距大约1.5cm。用于两个肠段连接的最上方的缝合也包括两个结肠系膜点，分别在肠系膜开口的1点钟及10点钟位置（图19-7）。这将有效地闭合Roux-en-Y肠袢周围多余的肠系膜空隙（除了位于患者左侧的间隙）。那一侧至少要用另一根永久性缝线在3点钟位置缝合横结肠系膜。我们注意到，使用这种“三次缝合”技术的各种类型内疝的发生率（包括结肠系膜缺损率）约为1%。

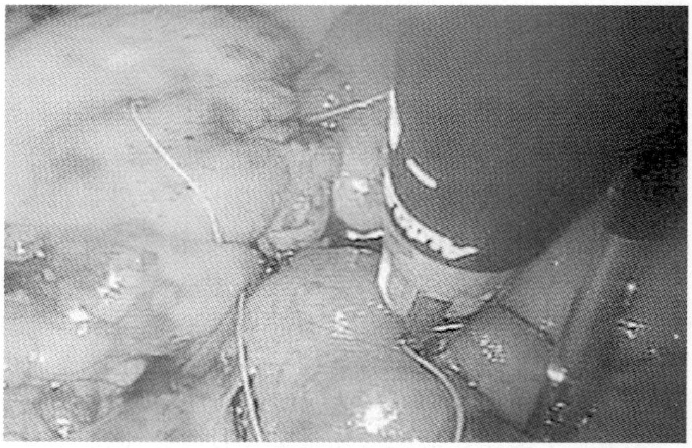

图19–7 创建“三重缝合”，缝线首先置于肠管内在系之前再将其置于肠系膜内(见彩图)。

Petersen疝

- **后果**

胃旁路术后小肠疝入Roux-en-Y肠袢系膜的下方被称为Petersen疝，这种并发症可能发生于各种Roux-en-Y吻合术后。如果空间足够大，肠管可以在肠系膜下方来回自由移动，此并发症的症状很轻微。但是，如果空间较小，疝入的肠管压迫肠系膜，可能造成内陷的肠管发生缺血，Roux-en-Y肠袢也可能发生缺血。如果手术或治疗不及时，肠梗阻症状后将出现肠缺血坏死。最近，进行小肠移植的中心已经接受一批胃旁路术后由于此类并发症行大量肠切除的患者。已有报道死亡个例[40]。

1–5级并发症

- **补救**

最首要的问题是要认识此并发症。当患者出现小肠梗阻的症状及影像学表现时，大多数肥胖症外科医生都会意识到此问题的发生。但问题是肥胖症外科医生常常不是最初治疗和评估这些患者的人。善意但并不具备相关知识的普通外科医生可能经常会让这些患者住院，放置鼻胃管并给予静脉输液——接受手术后粘连肠梗阻的初步治疗。但是，经过LRYGB，粘连性肠梗阻远远不如内疝和闭袢性梗阻的可能性大。因此，任何LRYGB后的患者的治疗，只要临床及X线片一致表现为小肠梗阻则需要手术治疗。急诊剖腹探查或腹腔镜检查需根据外科医生的能力和患者的肠道扩张程度进行。任何内疝都必须复位。通常情况下，鉴别哪段肠管非常困难。建议积极辨认回盲瓣以寻找回肠末端，然后沿回肠逆行追溯到空肠再到肠肠吻合区域。因为部分远端肠管疝入Roux-en-Y肠袢系膜下方，Petersen疝显而易见。减压并反转任何扭转，寻找疝的部位，然后评价肠管活力。如果没有缺血存在，关闭 Petersen 缺损。如果存在结肠后 Roux-en-Y 肠袢，可缝合到 Treitz 韧带（见上一节）。如果存在结肠前 Roux-en-Y 袢，闭合 Roux-en-Y 肠袢肠系膜与横结肠系膜之间的缺损，这是非常困难的技术操作，也是我们更喜欢用结肠后途径的原因之一。如果缺损太大应考虑用大网膜补片修补。如果复位的肠管任何区域有坏疽，需要切除并行再次吻合。这类梗阻导致的肠管坏死多是肠缺血的后果，患者一般状况非常差；必须预料到会发生多器官系统功能障碍，并必须采取一切措施治疗。

- **预防**

对于结肠后吻合的 LRYGB，关闭 Petersen 间隙是必要的。一些完成结肠后 LRYGB 的外科医生不主张闭合此间隙，但由于此间隙而发生疝并导致肠管切除病例的增加，强烈建议关闭此间隙[41]。预防肠缺血的重要措施是要及时诊断和手术治疗 LRYGB 后影像学表现为肠梗阻的患者。

肠系膜处 Roux-en-Y 肠袢狭窄

- **后果**

此并发症比较罕见。原因可能是肠系膜处的 Roux-en-Y 肠袢的慢性梗阻（详见前面所述“结肠系膜处 Roux-en-Y 肠袢梗阻”）或由于此区域瘢痕挛缩、过度牵拉导致的结肠或肠系膜慢性缺血。其后果是如果肠管狭窄处是症状性的，通常不适合内镜扩张而需要手术切除及重新吻合。

1–4 级并发症

- **补救**

此并发症罕见。但是，如果发生将会出现类似胃空肠吻合口狭窄的梗阻症状，其后续情况与之相同（已在前面的“胃空肠吻合术”的“吻合口狭窄”一节中描述过）。治疗亦相似，初始液体复苏后要注意补充维生素 B_1，并注意维持适当的营养状况。上消化道的一系列检查可以确定诊断，通常需要再次手术切除狭窄段肠管，扩张术有时会成功。

- **预防**

此并发症罕见。可通过避免 Roux-en-Y 肠袢的过高张力，以及在关闭系膜的过程中，以间断缝合代替连续性缝合避免 Roux-en-Y 肠袢周围肠瘢痕形成导致系膜过度紧张来预防此并发症。

肠系膜出血

- **后果**

将 Roux-en-Y 肠袢缝合至横结肠系膜上可能导致横结肠系膜出血，虽然这种情况很少见。通常，止血较容易。结肠很少面临缺血的危险，因为在肠系膜上部存在丰富的侧支循环。

1 / 2 级并发症

- **补救**

出血可通过间断缝合出血部位的系膜加以控制，系膜上缝合的部位不应过高以免损伤结肠的侧支循环血管。

- **预防**

预防此并发症的方法是在关闭系膜缺损时避开肉眼可见的横结肠系膜上的血管。

Roux-en-Y 肠袢血肿形成

- **后果**

如前所述，缝合关闭肠系膜缺损（“关闭系膜缺损”）可能导致 Roux-en-Y 肠袢或胆胰袢血肿形成。由于胆胰袢仅有胆汁和胰液通过，此处的血肿无关紧要。但是，如果 Roux-en-Y 肠袢形成较大的血肿，可能压迫肠壁导致不完全性肠梗阻的发生，虽然这样的并发症极其罕见。

1 / 2 级并发症

- **补救**

限制血肿形成的措施均可在术中完成。术后保守治疗直到血肿消失。保留比正常恢复时间更长的流质饮食是全部仅需采取的措施。

- **预防**

预防此并发症的方法是避免在关闭肠系膜缺损时于 Roux-en-Y 肠袢上留下过大的针孔。

关闭穿刺点

Richter 疝

- **后果**

未能关闭穿刺点，特别是 10mm 或更长处的切口，可能导致发生率较低但已确定的 Richter 疝的出现，其中部分小肠袢嵌顿在开放的切口处，导致出现肠梗阻。嵌顿肠管发生缺血，可继发穿孔和腹膜炎。这个过程在结肠疝入腹壁缺损的过程中也可看到[42]。

3–5 级并发症

• 补救

首先必须认识 Richter 疝的发生。出现原因不明的肠梗阻症状特别是在手术后的前几天发生的远端结肠梗阻，应考虑此并发症的可能。CT 扫描的可疑征象可以诊断。如果扫描没有证实梗阻而症状仍然持续存在，诊断性腹腔镜可以明确。治疗应根据肠管的情况而定，任何缺血的肠管都需要切除。穿刺部位的缺损也需要修复。

• 预防

关闭 10mm 或更大的穿刺点切口应该在所有 LRYGB 步骤结束时执行，是为防止此并发症的最佳方法。无刀刃的套管针没有留下大的需要闭合的缺损[43]，但是，闭合仍是最好的预防方法。

伤口感染

• 后果

LRYGB 术后伤口感染的发生率小于开放手术后。两种方法之间的比较表明，伤口感染的发生率大约从 7% 下降到 1% ～ 2%[23]。由于伤口较小，腹腔镜伤口的感染通常并不严重。我们所做的超过 1000 例 LRYGBs 中，仅有 1 例伤口感染发展为腹壁筋膜感染导致部分腹壁组织缺失。大多数感染较为表浅，只需在门诊治疗。

1–3 级并发症

• 补救

穿刺部位伤口感染的治疗需要多种局部治疗手段的联合，包括开放伤口、清创引流、清理任何无活力的组织、包扎及伤口护理。在大多数情况下口服抗生素已经足够，如果存在化脓感染需行脓液培养以明确抗生素的敏感性。极少数患者因为深部的腹壁组织发生感染需要入院给予静脉注射抗生素或手术治疗。门诊的标准治疗手段及口服抗生素未能控制感染的患者，入院治疗也是需要的。

• 预防

采用适当的无菌技术；通过将污染组织装入标本袋后从伤口取出以避免伤口污染；轻柔的关闭伤口避免组织损伤；适当止血以避免血肿形成；术前合理、及时地使用广谱抗生素以及术中及时追加剂量可以减少伤口感染的发生率。早期适当的伤口引流、精心的局部护理、合理的抗生素使用以及密切的随访可减少更严重伤口感染发生的可能性。

腹壁出血 / 血肿

• 后果

关闭穿刺点的切口可能并发腹壁血管损伤导致伤口出现血肿或出血，其后果与手术开始时套管针穿刺导致的血肿或出血相同。术中采取的措施通常可以减小血肿体积或减少出血。未发现的出血可能在术后缓慢积聚为术后较大的、伴有疼痛的腹壁血肿，通常位于腹直肌鞘内。治疗上通常选择非手术治疗，血肿常在 6 ～ 8 周内吸收。术后即刻发生的出血或血肿需要再次手术，但是很少见。

1–3 级并发症

• 补救

正如前文治疗套管针穿刺导致的出血一样（见“创建气腹”一节），术中治疗是使用腹壁缝线缝合，两个位置良好且互成直角的缝线通常会抑制出血或血肿形成。

• 预防

于腹壁伤口的 12 点钟和 6 点钟位置缝合穿刺点伤口能在很大程度上预防此并发症的发生。如果穿刺点位于腹壁血管附近，此项技术能减少腹部血管损伤的可能性。

（李 嘉 曹 锋 译）

参考文献

1. Steinbrook RA. Surgery for severe obesity. N Engl J Med 2004;350:1075–1079.
2. Mason EE, Ito C. Gastric bypass in obesity. Surg Clin North Am 1969;47:1345–1351.
3. Marema RT, Perez M, Buffington CK. Comparison of the benefits and complications between laparoscopic and open Roux-en-Y gastric bypass surgeries. Surg Endosc 2005;19:525–530.
4. Gastrointestinal surgery for severe obesity: National Institutes of Health Consensus Development Conference Statement. Am J Clin Nutr 1992;55(suppl 2):S615–S619.
5. Peters JH, Fried GM, Swanstrom LL, et al, and the SAGES FLS Committee. Development and validation of a comprehensive program of education and assessment of the basic fundamentals of laparoscopic surgery. Surgery 2004;135:21–27.
6. Schwartz ML, Drew RL, Andersen JN. Induction of pneumoperitoneum in morbidly obese patients. Obes Surg 2003;13:601–604.
7. Cobb WS, Fleishman HA, Kercher KW, et al. Gas embolism during laparoscopic cholecystectomy. J Laparoendosc Adv Surg Tech A 2005;15:397–390.
8. Reed DN Jr, Duff JL. Persistent occurrence of bradycardia during laparoscopic cholecystectomies in low-risk patients. Dig Surg 2000;17:513–517.
9. Bogdonoff DL, Schirmer B. Laparoscopic surgery. In

Stone DJ (ed): Perioperative Care: Anesthesia Medicine & Surgery. Baltimore, Mosby, 1998; pp 547–558.
10. Vilos GA, Ternamian A, Dempster J, Laberge PY. Laparoscopic entry: a review of techniques, technologies, and complications. J Obstet Gynaecol Can 2007;29:433–465.
11. Beymer C, Kowdley KV, Larson A, et al. Prevalence and predictors of asymptomatic liver disease in patients undergoing gastric bypass surgery. Arch Surg 2003;138:1240–1244.
12. Busetto L, Tregnachi A, DeMarchi F, et al. Liver volume and visceral obesity in women with hepatic steatosis undergoing gastric banding. Obes Res 2002;10:408–411.
13. Eid GM, Mattar SG, Hamad G, et al. Repair of ventral hernias in morbidly obese patients undergoing laparoscopic gastric bypass should not be deferred. Surg Endosc 2004;18:207–210.
14. Mitchell MT, Pizzitola VJ, Knuttinen MG, et al. Atypical complications of gastric bypass surgery. Eur J Radiol 2005;53:366–373.
15. Ahmad A, Cho K, Brathwaite C. A technique of enteroenterostomy to prevent alimentary limb obstruction in laparoscopic Roux-en-Y gastric bypass. J Am Coll Surg 2004;198:159–162.
16. Jones KB. Biliopancreatic limb obstruction in gastric bypass at or proximal to the jejunojejunostomy: a potentially deadly, catastrophic event. Obes Surg 1996;6:485–493.
17. Nosher JL, Bodner LJ, Girgis WS, et al. Percutaneous gastrostomy for treating dilatation of the bypassed stomach after bariatric surgery for morbid obesity. AJR Am J Roentgenol 2004;183:1431–1435.
18. Brolin RE. The antiobstruction stitch in stapled Roux-en-Y enteroenterostomy. Am J Surg 1995;169:355–357.
19. Champion JK, Williams M. Small bowel obstruction and internal hernias after laparoscopic Roux-en-Y gastric bypass: incidence, treatment, and prevention. Obes Surg 2003;13:350–354.
20. Nguyen NT, Longoria M, Chalifous S, Wilson SE. Gastrointestinal hemorrhage after laparoscopic gastric bypass. Obes Surg 2004;14:1308–1312.
21. Nguyen NT, Rivers R, Wolfe BM. Early gastrointestinal hemorrhage after laparoscopic gastric bypass. Obes Surg 2003;13:62–65.
22. Hamilton ED, Sims TL, Hamilton TT, et al. Clinical predictors of leak after laparoscopic Roux-en-Y gastric bypass for morbid obesity. Surg Endosc 2003;17:679–684.
23. Schirmer BD. Morbid obesity. In Townsend CM (ed): Sabiston's Textbook of Surgery. The Biological Basis of Modern Surgical Practice, 17th ed. Philadelphia: Elsevier Saunders, 2004; pp 357–400.
24. Blachar A, Federle MP, Pealer KM, et al. Gastrointestinal complications of laparoscopic Roux-en-Y gastric bypass surgery: clinical and imaging findings. Radiology 2002;223:625–632.
25. Omundsen M, Babor R, Johnston P. Outcomes after oesophagogastrectomy for carcinoma of the esophagus. Aust N Z J Surg 2007;77:37–39.
26. Hwang RF, Swartz DE, Felix EL. Causes of small bowel obstruction after laparoscopic gastric bypass. Surg Endosc 2004;18:1631–1635.
27. DeMaria EG, Sugerman HJ, Kellum JM, et al. Results of 281 consecutive total laparoscopic Roux-en-Y gastric bypasses to treat morbid obesity. Ann Surg 2002;235:640–647.
28. Higa K. Laparoscopic Roux-en-Y gastric bypass: hand-sewn gastrojejunostomy technique. In Buchwald H, Cowan GSM, Pories WJ (eds), Surgical Management of Obesity. Philadelphia: Saunders Elsevier, 2007; pp 214–222.
29. Salinas A, Baptista A, Santiago E, et al. Self-expandable metal stents to treat gastric leaks. Surg Obes Relat Dis 2006;2:570–572.
30. Kriwanek S, Ott N, Ali-Abdullah S, et al. Treatment of gastro-jejunal leakage and fistulization after gastric bypass with coated self-expanding stents. Obes Surg 2006;16:1669–1674.
31. Schirmer B, Erenoglu C, Miller A. Flexible endoscopy in the management of patients undergoing Roux-en-Y gastric bypass. Obes Surg 2002;12:634–648.
32. Salas-Salvado J, Garcia-Lorda P, Cuatrecasas G, et al. Wernicke's syndrome after bariatric surgery. Clin Nutr 2000;19:371–373.
33. Gonzalez R, Lin E, Venkatesh KR, et al. Gastrojejunostomy during laparoscopic gastric bypass: analysis of 3 techniques. Arch Surg 2003;138:181–184.
34. Lee SK, Dix J, Miller MS, et al. The influence of a laparoscopic approach for the performance of Roux-en-Y gastric bypass on surgical outcomes at a university teaching hospital during the past decade. Surg Obes Relat Dis 2006;2:289–290.
35. Nguyen NT, Stevens CM, Wolfe BM. Incidence and outcome of anastomotic stricture after laparoscopic gastric bypass. J Gastrointest Surg 2003;7:997–1003.
36. Higa KD, Boone KB. Laparoscopic Roux-en-Y gastric bypass for morbid obesity: technique and preliminary results of our first 400 patients. Arch Surg 2000;135:1029–1034.
37. Capella JF, Capella RF. Gastro-gastric fistulas and marginal ulcers in gastric bypass procedures for weight reduction. Obes Surg 1999;9:22–28.
38. Schirmer BD. Strictures and marginal ulcers in bariatric surgery. In Buchwald H, Cowan GSM, Pories WJ (eds): Surgical Management of Obesity. Philadelphia, Saunders Elsevier, 2007; pp 297–303.
39. Higa KD, Ho T, Boone KB. Internal hernias after laparoscopic Roux-en-Y gastric bypass: incidence, treatment and prevention. Obes Surg 2003;13:350–354.
40. Mason EE, Renquist KE, Huang YH, et al. Causes of 30-day bariatric surgery mortality: with emphasis on bypass obstruction. Obes Surg 2007;17:9–14.
41. Paroz A, Calmes JM, Giusti V, Suter M. Internal hernia after laparoscopic Roux-en-Y gastric bypass for morbid obesity: a continuous challenge in bariatric surgery. Obes Surg 2006;16:1482–1487.
42. Sukeik M, Alkari B, Ammori BJ. Abdominal wall hernia during laparoscopic gastric bypass: q serious consideration. Obes Surg 2007;17:839–842.
43. Rosenthal RJ, Szomstein S, Kennedy CI, Zundel N. Direct visual insertion of primary trocar and avoidance of fascial closure with laparoscopic Roux-en-Y gastric bypass. Surg Endosc 2007;21:124–128.

第 20 章

胃切除术与消化道重建

Aimee M. Crago, MD, PhD, Gitonga Munene, MD, and Stephen R. T. Evans, MD

前言

由于胃溃疡性疾病发病率的下降以及药物治疗的进展，胃全部或部分切除通常被应用于胃肿瘤的治疗，本章着重介绍该部分内容以及与其相关的病理学内容。尽管胃楔形切除术可能适用于胃肠道间质瘤和小的胃息肉病变，但是依据解剖学的手术切除对恶性肿瘤来说却是至关重要的。由于胃切除术后并发症发生率高达 21% ～ 33% 以及死亡率为 6% ～ 9%[1-4]，所以术前应进行充分的准备和分期。精细的外科技术、全面的解剖学知识及经验对于最大程度地减小手术并发症的发病率和死亡率是很重要的。手术方式的选择依赖于疾病潜在的进展过程，对于胃溃疡疾病以及胃远端肿瘤来说，胃窦切除就是治疗的一部分。近端胃切除术适用于胃食管连接部恶性肿瘤（详见于第Ⅺ部分第 70 章食管外科），全胃切除术适用于应激性胃炎引起的胃弥漫性出血、大部分的胃小弯侧肿瘤以及不适合缩小手术范围的胃巨大肿瘤。标准的胃癌手术治疗方式为：切除范围距肿瘤边缘 6cm 以及相应分期的淋巴结清扫[5]。

适应证

- 胃癌
- 复杂性胃溃疡性疾病
- 药物治疗无效的胃溃疡性疾病

手术步骤

步骤 1 患者、供应者、设备的选择
步骤 2 麻醉管理
步骤 3 切开、探查
步骤 4 进入小网膜囊
步骤 5 十二指肠或胃横断、右侧血管的分离
- 柯赫尔（Kocher）手法

步骤 6 结扎胃网膜左血管和胃短血管
步骤 7 分离近端标本
- 全胃切除
- 远端或次全胃切除

步骤 8 全胃切除术中结扎胃左血管
步骤 9 淋巴结清扫
步骤 10 功能重建
- 毕Ⅰ式重建
- 毕Ⅱ式重建
- Roux-en-Y 胃空肠吻合术
- Roux-en-Y 食管空肠吻合术

术前考虑

患者、提供者、设备的选择

如前所述，胃切除术后并发症较高的发病率使得手术前的充分准备显得尤为重要。应该完全遵从第Ⅰ部分第四章“术前易犯错误”中所提到的指南，以确保那些患有局部疾病、被考虑作为切除术的候选者在术前能够在医学上达到最佳状态。作为胃切除术以及其他复杂手术术前准备所特有的一个方面是对医疗设备的选择。医院的规模对于胃切除术后患者的预后是很重要的一个因素，在大规模的医疗中心胃切除术后死亡率为 8.7%，然而在很少进行胃切除手术的中心，胃切除术后死亡率高达 13%。大规模的医疗中心被定义为每年能行 21 台或者更多胃切除手术的中心。这个概念也可以在比较国家癌症研究所指定癌症中心治疗的患者预后与在其他机构治疗的患者预后的研究中体现出来，在那里患者可以在特定的设备下得到更好的治疗[1,6]。

术前评估可以明确胃癌患者的病变范围，这样可以预防不必要的操作以及可以使外科医生对手术的准备最优化。早期阶段具有代表性的检查就是腹部、盆腔以及胸部CT扫描。CT联合超声内镜（endoscopic ultrasound,EUS）可以发现66% ~ 77%的转移患者[7,8]。由于CT不能发现腹膜种植转移以及直径小于5mm的肝转移，术前腹腔镜探查可以额外发现23% ~ 37%的M1期患者。这些检查已经被整合进国家癌症协作网络的胃癌分期指南，尽管这些检查对胃食管连接处肿瘤以及侵及全胃的肿瘤患者益处不大[9,10]。

麻醉管理

第Ⅰ部分第四章“术前易犯错误”（介绍患者的术前检查）也描述了局部麻醉技术在减少诸如胃切除术这样的腹部大手术的术后并发症的发生率与死亡率中所具有的作用。硬膜外置管可以减少镇静药物的使用以及改善肺的创口清洗与包扎。

手术步骤：全胃/近端胃切除术

定位、切开和进入小网膜囊探查

患者在手术台上被置于仰卧位。根据手术需要采取从胸骨剑突至脐或下腹部的切口。剑突可以通过电灼术移除以显露食管裂孔。充分探查腹腔以明确没有腹膜种植转移以及肝转移。探查后，进入小网膜囊开始游离胃。

结肠中血管的损伤

- **后果**

  在侧支循环不足的情况下损伤结肠中动脉导致血供不充分，造成肝曲、脾曲之间的肠管节段性缺血。在整个剩余操作的过程中，应该反复评估横结肠的情况。如果这些区域肠管侧枝血管贫乏和缺血症状不断发展，为了预防败血症，切除受累肠管是尤其重要的。

  4级并发症

- **预防**

  当进入小网膜囊后，按照胃癌手术步骤，可以从横结肠分离网膜，因为网膜将和标本一同被切除。沿网膜和横结肠之间的无血管区域进行分离。这一平面沿着横结肠系膜上方延续，沿该平面分离横结肠系膜和胃后部可以使胃能够被向上牵拉。在该区域外进行解剖分离就可能损伤结肠中动脉，导致横结肠缺血（图20-1）。

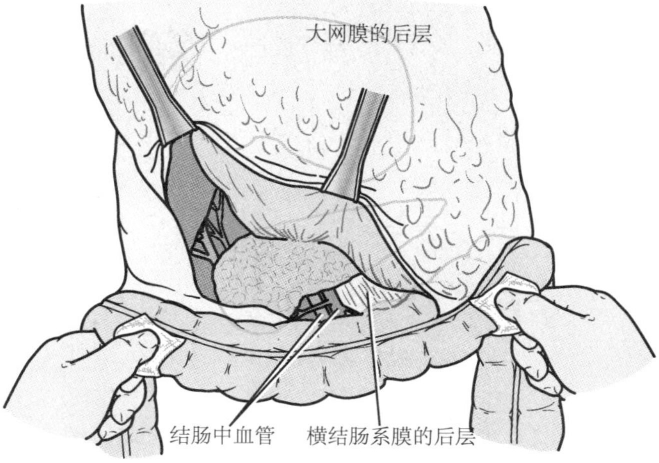

图20-1 胃被向上牵拉，显露出胃后壁与横结肠系膜之间的无血管层面。超出该区域的游离以及进入结肠系膜可能导致结肠中动/静脉的损伤。（Redrawn from Fischer JE, Bland KI, Callery MP, et al. [eds]: Mastery of Surgery, 5th ed. Philadelphia: Lippincott Williams & Wilkins, 2007.）

远端横断与胃右血管、胃网膜右血管的游离

全胃切除术中的远端边缘是刚过幽门的位置。横断十二指肠一般使用U形钉技术（图20-2）。如果十二指肠有瘢痕或有证据表明断端闭合不牢固，可以采取双层缝合加固十二指肠断端。在全胃切除术进行到这一部分时，胃右血管以及胃网膜右血管可以在其发出支配远端胃血管处进行结扎；这不像在第Ⅺ部分第70章“食管外科”中所描述的那样，对于食管胃连接处的肿瘤行近端胃切除术时需要保留这些血管。游离十二指肠以便横断可以采用完全Kocher手法处置十二指肠，这样便于检查主动脉旁淋巴结有无转移或者通过切开肝十二指肠韧带以清扫十二指肠球部。第Ⅳ部分第35章“胰十二指肠切除术”中介绍十二指肠切除和Kocher手法在胰十二指肠切除术中的应用，因为操作需要格外小心以避免门脉系统的损伤。

十二指肠残端梗阻

十二指肠残端梗阻经常发生于与十二指肠慢性溃疡有关的严重瘢痕中。在由慢性溃疡性疾病造成的十二指肠瘢痕的情况下发生。输入端梗阻同样与之有关。

- **并发症**

  十二指肠残端梗阻可以引起腹膜炎和广泛的败血症。

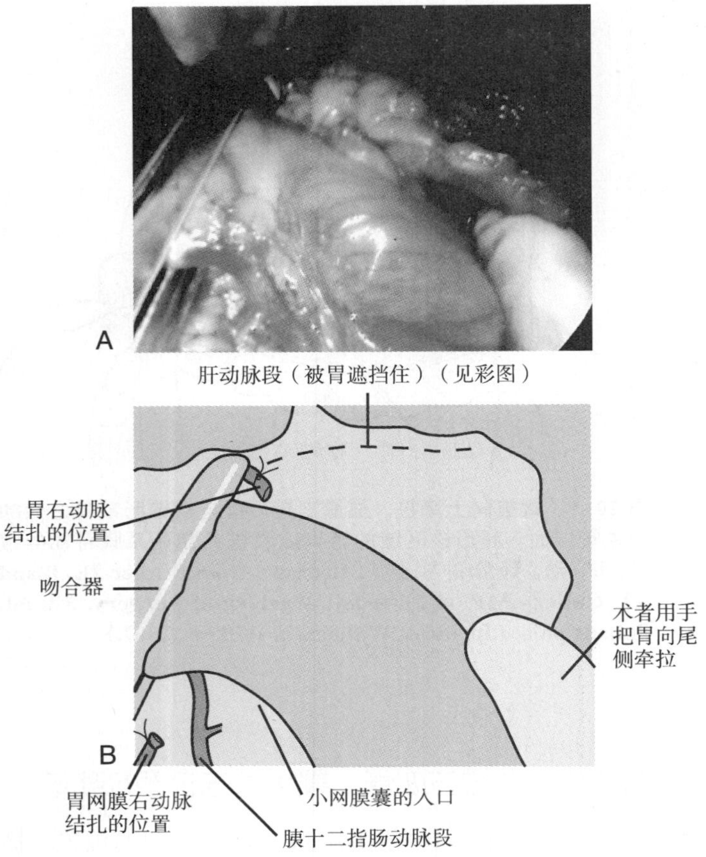

图 20–2 A，在刚过幽门的位置切断十二指肠。为了游离十二指肠的这个部位，要首先结扎胃右血管和胃网膜右血管，并将肝向上牵拉。必须注意避免损伤临近的门脉结构。B，标注了主要的结构（见彩图）。

3–5 级并发症

- **补救**

十二指肠残端破裂的修复不能采取保守方法治疗，需要重新探查。在一期修复时可以尝试将网膜当作补片，但是一定要行右上腹充分引流，同时通常行十二指肠造瘘放置引流管，创建一条可控制的十二指肠 – 皮肤窦道，之后使肠道休息、肠道引流以及肠外营养治疗。

- **预防**

十二指肠断端有损伤时，要对标准的十二指肠残端闭合方法进行修改。已经介绍过许多种预防十二指肠瘘的方法。通过十二指肠造瘘放置通过十二指肠残端的营养管可以加快形成可控制的十二指肠皮肤窦道。相似的，营养管能够通过十二指肠第二部分肠壁或者通过空肠远端肠壁进入十二指肠残端管腔，来对输入袢肠管进行减压。与十二指肠造口术放置引流管相比，空肠造瘘术放置引流管可以明显降低拔除引流管后永久性肠外瘘的发生率。

在胃幽门近端横断后，远端要采取 Bancroft 法闭合。断端两侧的黏膜层应该与黏膜下层剥离开并去除。然后用幽门前的胃壁黏膜下层与肌层加固十二指肠断端（图 20–3B）。对于比较困难的残端闭合，也可以应用 Nissen 法。切断十二指肠后，将开放的管腔与胰腺被膜缝合（见图 20–3A）。没有直接的证据表明十二指肠残端修补的这些方法孰优孰劣，但是对于一名外科医生来说，熟悉并掌握各种修补方法能够更好地处理所遇到的各种难题。

胃窦残留

- **并发症**

远端胃切除毕Ⅱ式重建后能够出现溃疡复发或胃炎，因为残留的胃窦所分泌的胃酸不足以抵消胰腺所分泌的碳酸氢盐的作用。

2–4 级并发症

- **补救**

H_2 受体拮抗剂或质子泵抑制剂的治疗可以使超过 50% 的患者获益。在对残留的胃窦出现的情况进行明确诊断后（通常是行锝扫描），最后的修复方法可能需要切除十二指肠残端或者改为毕Ⅰ式重建，这样可以使胃酸流经吻合口来中和胰腺分泌的碳酸氢根。

- **预防**

胃窦组织结构可以越过幽门以远 0.5cm。因此，切断十二指肠时应在此点以远进行，这样可以防止这种并发症的发生。组织学上，完全的胃窦切除可以通过以下方法来证实：在标本的远端切缘内看到 Brunner 腺，该腺体为十二指肠组织。

远端胃切除术中胃近端的切断

在远端胃切除术中，胃的游离应该在角切迹与胃网膜右动脉发出第三分支水平进行。为保护胃网膜右动脉，应在胃组织与维管联结（vascular supply）之间进行分离。在胃角切迹与胃大弯水平使用吻合器进行横断。如果胃短血管保留适当并因此保证了足够的血供，那么为了获得足够的切缘距离，应在胃近端尽可能地多切除一部分胃组织。全胃切除术中，在胃近端切断后，外科医生才开始进行淋巴结清扫。

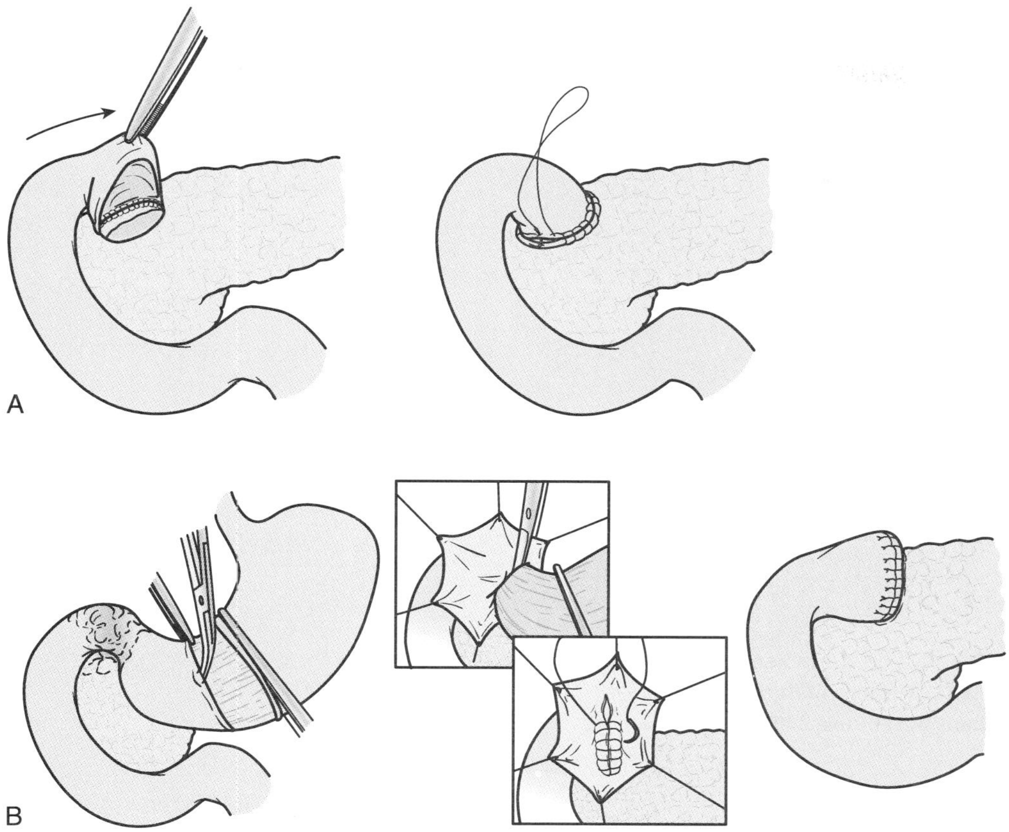

图 20–3 A，Nissen 术式。当十二指肠形成瘢痕并与胰腺被膜固定时，通常采用这种方法。将十二指肠残端与胰腺被膜或是胰腺被膜上残留的十二指肠壁缝合。B，Bancroft 术式。在这种封闭十二指肠残端的方法中，要在胃幽门近端切断（该部位纤维组织较少）。然后将十二指肠残端所剩余的胃黏膜与黏膜下层剥离开，直至十二指肠壁内。采取荷包缝合的方式较为安全，使浆肌层包埋住十二指肠残端。（A 和 B，复制获得了 Burch JM, Cox CL, Feliciano DV 等的允许。Management of the difficult duodenal stump. Am J Surg 1991;162:523–524.）

结扎胃网膜左血管与胃短血管

游离胃大弯近端时需要横断胃短动脉。结扎胃短动脉和胃网膜左动脉后可能出现的并发症在第Ⅲ部分第 17 章“腹腔镜 Nisssen 胃底折叠术”一节中介绍。众所周知，外科医生一定要确保没有过度地牵拉脾。过度的牵拉可能导致脾破裂、出血，并因而需要修补脾被膜或者行脾切除术。

胃食管结合部与胃左血管的显露与分离以及食管的切断

在近端胃或全胃切除术中，切断肝胃韧带（小网膜）可以使胃小弯游离。为了更好地显露食管裂孔，左三角韧带也可以被切开。当把胃向前并向患者右侧牵拉后，手术医生能够看到胃左血管在胃食管连接处的远端进入胃内（图 20–4）。在这个过程中出现的并发症包括损伤肝静脉（在切开左三角韧带的过程中）、损伤左肝动脉（在切断肝胃韧带的过程中）、气胸以及食管穿孔。这些并发症已经在第Ⅲ部分第 17 章“腹腔镜 Nisssen 胃底折叠术”中介绍过。在全胃切除术中，胃食管连接处的分离应当在食管被吻合器闭合后进行。为了防止游离的食管收缩进胸腔，在横断之前应该在食管远端挂线缝合。

淋巴结清扫

对于胃癌淋巴结清扫的范围仍有争议。尽管日本的外科医生通过回顾性研究已经表明扩大范围的淋巴结清扫可以使患者明显获益[11~13]，但是最初西方国家的报道[14, 15]表明，与 D1 淋巴结清扫（局限的淋巴结清扫）相比，D2 淋巴结清扫（扩大的淋巴结清扫）的患者并没有明显的生存获益。相反，扩大范围的淋巴结清扫因为更多的操作，手术并发症发病率也随之升高。正因为如此，最近的 Meta 分析反对胃癌手术时常规行 D2 淋巴结清扫[16]。然而，大规模的医学中心在行 D2 淋巴结清扫术时却具有较低的并发症发生率与死亡率；也因为所发生的并发症都是在对淋巴结清扫范围这个问题进行研究时所出现的，许多外科医生相信行 D2 淋巴结清扫至少能够降低一部分癌症患

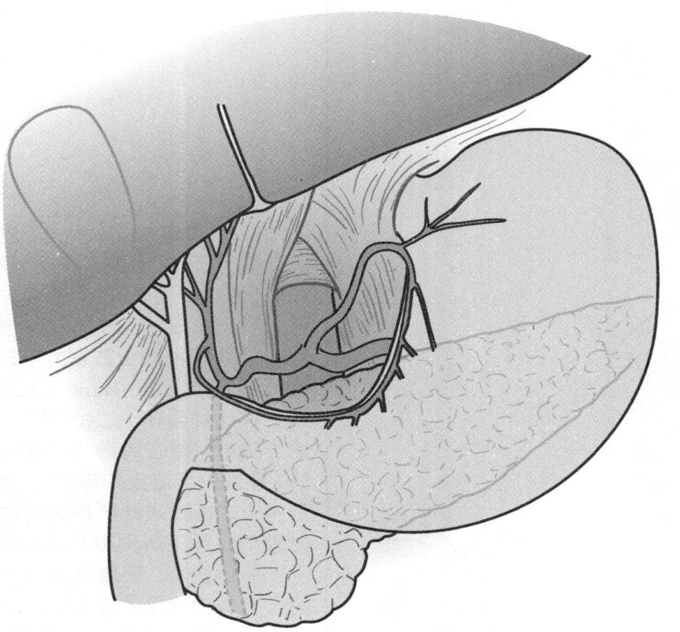

图 20–4 胃左动脉从腹腔干发出进入胃后壁。（Fischer JE, Bland KI, Callery MP 等重新制图。版本：Mastery of Surgery, 5th ed. Philadelphia: Lippincott Williams & Wilkins, 2007.）

者的术后复发以及提高生存率。与 D2 淋巴结清扫相关的并发症经常发生在那些行脾切除术或者远端胰腺切除术的患者中，当考虑进行相关操作时，外科医生要参考介绍该部分内容的章节。

消化道重建

全胃切除或胃次全切除（大于三分之二胃）术后消化道重建通常采用结肠前或结肠后 Roux–en–Y 吻合以预防胆汁反流入食管。胃部分切除术后经常采用毕Ⅱ式重建，较小部分采用毕Ⅰ式重建，因为这种吻合方式对某些患者理论上有益（表 20–1）。如果是恶性疾病，毕Ⅰ式重建是禁忌的，因为一旦癌症复发，那么这种方法会使得接下来的手术更加困难与复杂。

毕Ⅱ式重建方法有多种，可以因胃切断位置的变化、胃空肠吻合的位置、结肠前或结肠后吻合等多种因素而有不同的类型（图 20–5）。毕Ⅰ式重建就少有变动，尽管其关于胃横断位置和胃空肠吻合位置的观点不同（图 20–6）。没有明确的证据表明毕Ⅰ式重建与毕Ⅱ式重建哪种方法更好。

吻合口瘘

胃切除术后胃十二指肠吻合或胃空肠吻合的吻合口瘘的发生率为 1% ～ 4%，全胃切除术后 Roux–en–Y 吻合的吻合口瘘的发生率为 5% ～ 15%[17, 18]。

表 20–1 毕Ⅰ式与毕Ⅱ式重建术的比较

毕Ⅰ式	毕Ⅱ式
•残胃癌发生率可能较低	•与残留胃窦有关的吻合口溃疡的风险
•降低倾倒综合征的发生率	•肿瘤复发不可能出现在胰头旁
•可能改善胃食管结合部的功能	•淋巴结清扫较易 •输入袢综合征的风险
•80% ～ 90% 的患者出现与胃炎有关的组织学改变	•降低了胆汁反流和胃炎的发生
•保留了食物进入十二指肠的生理性通路，维持了碳酸氢盐和胰酶的常规路径	•由于吻合的管径较大而具有较低的吻合口狭窄发生率 •在广泛的十二指肠瘢痕形成时进行吻合

• **后果**

腹腔内瘘、腹膜炎、败血症、多脏器衰竭、死亡。吻合口瘘早期症状包括发热、心动过速和持续加重的腹痛。

2–5 级并发症

• **补救**

有吻合口瘘的患者通常存在全身炎症反应与感染征象。无法解释的发热和心动过速可以预示吻合口瘘的存在，应该通过上消化道造影或 CT 扫描来发现。胃分流术后吻合口瘘的相关文献与胃切除术后患者的回顾性分析显示，通过抗生素治疗、胃肠减压或经皮穿刺引流可以使大多数吻合口瘘得到控制[17, 19, 20]。近来，通过内镜放置自膨式的覆膜支架可以治疗食管空肠吻合口瘘与胃空肠吻合口瘘[21, 22]。如果感染、腹膜炎或者症状加重持续存在，就需要再次手术进行腹腔冲洗、吻合口瘘修补。

• **预防**

与胃肠吻合术后吻合口瘘有关的危险因素在框 20–1 中列出。根据我们的经验，当行结肠吻合时若患者具有三个或以上的危险因素，我们即在吻合口近端行造瘘术。这种方法不能用于保护更近端的吻合，如那些用于部分或全胃切除术后的重建。细致的操作是预防吻合口瘘的第一步。胃空肠吻合时可以采用一层或者两层缝合，但是必须要保证浆肌层的缝合能吃住力，以确保缝合的完整性。使用吻合器吻

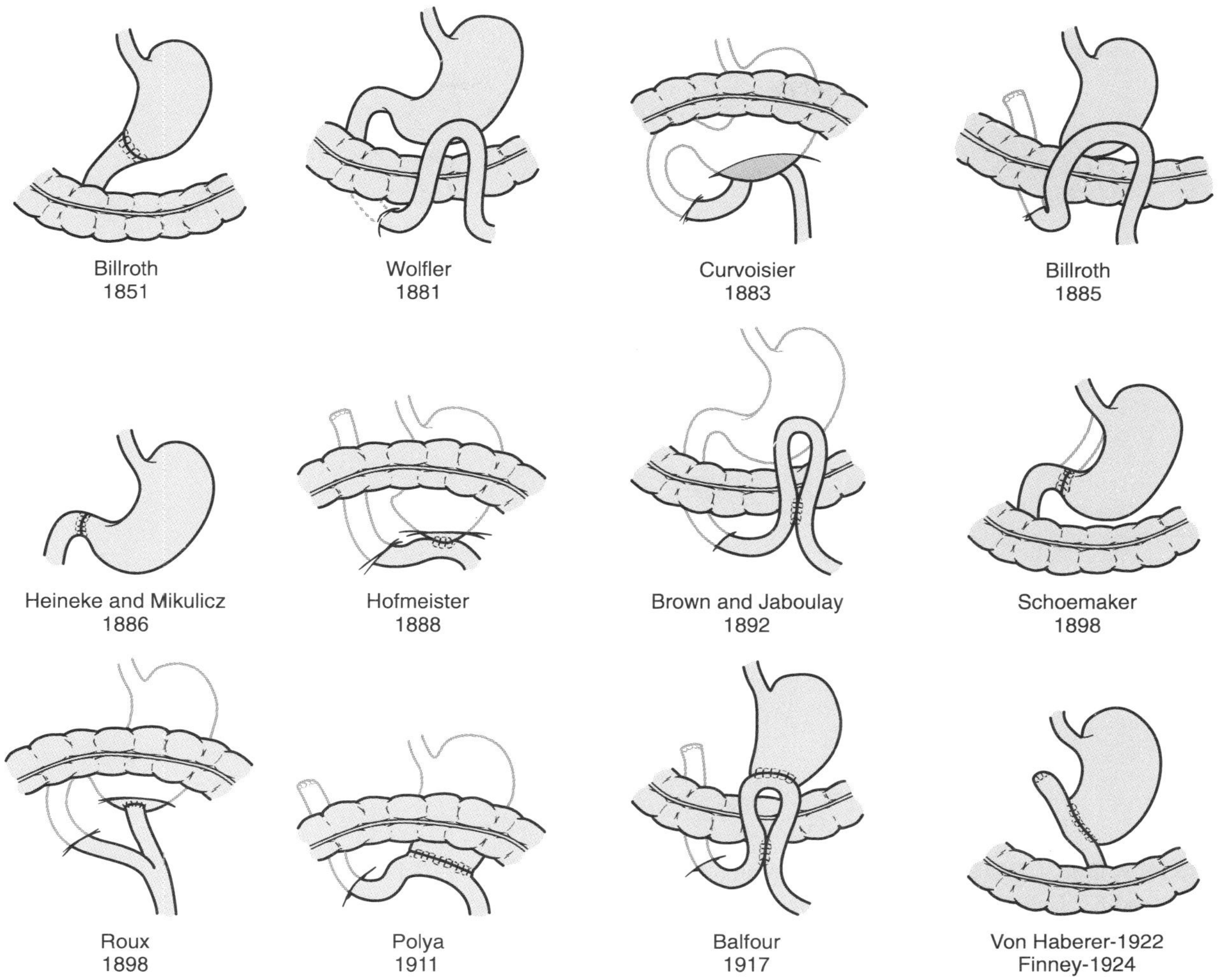

图 20–5　毕Ⅱ式重建术。（从 Shackleford's Surgery of the Alimentary Tract, Vol 2. 复制。Philadelphia, WB Saunders, 1981.）

合的吻合口瘘发生率与手缝的吻合口瘘发生率没有明显差异。

对全胃切除术后行食管空肠吻合的患者需要给予特殊照顾。由于黏膜层与黏膜下层之间有一层脂肪组织，使得食管断端切口处的黏膜层收缩，造成食管空肠吻合术很困难。在全胃切除术后，对这一层进行全层手工 Roux-en-Y 形食管空肠吻合是很重要的。吻合器吻合与手工吻合相比没有明显益处[23, 24]，当选择圆形吻合器进行吻合时，通过食管壁围绕吻合器头端做荷包缝合可以确保吻合口牢固。吻合器击发后，断端处两个完整的组织环清晰可见。不完整的组织环可以用于发现吻合的潜在缺陷。

第二个技术要点（适用于毕Ⅰ式重建术），是要注意"伤心角"或 Jammerecke 的重要性。这个区域是指胃十二指肠吻合连接处与胃的钉合断端。胃前壁由外到内、十二指肠由内到外、胃后壁由内到外的三重浆肌层缝合可以固定该区域。

框 20–1　胃肠道吻合口瘘的危险因素

- 营养不良（白蛋白 < 3.25）
- 体重减轻
- 酗酒
- 吸烟
- 术中污染
- 手术时间过长（> 4 ~ 6h）
- 大量输血
- 慢性阻塞性肺病
- 腹膜炎
- 肠梗阻
- 使用激素
- 放射线

基于参考文献 18 及参考文献 57–61。

吻合口出血

- **后果**

出血和增加输血的需要。

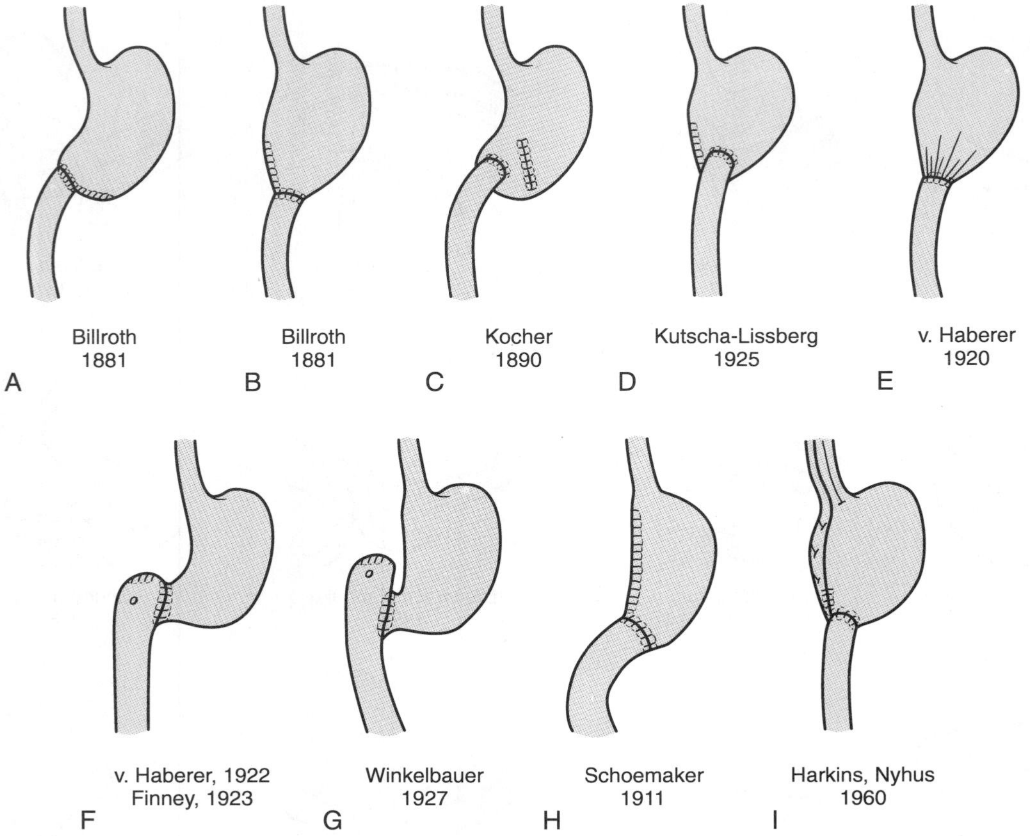

图 20-6 毕Ⅰ式重建术。(复制获得了 Sieivert JR, Bumm R 的允许。远端胃切除术后毕Ⅰ式、毕Ⅱ式以及 Roux-en-Y 式消化道重建。Fischer JE, Bland KI, Callery MP 等编辑：Mastery of Surgery, 5th ed. Philadelphia: Lippincott Williams & Wilkins, 2007.)

2/3 级并发症

- **补救**

吻合口出血通常为术后自发性，可以通过纠正凝血功能和有限的输血来治疗。上消化道内镜检查可以明确出血点，并可同时通过钳夹或者电凝进行止血。吻合口出血很少需要行胃造口术或者直接止血的手术干预。

- **预防**

虽然一些外科医生认为使用吻合器后吻合口出血的发生率要高于手缝吻合口出血，但是，对胃切除术后患者的大规模研究并没有显示这一点[25]。双层手缝吻合口，其中一层使用可吸收缝线全层缝合，这种方法可以有效止血。仔细检查并且在显露的吻合器切缘处进行加固缝合可以防止一些吻合器切缘的出血。

胃切除术后综合征

很多与胃切除术后消化道重建有关的慢性并发症在参考文献 26 ～ 28 中已介绍过。

输入袢综合征

输入袢综合征是一种不常见的并发症，与毕Ⅱ式重建术后由于食物淤滞、粘连、肠扭转或者内疝造成的输入袢梗阻相关。

- **后果**

这种并发症可在手术后立即发生，表现为持续的上腹部疼痛，这主要是闭袢梗阻的表现，并可能导致十二指肠残端裂开。迟发的输入袢综合征的症状可表现为餐后饱胀、恶心，最后还可出现喷射状胆汁性呕吐，呕吐后症状可缓解。患者可出现由于胆汁流出道梗阻而引起的黄疸以及胰腺炎和进食后上腹部包块。确切的诊断可以通过 CT 扫描、上消化道造影或内镜明确。

3 级并发症

- **补救**

松解粘连或固定肠管、内疝复位、缩短输入袢、或采取针对潜在梗阻原因的肠切除等可以解决该问题。急诊手术中，可见明显扩张的肠管，在胃空肠吻合术的输入袢与输出袢之间行肠肠吻合术是一种解决方法。在慢性输入袢综合征时，缩短输入袢（至 10 ~ 15cm）或者行毕Ⅰ式或 Roux-en-Y 胃空肠吻合术可以治疗该问题。

- **预防**

输入袢综合征与较长的输入袢有关（通常＞30cm），较长的输入袢还可以引起腹泻、吻合口溃疡或者吸收不良。结肠前吻合、逆蠕动的吻合以及选择在胃大弯较差的位置进行吻合都是导致输入袢综合征的危险因素，这些危险因素在给既定患者选择适当的吻合术式时都应该被考虑到。通过将吻合口与横结肠系膜固定在一起来闭合打开的系膜裂口缺口可以减少经系膜裂口出现内疝的可能性。

输出袢综合征

输出袢综合征主要与内疝有关，但是也可能与粘连或者胃空肠或空肠空肠套叠有关。

- **后果**

输出袢综合征的症状与小肠梗阻相似，可以表现为腹部绞痛、恶心、呕吐等症状。

3 级并发症

- **补救**

补救的关键在于纠正潜在的问题，例如疝复位、修补或者粘连松解。

- **预防**

正确地闭合结肠系膜缺损或将空肠固定在结肠系膜都是最有效的预防内疝的方法。

吻合口狭窄

吻合口狭窄在行胃切除术患者中的发生率为 1.5% ~ 13%[24, 29]。其可以发生在术后早期，也可以发生于术后许多年。吻合口狭窄的原因有吻合口水肿、吻合口周围组织粘连或压迫[30]、肿瘤复发、长期的纤维化和瘢痕形成。导致狭窄的慢性原因包括溃疡、吻合口血供较差或手术技术不佳等。狭窄的诊断性病情检查首先需做气钡双对比检查以便评价梗阻的病因。胃肠吻合口肿瘤复发在上消化道造影中可以表现为吻合口处或邻近吻合口处的斑块状、溃疡状或息肉状的病变。在食管胃吻合术中，由于吻合技术造成的狭窄通常表现为短的、环形的缩窄区域；然而碱性反流性食管炎造成的狭窄则表现为在远端食管出现光滑的、逐渐变窄的长节段。偏心的吻合口狭窄提示肿瘤复发[31]。

- **后果**

患者由于食管胃吻合口狭窄或胃小肠吻合后胃出口梗阻会出现吞咽困难。

2/3 级并发症

- **补救**

气钡双对比检查后，应该进行诊断性以及具有潜在治疗价值的内镜检查。良性吻合口狭窄可以通过内镜球囊扩张或 X 线引导下的球囊扩张而成功治愈[32]。为了完全解决狭窄，可能会采取多种扩张方法，这就有穿孔的风险[33]。已经有许多报道显示良性狭窄通过自膨式支架成功治愈，但是仍需要远期的数据来证实[34]。难治性狭窄首选的手术方式是吻合口重建。如果狭窄是源于肿瘤复发，患者应该被重新分期，如果有切除的可能，外科干预应包括淋巴结清扫、全胃切除术并重建消化道。对于那些无法手术切除的患者，应该考虑使用金属支架缓解症状[35]。

- **预防**

吻合口狭窄的危险因素包括吻合口血供差、碱性反流、溃疡形成、吻合口裂开、吻合器口径过小等。在切除时外科医生应该有意识地保留足够的血供，并且尽可能使用最大的吻合器行端端食管胃吻合[36]。这些原则在腹腔镜手术中尤其重要，因为与开腹胃切除术相比，已经有文献报道腹腔镜胃切除术后吻合口狭窄的发生率有所上升（≤ 40%）[37]。

Roux 淤滞综合征

在行 Roux-en-Y 胃空肠吻合术的患者中可有 30% 出现 Roux 淤滞综合征。

- **后果**

早期出现饱胀感、进食后呕吐、上腹部疼痛[38]。这种动力异常的原因可能与从十二指肠起搏点切断 Roux 袢有关[39]，也可能与胃动力不佳或者吻合口狭窄有关。

2/3 级并发症

- **补救**

初始治疗可以使用胃动力药物，如甲氧氯普胺、红霉素等[40]。内镜可能对吻合口狭窄有治疗作用。如果药物或者内镜治疗失败，就需要手术干预。标准治疗包括胃次全切除术并消化道重建。如果有严重的胃动力不佳的证据，这样的手术是必需的。近来，如后面所介绍的，变为“未切的”Roux-en-Y 胃空肠吻合术被证明能够改善 Roux 淤滞综合征的症状[41]。

• **预防**

Roux 淤滞综合征可以通过行未切的 Roux-en-Y 吻合作为最初的消化道重建的方式来预防（图 20-7）[38, 41]。研究已经注意到 Roux 袢的长度与 Roux 淤滞综合征的高发生率有关，但是如前所述，这样可以降低输入袢综合征的风险。

胆汁反流性胃炎

胆汁反流性胃炎常见于毕Ⅱ式重建术后，主要原因是失去了幽门管的保护作用，以及胃黏膜直接暴露于胆汁、胰腺分泌液和十二指肠内容物之下。

• **后果**

内镜发现有胆汁反流证据的患者中只有 3% ~ 30% 有症状[42]，症状包括上腹烧灼样疼痛、胆汁性呕吐、厌食和体重下降。疼痛不能通过抑酸药物缓解，并且进食或者仰卧位后症状加重。胆汁反流性胃炎的诊断要除外低特异性的内镜表现和组织学表现（伴有炎症的胃腺肠上皮化生）的其他疾病。Zollinger-Ellison 综合征和其他胃切除术后综合征都应该在行修补手术治疗该病之前予以排除。

2-4 级并发症

• **补救**

药物治疗胆汁反流性食管炎包括促胃动力药物、解痉药治疗以及膳食调节。这种情况下，再次手术的目的是为了使十二指肠内容物远离残胃，再次手术可以通过几个手术操作中的任何一个完成。

转变为 Roux-en-Y 胃空肠吻合，Roux 肠袢至少 40cm，可以使约 85% 的患者症状缓解[42]。

远端 Braun 肠造口术（见图 20-5）能够改善 53% 胆汁反流性胃炎患者的症状[43]。

Henley 手术是一种胃空肠十二指肠吻合的手术方式，在距残胃和十二指肠之间 40cm 处接入空肠（图 20-8）[44]。这种术式可使约 70% 患者的症状得到缓解。

改胃十二指肠吻合为胆总管空肠吻合，重建后的 Roux-en-Y 胆总管空肠吻合可起到胆汁转流的作用。

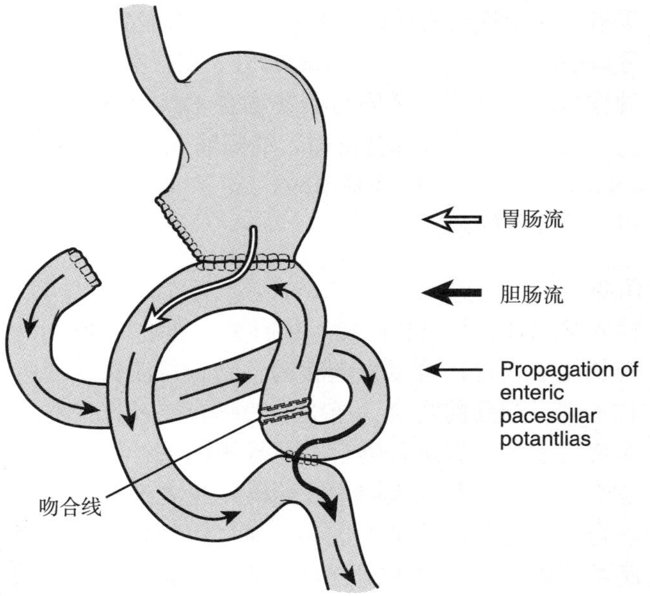

图 20-7 行“未切”的 Roux-en-Y 吻合被认为可以使肠内容物保持生理性的流动，改善了小肠的动力不良，并缓解了与 Roux 淤滞综合征有关的症状。（From Collen JJ, Kelly KA: Gastric motor physiology and pathophysiology. Surg Clin North Am 1993;71:1145-1160.）

• **预防**

Roux-en-Y 胃空肠吻合术后胆汁反流的发病率是最低的，尽管在选择重建时需要权衡 Roux 淤滞综合征的可能性与上述益处。

倾倒综合征

倾倒综合征是远端胃切除术后的并发症中非常容易辨认的一种，在伴有幽门流出道结构改变的患者中的发病率高达 25%[45, 46]。

• **后果**

早期倾倒综合征主要是由于高渗透压物质进入小肠，导致腹部绞痛和腹泻。晚期倾倒综合征较少见，与高胰岛素血症有关，表现为低血糖的症状（可经碳水化合物治疗缓解）。

2/3 级并发症

• **补救**

大多数倾倒综合征的患者都对药物治疗有反应。低碳水化合物、高蛋白、高纤维饮食可以减少倾倒综合征的发生率。如果经过饮食调节后，症状仍不能缓解，可以使用长效生长抑素类似物（奥曲肽）会收到较好的效果，或者使用 α 葡萄糖苷酶抑制剂——阿卡波糖，降低碳水化合物的吸收来治疗倾倒综合征[47, 49]。外科

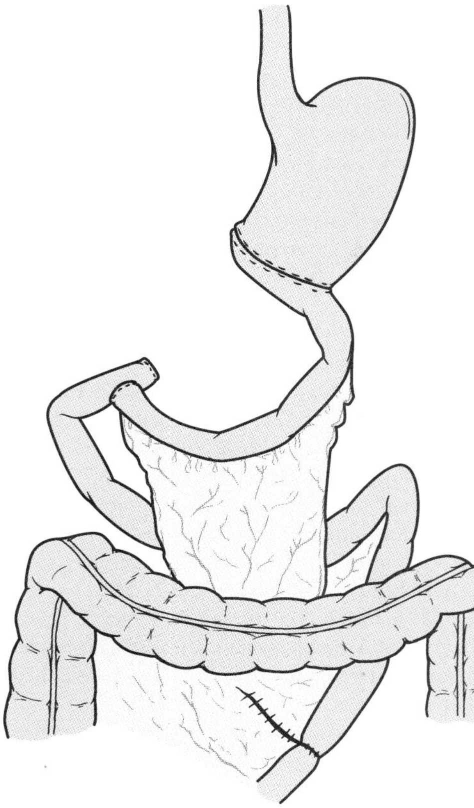

图 20-8 Henley 手术在距残胃和十二指肠之间 40cm 处接入空肠。(From Aranow JS, Matthews JB, Garcia-Aguilar J, et al. Isoperistaltic jejunal interposition for intractable postgastrectomy alkaline re.ux gastritis. J Am Coll Surg 1995; 180: 648-653.)

治疗是很少需要的，不论是行幽门肌切开术后的直接修补，还是在胃与十二指肠间行逆蠕动的空肠插入袢吻合，都是从围绕幽门重建的角度来进行的。空肠插入袢的使用已经被放弃，主要是因为这种术式会增加术后梗阻和胃潴留的发生率。最常见的治疗倾倒综合征的纠正术式为胃空肠 Roux-en-Y 吻合术，这种术式可以使 86% 患者的症状得到接近 - 完全缓解[50]。

- 预防

行毕Ⅰ式或毕Ⅱ式消化道重建时，没有确切的能够预防倾倒综合征的方法，如果选择采用胃空肠 Roux-en-Y 胃空肠吻合术来预防倾倒综合征，那么就要权衡这个术式所带来的其他并发症的可能。

胃排空延迟

胃排空延迟是由于手术引起流出道机械性梗阻，或者胃迷走神经支配改变以及胃蠕动的起搏点损伤造成的运动障碍所引起的。

- 后果

胃排空延迟可在手术后立刻发生，表现为不能进食。慢性症状可表现为腹痛、腹胀、恶心、呕吐、体重下降、营养不良。可以通过胃排空实验来证实，这个实验可以提示胃内固体物质排空延迟。内镜检查可以见到潴留的食物，并可能看到胃石形成。

2-4 级并发症

- 补救

如果可能的话，吻合口狭窄可以行内镜扩张治疗，粘连性疾病应该再次手术。如果是 Roux 淤滞综合征，明确无机械性梗阻证据后，促胃动力药物应该作为一线治疗。甲氧氯普胺、doperamide、西沙必利可以缓解部分症状[40, 51, 52]。在难治性患者，可能需行胃次全或全胃切除术，并行 Roux-en-Y 重建[53, 54]。放置埋藏式起搏器对于减肥手术后的严重的胃瘫患者有一定作用，并且还可以使一部分的胃切除术患者的症状得到缓解[55]。

- 预防

为保留迷走神经支配在食管裂孔周围的操作要仔细，这样可以将损伤残胃迷走神经的可能降到最低。尽可能多地保留剩余胃组织以防止非故意损伤胃节律起搏点。在远端胃切除术后行 Roux-en-Y 重建的患者中，胃潴留的高发病率见于行扩大范围淋巴结清扫的患者[56]。

术后胃排空延迟的危险因素包括糖尿病、胃流出道梗阻。这种情况的患者应该在手术的同时考虑行胃造口术以及空肠造口置管术。术前鼻胃管减压可以改善部分症状[27]。

其他并发症

胃切除术后营养缺乏会导致贫血、神经系统疾病、骨质疏松症等。在患者恢复过程中，需要予以正确的维生素替代治疗，还要注意铁、维生素 B_{12}、叶酸、维生素 D 和钙的吸收障碍。残胃癌经常出现在行毕Ⅱ式重建的患者中，术后几十年发病，这要与其他不清楚的腹部疾病与体重下降相鉴别。没有明确的检查方法用于筛查该并发症，但是内镜检查可能较为适合。胃食管反流性疾病是胃部手术后常见的并发症之一，可能是由食管下端括约肌损伤、胃运动障碍、胆汁反流造成的。可以尝试用药物如甲氧氯普胺、domperidone、H_2 受体拮抗剂、质子泵抑制剂进行治疗。可能需要采取如前所述的针对胃运动障碍或胆汁反流的胃底折叠术（如果可能）、修正手术来进行治疗。

（李 嘉 译）

参考文献

1. Birkmeyer JD, Siebers AE, Finlayson EV, et al. Hospital volume and surgical mortality in the United States. N Engl J Med 2002;346:1128–1137.
2. Grossmann EM, Longo WE, Virgo KS, et al. Morbidity and mortality of gastrectomy for cancer in Department of Veterans Affairs Medical Centers. Surgery 2002;131:484–490.
3. Sano T, Sasako M, Yamamoto S, et al. Gastric cancer surgery: morbidity and mortality results from a prospective randomized trial comparing D2 and extended para-aortic lymphadenectomy—Japan Clinical Oncology Group Study 9501. J Clin Oncol 2004;22:2767–2773.
4. Smith JK, McPhee JT, Hill JS, et al. National outcomes after gastric resection for neoplasm. Arch Surg 2007;142: 387–393.
5. Greene FL, Page DL, Fleming ID, et al. Stomach. In American Joint Committee on Cancer: AJCC Cancer Staging Manual, 6th ed. New York: Springer, 2002; pp 99–106.
6. Birkmeyer NJ, Goodey PP, Stukel TA, et al. Do cancer centers designated by the National Cancer Institute have better outcomes? Cancer 2005;103:435–441.
7. Kuntz C, Herfarth C. Imaging diagnosis for staging gastric cancer. Semin Surg Oncol 1999;17:96–102.
8. Waddah BA, Abdalla EK, Ahmad SA, Mansfield PF. Gastric cancer. In Feig BW, Berger DH, Fuhrman GM (eds): The M.D. Anderson Surgical Oncology Handbook. Philadelphia: Lippincott, 2007; pp 205–239.
9. National Comprehensive Cancer Network. NCCN practice guidelines in oncology. 2007. Available at http://www.nccn.org/professionals/physcian-gls/PDF/gastric.pdf
10. Sarela AI, Lefkowitz R, Brennan MF, Karpeh MS. Selection of patients with gastric adenocarcinoma for laparoscopic staging. Am J Surg 2006;19:134–138.
11. Kodama Y, Sugimachi K, Soejima K, et al. Evaluation of extensive lymph node dissection for carcinoma of the stomach. World J Surg 1981;5:241–248.
12. Maruyama K, Okabayashi K, Kinoshita R. Progress in gastric cancer surgery in Japan and its limits on radicality. World J Surg 1987;11:418–425.
13. Soga J, Kabayashi K, Saito J, et al. The role of lymphadenectomy in curative surgery for gastric cancer. World J Surg 1979;3:701–708.
14. Bonenkamp JJ, Hermans J, Sasako M, Van De Velde CJH. Extended lymph-node dissection for gastric cancer. N Engl J Med 1999;340:908–914.
15. Cuschieri A, Weeden S, Fielding J, et al. Patient survival after D1 and D2 resections for gastric cancer: long-term results of the MRC randomized surgical trial. Br J Cancer 1999;79:1522–1530.
16. McCulloch P, Nita ME, Kazi H, Gama-Rodrigues J. Extended versus limited lymph node dissection technique for adenocarcinoma of the stomach. The Cochrane Collaboration 2004;(4):CD001964.
17. Lang H, Piso P, Stuckenborg C, et al. Management and results of proximal anastomotic leaks in a series of 1114 total gastrectomies for gastric carcinoma. Eur J Surg Oncol 2000;26:168–171.
18. Pickleman J, Watson W, Cunningham J, et al. The failed gastrointestinal anastomosis: an inevitable catastrophe? J Am Coll Surg 1999;188:473–482.
19. Lee S, Carmody B, Wolfe L, et al. Effect of location and speed of diagnosis on anastomotic leak outcomes in 3828 gastric bypass cases. J Gastrointest Surg 2007;11(6):708–713.
20. Csendes A, Burdiles P, Burgos AM, Maluenda F. Conservative management of anastomotic leaks after 557 open gastric bypasses. Obes Surg 2005;15:1252–1256.
21. Kwak HS, Lee JM, Jin GY, et al. Treatment of gastrojejunal anastomotic leak with covered metallic stent. Hepatogastroenterology 2003;50:62–64.
22. Lee BI, Choi KY, Kang HJ, et al. Sealing an extensive anastomotic leak after esophagojejunostomy with an antimigration-modified covered self-expanding metal stent. Gastrointest Endosc 2006;64:1024–1026.
23. Seufert RM, Schmidt-Matthiesen A, Beyer A. Total gastrectomy and oesophagojejunostomy—a prospective randomized trial of hand-sutured versus mechanically stapled anastomoses. Br J Surg 1990;77:50–52.
24. Takeyoshi I, Ohwada S, Ogawa T, et al. Esophageal anastamosis following gastrectomy for gastric cancer: a comparison of hand-sewn and stapling technique. Hepatogastroenterology 2000;47:1026–1029.
25. Hori S, Ochiai T, Gunji Y, et al. A prospective, randomized trial of hand-sutured versus mechanically stapled anastomosis for gastroduodenostomy after distal gastrectomy. Gastric Cancer 2004;7:24–30.
26. Dempsey DT. Reoperative gastric surgery and post-gastrectomy syndromes. In Yeo C, Zuidema GD (eds): Shackleford's Surgery of the Alimentary Tract, Vol 2. Philadelphia: WB Saunders, 2001; pp 161–177.
27. Jaffe BM, Florman SS. Postgastrectomy and postvagotomy syndromes. In Fischer JE (ed): Mastery of Surgery, 5th ed. Philadelphia: Lippincott Williams & Wilkins, 2007; pp 938–954.
28. Sawyers JL. Management of postgastrectomy syndromes. Am J Surg 1990;159:8–14.
29. Date RS, Panesar KJ. D2 gastrectomy—a safe operation in experienced hands. Int J Clin Pract 2005;59:672–674.
30. Takahashi T, Yamashiro M, Hashimoto H, et al. Stomal stenosis following gastrectomy in the elderly. Nippon Ronen Igakkai Zasshi 1992;29:758–764.
31. Woodfield CA, Levine MS. The postoperative stomach. Eur J Radiol 2005;53:341–352.
32. Inagake M, Yamane T, Kitao Y, et al. Balloon dilatation for anastomotic stricture after upper gastrointestinal surgery. World J Surg 1992;16:541–544.
33. Carrodeguas L, Szomstein S, Zundel N, et al. Gastrojejunal anastomotic stricture following laparoscopic Roux-en-Y gastric bypass: analysis of 1291 patients. Surg Obes Relat Dis 2006;2:92–97.
34. Ustündag Y, Köseglu T, Cetin F, et al. Self-expandable metallic stent therapy of esophagojejunal stricture in a stapled anastomosis: a case report and review of the literature. Dig Surg 2001;18:211–213.

35. Sugimoto K, Hiroto S, Imanaka K, et al. Application of self expanding metallic stents to malignant stricture following mechanically stapled esophagojejunostomy: report of two cases. Radiat Med 2000;18:133–137.
36. Wong J, Cheung H, Lui R, et al. Esophagogastric anastomosis performed with a stapler: the occurrence of leakage and stricture. Surgery 1987;101:408–415.
37. Varela JE, Hiyasha M, Nguyen T, et al. Comparison of laparoscopic and open gastrectomy for gastric cancer. Am J Surg 2006;192:837–842.
38. Gustavsson S, Ilstrup DM, Morrison P, Kelly KA. Roux-en-Y stasis syndrome after gastrectomy. Am J Surg 1988; 155:490–494.
39. Tu BN, Kelly KA. Elimination of the roux stasis syndrome using a new type of "uncut Roux" limb. Am J Surg 1995; 170:381–386.
40. Petrakis J, Vassilakis JS, Karkavitasas N, et al. Enhancement of gastric emptying of solids by erythromycin in patients with Roux-en-Y gastrojejunostomy. Arch Surg 1998;133:709–714.
41. Noh SM. Improvement of the Roux limb function using a new type of "uncut Roux" limb. Am J Surg 2000;180: 37–40.
42. Zobolas B, Sakorafas GH, Kouroukli I, et al. Alkaline reflux gastritis: early and late results of surgery. World J Surg 2006;30:1043–1049.
43. Vogel SB, Drane WE, Woodward ER. Clinical and radionucleotide evaluation of bile diversion by Braun enteroenterostomy: prevention and treatment of alkaline reflux gastritis. An alternative to Roux-en-Y diversion. Ann Surg 1994;219:458–465.
44. Aranow JS, Matthews JB, Garcia-Aguilar J, et al. Isoperistaltic jejunal interposition for intractable postgastrectomy alkaline reflux gastritis. J Am Coll Surg 1995;180:648–653.
45. Carvajal SH, Mulvihill SJ. Postgastrectomy syndromes: dumping and diarrhea. Gastrointest Clin North Am 1994; 23:261–279.
46. Mix CL. "Dumping stomach" following gastrojejunostomy. Surg Clin North Am 1922;2:617–622.
47. Gerard J, Luyckx AS, Lefebvre PJ. Acarbose in reactive hypoglycemia: a double-blind study. Int J Clin Pharmacol Toxicol 1984;22:25–31.
48. Gray JL, Debas HT, Mulvihill SJ. Control of dumping symptoms by somatostatin analogue in patients after gastric surgery. Arch Surg 1991;126:1231–1235.
49. Hasegawa T, Yoneda M, Nakamura K, et al. Long-term effect of alpha-glucoside inhibitor on later dumping syndrome. J Gastroenterol Hepatol 1998;13:1201–1206.
50. Vogel SB, Hocking MP, Woodward ER. Clinical and radionucleotide evaluation of Roux-Y diversion for postgastrectomy dumping. Am J Surg 1988;155:57–62.
51. Ramirez B, Eaker EY, Drane WE, et al. Erythromycin enhances gastric emptying in patients with gastroparesis after vagotomy and antrectomy. Dig Dis Sci 1994;39: 2295–2300.
52. Tomita R, Ikeda T, Fujisaki S, et al. Effects of mosapride, citrate on patients after vagal nerve preserving distal gastrectomy reconstructed by interposition of a jejunal J pouch with a jejunal conduit for early gastric cancer. World J Surg 2006;30:205–212.
53. Eckhause FE, Conrad M, Knol JA, et al. Safety and long-term durability of completion gastrectomy in 81 patients with postsurgical gastroparesis syndrome. Am Surg 1998; 64:711–716.
54. McCallum RW, Polepalle SC, Schirmen B. Completion gastrectomy for refractory gastroparesis following surgery for peptic ulcer disease. Long-term follow-up with subjective paramenters. Dig Dis Sci 1991;36:1156–1161.
55. Salameh JR, Schmeig RE, Runnels JM, Abell TL. Refractory gastroparesis after roux-en-Y gastric bypass: surgical treatment with implantable pacemaker. J Gastrointest Surg. 2007;11:1669–1672.
56. Hirao M, Fujitani K, Tsujinaka T. Delayed gastric emptying after distal gastrectomy for gastric cancer. Hepatogastreoenterology 2005;52:305–309.
57. Makela JT, Kiviniemi H, Laitinen S. Risk factors for anastomotic leakage after left-sided colorectal resection with rectal anastamosis. Dis Colon Rect 2003;46:653–660.
58. Sorenson LT, Jørgensen T, Kirkeby LT, et al. Smoking and alcohol abuse are major risk factors for anastomotic leakage in colorectal surgery. Br J Surg 1999;86:927–931.
59. Golub R, Golub RW, Cantu R Jr, Stein HD. A multivaried analysis of factors contributing to leakage of intestinal anastomosis. J Am Coll Surg 1997;184:364–372.
60. Walker KG, Bell SW, Rickard MJ, et al. Anastomotic leakage is predictive of diminished survival after potentially curative resection for colorectal cancer. Ann Surg 2004; 240:255–259.
61. Kudsk KA, Tolley EA, DeWitt RC, et al. Preoperative albumin and surgical site identify surgical risk of major preoperative complications. J Parenter Enter Nutr 2003; 27:1–9.

第 21 章

肠切除术

Reid B. Adams，MD

引言

肠切除术是一种常见的术式，主要用于小肠切除，也在其他胃肠道手术中采用。在胃肠道和泌尿道的重建手术中也经常使用肠切除术。本文主要讨论在小肠的疾病治疗过程中该术式的应用，但本文所讨论的并发症也同样适用于因其他原因所导致的小肠切除。

在腹部外科医生的职业生涯中，会经常行肠切除术，然而该手术的风险和并发症也一直存在。因此，我们应当掌握肠切除术的病理生理及其并发症的相关风险因素。所有腹部外科医生应该掌握其并发症的发展、后果、处理和预防。本章节将着重讨论这些问题。

有报道称肠吻合术后吻合口瘘的发生率的可达 1% ～ 8%[1-6]。但文献中鲜有肠切除术后肠瘘的发生率的报道。有一篇综述报道，在 798 例行肠切除的患者中肠瘘的发生率为 1.1%[7]。

一个成功的肠吻合术所需要的主要因素包括：良好的肠壁血运和无张力吻合。显然，手术技术上的缺陷将导致吻合的失败。但即使吻合的技术恰当，吻合失败这些并发症也是会发生的。因此我们需要重点了解导致吻合失败的一些非技术因素。学者们也加强了这些相关因素的研究，如营养不良、低蛋白血症、感染、吸烟、糖尿病、肥胖症等[1-4，7，9-11]。尽管对其进行了广泛的研究，但研究的结果却相互矛盾，也没有达成共识。Pickleman 和他的同事发表的一篇综述[7]证实了高血压是预测肠切除术后吻合口瘘发生的唯一的因素。但该研究对高血压是如何导致吻合失败的并不清楚。该研究证实吻合器吻合和丝线缝合等其他吻合方式之间并无差异。总的来说，他们的研究结果明确提出有待于进一步研究明确预测吻合口瘘发生的一系列因素。

适应证

- 小肠梗阻
- 小肠肿瘤
- 小肠炎性疾病（如 Crohn 病）
- 有血管受累的小肠疝气
- 肠外瘘
- 小肠肠套叠
- 肠系膜肿瘤切除时导致的小肠缺血
- 小肠外伤

手术步骤

步骤 1　开腹

步骤 2　从屈氏（Treitz）韧带到回盲瓣，检查小肠

步骤 3　确认所要切断的病变部位的近端和远端的位置

步骤 4　肠吻合

- 切开肠系膜
- 横断肠管
- 结扎和分离小肠系膜
- 小肠吻合
- 检查吻合口是否出血
- 关闭切开的肠管

步骤 5　触诊评估吻合口是否通畅

步骤 6　缝合关闭肠系膜缺损

步骤 7　关腹

手术操作

切口

开腹进入腹腔时发生的损伤

在这一步过程中可发生各种程度的损伤。尤其是腹部再次手术或肠管严重扩张时。在上述情况下，术

者仔细地解剖分离和控制手术节奏进入腹腔，可以避免并发症的发生，正如在第Ⅰ部分的第6和第7章讨论过的那样。

评估小肠

遗漏病变

患者可能存在多处小肠病变（如肿瘤、缺血狭窄或梗阻），需要术者行多个部位的肠切除。只有确认所有病变的部位，才能进行彻底的治疗。

- **后果**

  残存的肿瘤可导致肠梗阻或肿瘤的转移。残余肠管的缺血可导致肠管狭窄、梗阻甚至穿孔，从而导致腹膜炎。

  3/4/5 级并发症

- **补救**

  再次手术切除残余的肿瘤，解除缺血、狭窄或梗阻。

- **预防**

  对整个小肠及肠系膜进行全面的评估是非常重要的，这样可以发现所有的病变，尤其是在施行小肠肿瘤或肠管缺血的手术时，术者可以将肠管置入食指和中指之间，挤压并逐段通过肠管，仔细检查肠管的两侧来确认肿物的部位、狭窄或损伤（图21–1），这样可以识别出小的病灶。同样，触摸该段小肠系膜以确认是否存在肿大的淋巴结和被侵犯的系膜。

术者需要鉴别出肠管缺血部分是否仍有生机，从而决定切除的范围。可以利用荧光染色或多普勒超声来协助判断。先在该段肠管动脉内注射荧光素，再用紫外线灯照射，可以有效地鉴别出无生机的肠管。

在第一次剖腹手术中，对肠管的缺血部位和范围不确定时，可以有计划地在24小时后再次手术，对其再次评估。如有缺血表现，可再次行肠切除。

确定要切除的肠管的近端和远端

遗漏病变或疾病复发

在哪个部位切断小肠取决于疾病本身的情况。一般情况下，肿瘤的手术，应该在距离病变5～10cm的位置切除肠管，这样可以保证足够的切缘。然而，没有文献来提供关于这方面的确切证据。如果因为肿瘤病变行小肠切除，原则上应将肿瘤的淋巴引流区域的系膜和小肠全部切除。如果因为缺血性病变行小肠切除，应切到肠管血供较好的部位。如果因炎性肠病行小肠切除，如Crohn病，应切至受累肠管以外的区域。

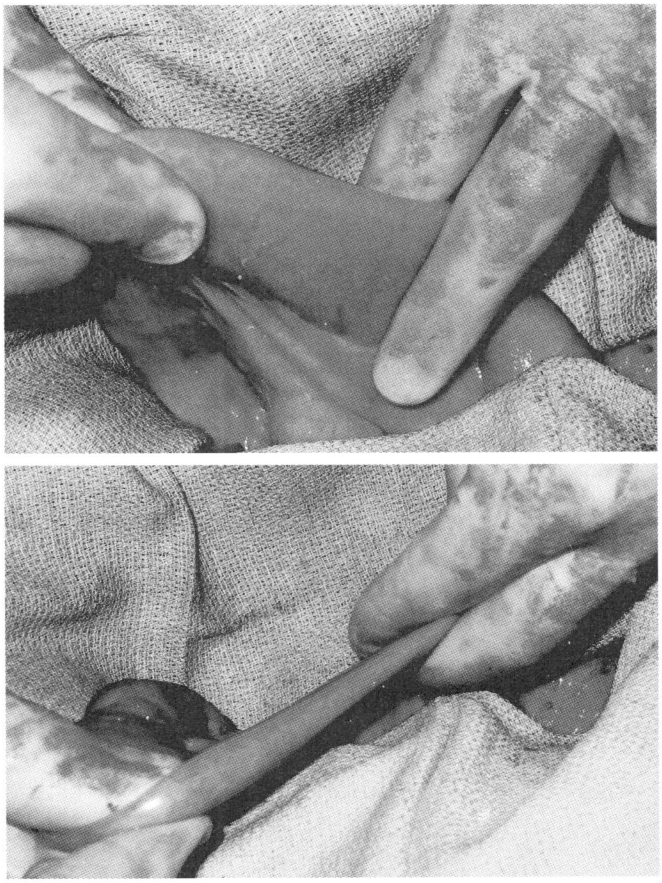

图21–1　可以在食指和中指之间推挤小肠来发现肠管内的病变。这种方法可以触摸微小的病变，防止遗漏病变。此外，也可以将肠道内容挤走，远离肠管切开处，最大限度地降低肠内容物污染术区的风险（见彩图）。

有关后果、修复以及并发症的预防的内容可以参见前文。

肠吻合

介绍几种肠吻合技术。目前，最常见的吻合方法是用吻合器行肠管侧侧吻合以及端端吻合。在某些情况下，当吻合器吻合在技术上不可行时，可以手缝吻合。本文主要就吻合器吻合进行说明，因为这两种手术方法的并发症类似。

切开肠系膜时出现的损伤

该操作容易损伤小肠或者临近的肠系膜。

- **后果**

  肠道内容物流出，伤口污染，并增加术后感染的风险。肠系膜损伤可导致出血、血肿形成，或造成残余肠

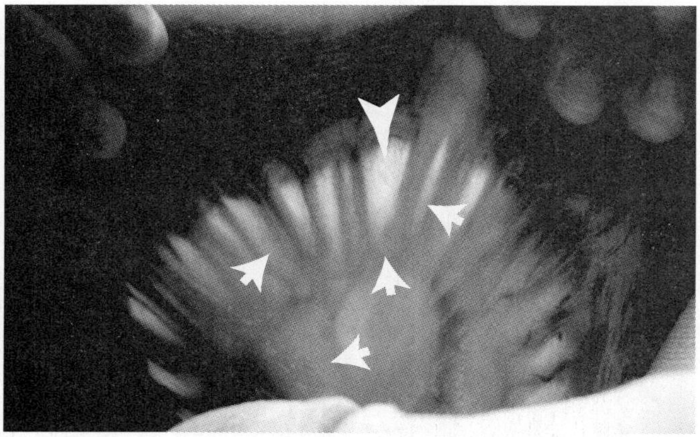

图 21–2 将肠系膜逆光行透照实验，可以识别血管弓(箭头)。能够分清楚肠管的边缘(箭头)和血管(箭头)。这样术者就可以仔细结扎，防止损伤肠道或血管弓(见彩图)。

管的血运障碍。任何损伤都可能导致对正常的肠管做不必要的切除。

1/2 级并发症

- 补救

可将损伤的小肠一并切除。对肠系膜的损伤可以缝合，也可以一并切除。

- 预防

肠系膜的透光实验（图 21–2），可以帮助术者辨认细小的系膜血管和肠管的边缘血管，从而避免类似损伤。将光线从术野移开，将其直接照射肠系膜的对侧，分辨清楚所有结构，然后用电灼或扁桃体钳在无血管窗打开系膜。

为了预防感染，术者可以用湿棉垫保护切口，以防肠内容物的污染（图 21–3）。也可以用湿棉垫包裹吻合口处的肠管，以防肠内容物溢出。将肠内容物挤入远离吻合口两端的肠管内（见图 21–1），在近端和远端各上一把无齿肠钳，尽量减少吻合口处的肠内容物(图 21–4)。上无齿肠钳时要避免夹闭肠系膜。最后，在围术期应用抗革兰阴性杆菌和厌氧菌的抗生素，尽量降低围术期感染的风险。

肠管切断时的棘手问题

多是手术器材使用不当的后果。

- 后果

肠道内容物溢出，腹腔脓肿形成或切口感染。为了弥补，可能会将健康的肠管一并切除。不恰当的吻合会导致吻合口瘘，参见下文。

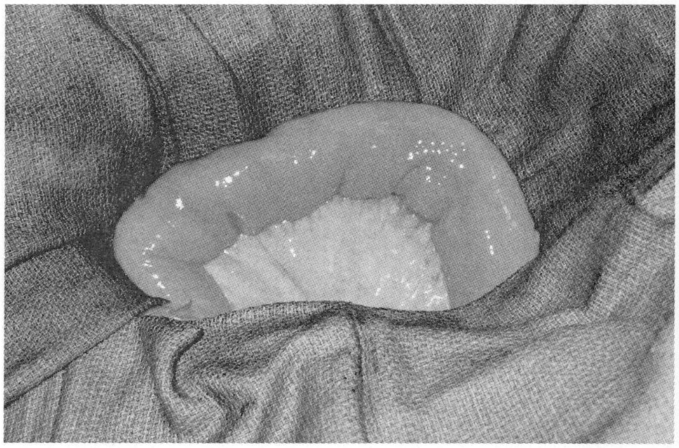

图 21–3 用浸有生理盐水的湿棉垫覆盖在伤口边缘，可以最大限度地减少伤口污染。这样可以限制肠内容物的外溢和污染，如图 21–1 和 21–4 所示(见彩图)。

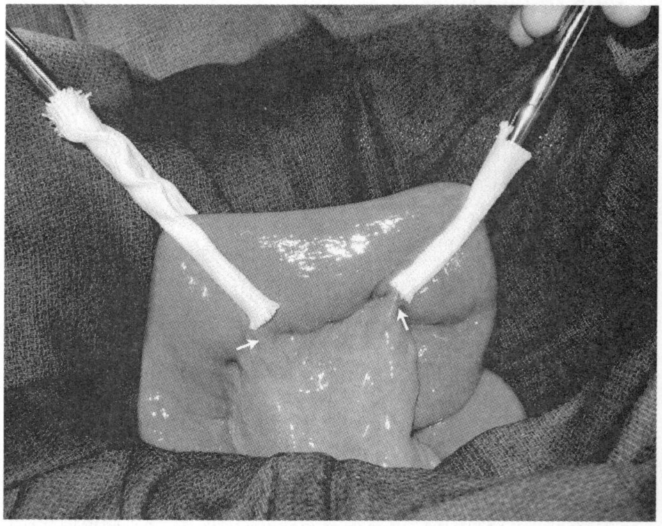

图 21–4 将肠内容物从肠管切开处挤走后，用两把无齿肠钳夹闭将要切除肠管的近端和远端，防止肠内容物的反流。肠钳应夹闭肠管，不应该夹闭邻近的系膜(箭头)(见彩图)。

1/2/3 级并发症

- 补救

可能会导致小肠完全切开或小肠部分损伤。术者可以在临近的正常肠管上再次行吻合器吻合。

- 预防

吻合器的故障并不常见[8]，有经验的外科医生常常知道是否在不正确地使用吻合器。当撤走吻合器检查吻合线时，夹闭靠近吻合器的肠管防止肠内容物的泄漏。如果肠管不完整或受到损伤，可将吻合器放置于靠近肠钳的位置，再次吻合。如果能预判出吻合器使用不当，就能减少肠内容物泄漏的几率。

吻合器使用不当可能是由于训练不足造成的，也可能是由于使用了新引进的设备或模型。如果对相关人员和外科医生进行充足的有关使用方面的培训，将会减少这些错误的发生。最后，多用途吻合器应该按照制造商的说明书使用。如果过多的击发吻合器，也可能出现故障。

小肠系膜的分离和结扎不足

- **后果**

出血或血肿形成。不正确的结扎可引起小肠缺血，从而导致不必要的正常肠管的切除。不可靠的结扎会导致出血或腹腔内迟发性出血。

1/3/4 级并发症

- **补救**

出血部位可行贯穿缝合结扎止血或钳夹后再次结扎止血。结扎时要小心，以防将临近的大血管夹闭，继而引起缺血性损伤。系膜血管的回缩可引起扩大的血肿，可以缝扎止血。极个别情况下，术者需要切开血肿，找到确切的出血部位并可靠地结扎。

结扎会导致肠管缺血，因此需要额外切除部分小肠，以保证残余肠管的血供是良好的。

迟发性出血通常需要手术及结扎出血部位。这可能会导致肠缺血，需要再次切除部分小肠，也包括吻合口部位的小肠。另外，如果能选择性插管，也可以行介入血管造影明确和栓塞出血部位。

- **预防**

行肠系膜的透光实验（图 21–2），可以帮助术者辨认清楚系膜血管的位置，这样就能保证结扎可靠确实。有时，肠系膜脂肪过多会妨碍术者定位系膜血管和可靠结扎。可以在该部位给予缝扎防止结扎处丝线的松脱。另外，术者和助手之间要配合默契，避免在可靠缝合前撤走止血钳。

肠管吻合时的难点

吻合时会出现一系列的并发症，可能是吻合器械的问题，也可能是术者的问题。注意技术细节并按下文讲述的步骤完成吻合，可以减少并发症的发生。

- **后果**

如果不能将用来吻合的近端肠管和远端肠管的末端对位恰当，可能导致肠管扭转、吻合口狭窄或梗阻。如前所述，吻合器也可能出现故障。吻合线的缺失会导致大量的正常肠管的切除，无论近端还是远端肠管都需要再次切除。可以对损伤进行缝合修补。如果在将吻合器的两臂置入肠管时没有辨认清楚，吻合器的顶端可以造成肠穿孔。出现这种情况，也需要进行修复或切除部分正常的肠管。

在这一过程中，如果肠内容物泄漏，会导致感染，如前所述。

吻合口的出血会导致术中出血或迟发性出血。迟发性出血会导致吻合口梗阻，也可以因吻合口张力过大导致其破裂，最终导致吻合口漏。

钉线不恰当或断裂会导致吻合口漏，如前所述。

1/2/3/4/5 级并发症

- **补救**

由于机械故障所导致的吻合口狭窄或梗阻，需要行吻合口切除并重新吻合。同样的治疗也用于吻合器出现故障导致吻合线或吻合口不恰当。

如果吻合口出血，可行贯穿缝扎止血。

- **预防**

术者应仔细地将用于吻合的近端和远端肠管臂放置在恰当的位置上（图 21–5）。在切割处的肠管的末端缝一针牵引线，用来牵拉两侧肠管使其对称地套入吻合器内（图 21–6）。旋转肠管并调整对系膜缘的位置，以保证其能正确吻合（图 21–7）。在放置吻合器进入肠腔内时，术者要看清楚并辅以触摸，以防肠穿孔（图 21–8）。

按前文所述的方法操作可以预防肠道内容物的泄漏。

吻合器吻合后，在移走吻合器之前，一定要将其完全打开，以防出现牵拉性损伤和出血。牵拉肠管切开处，仔细检查吻合器切割的位置是否出血，发现出血及时缝扎，以防迟发性出血（图 21–9）。

闭合肠管切开处时出现的问题

- **后果**

吻合口狭窄。如果吻合不全会导致吻合口瘘，后文将继续讨论。

1/2/3/4 级并发症

- **补救**

如果不能完全闭合，则再次用吻合器闭合或加固缝合。如果出现狭窄，需要重新吻合。

- **预防**

为了预防这一并发症，术者必须把肠管开口全部闭合。将两把 Allis 钳分别放置在肠管切开处的最两端，钳子的一侧置于肠腔内，必须夹闭肠管的

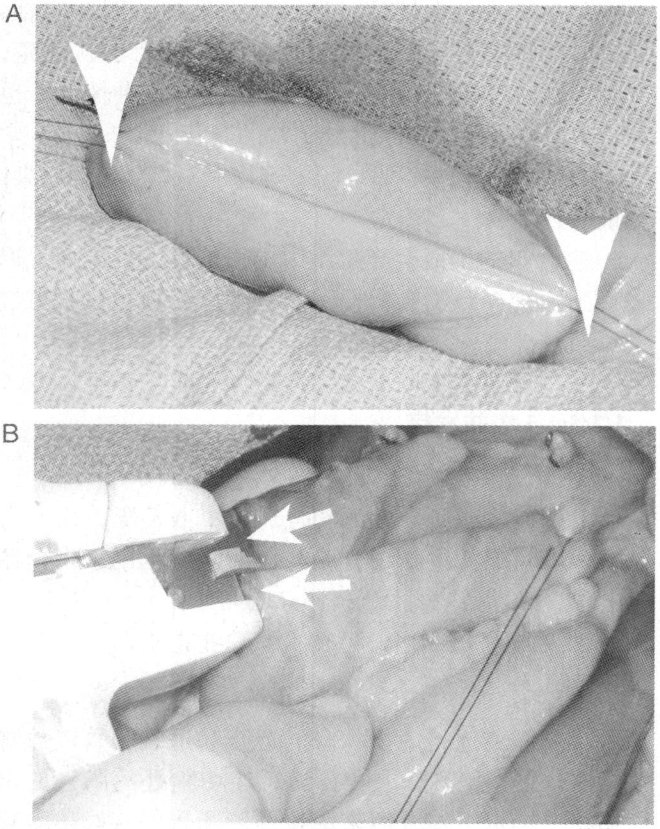

图 21–5 **A**，排列好近端和远端的肠管，在其两侧各缝一针悬吊牵引线（箭头）。仔细对齐肠管，防止肠管打折和扭转。**B**，在近端和远端肠管的对系膜缘的肠壁上各行一个切口，将吻合器分别置入切口内，向上牵拉近侧肠管的牵引线，使吻合器两臂完全进入肠管，行肠吻合（见彩图）。

黏膜层，部分关闭 Allis 钳后，向外牵拉。这可以确保小肠的全层和边角处都能被吻合器闭合。为了精确吻合，术者可以预先缝合两针，作为牵引线来牵拉肠管。牵引线可以缝在吻合口的两端，也可以缝合在吻合口的中央，但都要做全层缝合。前后两次吻合的吻合线相互抵消（见图 21–10），用其他的 Allis 钳夹闭其余部分肠管的两边并对合（图 21–11）。

将线性非切割闭合吻合器置于 Allis 钳的下方进行吻合，可以防止吻合口狭窄（图 21–12）。

在吻合线的两侧各缝一针进行加固，能够减小吻合口的张力（图 21–13）。

术者可以用手触摸吻合口，评价肠腔是否通畅（图 21–14）。另外，术者也可以将肠腔内的气体向吻合处挤压，这样既可以扩张吻合口也可以检查其气密性。同样，液体通过吻合口也会保证其大小合适。

吻合失败

出现吻合口破裂和吻合口漏是很可怕的，也是肠切除术中的可能致命的并发症。虽然这些担心是必要的，但其发生率很低，在一项研究中其发生率为 1.1%，死亡率为 0.4%[7]。

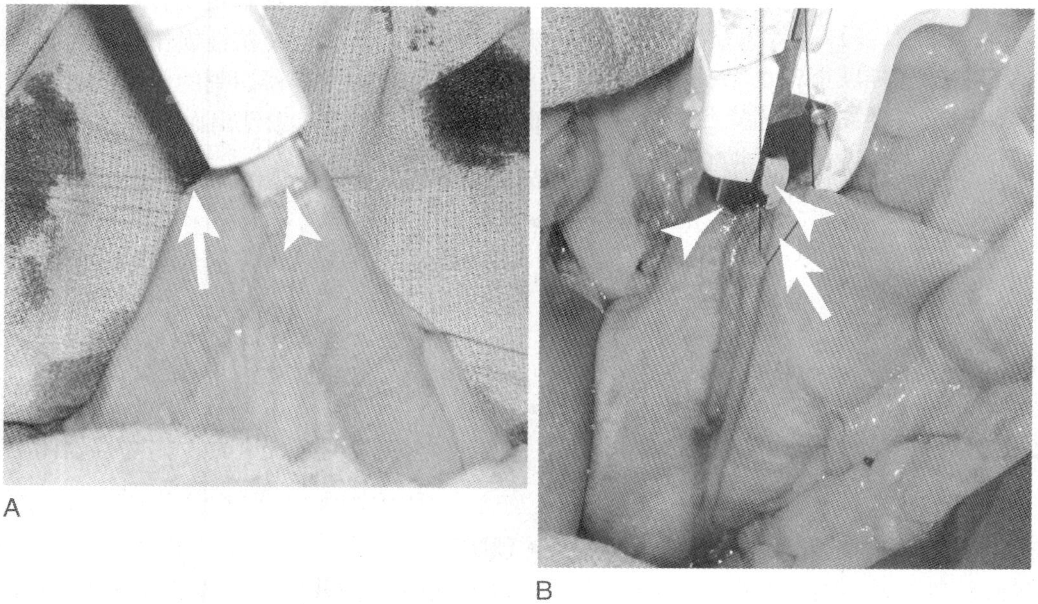

图 21–6 **A**，近端的牵引线（箭头）帮助提拉肠管使吻合器的两臂进入肠管内。这一牵引线能够确保对齐肠管（箭头）。**B**，仔细地检查吻合肠管的后面，确保整个吻合准备妥当（见彩图）。

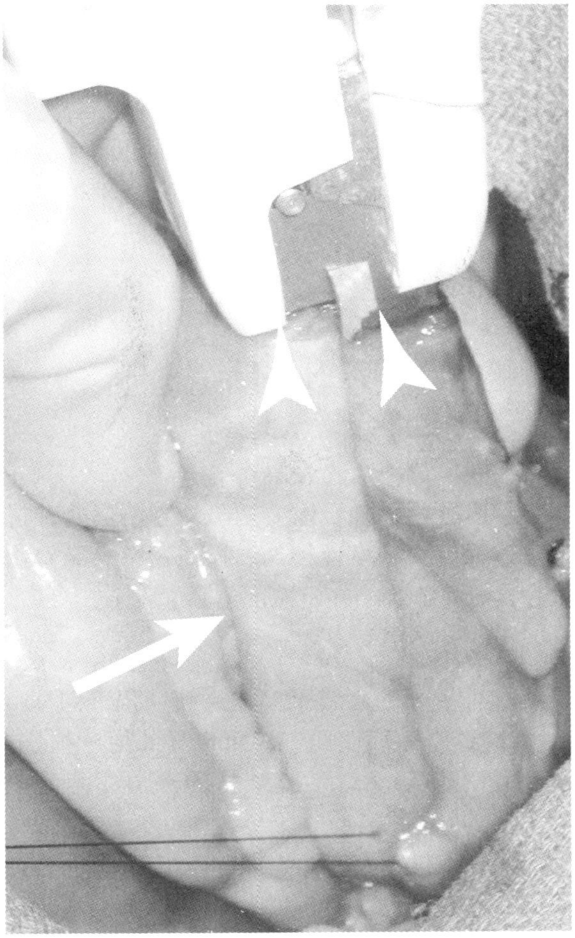

图 21–7　排列好将要吻合的肠管的位置，包括吻合肠管的末端（箭头），将肠系膜向吻合相反的方向牵拉（箭头），扣紧吻合器的两臂。术者可以像图示中一样，将手指放在肠管的后面，确保没有其他组织结构卷入吻合器（见彩图）。

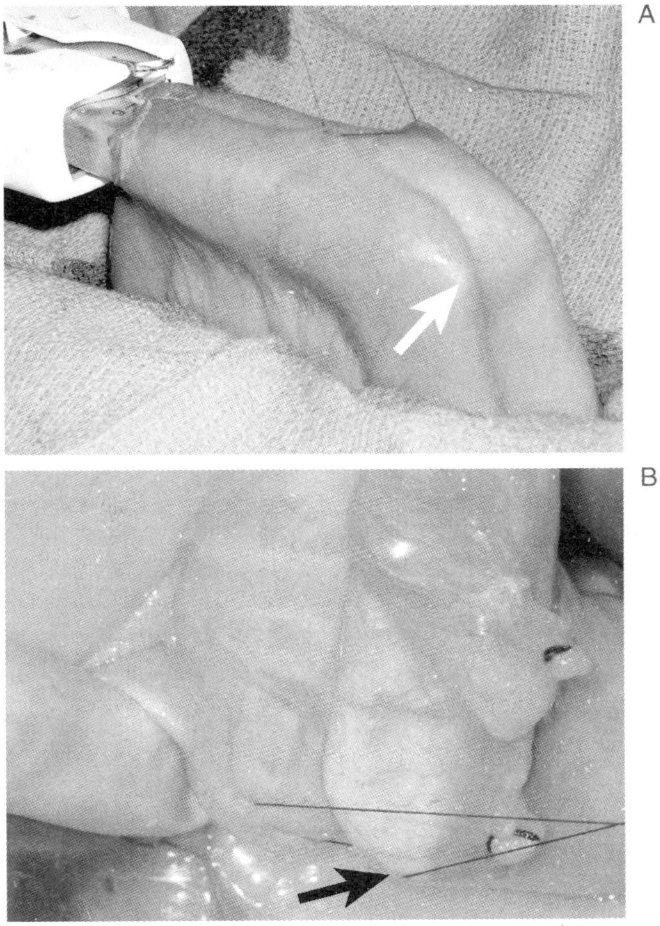

图 21–8　**A**，将吻合器放入肠管后，一定要检查吻合器两臂的顶端，这样可以防止吻合器头贯通损伤肠管（箭头）。**B**，如果在腹腔深部做此操作很容易出现这样的损伤，因为其吻合的远端是看不见的（见彩图）。

- **后果**

  吻合口漏、腹腔脓肿、肠外瘘、腹膜炎，甚至死亡。

  2/3/4/5 级并发症

- **补救**

  无弥漫性腹膜炎的局限性的漏，可以采用支持疗法，应用抗生素以及经皮穿刺引流。而游离的漏或弥漫性腹膜炎时，需要开腹手术。在这种情况下，单纯引流会增加死亡率。术者可以行吻合口修复，但大多数人更青睐于重新进行吻合。无论哪种方式，都要行近端肠管造瘘进行转流[7]。

- **预防**

  在肠道重建的时候一定要注意技术细节。另外，为了吻合成功，除了遵循这一点外，还要至少保证吻

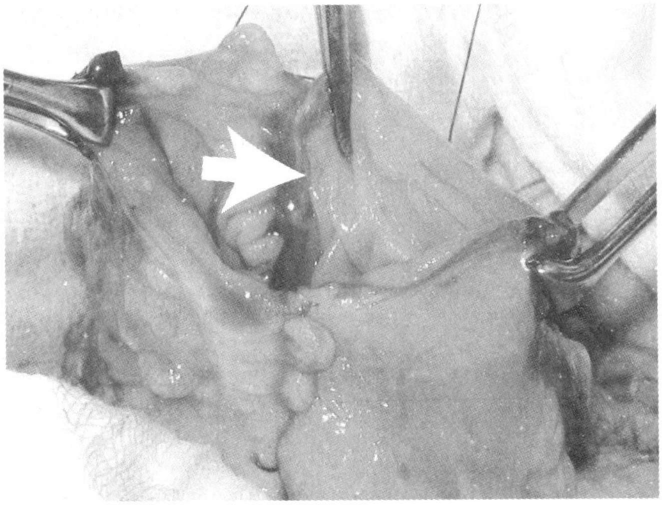

图 21–9　一定要检查吻合口处的钉合线（箭头），确切止血，如果发现出血，一定要给予缝扎，防止吻合口出现迟发性出血，进而导致肠梗阻或吻合口破裂（见彩图）。

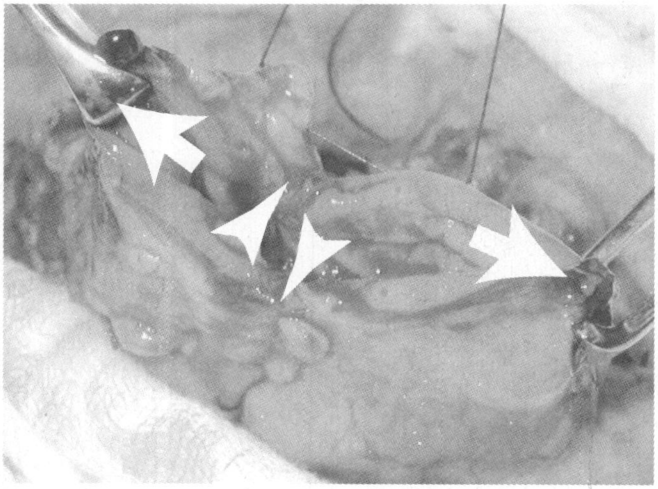

图 21-10 将两把 Allis 钳分别放置在肠管切开处的最两端。钳子的一侧置于肠腔内，部分关闭，并向外牵拉，包括钳子夹闭的黏膜层（箭头）。这可以确保小肠全层和边角处都能被吻合器闭合。为了避免吻合线的重叠，第一次吻合时（GI 吻合器）的吻合线应被这次的吻合线所抵消（箭头）（见彩图）。

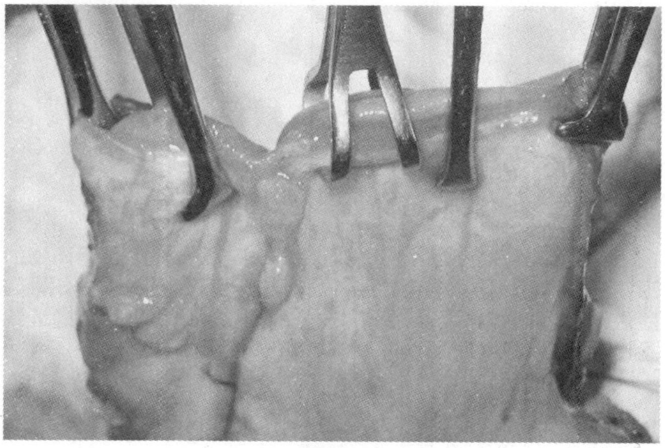

图 21-11 用 Allis 钳或 Babcock 钳对合肠管边缘，以确保完全闭合肠管的开口（见彩图）。

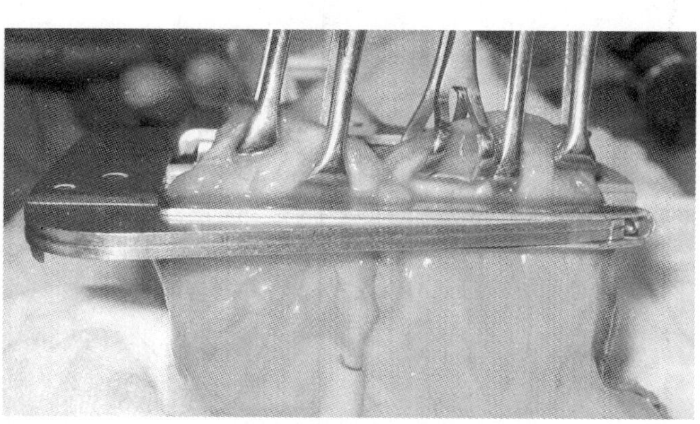

图 21-12 将线性非切割吻合器置于钳子下方，闭合肠管，注意避免肠管狭窄（见彩图）。

合口血供丰富和无张力。即使吻合技术十分精湛，也可能发生吻合口瘘。如前所述，虽然学者一直致力于寻找导致吻合失败的风险因素，但这些研究结果并没有给出明确的答案。因此，人们无法通过术前优化和采取预防措施来尽量减少吻合失败的非技术风险因素。

关闭肠系膜缺损时出现损伤或关闭不全

- **后果**

  内疝、出血、血肿形成、吻合失败。

  1/2/3/4/5 级并发症

- **补救**

  需要开腹手术处理内疝。需要切除缺血的肠管并进行肠道重建来解决缺血性损伤。损伤通常会导致出血或血肿，需要缝合结扎出血部位。

- **预防**

  术者只需缝合较少的系膜来关闭系膜缺损（图 21-15）。过深地缝合系膜脂肪组织可以导致血管损伤。不要缝在切开肠系膜时系膜结扎的部位，因为该处的血管正位于系膜的切开缘，如果缝在此处，很容易损伤血管。关闭系膜后，仔细检查，防止内疝的发生。

关腹

关腹时出现损伤

这一步骤中可能发生各种程度的损伤。关腹时，术者仔细地对合各层组织，将避免发生这些并发症，如第Ⅰ部分第 6 和第 7 章讨论的。

其他并发症

短肠综合征

4 级并发症

虽然短肠综合征不是肠切除术中的技术方面的并发症，但却是大量小肠切除所导致的，如果完好地保留超过 150cm 的小肠，是可以避免短肠综合征的。一段短至 50cm 的小肠，同时伴有结肠的缺失，是要适应一段时间的[12, 13]。空肠切除比回肠切除更容易耐受一些，因为回肠的适应性好于空肠[13]。保留回盲瓣和尽可能多的结肠可以减轻大量肠切除后的严重症状。最后，对于那些患有小肠疾病的患者（如 Crohn 病）可以采用肠管缩窄术和其他技术来维持患者肠管的长度，防止短肠综合征的发生。由于这一

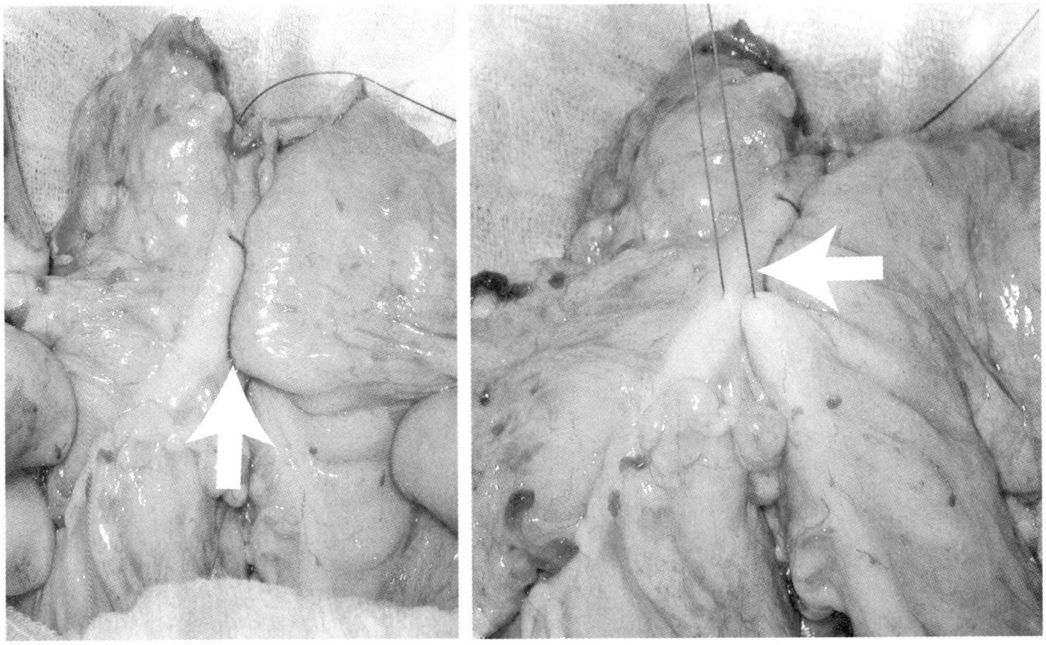

A　B

图 21–13　A，吻合线的边缘（箭头）。B，在吻合线附近缝合一针，减小该处的张力（箭头）。这是“支撑性”缝合（见彩图）。

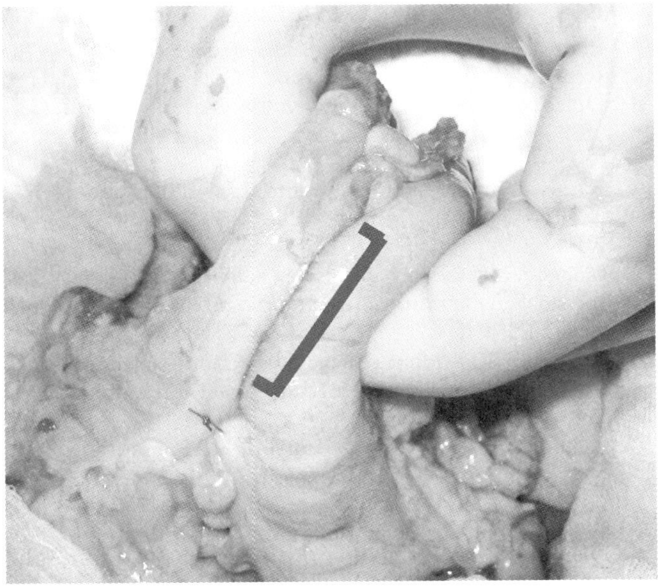

图 21–14　术者可以用拇指和示指触摸吻合口处的肠腔（括号所示），以确保其不会狭窄（见彩图）。

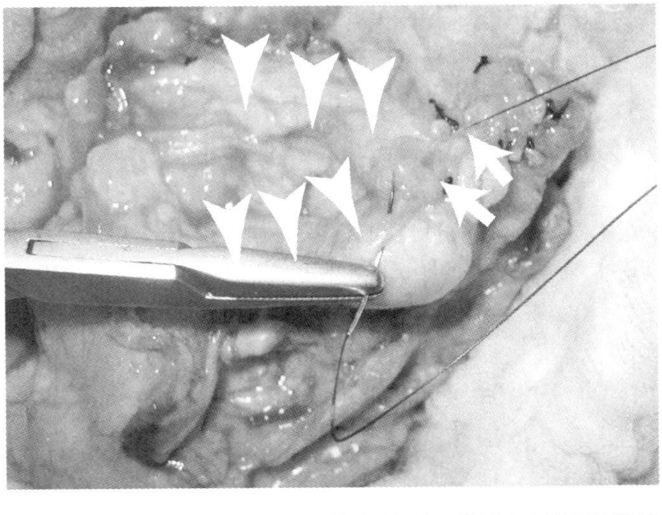

图 21–15　关闭系膜缺损时（小箭头所示），进针要表浅（见缝针位置），以避免损伤到肠系膜血管。注意不要缝在系膜结扎的位置（箭头），因为该处的血管正位于系膜的切开缘，很容易受到损伤（见彩图）。

类患者肠管的自身疾病，即使行最低限度的肠切除也可能出现症状。

营养缺乏

1 级并发症

切除回肠关键部分可导致营养缺乏，特别是维生素 B_{12}。行广泛回肠切除术的患者应补充维生素 B_{12}。广泛回肠切除术后也会发生脂肪、脂溶性维生素和胆盐的吸收不良。脂肪吸收不良时需要补充的脂溶性维生素 A、D 和 E[14]。这可导致肾结石[15]。胆盐吸收不良可能导致腹泻和胆囊结石。

功能性肠梗阻

1 级并发症

功能性肠梗阻是腹部手术的一个共同特点，功能性肠梗阻延长患者的住院时间，增加患者的不适。功能性肠梗阻并不只发生在肠切除术后，可以采取以下方法减少肠梗阻的发生：应用胸段硬膜外导管，避免使用全身阿片类止痛剂，使用一些新的药物以及使用腹腔镜手术技术，这在肠切除术中都是可行的[16，17]。

此外，可以采取一些策略减轻术后功能性肠梗阻的影响。许多研究表明，术后常规应用鼻胃管并无益处[18]。同样，术后早期进食已经成为标准，因为只有10% ~ 20% 的术后患者不能早期进食[19]。所有这些方法均可减少功能性肠梗阻，减轻患者的不适和缩短住院时间。

术后肠梗阻

1/3/4 级并发症

肠切除术后可以发生早期或晚期的肠梗阻。肠梗阻的发生，并不是由于手术技术错误造成的，而是开腹手术的后果。术后早期肠梗阻和术后肠麻痹很相似，难以区分[20]。术后肠麻痹通常 3 ~ 5 天后就能缓解。如果这段时间后肠管仍然不恢复蠕动并持续扩张，那就应该是早期小肠梗阻的表现了。有报道称术后 4 周肠梗阻发生的风险是 0.7%[21]，但 Fazio 和其同事根据他们的统计结果[22]报道说，30% 的肠梗阻发生在术后 30 天内。大约 90% 的患者通过保守治疗 10 ~ 14 天就能缓解。因为这一类患者发生绞窄性肠梗阻的风险是非常低的，因此可以适当延长保守治疗的时间。

晚期术后肠梗阻多是由于粘连造成的。高达 90% 的患者会发生术后肠粘连[23]。但是，只有一小部分患者（3% ~ 30%）会出现肠梗阻[22，24-28]。一些旨在减少术后肠粘连和肠梗阻的重要研究也在进行，但还没有可靠的手段。最近，也有一些随机对照试验证实了预防肠粘连的产品可以减少肠粘连和肠梗阻的发生[22]。

（王晓辉　达明旭 译）

参考文献

1. Jex RK, van Heerden JA, Wolff BG, et al. Gastrointestinal anastomoses. Factors affecting early complications. Ann Surg 1987;206:138–141.
2. Carty NJ, Keating J, Campbell J, et al. Prospective audit of an extramucosal technique for intestinal anastomosis [see comment]. Br J Surg 1991;78:1439–1441.
3. Golub R, Golub RW, Cantu R Jr, Stein HD. A multivariate analysis of factors contributing to leakage of intestinal anastomoses. J Am Coll Surg 1997;184:364–372.
4. Max E, Sweeney WB, Bailey HR, et al. Results of 1,000 single-layer continuous polypropylene intestinal anastomoses. Am J Surg 1991;162:461–467.
5. Kaidar-Person O, Person B, Wexner SD. Complications of construction and closure of temporary loop ileostomy. J Am Coll Surg 2005;201:759–773.
6. Hautmann RE, de Petriconi R, Gottfried HW, et al. The ileal neobladder: complications and functional results in 363 patients after 11 years of followup. J Urol 1999;161:422–427; discussion 427–428.
7. Pickleman J, Watson W, Cunningham J, et al. The failed gastrointestinal anastomosis: an inevitable catastrophe? J Am Coll Surg 1999;188:473–482.
8. Baker RS, Foote J, Kemmeter P, et al. The science of stapling and leaks. Obes Surg 2004;14:1290–1298.
9. Irvin TT, Goligher JC. Aetiology of disruption of intestinal anastomoses. Br J Surg 1973;60:461–464.
10. Pruett TL, Simmons RL. Failure of Gastrointestinal Anastomosis. Chicago: Year Book Medical, 1984.
11. Resegotti A, Astegiano M, Farina EC, et al. Side-to-side stapled anastomosis strongly reduces anastomotic leak rates in Crohn's disease surgery. Dis Colon Rectum 2005;48:464–468.
12. Sax HC. Specific nutrients in intestinal failure: one size fits no one. Gastroenterology 2006;130(2 suppl 1):S91–S92.
13. Tappenden KA. Mechanisms of enteral nutrient–enhanced intestinal adaptation. Gastroenterology 2006;130(2 suppl 1):S93–S99.
14. Jeejeebhoy KN. Management of short bowel syndrome: avoidance of total parenteral nutrition. Gastroenterology 2006;130(2 suppl 1):S60–S66.
15. Buchman AL. Etiology and initial management of short bowel syndrome. Gastroenterology 2006;130(2 Suppl 1):S5-S15.
16. Saclarides TJ. Current choices—good or bad—for the proactive management of postoperative ileus: a surgeon's view. J Perianesth Nurs 2006;21(2A suppl):S7–S15.
17. Wolff BG, Michelassi F, Gerkin TM, et al. Alvimopan, a novel, peripherally acting mu opioid antagonist: results of a multicenter, randomized, double-blind, placebo-controlled, phase III trial of major abdominal surgery and postoperative ileus. Ann Surg 2004;240:728–734; discussion 734–735.
18. Vermeulen H, Storm-Versloot MN, Busch OR, Ubbink DT. Nasogastric intubation after abdominal surgery: a meta-analysis of recent literature. Arch Surg 2006;141:307–314.
19. Behrns KE, Kircher AP, Galanko JA, et al. Prospective randomized trial of early initiation and hospital discharge

on a liquid diet following elective intestinal surgery. J Gastrointest Surg 2000;4:217–221.
20. Sajja SB, Schein M. Early postoperative small bowel obstruction. Br J Surg 2004;91:683–691.
21. Stewart RM, Page CP, Brender J, et al. The incidence and risk of early postoperative small bowel obstruction. A cohort study. Am J Surg 1987;154:643–647.
22. Fazio VW, Cohen Z, Fleshman JW, et al. Reduction in adhesive small-bowel obstruction by Seprafilm adhesion barrier after intestinal resection. Dis Colon Rectum 2006; 49:1–11.
23. Menzies D, Ellis H. Intestinal obstruction from adhesions—how big is the problem? Ann R Coll Surg Engl 1990;72:60–63.
24. Parker MC, Ellis H, Moran BJ, et al. Postoperative adhesions: ten-year follow-up of 12,584 patients undergoing lower abdominal surgery. Dis Colon Rectum 2001;44: 822–829; discussion 829–830.
25. Nieuwenhuijzen M, Reijnen MM, Kuijpers JH, van Goor H. Small bowel obstruction after total or subtotal colectomy: a 10-year retrospective review. Br J Surg 1998; 85:1242–1245.
26. Ellis H, Moran BJ, Thompson JN, et al. Adhesion-related hospital readmissions after abdominal and pelvic surgery: a retrospective cohort study.[see comment]. Lancet 1999; 353:1476–1480.
27. Beck DE, Opelka FG, Bailey HR, et al. Incidence of small-bowel obstruction and adhesiolysis after open colorectal and general surgery [erratum appears in Dis Colon Rectum 1999;42:578]. Dis Colon Rectum 1999; 42:241–248.
28. Matter I, Khalemsky L, Abrahamson J, et al. Does the index operation influence the course and outcome of adhesive intestinal obstruction? Eur J Surg 1997;163: 767–772.

第 22 章

回肠造口术

James FitzGerald，MD

引言

对于所有腹部外科医生而言，正确合理地施行回肠造口术是一项必须掌握的基本技能。该手术可以是一项独立的操作，也可以是大手术中一系列复杂操作步骤中的一部分；可以通过传统的开腹手术来完成，也可以通过腹腔镜手术完成[1]。根据不同的情况，可以采用多种方式行回肠造口术。由于小肠的两端距离体表均很近，回肠袢式造口术较容易关瘘，常用于临时性造口。然而，最近的一项研究表明，行直肠癌手术的患者中，行临时回肠造口术的患者中有将近 19% 的患者将永远不能关瘘[2]。末端回肠造口可以是永久性的，也可以是临时性的，这取决于残留肠道的解剖情况。通常需要剖腹手术来恢复肠道的连续性（图 22–1）。

如果难以将肠管提至腹壁，可以行末端袢式回肠造口。回肠造口术对患者的生活质量影响重大，多达 80% 的患者在造口术后都存在生活方式的改变[3]。有关造口护理问题的多少也与社会影响程度相关[4]。无论手术的指征是什么和采用何种技术，外科医生必须坚持几个基本原则，以减少术后与造口相关的并发症。

适应证

- 结肠和直肠手术切除后
- 吻合口存在高风险，进行预防性保护
- 会阴感染后临时转流粪便

手术步骤

步骤 1 选择造口的部位
步骤 2 选择准备造口的肠管
步骤 3 安排调整通过腹壁的各层结构
步骤 4 切开皮肤和皮下组织
步骤 5 切开腹直肌前鞘
步骤 6 分开腹直肌肌纤维
步骤 7 切开腹直肌后鞘
步骤 8 将肠管提到腹壁外
步骤 9 放置支撑桥并完成造口

手术操作

造口位置的选择

造口位置选择不当或造口漏

- **后果**

  回肠造口周围皮肤的破溃。大约 28% 的造口患者需要重新在腹壁其他部位造口。急诊手术的患者的再次造口比例（37%）高于择期手术的患者（23%）[3]。有 30% 至 61% 的造口患者会出现造口周围皮肤的腐蚀，22% 至 57% 的造口患者会出现漏[4-6]（图 22–2）。

  1 级并发症

- **补救**

  对患者进行教育培训和更换造口袋应该是有效的。在极个别的情况下，有必要行剖腹手术改变造口的部位。

- **预防**

  理想情况下，造口的部位应选择在腹直肌上，其中心应在一个平整的表面，或在一个远离疤痕、皮肤皱褶或骨性突起的脂肪组织的最高点。应在患者术前选择造口的部位，在患者仰卧和坐位姿势时进行定位。如果能在术前对造口的部位进行恰当的标记，可以明显减少患者术后早期的皮肤相关性并发症[7]。

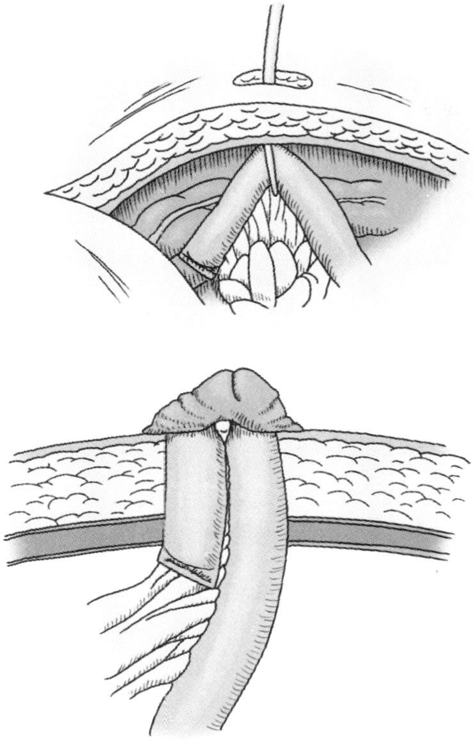

图 22–1　末端袢式回肠造口。不分离肠系膜，确保肠管穿过肥厚的腹壁时不会缺血。（Adapted from Wu JS. Ileostomy. Oper Tech Gen Surg 2003；5：257–263.）

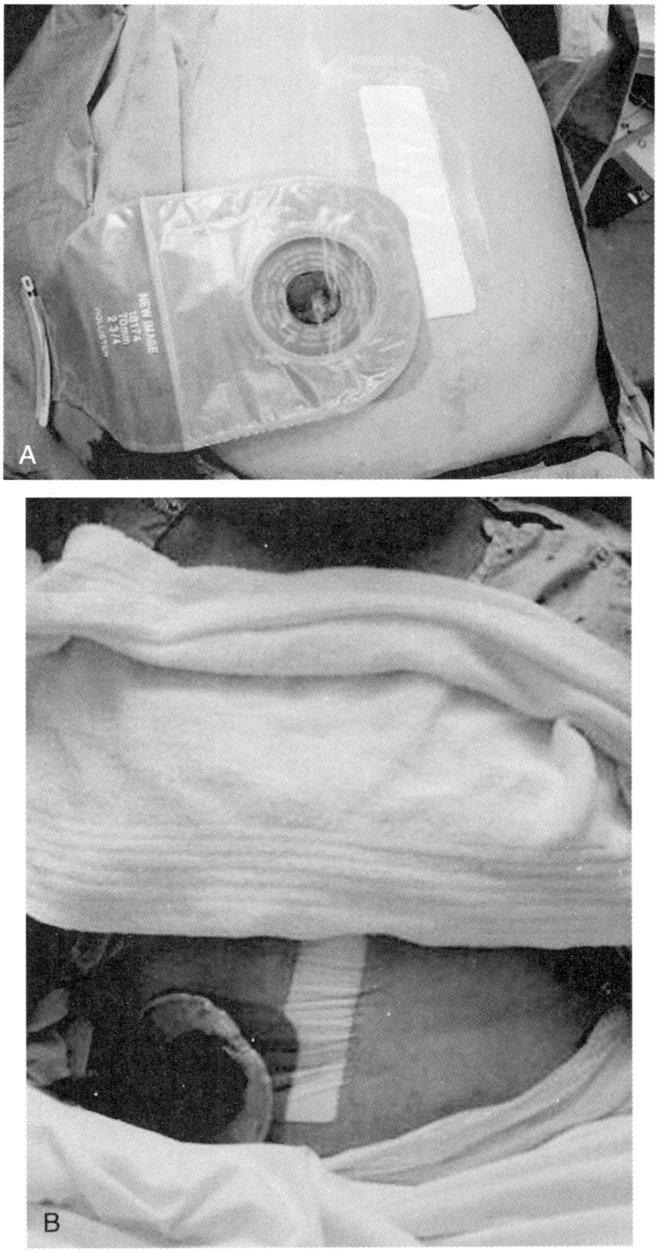

图 22–2　在术前没有标记好回肠造口的位置。在手术室里，造口位置看上去不错。然而，术后当患者取坐位时，回肠造口位置很低，增加了护理的困难。

选择造口的肠段及肠道准备

高流量造口

- **后果**

电解质紊乱或脱水可能导致急性肾衰竭。一项包含 60 位患者的前瞻性分析显示，回肠造口的流量在术后第 4 天达到高峰，而急性脱水的关键期是手术后的第 3 ～ 8 日。在此期间，回肠造口处的流量增加，但口服摄入量仍然有限[8]。总体上，在回肠造口的患者中有 5% 至 20% 会发生脱水[6, 9]。

1 级并发症

- **补救**

监测复苏标准参数的时候应该给予替代液体。应该检测血电解质，并根据需要进行补充。已证明洛哌丁胺可以使造口输出量下降 22%[10]。碱式没食子酸铋剂、次没食子酸盐、止泻宁、鸦片酊和硫酸可待因也可减少回肠造口的输出量[11]。

- **预防**

在手术中，应尽一切努力保留远端小肠，用小肠最远端行回肠造口术。在术后，应仔细测量和记录回肠造口输出量。出院时，应指导患者如何继续测量记录造口输出量。

造口回缩

- **后果**

造口周围的渗漏会刺激造口周围皮肤。回肠袢式造口的回缩可导致远端肠管的部分功能丧失[6, 12]。随访 20 年，有多达 17% 的回肠造口患者出现造口回缩[13]。

3 级并发症

- **补救**

可以选择在原来的位置修复造口，但大部分患者需要再次开腹手术。

- **预防**

造口回缩是由于肠管的张力造成的，也可因远端造口的坏死缺失造成。高 BMI 指数与造口回缩密切相关[14]，肥胖的患者应该选择末端回肠造口。有资料显示，在一些造口污染的患者中其造口回缩的几率较高，这样的情况不只发生在回肠造口时[15]。

造口坏死 / 缺血

- **后果**

造口的表层的坏死会导致造口的狭窄和回缩。如果缺血部分向筋膜以下延伸扩展，可导致腹膜炎。用一个简单的床头测试可以评估坏死的深度（图 22–3）。

2/3 级并发症

- **补救**

表浅的坏死易被发现。如果坏死导致造口狭窄，就应修复造口。如果缺血部分向筋膜以下延伸，就应急诊行开腹手术。

- **预防**

如果肠系膜有张力或对肠系膜过度修理，可导致造口缺血。小肠系膜的最末端的血管弓应予以保留。另外，术者应考虑行末端回肠造口术，特别是对肥胖患者。

造口狭窄

- **后果**

与造口袋不配套，造口泄漏，排气时出现噪声（图 22–4）。

2/3 级并发症

- **补救**

如果造口狭窄只是在皮肤水平，进行局部的修复就可以。如果狭窄是由于缺血或 Crohn 病造成的，通常需要开腹手术。

- **预防**

造口狭窄是由于远端肠管的缺血或肠系膜紧张造成的。参见前文“造口坏死 / 缺血”一节中的“预防”部分。

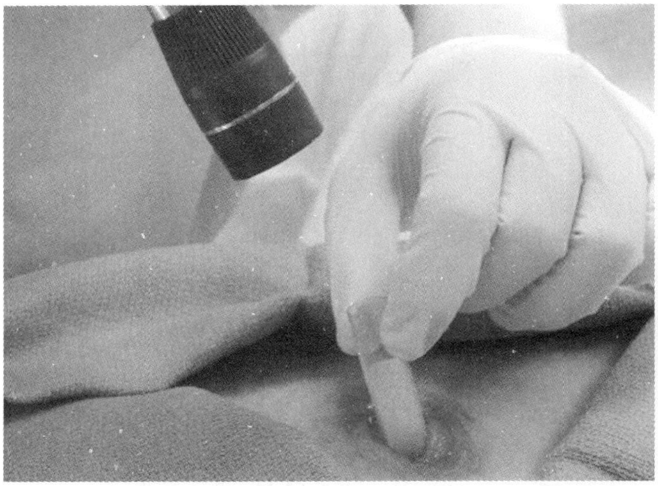

图 22–3　要确定造口缺血或坏死的深度。将一试管轻轻地插入造口肠管内，用小手电筒照明观察造口肠黏膜。如果扩展到筋膜层之下，需要急诊开腹手术。

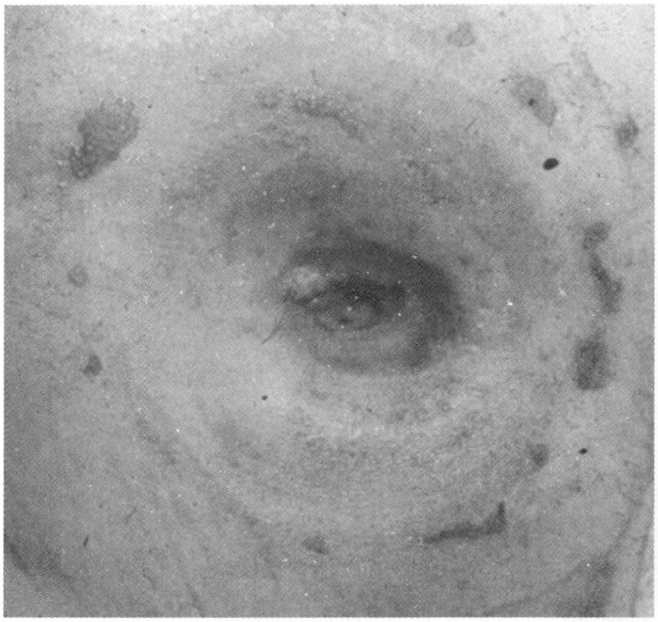

图 22–4　回肠造口远端的缺血或肠系膜张力过高可能会导致狭窄。这将使患者难以佩戴造口袋。

切开皮肤和皮下组织

皮肤黏膜的分离

- **后果**

与造口袋不配套，导致造口周围皮肤破损。

2/3 级并发症

- **补救**

对于一些简单的病例，局部修复即可。采用 V–Y 字形皮瓣缩小切口[16]。个别情况下，需要行开腹手术和造口重建。

- **预防**

术者要对行造口的肠管直径进行恰当的估算。开始时切口要小，根据需要再延长切口。

腹壁各层结构调整安排和腹直肌前鞘的切开

造口旁疝

- **后果**

与造口袋不配套，肠梗阻，肠绞窄甚至肠道缺血。回肠袢式造口的造口旁疝的发生率为 1% ～ 3%。回肠末端造口术造口旁疝的发生率为 6% ～ 7%。20 年后发生造口旁疝的累积概率为 16%（图 22–5 和 22–6）。

3 级并发症

- **补救**

总体上说局部修复的效果较差，复发率为 40% ～ 100%。造口重建效果略好，复发率为 0% ～ 76%。有文献报道，Mesh 修复法的复发率最低，为 0 ～ 33%，但该方法会增加感染的风险[17]。

- **预防**

筋膜的切口应足够大，以便肠管通过，一般为 2.5cm。虽然人们普遍认为，造口的位置如能通过腹直肌，可以降低造口旁疝的发生率，但数据是混杂的[18, 19]（图 22–7）。

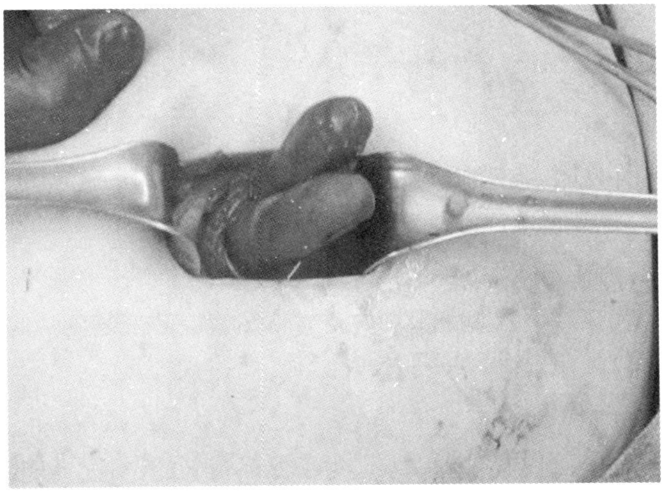

图 22–5　虽然没有造口处腹壁切口大小的具体数据，但过大或过小都会出现并发症。在一般情况下，回肠袢式造口的腹壁切口为两指宽，回肠末端造口的切口略小一点。

造口脱垂

- **后果**

与造口袋不配套，腐蚀刺激肠管。在极个别情况下，脱垂肠管发生嵌顿甚至绞窄。造口 20 年以上，发生肠管脱垂的累积风险大约有 11%[13]。

2/3 级并发症

- **补救**

局部修复即可，可以将脱垂的肠管切除。如果发生了嵌顿，可以用葡萄糖水敷在水肿的肠管上减轻水肿。肠绞窄则需要急诊开腹手术。

- **预防**

参见前文“造口旁疝”一节中的“预防”部分。

分离腹直肌纤维

损伤腹壁下血管

- **后果**

失血过多。

1 级并发症

- **补救**

结扎该血管。

- **预防**

仔细分离腹直肌纤维。纵向分离腹直肌，可减少损伤该血管的几率（图 22–8 和 22–9）。

切开腹直肌后鞘和腹膜

造口旁疝和脱垂

参见前文“腹壁各层结构调整安排和腹直肌前鞘的切开”。

损伤腹壁下肠管

- **后果**

切开肠管，如果术者在损伤时没有发现，术后可出现腹膜炎。

2/3 级并发症

- **补救**

原位修复或行肠切除。

- **预防**

助手应在腹膜下放置开腹纱垫，并将腹壁抬起（图 22–10）。

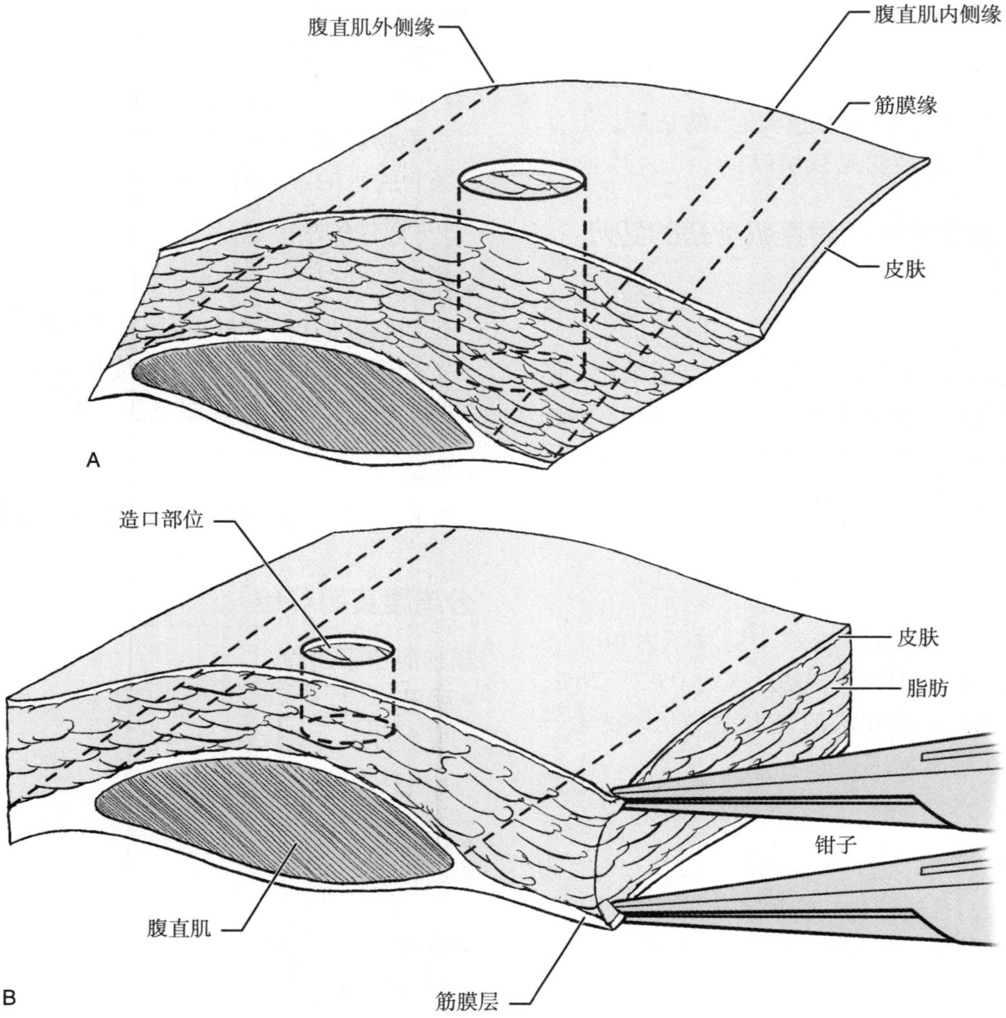

图 22-6　隐蔽的解剖层次。**A**，如果患者的腹壁很厚，手术的切口又在腹部正中时，筋膜层会向外侧收缩。如果没有调整好各层的位置，肠造口的位置正好会和肌层相切，在筋膜层的切开位置会离腹正中线很近。这可能导致在关闭腹正中切口时很困难，肠管在横穿过腹壁时会弯折。**B**，可以用一把手术钳钳夹腹正中切口的筋膜层，另一把钳夹真皮层，向内侧牵拉对齐后就可以解决这一问题。

将肠管通过腹壁造口

撕裂肠管

- **后果**

  肠破裂，术野污染，如果术者在损伤时未能及时发现，可能出现腹膜炎。

  2/3 级并发症

- **补救**

  可以将肠破裂处作为肠造口的开口部位，否则就需要行原位修复或者肠切除。

- **预防**

  术者应将肠管引导至腹壁，但不应牵拉肠管。另外，术者可轻轻地在腹腔侧施加压力，将肠管送至体表。

肠扭转

- **后果**

  肠梗阻，肠缺血，回肠袢式造口时混淆造口肠管末端。

  2/3 级并发症

- **补救**

  如果术中发现，术者应及时将肠管旋转恢复正常的位置，否则需要再次手术。

- **预防**

  对于回肠末端造口术，为了保证正确的位置，可沿着右半结肠分开的系膜将肠管提至腹壁。如果是回肠袢式造口，可以将一侧行浆肌层缝合做标记。但关键是要仔细（图 22-11）。

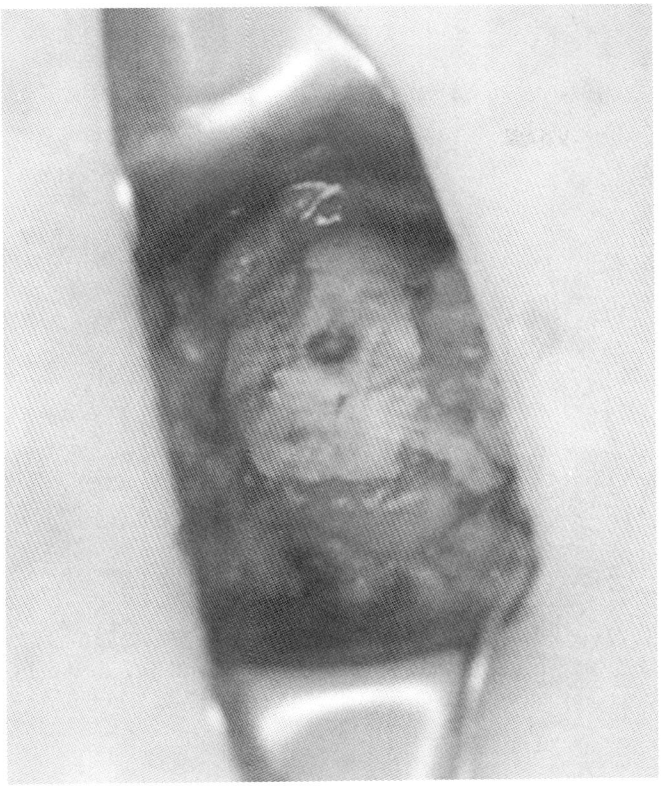

图 22-7 在切口的底部，可以看见腹外斜肌纤维。大多数外科医生认为，如果在此位置行造口术会容易发生疝气（见彩图）。

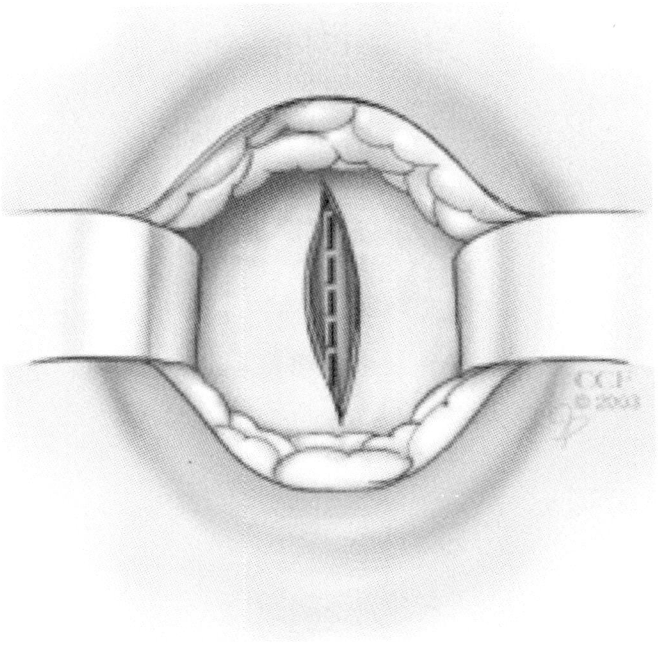

图 22-8 为了减少腹壁下血管的损伤，应沿着肌纤维的方向分离腹直肌。（**Adapted from Wu JS. Ileostomy. Oper Tech Gen Surg 2003；5：257-263.**）

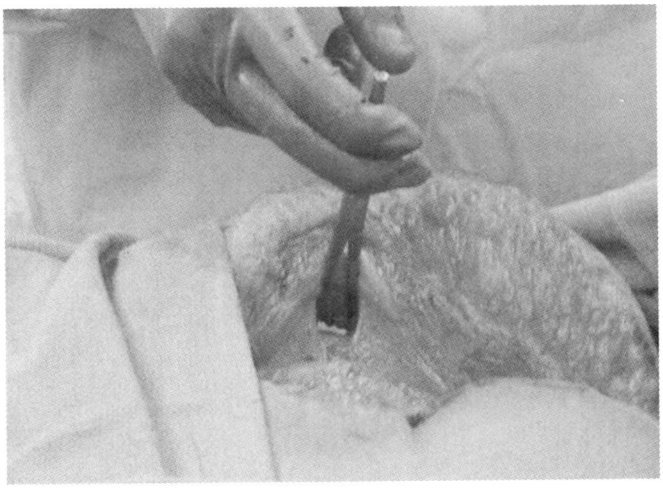

图 22-9 将手术钳通过造口处的腹壁切口。术者可抓住钳子尖端，显露并仔细观察腹壁是否出血。腹壁下动脉正好位于腹直肌下方。

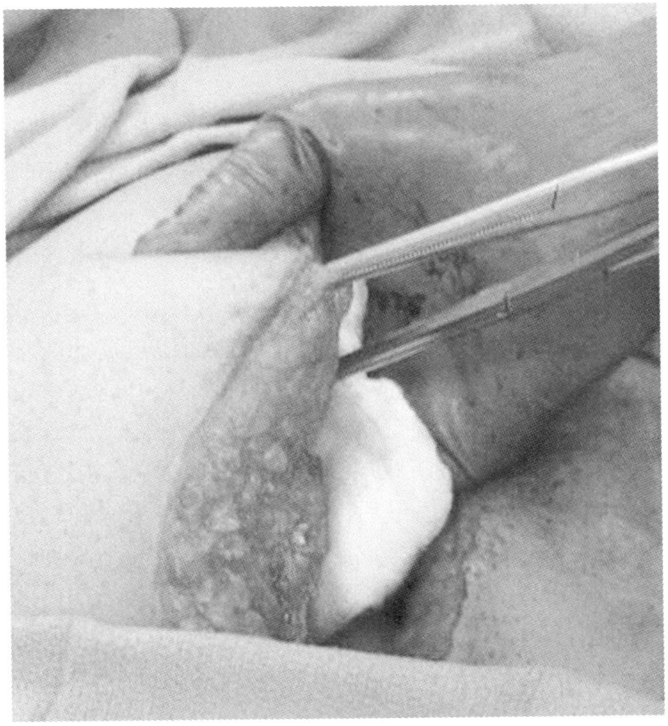

图 22-10 将皮肤和筋膜层进行调整，确保肠管可以垂直地通过腹壁。用一把 Kocher 钳夹住腹直肌筋膜，另一把钳住皮下层。用折叠的开腹纱垫置于造口处，助手抓住两把手术钳，向上提拉腹壁。

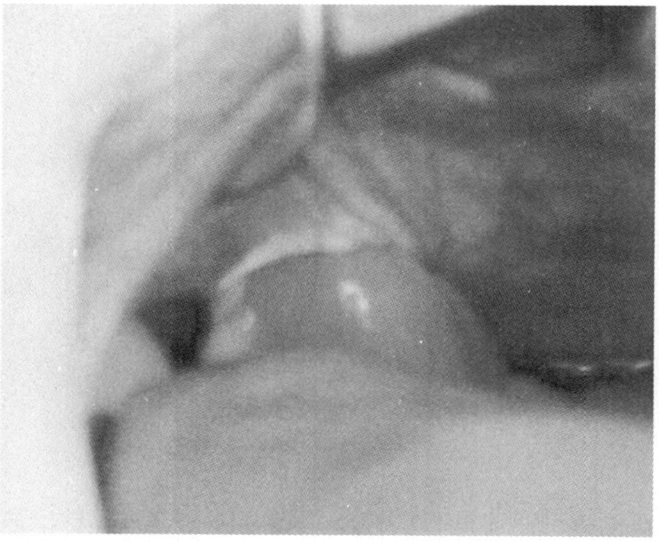

图 22–11 肠管通过腹壁后，必须确定肠管没有被旋转。为了确保肠管方向正确，可在回肠袢式造口的一侧缝合一针（见彩图）。

放置支撑桥并完成造口

肠外瘘

- 后果

  造口袋不配套和刺激造口周围组织。Crohn 病患者行回肠造口后瘘的发生率为 7% ～ 11%[20]。

  2/3 级并发症

- 补救

  如果是单纯瘘，局部修复造口即可。如果是 Crohn 病患者，通常需要开腹手术，切除远端肠管和造口周围皮肤并修复造口[21]。

- 预防

  瘘发生的原因有多种，如回肠造口技术的错误，或是 Crohn 病，或是造口袋对造口侧面压迫造成的坏死（图 22–12）。当术者翻转造口的末端肠管后，首先在肠管切缘末端行全层缝合。然后在距离肠管切缘末端 5cm 处做浆肌层缝合。若在此处行全层缝合会导致瘘的发生。最后在回肠造瘘切口边缘和真皮做缝合。如果在此行皮肤全层缝合，会使黏膜种植在造口边缘（图 22–13）。要避免造口袋对肠造口的压迫。

其他并发症

转流性结肠炎

1 级并发症

粪液不能经过的结肠肠管会出现炎性改变。高

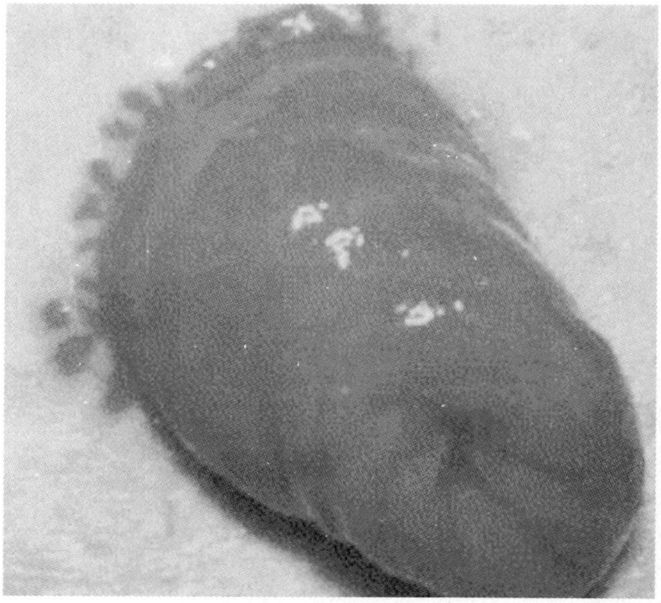

图 22–12 如果缝合在表皮层，皮肤会植入皮肤黏膜结合部。理想情况下，是缝合在真皮层水平。（**Adapted from Wu JS. Ileostomy. Oper Tech Gen Surg 2003；5：257–263.**）

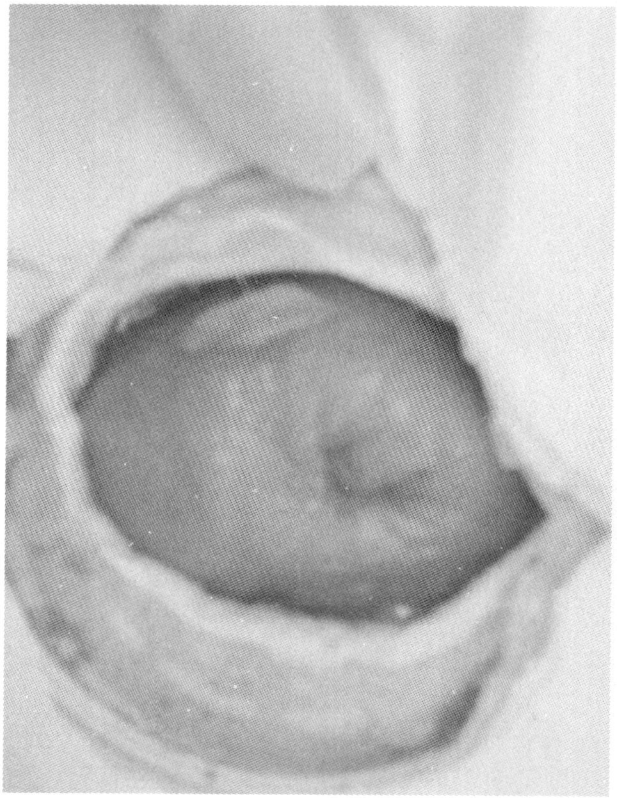

图 22–13 造口袋已经破坏了回肠造口的侧面。如果不进行处理纠正，会导致瘘管形成。

达50%的患者会出现症状，通常有肠黏膜的排出、腹痛或低热。行肠镜检查，这段肠管可以是正常的，也可以呈炎性表现。一般认为，转流结肠炎的发生与肠腔内短链脂肪酸的缺乏有关，该脂肪酸可为结肠黏膜细胞提供能量。症状一般在回肠造口关闭后就会解除[22]。如果不能行此手术，也可以用短链脂肪酸灌肠[23，24]。

坏疽性脓皮症

1级并发症

坏疽性脓皮病是一种慢性的、令人痛苦皮肤溃疡，与炎性肠病相关。虽然以下肢发病多见，但也有几例造口周围的坏疽性脓皮症的报道。造口周围的令人痛楚的溃疡增加了佩戴造口袋的难度。对造口的精心护理是至关重要的。激素、英利昔单抗、抗生素以及类固醇都曾应用于治疗，但疗效甚微[25]。

癌症

3/4/5级并发症

有文献报道44例回肠造口术后出现原发腺癌。从行回肠造口手术到腺癌的发生的平均时间是24年。病理特征表明肿瘤的发生过程是：由回肠黏膜向结肠黏膜演变，再到结肠增生不良，最后到腺癌。对造口的慢性刺激使得回肠黏膜发生这些变化。如果患者行回肠造口术超过15年，就应密切随访[26]。一旦出现增生不良就应行造口切除，如果是恶性肿瘤，就应行肠管部分切除[27]。

造口静脉曲张

3/4/5级并发症

门静脉高压症患者有可能在造口皮肤黏膜交界处出现静脉曲张。局部处理的方法主要是对皮肤黏膜交界部进行修复。降低门脉压力和肝移植可以更长久地解决这一问题[28]。

（王晓辉　达明旭 译）

参考文献

1. Khoo RE, Montrey J, Cohen MM. Laparoscopic loop ileostomy for temporary fecal diversion. Dis Colon Rectum 1993;36:966–968.
2. Den Dulk M, Smit M, Peeters KMJ, et al. A multivariate analysis of limiting factors or stoma reversal in patients with rectal cancer entered into the total mesorectal excision (TME) trial: a retrospective study. Lancet Oncol 2007;8:278–279.
3. Nugent KP, Daniels P, Stewart B, et al. Quality of life in stoma patients. Dis Colon Rectum 1999;42:1569–1574.
4. Gooszen AW, Gelkerken RH, Hermans J, et al. Quality of life with a temporary stoma: ileostomy vs. colostomy. Dis Colon Rectum 2000;43:650–655.
5. Robertson I, Leung E, Hughes D, et al. Prospective analysis of stoma-related complications. Colorectal Dis 2005;7:279–285.
6. Feinberg SM, McLeod RS, Cohen Z. Complications of loop ileostomy. Am J Surg 1987;153:102–107.
7. Bass EM, Del Pino A, Tan A, et al. Does preoperative stoma marking and education by the enterostomal therapist affect outcome? Dis Colon Rectum 1997;40: 440–442.
8. Tang CL, Yunos A, Leong APK, et al. Ileostomy output in the early postoperative period. Br J Surg 1995;82:607.
9. Wexner SD, Taranow DA, Johansen OB, et al. Loop ileostomy is a safe option for fecal diversion. Dis Colon Rectum 1993;36:349–354.
10. Tytgat GN, Huibregtse K, Meuwissen SG. Loperamide in chronic diarrhea and after ileostomy: a placebo-controlled double-blind cross-over study. Arch Chir Neerl 1976;28: 13–20.
11. Kramer P. Effect of antidiarrheal and antimotility drugs on ileal excreta. Am J Dig Dis 1977;22:327–332.
12. Winslet MC, Drolc Z, Allan A, Keighley MRB. Assessment of the defunctioning efficiency of the loop ileostomy. Dis Colon Rectum 1991;34:699–703.
13. Leong APK, Londono-Schimmer EE, Phillips RKS. Life-table analysis of stomal complications following ileostomy. Br J Surg 1994;81:727–729.
14. Arumugam PJ, Bevan L, Macdonald L, et al. A prospective audit of stomas—analysis of risk factors and complications and their management. Colorectal Dis 2003;5:49–52.
15. Leenen LPH, Kuypers JHC. Some factors influencing the outcome of stoma surgery. Dis Colon Rectum 1989;32: 500–504.
16. Edington HD, Lorze MT. V-Y closure for abdominal wall stomal reduction. Surg Gynecol Obstet 1987;164:381–382.
17. Carne PWG, Robertson GM, Frizelle FA. Parastomal hernia. Br J Surg 2003;90:784–793.
18. Sjodahl R, Anderberg B, Bolin T. Parastomal hernia in relation to site of the abdominal stoma. Br J Surg 1988; 75:339–340.
19. Williams JG, Etherington R, Hayward MWJ, Hughes LE. Paraileostomy hernia: a clinical and radiological study. Br J Surg 1990;77:135–137.
20. Shellito PC. Complications of abdominal stoma surgery. Dis Colon Rectum 1998;41:1562–1572.
21. Greenstein AJ, Dicker A, Meyers S, Aufses AH. Periileostomy fistulae in Crohn's disease. Ann Surg 1983;197:179–182.
22. Giardiello FM, Lazenby AJ. The atypical colitides. Gastroenterol Clin North Am 1999;28:479–490.
23. Harig JM, Soergel KH, Komorowski RA, et al. Treatment of diversion colitis with short chain fatty acids irrigation. N Engl J Med 1989;320:23–28.
24. Kiely EM, Ajayi NA, Wheeler RA, Malone M. Diversion procto-colitis: response to treatment with short-chain fatty acids. J Pediatr Surg 2001;36:1514–1517.

24. Kiely EM, Ajayi NA, Wheeler RA, Malone M. Diversion procto-colitis: response to treatment with short-chain fatty acids. J Pediatr Surg 2001;36:1514–1517.
25. Kiran RP, O'Brien-Ermlich B, Achkar JP, et al. Management of peristomal pyoderma gangrenosum. Dis Colon Rectum 2005;48:1397–1403.
26. Quah HM, Samad A, Maw A. Ileostoma carcinomas a review: the latent risk after colectomy for ulcerative colitis and familial adenomatous polyposis. Colorectal Dis 2005; 7:538–544.
27. Gadacz TR, McFadden DW, Gabrielson EW, et al. Adenocarcinoma of the ileostomy: the latent risk of cancer after colectomy for ulcerative colitis and familial polyposis. Surgery 1990;107:698–703.
28. Roberts PL, Martin FM, Schoetz DJ, et al. Bleeding stomal varices: the role of local treatment. Dis Colon Rectum 1990;33:547–549.

结肠、直肠和肛管

Eugene F. Foley，MD

第 23 章

右半结肠切除术：开腹手术和腹腔镜手术

David W. Larson，MD

引言

2004 年 5 月，右半结肠切除可选择的术式得到了扩展。随着《外科治疗临床结果（clinical outcomes surgical therapy，COST）"》的出版，为腹腔镜或微创手术（minimally invasive surgery，MIS）治疗恶性疾病提供了证据，其在伦理上也是可行的。20 世纪 90 年代初以来，很少采用腹腔镜结肠切除术治疗良性疾病，尤其是治疗恶性疾病。原因很多，包括技术的难度、设备仪器落后和对肿瘤因素对腹腔镜手术影响的忧虑。这些重要的因素和忧虑促使开腹右半结肠切除术成为标准术式。尽管微创手术（MIS）例数增长缓慢，但一系列研究证实微创技术的应用方兴未艾。这些研究来自于 COST、结直肠癌的传统和腔镜辅助手术比较（conventional vs. laparoscopic assisted surgery in colorectal cancer，CLASICC）、结肠的腹腔镜或开腹切除比较（colon cancer laparoscopic or open resection，COLOR）[1-3]。

右半结肠切除术仍然是一个经典和标准的手术方式，术后效果令人满意，很少出现长期的并发症。然而，即使是这样的手术也存在着陷阱，详尽的手术方案和细腻的手术手法可以避免这些潜在问题的发生。到目前为止最好的数据显示，该手术方式的并发症发生率为 20%，而 2% 至 4% 发生在术中[1,3]。手术并发症主要包括两个方面：即所有右半结肠手术都可能发生的并发症和那些与癌症手术相关的一些并发症。常见的与右半结肠手术相关的并发症包括：套管针相关并发症（1%）、出血（1% ~ 4%）、肠管损伤（1% ~ 2%）、输尿管损伤（1%）、伤口感染和裂开（2% ~ 5%）、吻合失败（2% ~ 3%）、深静脉血栓（DVT；1% ~ 2%）、死亡（0.5% ~ 5%）[1-3]。与肿瘤手术相关的并发症主要有两方面：一个是肿瘤在套管针部位的种植，另一个是对腹腔转移病变的评估不足[1]。有报道称，套管针部位的肿瘤复发率高达 24%[4]，也有最近的一组随机试验显示，若是训练有素的医生行此手术，其发生率只有 1%[1]。这与开腹手术差别不大。虽然没有证据支持转移性病变也是一种风险，但如果术前工作充分，这种风险是很低的，COST、CLASICC 和 COLOR 的研究都支持这一观点[3]。

适应证

- 右半结肠的疾病包括一些良性和恶性疾病
- 内镜下难以切除的息肉
- 恶性肿瘤（腺癌、类癌）
- 炎性肠病（inflammatory bowel disease，IBD）——Crohn 病

手术步骤

步骤 1 摆体位和放置套管

步骤 2 全面探查腹腔（恶性疾病和炎性肠病）

步骤 3 游离远端小肠和盲肠

步骤 4 游离结肠肝曲

步骤 5 血管的处理

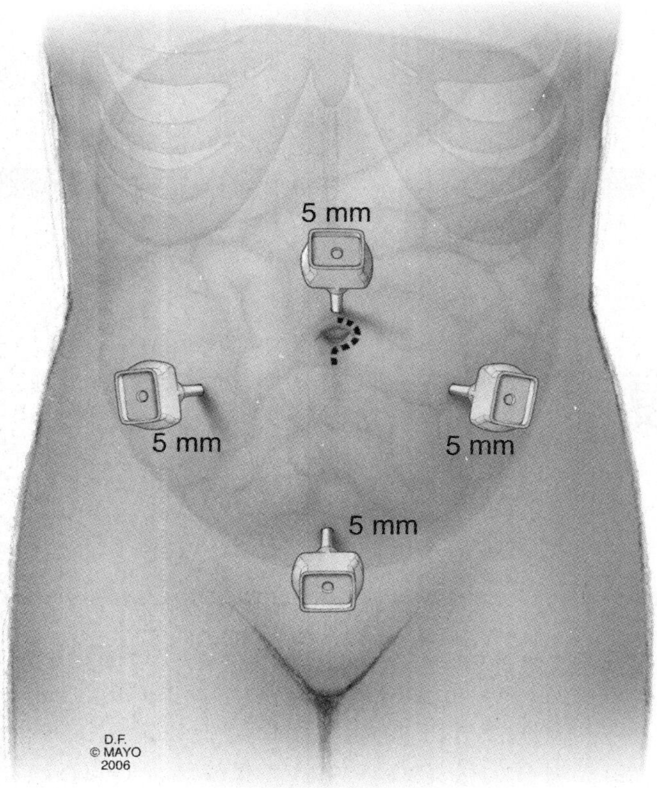

图 23–1 腹腔镜手术套管的放置。（经 Mayo 医学教育和研究基金会许可。版权所有。）

步骤 6 吻合技术

步骤 7 关腹

手术操作

摆体位和放置套管

所有的手术首先都要摆体位。我们习惯让患者取仰卧位。无论开腹手术或腹腔镜手术，患者都要佩戴脚踝扣带，这样便于保持头低脚高的体位。术者站在患者的左侧，第一助手站在术者的对面。套管的放置请参考图 23–1。

套管针放置的相关损伤和伤口复发

- **后果**

套管针置入时发生的相关损伤可危及生命。虽然比较少见，但的确发生过，包括肠管损伤、腹腔内或腹壁的出血。同样，由于操作技术不佳所导致的戳孔部位的恶性肿瘤复发也是值得注意的。所带来的后果和需要修复损伤等不言自明。

2–5/5 级并发症

- **预防**

我们建议，在放置第一个套管针的时候最好采用开腹或者一种改良的开腹方法。一种改良的开腹方法是将相机放入透明的套管内，直视下将其通过腹壁。该方法对于那些肥胖的或者腹部条件不好的患者来说是非常有好处的。一旦第一个套管放置妥当、制造恰当的气腹后，其他的套管针都可以在直视下放置妥当。在放置侧腹壁的套管针时，术者应当保持警惕，避免损伤腹壁下血管。如果发现腹壁出血，可以采用电灼、缝合结扎或是压迫止血。另外，术者也可以将一个小的 Foley 导管从套管内放入腹腔，然后膨胀气囊从腹壁内侧加压止血，该方法对大部分的出血有效。

为了预防戳孔部位的肿瘤复发，术者应确保所有的套管针放置妥当，气体只能从套管内溢出。理论上，烟囱效应可以导致戳孔部位肿瘤复发率较高，术者应防止气体和水从腹部其他部位或是未做保护的套管部位溢出。

探查

无论良性或恶性疾病，探查都是手术治疗中的关键步骤。对于恶性疾病探查尤其重要，因为有 1% ~ 4% 的 M1 病变术前难以诊断[1]。一旦开腹，首先就应对全腹进行探查。必须触摸肝，在腹腔镜手术中也必须检查肝。必须评估是否有胆囊结石，检查上腹部和中腹部的周围脏器。探查从屈氏韧带至回盲瓣的全部小肠。对于女性患者，应检查子宫和卵巢是否存在病变，因为高达 3% 的女性患者可以出现这两个器官的转移。术者必须牢记，术中超声的使用可以加强肝转移情况的评估。在探查时，要确定是否存在粘连和解剖变异以及肿瘤的特性，是否需要中转开腹手术。如果需要，应及时中转开腹。

- **后果**

无论恶性肿瘤还是炎性肠病，探查不完全都会导致手术的不彻底。

2–5/5 级并发症

- **补救**

如果发现转移性病灶，应手术切除孤立的转移病灶。如果难以切除转移灶，也应切取送活检。如果是多节段性的炎性肠病，可能需进一步处理，如狭窄成形、肠切除或者短路手术等。

- **预防**

COST 证实，对于恶性疾病，如果术前行 CT 检查、实验室检查和体格检查，做好术前分期评估，术中发现转移病变的几率将低于 1%[1]。特别要重视局部浸润的肿瘤，如果肿瘤侵及邻近器官，如十二指肠、小肠、大网膜或腹膜后结构，如输尿管或性腺的血管，必须尽一切努力施行整块切除。外科医生不得违反肿瘤治疗原则并试图将腹腔内组织结构从肿瘤分离开来，因为这会影响患者的预后。无论技术如何，必须行 R0 切除。

游离盲肠和小肠

尽管开腹手术和腹腔镜手术在某些技术细节上存在差异，但肠管的切断部位则完全一致。对于右半结肠癌，切断部位取决于肿瘤的位置。盲肠肿瘤，通常切断末端 10cm 的回肠。如果肿瘤位于升结肠，只需切断几厘米的末端回肠。横结肠的切断部位应达到结肠中动脉的右支水平（图 23–2）。在分离切断的过程中，很可能损伤输尿管和邻近的肠管。

输尿管损伤（1%）或周边小肠损伤（1% ~ 3%）（热损伤）

- **后果**

并发症的严重程度取决于损伤的程度和修复的时间。**2–4/5 级并发症（输尿管损伤）；2–5/5 级并发症（小肠损伤）**

- **补救**

可以腹腔镜下修复损伤的输尿管和小肠，也可以开腹手术来修复，这取决于术者的倾向。对于未累及全层的热灼伤，可以缝合，也可以用网膜片覆盖损伤部位。

- **预防**

预防始于细腻的手法、恰当的手术设备和适可而止。患者取 Trendelenburg 体位，并将右侧抬高。游离时首先要确认输尿管，通常在骨盆边缘可以发现输尿管。对于肥胖患者，术者必须分离腹膜并找到输尿管。在恰当的定位和撤回后，术者可以将所需肠管分离出来。在进行锐性分离、电灼、超声刀和射频分离设备时，了解不同分离器械的局限性是很重要的。每种器械设备都有其内在的风险，可能会损伤临近的组织结构，术者应对周围的情况了如指掌，尤其是在腹腔镜手术中。

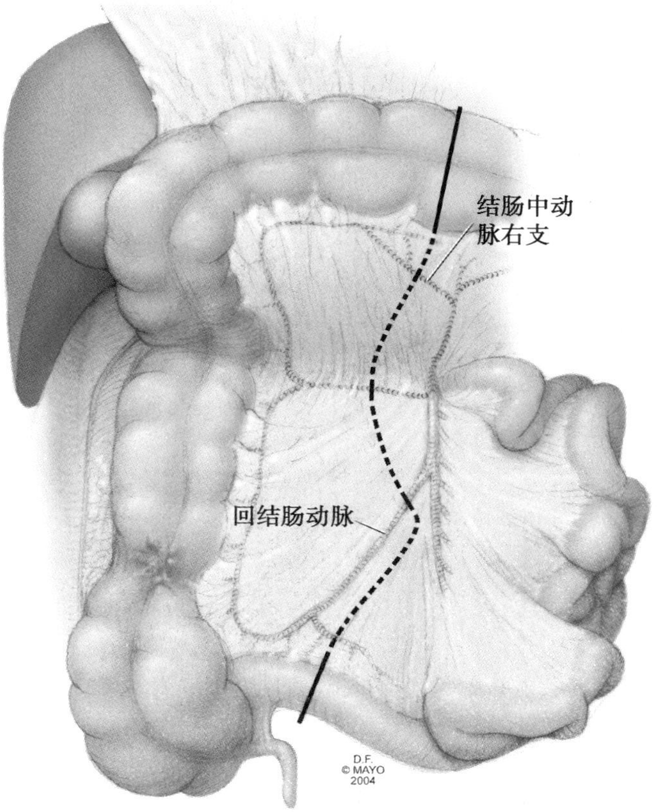

图 23–2　结肠癌行右半结肠切除术时的切除线。（经 Mayo 医学教育和研究基金会许可。版权所有。）

游离右半结肠，首先要将腹膜后组织结构（性腺血管和输尿管）同末端回肠和盲肠分离开来。术者将紧贴这些结构的几乎透明的侧腹膜切开，向前内侧翻转盲肠（图 23–3）。游离后，再向上切开右半结肠和末端小肠的中后部的系膜直至十二指肠的第三、四段的交界处（图 23–4）。最后游离结肠和回结肠血管，直至在十二指肠下缘确认跨越此处的结肠中血管。

游离结肠肝曲

开腹手术时，沿着右侧腹膜继续向上分离，在结肠肝曲周围，术者可以用食指挑起腹膜为一助提供电灼分离的平面（图 23–5）。向下方牵拉横结肠中部，充分显露结肠肝曲。最后，可以直接分离结肠系膜和胃结肠韧带之间的薄层组织，切断并完成结肠肝曲的游离。然后，向内上方牵拉右半结肠，显露十二指肠前缘和胰头。

同样，行腹腔镜手术时，从横结肠中部开始向外侧游离，与先前沿着盲肠及升结肠切开的侧腹膜汇合。患者取反 Trendelenburg 体位，右侧抬高。游离结肠肝曲处的结肠：首先要游离胃结肠韧带，术者向腹壁和向足

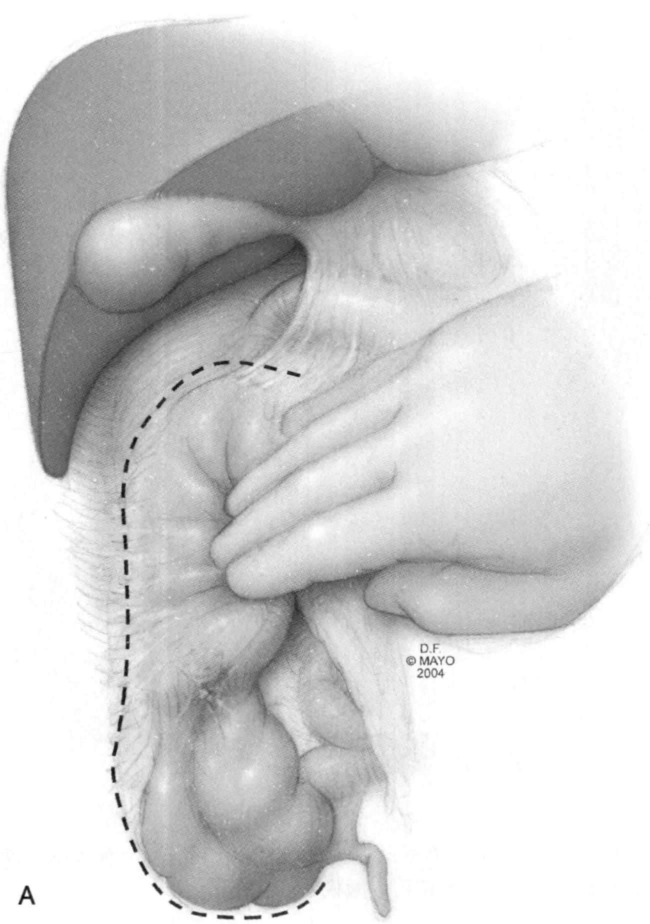

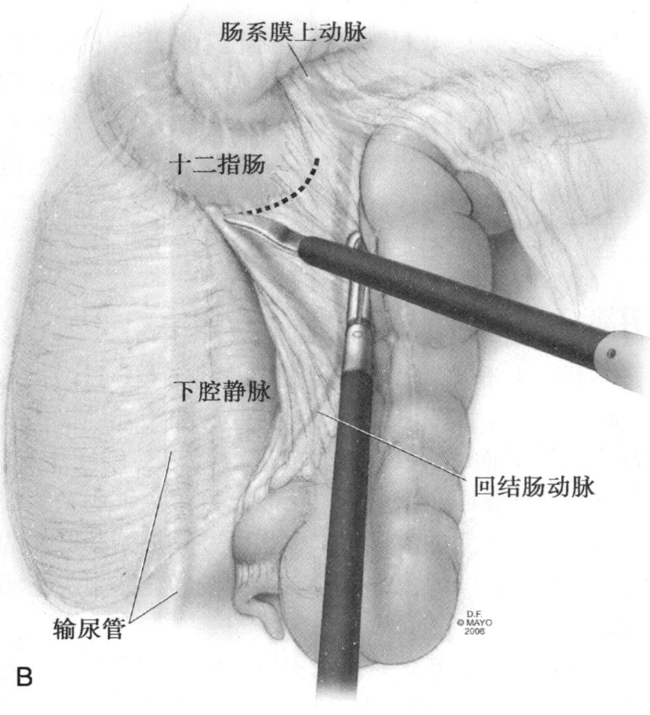

图 23–3 A，开腹行右半结肠切除术时沿侧腹膜切开。B，由外侧向内侧切开游离盲肠和升结肠。（A 和 B，经 Mayo 医学教育和研究基金会许可。版权所有。）

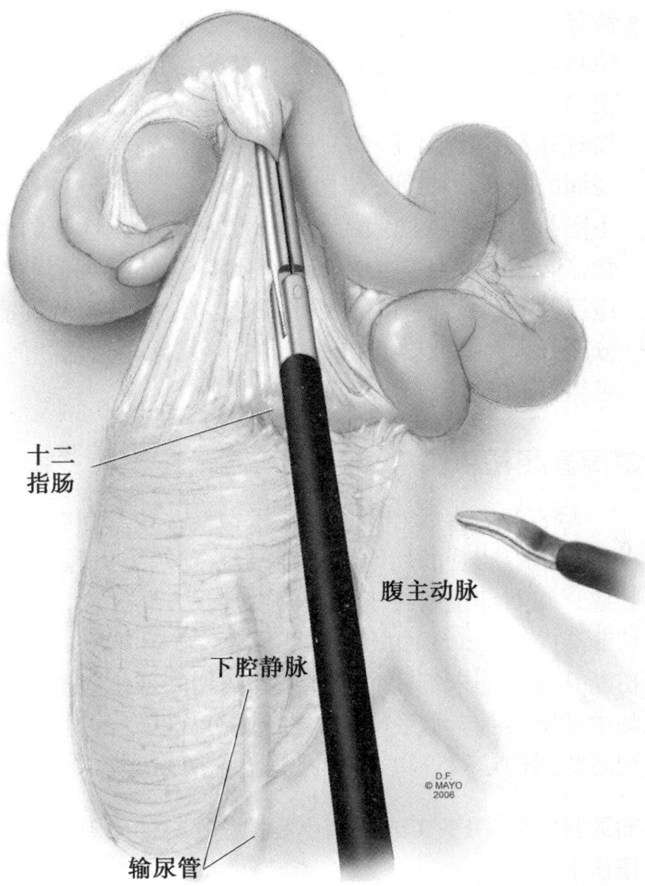

图 23–4 从下方和内侧切开游离盲肠和升结肠。（经 Mayo 医学教育和研究基金会许可。版权所有。）

侧牵拉胃结肠韧带。胃结肠韧带很薄，容易从结肠系膜深在的组织上分离开来。确认并进入胃结肠韧带和结肠系膜之间的层面，就可以很容易地将结肠肝曲游离。游离时一定要看到十二指肠并对其加以保护（图 23–6）。一旦这些分离的层面连接起来后，十二指肠前方的一薄层组织也就被分开了，与开腹手术的方法很相似。

十二指肠损伤

- **后果**

  十二指肠穿孔或迟发性穿孔导致的腹膜炎。

  2–5/5 级并发症

- **补救**

  如前所述，如果发现了损伤，术者必须修复损伤。如果在腹腔镜术中出现，术者既可以中转开腹，也可以行腹腔镜下修复。

- **预防**

  术者一定要牢记，在游离十二指肠水平和胰头周围的组织时必须精细地操作。腹腔镜手术时，由于这

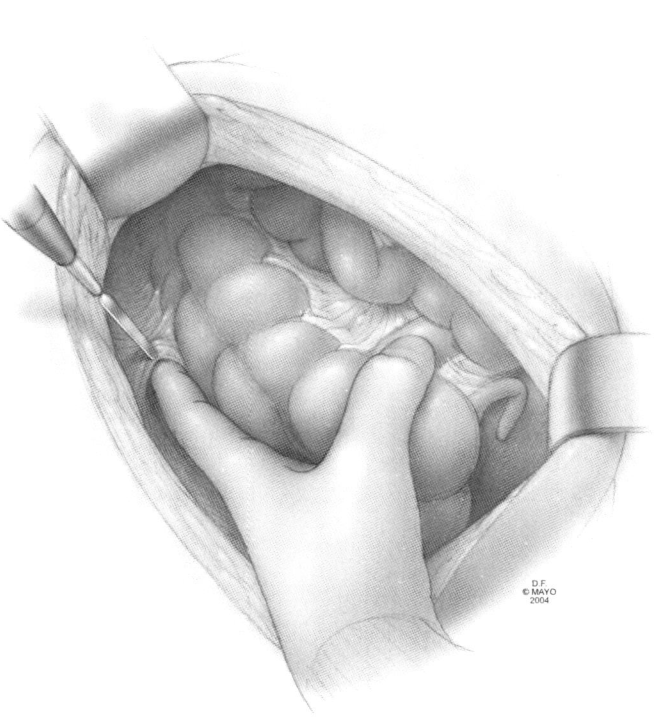

图 23–5　切开附着在右半结肠的侧腹膜和结肠肝曲韧带。（经 Mayo 医学教育和研究基金会许可。版权所有。）

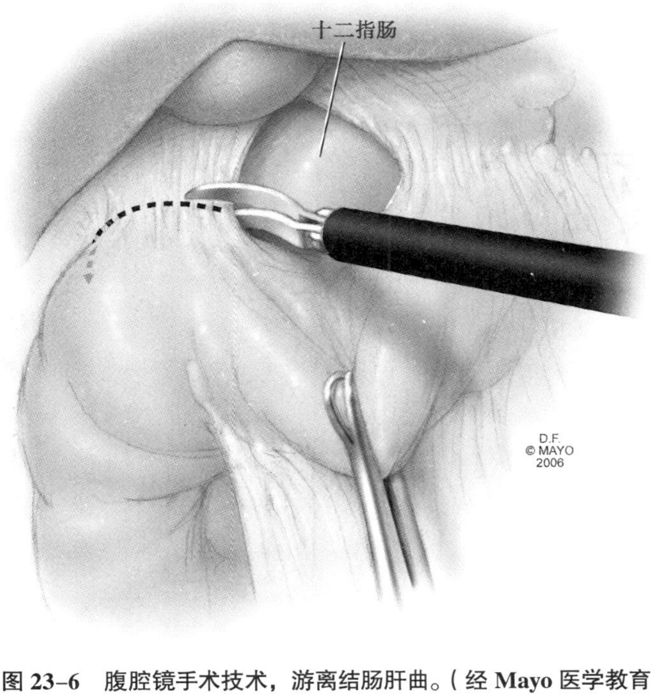

图 23–6　腹腔镜手术技术，游离结肠肝曲。（经 Mayo 医学教育和研究基金会许可。版权所有。）

一区域回旋余地更小从而显得尤其危险。因此，在分离切断肝胃韧带前，术者需要将其提升以远离腹膜后组织结构（见图 23–6）。如果不这么做，十二指肠很容易发生热损伤或超声波损伤。另外，一定要将盲肠、升结肠中后部与十二指肠附着处完全游离（见图 23–4）。只有这样做，才能更好地游离靠近十二指肠边缘的结肠肝曲。

血管的处理

结肠中动脉右支和右结肠动脉或回结肠动脉之间的血管窗，是一个重要的解剖标志。右结肠动脉很少直接从肠系膜上动脉（SMA）分支。右结肠动脉通常分支于回结肠动脉（90%），因此很少需要单独结扎。在行肿瘤手术时，通常要处理回结肠动脉、右结肠动脉和结肠中动脉右支。

- **后果**

  出血（1% ~ 2%）。

  1–2/5 级并发症（术中出现）；3–5/5 级并发症（术后出现）

- **补救及预防**

  需要重申一下，术者必须知道每一种特定结扎方法的局限性。无论是腹腔镜手术还是开腹手术，都要在回结肠动脉和结肠中动脉右支之间的无血管区入手。在这一区域进行分离直至回结肠动脉根部，也就是十二指肠的侧下缘（图 23–7）。切开覆盖在回结肠动脉和右结肠动脉上的腹膜，双重结扎血管和

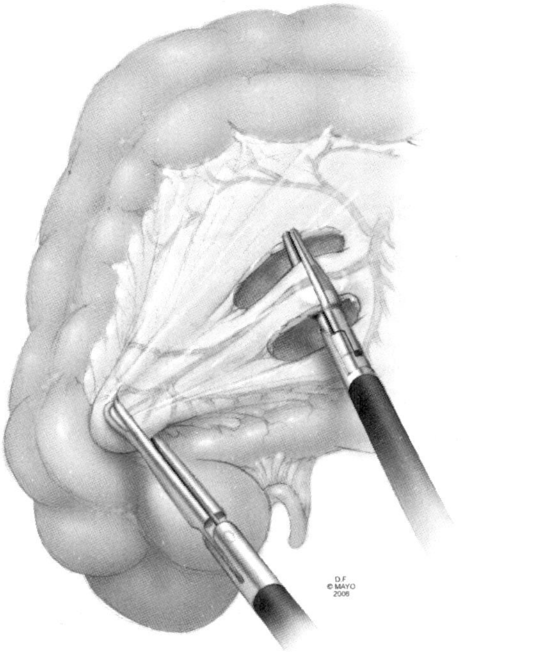

图 23–7　腹腔内血管结扎。使用腹腔镜的手术设备，在回结肠动脉和右结肠动脉血管根部结扎。（经 Mayo 医学教育和研究基金会许可。版权所有。）

(或) 应用腹腔镜设备。然后分离供给回肠血管的边缘支并选好回肠预切线。最后再分离结肠中动脉右支和其边缘支。

吻合

无论腔镜手术还是开腹手术，吻合的技术都是相同的。虽然两种手术的显露方法大相径庭，但都是在腹腔外操作。

- **后果**

吻合口瘘的发生率为 2% ～ 3%。

3–5/5 级并发症

- **补救及预防**

标准的吻合需要以下几个条件：丰富的吻合口血运，较低的吻合口张力和细腻的手法。吻合方式主要有两大类：手缝吻合和吻合器吻合。有三种标准的吻合方法：端端吻合、侧侧吻合和端侧吻合 [5]。

手缝吻合（图 23–8）

手缝吻合时，首先要将两端的肠管对合，可以用 3–0 的缝线做牵引线帮助对合。先将肠管后壁进行间断浆肌层缝合。进针时要稍微深入一点以保证缝合较多的肌层。然后，用 3–0 的缝线行后壁黏膜层和黏膜下层连续缝合。先在吻合肠管的一端打结，再沿着吻合口后壁连续缝合，到对侧后继续连续缝合吻合口的前壁黏膜层，最后打结。移去肠钳，使肠管的断端重新获得血供。最后用 3–0 缝线行前壁浆肌层间断缝合。

吻合器吻合（图 23–9）

吻合器行肠管端端吻合 [6] 的标准方法是使用两把一次性线性切割吻合器。在肠管切除线的标本一侧，

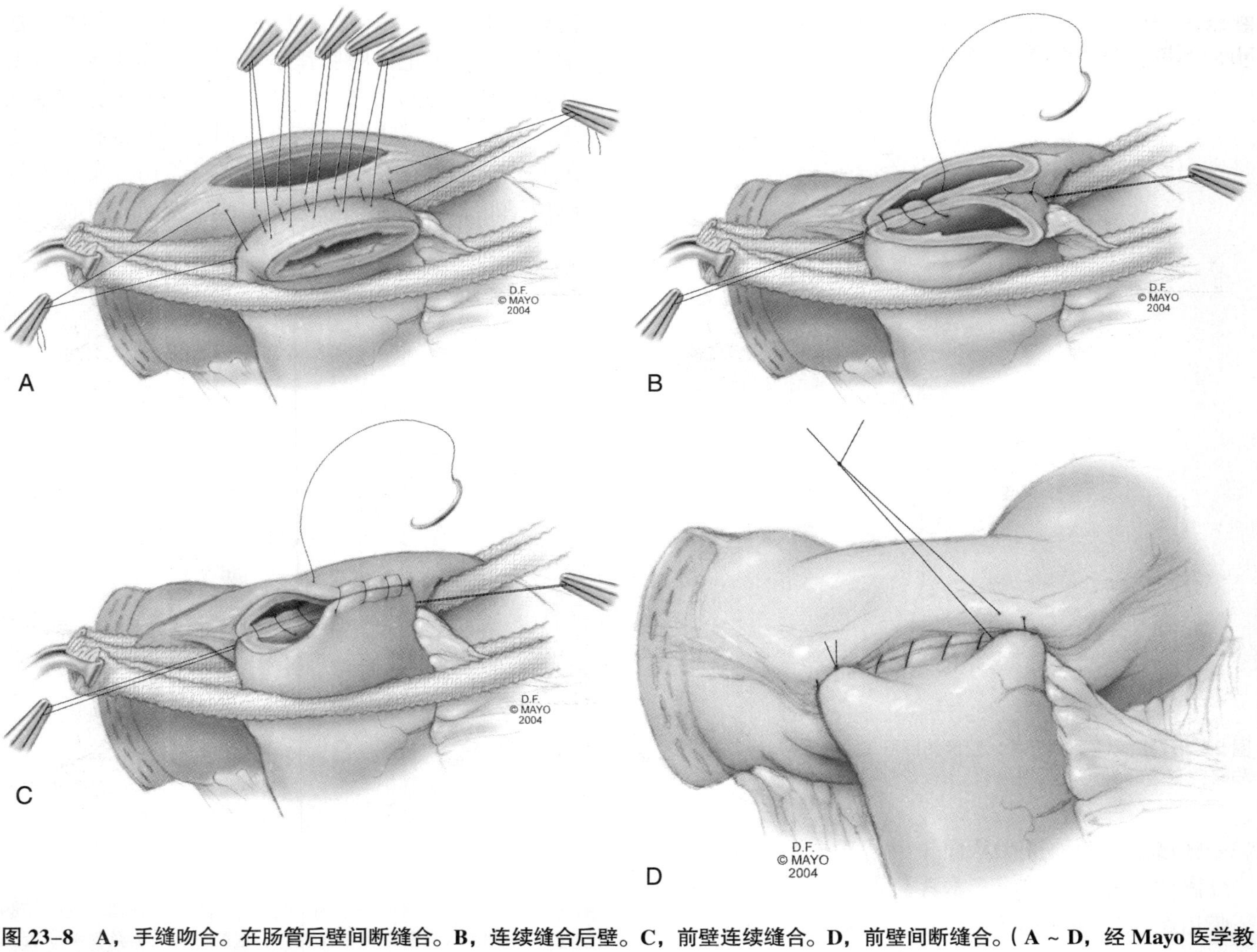

图 23–8　A，手缝吻合。在肠管后壁间断缝合。**B**，连续缝合后壁。**C**，前壁连续缝合。**D**，前壁间断缝合。（**A ~ D**，经 **Mayo** 医学教育和研究基金会许可。版权所有。）

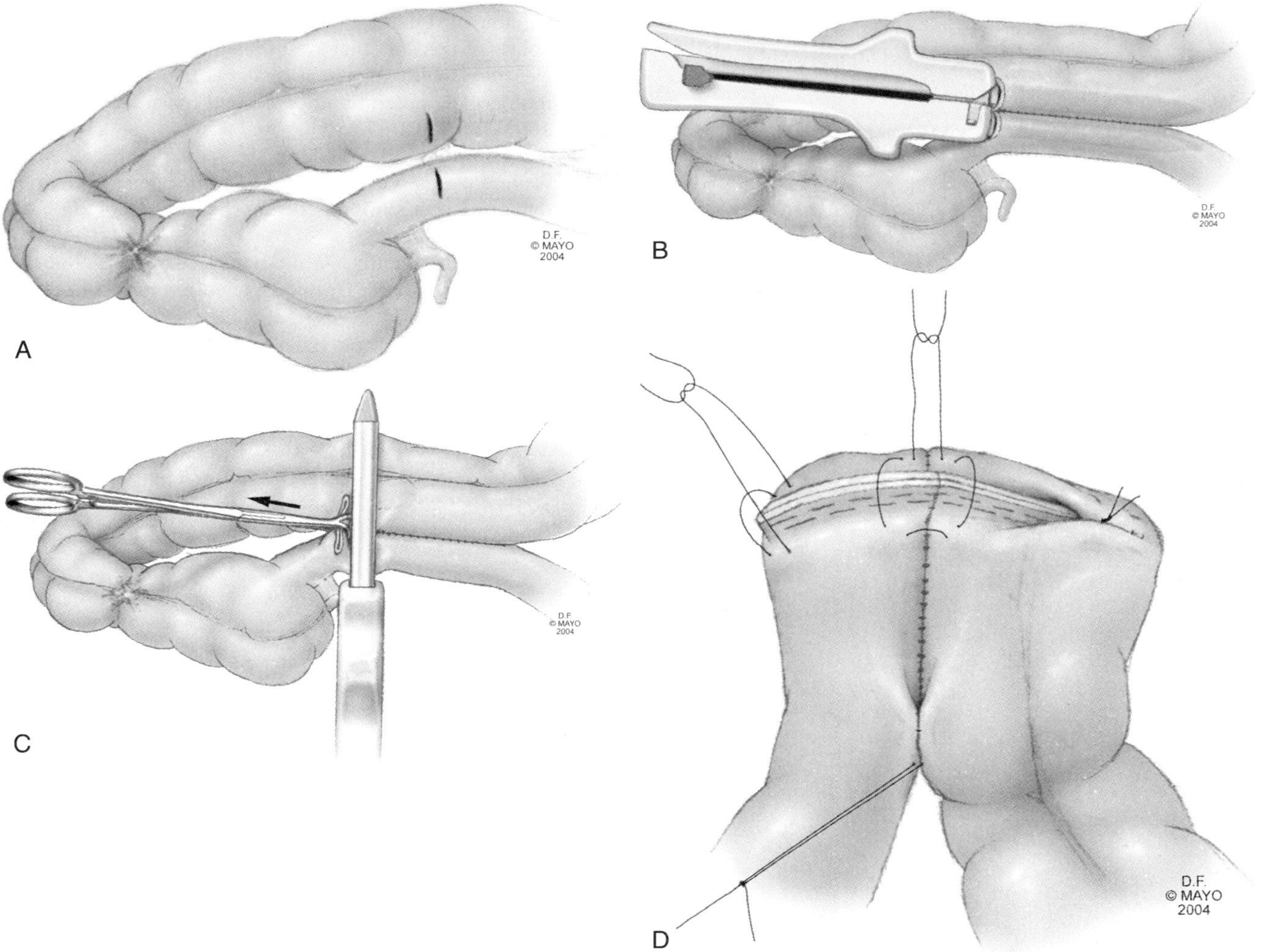

图 23-9　A，吻合器吻合。在回肠和结肠的对系膜缘的肠壁上各做 1 厘米长的横向切口，然后用吻合器吻合。B，吻合后的第一条吻合线。C，完成吻合，第二条吻合线。D，在各吻合线处间断缝合。（A 至 D，经 Mayo 医学教育和研究基金会许可。版权所有。）

在对系膜缘侧的回肠和结肠肠壁上行 1cm 长的横切口。将直线切割吻合器两臂分别置于回肠和结肠的切口内，轻轻地将吻合器扣紧关闭，将小肠和结肠沿着对系膜缘靠拢。注意避免将系膜卷入吻合侧并保证吻合器位置正确。击发后移除吻合器。这样，回肠和结肠各自的肠管切开处就合为一处，然后用两把 Babcock 钳夹住肠管切开处的边缘，再用一把长的（75 ～ 100mm）直线切割吻合器放置在回肠和横结肠上，调整好角度，提起回结肠切开处，击发吻合器，完成切除和吻合。

其他并发症

切口感染或裂开

1–2/5 级并发症

所有肠道手术都有可能出现术后切口感染，行右半结肠切除术的患者中有 2% ～ 5% 会出现切口感染[1-3]。三个随机试验的数据证实即使行腹腔镜手术也不能改善患者切口感染的情况[1-3]。最近认为，联合应用新的切口保护装置，恰当的组织处理和围术期应用抗生素可以降低切口感染的风险，但有关这方面的数据仍较少。在施行腹腔镜手术的所有病例中，我们的标准做法是应用切口保护装置。

深静脉血栓形成

1–2/5 级并发症

对于接受腹部手术的患者，在手术前 1 至 2 小时皮下注射肝素或低分子肝素，术后同时给予患者空气压缩装置和弹力袜已被证明可以有效地预防深静脉血栓形成。癌症和 IBD 是形成静脉血栓的高危因素，上述治疗对于这一类患者是非常重要的。术后早期下床也可降低静脉血栓形成的风险。

结论

右半结肠切除术是所有外科医生进行培训时的常规标准手术。无论采用何种技术，手术技巧和按照解剖层次进行操作是保证肿瘤患者预后和术后顺利恢复的关键。遵循这些原则将保证我们获得满意的治疗效果。

（王晓辉 译）

参考文献

1. A comparison of laparoscopically assisted and open colectomy for colon cancer. N Engl J Med 2004;350: 2050–2059.
2. Guillou PJ, Quirke P, Thorpe H, et al. Short-term end-points of conventional versus laparoscopic-assisted surgery in patients with colorectal cancer (MRC CLASICC trial): multicentre, randomised controlled trial. Lancet 2005;365:1718–1726.
3. Veldkamp R, Kuhry E, Hop WCJ, et al. Laparoscopic surgery versus open surgery for colon cancer: short-term outcomes of a randomised trial. Lancet Oncol 2005;6:477–484.
4. Berends FJ, Kazemier G, Bonjer HJ, Lange JF. Subcutaneous metastases after laparoscopic colectomy. Lancet 1994; 344:58.
5. Devine R, Pemberton JH. Right and left hemicolectomy. In Donohue J, Van Heerden J, Monson J (eds): Atlas of Surgical Oncology. Cambridge, MA: Blackwell Science, 1995; pp 215–221.
6. Meagher AP, Wolff BG. Right hemicolectomy with a linear cutting stapler. Dis Colon Rectum 1994;37:1043–1045.

第 24 章

左半结肠切除术：开腹和腹腔镜手术

Edward C. Lee，MD and Kelly Garrett，MD

引言

累及横结肠左侧 1/3、降结肠和乙状结肠的病变均可以行左半结肠切除术。总的来说，包括结肠憩室炎、缺血性结肠炎、节段性 Crohn 结肠炎和良性或恶性的肿瘤。恶性疾病的切除范围由淋巴引流和血液供应范围决定，至少要切除病变部分近端和远端的 5cm 的范围。即使是良性疾病，肠管的切缘也十分重要[1]。例如在结肠憩室炎的治疗，整个远端乙状结肠应予以切除，近端结肠和直肠做吻合。已经证实，残余的乙状结肠可能会导致结肠憩室炎的复发[2, 3]。与其相反，处理炎性肠病时手术切除范围要保守些，因为显微镜下的切缘有残留病变并未证明可以增加(原文为减少，译者认为此处可能是原著者有笔误）复发率。因此，仅对切缘进行肉眼检查就足够了[4]。最后一点，在良性疾病的手术中，可以在任何层次切开肠系膜，但通常采用与恶性疾病相同的层次来处理系膜，因为这样可以更方便地结扎血管和淋巴管[1]。

左半结肠切除术以往多采用开腹手术方式。但一些文献显示，对于良性和恶性疾病来说，腹腔镜结肠切除术也是一种安全和实用的方法[5-8]。两种手术的过程通常差别不大。然而，在开腹手术中，游离时要从切开 Toldt 白线开始，而腹腔镜手术往往由内侧向外侧游离。总体而言，腹腔镜手术技术的积累需要完成 30 至 70 例手术，这是一个陡峭的学习曲线[9]。腹腔镜结肠切除术正逐渐成为一些专科医院的标准治疗方法。腹腔镜结肠切除术可以使患者手术后早期进食，减少麻醉镇痛，肠道功能恢复得更快，并缩短住院时间[6]。

本章将对开腹和腹腔镜手术均加以阐述，包括各自的并发症和后果。虽然这两种技术的手术步骤是不同的，但手术的风险和易犯错误是相似的。

适应证

- 肿瘤累及远端横结肠、结肠脾曲、降结肠和乙状结肠
- 节段性 Crohn 结肠炎
- 结肠憩室炎
- 缺血性结肠炎

手术步骤

开腹手术

步骤 1 切开侧腹膜反折处和游离乙状结肠
步骤 2 确认左髂总动脉和输尿管
步骤 3 沿着左结肠旁沟游离
步骤 4 打开胃结肠韧带，进入小网膜囊
步骤 5 游离脾曲
步骤 6 用胃肠吻合器（GIA）分离近端结肠
步骤 7 结扎肠系膜血管
步骤 8 结扎直肠上动脉
步骤 9 游离直肠系膜
步骤 10 用 TA 吻合器分离直肠乙状结肠交界处的结肠
步骤 11 用 EEA 吻合器行端端吻合，也可手动吻合
步骤 12 阻断近端肠管，用硬质乙状结肠镜充气检测吻合口

腹腔镜手术

步骤 1 放置套管
步骤 2 向侧方牵拉乙状结肠，在内侧切开游离腹膜组织
步骤 3 由内侧向外侧分离并确认直肠上动脉和左侧输尿管
步骤 4 GIA 吻合器结扎直肠上动脉

步骤 5 游离直肠乙状结肠交界处与直肠系膜之间的界面
步骤 6 用 GIA 吻合器切割直肠乙状结肠交界处的结肠
步骤 7 用超声刀或吻合器分离直肠系膜
步骤 8 用超声刀向上分离侧腹膜直至结肠脾曲处
步骤 9 打开胃结肠韧带，进入小网膜囊
步骤 10 游离结肠脾曲
步骤 11 将脐部切口延长，提出左半结肠
步骤 12 分离结肠系膜
步骤 13 在体外切开近端结肠
步骤 14 在近端结肠内置入管状吻合器（EEA）的钉砧并荷包包埋
步骤 15 将脐部切口部分缝合，再次插入套管，重建气腹
步骤 16 经直肠用 EEA 吻合器行腔内吻合
步骤 17 用硬质乙状结肠镜检查吻合情况
步骤 18 拔除套管

手术操作

沿侧腹膜反折处切开，结扎直肠上动脉并游离乙状结肠

输尿管损伤

左侧输尿管在跨越左侧髂总动脉的位置和直肠乙状结肠交界处临近。输尿管损伤最常发生在沿着 Toldt 白线切开腹膜反折时和确认结扎直肠上动脉时。当将结肠向内侧牵拉时，左侧输尿管可随着乙状结肠系膜被上提，很可能被误认为是直肠上动脉或其他肠系膜血管[10]（图 24–1）。

- **后果**

左侧输尿管损伤是最常见的医源性损伤。损伤可发生在该手术过程中的几个步骤里，最常见的损伤包括输尿管的横断、输尿管管壁的部分或全部的切开、缝合结扎、电烧热灼伤、输尿管血运的破坏、手术钳的意外挤压[10, 11]。一旦意识到这些损伤就应当立即修复。然而，50% ~ 70% 的医源性输尿管损伤在术中并未引起注意，直到术后出现明显症状时才被察觉[10]。

2/3 级并发症

- **补救**

当术中确认输尿管被损伤后，一定要请泌尿外科医师会诊。如何进行输尿管修复，取决于损伤的长度

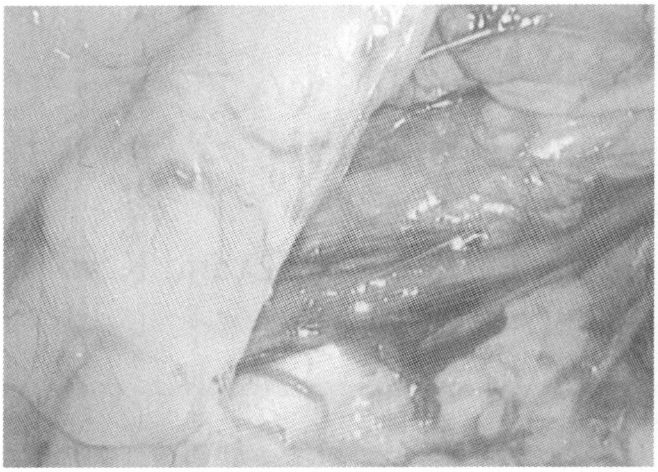

图 24–1 由内侧向外侧游离，将左侧输尿管由外侧向内侧推开，显露直肠上动脉，如图所示（见彩图）。

和部位以及患者的整体状况。三分之一的医源性损伤会累及远端输尿管。通常采用输尿管膀胱再植吻合术并放置内支架管进行修复。如果远端输尿管的缺损较大，可以做膀胱腰大肌悬吊术。在左半结肠切除术中，上段和中断的输尿管损伤较罕见，修复时可在输尿管内支架上行输尿管端端吻合术。如果缺失较大，可以将离断的输尿管断端与对侧输尿管行端侧吻合或用 Boari 膀胱翻瓣法行输尿管膀胱吻合术。其他手术方法还包括自体肾移植和回肠转位，但这些都很少应用[10]。

如果在手术后发现输尿管被损伤，处理起来就很棘手。腰部疼痛和发烧是最常见的症状。其他表现包括输尿管阴道瘘和输尿管皮肤瘘。通常用膀胱镜明确诊断，逆行肾盂造影确定损伤的部位[12, 13]。如果这些损伤在术后早期被发现，可以行手术修复。如果发现损伤的时间较晚，在明确的手术修复之前可以先行经皮肾盂造瘘。

- **预防**

游离乙状结肠时候，术者应该确认左输尿管在髂总动脉前穿过的位置（图 24–2）。在结扎直肠上动脉和行直肠乙状结肠吻合时，应注意辨认输尿管的位置（图 24–3A）。有时，通过触摸髂动脉的搏动，有助于辨认通过这里的输尿管（见图 24–3B）。在开腹手术中，输尿管一般由侧面游离，而腹腔镜手术时则由内侧向远离直肠上动脉的方向游离。轻柔地触诊输尿管有助于识别，但是不应该撕扯或牵拉输尿管。更要注意的是，不应该将输尿管广泛骨骼化，

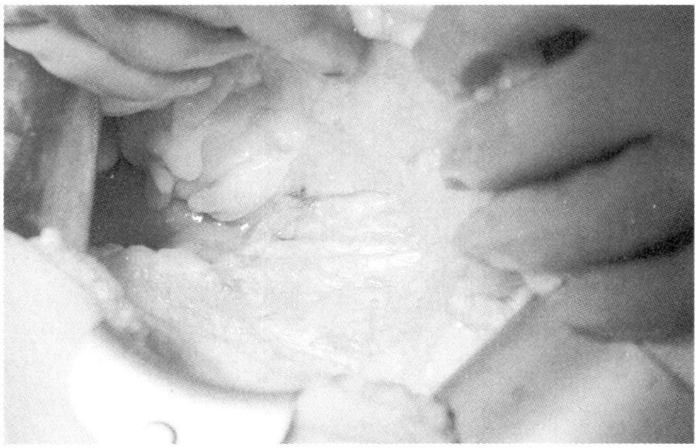

图 24–2 由外侧向内侧游离，将左侧输尿管由内侧推向外侧，使乙状结肠位于正中。要尽可能靠近乙状结肠游离，因为所有的重要结构，如左侧输尿管、左侧髂血管、左性腺血管都在其旁边（见彩图）。

以免破坏输尿管的局部血供。否则可能导致输尿管缺血坏死[11]。术中如果怀疑输尿管损伤，可以先静脉内注射甘露醇 12.5 克，然后再给予 5ml 靛蓝胭脂红或亚甲蓝。如果术野内可见蓝色染料即可证实输尿管有损伤[14]。如果患者既往有盆腔手术史、曾经行放射治疗或盆腔肿块较大，术者应考虑到这些患者是有输尿管损伤的风险。在这种情况下，术前可行排泄性尿路造影和放置输尿管支架，以明确解剖关系[11]。放置支架并不能保证可以完全避免输尿管的损伤，但一旦发生输尿管的损伤，则有助于医生进行判断。

血管损伤

- **后果**

游离直肠和乙状结肠时，可能会损伤性腺血管和髂血管。可导致活动性出血，甚至发生低血压。及早发现这些损伤有助于降低手术死亡率。

1/2 级并发症

- **补救**

结扎生殖腺血管通常不会对男女患者产生任何有害影响。这是由于性腺有大量侧支血供，男性的侧支血供来自于输精管动脉和精索外动脉；女性的侧支血供来自于子宫动脉[15]。

髂动脉的损伤需要修复。首要是控制近端和远端的出血。将棉签置于出血的两断端可以迅速止血。可以用 4–0 或 5–0 丙纶缝线横向缝合动脉。如果是髂静脉的损伤，在充分显露后，以类似的方式控制静脉出血。横向缝合进行静脉血管修复，缝合时要注意避免引起静脉狭窄，从而导致血栓形成[16]。如果术中损伤到主要动脉和静脉，可以请血管外科医生给予帮助[17]。

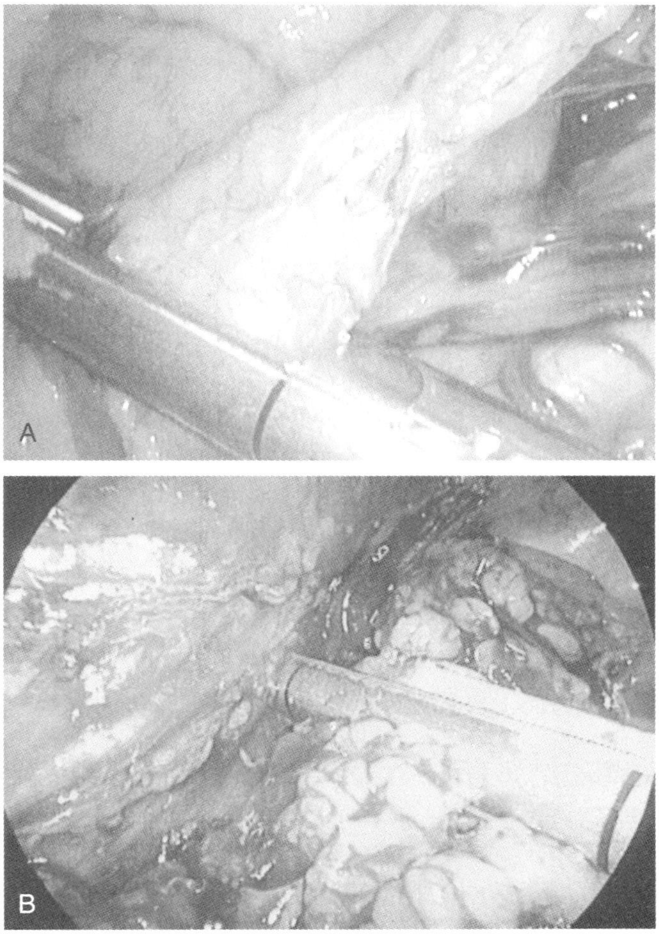

图 24–3 **A**，在结扎或闭合直肠上动脉之前，要再次确认左侧输尿管。**B**，当结扎或闭合直肠系膜时也容易损伤左侧输尿管。当左侧输尿管由外侧向内侧跨过髂血管时，术者要再次进行确认（见彩图）。

如果在腹腔镜手术中遇到类似的损伤，要立即中转为开腹手术[18]。中转为开腹手术的指征包括：气腹针造成的出血、血流动力学不稳定、活动性腹腔内出血或扩大的腹膜后血肿[19]。

- **预防**

与预防输尿管损伤类似，良好的术野和明确解剖结构的关系可以避免血管损伤。这对于开腹手术和腹腔镜手术都同样适用。此外，腹腔镜手术在造气腹时出现的损伤也是可以避免的。可用开腹置入气腹针（Hasson）的方法取代经皮穿刺置入气腹针（Veres）的方法，然后直视下置入其他套管，并在置入套管之前抬高腹壁，另外还要对外科医师进行充分的腹腔镜相关技术的培训[18–20]。

从内侧向外侧进行游离时易损伤到右髂血管。为

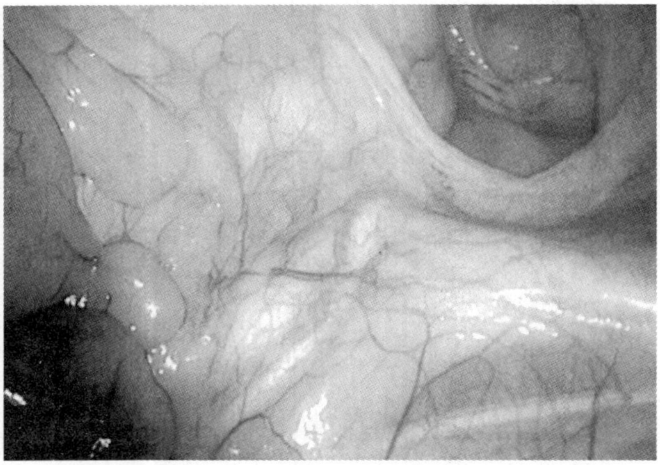

图 24–4 腹腔镜手术中，在由右侧向左侧或内侧向外侧切断直肠上动脉的时候，容易损伤到右输尿管和右侧髂血管。沿着骶骨岬切开侧腹膜时，术者要贴近直肠上动脉进行分离（见彩图）。

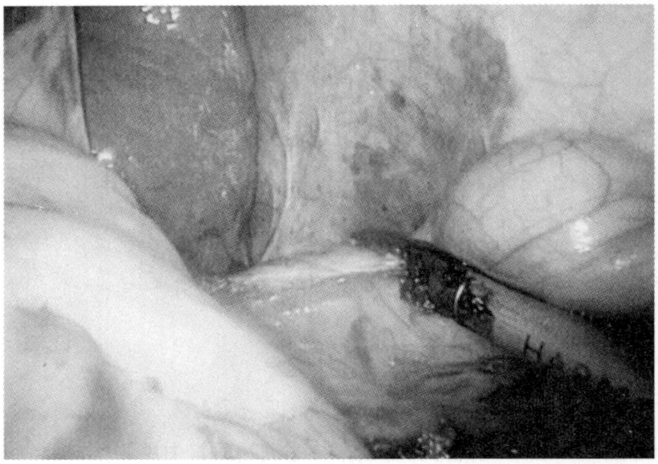

图 24–5 当游离结肠脾曲时，贴近结肠，远离脾。脾结肠韧带内血管较少，可以向下轻轻地牵拉将其打开（见彩图）。

了避免其损伤，术者在沿着右侧骶骨岬切开腹膜时可以贴近直肠上血管进行分离（图 24–4）。

游离左结肠旁沟，切断胃结肠韧带，分离近端结肠

脾损伤

• 后果

医源性脾损伤并不常见，发生率为 0.8% ～ 2.4%[21，22]。医源性脾损伤发生的两个常见原因是显露不充分和游离结肠脾区时对结肠的暴力牵拉。大多数是撕扯脾包膜时造成脾部分损伤[14]。如果出现脾损伤，最好进行修补。偶尔，会出现难以控制的出血，必须行脾切除。

结肠切除同时合并脾切除会使并发症的发生率增加 5 倍。结直肠手术时合并脾切除，术后感染的风险大约为 50%[23]。因此，应尽一切努力保留脾。

3/4 级并发症

• 补救

可以先用填塞法进行止血，也可以应用一些局部止血药物，包括明胶海绵、凝血酶等局部止血剂止血。还可以使用氩气刀。如果继续失血，需行脾修补术，可以用特富龙脱脂棉填塞进行缝合，如果有必要可置入大网膜进行支撑。最近，出现一种新的止血材料，是一种附有局部止血药的薇乔网罩[24]。

• 预防

为了预防脾损伤，术者应避免过多地牵拉脾，游离时一定要充分显露，贴近结肠进行分离（图 24–5）。开腹手术时，可以用手指向头侧推动，但不应向足侧牵拉，以防不必要的脾周围韧带的扯动[22]。另外一种方法是早期游离脾，就是在手术开始的时候就将脾进行游离，可以避免无谓的脾切除[25]。

腹腔镜手术时，患者通常取反 Trendelenburg 体位。将患者向右侧旋转可获得更佳的术野。和开腹手术相比，腹腔镜手术的术野更好而且很少撕扯，因此很少伤及脾。

吻合

吻合口漏

• 后果

一些研究报道吻合口漏的发生率从 1.7% 至 5.1% 不等[26，27]。吻合口漏一般在术后第 4 ～ 12 天比较明显[28]。吻合口漏可有多种表现，可以出现全腹膜炎，也可以表现为发热，检查时可发现局部积液，也可以行造影检查发现亚临床漏[27]。临床症状和体征包括发热、白细胞增高、肠道功能恢复缓慢、腹泻、引流量增多、少尿和肾衰竭[28]。

结肠术后吻合口漏是患者术后死亡的重要原因。如果出现吻合口漏，则必须行引流或二次手术临时性结肠造口术[27–29]。

3–5 级并发症

• 补救

如果出现吻合口漏可行开腹探查，如果漏的位置位于缝线或吻合器吻合的部位，可以加固缝合。大多

数的时候，需要行近端造瘘[14，28，29]。

有时，在常规对比造影时，或因为发热或白细胞升高寻找原因时发现亚临床漏，如果没有腹膜炎的体征，可以暂时观察或经皮穿刺引流[14，27]。

- **预防**

许多局部和全身因素均可增加吻合口漏的发生率。保证吻合部位的充足血供是非常重要的。丰富的血供可以保证吻合口肠管的活力。如需行扩大左半结肠切除术，需要结扎结肠左动脉。结扎部位应当尽可能靠近肠系膜下动脉的起始部（图 24–6）。这将保留边缘支的血液供应，有助于保持该区域的血供。我们经常使用术中多普勒超声来确认近端肠管是否有足够丰富的血流信号。大多数文献认为吻合时候行单层间断缝合将保证良好的血供[1]。另外，吻合口存在张力也可以导致吻合口漏。因此，术者应当充分游离横结肠，保证其能和乙状结肠行无张力吻合。如果难以吻合，应当进一步游离。

游离完结肠后，处理好两侧断端以备吻合。去除吻合口附近的肠壁脂肪，留出 1 ～ 2cm 的断端以保证顺利吻合[1，30]（图 24–7）。同时也应避免过多地清除脂肪组织，以免导致周围血管的破坏。通常用 3–0 或 4–0 的可吸收缝线手缝吻合肠管。缝入少量的黏膜层，纳入较多的浆肌层，以保证吻合线的内翻。单层缝合即可，但也有些医生倾向于再行一层间断浆肌层缝合来加固吻合口[14]。一般情况下多用间断缝合，但连续缝合的效果也不错。如果用吻合器来吻合[31]，应选择大小适当的 EEA 吻合器。尽可能使用大尺寸的 EEA，以免造成吻合口狭窄[14]，完成 EEA 的吻合后，还要检查肠管断端是否是两个完整的环圈。虽然 EEA 吻合器在大肠癌手术中经常被使用，但没有证据支持它优于手缝吻合[32]。许多外科医生采取一些方法来保护吻合口，如吸净盆腔的积血和细胞组织，避免血肿形成[33]。然而，预防性放置引流管和网膜成形术不能降低吻合口裂开的几率[34，35]。

某些患者由于全身性因素影响愈合或者吻合时有技术难度，医生可以选择临时性肠造瘘转流以保护吻合口。其并不降低吻合口漏的发生率，但可以降低患者的死亡率[34]。

其他并发症

肠管的损伤

误伤肠管是腹腔手术常见的并发症。腹腔镜术中出现的大部分相关性肠管损伤在手术时就能被发现，可立即给予修复。然而，有 10% 的损伤被遗漏，在术后才被发现。大部分这样的损伤是由于电灼伤和套管针盲插造成的，小部分是由于抓持钳和抓持剪造成的。如果没发现这些损伤，患者的死亡率大约为 3.6%[5，36]。

如果术中发现了这些损伤，有必要及时中转开腹。大部分损伤只需要单纯缝合进行修复，包括电灼所导致的浆膜损伤。偶尔，需要行肠切除肠再吻合或近端造瘘[36]。

不经意的肠管损伤是可以预防的。与预防其他损伤类似，使用 Hasson 技术进入腹腔是非常明智的。另外很重要的一点是，在行电灼和锐性分离时一定要

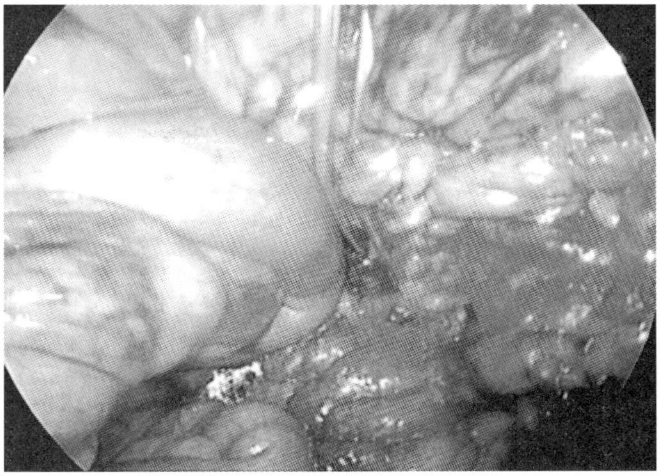

图 24–6 深在部位的解剖游离。为了减小吻合张力，需要更多地游离近端结肠，要靠近其起始位置结扎左结肠动脉，从而保护侧支血管。术者注意不要损伤屈氏韧带和胰尾（见彩图）。

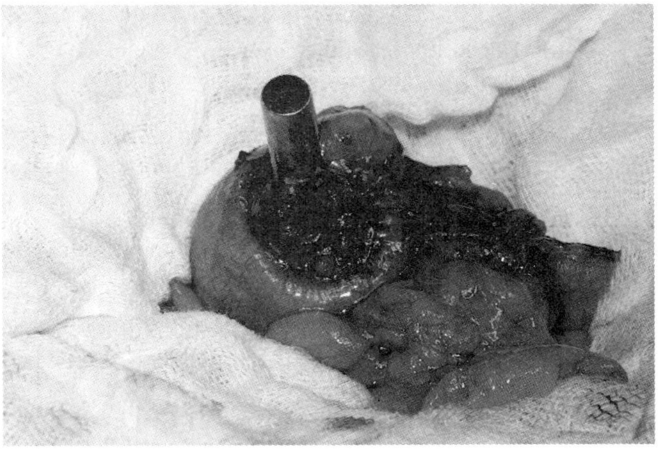

图 24–7 在吻合之前不要过多地剥离肠系膜。过多剥离肠系膜会引起吻合口缺血，从而导致吻合口漏。但在吻合的部位不要保留厚厚的肠系膜脂肪（见彩图）。

在视野内操作，避免发生视野外的损伤[36]。

中转开腹手术

在任何腹腔镜手术中，中转开腹肯定是有风险的。恰当的中转率为10%～20%[5, 7, 9]。然而，外科医生的手术经验尤其重要。如果因为技术问题难以完成腹腔镜手术，则应立即转为开腹手术，包括充分的显露、肠管的游离和输尿管的确认[6]。另外，如果存在解剖方面的问题，难以保证手术的安全，也应考虑开腹手术，如肿瘤的转移或广泛的粘连。最后，如前所述，如果手术误伤到输尿管、肠管或血管时，也应中转开腹[5, 37]。

（王晓辉 译）

参考文献

1. Condon RE. Resection of the colon. In Zuidema GD (ed): Shackelford's Surgery of the Alimentary Tract. Philadelphia: WB Saunders, 1996; pp 207–224.
2. Benn PL, Wolff BG, Ilstrup DM. Level of anastomosis and recurrent colonic diverticulitis. Am J Surg 1986;151: 269–271.
3. Thaler K, Baig MK, Berho M, et al. Determinants of recurrence after sigmoid resection for uncomplicated diverticulitis. Dis Colon Rectum 2003;46: 385–388.
4. Fazio VW, Marchetti F, Church M, et al. Effect of resection margins on the recurrence of Crohn's disease in the small bowel. A randomized controlled trial. Ann Surg 1996;224:563–571; discussion 571–573.
5. Regadas FS, Rodrigues LV, Nicodemo AM, et al. Complications in laparoscopic colorectal resection: main types and prevention. Surg Laparosc Endosc 1998;8:189–192.
6. Hong D, Lewis M, Tabet J, Anvari M. Prospective comparison of laparoscopic versus open resection for benign colorectal disease. Surg Laparosc Endosc Percutan Tech 2002;12:238–342.
7. Clinical Outcomes of Surgical Study Group. A comparison of laparoscopically assisted and open colectomy for colon cancer. N Engl J Med 2004;350:2050–2059.
8. Patankar SK, Larach SW, Ferrara A, et al. Prospective comparison of laparoscopic vs. open resections for colorectal adenocarcinoma over a ten-year period. Dis Colon Rectum 2003;46:601–611.
9. Tekkis PP, Senagore AJ, Delaney CP, Fazio VW. Evaluation of the learning curve in laparoscopic colorectal surgery: comparison of right-sided and left-sided resections. Ann Surg 2005;242:83–91.
10. Elliott SP, McAninch JW. Ureteral injuries: external and iatrogenic. Urol Clin North Am 2006;33:55–66, vi.
11. Fry DE, Milholen L, Harbrecht PJ. Iatrogenic ureteral injury. Options in management. Arch Surg 1983;118: 454–457.
12. Dowling RA, Corriere JN Jr, Sandler CM. Iatrogenic ureteral injury. J Urol 1986;135:912–915.
13. Lask D, Abarbanel J, Luttwak Z, et al. Changing trends in the management of iatrogenic ureteral injuries. J Urol 1995;154:1693–1695.
14. Corman ML (ed). Carcinoma of the colon. In Colon and Rectal Surgery. Philadelphia: Lippincott Williams & Wilkins, 2005; pp 804–856.
15. Walsh PC, Wein AJ, Kavoussi LR, et al. Surgical anatomy of the retroperitoneum, kidneys, and ureters. In Kabalin J (ed): Campbell's Urology, 8th ed. Philadelphia: Saunders, 2002; p 7.
16. Bongard F. Thoracic and abdominal vascular trauma. In Vascular Surgery. Philadelphia: WB Saunders, 2005; pp 886–887.
17. Barbosa Barros M, Lozano FS, Queral L. Vascular injuries during gynecological laparoscopy—the vascular surgeon's advice. Sao Paulo Med J 2005;123:38–41.
18. Guloglu R, Dilege S, Aksoy M, et al. Major retroperitoneal vascular injuries during laparoscopic cholecystectomy and appendectomy. J Laparoendosc Adv Surg Tech A 2004;14:73–76.
19. Usal H, Sayad P, Hayek N, et al. Major vascular injuries during laparoscopic cholecystectomy. An institutional review of experience with 2589 procedures and literature review. Surg Endosc 1998;12:960–962.
20. Dixon M, Carrillo EH. Iliac vascular injuries during elective laparoscopic surgery. Surg Endosc 1999;13:1230–1233.
21. Ignjatovic D, Djuric B, Zivanovic V. Is splenic lobe/segment dearterialization feasible for inferior pole trauma during left hemicolectomy? Tech Coloproctol 2001;5:23–25.
22. Langevin JM, Rothenberger DA, Goldberg SM. Accidental splenic injury during surgical treatment of the colon and rectum. Surg Gynecol Obstet 1984;159: 139–144.
23. Varty PP, Linehan IP, Boulos PB. Does concurrent splenectomy at colorectal cancer resection influence survival? Dis Colon Rectum 1993;36:602–606.
24. Bochicchio GV, Arciero C, Scalea TM. "The hemostat wrap": a new technique in splenorraphy. J Trauma 2005; 59:1003–1006.
25. Killingback M, Barron P, Dent O. Elective resection and anastomosis for colorectal cancer: a prospective audit of mortality and morbidity 1976–1998. Aust N Z J Surg 2002;72:689–698.
26. Pickleman J, Watson W, Cunningham J, et al. The failed gastrointestinal anastomosis: an inevitable catastrophe? J Am Coll Surg 1999;188:473–482.
27. Walker KG, Bell SW, Rickard MJ, et al. Anastomotic leakage is predictive of diminished survival after potentially curative resection for colorectal cancer. Ann Surg 2004; 240:255–259.
28. Alves A, Panis Y, Pocard M, et al. Management of anastomotic leakage after nondiverted large bowel resection. J Am Coll Surg 1999;189:554–559.
29. Makela JT, Kiviniemi H, Laitinen S. Risk factors for anastomotic leakage after left-sided colorectal resection with rectal anastomosis. Dis Colon Rectum 2003;46:653–660.

30. Scott-Conner CE. Right and left colon resections. In Scott-Connor CE, Dawson DL (eds): Operative Anatomy. Philadelphia: Lippincott Williams & Wilkins, 2003; pp 478–482.
31. Burch JM, Franciose RJ, Moore EE, et al. Single-layer continuous versus two-layer interrupted intestinal anastomosis: a prospective randomized trial. Ann Surg 2000; 231:832–837.
32. Fingerhut A, Hay JM, Elhadad A, et al. Supraperitoneal colorectal anastomosis: hand-sewn versus circular staples—a controlled clinical trial. French Associations for Surgical Research. Surgery 1995;118:479–485.
33. Hirsch CJ, Gingold BS, Wallack MK. Avoidance of anastomotic complications in low anterior resection of the rectum. Dis Colon Rectum 1997;40:42–46.
34. Merad F, Hay JM, Fingerhut A, et al. Omentoplasty in the prevention of anastomotic leakage after colonic or rectal resection: a prospective randomized study in 712 patients. French Associations for Surgical Research. Ann Surg 1998;227:179–186.
35. Merad F, Yahchouchi E, Hay JM, et al. Prophylactic abdominal drainage after elective colonic resection and suprapromontory anastomosis: a multicenter study controlled by randomization. French Associations for Surgical Research. Arch Surg 1998;133:309–314.
36. van der Voort M, Heijnsdijk EA, Gouma DJ. Bowel injury as a complication of laparoscopy. Br J Surg 2004;91: 1253–1258.
37. Chen C-C YH, Sato M, Nakajima K, et al. Long-term outcome of laparoscopic surgery for colorectal cancers. Dig Endosc 2005;17:191–197.

第 25 章

低位前切除术

Charles M. Friel，MD

引言

外科切除全部或部分直肠并进行一期吻合被称为低位前切除术。这是直肠癌常用的手术方式。但是，直肠良性或恶性病变的直肠切除术式是不同的。当切除中段或低位的直肠肿瘤时，应该行全直肠系膜切除[1,2]，并且在盆底行肠吻合术。对于上段的直肠癌，距远端5cm行部分直肠系膜切除，才能保证直肠系膜边缘切除完全[3]。在这种情况下，吻合口通常在直肠中段进行。对于肿瘤，环切缘阴性对于降低局部的复发率是非常重要的[4,5]。因此，切除应该在固有筋膜的外面，临近盆壁，但这样可能会增加并发症（包括出血和自主神经的损伤）的发生率。对于良性疾病，不存在环切缘的问题，切除到深筋膜也没有严重的后果。因此，对于良性病变，应尽可能靠近直肠壁切除，减少其他相关的并发症。本节讨论的目的是，假定外科手术的适应证是肿瘤，在技术要点上要强调足够的肿瘤学技巧。这个原则也同样适用于良性肿瘤。但是，有时候，在处理良性疾病时还是存在一些差异，在本文中将会强调这点。

适应证

这是直肠低位前切除的部分外科手术适应证。这些步骤包括直肠切除和一期的结直肠吻合术。

最常见的手术适应证是：

- 高位、中位和低位的直肠癌

其他的适应证包括：

- 大的息肉通过其他方法无法切除（如内镜、经肛、透射电子显微镜检查 [TEM]）
- 严重的盆腔感染 / 炎症导致的狭窄（如放疗损伤、盆腔炎症、直肠穿孔、先前吻合口漏）
- 严重的子宫内膜异位症
- 高位的直肠阴道漏
- 其他的恶性肿瘤（如卵巢癌、直肠后肿瘤、直肠肉瘤）

手术步骤

步骤 1　体位与切开
步骤 2　游离乙状结肠和左半结肠
步骤 3　游离结肠脾曲
步骤 4　结扎血管
步骤 5　游离直肠
步骤 6　肠吻合

手术操作

患者体位

患者采用改良截石位来进行低位前切除术。这需要进入会阴部进行吻合器吻合。患者上肢外展以便麻醉师操作。此外，自动拉钩对于显露术野非常有帮助。患者合适的体位和自动拉钩对于预防医源性神经损伤是非常重要的。

外周神经损伤

- **后果**

显而易见，该并发症的后果与损伤的严重程度相关。多数外周神经的损伤源于过度的伸展或压缩。通常，由于神经元自身的特点，到一定的时间将会完全恢复。很少导致永久的残疾。

1 级并发症（如果神经功能恢复）；4 级并发症（如果是永久的神经损伤）

- **补救**

通常，由于挤压或者牵拉导致的外周神经损伤不能

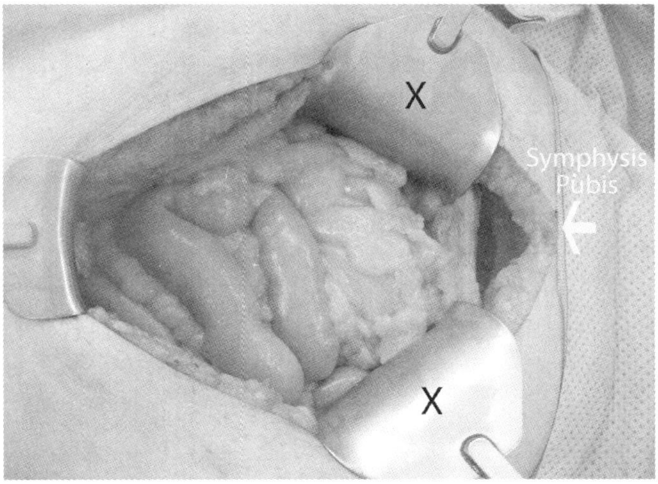

图 25–1 自动拉钩。为预防股神经损伤，将拉钩置于腹股沟区时要非常小心。

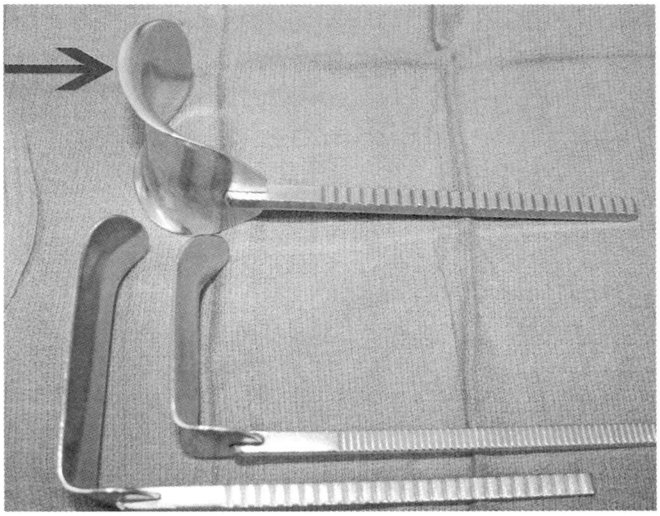

图 25–2 自动拉钩展示。箭头所示的拉钩是最浅的，最可能损伤股神经。

通过手术来修复。只能通过支持治疗，后者包括理疗和专业治疗。

- **预防**

患者体位对于预防损伤是非常关键的[6]。增加足蹬是非常关键的。患者的足跟要牢固地固定在足蹬上，这样腿部的重量就由足蹬来承受。同时向后倾斜脚蹬也可以限制来自下肢后方和侧方的压力，有助于预防常见的腹腔神经的损伤。如果需要这个区域可以进一步垫高。为了预防臂丛神经的损伤，患者的上肢应该在放松的体位，不应该外展超过 90 度[6]。此外，在肩胛骨之间不要放置任何东西，否则抬高胸部时会拉伤臂丛神经。麻醉师和手术医师在手术过程中都应该注意上肢的位置，因为在手术过程中移动上肢，尤其在患者处于截石位时为了进一步暴露就更加应该注意上肢的位置。最后，为了预防股部损伤，在使用自动拉钩时更要非常注意[7]。拉钩超过腹股沟区域时更要注意,尤其是在消瘦的患者(图 25–1)。无论如何，如果有必要，最好使用最浅的拉钩，如膀胱拉钩（图 25–2)，因为深部拉钩易于压迫股神经，而该神经刚好走行在腰肌下方。如果手术时间延长，应该定时放松和替换拉钩，限制这种对固定一点的压力。不管什么时候需要进行会阴部操作，也要及时移除腹壁的拉钩。在横切口时这种损伤更加常见，这种切口在腹腔镜直肠癌手术时更多采用。

切口

多数低位前切除术采用正中切口，为了充分显露盆腔，切口需要一直到耻骨水平，这有助于显露盆腔深部的结构。对于多数的低位前切除术，完全游离结肠脾曲非常重要，因此，切口的上部通常到达脐上。对于比较消瘦的患者，或者结肠脾曲的位置比较低，切口平脐即可。最好先行低位的正中切口，然后根据手术的需要延伸切口。

膀胱损伤

尽管非常罕见，在开腹时还是会发生医源性的腹腔内脏器的损伤。显而易见，在先前行过腹部手术的患者，这种损伤的几率更高。但是，在进行低位前切除术时，尤其进行更低位置的手术时更应该考虑到此点。如果进一步拉伸耻骨，将会导致膀胱顶部的损伤，应该避免这种情况发生。

- **后果**

如果是膀胱顶部的损伤，进行缝合就可以修补损伤。很少会发生远期的并发症，只是延长放置尿管的时间。如果发生损伤而没有及时发现，就会导致腹腔内尿漏，导致腹腔感染。修复也是非常复杂的，而且需要长时间的膀胱引流。

2 级并发症（如果意识到）；3 级并发症（如果没有意识到）

- **补救**

膀胱顶部的损伤一般易于修复。通常用可吸收线进行缺损的缝合修补。一期缝合可以避免将来结石的发生和肉芽肿形成。为了膀胱减压，导尿管一般保

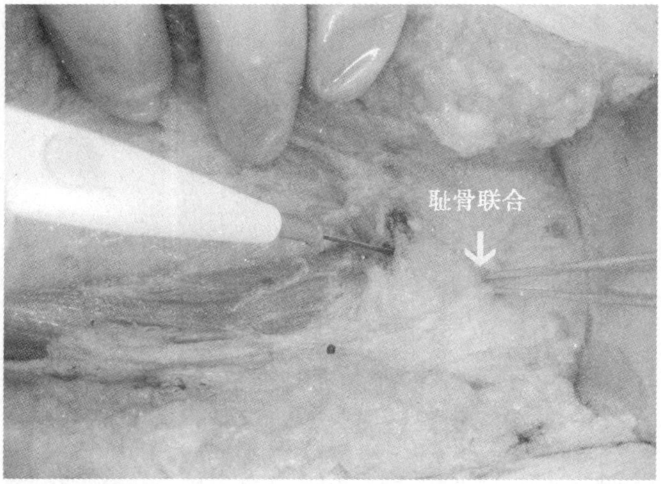

图 25–3 开腹。为了避免膀胱损伤，在开腹时切开前面的筋膜到脐，要在肌肉的前面进行操作（见彩图）。

留大约 7 ~ 10 天[8]。

• **预防**

在开腹时，向耻骨方向暴露盆腔非常重要。但是，打开前方筋膜可以最大程度地获益。膀胱位于锥状肌和直肠肌的下方。因此，如果切开是在这些肌肉的上方，膀胱就不可能被损伤（图 25–3）。在这个区域，不需要常规打开后腹膜，因为自动拉钩可以轻易地暴露术野。如果打开这层腹膜非常必要，就需要非常仔细地逐层切开，小心不要损伤膀胱。此外，在切开腹膜时稍稍偏离中线，有助于避免损伤膀胱顶部。

结肠游离和肠系膜血管结扎

为了施行直肠低位前切除术，需要小心游离乙状结肠。此外，在多数情况下，完全游离降结肠和结肠脾曲对于减轻吻合口张力是非常重要的（见后文）。多数手术并发症出现在这部分操作过程中，与第 24 章（左半结肠切除术：开腹与腹腔镜手术）中左半结肠切除术所描述的并发症是一致的。这些并发症在此将简单总结。

出血

• **后果**

如果在正确的解剖平面进行操作，游离结肠时出血并不严重，因此外科医生应该反省是否在合适的解剖平面进行操作。多数出血易于控制，不会导致严重的后果。一些证据表明如果患者进行输血，可能会导致肿瘤复发或者严重的外科感染性并发症[9–11]。无论这是缘于输血后的免疫抑制，还是只是难治性病例的一个标志，目前尚无定论[12, 13]。因此，为了尽量减少不必要的输血风险，应该尽量少输血。

1 级并发症

• **补救**

辨认和结扎对于确切止血非常重要。如果有必要，一旦输尿管辨认清楚，应该结扎生殖腺的血管。大血管如主动脉或髂血管的出血一般不常发生，一旦发生，将近端和远端进行合适控制后必须直接进行修补。

• **预防**

辨认合适的血管平面对于预防不必要的出血是非常重要的。降结肠及其相关的系膜结构就位于后腹膜的前方。在结肠系膜与后腹膜之间存在解剖平面，在进行切除时，结肠及其系膜可以充分地游离到中线位置。从乙状结肠和降结肠的侧腹膜处开始游离。快速识别性腺血管非常有助于手术操作，因为这些血管是后腹膜结构中最前面的结构，应该将其从结肠系膜中剔除（图 25–4）。应该在性腺血管的上方进行操作，这些血管非常脆，一旦出血需要充分止血。但是如果这个平面可以准确识别时，则几乎不出血；如果沿着这个平面进行操作，应该提起结肠和结肠系膜并远离左肾，防止肾游离。随后进一步结扎性腺血管后，结肠系膜和肠系膜下静脉就置于中线位置。输尿管，在性腺血管下方横过，跨过髂血管。一旦性腺血管和肾清扫后，右侧腹膜应该在

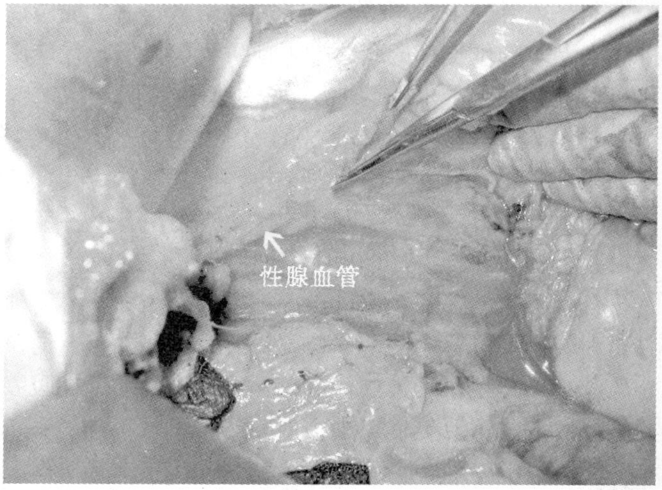

图 25–4 从结肠系膜解剖性腺血管。这个解剖平面是无血管区，引导外科医生沿这个平面从后腹膜分离结肠及其系膜（见彩图）。

骼棘水平进行分离，在直肠上动脉的下方。这需要进入到直肠后间隙，也是无血管区。右侧的切除应该与先前左侧的切除相汇合，显露直肠上动脉（图 25–5）。然后在右侧进一步分离直肠上动脉到肠系膜下动脉（IMA）。如果左侧的切除合理，那么在右侧就可以在 IMA 下方轻松地显露性腺血管和输尿管。在 IMA 的左侧结肠系膜就可以辨认无血管区。肠系膜下静脉就在肠系膜下动脉的左侧，可以各自分离出来。要仔细识别十二指肠，十二指肠位于肠系膜上动脉的上方（图 25–6）。一旦识别这些血管结构，应该分离血管并双重结扎（图 25–7）。肠系膜下动脉残端应该保留以防血管控制发生意外。双重结扎肠系膜下动脉比修补动脉缺损难度小得多。仔细处理肠系膜下静脉也是非常重要的，因为这些血管更易于回缩到胰腺下方，一旦血管控制差则进一步处理会非常困难。这就是肠系膜下动脉和下静脉的高位结扎。从肿瘤学的原则而言，这样处理是不必要的[14]。肠系膜下动脉和下静脉可以同时结扎，远端到左结肠动脉。但是，对于非常低位的肠吻合，分离这些血管通常需要保留足够长的结肠才是安全的、无张力的吻合（见“肠吻合”章节）。

输尿管损伤

当游离乙状结肠和降结肠时可能会在腹腔内损伤输尿管。在正文中已经进行了全面的描述，在这里只是进行回顾。显而易见，正确识别输尿管对于预防输尿管损伤非常重要。通常输尿管跨过髂血管，在结扎肠系膜下静脉和下动脉时一定要小心防止损伤。一定

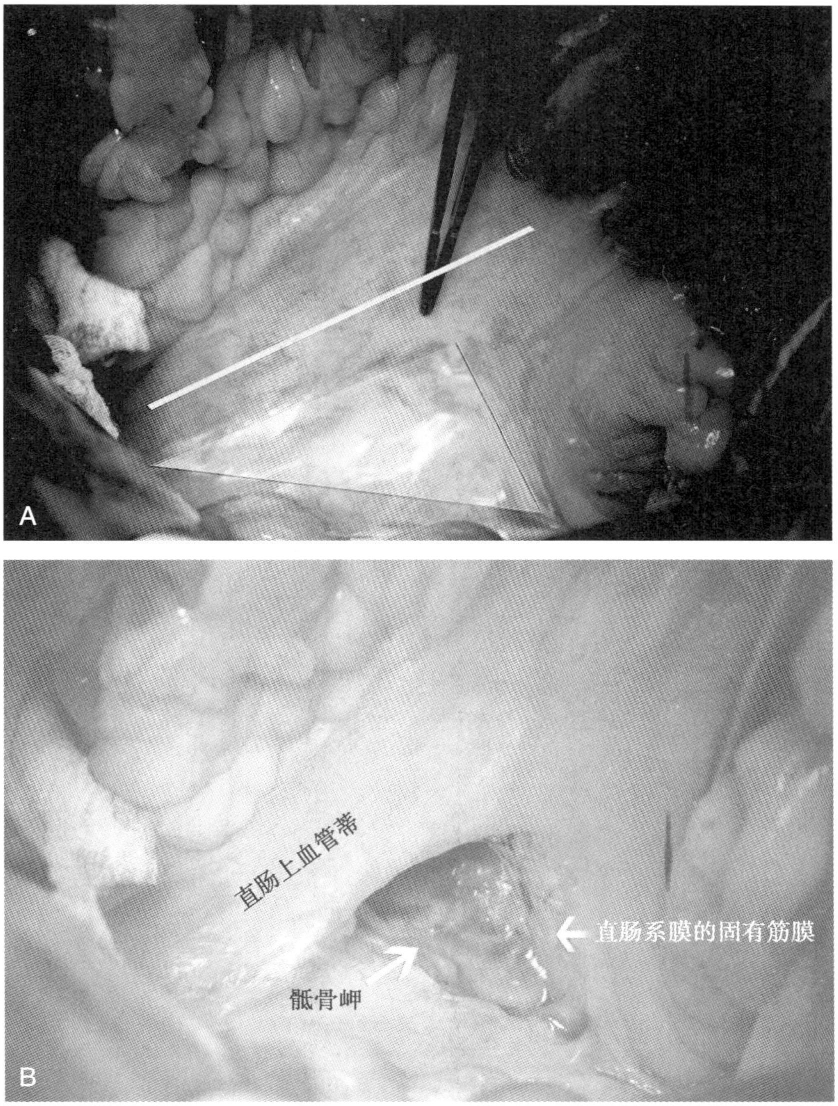

图 25–5　从右侧显露直肠乙状结肠系膜。**A**，直线所示为直肠上动脉所走行的位置。三角区域所示的无血管区位于骶骨岬水平直肠上动脉的后方。**B**，无血管窗开放，后方是直肠上动脉根部（见彩图）。

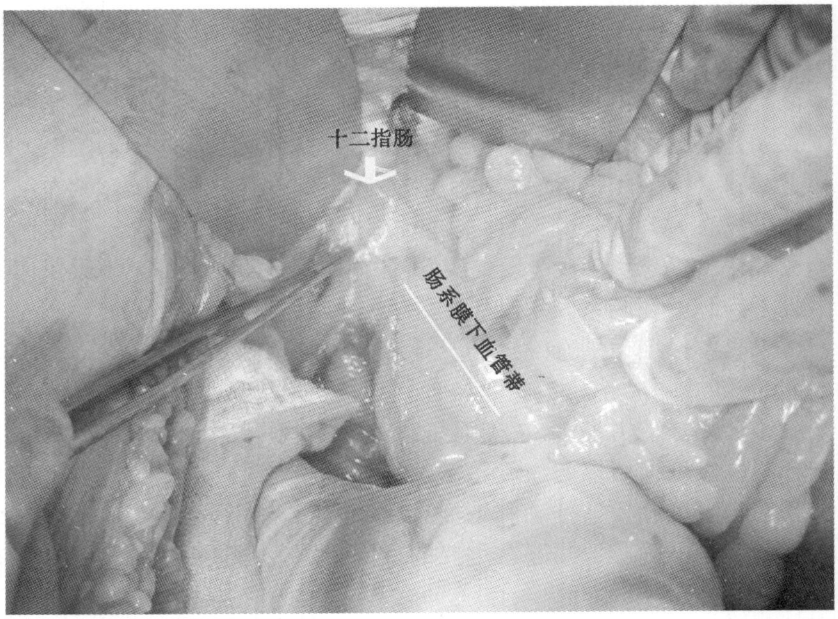

图 25–6 十二指肠与肠系膜下血管的关系。黄色所示为肠系膜下动脉（IMA）的大概位置。要注意肠系膜下动脉左侧的后腹膜已经被打开，左侧的操作手已经将肠系膜下动脉从主动脉分离。

要记住输尿管位于性腺血管的下方，因此，如果在性腺血管的上方进行操作，输尿管就不易损伤。有时候，输尿管非常难以识别，常与性腺血管难以鉴别。在这种情况下，有些原则必须牢记。输尿管纵行跨过后腹膜，在刺激其神经分支和血管支时，输尿管会显示蠕动(图 25–8)。如果由于炎症或肿瘤，输尿管不能被识别，应该在腹腔内高位识别输尿管，在这个部位解剖比较正常，可以向远侧进一步解剖。如果预期输尿管识别困难时，可以术前放置输尿管导管以帮助识别输尿管。

2 级并发症

脾损伤

在游离脾曲时，可能会损伤脾，导致大出血[15]。任何开腹结肠手术都可能发生这样的并发症，并且已经有详细的介绍。多数脾损伤是由于网膜粘连到脾被膜。当向下牵拉结肠时，这些粘连被从脾被膜上撕裂，导致脾损伤出血。幸运的是，这些粘连并不常发生，但是一旦发现，需要仔细分离（图 25–9）。如果结肠脾曲被撕裂，将会导致大出血。多数情况下，可以通过填塞止血，但是有时候出血不易止住。尽管其他的方法控制出血也是有效的，但是如果出血控制不佳，外科医生就不要犹豫行脾切除术。

1/2 级并发症

直肠游离

熟悉直肠的解剖对于正确地游离直肠非常关键。

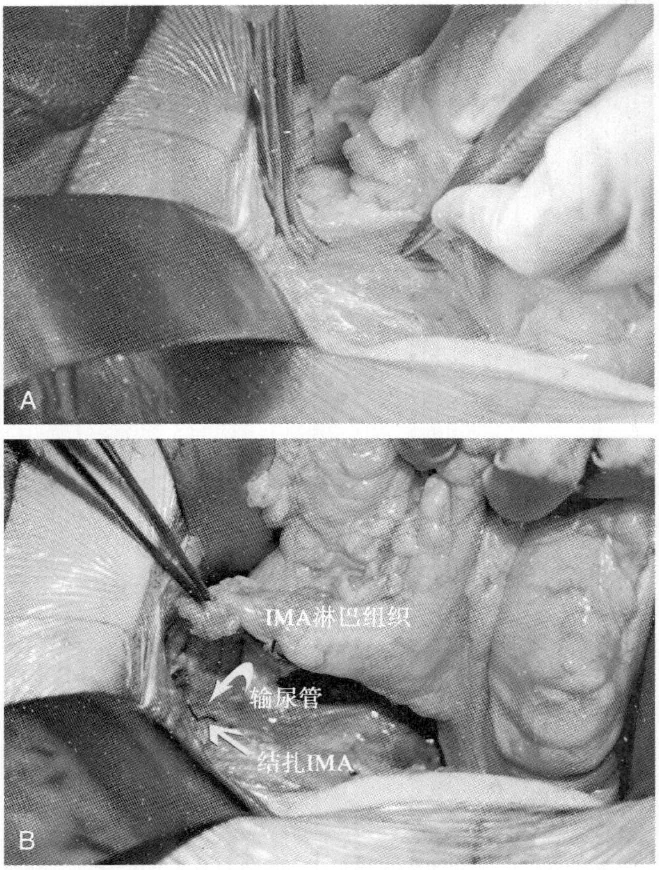

图 25–7 肠系膜下静脉（IMV）被识别并钳夹（A）和结扎（B）。镊子所指的就是输尿管和后腹膜，已经从后方游离了（A）。要注意输尿管的近端临近肠系膜下血管的结扎点（B）。

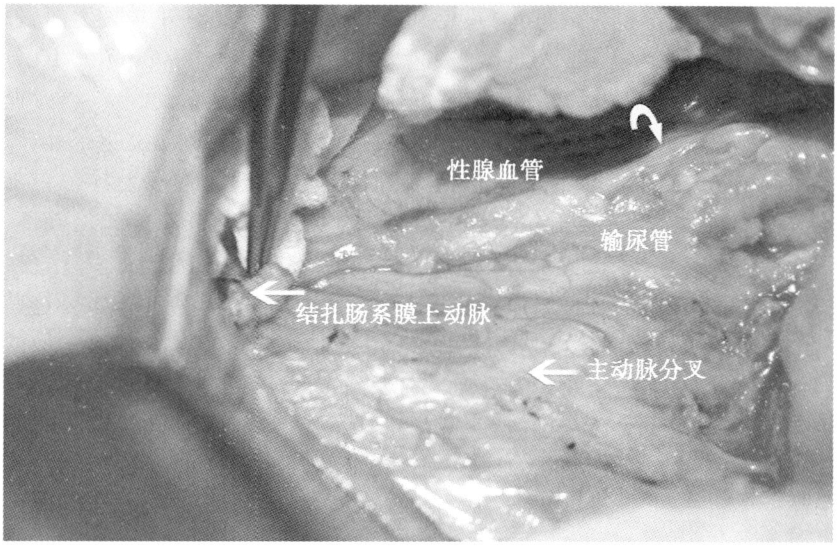

图 25–8 移除直肠和相关的淋巴组织后的后腹膜。要注意输尿管的方向平行主动脉，与性腺血管相比，走行偏向两侧。也要注意到输尿管在性腺血管的下方走行（见彩图）。

直肠周围包裹大量的脂肪，其内含有直肠自身的血管和淋巴。这些结构被一薄层筋膜包绕，称为固有筋膜。在固有筋膜和骶前筋膜之间存在一个无血管平面，临近骶骨的骨膜。直肠后筋膜，即 Waldeyer 筋膜，是连接骶前筋膜到直肠固有筋膜之间的一厚层筋膜。分离这层筋膜对于游离远端直肠非常必要，分离后直肠就可以从骶前间隙提出进行前路手术。这很大程度上延长了直肠的长度，尤其是直肠的后壁，因此直肠低位后壁肿瘤可以被显著提升，从而可以进行低位前切除。直肠前壁更加固定，即使游离后也不会有更多的延伸。因此，与相同水平的直肠后壁肿瘤相比，低位的前壁肿瘤更可能需要进行腹会阴切除术。

游离直肠从骶骨岬水平进入直肠后间隙开始（见图 25–5）。在这个水平切开腹膜腔可以识别直肠系膜与骶前筋膜之间的无血管区域。朝向前方的盲端锐性切开两侧的直肠侧腹摸。最后，前面的腹膜也要切开，可以进入到合适的平面，女性游离阴道，男性游离精囊腺和前列腺。一旦腹膜完全切开，可以切开直肠深筋膜和盆壁筋膜之间的无血管区域，使直肠进一步游离。使用深部盆腔拉钩和直肠前壁拉钩可便于手术操作（图 25–10）。这种切除应该继续并在中线位置尽可能深部操作（图 25–11），这有助于识别侧面的结构。在临近直肠系膜处继续操作，最后，要在直肠前面进行操作，将阴道或前列腺与直肠分开（图 25–12 和图 25–13）。在分离阴道或前列腺时使用唇钩从前面牵开，同时用手从直肠后面进行牵拉非常便于手术操作。上文的描述强调后方、侧方和前面的操作应该依次进行，在实际操作中，术者需要不断地调节拉钩的位置，达

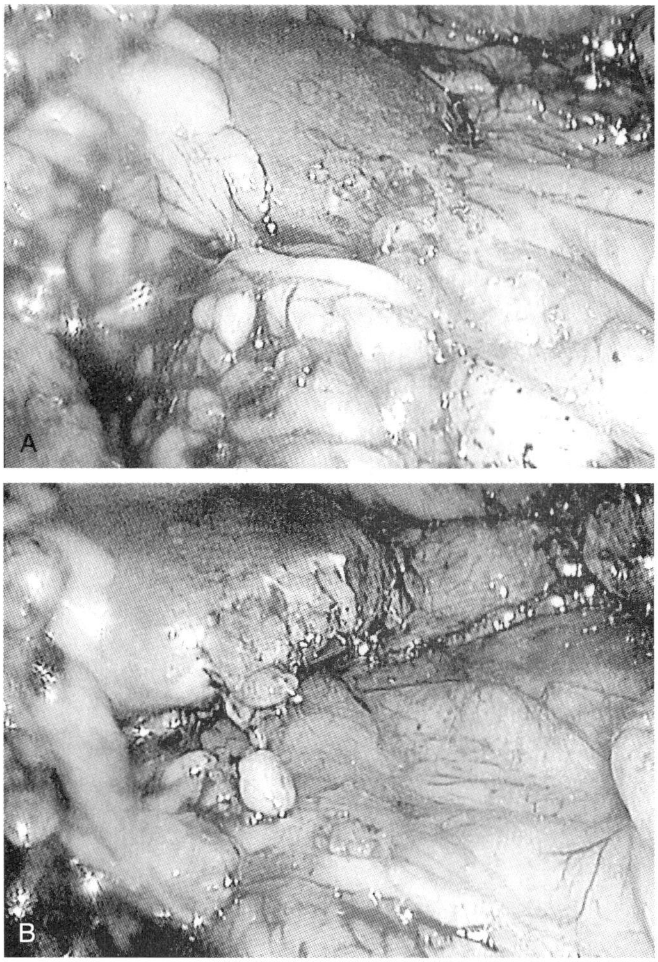

图 25–9 网膜粘连到脾被膜（A），要分离粘连，防止在向下牵拉结肠时损伤脾（B）（见彩图）。

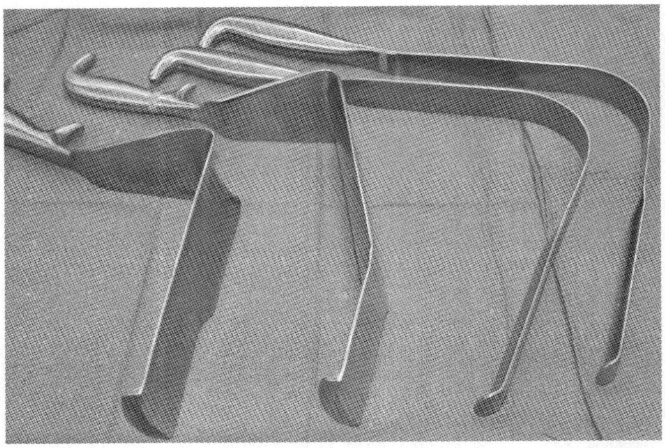

图 25–10 深部盆腔拉钩。

到手术区域最好的显露，环周手术操作一直进行到盆底。手术完成时，盆底应该完全没有直肠系膜组织存留，从而完成全系膜的切除。因此，在盆底肌之间直肠壶腹水平应该仅存留直肠本身。在这个直肠切除平面，几乎通常能够放置 30mm 的切割闭合器。图 25–14 显示在完全移除直肠及直肠系膜后骶前间隙的全貌。

出血

尽管不太常见，大量的威胁生命的出血在游离结肠时还是会发生。最多见于骶前静脉丛，在骶前筋膜受损时发生。静脉出血量很大。出血来自骶前筋膜或椎静脉深面，发生在骶骨自身。椎静脉损伤时，会回缩到骶孔，从而导致出血难以控制。其他来源的大的骨盆的出血包括盆壁的静脉出血，最严重的是髂内动脉和静脉的出血。

- **后果**

严重并威胁生命的出血可以来自骶前静脉丛或髂内血管。一般而言，严重的静脉出血难以控制，部分是由于显露盆底血管结构，同时静脉管壁非常薄，易于撕破导致大量的出血。显而易见，大出血有生命危险。但是即使出血得到控制，这个并发症也会导致术后的一系列问题，包括多器官功能衰竭和延迟死亡。

2 级并发症（如果迅速控制）；4 级并发症（如果不能迅速控制）。

- **补救**

当初始发生大出血时，直接压迫是最合适的。静脉出血比较慢，通过压迫可以快速地控制出血。延长压迫确实可以止血，最终可以使麻醉师建立恰当的静脉通路，并得到足够的血制品。对外科医生而言，不仅看到出血凶猛，更要牢记失血 100ml/h、10 分钟后就可以导致失血 1 升，可以迅速地导致患者循环不稳定。如果出血是来自骶前静脉丛，不要试图做进一步的解剖，因为这会在很大程度上导致更加严重的出血。缝合结扎会加重骶前筋膜的结构破坏，暴露骶孔和椎静脉，导致更加严重的出血[16]。直接压迫或使用各种止血药都是有效的[16, 17]。如果这些都不能成功止血，无菌钛图钉可以直接压迫出血的静脉[16,18](图 25–15)。作为最后一招，可以填塞骨盆，患者到重症监护室看护 24 ～ 48 小时，然后将患者送回手术室，移除填塞的纱条。一般经过填塞后出血可以停止，再继续完成手术。

髂内血管的出血一般不常见。最可能见到的情况是大的肿瘤临近血管或由于先前的感染或放疗导致盆腔内瘢痕形成。对于静脉出血，最好用海绵夹和直接压力来控制血管近端和远端[19]。静脉位于动脉的后方，显露比较困难。如果损伤较小，并且可以在直视下看到，可以直接进行修补。如果必要，可以结扎髂内动静脉，而不会有严重的并发症。在比较困难的情况下，可以请有经验的血管外科专家上台协助处理[19]。

- **预防**

骶前出血通常缘于骶前筋膜受到损伤。最好在直肠后间隙进行锐性分离可以避免这种损伤。尤其在分离直肠后筋膜即 Waldeyer 筋膜时易于发生，这层筋膜组织非常坚韧，并且临近骶前筋膜（见图 25–11B）。试图钝性分离这层组织非常可能破坏骶前筋膜，导致出血。为了预防盆壁的出血，包括髂内血管的出血，必须要仔细地解剖临近的直肠深筋膜组织。不管是否是因为肿瘤学原则，保证深筋膜的完整是非常必要的。如果切除得太靠近边缘，就会导致难以控制的出血。有时候，切除必须非常靠近边缘才能将肿瘤切除干净。在这种情况下，外科医生必须明确识别髂血管，包括髂内和髂外血管的二级分支，在肿瘤上方进行操作，并且准备好如果这些血管出血就要进行干预止血。

性功能和膀胱功能障碍

在直肠手术时，交感和副交感神经都可能受到损伤。这些交感神经纤维始于肠系膜下静脉附近的主动脉神经丛。这些神经纤维融合并形成两支主要的下腹神经，在骶骨岬水平易于识别（图 25–16；也

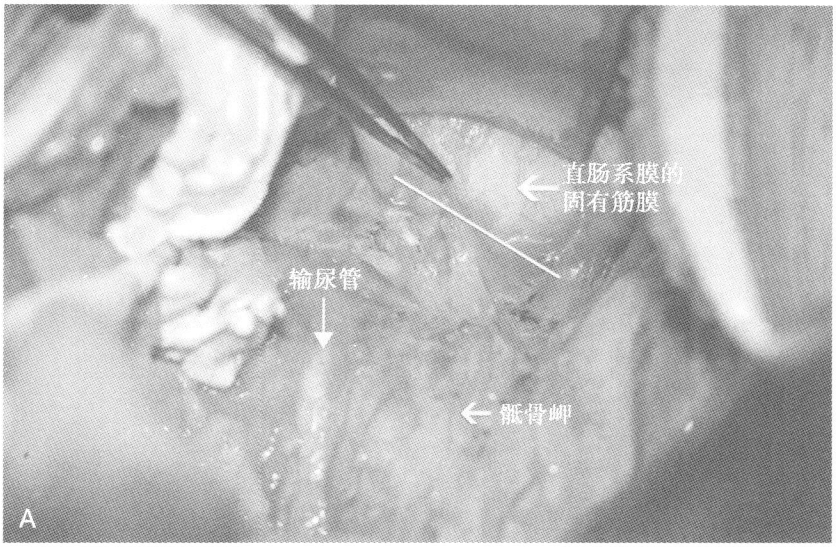

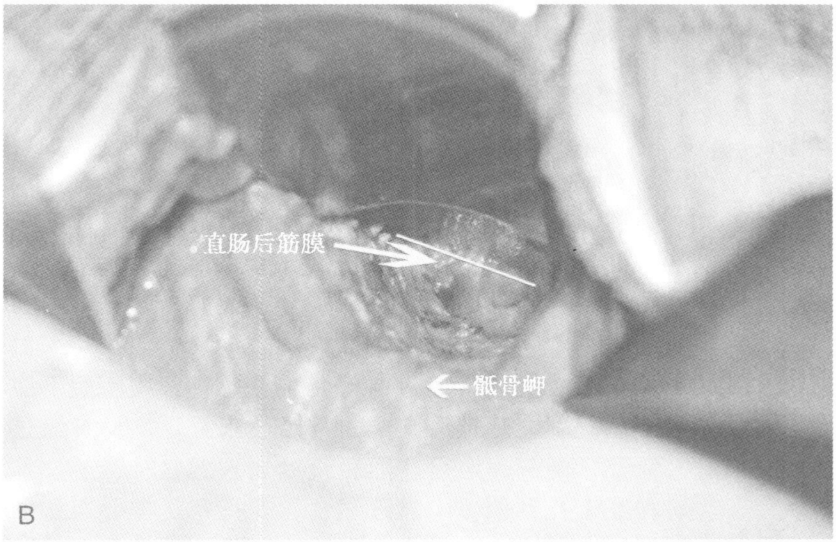

图 25–11　后切除。**A**，盆腔拉钩保证直肠的前向牵拉。黄线显示大概的切除平面，从骶孔锐性切除或用电刀切除直肠系膜。**B**，后中线深部的直肠后（**Waldeyel**）筋膜。直肠被向上牵开，无法看见。黄线显示大概的切除平面，可以锐性切除或电刀切除来减少出血（见彩图）。

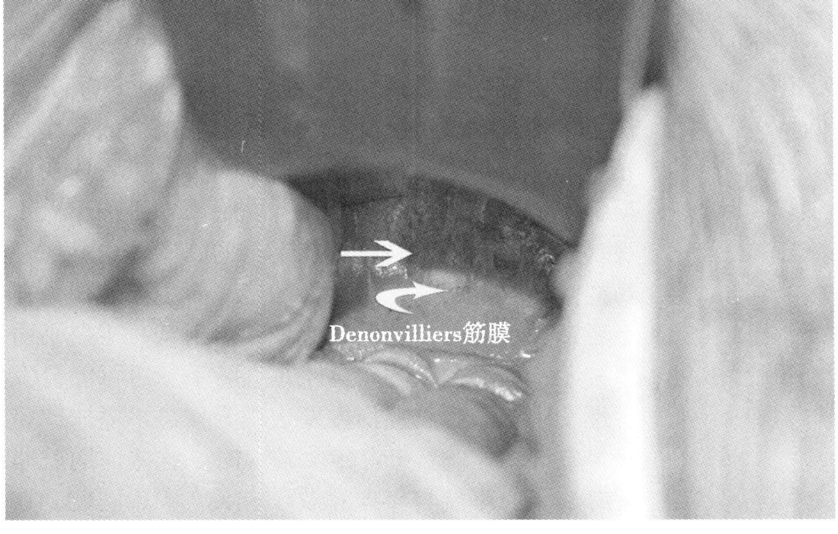

图 25–12　男性患者前切除。盆腔拉钩在前切除时可以向前牵开前列腺和精囊腺，同时手向后牵开直肠，显露后穹隆前方。直箭头所指的就是切除点。**Denonvilliers** 筋膜是一层白色组织，位于切除线的后方，如弧形箭头所指示（见彩图）。

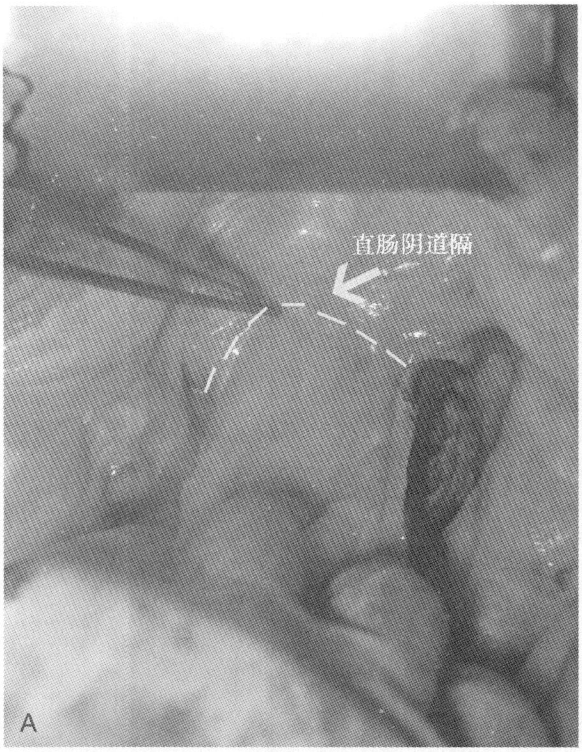

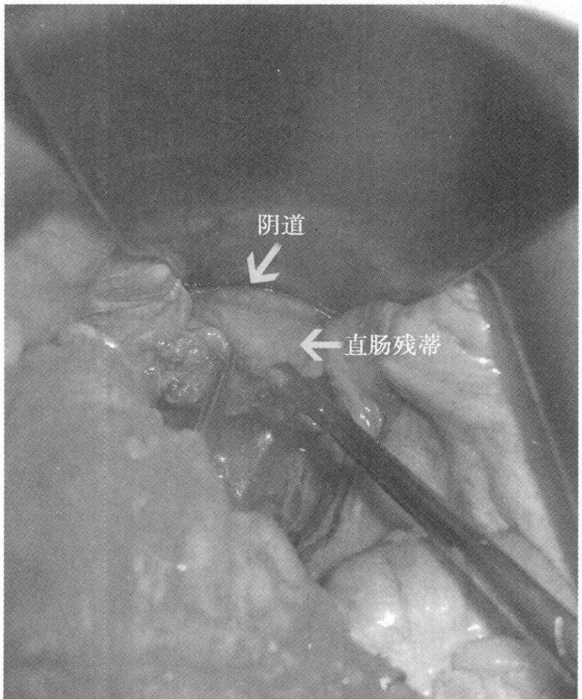

图 25–13 女性患者行子宫切除后进行前切除术。A，侧腹膜已经被切开。沿虚线所示的方向切开腹膜返折的前方，进入到直肠阴道隔。B，直肠移除后，显示的直肠残蒂表明阴道后壁。剩余的阴道被向前牵开(见彩图)。

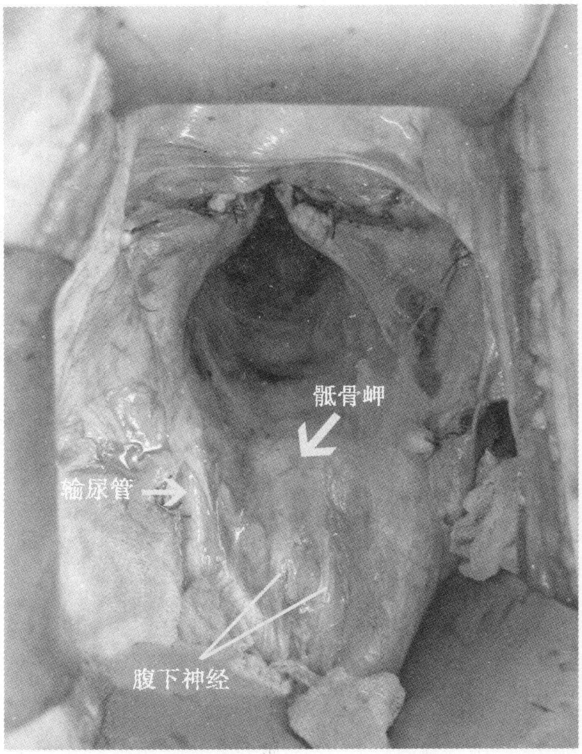

图 25–14 完成低位前切除后的骶孔，同时行子宫切除术和 oopher-ectomy 后，显示完全切除乙状结肠和直肠系膜后左侧输尿管和下腹神经的位置(见彩图)。

见于图 25–14)。这些神经传输交感神经支配到下腹下丛。副交感神经支配由神经丛来提供，后者经过骶孔，向侧面走行，然后直接加入到盆神经丛。盆神经走行到侧方，靠近盆壁，走行到前方分布到前列腺和精囊腺，形成前列腺周围的神经丛。尽管这两个主要的腹下神经在术中易于显露，但多数的神经纤维不易辨认，进一步明确其位置对于减少损伤是非常必要的。

- **后果**

交感和副交感神经损伤都会导致膀胱和性功能的损伤。尽管文献报道膀胱损伤和性功能损害的几率是相近的，但是对多数的临床医生而言，患者性功能损害的情况似乎是更加常见，在临床中更加引人重视。这可能是由于膀胱功能不足的临床表现不像性功能障碍这样明显。男性性功能障碍主要表现为在患者达到性高潮后不能勃起或不能射精，主要是由于神经损伤导致的[20]。女性在直肠手术后可能会发生性交困难。膀胱损伤主要表现为尿急、溢尿或膀胱排空无力[20]。当患者年龄较大时，这些问题就非常普遍了，可能与年老和放疗有关[20, 21]。因此，在

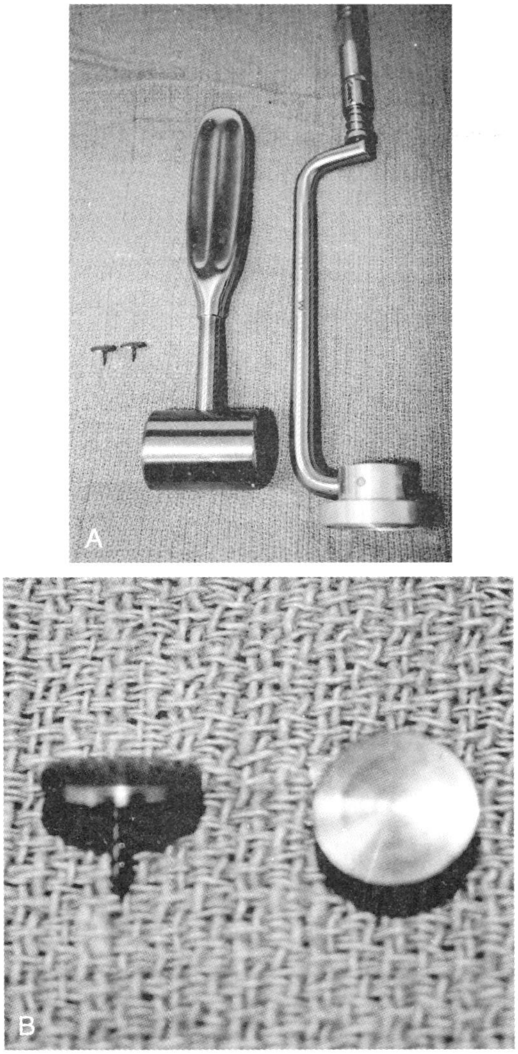

图 25–15　A，无菌的钉砧与推进器。B，闭合吻合器。

术前应该讨论这些问题，并且对患者术前的性功能和膀胱功能进行评价，因为性功能和排尿障碍是非常常见的手术并发症，尤其对老年患者而言[21]。

2/4 级并发症

- **补救**

在直肠手术中神经损伤是不可修复的。随着时间的推移膀胱功能和性功能障碍的问题会逐渐加重[22]。治疗主要是改善症状。持续的膀胱功能障碍需要延长导尿管放置的时间。对于持续性功能障碍的患者，选择药物或外科手术治疗都可以改善症状，应该请泌尿外科医师会诊。

- **预防**

精细的操作是预防神经损伤的最好方法[20, 22]。当结扎肠系膜下动脉时，应该小心地在血管的右侧下方进行操作，因为神经一般从大动脉经过。下腹神经通常位于骶骨岬的右侧，并在此分叉。在中线位置进入到直肠后间隙通常不容易损伤神经。应该紧贴深筋膜进行切除，保证是在这些神经的前方进行切除。常见的情况是，下腹神经干会邻近深筋膜，需要小心切除，并注意两侧的清扫。为了进一步减少对盆神经的损伤，要紧贴直肠固有筋膜进行操作，因为这些神经是靠近盆壁分布的。对于直肠全切除，尤其在前方和侧方操作时，应该靠近精囊腺进行操作。在满足肿瘤学原则的同时，精细的操作对于最好地保护神经功能是非常重要的。显而易见，对于良性疾病，靠近直肠进行操作对于降低永久的神经

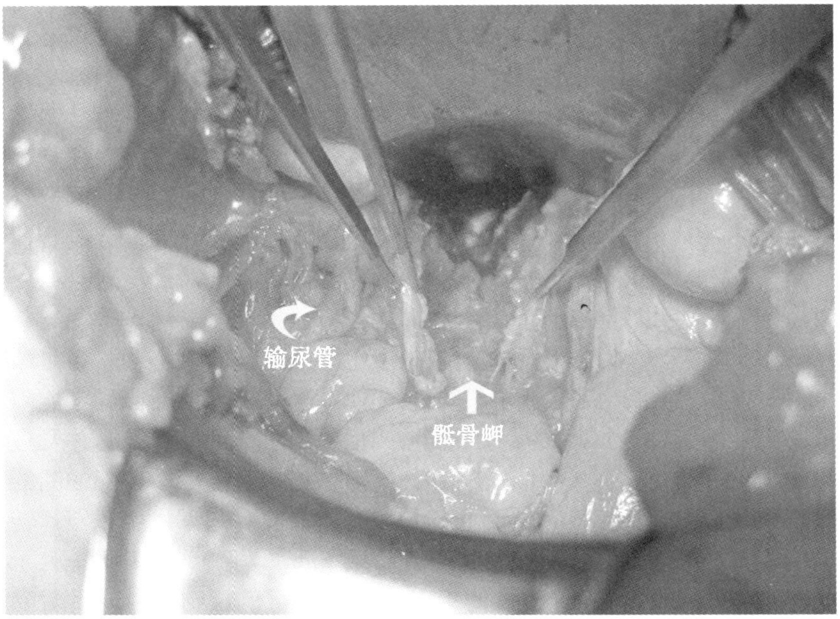

图 25–16　下腹神经的位置。镊子指示的位置是下腹神经的主干（见彩图）。

损伤是非常有帮助的。

肠吻合术

吻合口漏

吻合口漏是结直肠手术非常严重的手术并发症，是结直肠手术后最常见的并发症。对于直肠手术，吻合口漏的发生率约 3% ～ 10%，主要取决于吻合口的高低。盆腔的低位吻合发生漏的几率较中高位吻合高[3, 23]。其他导致吻合口漏高发的因素包括盆腔放疗、男性和手术时间过长[23]。

吻合口漏的临床表现比较多样。一些吻合口漏表现为明显的腹膜炎，然而有些表现非常隐匿，比如盆腔脓肿。对于新建的吻合口，同时合并原因不明的心肺功能不全，要怀疑发生吻合口漏。如果诊断不及时就会发生败血症，从而导致预后不良。

- **后果**

吻合口漏的临床后果取决于漏的严重程度。小的漏会导致盆腔脓肿形成，有必要进行经皮的盆腔引流，对预后影响不大。但是，吻合口漏导致的粪性腹膜炎是可以导致患者死亡的，通常需要进行再手术并进行造漏。由于吻合口漏导致的败血症患者需要进行重症监护，患者一旦康复，就要进行造漏口还纳术。一些患者可能需要做永久造漏，但如果因为造漏口纤维化导致吻合口纤维化或功能不良，则需要造漏口还纳。除了这些并发症，数据表明吻合口漏患者肿瘤局部复发的发生率比较高[24, 25]。

2/4/5 级并发症

- **补救**

如果患者吻合口漏比较局限，没有全身表现，经皮穿刺引流是非常合适的处理，通常可以达到治疗的效果。对于穿刺引流效果不佳或表现为全身症状的患者，应该选择手术治疗。吻合口漏后进行再手术难度是非常大的，分离粘连非常困难，尤其在靠近吻合口漏的位置。如果吻合口漏易于识别，而且漏口较大，将漏切除、进行结肠造瘘是非常合适的处理。但是，通常吻合口漏不容易看到。在这种情况下，广泛的切除难度很大，应该避免，可以进行盆腔引流和近端转流，行袢式结肠造口或末端回肠造口就可以[26]。但是一些作者也表明经过适当的引流和近端转流，脓肿可以得到很好的控制[26]。此外，通过这些处理，许多低位的吻合口漏还是可以补救的，因此也增加了肠道重建的机会。有时候，一些很小的吻合口漏也是可以看到的，这种情况可以进行吻合口修补。但是，这种处理通常不能成功，发生第二次漏后的后果是非常严重的。因此，简单的缝合修补而不进行近端转流是不推荐的。

- **预防**

恰当地进行低位吻合对于减少吻合口漏的发生是非常关键的。吻合口的良好愈合，除了需要良好的血供和吻合口无张力外，吻合口末端需要保证有健康的肠管。对于低位的盆腔吻合，需要充分游离结肠脾曲。即使在分离腹膜后的无血管区后，降结肠到达盆腔仍然非常困难。在这种情况下，结肠仍然受结肠系膜的束缚，为了达到足够的结肠长度，需要将肠系膜下动脉分离到主动脉或左结肠血管从肠系膜下动脉出现分支处（见图 25–7）。在操作时要小心不要损伤边缘动脉，边缘动脉与结肠平行走行，距离结肠系膜边缘仅有几厘米（图 25–17）。一旦肠系膜上动脉或左结肠动脉被结扎，左半结肠的血供全部由结肠中动脉经过边缘动脉供血。在处理动脉血供后，如果肠管仍然存在张力，可以在靠近十二指肠和胰腺处结扎肠系膜下静脉。一旦完成这些操作，就可以沿着结肠系膜的无血管区分离到中结肠血管，结肠就会有足够的长度到达盆腔（见图 25–17）。此外，只要不破坏边缘动脉，降结肠近端的血供就是足够的。要充分认识到边缘动脉对于无张力的低位吻合和良好的血供是非常重要的。最后一点，要确保末端肠管健康，这在操作正确的情况下应该是没有问题的。但是由于越来越多的直肠癌患者接受术前放疗，远端肠管不正常，这可能会导致不正常的愈合。

所有的低位吻合都应该检查吻合口的完整性，并进行测漏实验。如果确诊存在吻合口漏，可以进行修补缝合。大多数情况下，漏口不易发现，有时可以经肛进行修补。小的漏口不能修补，最好进行近端转流和引流。在多数情况下，小的漏口可以自行愈合，可以延期行造口术。

关于是否常规进行预防性近端转流一直存在争议。反对近端预防性造漏的学者断言转流自身不能阻止吻合口漏[27]。此外，在关漏时也会有相应的并发症发生。但是，支持者认为低位吻合有大约 10% 的漏的发生率[3, 28]，尽管转流不能防止吻合口漏发生，但行转流后漏相关的并发症显著降低了[23, 28, 29]。因此，对于术前进行放疗的患者，如果进行低位吻合，或者对吻

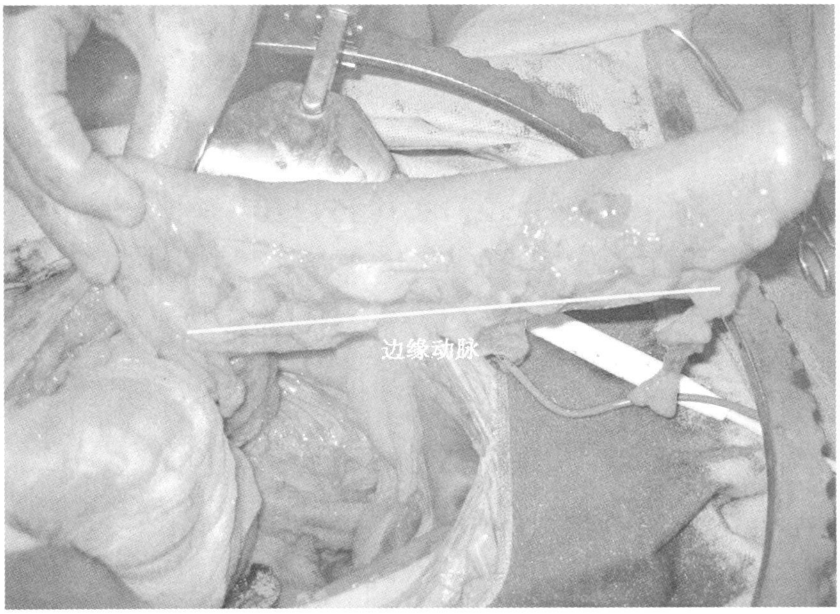

图 25-17　完全游离降结肠，易于到达低位盆腔。黄线显示边缘动脉的大概位置，要小心地保护边缘动脉，保证游离的结肠有足够的血供（见彩图）。

合口的完整性存在怀疑，或者在医学上不能容忍粪性腹膜炎的高发病率，都应该进行近端转流术[23, 28, 29]。

吻合口出血

- **后果**

  结直肠吻合口大出血的发生率大约是2%。幸运的是，许多出血是自限性的，是可以自行停止的[30]。极少数情况下才需要外科干预。

  1/2 级并发症

- **补救**

  如果低位吻合口出血，是非常容易发现的，因为血液会流经直肠。多数出血是自限性的而且可以自行停止[30]。因此，只要患者血流动力学稳定，支持治疗就可以。偶尔会持续出血，并且出血量比较大（图 25-18A）。如果出现这种情况，最好进行内镜检查[31]。低位吻合口的出血在内镜下容易被发现，并且易于发现出血部位，可以在内镜下行肾上腺局部注射或夹子止血（见图 25-18B）。如果这种方法不能成功止血，就需要外科手术治疗。对于上段直肠的吻合，只要观察吻合口即可。对于非常低位的吻合口，需要经肛进行缝合。吻合口重建非常困难，只有在没有其他解决方法时才使用。

- **预防**

  对于低位的盆腔吻合，没有好的方法可以预防吻合口出血。

吻合口狭窄

- **后果**

  吻合口狭窄会对肠道功能产生影响。临床影响取决于狭窄的严重程度。显然，对于非常严重的狭窄，排空是非常困难的，极少数时候是不太可能的。大多数的吻合口狭窄是比较轻的，可以通过轻柔的扩张和肠道调理而改善，如进食高纤维素饮食和大便软化剂。许多严重的狭窄需要内镜或外科手术来处理。

  1/2 级并发症

- **补救**

  只有有症状的狭窄才需要处理。一般而言，对于行结肠镜检查的患者，普通内镜不能通过。一旦出现症状，就应该考虑进行内镜下治疗。通过气囊扩张一般可以缓解吻合口狭窄。对于非常严重的狭窄，局部可以在气囊扩张前通过电凝或氩气刀预处理[32]。其他的选择包括自膨胀式结肠支架或经肛内镜狭窄切除。但是，这些处理的远期效果尚不明确[33]。对于狭窄严重或时间较长的狭窄，必须进行手术处理。手术方式包括切除吻合口和重建结直肠吻合口。这些手术对于中上段直肠狭窄一般而言比较保守，而且非常具有挑战性[34]。在重建吻合口后通常需要进行临时改道。对于狭窄而不能通过内镜方式进行处理的低位的吻合口，就需要进行永久性结肠造漏术来控制症状。

- **预防**

多数吻合口狭窄都伴随着临床吻合口漏。可能多数的吻合口狭窄是继发于亚临床的吻合口漏，尽管这一点很难得到证实。因此，预防吻合口狭窄类似于预防吻合口漏。适当的吻合技术，尤其要注意到吻合口的张力和血供是非常关键的。据报道使用吻合器比手工吻合更容易发生吻合口狭窄[35]。造漏与狭窄的发生率升高之间也存在一定的相关性[36]。但是，转流的益处可能会超过继发狭窄的风险。

阴道损伤和直肠阴道漏

- **后果**

阴道损伤和直肠阴道漏并不常见，但文献有过报道[37, 38]。有些漏是由于阴道直接损伤所致，有些漏是由于吻合口漏和继发的盆腔脓肿导致的[39]。症状的轻重主要由漏口大小决定。对于症状轻微的患者，观察病情和肠道自限性过程会导致自发性愈合。如果不能成功，手术处理就非常必要了。

2–4 级并发症

- **补救**

如果在手术过程中发生阴道损伤，可以用不可吸收缝线进行修补。这可能需要仔细检查直肠阴道隔来发现是否存在损伤。修复完成之后，建议在吻合口与阴道之间放置血供良好的网膜组织，有助于预防直肠阴道漏形成。对于这些情况，建议行近端肠道转流术。

一旦确认直肠阴道漏形成，明确漏口位置非常重要。高位的漏需要切除漏并进行结直肠吻合[39]。非常低位的漏可以用折叠的直肠黏膜[39]或球海绵体肌或股薄肌折叠后修补。这些操作是否成功与术前盆腔放疗的影响相关。近端转流对于减轻症状是非常重要的，在一些情况下可以导致自发愈合。

- **预防**

为了进行低位吻合，完全游离直肠阴道隔是非常必要的。使用盆腔唇状拉钩牵开阴道后壁。如果外科医生遇到麻烦的出血，通常是因为切除得太靠前方，可能损伤了阴道后壁，后者易于出血。游离阴道直到盆腔非常重要。这需要完全游离直肠和阴道，这样可以安全地将吻合器置于直肠周围。当施行端端吻合时，用盆腔拉钩将阴道壁提起，这样可以在直视下置入吻合器，要小心不要将阴道后壁夹入吻合器内（见图 25–7B）。建议在击发吻合器时再次触诊阴道，确信阴道壁没有被夹进吻合器内。

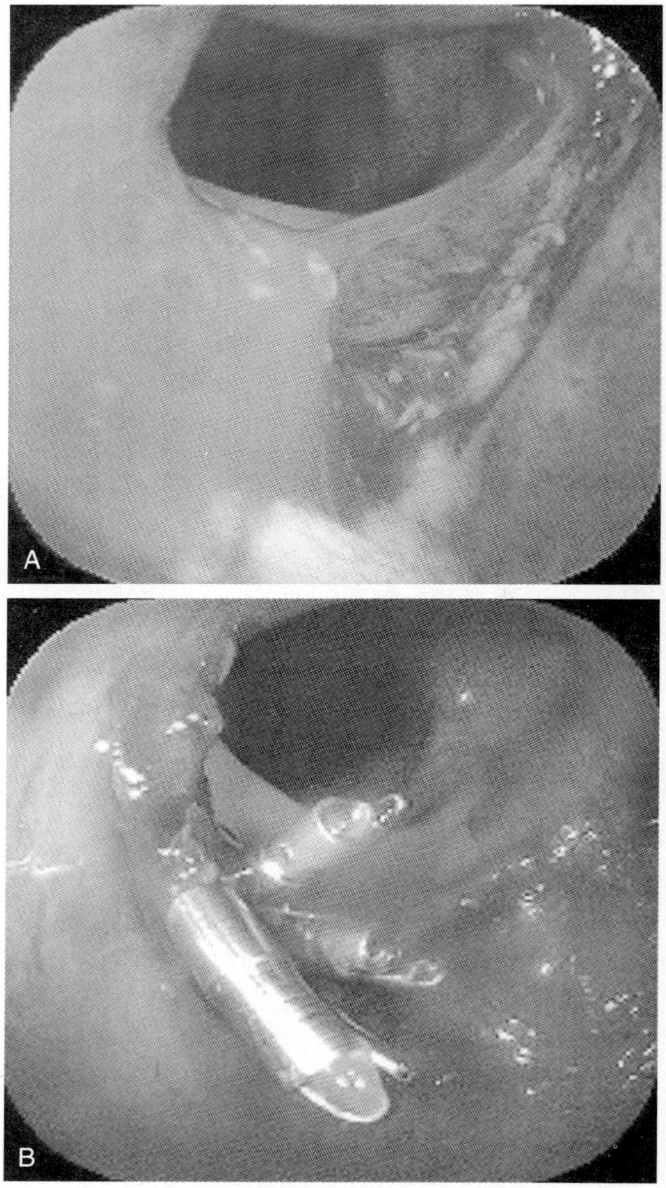

图 25–18 A，吻合口出血；B，使用内镜和内镜夹进行处理（见彩图）。

低位输尿管损伤

- **后果**

没有及时发现尿道损伤会导致尿漏和尿性囊肿。尽管不太常见，低位的尿道损伤通常发生在当尿道走行更接近三角区内侧时，在进行前侧和双侧的切除时更易于损伤，尤其是在肿瘤巨大或有严重的放疗后纤维化时发生。

2–4 级并发症

- 补救

在这个水平发生尿道损伤比较严重，通常要请泌尿外科会诊。当确认是术中发现损伤，需要充分游离近端的尿管，通过隧道式方法重新植入膀胱[40]。通过输尿管支架一期进行修复也是可行的，但是可能会导致狭窄，尤其是在放疗区域。如果是术后发现损伤，需要进行引流[41]，并且要考虑是否需要通过经皮肾造瘘进行临时尿路转流术[42]。有时尿道损伤可以通过尿道近端转流得到解决[42]。但是如果损伤持续，就需要进行手术修补包括使用腰大肌[40]或者 Boari 折叠法。其他的选择包括输尿管输尿管吻合术[43]或肾切除术。

- 预防

当直肠切除到达远端时，盆腔也越来越狭窄。输尿管在盆腔两侧走行，在进入膀胱三角之前开始向中线汇聚。如果直肠切除是沿着直肠固有筋膜进行，因为输尿管是走行在侧方和前方的，就可以避免发生尿道的损伤。如果尿道损伤是由于肿瘤过大或盆腔纤维化，切除时应该更加靠近盆腔两侧，术者应该在盆腔边缘识别清楚输尿管，从远侧全程进行解剖。必要时，应该全程解剖输尿管直到膀胱。输尿管游离后，如果确定需要切除输尿管远端以达到肿瘤清除的原则，就应该进行控制性切除和输尿管再植。术前放置输尿管导管可以便于识别输尿管和避免术中损伤，对于估计手术难度较大的患者应该放置输尿管导管。术中使用靛胭脂也可以帮助减少术中输尿管损伤的几率。

前切除综合征

- 后果

许多患者经历低位前切除术后都会发生肠功能不良。一般的主诉包括排便频繁、里急后重、便失禁和便秘[44]。通常这些症状被称为前切除综合征。不幸的是，这些症状使患者非常虚弱，可以通过改进技术手段挽救功能不良。吻合口位于低位盆腔时，功能会进一步恶化[45-47]。随着时间延长这些方面会有一些改善[48, 49]，许多患者的肠功能会发生短暂和显著的变化[50]。不足为奇，对于术前进行过盆腔化疗的患者，肠功能会进一步恶化[45, 51, 52]。

1 级并发症

- 补救

外科治疗不能缓解前切除综合征。对于有吻合口并发症的患者，症状可能会更加严重，即使这些患者手术非常成功，仍可能发生肠功能不良。因为随着时间延长可能发生症状改善，因此肠功能不良的患者应该鼓励进行至少 12 个月的保守治疗[48]。对症治疗包括止泻药、高纤维素食品、使用油脂性护肤品来保护会阴部的皮肤。要对患者多次进行心理支持和鼓励[53]。尽管很多患者肠道功能恢复不良，但患者自身满意度高于预期值[48, 51]。这表明对于一些患者，尽管不能恢复到理想的状态，但与永久造漏相比，更满意目前的状态。虽然如此，如果患者持续存在导致生活受限的症状，转而行结肠造漏较为合理。

- 预防

没有什么方法可以完全预防前切除术后综合征。但是，因为这些严重的症状，也有了一些可以替代的治疗方法。包括使用结肠 J 形 pouch 和结肠成形术。多数研究建议在第一年内改善肠功能，此后随着时间变化，这些替代技术和结直肠吻合术之后的肠功能恢复结果是相似的。但是，如果条件允许，首选结肠 J 形 pouch。对于低位吻合口的患者，术前评价直肠肛门的功能是非常必要的。术前直肠肛门功能不良的患者，低位吻合可能会导致肠道功能不良，应该进行结肠造漏。对于因为各种原因进入卫生间受限的患者也是应该进行结肠造漏。对于年老体弱的患者要非常小心，因为肠道功能不良会更加重这种体弱症状。坦白地讨论术后肠道功能不良有助于帮助患者做出正确的决定。

（张小丽 译）

参考文献

1. Heald RJ, Husband EM, Ryall RD. The mesorectum in rectal cancer surgery—the clue to pelvic recurrence? Br J Surg 1982;69:613–616.
2. Heald RJ, Ryall RD. Recurrence and survival after total mesorectal excision for rectal cancer. Lancet 1986;1:1479–1482.
3. Law WL, Chu KW. Anterior resection for rectal cancer with mesorectal excision: a prospective evaluation of 622 patients. Ann Surg 2004;240:260–268.
4. Quirke P, Durdey P, Dixon MF, et al. Local recurrence of rectal adenocarcinoma due to inadequate surgical resection. Histopathological study of lateral tumour spread and surgical excision. Lancet 1986;2:996–999.
5. Adam IJ, Mohamdee MO, Martin IG, et al. Role of circumferential margin involvement in the local recurrence of rectal cancer. Lancet 1994;344:707–711.

6. Sawyer R, Richmond MN, Hickey JD, et al. Peripheral nerve injuries associated with anaesthesia. Anaesthesia 2000;55:980–991.
7. Brasch RC, Bufo AJ, Kreienberg PF, et al. Femoral neuropathy secondary to the use of a self-retaining retractor. Report of three cases and review of the literature. Dis Colon Rectum 1995;38:1115–1118.
8. Armenakas NA, Pareek G, Fracchia JA. Iatrogenic bladder perforations: long-term follow-up of 65 patients. J Am Coll Surg 2004;198:78–82.
9. Mynster T, Christensen IJ, Moesgaard F, et al. Effects of the combination of blood transfusion and postoperative infectious complications on prognosis after surgery for colorectal cancer. Danish RANX05 Colorectal Cancer Study Group. Br J Surg 2000;87:1553–1562.
10. Beynon J, Davies PW, Biol M, et al. Perioperative blood transfusion increases the risk of recurrence in colorectal cancer. Dis Colon Rectum 1989;32:975–979.
11. Edna TH, Bjerkeset T. Perioperative blood transfusions reduce long-term survival following surgery for colorectal cancer. Dis Colon Rectum 1998;41:451–459.
12. Busch OR, Hop W, van Papendrecht MH, et al. Blood transfusions and prognosis in colorectal cancer. N Engl J Med 1993;328:1372–1376.
13. Donohue JH, Williams S, Cha S, et al. Perioperative blood transfusions do not affect disease recurrence of patients undergoing curative resection of colorectal carcinoma: a Mayo/North Central Cancer Treatment Group study. J Clin Oncol 1995;13:1671–1678.
14. Kawamura YJ, Umetani N, Sunami E, et al. Effect of high ligation on the long-term result of patients with operable colon cancer, particularly those with limited nodal involvement. Eur J Surg 2000;166:803–807.
15. Cassar K, Munro A. Iatrogenic splenic injury. J R Coll Surg Edinb 2002;47:731–741.
16. Khan FA, Fang DT, Nivatvongs S. Management of presacral bleeding during rectal resection. Surg Gynecol Obstet 1987;165:274–276.
17. Losanoff JE, Richman BW, Jones JW. Cyanoacrylate adhesive in management of severe presacral bleeding. Dis Colon Rectum 2002;45:1118–1119.
18. Nivatvongs S, Fang DT. The use of thumbtacks to stop massive presacral hemorrhage. Dis Colon Rectum 1986;29:589–590.
19. Oderich GS, Panneton JM, Hofer J, et al. Iatrogenic operative injuries of abdominal and pelvic veins: a potentially lethal complication. J Vasc Surg 2004;39:931–936.
20. Havenga K, Enker WE, McDermott K, et al. Male and female sexual and urinary function after total mesorectal excision with autonomic nerve preservation for carcinoma of the rectum. J Am Coll Surg 1996;182:495–502.
21. Heriot AG, Tekkis PP, Fazio VW, et al. Adjuvant radiotherapy is associated with increased sexual dysfunction in male patients undergoing resection for rectal cancer: a predictive model. Ann Surg 2005;242:502–510; discussion 510–511.
22. Pocard M, Zinzindohoue F, Haab F, et al. A prospective study of sexual and urinary function before and after total mesorectal excision with autonomic nerve preservation for rectal cancer. Surgery 2002;131:368–372.
23. Marusch F, Koch A, Schmidt V, et al. Value of a protective stoma in low anterior resections for rectal cancer. Dis Colon Rectum 2002;45:1164–1171.
24. Bell SW, Walker KG, Rickard M, et al. Anastomotic leakage after curative anterior resection results in a higher prevalence of local recurrence. Br J Surg 2003;90:1261–1266.
25. Chang SC, Lin JK, Yang SH, et al. Long-term outcome of anastomosis leakage after curative resection for mid and low rectal cancer. Hepatogastroenterology 2003;50:1898–1902.
26. Hedrick TL, Sawyer RG, Foley EF, et al. Anastomotic leak and the loop ileostomy: friend or foe? Dis Colon Rectum 2006;49:1167–1176.
27. Wong NY, Eu KW. A defunctioning ileostomy does not prevent clinical anastomotic leak after a low anterior resection: a prospective, comparative study. Dis Colon Rectum 2005;48:2076–2079.
28. Gastinger I, Marusch F, Steinert R, et al. Protective defunctioning stoma in low anterior resection for rectal carcinoma. Br J Surg 2005;92:1137–1142.
29. Leester B, Asztalos I, Polnyib C. Septic complications after low anterior rectal resection—is diverting stoma still justified? Acta Chir Iugosl 2002;49:67–71.
30. Cirocco WC, Golub RW. Endoscopic treatment of postoperative hemorrhage from a stapled colorectal anastomosis. Am Surg 1995;61:460–463.
31. Mayer G, Lingenfelser T, Ell C. The role of endoscopy in early postoperative haemorrhage. Best Pract Res Clin Gastroenterol 2004;18:799–807.
32. Suchan KL, Muldner A, Manegold BC. Endoscopic treatment of postoperative colorectal anastomotic strictures. Surg Endosc 2003;17:1110–1113.
33. Forshaw MJ, Maphosa G, Sankararajah D, et al. Endoscopic alternatives in managing anastomotic strictures of the colon and rectum. Tech Coloproctol 2006;10:21–27.
34. Schlegel RD, Dehni N, Parc R, et al. Results of reoperations in colorectal anastomotic strictures. Dis Colon Rectum 2001;44:1464–1468.
35. MacRae HM, McLeod RS. Handsewn vs. stapled anastomoses in colon and rectal surgery: a meta-analysis. Dis Colon Rectum 1998;41:180–189.
36. Lucha PA Jr, Fticsar JE, Francis MJ. The strictured anastomosis: successful treatment by corticosteroid injections—report of three cases and review of the literature. Dis Colon Rectum 2005;48:862–865.
37. Sugarbaker PH. Rectovaginal fistula following low circular stapled anastomosis in women with rectal cancer. J Surg Oncol 1996;61:155–158.
38. Rex JC Jr, Khubchandani IT. Rectovaginal fistula: complication of low anterior resection. Dis Colon Rectum 1992;35:354–356.
39. Fleshner PR, Schoetz DR Jr, Roberts PL, et al. Anastomotic-vaginal fistula after colorectal surgery. Dis Colon Rectum 1992;35:938–943.
40. Ahn M, Loughlin KR. Psoas hitch ureteral reimplantation in adults–analysis of a modified technique and timing of repair. Urology 2001;58:184–187.
41. Katz R, Meretyk S, Gimmon Z. Abdominal compartment syndrome due to delayed identification of a ureteral

perforation following abdomino-perineal resection for rectal carcinoma. Int J Urol 1997;4:615–617.
42. Lask D, Abarbanel J, Luttwak Z, et al. Changing trends in the management of iatrogenic ureteral injuries. J Urol 1995;154:1693–1695.
43. Paick JS, Hong SK, Park MS, et al. Management of postoperatively detected iatrogenic lower ureteral injury: should ureteroureterostomy really be abandoned? Urology 2006;67:237–241.
44. Rasmussen OO, Petersen IK, Christiansen J. Anorectal function following low anterior resection. Colorectal Dis 2003;5:258–261.
45. Bretagnol F, Troubat H, Laurent C, et al. Long-term functional results after sphincter-saving resection for rectal cancer. Gastroenterol Clin Biol 2004;28:155–159.
46. Nesbakken A, Nygaard K, Lunde OC. Mesorectal excision for rectal cancer: functional outcome after low anterior resection and colorectal anastomosis without a reservoir. Colorectal Dis 2002;4:172–176.
47. Lewis WG, Martin IG, Williamson MER, et al. Why do some patients experience poor functional results after

第 26 章

腹会阴切除术加结肠造瘘术

Charles M. Friel，MD

引言

腹会阴联合切除术（abdominal perineal resection，APR）是将直肠和肛管完全切除。不太可能进行一期肠吻合术的低位直肠腺癌是最主要的手术适应证。直肠癌进行 APR，阴性环切缘是非常重要的，因此切除范围需要广泛以保证肿瘤清除彻底。有时候，某些良性疾病也需要进行直肠和肛管的切除，这种情况就需要靠近直肠壁进行切除，可以减少并发症发生。本章要讨论的内容是，假定外科手术的指征是肿瘤，手术技巧则要强调适当的肿瘤学原则，这些原则也普遍适用于良性疾病。但是，有时在良性疾病患者中存在差异，这点将在下文中进行强调。

适应证

这是一部分需要进行 APR 和结肠造瘘术的适应证。这些步骤包括完整地切除结直肠和结肠造瘘。

最常见的手术适应证是：

- 非常低位的直肠癌

其他的适应证包括：

- 用其他方法不易切除的大息肉（如肠镜、经肛、透射电子显微术）
- 严重的盆腔或腹腔感染 / 炎症（放射性损伤、盆腔的炎性疾病、直肠穿孔、吻合口瘘、Crohn 病）
- 其他的恶性肿瘤（如卵巢癌、直肠后肿瘤、直肠肉瘤、泌尿道癌）

其他的结肠造瘘术的适应证包括：

- 会阴部感染需要排便改道（如 Fournier 坏疽、Crohn 病、严重的肛旁汗腺炎、放射性损伤）
- 排便失禁
- 远端的恶性或良性狭窄
- 外科急诊手术，一期吻合不安全

手术步骤

步骤 1　切开腹壁

步骤 2　切开会阴

- 切口
- 分离后壁和侧壁
- 切断直肠韧带
- 分离肛提肌
- 前切除
- 关闭会阴伤口

步骤 3　结肠造口术

手术操作

腹会阴联合切除

APR 包括两个独立的切除步骤。当由一名术者进行手术操作时，应该首先完成腹部的手术，然后医生重新站位，进行会阴部的手术。因为是两个完全不同的手术区域，一些外科医生提倡由两名术者同时进行手术，同步进行腹会阴联合手术[1]。这样的操作步骤可以缩短手术时间，在一些手术难度较大的手术中，两名术者可以互相帮助。

腹部手术

腹部的手术过程类似于非常低位的前切除术。尽可能低地进行腹部切除手术是有帮助的，最好可以抵达盆腔和骶骨的下方。一旦到达盆底，术者就要定位肿瘤的位置，确定不可以进行锥状切除，否则会导致切缘阳性。此外，腹部的操作与低位前切除术相同。因此，并发症和解剖都非常类似。关于腹部手术的相关并发症，读者可以参考第Ⅲ部分第25章“低位前切除术”的内容。

会阴部切除

一旦完成腹部手术，术者必须重新站位来完成会阴部的切除手术。围绕肛门做椭圆形切口，切口距离肛缘2～3cm（图26–1）。一旦在皮肤做了皮肤切口，使用自动拉钩可以使术野暴露良好（图26–2）。切口进一步延伸到坐骨直肠窝的两侧（图26–3）。在侧方和后方没有重要的结构，因此在这个区域的切除是安全的，而且可以使用电刀切除到深部组织。直肠下动脉从坐骨直肠窝经过，有时会导致少量的出血。通常这个动脉可以通过电凝止血，但有时也需要结扎止血。当进行后切除时，手术医生需要一直解剖到尾骨（图26–4）。因此，仔细触诊尾骨对于引导外科医生切除达到尾骨上方是非常重要的。一旦明确显露尾骨（图26–5），可以看到从尾骨中线位置上延伸出的纤维系带。这是一条肛尾韧带，需要离断。现在术者需要进入尾骨上方的腹膜腔。进行这个操作的时候助手最好将手置于直肠后方，操作者应该可以触摸到助手的手指。然后使用Mayo剪刀在尾骨上方于盆底筋膜上戳开一小孔（图26–6）。进一步将这个小孔扩大，以允许术者的手指进入到腹膜腔，勾起肛提肌，使用电刀切断肌肉（图26–7）。一旦这种切除完成75%，就可以握紧直肠上部，从会阴部切口处将其拉出（图26–8）。这有助于限定切除的前平面，但非常具有挑战性。在直肠后壁放置一只手，直肠与前列腺或阴道之间的间隙就形成了（图26–9）。对于男性患者，放置Foley导尿管有助于确定这个平面（图26–10）。对于女性患者，阴道指诊有助于确定这个平面。游离并

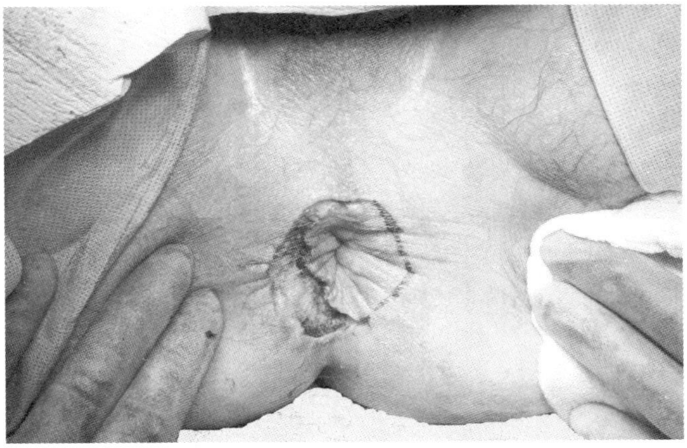

图26–1　直肠癌患者的会阴部。紫色线条显示对于恶性疾病的会阴部的切除范围（在肛门外括约肌之外）。

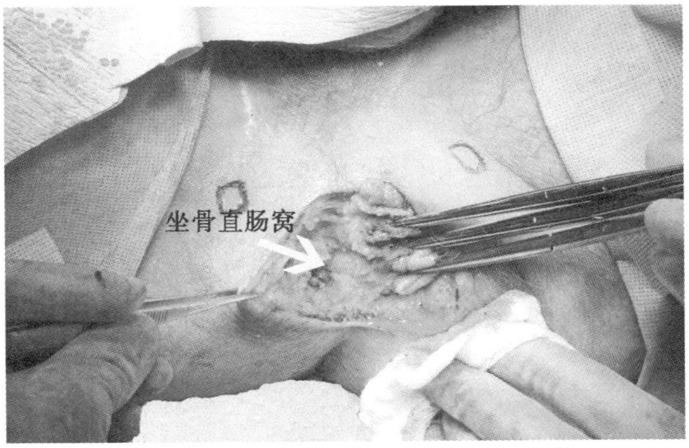

图26–2　移除直肠和肛管之后。镊子所指的是前列腺的后壁（见彩图）。

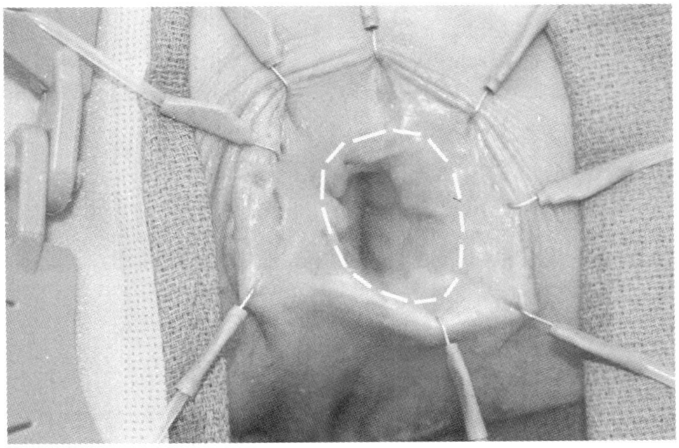

图26–3　Crohn病患者的会阴部。置入自动拉钩，黄色点状的线显示在括约肌间的切除，这种切除适用于良性疾病。

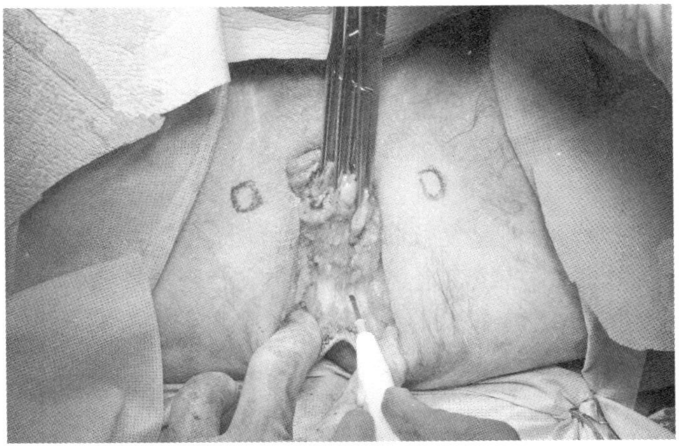

图26–4　腹会阴切除（APR），侧方切除（见彩图）。

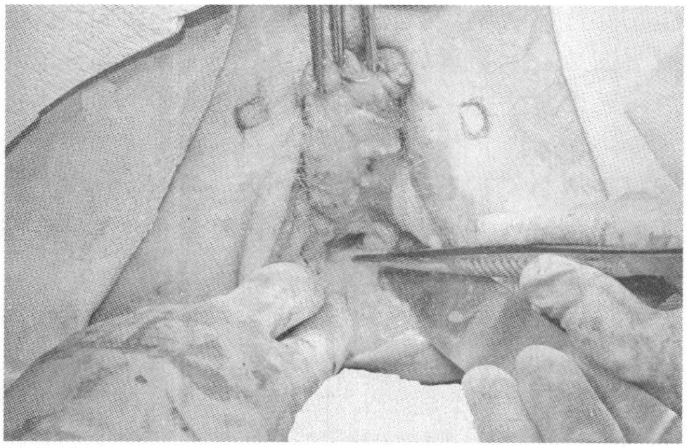

图 26–5 APR，后切除（见彩图）。

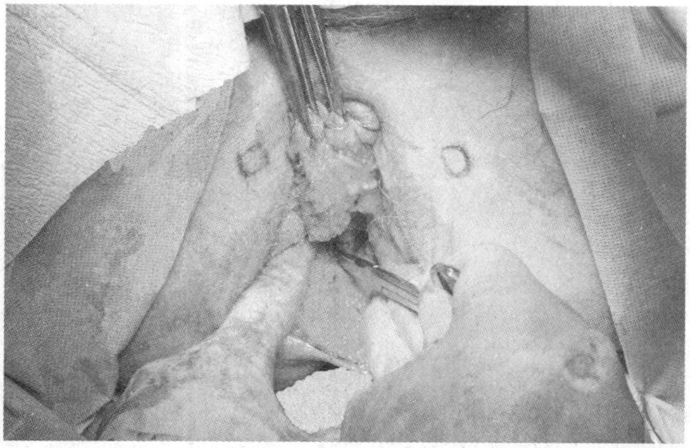

图 26–6 APR，后切除。镊子所指的是尾骨的位置，可以触及（见彩图）。

移除标本。然后闭合会阴伤口，使用可吸收线缝合，表皮下缝针缝合皮肤。

尿道损伤

- **后果**

会阴前部的切口是最容易出现问题的。对于男性患者，如果切口太靠近前部，就可能发生尿道损伤。通常，最直接的证据是 Foley 导尿管显露。可以进行修补。但是在修补之后，可能会发生尿道狭窄。如果尿漏持续存在，就会发展成会阴尿道瘘。如果肿瘤位于前缘，那么就应该施行盆腔廓清术（包括膀胱切除和回肠代膀胱）。

- **补救**

小的缺损可以通过可吸收线缝合修复。如果输尿管完全断裂，临床处理非常困难，需要进行输尿管端端吻合。如果试图进行修复，需要延长导尿管的留置时间。除非有影像学证据表明漏已经修补，否则不能拔除导尿管。不幸的是，通常对于局部进展的患者如果已经

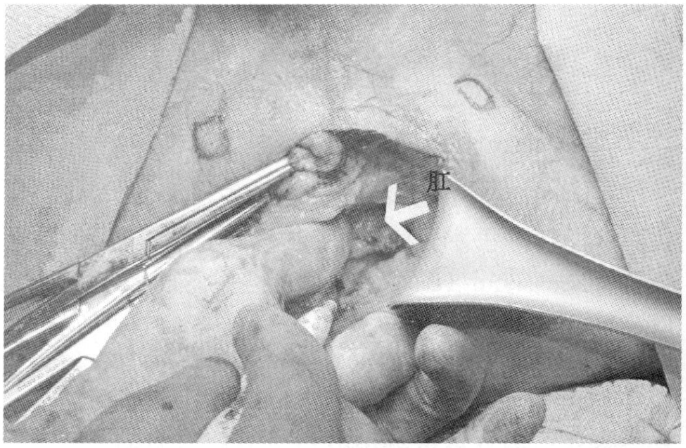

图 26–7 APR，后切除。术者可以用 Mayo 剪刀在尾骨上方进入到腹膜腔（见彩图）。

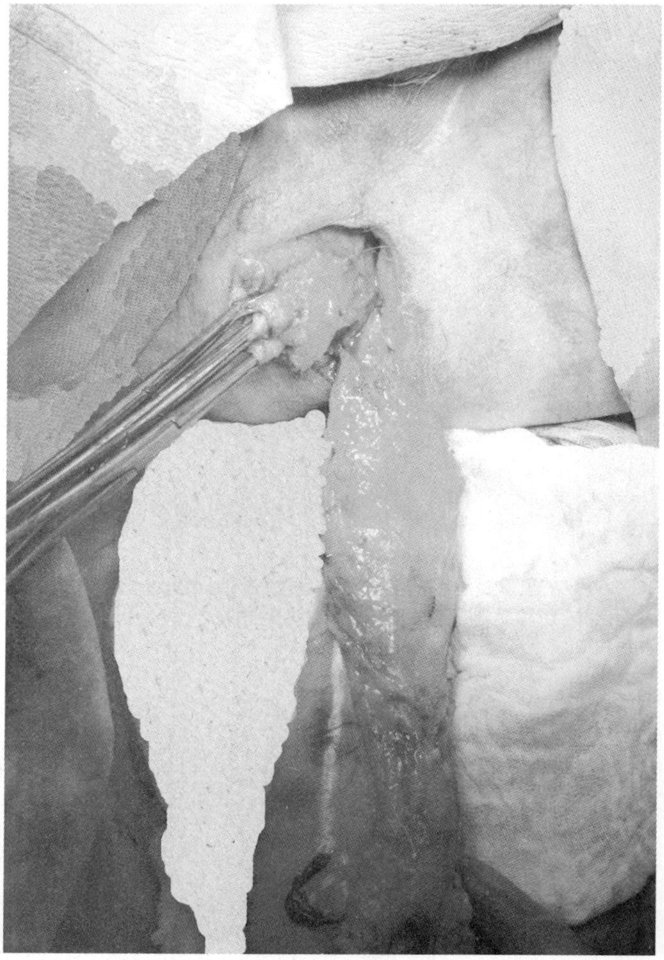

图 26–8 分离肛提肌肌肉（见彩图）。

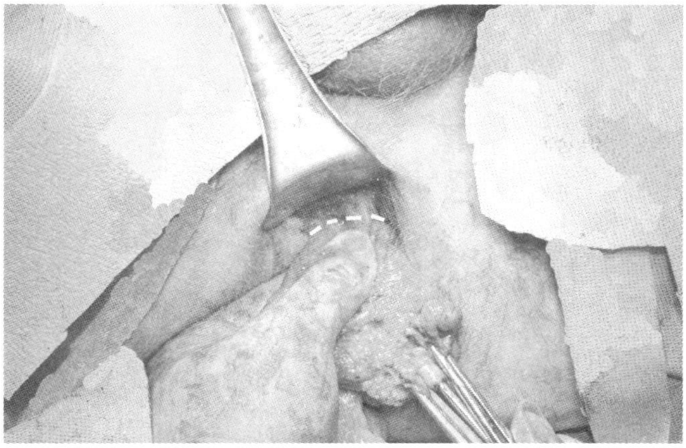

图 26-9 前切除。直肠从会阴部拉出（见彩图）。

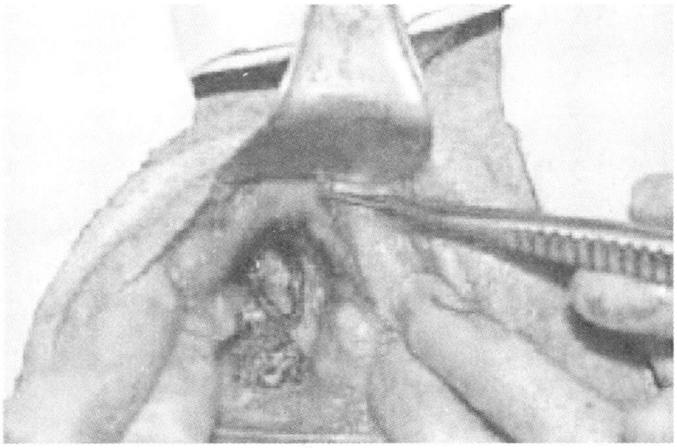

图 26-10 前切除线（见彩图）。

接受过新辅助放化疗，放疗区域的愈合将受到非常大的影响。因此推荐术中请泌尿外科会诊。

• **预防**

在施行前切除术时，仔细放置导尿管是非常重要的。放置导尿管将会引导外科医生寻找前列腺与直肠之间的外科平面。持续的出血提示术者切除得太靠前方，进入到前列腺内，增加了尿道损伤的可能性。在直肠与尿道之间，前列腺占据足够的空间可以避免尿道损伤。但是，有时候，肿瘤会侵入邻近的前列腺的外膜或前列腺的浅表部位，在这种情况下，切除就会进入到前列腺内，导致尿道损伤的几率增加[2]。在这种情况下，触诊就更加重要了。

如果为良性病变施行直肠切除术，那么括约肌间切除就更为合适[3]。进行这样的切除术，括约肌间的凹陷应该被识别，在内、外括约肌间进行环状切除（图26-2）。沿这个平面进行切除就会进入到腹膜腔内。这种切除，肛提肌不会受到损伤。这种切除距离直肠壁非常近，降低了尿道损伤的几率。

阴道损伤

• **后果**

对于女性，阴道紧贴直肠前壁，因此，在会阴部切除的过程中阴道易于损伤。由于移除直肠，长期并发症非常罕见。事实上，对于肿瘤位于直肠前壁的女性患者，应该考虑到为了尽可能充分地切除肿瘤，应该准备好进行后续的阴道修补术，这样有助于降低局部复发的可能。

1 级并发症

• **补救**

如果术中不经意损伤阴道，应该用可吸收线一期缝合。但是，由于移除直肠，即使这种修复失败，阴道后壁通常可以二期愈合而不会发展成阴道瘘。

• **预防**

仔细识别前平面对于阻止阴道损伤是非常重要的。持续的出血提醒外科医生可能发生阴道壁损伤，切除平面应该向后调整。如果是为良性病变进行直肠切除术，应该进行括约肌间的切除[3]，可以防止这种并发症的发生（详见“尿道损伤”部分）。

会阴部伤口裂开

• **后果**

会阴部切口裂开可以是小的皮肤裂开，也可以是伤口全层裂开。这种情况在术前进行过新辅助治疗的患者中非常多见[4, 5]。在较长时间前进行过盆腔放疗的患者需要进行外科手术时，这种情况就非常明显[6]，但是大多数伤口裂开的患者可以在几个月后完全愈合[4, 5]。

1/2 级并发症（如果治疗适当）；3 级并发症（如果需要肌皮瓣）

• **补救**

如果存在伤口感染，伤口引流是必需的。一旦感染得到控制，伤口可以进行填塞引流，二期愈合。使用负压吸引装置，可以加速伤口的愈合[7]。对于不能够闭合的非常大的伤口，可以通过肌皮瓣填塞来促进愈合[9]，可以选用股薄肌[6]或直肠肌[8]。

• **预防**

伤口裂开通常与伤口感染有关。因此，在行会阴部切口时应该限制粪便排泄。恰当地止血，以防血肿形成，对于预防感染非常重要。盆腔引流也有助于减少盆腔的液体积聚，后者可以导致液体漏出从而使伤口浸泡在其中，最终导致伤口裂开。

是否对术前进行过放疗的患者一期施行腹直肌或股薄肌皮瓣尚存在争议。提倡进行一期肌皮瓣的支持者注意到会阴部伤口处的手术后并发症相对较高[8]。他们认为伤口的问题可以通过非照射区域的组织重建得到减轻。不幸的是，即使进行一期的肌皮瓣缝合，伤口并发症还是会发生[10, 11]。因此，对于会阴部切口有长期并发症的患者，似乎保留有价值的肌肉来进行重建对于治疗是合理的。对于进行盆腔化疗时间较长的患者而言，不需要常规进行这样的治疗。对于这些患者，异常的会阴组织不太可能愈合，一期进行肌皮瓣是应该考虑的[6, 8]。这种治疗方案经常用于肛管癌复发、并且之前接受过放化疗的患者[10]，这些患者在一期缝合后伤口不愈合的几率非常高。

结肠造瘘术

一旦会阴部的切除完成后，就应该进行末端的结肠造瘘术。在先前标记的位置行环形的切口（图 26–11）。切口深度是从皮下脂肪直到腹直肌前鞘。在筋膜层行十字形切口，识别腹直肌（图 26–12）。然后分开腹直肌的肌纤维，显露后鞘。后鞘也行十字形切口（图 26–13），缺损扩大到大约两指宽（图 26–14），将结肠从腹壁拉出（图 26–15），使用可吸收线缝合固定（图 26–16）。

造瘘口坏死

- **后果**

如果造瘘口坏死比较表浅，仅会导致一些黏膜坏死而不会出现长期的并发症。如果坏死广泛，就会导致造瘘口远端的坏死，导致造瘘口狭窄或回缩。在更加严重的病例中，筋膜层以下的结肠坏死，导致腹腔内游离穿孔和粪瘘。

1/2 级并发症（如果表浅）；3 级并发症（如果深在）

- **补救**

在术后可以明确诊断造瘘口坏死。如果造瘘口仅仅是污秽，可能是有小的坏死灶，但是不需要进一步干预。如果黏膜很明确失去生机，那么就应该评估坏死的程度。通过使用窄的直肠镜或肛门镜就可以明确诊断。非常有必要检查造瘘口远端几厘米的地方。通常，在皮肤的下面可见到粉红色的黏膜。在这种情况下，可以进行保守治疗，要意识到将来可

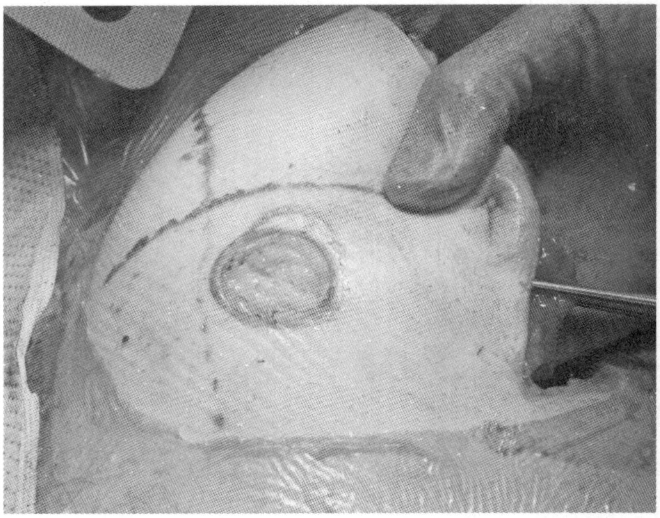

图 26–11 在术前标记的位置行环形切除，进行造瘘。

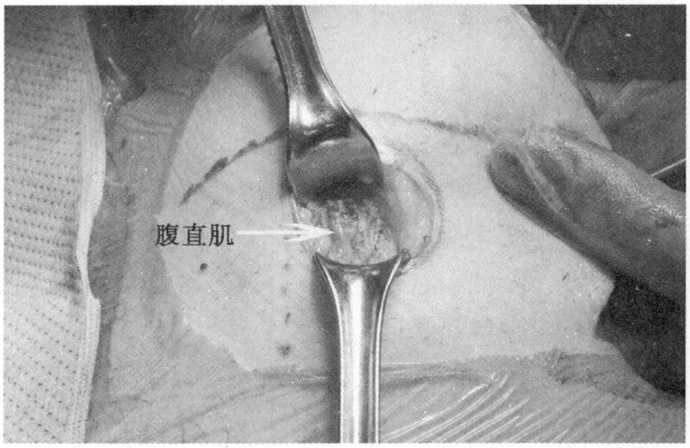

图 26–12 十字形切开腹直肌前鞘，显露腹直肌（见彩图）。

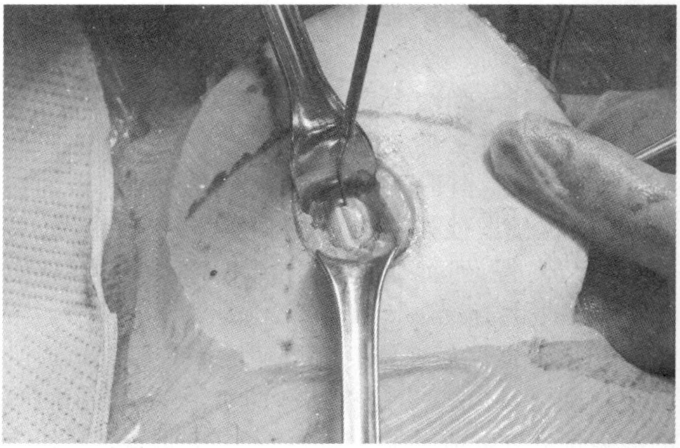

图 26–13 十字形切开腹直肌后鞘。

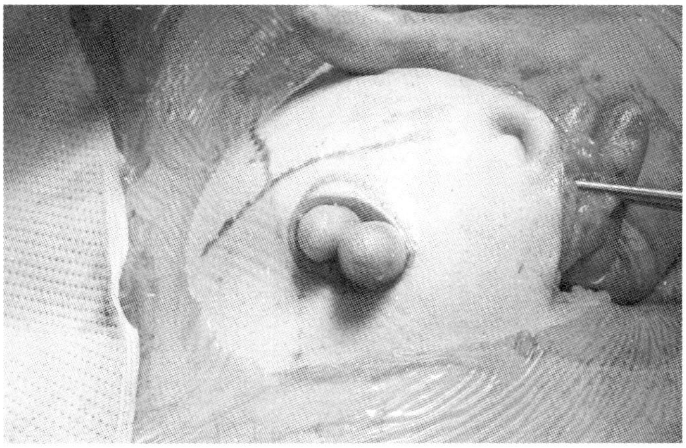

图 26–14　造口宽度大约是两个手指的宽度。

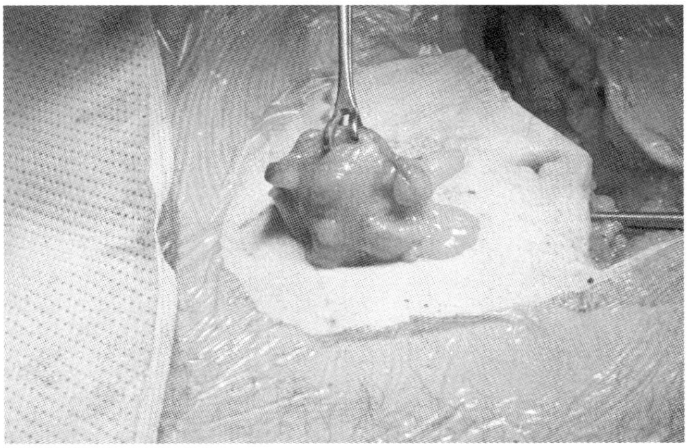

图 26–15　将远端结肠从造瘘口提出，没有张力(见彩图)。

能发生造瘘口狭窄。如果筋膜层水平以下的黏膜失去生机，必须马上重建造瘘口。对于需要永久造瘘的患者而言，如果重新造瘘不可避免，则要尽快进行。对于临时造瘘的患者，可以进行保守治疗，因为后续并发的造瘘口狭窄可以在关瘘缝合时解决。

- **预防**

末端结肠缺血可以导致造瘘口坏死。适当地游离降结肠有助于降低结肠吻合张力，减少并发症发生。此外，有必要结扎相应的系膜血管，减少不必要的张力。进行肠吻合时，要结扎结肠系膜，必须要保护边缘动脉，这样可以保证远端肠管的血供。最后，当外科医生将远端肠管从筋膜缺损处提出时，就会轻易地破坏远端结肠的血供，尤其在肥胖的患者中。因此，筋膜切开一定要充分，保证通过腹壁的肠管不受到挤压。大的缺损也会防止流出道梗阻，而后者是导致缺血和造瘘口坏死的另一个原因。

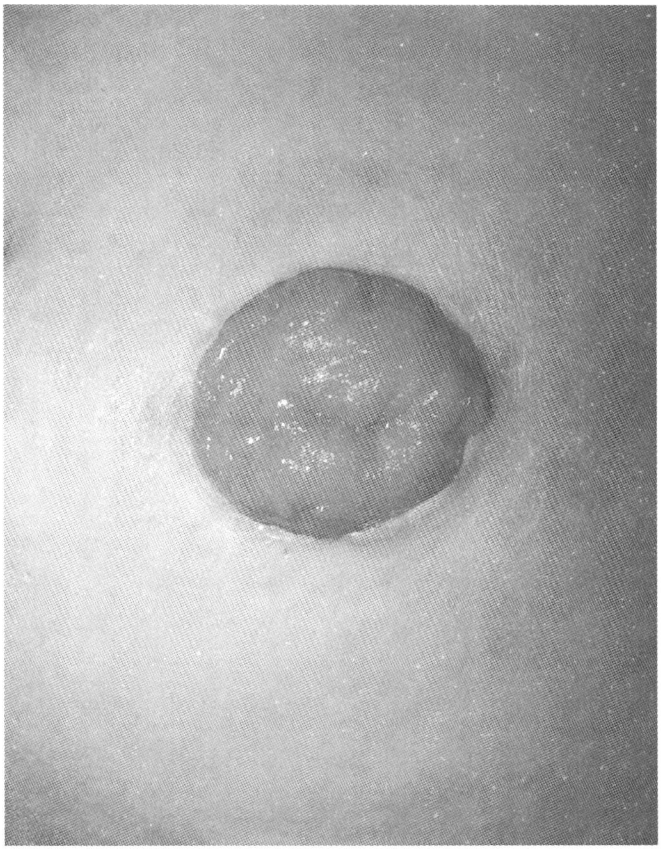

图 26–16　造瘘成形。

当外科医生完成造瘘后，就必须观察造瘘口的活力。当关腹时如果可以明确地看到黏膜缺血，明智之举是在离开手术室前重建造瘘口。尤其在永久造瘘的患者，进行这样的处理是非常重要的。

其他的并发症

造瘘口狭窄

造瘘口狭窄(图26–17)通常是造瘘口坏死的结果。一旦远端结肠黏膜完全坏死，造瘘口应该休息，周围的皮肤要缝合。令人惊讶的是，即使是非常严重的狭窄，大便也通常能够通过，一些患者能够顺利地在出口处放置造口袋。只要患者没有症状，结肠镜能够通过结肠，就没必要重建造瘘口。但是，如果患者有症状或无法进行结肠镜检查，就应该重建造瘘口。行环造瘘口周的切口，通过这个切口，可能会游离出潜在健康的结肠，可以将结肠上提几厘米重新造瘘。但是，如果无法做到这样，就要通过开腹或腹腔镜手术重建造瘘口。如果是临时造瘘，在治疗到一定时间后可以

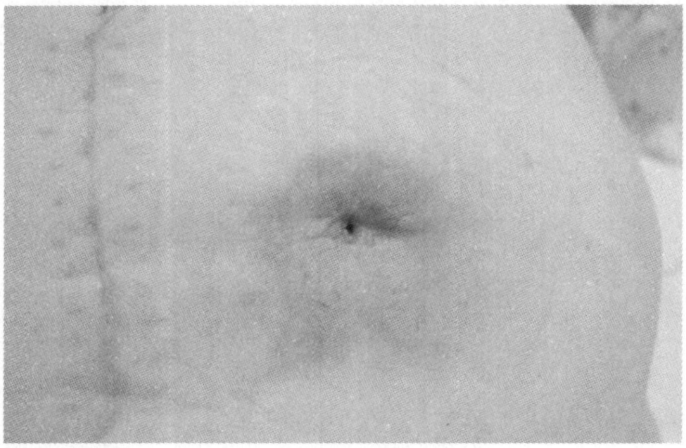

图 26-17 造瘘口狭窄。

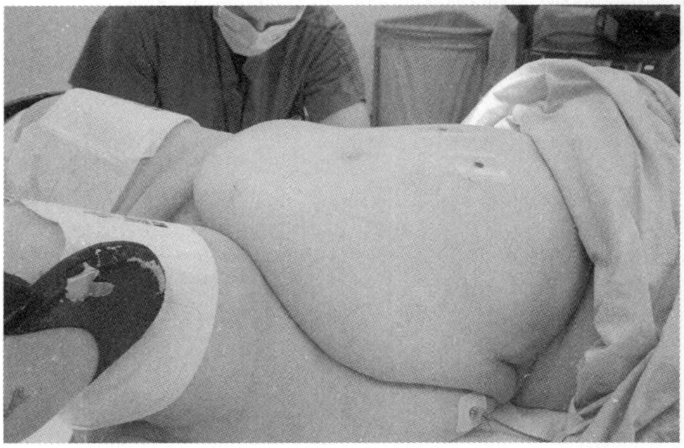

图 26-18 肥胖患者造瘘口的标记。在这种情况下标记的位置要非常高(紫色的线)。

进行造瘘口还纳。

造瘘口旁疝

很显然，结肠造瘘术必须切开筋膜，而且筋膜切开的大小要充分，必须保证通过腹壁的肠管不能受到挤压。此外，如果缺损过小，静脉回流障碍会导致造瘘口坏死和继发的造瘘口狭窄。但是，如果缺损过大，将会导致造口旁疝。不幸的是，这种疝非常常见[12]。由于复发率很高，对于无症状的疝是否要手术处理尚存在争议。如果必须进行外科处理，常用两种处理方法。外科医生可以选择将筋膜缺损紧缩或关闭，在原位保留结肠造瘘口或者重建造瘘口[13]。前者可以通过造瘘口边缘切口或经腹途径进行。通常也会将一块修剪好的补片植入到关键的缺损部位，但是这样做的手术复发率是非常高的。一般而言，造瘘口重建的术后复发率较低[13,14]。但是，不管是通过何种途径，复发还是非常常见的，因此对于无症状的疝是否需要处理仍然存在争议[13,14]。

粪漏

一个结构或者位置不佳的造瘘口将会导致非常多的问题。患者将很难固定造瘘袋，而且容易发生粪漏。这将会导致造瘘口周围皮肤受到腐蚀，并且因为气味的原因而使患者的社交受到影响。如果造瘘口固定在皮肤的皱褶处就会导致这种问题更加明显。因为这些原因，术前应该由经验丰富的结肠造瘘师标明造瘘的位置。对于肥胖(图 26-18)或腹部有多个疤痕的患者，造瘘口位置的选择就更加具有挑战性。同时，如果能够将造瘘口突出皮肤约 1cm，效果更好。应该尽量避免造瘘口周围皮肤发红，因为这样常会导致粪漏，导致造口袋固定困难。经验丰富的造瘘师对于术前标记造瘘口和术后协助处理造瘘口相关问题是非常关键的[15]。

(张小丽 译)

参考文献

1. de Canniere L, Rosiere A, Michel LA. Synchronous abdominoperineal resection without transfusion. Br J Surg 1993;80:1194–1195.
2. Ike H, Shimada H, Kamimukai N, et al. Extended abdominoperineal resection with partial prostatectomy for T3 rectal cancer. Hepatogastroenterology 2003;50:377–379.
3. Lubbers EJ. Healing of the perineal wound after proctectomy for nonmalignant conditions. Dis Colon Rectum 1982;25:351–357.
4. Bullard KM, Trudel JL, Baxter NN, et al. Primary perineal wound closure after preoperative radiotherapy and abdominoperineal resection has a high incidence of wound failure. Dis Colon Rectum 2005;48:438–443.
5. Chadwick MA, Vieten D, Pettitt E, et al. Short course preoperative radiotherapy is the single most important risk factor for perineal wound complications after abdominoperineal excision of the rectum. Colorectal Dis 2006;8:756–761.
6. Shibata D, Hyland W, Busse P, et al. Immediate reconstruction of the perineal wound with gracilis muscle flaps following abdominoperineal resection and intraoperative radiation therapy for recurrent carcinoma of the rectum. Ann Surg Oncol 1999;6:33–37.
7. Greer SE, Duthie E, Cartolano B, et al. Techniques for applying subatmospheric pressure dressing to wounds in difficult regions of anatomy. J Wound Ostomy Continence Nurs 1999;26:250–253.
8. Chessin DB, Hartley J, Cohen AM, et al. Rectus flap reconstruction decreases perineal wound complications after pelvic chemoradiation and surgery: a cohort study. Ann Surg Oncol 2005;12:104–110.

9. Anthony JP, Mathes SJ. The recalcitrant perineal wound after rectal extirpation. Applications of muscle flap closure. Arch Surg 1990;125:1371–1376; discussion 1376–1377.
10. Christian CK, Kwaan MR, Betensky RA, et al. Risk factors for perineal wound complications following abdominoperineal resection. Dis Colon Rectum 2005;48:43–48.
11. Kapoor V, Cole J, Frank I, et al. Does the use of a flap during abdominoperineal resection decrease pelvic wound morbidity? Am Surg 2005;71:117–122.
12. Arumugam PJ, Bevan L, Macdonald L, et al. A prospective audit of stomas—analysis of risk factors and complications and their management. Colorectal Dis 2003;5:49–52.
13. Rieger N, Moore J, Hewett P, et al. Parastomal hernia repair. Colorectal Dis 2004;6:203–205.
14. Rubin MS, Schoetz DJ Jr, Matthews JB. Parastomal hernia. Is stoma relocation superior to fascial repair? Arch Surg 1994;129:413–418; discussion 418–419.
15. Park JJ, Del Pino A, Orsay CP, et al. Stoma complications: the Cook County Hospital experience. Dis Colon Rectum 1999;42:1575–1580.

第 27 章

腹腔镜阑尾切除术

C. Joe Northup，MD

引言

腹腔镜阑尾切除术（laparoscopic appendectomy，LA）已经很快发展成为外科切除阑尾的标准手术。对于急腹症的患者，急性阑尾炎是最可能的诊断。尽管近年来影像学技术得到快速发展，阑尾炎仍然易与其他的炎症过程相混淆，在临床诊断方面仍具有挑战性。卵巢扭转或囊肿、憩室炎、炎性肠病及其他的疾病都会表现出与急性阑尾炎类似的症状[1]。

完整的病史采集和查体仍然是最有效的临床诊断方法。转移性右下腹痛伴随着白细胞水平增高是急性阑尾炎的典型表现。但是经常碰到的情况是腹痛的原因不明确，尤其是女性患者。当诊断不清楚的时候，CT 检查和超声对于明确诊断是有帮助的[2,3]。但是没有任何影像学检查可以替代对患者症状和查体的评估[4]。

LA 的手术指征与开腹阑尾切除手术（OA）是相同的，急性阑尾炎是进行阑尾切除术最多见的原因。慢性阑尾炎是一个具有争议的疾病诊断，多发生在儿科患者中。反复发作的右下腹疼痛，如果不发展成为严重的腹痛或局限性腹膜炎，多数就被认为是慢性阑尾炎。一些外科学家倡导对这类患者进行选择性的阑尾切除术，可以使许多患者减轻症状[5]。阑尾穿孔并发腹腔脓肿形成可以通过经皮穿刺引流进行治疗，一旦急性炎症得到控制，经过一定的时间间隔，就可以进行阑尾切除术。阑尾肿瘤是一种广泛多变的病理过程。在阑尾中存在病变就是阑尾切除术的手术指征，不同的诊断包括阑尾囊肿、腺癌和类癌。

LA 较传统的阑尾切除术有许多的优点。腹腔镜增加了腹腔内的视野，在急性阑尾炎诊断不确切的时候具有更多的优越性。LA 可以缩短住院时间，降低再住院率，降低并发症发生率[6]。在最近的文章中，LA 与 OA 相比并没有明显增加费用。在腹腔镜操作程序中，LA 减少了麻醉剂的使用量，较开腹手术而言患者能够较早地回到工作岗位[7]。

对于年老和病态肥胖或者阑尾穿孔的患者，LA 的并发症会相对增高[8]。而且，先前进行过腹部手术的患者进行腹腔镜手术的难度会加大。经腹膜的入路和气孔的位置都依赖于先前手术的情况。LA 的总的并发症发生率为 6% ~ 13%，死亡率是非常低的[9,10]。仔细地识别结构和仔细地进行解剖有助于避免术中和术后出现并发症。

适应证

- 急性阑尾炎
- 慢性阑尾炎
- 延期的阑尾切除术
- 肿瘤

手术步骤

步骤 1 摆放体位和放置套管针（trocar）
步骤 2 找寻阑尾或盲肠
步骤 3 切除阑尾或阑尾系膜
步骤 4 分离 肠系膜
步骤 5 切除阑尾
步骤 6 移除标本
步骤 7 撤除套管针 .

手术操作

套管置入

套管针置入损伤

关于套管针置入的一般性损伤，详见第 I 部分第 7 章“腹腔镜手术”。

膀胱损伤

• **后果**

经腹污染。这种损伤的早期诊断非常关键。副损伤的患者经常因为腹部不典型疼痛而就诊急诊科，有大量的引流液从伤口流出。同时血尿也非常常见。影像学检查对于这种并发症的诊断也是非常有用的，因为 CT 对于不分隔的腹腔液的诊断是非常典型的。CT 检查可以看到盆腔内有渗出液，膀胱的 CT 影像对于诊断这种损伤是非常准确的。这种并发症的延迟表现是少尿和急性肾衰竭。患者病情进一步发展可以成为腹膜炎甚至是败血症。

2/3 级并发症

• **补救**

膀胱损伤用双层缝合法一次修补，可以通过腹腔镜完成。如果在病变过程中存在损伤的可能，膀胱逆行充盈对于明确损伤是有帮助的。膀胱膨胀有益于损伤的修补。修补后为了充分的愈合，应该留置导尿管 10 ～ 14 天[11]。在拔除尿管之前，应该行膀胱 X 线片来证实修补是否满意。

• **预防**

套管针置入膀胱和腹腔内所有区域，都应该在直视下进行（图 27–1）。在一些患者中，膀胱充盈后可以高达脐部，因此在盆腔手术前应该放置导尿管。在 LA 术中器械损伤膀胱不太常见，但是从腹膜上锐性分离阑尾时应该防止损伤膀胱。

上腹部血管损伤

• **后果**

严重出血。在沿锁骨中线置入套管针以前，必须考虑到上腹部血管的位置。这些血管损伤后由于套管针挤压和气腹的存在没有发生出血而被忽视。通常在拔除套管针和释放气腹后才会出现明显的出血。这种出血导致的大量失血需要输液、再手术治疗，或者最终导致大的腹直肌鞘血肿。

2 级并发症

• **补救**

一旦发生出血，需要结扎止血。使用气孔关闭装置和可吸收缝线是控制出血的最有效的方法。需要 2 到 3 针缝线并进行紧密结扎。如果不能有效止血，需要将气孔位置切开在直视下缝扎止血。一旦出血得到控制，就应该降低腹压，进一步确认是否继续

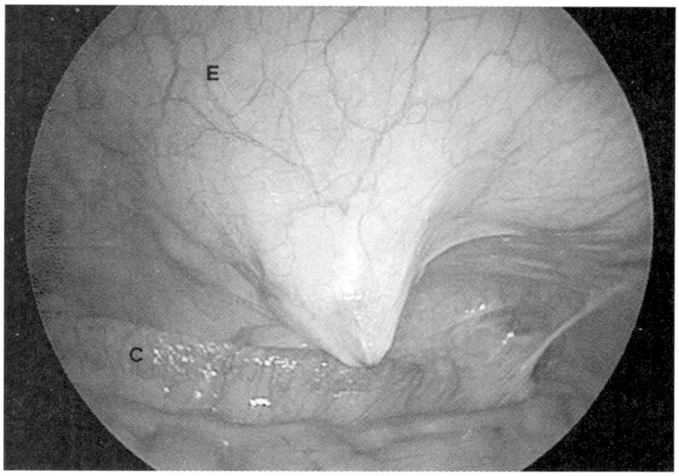

图 27–1　插入套管针。直视下在左下腹置入套管针，避免损伤乙状结肠（C）或其他组织结构。套管针应该旁开上腹部的血管（E）(见彩图)。

出血。

• **预防**

在放置套管针前应该识别临近的上腹部血管。同时，也应该估计腹直肌的边缘。套管针应该放置在左下腹腹直肌的外侧缘。

伤口感染

• **后果**

严重并发症。LA 术后伤口的感染率非常低。但是，皮肤的感染可以导致切口疝发生率增高和伤口延迟愈合。少数情况下，表浅的皮肤感染导致侵袭性的感染或坏死性筋膜炎。

1/2 级并发症

• **补救**

大多数浅表的皮肤感染可以通过简单的处置得到控制。每日更换敷料可能是唯一的处置方法。当伤口开放需要抗生素治疗相关性蜂窝织炎时应该进行伤口细菌培养。

• **预防**

大多数的研究表明术前使用抗生素可以降低切口感染率[12]。阑尾穿孔或合并严重感染时，伤口不一定一期缝合。阑尾穿孔后切口感染率可以增加到 15%[13]。如果腹腔探查后考虑切口感染率比较高，可以开放切口，皮下放置伤口引流。在标本移除的过程中也可能发生切口感染。提倡将切除的标本放置到标本袋内以降低切口接触感染（图 27–2）。

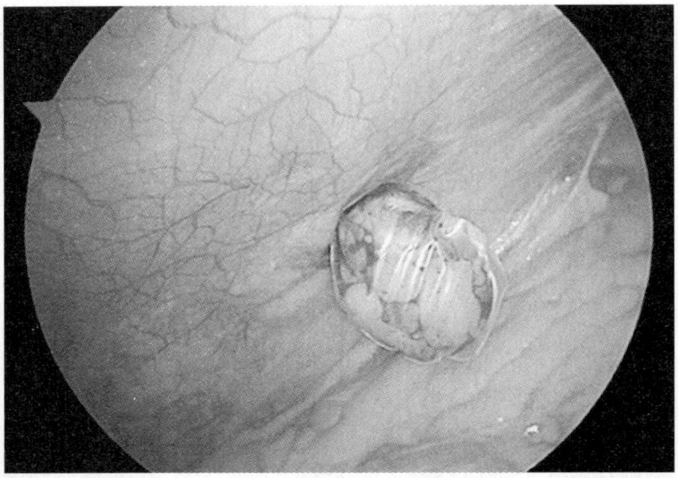

图 27–2 移除标本。阑尾被置入标本袋内从腹腔移除。这样可以避免阑尾直接从腹壁提出而感染腹壁组织（见彩图）。

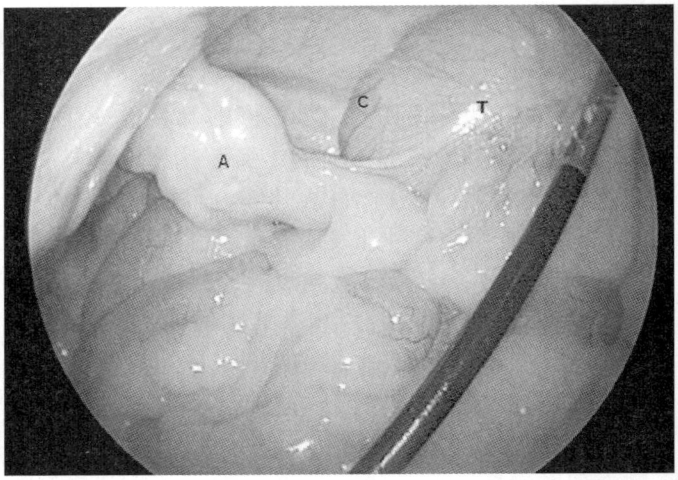

图 27–3 识别阑尾。发生感染时阑尾很难识别。识别上方的结肠带（T），顺着盲肠（C）就可以到达阑尾根部（A）（见彩图）。

阑尾切除和阑尾系膜

结肠损伤

- 后果

腹腔内感染可以发展为腹膜炎或脓肿。在游离阑尾时需要仔细操作，特别是存在阑尾周围炎症时（图 27–3 到 27–5）。在腹腔镜操作过程中，预期的小肠损伤率低于 1%[14]。延迟出现的结肠损伤可以产生严重的后果。患者结肠损伤的典型表现是腹痛和发热。如果损伤较小，患者仅形成脓肿，可以静脉输注抗生素和经皮腹腔引流治愈。患者可出现腹膜炎进而发展为败血症或其他严重的并发症。

3/4 级并发症

- 补救

几乎所有的肠切开术都需要一期缝合，即使没有进行肠道准备。对于损伤的判定需要有组织失活的证据，同时明确修补后是否会发生狭窄。同时，在移除阑尾之前要仔细检查盲肠和阑尾残端，寻找可能出现的肠道损伤，如果没有及时发现肠道损伤，将会带来灾难性的后果。如果外科医生在腹腔镜操作过程中发现可疑损伤但又不能确认时，应该毫不犹豫地中转开腹。如果操作者对于腹腔镜下的腹内缝合操作非常熟练，就可以很容易地进行腹腔镜下的缝合修复。否则，就应该采取右下腹或下腹部中线切口来开腹修复结肠损伤。采用两层法进行一期缝合，除非腹腔感染非常严重，一般不需要放置引流。

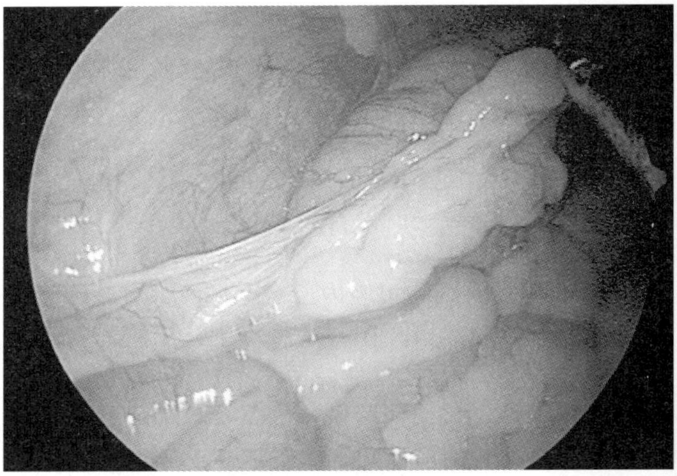

图 27–4 阑尾粘连。阑尾位于结肠后方，与后腹膜形成纤维性粘连（见彩图）。

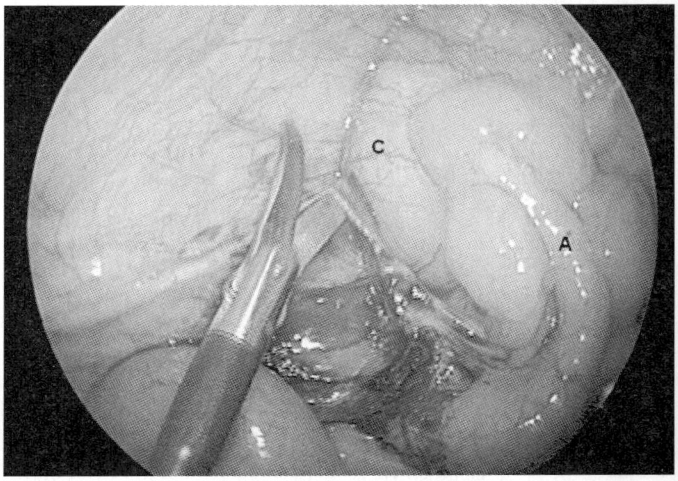

图 27–5 游离阑尾（A）和盲肠（C）。可以快速切除阑尾的粘连。避免使用温热热能法以降低结肠损伤的几率（见彩图）。

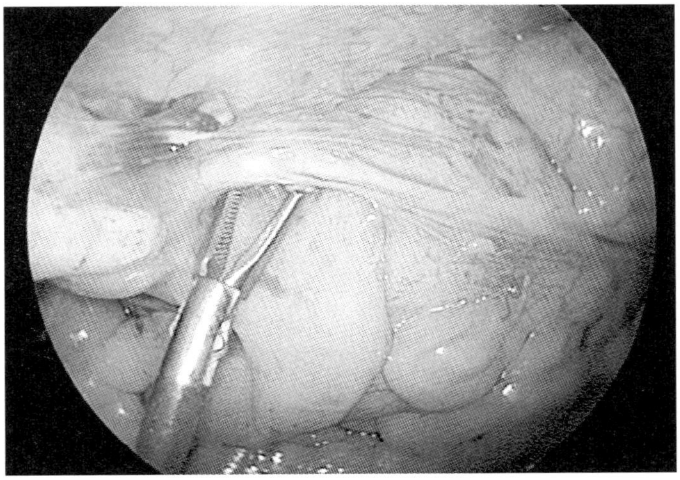

图 27–6　切除阑尾。在图中，在阑尾与系膜之间分离出一个空间。要明确阑尾与盲肠的关系，以避免损伤盲肠（见彩图）。

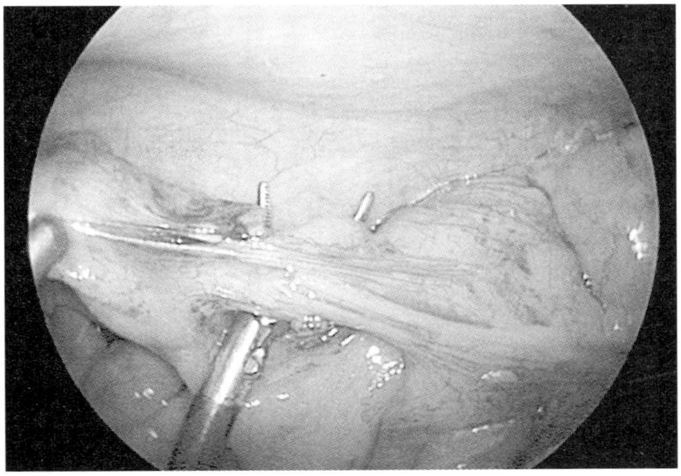

图 27–7　完成切除（见彩图）。

- **预防**

  在游离结肠和阑尾时操作者要精心操作。要明确阑尾与盲肠的关系，以便帮助识别进入到阑尾后方的角度。要在阑尾与系膜之间建立一个平面（图 27–6）。在建立这个平面时器械的顶部应该处于直视下（图 27–7）。同时，在解剖过程中尽可能少用烧灼处理以避免对小肠的直接损伤。

输尿管损伤

- **后果**

  腹腔感染。医源性的输尿管损伤是 LA 过程中不常见但却非常严重的并发症。这些损伤在手术过程中不易被发现，常在术后明确诊断。这种延迟损伤表现使得患者因为腹痛、白细胞增多和发热而急诊入院。CT 检查发现腹腔内游离液，伴随或不伴有肾盂积水。如果这种损伤导致输尿管梗阻，诊断延迟将会导致肾实质毁损。

  2/3 级并发症

- **补救**

  损伤的类型决定修复的方法。即刻发现损伤并能够立即进行一期修补可以获得良好的预后。单股缝合修补缺损或在断端完整时可以进行输尿管输尿管一期吻合术。近端 2/3 的损伤可以进行一期缝合修补，远端 1/3 损伤需要进行膀胱再植。在长度明显缺失的情况下，与对侧输尿管进行吻合是必要的。在损伤区域放置支架有助于降低术后狭窄的发生。

- **预防**

  在解剖阑尾和盲肠的过程中，有损伤输尿管的风险。盲肠后位阑尾或存在严重感染增加了损伤的风险。手术医生在游离盲肠的过程中应该意识到输尿管的位置（见图 27–5）。在无血管平面进行精心操作可以识别组织结构以免发生损伤。

分离肠系膜

肠系膜出血

- **后果**

  术后出血需要再手术或发展成为感染性血肿。阑尾系膜撕裂导致阑尾动脉或其分支出血。这在一开始就会表现为一个严重的问题，临床中 LA 术后显著的术后血肿发生率少于 1%[15]。尽管发生率较低，但是仍然需要注意严密止血。

  1–3 级并发症

- **补救**

  多数来自系膜的腹腔内出血可通过钝性血管钳钳夹止血。当在这个区域发生进行性出血时，首先应清理手术区域。局部进行冲洗有助于明确系膜出血的部位。如果系膜足够长，可以使用圈套器进行阑尾全系膜结扎止血。此外，可以通过电灼进行局部电凝止血。在电凝止血以前要识别末端回肠和盲肠。如果前面的操作步骤失败则可进行缝扎止血。

- **预防**

  没有研究表明分段处理阑尾系膜有相对的优势。阻止系膜出血的主要步骤是确认钉砧、圈套器和其他器械是否完全包绕阑尾系膜（图 27–8 和图 27–9）。当选择吻合装置缝合时，术者必须确认组织的厚度与吻合器是否匹配。为了防止出血和小肠损伤，需要检查评估系膜和阑尾的缝合线（图 27–10）。

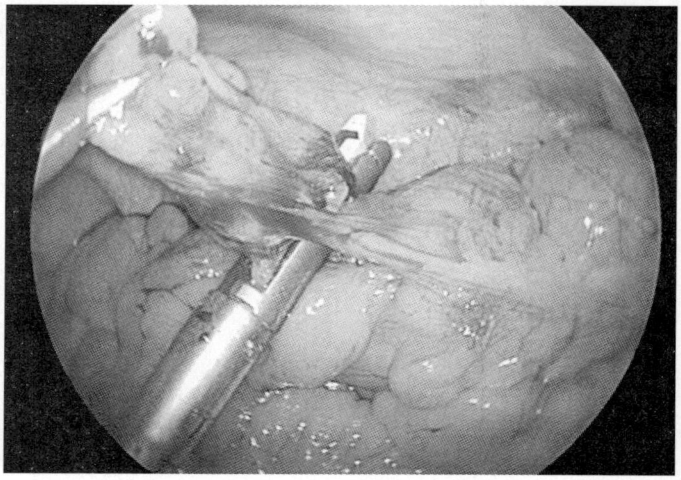

图 27–8　切断阑尾系膜。一把钳子已经将阑尾系膜全部结扎。钳子的头一定要超出系膜以保证钛夹可以将系膜完全结扎（见彩图）。

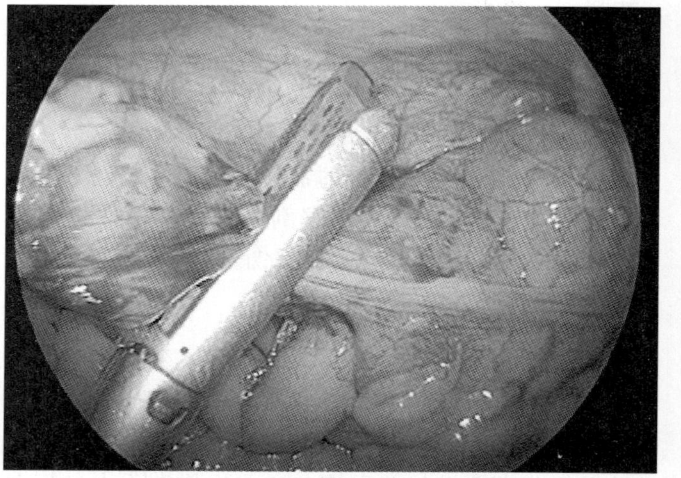

图 27–9　切断阑尾。将钳子置于阑尾，保证头端要超出阑尾，防止损伤盲肠（见彩图）。

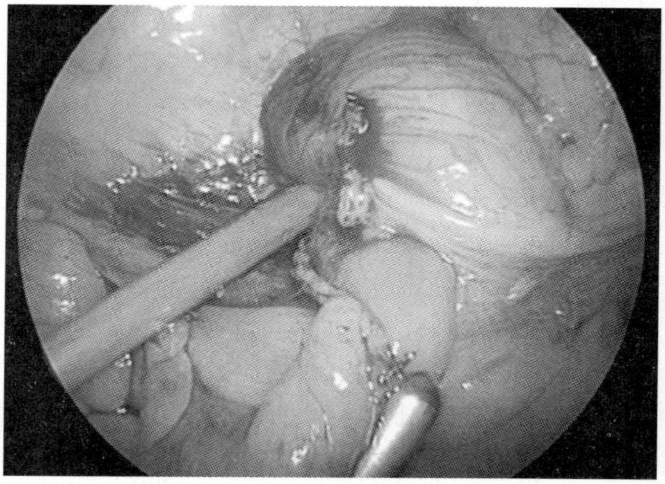

图 27–10　评估断端。要检查断端有无出血，有无周围组织的损伤（见彩图）。

切除阑尾

阑尾残端漏

- **后果**

阑尾根部撕裂或将阑尾从盲肠撕脱。在阑尾穿孔或存在严重感染时，阑尾质地变脆。诊断延迟导致阑尾根部穿孔，就没有足够的空间从根部安全结扎。这种并发症导致腹腔内感染，增加术后腹腔脓肿或伤口感染的并发症。

2 级并发症

- **补救**

复杂阑尾残端的修复方法因损伤的严重程度不同而有所不同。可以用一些技术来控制阑尾根部[16]。如果阑尾根部易于显露，可以通过腹腔镜的钛夹进行盲肠的局部切除，同时也切除了阑尾残端。也可以通过类似的方法切除阑尾肿瘤（图 27–11）。同时，必须识别末端回肠，这样就不至于因为不注意而发生损伤或小肠狭窄（图 27–12）。

- **预防**

通常，处理起来困难的阑尾残端是由于阑尾穿孔或严重的感染造成的。在游离阑尾的过程中，术者不能给阑尾太大的张力。组织质脆或穿孔的阑尾非常容易撕裂，导致残端没有足够的组织来结扎。

阑尾残株炎

- **后果**

脓肿或腹腔感染。阑尾残株炎是阑尾切除术后不常见的并发症[17]。处理这个并发症最大的问题在于其诊断方面的问题。阑尾切除术前转移性右下腹痛可以导致在查体方面发生混淆，通常导致治疗的耽搁和延迟。由于进行过切除手术，因此影像学诊断效果不佳。最常见的临床表现将会在阑尾炎的晚期出现，诊断的延迟将会导致脓肿形成或发生腹膜炎[18]。

2 级并发症

- **补救**

可以通过盲肠的部分切除术来治疗阑尾残株炎。但是，如果患者症状延迟出现，炎症和感染较重，需

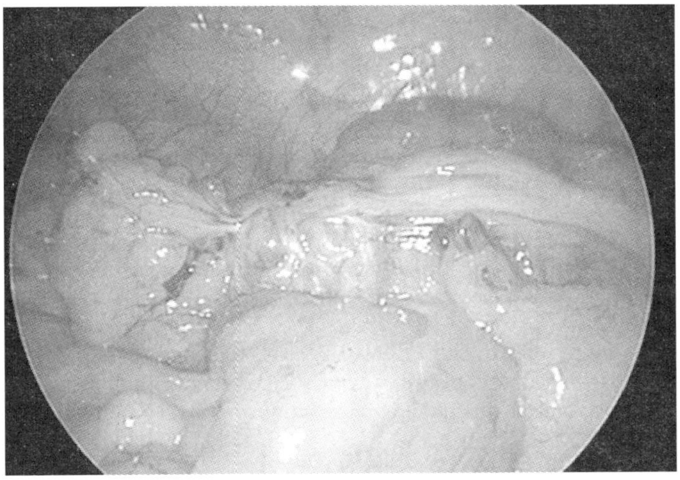

图 27–11 不易处理的阑尾残端。图中显示阑尾残端完全被类癌肿瘤包绕（见彩图）。

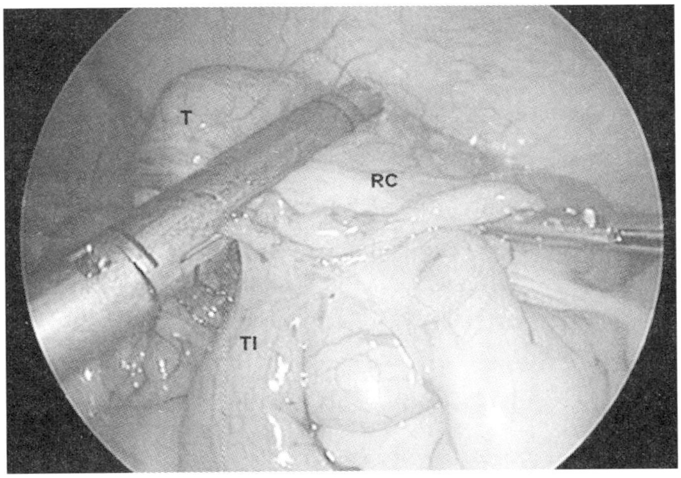

图 27–12 部分切除。腹腔镜下进行低位的切除（T）并且跨过盲肠末端。要仔细识别末端回肠（TI）汇入右半结肠（RC）处（见彩图）。

要行回盲部切除术。

- 预防

阑尾残株应该保留大约 1cm。如果保留长度大于 1cm 就会导致阑尾炎复发风险增高。

术后脓肿形成

- 后果

腹痛、发热和败血症。阑尾切除术后 8% ~ 25% 的患者会发生这些并发症，阑尾穿孔术后的患者发生几率更高[19]。这些患者急诊入院，表现为阑尾切除术后 3 ~ 7 天出现腹痛、发热和白细胞增高。如果不及时处理，脓肿将会发展成为瘘或全身败血症。

2 级并发症

- 补救

CT 或超声引导下引流和使用抗生素对于多数腹腔脓肿患者都是有效的。如果经皮穿刺引流失败，可以进行腹腔镜下的脓肿穿刺引流。在这种情况下，外科医生应该仔细评估盲肠和末端回肠的情况，否则可能会发生小肠的误损伤或残株瘘。对术后有慢性病程或高度怀疑的患者行 CT 扫描有助于腹腔脓肿的早期诊断和治疗。

- 预防

预防术后腹腔脓肿发生的最主要的方法是避免腹腔污染。对术前使用抗生素还是在穿孔患者中延长抗生素的使用时间会降低脓肿形成的发生率还存在争议。

（张小丽 译）

参考文献

1. Lally KP, Cox CS Jr, Andrassy RJ. The appendix. In Townsend CM Jr, Beauchamp RD, Evers BM, Mattu KL (eds): Sabiston Textbook of Surgery, 16th ed. Philadelphia: WB Saunders, 2001; p 920.
2. Zielke A, Hasse C, Sitter H, Rothmund M. Influence of ultrasound on clinical decision making in acute appendicitis: a prospective study. Eur J Surg 1998;164:201–209.
3. Raman SS, Lu DS, Kadell BM, et al. Accuracy of nonfocused helical CT for the diagnosis of acute appendicitis: a 5-year review. AJR Am J Roentgenol 2002;178:1319–1325.
4. Lee SL, Walsh AJ, Ho HS. Computed tomography and ultrasonography do not improve and may delay the diagnosis and treatment of acute appendicitis. Arch Surg 2001;136:556–562.
5. Onders RP, Mittendorf EA. Utility of laparoscopy in chronic abdominal pain. Surgery 2003;134:549–552.
6. Nguyen NT, Zainabadi KM, Mavandadi SA, et al. Trends in utilization and outcomes of laparoscopic versus open appendectomy. Am J Surg 2004;188:813–820.
7. Ortega AE, Hunter JG, Peters JH, et al. A prospective, randomized comparison of laparoscopic appendectomy with open appendectomy. Am J Surg 1995;189:208–212.
8. Carbonell AM, Burns JM, Lincourt AE, Harold KL. Outcomes of laparoscopic versus open appendectomy. Am Surg 2004;70:759–765.
9. Ball CG, Kortbeek JB, Kirkpatrick AW, Mitchell P. Laparoscopic appendectomy for complicated appendicitis: an evaluation of postoperative factors. Surg Endosc 2004; 18:969–973.

10. Schirmer BD, Schmieg RE Jr, Dix J, et al. Laparoscopic versus traditional appendectomy for suspected appendicitis. Am J Surg 1993;165:670–675.
11. Armenakas NA, Pareek G, Fracchia JA. Iatrogenic bladder perforations: long-term follow-up. J Am Coll Surg 2004; 198:78–82.
12. Busuttil RW, Davidson RK, Fine M, Topkins RK. Effect of prophylactic antibiotics in acute nonperforated appendicitis: a prospective, randomized, double-blind clinical study. Ann Surg 1981;194:502–509.
13. Lin HF, Wu JM, Tseng LM, et al. Laparoscopic versus open appendectomy for perforated appendicitis. J Gastrointest Surg 2006;10:906–910.
14. Thomson SR, Fraser M, Stupp C, Baker LW. Iatrogenic and accidental colon injuries—what to do? Dis Colon Rectum 1994;37:496–502.
15. Vo N, Hall FM. Severe post appendectomy bleeding. Am Surg 1983;49:560–562.
16. Poole GV. Management of the difficult appendiceal stump: how I do it. Am Surg 1993;59:624–625.
17. Liang MK, Lo HG, Marks JL. Stump appendicitis: a comprehensive review of the literature. Am Surg 2006;72: 162–166.
18. van den Broek WT, Bijnen AB, de Ruiter P, Gouma DJ. A normal appendix found during diagnostic laparoscopy should not be removed. Br J Surg 2001;88:251–254.
19. Piskun G, Kozik D, Rajpal S, et al. Comparison of laparoscopic, open, and converted appendectomy for perforated appendicitis. Surg Endosc 2001;15:660–662.

第 28 章

痔切除术

Eugene F. Foley，MD

引言

虽然痔病的各种非切除性治疗由来已久，痔切除手术在痔病的治疗中仍占有重要作用，并且可能是一般普通外科医生最常做的肛门直肠手术之一。痔切除手术几十年的历史提供了充分的证据表明这是一个安全的、并发症发生率低的、解除痔病症状效力高的治疗方法[1]。尽管疗效确切，痔切除手术仍有其特殊的并发症，外科医生开始进行这类手术前应当深入了解这些并发症及其预防措施。

此外，外科痔切除术后与手术相关的严重疼痛广为人知[2]。一种新的技术：吻合器痔切除术（或称脱垂或痔的手术操作）可以减少这一并发症。本章对传统的闭合式痔切除术（Ferguson 术）[3] 和吻合器痔切除术均做了介绍，重点分析各自的手术步骤以及有关技术性并发症的预防。

传统的痔切除术

适应证

- 痔的症状经保守治疗不易缓解
- 2 度以上内痔，不适于如套扎等门诊治疗
- 有大量外痔成分的症状性痔

手术步骤

步骤 1 体位 / 麻醉
步骤 2 直肠镜检和手术规划
步骤 3 痔部结扎
步骤 4 切除痔丛复合体
步骤 5 再次结扎痔蒂部并闭合创面
步骤 6 检查其他象限
步骤 7 局部麻醉（镇痛）

手术操作

麻醉相关问题

尿潴留

尿潴留常在手术中或手术后由切口疼痛、肌痉挛导致膀胱过度充盈引起，是包括痔切除术在内的肛肠手术最常见的并发症之一。大宗的研究报道其发生率常高达 25% ～ 35%[4]。

- **后果**

  尿潴留可大幅提高肛肠手术后并发症的发生率，包括推迟这种日间手术患者的出院或要在当天晚些时候紧急重新评价患者。导尿操作还可能增加尿路感染的可能性。

  1/2 级并发症

- **补救**

  痔切除术后尿潴留可采用 Foley 导尿管做临时（通常在术后 48 小时内）导尿治疗，通常不需要做泌尿系统的正式评估，除非患者术前就有严重的排尿困难，否则极少需要泌尿专科处理。保守的措施（包括排尿时热敷），可能避免导尿的需要。

- **预防**

  避免急性尿潴留的措施包括使用肝素固定[1]，而不是连续静脉输液及术前排尿，已有研究显示这些措施能减少痔切除术后尿潴留的发生率[5-7]。充分的局部麻醉（布比卡因［麻卡因］）也可通过减少术后早期肌痉挛而减少手术后尿潴留的发生。

肛门镜检查和手术方案设计

痔切除不足

在切除之前，需要做细致的肛门镜检查，并据此设计手术方案。通常情况下会切除两到三个痔核。多数情况下，即使是最典型的环状痔也可以分成常见的左外侧、右后及右前三组痔核来切除。

- **后果**

手术开始时的计划不周，要么会导致切除不足——症状持续，要么会导致过度切除——肛门狭窄。

1/2 级并发症

- **补救**

初始切除不足可以在手术结束前做补充切除。肛门狭窄及其治疗在后文讨论。

- **预防**

切除前仔细规划是恰当的痔切除手术的必要步骤。

痔根部结扎

出血

- **后果**

未能充分结扎痔的根部可能导致严重的术后出血，这可能需要再次手术。虽然此并发症发生率应低于 1%[8]，但它是痔切除术最严重的并发症之一。

2/3 级并发症

- **补救**

痔根部出血如能在初次手术时发现，可以通过简单的再结扎进行处理。在完成切除与缝合切口前在痔根部缝合处保留较长的线头有助于识别与再次缝合痔根部。完成全部切除并封闭切口后，必须仔细检查所有的痔核根部以避免持续性出血。术后早期的大出血，需要手术探查和结扎。

- **预防**

在直肠壶腹内确切结扎痔根部，缝合应包括黏膜和黏膜下层，结扎应包含整个痔丛。这样做将最大限度地减少术后出血的发生（图 28–1）。

肛门狭窄

痔根部的缝合位置过低，在狭窄的肛管，而不是相对宽敞的远端直肠内，可能会使术后肛门狭窄的可能性增加（图 28–2）。其后果和处理将在后面的章节讨论。

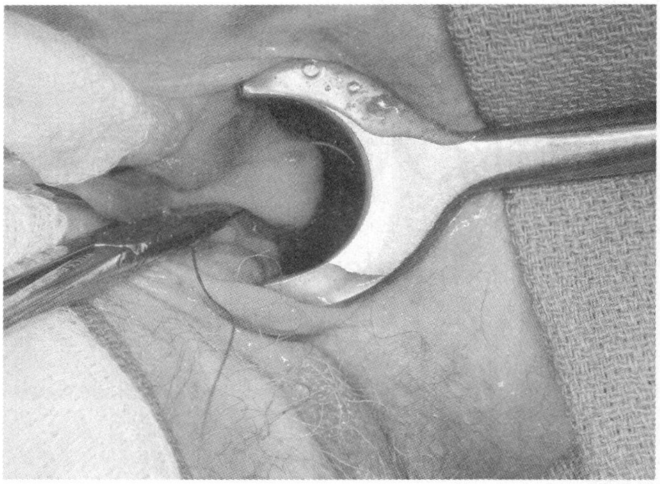

图 28–1 结扎痔根部，包括黏膜、黏膜下和痔血管丛（见彩图）。

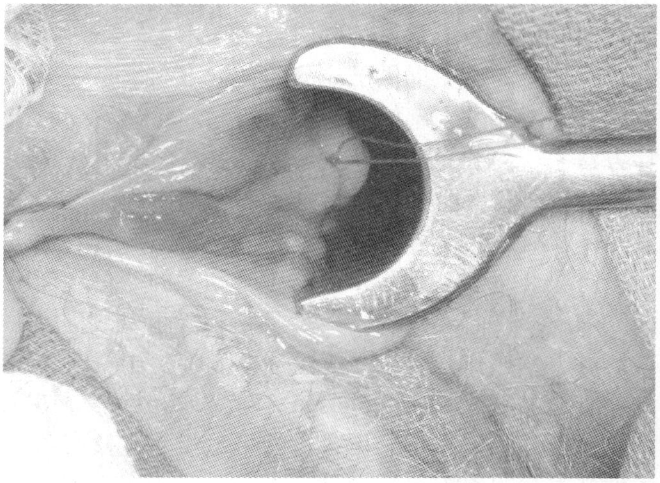

图 28–2 痔根部在齿状线上方的直肠壶腹内缝合（见彩图）。

切除痔核

括约肌损伤

（如上所述）在直肠内结扎后，应从外侧的肛周皮肤开始锐性切除痔核及其上覆盖的上皮。切除应沿痔血管丛与其深面的括约肌间进行，这一间隙很容易识别（图 28–3）。

- **后果**

对括约肌复合体辨认得不准确会导致括约肌损伤和功能削弱，这种并发症的发生率非常低，少于 0.5%[9]。

2/3 级并发症

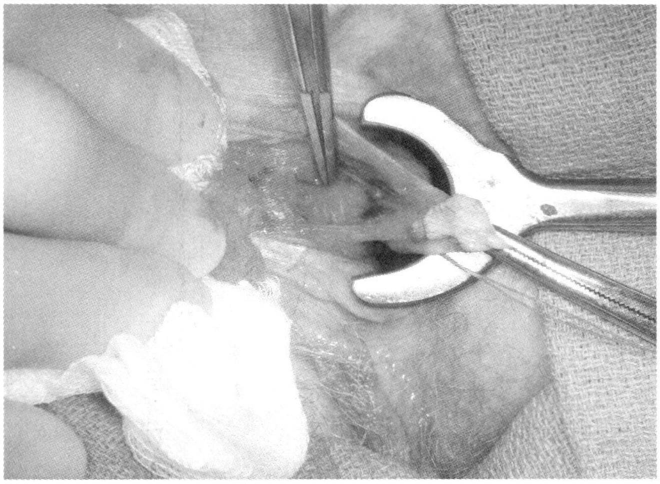

图 28–3 痔血管丛深方的括约肌复合体（见彩图）。

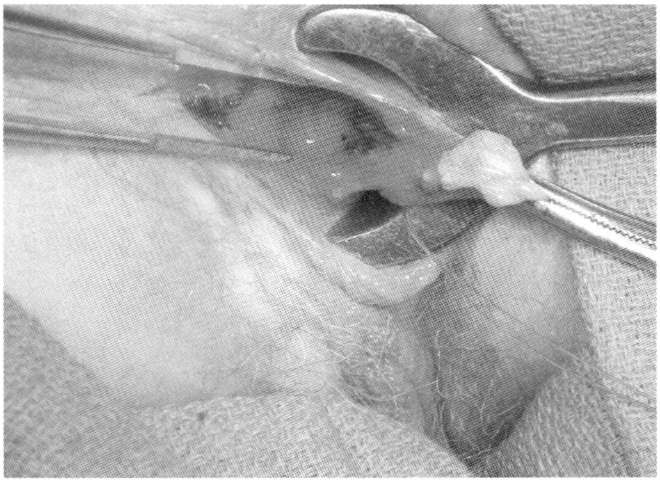

图 28–4 在狭窄的（肛管）上皮处切除，很可能导致术后肛门狭窄（见彩图）。

- **补救**

虽然较少应用，在痔切除手术后二期用括约肌成形术来修补括约肌损伤还是可行的[9]。

- **预防**

在痔切除术时仔细辨认和保护位于痔深层的括约肌能有效地避免显著的括约肌损伤。

肛门狭窄

肛门狭窄仍然是痔手术最严重的并发症之一。计划不周或若干步骤操作不良（包括显露不良、麻醉不足、根部结扎过低以及切除过多），都可能导致这种并发症的发生。

- **后果**

手术时切除过多的肛管上皮是痔切除术导致肛门狭窄最常见的因素。在痔切除手术中，这一严重的并发症的发生率为 2% ～ 4%[10]。这很可能引起胃肠道远端梗阻症状，进而引发其他更严重的问题，最严重的情况可能需要手术（来解除狭窄）。

2/3 级并发症

- **补救**

痔切除术后肛门狭窄并有持久性症状是肛门成形术的手术指征，通常需要临近部位转移皮瓣来重建和再上皮化切除的肛管黏膜。通常需在二期手术时完成[11, 12]。

如在初次手术时就认识到这一并发症，可以通过改做 Whitehead 术式进行一期修复。正确的操作要领包括游离肛周环状皮瓣，以达到齿状线远端肛管的再上皮化。

- **预防**

肛门狭窄的预防有赖于切除术中保留足够的肛管皮肤。全麻或椎管内麻醉对于获得良好术野至关重要，俯卧体位也有利于暴露。上皮切除的范围要小，可以保留一窄条（闭合时不会发生狭窄）的切口（图 28–4）。在处理较大痔或做嵌顿痔急诊切除术时尤其应该如此。较大痔的切除可以通过游离两侧黏膜瓣实现，同时要保留黏膜（来覆盖创面）。另外还应该注意保留切除线之间的肛管黏膜。如果手术从始至终都能够在肛管内放置 Hill–Ferguson 肛门拉钩，通常就不会发生肛管狭窄（图 28–5）。

痔切除不足

- **后果**

直肠静脉丛切除不足将导致痔的症状持续，包括脱垂、出血及肛周皮赘，恰当的痔切除术应当能够使 90% 患者的痔症状得到缓解[13]。

1/2 级并发症

- **补救**

痔切除术后症状持续可能需要再手术治疗，这种情况的发生率应当小于 5% ～ 10%[13]。

- **预防**

恰当的痔切除术有赖于手术开始时的评估。从肛门外围皮肤开始切除全部外痔部分可以预防肛周皮赘残留并减少肛周皮肤“狗耳”畸形的发生率（图 28–6）。

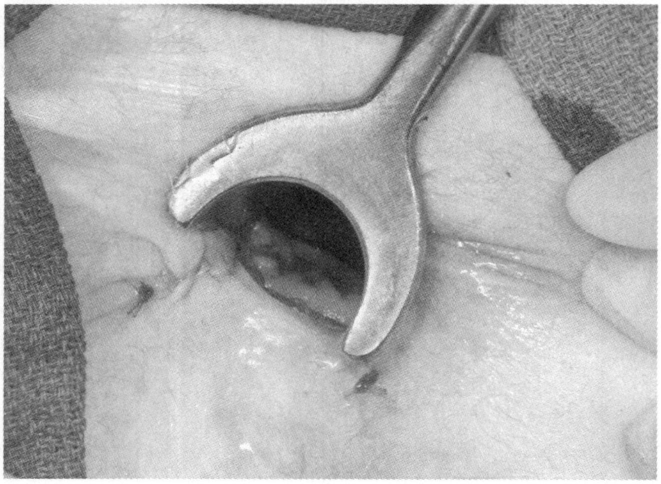

图 28-5 手术完成时肛管内的一个大 Hill-Ferguson 肛门拉钩，提示保留了足够的肛管皮肤。

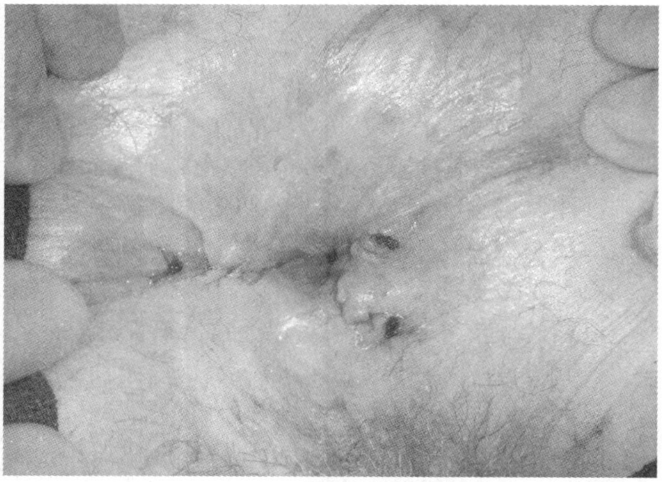

图 28-6 完整的痔切除术，切口延伸到肛门外的肛旁皮肤，切除全部皮赘，切口的外端没有“狗耳朵”畸形。

痔根部再结扎和切口的闭合

术后出血

如前所述，痔蒂部再次结扎是减少手术后出血的重要步骤。

Whitehead 畸形

- 后果

关闭切口时，需要注意保持切口边缘对齐，以重建齿状线、直肠黏膜、肛门黏膜和肛周皮肤（的正常解剖结构）。否则可能导致 whitehead 畸形——这些层次的错位，如将直肠黏膜与肛周皮肤缝合在一起会导致黏膜外翻，产生慢性的肛门漏液[14]。

1/2 级并发症

- 补救

Whitehead 畸形形成并有症状需再次做肛管成形手术，重建齿状线，把全部黏膜内翻[14]。

- 预防

确切地再次结扎痔根部和重建黏膜线（齿状线 – 译者注）能有效地减少这类并发症的发生率。

吻合器痔切除术（脱垂和痔的手术操作，procedure for prolapse and hemorrhoids，PPH）

适应证

- 症状性痔保守治疗无效，且以内痔为主要成分。

手术步骤

步骤 1 麻醉和体位
步骤 2 放置手术用直肠镜和镜栓
步骤 3 荷包缝合
步骤 4 置入吻合器和收紧荷包
步骤 5 闭合并击发吻合器
步骤 6 取出吻合器，检查吻合口和切除组织

手术操作

麻醉和体位

基于与传统手术相同的原因，吻合器痔切除术非常强调采用俯卧位、全身麻醉或椎管内麻醉和精确的输液控制。

放置直肠镜及镜栓、荷包缝合

只有将吻合器痔切除术专用的直肠镜和镜栓在直肠远端放置到位，才可以将荷包缝合到足够高的地方。用 2–0 聚丙烯合成缝线做荷包缝合，高度应在直肠壶腹，深度以足够牵引黏膜和黏膜下层为宜。需要注意进出针之间的缝隙尽量小，并且荷包平面距齿状线的距离一致（图 28–7、28–8）。

切除不足

- 后果

缝合时进出针之间空隙过大或荷包距齿状线的距离不一致会增加切除环不完整的可能，进而导致手术后痔的症状残留或出血[15]。

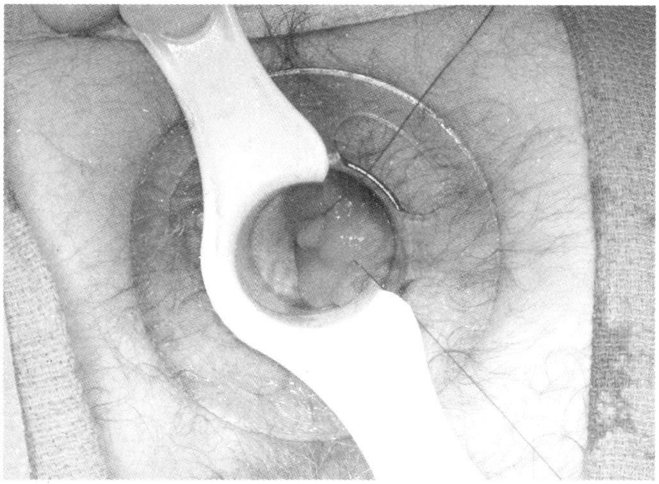

图 28-7 PPH 手术中缝合荷包（见彩图）。

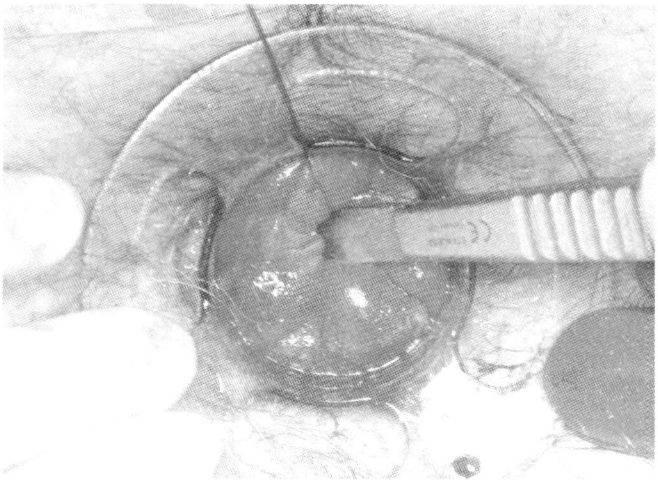

图 28-8 PPH 手术中一个完成的荷包缝合，在齿状线上方。

2/3 级并发症

- **补救**

痔切除不全可以通过吻合后用类似开放式（痔切除术）的方法补充切除剩余痔来补救。

- **预防**

缝合荷包时针脚之间的移位要小（原位进出针）（总共缝合 6 ～ 8 针），同时注意保持荷包在直肠的同一水平，这会让切除环不完整和象限切除不完整的可能性减到最低。

直肠阴道瘘

如果缝合荷包过深，一旦击发吻合，手术导致的直肠阴道瘘或直肠尿道瘘的可能性会增加。这一并发症将在后面讨论。

手术后疼痛和肛门狭窄

如果荷包位置过低，在直肠末端甚或肛管，就会切除到上段肛管，从而导致意外的手术后疼痛。另外，切除位置过低到肛管还可能导致术后的狭窄，这两个并发症都将在后文进一步讨论。

置入吻合器并收紧荷包

切除不足

- **后果**

荷包缝合完成后即通过吻合器将其收紧也是确保切除恰当的关键步骤。吻合器引入直肠后将荷包收紧绑在吻合器的轴上，然后把缝合线的线尾经吻合器身的侧孔引出并在松弛状态下打结。荷包在吻合器轴上系得过紧可能导致切除环不完整，使痔残留而导致症状持续。

2 级并发症

- **补救**

切除不完整可以通过做前面介绍的开放式痔切除术切除剩余的痔来治疗。

- **预防**

收紧荷包结扎在吻合器轴上时要小心操作，旋紧吻合器时持续牵引荷包有助于预防这一并发症。

旋紧、击发吻合器

直肠阴道瘘

- **后果**

如果荷包缝合在前壁时进针过深，导致此处直肠壁被全层切除，就可能发生医源性的直肠阴道瘘（或男性患者的直肠尿道瘘）。这种并发症是灾难性的，并且只要技术正确就完全可以避免，但仍有报道发生[16]。

3/4 级并发症

- **补救**

如能在手术当中发现，应立即修复直肠阴道瘘，分层缝合修复阴道、直肠阴道隔和直肠壁。如果在手术后才发现这一并发症，就得延迟修复。

- **预防**

缝荷包时必须小心，尤其是女性的直肠前壁，缝合深度以能够牵引黏膜、黏膜下和痔核即可，击发吻合器前应该常规经阴道触诊以确定阴道后壁没有被包括在切除环内。

严重的术后疼痛和肛门狭窄

- **后果**

如果荷包缝合在直肠内位置过低甚至达到肛管或吻合器放入肛管内，切除将发生在接近或低于齿状线的感觉敏锐的区域。这将导致术后疼痛的程度意外加重，使吻合器痔切除术相较传统手术术后疼痛轻的优势大大削弱。此外，由于吻合环在肛门直肠最窄的部分——肛管，这还可能导致肛门狭窄。

2/3 级并发症

- **补救**

一旦这种情况发生，就无法手术补救，术后主要是直接的镇痛治疗，如确诊术后肛门狭窄并有症状可以择期做肛门成形术来治疗。

- **预防**

注意把荷包缝合在齿状线上直肠壶腹内可以将这一并发症的可能性减到最小。击发前吻合器身上的 3 至 4cm 刻度之间平齐肛缘说明荷包高度合适，1 至 2cm 刻度间平齐肛缘说明荷包缝合位置过低，应该重新操作（图 28–9）。

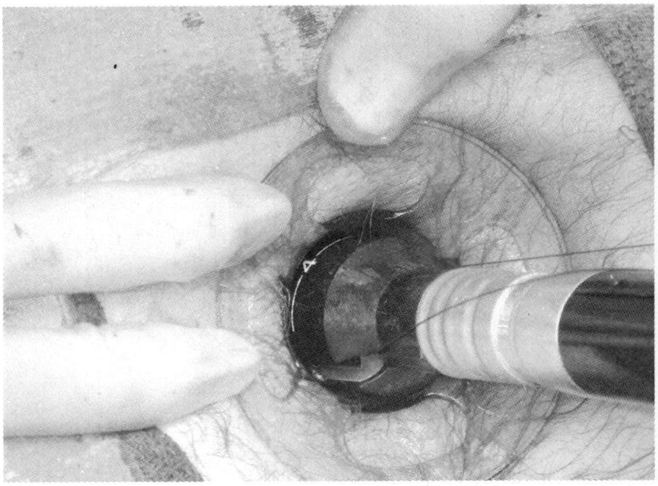

图 28–9 PPH 吻合器闭合时的正确位置，可见 3 ~ 4cm 标记线平齐肛缘 (见彩图)。

撤出吻合器并检查

切除不完整

- **后果**

击发后，吻合器应当松开后撤出。如同吻合器（直肠）低位前切除术，应当能见到两个（译者认为作者此处有笔误，应为“一个完整的组织环”）完整的组织环，切除环不完整意味着切除不完整，可能导致未切除象限的症状残留（图 28–10）。

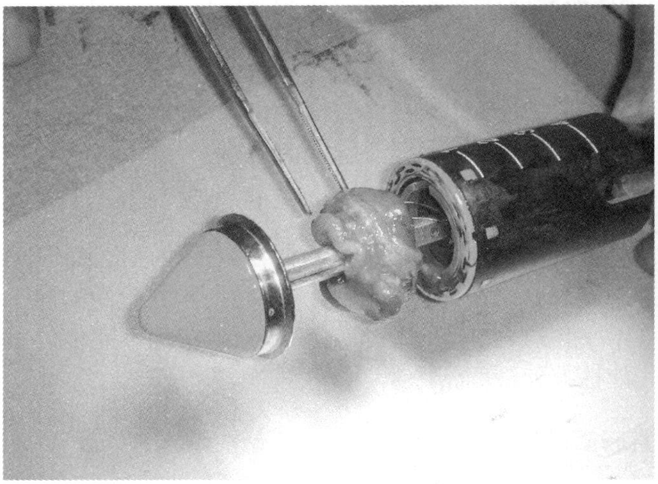

图 28–10 PPH 手术切除完整的组织环。

1/2 级并发症

- **补救**

发现切除不完整，残留的象限可以做简单的开放式痔切除术补救。

- **预防**

如前所述，(6 ～ 8 针）进出针紧密相接的荷包缝合有助于减少这种并发症，仔细检查切除的组织和吻合口可以很容易发现切除不完整的问题并及时补救。

术后出血

- **后果**

吻合口出血在切除环不完整的患者中容易发生，如果手术当时未能发现，手术后可能需要早期再手术探查止血。

2/3 级并发症

- **补救**

手术时发现的吻合口出血很容易通过局部缝扎控制。手术后早期大量出血需要及时再手术止血。

- **预防**

仔细检查吻合口和切除组织环能防止这一并发症导致的术后早期出血和再手术。

（张钰鹏 译）

参考文献

1. Shanmugam V, Campbell K, Louden M, et al. Rubber band ligation versus excisional haemorrhoidectomy for haemorrhoids. Cochrane Database of Systemic Review 2005;3:CD005034.
2. Shanmugan V, Thaha MA, Rabindranath KS, et al. Systemic review of randomized trials comparing rubber band ligation with excisional haemorrhoidectomy. Br J Surg 2005;92:1481–1487.
3. Senagore AJ. Surgical management of hemorrhoids. J Gastrointest Surg 2002;6:295–298.
4. Zaheer S, Reilly WT, Pemberton JH, Ilstrup D. Urinary retention after operations for benign anorectal diseases. Dis Colon Rectum 1998;41:696–704.
5. Bailey HR, Ferguson JA. Prevention of urinary retention by fluid restriction following anorectal operations. Dis Colon Rectum 1976;19:250–252.
6. Hoff SD, Bailey HR, Butts DR, et al. Ambulatory surgical hemorrhiodectomy—a solution to postoperative urinary retention? Dis Colon Rectum 1994;37:1242–1244.
7. Lau H, Lam B. Management of postoperative urinary retention: a randomized trial of in-out vs. overnight catheterization. Aust N Z J Surg 2004;74:658–661.
8. Goldberg SM. Hemorrhoids. In Goldberg SM, Gordon PH, Nivatvong S (eds): Essentials of Anorectal Surgery. Philadelphia: Lippincott, 1980; pp 42–72.
9. Johannsen HO, Graf W, Pahlman L. Long-term results of haemorrhoidectomy. Eur J Surg 2002;168:485–489.
10. Gearhart SL. Symptomatic hemorrhoids. Adv Surg 2004; 38:167–182.
11. Eu KW, Teoh TA, Seow-Choen F, Goh HS. Anal stricture following haemorrhoidectomy: early diagnosis and treatment. Aust N Z J Surg 1995;65:101–103.
12. Neeklakandan B. Double Y-V plasty for post surgical anal stricture. Br J Surg 1996;83:1599.
13. Mazier WP. Hemorrhoids, fissures, and pruritis ani. Surg Clin North Am 1994;74:1277–1292.
14. Ferguson JA. Whitehead deformity of the anus, S-plasty repair. Dis Colon Rectum 1979;22:286–287.
15. Nisar PJ, Acheson AG, Neal KR, Scholefield JH. Stapled hemorrhoidopexy compared with conventional hemorrhoidectomy: a systematic review of randomized, controlled trials. Dis Colon Rectum 2004;47:1837–1845.
16. McDonald PJ, Bona R, Cohen CR. Rectovaginal fistula after stapled hemorrhoidopexy. Colorectal Dis 2004;6:64–65.
17. Brusciano L, Ayabaca SM, Pescatori M, et al. Reinterventions after complicated or failed stapled hemorrhoidopexy. Dis Colon Rectum 2004;47:1846–1851.

第 29 章

肛瘘切开术

Eugene F. Foley，MD

引言

肛周瘘管类疾病的手术治疗是普通外科医生最常处置的、轻微的良性直肠疾病之一。尽管是非常常见的“小毛病”，在去除肛瘘令人烦恼的持续症状和过度治疗导致肛门功能受损的风险之间取得适当的平衡仍可能是很有挑战性的问题。下面将介绍肛瘘手术成功的各个要素，并着重强调如何减少并发症。

适应证

虽然不是所有肛周或直肠周围脓肿的引流手术后都会有慢性肛瘘形成，但这种情况的发生率估计可达 50%[1]。瘘持续存在的症状包括反复的脓肿形成、慢性肛周排液和疼痛。对大多数患者，肛瘘一旦诊断就具备了肛瘘切开术的手术指征，手术可以减少或消除相关的症状与脓肿反复形成的问题。但肛瘘切开术对下列情况不适用：由 Crohn 病、会阴部放射或无法控制的远端消化道或妇科恶性肿瘤导致的复杂瘘。

手术步骤

步骤 1 麻醉

步骤 2 检查辨认内口

步骤 3 判定括约肌与瘘管的关系（确定肛瘘分型）

步骤 4 瘘管的切开

手术操作

麻醉考虑

尿潴留

尿潴留是所有肛肠外科最常见的并发症之一。手术的范围和复杂性与这种并发症的发生率相关。一个大宗的研究报道肛瘘手术后尿潴留的发生率为 5%[2]。

- **后果**

  术后尿潴留可能需要导尿，推迟了这种日间手术患者的出院时间。还可能在手术后的第二天需要对患者行紧急重新评估。

  1/2 级并发症

- **补救**

  肛肠手术后尿潴留通常用临时导尿治疗即可，导尿管一般保留 24 到 48 小时。保守的措施，包括温水坐浴时排尿，可能避免导尿。对少数保守治疗失败的患者需要做正规的泌尿科评估，这些患者通常在手术前就有排尿困难。

- **预防**

  明智地使用围术期静脉输液已被证明可以减少痔切除术后的这种并发症[3,4]，虽然没有确凿的文献证据显示这种做法可以减少肛瘘手术后的尿潴留，限制过多的静脉输液以免膀胱过度膨胀，充分使用局部麻醉剂（布比卡因 [麻卡因]）以减少术后肛提肌痉挛似乎是合理的措施。

麻醉下查找和确认内口

不能辨认内口

肛瘘手术治疗成功有两个关键步骤，找到肛瘘的内口是第一步。良性瘘是齿状线处肛隐窝腺体感染的结果，并且正因为齿状线原发感染肛门腺处内口持续开放，肛瘘才会持续存在。

- **后果**

  不能辨认肛瘘内口的结果是手术失败而继续反复发作肛周脓肿或肛周排液。肛瘘手术的成功率应该达到 85% 至 90% [5]。

2/3 级并发症

- **补救**

如果没有找到内口，应该切开和清除外口和窦道以改善引流。企图盲目切割或在没有看到内口的情况下用暴力使探针经瘘管穿出齿状线不太可能解决瘘，反而有可能损伤括约肌。如果不能发现或打开内口，症状会复发，导致需要再次手术。

- **预防**

以下几个措施有助于识别内口。熟悉 Goodsall 定律非常重要，它描述根据外口位置判断内口位置的一般规律。依据 Goodsall 定律，如果外口距离肛门边缘 3cm 以内，外口在中线后方的肛瘘，其内口一般在后正中线，而外口在中线前方的肛瘘一般呈辐射状直线走行（图 29–1）。这一规则，有助于集中精力在最有可能的位置查找内口。遵循 Goodsall 定律，大多数肛瘘可以简单地使用探针经外口沿窦道探达内口穿出（图 29–2）。如这种方法不成功或很困难，许多外科医生会经外口注入亚甲蓝或奶等液体来帮助寻找内口，稀释的过氧化氢是非常好用的示踪剂，因为它（产生的泡沫——译者加注）能从肛门镜直接看到，并且因为不会像亚甲蓝那样使组织染色，可以反复操作数次 [6]（图 29–3）。

评估括约肌复合体与肛瘘窦道之间的关系

肛门括约肌肌力弱和（肛门）失禁

一旦肛瘘内口被确认且探针成功穿过窦道，就需要仔细评价肛瘘切开术可能累及的括约肌量，这是肛瘘切开术成功的第二个关键步骤。

- **后果**

对高位或深在瘘管做肛瘘切开术可能会导致临时或永久的括约肌薄弱和肛门失禁。肛瘘手术的这些并发症的发生率因研究中括约肌损害程度不同而异。有些报道中“轻微”控便能力改变的发生率高达 30% 至 50%[5,7,8]。肛瘘手术后明显失禁的发生率低于 10%[5,7,8]。

3 级并发症

- **补救**

肛瘘手术后永久的肛门失禁可以通过择期的肛门括约肌成形术来治疗 [9]。

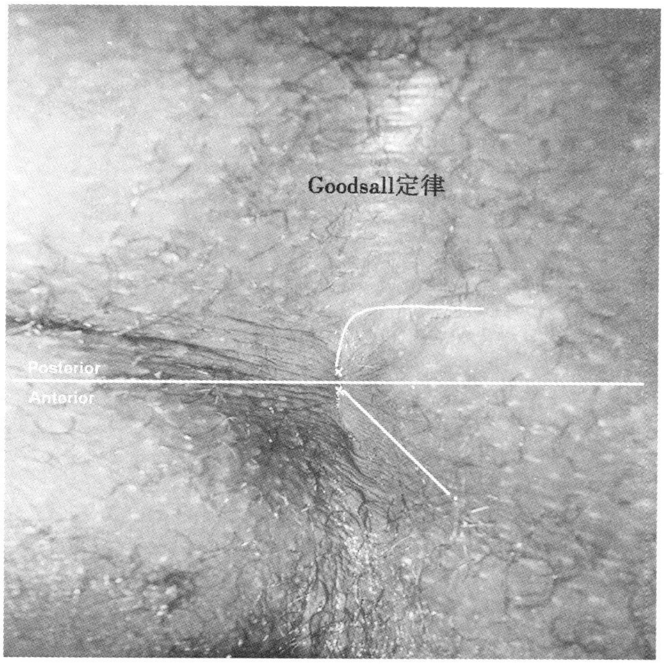

图 29–1 Goodsall 定律：根据外口位置预测肛瘘内口位置的规律（见彩图）。

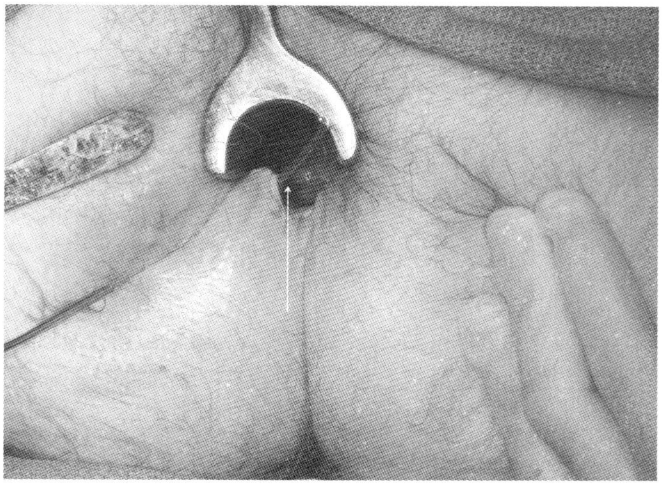

图 29–2 一个肛瘘探针由外口进入，循窦道进入齿状线处的内口（见彩图）。

- **预防**

操作不慎引起括约肌损伤可能导致肛门失禁，预防这一并发症也许是肛瘘手术中最难以把握的要点，需要丰富的经验。应当指出，许多肛瘘手术中需要切开部分括约肌，许多括约肌间瘘也是可以安全地通过肛瘘切开术治疗的。此外，许多因素决定“肌肉切开的安全极限”，包括术前括约肌功能、患者的年龄、性别和瘘的位置。对于术前已有括约肌功能减弱者、老年患者、女性患者，肌肉切开的量（安全极限）要相应减少，尤其是在前方的瘘管，因为

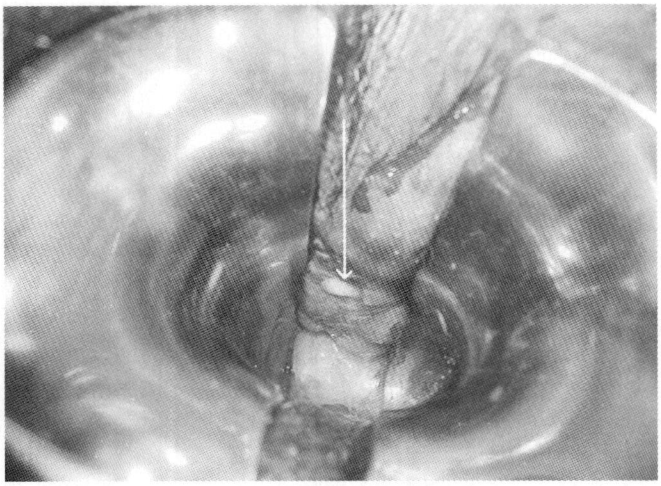

图 29–3 由肛瘘外口注入过氧化氢后产生的泡沫由内口涌出(见彩图)。

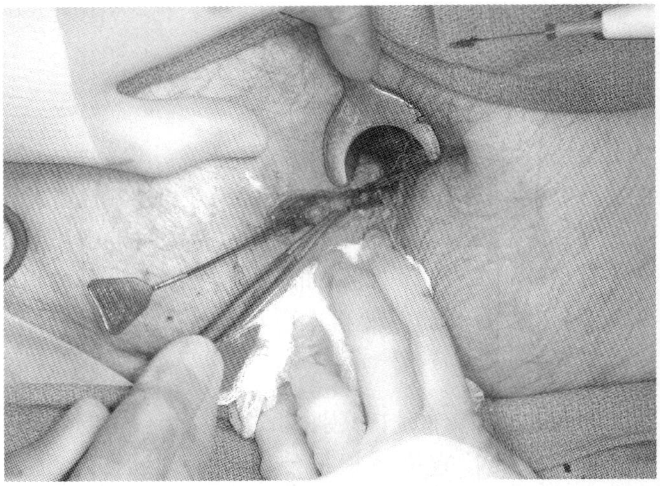

图 29–4 括约肌间瘘行肛瘘切开术时辨认括约肌复合体(见彩图)。

那里通常是括约肌复合体最薄的地方[10]。对年轻健康男性的后方的瘘管，则可以安全地切开大量括约肌，只要保留括约肌复合体中最深的耻骨直肠肌即可。认识这些容易导致肛门失禁的因素并在手术时对具有这些危险因素的患者采取相对保守的措施有助于减少这种严重的手术并发症的风险。

通常，探针穿过窦道后，受累（将要切开）的肌肉量以及窦道深部（可以保留）的肌肉量就能通过触诊明确了（图 29–4），据此可以判定肛瘘切开术的安全性，瘘管位置和手术前患者条件等其他相关因素见前文。

如果术者认为因为瘘管的深度或其他危险因素的存在而顾虑肛门失禁的风险，还有一系列针对高位肛瘘的不切断肌肉的手术技术可供选择[11]。包括挂线切割术、Park 瘘管切除术、纤维蛋白胶封堵术、经肛门黏膜瓣平移术等。虽然上述每种术式都有其支持者，但一般认为在疗效的确切性方面都不如肛瘘切开术，因而仅适用于少数病例。

切开瘘管

一旦确认了内口并且确认肌肉切开的量在安全限度内，就可以实施肛瘘切开术，瘘管通常用电刀切开。窦道壁的慢性肉芽组织和内、外口旁的疤痕组织都需要清除。要（注意）保留足量的括约肌（图 29–5）。

持续瘘

- **后果**

窦道切开和刮除不足可能导致肛瘘持续的概率增加。

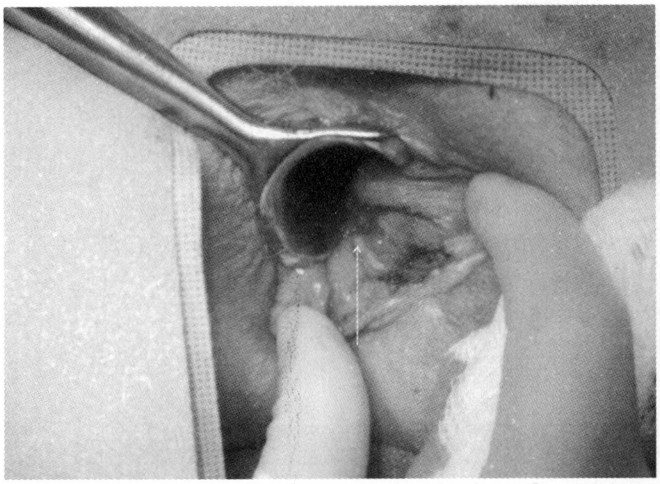

图 29–5 括约肌间瘘行肛瘘切开术时保留的最深部的耻骨直肠肌(见彩图)。

有关过度切开括约肌导致肛门失禁问题的讨论见前文。

2/3 级并发症

- **补救 / 预防**

有关肛瘘持续和肛门失禁的补救和预防见前文。

（张钰鹏 译）

参考文献

1. Vasilevsky CA, Gordon PH. The incidence of recurrent abscesses or fistula-in-ano following anorectal suppuration. Dis Colon Rectum 1984;27:126–130.

2. Zaheer S, Reilly WT, Pemberton JH, Istrup D. Urinary retention after operations for benign anorectal diseases. Dis Colon Rectum 1998;41:696–704.
3. Bailey HR, Ferguson JA. Prevention of urinary retention after operations for benign anorectal diseases. Dis Colon Rectum 1976;19:250–252.
4. Hoff SD, Bailey HR, Butts DR, et al. Ambulatory surgical hemorrhoidectomy—a solution to postoperative urinary retention?. Dis Colon Rectum 1994;37:1242–1244.
5. Garcia-Aguilar J, Belmonte C, Wong WD, et al. Anal fistula surgery—factors associated with recurrence and incontinence. Dis Colon Rectum 1996;39:723–729.
6. The American Society of Colon and Rectal Surgeons. Practice parameters for treatment of fistula-in-ano—supporting documentation. The Standards Practice Task Force. Dis Colon Rectum 1996;39:1363–1372.
7. Gustafsson UM, Graf W. Excision of anal fistula with closure of the internal opening: functional and manometric results. Dis Colon Rectum 2002;45:1672–1678.
8. Cavanaugh M, Hyman N, Osler T. Fecal incontinence severity index after fistulotomy. Dis Colon Rectum 2002;45:349–353.
9. Engel AF, Lunniss PJ, Kamm MA, Phillips RK. Sphincteroplasty for incontinence after surgery for idiopathic fistula-in-ano. Int J Colorectal Dis 1997;12:323–325.
10. Billingham RP, Isler JT, Kimmins MH, et al. The diagnosis and management of common anorectal disorders. Curr Probl Surg 2004;41:586–645.
11. Rickard MJ. Anal abscesses and fistulas. Aust N Z J Surg 2005;75:64–72.

第 IV 部分

肝胆外科

Lynt B. Johnson, MD

错误是生活的一部分，重要的是如何面对错误——Nikki Giovanni

第 30 章

胆囊：胆囊切除术（腹腔镜 VS.开放式）

Amy D. Lu，MD

引言

虽然 Langenbuch 在 1882 年就报道了第一例胆囊切除术，但直到 1905 年，Mayo [1] 才第一次报道胆管狭窄的并发症。从那时起，这个数字不断增加 [2]。随着手术标准化和技术培训的发展，开腹胆囊切除手术并发症的发生率已经降低到 0.2% [3]。胆囊切除术常常用到两个技术，在逆行胆囊切除术中，首先解剖肝门胆管结构，然后切除胆囊。在顺行胆囊切除术中，从胆囊底开始，首先把胆囊从肝上分离下来，再分离结扎胆囊管和胆囊动脉。顺行胆囊切除技术通常被认为更加安全，因为它可以渐进性进行解剖。随着超声质量的改进和腹腔镜技术的革新，更多的患者选择了腹腔镜手术，腹腔镜胆囊切除术已成为治疗胆囊结石的标准方法。施行开腹胆囊切除术的患者逐渐减少，通常是因为粘连、出血、解剖变异的原因，在腹腔镜手术失败时中转开腹。

然而，随着越来越多的腹腔镜胆囊切除术的开展，手术并发症相应地出现增长 [4, 5]。患者最常见和潜在危害最大的并发症是胆管损伤。据报道，多达 40% 的施行腹腔镜胆囊切除术的外科医生造成过胆总管损伤，对胆管损伤的早期发现影响其预后 [6, 7]。有证据表明，胆管损伤后，经过经验丰富的肝胆外科医生处理后预后会更好 [8]。由造成损伤的术者自己处理，会使患者死亡的风险增加，并发症发生率高达 50% ～ 75% [10–12]。引入任何创新技术，外科医生必须经过一段时期的学习和实践操作评估。腹腔镜胆囊切除术的现状是，随着这项技术被广泛接受和手术量的增长，手术经验逐渐增加，学习时间逐步缩短。当腹腔镜技术首次被引入时，只有很少的医生进行这些操作。当这一创新被认为是科学合理的并有利于患者时，更多的外科医生开始学习这一技术，并广泛地应用于外科手术的各个领域。现在，腹腔镜胆囊切除术已经成为外科手术的培训常规，培训手术时需要经验丰富的医生进行监督和指导。学习曲线较前已经大大缩短。在美国，因为大多数胆管损伤被认为是可以预防的，它已经成为最常见的外科诉讼案件之一 [13]。胆管损伤最常见的原因是把胆总管误认为胆囊管。Way 和他的同事们发现手术失误的主要原因是一种视觉感知的错觉，而与手术技巧无关。然而反对者认为腹腔镜胆囊切除术损伤胆管并不符合医疗事故的标准。当医生违反操作标准发生失误，就会发生医疗赔偿。腹腔镜胆囊切除术中的人为失误造成的结果并不存在主观故意损害的动机，而是由于某些少见的解剖变异导致的结果[14]。这种失误在高风险技术的操作中可能是难以避免的[15]。然而，进一步损伤的诊断和治疗可能最终影响诉讼。其他并发症的发生可能与外科手术经验有关[16]，这些并发症包括肝损伤，少见的并发症包括肠道和血管的损伤。

腹腔镜胆囊切除术

适应证

- 胆囊排空胆汁运动障碍
- 胆囊胆石
- 胆囊炎伴或不伴有胆囊胆石
- 胆囊息肉

手术步骤

步骤 1 体位摆放和穿刺
步骤 2 牵拉胆囊
步骤 3 显露、胆管造影、胆囊动脉和胆总管的结扎
步骤 4 解剖分离胆囊
步骤 5 切除胆囊
步骤 6 拔出套管针

手术操作

套管针穿刺

套管针的穿刺伤害

在脐部第一次穿刺时，利用 Hassan 开放注气法，在一定程度上可以减少并发症。标准位置是在脐部和上腹部切开 10 ~ 12mm 的腹壁，另外两个切口为 5mm。开始手术之前，通常标记肋缘下切口的部位。进入腹部后，尽量沿肋下缘调整上腹切口的位置，在镰状韧带的右侧进入腹腔。接下来，剩下的两个 5mm 的切口应放置在胆囊右外侧以便向上牵拉胆囊（图 30–1）。患者体位应该调整为头高脚低的反 Trendelenburg 体位。穿刺并发症我们在第 I 部分第 7 章“腹腔镜手术”中已经进行了讨论。

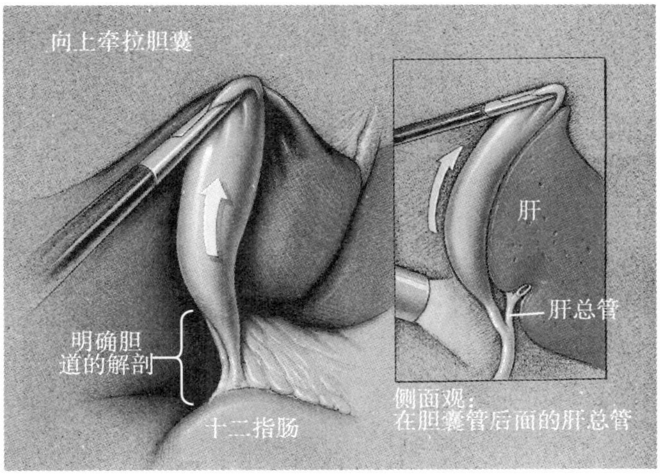

图 30–1 牵拉胆囊（见彩图）。

显露、胆管造影、胆囊动脉和胆管的结扎

胆总管损伤

- **后果**

胆总管损伤导致严重的并发症发生率和死亡率。研究已经证实，采用腹腔镜入路损伤胆总管的发生率为 0.1% 到 0.5%[4, 5]。早期导致黄疸、胆汁瘤、胆汁腹膜炎、败血症，晚期导致复发性胆管炎和继发性胆汁性肝硬化。损伤程度决定了并发症的严重分级。人们已有多种分类方法来描绘这一损伤，Bismuth 首先基于肝管狭窄程度对胆小管狭窄进行了分类。在一个 252 例患者的研究中，Way 和他的同事根据损伤的机制把损伤鉴定和分类为四种类型（图 30–2、表 30–1）。

2/3/4/5 级并发症

- **补救**

不幸的是，大部分损伤不能在手术进行过程中被发现。因此，常需行肝空肠吻合形式的胆道重建。如果损伤在手术进行过程中被发现，需转为开腹手术来解决这一损伤。在一些病例中，如果没有组织的丢失或损坏并且可以无张力修复，可以采用 T 管支架进行修复。如果组织活力存在问题，最好的方法就是进行一个 Roux 侧支重建。在损伤修复中，暂时性的胆管支架的使用是明智的做法。

- **预防**

在结扎胆囊管之前，应当解剖确认 Rouviere 沟和胆囊血管，保证没有意料之外的解剖结构（图 30–3）。同样，利用 30° 腹腔镜，为避免胆总管附近的电灼损伤，解剖时靠近胆囊和胆囊管汇合部。当解剖结构不能确定时，为了减少损伤，可以中转开腹手术。不要在肝Ⅳ段底部解剖肝十二指肠韧带，因为左肝管常常位于肝外组织。首先分离胆囊动脉是有帮助的，可以在右肝血管回缩后更好地暴露胆囊和胆囊

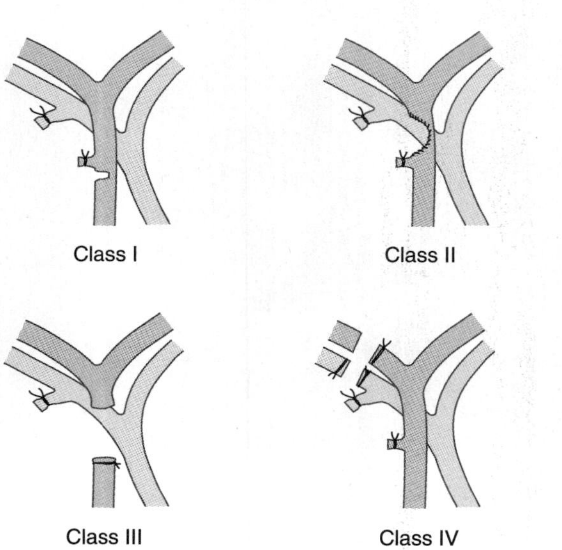

图 30–2 腹腔镜胆管损伤的分型（From Way LW, Stewart L, Gantert W, et al. Causes and prevention of laparoscopic bile duct injuries. Ann Surg 2003;237:460–469, by permission of the Annals of Surgery.）。

表 30–1 胆管损伤的分型和机制

Ⅰ	胆总管被误认为胆囊管，但被发现 胆管造影显示胆囊管切除延及胆总管
Ⅱ	钳夹或烧灼导致胆总管侧面损伤 由于出血，可视困难
Ⅲ	胆总管被误认为胆囊管，未能及时发现 胆总管、总肝管、右肝管横断或被切除
Ⅳ	右肝管被误认为胆囊管，右肝动脉被误认为胆囊动脉，右肝管、右肝动脉横断损伤 钳夹或烧灼导致右肝管侧面损伤

From Carroll BJ, Birth M, Phillips EH. Common bile duct injuries during laparoscopic cholecystectomy that result in litigation. Surg Endosc 1998;12:310–313, by permission of the Annals of Surgery.

管的汇合部。早期发现可能产生的胆管损伤也是非常重要的。在切断假定的胆囊管后，如果发现切除断端并不完全包围胆囊管，应该重新评估切断部分是否是实际的胆囊管。在解剖中，如果发现了另一个导管结构或血管外的管道结构，可能胆总管被误认为是胆囊管而受到了损伤。术中胆管造影是否可以阻止胆管损伤依然存在争议[17, 18]。但是，术中胆管造影确实可以确定当时的胆管损伤。当发现解剖不清或怀疑胆汁引流异常时，应当进行术中胆管造影（框 30–1）。

肝动脉损伤

- **后果**

变异的右肝动脉不受控制的切断会导致过量出血，

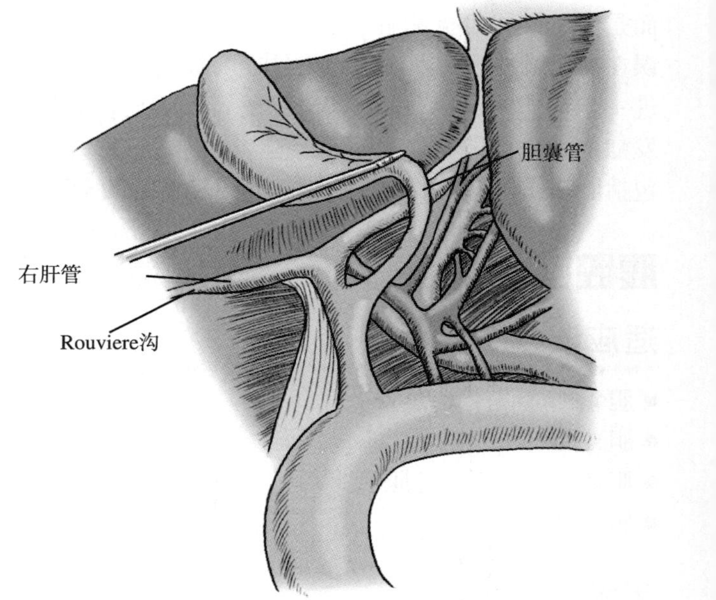

图 30–3 Rouviere 沟和右肝管的关系。

其完全切断或结扎会导致肝局部缺血。右肝动脉的损伤最常伴随右侧肝管的损伤或把胆囊管误认为胆总管而切断。如果患者患有肝硬化或者损伤的是右肝动脉主干，结扎可能导致肝局部缺血、肝衰竭、胆汁瘤和（或）其他胆汁排出问题。

2/3/4 级并发症

- **补救**

修复需要中转开腹手术。除非附属动脉完好和侧支循环充分，否则可能需要进行端端吻合。

- **预防**

胆囊动脉通常位于胆囊管的上方（图 30–4 和图 30–5）。确定胆囊动脉进入胆囊壁的确切位置是非常重要的。右肝动脉环路可能连接短的囊性动脉，如果不能确定位置，将导致右肝动脉损伤。

胆囊切除

肝损伤

- **后果**

过度出血。胆囊位置异常，比如肝内胆囊，可能导致胆囊从凹陷的胆囊窝分离困难。当肝大或肝纤维化时，可能导致组织柔顺性差，胆囊牵拉或操作时容易出血。这种情况常常发生在肝硬化和脂肪肝，此时肝的胆囊床回缩困难。门脉高压可以增加静脉

框 30–1 预防胆管损伤的原则

最优化成像
- 采用高质量的影像学设备。

初始步骤和目标
- 胆囊管开始切断前，利用 Calot 三角定位找到胆囊管。
- 把胆囊颈部侧向牵拉打开 Calot 三角。
- 沿胆囊颈清理胆囊内侧壁。
- 确认胆囊管可以连续追踪到胆囊基底。
- 打开胆囊和假定胆囊管之间的所有纤薄的组织结构，真正的胆囊管可能被隐藏其中。

把胆总管误认为胆囊管而切断的因素
- 被切除的假定的胆囊管开口没有被标准的 M/L（9 mm）夹完全包绕。
- 可被连续追踪到十二指肠后的管状结构可能是胆总管。
- 发现意料之外的管状结构。
- 胆管后面有大的动脉——右肝动脉走行在胆总管后面。
- 解剖时遇到淋巴外和血管结构。
- 术中胆道造影发现近端肝管没有变得不透明。

充分获得术中胆道造影照片
- 每当解剖结果不清时。
- 炎症或粘连导致分离困难时。
- 怀疑胆道异常时；在术中胆道造影证实之前，要假设那些解剖变异是正常的和被人混淆的。

避免导管结构的意外损伤
- 钛夹钳夹部位应该是可以移动的，闭合的夹子的尖端不应包含任何组织。
- 需要超过 8 次钛夹，表明手术可能出血达到了需要中转开腹的要求。
- 考虑有输血的需要时表明需要中转开腹。
- 当炎症或出血造成解剖不清时需要中转开腹。

错觉
- 每个人都易受影响的解剖学错觉是胆管损伤的首要原因。单靠经验、知识和技能是不足以避免此类并发症的。

From Way LW, Stewart L, Gantert W, et al. Causes and prevention of laparoscopic bile duct injuries. Ann Surg 2003;237:460–469, by permission of the Annals of Surgery.

血管的侧支循环，增加解剖的风险。

1/2 级并发症

- **补救**

胆囊床电灼止血。

- **预防**

制定解剖计划。对于门脉高压患者，需要认真考虑中转开腹。

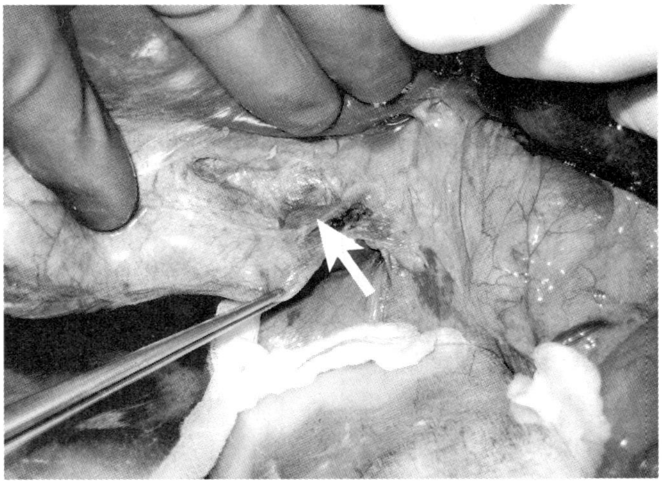

图 30–4 胆囊管上方的胆囊动脉（箭头）（见彩图）。

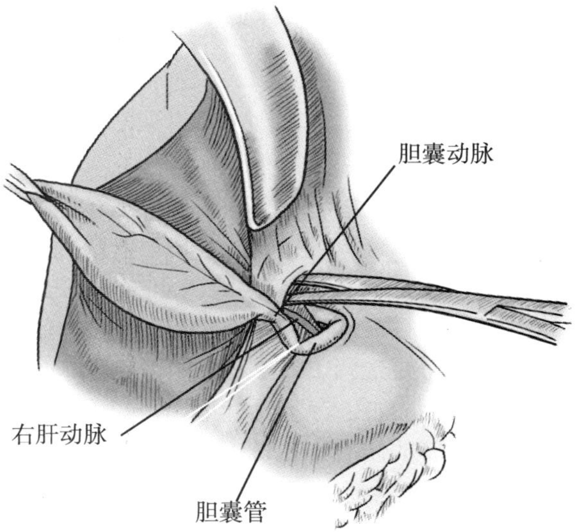

图 30–5 右肝动脉和胆囊管的关系。

胆囊穿孔

- **后果**

胆汁或胆囊结石漏出。在腹腔镜胆囊切除术中，胆囊穿孔的发生率为 5% ～ 40%，但并发症很少见。腹腔镜胆囊切除术后数月到几年后，并发症才可能表现出来。个案报道中，结石漏出可能导致形成腹腔脓肿、窦道、所在部位感染和肠梗阻。还有报道结石迁移到其他系统[19–21]，最终导致形成疝囊和瘘管。最近，Zehetner 及其同事[22]总结文献和个案报道后发现：胆囊结石漏出最常见的结果是形成腹壁窦道。

1/2 级并发症

- 补救

如果可能，胆囊破损应该用钳子或夹子夹闭。一旦发生漏出，应尽力捡回结石，冲洗腹膜腔，稀释感染胆汁的污染。推荐使用回收袋预防进一步的漏出。此时还没有中转开腹的适应证。

- 预防

在急性胆囊炎，尤其是水肿严重时，胆囊穿孔的发生率增加。对于张力高的胆囊，吸出部分胆汁有利于操作，有助于剥离。企图掩盖不是正确的处理方法，如果发生溢出时，应当告知患者以减少法律纠纷，这有助于后期很可能发生的并发症的诊断。

胆汁漏

- 后果

极少数情况下会出现 Lushka 胆管漏（Lushka 胆管直接连接肝和胆囊，而不通过胆囊管）。胆囊管结扎不完全时也可能发生胆漏。

1/2 级并发症

- 补救

无法修复，可能需要持久的 Jackson–Pratt 胆管引流直至瘘口封闭，可考虑逆行性十二指肠内镜胆胰管造影（endoscopic retrograde cholangio pancreatography，ERCP）进行乳头括约肌切开，促进胆汁排空。胆漏可能需要选择 ERCP，它能帮助明确诊断和是否需要治疗。如果有胆囊管漏，可以在瘘口放置支架促进瘘口的闭合。ERCP 还可以确诊其他严重的病变，如胆管的损伤。

- 预防

无法预防。在关闭前仔细检查胆囊床以确定是否需要放置 Jackson–Pratt 引流管。

拔出穿刺套管

穿刺孔疝

在第Ⅰ部分第 7 章“腹腔镜手术”中已经叙述了。

其他并发症

已有腹腔镜胆囊切除术后胆道出血的报道[23, 24]。通常发生在腹腔镜手术后 4 周以内，晚期发生的病例虽然罕见但也有报道[25]。这种损伤机制尚不清楚，可能与热灼伤或机械损伤胆囊、肝动脉和胆管相关。患者可能需要结合内镜和血管造影进行诊断和处理。在一些病例报道中，感染可能导致形成胆瘘[26]。

在腹腔镜胆囊切除术中，内脏损伤，尤其是十二指肠和结肠损伤是非常罕见的。详细的讨论见第Ⅰ部分第 7 章“腹腔镜手术”。虽然罕见，但它们可能是最致命的腹腔镜手术的并发症。不幸的是，这些损伤通常在手术中难于发现，直到术后患者出现脓毒症、腹膜炎或腹腔脓肿时才被发现。这些损伤发现晚可能导致很高的死亡率。其发病率低，大约占所有腹腔镜胆囊切除术病例的 0.1% ~ 0.4%[27, 28]。还有腹腔镜胆囊切除术中由于电灼撕裂导致十二指肠损伤的报道[29, 30]。也有气腹造成的腹腔高压导致小肠局部缺血的报道[31]，这会引起肠系膜血液循环受累。右肩痛是腹腔镜胆囊切除术后常见的症状，一般认为与电灼烟雾、CO_2 气腹和液体冲洗相关。然而，持续的疼痛，可能是小肠损伤的首发症状。术后提高警惕不是例行公事而是非常必要的。

开腹胆囊切除术

随着腹腔镜外科的发展，开腹胆囊切除术逐渐减少。然而，实施开腹胆囊切除术，通常是腹腔镜胆囊切除术因为解剖困难、过度出血和并发症而中转的结果。急性和慢性炎症可能导致解剖层次不清。在这些患者中，炎症可能导致组织血管供应增加。在许多开腹胆囊切除病例中，胆囊炎症重，把胆囊与肝分离很困难。在这种困难的情况下，采用顺行胆囊切除技术显得非常重要。打开胆囊底并将手指伸进胆囊有利于引导胆囊的剥离。有时需要留下部分胆囊壁，最好尽量靠近胆囊颈部结扎胆囊管，以避免损伤胆总管。有时，胆囊颈的结扎难以完成并出现胆漏，应该在胆囊窝处放置 Jackson–Pratt 引流管。通过引流，胆漏逐渐闭合，为避免更严重的并发症发生，在这种情况下，充分的引流可以避免胆汁瘤形成。通过内镜在胆总管放置支架并阻塞胆囊管，可以加速胆漏的愈合。可以通过 ERCP 进行乳头括约肌切开术从而提供诊断和治疗性的干预措施。小的 Luschka 胆漏在几天之内很快就会闭合。胆囊管漏的愈合可能需要几个星期的时间。在这些情况下，Jackson–Pratt 引流管应该放置 6 周，然后就可以安全地拔除了。

适应证

- 腹腔镜手术失败
- 右上腹既往手术史

- 坏疽性胆囊炎
- 疑似胆囊癌
- 其他病理状态（例如胆瘘、水肿）
- 解剖不清
- ERCP 失败，胆总管结石残留
- 疑似损伤胆管、内脏或主要血管
- 瓷样胆囊
- Mirizzi 综合征

手术步骤

步骤 1 切开
步骤 2 暴露胆囊
步骤 3 胆囊切除
步骤 4 可能的术中胆道造影
步骤 5 结扎胆囊管和胆囊动脉
步骤 6 缝合切口

手术操作

切开

常常选用右肋缘下斜切口，正中切口也可以。

上腹部血管出血

- **后果**

切开腹壁可能发生出血。

1 级并发症

- **补救**

腹壁血管有丰富的侧支循环，所以可以放心地进行腹壁血管的结扎。

- **预防**

门脉高压患者腹壁血管会有丰富的侧支循环，所以这些血管可能很多需要缝扎。

显露

肝右叶后部放置纱布垫有助于显露。

胆囊切除和术中胆道造影

肝损伤

见前面“腹腔镜胆囊切除”章节中的“肝损伤”部分。

胆囊穿孔

见前面“腹腔镜胆囊切除术”章节中的“胆囊穿孔”部分。

结扎胆囊管和胆囊动脉

在开腹胆囊切除术中，顺行胆囊切除是结扎胆囊管和胆囊动脉的安全方法。从外侧到中间靠近胆囊壁，有助于安全地确认和结扎胆囊颈。

肝动脉损伤

见“腹腔镜胆囊切除术”中的“肝动脉损伤”的部分。

胆管损伤

见“腹腔镜胆囊切除术”中的“胆管损伤”部分。

缝合切口

切口感染

术后切口感染非常少见。

- **后果**

需要开放伤口，存在蜂窝织炎时需要抗生素治疗。

1 级并发症

- **补救**

切口开放和包扎。

切口疝

- **后果**

关腹技术缺陷会导致切口疝。

3 级并发症

- **补救**

如果没有疝嵌顿，需要择期或在出现症状时进行疝修补。此处需要补片进行疝修补。

- **预防**

关腹需要双重缝合腹壁；但是由于既往右上腹手术的影响，可能只能进行单层缝合。

肝切除联合胆囊切除术

在许多情况下需要施行肝切除联合胆囊切除术。任何规范的左、右半肝切除术，肝三段切除或胆管肿瘤切除术需要同时施行胆囊切除术。详见第Ⅳ部分第 32 章“左肝部分切除术”、第 33 章“肝段切除术”、第 39 章“胆管切除及重建”。本章重点讨论肝部分切除联合胆囊切除。该手术最常见的适应证是胆囊癌。有时，它被认为是扩大胆囊切除术。扩大胆囊切除术包括整体切除胆囊、完整外膜、胆管周围组织、淋巴结、门静脉和肝动脉以及胆囊床毗邻的肝实质（图 30-6）。不幸的是，发现胆囊癌时常常在晚期，对于药物治疗效果不佳。然而，大约有三分之一的胆囊癌是在胆囊切除术时发现的。当诊断胆囊癌时，是否选择进一步手术治疗依然存在争论。进一步手术治疗包括单纯胆囊切除、毗邻胆囊床的肝组织楔形切除、规范性肝Ⅳ和Ⅴ段切除，联合胰十二指肠和肝切除[32]。楔形肝部分切除被认为是最必要的，但也是很困难的。由于没有生理解剖的界限会造成严重出血。以前认为 T2 期肿瘤不必进行进一步的手术治疗，但是单纯胆囊切除是在胆囊浆膜下进行的，在肝胆交接部位仍可能有肿瘤残留[33]。数据显示 T2 期肿瘤有很高的区域淋巴结转移率（33% ～ 43%）[34, 35]。进一步的手术治疗使 5 年存活率可以提高至 80%[36, 37]。单纯胆囊切除术 5 年存活率只有 20% ～ 40%[38, 39]。当肿瘤组织穿透全层胆囊壁或残留病变继续进展时，进一步治疗也存在争论。肿瘤位于底部的胆囊时，单纯胆囊切除已经足够。然而当肿瘤发生在颈部、哈特曼袋或向胆囊管蔓延时，可能需要进一步的肝切除治疗[40]。到目前为止，完全胆囊手术切除的并发症发生率为 5% ～ 54%[41]，死亡率达 21% ～ 27%[42]，但几个研究显示手术切除 T3、T4 期肿瘤会延长生存时间[40, 43, 44]。在 20 世纪 80 年代末和 90 年代，研究显示手术的安全性提高了[24]，术中死亡率小于 5%[45]，这些资料进一步支持实施扩大的胆囊切除术。有人认为，患者接受两次手术的预后优于单一胆囊切除术。由于完整切除的结果是有利的，不完全肿瘤切除的结果欠佳，有经验的医生应当进行进一步的根治性切除，肝切除的范围必须至少距离胆囊边缘 2cm。

适应证

- 早期胆囊癌

手术步骤

步骤 1 切开
步骤 2 暴露
步骤 3 肝组织切除
步骤 4 胆囊管和胆囊动脉结扎

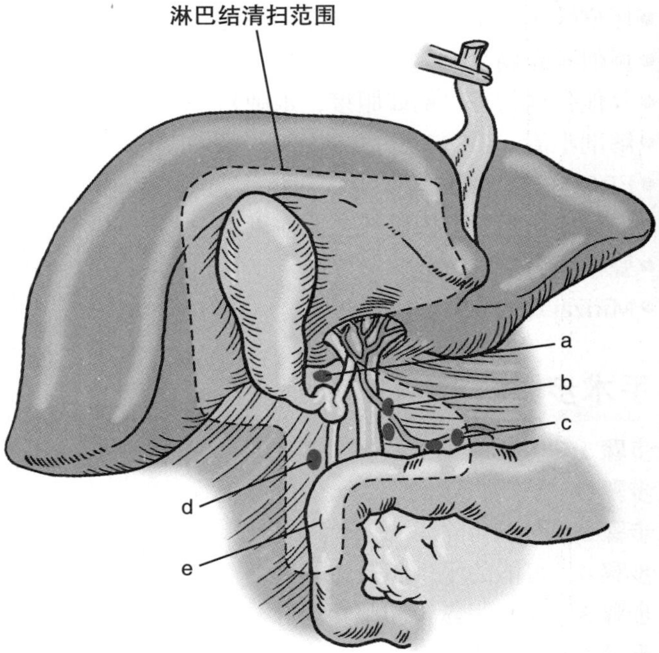

图 30-6 肝门部淋巴结的解剖。

步骤 5 关闭切口

手术操作

切开

右肋缘下斜切口。

上腹部血管出血

见前面“开腹胆囊切除术”的“上腹壁血管出血”。

显露

肝右叶后部放置纱布垫有助于显露。

肝部分切除

应当切除胆囊边缘至少 2cm 的正常肝组织。开始先用电刀或氩气刀在肝表面划出准备切除的标记线。随着手术设备的改进，可以选择多种方法和器材进行手术，包括超声刀、无痛穿孔锥超声波吸引器（Cavitron ultrasonic aspirator，CUSA）、肝门阻断或者电刀。

出血

- **后果**

如前所述，因为这不是生理解剖界限，出血可能更加难以控制。

1 级并发症

- **补救**

  肝实质的出血通常可以直接电灼止血控制。对于大的血管需要缝合止血。

- **预防**

  仔细解剖或使用大针铬制缝线缝合可以降低严重出血的风险（图 30–7）。

肝动脉损伤

详见前面的“腹腔镜胆囊切除术”中“肝动脉损伤”的内容。

胆漏

- **后果**

  在肝的断面，小胆管可能被切断。

  1 级的并发症

- **补救**

  缝合结扎。

- **预防**

  结扎肝组织中的血管或胆管等管道结构。放置 Jackson–Pratt 引流管预防可能发生的胆漏。通常不做进一步的干预胆漏也能关闭。

结扎胆囊动脉和胆囊管

详见上一节“开腹胆囊切除术”中的“结扎胆囊管和胆囊动脉”。

淋巴组织清扫

肝门周围的淋巴结应该沿着主要肝门结构外膜逐一清扫。用这种方法，很少损伤肝门结构。

胆管损伤

详见前面“腹腔镜胆囊切除术”中的“胆总管损伤”。

肝动脉损伤

详见前面的“腹腔镜胆囊切除术”中的“肝动脉损伤”。

门静脉损伤

- **后果**

  造成出血和可能的肝缺血。

  4/5 级并发症

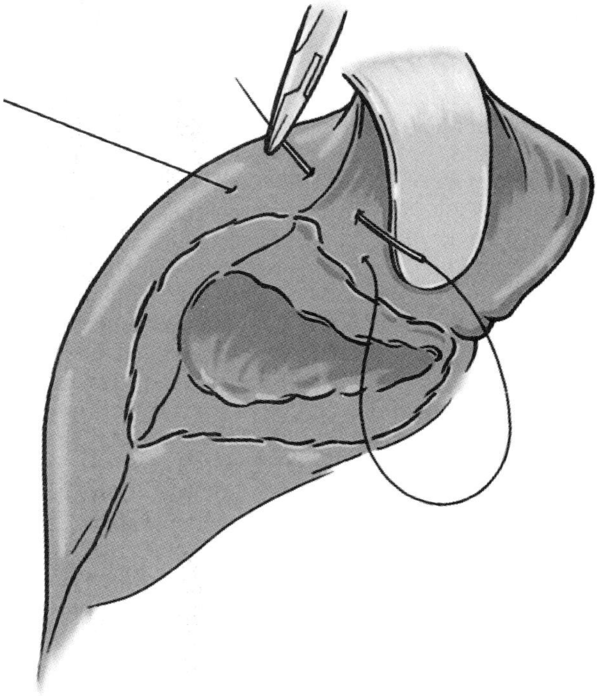

图 30–7　肝实质创面铬制肠线止血缝合的位置。

- **补救**

  需要缝合修补。使用 Pringle 线进行血管修复。如果有血管组织丢失，可能需要一段静脉血管移植修复。

- **预防**

  仔细地解剖操作。门静脉位于外侧肝动脉和内侧胆总管的后方。

缝合切口

腹壁疝

详见前面的“开腹胆囊切除术”中的“腹壁疝”的内容。

切口感染

详见前面的“开腹胆囊切除术”中的“切口感染”的内容。

（郑亚民 译）

参考文献

1. Braasch JW. Historical perspectives of biliary tract injuries. Surg Clin North Am 1994;74:731–740.
2. Chapman WC, Halevy A, Blumgart LH, Benjamin IS. Postcholecystectomy bile duct strictures: management and outcome in 130 patients. Arch Surg 1995;130:597–604.

3. Roslyn JJ, Binns GS, Hughes EFX, et al. Open cholecystectomy. A contemporary analysis of 42,474 patients. Ann Surg 1993;218:129–137.
4. Fletcher DR, Hobbs MS, Tan P, et al. Complications of cholecystectomy: risks of the laparoscopic approach and protective effects of operative cholangiography: a population-based study. Ann Surg 1999;229:449–457.
5. Russell JC, Walsh SJ, Mattie AS, Lynch JT. Bile duct injuries, 1989–1993. A statewide experience. Connecticut Laparoscopic Cholecystectomy Registry. Arch Surg 1996; 131:382–388.
6. Archer SB, Brown DW, Smith CD, et al. Bile duct injury during laparoscopic cholecystectomy: results of a national survey. Ann Surg 2001;234:549–559.
7. Savader SJ, Lillemoe KD, Prescott CA, et al. Laparoscopic cholecystectomy–related bile duct injuries: a health and financial disaster. Ann Surg 1997;225:268–273.
8. Stewart L, Way LW. Bile duct injuries during laparoscopic cholecystectomy. Factors that influence the results of treatment. Arch Surg 1995;130:1123–1129.
9. Hugh TB. New strategies to prevent laparoscopic bile duct injury—surgeons can learn from pilots. Surgery 2002;132:826–835.
10. Flum DR, Cheadle A, Prela C, et al. Bile duct injury during cholecystectomy and survival in Medicare beneficiaries. JAMA 2003;290:2168–2173.
11. Francoeur JR, Wiseman K, Buczkowski AK, et al. Surgeons' anonymous response after bile duct injury during cholecystectomy. Am J Surg 2003;185:468–475.
12. Shah SR, Mirza DF, Afonso R, et al. Changing referral pattern of biliary injuries sustained during laparoscoic cholecystectomy. Br J Surg 2000;87:890–891.
13. Carroll BJ, Birth M, Phillips EH. Common bile duct injuries during laparoscopic cholecystectomy that result in litigation. Surg Endosc 1998;12:310–313.
14. Way LW, Stewart L, Gantert W, et al. Causes and prevention of laparoscopic bile duct injuries. Ann Surg 2003;237:460–469.
15. Perrow C. Normal accidents. In Living with High-Risk Technologies. Princeton, NJ: Princeton University Press, 1999.
16. Hobbs MS, Mai Q, Knuiman MW, et al. Surgeon experience and trends in intraoperative complications in laparoscopic cholecystectomy. Br J Surg 2006;93:844–853.
17. Flum DR, Koepsell T, Heagerty P, et al. Common bile duct injury during laparoscopic cholecystectomy and the use of intraoperative cholangiography: adverse outcome or preventable error? Arch Surg 2001;136:1287–1292.
18. Wright KD, Wellwood JM. Bile duct injury during laparoscopic cholecystectomy without operative cholangiography. Br J Surg 1998;85:191–194.
19. Sathesh-Kumar T, Saklani AP, Vinayagam R, Blackett RL. Spilled gallstones during laparoscopic cholecystectomy: a review of the literature. Postgrad Med J 2004;80:77–79.
20. Schafer M, Suter C, Klaider C, et al. Spilled gallstones after laparoscopic cholecystectomy. A relevant problem? A retrospective analysis of 10,174 laparoscopic cholecystectomies. Surg Endosc 1998;12:291–293.
21. Woodfield JC, Rodgers M, Windsor JA. Peritoneal gallstones following laparoscopic cholecystectomy: incidence, complications, and management. Surg Endosc 2004;18:1200–1207.
22. Zehetner J, Shamiyeh A, Wayand W. Lost gallstones in laparoscopic cholecystectomy: all possible complications. Am J Surg 2007;193:673–678.
23. Zilberstein B, Cecconello I, Ramos AC, et al. Hemobilia as a complication of laparoscopic cholecystectomy. Surg Laparos Endosc 1994;4:301–303.
24. Genyk YS, Keller FS, Halpern NB. Hepatic artery pseudoaneurysm and hemobilia following laser laparoscopic cholecystectomy. Surg Endosc 1994;8:201–204.
25. Rebeiro A, Williams H, May G, et al. Hemobilia due to hepatic artery pseudoaneurysm thirteen months after laparoscopic cholecystectomy. J Clin Gastroenterol 1998; 26:50–53.
26. Porte RJ, Coerkamp EG, Koumans RKJ. False aneurysm of a hepatic artery branch and a recurrent subphrenic abscess. Surg Endosc 1996;10:161–163.
27. Deziel DJ, Millikan KW, Economou SG, et al. Complications of laparoscopic cholecystectomy: a national survey of 4,292 hospitals and analysis of 77,604 cases. Am J Surg 1993;165:9–14.
28. Southern Surgeons Club. A prospective analysis of 1,518 laparoscopic cholecystectomies. N Engl J Med 1991;324: 1073–1078.
29. Avrutis O, Meshoulam J, Yutkin O, et al. Brief clinical report: duodenal laceration presenting as massive hematemesis and multiple intra-abdominal abscesses after laparoscopic cholecystectomy. Surg Laparosc Endosc Percutan Tech 2001;11:330–333.
30. Eden CG, Williams TG. Duodenal perforation after laparoscopic cholecystectomy. Endoscopy 1992;24:790–792.
31. Andrei VE, Schein M, Wise L. Small bowel ischemia following laparoscopic cholecystectomy. Dig Surg 1999; 16:522–524.
32. Nimura Y, Hayakawa N, Kamiya J, et al. Hepaticopancreatoduodenectomy for advanced carcinoma of the biliary tract. Hepatogastroenterology 1991;38:170–175.
33. Yamaguchi K, Tsuneyoshi M. Subclinical gallbladder carcinoma. Am J Surg 1992;163:382–386.
34. Fong Y, Jarnagin W, Blumgart L. Gallbladder cancer: comparison of patients presenting initially for definitive operation with those presenting after prior noncurative intervention. Ann Surg 2000;232:557–569.
35. Matsumoto Y, Fujii H, Aoyama H, et al. Surgical treatment of primary carcinoma of the gallbladder based on the histologic analysis of 48 surgical specimens. Am J Surg 1992;163:239–245.
36. Shirai Y, Yoshida K, Tsukada K, et al. Radical surgery for gallbladder carcinoma. Ann Surg 1992;216:565–568.
37. Bartlett DL, Fong Y, Fortner JG, et al. Long-term results after resection of gallbladder cancer: implications for staging and management. Ann Surg 1996;224:639–646.
38. Oertli D, Herzog U, Tondelli P. Primary carcinoma of the gallbladder: operative experience during a 16-year period. Eur J Surg 1993;159:415–420.

39. de Aretxabala X, Roa IS, Burgos LA, et al. Curative resection in potentially resectable tumours of the gallbladder. Eur J Surg 1997;163:419–426.
40. Reddy SK, Marroquin CE, Kuo PC, et al. Extended hepatic resection for gallbladder cancer. Am J Surg 2007;194:355–361.
41. Ogura Y, Mizumoto R, Isaji S, et al. Radical operations for carcinoma of the gallbladder: present status in Japan. World J Surg 1991;15:337–343.
42. Donohue JH, Nagorney DM, Grant CS, et al. Carcinoma of the gallbladder: does radical resection improve outcome? Arch Surg 1990;125:237–241.
43. Gall FP, Kockerling F, Scheele J, et al. Radical operations for carcinoma of the gallbladder: present status in Germany. World J Surg 1991;15:328–336.
44. Onoyama H, Yamamoto M, Tseng A, et al. Extended cholecystectomy for carcinoma of the gallbladder. World J Surg 1995;19:758–763.
45. Nakamura S, Sakaguchi S, Suzuki S, Muro H. Aggressive surgery for carcinoma of the gallbladder. Surgery 1989;106:467–473.

第 31 章

右肝切除术

Jay A. Graham，MD and Lynt B. Johnson, MD

引言

在 Le Foie: Études Anatomiques et Chirurgicales 中，Couinaud 首先描述了肝的解剖学分段及命名，并且被当今外科医生广泛应用。他对肝胆管全面深入的研究构建了大多数肝外科的框架，因为该研究为安全的肝切除手术提供了一套系统化的处理方法。1952 年 Jacob 最早报道了肝切除术[1]。从此，与手术相关的发病率和死亡率已明显降低。Couinaud“路标”的运用使得外科手术技巧大幅提高，最终毫无疑问地降低了手术并发症。

在过去几年中，外科医生们一直致力于通过运用新技术从而在熟练的手术技巧与更好的预后之间搭建起桥梁。术中失血是肝外科手术的主要障碍之一，也是预后不良的预测因素之一。针对肝实质的血管特性，在手术中外科医生们采用了很多装置来帮助辨认和控制大的血管结构。值得注意的是，超声已经成为术中评估肝实质解剖结构的基本工具。这使得外科医生能够有效地估计大血管与预定切除平面的关系。利用超声能量，超声解剖器使得肝实质的离断发生了彻底的变革。运用超声能量破碎肝组织，这项技术可以保留血管，因为血管是由更加致密的纤维组织构成。其他装置可通过喷射出高压水流来达到上述相同的效果。超声刀也是利用超声的能量来进行精确的切割和烧灼血管。最近，射频消融已经被用于巨大肿瘤的挽救治疗。

虽然外科手术器械在持续发展，但是某些核心的外科法则与手术发病率仍有关联。Pringle 手法和降低中心静脉压的措施是已经被证明了的可以减少肝切除术中出血的两条法则。本章节旨在提出其他技术以供肝胆外科医师在施行右 / 左肝切除时用以减少并发症的发生率，并对手术中常见的“易犯错误”提供指导。尽管如此，本章节中所列出的许多预防措施依然来源于或建立在对肝的解剖分段深刻理解的基础之上。

手术步骤

步骤 1　手术切口

步骤 2　分离肝镰状韧带

步骤 3　分离右三角韧带和冠状韧带，授动右肝

步骤 4　分离肝右叶、尾状叶（Ⅰ、Ⅵ、Ⅶ段）与下腔静脉间的肝短静脉

步骤 5　胆囊切除

步骤 6　肝外肝门解剖
- 游离右肝动脉
- 游离右门静脉

步骤 7　游离右肝静脉

步骤 8　肝实质离断

步骤 9　肝实质内右肝管的分离

手术操作

右肝切除包括第Ⅴ、Ⅵ、Ⅶ、Ⅷ肝段的切除。

手术切口

切口疝

- **后果**

使用 Mercedes 切口或延长的右肋缘下切口取决于术者的偏好，二者均能提供足够的暴露（图 31–1、31–2）。延长至剑突的正中切口常常导致切口疝的发生。

3 级并发症

- **补救**

如果腹部疝无嵌顿的危险，则可以择期或在有症状时再修补。

- **预防**

一项最近的研究将 856 名采用 Mercedes 切口与 570

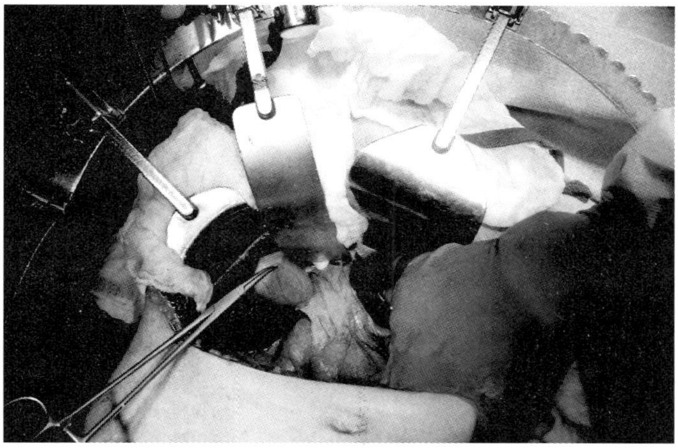

图 31–1 右侧肋缘下斜切口联合正中切口能够为此手术提供充分的暴露（见彩图）。

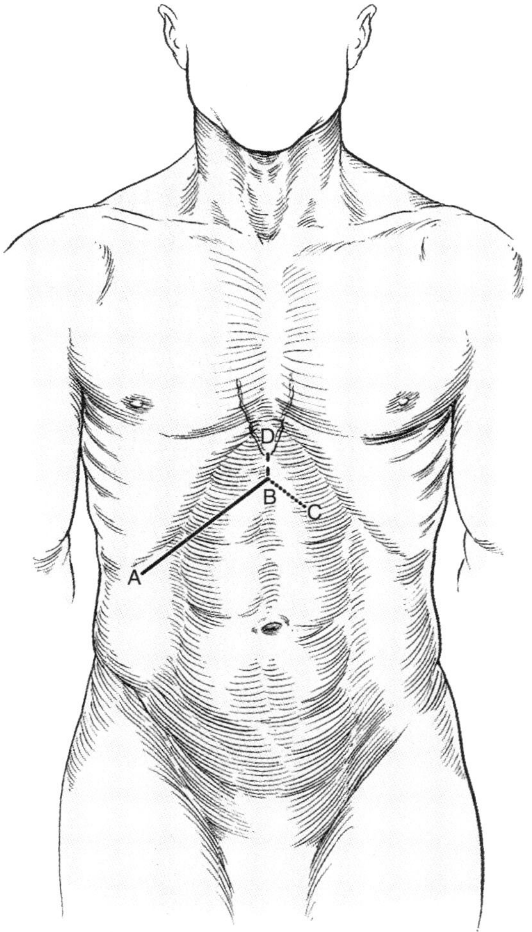

图 31–2 右肝切除切口：A → B 是右侧肋缘下斜切口，A → B → D 是延长的右侧肋缘下斜切口，A → B → C 联合 B → D 是 V 形（Mercedes）切口。

名采用右肋缘下切口的患者进行了对照研究，二者在切口愈合上存在差异。采用 Mercedes 切口的患者切口疝发生率更高（9.8% vs 4.8%）[2]。但是，如果没有恰当的筋膜缝合复位技术，任何切口都易于发生切口疝。

腹壁上动脉持续出血

- **后果**

腹壁上动脉包埋于靠近剑突的腹直肌中，在上腹部横切口中易被切断，如果未被控制则可持续出血。

1 级并发症

- **补救**

该区域有丰富的血管侧支循环，因此，允许结扎腹壁上动脉。

- **预防**

手术操作中的显露是至关重要的，因此，为获得最佳的术野这些血管可被牺牲。

分离镰状韧带和左三角韧带

肝左叶扭转

- **后果**

过分地游离镰状韧带和左三角韧带可引起左肝扭转，使得静脉血流中断，导致静脉性充血和严重的肝功能障碍。左侧三角韧带有助于将肝悬吊于解剖位置。在右肝切除术后，左肝有向右侧膈下间隙旋转的倾向。广泛的左侧三角韧带的游离增加了旋转发生的可能性，并且可以导致扭曲。因此，需要小心地保护左侧三角韧带附件。

4/5 级并发症

- **补救**

一项分析了 44 例右肝切除的研究显示，如果肝左叶被置于其原来的解剖位置则静脉血流可得到改善[3]。因此，推荐在行右肝切除后，将左肝固定于其解剖位置。

- **预防**

如果可能的话，应避免过多地分离镰状韧带，尤其是左三角韧带，防止加重静脉流出道梗阻。如果右肝切除术后肝左叶位置发生移动，将其残余部分进行固定是明智的选择（图 31–3）。

另外也可游离结肠肝曲，用右结肠部分填充右肝切除后的空隙。

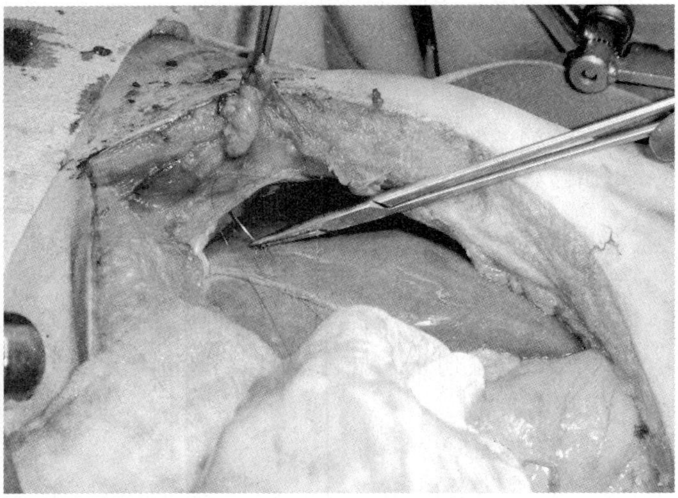

图 31–3 用 4-0 Prolene 线将切断的镰状韧带复位以固定肝左叶（见彩图）。

肝上的下腔静脉损伤

- **后果**

当接近肝裸区切断肝镰状韧带时应十分小心。下腔静脉刚好位于镰状韧带下缘的后面，因此极容易被粗暴的解剖所损伤。

5 级并发症

- **补救**

腔静脉损伤时应立即修补以防止进一步的出血和可能发生的空气栓塞。

  - "首要的原则是不要惊慌"。
  - 术者应以非利手的示指压住损伤处。
  - 用 4–0 Prolene 线锁边缝合直到损伤被关闭。
  - 避免用血管夹控制出血，因为这么做通常会撕裂血管壁，造成更大的麻烦。尽量保证损伤处的良好视野。错误的缝合通常会导致静脉管腔的狭窄或阻塞。

- **预防**

术者需了解该区域的解剖结构以免不小心伤及腔静脉。

对于接受右肝切除的患者来说，建立足够的中心静脉通道以在术中监测中心静脉压和复苏时使用是必需的。

对于中等量的出血，术前自体血储存、术中血液回输以及等容血液稀释是已被证明的可减少输注库存血的措施[4]。

分离右三角韧带和右侧冠状韧带，授动肝右叶

右肝静脉或肝上下腔静脉损伤

肝右叶授动首先需切开右三角韧带侧面的腹膜反折，切开应在靠近内侧相对无血管的组织平面进行。肝右叶上面的游离包括切断右侧冠状韧带，随着切开向内侧进行，应注意避免损伤右肝静脉或肝裸区的下腔静脉。

- **后果**

切开无血管区的上面和内侧面时可能不慎损伤右肝静脉或下腔静脉。横断未结扎的右肝静脉可能引起严重的问题，因为术者将面对的是没有足够暴露情况下的下腔静脉上的巨大破孔。

5 级并发症

- **补救**

任何出血都应被控制，任何缺损都应加以缝合。

- **预防**

再次强调，精细地分离冠状韧带内侧面能够避免不经意的静脉损伤出血（图 31–4）。这些大静脉损伤后比较少见的一个并发症是空气栓塞，在手术的这个阶段，建议使患者的中心静脉压保持正值，并将患者置于 Trendelenberg 体位，以防止空气栓塞的发生。但是，随着中心静脉压的升高，出血量也会相应增加。

膈损伤

膈穿孔发生于膈下切开右三角韧带时。并且，有时由于肝肿瘤黏附于膈，使得膈肌切除成为必须。

- **后果**

膈肌损伤可发生于解剖肝裸区时，此情况一旦发生，

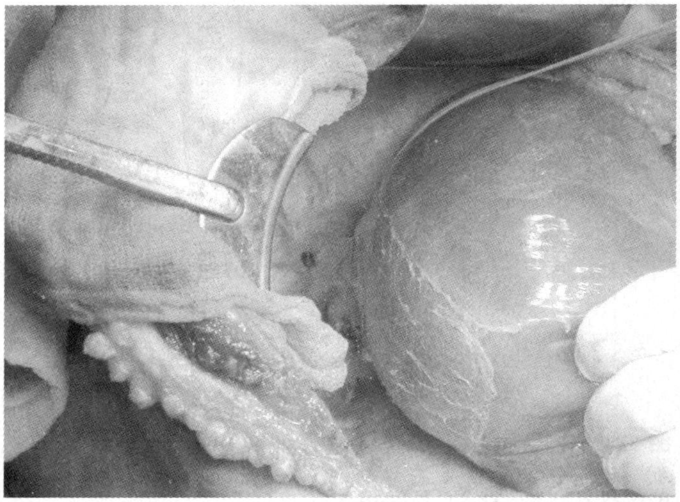

图 31–4 小心地切断肝右侧三角韧带及冠状韧带后右肝的病变可获得暴露。蓝色橡皮筋牵拉的是肝右静脉。下腔静脉位于此蓝色橡皮筋的侧后方。在分离韧带时，应注意此结构（见彩图）。

胸膜腔将失去负压，该负压应当及时恢复。

1/2 级并发症

- **补救**

术中一旦损伤胸膜腔，应立即恢复胸膜腔负压。所有的膈肌破孔都要用不可吸收缝线修补。在我们医院通常使用一种很容易的方法来恢复正常的胸膜腔负压，即用细导管进行抽吸。将一个带负压的红色的橡胶导管置于损伤处，缝合损伤并将导管迅速移除。

- **预防**

当助手将肝向内侧和下方翻转时，分离肝后腹膜反折时应小心谨慎，这样可能降低膈肌损伤的发生率。

由于肝右叶巨大肿瘤的推移，使得膈中心部位被拉伸得很薄。在这种情况下，三角韧带包裹肝右叶，韧带位置要高于预期。用一把直角钳插入韧带边缘的下方使术者能够安全地辨认韧带与肝被膜之间的间隙(图 31–5)。

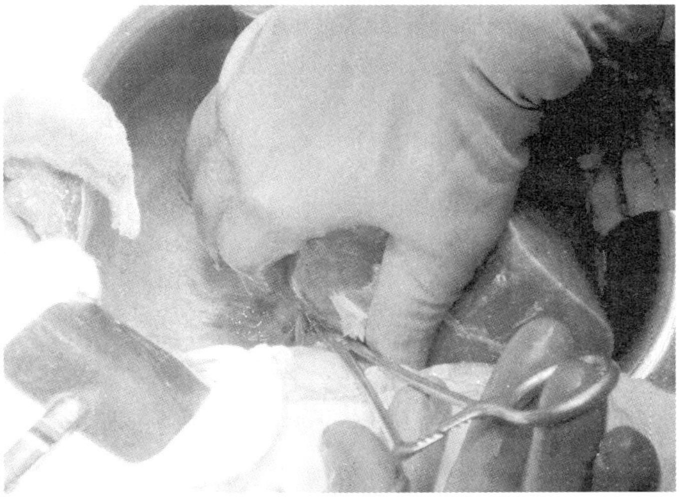

图 31–5 将一把直角钳插入三角韧带下方，以便将肝右叶安全地从膈肌上分离下来(见彩图)。

十二指肠损伤

- **后果**

十二指肠损伤可发生于分离右三角韧带下面时。十二指肠的位置通常远离右三角韧带，因此用手指将其轻轻挡开就可保护其免受损伤。但是，位置比较靠上方的十二指肠可能比较易于损伤。分离右肾腹膜反折周围的三角韧带时也有损伤十二指肠的危险(图 31–6)。

1/2 级并发症

- **补救**

单纯的十二指肠撕裂可用单股丝线缝合。

- **预防**

在三角韧带下方使用电刀时，应十分小心以免伤及十二指肠。

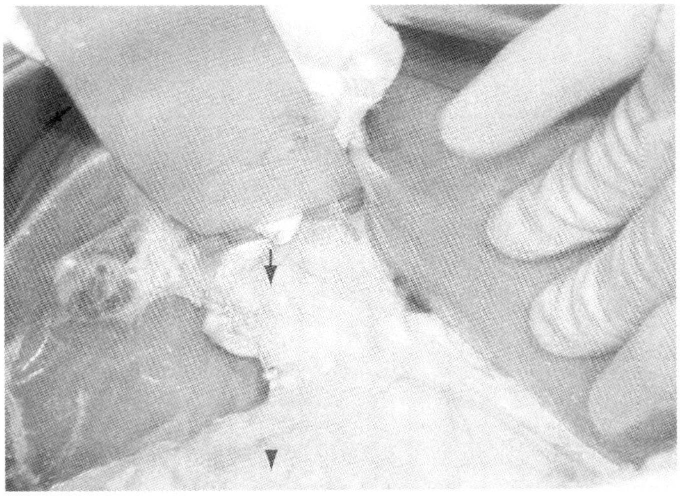

图 31–6 十二指肠的位置能被大网膜脂肪组织所掩盖，在这一区域分离应少用电凝。箭头所指为门静脉(见彩图)。

肾上腺损伤

- **后果**

在分离右侧冠状无血管区时可能损伤肾上腺，肾上腺实质损伤形成血肿是右肝切除术众所周知的并发症[5]。

1 级并发症

- **补救**

肾上腺很少引起大出血，并且这些血肿可以通过影像学方法连续地追踪观察[6]。

由于肾上腺有丰富的侧支循环，因此对于任何可疑的血管均可严密缝合而不会造成严重后果。

- **预防**

在切断右侧冠状韧带中部的反折时应靠近肝，以避免伤及肾上腺。同样在术中发现肾筋膜时，分离应在其前方的层面进行。众所周知，一旦肾上腺出现于视野中，则下腔静脉就非常近了。

膈血管的辨认

- **后果**

在切断右三角韧带时，罕有遇到膈和肾上腺的引流血管。由于膈肌和肾上腺有足够的侧支循环，因此术者在进行表面分离时可将这些血管结扎切断。

0 级并发症

- **补救**

因为这些血管可以切断因此不需要修补。

- **预防**

在分离冠状韧带时必须靠近肝裸区进行，以防膈血管损伤。

分离第Ⅰ、Ⅵ、Ⅶ肝段与下腔静脉间的肝短静脉

授动肝右叶以显露肝短静脉，使之从下腔静脉分离时易于被结扎、切断（图 31–7）。肝短静脉的切断能够使肝右叶得到更充分的游离。在此过程中可能损伤下腔静脉，下腔静脉损伤的处理方法在前面已经述及。

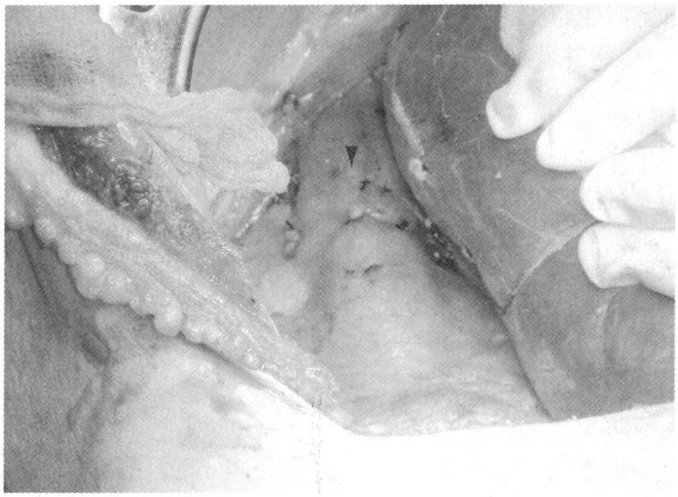

图 31–7　向中线侧翻起肝，可以看到在肝Ⅰ、Ⅵ、Ⅶ段与 IVC（▼）之间的肝短静脉被结扎（见彩图）。

分离肝尾状叶的韧带环时造成下腔静脉损伤

- **后果**

在大多数患者中，有一个韧带环将尾状叶的 Spieghel 部连接于第Ⅶ肝段（图 31–8），该连接通过后外侧到达下腔静脉，其中可含有肝实质。因此在游离右肝时必须切断此韧带环。

5 级并发症

- **补救**

该韧带环通常包裹肝实质并具有独立的静脉引流系统，因此必须切断、结扎和严密缝合。

- **预防**

如果该结构非常靠近下腔静脉，切断该结构必须特别小心（图 31–9）。

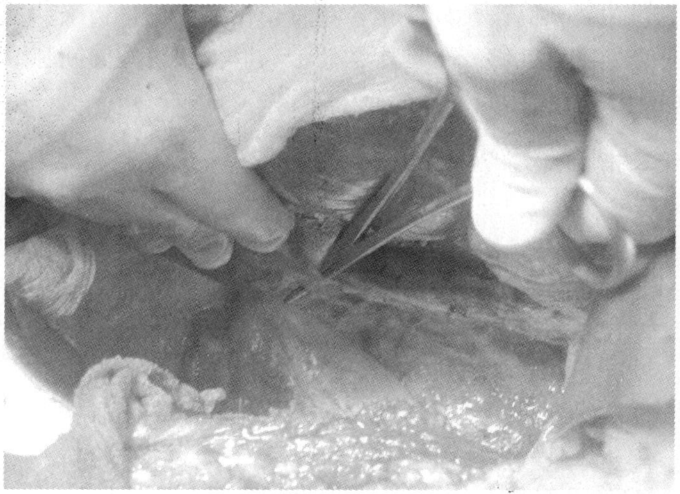

图 31–8　Kelly 钳指的是尾状叶 Spiegel 部与肝Ⅶ段间的实质连接（见彩图）。

胆囊切除术

以标准的 dome–down 方式顺行切除胆囊。其并发症在第Ⅳ部分第 30 章“胆囊：胆囊切除术（腹腔镜 vs 开放式）”中已经详述。

肝外肝门部解剖

肝外肝门部分离是控制入肝血流的常规方法。但是，肝门解剖在进行血流阻断时有伤及对侧结构的危险。

因此，我们不提倡分离肝外胆管。此外，在进行肝外胆管解剖时，有伤及肝总管的危险。

肝总管血管的损伤

- **后果**

尝试着找到肝门部左右肝管的交汇点是解剖胆总管周围所必需的。肝总管的血供通常位于 3 点钟和 9 点钟的位置，因此在分离右肝管时应最小限度地解剖该关键结构。

1/2/3 级并发症

- **补救**

肝总管血管损伤导致其狭窄通常表现为疼痛、胆红素升高，并且可能发生胆管炎[7]，X 线放射检查通常会发现肝内胆管扩张。内镜下置入胆道支架通常会

有较好的效果。但是，一旦内镜下胆道支架置入失败，则必须进行 Roux–en–Y 肝管空肠吻合术[8,9]。

- 预防

某些医生主张进行胆囊切除和肝外肝总管解剖以寻找其分叉处。然而，我们更倾向于肝内右肝管分离以防止肝总管血供损伤。典型的肝管分叉通常位于第Ⅳ肝段下方。在肝实质内分离胆管要比肝外分离该结构更安全。

分离右肝动脉

识别替代右肝动脉

- 后果

右肝动脉通常从胆总管的后方经过。但是右肝动脉系统有很多解剖变异，最常见的就是右肝动脉被替代（图 31–10）。

0 级并发症

- 补救

不需进行任何补救，因为右肝所有的无名动脉都应切断以保证肝实质横断的安全。

- 预防

右肝动脉被替代的发生率大约是 17%[10]。术中评估通常是通过触摸肝门三管系统征来辨别替代右肝动脉（图 31–11）。若肝总管后外侧有异常搏动则应高度怀疑此异常动脉的存在。

分离门静脉右支

门静脉左支损伤

- 后果

应尽量保证左侧门静脉分支的管径以维持其血流。门静脉的右侧分支非常短，因此粗暴的结扎可能累及左侧门静脉引起狭窄[11]。

1/2 级并发症

- 补救

通常小段的狭窄不足以阻碍静脉血流而引起持续的病态。但是，如果认为门静脉到左侧门静脉的管径不足（直径非常小），则应进行修复。

- 预防

应将第Ⅳ肝段提起，并将肝门向尾侧移动以给术者显露一个更好的术野（图 31–12）。进行肝外分离前必须仔细辨认门静脉分叉。

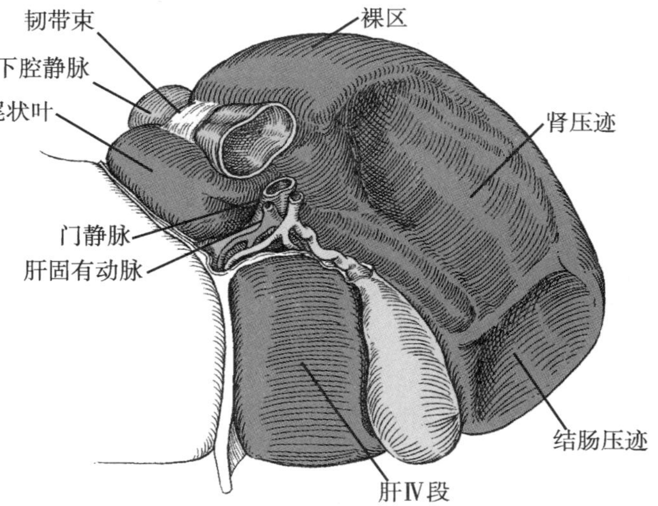

图 31–9　清楚地显露尾状叶与肝Ⅶ段间的韧带。术者打开此韧带时应注意临近的 IVC。

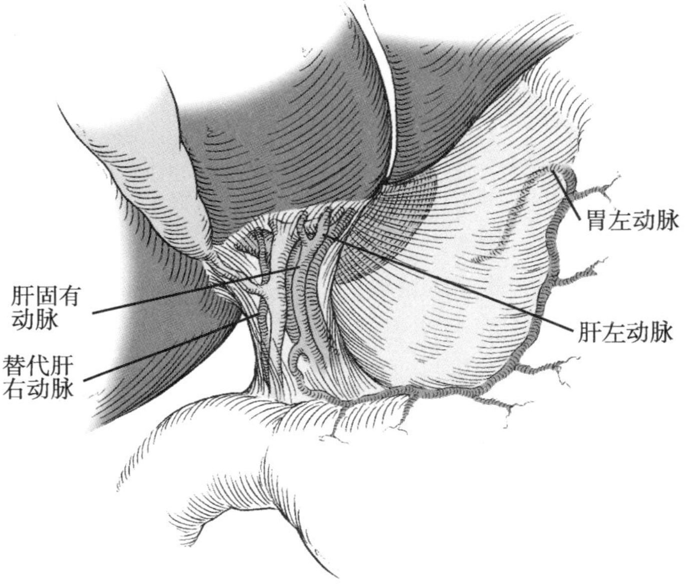

图 31–10　替代肝右动脉位于肝门静脉三角的侧方。

用静脉牵开器牵起胆总管可充分地显露分叉处。结扎右侧门静脉时应避免引起门静脉主干和左侧门静脉之间的部分狭窄。

供应尾状叶的后方门静脉损伤

- 后果

由于肝外右侧门静脉一段非常短，因此在解剖该部分时应十分精细，以保护供应尾状叶的门静脉血流。

1 级并发症

- 补救

通常尾状叶有足够的动脉侧枝供应以保证其活力，

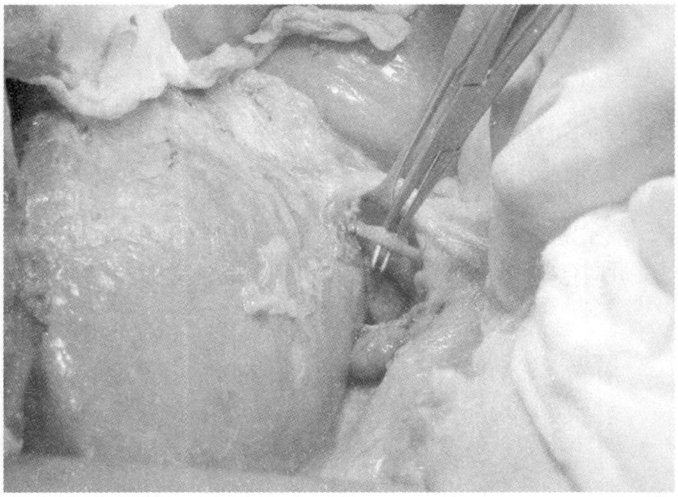

图 31–11 直角钳清楚地显示出替代肝右动脉位于门静脉的侧方，后者已由静脉拉钩牵开。另外，右侧示指可触诊替代肝右动脉的近端(见彩图)。

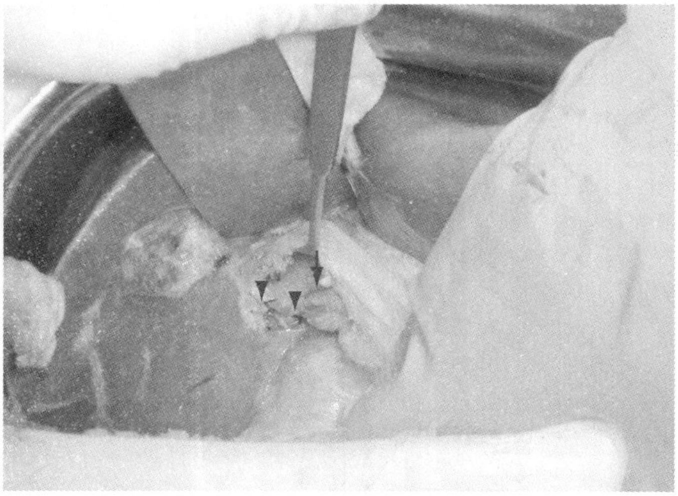

图 31–12 将可塑性拉钩置于肝Ⅳ段的下方以使肝门移向尾侧。然后用静脉拉钩牵开肝总管以暴露门静脉右支(箭头)。肝右动脉(▼)已于此前分离(见彩图)。

因此如果供应尾状叶的后方门静脉血流被阻断后没有必要进行修复。但是，大多数肝外科医生认为保留尾状叶的门静脉血供更好。

- **预防**

右侧门静脉通常发出一个分支供应尾状叶(图 31–13)。该分支位于左、右门静脉分叉部的后方。该结构损伤通常发生于在从后方分离较短的右侧门静脉时。因此，术者在试图控制右侧门静脉血流时，必须注意尾状叶的门静脉血供(图 31–14)。

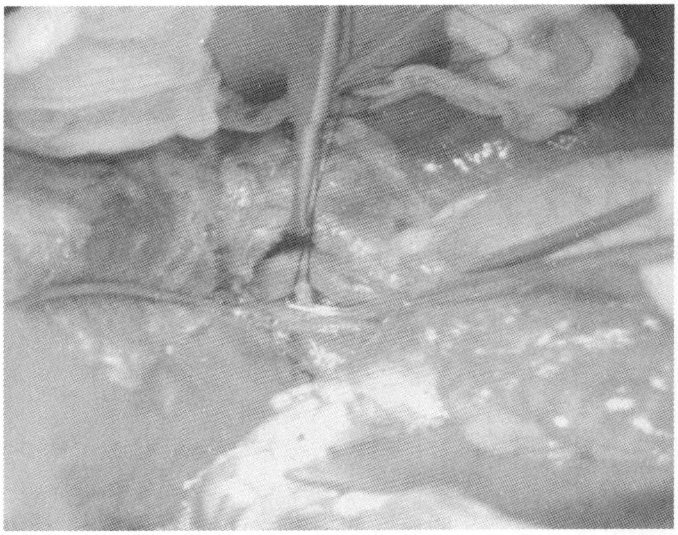

图 31–13 用静脉拉钩将肝门板上提可暴露源于门静脉右支的尾状叶静脉(缝线环绕)(见彩图)。

左侧位胆囊

左侧位胆囊是指两种解剖学变异，一种是胆囊位于左肝段下方，另一种以右侧位圆韧带为特征。在后一种情况，胆囊解剖位置正常，但圆韧带位于其右侧，即表现为左侧位胆囊[12]。由于解剖结构复杂，使得左侧位胆囊很难处理。

- **后果**

左侧位胆囊的出现预示着有潜在的胆管和门静脉变异的可能[13]。左右肝管通常于肝十二指肠韧带内汇合，左、右门静脉也是如此。但是，对于有左侧位胆囊的患者，在切开肝实质时必须小心，因为在这种情况下左侧门静脉的起点远离其正常位置，如果不加以辨认则易于损伤。另外，左肝管可能横穿过一部分肝右叶。

1/2/3 级并发症

- **补救**

左侧门静脉系统的损伤可能严重影响剩余肝左叶的血供。如果发生门静脉主干的损伤，则应立即行原位血管吻合术或者静脉补片成形术。

如果左肝管损伤且不能行原位修补，则应行 Roux–en–Y 肝管空肠吻合术。

- **预防**

在行肝实质切开时应小心谨慎以辨认所有结构。在左侧位胆囊时，术者应于胆囊右侧进行切开以防止

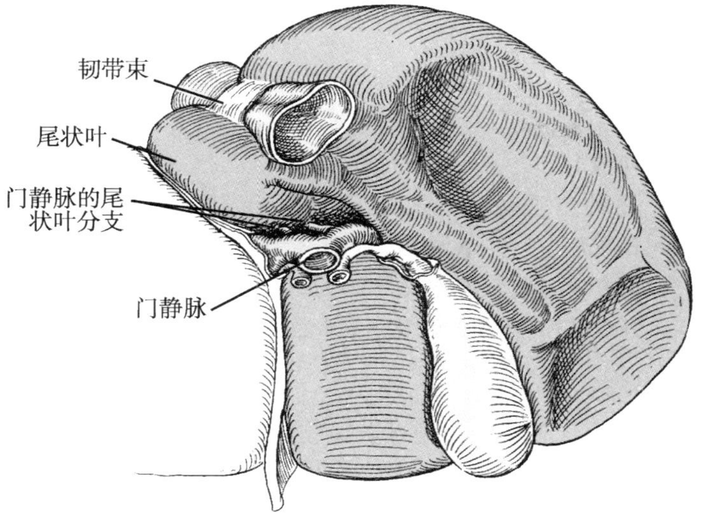

图 31–14　门静脉左、右支分别发出至尾状叶的分支。外科医生应熟悉这一解剖以保护尾状叶的血流，并最大限度地减少出血。

误伤门静脉或肝管。

游离和切断右肝静脉

右肝静脉是三支肝静脉中最大的一支，引流肝右叶的大部分血液，其辨认和结扎可在肝实质切开前或切开时进行。我们倾向于在肝实质横断前辨认和切断该静脉，以最大程度地减少静脉分支的出血。我们切断右肝静脉的方法是使用血管内胃肠切割闭合器（endovascular gastrointestinal anastomosis，GIA）。

肝静脉出血

- **后果**

  不恰当的钳夹和结扎右肝静脉可出现活跃出血。

  1 级并发症

- **补救**

  右肝静脉切断后可发生残端出血。这种情况通常继发于不恰当的结扎时。可用 4–0 Prolene 线锁边缝合破孔。

- **预防**

  切除足够的肝实质以显露足够长度的右肝静脉，然后再结扎、切断该静脉。

肝实质离断

出血

- **后果**

  多年来失血一直是导致该手术严重并发症的主要原因。由于肝血管的自然特性，使得它接受心输出量的 25%，因此肝切除术常引起严重的失血。

为减少失血，过去在术中使用了大量外科器械。现在，通常使用无痛穿孔锥超声波手术吸引器（Cavitron ultrasonic surgical aspirator，CUSA）、超声刀或者盐水增强电凝装置进行肝实质切开（图 31–15 至 31–17），这些器械已被证实能减少失血[14]。然而，虽然有这些设备的使用，外科医生仍然会遇到大失血。大量失血需要输血治疗，这使患者有发生血液传染病、休克、甚至增加肿瘤复发的风险。

1/3/4/5 级并发症

- **补救**

  一旦出现不可控制的出血或需重建下腔静脉的肿瘤时，应立即行全肝血流阻断[15]。该技术包括在膈下下腔静脉、肝下下腔静脉和肝门部三管系统放置血管夹。另外，右肾上腺静脉也必须结扎以达到全血管阻断。

- **预防**

  早在 20 世纪初，Pringle 就报道了一种入肝血流阻断技术以减少肝手术的失血[16]。Pringle 手法需要对肝十二指肠韧带内的血管进行暂时的阻断。该技术已被外科医生运用了近一百年，而且一项研究证实该技术确实能减少失血[17]。对有慢性肝疾病的患者，通常采用间歇性血流阻断以减少显著缺血时间。

肝切除术中降低中心静脉压能够减少失血[18]。在一项前瞻性随机对照研究中，将实验组 25 例行肝切除术患者的中心静脉压控制于 2 ～ 4mmHg，对照组行相同的术式，但是其中心静脉压要高于实验组。最终，对照组的失血量比实验组大约多 600ml[19]。

等容血液稀释（isovolemic hemodilution，IH）可应用于肝切除术中以减少输血。IH 安全可靠，据报道该技术的应用平均可减少 60% 的浓缩红细胞输入[20]。输血的风险众所周知，IH 技术的应用可能会减少同种输血相关不良反应发生的风险。

肝实质内切断右肝管

胆总管分叉部位于第Ⅳ肝段的后方。我们认为在进行第Ⅳ、Ⅴ肝段肝实质切开时辨认该结构更加安全。

胆漏

- **后果**

  胆汁外漏是成人左 / 右肝切除术后的严重并发症。

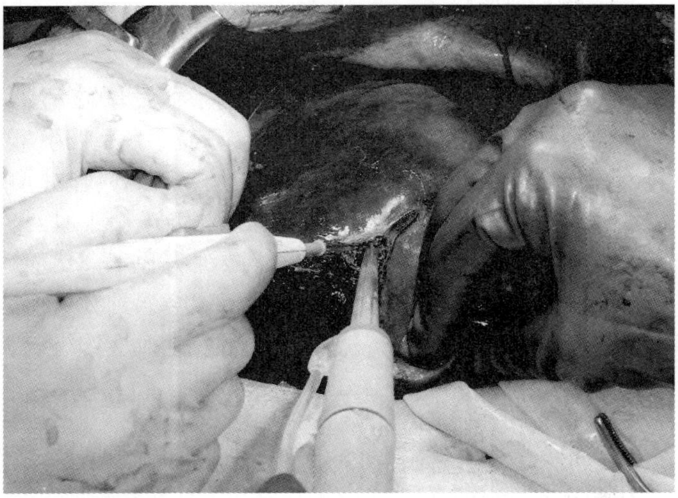

图 31–15 使用 CUSA 从前到后切断肝实质。肝实质内的小血管使用 Bovie 电凝止血（见彩图）。

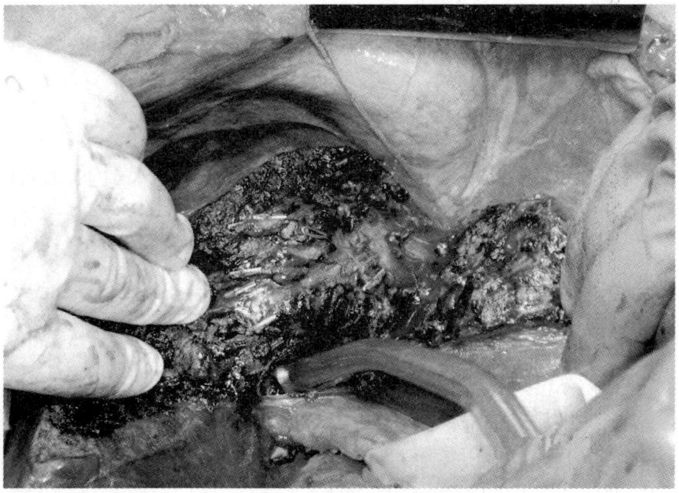

图 31–16 对大血管进行结扎或钛夹钳夹（见彩图）。

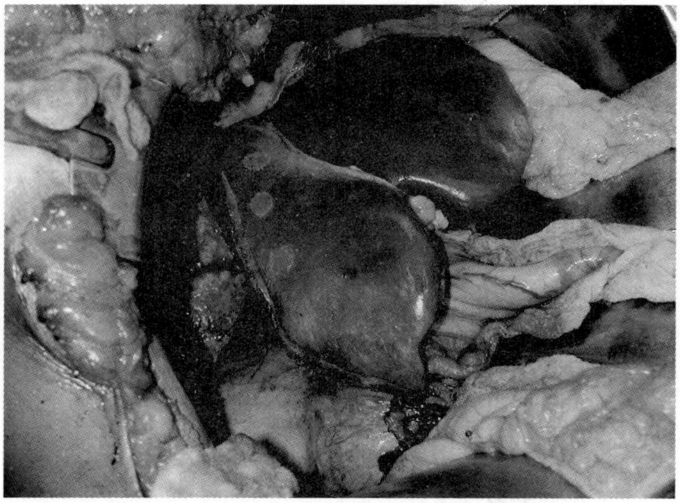

图 31–17 右肝切除完成后可见肝左叶的电凝断面（见彩图）。

胆漏更常发生于切断的肝实质表面，也见于肝内胆管结扎不充分时[21]。

1/2 级并发症

- **补救**

几种方法可用于控制大范围肝切除术后的胆漏。ERCP 下行支架置入术对控制胆漏已显示出非常好的效果，但是该方法仅在漏出量连续 7 天大于 100ml 时才必须使用。更少的漏出通常会自愈。

- **预防**

对染有胆汁的肝切缘多加注意能帮助外科医生发现胆汁溢漏区域。一旦发现胆漏，应进行严密缝合。

（曹 锋 译）

参考文献

1. Lortat-Jacob JL, Robert HG, Henry C. Hepatectomie lobaire droite reglee pour tumour maligne secondaire. Arch Mal Appareil Digestif 1952;41:662–667.
2. D'Angelica M, Maddineni S, Fong Y, et al. Optimal abdominal incision for partial hepatectomy: increased late complications with Mercedes-type incisions compared to extended right subcostal incisions. World J Surg 2006;30: 410–418.
3. Ogata S, Kianmanesh R, Belghiti J. Doppler assessment after right hepatectomy confirms the need to fix the remnant left liver in the anatomical position. Br J Surg 2005;92:592–595.
4. Lutz JT, Valentin-Gamazo C, Gorlinger K, et al. Blood-transfusion requirements and blood salvage in donors undergoing right hepatectomy for living related liver transplantation. Anesth Analg 2003;96:351–355.
5. Gouliamos AD, Metafa A, Ispanopoulou SG, et al. Right adrenal hematoma following hepatectomy. Eur Radiol 2000;10:583–585.
6. Bowen AD, Keslar PJ, Newman B, Hashida Y. Adrenal hemorrhage after liver transplantation. Radiology 1990; 176:85–88.
7. Bagia JS, North L, Hunt DR. Mirizzi syndrome: an extra hazard for laparoscopic surgery. Aust N Z J Surg 2001;71: 394–397.
8. Rothlin MA, Lopfe M, Schlumpf R, Largiader F. Long-term results of hepaticojejunostomy for benign lesions of the bile ducts. Am J Surg 1998;175:22–26.
9. Williams GR. Experiences with surgical reconstruction of hepatic duct. Ann Surg 1974;179:540–548.
10. Calne RY. Partial resection of the liver for primary cancer. *In* Najarian JS, Delaney JP (eds). Hepatic, Biliary and Pancreatic Surgery. Miami, Symposia Specialists, 1980; pp 605–619.
11. Ong GB. Right hemihepatectomy. *In* Calne RY, Querci Della Rovere G (eds). Liver Surgery. Padua, Piccin Medical Books, 1982; pp 23–32.

12. Nagai M, Kubota K, Kawasaki S, et al. Are left-sided gallbladders really located on the left side? Ann Surg 1997;225:274–280.
13. Regimbeau JM, Panis Y, Couinaud C, et al. Sinistroposition of the gallbladder and the common bile duct. Hepatogastroenterology 2003;50:60–61.
14. Wu W, Lin XB, Qian JM, et al. Ultrasonic aspiration hepatectomy for 136 patients with hepatocellular carcinoma. World J Gastroenterol 2002;4:763–765.
15. Huguet C, Nordlinger B, Galopin JJ, et al. Normothermic hepatic vascular exclusion for extensive hepatectomy. Surg Gynecol Obstet 1978;147:689–693.
16. Troitskii RA. Current aspects of liver surgery. Review of the literature. Eksp Khir Anesteziol 1965;4:48–50.
17. Man K, Fan ST, Ng IO, et al. Prospective evaluation of Pringle maneuver in hepatectomy for liver tumors by a randomized study. Ann Surg 1997;226:704–713.
18. Jones RM, Moulton CE, Hardy KJ. Central venous pressure and its effect on blood loss during liver resection. Br J Surg 1998;85:1058–1060.
19. Wang WD, Liang LJ, Huang XQ, Yin XY. Low central venous pressure reduces blood loss in hepatectomy. World J Gastroenterol 2006;14:935–939.
20. Johnson LB, Plotkin JS, Kuo PC. Reduced transfusion requirements during major hepatic resection with use of intraoperative isovolemic hemodilution. Am J Surg 1998; 176:608–611.
21. Reed DN, Vitale GC, Wrightson WR, et al. Decreasing mortality of bile leaks after elective hepatic surgery. Am J Surg 2003;185:316–318.

第 32 章

左肝切除术

Jay A. Graham, MD and Lynt B. Johnson, MD

引言

左肝切除术在手术的观念上和右肝切除术一致。但是在技术上比右肝切除术更容易，深刻理解肝的解剖对于重复进行安全的左半肝切除术至关重要。此外，我们讨论的外科易犯错误促使我们彻底地审视肝的解剖，因为它关系到肝的形态与功能，以便预防即将出现的后果。

适应证

- 良性肿瘤（如肝腺瘤、有症状的血管瘤）
- 恶性肿瘤
- 原发性肝癌（肝癌或胆管癌）
- 肝转移癌

手术步骤

步骤 1 手术切口
步骤 2 切断镰状韧带
步骤 3 切断左三角韧带和冠状韧带
步骤 4 切断肝胃韧带
步骤 5 结扎切断肝左动脉和门静脉左侧分支
步骤 6 肝实质的切除
步骤 7 切断左肝管
步骤 8 切断肝中和肝左静脉

手术操作

手术切口

右肋缘下斜切口或向正中线延伸的“人”字形切口可以为左肝切除术提供一个极好的暴露视野。

切断镰状韧带

应该切断镰状韧带和圆韧带以便完全游离肝左叶。

切断左三角韧带和冠状韧带

膈血管的损伤

膈血管沿着横膈膜斜形走行，它们可能在切断左冠状韧带时被无意横断（图 32–1）。肝左叶游离最好紧贴肝表面进行。见第Ⅳ部分第 31 章“右肝切除术”。

下腔静脉的损伤

- **后果**
  在切断左三角韧带和冠状韧带时，下腔静脉可能受到损伤。
  5 级并发症

- **补救**
  处理方法详见第Ⅳ部分第 31 章“右肝切除术”。

- **预防**
  应特别小心地切断冠状韧带以使无意损伤下腔静脉的概率减到最低。

食管损伤

- **后果**
  食管位于三角韧带下缘（图 32–2）。可能在分离这个区域时发生食管损伤。
  2/3 级并发症

- **补救**
  未认识到的食管损伤可能是灾难性的。因此应该仔细地检查食管，如果发现食管损伤应立即一期修复，在附近留置引流，术后持续应用对肠道菌群敏感的抗生素。

- **预防**
  左三角韧带应该在肝左叶腹膜表面离断，保持在食管上方沿着肝下缘仔细分离。在游离过程中可以用直角钳推挤三角韧带和腹膜附属物以离开这个重要

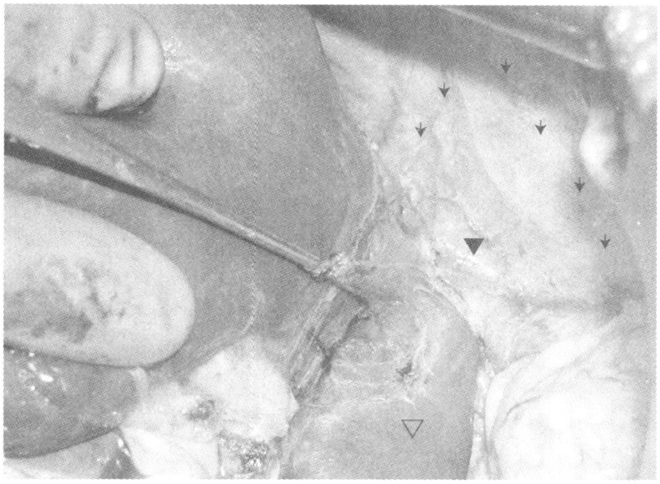

图 32–1　左侧冠状韧带及三角韧带离断后暴露肝裸区（↓）。左侧膈静脉（▼）明显并从此区通过。在左侧冠状韧带及三角韧带离断后，术者可将肝左叶向中间旋转暴露剩下的血管韧带结构直至出现位于肝尾状叶（▽）头侧的肝左静脉（见彩图）。

的结构。

切断肝胃韧带

副或替代肝左动脉损伤

副或替代肝左动脉是胃左动脉的分支。此变异的血管位于肝胃韧带，因此可能在切断肝胃韧带时受到损伤（图 32–3）。这种变异的发生率大约为 12.5%[1]。

- **后果**

无意中切断走行于肝胃韧带内的变异肝左动脉可能导致无法控制的出血。

1 级并发症

- **补救**

应结扎变异的肝左动脉以防止任何潜在的出血。如有必要，可以结扎胃左动脉以控制出血。

- **预防**

触诊肝胃韧带可以描绘出其内在的任何结构。在切断之前应该触诊肝胃韧带是否有变异的肝左动脉。

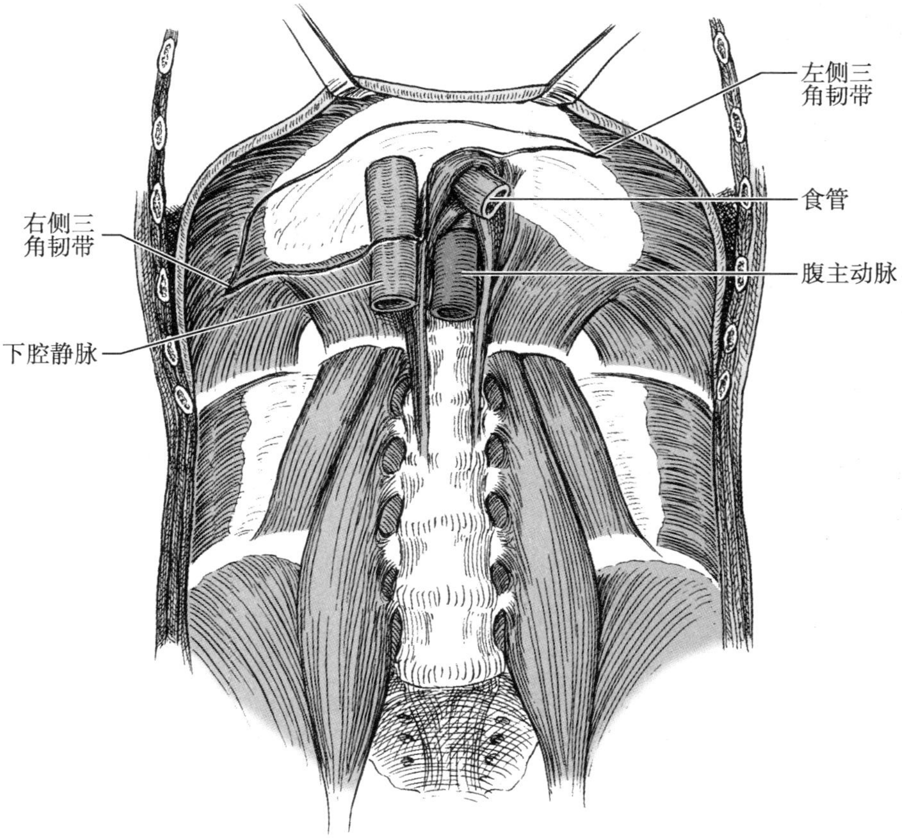

图 32–2　左侧三角韧带与食管相邻，外科医生应注意这一解剖上的关系以免在离断左侧三角韧带的过程中误伤食管。

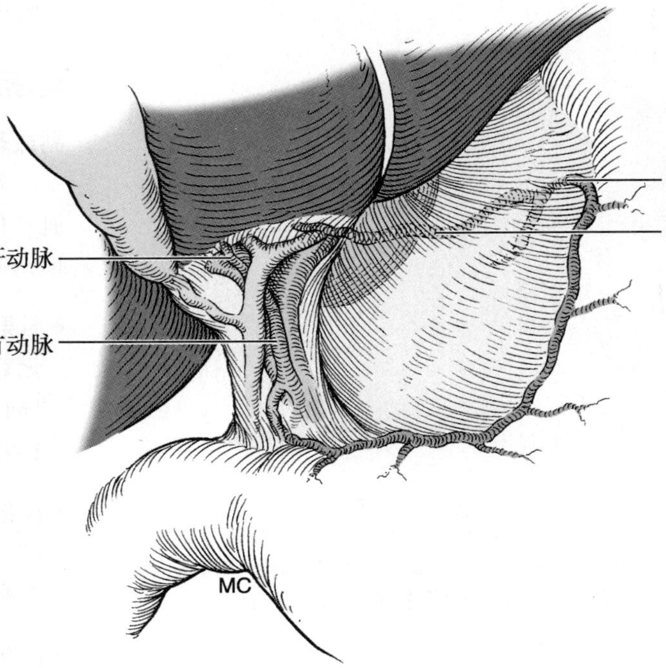

图 32–3 在离断肝胃韧带的过程中，应注意辨认并控制副肝左动脉以避免出血。

胃穿孔

- **后果**

胃通过肝胃韧带像帐篷一样覆盖肝。切断肝胃韧带常常平行胃小弯进行，损伤就有可能发生。

1 级并发症

- **补救**

如果发现胃损伤，必须立即一期修复穿孔。可以放置一个网膜片以加固修复。

- **预防**

紧靠肝左叶切断肝胃韧带。因为肝左叶要被切除，所以它的损伤不会造成后果。

结扎切断肝左动脉和门静脉左叶分支

可容易地观察到肝门三管系统位于肝方叶的肝门板之下，也可控制流入的血管。一旦肝门板被向上牵起，首先触诊以确定是正常的肝动脉还是变异的替代血管。可以分离肝动脉上的动脉外膜组织以暴露血管。外科医生必须沿着被推测为肝左动脉的血管往回探查到肝总动脉，以避免无意中损伤右肝血供。

为接近门静脉，用静脉拉钩拉起胆管以暴露门静脉左支。

尾状叶门静脉损伤

- **后果**

门静脉左支可能发出分支营养尾状叶。靠近这根静脉结扎门静脉左支会切断门静脉对尾状叶的血供。

1 级并发症

- **补救**

鉴于该区域的门静脉左支被结扎并不是理想的，尾状叶必须有足够的动脉供血。

- **预防**

如果在门静脉尾状叶分支以远结扎门静脉左支，尾状叶的门静脉血供就能被保存。在结扎之前应尝试各种方法充分地解剖门静脉左支以确保尾状叶的门静脉血供。如果解剖困难，可以在肝圆韧带裂处结扎门静脉左支，因为尾状叶门静脉分支常在这点的近端（图 32–4、32–5）。

肝实质的切除

胃排空障碍

- **后果**

由于胃接近切除肝的表面，胃排空障碍成为左肝切除术的一个众所周知的并发症。胃排空障碍常表现为早饱、食欲下降、体重减轻和恶心呕吐。

1 级并发症

- **补救**

在我们的临床实践中，左肝切除术后胃排空障碍十分罕见。尽管还不清楚其确切的原因，手术后肝切缘释放的炎症介质可能降低了胃的蠕动能力。当术后炎症反应消退，胃蠕动常会恢复正常。

如果胃排空障碍持续存在，应邀请胃肠病学专家参与治疗，以除外机械性梗阻和进行可能的促进胃肠运动的药物治疗。

- **预防**

最近的研究显示，可通过将网膜固定在腹膜上以减少胃与肝的接触，从而减少胃排空障碍的发生[2]。然而，对于最好的预防方法还没有明确一致的意见。

胃扭转

- **后果**

左半肝切除术后的肠系膜轴性胃扭转已经有过描述。临床表现多样，但患者常常表现为慢性间歇性的胃出口梗阻相关的症状。在存活个体，报告的发生率为 11%[3]。

3 级并发症

- **补救**

肠系膜轴性胃扭转已经在肝叶部分切除或肝移植中描述过[4]。典型的处理是，胃扭转可以非手术方法治疗，包括质子泵抑制剂、经鼻胃管吸引和尝试经内镜复位[5]。如果患者症状持续不缓解或临床表现恶化，应该行剖腹探查和胃固定术。血运障碍在肠系膜轴性胃扭转中罕见，所以需要切除无活力胃的情况也罕见。

- **预防**

继发于左肝切除术的肠系膜轴性胃扭转几乎确定地和肝胃韧带的切断有关。然而，肝胃韧带的切断在左半肝切除术中又是不可避免的。因此，患者应该被告知这个潜在的慢性并发症和矫形手术的风险。先前的文献报道没有肝切除术同时行胃固定术的先例，而且我们认为其风险大于获益，所以我们也没有采用这项技术。

切断左肝管（图 32-6）

损伤变异的右肝管尾部背段分支

尽管有些团体主张在解剖肝门时切断左肝管，但是我们没有采用这种操作方法。胆道解剖学上的变异给肝外科医生提出潜在的灾难性并发症的讨论。我们相信可以通过在离断肝实质时（而不是在肝门）选择

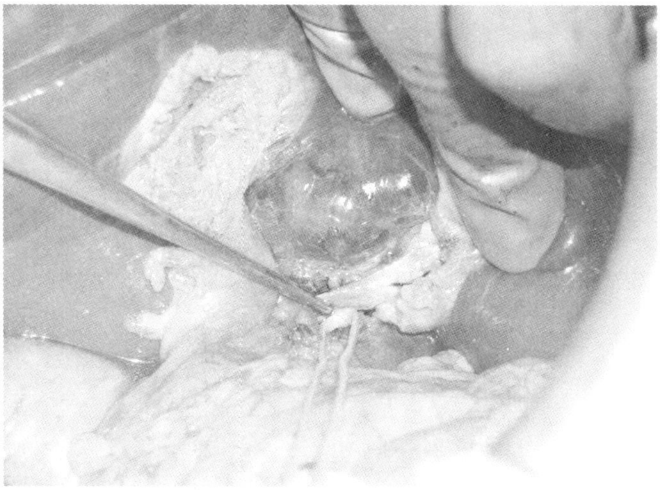

图 32-4 源于门静脉左支的尾状叶静脉（蓝色牵引带）。术者的示指指向尾状叶（见彩图）。

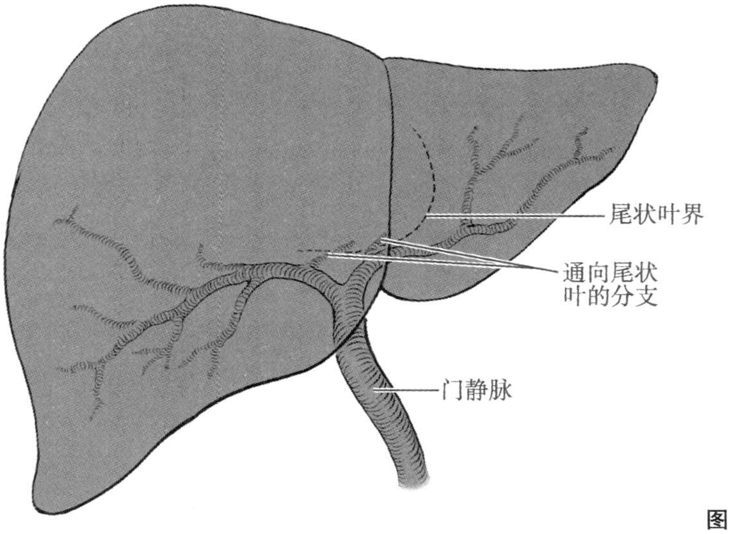

图 32-5 显示尾状叶的静脉血供。

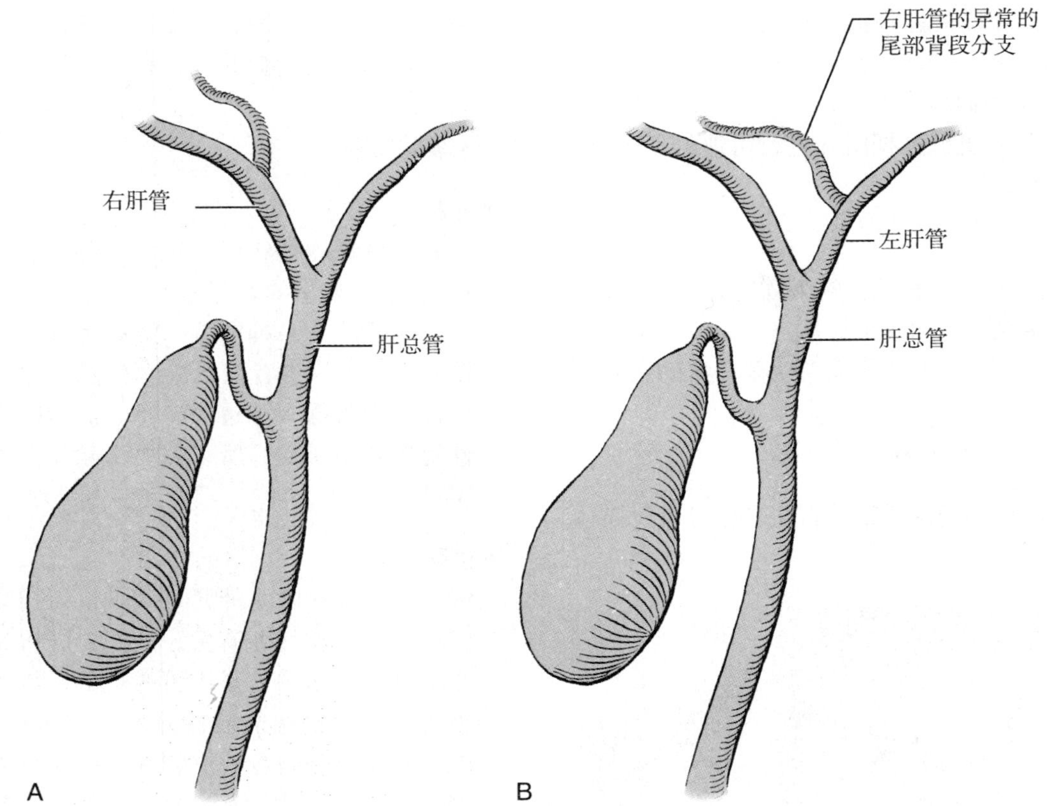

图 32-6 A，胆管解剖变异的流行使肝门部肝管在分离的过程中充满了潜在的危险。在肝实质内分离左肝管增加了避免胆管损伤的机会。B，显示异常起源的右肝管的尾部背段分支。

性切断左肝管使这些风险降到最低。

- **后果**

胆道系统在解剖学上易于变异。这些变异能使左肝切除患者出现问题。在肝内肝圆韧带裂处估计有11% 的右肝管背段变异的分支引流到左肝管[6]。这种解剖结构能够建立起一个闭合的胆道系统。切断左肝管及邻近的右肝管变异的尾部背段分支会形成一个右侧后方开放的胆道系统。

3 级并发症

- **补救**

一般而言，如果有明显的损伤，为了引流右后段的胆道系统应该做一个 Roux-en-Y 式右肝管空肠吻合术。其他的选择包括尝试一期吻合 T 管引流，但是这些重建术常有很高的失败率。如果肝管小于2mm，常可单纯结扎。闭合肝管可能导致相应右肝后段的萎缩。

- **预防**

我们认为在切除肝实质时左肝管应该被分开，以避免无意的胆道损伤。我们相信这样处理可使外科医生有最好的机会正确地辨别左肝管。此外，在离断肝实质时遇到的穿行于肝左叶的胆道分支很可能仅引流左肝，而穿行于肝门的胆道分支则不同。

切断肝中和肝左静脉

多数肝外科医生更喜欢首先在肝外处理肝静脉而不是在切除实质时。尽管如此，我们仍认为使用术中超声和肝实质内离断有许多优点。换句话说，肝外科医生可以避免困难地解剖和分离肝静脉，特别是在距下腔静脉 2cm 范围内与肝中静脉相连的肝左静脉。

损伤下腔静脉

见第Ⅳ部分第 31 章“右肝切除术”。

脾损伤

在完全分离左三角韧带前过于暴力地向前及向右游离和旋转肝左叶可能导致不经意的脾撕裂伤。

- **后果**

  向内侧及前方游离肝左叶时，韧带等附属物可能撕裂脾。

  4 级并发症

- **补救**

  脾损伤使脾缝合术或脾切除术成为必须以控制出血。囊状撕裂有时可以通过损伤部位的结扎和氩电刀烧灼止血。

- **预防**

  脾撕裂可通过在授动肝前确保切断所有与脾相连的肝后外侧的腹膜反折来预防。

（曹 锋 译）

参考文献

1. Varotti G, Gondolesi GE, Goldman J, et al. Anatomic variations in right liver living donors. J Am Coll Surg 2004; 198:577–582.
2. Yoshida H, Mamada Y, Taniai N, et al. Fixation of the greater omentum for prevention of delayed gastric emptying after left-sided hepatectomy: a randomized controlled trial. Hepatogastroenterology 2005;65:1334–1337.
3. Akamatsu T, Nakamura N, Kiyosawa K, et al. Gastric volvulus in living, related liver transplantation donors and usefulness of endoscopic correction. Gastrointest Endosc 2002;55:55–57.
4. Franco A, Vaughan KG, Vukcevic Z, et al. Gastric voluvlus as complication of liver transplant. Pediatr Radiol 2005;35: 327–329.
5. Wasselle JA, Norman J. Acute gastric volvulus: pathogenesis, diagnosis, and treatment. Am J Gastroenterol 1993;8: 1780–1784.
6. Cheng YF, Huang TL, Chen CL, et al. Anatomic dissociation between the intrahepatic bile duct and portal vein: risk factors for left hepatectomy. World J Surg 1997;21:297–300.

第 33 章

肝三叶切除术

John E. Scarborough, MD, Carlos E. Marroquin, MD,
Bryan M. Clary, MD, and Paul C. Kuo, MD, MBA

引言

肝三叶切除术是除为原位肝移植做准备的全肝切除术外最为广泛的肝切除术。左三叶切除术也被称为扩大左肝切除术，包括切除左肝肝段（2、3、4 段）和右前叶（5 段和 8 段）。尾状叶（1 段）切除偶尔也包括在这一手术中。右三叶切除，也称扩大右肝切除，包括切除肝右叶（5、6、7、8 段）和左叶的第 4 段。这些广泛的肝切除术最早用于累及两叶的超大肝细胞癌患者、大肝母细胞瘤的儿科患者，以及位于中央（肝门）的胆管癌患者。在个案报道中，三叶切除术也用于治疗各种转移病变和许多良性肝疾病。

自 20 世纪 80 年代晚期以来，随着肝切除经验的不断积累，围术期并发症的发生率和死亡率有了明显的改善。然而，由于三叶切除术切除了 70% ～ 80% 的功能性肝实质，使得患者术后发生并发症的风险相当高。在一项包括从 1991 到 2001 年 Memorial Sloan-Kettering 癌症中心所做的超过 1800 例肝切除的研究中，研究者发现随着切除肝段数量的增加，术后并发症的发生率和死亡率显著增加。在该机构接受三叶切除术的患者，并发症发生率为 75%，手术死亡率为 7.8%，显著高于切除范围较小的患者[1]。当同一组作者对包含 226 名只接受扩大肝切除术的亚组进行分析时，他们发现共有 5 个因素对住院死亡率最具预测性：胆管炎、肌酐高于 1.3mg/dl、总胆红素高于 6mg/dl、术中出血超过 3L 以及切除腔静脉[2]。这些因素中出现任何两个死亡率都达 100%，而所有因素都不存在时死亡率仅为 3%。Nishio 及其同事[3]报道的迄今为止最大一组左三叶切除病例研究显示，总的并发症发生率为 46%，30 天死亡率为 7%。在这组的 70 名患者中，通过多元分析得出术前黄疸和术中输血是术后并发症的主要危险因素。

对术后并发症最具预测性的变量的认识促进了对接受扩大肝切除患者术前和术中治疗方式的许多改变。诸如门静脉栓塞和胆道引流这样的术前处理以及以减少出血为目的的术中技术使得肝三叶切除术具有最小限度的围术期死亡率和严重术后并发症发生率。一项针对 58 例较大肝切除术的分析（包括 49 例肝三叶切除术）报道了围术期死亡率为 0，并发症发生率为 43%，无术后肝衰竭发生[4]。其他的小组正在报道类似的结果，提示为肿瘤诊断而进行的肝三叶切除术可以有最小程度的短期死亡率[5, 6]。

适应证

- 大的肝细胞癌累及两侧肝叶
- 大的肝胚细胞瘤（儿童患者）
- 肝门胆管癌累及双侧肝管
- 肝转移瘤累及双侧肝叶（如结直肠癌肝转移）

右三叶切除术和左三叶切除术共同的手术步骤[7]

步骤 1 诊断性腹腔镜检查除外不可切除的病变

步骤 2 切口：双侧肋缘下切口，中线延伸至剑突

步骤 3 腹腔探查以及对肝病变和大的血管结构进行术中超声检查

步骤 4 游离肝

步骤 5 通过触摸肝胃韧带和胃十二指肠韧带除外额外的 / 替代的肝动脉

步骤 6 结扎胆囊管和胆囊动脉，切除胆囊

步骤 7 通过肝外解剖和结扎控制入肝血管

步骤 8 控制出肝血管

步骤 9 切断肝实质

步骤 10 通过单层或双层缝合关闭腹壁，关闭皮肤

右三叶切除术特有的手术步骤

步骤 7（右） 通过肝外解剖和结扎控制入肝血管

- 打开肝门鞘，解剖胆总管和门静脉之间的平面，结扎离断右门静脉，结扎离断右肝动脉
- 解剖脐裂，识别 2、3、4 段血管蒂。识别、结扎、离断发往 4 段的肝动脉和门静脉分支

步骤 8（右） 控制右肝静脉

- 离断右三角韧带，将肝右叶完全自后腹膜游离下来
- 结扎 / 离断自尾状突和肝右叶后方发出的、汇入下腔静脉（IVC）的小肝静脉分支
- 分离、结扎、离断右肝静脉
- 分离、结扎、离断肝中静脉

步骤 9（右） 切断肝实质

- 切断平面紧邻肝镰状韧带右侧，从前表面开始，向后方朝向离断的右肝静脉

左三叶切除术特有的手术步骤

步骤 7（左） 通过肝外解剖和结扎控制入肝血管（图 33-1）

- 解剖脐裂，识别、结扎、离断左肝动脉
- 在脐裂底部识别、结扎、离断左门静脉（在尾状叶分支的近端或远端，取决于是否切除尾状叶）

步骤 8（左） 控制出肝血管（肝中和左肝静脉）

- 离断小网膜后将左肝拉向患者右侧
- 识别并离断尾状叶和 2 段背面之间的肝静脉韧带
- 使用血管吻合器分别离断左肝和肝中静脉

步骤 9（左） 切断肝实质

- 切断平面在胆囊窝外侧、右肝静脉主干之前，右前和右后分支之间

手术操作

皮肤切口

暴露不充分

三叶切除术的标准皮肤切口是双侧肋缘下切口并沿中线向头侧延伸至剑突水平。然而，对于特别的病例，这一切口可能无法提供理想的暴露。对于包含肝右叶的再次肝切除、肝右叶或肝左叶顶部的大肿瘤或需要在横膈水平以上解剖下腔静脉时尤为如此。

- **后果**

由于肝游离不充分致使肝静脉识别和控制困难，从而增加肝静脉损伤和大出血的风险。

5 级并发症

- **补救**

使自固定拉钩的作用最大化可更好地显露肝上和肝后下腔静脉[8]。如果调整拉钩仍无法获得充分的显露，向右或向左延长肋缘下切口有助于改善暴露。在少数情况下，采用改良的胸腹联合切口可显露胸腔和横膈上腔静脉，这对于肝右叶上后部分有大肿瘤的患者尤为有用，特别是大块头患者[9]。

- **预防**

一种可替代双侧肋缘下切口的切口是：上腹正中切口自剑突至脐上 2cm 转为右侧横切口直至最低肋和右髂嵴之间的腋中线[7]。这一切口通常可为所有类型的肝切除术提供充分的显露，包括涉及肝右叶的肝切除术。右前侧胸腹联合切口既可入胸也可入腹，对于具有右叶大肿瘤的患者或此前接受过右肝叶切除需要再次切肝的患者，术前应考虑选择这种切口。在 Memorial Sloan-Kettering 组超过 1800 例的肝切除术中，仅有 3% 的患者需行胸腹联合切口[1]。

游离肝

术后胸腔积液

胸腔积液是较大的肝切除术后最常见的并发症之一，其成因可能是多因素的。对于因肝细胞肝癌在一个机构接受肝切除术的 254 名患者进行的回顾性研究发现，患者出现术后顽固性胸腔积液的几率为 5.9%[10]。腹腔和胸腔的压力差别加之游离肝对膈肌屏障的损害可使腹水穿过膈肌，积聚在右胸膜腔。具有某种程度的潜在肝硬化的患者常常具有低蛋白血症并可伴门静脉高压，门静脉高压传递至脐静脉，促使液体渗出至胸膜腔[11]。

- **后果**

尽管常常无症状，术后胸腔积液可对肝切除术后患者的呼吸功能造成损害。胸腔积液可造成肺不张，是医院性肺炎的危险因素。对于正在使用呼吸机的患者，大量胸腔积液可延长机械通气时间；而对于已经拔管的患者，胸腔积液能增加重新插管的几率。

2 级并发症

- **补救**

术中在胸膜腔内放置一根中心静脉导管进行胸腔引流

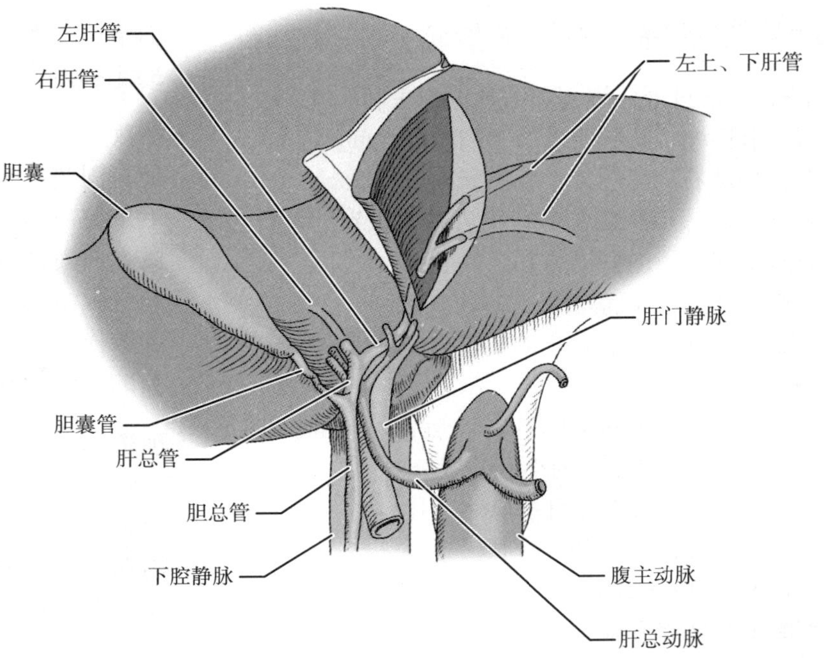

图 33–1 左肝三叶切除术中肝动脉、门静脉的游离。为了预防残余肝血管损伤，仔细分离左肝动脉及左肝门静脉是关键。尾状叶是否切除取决于左门静脉的结扎切断部位。

已证实可有效地避免肝切除术后胸腔积液的积聚[12]。对于术后脱机困难或拔管后呼吸功能处于边缘状态的患者，应对胸腔积液进行引流。治疗手段包括使用利尿剂、通过胸腔穿刺或胸腔引流管进行胸膜腔引流以及胸膜固定术。在一项包括 10 名术后胸腔积液患者的研究中，使用利尿剂进行保守治疗对 4 名患者有效，4 名患者需要胸腔引流，2 名患者需行胸膜固定术[11]。

- **预防**

对顽固性肝切除术后胸腔积液患者进行的多元分析显示，Ⅳ 型胶原血清浓度升高、术前经导管动脉栓塞以及包括 7 和（或）8 段的肝切除是这一并发症发生的独立危险因素[10]。一项独立的研究证实，包括 7、8 段的肝切除，不论是右肝切除还是后段切除都会导致术后胸腔积液的风险增加[13]。

腹腔的正压和胸腔负压之间的差异可能促使腹水向胸膜腔单向扩散，特别是将肝从其膈肌附着处游离可使膈肌形成更多小孔。已证实仅将术后机械通气时间延长一天就可减少肝切除术后胸腔积液的发生，可能是因为机械通气可提供胸腔内持续正压，使纤维素得以沉积，封闭膈肌上小的胸腹腔交通孔隙从而防止腹水转移[14]。

此外，术中使用氩气刀凝固剥离过的膈面可能有助于封闭这些可供液体转移的小通道。Yan 及其同事[12]比较了两组肝切除患者，一组使用氩气刀将肝与膈肌游离，另外一组以缝线结扎膈肌附着处的出血点。使用氩气刀组患者术后胸腔积液的发生率为 3.8%，而缝线结扎组为 10.5%（$P < 0.01$）。在一项独立的包括 60 名接受肝切除术患者的前瞻性随机试验中，对 28 名患者的肝韧带切割面和腹膜后裸区使用氩气刀电凝，而其他 32 名患者未使用氩气刀。这组患者的人口学特征和术前、术后肝功能都相似。氩气刀电凝组的 28 名患者中有 1 人在术后三天内出现胸腔积液，而未使用氩气刀组的 32 名患者中有 9 名发生胸腔积液[11]。

除进行氩气刀电凝外，还可在肝游离后对其膈肌附着处的切割面施以纤维蛋白黏合剂。这种技术使 25 名肝切除患者术后胸腔积液的发生率较之 39 名未使用纤维蛋白黏合剂的对照组患者明显降低[15]。因为多达 73% 的使用胸腹联合切口的患者术后会发生胸腔积液，所以作为一种减少术后胸腔积液和为之而行的胸膜固定术发生率的措施，建议避免常规使用胸腹联合切口进行肝切除[16]。

控制入肝血管

肝动脉或门静脉损伤或血栓形成引起的肝坏死

由于三叶切除要切除大部分有功能的肝组织，损伤任何提供残余肝入肝血流的大血管都可产生严重后果。

- **后果**

肝动脉负责提供肝 50% 的氧供。肝切除术后由于剩余肝再生，氧耗将增加，因此肝动脉损伤导致的向残余肝输氧减少可使残余肝组织发生急性坏死。此外，由于正常情况下门静脉提供肝血供的 75%，术后门静脉血流减少也可导致肝坏死。暴发性肝衰竭的典型表现为急性腹痛和转氨酶水平突然显著地升高。其他爆发性肝衰竭所导致的病状会很快出现。这一诊断可通过多普勒超声检查得到证实，该检查将发现肝动脉或门静脉血流减少或缺失，以及残余肝内的低回声区。如果超声检查结果不明确，CT检查可证实肝门血流的缺失，动脉造影可证实肝动脉血流的缺失[17]。

4级并发症

- **补救**

术中发现的肝动脉或门静脉损伤通常可以修补。肝动脉损伤只要损伤血管段的长度不是过长就可通过直接端端吻合或隐静脉间位移植进行修复。同时，门静脉损伤通常可使用大隐静脉进行静脉成形来修复。因胆管癌接受肝切除的患者进行肝动脉或门静脉重建被证实与不需血管重建的患者具有相近的生存率[6]。

未被发现的肝动脉损伤导致术后肝动脉血栓形成通常不需修复，因为肝坏死的结局是不可避免的。尽管如此，在这种情况下，一些小组报道进行门静脉动脉化以使剩余肝组织功能最大化。这一手术要求在门静脉和一支肠系膜动脉之间建立旁路，从而增加对未坏死的再生肝组织的供氧[17, 18]。

- **预防**

预防肝动脉损伤最好的办法是对正常肝动脉解剖的各种变异有充分的了解，并通过术前多层CT动脉造影仔细评价每一个患者的解剖情况。“正常”肝动脉解剖仅存于55%的患者，包括从腹腔干发出的肝总动脉，发出胃十二指肠动脉后成为肝固有动脉[19]。肝固有动脉在肝十二指肠韧带内走向肝，位于门静脉前方，胆总管左侧。在20%到30%的患者，肝左动脉发自胃左动脉。这既可能是附加的肝左动脉（与肝固有动脉左支同时存在）也能是替代的肝左动脉（左肝唯一的供养动脉）。在大约17%的患者，肝右动脉发自肠系膜上动脉。该动脉同样可以是附加的或替代的肝右动脉，在肝十二指肠韧带内走行于胆总管后方，然后在到达肝门时位于肝总管右侧[20]。

门静脉的解剖在不同患者之间更趋向一致，当然也存在变异。门静脉在肝十二指肠韧带内位于胆总管和肝动脉后方。在左三叶切除过程中需要注意的最常见变异是门静脉三叉结构，门静脉发往右旁正中和右侧叶的分支和左门静脉都发自门静脉主干[21]。对于具有正常门静脉分叉的接受左三叶切除的患者，在解剖右门静脉时必须小心，因为右门静脉远远短于左门静脉（图33-1）。

除了充分了解这些类型的变异外，避免损伤或过多触动供应剩余肝的肝动脉和门静脉对预防因肝动脉损伤而发生的术后肝坏死也是必要的。例如，在运用Pringle手法时，应使用以Penrose引流管制成的止血带阻断入肝血管，以避免直接使用血管钳造成的肝固有动脉内膜破坏[17]。此外，在阻断供应欲切除肝动脉血流的过程中，确保有搏动性血液流入欲保留的肝也会有助于预防这一并发症。

胆道系统动脉血供损害

- **后果**

损伤肝右动脉或其供应大胆管的分支可导致胆管缺血性损伤以及随后的长期胆管狭窄。这种狭窄随后可引起反复发作的胆管炎甚至残余肝的肝硬化。

3级并发症

- **补救**

意外地切断引流三叶切除后剩余肝的较大胆管时，需要在术中重建胆道的完整性。可以直接将近远端胆管行端端吻合，也可行Roux-en-Y肝空肠吻合。对于扩张的胆管可考虑胆管一期吻合，而对于正常管径的胆管通常推荐胆肠吻合，因为这样可将术后胆道狭窄的风险降至最低。

对于引流剩余肝的较大胆管的缺血性损伤引起的但是未被发现的胆道损伤，补救措施包括再次手术和Roux-en-Y肝空肠吻合。如果患者因胆道梗阻发生术后胆管炎，在进行确定性修复之前应行经皮经肝剩余胆道系统引流术。

- **预防**

为了避免三叶切除术后引流剩余肝的胆管的损伤，了解肝外胆道系统的动脉血供是很重要的。胆管分叉处胆总管表面血管网的血供主要来自肝右动脉，肝右动脉经过胆总管后方时发出一支到该血管网。因此，右三叶切除术中应该在胆总管右侧解剖和切断肝右动脉，以避免损伤该支[21]。此外，为避免胆道损伤，在较大的肝切除术中胆道结构的离断应在肝实质切除之后。为避免损伤剩余胆管的血供，还应尽量减少对肝门区的解剖。近来出现的技术有助于降低为行肝切除而对肝门进行解剖的程度，此类技术要求分别分离和切断各段的Glisson鞘[22]。

如果肝外胆管必须切除，特别是在因肝门部胆管癌行肝切除术时，胆总管应尽可能靠近胰腺切断，以确保切缘阴性。切除胆管后，通常可使用 Roux-en-Y 肝空肠吻合术对引流剩余肝的胆管进行重建。

控制出肝血管

损伤肝静脉或下腔静脉引起的大出血

预防广泛肝切除术中危及生命的大出血的最佳方式是在对接近腔静脉的粘连或肿瘤进行解剖之前对入肝和出肝血流获得充分的控制。

- **后果**

  腔静脉或肝静脉损伤引起的大出血是导致肝切除术中患者死亡的首要原因。

  5 级并发症

- **补救**

  如果出血来自肝静脉与肝连接处的裂伤，应该收紧围绕肝静脉和肝十二指肠韧带预先放置的血管圈套或脐带胶带以阻止进出肝的血流。然后可以一期修复静脉损伤。如果出血来自下腔静脉，需要迅速控制损伤部位的远近端。肝下下腔静脉可以通过直接压迫迅速得到控制。对肝上下腔静脉的控制会更为困难。如果肝或肿瘤阻碍接近这一区域，可将患者的切口在正中线向上延伸为正中开胸以获得对膈上腔静脉的迅速控制。随后，可通过一期修补或使用大隐静脉进行静脉成形术对腔静脉损伤进行修复。

- **预防**

  充分控制进出肝血流以达到全肝血流阻断对预防广泛肝切除术中的大出血是必要的。对肝三叶切除（需要完全游离肝）和邻近下腔静脉或肝静脉的肿瘤来说尤为如此。控制入肝血流的方法见后文。为获得对肝静脉的适当控制需要向头侧切断镰状韧带直至左右三角韧带处的上腹膜反折[23]。然后经前方入路通过钝性分离解剖出肝、肝右静脉和肝中静脉之间的沟。随后充分游离肝的右叶并向上、向中线牵拉。在腔静脉和右后叶或尾状叶之间总是存在为数众多的后方短静脉分支，必须将其结扎切断。肝右下静脉可见于 20% 的患者，如果该静脉存在，应将其结扎切断，除非该静脉很粗或正在进行的是保留右后段的左三叶切除。结扎切断肝腔静脉韧带后，可用带子安全地环绕右肝静脉。为对肝中和肝左静脉进行肝外控制，需要切断尾状叶上方的腹膜反折，然后结扎切断静脉韧带[24]。这样就可将肝左静脉和腔静脉的结合部暴露出来。随后将一个钝头分离器穿入肝右和肝中静脉之间的沟隙，这样就可以用带子环绕肝中和肝左静脉的共同主干。

肝实质切断

术中出血

术中出血是广泛肝切除术的不可避免的一部分。严重肝静脉或腔静脉损伤引起的大出血可迅速致命。避免这种出血的步骤前文已有概述。肝实质切断过程中发生的出血可能不太汹涌，但这一过程中的总出血量可以非常多。尤其是在左三叶切除过程中，因为左三叶切除的切断平面较右三叶切除为大。

- **后果**

  需要输血的术中出血常被认为是肝切除术后并发症的有效预测因素[2, 24–27]。对三叶切除患者的分析更近一步证实它们的关系。Nishio 及其同事[3]在一项对 70 名左三叶切除患者的回顾分析中证实术中输血是术后并发症的独立危险因子。术中出血和术后并发症的发生率增加之间相关联的机制可能是多因素的。例如，已证实输注血液制品的免疫抑制作用可增加肝切除术后感染性并发症的发生率[27, 28]。此外，有人发现围术期输血是肝切除术后肝细胞癌复发的独立危险因素，提示血液制品的免疫抑制作用可能还具有肿瘤学的不良后果[29]。

  5 级并发症

- **补救**

  不像在肝静脉或腔静脉出血时修补损伤就可以终止出血，肝实质切断过程中发生的出血没有特别的修补方法。而是应该把重点放在通过精确的肝切除技术和合理使用入肝、出肝血流阻断来预防这种出血上来。如果确实发生了出血，而且不存在血流动力学方面的不稳定，避免常规的血制品输注也许是明智的。有助于减少输血需求的辅助治疗手段包括术前自体血储备、使用红细胞生成刺激剂、选择性的输血标准以及等体积血液稀释。然而，避免输血的最好办法就是防止术中过多失血。

- **预防**

  预防肝实质切断过程中的出血和因此导致的围术期输血的技术重点在于入肝和出肝血流阻断的使用和肝实质切断技术。通过入肝血流阻断减少出血最简单的方法是夹住主肝蒂，通常称作 Pringle 手法[30]。为实施这一手法，须将肝十二指肠韧带与周围组织的粘连分离开，并以带子围绕。随后，在进行肝实质切断时使用Rommel止血带或血管夹压迫该韧带，肝蒂的完全阻断可通过感觉动脉搏动消失来证实。肝蒂夹闭引起的血流动力学改变是轻微的，通常可以很好的耐受[31]。剩余肝实质可以耐受的入肝血流阻断时间取决于夹闭是持续性的还是间歇性的。正常肝可耐受持续性夹闭最长达60分钟，而脂肪变或肝硬化的肝仅能耐受不超过30分钟[31, 32]。持续夹闭时间超出上述限度会显著增加术后肝功能不全的风险。如果使用间歇性夹闭，15～20分钟的夹闭期与5分钟的松开期交替进行，正常肝的缺血耐受时间可增至120分钟[33]。肝实质对间歇性肝蒂夹闭的耐受性好于持续性夹闭的原因可能包括间歇性夹闭时肝实质的条件更有利于耐受缺血再灌注损伤[34]。由于间歇性夹闭的保肝作用，持续性夹闭导致更广泛的内脏缺血，以及前瞻性研究发现持续性夹闭的术中总失血量并不少于间歇性夹闭，间歇性肝蒂夹闭看来是首选的入肝血流阻断方式[35]。

除全肝入肝血流阻断外，还可选择半肝阻断或肝段血管阻断[24]。这些技术要求选择性阻断要切除肝段的肝动脉和门静脉入肝血流，而不阻断欲保留肝的血流。这些选择性入肝血流阻断技术理论上的优势在于它们可避免剩余肝的缺血性损伤，显示出欲切除肝的界限，以及减少肝蒂夹闭对内脏循环和全身血流动力学的不利影响[36]。选择性入肝血流阻断的缺点包括选择性夹闭需要高度的肝门解剖以及未阻断肝的切缘具有出血的可能性。因为这些缺点，选择性阻断技术似乎对欲切除肝段需要有清晰分界线的病例最为有用，例如对肝硬化患者，限制切肝量是非常重要的[31]。

肝蒂夹闭不能充分抑制肝实质切断过程中的出血有数种原因：①肝蒂夹闭不完全，②未经发现的替代或附加肝动脉，③存在富含血管的粘连，可见于既往接受过肝切除术或术前肝动脉化疗栓塞的患者，④来自肝静脉系统的严重的反流性出血。如果前三种可能性被排除，而出血仍然明显，可以考虑减少肝静脉血流。因为中心静脉压是造成肝静脉反流性出血的驱动力，所以减少肝静脉血流最简单可行的办法是将中心静脉压降至5 cmH_2O以下[37]。这一目标通常可以通过严格的容量限制达到，但这需要一个对此技术有专门训练的麻醉团队。间歇性肝门阻断联合低中心静脉压麻醉可使术中出血量显著减少，从而有助于减少术后并发症的发生率和死亡率[38]。对于心力衰竭或肺动脉高压的患者，降低中心静脉压的努力可能难以奏效。在这种情况下，除入肝血流阻断外可能还要进行腔静脉或肝静脉阻断。

全肝静脉阻断（total hepatic venous exclusion，THVE）需要在肝上和肝下下腔静脉上放置血管夹。该技术要求将肝从其韧带附着处和粘连处完全游离开来。为充分游离肝上下腔静脉可能需要切断右肾上腺静脉。一旦完成对下腔静脉的显露，用血管夹依次夹闭肝十二指肠韧带、肝下下腔静脉和肝上下腔静脉。最长可耐受的夹闭时间，不论是持续性夹闭还是间歇性夹闭，都与仅夹闭肝蒂时相似。肝实质切断完成后，先将肝下下腔静脉上的夹子部分松开以释放出进入静脉内的气体，随后按与放置时相反的顺序去掉夹子[31]。

THVE的主要缺点是完全阻断下腔静脉血流对心血管系统和内脏循环的影响。由于前负荷减少达60%，心输出量会显著下降。心率和全身血管阻力反射性增加达80%，通常会限制平均动脉压的下降，使其仅下降10%～12%，心脏指数降低约50%[24]。然而在10%到15%的患者中，必需的交感神经反射并不出现，因此心输出量将下降超过50%，平均动脉压下降超过30%[35]。术前很难判断哪些患者不能耐受THVE，但最初的2～5分钟的全血管阻断试验通常可以预测患者对这种技术的血流动力学的耐受性。THVE其他潜在的不良作用包括肾功能损伤、内脏充血和高淀粉酶血症[24]。此外，接受过术前动脉化疗栓塞的患者其腔静脉和尾状叶之间可能存在紧密的粘连，在放置肝下静脉夹时存在严重损伤尾状叶或下腔静脉的危险。因此，对于肝硬化患者、既往存在肾功能不全的患者或接受过术前动脉化疗栓塞的患者，通常建议避免行THVE[35]。对于这些患者以及在血流动力学上可以耐受THVE的患者，可以尝试选择性肝动脉阻断以减少肝实质切断过程中静脉反流性出血。

选择性肝静脉阻断（selective hepatic venous exclusion，SHVE）包括对肝右静脉和肝中、肝左静脉共干的分离和肝外控制。分离肝左静脉的技术前文已有介绍。由于腔静脉血流未被阻断，SHVE的血流动力学影响与肝蒂阻断类似，因而通常可以很好地耐受[31]。选择性肝静脉阻断后仍然有持续性静脉反流性出血通常提示存在未被发现的较大静脉分支，这些分支可能是从肝右下静脉到右后叶的分支，从腔静脉到右后叶或尾状叶的短支，或是左膈静脉到左肝静脉的分支。尽管SHVE较之THVE在技术上更具挑战性，但就其血流动力学稳定性以及对肾和内脏无不良影响而言，该技术还是具有明确的优势。因此，SHVE 应作为在实质切断过程中为减少静脉反流性出血需行出肝血流阻断时的首选技术[35]。如果在腔静脉和肝静脉结合处存在肿瘤，会使为行 SHVE 而做的解剖过于危险，因而在这种情况下，可能需要做 THVE 甚至静脉旁路。

在诸如三叶切除这样的广泛肝切除过程中减少出血和输血需求的其他方法集中在肝实质切断所使用的技术上。传统的切断肝实质的方法包括使用血管钳或拇指和食指挤压碎肝实质，然后结扎切断以此方法分离出的胆管和血管。最近，已发明出术中设备用以减少与肝实质切断相关的出血，从而可能减少肝切除过程中所需的入肝血流阻断的时间[39]。其中一种设备是超声刀（Cavitron 超声手术吸引器，Tyco Healthcare，Mansfield，MA），该设备使用超声能量定位胆管和血管，从而有利于在结扎和切断前识别这些结构。另一种设备是水刀（Hydrojet）（Erbe，Tübingen，Germany），该设备使用高压水流切割肝实质，从而暴露血管以便结扎和切断。还有切割封闭设备（TissueLink，Dover，NH），结合使用射频和盐水在结扎和切断血管之前对肝实质进行预凝固。仅有几项随机前瞻性试验对这些不同的肝实质切断技术进行了比较。在一项包括 132 名部分肝切除患者的研究中对传统钳夹技术和超声刀进行了比较[40]。超声刀对出血量、切割时间或切割速度没有任何明显改善，但超声刀可使肿瘤更多地暴露在肝切缘。另外一项前瞻性随机试验比较了超声刀和水刀，发现水刀可使切割时间、输血需求和需要的肝门阻断时间明显减少[41]。

在一项更近的研究中，100 名连续的接受肝切除的患者被随机分为四组，接受不同的切除策略：①传统的钳夹技术结合常规入肝血流阻断，②超声刀解剖不伴入肝血流阻断，③水刀解剖不伴入肝血流阻断，以及④结合盐水的切割封闭器不伴入肝血流阻断[39]。作者发现使用钳夹技术的患者在四种技术中切割时间最短，出血量最少。此外，钳夹技术被证实成本最低，使用钳夹技术的肝实质切断所需的外科夹子或缝线并不比其他三种技术多。这些结果显示使用传统钳夹技术切除肝实质可能比使用新设备更具有性价比。最终选择何种切肝技术似乎主要取决于手术医生的偏好。

术后胆汁漏

接受肝切除术的患者术后胆汁漏的发生率为 3% ～ 12%，这一发生率在接受最广泛的肝切除术的患者中最高[42, 43]。这种并发症有术中可能的发生机制。术后发生的源于较小的外周胆小管的胆汁漏可以来自肝实质切面，其原因或者是由于这种发生漏的胆小管在术中未得到充分结扎，或是因为肝的切面组织坏死脱落，暴露了这些胆小管。较大胆管发生漏的原因有术中损伤、不充分的结扎或结扎端缺血导致坏死和胆汁漏。其他可能导致术后胆汁漏的机制包括胆肠吻合口漏（为完整切除肝门部胆管癌需切除胆管），或未包裹的放置 T 形管处的漏。在所有这些可能的机制中，肝切面外周胆小管的漏是最常见的罪魁祸首。

- **后果**

  肝切除术后胆汁漏的后果是腹膜腔内存在胆汁导致的。术后胆汁漏可导致腹痛转为剧烈，以及其他非特异性胃肠道症状如肠麻痹。术后胆汁积聚还可导致腹腔内感染。因为接受三叶切除的患者在术后短时间内几乎没有肝储备，这种感染的发生会对剩余肝造成过多的代谢压力，从而引起术后肝衰竭[44]。因此，术后胆汁漏可使术后肝衰竭和死亡的风险升高，以及住院时间延长[43]。

  3 级并发症

- **补救**

  术后胆汁漏的传统治疗手段通常包括再次手术以找到并修补发生胆漏的部位，以及确保对漏出的胆汁进行充分的外引流。然而，因为胆漏而再次手术可使死亡率明显升高，特别是对于因广泛肝切除导致术后肝储备处于边缘状态的患者。一项对肝切除术后胆漏患者进行的回顾性研究发现，因较严重胆漏需再次手术的患者的死亡率接近 80%[43]。其他的研究也支持因胆汁漏而再次手术极具挑战性[45]。随着针对这种并发症的非手术疗法的日渐可行，再次手术应仅限于具有较大胆管漏的患者、具有危及生命的感染的患者以及非手术治疗不能控制或治愈的胆漏患者。

治疗肝切除术后胆漏患者有两个主要的考量。首先，充分控制胆汁漏出对于预防腹腔感染的发生以及潜在的肝衰竭和死亡是非常必要的。因此，具有可能因胆汁漏而引发的感染征象的患者应接受超声或 CT 检查以评价腹腔有无液体积聚。随后在必要时对积聚的液体进行经皮引流，引出的液体进行胆红素测定和细菌培养。在得到引流液细菌培养和药敏试验结果之前应开始广谱抗生素治疗。如果这些措施可充分引流胆漏并控制腹腔内感染，患者治愈可望。如果引流量减少至 0，并且患者临床表现仍然良好，就可拔出引流管。

如果患者具有持续的或高流量的胆汁性引流液，必须设法明确胆汁漏的部位。在这种情况下，内镜逆行胆胰管造影（ERCP）或许是首选的诊断性检查，因为该检查是微创的，并且有可能同时进行治疗性干预。这样，对具有较大胆管损伤的患者，可在损伤部位放置临时性有覆盖物的支架，4～6周后复查ERCP，去除支架并评价胆管的完整性。如果患者的首次ERCP检查未见造影剂外溢，可认为其胆漏来自肝切面。对于此类患者，有几个小组的研究表明，内镜下括约肌切开，同时放置或不放置经过Oddi括约肌的临时性支架可能会有所帮助。这些措施有助于降低胆道系统管腔内的压力，故而有利于胆漏部位的愈合。此外，还可以选择放置鼻胆管引流管，尽管这种方法从患者舒适度的角度出发并不理想。一些小组已经报道了使用ERCP和放置支架或者鼻胆管引流管成功治愈了持续性肝切除术后胆汁漏，使得这种方法成为此类并发症的首选治疗手段[42, 46, 47]。

最后，一些小组建议向发生持续性术后胆汁漏且经术后胆道造影漏出点与主要胆道系统无交通的患者的经皮引流管内注射诸如乙醇之类的腐蚀性物质或纤维蛋白胶[45, 47, 48]。尽管这项技术具有导致瘘管关闭的理论上的可行性，并且有一些成功的先例，目前尚无对该技术与其他治疗胆汁漏的方法进行比较的研究发表。

- **预防**

如果计划实施左三叶切除术，建议行术前胆道造影以显示可能存在的胆道解剖变异。在一些患者中，来自尾状叶或右后段的胆管会在靠近肝门处汇入左肝管。由于左肝管需要在近肝门处切断，这些患者在左三叶切除过程中具有较高的发生术后胆汁漏的风险。在这些患者中，如果了解存在的解剖变异将会有助于最大程度地减少术后发生胆汁漏的风险[43]。

对于来自肝切面的胆汁漏，已有三种主要的术中技术来发现潜在的漏点：术中胆道造影，使用亚甲蓝或生理盐水进行胆汁漏试验，以及在肝切面使用纤维蛋白胶。在肝实质切断后向胆囊管内注射稀释的亚甲蓝或等渗生理盐水可在切割面显示发生漏的外周小胆管。这样就可以分别结扎这些小胆管。此外，如果怀疑较大胆管的完整性有问题，可进行术中胆道造影。在一项针对616名肝切除患者的各种探查技术的有用性的回顾性研究中，Lam及其同事[49]发现切肝后亚甲蓝试验可使术后胆汁漏发生率明显下降，而术中胆道造影不能明显降低胆汁漏的发生率。然而，同样在这项研究中，亚甲蓝试验不能发现漏的患者中，有10%在术后还是出现了胆汁漏，提示这项胆汁漏探查技术并不总是有效的。此外，Ijichi及其同事[50]进行的一项前瞻性研究将接受肝切除术的患者随机分为接受或不接受术中胆汁漏试验的两组。该研究未能显示术中胆汁漏试验对术后胆汁漏的发生具有任何有益的影响。其他作者也同意这种看法，即术中胆汁漏试验对于预防术后胆汁漏的发生并无明显效果，这可能是由于胆汁漏发生的肝段与主要胆道系统已不再连续的缘故[43]。因此，根据现有的文献，并不推荐常规进行术中胆汁漏试验。

诸如纤维蛋白胶这样的物质在术中也被用于肝切面以预防术后胆汁漏的发生[51]。一项最近的前瞻性随机试验显示，切肝后在肝切面使用纤维蛋白胶的患者与不使用纤维蛋白胶的患者相比，术后引流量显著减少[52]。不过，对这些患者的引流液的内容并未进行分析，因此在这两组患者中术后胆汁漏的发生率并不清楚。除此之外只有一项已完成的有关表面封闭剂的前瞻性随试验[53]。在该试验中，接受肝切除术的患者被随机分为两组，或使用微晶胶原粉或使用纤维蛋白胶敷于肝切面。尽管在该研究中没有对照组患者，微晶胶原粉组与纤维蛋白胶组患者都具有6%的术后胆汁漏发生率。其他小组对纤维蛋白胶的使用进行了回顾性分析，发现使用纤维蛋白胶并不降低术后胆汁漏的发生率[49]。因此，并不推荐将在肝切面常规使用纤维蛋白胶作为一种可靠的预防术后胆汁漏的方法。

总之，术后胆汁漏是接受广泛肝切除患者的常见的并发症。目前尚无术中技术可完全预防该并发症。如果怀疑有较大胆管损伤，术中胆道造影可能有助于发现这种损伤，胆囊切除后向胆囊管注射生理盐水或亚甲蓝可能有助于发现切肝后肝切面的潜在胆漏部位，但这些探查手段和表面使用纤维蛋白胶都未发现可以可靠地预防术后胆汁漏的发生。肝切面坏死，或许还有腹腔内感染，可能有助于解释为何这些手段不能预防术后胆汁漏。因此精细的外科技术仍然是减少这种并发症的最主要的方法。

其他并发症

术后肝功能不全

术后肝功能不全是肝切除术后一项可怕的并发症。术后肝功能衰竭的发生率在各个机构之间有所不同，部分取决于定义的参数。在一项对超过1000名在一个中心接受肝切除的患者进行的回顾性分析中，Imamura及其同事[54]报道仅有一名患者术后发生了肝衰竭。该小组将肝衰竭定义为胆红素水平高于5.0 mg/dl和（或）凝血酶原比值低于50%持续3天或更长时间。因为肝三叶切除术要切除多达80%的功能性肝实质，所以预计这一手术与较小的肝切除相比具有更高的术后肝衰竭发生率。实际上，Nagino及其同事[55]对105名因肝门胆管癌接受肝切除术的患者的术后并发症进行了回顾分析。该小组发现切除肝少于50%的患者中，有16.7%发生了术后肝衰竭，而切除肝超过50%的患者中有36.8%发生肝衰竭。在一项对70名接受左三叶切除的患者进行的分析中，17%的患者术后发生了暂时性肝功能不全[3]。其他报道列举了这一并发症的发生率在51例扩大左半肝切除患者中为3%，在33名右三叶切除患者中为6.7%[5, 56]。

- **后果**

这一并发症的结局取决于器官功能不全的发展程度。通常，肝的代谢和网状内皮功能会受到损害，导致蛋白合成减少，宿主防御功能降低。因此，术后肝功能不全患者更易于发生营养不良、感染性并发症以及切口和吻合口愈合不良。这些患者同样易于发生呼吸和（或）肾衰竭，全身性感染或其他脏器衰竭的应激作用会进一步损害已经在衰竭的肝。术后发生肝单器官衰竭的死亡率为6.1%，如果包括同时发生其他脏器衰竭的患者，死亡率将升至33%[1, 55]。

4级并发症

- **补救**

轻中度术后肝功能不全的治疗通常是支持性的，肝功能不全的持续时间通常与足够的功能性肝组织再生所需时间相关（通常约3周）[57]。对于严重的危及生命的术后肝衰竭病例，肝移植可能是一种有希望的治疗选择，效果如何取决于因何而做肝切除术。

- **预防**

可以采取2个一般性措施来预防广泛肝切除术后肝功能不全的发生。术后，避免能够对肝代谢功能造成过度压力的各种状况是很重要的。因此，避免胃肠道出血、全身性感染或肾衰竭将有助于避免将肝功能处于边缘状态的患者推向灾难性的肝衰竭。

因为发生术后肝功能不全的风险与切除的功能性肝组织的量直接相关，因此已有大量研究试图在术前就确定患者可安全切除的肝组织的量。每位患者对诸如三叶切除这类广泛肝切除的耐受能力取决于为获得肿瘤学益处所需切除的范围（假设因恶性肿瘤而行肝切除）和剩余肝组织的质量。一般而言，术前肝功能正常，无肝硬化或慢性肝炎的患者可以耐受切除多达75%～80%的肝总量。而因脂肪变性、肝硬化或肝炎而使肝功能受损的患者可能无法耐受切除如此多的肝。

目前已有数种技术用以预测术前具有肝硬化的患者术后剩余肝的功能[58]。例如，吲哚菁绿（ICG）在静脉注射后被肝细胞摄取并以原形排泄入胆汁。在注射吲哚菁绿后以5分钟的间隔序贯测量其水平可有助于测定肝对这种物质的清除率，这一清除率在15分钟之后通常大于90%[59]。一些研究小组发现患有肝硬化且注射15分钟后吲哚菁绿滞留超过14%的患者肝切除术后死亡风险增加[59, 60]。有几个小组已经成功地将ICG清除率整合入其对肝硬化患者的术前评价方案中，用以对这些患者肝切除的范围做出计划，这一策略已产生了良好的降低死亡率的效果[54, 61]。ICG清除率通常不应作为决定切除范围或是否切除的唯一因素，因为该试验作为术后肝功能不全的预测因子并不完全准确[58]。

另外一项评价术前干细胞功能的试验是一乙基甘油二甲基苯胺（MEGX）试验，该试验评价肝脏细胞色素P-450途径将利多卡因转变为一乙基甘油二甲基苯胺的能力。注射利多可卡因15分钟后MEGX的低静脉浓度被发现与肝硬化程度和肝切除术后肝功能障碍的风险相关[62]。已证实该试验作为一种肝功能测量手段与ICG清除试验的结果相当符合，尽管这两种试验在某种程度上都受其对肝血流的依赖所限[63]。此外还有几种其他的测定肝细胞功能障碍程度的方法，包括马尿酸盐比值、氨基比林呼吸试验、氨基酸清除试验、咖啡因清除试验、半乳糖清除量以及动脉酮体比值。这些方法在预测接受肝切除的肝硬化患者谁会发生术后肝衰竭以及死亡方面与ICG和MEGX相比具有不同的预测有效性[58]。

另外一种对判断患者在肝切除术后发生肝功能障碍可能有用的方法是估计患者肝切除后期望的剩余肝组织量（即残肝量）。这种估计通过使用CT进行容量分析获取，已证实与实际切除的肝组织量具有很好的相关性[58]。此外，期望剩余的肝量与总肝量的比值被证实与患者发生术后肝功能障碍的风险密切相关。在一项对126名因结直肠癌转移接受肝切除的患者的分析中，Memorial Sloan-Kettering癌症中心段的研究小组发现，根据术前容量分析剩余肝量不足25%的患者有90%出现术后肝功能障碍，而残肝量超过25%的三叶切除患者无一例出现肝功能障碍[64]。

术前肝功能试验和容量分析的临床效用取决于如何使用这些信息。从这些试验中获取的数据不仅有助于估计患者可耐受的最大切除范围，还有助于判断是否可从术前门静脉栓塞中获益。1990年，使用术前门静脉栓塞作为一种促进因恶性肿瘤需行广泛肝切除的肝硬化患者未来残余肝发生代偿性肥大的潜在方法被首次提出[65]。接受门静脉栓塞理想的候选人是那些需要进行广泛肝切除却只有边缘性肝功能的患者（15分钟时ICG清除率10%～20%）[66]。这项技术对于具有肝脏肿瘤并且肝功能障碍更为严重的患者（ICG滞留＞20%）并不十分有用，因为从肿瘤学角度来看，肝切除是一个相对紧急的手术，因而预期剩余肝得到充分代偿性肥大所需的时间显得过于漫长。

在具有梗阻性黄疸的患者中进行门静脉栓塞联合术前胆道引流被证实可以扩大需要广泛肝切除患者的手术选择范围。在一项包括79名因肝门胆管癌接受广泛肝切除的患者的回顾性研究中，对65名具有梗阻性黄疸的患者进行了术前胆道引流，在接受扩大右肝切除的51名患者中有41人进行了术前胆道引流。该组患者的住院死亡率仅为1.3%，术后肝功能衰竭的发生率为0[67]。在其他一些最近的研究中，对具有梗阻性黄疸的患者进行门静脉栓塞联合术前胆道引流同样使得三叶切除得以安全实施，术后死亡率和肝衰竭发生率控制在很低的水平。因此，考虑将该技术用于所有具有术前梗阻性黄疸和边缘性肝功能的需要广泛肝切除的患者[6]。

（赵磊光 译）

参考文献

1. Jarnagin WR, Gonen M, Fong Y, et al. Improvement in perioperative outcomes after hepatic resection: analysis of 1,803 consecutive cases over the past decade. Ann Surg 2002;236:397–407.
2. Melendez J, Ferri E, Zwillman M, et al. Extended hepatic resection: a 6-year retrospective study of risk factors for perioperative mortality. J Am Coll Surg 2001;192:47–53.
3. Nishio H, Hidalgo E, Hamady Z, et al. Left hepatic trisectionectomy for hepatobiliary malignancy: results and an appraisal of its current role. Ann Surg 2005;242:267–275.
4. Seyama Y, Kubota K, Sano K, et al. Long-term outcome of extended hemihepatectomy for hilar bile duct cancer with no mortality and high survival rate. Ann Surg 2003;238:73–83.
5. Rui JA, Wang SB, Chen SG, Zhou L. Right trisectionectomy for primary liver cancer. World J Gastroenterol 2003;9:706–709.
6. Fong Y, Blumgart LH. Hepatic resection. In ACS Surgery: Principles and Practice. Available at http://www.acssurgery.com (accessed May 10, 2006).
7. Pinson CW, Drougas JG, Lalikos JL. Optimal exposure for hepatobiliary operations using the Bookwalter self-retaining retractor. Ann Surg 1995;61:178–181.
8. Nagano Y, Togo S, Tanaka K, et al. The role of median sternotomy in resection for large hepatocellular carcinomas. Surgery 2005;137:104–108.
9. Tanaka S, Kubo S, Tsukamoto T, et al. Risk factors for intractable pleural effusion after liver resection. Osaka City Med J 2004;50:9–18.
10. Kwon AH, Matsui Y, Satoi S, et al. Prevention of pleural effusion following hepatectomy using argon beam coagulation. Br J Surg 2003;90:302–305.
11. Yan JJ, Zhang XH, Chu KJ, et al. Preservation and management of pleural effusions following hepatectomy in primary liver cancer. Hepatobiliary Pancreat Dis Int 2005;4:375–378.
12. Nanashima A, Yamaguchi H, Shibasaki S, et al. Comparative analysis of postoperative morbidity according to type and extent of hepatectomy. Hepatogastroenterology 2005;52:844–848.
13. Matsumata T, Kanematsu T, Okudaira Y, et al. Postoperative mechanical ventilation preventing the occurrence of pleural effusion after hepatectomy. Surgery 1987;102:493–497.
14. Uetsuji S, Komada Y, Kwon AH, et al. Prevention of pleural effusion after hepatectomy using fibrin sealant. Int Surg 1994;79:135–137.
15. Kise Y, Takayama T, Yamamoto J, et al. Comparison between thoracoabdominal and abdominal approaches in occurrence of pleural effusion after liver cancer surgery. Hepatogastroenterol 1997;44:1397–1400.
16. Tanabe G, Kawaida K, Hamanoue M, et al. Treatment for accidental occlusion of the hepatic artery after hepatic resection: report of two cases. Surg Today 1999;29:268–272.
17. Shimada H, Endo I, Sugita M, et al. Hepatic resection combined with portal vein or hepatic artery reconstruction for advanced carcinoma of the hilar bile duct and gallbladder. World J Surg 2003;27:1137–1142.
18. Iseki J, Tamaki N, Touyama K, et al. Mesenteric arterioportal shunt after interruption. Surg Today 1998;123:58–66.
19. Sahani D, Mehta A, Blake M, et al. Preoperative hepatic vascular evaluation with CT and MR angiography: implications for surgery. RadioGraphics 2004;24:1367–1380.
20. Skandalakis JE, Skandalakis LJ, Skandalakis PN, Mirilas P. Hepatic surgical anatomy. Surg Clin North Am 2004;84:413–435.
21. Imamura H, Makuuchi M, Sakamoto Y, et al. Anatomical keys and pitfalls in living donor liver transplantation. J Hepatobiliary Pancreat Surg 2000;7:380–394.
22. Machado MA, Herman P, Makdissi FF, et al. Anatomic left hepatic trisegmentectomy. Am J Surg 2005;190:114–117.
23. Makuuchi M, Yamamoto J, Takayama T, et al. Extrahepatic division of the right hepatic vein in hepatectomy. Hepatogastroenterology 1991;38:176–179.

24. Smyrniotis V, Farantos C, Kostopanagiotu G, Arkadopoulos N. Vascular control during hepatectomy: review of methods and results. World J Surg 2005;29:1384–1396.
25. Gozzetti G, Mazziotti A, Grazi GL, et al. Liver resection without blood transfusion. Br J Surg 1995;82:1105–1110.
26. Belghiti J, Hiramatsu K, Benoist S, et al. Seven hundred forty-seven hepatectomies in the 1990s: an update to evaluate the actual risk of liver resection. J Am Coll Surg 2000;191:38–46.
27. Kooby DA, Stockman J, Ben-Porat L, et al. Influence of transfusions on perioperative and long-term outcome in patients following hepatic resection for colorectal metastases. Ann Surg 2003;237:860–870.
28. Matsumata T, Yanaga K, Shimada M, et al. Occurrence of intraperitoneal septic complications after hepatic resection between 1985 and 1990. Surg Today 1995;25:49–54.
29. Poon RT, Fan ST, Irene OL, Wong J. Significance of resection margin in hepatectomy for hepatocellular carcinomas: a critical reappraisal. Ann Surg 2000;231:544–551.
30. Pringle JH. Notes on the arrest of hepatic haemorrhage due to trauma. Ann Surg 1909;48:541–549.
31. Abdalla EK, Noun R, Belghiti J. Hepatic vascular occlusion: which technique? Surg Clin North Am 2004;84:563–585.
32. Huguet C, Gavelli A, Chieco PA, et al. Liver ischemia for hepatic resection: where is the limit? Surgery 1992;111:251–259.
33. Elias D, Desruennes E, Lasser P. Prolonged intermittent clamping of the portal triad during hepatectomy. Br J Surg 1991;78:42–44.
34. Clavien PA, Yadav S, Sindram D, Bentley RC. Protective effects of ischemic preconditioning for liver resection performed under inflow occlusion in humans. Ann Surg 2000;232:155–162.
35. Belghiti J, Noun R, Zante E, et al. Portal triad clamping or hepatic vascular exclusion for major liver resection: a controlled study. Ann Surg 1996;224:155–161.
36. Makuuchi M, Mori T, Gunven P, et al. Safety of hemihepatic vascular occlusion during resection of the liver. Surg Gynecol Obstet 1987;164:155–158.
37. Jones RM, Moulton CE, Hardy KJ. Central venous pressure and its effect on blood loss during liver resection. Br J Surg 1998;85:1058–1060.
38. Chen H, Merchant NB, Didolkar MS. Hepatic resection using intermittent vascular inflow occlusion and low central venous pressure anesthesia improves morbidity and mortality. J Gastrointest Surg 2000;4:162–167.
39. Lesurtel M, Selzner M, Petrowsky H, et al. How should transection be performed?: a prospective randomized study in 100 consecutive patients comparing four different transection strategies. Ann Surg 2005;242:814–823.
40. Takayama T, Makuuchi M, Kubota K, et al. Randomized comparison of ultrasonic versus clamp transection of the liver. Arch Surg 2001;136:922–928.
41. Ray HG, Wichmann MW, Schinkel S, et al. Surgical techniques in hepatic resections: ultrasonic aspirator versus Jet-Cutter. A prospective randomized clinical trial. Zentralbl Chir 2001;126:586–590.
42. Reed DN, Vitale GC, Wrightson WR, et al. Decreasing mortality of bile leaks after elective hepatic surgery. Am J Surg 2003;185:316–318.
43. Lo CM, Fan ST, Liu CL, et al. Biliary complications after hepatic resection: risk factors, management, and outcome. Arch Surg 1998;133:156–161.
44. Yanaga K, Kanematsu T, Takenaka K, Sugimachi K. Intraperitoneal septic complications after hepatectomy. Ann Surg 1986;203:148–152.
45. Yamashita Y, Hamatsu T, Rikimaru T, et al. Bile leakage after hepatic resection. Ann Surg 2001;233:45–50.
46. Bhattacharyja S, Puleston J, Davidson B. Hepatic resection: early endoscopic drainage in bile leak management. Gastrointest Endosc 2003;57:526–530.
47. Tanaka S, Hirohashi K, Tanaka H, et al. Incidence and management of bile leakage after hepatic resection for malignant hepatic tumors. J Am Coll Surg 2002;195:484–489.
48. Kyokane T, Nagino M, Sano T, Nimura Y. Ethanol ablation for segmental bile duct leakage after hepatobiliary resection. Surgery 2002;131:111–113.
49. Lam CM, Lo CM, Liu CL, Fan ST. Biliary complications during liver resection. World J Surg 2001;25:1273–1276.
50. Ijichi M, Takayama T, Toyoda H, et al. Randomized trial of usefulness of bile leakage test during hepatic resection. Arch Surg 2000;135:1395–1400.
51. Kraus TW, Mehrabi A, Schemmer P, et al. Scientific evidence for application of topical hemostats, tissue glues, and sealants in hepatobiliary surgery. J Am Coll Surg 2005;200:418–427.
52. Eder F, Meyer F, Nestler G, et al. Sealing of the hepatic resection area using fibrin glue reduces significant amount of postoperative drain fluid. World J Gastroenterol 2005;11:5984–5987.
53. Kohno H, Nagasue N, Chang Y, et al. Comparison of topical hemostatic agent in elective hepatic resection: a clinical prospective randomized trial. World J Surg 1992;16:966–970.
54. Imamura H, Seyama Y, Kokudo N, et al. One thousand fifty-six hepatectomies without mortality in 8 years. Arch Surg 2003;138:1198–1206.
55. Nagino M, Kamiya J, Uesaka K, et al. Complications of hepatectomy for hilar cholangiocarcinoma. World J Surg 2001;25:1277–1283.
56. Povoski SP, Fong Y, Blumgart LH. Extended left hepatectomy. World J Surg 1999;23:1289–1293.
57. Stone MD, Benotti PN. Liver resection: preoperative and postoperative care. Surg Clin North Am 1989;69:383–391.
58. Mullin EJ, Metcalfe MS, Maddern GJ. How much liver resection is too much? Am J Surg 2005;120:87–97.
59. Lau H, Man K, Fan ST, et al. Evaluation of preoperative hepatic function in patients with hepatocellular carcinoma undergoing hepatectomy. Br J Surg 1997;84:1255–1259.
60. Fan ST, Lai EC, Lo CM, et al. Hospital mortality of major hepatectomy for hepatocellular carcinoma associated with cirrhosis. Arch Surg 1995;130:198–203.
61. Kubota K, Makuuchi M, Kusaka K, et al. Measurement of liver volume and hepatic functional reserve as a guide to decision-making in resectional surgery for hepatic tumors. Hepatology 1997;26:1176–1181.
62. Ercolani G, Grazi GL, Calliva R, et al. The lidocaine (MEGX) test as an index of hepatic function: its clinical usefulness in liver surgery. Surgery 2000;127:464–471.

63. Huang YS, Chiang JH, Wu JC, et al. Risk of hepatic failure after transcatheter arterial chemoembolization for hepatocellular carcinoma: predictive value of monoethylglycineexylidide test. Am J Gastroenterol 2002;97:1223–1227.
64. Shoup M, Gonen M, D'Angelica M, et al. Volumetric analysis predicts hepatic dysfunction in patients undergoing major liver resection. J Gastrointest Surg 2003;7:325–330.
65. Makucchi M, Thai BL, Takayasu K, et al. Preop portal embolization to increase safety of major hepatectomy for hilar bile duct carcinoma: a preliminary report. Surgery 1990;107:521–527.
66. Takayama T, Makuuchi M. Preoperative portal vein embolization: is it useful? J Hepatobiliary Surg 2004;11:17–20.
67. Kawasaki S, Imamura H, Kobayashi A, et al. Results of surgical resection for patients with hilar bile duct cancer: application of extended hepatectomy after biliary drainage and hemihepatic portal vein embolization. Ann Surg 2003;238:84–92.

第 34 章

腹腔镜肝切除术

Amit D. Tevar，MD, Mark J. Thomas，MD， and Joseph F. Buell， MD

引言

腹腔镜手术技术和经验的快速发展和积累使得安全的微创肝切除术成为可能。1992 年，Gagner 及其同事[1]报道了首例腹腔镜肝切除术。1995 年，Ferzli 及其同事[2]报道了另外一例肝切除术。Azagra 及其同事[3]首先实施了腹腔镜肝段切除，在 1996 年报道了一例左侧段切除。自从这些最初的报道以后，多个机构性研究组和几个多中心研究组报道了因良性和恶性病变而做的肝段切除和非肝段切除[4–24]。

腹腔镜技术用于肝切除显示出与开腹技术具有相同的并发症发生率和死亡率。此外，腹腔镜技术可使出血量减少，住院时间缩短，术后镇痛药物的需求减少[18，25，26]。

尽管技术进步和医生经验使腹腔镜肝切除术的范围和安全性有了迅速的进步，但是人们对腹腔镜切除恶性疾病的肿瘤学的完整性以及多种潜在的并发症仍存有忧虑。这些并发症既包括那些可发生在任何肝切除术中的并发症（包括肝硬化时肝功能性合成储备不足、肿瘤复发、出血、胆漏），也包括那些腹腔镜肝切除术所特有的并发症，如二氧化碳栓塞和戳孔部位转移。

适应证

腹腔镜肝切除术的适应证就患者和病变特征而言与开腹手术相似。如果没有行开腹肝切除术的指征就不应使用腹腔镜技术进行肝切除术。应该特别注意术前的影像学检查以及病变与肝静脉汇合处和门静脉分叉部位的接近程度。最常见的良性病变以及肝切除指征包括：

- 血管瘤
  - 严重的症状
  - 出血
- 局灶结节样增生
  - 严重的症状
  - 连续影像学检查提示结节增长
  - 诊断不肯定
- 肝细胞腺瘤
  - 单纯肝囊肿
  - 严重的症状

最常见的需行肝切除的恶性病变包括：

- 肝细胞癌
  - 非肝硬化患者
  - 病变小于 5cm 的 Child A 级肝硬化患者
- 转移性结肠腺癌
- 转移性非结肠病变
  - 包括胃肠道间质瘤（gastro intestinal stromal tumor，GIST）、黑色素瘤、肾细胞癌以及其他肿瘤，仅在不存在肝外转移性病变且原发病已得到控制的情况下

手术步骤

步骤 1 摆放患者体位

步骤 2 放置操作孔

步骤 3 游离肝

步骤 4 腹腔镜下术中肝超声检查

步骤 5 肝实质切断

步骤 6 关闭切口

手术操作

摆放患者体位

患者体位的摆放对于成功的腹腔镜肝切除术至关重要。对于左外侧叶、左中段和尾状叶的病变，患者最好取仰卧位，双臂外展[6，7]（图 34–1）。在这种体位下可以简单安全地切断左三角韧带和冠状韧带 / 镰状韧带以及肝胃韧带。累及右叶的病变（5、6、7、8 段），患者最好取左侧卧位，手术床充分俯曲（图 34–2）。

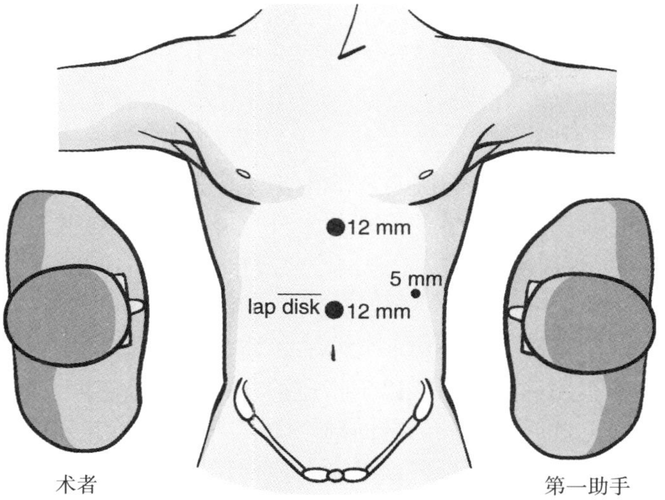

图 34–1 左侧腹腔镜肝切除时术者和腹腔镜操作孔的位置。

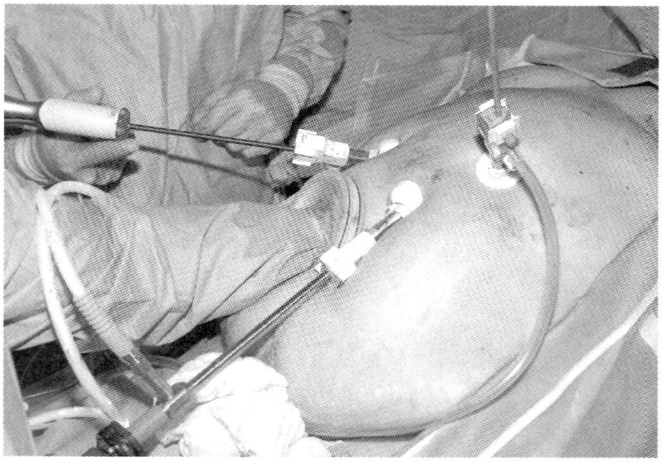

图 34–3 放置腹腔镜操作孔。

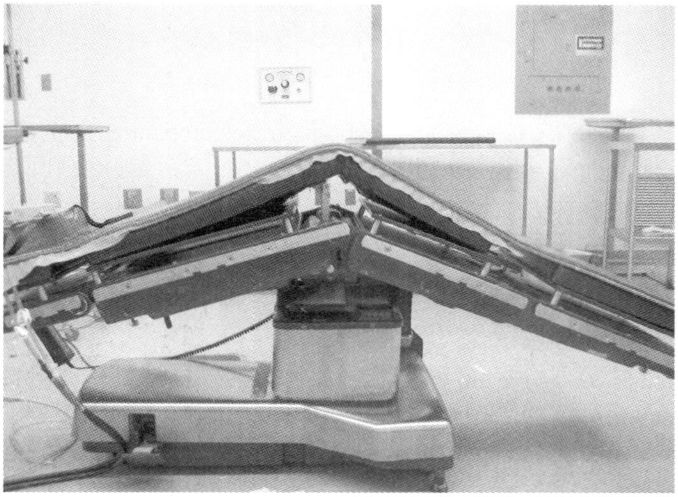

图 34–2 行右侧腹腔镜肝切除术时，为摆放患者体位，手术台要充分屈曲。

放置操作孔

辛辛那提大学所有的腹腔镜肝切除术都使用手辅助装置（Lap–Disc；Ethicon，Cincinnati，OH）以及薄断面气囊操作孔。手辅助技术容许有触觉反馈，这对于因恶性肿瘤而行肝切除术时获得足够的切缘是很重要的（图 34–3）。手辅助技术还容许对肝实质或血管性出血进行指压，预防不必要的出血或二氧化碳气体栓塞。

对于任何腹腔镜手术而言，恰当的操作孔和医生布局可大大方便手术操作，使手术更为安全和迅速。术者通过将手放入手孔来引导手术。如果是左侧病变，术者居于患者右侧，以便将其右手通过一个开在右侧的手孔放入体内来引导游离和肝实质的切断。切除肝的右叶要求术者站在患者左侧，其助手站在对面。术者的左手通过一个右侧的手孔进入腹腔以方便解剖、游离和切除。有些小组将手孔放在正中线也获得了成功。

使用薄断面气囊操作孔，并且首个操作孔采用开放的 Hasson 技术放置。对于肝硬化患者，将首个 12mm 气囊操作孔置于脐下以躲避大的再通的脐静脉循环。如果遇到静脉曲张，应采用直接缝线结扎来止血。对于非肝硬化患者，首个操作孔置于脐上，同样采用开放技术。其他的操作孔在建立气腹后在直视下完成。右侧病变要求放置两个额外的肋缘下 12mm 操作孔。应在直视下放置，应非常小心地避免这些操作孔偏向头侧或尾侧。工作孔放置过高会导致腹腔镜血管钉合器因接近肝而难以打开。工作孔过低会导致器械不能触及肝右和肝中静脉。手孔放置于右上腹，在脐上孔的上方和侧方。对于右侧病变，为了解剖肝静脉和裸区，建议将手孔更向头侧放置一点以便用手牵拉肝。左侧病变需要两个额外的左肋缘下孔，以类似的方式放置。我们的小组常规将手孔放置在右侧以进行左侧切除，并将其放在比用于右侧病变时更靠近尾侧的部位（图 34–4）。

套管针插入导致的空腔脏器损伤

这是一种不必要的并发症，应该引起特别关注，因为接受腹腔镜肝切除的患者此前常常接受过手术或者可能具有终末期肝病。标准的套管针插入技术前文已有描述，首个操作孔应使用开放技术放置。参见第Ⅰ部分第 7 章“腹腔镜手术”。

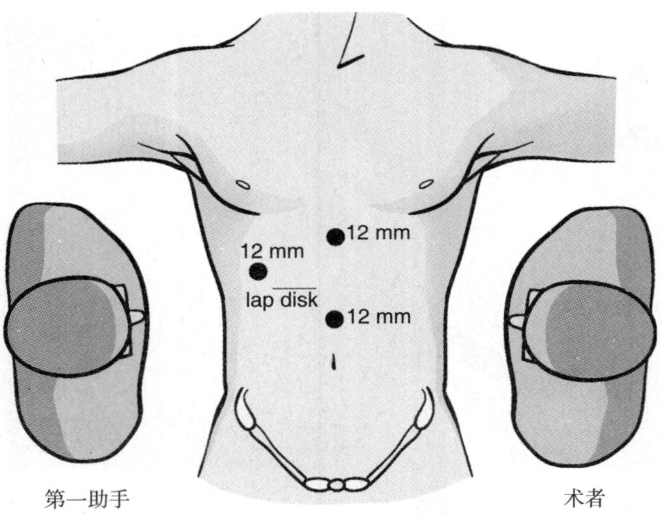

图 34-4 右侧腹腔镜肝切除时术者和腹腔镜操作孔的位置。

套管针插入导致出血

接受腹腔镜肝手术的患者常常患有终末期肝衰竭，他们的源自再通的脐静脉的脐周浅表静脉回路令人印象深刻。

- **后果**

  由于曲张的静脉容量大、压力低、管壁薄，曲张静脉出血多少会有些麻烦。此外，曲张的静脉常常回缩入皮下脂肪，在做一个小的 12mm 操作孔切口时，在找到出血的静脉之前，就可能已有相当多的出血。

- **补救**

  应对出血部位施以直接指压以最大程度地减少潜在的大量失血。在出血部位盲目电凝通常无效。看到出血点是控制出血的关键。使用 Army-Navy 拉钩牵拉或延长皮肤切口可能有助于此。找到并以缝线直接结扎曲张静脉的两端是处理这种出血最恰当的方法。

- **预防**

  所有终末期肝病患者应在术前通过实验室检查得以确认。纵然肝功能检查和凝血功能检查的数值正常，并且没有腹水和脑病的证据，也要在全麻成功后对所有患者进行仔细检查寻找海蛇头征象。如果存在其他的门脉高压的典型查体表现，提示脐周可能已有静脉曲张，即便它们在视诊时不能被直接看到。

对于终末期肝病患者，操作孔的放置应始自脐下的 12mm 孔，使用开放的 Hasson 技术放置。这样通常可以避免损伤任何脐周曲张静脉。

游离肝

采用与传统开腹技术相似的方法游离肝。游离左叶时，术者向下向后牵拉左外侧叶。然后使用腹腔镜超声切凝设备（Harmonic Scalpel；Ethicon Endo-Surgery，Inc.）切断冠状韧带和三角韧带，解剖出肝左和肝中静脉。此时应非常小心，避免损伤膈静脉。如损伤了膈静脉，应该以手指压迫并夹闭或以超声设备凝住。然后将左外侧叶向前牵拉，用超声剪切断肝胃韧带。如果遇到副肝左动脉，应使用超声剪切断或用夹子夹闭后切断。

完全游离左外侧叶后，还可游离尾状叶以备切除。覆盖在下腔静脉上的腹膜首先以超声剪切开。然后将肝左静脉后方充分游离，随后游离尾状叶上方。一旦将小的尾状叶静脉结扎切断，就可将主要的尾状叶静脉周围解剖开，用可重复使用的腹腔镜关节血管吻合器（Endo GIA Roticulator；Autosuture，Tyco，Norwalk，CT）将其夹闭。如有必要，也可将尾状叶门静脉分支夹闭。

术者的手通过手孔将肝右叶向中线和脚端牵拉，以游离右叶。用超声剪切断韧带附着（图 34-5）。钝性分离和锐性分离结合以充分游离肝右叶，显露肝右静脉。可将下腔静脉切断以方便显露肝右静脉。将肝右和肝中静脉周围剥离开。使用超声剪将下腔静脉侧方的附着切断。下腔静脉到肝的小分支可使用腹腔镜血管封闭设备（LigaSure Lap；Valleylab，Boulder，CO）闭合，或以夹子夹闭并以腹腔镜剪切断。

气胸

游离肝右叶常需使用超声设备解剖，其热量可致膈肌损伤和自发性气胸。膈肌移动可挤压操作空间，这尤其令人烦恼。

- **后果**

  气道压力突然上升而操作空间受限。每次肺内气体溢出都可使膈肌起伏，导致持续性操作困难。

- **补救**

  补救措施可转开腹进行或用腹腔镜进行。在我们的实践中，我们选择在缝合膈肌时进行持续吸引。首先，找到膈肌损伤部位。对损伤部位进行 8 字缝合或间断缝合。可使用缝线传递装置缝合或手缝结合

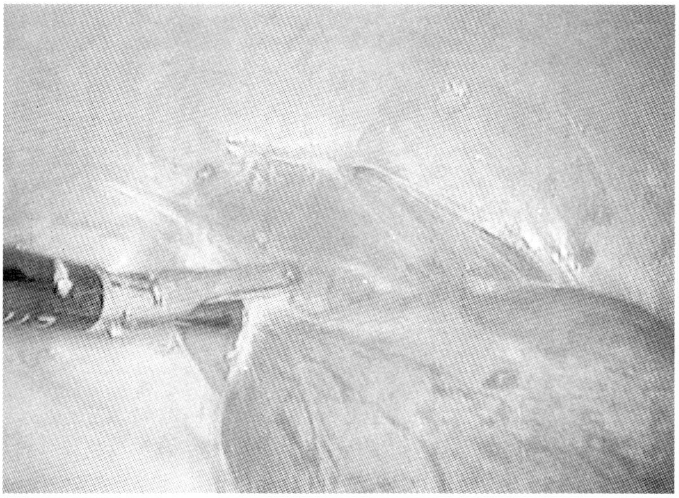

图 34–5　使用腹腔镜超声切割装置游离右叶侧方的黏着（见彩图）。

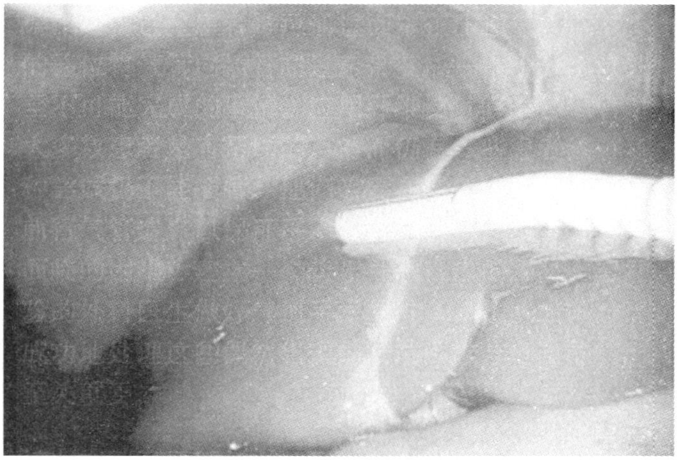

图 34–6　腹腔镜肝超声（见彩图）。

腹腔内打结。修补完成后，将内镜吸引设备放入胸腔。吸净游离气体，进行加压通气以减少胸腔游离空间。此时将缝线打紧并移去吸引装置。

- **预防**

可通过精确摆放超声设备预防该并发症。指向偏差和邻近部位热损伤可通过小心或精准地放置这些装置来避免。

腹腔镜下术中肝超声检查

超声检查仍然是任何肝脏手术的非常关键的部分，实施腹腔镜肝切除术的医生应该熟悉超声设备并能熟练评价获取的图像。使用腹腔镜超声探头（8666 probe；B–K Medical，Denmark）对所有的肝段进行系统性检查，寻找其他的病变、已知病变的界限以及血管解剖的相互关系（图 34–6）。如果患者仍然适合做肝切除，使用氩气刀以 2cm 的距离围绕病变作出标记。

器械插入深度不足

腹腔镜肝切除依赖于足够的操作空间。如果没有足够的空间伸展或连接腹腔镜器械，手术操作将无法完成。

- **后果**

工作空间不足使得对于这些手术实施至关重要的多数技术都无法进行。

- **补救**

不幸的是，对于缺乏插入深度的补救措施极为有限。流传最广或最能被人广泛接受的方法是腹壁悬吊技术。在这种方案中，通过腹壁悬吊技术使腹壁得以抬升。

肝实质切断

我们的小组避免常规使用 Pringle 手法。如果出现活跃的出血，术者以手直接压迫肝门，同时将腹腔镜血管夹送入夹闭出血血管。

肝实质的切开始自用超声剪沿腹腔镜超声标记线切开肝被膜（图 34–7 和 34–8）。我们小组所用的技术包括大量使用 60mm 长的 2.5mm 闭合器钉仓。用腹腔内的手将钉仓引导到位。将其薄片导入肝实质然后激发。闭合器可闭合任何肝血管和胆管。由于切割距离短于钉合长度，部分切断的大的血管也不会出血（图 34–9）。其他可以选择的肝实质切开方法包括生理盐水灌注、射频消融设备（TissueLink floating ball；TissueLink，Dover，NH）（图 34–10）、对大血管或胆管结构进行选择性的钉合或夹闭。

切除完成后，肝实质切面出血可通过氩气刀喷凝切面来控制（图 34–11）。胆汁漏或集中的动脉性出血可用自由手缝合或夹闭。随后将一种由胶原和外用凝血酶制成的基质（Floseal；Baxter，Deerfield，IL）敷于切面。

在确认无出血和胆漏后，将标本通过手孔取出。操作孔本身可作为一种切口保护器防止肿瘤在切口种植。

静脉和动脉性出血

肝的动脉性或静脉性出血可在腹腔镜手术的狭小

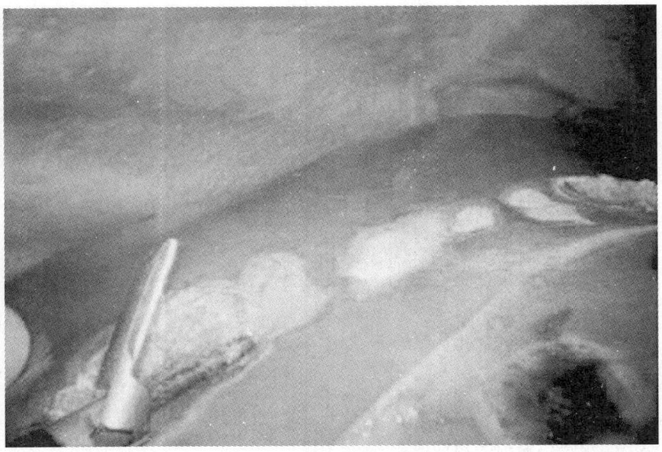

图 34-7 使用腹腔镜超声切割装置沿氩气刀标记线分离 Glisson 鞘（见彩图）。

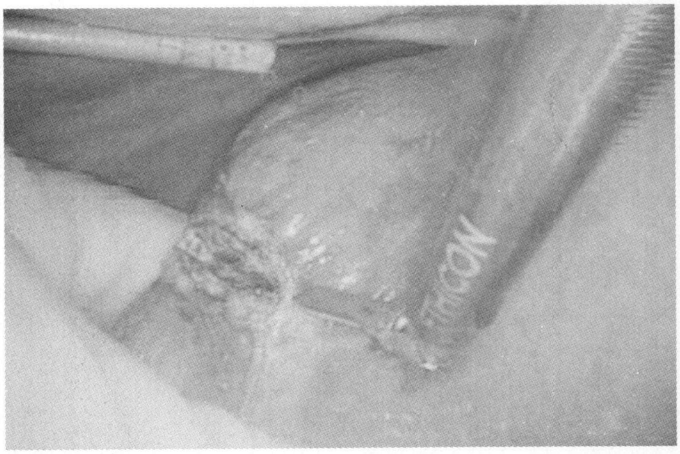

图 34–8 使用腹腔镜超声切割装置分离 Glisson 鞘（见彩图）。

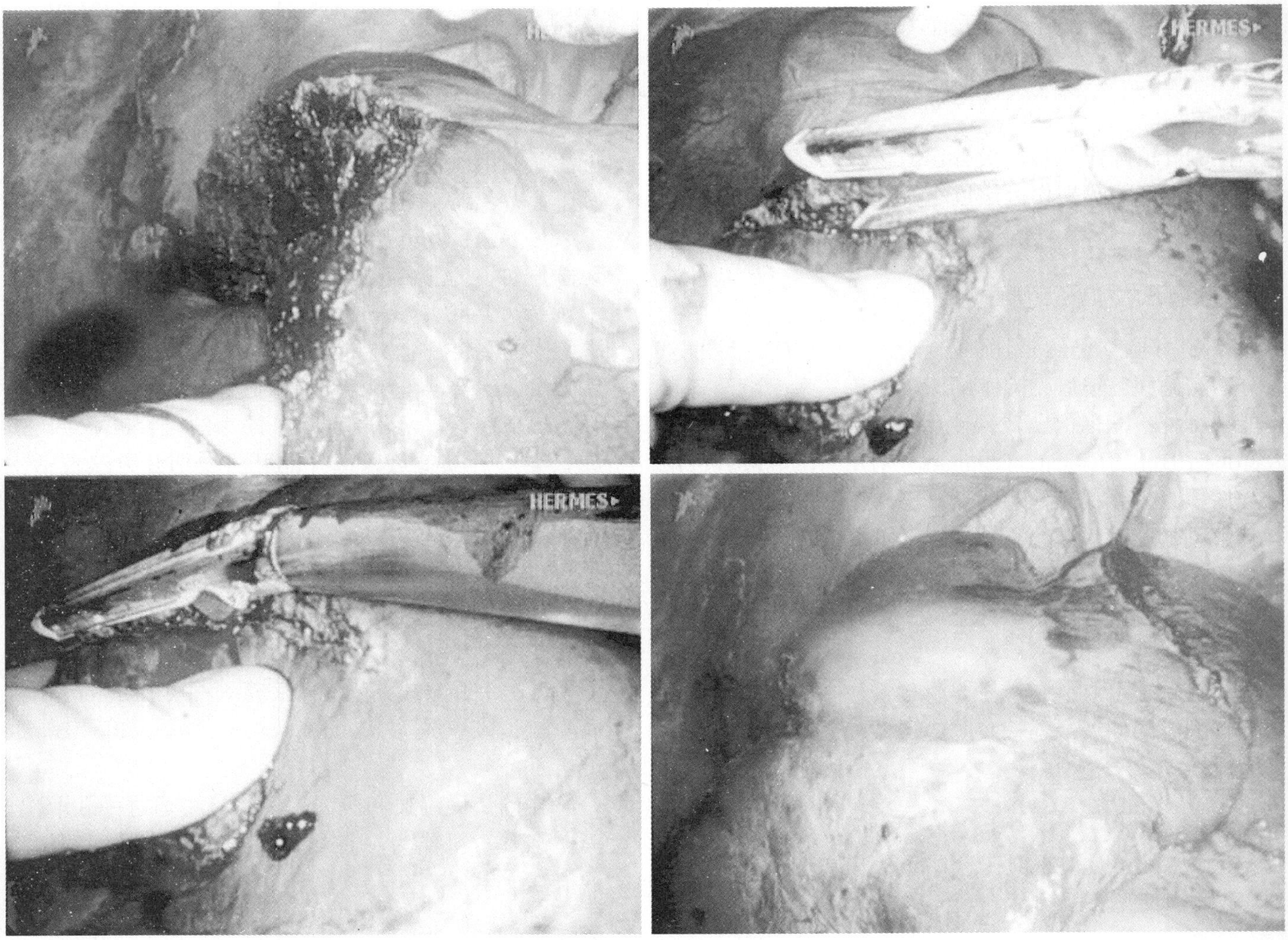

图 34–9 使用网状腹腔镜血管钉合器进行肝实质切除（见彩图）。

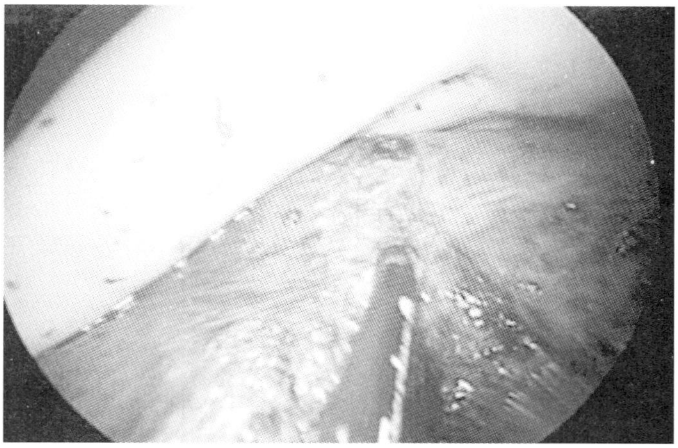

图 34-10 使用生理盐水灌注、射频消融设备进行肝实质切除（见彩图）。

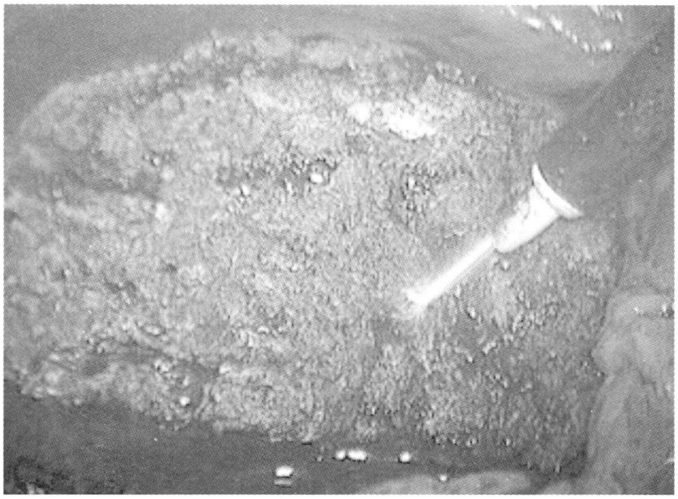

图 34-11 使用氩气喷凝装置进行切面止血（见彩图）。

空间成为棘手的问题。这是由肝实质中或大或小的门静脉或肝静脉破裂引起的。实质内肝动脉出血是切开肝实质时出血的另外一个潜在的原因。出血可因肝硬化患者的基线凝血功能异常而进一步加剧。

• 后果

如果不及时发现和有效治疗，出血量可以很大进而导致血流动力学不稳定。如果不能迅速控制，出血将不可避免地导致中转开腹或因持续出血而行再探查手术。

• 补救

在术中，所有患者在肝实质切开之前应使用新鲜冰冻血浆、冷沉淀物和（或）血小板纠正其凝血功能障碍。应通过中心静脉导管对中心静脉压进行持续监测，使其保持在 6mmHg 以下。同样，发现出血对于成功控制出血是最重要的。我们的小组在开始肝实质切断之前并不采用 Pringle 手法，这有助于较早发现出血。控制出血的第一个动作是术者用腹腔内的手直接压迫。这样可尽可能减少出血并预防大静脉被切断时可能出现的二氧化碳栓塞。此外，手压止血还可使肝切除的剩余部分得以安全完成，以使整个切面可以被看到，从而使对出血血管的直接永久性控制大为简化。在未完全切断的肝裂隙里进行腹腔镜缝合或夹闭是极其困难的，并且无法直视。

在几乎所有的病例中，使用腹腔内手和腹部手术巾直接压迫可维持止血状态，直到术者准备好进行更为永久性的止血操作。对于肝硬化的肝，直接压迫肝并不总是能充分止血，术者可用手压迫肝门结构。在肝切面上可见的静脉或动脉血管应使用夹子、直接镜下缝线结扎或腹腔镜血管钉合器进行永久性结扎。避免使用氩气刀喷凝大血管，因为这样不能提供永久性止血，而且还可导致气体栓塞。

主要血管结扎后，可使用氩气刀喷凝实质切面。我们经常在关腹前将胶原和凝血酶止血基质展放于切面表面。

• 预防

在各种不同的肝实质切断技术中，我们的小组采用大量使用 60mm 长的 2.5mm 闭合器钉仓。用腹腔内的手将钉仓引导到位。将薄片导入肝实质后进行激发。闭合器可钉合任何肝血管或胆管。这种技术可得到一个止血完善的肝切面。如果使用 Tissuelink 设备，识别血管并将其直接钉合或夹闭以避免出血是非常重要的。还应特别注意在整个手术过程中纠正患者的凝血功能异常以及维持适当的体温和中心静脉压。

胆汁漏

胆汁漏仍然是较大的开放性肝切除术的一个重要问题。最近的研究结果显示胆道并发症的发生率为 3% ~ 10%，较大胆漏的死亡率高达 40% ~ 50%[27, 28]。

• 后果

带有被切断胆管的肝切面是胆汁漏的重要来源。很多胆汁漏是小胆漏，可以不治而愈。较大的胆汁漏可导致腹痛、胆汁性腹膜炎、脓肿或腹腔感染。大的症状性胆汁漏可占 40% ~ 50%。

- **补救**

为避免胆汁漏引起的术后并发症，在术中对其识别和修复是至关重要的。这要求在关腹之前对肝切面进行全面检查以寻找胆汁漏。可以用腹腔镜直视下检查，或者将干净的腹部手术巾置于肝切面上，然后检查有无胆汁染色。我们不推荐在开腹或腹腔镜肝切除术中行常规胆道造影以寻找胆汁漏。

一旦发现胆汁漏，按与开腹肝切除术中同样的方法进行修复，使用自由手进行结扎或夹闭。再次强调，术中识别和修复胆汁漏是重要的。

如果术后发现胆汁漏，应尽早行内镜逆行胆管造影并放置支架来积极干预。如果术中放置的引流管不能充分引流液体积聚，应行 CT 扫描并放置介入放射学经皮引流管。

- **预防**

术中提高警惕并着力寻找和修复胆汁漏无疑会减少胆道并发症的发生。

关腹

关闭操作孔切口时应该特别小心，因为早期疝形成是腹腔镜手术的一个不必要的并发症。同样，因为终末期肝病患者可能有大量腹水，伤口愈合能力下降，必须注意精细操作以避免这一亚组患者发生伤口裂开。

我们采用的技术是使用 1–0 永久性缝线将手孔切口双层关闭。12mm 孔的戳孔部位应采用腹腔镜筋膜关闭装置或开放技术关闭。

其他并发症

术中低血压

气腹常常导致不可预料的低血压，这是由于患者血管内容量缺失以及因此对气腹压力的敏感性造成的。在腹腔镜肝切除过程中，常使患者处于反 Trendelenburg 位，这一体位可加剧对中心静脉回流的不良影响。其后，血压对患者体位极为敏感。

- **结果**

经常会有短暂却显著和迅速的低血压出现。与低血压相伴而来的是心动过缓而非预期的低血压引起的心动过速。

- **补救**

阿托品和（或）使用生理盐水或 5% 的白蛋白进行液体复苏对低血压和心动过缓有效。在一些更为极端的病例中，必须迅速释放气腹或者重新摆放患者的体位，直到完成充分的中心容量复苏。

- **预防**

对患者进行充分的液体复苏非常关键。中心静脉压的目标是 6 ～ 8mmHg。然而，过度的容量缺失是不恰当的和危险的。对于这些患者，用中心静脉导管监测压力对于监测容量状态很有帮助的。

大的空气栓塞

微创肝切除术的一种潜在致命的并发症是大的空气栓塞。在二氧化碳气腹环境中肝静脉系统的明显破裂可致中心静脉系统空气栓塞。随后可能出现空气闭锁性低血压和致命性心律失常。这是在正压环境下实施肝切除术的最可怕的并发症。

- **后果**

空气栓塞是肝切除术已知的并发症。这种少见的并发症是由于空气进入血管并被截留在心房所致。最容易出现致命性并发症的是那些卵圆孔未闭患者。这使得空气被截留在右心室流出道，引起空气闭锁，从而导致低血压甚至心搏骤停。

- **补救**

应该对手术操作相关的低血压进行紧密监测。如果潮气末二氧化碳明显下降伴有血氧饱和度下降和（或）低血压，应释放气腹并对患者进行手动通气。对空气栓塞最敏感的检查仍然是经食管心脏彩超，可检出 0.02ml/kg 的气体。如果怀疑空气栓塞应立即开始治疗。应立即将患者摆放为 Trendelenburg 位和左侧卧位。立即开始使用 100% 纯氧，因为纯氧可减小气泡体积。应将肺动脉或中心静脉导管推进至心脏，并抽吸，希望能吸出被截留的空气。如果出现循环衰竭，应以心肺复苏为开始，实施加强心脏生命的支持方案，因为心肺复苏可使气泡破裂、将气体推入肺血管并推出心脏。

- **预防**

数位作者鼓吹取消气腹而使用腹壁悬吊[29, 30]，其他作者主张使用低位气腹。在实施腹腔镜肝切除术过程中已有数例发生空气栓塞的报道。一例被报道的死亡病例是因在肝上使用氩气刀后发生空气栓塞引起的[31]。避免空气直接注入开放的肝静脉对于预防这一并发症非常重要。在我们的实践中，高气腹压（15 ～ 18mmHg）的使用很普遍。另外一种考虑是避免使用氧化亚氮进行麻醉，该药可导致任何空气栓子的扩大。尽管气腹压力较高，我们没有经历过空气栓塞发生率的升高。

（赵磊光 译）

参考文献

1. Gagner MRM, Dubuc JE. Laparoscopic partial hepatectomy for liver tumor. Surg Endosc 1992;6:99.
2. Ferzli G, David A, Kiel T. Laparoscopic resection of a large hepatic tumor. Surg Endosc 1995;9:733–735.
3. Azagra JS, Georgen M, Gilbart E, Jacobs D. Laparoscopic anatomical (hepatic) left lateral segmentectomy—technical aspects. Surg Endosc 1996;10:758–761.
4. Antonetti MC, Killelea B, Orlando R 3rd. Hand-assisted laparoscopic liver surgery. Arch Surg 2002;137:407–411; discussion 412.
5. Arc C, Fong Y, Geller DA. Laparoscopic liver resections. Review. Adv Surg 2005;39:57–75.
6. Buell JF, Koffron AJ, Thomas MJ, et al. Laparoscopic liver resection. J Am Coll Surg 2005;200:472–480.
7. Buell JF, Thomas MJ, Doty TC, et al. An initial experience and evolution of laparoscopic hepatic resectional surgery. Surgery 2004;136:804–811.
8. Descottes B, Glineur D, Lachachi F, et al. Laparoscopic liver resection of benign liver tumors. Surg Endosc 2003; 17:23–30 [erratum appears in Surg Endosc 2003;17:668].
9. Gigot JF, Glineur D, Azagra JS, et al. Laparoscopic liver resection for malignant liver tumors: preliminary results of a multicenter European study. Ann Surg 2002;236:90–97.
10. Huang M, Lee W, Wag W, et al. Hand-assisted laparoscopic hepatectomy for solid tumor in the posterior portion of the right lobe. Ann Surg 2003;238:674–679.
11. Kaneko H, Otsuka Y, Takagi S, et al. Hepatic resection using stapling devices. Am J Surg 2004;187:280–284.
12. Kaneko H, Takagi S, Otsuka Y, et al. Laparoscopic liver resection of hepatocellular carcinoma. Am J Surg 2005;189:190–194.
13. Kurokawa T, Inagaki H, Sakamoto J, et al. Hand-assisted laparoscopic anatomical left lobectomy using hemihepatic vascular control technique. Surg Endosc 2002;16:1637–1638.
14. Linden BC, Humar A, Sielaff TD. Laparoscopic stapled left lateral segment liver resection–technique and results. J Gastrointest Surg 2003;7:777–782.
15. Laurent A, Cherqui D, Lesurtel M, et al. Laparoscopic liver resection for subcapsular hepatocellular carcinoma complicating chronic liver disease. Arch Surg 2003;138:763–769.
16. Lesurtel M, Cherqui D, Laurent A, et al. Laparoscopic versus open left lateral hepatic lobectomy: a case-control study. J Am Coll Surg 2003;196:236–242.
17. Mala T, Rosseland AR, Gladhaug I, et al. Laparoscopic liver resection: experience of 53 procedures at a single center. J Hepatobiliary Pancreat Surg 2005;12:298–303.
18. Morino M, Morra I, Rosso E, et al. Laparoscopic vs open hepatic resection: a comparative study. Review. Surg Endosc 2003;17:1914–1918.
19. O'Rourke N, Fielding G. Laparoscopic right hepatectomy: surgical technique. J Gastrointest Surg 2004;8:213–216.
20. Takagi S, Kaneko H, Ishii A. Laparoscopic hepatectomy for extrahepatic growing tumor. Surg Endosc 2002;16: 1573–1578.
21. Tang CN, Li MK. Laparoscopic-assisted liver resection. J Hepatobiliary Pancreat Surg 2002;9:105–110.
22. Teramoto K, Kawamura T, Sanada T, et al. Hand-assisted laparoscopic hepatic resection. Surg Endosc 2002;16:1363.
23. Teramoto K, Kawamura T, Takamatsu S, et al. Laparoscopic and thoracoscopic approaches for the treatment of hepatocellular carcinoma. Am J Surg 2005;189:474–478.
24. Vibert E, Perniceni T, Levard H, et al. Laparoscopic liver resection. Br J Surg 2006;93:67–72.
25. Rau H, Buttler E, Meyer G, et al. Laparoscopic liver resection compared with conventional partial hepatectomy—a prospective analysis. Hepatogastroenterology 1998;45:2333–2338.
26. Cherqui D, Husson E, Hammond R, et al. Laparoscopic liver resections: a feasibility study in 30 patients. Ann Surg 2000;232:753–762.
27. Nakai T, Kawabe T, Shiraishi O, Shiozaki H. Prevention of bile leak after major hepatectomy. Hepatogastroenterology 2004;51:1286–1288.
28. Pol B, Campan P, Hardwigsen J, et al. Morbidity of major hepatic resections: a 100-case prospective study. Eur J Surg 1999;165:446–453.
29. Intra M, Viani MP, Ballarini C, et al. Gasless laparoscopic resection of hepatocellular carcinoma (HCC) in cirrhosis. J Laparoendosc Surg 1996;6:263–270.
30. Gutt CN, Kim ZG, Schmandra T, et al. Carbon dioxide pneumoperitoneum is associated with increased liver metastases in a rat model. Surgery 2000;127:566–570.
31. Fatal gas embolism caused by overpressurization during laparoscopic use of argon enhanced coagulation. Health Devices 1994;23:257–259.

第 35 章

胰十二指肠切除术

Lynt B. Johnson, MD and Rupen Amin, MD

引言

胰十二指肠切除术（pancreaticoduodenectomy，PD）或称 Whipple 手术是普通外科最复杂的手术之一，所以由于手术失误导致的并发症也较多。该手术对于外科医生而言，经验至关重要。此手术的主要适应证是胰头、十二指肠、壶腹周围区域、胆总管远端的良恶性肿瘤。经典的胰十二指肠切除术包括切除远端胃（胃窦），十二指肠第一、二部，胆管远端以及胆囊。另外一种胰十二指肠切除术被称为保留幽门的胰十二指肠切除术（pylorus-sparing PD，PPPD），是在原位保留一小部分十二指肠和全胃，以防止胃切除后相关的症状和并发症。经典 Whipple 和 PPPD 相比，不仅手术时间、出血量、住院时间、并发症发生率、死亡率、延迟性胃排空障碍发病率相似，两者远期总的无病生存率也不相上下，而且对于治疗胰腺和壶腹周围癌同样有效[1]。

在一些大的外科中心尽管手术死亡率为 2% 左右，而术后并发症发生率仍达到 20% ～ 50%[1，2]。研究表明每年超过 24 例 Wipple 手术的外科医生其并发症发生率有所改善[3]。PD 术后常见并发症包括术后胰瘘（postoperative pancreatic fistula，POPF）、胃肌轻瘫、切口感染、出血和胰腺炎[1，4]。并发症往往导致住院时间延长，延误辅助治疗，降低生活质量甚至导致患者死亡。PD 术后最常见的并发症是 POPF，胰瘘是自体消化酶渗漏到腹腔，导致诸如胰周积液、脓肿、出血等其他并发症的重要原因[5]。据报道胰瘘发生率从 1% 到 20%，其差异可能是 POPF 诊断标准以及患者和外科医生个人因素造成的。当前国际胰瘘研究学组（International Study Group Pancreatic Fistula，ISGPF）对于胰瘘的定义仍是最广为接受的诊断标准，即引流液淀粉酶水平超过正常血清淀粉酶 3 倍即为 POPF，根据胰瘘临床表现可进一步分型[6]。

POPF 的危险因素包括：患者胰腺组织质地过软，胰管狭窄，术前白蛋白和前白蛋白低[5]。胰腺癌和慢性胰腺炎的胰腺因纤维化而质地比较硬更易于吻合，而十二指肠肿瘤、神经内分泌肿瘤或者小的胆道肿瘤，胰管仍很细，腺体质地像正常胰腺一样柔软。一般认为胰管细是 POPF 高发的原因。由于胰管细常见于胰腺质地软的患者，所以根据胰管粗细程度可以推测腺体的质地。

适应证

- 胰头癌
- 壶腹癌
- 慢性胰腺炎
- 十二指肠癌
- 远端胆管癌（胆管上皮癌）
- 胰腺囊性肿瘤

手术步骤

步骤 1 开腹探查
步骤 2 Kocher 切口
步骤 3 胆囊切除和胆总管横断
步骤 4 切断胃十二指肠动脉
步骤 5 结扎胃结肠韧带
步骤 6 识别和游离肠系膜上静脉（superior mesenteric vein，SMV）
步骤 7 切断十二指肠或胃
步骤 8 切断屈氏韧带和空肠
步骤 9 切断胰颈
步骤 10 切断来自钩突的门静脉分支
步骤 11 结扎切断来自钩突的肠系膜上动脉（superior mesenteric artery，SMA）的分支
步骤 12 胰管空肠吻合

步骤 13 肝空肠吻合

步骤 14 十二指肠空肠造口吻合或胃空肠吻合

手术操作

Kocher 手法

下腔静脉或左肾静脉损伤

切开覆盖在十二指肠二、三部表面的腹膜，游离十二指肠。下腔静脉（inferior vena cava，IVC）在胰头的正后方，所以如果游离层面不正确可能造成 IVC 意外损伤。

- **结果**

IVC 前壁损伤可造成大量出血，这种出血常常因为切开的静脉管壁塌陷而难以控制。

3 级并发症

- **补救**

遇到 IVC 大出血首先要保持冷静，然后是直视下止血。比较好的技术是开始指压控制出血，于损伤上下夹闭 IVC 然后用止血钳。IVC 血管壁很脆，所以不要试图夹住出血部位，这样做往往导致更大的损伤。一旦能够看清出血部位，单股无损伤线缝合修补即可。

- **预防**

理解 IVC 与十二指肠和胰腺之间的解剖关系对此步骤十分重要。它们的这种关系是恒定的。切开腹膜，可以用右手食指钝性分离十二指肠后、IVC 前的疏松结缔组织。

胆囊切除术和胆总管切断

（正常或替代）右肝动脉损伤

一般情况下，肝固有动脉分支到胆总管（common bile duct，CBD）左侧，右肝动脉在肝总管背侧进入右肝。20% 的患者右肝动脉来源于肠系膜上动脉（superior mesenteric artery，SMA）。右肝替代动脉在肝门区位于 CBD 右侧与其伴行，进入右肝。术中遇到变异的右肝替代动脉更容易发生损伤。

- **后果**

大出血或者右肝叶及右肝内胆道动脉受累。大多数情况下，肝动脉缺血的后果不是十分严重。但右肝胆道长期狭窄将导致肝内胆道引流不畅，小胆管坏死导致肝脓肿（图 35–1）。

3 级并发症

- **补救**

应于放大镜或显微镜下使用 7–0 或 8–0 单股缝线间断缝合端端吻合肝动脉。

- **预防**

30% 的患者肝有解剖变异。外科医生应该总是先打开肝胃韧带，用手触摸肝门血管以了解肝动脉血供。掌握肝替代动脉走行十分重要，应该触摸胆管后侧方区域以确认是否有右肝替代动脉的存在。切断 CBD 前，尤其应该注意轻柔地将右肝动脉从胆道壁上分离出来。应该将右肝替代动脉从最近端，即靠近胰头处分离出来，否则切断钩突时可能再次损伤。

识别和游离肠系膜上静脉

肠系膜上静脉损伤

在胰腺下缘游离肠系膜上静脉。如果在胰颈后部肠系膜上静脉（superior mesenteric vein，SMV）损伤则后果是灾难性的。

- **后果**

大出血。

3 级并发症

- **补救**

使用静脉拉钩轻提起胰颈下缘能较好地暴露损伤，以便用单股缝线缝合损伤部位（图 35–2）。如果 SMV 损伤发生在胰颈的中部，应用止血海绵或纱布填塞损伤部位，切断胰颈可以获得较好的显露以便修补损伤。

- **预防**

一般来讲，SMV 正前壁没有分支。游离过程中沿此方向分离不要偏向任何一方，这点十分重要。利用静脉拉钩提起胰颈部下缘可以在直视下进行分离，但将胰颈从门静脉及 SMV 上完全分离时，部分过程是在无法直视的情况下进行的。

自钩突部解剖门静脉分支

门静脉损伤

肿瘤毗邻或与门静脉粘连时，门静脉最容易发生损伤。

- **后果**

大出血或门静脉狭窄致门静脉血栓。

3 级并发症

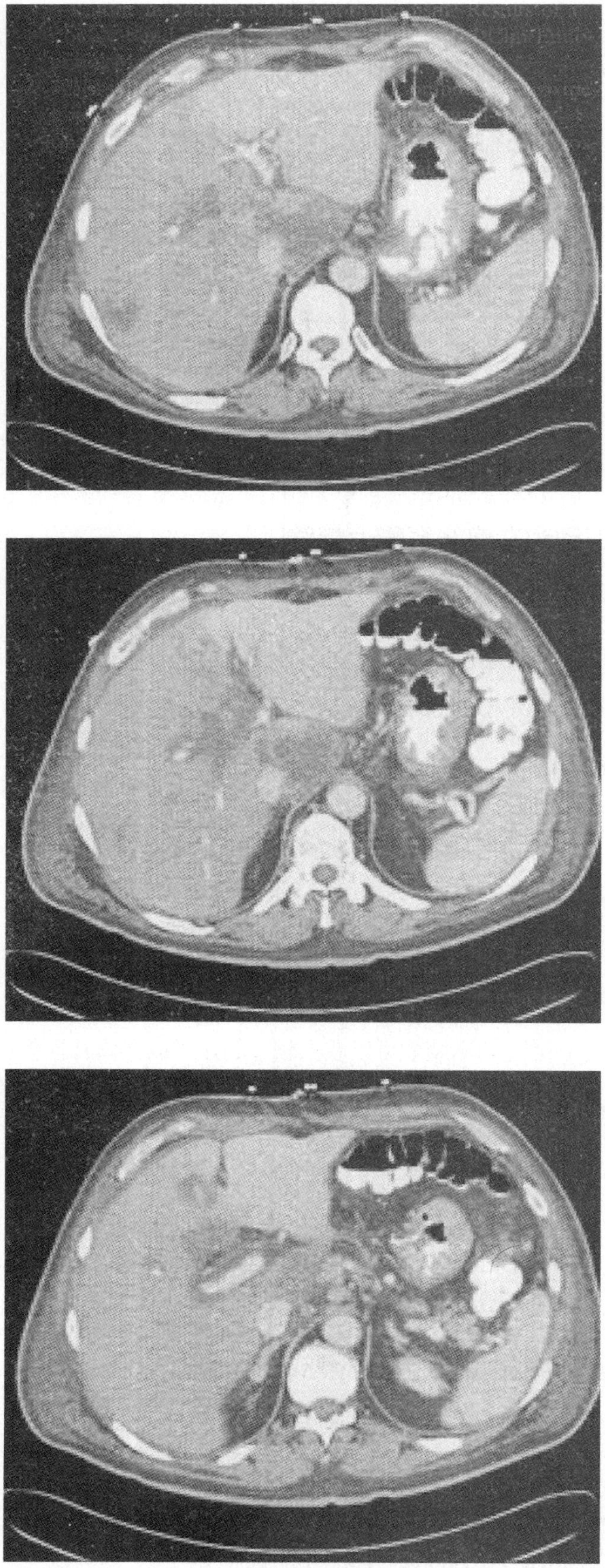

图 35–1 Whipple 术后肝坏死。强化轴位 CT 显示肝周边区域强化减弱，最明显的是第 1 段。门静脉和肝动脉显影。

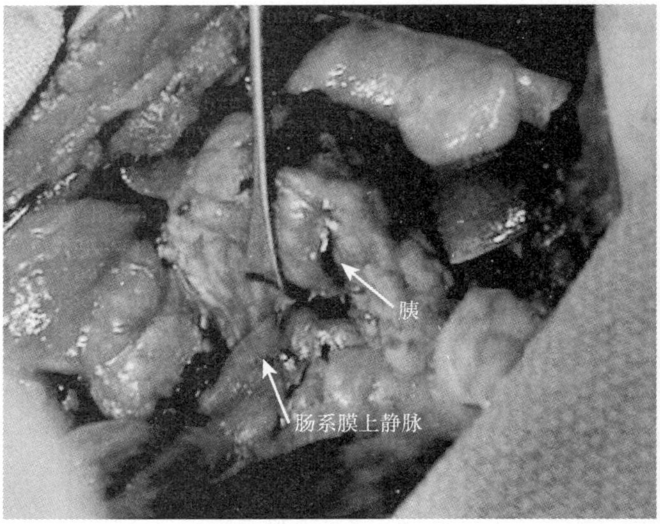

图 35–2 提起胰颈下缘可以见肠系膜上静脉和门静脉。此过程在良性肿瘤手术中比较容易（见彩图）。

- 补救

门静脉出血首先要控制出血部位，看清损伤准备修补。然后提起胰头和门静脉，在十二指肠后间隙用手一般能控制出血。如果能够看清损伤，简单缝合即可。然而标本往往影响暴露。因此如果指压控制出血部位的同时切除标本，则能更好地看清损伤从而获得更满意的修补（图 35–3）。门静脉修补时要预防缝合部位的狭窄。如果门静脉不能缝合修补，可以分离肝曲部位的腹膜，解剖肝周淋巴及结缔组织，游离远端门静脉，以便门静脉的端端吻合。作者更推崇在损伤部位行静脉补片血管成形术，一般取腹股沟处隐静脉行此手术。

- 预防

门静脉和肠系膜上静脉很容易撕裂。轻柔地牵拉和分离门静脉和钩突间组织对防止损伤十分必要。如果肿瘤粘连严重，尽早做出切除部分门静脉侧壁及大隐静脉补片成形术的决定，以免鲁莽地尝试自门静脉游离肿瘤。如果手术时医生预计分离困难，应当在切除钩突前于门静脉、肠系膜上静脉及脾静脉处预置止血带，以便门静脉意外损伤后能够迅速控制出血，减少出血量。

切断和结扎肠系膜上动脉钩突分支

SMA 损伤

切除的最后阶段，标本在钩突部位是完全游离的。

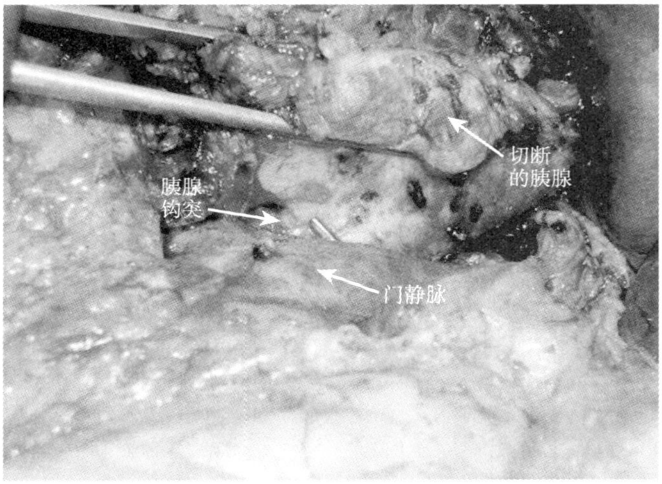

图 35–3　应仔细游离结扎门静脉发出的钩突部小分支。恶性肿瘤尤其是位于钩突部位的，此过程十分困难。这种情况下，预先控制门静脉、肠系膜上静脉和脾静脉有利于门静脉撕脱时的止血（见彩图）。

此区域软组织内有 SMA 的小分支。掌握 SMA 及其分支走行对预防损伤十分重要。较大肿瘤可能与此区域粘连严重，此时切除可能十分危险。

- **后果**

SMA 小分支的撕裂或者 SMA 直接损伤可能造成大出血。如果不识别修补 SMA，而盲目结扎 SMA 主干将导致灾难性肠系膜缺血。

3 级并发症

- **补救**

关键的步骤是将标本连带的 SMA 抬起，以便手指控制出血。如果能看清损伤部位，单股无损伤线修补即可。往往是标本本身妨碍修补的视野。这时不要急于切除标本，而应该用手指或止血钳控制出血部位。一般使用止血钳控制 SMA 的远近端对于防止灾难性出血十分必要。一旦切除标本，可以在较好的视野下行血管修补。

胰管空肠吻合术

胰漏和术后胰瘘

POPF 是 PD 术后最让人担心的并发症。由于胰管空肠或胰胃吻合问题造成的富含淀粉酶的胰液流出胰管，腹腔内释放大量自身消化酶导致其他的继发并发症。大量报道认为 50% ～ 60% 的腹腔内脓肿与 POPF 有关[5, 9–12]。

- **后果**

POPF 能导致脓肿、感染，严重者甚至死亡。但是如果处理得当，有时 POPF 并不会出现严重的临床并发症。ISGPF 近来设计了一套 POPF 分类方法。并发症按 POPF 的结果分为 A、B 和 C 级。A 级：生化检查发现瘘，但没有临床症状；B 级：需要治疗的胰瘘；C 级：有严重临床表现的胰瘘[13]。A 级胰瘘发生的几率是 15%，B 级是 12%，C 级是 3%[14]。

3 级并发症

- **补救**

除非经皮穿刺无法引流胰瘘造成的液体积聚，一般不需要再次手术。如果需要手术，使用闭式引流控制胰瘘是较为经典的方法，可以在胰瘘明显的地方放置引流管。但是尝试切除胰瘘是不正确的，往往导致更为严重的损伤。临床诊断胰瘘的患者应行 CT 检查明确是否伴有脓肿形成，近 80% 胰瘘经保守治疗可以治愈。10% ～ 15% 的胰瘘行经皮穿刺引流治愈，只有 5% 需再次手术。

- **预防**

有许多方法预防 POPF，但经验丰富的胰腺外科医生的精确缝合是预防的保证。不论是选择导管对黏膜双层缝合（duct–to–mucosa）还是单层（dunking）套入式缝合，两者胰瘘的发生率似乎无差异。尽管报道结果不一，也有人主张使用生长抑素预防 POPF。另外，使用标准的胰腺吻合方法以及连续使用同一技术可能帮助减少 PD 的并发症[15]。

其他并发症

腹腔干动脉狭窄或闭塞患者，结扎胃十二指肠动脉导致前肠缺血

此并发症少见，但是后果严重，一般发生于腹腔干狭窄或闭塞的 Whipple 手术的患者。患者有动脉粥样硬化或动脉弓结扎综合征（arcuate ligament syndrome），这时肝和胰腺的血流是经 SMA 侧支通过胃十二指肠动脉反流供给的。此时未能识别胃十二指肠动脉而将其结扎将导致前肠缺血。

- **后果**

肝、胰腺、胃缺血。

4/5 级并发症

- **补救**

大多数患者需要使用大隐静脉为肝动脉搭桥。如果术前能够判定狭窄，可以行血管内扩张或支架而不

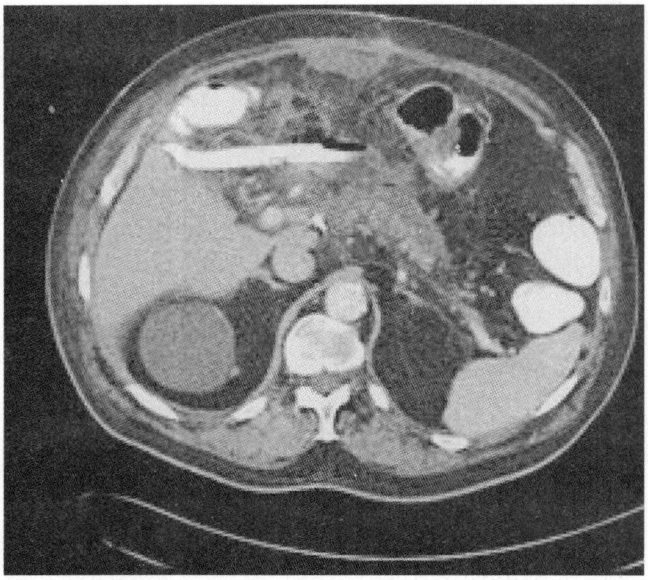

图 35–4 Whipple 术后肝动脉血管搭桥处的假性动脉瘤。术后强化轴位 CT 显示胰周炎症。

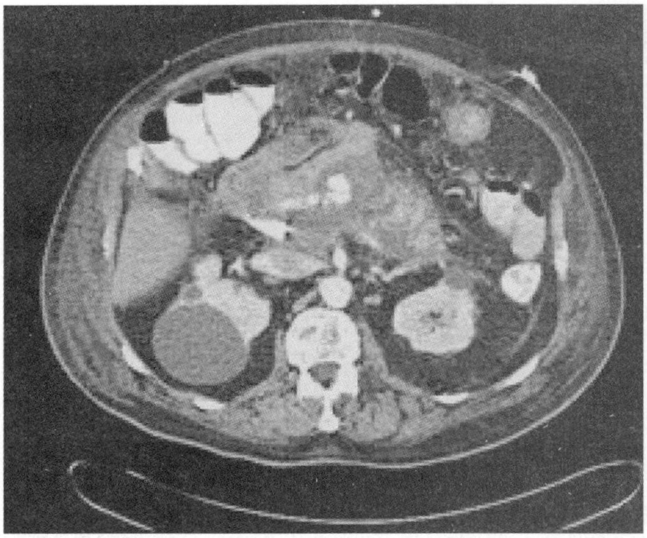

图 35–6 Whipple 术后肝动脉血管搭桥处的假性动脉瘤。在下张 CT 图片中可发现肝动脉假性动脉瘤。

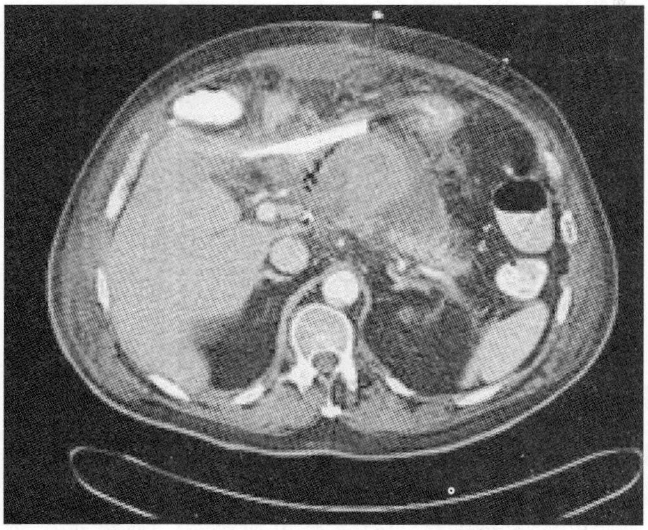

图 35–5 Whipple 术后肝动脉血管搭桥处的假性动脉瘤。3 周后随访 CT 显示小网膜囊内积液并有出血。

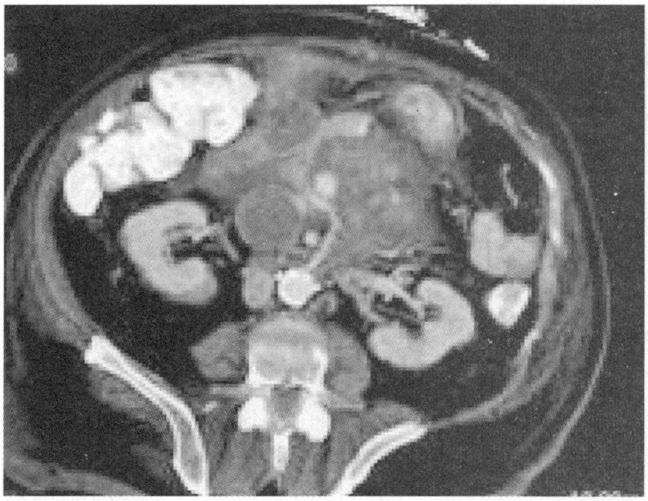

图 35–7 Whipple 术后肝动脉血管搭桥处的假性动脉瘤。多维重建图片显示肝动脉假性动脉瘤伴血肿。

用血管搭桥，也可以预防前肠器官的缺血。如果存在血管搭桥的必要，应考虑行彻底的全胰切除，而不是脆弱的胰空肠吻合术。因为这种情况下如发生胰肠吻合瘘将导致严重的并发症，如脓肿、感染、假性动脉瘤（图 35–4 至 35–7）。

- **预防**

术前全面影像学检查内脏血管，可能发现显著狭窄的腹腔干。

延迟性胃排空障碍

延迟性胃排空障碍是指需要连续鼻胃管引流时间超过 10 天的患者，占所有患者的 11% ～ 29%[16–18]。是 PD 最常见的并发症。常见原因包括吻合口水肿，胃部分切除后运动障碍和十二指肠起搏点缺失。经典 Whipple 与保留幽门的胰十二指肠切除术相比，手术时间、失血量、住院时间、死亡率、并发症发生率尤其是延迟性胃排空障碍发生率相似[1, 19]。减少手术时间和结肠前十二指肠空肠吻合术可能减少延迟性胃排空障碍[20]。

出血

7% 的患者有术后出血。腔内出血一般需要内镜评价或血管造影栓塞[21]。术后早期腹腔内出血往往需要急诊手术探查。一般认为延迟性出血最好血管造影识别出血部位，栓塞治疗。PD 术后胰腺炎比较少见，发生率小于 5%[17, 18]。

整体并发症发病率及死亡率

两种术式对死亡率和并发症发生率的影响还有争论，但几篇文献清楚地显示经典 PD 与保留幽门的胰十二指肠切除术在并发症发生率方面没有统计学差异。进一步分析显示，两者的手术死亡率也没有差异，基本稳定于 3% 左右。因此，对于壶腹周围癌患者，PPPD 是可接受的替代经典 Whipple 手术方法。两种术式的选择不影响长期的生存率和复发情况[22-25]。

（刘东斌 译）

参考文献

1. Tran KT, Smeenk HG, van Eijck CH, et al. Pylorus preserving pancreaticoduodenectomy versus standard Whipple procedure: a prospective, randomized, multicenter analysis of 170 patients with pancreatic and periampullary tumors. Ann Surg 2004;240:738–745.
2. Crist DW, Sitzmann JV, Cameron JL. Improved hospital morbidity, mortality, and survival after the Whipple procedure. Ann Surg 1987;206:358–365.
3. Urbach DR, Bell CM, Austin PC. Differences in operative mortality between high- and low-volume hospitals in Ontario for 5 major surgical procedures: estimating the number of lives potentially saved through regionalization. CMAJ 2003;168:1409–1414.
4. Gervais DA, Fernandez-del Castillo C, O'Neill MJ, et al. Complications after pancreatoduodenectomy: imaging and imaging-guided interventional procedures. Radiographics 2001;21:673–690.
5. Crippa S, Bassi C, Salvia R, et al. Enucleation of pancreatic neoplasms. Br J Surg 2007;94:1254–1259.
6. Bassi C, Dervenis C, Butturini G, et al. Postoperative pancreatic fistula: an International Study Group Pancreatic Fistula (ISGPF) definition. Surgery 2005;138:8–13.
7. Kazanjian KK, Hines OJ, Eibl G, et al. Management of pancreatic fistulas after pancreaticoduodenectomy: results in 437 consecutive patients. Arch Surg 2005;140:849–854; discussion 54–56.
8. Liang TB, Bai XL, Zheng SS. Pancreatic fistula after pancreaticoduodenectomy: diagnosed according to International Study Group Pancreatic Fistula (ISGPF) definition. Pancreatology 2007;7:325–331.
9. Li-Ling J, Irving M. Somatostatin and octreotide in the prevention of postoperative pancreatic complications and the treatment of enterocutaneous pancreatic fistulas: a systematic review of randomized controlled trials. Br J Surg 2001;88:190–199.
10. Popiela T, Kedra B, Sierzega M, et al. Risk factors of pancreatic fistula following pancreaticoduodenectomy for periampullary cancer. Hepatogastroenterology 2004;51:1484–1488.
11. Buchler MW, Friess H, Wagner M, et al. Pancreatic fistula after pancreatic head resection. Br J Surg 2000;87:883–889.
12. Balsam JH, Ratter DW, Warsaw AL, et al. Ten-year experience with 733 pancreatic resections: changing indications, older patients, and decreasing length of hospitalization. Arch Surg 2001;136:391–398.
13. Pratt W, Maithili SK, Vanounou T, et al. Postoperative pancreatic fistulas are not equivalent after proximal, distal, and central pancreatectomy. J Gastrointest Surg 2006;10:1264–1278; discussion 1278–1279.
14. Pratt WB, Maithel SK, Vanounou T, et al. Clinical and economic validation of the International Study Group of Pancreatic Fistula (ISGPF) classification scheme. Ann Surg 2007;245:443–451.
15. Shrikhande SV, Barreto G, Shukla PJ. Pancreatic fistula after pancreaticoduodenectomy: the impact of a standardized technique of pancreaticojejunostomy. Langenbecks Arch Surg 2008;393:87–91.
16. Fernandez-del Castillo C, Rattner DW, Warshaw AL. Standards for pancreatic resection in the 1990s. Arch Surg 1995;130:295–299; discussion 299–300.
17. Yeo CJ, Cameron JL, Sohn TA, et al. Six hundred fifty consecutive pancreaticoduodenectomies in the 1990s: pathology, complications, and outcomes. Ann Surg 1997;226:248–257; discussion 257–260.
18. Barens SA, Lillemoe KD, Kaufman HS, et al. Pancreaticoduodenectomy for benign disease. Am J Surg 1996;171:131–134; discussion 134–135.
19. van Berge Henegouwen MI, van Gulik TM, DeWit LT, et al. Delayed gastric emptying after standard pancreaticoduodenectomy versus pylorus-preserving pancreaticoduodenectomy: an analysis of 200 consecutive patients. J Am Coll Surg 1997;185:373–379.
20. Gao HQ, Yang YM, Zhuang Y, et al. [Influencing factor analysis of delayed gastric emptying after pylorus-preserving pancreaticoduodenectomy]. Zhonghua Wai Ke Za Zhi 2007;45:1048–1051.
21. Rumstadt B, Schwab M, Korth P, et al. Hemorrhage after pancreatoduodenectomy. Ann Surg 1998;227:236–241.
22. Pellegrini CA, Heck CF, Raper S, et al. An analysis of the reduced morbidity and mortality rates after pancreaticoduodenectomy. Arch Surg 1989;124:778–781.
23. Itani KM, Coleman RE, Meyers WC, et al. Pylorus-preserving pancreatoduodenectomy. A clinical and physiologic appraisal. Ann Surg 1986;204:655–664.
24. Takao S, Aikou T, Shinchi H, et al. Comparison of relapse and long-term survival between pylorus-preserving and Whipple pancreaticoduodenectomy in periampullary cancer. Am J Surg 1998;176:467–470.
25. Grace PA, Pitt HA, Tompkins RK, et al. Decreased morbidity and mortality after pancreatoduodenectomy. Am J Surg 1986;151:141–149.

第 36 章

远端胰腺切除术

Kiran K. Dhanireddy, MD and Thomas M. Fishbein, MD

引言

远端胰腺切除术是各种胰尾部的良性和恶性疾病的手术适应证，切除靠近肠系膜上静脉（SMV）左侧的胰尾部病变。可以根据病情及术中情况决定是否保留脾。一般胰腺恶性肿瘤切除脾，良性肿瘤可以保留脾。尽管手术结果有赖于原发病的情况，但是通过外科医生丰富的胰腺解剖知识和精湛的手术技术可以避免远端胰腺切除术相关的并发症。胰腺外科最常讨论的并发症是胰漏和胰瘘[1-3]，不过如果能够避免远端胰腺切除术中其他的一些失误也可以减少术后死亡率和并发症发生率。当然保留和不保留脾的腹腔镜下远端胰腺切除术目前是完全可能的，但本章不对腹腔镜远端胰腺切除术进行讨论[4-7]。

适应证

- 胰腺癌
- 良性囊腺瘤
- 囊腺癌
- 神经内分泌肿瘤
- 创伤性胰管破裂
- 胰腺假性囊肿
- 慢性胰腺炎
- 急性胰腺坏死

手术步骤

步骤 1　切开
步骤 2　进入小网膜囊，显露胰腺
步骤 3　游离胰尾下缘

切除脾的远端胰腺切除术

步骤 4a　游离脾
步骤 5a　向中线方向游离脾和胰尾
步骤 6a　结扎脾血管

保留脾的远端胰腺切除术

步骤 4b　控制脾到病变部位的血管
步骤 5b　结扎脾动、静脉的穿支
步骤 7a/6b　切断胰腺
步骤 8a/7b　放置引流和关腹

手术操作

切开

患者取仰卧位躺到轻微反 Trendlenburg 位的手术台上，取上腹正中或左侧肋缘下切口均可很好地暴露胰腺。如果肋弓狭窄取正中切口为好，如果肋弓宽取肋缘下切口为好。

进入小网膜囊暴露胰腺

经胃结肠韧带无血管区进入小网膜囊，即可暴露胰腺前面。有时需要结扎下部的胃短血管以完全暴露胰尾，此操作对于保脾手术没有影响。

胃网膜右血管与中结肠静脉的交通支出血

偶尔，胃网膜右血管的一支在幽门下与结肠中静脉相交通，在提起胃的时候该交通支可能撕裂出血。

- **结果**
  不必要的出血导致术野不清，延长手术时间。
  1 级并发症
- **补救**
  结扎撕裂血管的断端。

- 预防

提起胃窦和幽门之前，所有附着的血管都要识别，使用相应的丝线或微乔（Vicryl）线结扎。通过胃结肠韧带找到正确的无血管平面，沿着靠近脾的胃短血管延伸将有助于避免此并发症。

胰尾下缘的切开

完全暴露胰腺后，切开被覆胰尾下缘的腹膜，这样能够向上翻起胰腺显露脾血管。

结肠中静脉或肠系膜下静脉损伤

结肠中静脉走行在横结肠系膜靠近胰腺下缘处，在胰腺中部切除时可能遇到该血管。同样，如果肠系膜下静脉汇入脾静脉比较靠外侧，也可能遇到。

- 结果

未能识别中结肠血管和肠系膜下血管导致血管损伤，还增加不必要的出血，延长手术时间。

1 级并发症

- 补救

中结肠和肠系膜下血管损伤时可以将其结扎，因为大肠有丰富的侧枝静脉引流网络。

- 预防

手术过程中应注意保护，防止损伤。切除胰尾应从脾到胰体部。沿胰腺下缘识别脾静脉可以看到各汇入支以避免损伤。

脾的游离

如果手术过程中不保留脾，要充分游离脾结肠韧带、脾肾韧带、脾胃韧带。

脾出血

- 结果

脾有来自脾动脉和胃短动脉的丰富血供。脾被膜损伤或胃短血管未被识别将导致大出血。

1 级并发症

- 补救

仔细结扎胃短血管将控制这些血管的出血。

- 预防

游离脾时先在脾门处结扎脾动脉将减少脾损伤的出血量。氩气电凝或其他局部方法可以暂时对脾被膜及韧带止血。

向中线游离脾和胰尾

固定脾的韧带游离之后，就可以向中线游离脾和胰尾。胰尾与后腹膜之间没有血管，因此可采用锐性、钝性结合游离。而脾的血管就在此过程中被游离。

左肾静脉或肾上腺静脉损伤

左肾静脉位于胰尾下缘的背侧面（图 36-1）。左肾上腺静脉在左肾静脉的上面，有时肾上腺与胰腺被膜后面粘连，使游离胰腺很困难。在向中线游离的过程中，左肾静脉、肾上腺或肾上腺静脉可能出现意外损伤。

- 结果

肾静脉损伤导致大出血，严重的裂伤明显延误手术时间。如果肾静脉分支意外被结扎而没有被发现，静脉淤血将导致肾功能受损。左肾上腺可以用电凝控制出血，静脉结扎也不会导致严重的后果。

1/2 级并发症

- 补救

左肾静脉损伤应在控制血管远近端后，使用单股不吸收线如 Prolene 线一期修补。为了获得更好的术野可以结扎左侧性腺血管和来源左肾静脉的腹膜后侧支静脉。

- 预防

熟悉左肾静脉与胰尾之间的解剖学关系以及术中仔细游离可以避免此类并发症。

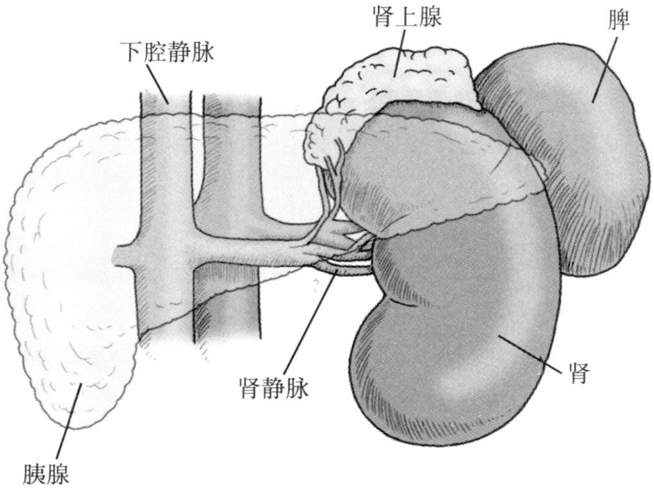

图 36–1　左肾静脉 / 左肾上腺静脉与胰尾的解剖关系。

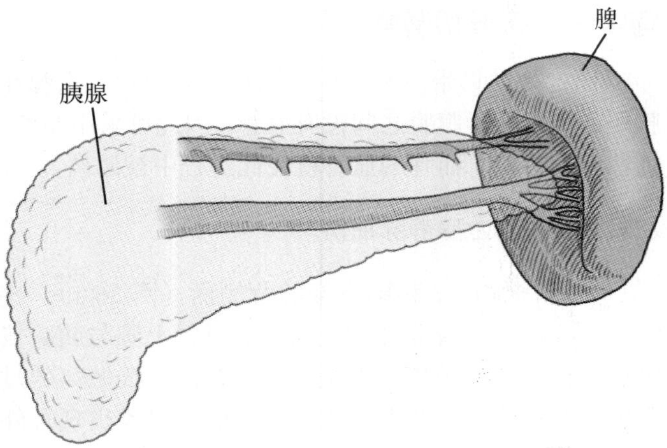

图 36-2 直接来源于脾血管的分布到胰尾的小血管，注意来自脾静脉的额外分支。

脾动、静脉穿支的结扎

如果做保留脾的手术，必须从胰尾分离出脾动、静脉（图 36-2）。脾血管有多个穿支给胰尾供血。

脾血管胰支的出血

必须小心分离这些血管，使用钛夹、缝扎、超声刀止血。如果切断的血管结扎不确切，血管断端可能发生回缩，造成难以控制的出血。

- **结果**

脾血管分支出血造成不必要的失血和手术时间延长。
1 级并发症

- **补救**

识别结扎血管。胰腺端血管最好用细单股丝线缝扎，而脾静脉端则可以结扎或缝合。

- **预防**

提前控制预定胰腺切除近端的脾血管，能够减少穿支血管的出血。使用细的 Prolene 线缝扎血管将提高手术速度。

切断胰腺

切断胰腺可以使用胃肠吻合器（gastrantestinal anastomosis，GIA），也可以使用不可吸收线水平褥式缝合。数据显示吻合器切割并发症的发生率较低[8]。

胰漏 / 胰瘘

远端胰腺切除术患者胰瘘的发生率约为 25%[9，10]。该并发症显著增加死亡率和其他并发症的发生。

- **结果**

胰瘘需再次手术者不常见，但是会显著增加住院时间，同时患者需应用肠外营养从而增加治疗费用。
4 级并发症

- **补救**

治疗远端胰腺切除术后的胰瘘基本不用直接处理胰腺断端。当前的治疗方法包括充分引流和使用肠外营养，避免肠内营养的刺激。有文献认为应用生长抑素能减少胰酶的产量[11]。低流量瘘可经单纯引流治愈，而高流量瘘可能需要较长时间的肠外营养才能好转。

- **预防**

尽管有大量关于减少远端胰腺切除术后胰瘘方法的报道，但是大多数都没用。比如近期倡导的纤维蛋白胶并未改变胰瘘的发生率[12]。另外的可能改变胰瘘发病率的技术是，即使使用吻合器切断胰腺，也需要直接结扎胰管[13]。治疗的关键在于对术后的胰床进行闭式引流，术后低脂饮食，发生超级感染时合理使用抗生素。

（刘东斌 译）

参考文献

1. Rodriguez JR, Germes SS, Pandharipande PV, et al. Implications and cost of pancreatic leak following distal pancreatic resection. Arch Surg 2006;141:361–365.
2. Kuroki T, Tajima Y, Kanematsu T. Surgical management for the prevention of pancreatic fistula following distal pancreatectomy. J Hepatobiliary Pancreat Surg 2005;12:283–285.
3. Knaebel HP, Diener MK, Wente MN, et al. Systematic review and meta-analysis of technique for closure of the pancreatic remnant after distal pancreatectomy. Br J Surg 2005;92:539–546.
4. Toniato A, Meduri F, Foletto M, et al. Laparoscopic treatment of benign insulinomas localized in the body and tail of the pancreas: a single-center experience. World J Surg 2006;30:1916–1919.
5. Palanivelu C, Shetty R, Jani K, et al. Laparoscopic distal pancreatectomy: results of a prospective non-randomized study from a tertiary center. Surg Endosc 2007;4:250–254.
6. Aluka KJ, Long C, Rickford MS, et al. Laparoscopic distal pancreatectomy with splenic preservation for serous cystadenoma: a case report and literature review. Surg Innov 2006;13:94–101.

7. Pierce RA, Spitler JA, Hawkins WG, et al. Outcomes analysis of laparoscopic resection of pancreatic neoplasms. Surg Endosc 2007;4:579–586.
8. Takeuchi K, Tsuzuki Y, Ando T, et al. Distal pancreatectomy: is staple closure beneficial? Aust N Z J Surg 2003; 73:922–925.
9. Fahy BN, Frey CF, Ho HS, et al. Morbidity, mortality, and technical factors of distal pancreatectomy. Am J Surg 2002;183:237–241.
10. Pannegeon V, Pessaux P, Sauvanet A, et al. Pancreatic fistula after distal pancreatectomy: predictive risk factors and value of conservative treatment. Arch Surg 2006;141: 1071–1076.
11. Suc B, Msika S, Piccinini M, et al, and the French Associations for Surgical Research. Octreotide in the prevention of intra-abdominal complications following elective pancreatic resection: a prospective, multicenter randomized controlled trial. Arch Surg 2004;139:288–294.
12. Suc B, Msika S, Fingerhut A, et al, and the French Associations for Surgical Research. Temporary fibrin glue occlusion of the main pancreatic duct in the prevention of intra-abdominal complications after pancreatic resection: prospective randomized trial. Ann Surg 2003;237:57–65.
13. Bilimoria MM, Cormier JN, Mun Y, et al. Pancreatic leak after left pancreatectomy is reduced following main pancreatic duct ligation. Br J Surg 2003;90:190–196.

第 37 章

胰腺空肠侧侧吻合术（Puestow手术）

Eleanor Faherty, MD and Patrick G. Jackson, MD

引言

慢性胰腺炎的手术指征是顽固性疼痛或者出现胆总管、胰管、十二指肠的梗阻。慢性胰腺炎外科手术包括切除、引流，或两者兼而有之。外科治疗必须个体化，因为每个患者的临床症状、病理、梗阻情况各不相同[1]。

对于胰管扩张的患者可以行胰管引流手术，这是基于胰腺有症状性或功能性梗阻的理论。向十二指肠内分泌的胰酶减少，导致负反馈减少，从而胆囊收缩素分泌增加，进一步导致胰酶向功能性梗阻的胰管分泌增加。这会导致胰管扩张引发疼痛[2]。

关于胰管扩张的定义不是十分明确。但大多数学者认为胰管宽于 1cm 算是充分的胰管扩张（图 37–1），而对于 5mm 至 1cm 的胰管是否算扩张还有很大的争议[1, 3]。尽管胰管增粗有利于手术的操作，但没有前瞻性的研究显示粗胰管有更好的远期疗效。慢性胰腺炎外科手术治疗具有挑战性，既要全面又要连续，以避免手术常见的易犯错误。

适应证

- 顽固性腹痛 / 背痛
- 有症状的十二指肠梗阻
- 有症状的胆总管梗阻

手术步骤

步骤 1　皮肤切开
步骤 2　腹腔探查（如必要可行病理检查）
步骤 3　进入小网膜囊，暴露胰腺前缘
步骤 4　大 Kocher 切口
步骤 5　触诊或细针穿刺确定胰管位置
步骤 6　从十二指肠到脾门全层胰管切开去顶
步骤 7　确保充分的胰管引流
步骤 8　构建约 60cm 的 Roux–en–Y 空肠襻
步骤 9　在结肠后双层胰空肠侧侧吻合术中吻合 Roux–en–Y 襻
步骤 10　在 Roux–en–Y 空肠襻穿横结肠系膜处固定
步骤 11　关腹[4,5]

手术操作

腹腔探查，必要时行病理学检查

术中意外发现（胰腺癌）

- **后果**

  改变手术方式。

  1/2 级并发症

- **补救**

  如为胰腺癌等疾病则需行恰当的外科治疗。

- **预防**

  术前对慢性胰腺炎的治疗有相应计划是成功的关键。治疗常规中，术前非侵袭性高质量动态团注增强 CT 薄层扫描评价胰腺有助于避免诊断错误。胰腺癌往往表现为低密度病变。术前扫描也能展示胆管扩张、假性囊肿和胰管的直径[1]。如果慢性胰腺炎诊断可疑，内镜逆行胰胆管造影（endoscopic retrograde cholangiopancreatography，ERCP）能帮助明确胰管病理，可以诊断壶腹病变或者判定胰管直径。更新的诊断技术，内镜超声（endoscopic ultrasound，EUS）对诊断胰腺癌最敏感，尽管是有创检查，但是风险比 ERCP 低[4]。因为能够评价胰腺实质、检查胰管直径、增加胰腺癌诊断的敏感性，EUS 已经成为慢性胰腺炎术前检查的有用工具。

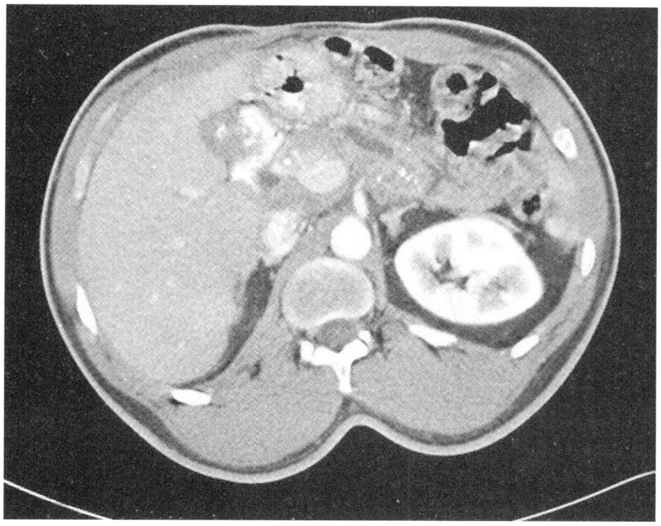

图 37–1 胰管扩张伴胰腺实质钙化。

进入小网膜囊，暴露胰腺前缘，行大的 Kocher 切口

暴露不充分

- **后果**

  无法完成手术。

  2/3 级并发症

- **补救**

  正确暴露腹部和全部胰腺的前面。

- **预防**

  足够大的正中切口，全面探查腹腔。大的 Kocher 切口有益于暴露胰头。分开胃结肠韧带，向上方游离胃，向下方游离横结肠，进入小网膜囊。胃后壁可能与胰腺的粘连较为严重，需要沿无血管平面分离。此步骤的关键是完整暴露胰腺前壁，仔细保留胃网膜血管[6]。

触诊或细针穿刺确定胰管位置以及十二指肠到脾门全层胰管切开去顶

无法识别胰管

- **后果**

  出血或意想不到的胰腺实质损伤。

  2/3/4 级并发症

- **补救**

  止血和术后广泛引流。

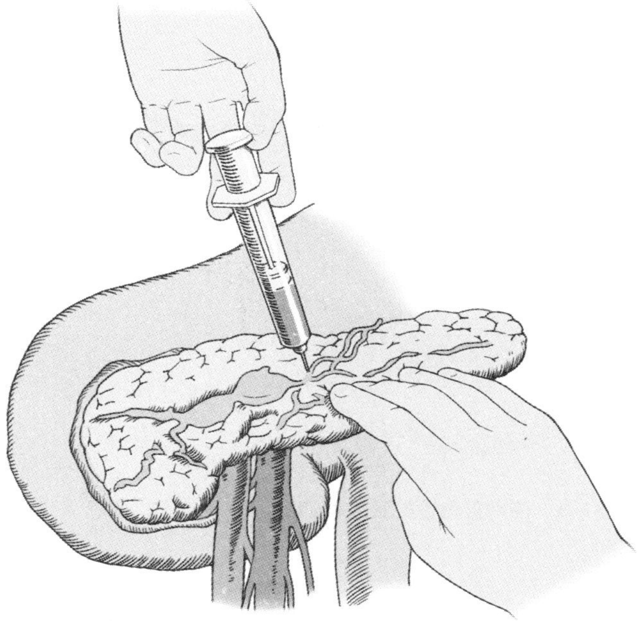

图 37–2 针刺抽吸扩张的胰管。

- **预防**

  一般情况下，在胰体触及能压缩的区域就是胰管。术中超声的广泛使用能帮助确定胰管，避免没有保证的胰腺切开。副胰管或分支胰管也可扩张，穿刺出清亮的胰液，所以穿刺不能保证主胰管的位置（图 37–2）。术中超声引导穿刺，移去注射器，留下针头指引导管。

错误识别胰管及贸然切开

- **后果**

  肠系膜上静脉 / 门静脉损伤。

  2/3/4 级并发症

- **补救**

  细线仔细结扎止血。

- **预防**

  暴露胰腺过程中清楚、仔细地识别肠系膜上静脉可以帮助避免大出血。此外，应使用电凝自胰体中部前表面切开，这样可以避免脾门静脉合流处损伤[6]。

确保充分的胰腺引流

减压不充分

- **后果**

  吻合口狭窄，症状缓解不明显。

  2/3/4 级并发症

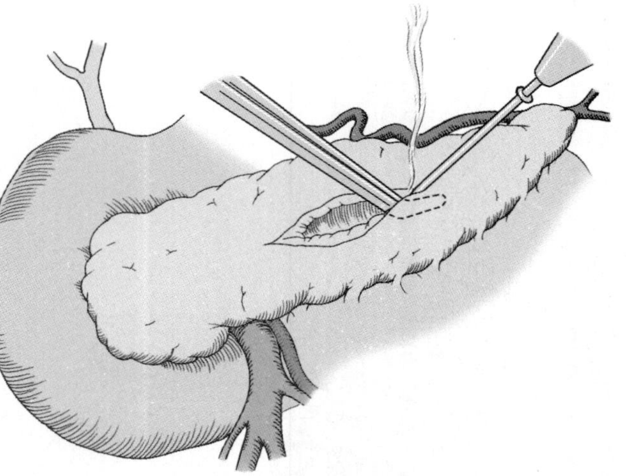

图 37–3 使用直角钳扩张胰管切口。

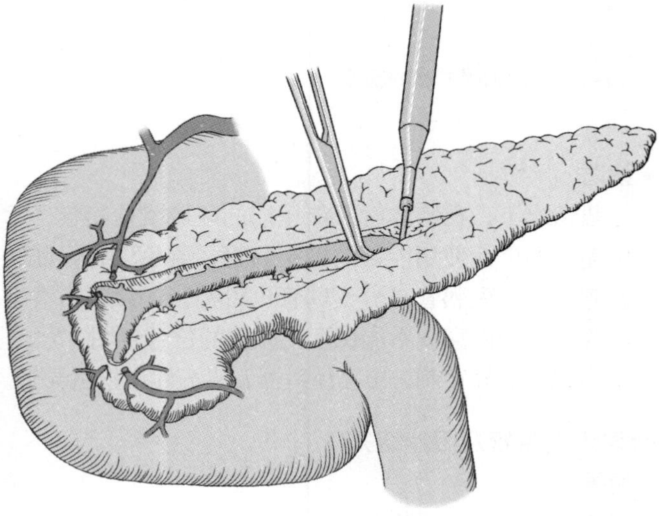

图 37–4 暴露全程胰管。

- **补救**

  进一步内镜或手术减压胰管。

- **预防**

  细针指导，切开胰管。一旦切开的胰管有一定空间，使用小直角钳或探子检查胰管全程（图 37–3）。切开胰腺实质，清除胰管内结石[4]。开放从胰尾到胰头的全部胰管，充分引流（图 37–4）。研究显示胰管空肠吻合长度小于 6cm 狭窄的风险增加以致引流不充分[7]。强调这个最小吻合长度固然重要，但是必须强调全胰充分引流，最低标准只是充分的前提。因此，只有自胰尾到胰头全胰管充分去顶，纵行胰管空肠侧侧吻合术才能提供充分的引流。

结肠后双层胰空肠侧侧吻合，Roux–en–Y 吻合

Roux–en–Y 空肠襻游离不充分

- **后果**

  接下来的胆道减压困难。

  2/3 级并发症

- **补救**

  需另建胆肠引流途径。

- **预防**

  胰管空肠侧侧吻合术 Roux–en–Y 空肠襻盲端指向脾门（图 37–5）。反方向吻合将不能减压胆管。当盲端向着脾门方向，如有必要可以从横结肠系膜上的穿过孔拉出额外的小肠行无张力的胆肠吻合[1]。

胰管空肠侧侧吻合术后漏

- **后果**

  腹腔内激活的胰酶自体消化。

  2/3 级并发症

- **补救**

  广泛引流，延长禁食时间。

- **预防**

  如果慢性胰腺炎胰腺有纤维化改变，吻合口漏不常见。先缝外层下边，使用不可吸收性缝合线间断缝合，然后切开空肠，内层用可吸收线自胰尾向胰头缝合。内层上边从胰尾到胰头缝合方法一样。最后外层上边用不可吸收线间断缝合[4]。全层 – 黏膜缝合没有必要，而且可能引起狭窄区域引流不畅[5]。粗硅胶管

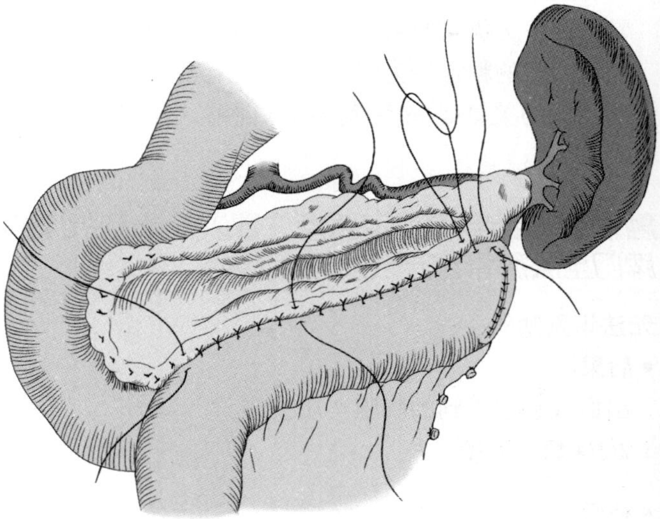

图 37–5 胰管空肠吻合术。

引流能帮助减少吻合口漏。

（刘东斌 译）

参考文献

1. Prinz R. Pancreatic duct drainage. In Pancreas. p 829.
2. Owyang C. Control of exocrine pancreatic secretion. Regul Pept 1989;1:107.
3. Prinz RA. Surgical options in chronic pancreatitis. Int J Pancreatol 1993;14:97–105.
4. Nakeeb A, Lillemoe K, Cameron JL. Procedures for benign and malignant pancreatic disease. In Souba WS (ed): ACS Surgery: Principles and Practice. Hamilton, Ontario: BC Decker, 2008.
5. Sakorafas GH, Sarr MG. Tricks in the technique of lateral pancreaticojejunostomy. Eur J Surg 2000;166:498–500.
6. Nealon WH, Thompson JC. Progressive loss of pancreatic function in chronic pancreatitis is delayed by main pancreatic duct decompression. A longitudinal analysis of the modified Puestow. Ann Surg 1993;217:458–468.

第 38 章

胰腺囊肿及清创术

Lynt B. Johnson, MD, Patrick G. Jackson, MD, and Trevor Upham, MD

炎性胰腺囊肿引流

Lynt B. Johnson

引言

胰腺囊肿一般为炎性或肿瘤性。胰腺假性囊肿往往在急性或慢性胰腺炎时发生。与慢性胰腺炎的假性囊肿不同，急性胰腺炎的假性囊肿往往可以自愈，但是也有部分持续存在的，需要手术干预。应区分胰腺假性囊肿低黏稠液体和其他胰周液体积聚，包括蜂窝织炎和组织坏死，其特点是这些组织更半固体化或黏稠。遇到此情况会很大地影响治疗方案的选择。典型的非感染性液体积聚可以自发病时起等待 6 周，等液体积聚消失或囊肿壁成熟。在这 6 周中液体积聚的密度会发生很大变化，从像牙膏样的黏稠度变为纯水的密度。假性囊肿诊断一般是通过影像学诊断的。CT、核磁共振成像、超声检查确定诊断。但要注意不要将囊性肿瘤误诊为假性囊肿。如果之前没有胰腺炎病史则诊断要慎重。发热、液体积聚中出现气体等临床表现往往提示需要早期手术干预。尽管有报道利用经皮引流及内镜引流成功的报道，但是选择恰当的患者进行此类治疗更为重要。如果患者渗出液中出现半固体或固体成分，往往应该手术引流。手术方法包括囊肿与肠道吻合的内引流术或外引流术。对于非感染低黏稠度的囊肿首选内引流术治疗。对于巨大的假性囊肿，作者推荐结肠后囊肿胃 Roux-en-Y 吻合术，通过可靠的引流能够彻底治愈囊肿。尽管囊肿胃吻合术被认为是内引流患者的主要方法，但是对于大囊肿，囊液黏稠和腹膜后感染的患者，由于不能充分引流治疗效果欠佳。外引流术可以通过横结肠系膜路径对胰腺脓肿或感染的假性囊肿行坏死组织清创术，并且留置大口径引流管。

囊肿胃吻合术或内镜引流术

适应证

- 小于 5cm 的位于胃后壁持续存在的假性囊肿
- 囊肿囊液低黏滞度

手术步骤

步骤 1 切开胃前壁
步骤 2 切开胃后壁
步骤 3 囊肿壁与胃后壁吻合
步骤 4 关闭胃前壁

手术操作

切开胃前壁

胃前壁切开出血

一般在囊肿上方使用直接电凝横行切开胃前壁。由于胃壁血管较多，可能会发生出血。

- **后果**

  出血，手术视野不清。

  1 级并发症

- **补救**

  缝合胃壁边缘止血。

- **预防**

  可以用切开吻合器进行胃前壁切开。

囊肿胃后壁吻合

不能确定囊肿位置

由于囊肿顶起胃后壁，一般可以看见或触及囊肿。

- **后果**

  胃切开处与囊肿不在同一位置。

  1 级并发症

- **补救**

  缝合该切口再评估。

- **预防**

  用 22 号针头经胃后壁穿刺确定囊腔。也可以使用术中超声定位。

囊肿空肠 Roux–en–Y 吻合术

适应证

- 超过 5cm 的持续存在的假性囊肿

手术步骤

步骤 1 通过横结肠系膜识别、切开囊肿壁

步骤 2 行囊肿空肠 Roux–en–Y 吻合术

手术操作

通过横结肠系膜识别、切开假性囊肿壁

无法定位囊肿

参阅先前的胃囊肿吻合术。提起横结肠系膜，往往通过系膜能够识别假性囊肿。如果仍无法判断，可以使用先前列举的方法。

结肠系膜血管损伤

- **后果**

  出血。

  1 级并发症

- **补救**

  缝合出血血管控制出血。如果胰床出血，可行缝合或局部电凝止血。如果这些方法都不见效，填塞腹腔立即血管造影栓塞止血。

- **预防**

  通过结肠系膜无血管平面谨慎操作，切开囊肿前，细针穿刺可能比较安全。避免切口太靠近中线可以避免中结肠血管的损伤。一般切开应在 Treitz 韧带的左侧进行，以避免此并发症。

囊肿空肠 Roux–en–Y 吻合术

吻合口漏

- **后果**

  无法引流的液体积聚、脓肿、感染。

  1 级并发症

- **补救**

  经皮引流液体积聚，使瘘变为可控制至关重要。如果液体淀粉酶含量高可以使用生长抑素。引流 6 周重新检查，如果液体积聚消失，拔出引流管，瘘管可以自行愈合

- **预防**

  吻合口上下留置闭式引流。直到可以确认无吻合口漏后将其拔出。

外引流术

适应证

- 假性囊肿合并感染或胰腺脓肿

手术步骤

步骤 1 经横结肠系膜识别、切开假性囊肿囊壁

步骤 2 坏死感染组织清创术

步骤 3 放置大口径引流管

手术操作

经横结肠系膜识别、切开假性囊肿囊壁

易犯错误同之前的囊肿空肠 Roux–en–Y 吻合术中“无法定位囊肿”及“结肠系膜血管损伤”。

坏死和感染组织清创术

胰腺脓肿内的液体和组织往往很黏稠，像牙膏一样。首先，作者推荐通过囊肿开口用手取出坏死组织。从可视的胰腺组织底部分离坏死比较容易。对于难以清除的位置可以使用镊子。也可以用红橡胶管冲洗清除碎的坏死组织。

胰床出血

如果过分清除可能导致胰床出血，小的出血可能来自胰腺表面的分支，大的实质内的出血可能来自胰

十二指肠血管或胰腺背部血管。

- **后果**

  术中、术后大出血可能导致灾难性的结果。

  3 级并发症

- **补救**

  术中出血应行缝扎止血。如果失败，填塞开口快速转移患者行血管造影栓塞。

- **预防**

  坏死组织与胰腺实质密度不同，一般比较容易清除。如果使用手工或冲洗方法仍无法清除粘连严重的坏死组织，则不必强求。

放置大口径引流管

大口径的引流管放置在胰床处，这些引流管应该足够大以便充分引流。有人使用 Waterman 引流管或改良引流管，也有的医生放置多根 Penrose 引流管，当停止引流时逐个拔出。

胰腺坏死的外科治疗

Patrick G. Jackson and Trevor Upham

引言

在美国每年 185 000 例胰腺炎病例中，胰腺坏死的发病率大约为 15% ～ 30%[1]。胰腺坏死有从无菌性坏死到感染坏死的延续性（图 38–1）。胰腺无菌性坏死，细菌感染可能来源于结肠的细菌移位，自胰腺炎发病开始以时间依赖方式进行。发病后一周，未进行治疗的胰腺无菌性坏死发生感染的几率约是 24%，三周则达到 71%[2]。如果不治疗，感染的胰腺坏死逐渐形成有厚壁的含有脓液和液化坏死的脓肿。感染的早期诊断、正确的药物和手术治疗对于预防全身并发症十分重要。

已知胰腺感染坏死或临床表现恶化提示感染，应该行胰腺清创术以防止致命的全身炎症反应综合征（systemic in ammatory response syndrome，SIRS）和多脏器功能衰竭。坏死胰腺的外科手术应仔细考虑手术路径、清创方式和术后重要器官复苏治疗。

外科清创和填塞手术有三种常用方法：①开放式清创，闭合引流，②开放式清创，闭合式冲洗，③开放式清创，开放式引流。

开放式清创包括用手指轻柔仔细地清除所有坏死

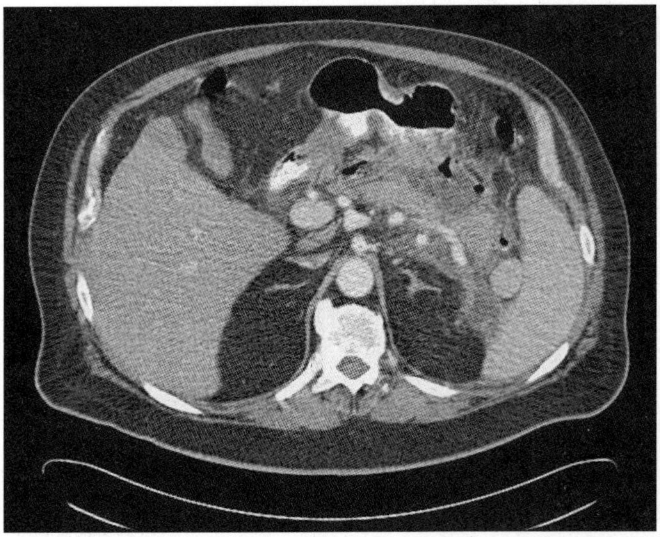

图 38–1 感染坏死伴腹膜后气体。

组织和使用花生米（纱布制成的拭子）清除坏死组织。因为坏死组织可能很难界定，所有术前应该行 CT 检查以便清除所有胰腺坏死区域，同时术中行大量冲洗。

闭合式引流包括留置 ¾ 英寸的 Penrose 引流管，或一根 Abramson 引流管联合几根 Jackson–Pratt（JP）引流管。

闭式冲洗管包括脓腔内留置单腔和双腔引流管。左侧引流管横向走行：自脓腔后壁到大肠，经脾下方、左肾前，单独皮肤切口引出。在右侧引流管横行，自脓腔穿孔，单独皮肤切口引出。缝合关闭胃结肠韧带和横结肠系膜，限定集中冲洗空间（译者所在单位将胃结肠韧带缝合于切开处的腹膜上、下缘，以隔离腹腔及限定感染部位）。术后高渗性无钾透析液以 2L/h 的速度灌洗腹腔，直到流出液没有坏死组织和不包含淀粉酶时为止。

开放式引流（填塞）一般采用水平切口，坏死腔用湿纱布填塞。第一次手术后 48 或 72 小时后再次冲洗清创，然后每 48 小时一次，直到腔内清洁，基底部出现健康肉芽，可以引流治疗。

治疗方法的选择应该视临床坏死情况、医生手术经验及支持团队而决定。各种治疗方法结果相似，主要看外科医生的选择。

无论选择哪种手术方式，都应该尽可能减少手术并发症，保留胰腺功能，减少和防止手术失误。尽管所有手术结果相似，但开放式清创闭合式引流更受青睐。

对于已知胰腺感染坏死和临床表现恶化有感染迹象的胰腺坏死，应该周密计划外科治疗，避免将要提到的手术失误。手术结果取决于胰腺坏死组织的彻底清创以及对于残余腔引流方式（闭式引流、闭式冲洗还是开放式包扎）的选择。

适应证

- 感染性胰腺坏死
- 胰腺坏死患者感染的临床症状恶化

手术步骤

步骤 1　皮肤切口
步骤 2　进入小网膜腔暴露胰腺
步骤 3　坏死胰腺清创术
步骤 4　外科引流
步骤 5　闭式引流
步骤 6　关腹

皮肤切口

胰腺清创术延误

- **后果**

  SIRS 和可能出现的多脏器功能衰竭。

  3/4 级并发症

- **补救**

  清创术。

- **预防**

  外科清创术适合下述情况：①感染；②无感染表现但中毒症状加重；③连续支持治疗3到4周症状无改善；④出现急性腹卒中[3]。经常使用和对判断胰腺坏死感染有帮助的方法是大量使用断层影像技术，其可识别腹膜后产气菌产生的气体。

无菌性胰腺坏死具体的手术时机没有形成广泛的共识。每一例无菌性胰腺坏死的清创术都需要仔细考虑。在“真正的”无菌性胰腺坏死阶段，可非手术保守治疗。必须密切观察患者出现器官功能衰竭和 SIRS 的临床表现，包括心动过速、呼吸过快、白细胞升高、发热或低氧血症。目前，一致认为亚胺培南可能减缓胰腺坏死的进程[4]。氟喹诺酮类细菌覆盖谱广，可通过血胰屏障。在这种情况下仔细认真地选择抗生素十分重要，因为在胰腺感染的过程中肠道来源的病原菌可能被真菌或革兰阳性菌院内感染菌所取代[5]。除了抗生素的使用，如果临床胰腺无菌性坏死可疑，可重复细针穿刺。当没有腹膜后气体时，重复的 CT 检查对于感染的诊断并不可靠。而当考虑行手术清创时，胰腺炎发病后第二周重复的影像学检查是明智的，除非临床现象要求其他检查。

再有，诊断无菌性胰腺坏死必须谨慎，当出现不能解释的情况或明显的 SIRS 表现时，就需要考虑行清创手术[6, 7]。如果确定胰腺坏死感染，必须手术治疗。

如果胰腺坏死的治疗较为顺利，成为没有并发症的真正的脓肿时，同时使用敏感抗生素，经皮或内镜经胃后壁引流脓腔治疗，可能不需要手术清创。但是这些治疗之前，脓肿的诊断必须明确。

进入小网膜囊以暴露胰腺

结扎中结肠血管

- **后果**

  可能导致大肠缺血。

  2/3/4 级并发症

- **补救**

  大肠切除。

- **预防**

  外科清创术小网膜囊的外科入路比较好的是经胃结肠韧带或经横结肠系膜的入路（图 38–2）。局部炎症反应常使胃结肠入路比较困难，但可经结肠系膜路径，中结肠血管必须仔细识别以免结扎。如果中结肠血管是部分结肠的唯一的血供，当结扎了此血管时，此处结肠缺血需要切除。因此经结肠系膜进入小网膜囊时应仔细地从结肠中血管的一侧或两侧进行[1]。只有当所有的外科入路都无法进入胰腺时，才考虑结扎中结肠血管。

坏死胰腺清创术

胰周重要血管结构的损伤

- **后果**

  下腔静脉、脾静脉、门静脉损伤出血。

  3/4 级并发症

- **补救**

  血管修补。

- **预防**

  广泛的胰腺坏死可能累及局部结构。过度的清创可能将胰头部的门静脉和胰尾部的脾静脉暴露，应避免损伤。腹膜后的炎症还可能累及腔静脉。尽管坏

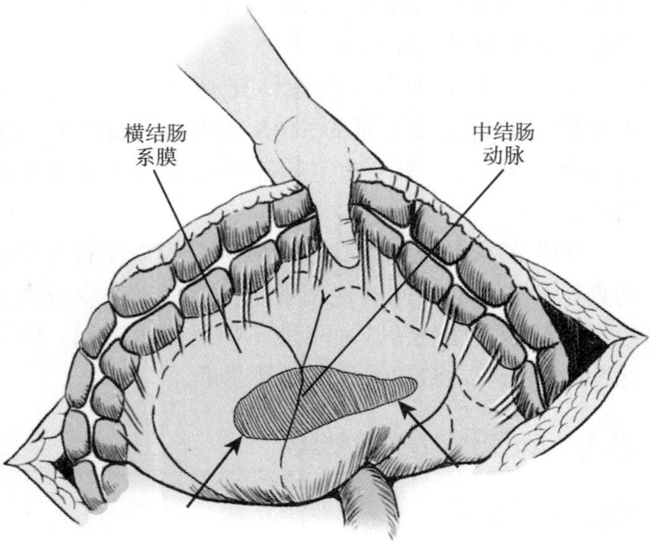

图 38–2 胰床的结肠系膜下暴露。

死的边缘可能没有界限，半固体的坏死组织必须轻柔地清创，不要损伤脉管系统。

内分泌或外分泌功能不足

- **后果**

  胰腺内分泌功能缺乏导致糖尿病。外分泌功能不足将导致吸收不良、脂肪泻和其他腹部症状。

  2 级并发症

- **补救**

  药物控制血糖，补充胰酶。

- **预防**

  应最大限度地保留胰腺内分泌组织。清创术不会导致内外胰腺分泌不足，因为大多数清除的组织是胰周感染的软组织，清创术清除的仅是界限已经清楚的坏死组织而不是有活性的胰腺。胰腺内外分泌不足的原因是坏死性胰腺炎的炎症侵犯胰岛细胞和外分泌腺体。为了最大化坏死性胰腺炎的胰腺功能，必须积极治疗胰腺无菌性坏死，认真把握手术指征。

外科引流

胰腺皮肤瘘

- **后果**

  胰腺淀粉酶和蛋白漏到皮肤，可能导致炎性介质释放、血胆固醇过多或者正常阴离子间隙代谢性酸中毒。

  2/3 级并发症

- **补救**

  生长抑素抑制胰酶分泌，留置导管或调整导管位置，条件允许时可以手术治疗。

- **预防**

  识别高风险胰瘘患者以及仔细地协调手术部位引流可能是避免胰瘘发生和并发症最好的方法。

疾病对胰腺实质的破裂越严重，越有可能导致胰瘘的发生。因此重症胰腺炎，一般是胆源性胰腺炎最可能导致胰瘘[8]。

对于重症患者，不论是单独使用还是术后的经皮引流管，必须每天进行监测以便决定哪些是必需的措施：①调整营养或抗生素治疗，②冲洗引流管，调整导管位置，换管，③有指征的手术治疗。

重型胰腺炎有胰瘘可能时，可以预防性使用生长抑素[9,10]。

外科引流不充分

- **后果**

  感染持续存在。

  2/3/4 级并发症

- **补救**

  再次清创。

- **预防**

  胰腺清创后大的残腔必须仔细处理，预防进一步感染、内脏瘘以及腐蚀血管。JP 引流预防胰性腹水或胰瘘之前必须拔出 Penrose 或 Abramson 引流管（图 38–3）。如果使用 Penrose 管引流，应该每天拔除一个，术后 7 ～ 10 天拔完，使引流腔分阶段关闭。

胰性腹水和胰性胸腔积液

- **后果**

  胰瘘形成以及胰酶对胰周组织的腐蚀。

  2/3/4 级并发症

- **补救**

  保守治疗包括胃肠道休息、鼻胃管引流、生长抑素及全胃肠外营养。治疗包括重复的腹腔及胸腔穿刺和胸导管引流。保守治疗后临床症状没有改善是手术治疗的指征。内镜放置胰管支架可能对治疗有用。

- **预防**

  由于与其他产生胰性腹水和胸腔积液的胰腺疾病的临床症状相似，所有怀疑胰性腹水和胸腔积液的患

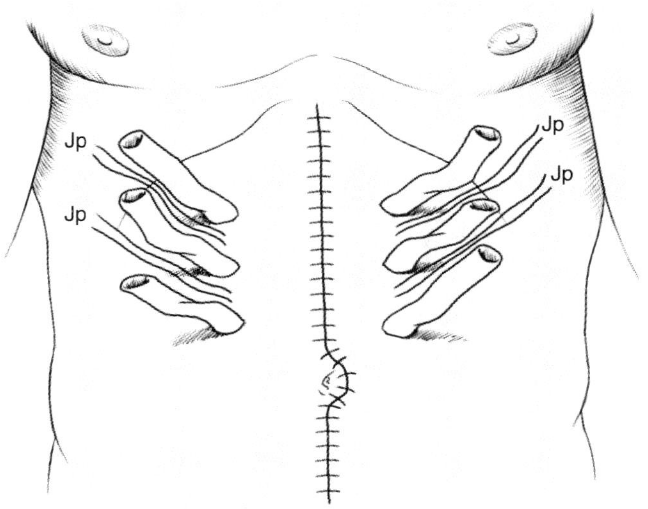

图 38-3 胰腺感染的广泛引流。

者都应行腹腔穿刺或胸腔穿刺检查淀粉酶和白蛋白含量。如果胰性腹水存在，淀粉酶水平将升高（>1000 Somogyi 单位 /100ml），对于没有低蛋白血症的患者，白蛋白水平可能高于 3g/100ml。如果保守治疗无效，应考虑胰管解剖的完整性及损伤程度，行外科手术治疗[11]。

关腹

腹胀使关腹困难

- **后果**

切口裂开，伤口感染或腹壁疝。

2/3 级并发症

- **补救**

抗生素、手术治疗切口裂开和疝。

- **预防**

胰腺手术切口有两类：水平和垂直切口。水平横切口或肋缘下“人”字形切口难于拉拢，往往需要补片加强。而垂直切口比较容易拉拢，一般不需补片。适当的游离腹壁结构可能更好地关腹。

（刘东斌 译）

参考文献

1. Jackson PG, Rattner DW. Pancreatic abscess. In Cameron JL (ed): Current Surgical Therapy, 7th ed. St. Louis: Mosby, 2001; pp 539–543.
2. Rau B, Pralle V, Uhl W, et al. Management of sterile necrosis in instances of severe acute pancreatitis. J Am Coll Surg 1995;181:279–288.
3. Bouvet M, Moossa AR. Pancreatic abscess. In Cameron JL (ed): Current Surgical Therapy, 8th ed. Philadelphia: Mosby, 2004; pp 476–479.
4. Bassi C, Falconi M, Talamini G, et al. Controlled clinical trial of perfloxacin versus imipenem in severe acute pancreatitis. Gastroenterology 1998;115:1513–1517.
5. Buchler M, Malfertheiner P, Friess H, et al. Human pancreatic tissue concentration of bactericidal antibiotics. Gastroenterology 1992;103:1902–1908.
6. Buchler MW, Gloor B, Muller CA, et al. Acute necrotizing pancreatitis: treatment strategy according to the status of infection. Ann Surg 2000;232:619–626.
7. Warshaw AL. Pancreatic necrosis: to débride or not to débride?—That is the question. Ann Surg 2000;232:627–629.
8. Fotoohi M, D'Agostino HB, Wollman B, et al. Persistent pancreatocutaneous fistula after percutaneous drainage of pancreatic fluid collections: role of cause and severity of pancreatitis. Radiology 1999;213:573–578.
9. Rosenberg L, MacNeil P, Turcotte L. Economic evaluation of the use of octreotide for prevention of complications following pancreatic resection. J Gastrointest Surg 1999;3:225–232.
10. Yeo CJ. Does prophylactic octreotide benefit patients undergoing elective pancreatic resection? J Gastrointest Surg 1999;3:223–224.
11. Kaman L, Behera A, Singh R, Katira RN. Internal pancreatic fistulas with pancreatic ascites and pancreatic pleural effusions: recognition and management. Aust N Z J Surg 2001;71:221–225.

第 39 章

胆道切除和重建术

David A. Bruno, MD and Thomas M. Fishbein, MD

引言

1891 年，在德国的德累斯顿市，Oskar Sprengel 第一个报道了胆总管小肠吻合术。Sprengel 医生成功地为患者切除了胆囊，但是不能完全取尽胆总管的结石。行胆总管切开并与十二指肠吻合。尽管第一例患者成活了，但接下来的几例患者都死亡了，原因可能是胆汁性腹膜炎继发败血症[1, 2]。直到 20 世纪初有了一系列成功的案例，该手术才作为标准的治疗方法被人们接受[3]。多年后，人们认识到胆道也可以切除和重建，但必须遵循两条简单的原则：无张力吻合及黏膜对黏膜吻合以便愈合。这两条原则至今仍适用。

安全有效的胆道重建需要精通正常解剖学知识，以及熟练识别肝及肝门部胆道及血管变异。肝门部良好的暴露、仔细的解剖对于手术成功至关重要。不论病理如何，胆道切除和重建的目的都是将胆管与小肠吻合。但在恶性肿瘤手术时，往往由于炎症、增生反应，有时是肿瘤的原因，导致解剖层次变化，手术难度增加。所有的胆道手术均包括以下几个手术步骤：暴露、切除、恢复胆道连续性。

适应证

- 胆道梗阻
- 胆道损伤——创伤
- 胆瘘

手术步骤

步骤 1　切开
步骤 2　暴露肝十二指肠韧带
步骤 3　胆总管的解剖
步骤 4　切断胆管
步骤 5　胆管切除和关闭
步骤 6　胆道连续性重建

手术操作

在左右肝胆管以上或以下切除和重建胆管。

手术切口

参考第Ⅳ部分第 32 章“右肝切除术”。

简而言之，手术最好取右肋缘下、腹部正中切口，或双侧肋缘下切口。既往有过手术的患者使用原切口，如果之前未做过手术的患者，双侧肋缘下切口比较理想。

分离胆管

肝外胆管——血供

肝外胆管的血管来自胆管壁中间和侧面的血管，有时在 9 点钟和 3 点钟位置[4]（图 39-1）。血供来源肝内胆道动脉的侧支循环下行支及胃十二指肠动脉上行支。

胆管周围血管出血

- **后果**

胆管周围血管出血未能很好控制，可能导致以下三种并发症：①视野不清增加损伤其他重要结构的可能，最常见的是右肝动脉损伤；②吻合部位术后出血；③胆管损伤和广泛电凝止血可能导致胆道缺血，造成术后吻合口狭窄。

3 级并发症

- **补救**

胆管周围较大的血管应仔细结扎，一般使用细单股线缝扎。小的血管可以电凝止血。使用电凝必须谨慎因为胆道热损伤后可能出现迟发性狭窄[5]。

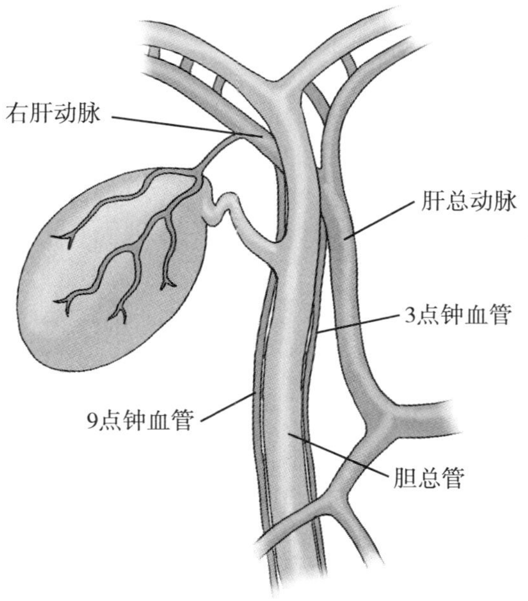

图 39–1 胆管侧方血管。注意右肝动脉走行于胆总管后方。

- **预防**

  掌握胆管及周围血管的正常解剖及变异十分重要。正常情况左右肝管于肝门部会合。来自肝固有动脉的右肝动脉发出细小分支到胆管壁。此外在肝门部来自右肝动脉侧壁的小分支分布于胆管的后壁。右肝动脉分为前后支扇形分布到胆管侧壁。有时存在替代右肝动脉走行于门静脉旁，发出分支到胆管。

肝总动脉损伤

- **后果**

  肝动脉走行有时由于病理和解剖变异的原因不是十分清楚[6–12]。所以在胆管切开和准备切断或切除时，识别肝总动脉起始部十分重要。意外损伤肝动脉将导致大出血。彻底结扎或切断将造成右肝缺血，导致术后肝实质损害，有时还会导致肝内胆管坏死、胆汁瘤形成或脓肿。

  3 级并发症

- **补救**

  及时发现不完全切断的肝固有动脉，用血管夹立即控制血管远近端，用粗细合适的单股缝线缝合动脉。应横行缝合以免动脉狭窄。如果损伤不可能彻底一期修补，作者推荐在损伤部位彻底切断动脉，直接端端吻合[13，14]。

- **预防**

  只有在计划切断的平面正确地判断清楚肝动脉时，才能切断胆总管，如果可能只包括胆管。

肝固有动脉损伤

- **后果**

  左右肝动脉变异十分常见[15]。在肝门部应当识别动脉血管后，才切断近端胆管（图 39–2）。肝固有动脉损伤早期可导致出血和肝实质缺血。如果损伤未被发现手术后可能出现胆道狭窄和胆汁瘤形成[16–18]。

  4 级并发症

- **补救**

  左右肝动脉意外损伤后应控制血管远近端后行血管端端吻合[19–22]。推荐用不可吸收的单股缝线缝合。对于存在副肝动脉的患者，发生肝固有动脉或副肝动脉损伤时，可以不进行修补。可以检查损伤血管近端的回血，如果搏动有力，往往提示实质内有充分的侧支循环。这种副肝动脉可以结扎。右肝动脉分支高位损伤远端无法控制，可以直接缝合修补或直接闭合。

- **预防**

  熟悉掌握肝固有动脉解剖变异对预防损伤十分重要。潜在危险的肝动脉解剖变异包括较早地分叉成三支①肝右动脉、②肝左动脉和③肝门下胃十二指肠动脉。起源于肠系膜上动脉的右肝动脉走行于门静脉后；右肝动脉走行于胆总管前；而肝固有动脉发自胃十二指肠动脉（图 39–3）[4]。肝门下方胆管中段切断前触诊识别肝固有动脉，对于预防损伤有益。

门静脉损伤

- **后果**

  继发于良、恶性疾病的炎性反应造成近端胆管或肝胆管与门静脉粘连。这种情况可能发生于胰腺炎、慢性胆道感染、胆瘘、胆管癌的患者。过分游离胆管可能导致门静脉前壁破裂。肝门部胆管上皮癌往往直接侵犯门静脉或其小分支如引流左侧尾状叶的分支（图 39–4）。必须识别肿瘤血管受侵以避免损伤。

  3 级并发症

- **补救**

  门静脉出血时先用手压住，然后用 Pringle 手法止住近端出血以充分暴露术野。血管夹夹闭出血远近端，不吸收单股缝线一期缝合修补[23–25]。门静脉壁应在直视下横行缝合以免静脉狭窄，因为后者可导致迟发的门静脉血栓。尽可能游离足够长的静脉，在无

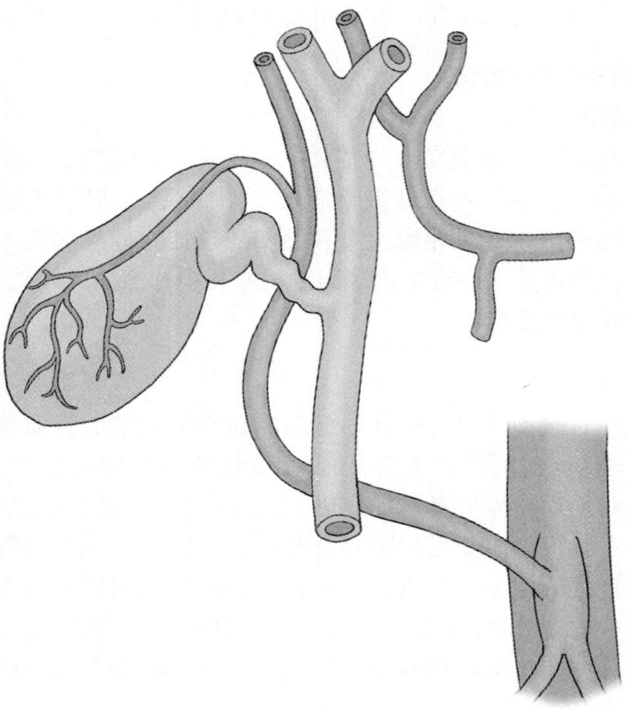

图 39–2 替代右肝动脉。常常走行于门静脉后方，但有时位于门静脉前方，胆囊管上方的胆管后部。

张力下修补。有时需要结扎门静脉右前壁的小的胰腺分支。切开胃十二指肠动脉能更好地暴露门静脉近端。

- **预防**

识别与胆总管紧密粘连的门静脉是预防损伤的第一步。在此种病例中，不必强行完全切断胆管，而一些良性或不能切除的恶性疾病应该仅切开前壁，粘连严重的后壁应保持完整。远端胆管缝合关闭后，胆肠吻合可以通过缝合完整的胆道后壁完成。另外如果胆管可以切断，则靠近肝门切断、缝合而不损伤门静脉前壁。吻合口内部后壁缝合可以减少胆管门静脉粘连患者的损伤。

切除

远端残端漏

- **后果**

需要胆总管完全切断的手术，胆总管远端闭合失误将导致自十二指肠的逆行反流。肠内容物导致腹膜炎及腹腔脓肿形成。

2 级并发症

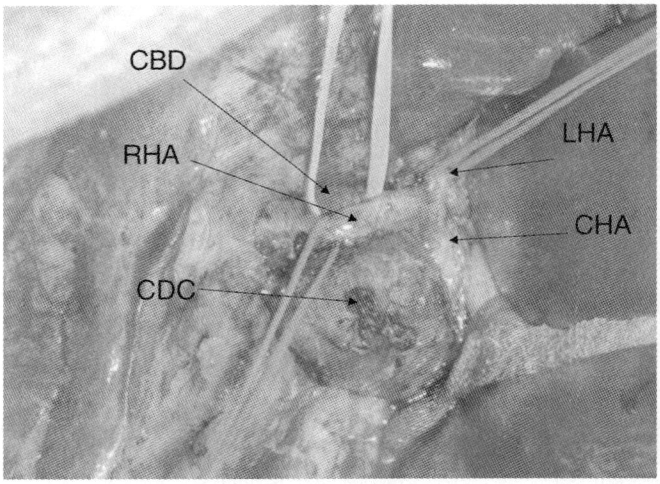

图 39–3 右肝动脉（RHA）走行于纺锤形胆总管囊肿（CDC）前方，于前方进入肝门。蓝色带指示的是胆总管，一般情况位于 RHA 前方。CBD，胆总管；CHA，肝总动脉；LHA，左肝动脉（见彩图）。

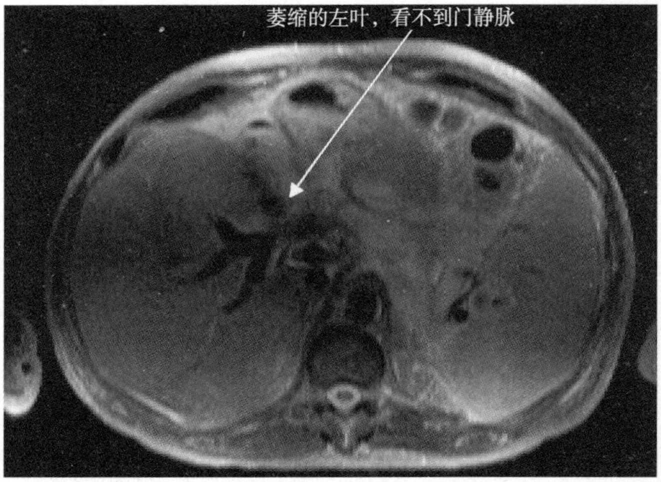

图 39–4 CT 扫描显示胆管上皮癌侵犯左侧门静脉。

- **补救**

并发症往往出现在术后较晚阶段。内镜逆行胰胆管造影内镜下留置支架降低胆管内压力，以及十二指肠引流可以使漏关闭[18，26–30]。

- **预防**

缝合或结扎关闭残余胆管的远端对于预防此类损伤是至关重要的。必须确保在胆管切断平面以下所有管腔都充分闭合。异常胆管的识别，包括低位汇入的右后胆管或在入口前与胆总管并行的副右肝管十分重要，否则在胆总管侧壁留有开口将导致漏。低位汇入胆总管的胆囊管开口在切断平面以下，也能导致同样的并发症（图 39–5）。

胆管狭窄

• 后果

肝胆管和胆总管的血供为沿着胆管的轴位供血（图 39–1）。超出切除范围的胆管广泛切除将导致胆管缺血，引起早期胆漏和迟发的狭窄[31]。

2/3 级并发症

• 补救

由于缺血、张力以及狭窄造成的吻合口破裂，有 2 个补救方法可供选择。对于无全身感染症状，能够快速作出诊断的可以早期再次手术。延误诊断的最好引流保守治疗，如果接着又发生狭窄可延期手术。吻合口狭窄可以用减压（优先选择经肝途径）、球囊扩张或确切的手术治疗[28,32–35]。经肝途径无法治疗的，偶尔也可经空肠扩张狭窄[36–39]。

• 预防

胆管切断处的血供充分是预防狭窄的关键。可以通过观察切开边缘的出血情况进行判断。此时需要直接缝合结扎出血血管。切断区域的胆道切开应在胆管的侧壁，不要过多地分离胆管周边组织。此区域不应行胆管骨骼化。如果胆管有去血管的表现，应该进一步切除直到有出血的组织，才可进行吻合。沿胆管走行的血管应当直接用细单股线缝扎止血。

胆道再造和重建

吻合口漏

• 后果

不论胆道重建的方法如何，胆肠吻合口张力过高将导致胆漏。这将引起无菌性胆汁瘤，其可以被引流也可能导致无法控制的腹膜炎。

2/3 并发症

• 补救

吻合口存在张力应马上处理。只有胆管是新鲜的切口，前次手术为直接分离，胆管长度没有缺失，才可行一期胆总管端端吻合术。如果胆道切缘不清晰或者有张力，应行 Roux–en–Y 胆肠吻合术。引流管应放置在 Morrison 腔（肝肾隐窝），靠近吻合口的位置，引流可靠。如果发生漏有此引流比较容易控制。

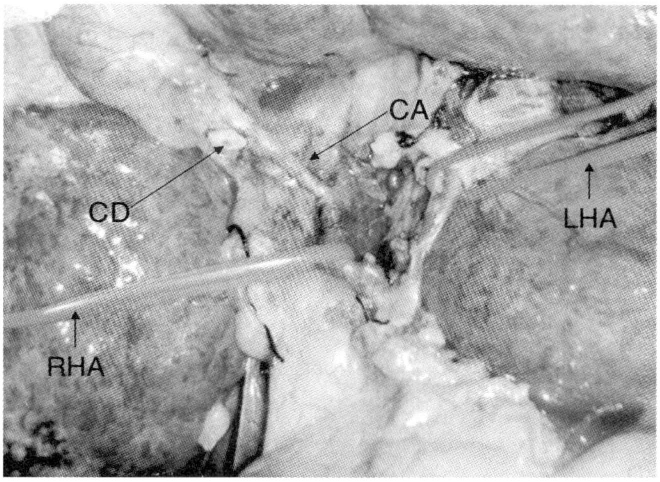

图 39–5　正常 Calot 三角胆囊管和胆囊动脉。LHA, 左肝动脉；RHA, 右肝动脉（见彩图）。

• 预防

有吻合口张力表现的容易导致吻合口漏，这种吻合无论是否放置支撑管（如 T 管）都很危险。我们推荐结肠后 40cm Roux–en–Y 吻合。游离足够长度的肠系膜可以减轻吻合肠襻的张力。

肝管漏

• 后果

胆管分叉以上的切除可能需要 3 个或 3 个以上的重建。当未能识别小的胆管残端时，在肝空肠吻合时可能未将其包括入内。此时，胆汁自由地进入游离腹腔，发生胆漏。如前所述，不能控制的胆漏将造成胆汁性腹膜炎。

3 级并发症

• 补救

早期识别所有肝外胆管近端，并且均包括在吻合之内，可以预防此类并发症。引流诸如尾状叶这样的小胆管可以缝合，而不明显影响肝功能。对于像右肝前、后胆管这样的引流区域较大的胆管，可以将其整形，使其有共同的完整的后壁，行单个较大的吻合。对于遗漏未吻合的胆管，术后往往需要再手术做额外的吻合。

• 预防

术前影像学检查可以帮助识别切除部位以上的肝内胆管解剖情况。对于胆道完全梗阻的病变，最好行经皮肝穿刺胆道造影术，但是有时在造影剂

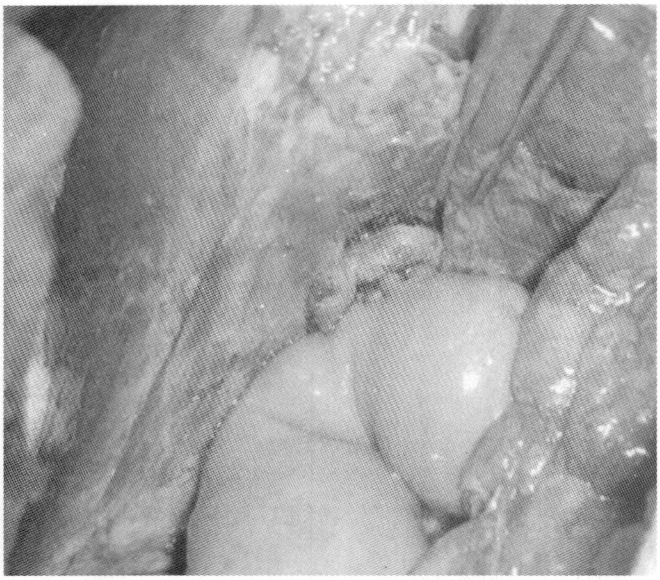

图 39–6 显示完成后的肝空肠吻合，注意变异的右肝动脉位于 Roux-en-Y 空肠襻（无张力的黏膜对黏膜吻合）前方（见彩图）。

可能超出需要修补的区域时应当应用自下而上的影像学检查。磁共振胆管造影术越来越多地用于此目的。在这些影像检查过程中，应全身使用抗生素预防胆管炎，自下而上的影像学检查应同时引流胆道（胆道支架）。术中识别切断的胆管对于预防并发症十分重要。慢性梗阻的肝段只产生很少的胆汁，手术处理之后可以得到改善。因此当术中遇到似乎是胆管残端但是没有胆汁的仍应予以标记。用泪滴样胆道探子探查非常细小的胆管往往显示进入较大的肝叶的直接通路，可以明确引流的需要（图 39–6）。

（刘东斌 译）

参考文献

1. Sprengel O. Uber eienen fall von exstirpation der gallenblase mit anlegung einer kommunikation zwischen dudenum und ductus choledochus. Zentralbl Chir 1891; 18:121–122.
2. Horgan E. Reconstruction of the biliary tract: a review of all the methods that have been employed. New York: Macmillan, 1932.
3. Sasse F. Uber choledochoduodenostomie. Zentralbl Chir 1913;40:942–943.
4. Northover JM, Terblanche J. A new look at the arterial supply of the bile duct in man and its surgical implications. Br J Surg 1979;66:379–384.
5. Hochstadetr H, Bekavac-Beslin M, Doko M, et al. Functional liver damage during laparoscopic cholecystectomy as the sign of the late common bile duct stricture development. Hepatogastroenterology 2003;50:676–679.
6. Abdullah SS, Mabrut JY, Garbit V, et al. Anatomical variations of the hepatic artery: study of 932 cases in liver transplantation. Surg Radiol Anat 2006;28:468–473.
7. Chaib E, Ribeiro MA Jr, Saad WA, Gama-Rodrigues J. The main hepatic anatomic variations for the purpose of split-liver transplantation. Transplant Proc 2005;37:1063–1066.
8. Chen CY, Lee RC, Tseng HS, et al. Normal and variant anatomy of hepatic arteries: angiographic experience. Chin Med J (Free China ed) 1998;61:17–23.
9. Koops A, Wojciechowski B, Broering DC, et al. Anatomic variations of the hepatic arteries in 604 selective celiac and superior mesenteric angiographies. Surg Radiol Anat 2004;26:239–244.
10. Mlakar B, Gadzijev E, Ravnik D, et al. Anatomical variations of the arterial pattern in the left hemiliver. Eur J Morphol 2002;40:115–120.
11. Mlakar B, Gadzijev EM, Ravnik D, Hribernik M. Anatomical variations of the arterial pattern in the right hemiliver. Eur J Morphol 2002;40:267–273.
12. Mlakar B, Gadzijev EM, Ravnik D, Hribernik M. Congruence between the courses of the biliary ductal and the hepatic arterial systems. Eur J Morphol 2005;42:135–141.
13. Mathisen O, Soreide O, Bergan A. Laparoscopic cholecystectomy: bile duct and vascular injuries: management and outcome. Scand J Gastroenterol 2002;37:476–481.
14. Doctor N, Dooley JS, Dick R, et al. Multidisciplinary approach to biliary complications of laparoscopic cholecystectomy. Br J Surg 1998;85:627–632.
15. Hiatt JR, Gabbay J, Busuttil RW. Surgical anatomy of the hepatic arteries in 1000 cases. Ann Surg 1994;220:50–52.
16. Krotovskii GS, Shcherbiuk AN, Gerasimov VB. [Intraoperative injury to the hepatic artery proper]. Khirurgiia (Sofiia) 1983;5:105–106.
17. Sankot J. [Injury of the hepatic artery]. Rozhl Chir 1998; 77:121–122.
18. Gupta N, Solomon H, Fairchild R, Kaminski DL. Management and outcome of patients with combined bile duct and hepatic artery injuries. Arch Surg 1998;133:176–181.
19. Schmidt SC, Langrehr JM, Raakow R, et al. Right hepatic lobectomy for recurrent cholangitis after combined bile duct and right hepatic artery injury during laparoscopic cholecystectomy: a report of two cases. Langenbecks Arch Surg 2002;387:183–187.
20. Schmidt SC, Langrehr JM, Settmacher U, Neuhaus P. [Surgical treatment of bile duct injuries following laparoscopic cholecystectomy. Does the concomitant hepatic arterial injury influence the long-term outcome?]. Zentralbl Chir 2004;129:487–492.
21. Schmidt SC, Settmacher U, Langrehr JM, Neuhaus P. Management and outcome of patients with combined bile

duct and hepatic arterial injuries after laparoscopic cholecystectomy. Surgery 2004;135:613–618.
22. Shiraishi M, Hiroyasu S, Kusano T, Muto Y. Vascular reconstruction for intraoperative major vascular injuries. Int Surg 1997;82:141–145.
23. Snyder CJ. Injuries to the portal triad. Am J Surg 1993; 166:318.
24. Jurkovich GJ, Hoyt DB, Moore FA, et al. Portal triad injuries. J Trauma 1995;39:426–434.
25. Dawson DL, Johansen KH, Jurkovich GJ. Injuries to the portal triad. Am J Surg 1991;161:545–551.
26. Binmoeller KF, Katon RM, Shneidman R. Endoscopic management of postoperative biliary leaks: review of 77 cases and report of two cases with biloma formation. Am J Gastroenterol 1991;86:227–231.
27. Familiari L, Scaffidi M, Familiari P, et al. An endoscopic approach to the management of surgical bile duct injuries: nine years' experience. Dig Liver Dis 2003;35:493–497.
28. Katsinelos P, Kountouras J, Paroutoglou G, et al. The role of endoscopic treatment in postoperative bile leaks. Hepatogastroenterology 2006;53:166–170.
29. Katsinelos P, Paroutoglou G, Beltsis A, et al. Endobiliary endoprosthesis without sphincterotomy for the treatment of biliary leakage. Surg Endosc 2004;18:165–166.
30. Sandha GS, Bourke MJ, Haber GB, Kortan PP. Endoscopic therapy for bile leak based on a new classification: results in 207 patients. Gastrointest Endosc 2004;60:567–574.
31. Sawaya DE Jr, Johnson LW, Sittig K, et al. Iatrogenic and noniatrogenic extrahepatic biliary tract injuries: a multi-institutional review. Am Surg 2001;67:473–477.
32. Hillis TM, Westbrook KC, Caldwell FT, Read RC. Surgical injury of the common bile duct. Am J Surg 1977; 134:712–716.
33. Sava P, Camelot G, Kahn J, Gillet M. [Operative trauma of the common bile duct. Report of eight cases (author's transl)]. J Chir 1978;115:663–671.
34. Michelassi F, Ranson JH. Bile duct disruption by blunt trauma. J Trauma 1985;25:454–457.
35. Mergener K, Strobel JC, Suhocki P, et al. The role of ERCP in diagnosis and management of accessory bile duct leaks after cholecystectomy. Gastroint Endosc 1999;50: 527–531.
36. Sugiyama M, Izumisato Y, Ubukata N, et al. Peroral jejunoscopy for treating stenosis of hepaticojejunostomy after pancreatoduodenectomy. Hepatogastroenterology 2001;48:681–683.
37. Severini A, Cozzi G, Salvetti M, et al. Management of complications from hepatobiliary surgery using the percutaneous transjejunal approach. Tumori 1997;83:912–917.
38. Ruiz J, Torres R. Translaparoscopic jejunal approach for benign stricture of Roux-en-Y hepaticojejunostomy. Surg Endosc 2001;15:518.
39. McPherson SJ, Gibson RN, Collier NA, et al. Percutaneous transjejunal biliary intervention: 10-year experience with access via Roux-en-Y loops. Radiology 1998;206: 665–672.

第 V 部分 内分泌外科

Gerard M. Doherty, MD

人生中犯错误要比什么事情都没做更值得尊敬而且更有意义。—George Bernard Shaw

第 40 章 甲状腺外科

Michael McLeod, MD and Gerard M. Doherty, MD

引言

甲状腺手术通常是安全的，极少出现威胁生命的并发症。其他手术常见的并发症，如出血、感染、麻醉反应等也都十分罕见。手术失血而需要输血的情形几乎不会出现。术后出血会产生局部的有害影响，但极少需要输血。就伤口愈合而言，颈部是一个特殊的部位，它能耐受严重的污染而不出现临床感染。甲状腺手术无需住院，或者只需住院一晚，而且只需要短时（1 ~ 3h）的全身或局部麻醉技术，这就限制了麻醉意外、肺部并发症、深静脉血栓形成的发生。

然而，甲状腺被认为是临床实践中一个较为精致的领域，一些严重的技术并发症一旦发生，就会给患者带来永久性的改变，其中最常见的是甲状旁腺功能减退和神经损伤。其他较少见的并发症包括颈部血肿和上消化道损伤。

适应证

- 甲状腺功能亢进
- 恶性肿瘤或怀疑恶性肿瘤
- 腺体增大的肿块效应引起局部症状

手术步骤（单侧甲状腺切除）

步骤 1 诱导全身麻醉和气管插管

步骤 2 甲状腺峡部下方顺皮纹方向横切口，切开颈阔肌，游离颈阔肌皮瓣

步骤 3 沿中线分离带状肌，暴露甲状腺

步骤 4 通过解剖环甲肌与甲状腺及甲状腺侧面的间隙暴露甲状腺上极血管

步骤 5 结扎上极血管

步骤 6 将甲状腺向中线牵引以便暴露腺体侧方

步骤 7 在气管食管沟识别甲状腺下动脉、喉返神经（recurrent laryngeal nerves，RLN）及甲状旁腺

步骤 8 切断甲状腺下动脉的分支、RLN 入喉处前方甲状腺与气管之间的组织及下极血管

步骤 9 切断甲状腺峡部，对于双侧甲状腺手术，峡部经常予以保留，对侧用同样的方法处理

步骤 10 彻底止血，逐层关闭伤口

手术操作

甲状腺手术潜在的并发症包括即刻的并发症如颈部血肿，慢性并发症如甲状旁腺功能减退、神经损伤

和上消化道损伤等。最后，医源性的甲状腺功能亢进或甲状腺功能减退会给患者带来长期问题。

保护气道

对于大多数患者来说，在手术开始阶段需要诱导全身麻醉和放置气管插管。对于大多数患者而言，这一过程是常规的和安全的。然而，对于一个巨大甲状腺肿或甲状腺肿瘤的患者来说，这一过程可能是极其危险的（图 40–1）。

气道管理

- **后果**

因为甲状腺正好位于气管的前方，肿大的甲状腺或甲状腺肿瘤的直接侵犯会导致气管塌陷，在麻醉诱导期间气管塌陷会变得相当严重[1-4]。对于仰卧位的患者而言，全麻会导致受压的气管丧失通畅性。而一旦用于抬起甲状腺并保持气道通畅的胸内负压消失，患者的正压通气就会变得十分困难或无法完成。通过清醒插管来保持气道通畅可以避免这个问题。

2/3 级并发症

- **预防**

颈部气管受压会使气管腔显著变窄，这就需要放置较细的气管内插管。然而更难处理的是气管显著侧偏。尽管这些患者常可通过面罩正压通气，但喉头的移位将气管内插管超过声带变成一件十分困难甚至不可能完成的事情。应用纤维支气管喉镜插管对大多数患者是有帮助的。然而仍有一些患者经过各种尝试仍不能插管，他们需要在甲状腺切除术开始前行气管造口以保证手术的安全进行。预计到可能面临的困难，建立一个善于处理气道的团队，有经验的外科医生做好气道手术的准备，这些措施对于成功地处理这些偶然出现的极端困难与危险的情形至关重要。

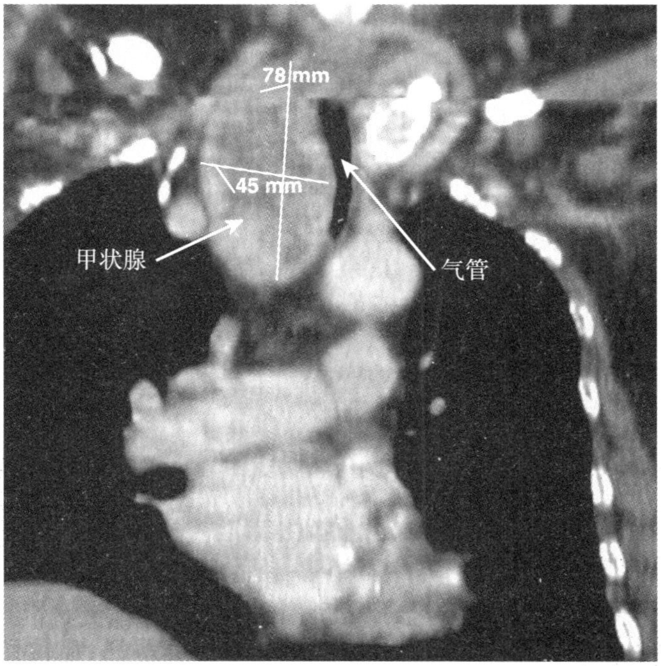

图 40–1 胸骨后甲状腺肿产生气管压迫的断层重建图像。对于该例患者这样的气管受压与移位，麻醉诱导期间相当危险。气管插管可能较为困难，麻醉诱导期间气管通畅性可能会消失。

解剖与识别颈部结构

在暴露甲状腺之后（图 40–2），切断甲状腺上极血管（图 40–3）。将甲状腺叶向前方牵引以便暴露气管食管沟（图 40–4）。从颈动脉内侧面向椎前筋膜进行切开。甲状腺下动脉在颈动脉深方向甲状腺下极走行，在这个过程中可以识别该动脉。在甲状腺下动脉周围仔细解剖识别喉返神经，它在甲状腺下动脉下面走行，少数情况下在其前面走行。如果看不到喉返神经，由于其在气管食管沟内上行，可以在尾侧找到（在先前没有切开的区域）。确认喉返神经向头侧的行程，小心地保留它在接近环甲肌入喉处产生的分支。右侧喉返神经比左侧在胸部起源更加靠外，因此右侧神经更加倾斜。

把甲状旁腺及其血管蒂从甲状腺后面的被膜剥离

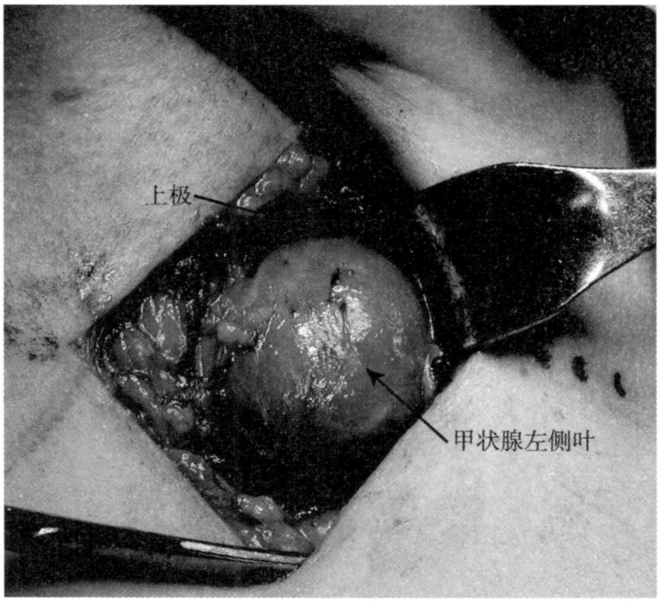

图 40–2 显露甲状腺左叶腺体。牵引器将胸骨舌骨肌与胸骨甲状肌牵拉开来（见彩图）。

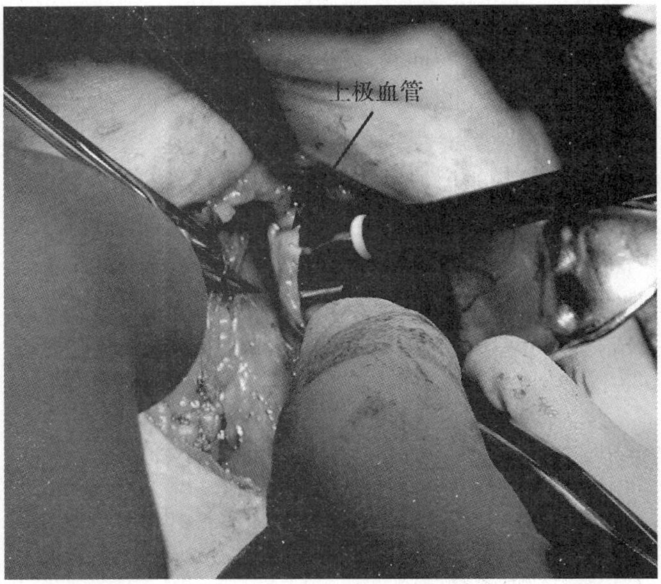

图 40–3 切断左叶上极血管。可以使用多种技术来切断这些血管，包括在结扎线或血管夹之间切断或使用高能止血设备，如图所示（见彩图）。

从而保留上下甲状旁腺。上甲状旁腺通常位于甲状腺背侧上三分之二的水平（图 40–4）。尽管下甲状旁腺位置多变，它常位于甲状腺下动脉的尾侧。

保持喉返神经一直在视野范围内，在甲状腺下动脉分支进入甲状腺的附近将其切断以保留甲状旁腺血供。然后解剖甲状腺下极，切断数量不定的甲状腺下静脉，少数患者的甲状腺最下动脉也需要切断。在这个区域喉返神经也容易损伤。甲状腺上极与下极游离完毕之后，就剩下 Berry 韧带将甲状腺固定在气管上。将甲状腺向中线牵引，直视下分离甲状腺与喉返神经，然后结扎切断 Berry 韧带（图 40–5 和 40–6）。

在这些解剖过程当中，几乎所有的并发症都可能发生。

甲状旁腺功能减退

- **后果**

甲状旁腺结构精致，和甲状腺共享同一血液供应。甲状旁腺的体积较小（正常为 30 ～ 60mg）、质地较脆，使其在甲状腺切除手术中特别容易受到损伤。甲状腺切除术后的患者若出现甲状旁腺功能显著减低或丧失引发低钙血症，则需要替代治疗。如果是永久性的甲状旁腺功能减退，可以通过补充钙和维生素 D 来缓解，但是需要每天多次服药，而且服药晚了或忘记服药就会出现不适症状。另外，随着时间的推移还会有蓄积性的骨损害。

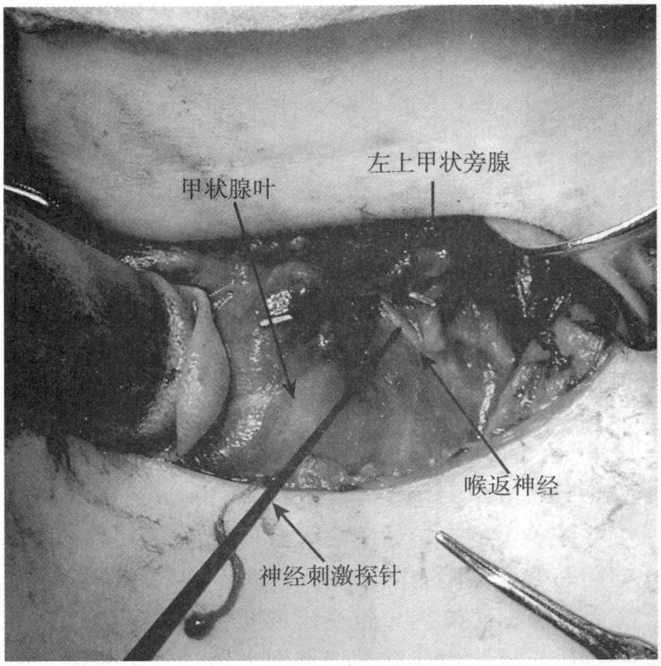

图 40–4 图示气管食管沟的解剖。仔细暴露喉返神经，并用术中神经检测仪加以确认，如图所示。在这位患者中，上甲状旁腺位于喉返神经后方以及甲状腺下动脉上方（见彩图）。

甲状旁腺功能减退的症状表现为严重的低钙血症，早期患者会感觉四肢末端、口唇、舌部麻木和麻刺感。如果出现更为严重的低钙血症，患者在休息时，特别是在活动时会出现肌肉痛性痉挛。患者常伴有焦虑症状，由此引起的过度呼吸会加重这些症状。呼吸性碱中毒使更多的钙转移到细胞内，降低了血清钙水平，加重了上述症状。低钙血症最终引起严重的手足搐搦，因肌肉痉挛而使患者的手和前臂经常严重受累，患者无法自行服用钙剂来缓解低钙血症的症状。

低钙血症的典型症状是 Chvostek 征 和 Trousseau 征。Chvostek 征产生的原因是神经兴奋性增加，在侧面颊轻叩面神经即可引出面肌收缩。Chvostek 征也会在少数血清钙水平正常的人群中出现，因此据此诊断低钙血症并不完全可靠。Trousseau 征是指在上臂放置血压计袖带并加压至收缩压，几分钟之内，患者出现严重的腕部抽搐，伴随腕关节及手指（拇指以外的手指）屈曲和拇指的外展。这个体征检查起来患者极为痛苦，所以不建议在临床上应用。一般而言，在对患者进行评估时，低钙血症的临床症状比体征更可靠、更有用。

1/2 级并发症

- **补救**

患者术后低钙血症的紧急处理取决于低钙血症和症

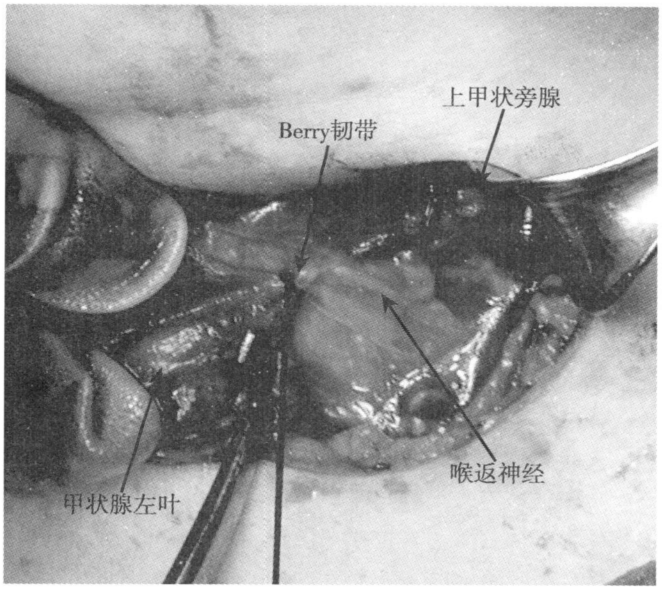

图 40–5 切断喉返神经前方的、甲状腺后方与气管相连的组织（Berry 韧带），仔细操作以免损伤喉返神经。

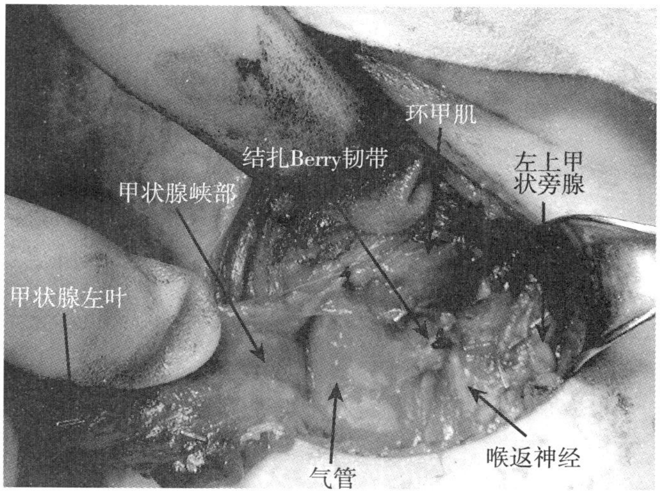

图 40–6 甲状腺左叶切除完毕。在切断 Berry 韧带之后，甲状腺叶仅有峡部与气管相连，气管位置恢复至自然位置。必须确保止血彻底。

状的严重程度。总血清钙水平与症状大致相关，但个体差异很大。一些患者的总血清钙水平极低但没有症状，另一些患者出现严重的症状和体征而血钙水平却几乎正常。离子钙测量比总血清钙具有更好相关性，但仍有个体差异。通常以症状来指导替代治疗。对于仅有麻刺感的轻度低钙血症患者，通常口服钙剂(碳酸钙 500 ～ 1500mg，口服 2 ～ 4 次 / 天)便足以缓解低钙血症。由于胃肠道对钙吸收的限制，每日钙剂量超过 3000mg 并不能提供额外的益处。如果钙剂补充需要超过这一剂量，需要添加维生素 D（骨化三醇 0.25 ～ 1.0mcg/d），从而增加钙在胃肠道的吸收。维生素 D 起效需要 48 ～ 72 小时，所以在这之前可能需要静脉补充钙剂。如果能够预见到患者需要补充维生素 D 并早期应用，可以使治疗过程更加顺利。

若低钙血症不能通过口服钙剂得到控制，或伴有严重症状如肌肉痛性痉挛，最好通过静脉输入钙剂治疗。静脉输入葡萄糖酸钙是补充钙剂的唯一选择。静脉应用氯化钙如果发生组织外渗，会引起严重的组织损伤，所以只能用于威胁生命的心脏急症。推注葡萄糖酸钙（1000mg 的安瓿瓶内含 90mEq 钙剂）纠正血钙水平快速而安全，但持续时间很短。另一种更好的方法是应用葡萄糖酸钙溶剂以（6 安瓿葡萄糖酸钙 =6g 葡萄糖酸钙 =540mEq 钙剂溶于 500ml D_5W 液中）每小时 1ml/kg 的速度输入，这种补充钙剂的方法较为安全，且当口服钙剂吸收时还可以适当调节来维持血钙在正常水平。

甲状腺全切除术后约 10% 的患者会出现一过性的低钙血症，而只有大约 1%（表 40–1）[5–11] 的患者会出现永久性的低钙血症。一过性低钙血症可能会很严重，需要静脉或口服补充钙剂以保证疗效持久。永久性甲状旁腺功能减退需要终生静脉或口服补充钙剂和维生素 D 类似物。漏服药物通常会产生程度不同的症状，尽管这些症状易于处理，但对于患者来说是很烦恼的。除了补钙所带来的不适与不便，患者长时间会发展成一种类似骨软化症的骨病。甲状旁腺功能减退患者的骨骼形态会有异常，但骨量可以保持甚或增加，骨折风险并没有增加。最后，在低甲状旁腺激素（parathyroid hormone，PTH）情况下补充钙和维生素 D 会导致每日尿钙的排泄量增加而显著增加肾结石的风险。

近期药用 PTH 的出现为术后甲状旁腺功能减退患者补充外源性 PTH 开辟了一条新路。迄今为止的应用经验较为有限，但早先研究结果显示 PTH 皮下注射一天两次能和口服钙剂及维生素 D 一样，使血钙水平维持在同样的水平，还可减少尿钙过多的发生[12]。在长期效果明确之前这项疗法还需要进一步研究。

• 预防

避免永久性甲状旁腺功能减退远比治疗更为理想。这可以通过以下方法来实现，即保护甲状旁腺自身的血液供应，或者将甲状旁腺组织移植到肌肉中[13]。

表 40–1 甲状腺切除术后的并发症发生率

	作者，年份						
	Thompson, 1978[6]	Farrar, 1980[5]	Schroder, 1986[7]	Clark, 1988[8]	Ley, 1993[9]	Tartaglia, 2003[10]	Rosato, 2004[11]
患者数量	165	29	56	160	124	1636	9599
一过性神经麻痹，N（%）	NR	NR	1(2%)	4(2.5%)	1(0.8%)	31(1.9%)	195(2%)
永久性神经麻痹，N（%）	0	1(3%)	0	3(2%)	1(0.8%)	15(0.9%)	94(1%)
一过性甲状旁腺功能减退，N（%）	NR	2(7%)	9(17%)	NR	13(10%)	NR	797(8.3%)
永久性甲状旁腺功能减退，N（%）	＜ 2%	4(14%)	3(6%)	1(0.6%)	2(1.6%)	14(0.9%)	163(1.7%)

* 每一例均是由于肿瘤侵犯神经而有意切断喉返神经。
NR, 没有报道。

在甲状腺切除术中，应仔细辨别每个甲状旁腺的血液供应，而且在解剖过程中应当特别注意甲状旁腺的血供。应该把每个甲状旁腺都当成仅存的一个腺体来对待。甲状旁腺的血供由甲状腺下动脉而来。在解剖甲状腺时，应该在远离甲状旁腺分支的部位切断甲状腺下动脉的分支。由此可将甲状旁腺与甲状腺分离，从而使得解剖喉返神经以及甲状腺与气管之间的间隙更为安全。

如果不能保留甲状旁腺自身的血液供应，把甲状旁腺移植到一个适宜的位置也可以保留甲状旁腺的功能[13, 14]。对于正常甲状旁腺而言，胸锁乳突肌为其提供了一个适宜的血管床。必须将甲状旁腺切成碎片，这样在新生血管形成的几周之内，它可以通过营养物质的弥散而暂时存活下来。这项措施在手术实践中被证实是有效的；在这些手术中，为了尽量使患者的甲状旁腺功能的长期疗效最佳化，将所有的甲状旁腺都进行自体移植。所有的患者都会出现一过性的甲状旁腺功能减退，但所有人都可以依赖自体移植的甲状旁腺而恢复正常。尽管这项措施是有效的，但是由于在移植组织发挥功能之前会出现同样严重的低钙血症，它会导致短期内显著的并发症。选择性甲状旁腺自体移植仅用于在手术解剖过程中甲状旁腺血供受损的患者；这种治疗策略对大多数人来说是同样有效的，而且更为舒适。

神经损伤

在甲状腺切除术中，邻近的神经可能被有意地或无意地损伤。这些神经包括紧邻甲状腺的喉返神经，以及稍有距离但损伤后会导致同样症状的迷走神经。喉上神经外支可能在解剖甲状腺上极时受到损伤，交感干和星状神经节也可能在解剖甲状腺上极后方切除时受到损伤。

喉返神经

- **后果**

喉返神经纤维是同侧迷走神经的一个分支，在上胸部分支出来，分别绕行动脉导管（左喉返神经）及锁骨下动脉（右喉返神经）之后沿气管食管沟上行。它们通过甲状腺和喉之间在环咽肌下缘入喉。这条神经常常在甲状腺下极水平发出分支，并以两支或更多的分支入喉。食管支在大约甲状腺下极水平向后走行。

损伤喉返神经会使控制同侧声带张力的肌肉麻痹，单侧的喉返神经损伤对大多数人来说会使嗓音发生一定的变化，还会显著影响吞咽机制。患者嗓音的音调从低而柔和到几乎正常，但却根本不能提高音调大叫。这种改变的机制是对侧声带跨过中线伸向患侧，如果声带不能闭合，嗓音就会低而柔和。如果声带能够闭合，说话声音在音色上会更加正常，但受累的声带下垂会增加气道压力使大声呼叫的能力丧失。吞咽功能也会受累，饮液体呛咳是喉返神经严重损伤的一个标志。随着时间推移症状会有所改善，吞咽功能锻炼会有所帮助。

双侧喉返神经损伤会使双侧声带麻痹并导致声带水平的气管腔较为狭窄，这些患者讲话音调可以正常，但由于上呼吸道梗阻会使气体吸入速度严重受限，他们需要再次插管来维持正常通气。

2/3 级并发症

- **补救**

喉返神经麻痹常常是一过性的，通常在数天至数月内缓解（见表 40–1）[5-11]。目前没有方法来帮助或加快恢复。如果证实单侧喉返神经麻痹是永久性的，可以通过声带注射或喉成形术来固定声带和改善发音。这些措施可使麻痹的声带变硬居中以便说话时对侧声带靠近麻痹声带以闭合声门。如果双侧声带受累，缓解症状的治疗措施更加有限，包括构建一个足够的通气通道。改善发声质量是不可能的，因为没有肌肉控制声带功能。

• **预防**

避免喉返神经损伤显然远远胜于补救。为了保护喉返神经，在解剖过程中必须加倍小心。在某些情况下，为了完整切除肿瘤，需要切断喉返神经。除了这种罕见的情况，小心的解剖分离通常能保存声带功能。解剖分离的原则是：

1. 在神经被确认之前避免切断气管食管沟的任何结构。甲状腺下动脉小的分支似乎可以安全地横断；然而由于肿瘤造成的扭曲、挛缩或以前的瘢痕可能会使外科医生错误地切除喉返神经分支。喉返神经的辨别特征是：越容易解剖的组织越似正确的结构。应当根据形态学表现和解剖关系辨别神经。该神经可以耐受手术操作但不能切断，一旦切断，修复神经的疗效尚未得到证实。

2. 在颈部较低位置辨认出神经，最好在甲状腺下动脉下方，或在甲状腺下极水平或下方水平。由此可以在一个没有被喉部固定或甲状腺下动脉束缚的部位进行解剖。在神经被固定的位置进行操作时容易出现牵拉性损伤。

3. 在将甲状腺从喉部分离的过程中要保持神经在视野范围内。一旦辨认出神经，沿着神经走行由下向上逐渐地进行分离，切断甲状腺下动脉分支，保留甲状旁腺。这就保证了仔细分离组织的同时最大限度地减少了喉返神经的操作。

4. 解剖甲状腺后方时尽量不使用高能器械。尽管电刀和高频超声刀在分离组织时是很有用的工具，但是这些工具有向侧方传播热量并损伤邻近组织的风险。谨慎地进行良性解剖，用结扎或止血夹的方法止血可以避免这种风险。这种操作在喉返神经入喉处、紧邻 Berry 韧带和血管的部位尤为重要。

已经对神经刺激器和喉肌电位监测器在限制或避免神经损伤方面进行了研究[15, 16]。目前的数据并不支持常规应用这些设备来减少喉返神经损伤的发生率。这或许是因为这些仪器可以识别喉返神经，但对于有经验的医生而言，最容易损伤神经的部位是喉返神经固定在环咽肌的部位。进一步的研究或许能找出该项技术有一定帮助的特殊情况。

大约 10% 的患者在甲状腺切除术后会有喉返神经麻痹的迹象，但大多数患者都能缓解。富有经验的外科医生实施甲状腺全切除术后，只有 1% 或更少的患者可能出现永久性的神经损伤。（见表 40–1）。

喉上神经外支

• **后果**

喉上神经外支在甲状腺上后方穿过环咽肌筋膜之前毗邻甲状腺上极血管。该神经支配喉下缩肌的运动功能。该神经受损会导致喉控制高音调发声的能力发生变化，比如高声歌唱（女高音 / 假声）或大叫[11, 17]。

1/2 级并发症

• **预防**

为了避免损伤这条神经，分离甲状腺上极血管时应该在环咽肌筋膜下方、神经已经安全的、远离血管的间隙内进行，如此就能安全地将该神经和组织分离开来。

交感神经干

• **后果**

尽管交感干和星状神经节是与甲状腺后部分离的，但在甲状腺切除术中也能遭受损伤，从而产生 Horner 综合征（同侧上睑下垂、瞳孔缩小、面部无汗症）。因为交感干和星状神经节位于手术野之外，因此损伤很可能是由牵拉导致的。这些损伤几乎全部是一过性的损伤。

1/2 级并发症

• **预防**

避免对神经的牵拉。

颈部其他结构的损伤

胸导管

• **后果**

胸导管在锁骨与胸锁乳突肌交汇处注入左侧颈内静脉。胸导管损伤可导致淋巴液或乳糜液在手术区域大量聚集。

1–3 级并发症

• **补救**

如果渗漏量较小，通过引流可以自然愈合。然而，即使应用降低淋巴输出的方法（无脂饮食或禁食，完全肠外营养，注射奥曲肽），淋巴渗漏仍然持续存在。如果渗漏持续超过3周，可用胸腔镜在左侧胸腔把胸导管结扎，这样通常能使渗漏愈合。

• **预防**

辨认出胸导管可以避免损伤。手术中发现淋巴漏时及时结扎可以避免术后渗漏。

气管

• **后果**

甲状腺手术中可以出现气管损伤，尤其是在切除大的侵袭性肿瘤时。损伤若不处理会导致伤口感染和气管皮肤瘘。

1–3 级并发症

• **补救**

大多数气管损伤可以用可吸收缝线一期修复。如果气管缺损超过10mm，最好用胸锁乳突肌带修补或将受累气管做袖状切除术。如果切除气管，切缘应用可吸收缝线缝合。应放置引流以引流出修复部位释放出来的气体。如果手术完成时已经拔出气管插管，避免了正压通气对修复部位的影响，那么放置引流管便不再是一个问题。尽管存在关于气道安全的其他问题，但气管造口术几乎没必要，临时的气管造口优于长期气管插管。

• **预防**

通过仔细的解剖和有计划的切除来避免损伤气管。

食管

• **后果**

甲状腺切除术中食管损伤十分罕见。损伤如果不加以处理会导致伤口深部感染和食管皮肤瘘。

2–4 级并发症

• **补救**

如果食管破损，治疗选择包括一期修复或食管远端关闭、颈部食管造口。除非有大块组织丢失或损伤，通常首选一期修复。

• **预防**

通过仔细的解剖和有计划的切除来避免损伤食管。

伤口止血和逐层关闭切口

颈部中央区手术完成之后，必须仔细检查手术床以确保没有出血。特别是紧邻环甲肌下缘喉返神经入喉处的前方，这是Berry韧带切断的部位，此处经常残留出血点（图40–5与40–6）。必须仔细处理这些出血点，确保不要损伤手术解剖时保留下来的结构。

颈部血肿

• **后果**

大约每150台甲状腺切除术中就有1台因颈部血肿而需要再次手术[18, 19]。血肿几乎都出现在手术完成后的6小时内；但在抗凝治疗的患者中，血肿可能在几周之后出现。该并发症表现为疼痛加重、颈部肿胀和经常出现明显的焦虑。血肿可以在颈阔肌和胸骨舌骨肌之间聚集（浅部血肿）或沿着喉部在带状肌深部聚集（深部血肿）。深部血肿更加危险，因为它能隔离在喉的一侧，导致气道移位和受压。

1–5 级并发症

• **补救**

尽管只有少数术后血肿的患者出现气管受压而需要在床旁紧急切开引流，但每个出现颈部血肿的患者都有可能发生这种情形。在颈部血肿清除之前，必须对患者进行严密监测。具有打开伤口给气道减压能力的医务人员必须陪伴患者直到问题得到解决。对大多数患者来说，血肿很少产生即刻的威胁。患者可以被立即送回手术室，在麻醉下清除血肿，控制出血。再次手术经常难以辨明出血点，但有时能够发现出血点，最可能的部位是颈阔肌皮瓣下的颈前静脉、上极的血管蒂和靠近喉返神经入喉处的Berry韧带的血管。颈部血肿的风险使一些人对门诊甲状腺切除术的安全性提出质疑，因为患者出院后有可能会发生血肿。目前，由该领域专家实施的门诊甲状腺手术的经验表明，门诊手术还是安全的。但为了检查有无血肿发生，要常规在术后观察6个小时才能让患者离院。

• **预防**

手术一开始就要仔细止血，特别是那些重点区域更要加以注意，以防止该并发症的发生。

术后甲状腺激素方面问题的处理

医源性甲状腺功能亢进或甲状腺功能减退

• **后果**

甲状腺全切术后，以及作为大多数甲状腺癌治疗的一部分，患者要接受甲状腺激素替代治疗[20]。大多数患者能够很好地耐受甲状腺激素长期治疗。甲状腺激素半衰期长，每日用药一次便已足够，而且患者漏服药物或改变服药时间不会引起症状。服用甲状腺激素面临的问题是：①半衰期较长导致每次调节药量需要大约一个月的时间，这就使得确定合适的给药剂量成为一个漫长的过程。②其治疗窗较窄，药物剂量或药物剂型发生微小变化都会产生生理学效应。③它大量地与蛋白质结合，所以其他与蛋白质结合的药物或蛋白质本身的变化都会影响给定剂量药物的效应。

1/2 级并发症

• 预防

患者必须明白确定药物的合适剂量需要时间。试图通过频繁改变用药剂量来加速这一过程通常适得其反，延误了确定恰当剂量的时间。

甲状腺激素治疗窗较窄，这是患者必须了解的另一个方面。特别要注意的是，改变甲状腺激素的剂型，从一个品牌换成另一个品牌或改为常用剂型，都可能会改变患者对药物的反应。应鼓励患者坚持服用他们服用的甲状腺激素制剂，迫不得已要更换药物时，用药一个月后要检测甲状腺刺激激素的水平。医学著作或文献已经对此进行了介绍，大多数药师对此问题也十分敏感[21-30]。

一个更为常见的问题是增加或减去一些其他的慢性药物，比如口服避孕药或雌激素替代治疗药物。它们使与甲状腺激素结合的血清蛋白的含量发生改变。应该把这个潜在的效应告知患者，在改变其他用药后应重新评估并调整甲状腺激素的剂量。

（王会元 译）

参考文献

1. Kitamura Y, Shimizu K, Nagahama M, et al. Immediate causes of death in thyroid carcinoma: clinicopathological analysis of 161 fatal cases. J Clin Endocrinol Metab 1999; 84:4043–4049.
2. Rudow M, Hill AB. Thompson NW, Finch JS. Helium-oxygen mixtures in airway obstruction due to thyroid carcinoma. Can Anaesth Soc J 1986;33:498–501.
3. Allo MD, Thompson NW. Rationale for the operative management of substernal goiters. Surgery 1983;94:969–977.
4. Sippel RS, Gauger PG, Angelos P, et al. Palliative thyroidectomy for malignant lymphoma of the thyroid. Ann Surg Oncol 2002;9:907–911.
5. Farrar WB, Cooperman M, James AG. Surgical management of papillary and follicular carcinoma of the thyroid. Ann Surg 1980;192:701–704.
6. Thompson NW, Nishiyama RH, Harness JK. Thyroid carcinoma: current controversies. Curr Probl Surg 1978; 15:1–67.
7. Schroder DM, Chambous A, France CJ. Operative strategy for thyroid cancer, is total thyroidectomy worth the price? Cancer 1986;58:2320.
8. Clark OH, Levin K, Zeng QH, et al. Thyroid cancer: the case for total thyroidectomy. Eur J Cancer Clin Oncol 1988;24:305–313.
9. Ley PB, Roberts JW, Symmonds RE Jr, et al. Safety and efficacy of total thyroidectomy for differentiated thyroid carcinoma: a 20-year review. Am Surg 1993;59:110–114.
10. Tartaglia F, Sgueglia M, Muhaya A, et al. Complications in total thyroidectomy: our experience and a number of considerations. Chir Ital 2003;55:499–510.
11. Rosato L, Avenia N, Bernante P, et al. Complications of thyroid surgery: analysis of a multicentric study on 14,934 patients operated on in Italy over 5 years. World J Surg 2004;28:271–276.
12. Winer KK, Ko CW, Reynolds JC, et al. Long-term treatment of hypoparathyroidism: a randomized controlled study comparing parathyroid hormone-(1-34) versus calcitriol and calcium. J Clin Endocrinol Metab 2003;88: 4214–4220.
13. Olson JA Jr, DeBenedetti MK, Baumann DS, Wells SA Jr. Parathyroid autotransplantation during thyroidectomy. Results of long-term follow-up [see comment]. Ann Surg 1996;223:472–478; discussion 478–480.
14. Thomusch O, Machens A, Sekulla C, et al. The impact of surgical technique on postoperative hypoparathyroidism in bilateral thyroid surgery: a multivariate analysis of 5846 consecutive patients. Surgery 2003;133:180–185.
15. Rea JL, Khan A. Clinical evoked electromyography for recurrent laryngeal nerve preservation: use of an endotracheal tube electrode and a postcricoid surface electrode. Laryngoscope 1998;108:1418–1420.
16. Otto RA, Cochran CS. Sensitivity and specificity of intraoperative recurrent laryngeal nerve stimulation in predicting postoperative nerve paralysis. Ann Otol Rhinol Laryngol 2002;111:1005–1007.
17. Stojadinovic A, Shaha AR, Orlikoff RF, et al. Prospective functional voice assessment in patients undergoing thyroid surgery [see comment]. Ann Surg 2002;236:823–832.
18. Burkey SH, van Heerden JA, Thompson GB, et al. Reexploration for symptomatic hematomas after cervical exploration. Surgery 2001;130:914–920.
19. Abbas G, Dubner S, Heller KS. Re-operation for bleeding after thyroidectomy and parathyroidectomy. Head Neck 2001;23:544–546.
20. Mazzaferri EL. An overview of the management of papillary and follicular thyroid carcinoma. Thyroid 1999; 9:421–427.
21. Mikosch P, Obermayer-Pietsch B, Jost R, et al. Bone metabolism in patients with differentiated thyroid carcinoma receiving suppressive levothyroxine treatment. Thyroid 2003;13:347–356.
22. Sawka AM, Gerstein HC, Marriott MJ, et al. Does a combination regimen of thyroxine (T4) and 3,5,3′-triiodothyronine improve depressive symptoms better than

T4 alone in patients with hypothyroidism? Results of a double-blind, randomized, controlled trial. J Clin Endocrinol Metab 2003;88:4551–4555.
23. Walsh JP, Shiels L, Lim EM, et al. Combined thyroxine/liothyronine treatment does not improve well-being, quality of life, or cognitive function compared to thyroxine alone: a randomized controlled trial in patients with primary hypothyroidism [see comment]. J Clin Endocrinol Metab 2003;88:4543–4550.
24. Walsh JP. Dissatisfaction with thyroxine therapy—could the patients be right? Curr Opin Pharmacol 2002;2:717–722.
25. Saravanan P, Chau WF, Roberts N, et al. Psychological well-being in patients on 'adequate' doses of L-thyroxine: results of a large, controlled community-based questionnaire study [see comment]. Clin Endocrinol 2002;57:577–585.
26. Woeber KA. Levothyroxine therapy and serum free thyroxine and free triiodothyronine concentrations. J Endocrinol Invest 2002;25:106–109.
27. Wiersinga WM. Thyroid hormone replacement therapy. Horm Res 2001;56(suppl 1):74–81.
28. Fischman J. Reports of thyroid drug's demise were exaggerated. US News World Rep 2001;131:57.
29. What is going on with levothyroxine? Med Lett Drugs Ther 2001;43(1108):57–58.
30. Bell DS, Ovalle F. Use of soy protein supplement and resultant need for increased dose of levothyroxine. Endocr Pract 2001;7:193–194.

第 41 章

甲状旁腺外科

Lawrence T. Kim, MD

引言

手术治疗甲状旁腺疾病的成功率较高，而且并发症的发生率极低。对于经验丰富的专家而言，甲状旁腺功能亢进症的治愈率可达 99%，而且极少出现严重的并发症[1]。与其他类型的手术一样，手术结局主要依赖于外科医生处理各种复杂局面的经验。本章便对这些复杂的问题加以介绍，以便帮助读者避免这些问题，同时还能正确处理这些问题。

诊断

一般而言，甲状旁腺功能亢进症的诊断较为容易。然而，误诊是手术失败的常见原因。高钙血症、甲状旁腺激素水平升高以及尿钙升高可以确诊甲状旁腺功能亢进。但是很多患者并不符合这一简单的诊断标准。外科医生通常面对的情况是，患者的实验室检查结果仅轻度异常，或者患者的病情表现为甲状旁腺功能亢进但实际诊断却并非如此。如果术中没有发现甲状旁腺腺瘤或甲状旁腺增生，这便是外科医生的失败；对于患者而言，则十分危险。本章将集中对那些诊断较为困难的疾患进行简要介绍。与擅长诊治甲状旁腺疾病与矿物质代谢的内分泌专家进行合作，对此怎样强调都不为过。因甲状旁腺功能亢进而转诊给作者的患者中，不少患者并未罹患该病，这种情况并不少见。外科医生通常是建立正确诊断的最后把关者。

血钙正常的甲状旁腺功能亢进，正如其名称所指的，其特点便是血钙水平正常，至少在大多数情况下如此。血钙正常的甲状旁腺功能亢进已经被明确地认定为是一种类型的疾病，该病很可能是甲状旁腺功能亢进症的非常早期的阶段[2]。对于这些患者而言，PTH 仅有轻度升高，其升高幅度通常低于高血钙患者的 PTH 水平。尿钙水平偶见显著升高，这有助于甲状旁腺功能亢进症的确诊。这些患者多同时伴有维生素 D 缺乏，从而掩盖了本应出现的高钙血症。

甲状旁腺功能亢进症可以作为遗传性综合征的一部分而出现。这些综合征包括家族性单发的甲状旁腺功能亢进症、多发性内分泌瘤病（MEN）1、MEN 2a 以及甲状旁腺功能亢进症 – 颌瘤综合征。对于所有罹患甲状旁腺功能亢进症的患者而言，获得其完整的家族史极为重要。不仅应当询问与甲状旁腺功能亢进症相关的症状，而且还应询问与上述综合征相关的其他临床表现。要特别注意询问消化性溃疡、Zollinger–Ellison 综合征、甲状腺肿瘤、肾上腺肿瘤以及垂体肿瘤等病史。遗传性综合征的遗漏将会导致患者接受不适当的手术。

家族性低尿钙高血钙症（familial hypocalciuric hypercalcemia，FHH）是一种较为罕见的疾病，其特征是血钙轻度升高，PTH 正常或轻度升高，而尿钙降低。这是一种常染色体显性遗传病。大约三分之二的患者携带钙离子感受器的基因突变。对 24 小时尿钙进行分析，结果常显示尿钙排泄非常低。鉴别 FHH 与甲状旁腺功能亢进症的最佳方法是测定尿钙与肌酐清除率比值（$U_{Ca} \times S_{Cr}/U_{Cr} \times S_{Ca}$，此处 U 系指 24 小时尿液中的排泄量，而 S 系指血清浓度）[3]。大多数 FFH 患者的尿钙与肌酐清除率比值小于 0.01。手术探查之前排除 FFH 的诊断极为重要，尤其当血钙与 PTH 接近正常之时。FFH 常无需手术治疗。

手术方式的选择

原发性甲状旁腺功能亢进症手术的“金标准”是完整探查整个颈部并且显露所有的甲状旁腺。这种方法的优点在于，对于经验丰富的专家而言，治愈率非常高。但手术解剖范围较为广泛，即使病情简单的患者亦是如此。因此手术时间较长，住院时间也较长，而且患者会感觉更加不适。甲状旁腺切除术的新手术方式是直接行甲状旁腺切除术。在行甲状旁腺直接切除术之前，必须先行影像学检查以便对异常腺体进行定位，术中直接显露该腺体并进行切除。该项技术的另外一种方法是在术中应用放射性核素进行探查以便对异常腺体进行定位从而有助于对其进行定位以及切除。术中甲状旁腺激素测定（intraoperative parathyroid hormone，IOPTH）可以证实没有异常甲状旁腺组织的残留。微创手术的优点包括手术时间较短、手术切口较小而且术中解剖范围较小，住院时间短（常常可行门诊手术）而且术后恢复快。直接甲状旁腺切除术可在局部麻醉下实施[4, 5]。但该种手术方式的缺点在于治愈率可能较低，尤其是未行 IOPTH 检测时。然而，根据目前的资料，大多数患者的颈部不会再次接受手术，因此目前认为再次手术的风险较低。手术方式的选择需要根据现有技术以及患者的具体情况而定（图 41–1）。

颈部完整探查（包括甲状旁腺次全切除术以及甲状旁腺全切术）

适应证

- 原发性甲状旁腺亢进症（尤其是无法行 IOPTH 检测以及术前影像学检查未能发现病灶的病例）
- 家族性甲状旁腺功能亢进症
- 继发性甲状旁腺功能亢进症
- 钙过敏

手术步骤

步骤 1 颈部横行衣领状切口
步骤 2 垂直切开带状肌
步骤 3 显露甲状腺
步骤 4 解剖并辨认甲状旁腺
步骤 5 甲状旁腺活检（可选）
步骤 6 切除异常的甲状旁腺
步骤 7 胸腺切除术（实施甲状旁腺全切术时）
步骤 8 缝合带状肌
步骤 9 缝合关闭颈阔肌
步骤 10 关闭皮肤切口

颈部横行衣领状切口

理想的颈部皮肤切口应当选择横行皮纹。位置较低的切口尽管使解剖甲状腺上极较为困难，但可以获得较好的美容效果。

解剖并识别正常与异常的甲状旁腺组织

无法对异常甲状旁腺进行定位

- **后果**
  手术无法治愈疾病。
  2–4 级并发症
- **补救**
  再次手术。
- **预防**
  甲状旁腺的术中定位需要对其解剖与胚胎发生学的知识相当熟悉（图 41–2）。甲状旁腺起源于第三对与第四对咽囊。上甲状旁腺与甲状腺 C 细胞共同起源于第四对咽囊，它们向下方迁移并定居于甲状腺中段的后方，靠近甲状腺下动脉和喉返神经交汇处。由于甲状旁腺与 C 细胞在胚胎学起源上的联系，上甲状旁腺可以出现在甲状腺组织内。下甲状旁腺起源于第三对咽囊；第三对咽囊还发育成胸腺。与上甲状旁腺相比，下甲状旁腺向下方迁移的距离更远，常位于甲状腺下极附近。由于其起源的原因，下甲状旁腺常位于胸腺组织内，或者位于包含残余胸腺的脂肪垫内。这些脂肪垫位于甲状腺下方，其大致边界为，上方是甲状腺，侧方是胸锁乳突肌和喉返神经，后方是气管，下方是主动脉弓，前方是带状肌和胸骨。与上甲状旁腺相比，下甲状旁腺更容易在罕见位置被发现。

所有的甲状旁腺都可以迁移到罕见的或“异位”的部位。上甲状旁腺有可能位于甲状腺上极附近的位置，可以沿着甲状腺上动脉的走行分布。甲状旁腺还有可能位于甲状腺的后方或侧方的任何位置。它们常紧贴甲状腺被膜，由于手术解剖或牵拉所产生的压力常使腺体变得十分菲薄。在手术解剖过程中经常检视甲状腺（包括甲状腺切除术中）有可能会发现这些被膜下的腺体。上方或下方的甲状旁腺都有可能位于甲状腺实质之内，因此有可能肉眼无法观察到。术前或术中超声检查可能有助于这些腺体的定位。甲状旁腺还有可能位于食管附近，甚至位于咽后间隙或食管后间隙。甲状旁腺还有可能位于颈动脉鞘内。如前所述，下方的甲状旁腺有可能位于胸腺内或与之相连的脂肪垫内。胸腺组织容易被误认为甲状旁腺腺瘤。与腺瘤相比，胸腺组织在颜色上更为暗淡，较为致密，而且血管较少。下方的甲状旁腺有可能向下方迁移直达心脏的水平。只要患者的体形允许，外科医师应当尽可能地沿着无名动脉和主动脉弓向下方探查。

除了甲状旁腺的位置变异之外，还有超过4个腺体的情况发生。Gilmour[6]在其经典解剖学研究中发现，6.5%的尸体中的甲状旁腺的数量超过4个。其他研究中的发生率略低[7]。尽管一部分研究（包括这些研究）表明，部分患者体内的甲状旁腺数量可以少于4个，但却难以确定是否忽视了部分腺体。

在解剖甲状旁腺过程中，需要十分的小心谨慎。良好的照明以及放大镜对于成功实施甲状旁腺手术至关重要。头灯的价值不小，尤其是采用小切口手术时更是如此。小型放大镜也能提供很大的帮助。在任何时候都要注意保持一个无血的手术野。腺体染上血液将妨碍对细微的颜色变化的探测，从而使得识别甲状旁腺更加困难。一种暴露甲状旁腺的十分有用的技术是，利用精细的镊子夹住表面的组织，使用精细的剪刀分离组织，偶尔可以应用电凝，将镊子之间的组织轻柔地推开。应用精细手术器械轻柔地推开组织也是一项有用的技术。必须注意的事情是，不得轻易切断较细小的血管，这会导致令人烦恼的出血。不加选择地应用电凝止血有可能损伤甲状旁腺或者喉返神经。

如果完整地探查了颈部但仅仅发现3个正常腺体，此时应当怎么办？在大多数情况下，在某个部位有一个甲状旁腺腺瘤。假定所有甲状旁腺异位生长的

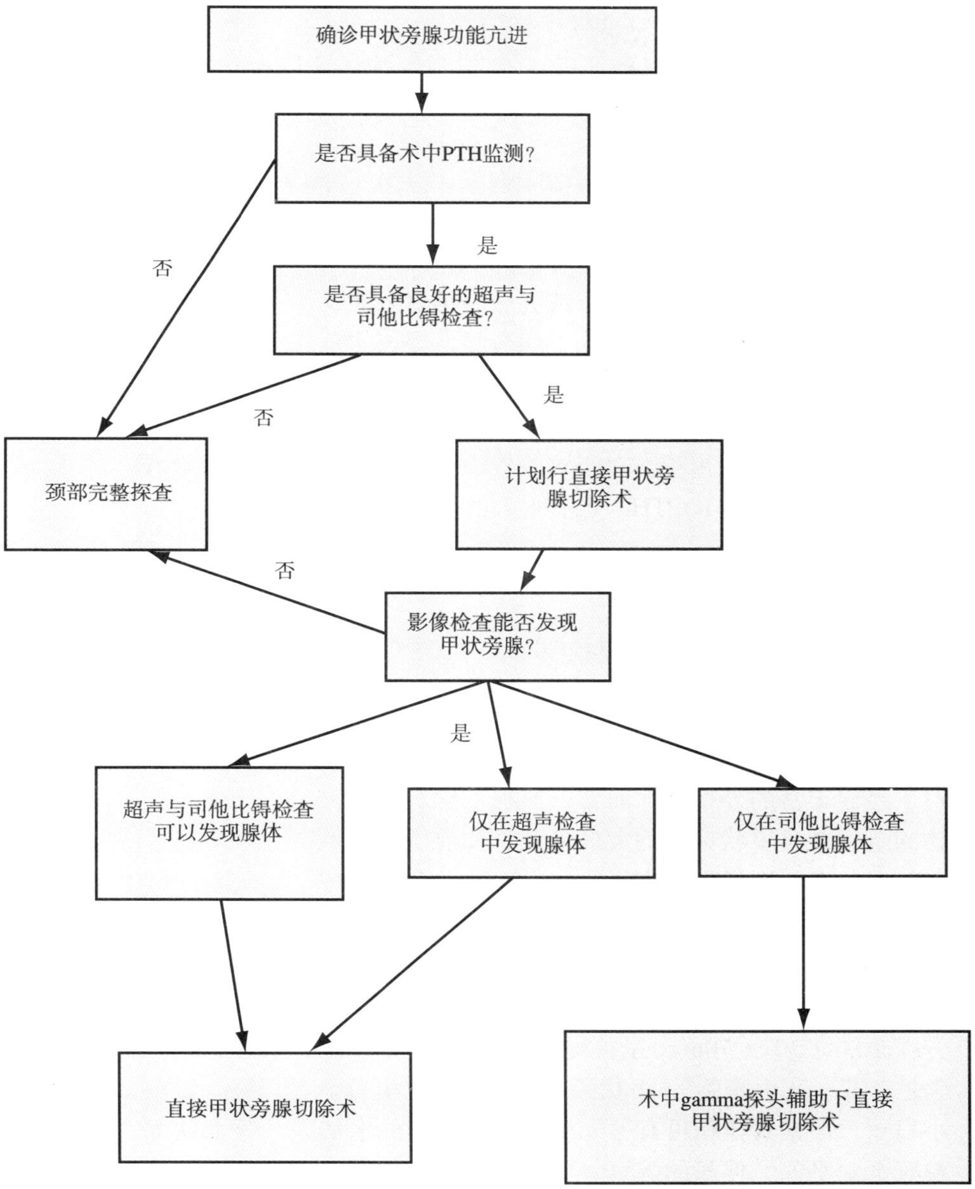

图4-1　原发甲状旁腺功能亢进症的处理流程。

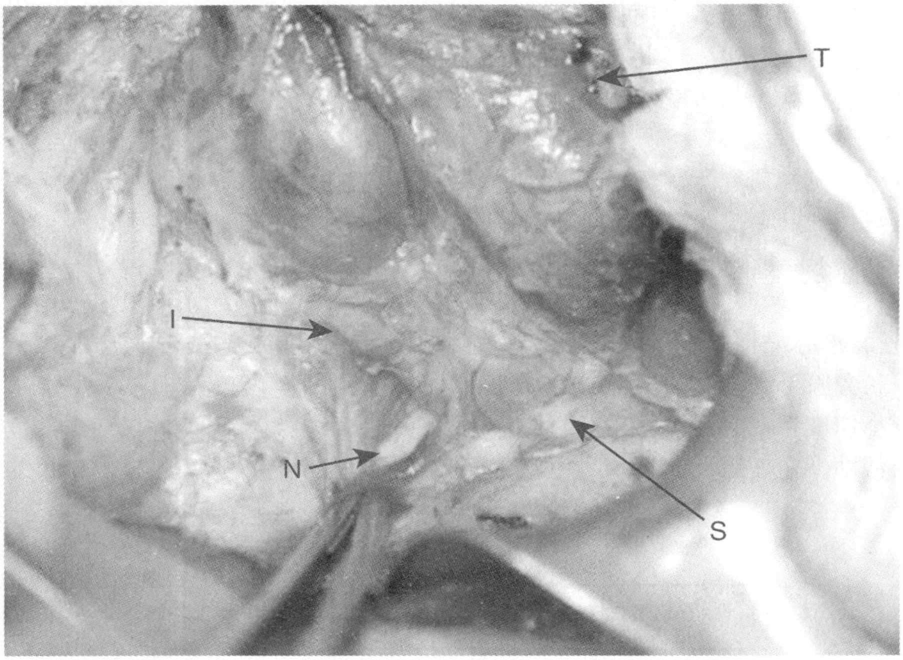

图 41-2 左侧甲状旁腺。图中观察到的是左颈部。头位于右侧、甲状腺向上方及患者右侧（远离观察者）方向牵引。可以观察到上（**S**）、下（**I**）甲状旁腺及喉返神经（**N**）。请注意上、下甲状旁腺与喉返神经的典型的关系。上甲状旁腺位于神经后方，下甲状旁腺位于神经前方。

部位都已经探查，此时首先应当切除胸腺。应当仔细检查这些组织中是否有甲状旁腺组织。如果没有发现甲状旁腺腺瘤，那么可行甲状腺叶切除术。如果外科医师或者病理医师在切开甲状腺或胸腺后仍然未能发现甲状旁腺，那么必须继续寻找甲状旁腺，探查的范围包括从咽喉至主动脉弓，后方至椎体旁。术前行甲状旁腺影像学检查的最有力的论据之一便是为了避免这种十分困难的情况出现。对于这些较为困难的病例而言，如果能够实施 IOPTH，也有很大的帮助。

未能识别出涉及多个腺体的疾病

- **后果**

  手术未能治愈疾病或术后早期复发。

  2–4 级并发症

- **预防**

  对于经验丰富的外科医师而言，鉴别正常与异常腺体的金标准是甲状旁腺的大体外观。如前所述，术前的甲状旁腺影像学检查手段在发现涉及多个腺体的甲状旁腺疾病方面（例如多发腺瘤或甲状旁腺增生）仍然有一定的局限。因此，影像检查发现一个腺体并不意味着它是唯一的异常腺体。正常的甲状旁腺通常重 30 ～ 70mg，呈黄褐色，颜色变化呈“鲑鱼色”或“花生酱色”。甲状旁腺的体积大致相当于小扁豆，但是其体积可有不同变化，从饱满的水稻粒直至扁平的、伸长的豌豆。甲状旁腺与其他类型的内分泌腺体相似，血管极为丰富；如果实施组织活检，则很容易出血。

  与正常腺体相比，甲状旁腺腺瘤的颜色呈深红色（图 41–3）。典型的外观呈“鸡心样”。在一部分患者中，尤其是体积较小的腺瘤中，可以观察到腺瘤的外面包裹一圈正常的甲状旁腺组织。对于非常小的腺瘤而言，单纯凭借颜色便能够区别腺瘤与正常的甲状旁腺组织。腺瘤的体积变异较大，体积较小者仅约 1 ～ 2mm，完全包裹在正常的甲状旁腺组织中，体积大者可达胡桃大小，甚至更大。典型的甲状旁腺腺瘤的体积与形状与芸豆相似。所有的腺瘤均质地柔软。质地坚硬的腺瘤需要警惕甲状旁腺癌的可能性。淋巴结与甲状腺组织的硬度均较甲状旁腺腺瘤为高。

  甲状旁腺增生的腺体体积亦有较大变异。一部分增生的腺体仅比正常腺体的体积略大，而且颜色与外观均正常。有的增生腺体的体积可以增至很大。体积较小的增生腺体的外观与腺瘤没有区别。甲状旁腺增生的程度通常并不一致，在同一位患者体内，增生腺体的体积可有一个数量级的差别。

  甲状旁腺腺瘤可以多发[8]。因此，即使切除一个体积巨大、外观典型的腺瘤也并不一定能够治愈疾病。目前，确保手术成功的最佳措施便是完整探查颈部从而全面评价所有的甲状旁腺或者采用 IOPTH 检测。

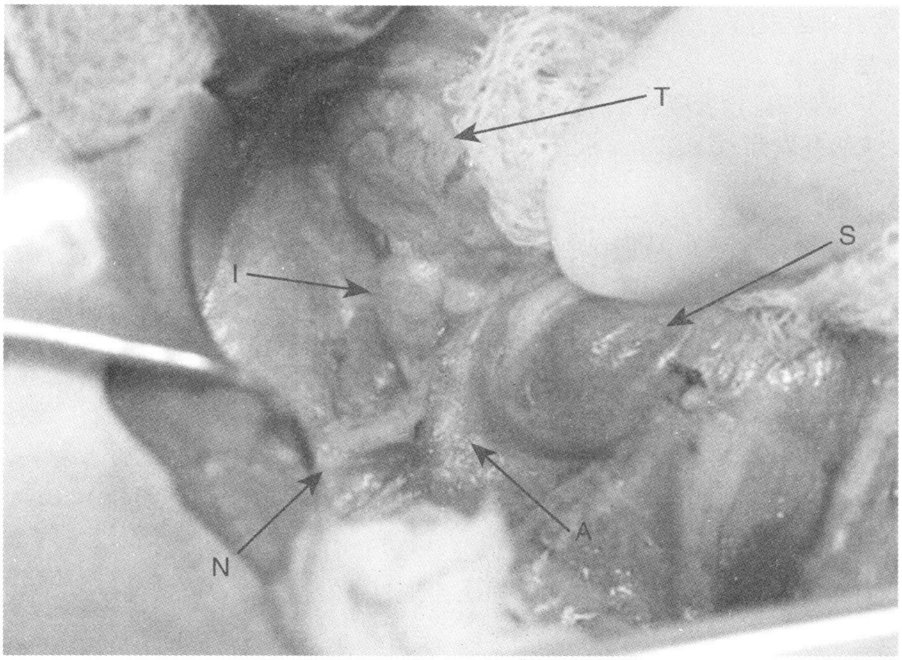

图 41–3 左上甲状旁腺腺瘤。图片的角度与图 41–2 大致相同。上甲状旁腺（S）体积增大，呈红色，具有典型的腺瘤外观。注意它表面没有血管结构，从而有助于与甲状腺（T）相区别。此外，还可以看到下甲状旁腺（I）、喉返神经（N）及甲状腺下动脉（I）（见彩图）。

发现一个甲状旁腺腺瘤之后未能发现其余的（全部）甲状旁腺

• 后果

可能不会产生不良的后果；也有可能导致未能确诊多腺体疾病。

1–3 级并发症

• 预防

如果初步的手术探查发现了一个甲状旁腺腺瘤，此时外科医生便面临一个难题，即判断手术解剖范围是否已经足够。很明显，标准的手术方法是完整探查颈部直至辨别出四个甲状旁腺。除非术中应用 IOPTH 检测（见后文），颈部探查不全很可能会导致治疗失败。甲状旁腺疾病有可能会涉及两个或者三个甲状旁腺腺瘤。因此在一侧发现一个腺瘤与一个正常腺体并不能高枕无忧。尽管大约 85% 的甲状旁腺功能亢进症是由单一的腺瘤引起来的，但是如果医生停止探查，那么风险便随之而来。然而，对于擅长于甲状旁腺手术的专家而言，手术成功率应该在 98% 至 99% 之间。因此大多数专家建议继续手术探查直至发现全部四个甲状旁腺。还有一种情况是，术中发现一个甲状旁腺腺瘤以及两个正常的腺体，双侧颈部均已经探查完毕，但第四个腺体却未能找到。当腺瘤出现后，正常腺体可能会受到抑制，甚至会比正常腺体还要小。这就使得寻找最后一个正常腺体变得十分困难。如果已经实施了全面的手术探查，而且医生认为在手术野中存在另外一个有一定体积的甲状旁腺腺瘤的可能性不大，那么此时便可以停止手术探查。很明显，如果外科医生认为进一步手术探查会增加手术并发症的风险，那么进一步探查的风险便超过了所有的潜在获益。在决定停止进一步探查之时，外科医生应当清醒地意识到，将来的再次手术探查将十分困难，而且患者承担的风险极大。在术中遇到困难时，请另外一位经验丰富的外科医生会诊是很有意义的。

损伤残余腺体

• 后果

甲状旁腺功能低下。

4 级并发症

• 补救

如果可以的话，应当将正常的甲状旁腺重新种植。

• 预防

必须竭尽全力避免损伤正常腺体的血供。失去血供的腺体很快变得灰暗并最终呈现出十分黑暗的颜色。如果正常腺体发生此种情况，应当立即将其切下并置于冰上，直至将其重新种植（参见后文的“甲状旁腺自体移植”部分）。

喉返神经损伤

- **后果**

 声带麻痹；声音嘶哑。

 4 级并发症

- **补救**

 一期修复神经（立即）；声带内移术（后期）。

- **预防**

 所有从事甲状旁腺外科的医生应当相当熟悉喉返神经的走行及其可能的位置变异，以便尽力避免损伤神经。即便神经没有切断，但在其附近进行解剖也可能造成神经损伤。只有在确保电流不会损伤临近的神经的情况下才可以使用电凝。在神经附近操作时，双极电凝较为安全。夹子以及缝线有可能伤及神经或将神经包裹其中，从而损伤神经的血供。

甲状旁腺活检

冰冻切片可以用来辨别甲状旁腺。对于可疑的组织而言，这是一种十分有用的确认甲状旁腺的方法。组织学难以可靠地鉴别甲状旁腺腺瘤与增生。如果腺体的外观较为少见或者难以鉴别，冰冻组织切片可以发挥作用。随着外科医生的经验的积累，这项工作的必要性就有所降低，从而成为可以选择的方法。然而，如果一个腺体需要冷冻保存或者重新移植（见后文）时，一旦辨别错误就会造成灾难性的后果，此时就必须完成这项工作。一般而言，冰冻切片在鉴别腺瘤与增生方面并不是普遍有用的。因此，外科医生需要对所有腺体进行检查或者行 IOPTH 检测。

如果需要对甲状旁腺进行活检以便对其进行确认，必须注意避免损伤腺体的血供。将精细剪刀的尖端张开，从而使得腺体恰好处在剪刀尖端的附近。如果仅使用剪刀的尖端，腺体在被完全横断之前便很容易滑出。与所有的内分泌器官相似，横断的甲状旁腺出血很凶猛（根据体积而不同）。可以适当使用双极电凝来止血。应当避免使用单极电凝，或者应当以极低的功率使用单极电凝以避免损伤剩余的腺体和血供。

切除异常的甲状旁腺

包膜破裂

- **后果**

 有可能出现甲状旁腺腺瘤病。

 3 级并发症

- **补救**

 将来再次手术。

- **预防**

 在切除甲状旁腺时，应当尽量避免损伤腺体的包膜。细胞从腺瘤中脱落有可能会导致甲状旁腺腺瘤病（亦即，多灶性增大的甲状旁腺组织）。这有可能导致后期疾病复发，并且难以处理。在解剖体积正常的甲状旁腺时，外科医生应当避免直接钳夹或牵拉腺体。压迫或牵拉临近组织即可暴露甲状旁腺。然而，有时候需要直接牵引腺瘤，尤其是在小切口手术时。如果必须钳夹腺瘤，应当使用较大的镊子（例如 DeBakey）将整个腺体轻柔地抓住。较小的精细镊子容易刺破腺体的包膜。由于钳夹力度太大容易碾碎腺体，因此力度必须轻柔。如果需要较为坚硬的牵引器，应当使用 DeBakey 镊子推压或牵引腺体。不得单独钳夹腺体包膜，这样容易将包膜撕破。如果将血管束结扎，剪断缝线时应留较长的线头。这个线头可供牵引腺体之用。在结扎完毕这些血管束之后，可以通过轻柔的牵拉以及钝性分离从而将甲状旁腺从周围的疏松组织中游离出来。

甲状旁腺次全切除术

对于偶发的四个腺体均增生的患者而言，可以选择甲状旁腺次全切除术。一部分医生还选择这种手术方法用以治疗继发性甲状旁腺功能亢进症。甲状旁腺增生系通过全部腺体的弥漫性增大来诊断。对于甲状旁腺增生而言，无论是在一个患者体内还是在不同患者之间，异常腺体的体积有较大的变异。在部分患者中，甲状旁腺的体积可以正常。对这些患者而言，尽管这些体积正常或接近正常的腺体便是致病因素，但仍应当仔细寻找异位的甲状旁腺并切除胸腺。如果选择施行甲状旁腺次全切除术，应当选择外观最接近正常的腺体并将其完整保护。如果有多个候选腺体，那么选择再次手术时最容易解剖的腺体并将其保护。如果选择保留的腺体明显增大，则切除部分腺体，仅剩余 50 ～ 70mg 正常甲状旁腺。可以按照前文中“甲状旁腺活检”部分中介绍的技术完成该手术步骤。用不可吸收缝线（聚丙烯）或夹子标记残余腺体，以便将来再次手术时能够识别。缝线在再次手术时很容易识别，而夹子则有助于超声或放射学定位。手术解剖过程中必须注意不得损害腺体的血供。如果对残余腺体的活力难以确定，应当完整切除该腺体并将活力确切的甲状旁腺组织进行自体移植。

额外甲状旁腺

- **后果**

  甲状旁腺功能亢进持续存在。

  2–4 级并发症

- **补救**

  再次手术。

- **预防**

  在因甲状旁腺增生而行手术治疗时，可能存在的额外甲状旁腺是一个十分棘手的问题。解剖学研究证实，额外甲状旁腺的发生率约为 2.5% ～ 11%[6, 7, 9]。术中未能识别额外甲状旁腺从而导致其遗留在原位可能是疾病复发或持续存在的原因。术中应当仔细寻找额外甲状旁腺。理论上讲，IOPTH 检测能够证明没有剩余的分泌 PTH 的腺体。已经证明，IOPTH 检测应当在多个腺体被切除之后实施[10, 11]。目前尚缺乏 IOPTH 检测能够除外额外甲状旁腺的证据，但是在实践中，如果 IOPTH 下降到非常低的水平，那么剩余一个重要腺体的可能性也非常低。

甲状旁腺全切术

甲状旁腺全切并行自体移植可以用来治疗包括家族性甲状旁腺功能亢进症以及 MEN 在内的遗传性疾病。这种手术方式也可以用来治疗因肾衰竭而导致的继发性甲状旁腺功能亢进症。不行甲状旁腺自体移植的甲状旁腺全切术仅适用于治疗钙过敏。部分作者还建议不行自体移植的甲状旁腺全切术用于肾衰竭的患者，但这仅是一小部分人的观点[12]。甲状旁腺全切并行自体移植的优点在于该术式有可能降低甲状旁腺功能亢进症的复发率。在一项小型的、随机、前瞻性研究中，在继发性甲状旁腺功能亢进症的患者中，采用该手术方式治疗的患者的复发率较甲状旁腺次全切除的患者的复发率更低[13]。然而，长期随访结果表明，对于因肾衰竭而出现继发性甲状旁腺功能亢进症的患者而言，无论采用何种手术方式，仍然有许多患者出现疾病复发；但这些数据却表明甲状旁腺全切术更优[14]。对于部分患者而言，对自体移植在前臂上的腺体施行再次手术的风险要小于再次施行颈部的手术。对肌肉中的高功能腺体进行定位常常较为困难。术前超声检查偶尔能够显示体积增大的自体移植腺体。

如果选择甲状旁腺全切术（行或不行自体移植），作为手术的一部分，应当切除胸腺，以便切除可能的额外甲状旁腺。胸腺的边界如下：上界为甲状腺，下界为主动脉弓，后方为气管，侧方与后方为喉返神经，前方为带状肌；胸腺切除术需要切除前述边界内的所有组织。胸腺切除首先从游离甲状腺下缘开始。需要向下方追踪双侧的喉返神经，这些神经是手术切除的后方与侧方的界限。将所有的组织从气管前方游离。用 Allis 钳轻轻地把胸腺和脂肪组织从纵隔中牵引出来。在主动脉弓水平或稍上方将脂肪组织横断从而切除胸腺。在切除这些无定形组织时，超声刀十分有用。

术后一过性低钙血症

- **后果**

  低钙血症的症状（例如肌肉痉挛、感觉异常）。

  1 级并发症

- **补救**

  甲状旁腺全切术后应当每隔 6 ～ 8 个小时检查一次血钙。在术后的 24 ～ 72 小时之内患者常需要静脉补充钙剂。之后可以开始口服补充钙剂以及骨化三醇，直至血钙浓度能够维持为止。数周之后，随着残余甲状旁腺或者自体移植的腺体开始发挥功能，钙剂补充量可以逐步降低。

- **预防**

  低钙血症是甲状旁腺全切并行自体移植术后的必然事件。如果术后未出现低钙血症，那么需要警惕是否术中遗漏了额外的甲状旁腺。

关闭切口

颈阔肌关闭方式不正确

- **后果**

  不美观。

  1 级并发症

- **补救**

  对于极为丑陋的伤口，可重新缝合伤口。

- **预防**

  正确缝合颈阔肌对于获得良好的美观效果而言极为重要。在缝合颈阔肌时，缝合针很容易钩住真皮层。这会导致局部皮肤形成小的凹陷，而且该小凹陷可以持续很长时间。正确关闭这层肌肉有助于预防将来伤口外观不佳。

甲状旁腺直接切除术

适应证

- 散发的原发性甲状旁腺功能亢进症，并且满足以下条件：
  - 具备 IOPTH 检测的条件
  - 术前影像学检查有阳性结果
- 散发的原发性甲状旁腺功能亢进症，术前影像学检查有阳性结果，但不具备 IOPTH 检测的条件（有争议）

手术步骤

步骤 1 术前影像学检查

步骤 2 术前注射 ^{99}Tc 司他比锝（可选）

步骤 3 外周静脉插管以备术中取血

步骤 4 取血行基线 IOPTH 检测

步骤 5 颈部横行小切口

步骤 6 识别甲状旁腺腺瘤

步骤 7 取血行腺瘤切除前的 IOPTH 检测

步骤 8 切除甲状旁腺

步骤 9 分别在腺瘤切除 5min 与 10min 后行 IOPTH 检测

步骤 10 根据检测结果决定是否进一步行颈部完整探查

步骤 11 关闭切口

术前影像学检查

在甲状旁腺直接切除术得到广泛开展之前，颈部完整探查无论如何都能够顺利完成，因此甲状旁腺的影像学检查被认为意义不大。放射学家 John Doppman 的名言得到了广泛的引用：“唯一必需的定位技术便是找到一位经验丰富的甲状旁腺外科医师。”随着对甲状旁腺直接切除术的认识逐渐深入，以及对该项技术的广泛接受，术前甲状旁腺影像学检查得到了广泛的应用。甲状旁腺影像学检查有重要意义，但却有重大的缺陷。应用最为广泛的两种检查手段包括超声检查以及应用 ^{99}Tc 标记的司他比锝进行核素扫描。

超声检查较为方便，价格便宜并且准确性亦较高。当患者初次就诊时，可以于外科医生的办公室进行超声检查[15, 16]。各家文献报道的超声检查的敏感性与特异性差异较大，其原因在于该项检查方法的技术。对于经验丰富的医师而言，敏感性可达 70% ～ 80%，而特异性超过 90%。由于超声检查结果存在较大差异，因此对于甲状旁腺外科医生而言，了解其所在单位的超声检查结果的准确性至关重要。如果甲状旁腺病灶检出率持续低于 50%，那么该项技术没有发挥其最大潜能。通过与放射科医生合作并鼓励放射科医生与超声科医生成为该领域的专家将有助于提高诊断的准确性。另外一种方法是由外科医生实施超声检查（图 41–4）。已经证明，专注于该领域的外科医生能够熟练地实施超声检查[15, 17, 18]。美国外科医师学院以及其他的一系列单位都能够提供超声检查培训的服务。对于判断病灶的解剖位置而言，由外科医生实施超声检查具有相当的优势。超声检查能够发现体积相当小的腺瘤（偶尔可以发现 3 ～ 4mm 的病灶），但是超声在探测异位甲状旁腺方面没有优势，尤其是纵隔中的病灶。超声在探测多腺体病灶方面能力亦有限，尤其是甲状旁腺增生。即使体积较大的增生的甲状旁腺也有可能遗漏，原因可能是这些病灶的回声特点以及密度与甲状腺或邻近组织相似。

很多单位都可以行司他比锝核素扫描。司他比锝（Cardiolite）扫描原本是用来检查心脏的。后来发现该药物能够在甲状旁腺腺瘤中聚集，由此开始广泛地将其用于甲状旁腺的影像学检查。司他比锝主要在线粒体中聚集，而甲状旁腺细胞则富含线粒体。该项检查对于患者而言较为费时，但风险较低。给患者静脉注射标记复合物。经过短暂的等待后（15min），开始对颈部和上胸部进行闪烁照相。甲状腺、甲状旁腺以及唾液腺都将显像。偶尔能够发现异位甲状旁腺或者较大的、能够引起甲状腺影像不对称的甲状旁腺。但通常情况下，早期难以发现甲状旁腺腺瘤。经过一段时间后，司他比锝将移出甲状腺，但仍然遗留在甲状旁腺中。在注射司他比锝后 2 ～ 3 小时照相以便寻找甲状旁腺（图 41–5）。该影像学技术在定位异位甲状旁腺（包括纵隔）时特别有用。司他比锝扫描的主要问题是其敏感性较低，并且在探测多腺体疾病方面效果不佳。与超声检查相似，文献报道司他比锝扫描的准确性差别较大，司他比锝扫描可以发现 60% ～ 80% 的病灶[19–21]。如果发现病灶，那么该病灶是甲状旁腺的可能性非常高。需要从多个平面进行扫描，以便获得最佳的定位效果。单光子发射计算机成像（SPECT）检查能够提高敏感性与特异性。出现假阳性的可能原因包括甲状腺结节摄取放射性核素。异常的甲状腺组织可以摄取司他比锝从而造成假阳性结果。对于这些病例而言，将核素扫描结果与超声结果相对照有一定的价值。

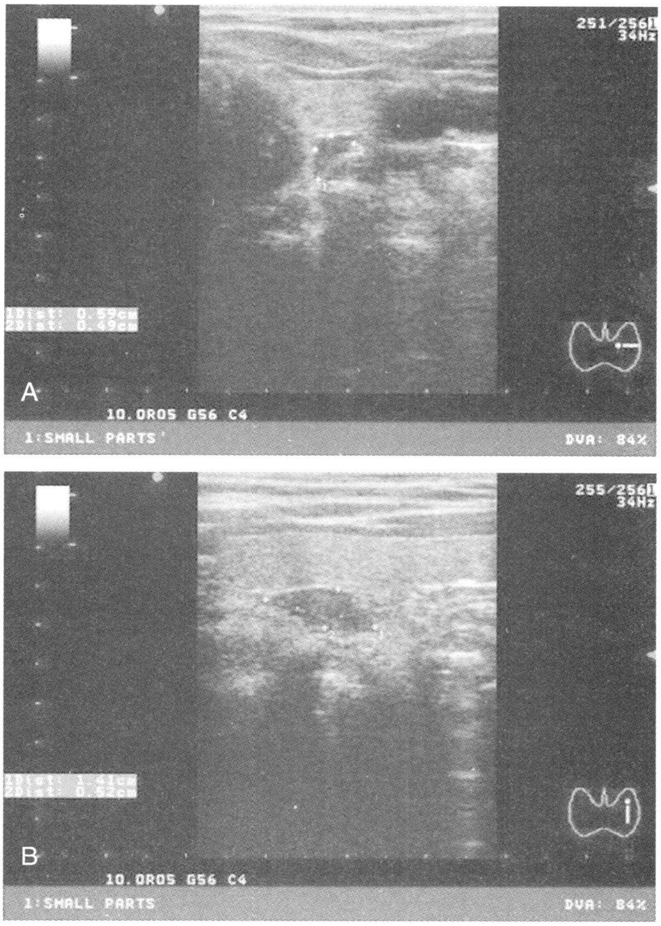

图 41–4　A，左侧上甲状旁腺腺瘤的横断面超声图像。请注意病灶呈均一的低回声。B，同一个左侧上方甲状旁腺腺瘤的纵向超声图像。

高质量的超声检查与司他比锝检查可以互为补充，许多甲状旁腺专家在术前均应用这两项检查手段。

其他的影像学检查方法偶尔有用。由于 CT 检查敏感性低，因此不是术前检查的方法；但偶尔可能发现甲状旁腺腺瘤。MRI 检查可能有一定帮助，尤其对于纵隔中异位腺瘤的定位有一定价值。使用 ^{11}C– 蛋氨酸进行正电子发生体层摄影（PET）检查的结果与司他比锝检查结果相近[22, 23]。另外一种方法主要用于手术探查失败的病例，是由经验丰富的放射科医生从颈静脉取血以确定 PTH 分泌较高的区域。一般而言，该项检查应当在转诊中心实施。必须发明更好的检查手段以提高分辨率、敏感性以及特异性。

如果术前影像学检查发现了甲状旁腺病灶，外科医生将要面临选择手术方式的难题：是选择甲状旁腺直接切除术还是选择标准的颈部完整探查术。自 20 世纪 90 年代以来 IOPTH 的广泛应用（参见后文），越来越多的外科医生选择甲状旁腺直接切除术。如果超声检查发现典型的甲状旁腺腺瘤，那么这些解剖信息便足以指导外科医生切除异常腺体。如果仅有司他比锝扫描能够显示甲状旁腺，其所提供的解剖信息则是不完全的。在这种情况下，术中应用手持 gamma 探测器（见后文）进行探查可能有助于手术。

术中也可以利用超声检查定位异常病灶，但效果较术前超声检查差。如果要使用该项技术，切口内必须充满盐水，影像学检查要利用这些盐水。无菌的超声耦合剂也可以在皮肤表面或实性器官表面应用。如果怀疑甲状旁腺位于甲状腺内，可以行术中超声检查甲状腺。术中应用超声检查来定位其他位置的甲状旁腺腺瘤存在很多问题。手术室中无数的电子设备会影响超声屏幕的影像质量。空气会在手术过程中进入组织内部，由于微小的气泡会散射超声波从而降低影像的质量，因此这些空气会引起很大的麻烦。作者通常在门诊应用超声进行检查，或者在切开皮肤之前应用超声检查来确定切口位置，尤其对于再次手术的患者更是如此。

术中放射性核素指导下的病灶定位

如果选择该种手术方式，患者需要在手术当天清晨到核医学科注射 ^{99}Tc 司他比锝。配备瞄准仪的手持 gamma 探测器可以发现放射性最高的区域；这一过程类似于前哨淋巴结活检的技术。大多数手术室都配备这样的手持探测器，常常用于前哨淋巴结活检。手术探查的重点便是放射性最高的区域，这与前哨淋巴结活检相类似。

一部分作者主张常规应用术中 gamma 探测[24]。该项技术的优点包括可以规划切口，并可以有重点地进行直接解剖。按照作者的观点，良好的司他比锝扫描以及术前超声检查能够为大多数病例提供足够的解剖学信息，无需进行术中 gamma 探测。但是，如果司他比锝扫描能够发现病灶，但超声检查没有发现病灶，尤其对于再次手术的病例或者怀疑异位腺体的患者而言，术中 gamma 探测定位将有很大的帮助。如果在核医学科行司他比锝扫描未能发现甲状旁腺，那么术中 gamma 探测将毫无用处。

术中 PTH 监测

自从 20 世纪 90 年代中期以来，手术中行 IOPTH 分析以便监测 PTH 的水平。PTH 的半衰期较短，大

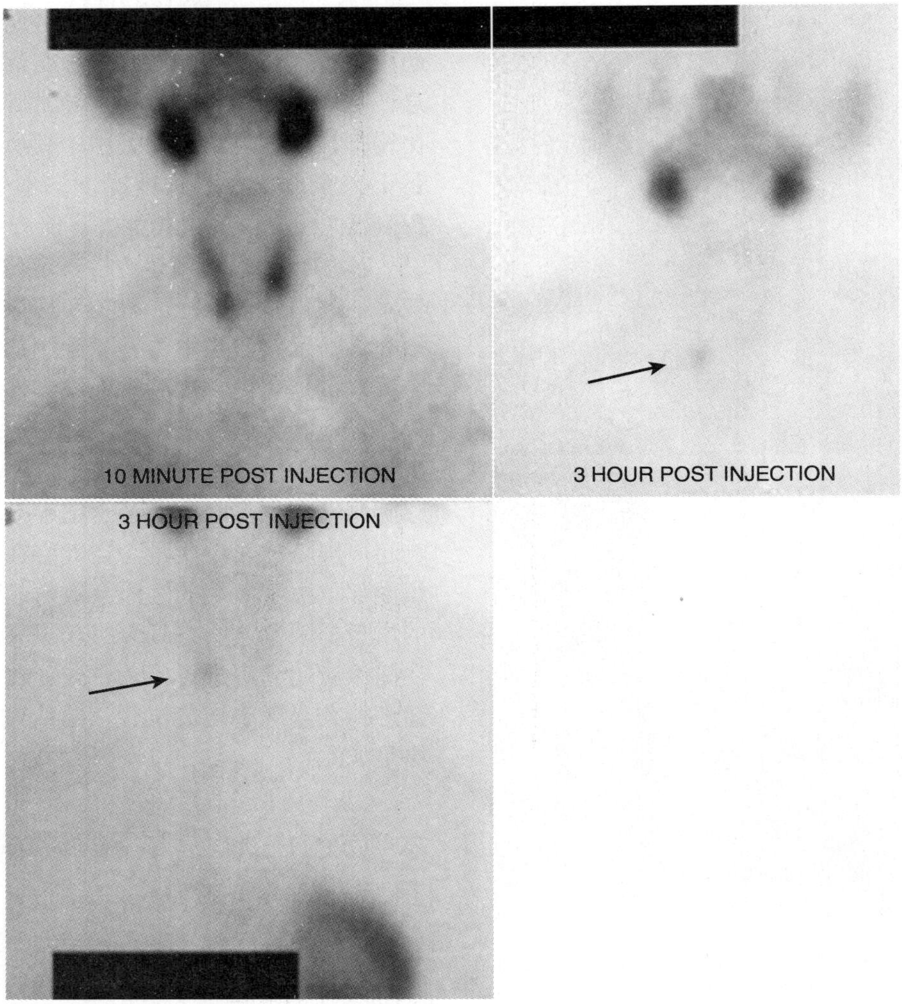

图 41–5 典型的司他比锝扫描图，提示存在右侧下方甲状旁腺腺瘤。请注意，甲状腺表现为早期摄取，但在 3 小时图像中即消散。箭头标明了甲状旁腺。图像上半部分核素浓聚的部位是唾液腺。

约为 4 分钟。如果腺瘤被切除，PTH 的水平将很快下降。如果其他异常腺体仍然存在，PTH 的水平则下降很少。因此如果 PTH 的水平适当下降，那么有问题的腺体便是单一的腺瘤。如果 PTH 水平不能适当地下降，很可能存在其他异常腺体。这样便可以无需直接观察到其他的腺体而终止手术。Irvin 及其同事证实了这一观点[25-27]，同时其他研究小组也证实了这一观点。应当在基线或刚刚切开皮肤之时行 IOPTH 测定。理论上，应当从外周静脉取血检测。最佳位置通常是脚踝处的大隐静脉。然而在实际工作中，从颈静脉（应当远离甲状旁腺，例如颈前静脉）或动脉取血也能够获得相似的结果。很重要的一点是，在手术时取血作为基线数据，不要选择之前的门诊数据。在解剖可能的异常腺瘤之时，在切除其之前，应当再次取血测 PTH 水平；该次 PTH 水平被称为切除前的水平。该 PTH 水平极为重要，原因在于：在极个别的情况下，手术操作会导致 PTH 水平异常升高。在腺体被切除之后，分别在第 5 分钟与 10 分钟时取血进行检测。异常腺体被成功切除的标准是，与基线或切除前的 PTH 水平（哪一个高便选择哪一个）相比，10 分钟时的 PTH 水平下降 50%。

也可以利用移动设备在手术室进行 IOPTH 检测分析。然而，必须有专业技术人员在场来准备并操作该设备。对于临床实验室人员而言，这样做的性价比较低。利用管道系统或快递人员来直接运送标本便以足够。然而，在手术前与手术过程中，实验室人员与手术室人员之间的直接交流十分重要。检测设备可能需要数个小时来安装以及定标，因此使得手术结束时仍然无法询问检测结果。尽管 IOPTH 检测速度较快，但在伤口关闭之前仍然难以得出结果。在手术室中，在确切的实验室检查结果出来之前，保持手术区域的无菌状态是十分重要的。作者便经历过多次重新打开颈部切口的事情；尽管术中切除了典型的甲状旁腺腺瘤，但根据IOPTH检查结果，不得不重新手术。

IOPTH检测的其他缺点包括费用较高，而且不能广泛推广。对于甲状旁腺切除手术量较少的医院而言，单独安装一套检测IOPTH的设备是很不现实的。然而，新型的设备可以与普通的临床实验室检查设备兼容，从而可以进行IOPTH检测以及其他的检测。此类多功能检测仪能够极大地降低PTH检测的费用，使得这类设备对医院更有吸引力。在决定如何最好地利用这些检测项目时，需要外科医生与临床实验室专家密切合作。

PTH的降低为假阳性

- **并发症**

  甲状旁腺功能亢进持续存在。

  2级并发症

- **补救**

  再次手术。

- **预防**

  如果满足Irvin标准，那么假阳性率（错误地提示已经完整切除）可以从6%（根据对所有的其他腺体的评估结果）[28]至0（根据临床治愈率计算）[29]。这些数据提出这样一个问题，即一些腺体可能体积增大，但未必属于功能亢进的腺体。目前的资料表明，事实确实如此[18]。因此，在一项研究中，如果IOPTH分析清晰地表明，大体外观异常的腺体被遗漏了；在对该项研究进行解释时，一定不要想当然地认为这些腺体将会引起临床症状。要更加确切地回答大体形态与功能异常之间的关系，需要等待影像检查技术的进步。如果甲状旁腺直接切除术后确实出现手术失败，那么需要再次手术探查。由于大部分的颈部尚未探查过，因此手术危险性可能并不高。

尽管已经证明Irvin指南非常可靠，但一些关于甲状旁腺激素水平的特殊问题应当引起外科医生的注意。如果5分钟之后甲状旁腺激素水平下降50%，但10分钟时不再继续降低50%，此时外科医生应当警惕。举例而言，如果基线的水平是150，手术切除之前的水平是140，5分钟时的水平是60，10分钟时的水平是50。此时，病灶完全切除的标准获得满足。但是，由于PTH的半衰期较短，尤其正常腺体的功能受到抑制，那么预期10分钟时的激素水平应当在30左右。在这种情况下，可以再次取血检测激素的水平，常常能够解决问题。如果15分钟或20分钟时的激素水平保持不变，甚或升高，那么很可能需要进一步探查[30]。然而，如果激素水平进一步降低，手术便可以终止。如果仍然有疑问，手术方式可以变更为颈部完整探查。然而，一些判断与解释是至关重要的。还需要考虑到以下因素，例如患者的年龄、健康状况、手术风险、患者避免再次手术的意愿以及避免颈部完整探查所带来的美容问题与恢复不顺利的意愿。严格遵循Irvin指南是一项安全、有效的方法。但是在偶然的情况下，即使Irvin标准得到了满足，关注PTH下降的模式仍将有助于避免手术失败。

手术切口

对于甲状旁腺直接切除术而言，手术切口的位置以及长度可以有很大的变化。利用超声或手持gamma探测仪对病灶进行准确定位，在手术切开之前便十分准确地确定甲状旁腺腺瘤的位置。一部分外科医生喜欢直接在病灶上方切开皮肤并通过该部位的带状肌进行解剖。这一方法的主要优点是手术解剖直接而且范围小。对于极靠近上极或下极的腺体而言，该方法有显著的优势。对于再手术的患者而言，该方法尤其有帮助；原因在于外科医生可以在此前未曾解剖的层面进行手术，从而使手术操作相对安全。该方法的缺陷在于，如果要变更为颈部完整探查，则需要一个新的切口。对于甲状旁腺直接切除术，作者喜欢选择以中线为中心的颈部横切口，长约1.5～3cm（颈部较宽者手术切口可以较长，偶尔对于颈部较细者切口可以较小）。该切口应当选择在最靠近甲状旁腺的皮纹内，小范围地游离颈阔肌深方的皮瓣，从中线垂直分开带状肌。利用Weitlaner拉钩牵引皮肤。可以使用Army-Navy或相似的拉钩来牵引带状肌与甲状腺。这个方法能够暴露任何典型部位的甲状旁腺腺瘤，因此还可以用于术前定位不甚确切的病例。该方法的主要缺点是，在一部分病例中，切口与腺瘤之间的距离较远，从而导致观察病灶以及手术解剖较为困难。尽管在一部分病例中，利用此类的小切口来辨别所有正常的腺体或轻度增生的腺体，从技术上能够实现，但通常不建议这样做。此外，如果需要寻找异位甲状旁腺，需要延长切口。

辨别甲状旁腺腺瘤

请参见“颈部完整探查”一节中介绍的方法。

病灶切除前取血行 IOPTH 检测

一般情况下，应当在已经对甲状旁腺腺瘤进行解剖、但血管蒂尚未结扎之时取血。

根据 IOPTH 检测的提示，手术范围扩展为颈部完整探查

如果术中 PTH 检测结果显示第一次的切除并不完全，最佳的方法是延长切口以便行颈部完整探查。尽管位置良好的中心切口有可能显露最常见部位的甲状旁腺腺瘤，但是较大的切口可以使手术探查较小的腺瘤或轻度增生的甲状旁腺更加容易。

甲状旁腺自体移植

甲状旁腺自体移植可以作为甲状旁腺全切术的辅助术式，也可以作为甲状腺手术时无意间损伤甲状旁腺血运时的处理措施。如果在甲状旁腺全切术中计划采用这个手术,应当预备数个标本杯以及冰浴设备（可以在无菌领域内准备，亦可以在无菌领域之外准备）。在每一个腺体切下来之后，将腺体放在无菌容器内，并滴入几滴盐水。将容器密封并立即浸入冰中。这样做将降低腺体在体外的代谢活动。在所有的腺体被切下来之后，选择外观最接近正常的腺体用于自体移植。将所选择的腺体的一部分送冰冻病理检查以便确认其为甲状旁腺。与此同时，如果自体移植物接种在前臂的话，关闭颈部切口。将非优势上肢外展，做手术准备并铺巾。在屈肌表面做一个小切口，向深方解剖穿过肌膜。如果计划将腺体种植在胸锁乳突肌或带状肌内，应当暴露适当大小的肌腹。

选择 50 ~ 70mg（约为正常甲状旁腺的大小）的甲状旁腺组织，切除所有与其相连的脂肪或结缔组织。将用于再移植的腺体部分切成小碎片。作者通常将其切成 8 ~ 12 片。分开肌肉纤维，将一片甲状旁腺组织放入肌肉口袋中。然后用聚丙烯线关闭口袋。依次将甲状旁腺碎片植入肌肉内，直至所有的组织移植完成。作者通常在每一个肌肉口袋内放置两片组织。其他的外科医生将每一片组织放在一个单独的肌肉口袋内，或者将所有的碎片放置在一个较大的口袋内。还有一些外科医生将甲状旁腺放置其他的部位，例如皮下脂肪内[31, 32]。

在甲状腺手术中，如果要将正常的甲状旁腺重新移植，有人提出了另外一项技术。将甲状旁腺放在少量（1.5 ~ 2ml）的盐水中，并将其研成非常细小的碎片。然后将这些碎片抽进注射器内，之后注射到肌肉内。该技术的优点是快速而且容易。一项小型的随机研究结果显示，与其他的再移植技术相比，该项技术未显示出缺点[33]。应当警惕的问题是，该项技术仅限于再移植正常腺体；而且正常腺体的安全性得到了证明。需要关注的问题是，如果基因异常或增生细胞继续表现为无限制的生长的话，肌肉内弥漫分布的细胞将会引起严重的问题。直觉上来说，对于疾病复发的患者而言，切除这些弥漫分布的病灶比切除单片组织更加困难。

永久性甲状旁腺功能低下

- **后果**

  严重低钙血症。

  4 级并发症

- **补救**

  以大剂量钙剂以及骨化三醇治疗。

- **预防**

  将切除的甲状旁腺组织进行低温保存。永久性甲状旁腺功能低下以及慢性低钙血症是甲状旁腺全切术的重要并发症。如果实施甲状旁腺全切术，当甲状旁腺自体移植失败或者证明其功能低下时，低温保存的组织是保证安全的防线。低温保存的组织能够在相当长的时期内保持活性，很可能长达数年。尽管需要再次移植的病例十分罕见，但如果需要，仍然可以将这些组织再次移植。如果计划实施低温保存，那么当甲状旁腺组织切下来之后应当将其迅速置于冰上。用来再次移植或低温保存的任何甲状旁腺组织必须进行冰冻病理切片检查以确保所选择的组织是真正的甲状旁腺。用于低温保存的甲状旁腺组织必须保存于特定介质中（这些介质由低温保存单位提供），然后将其放在冰上，转运至冷藏地点。大多数标准病理实验室无法实施低温保存。低温保存设备必须遵循严格的指南，并符合联邦以及州的法律规定。许多三级医院拥有这些设备，但其他的医院则可能需要将组织送到其他地方进行低温保存。很明显，在确定需要进行甲状旁腺低温保存时，这

些流程必须事先明确。根据作者的经验，在确保低温保存能够实现方面，外科医生应当发挥领导作用。

因遗传性疾病行甲状旁腺切除术

甲状旁腺功能亢进很可能是遗传综合征的一部分，例如家族性单发甲状旁腺功能亢进症，MEN 1、MEN 2 或者甲状旁腺功能亢进症 – 下颌肿瘤综合征。在治疗这些疾病时，如果未能诊断出这些遗传综合征，那么将是巨大的失误。对于所有的甲状旁腺功能亢进症的患者而言，应当详细地、有重点地询问患者的家族史，包括甲状旁腺、甲状腺、肾上腺、垂体以及胰腺内分泌肿瘤的病史。严重的消化性溃疡的病史也应当询问。近期有人对这些家族性综合征的手术方案进行了综述[34]。对于 MEN 1 而言，由于所有的腺体都有可能受累，因此可以选择实施甲状旁腺次全切除术或甲状旁腺全切同时行自体移植。作者喜欢实施甲状腺全切同时行自体移植术，原因在于术后甲状旁腺功能亢进持续或复发者较容易处理。该方法的缺陷之一便是永久性甲状旁腺功能低下，尽管根据作者的经验，这并不是一个问题。

合并甲状旁腺功能亢进症的 MEN 2a 的治疗方法与 MEN 1 相似。MEN 2a 的疾病特点是甲状腺髓样癌；外科医生需要面临的抉择是，对于未显示出任何甲状旁腺功能亢进症的患者而言，在治疗甲状腺髓样癌时，如何处理甲状旁腺。这些患者应当进行 RET 基因突变的遗传检测，并且详细了解家族史。引起 MEN 2a 的 RET 基因突变中的部分类型，例如 C634，引起甲状旁腺功能亢进的风险要高于其他基因突变类型。如果家族史较为强烈并且基因测序提示有引起甲状旁腺功能亢进症的基因突变，此类患者应当接受较为积极的治疗。治疗策略包括切除外观正常的甲状旁腺，部分病例可以同时行自体移植术。如果家族史不甚明确，外科医生可以实施甲状腺切除术以便治疗甲状腺髓样癌，同时检查甲状旁腺。异常的甲状旁腺应当切除，但是继续实施甲状旁腺全切以及自体移植术的合理性存在争议。如果甲状腺术中发现所有的甲状旁腺的外观正常，多数医生将其留在原位；另有一部分医生可能会选择，至少在某些特定的情形下，实施至少一侧颈部的甲状旁腺切除术。如果甲状旁腺保留在原位，应当使用聚丙烯缝线以及夹子将其标记，以便将来易于识别。

家族性单发的甲状旁腺功能亢进症很可能由单发的腺瘤或多个腺体疾病引起，治疗策略应当遵循单发甲状旁腺功能亢进症的策略。甲状旁腺 – 下颌肿瘤综合征是一种十分罕见的引起甲状旁腺功能亢进的疾病。该综合征引发甲状旁腺癌的风险较高，在制定手术计划时，外科医生必须考虑到这一点。

甲状旁腺癌

甲状旁腺癌十分罕见，它在甲状旁腺功能亢进症的患者中比例不到 0.5%。但对于甲状旁腺功能亢进症的患者而言，如果未能诊断出甲状旁腺癌将是外科医生的一项重大失误。如果患者的症状突然出现，病情较重，并且肾脏的症状进行性加重，就应当怀疑甲状旁腺癌。与大多数甲状旁腺功能亢进症患者相比，甲状旁腺癌患者的血钙与 PTH 水平明显升高。如果在甲状旁腺可疑部位触及肿块，在确诊为其他疾病之前，就应当考虑甲状旁腺癌。目前的活检技术无法保证术前诊断为甲状旁腺癌的绝对正确性。

当为甲状旁腺功能亢进症患者实施手术时，外科医生应当认识到，一个假定的甲状旁腺腺瘤有可能是甲状旁腺癌。病灶通常较为坚硬，常与周围的甲状腺或其他组织粘连。甲状旁腺癌的颜色通常为灰白色至白色，而不是腺瘤常见的红褐色。冰冻病理切片可能显示出癌症的证据，例如纤维分隔或者包膜侵犯，但通常难以确切地诊断为甲状旁腺癌。这种肿瘤极为罕见，目前尚无基于临床证据的指南用以指导手术切除范围。如果怀疑甲状旁腺癌，多数外科医生推荐实施广泛的切除，包括甲状腺叶以及所有临近的淋巴结。

（王会元 译）

参考文献

1. van Heerden JA, Grant CS. Surgical treatment of primary hyperparathyroidism: an institutional perspective. World J Surg 1991;15:688–692.
2. Silverberg SJ, Bilezikian JP. “Incipient” primary hyperparathyroidism: a “forme fruste” of an old disease. J Clin Endocrinol Metab 2003;88:5348–5352.
3. Brown EM. Familial hypocalciuric hypercalcemia and other disorders with resistance to extracellular calcium. Endocrinol Metab Clin North Am 2000;29:503–522.
4. Inabnet WB, Fulla WB, Richard B, et al. Unilateral neck exploration under local anesthesia: the approach of choice for asymptomatic primary hyperparathyroidism. Surgery 1999;126:1004–1009.
5. Lo Gerfo P. Bilateral neck exploration for parathyroidectomy under local anesthesia: a viable technique for patients with coexisting thyroid disease with or without

sestamibi scanning. Surgery 1999;126:1011–1014.
6. Gilmour JR. The gross anatomy of the parathyroid glands. J Pathol 1938;46:133–149.
7. Wang C. The anatomic basis of parathyroid surgery. Ann Surg 1976;83:271–275.
8. Tezelman S, Shen W, Shaver JK, et al. Double parathyroid adenomas. Clinical and biochemical characteristics before and after parathyroidectomy. Ann Surg 1993;218:300–307.
9. Thompson NW, Eckhauser FE, Harness JK. The anatomy of primary hyperparathyroidism. Surgery 1982;92:814–821.
10. Stratmann SL, Kuhn JA, Bell MS, et al. Comparison of quick parathyroid assay for uniglandular and multiglandular parathyroid disease. Am J Surg 2002;184: 578–581.
11. Arciero CA, Peoples GE, Stojadinovic A, et al. The utility of a rapid parathyroid assay for uniglandular, multiglandular, and recurrent parathyroid disease. Am Surg 2004;70: 588–592.
12. Conzo G, Celsi S, Buffardi R, et al. Total parathyroidectomy with or without autoimplantion in the therapy of secondary hyperparathyroidism. Minerva Chir 2002;57: 309–315.
13. Rothmund M, Wagner PK, Schark C. Subtotal parathyroidectomy versus total parathyroidectomy and autotransplantation in secondary hyperparathyroidism: a randomized trial. World J Surg 1991;15:745–750.
14. Hargrove GM, Pasieka JL, Hanley DA, et al. Short- and long-term outcome of total parathyroidectomy with immediate autografting versus subtotal parathyroidectomy in patients with end-stage renal disease. Am J Nephrol 1999;19:559–564.
15. Van Husen R, Kim LT. Accuracy of surgeon-performed ultrasound in parathyroid localization. World J Surg 2004;28:1122–1126.
16. Milas M, Stephen A, Berber E, et al. Ultrasonography for the endocrine surgeon: a valuable clinical tool that enhances diagnostic and therapeutic outcomes. Surgery 2005;138:1193–1200.
17. Solorzano CC, Carneiro-Pla DM, Irvin GL III. Surgeon-performed ultrasonography as the initial and only localizing study in sporadic primary hyperparathyroidism. J Am Coll Surg 2006;202:18–24.
18. Carneiro DM, Irvin GL III. Late parathyroid function after successful parathyroidectomy guided by intraoperative hormone assay (QPTH) compared with the standard bilateral neck exploration. Surgery 2000;128: 925–929.
19. Arici C, Cheah WK, Ituarte PH, et al. Can localization studies be used to direct focused parathyroid operations? Surgery 2001;129:720–729.
20. Clark PB, Case D, Watson NE, et al. Experienced scintigraphers contribute to success of minimally invasive parathyroidectomy by skilled endocrine surgeons. Am Surg 2003;69:478–483.
21. Pappu S, Donovan P, Cheng D, et al. Sestamibi scans are not all created equally. Arch Surg 2005;140:383–386.
22. Athanasoulis T. ^{11}C-methionine PET versus ^{99m}Tc-sestamibi in the pre-operative localisation of hyperfunctional parathyroid tissue. Eur J Nucl Med Mol Imaging 2005;32:514.
23. Otto D, Boerner AR, Hofmann M, et al. Pre-operative localisation of hyperfunctional parathyroid tissue with ^{11}C-methionine PET. Eur J Nucl Med Mol Imaging 2004;31:1405–1412.
24. Norman J, Chheda H. Minimally invasive parathyroidectomy facilitated by intraoperative nuclear mapping. Surgery 1997;122:998–1003.
25. Irvin GL III, Solorzano CC, Carneiro DM. Quick intraoperative parathyroid hormone assay: surgical adjunct to allow limited parathyroidectomy, improve success rate, and predict outcome. World J Surg 2004;28:1287–1292.
26. Irvin GL III, Dembrow V, Prudhomme DL. Clinical usefulness of an intraoperative "quick parathyroid hormone" assay. Surgery 1993;114:1019–1022.
27. Irvin GL III, Deriso GT III. A new, practical intraoperative parathyroid hormone assay. Am J Surg 1994;168: 466–468.
28. Gordon LL, Snyder WH, Wians F Jr, et al. The validity of quick intraoperative parathyroid hormone assay: an evaluation in seventy-two patients based on gross morphologic criteria. Surgery 1999;126:1030–1035.
29. Chen H, Pruhs Z, Starling JR, et al. Intraoperative parathyroid hormone testing improves cure rates in patients undergoing minimally invasive parathyroidectomy. Surgery 2005;138:583–587.
30. Phillips IJ, Kurzawinski TR, Honour JW. Potential pitfalls in intraoperative parathyroid hormone measurements during parathyroid surgery. Ann Clin Biochem 2005;42: 453–458.
31. Kinnaert P, Salmon I, Decoster-Gervy C, et al. Long-term results of subcutaneous parathyroid grafts in uremic patients. Arch Surg 2000;135:186–190.
32. Echenique-Elizondo M, Amondarain JA, Vidaur F, et al. Parathyroid graft function after presternal subcutaneous autotransplantation for renal hyperparathyroidism. Arch Surg 2006;141:33–38.
33. Gauger PG, Reeve TS, Wilkinson M, et al. Routine parathyroid autotransplantation during total thyroidectomy: the influence of technique. Eur J Surg 2000;166: 605–609.
34. Carling T, Udelsman R. Parathyroid surgery in familial hyperparathyroid disorders. J Intern Med 2005;257: 27–37.

第 42 章

肾上腺外科

Arsalla Islam, MD, William H. Snyder, MD,and Fiemu Nwariaku, MD

引言

肾上腺切除术主要用于切除有或没有功能的肾上腺肿瘤。从 1899 年 Thornton 首次介绍肾上腺切除术至今，手术技术已经有了许多改进。目前在美国，腹腔镜肾上腺切除术是最常用的术式。Gagner 于 1992 年首次介绍了腹腔镜肾上腺切除术[1]，该手术方式可以显著地缩短住院时间以及术后恢复时间。本章对肾上腺切除术可能存在的缺陷进行了讨论。这些不良后果可能源于不适当或不充分的术前评估，或者源于手术技术的缺陷。

肾上腺肿块的评价

考虑到目前可供选择的诊断检查手段数量众多，术前检查应当选择重要而且最新的方法，从而可以有效地控制花费并缓解患者的焦虑情绪。从手术角度来讲，有两个问题十分重要：①这个肿块有生物化学的功能吗？②这个肿块是恶性的吗？详细的生化检查不属于本章的内容范围，但已在前面提到过[1a]。临床医生必须排除一些常见的有功能的肾上腺肿瘤，例如嗜铬细胞瘤、分泌醛固酮的肾上腺瘤和分泌皮质醇的肾上腺瘤。高血压病史、不明原因的尿钾升高、心悸、或者间断发作的顽固性高血压、或者无法解释的体重增加或下降等症状，对于判断肾上腺肿瘤是否与激素分泌过多相关十分重要。生化检查是除外激素分泌过多的标准方法，包括 24h 尿液儿茶酚胺水平及其分解代谢产物去甲肾上腺素的测定，以及皮质醇、钾和醛固酮水平的测定。对于原发性醛固酮增多症，血浆醛固酮 – 肾素比是一个有效的筛查指标，而 24h 尿游离皮质醇水平和地塞米松抑制试验相结合，可鉴别皮质醇增多症。

因为原发性肾上腺癌十分罕见[2]，并且非侵袭性的成像技术特异性差，也缺乏可靠的有助于诊断的生物标记物，所以将一个肾上腺肿块诊断为恶性肿瘤十分具有挑战性。放射学检查方法中增强 CT 的延迟像，对判断肿瘤的良恶性最有意义[3,4]。相对于良性肿瘤，静脉注射造影剂在恶性肿瘤中停留的时间更长（亦即造影剂消失较慢）。据报道，在诊断腺瘤方面，该方法的敏感性为 88%，特异性为 96%[5]。肿瘤大小同样也是一个重要因素，许多内分泌外科医生基于肿瘤体积来建议患者实施肾上腺切除术[6–8]。根据近期国立卫生研究所发布的报道[9]，研究者认为，肾上腺肿块的恶性危险度：＜ 2cm 的为 2%，2 ～ 4cm 的为 6%，＞ 4cm 的为 25%。基于以上这些因素，我们提供了一个如图 42–1 所示的流程图来对肾上腺肿瘤进行术前评估。

肾上腺切除术的适应证

如图 42–1 所示，肾上腺切除术的适应证有：有功能的肾上腺肿瘤，不论其体积多大；无功能但直径大于 4cm 的肾上腺肿瘤；在观察过程中体积有所增大的肾上腺肿瘤。具体的手术方式取决于患者的实际情况，如：既往腹部手术史、并发症、个人体质以及肿瘤特征（如肿瘤的大小和侵袭性）。

肾上腺手术中的特定的易犯错误

影像学检查的易犯错误

高分辨率 CT 和 MRI 会将一些细微的影像异常表现误认为是肾上腺肿物，有时会导致不恰当的肾上腺探查。这些异常包括肾肿瘤、脾血管畸形、假性动脉瘤、副脾、胰腺囊肿、消化道肿瘤等。如图 42–2 至 42–4 所示。

- **后果**

未行正确的评估便急切地对上述患者施行外科手术

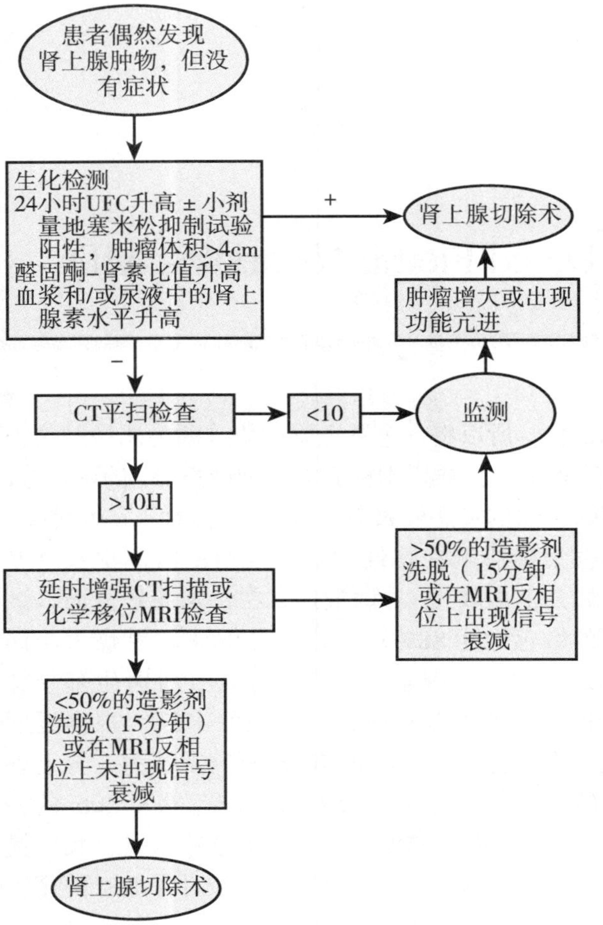

图 42–1　肾上腺肿瘤的术前评估流程图。

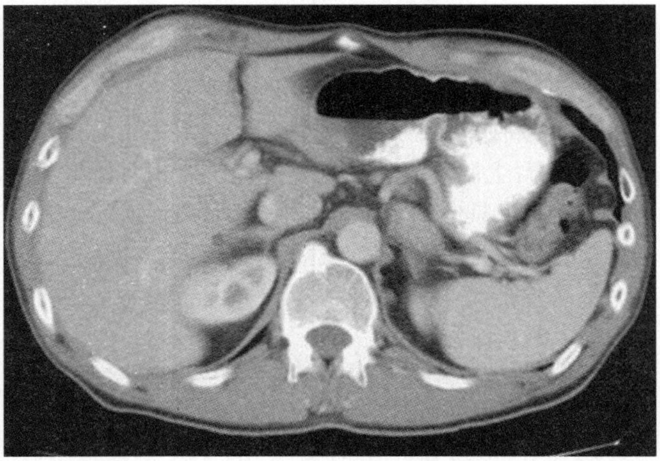

图 42–2　在 CT 扫描图像上，胃底肿瘤类似于肾上腺肿瘤。

会导致一些不必要的手术操作。

● **预防**

多时相、薄层（3 ~ 5mm）CT 扫描很有意义。测量密度及由经验丰富的医师阅片能降低误诊率。图 42–5 与 42–6 分别显示了肾上腺长肢的变异和肾上腺转移病灶的 CT 图像。

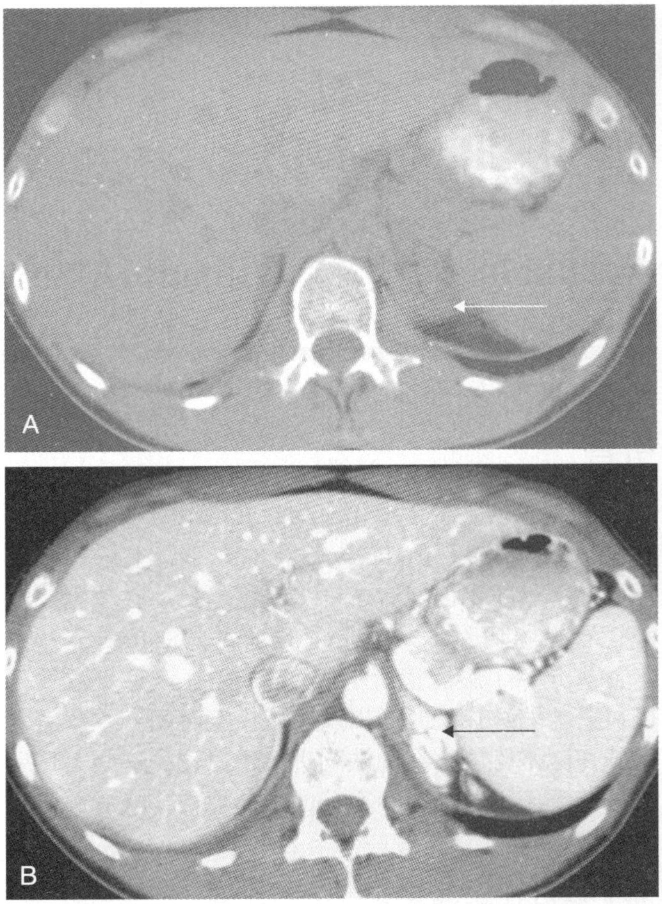

图 42–3　在 CT 扫描图像上，静脉曲张类似于肾上腺肿瘤。

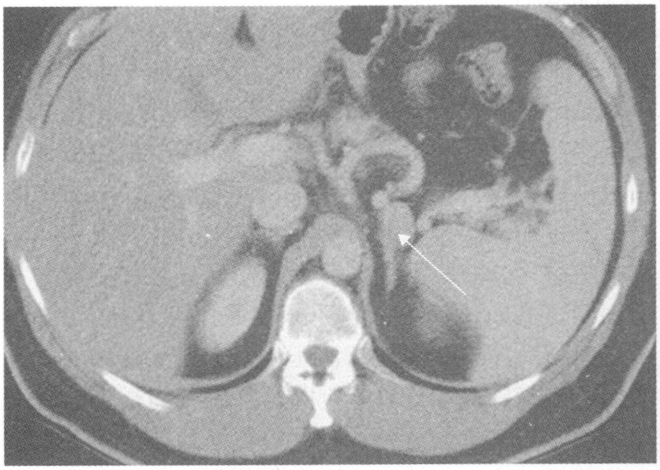

图 42–4　副脾。

生化检查的易犯错误

肾上腺肿物患者的完整生化评价指标超出了本章内容的范围，但最基本的评估应该包括血清醛固酮浓

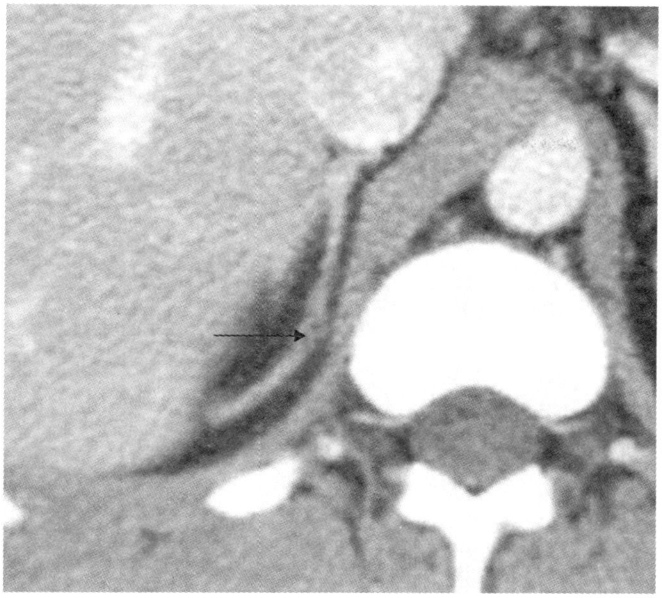

图 42–5　肾上腺长肢变异。

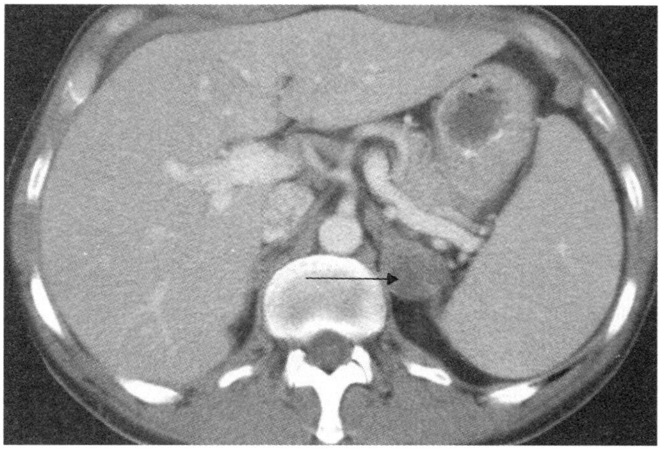

图 42–6　CT 扫描图像上的肾上腺转移病灶。

度、肾素活性、血清或 24h 尿甲氧基肾上腺素水平，以及 24h 尿游离皮质醇的测定。

- **后果**

不必要的外科手术。

对嗜铬细胞瘤患者行肾上腺切除术，若术前没有做好预先的肾上腺素阻断，术中会出现足以致命的血流动力学不稳定问题。

- **预防**

采用严格的标准来证实激素分泌升高可降低误诊率。

嗜铬细胞瘤

术前充分的肾上腺素阻断是降低嗜铬细胞瘤围术期的发病率和死亡率的唯一重要因素。反过来说，肾上腺素阻断不充分，会增加围术期心血管意外的发生率及死亡率。我们在术前 1 ~ 3 周使用选择性 α_1 受体拮抗剂，如酚苄明、多沙唑嗪等，同时辅以 β 受体拮抗剂以减少在 α 受体拮抗过程中发生的心动过速及心律失常。持续性的血管收缩，是嗜铬细胞瘤患者有效循环血量减少的原因。因此，术前充分的扩容，对于避免围术期严重的低血压是十分必要的。

分泌皮质醇的肾上腺肿瘤

高皮质醇血症的患者罹患血栓栓塞并发症的风险比一般人高出 4 倍。因此对这些患者而言，用低分子肝素及气动压缩下肢设备预防血栓形成十分重要。围术期补充类固醇以预防单侧肾上腺切除后的低血压；而对于双侧肾上腺切除患者，则必须补充类固醇。

因皮质醇增多症而行双侧肾上腺全切除术后的并发症之一便是 Nelson 综合征。高达 30% 的患者会出现此并发症。此类患者因为促肾上腺皮质激素（ACTH）的过度分泌，导致脑垂体不断增大和皮肤色素沉着。垂体照射可能抑制部分患者的病情进展。

分泌醛固酮的肾上腺皮质腺瘤

对于 Conn 综合征患者而言，为了防止在全麻过程中出现心律失常，口服氯化钾纠正低钾血症是非常必要的。

手术操作

对于直视下肾上腺切除术而言，手术入路包括前方入路（经腹膜）/ 侧方入路（腹膜外）[11–13]、后方入路（腹膜后）[14]、胸腹入路和经横膈的入路。我们这里只讨论常见的前方经腹膜和后方腹膜后两种入路。

前方经腹腔入路

优点

- 外科医生对解剖标志比较熟悉。
- 可以同时对腹部其他疾病进行评估和外科治疗。

禁忌证和缺点 [15, 16]

- 由于既往腹部手术和感染引起的广泛腹内粘连。
- 肠损伤和术后肠梗阻的风险很高。

后方腹膜后入路

优点

- 可以避免腹部手术和感染引起的粘连。
- 减少了术后肠梗阻和肠损伤的几率和风险。

禁忌证和缺点

- 手术空间较小，从而限制了手术操作和进行巨大肿瘤的切除。
- 缺少解剖标志。
- 曾经做过肾或肾周围手术。
- 腹膜纤维化。
- 严重的脊柱侧凸[11，14]。

腹腔镜经腹膜肾上腺切除术

适应证

- 良性肿瘤或者非功能性肿瘤。
- 双侧肾上腺增生。
- 部分经过选择的单一肾上腺转移灶。

禁忌证

- 大于 10cm 的肾上腺肿瘤[17]。
- 肾上腺癌或其他肾上腺恶性肿瘤。

优点

- 伤口并发症较少[18，19]。
- 减少住院时间，减少术后止痛药物的使用[19]。
- 肠道功能恢复较早。
- 减少输液需求。
- 提高患者的舒适度与满意度，早日恢复日常生活。

开腹经腹膜肾上腺切除术

适应证

- 较大的肿瘤（＞ 6 ～ 8cm）。
- 恶性肿瘤，特别是有侵犯表现的。
- 腹腔镜手术过程中转开腹。
- 侵袭性的原发或转移的肾上腺恶性肿瘤，需要广泛的整体切除并行淋巴结清扫。
- 上腹部肾上腺解剖区域曾接受过大型手术（如肾切除术、肝部分切除术、脾切除术）。
- 颅内高压（可能因二氧化碳气腹而恶化）。
- 膈疝。
- 因心血管系统和呼吸系统疾病而不适宜接受腹腔镜手术。

优点

- 能更好地对恶性肿瘤行广泛的整体切除及淋巴结清扫。

缺点

- 与腹腔镜相比更易出现术后肠梗阻。

腹膜后肾上腺切除术——后入路手术

优点

- 减少双侧肾上腺切除的手术时间。
- 与开腹腹膜后入路相比，伤口并发症发生率更低。

缺点

- 手术空间有限。
- 组织与器官定位标志不多。
- 需要特别的经验。

开腹后入路肾上腺切除术

优点

- 切除双侧肾上腺而无需重新摆体位。
- 术后肠梗阻发生率更低。
- 伤口并发症发生率更低。

缺点

- 视野较窄，潜在的出血风险。
- 难以切除较大的肿瘤（＞ 7cm）。
- 手术后期才能识别肾上腺静脉，而嗜铬细胞瘤需要尽早结扎肾上腺静脉以预防术中血流动力学严重的不稳定，因此嗜铬细胞瘤是相对禁忌证。
- 肋下神经损伤。

胸腹联合切口肾上腺切除术

适应证

- 大于 12cm 的肿瘤。
- 肿瘤与膈肌、肝及肾上腺以外的组织粘连。

优点

- 充分显露较大的肿瘤。

缺点

- 术后呼吸功能障碍。在距离膈肌与胸壁相连处 2cm 的地方切断膈肌有可能减少术后呼吸功能障碍的发生。
- 术后疼痛。

腹腔镜前入路经腹膜肾上腺切除术

手术步骤（表 42-1）

步骤 1 体位
步骤 2 置入套管针并制造气腹
步骤 3 游离肝（左肾上腺手术需游离脾、胰腺）
步骤 4 解剖下腔静脉
步骤 5 确认并结扎肾上腺静脉
步骤 6 切断肾上腺动脉血供
步骤 7 分离肾上腺下极与肾上极
步骤 8 移除肾上腺并排气
步骤 9 关腹

体位

图 42-8 显示腹腔镜前入路经腹膜行右肾上腺切除时的体位。

表 42-1 腹腔镜前入路经腹膜肾上腺切除术的步骤

步骤	介绍
患者体位	完全的左侧卧位，小腿弯曲，左侧腰部下方垫以衬垫，对手术台进行适当折叠以便打开下肋缘与脊柱前上缘之间的间隙。
放置套管针	通常使用三个或四个套管针（一个 12mm，三个 5mm），并且需要 30° 腹腔镜。
牵拉肝	使用无创肝牵引器将肝轻柔地向上方与中线侧牵拉。
游离肝（左侧肾上腺切除需游离脾与胰腺）	用电凝钩、剪刀或超声刀切开下腔静脉侧方的膈下腹膜。完全游离肝包括切断右侧三角韧带。
辨别下腔静脉与肾静脉	从右侧膈肌脚的水平解剖下腔静脉的侧方，然后向下方解剖，可以看见肾静脉。
辨别肾上腺主静脉与副静脉	在两个外科夹之间切断肾上腺主静脉。下方可以看见肾上腺副静脉。
解剖动脉	供应肾上腺的动脉有多支，分别来源于主动脉、膈动脉以及肾动脉。用电凝或超声刀便可以控制这些小动脉。
取出肾上腺	解剖肾上腺下极与肾上极之间的组织。用无创伤镊子夹住肾上腺并将其装进取物袋内。根据腺体大小，可将套管孔适当扩大。图 42-7 显示了将肾上腺装进取物袋内。
术后处理	术后当天给予液体饮食并下地活动。1 到 2 天后可以出院。

神经损伤；臂丛、腓神经损伤

- **后果**

短暂或永久的神经损伤（残疾）。

1/3 级并发症

- **补救**

无特殊补救措施。物理治疗与康复锻炼可改善功能。

- **预防**

用衬垫保护所有骨性突起，特别是受力的下肢。在腹腔镜肾上腺切除术前正确放置腋窝保护垫。避免肩关节过度牵拉，小腿轻微的弯曲可以增加稳定性，并使大腿更好的伸展。在两腿之间放一枕头能支撑大腿并防止膝关节受力。

合并严重骨质疏松的库欣综合征患者可能会发生骨折

- **后果**

无法行走。

4 级并发症

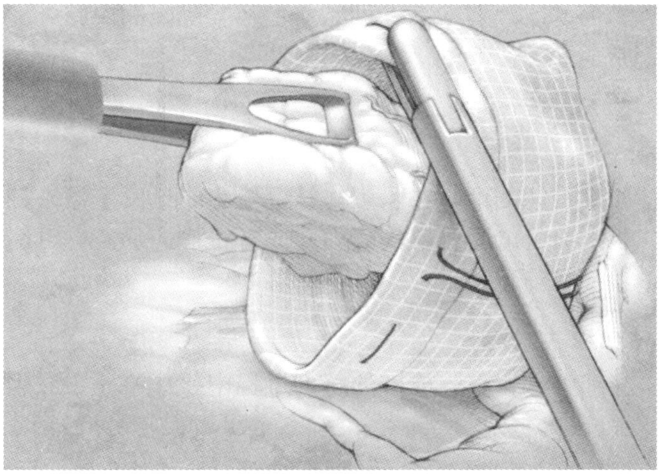

图 42-7 将肾上腺装入内镜专用袋中。

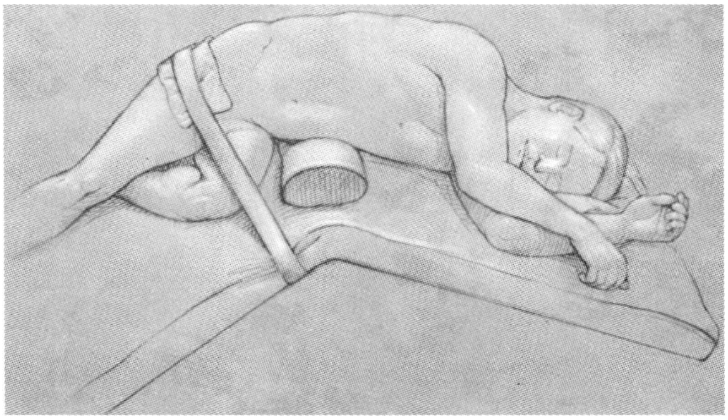

图 42-8 腹腔镜右侧肾上腺切除——经腹膜入路的患者体位。

- **补救**

手术复位并行内固定。

- **预防**

以衬垫保护所有骨性突起并预防关节的过度扭曲。

置入套管针并制造 CO_2 气腹

图 42-9 显示了放置套管的部位。

肠道与血管损伤

3 级并发症

腹腔镜手术过程中，在进入腹腔过程中可能发生肠道与血管损伤。第Ⅰ部分第 7 章的腹腔镜手术一节详细介绍了其后果以及预防的步骤。

游离肝（左侧肾上腺切除需游离脾与胰腺）

实性器官损伤

- **后果**

出血（术中或术后出血）。可能需要中转开腹并行脾缝合术或脾切除术。可能发生胰瘘或腹腔内脓肿形成。

3 级并发症

- **补救**

如果可能的话，在术中修补。使用能量发生器来控制出血（电凝、氩气凝固）或者止血药物。有可能需要中转开腹。

- **预防**

仔细解剖，在脾或肝的解剖过程中要保留一个腹膜片。

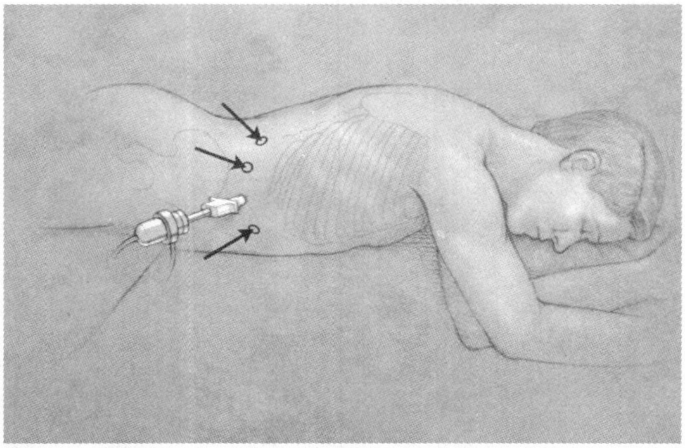

图 42-9 腹腔镜右侧肾上腺切除术套管针的位置——经腹腔入路。

解剖 IVC 与肾上腺静脉

血管损伤（IVC、肾静脉或肾上腺静脉）

- **后果**

术中出血以及低血压。肾缺血或梗死有可能引起肾功能丧失。

3 级并发症

- **补救**

小的撕裂伤可以用手术夹控制。较大的撕裂伤可能需要中转开腹并缝合修补血管损伤。在腹腔镜手术过程中，使用内镜 Kittner 解剖器直接压迫腔静脉能够减少血液丢失。如果止血困难，可以中转为开腹肾上腺切除术。

- **预防**

对肾上腺以及肾静脉进行精细解剖，用力要小。应当清楚地看到 IVC 与右侧肾上腺之间的间隙。约 4% 的患者的右侧肾上腺静脉直接引流至右肝静脉[22]。右肾上腺副静脉也可能引流至膈下静脉；还有一些罕见的情况是，肾上腺主静脉分为两支，每支单独进入 IVC。

辨认并结扎肾上腺静脉

肾上腺静脉损伤

- **后果**

与前文介绍的血管损伤（IVC、肾静脉或肾上腺静脉）的后果相同。图 42-10 显示了肾上腺静脉取血过程中发生的可能源于肾上腺静脉的肾上腺出血。

3 级并发症

图 42-11 与 42-12 显示了肾上腺静脉及其与下腔静脉的关系。

解剖肾上腺的动脉血管（内侧）

肾上腺动脉出血

- **后果**

术中或术后出血。

3 级并发症

- **补救**

通常手术夹便可以控制肾上腺小动脉的出血。使用冲洗、吸引设备有助于保持手术野的干净。

- **预防**

在切断小动脉之前应用超声刀或电凝将其凝固。

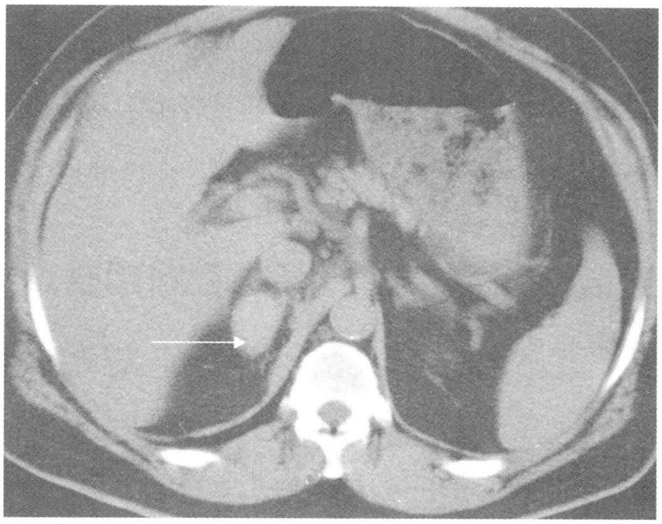

图 42-10 肾上腺出血。

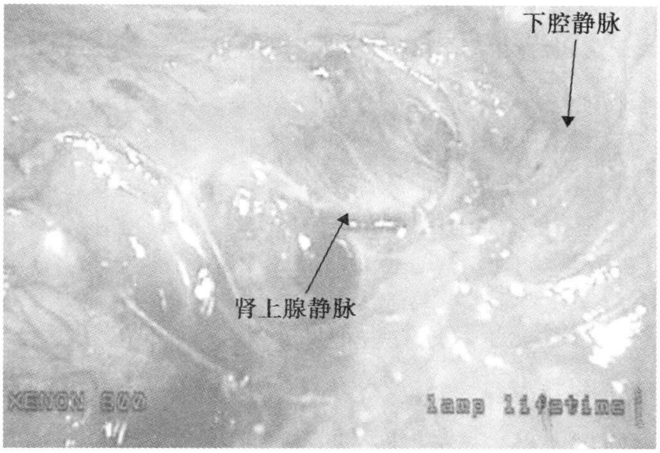

图 42-11 肾上腺静脉进入下腔静脉(见彩图)。

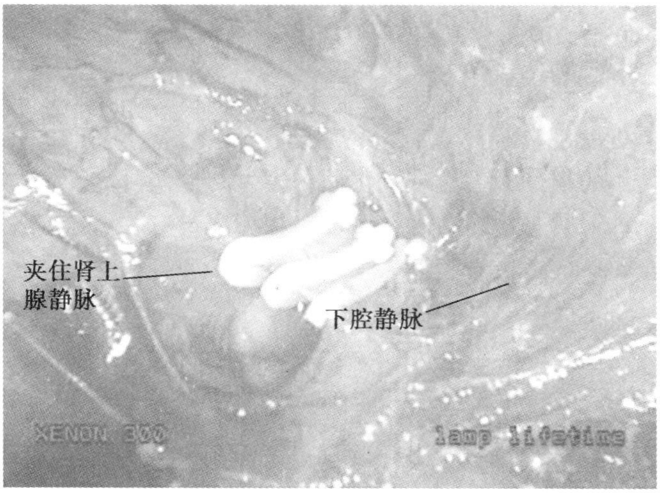

图 42-12 肾上腺静脉被夹住——右侧肾上腺切除术(见彩图)。

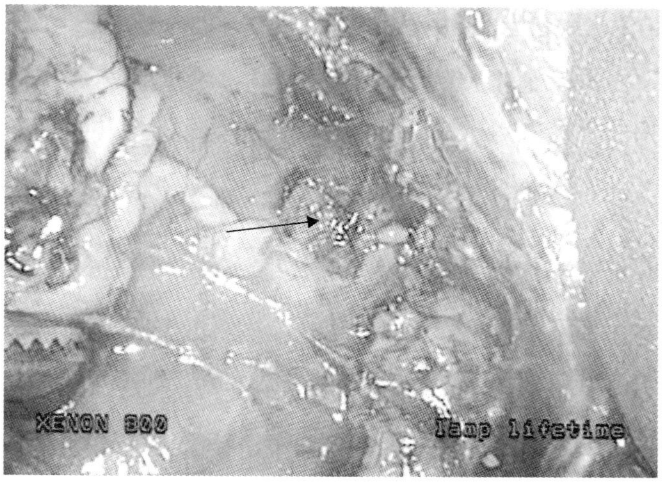

图 42-13 部分膈肌受到损伤(见彩图)。

膈肌或胃损伤(左侧肾上腺切除术)

- **后果**

  术后出血。术后腹腔脓肿。胃皮肤瘘。膈疝。图 42-13 显示了腹腔镜右侧肾上腺切除过程中的膈肌损伤。

  3 级并发症

- **补救**

  腹腔镜或开腹行胃或膈肌的缝合修补。

- **预防**

  在直视下行锐性解剖。

解剖肾上腺下极以及肾上极

肾血管损伤

- **后果、补救及预防**

  与前文介绍的血管损伤(IVC、肾静脉或肾上腺静脉)的内容相同。

  3 级并发症

切除肾上腺

空腔脏器或实性器官损伤

- **后果与补救**

  与前文“游离肝(左侧肾上腺手术时游离脾与胰腺)”部分中的“肠道与血管损伤”以及“实性器官损伤”介绍的内容相同。

  3 级并发症

- **预防**

  在切除肾上腺的过程中，将组织取出腹腔时要在直视下进行，这样有可能避免肠道被推挤以及损伤。

关闭套管部位的切口

与其他腹腔镜手术的问题相似。肠管进入腹壁缺损或者术后切口疝都有可能发生。因此应当在直视下关闭套管部位的腹壁缺损（腹腔镜或从前方关闭）。

开腹（右侧）前入路肾上腺切除术

手术步骤

步骤 1 进入腹腔
步骤 2 游离肝
步骤 3 解剖 IVC
步骤 4 辨别并结扎肾上腺静脉
步骤 5 解剖肾上腺动脉（内侧）
步骤 6 解剖肾上腺下极以及肾上极
步骤 7 切除肾上腺

进入腹腔

小肠损伤

- **后果、补救及预防**

  与前文“腹腔镜前入路经腹膜肾上腺切除术”中的后果相似。如果有粘连，直视下锐性分离有可能降低肠管损伤的风险。

  3 级并发症

肝曲损伤

- **后果、补救及预防**

  与前文“腹腔镜前入路经腹膜肾上腺切除术”部分中的“肠管与血管损伤”中介绍的内容相似。

  3 级并发症

十二指肠损伤

- **后果**

  十二指肠瘘；脓肿形成。

  3 级并发症

- **补救**

  两层缝合修补并放置引流。

- **预防**

  在十二指肠头侧解剖 IVC。

结肠损伤（肝曲）

- **后果、补救及预防**

  右侧肾上腺切除术中很少发生；但是，后果以及补救措施与前文“腹腔镜前入路经腹膜肾上腺切除术”部分中的“肠管与血管损伤”中介绍的内容相似。图 42–14 以及 42–15 显示了腹腔镜右侧肾上腺切除术。图 42–16 显示了开腹手术过程中游离肝。

  3 级并发症

开腹（左侧）前入路肾上腺切除术

手术步骤

步骤 1 进入腹腔
步骤 2 进入小网膜囊并游离胰腺
步骤 3 辨别并结扎肾上腺静脉
步骤 4 解剖肾上腺的动脉（内侧）
步骤 5 解剖肾上腺下极
步骤 6 切除肾上腺

进入腹腔

小肠损伤

- **后果、补救及预防**

  与前文“腹腔镜前入路经腹膜肾上腺切除术”部分中的“肠管与血管损伤”中的介绍的内容相似。

  3 级并发症

进入小网膜囊并游离胰腺

胃损伤

与前文“腹腔镜前入路经腹膜肾上腺切除术”部分中的“肠管与血管损伤”中的介绍的内容相似。

胰腺损伤

- **后果**

  胰瘘或脓肿。胰腺炎。

  3 级并发症

- **补救**

  小的损伤无需修补。然而，较大的损伤可能需要行远端胰腺切除术。所有的损伤均应当放置引流以便能够控制胰瘘。

- **预防**

  使用钝性拉钩将胰腺轻柔地向上方牵拉。

结肠损伤（脾曲）

- **后果、补救及预防**

  与前文“腹腔镜前入路经腹膜肾上腺切除术”部分

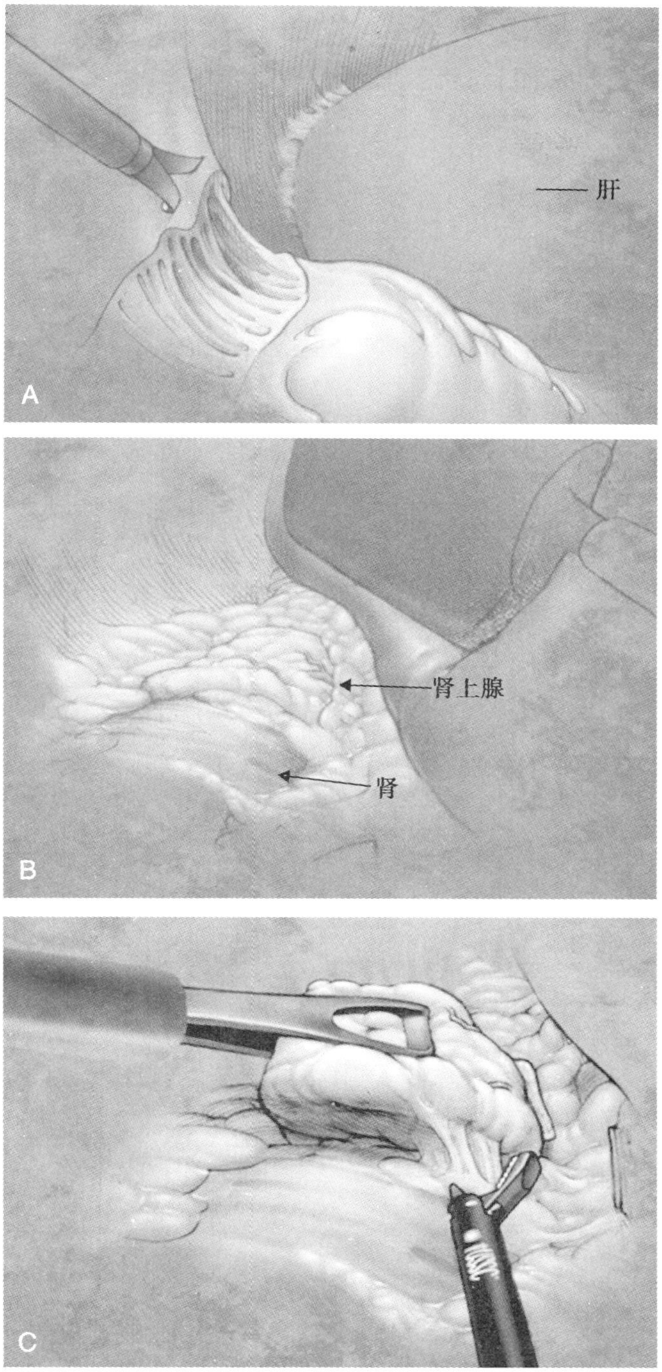

图 42-14　解剖——右侧肾上腺切除术。

中的“肠管与血管损伤”中介绍的内容相似。

3 级并发症

脾损伤

- **后果**

  术中或术后出血，需要行脾缝合术或脾切除术。脾切除术后感染。

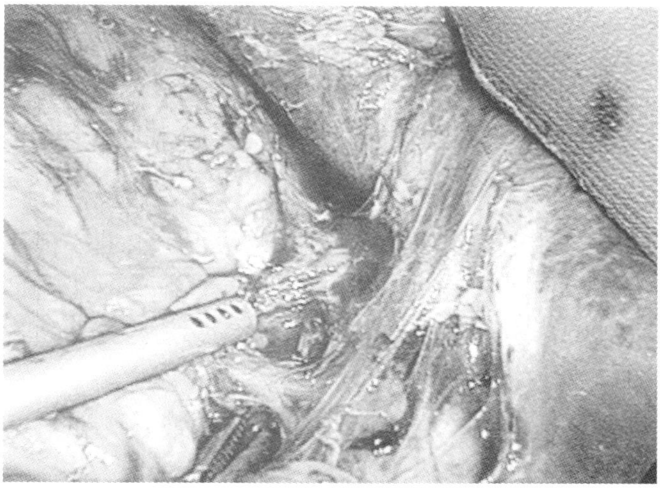

图 42-15　解剖——右侧肾上腺切除术（见彩图）。

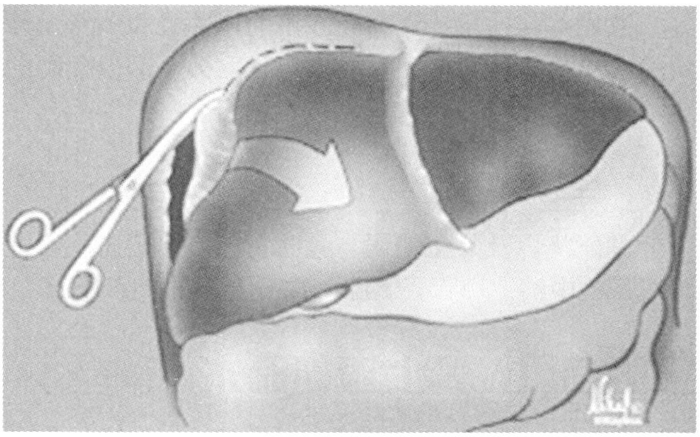

图 42-16　右侧肾上腺切除术中游离肝。

4 级并发症

- **补救**

  电凝、氩气凝固器、止血药物、脾缝合术或脾切除术。

- **预防**

  在直视下锐性解剖脾结肠以及脾膈韧带，在解剖过程中保留与脾相连的腹膜片。该腹膜片可用于牵拉脾而不必损伤脾的被膜。

识别并结扎肾上腺静脉

在“腹腔镜前入路经腹膜肾上腺切除术”部分中的“解剖 IVC 及肾上腺静脉”中进行讨论。

解剖肾上腺的动脉血供（内侧）

可能出现胸导管或者左侧膈肌脚的小肠淋巴管损伤。

淋巴管损伤

- **后果**

  乳糜瘘。

  3 级并发症

- **补救**

  初步治疗措施是药物治疗。盐酸伊替福林是一种肾上腺能激动剂，可以作用于胸导管的肌肉纤维。患者也可以进食含中链甘油三酯的食物。持续的乳糜瘘可能需要再次手术。

- **预防**

  扩张的淋巴管应当单独结扎。

解剖肾上腺下极

并发症与易犯错误和腹腔镜前入路经腹膜肾上腺切除术中的“解剖肾上腺下极与肾上极”部分介绍的要点相似。

切除肾上腺

并发症以及易犯错误与腹腔镜前入路经腹膜肾上腺切除术中的“切除肾上腺”部分介绍的要点相似。

开腹后入路肾上腺切除术

手术步骤

步骤 1 患者体位
步骤 2 切开皮肤并分离肌肉
步骤 3 进入腹膜后间隙
步骤 4 解剖肾上极
步骤 5 解剖肾上腺的动脉（内侧）
步骤 6 结扎肾上腺静脉
步骤 7 切除肾上腺
步骤 8 关闭切口

患者体位

将患者置于倾斜位，上肢外展。由于牵拉上肢有导致臂丛神经损伤的风险，尤其是手术时间较长的病例。

切口位置及分离肌肉

可以选择经典的 Young 氏曲线切口（曲棍状）或者第 12 肋切口（与第 12 肋骨平行）。

切除肋骨与胸膜反折

损伤肋间动脉与肋下神经

- **后果**

  术中或术后出血。腹膜后出血。术后腹壁感觉减退以及肌肉松弛。

  2 级并发症

- **补救**

  缝合结扎肋间动脉。神经损伤无需修复。

- **预防**

  在切除肋骨之前首先行骨膜下解剖能够确保仅切除肋骨。

损伤胸膜

- **后果**

  气胸、肺损伤。

  3 级并发症

- **补救**

  缝合修补并放置胸腔引流管。

- **预防**

  骨膜下解剖。

解剖肾上极

肾损伤、出血

- **后果**

  术中或术后出血。

  3 级并发症

- **补救**

  结扎或电凝止血。

- **预防**

  直视下锐性解剖。

解剖肾上腺动脉（内侧）

并发症与前文“腹腔镜前入路经腹膜肾上腺切除术”部分中的“解剖肾上腺动脉（内侧）”中介绍的并发症相似。

结扎肾上腺静脉

并发症与前文“腹腔镜前入路经腹膜肾上腺切除术”部分中的“解剖肾上腺动脉（内侧）”中介绍的并发症相似。

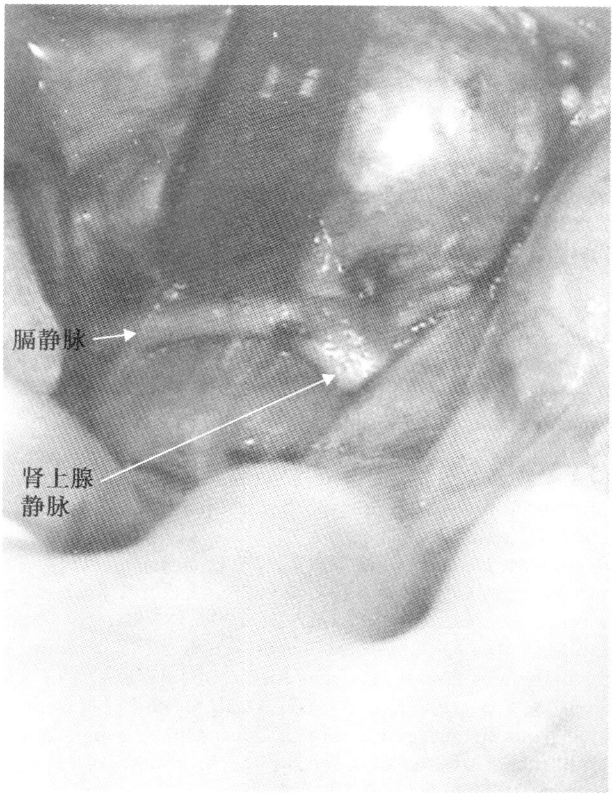

图 42–17 左侧肾上腺—— 解剖显示，肾上腺静脉与膈静脉汇合（见彩图）。

腔静脉或肾静脉损伤

图 42-17 显示了左肾上腺静脉以及膈静脉。

- 后果

  术中或术后出血。肾脏损伤。

  3 级并发症

- 补救

  单股不可吸收缝线缝合修补缺损。

- 预防

  将肾脏用作牵引之用，避免过度牵引肾上腺静脉。

关闭切口

腰疝（图 42–18）

- 后果

  疼痛以及不适感。

  3 级并发症

- 补救

  手术修补疝缺损。

- 预防

  使用不可吸收缝线或延迟吸收缝线进行多层次关闭切口。

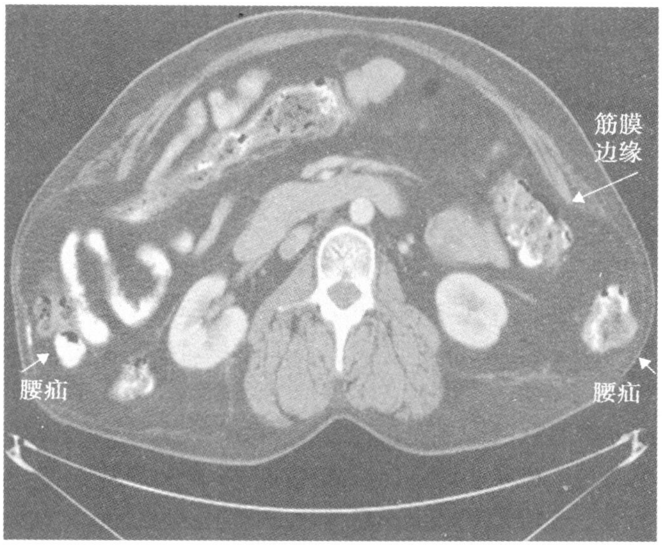

图 42–18 开腹后入路肾上腺切除术后出现双侧腰疝。

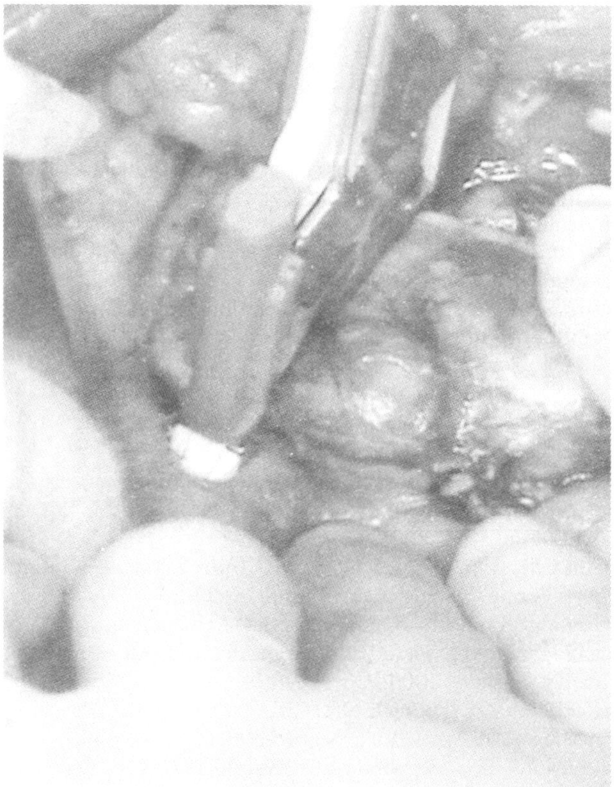

图 42–19 肾上腺部分切除术中使用的缝合器（见彩图）。

腹膜后腹腔镜（后入路）肾上腺切除术

手术步骤

步骤 1 患者体位

步骤 2 切开皮肤并分离肌肉

步骤 3 进入腹膜后间隙

步骤 4 解剖肾上极

步骤 5 解剖肾上腺的动脉（内侧）

步骤 6 结扎肾上腺静脉

步骤 7 切除肾上腺

步骤 8 关闭切口

该方法的并发症与开腹后入路肾上腺切除术的并发症相似。然而，伤口并发症的发生率较低[23，24]。

对于已经没有对侧肾上腺而且患者有保留肾上腺意愿的患者，可以行肾上腺部分切除术。肾上腺部分切除术面临的挑战在于器官实质出血以及残余腺体血供受累。然而，通过精细的解剖、双极电凝以及局部应用止血药物，可以将这些风险降至最低。肾上腺部分切除术中也可以应用缝合器（图 42–19）。

（王会元 译）

参考文献

1. Gagner M, Lacroix A, Bolte E. Laparoscopic adrenalectomy in Cushing's syndrome and pheochromocytoma. N Engl J Med 1992;327:1033.
1a. Brunt LM. Current approach to the adrenal incidentaloma. In Problems in General Surgery. Philadelphia: Lippincott, 1984; pp 81–91.
2. Suzuki H. Laparoscopic adrenalectomy for adrenal carcinoma and metastases. Curr Opin Urol 2006;16:47–53.
3. Caoili EM, Korobkin M, Francis IR, et al. Delayed enhanced CT of lipid-poor adrenal adenomas. AJR Am J Roentgenol 2000;175:1411–1415.
4. Boland GW, Hahn PF, Pena C, et al. Adrenal masses: characterization with delayed contrast-enhanced CT. Radiology 1997;202:693–696.
5. Anca M, Avram LMF, Gross MD. Adrenal gland scintigraphy. Semin Nucl Med 2006;36:212–227.
6. Favia G, Lumachi F, Basso S, et al. Management of incidentally discovered adrenal masses and risk of malignancy. Surgery 2000;128:918–924.
7. Korobkin M, Dunnick NR. Characterization of adrenal masses. AJR Am J Roentgenol 1995;164:643–644.
8. Outwater EK, Siegelman ES, Radecki PD, et al. Distinction between benign and malignant adrenal masses: value of T_1-weighted chemical-shift MR imaging. AJR Am J Roentgenol 1995;165:579–583.
9. NIH state-of-the-science statement on management of the clinically inapparent adrenal mass ("incidentaloma"). NIH Consens State Sci Statements 2002;19:1–25.
10. Small M, Lowe GDO, Forbes CD, et al. Thromboembolic complications in Cushing's syndrome. Clin Endocrinol 1983;19:503–511.
11. Bonjer HJ, Bruning HA. Endoscopic retroperitoneal—flank approach. Oper Tech Gen Surg 2002;4:322–330.
12. Hanssen WE, Kuhry E, Casseres YA, et al. Safety and efficacy of endoscopic retroperitoneal adrenalectomy. Br J Surg 2006;93:715–719.
13. Berends FJ, Harst EVD, Giraudo G, et al. Safe retroperitoneal endoscopic resection of pheochromocytomas. World J Surg 2002;26:527–531.
14. Berber E, Siperstein AE. Laparoscopic retroperitoneal adrenalectomy—posterior approach. Oper Tech Gen Surg 2002;4:331–337.
15. Brunt LM, Doherty GM, Norton JA, et al. Laparoscopic adrenalectomy compared to open adrenalectomy for benign adrenal neoplasms. J Am Coll Surg 1996;183:1–10.
16. Saunders BD, Doherty GM. Laparoscopic adrenalectomy for malignant disease. Lancet Oncol 2004;5:718–726.
17. Shen W, Sturgeon C, Clark OH, et al. Should pheochromocytoma size influence surgical approach? A comparison of 90 malignant and 60 benign pheochromocytomas. Surgery 2004;136:1129–1136.
18. Gagner M. Laparoscopic adrenalectomy. Surg Clin North Am 1996;76:523–537.
19. Gagner M, Pomp A, Heniford BT, et al. Laparoscopic adrenalectomy: lessons learned from 100 consecutive procedures. Ann Surg 1997;226:238–246; discussion 246–247.
20. Fazeli-Matin S, Gill IS, Hsu THS, et al. Laparoscopic renal and adrenal surgery in obese patients: comparison to open surgery. J Urol 1999;162:665–669.
21. Shen W, Kebebew E, Clark O. Reasons for conversion from laparoscopic to open or hand-assisted adrenalectomy: review of 261 laparoscopic adrenalectomies from 1993 to 2003. World J Surg 2004;28:1176–1179.
22. Proye CAG, Lokey JS. Thoracoabdominal adrenalectomy for malignancy. Oper Tech Gen Surg 2002;4:338–345.
23. Walz MK, Alesina PF, Wenger FA, et al. Laparoscopic and retroperitoneoscopic treatment of pheochromocytomas and retroperitoneal paragangliomas: results of 161 tumors in 126 patients. World J Surg 2006;30:899–908.
24. Walz MK, Petersenn S, Koch JA, et al. Endoscopic treatment of large primary adrenal tumours. Br J Surg 2005;92:719–723.

第 VI 部分
乳腺外科

Shawna C. Willey，MD

正是基于失败，我们才能取得更新、更大的成功。——Havelock Ellis

第 43 章
影像学引导下的乳腺组织活检术

Richard E. Fine，MD and Kenneth J. Bloom，MD

引言

乳腺 X 线摄影的广泛应用，使更多的乳腺疾病被发现，进而有理由进行组织活检。据估计美国每年大约有 150 万患者需要行乳腺组织活检术，其中许多患者的病灶是触摸不到的，这就需要在影像学引导下进行穿刺活检。大部分活检的是乳腺良性疾病，因为乳腺 X 线摄影的平均阳性预测值仅为 20%（15%–35%）[1–4]。对于不可触及病变的患者，传统组织学检查方法是在放射科用金属线定位后到手术室进行病变的手术切除。对于不管是查体可触及，还是影像学发现的、不可触及病变的患者，经皮影像学引导下的乳腺组织活检术已成为一种有效、微创的方法而替代了开放手术切除活检术[5–7]。尽管出血和感染的风险两者是一样的，但是影像学引导下的乳腺活检也有其特有的难点[8]。

1989 年 Karalinsk 研究所最早介绍了不可触及乳腺病变在定向引导下行细针抽吸细胞学检查[9]，随后影像学引导下经皮乳腺活检术因其具有微创、经济、有效而不失准确性的特点，成为乳腺除无创以外的第二可选择的检查[5–7,10]。引导活检的影像学技术（立体定位、超声、MRI）的不断发展提高了活检的正确性[11, 12]，使得很大部分良性乳腺疾病的患者不需要到手术室切除诊断。但是，先进的技术也增加了一些潜在的操作风险[13]。

适应证

大部分可触及或不可触及的乳腺病变，只要影像学（超声、乳房 X 线照片片、MRI）可见，就可以在影像学引导下进行活检。美国放射学会（American College of Radiology，ACR）将病变主要分为以下几种[14]：

- BI–RADS 3（可能良性，短期复查 [6 个月]，恶性风险＜ 2%）异常病变，患者有高危家族史、临床和影像学发现困难，高度紧张。
- BI–RADS 4（可疑病变，需要考虑活检）异常病变，需要活检，可能不需要进手术室，恶性的风险仅 20%；
- BI–RADS 5（高度可疑恶性，需要采取正确的处理）异常病变，为术前会诊提供组织学诊断。

立体定位的乳腺活检

立体定位乳房X线检查通过对不可触及的乳腺病变部位进行两次相差30弧度的空间成像，计算机三维重构病变部位，从而确定不可触及的乳腺病变的位置[5, 15]。这种成像的设备使用一张专门供患者躺的桌子或者临时设备，通过一个定位和活检平台连接到垂直放置的乳腺成像系统[15, 16]。附加乳腺定向活检系统的设备并没有得到广泛应用，因为直立的体位和患者直视操作有潜在增加患者晕厥发作的风险[5, 17]。前倾体位的好处就是通过重力作用协助处理乳腺后方的病变，而且增加平台下的操作空间[18]。体位和入路的问题都很重要，潜在地增加了活检成功的困难。

手术步骤

步骤1 根据乳房X线照片和病变以及患者的情况选择适当的影像学引导方向（头尾向[craniocaudal，CC]、中间外侧[mediolateral，ML]、侧向[lateromedial，LM]）

步骤2 患者在立体化活检桌上摆好体位以便影像学检查能够发现病灶

步骤3 获得侦查影像和立体定位数字影像

步骤4 目标病变的立体影像

步骤5 麻醉皮肤和乳腺实质，消毒皮肤后做皮肤切口

步骤6 基于计算的坐标，插入活检装置

步骤7 在穿刺前和(或)穿刺后立体数字图像校准时，检查并对齐活检装置与病变

步骤8 获得足够的可以用于诊断的样本，和（或）治疗性去除病灶

步骤9 穿刺后置入穿刺部位标记，留下穿刺后的立体图像

步骤10 获得标本的X线摄影图像

步骤11 充分压迫止血或加压包扎

步骤12 检查穿刺标本的病理检查是否与放射学结果一致

步骤13 影像学随访

手术操作

全面评价乳房X线照片和患者，选择合适的方法

选择活检的病变不恰当（乳房X线照片上发现的）

● **后果**

有些患者或者病变很难进行活检，预料到这点是非常重要的。一些特定病变的特点（低密度结节、模糊的微钙化、模糊的不均匀的密度）使其很难在数字化影像条件下被发现，尽管有后处理技术。而且，当观察到的乳腺被局限于5cm×5cm区域内(压迫面板前方活检窗的大小)时，其他部位的乳腺病变就会被遗漏。密度不均匀的病变可能仅仅代表纤维腺体组织的重叠。散在的成簇的钙化在立体定位上可能比较弥漫，因为深度不同很难定位活检。

2级并发症

● **预防**

认识这些特殊的病变，可以避免不必要的活检安排和取消活检操作的可能性。完整的诊断包括定点的压迫显示、超声检查不均匀的密度和微小钙化灶的微聚焦放大，这些都是必要的。侧方位（90°）显像可能显示“茶杯样”钙化，这可能是有包囊的良性钙化沉积。有时需要谨慎地提前将有完整的诊断评估和连续可疑的影像学异常的患者送到立体定向套房以查看病变能否被看到。

对患者特点的不了解导致乳房立体定位活检失败

● **后果**

患者的特点也对定位活检的成功有一定的影响。有神经或肌肉骨骼病变的患者不能耐受在不舒适的立体定位活检桌上的体位。所有增加患者移动的可能性的情况，会增加漏掉活检目标的风险。这些情况包括急、慢性呼吸病相关的咳嗽、高度焦虑，特别是幽闭恐惧症患者。凝血功能异常的病史或抗凝药物的应用，可能有引起出血和血肿之类并发症的风险。

2级并发症

● **预防**

如果患者驼背或者不能耐受平躺的体位，可以建议其在家练习平躺在地板上、头偏向一侧坚持20到30分钟。呼吸系统疾病的患者使用镇咳药大部分可以缓解。虽然大部分的立体定向活检是在局麻下完成的，但是焦虑的患者可以给予地西泮镇静。时间允许的话，可以安排在限制抗凝血药作用于血小板

或华法林逆转 10 天后做活检穿刺。但是，由于患者面临乳腺癌的可能诊断，所以患者不想等待 10 天或者如果华法林逆转在医学上是不可取的，大部分患者还是可以活检，活检只有边际风险。应用较细的活检针和术后加压包扎非常有帮助。

活检入路选择不合适

- **后果**

选择皮肤到病变的最短距离和病变能够清晰地显示是技术人员和医生一起工作共同选择正确穿刺入路时需要考虑的两个因素 (CC、LM、ML、Hologic Multi-Care Platinum table、从尾侧向头侧)。一旦选择的皮肤到病变的距离最短，必须能清晰地看到病变。当然有时候，清晰地显示病变优先于病变距离皮肤最近。乳腺 12 点的病变可能意味着头尾向穿刺入路，但是如果病变在中侧斜位 (mediolateral oblique，MLO) 乳房 X 线照片上显示得更清楚，那么选择中间外侧位穿刺更合适。有时会出现在 Fischer Mammotest 穿刺桌上头尾向病变显示得最为清楚，但是侧斜位乳房 X 线照片显示病变位于乳腺的下缘。因此，在插入活检装置时不经过大部分的乳腺组织和刺入乳腺后方是不可能的，因为与 Hologic Multicare Platinum 穿刺桌不同，Fischer Mammotest 穿刺桌不提供头尾向的穿刺入路。

1 级并发症

- **补救 / 预防**

通过观察常用的 60° 侧斜位乳房 X 线照片上病变的位置进而确定乳腺病变的真正位置。 外侧的病变在侧斜位片上常常高于实际位置，内侧的病变常常低于实际的位置。 所以，如果患者的病变在头尾向照片上显示得最清楚，但其却是位于乳腺内侧的病变，头尾向活检容易成功并且不会刺穿乳房的底面，因为内侧病变实际上比其在侧斜位乳房 X 线照片上显示得更偏向乳腺的上面。

乳腺病变部位认识不清

- **后果**

如病变的确切位置认识不清将导致穿刺人员在立体定位台上确定患者的体位和病变部位变得困难。

1 级并发症

- **补救**

在俯卧位立体定位台上为进行 LM 或者 ML 入路穿刺的患者摆放体位时，记住与乳房成 90° 角，而非传统侧斜位乳房 X 线照片的 60° 角。因此，乳腺外侧病变在 LM 立体定位入路的位置就会比侧斜位乳房 X 线照片上的明显位置要偏下。内侧病变在 ML (90°) 立体定位穿刺入路的位置会比其在侧斜位乳房 X 线照片上的位置明显偏上。

2 种立体影像都不能显示病变

- **后果**

当侦查影像（scout image）发现的乳腺病变在立体定位下不能发现时，往往就会产生麻烦，尤其是穿刺医生已经根据乳房 X 线照片确定了皮肤到病变的最短距离和图像的清晰度。最常见的原因是在某一立体影像上某个角度的纤维腺体组织和目标病变重叠所致。

1 级并发症

- **补救**

目标侦查技术可以解决两种立体定向影像中的一个病变清晰度受限的问题。病变显示不清的立体影像可以被确定病变的原始侦查影像替代。在剩余的立体影像和侦查影像上进行目标定位。软件分析可以确定两个目标之间 15° 的角度差异，然后计算合适的穿刺角度。维持目标病变的穿刺前后影像的一致性也非常重要。在 Hologic Multi-Care 穿刺台上，替代的侦查影像因为笛卡尔目标平台而很难发现目标病变。

患者体位

不能显示深在的胸肌表面的病变

- **后果**

某些位置的病变，包括胸壁的表面、乳腺的尾部或腋窝部位，可能需要有经验的技术人员设计新的体位。

1 级并发症

- **补救**

常用的体位技术包括使患者的上肢和部分肩部随乳房一起通过穿刺台的孔，这样乳腺最后方的挡板可以加压（图 43–1）。

获得侦查影像和立体数字影像

首先获得 0° 的数字影像。不管采用什么穿刺路

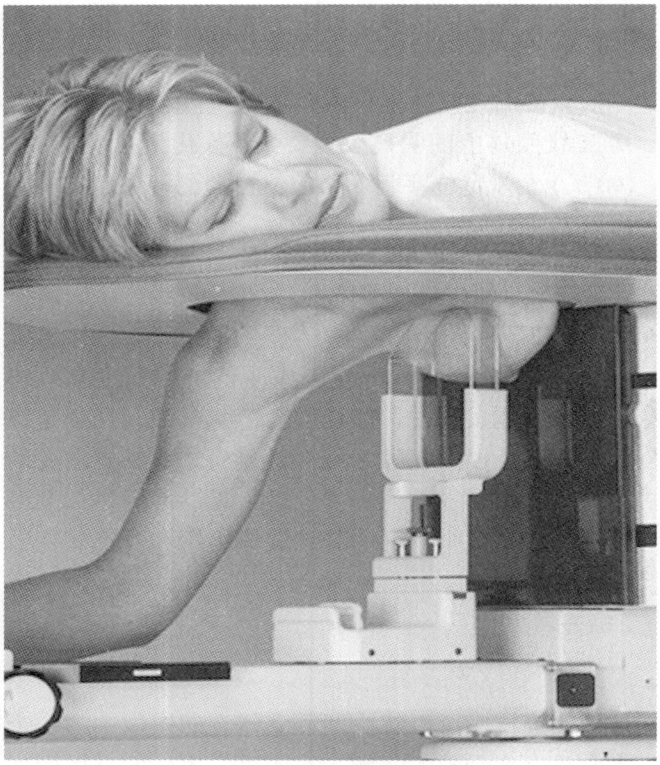

图 43–1 患者的上肢穿过穿刺桌面的圆孔，这样外科医生可以获得乳腺后方病灶的穿刺路径。

径 (CC、ML、LM 或从尾侧向头侧)，都需要有垂直压迫的乳腺影像。其次，技师通过旋转管头到 +15° 和 −15° 位置获得一组弧度相差 30° 的影像。

在乳腺加压窗内不能正确定位乳腺病变

● **后果**

乳腺位置不正确导致需要活检的病变落在加压片的 5cm × 5cm 孔里，这样会出现于侦查影像里的中 1/3，进而导致病变部位将只出现于两次立体成像中的一张 (图 43–2)。

1 级并发症

● **补救**

重新定位患者和乳腺，使得乳腺病变落在加压活检窗的内 1/3。技师要频繁地发现和调整这类问题。

对乳腺病变的深度认识不清

● **后果**

过于浅表的病变影响活检装置的成功操作，因为活检装置的取样部分需要在皮下操作。真空辅助活检 (VAB) 装置需要维持抽吸真空，使组织吸入装置的取样部分。如果病变太表浅，整个取样部分不是在皮下，真空仓就不能保持足够的负压吸出活检组织 (图 43–3)。新的更大的完整活检装置应用射频激活切割组织时必须距离皮肤一定的距离，以避免皮肤的意外灼伤。

如果病变过深，从腺体背面插入活检针是比较困难的，会出现切除边缘问题。活检针的弹簧 – 装载装置对于提高活检部位进入乳腺的性能很有好处。击发边缘（stroke margin）是活检针尖距乳腺背面的距离，距离小于活检针的击发边缘将产生阴性的边缘 (图 43–4)。

1 级并发症

● **补救**

用皮肤钩提起，使得 VAB 针的背面被全部覆盖，这样可以充分地吸入活检，皮肤也可以避免射频激活针头的创伤 (图 43–5)。对于病灶过深的患者，有时候需要更换不同的体位和不同的穿刺方法 (例如从 CC 换成 ML 或 LM 方法)。

● **预防**

不同的立体定位影像上可能出现病变深度不一致的情况，穿刺医生需要认识到距离皮肤很近的病变和腺体背面很深的病变。

病变定位标记

定位就是在立体影像中标出病变，计算机软件是用来测定两次立体成像间水平的视差转变。软件可以计算出水平、垂直和深度坐标。 该软件需要两个 30° 分离的立体影像或者采用跟踪定位技术，此时立体影像和侦查影像相差 15° 。

立体定位标记病变时应该考虑到活检装置的类型，这一点很重要。如果乳腺病变很小，所用活检针的大小可能干扰病变的清楚显示。所以，将标记置于病变下方时，一旦病变在适当的位置并且易于观察，病变将出现在活检针的上方。

阴性击发边缘

● **后果**

一旦获得目标信息，是否可以获得足够的切缘即可以确定。击发（切除）边缘的距离就是活检针到乳腺背面或背面的影像感受器的距离。当乳腺很薄或者病变位于乳腺后方时，会出现阴性击发（切除）边缘，这时候活检针会撞击到背面的影像感受器，刺破患者乳腺背面的皮肤（见图 43–4）。

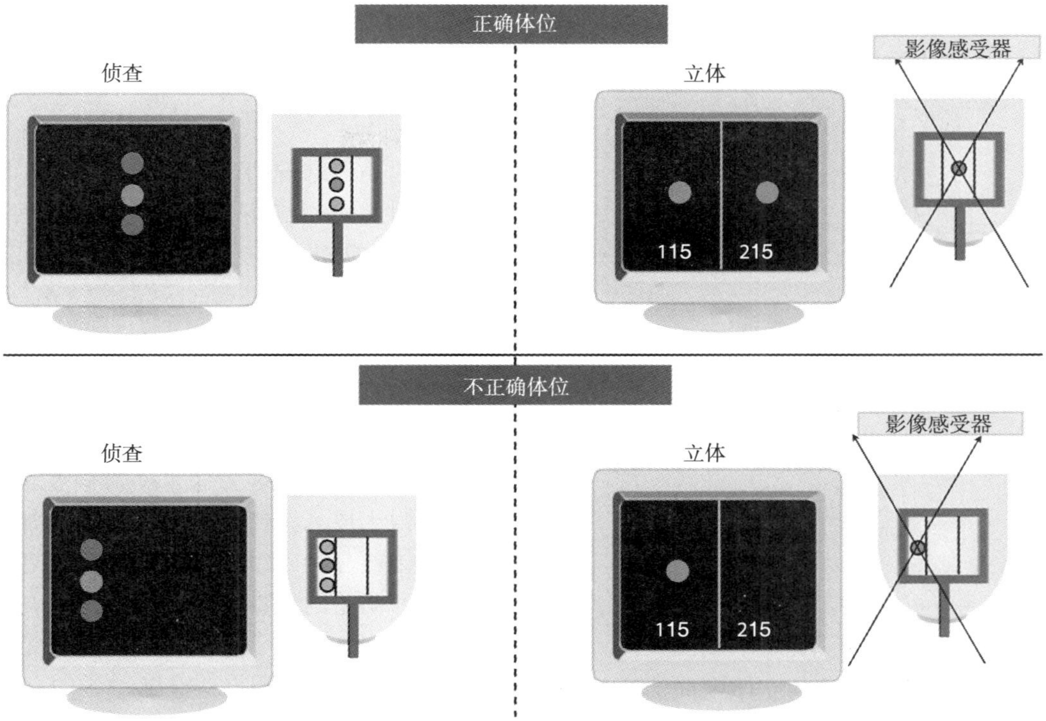

图 43–2　正确的体位使得病变在活检窗的中 1/3，不正确的体位将使病变在其中的一个立体影像上消失。

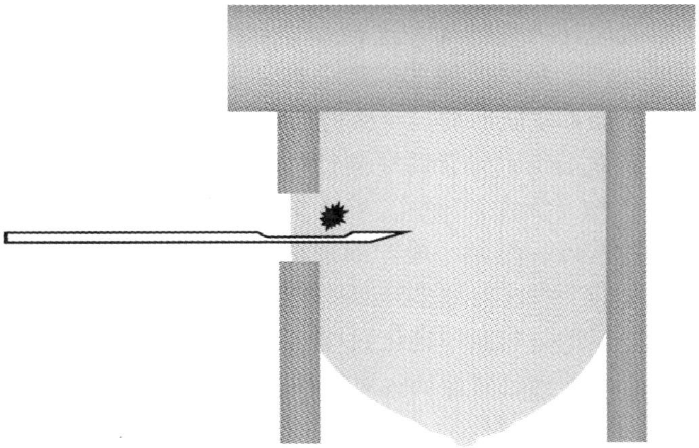

图 43–3　真空辅助活检系统的末端取样部分，在浅表病灶活检时露出皮肤外。

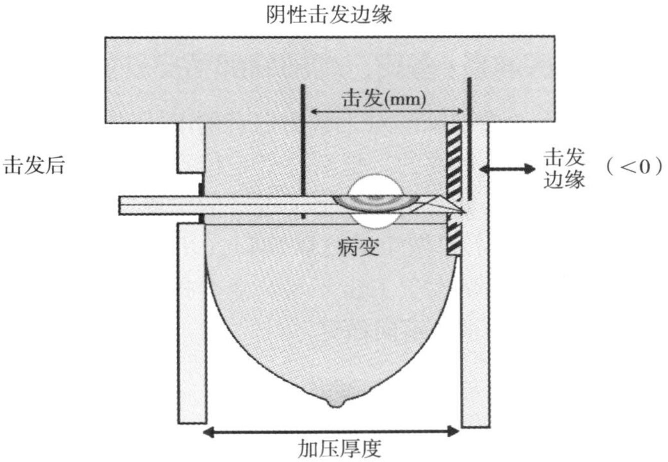

图 43–4　击发边缘小于活检针击发前进的距离时，产生阴性击发活检边缘。

1 级并发症

●补救

几种方法可用于消除阴性旋切边缘。对病变采用不同的方法（例如，从外侧入路变成内侧入路），可能使得病变背面有足够的组织。使用刀头比较短的活检器械（一种自动前进的装置）或较短的取样刻痕器械，可以减少所需乳房的厚度。手工插入活检针（避免自动活检），可以控制取样刻痕向前移动并进入恰当的位置。侧臂的使用允许活检针从受压乳腺的侧方插入，与挤压装置平行。另外，应用双挤压技术增加了乳腺背面和挤压板背面的缓冲。

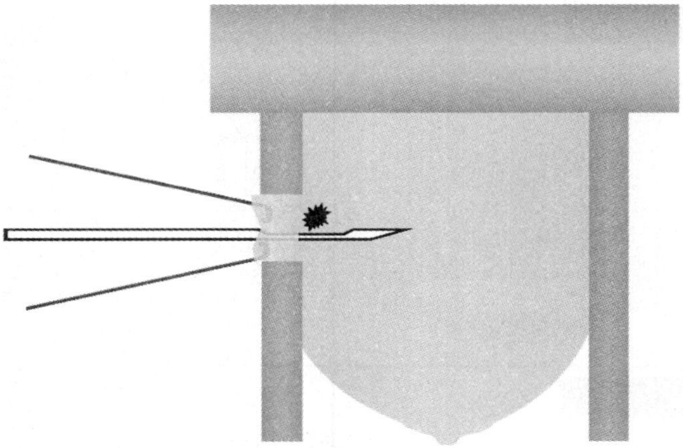

图 43-5 皮肤拉钩是一种预防浅表病灶活检产生潜在并发症的方法。

● 预防

小乳房或下垂乳房是最为常见的立体定向活检的困难之一。一个最小的压缩厚度对于避免旋切边缘问题是必要的。不同的活检装置的最小的压缩厚度不一，重要的是要认识到这些患者的特点。再次强调准确进入病灶和选择合适的进针方法是降低难度的关键。

术前乳房准备：备皮、局部麻醉和皮肤切口

适当的局部麻醉对于减少患者的不适和由此引起的运动是至关重要的。把活检针定位到计算出来的水平和垂直坐标处的目标决定了进针的位置。医师常常应用 11 号手术刀做小的皮肤切口。切口大小可能会从几毫米到稍稍大于 1cm 不等，主要根据活检针的大小和切口是否垂直定向而定。

含肾上腺素的局部麻醉

● 后果

通常用 1% 利多卡因，产生明显的皮肤瘢痕。对于立体定位活检，避免使用含有肾上腺素的局麻药非常重要。5cm 大小活检窗（位于压力板下）长时间（常常＞30 ～ 45min）持续加压，引起血流减少，可能导致皮肤坏死。含肾上腺素（1：100 000）的局麻药可以用于乳腺实质的深部麻醉。

1 级并发症

● 补救

坏死区通常局限于麻醉时皮内注射呈团块状的地方。伤口进行局部护理即可，很少需要手术切除坏死的皮肤。

局部麻醉药物注射过多

● 后果

过多的局部麻醉药注射可能出现潜在的问题。没有在实时超声引导下注射，会导致病变部位的变化，小的、无钙化的病变会变得显示不清。

2 级并发症

● 补救

如果注射过量的局麻药，引起病变部位发生变化，注意需要适当改变取样的量。在这种情况下，有必要去除乳房活检装置和重新对病变进行定位。如果病变微小或者无钙化，调整显得更加困难。有时需要等待数分钟，以便麻醉药吸收或者扩散。有时需要复习初始的立体定位数字图像，与周围乳腺结构进行对比，有助于获得正确的重新定位。最后的方法就是推迟操作和重新安排。

● 预防

手术医生应用不同的方法使患者获得充分的麻醉，并且要避免上述的问题。一种方法是在皮肤切口周围的四个象限深部注射局麻药物（12、3、6、9 点钟位置），将 1.5 英寸的针插入到中心，在慢慢退针时轻轻注入麻醉药。这种方法使得局麻药物均匀分散，产生局部区域的麻醉，有利于取样。另一种方法是局部皮肤麻醉后直接将局麻药注射到活检部位，用立体定位引导脊髓穿刺针到达正确的 X 轴、Y 轴和 Z 轴（深度）坐标，将 1 或 2ml 麻醉药直接注入活检部位。然而，最好的预防措施是开始就认识到哪个病变在注射较多麻醉药时会产生困难（微小的、密度不均匀和微小钙化）。在局部注射较多麻醉药之前，病灶内放置金属夹可以预防看不清病灶。此外，在活检装置就位后才能深部麻醉药注射，这样才能达到视觉和目标病变的一致。

活检装置的插入

医生根据系统软件提示的深度插入活检装置。

对不同装置下的插入深度认识不足

● 后果

某些装置需要插入的深度小于系统软件计算的深度。根据各个制造商差异计算“回调”的方法，因为取样针前方凹槽形成的“死腔”前后运动切割的范围

存在差异。如果忽视了深度的回调，活检针可被能置入过深或没有对齐目标病变，引起取样误差。

1 级并发症

- **预防**

重要的是不仅需要熟悉活检装置的原理，还要知道立体定位装置的规格，包括回调深度。Fischer Mammo 试验台将所有活检装置参数纳入系统编程。Lorad Multi–Care 台需要对每一个患者重新调零（Z 轴 =0），医生手动设置深度。

未能避免阴性击发边缘

- **后果**

如果改变穿刺体位或应用上述其他方法不能预防阴性击发边缘，必须认识到阴性击发边缘的存在，避免对患者或装置造成损害。

1 级并发症

- **补救**

最常用的校正方法是将活检针撤回几毫米，回落到计算的击发边缘。必须注意，不要撤回活检装置使得取样凹槽或活检针距前方病灶太远，以致错过病灶。

活检前适当调整病灶和活检装置的相对位置和/或活检后调整立体数字摄影

未能认识到的定位错误

- **后果**

阅读立体定位数字影像可以允许医生确定病灶是否在活检装置取样的范围内。正确定位显示出在每个立体影像上对称调整病变和活检装置的活检部分。可能出现 3 个错误定位：X 轴、Y 轴和 Z 轴定位错误。病灶被推到活检针的左边或右边时，出现 X 轴偏差；Y 轴误差代表上述病变高于或者低于活检针。取样凹槽或活检针距乳腺病变太浅或者过深就会产生 Z 轴错误。

1 级并发症

- **补救**

幸运的是绝大多数的 X 轴和 Y 轴定位误差只代表立体定位活检核心针的一个问题，不管用 VAB 或者大取样装置活检，对成功的影响很小，因为这些装置可以直接特异性取样（图 43–6）。但是，如果距目标偏差太大影响到活检，必须重新定位病灶。去除定位装置后重新定位，在新的坐标下重新穿刺。

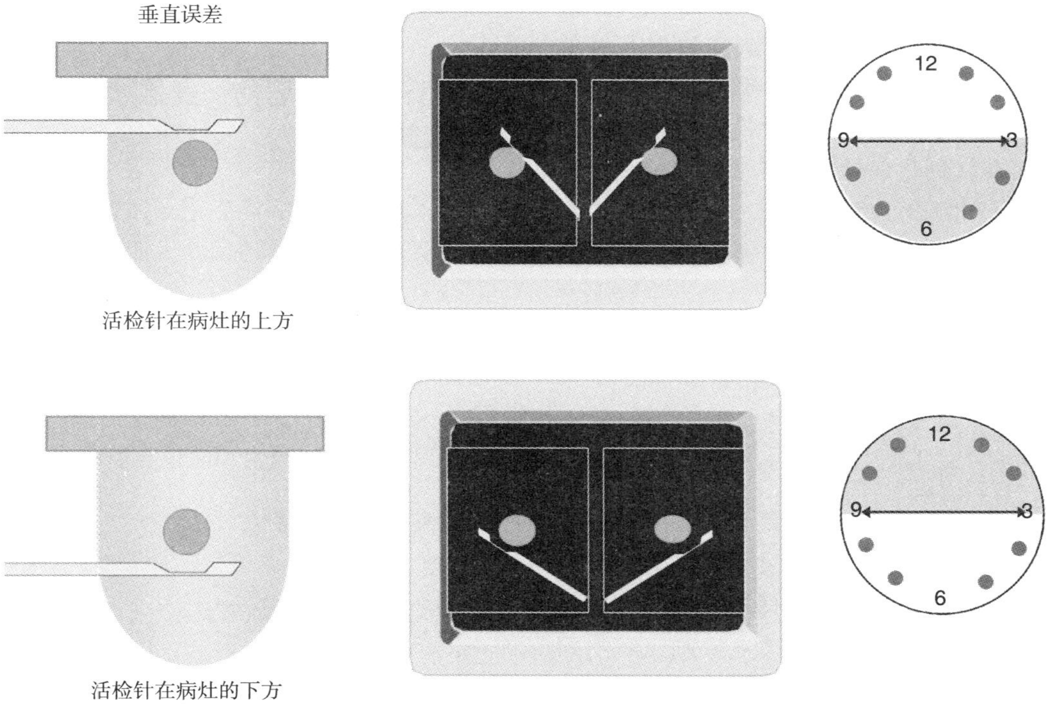

图 43–6　Y 轴或者垂直轴误差：可见活检针在病灶的上方或下方，直接取样区是在钟面的阴影区。

● 预防

为了避免因活检针插入造成的牵拉导致深度（Z 轴）的错误，可以在每个立体影像上标记病灶，这样可以与原始的 Z 轴深度进行比对。每个立体影像标记位置也有助于避免活检针穿刺后病灶的活动和提高发现小病灶的可能性。通过定位于病灶的下方，分散了牵拉效应，因为病灶位于穿刺针的前方，病灶被升高，小的病灶也就更加清楚，更有利于操作。

取样足够用于诊断和/或治疗性去除病灶

选择错误的活检装置

● 后果

活检工具包括细针穿刺抽吸、自动 Tru-Cut 核心针、VAB 装置、大的完整切除器械，技术的进步平行于影像学引导下乳腺活检的接受程度[19]。细针穿刺抽吸已经被认为有几个潜在的弊端，包括取材不足，有些报道高达 38%，它的敏感性为 68% ～ 93%，特异性为 88% ～ 100%[18, 19]。细胞学很少能够提供特异性良性诊断，也不能鉴别浸润性癌和原位癌。与细针抽吸相比，自动 Tru-Cut 核心针的假阴性率比较低[5-7]。标准操作应用 14 号穿刺针基本上可以消除取样不足的问题。

评估 Tru-Cut 活检的几型针芯后发现，最小的 14 号针芯取材不足发生率低、敏感性高，而且不增加并发症，已成为标准的选择[5, 19]。纽约 Sloan-Kettering 医院的 Laura Lieberman 医生研究穿刺需要取几针的问题[20]，活检 145 个病灶，92 个为致密结节，53 个存在微钙化，用 14 号针 Tru-Cut 活检 5 块组织，诊断率达 99%，而在微钙化病灶穿刺 5 块组织诊断率为 87%，大于 6 针穿刺的诊断率为 92%。

微钙化病灶的核心针活检的准确性仍然存在问题。研究表明，立体定位活检发现不典型增生到恶性病变的发生率为 48% ～ 52%[21-23]。毫无疑问，立体定位活检中诊断为不典型增生的患者需行开放性活检。

2 级并发症

● 补救

VAB 装置的产生是为了满足增加活检的样本量，了解取样周围组织的状态[24, 25]。VAB 系统是立体定位影像学引导下钙化病灶活检的理想手段。应用加载弹簧原理升级活检针，通过快速地穿刺组织消除了潜在的 Z 轴偏差，避免了穿刺向前牵拉。但是应用手动穿刺活检，不使用击发取样，可能对小的乳腺和潜在边缘组织有利。真空取样装置通过将病灶吸进取样槽消除了自动 Tru-Cut 活检针需要的精确性，VAB 取样方向有助于成功处理 X 轴和 Y 轴的定位误差[18, 24]。与核心针活检技术相比，定向 VAB 装置提高了准确性，降低了诊断的困难[11, 12]。

不能正确处理术中出血

● 后果

在任何影像学引导下的乳腺穿刺活检均可能引起出血，术中过多的出血可能影响取样，出现误差。

2 级并发症

● 补救

进行乳腺立体定位活检时，最常用的活检装置包括 VAB 装置和大型的完整取样装置。幸运的是，这些设备有真空装置可以从活检部位持续吸出血液，使得取样刀头可以持续取样。因此，根据笔者个人的经验，立体定位活检时处理持续出血方法是适当快速地、连续地取出核心样本，含有 1∶100 000 肾上腺素的局麻药可能会有所帮助。

● 预防

在影像检查阶段应该确定病变邻近是否有明显的血管位于穿刺路径上，可以在每个立体影像上标记出血管位置，确定其深度与病变是否一样。如果病变和血管在同一深度，患者应该变换体位，重新定位，尽量避开血管。

放置穿刺后标记物，获取术后有标记夹的立体影像图片

术后需要数字摄影记录微钙化灶的切除，同时需要证实是否有残余钙化灶。如果在术后放置定位夹后再摄影，证实定位夹的位置和分布是否正确非常重要。

此外，标本的数字摄影证实活检样本内有钙化灶存在可以提高活检的正确性[26, 27]，即使在开放手术切除的文献报道中，在目标钙化灶的一段距离内行病理检查发现不典型增生和原位导管癌[28]。

定位夹的放置和移位

● 后果

立体定位活检后放置定位夹已成为标准操作。定位夹有两个作用，首先是目标病灶经活检去除后所有影像检查都不能发现病灶，定位夹标记活检的部位；其次，在以后的乳腺 X 线照片上追踪病灶部位。最

初的定位夹（微标记；Ethicon 内镜手术）是用于辅助 Mammotome VAB 装置标记钙化灶的完全切除，而病理结果需要长期随访[29]。定位夹移位有一篇报道[30]，结果是不能正确定位活检部位。

1 级并发症

● 预防

定位夹的移位涉及精细的技术，包括将活检装置中的定位夹回位活检腔中心，用负压吸引将乳腺组织吸入定位器，然后旋转和关闭定位器离开定位夹部位（避免带走定位夹）。术后乳房 X 线照片可以保证定位夹良好的位置。

不需要将定位夹或定位标记附着于腺体组织，这样可以避免定位夹移位。新的定位标记包括金属成分和可吸收成分的结合，如微乔或胶原蛋白，这些都可被超声发现。将新的定位标记物简单地放置于活检腔内即可，活检部位痊愈后组织收缩，定位夹被包埋于活检部位内。

标本的 X 线检查

术后的数字成像和标本钙化灶的 X 线检查对于正确诊断至关重要，在上述部分已有讲述。如果术后的影像学检查发现钙化切除不足，定位部位的扩大切除就会变得很容易了。

充分地止血和适当地包扎伤口

如何避免血肿将在下文“超声引导下的乳腺活检中的病理失误”中讨论。

检查病理学与放射学表现的一致性

这个主题在后边的“影像学引导下乳腺活检的病理失误”部分讲述。

超声引导下的乳腺活检

手术步骤

步骤 1 超声检查
步骤 2 患者体位和设备（超声和活检系统）
步骤 3 超声确定病变和理想的穿刺影像
步骤 4 皮肤消毒后麻醉皮肤，适当的皮肤切口
步骤 5 插入活检装置
步骤 6 超声扫描确认病变，调整活检装置
步骤 7 活检标本足够诊断或者治疗性切除病灶
步骤 8 放置术后定位标记，术后乳房 X 线片检查
步骤 9 充分止血适当包扎
步骤 10 检查病理结果与放射学诊断是否一致
步骤 11 影像学随访

评估超声

对囊性病变认识不清

● 后果

复杂的囊肿的超声特点常常与实性病变相似，如果复杂囊性病变没有被识别，医生将其按实性病变进行影像学引导下的穿刺，将会浪费较为昂贵的活检针，否则只需要一个注射器或者细针做肿物穿刺抽吸即可。

通过超声影像评估病变的深度（表浅或深面）或与移植物的关系，将患者置于合适的体位（见后面“患者体位和设备［超声和活检系统］部分）和选择理想的活检装置。具体在后文“诊断需要的取样和（或）潜在治疗性切除”部分讨论，特定的活检装置更适合于深在或者很浅表的病变。

1 级并发症

● 预防

仔细评估外院的超声检查结果，有时候会发现并不是真正的实性病变，避免浪费比较昂贵的一次性穿刺针，仅需要简单的抽吸即可。后方增强或者可能是复杂囊性病变的其他特点，建议首先对病变用大号的针进行抽吸。偶尔导管扩张可能含有囊液，需要 14 号针抽吸囊液成分。

患者体位和设备（超声和活检系统）

不合适的体位和设备

● 后果 / 预防

不管用什么影像方法，最严重的错误是发现不了病变或者对病变没有正确的活检，产生假阴性的结果。超声的应用对患者和医生而言都很舒适，就是一个成功的开始。合适的医生、患者和超声位置，使病变和活检针之间对齐变得更加容易。穿刺者站在超声的对面，不需要离开穿刺视野转头看超声显示器，理想的方案是穿刺者可以动态直视穿刺针的穿刺路径，穿刺者的视线、穿刺装置的长轴、术者的手臂在一直线上，该直线延伸到超声探头的长轴和超声显示器上。

1 级并发症

通过超声确定病变和最佳化影像

超声增益和病灶区显示设定不合适

● 后果 / 补救

最佳扫描是通过调整时间增益补偿斜度获得均匀一致的灰度。变化总增益设置可能会改变内部回声模式，妨碍囊性病变与实性病变的鉴别。为了达到最佳的横向分辨率，超声医生必须使得病灶带和目标病变对齐，如图 43–7 所示。这将更好地显示肿瘤后特点，如后增强。

1 级并发症

活检的病变位置没有最优化

● 后果

如果超声探头没有放置在使病灶最大直径落在超声平面内的位置，核心活检针可能在实质性病变边缘转向而错过活检病变。如果超声监视器上没有正确显示病变，将无法得到皮肤到病变的最短距离。

2 级并发症

● 预防

两种扫描技术对于确定病变最大直径的区域、在超声监测器上定位病变以限定皮肤与病变的距离是至关重要的。与长轴的方向垂直移动探头，从病灶一侧到另外一侧，确定病变最大的部分。与长轴方向平行地滑动探头将改变病灶在超声显示器上的位置。

乳腺的术前准备：备皮、局麻和皮肤切口

局麻应用不适当

● 后果

局麻药物注射过多会导致不能看清小的病灶。此外，在一点注射过多的麻醉剂也产生假的囊性病变，尤其当目标病变也是囊性时会让人很沮丧。

2 级并发症

● 补救

如果目标病变被局麻药物的注射所掩盖，可继续活检的方法很少。经验丰富的超声医生可以用注射器抽吸积聚的局麻药，但是常用的方法是等待局麻药吸收后继续进行。如果在看不清楚的情况下进行活检可能导致取样太少影响诊断，产生假阴性结果。

● 预防

首先消毒或"清洁"皮肤，准备超声探头，从超声探头的近端注射局麻药物（通常为 1% 利多卡因）。皮内注射形成皮丘后，在超声实时监控下向乳腺实质内继续麻醉。通过超声的监测，注射足够的局麻药同时不会影响观察病变。直视下注射技术将在后面的"预防不慎的皮肤活检和气胸"的章节里进一步讨论。

插入活检装置

看不见穿刺的活检针尖

● 后果

无法确认活检针穿刺尖会潜在地增加气胸、血胸和胸肌活检（增加相关的出血和疼痛）的可能性。

2 级并发症

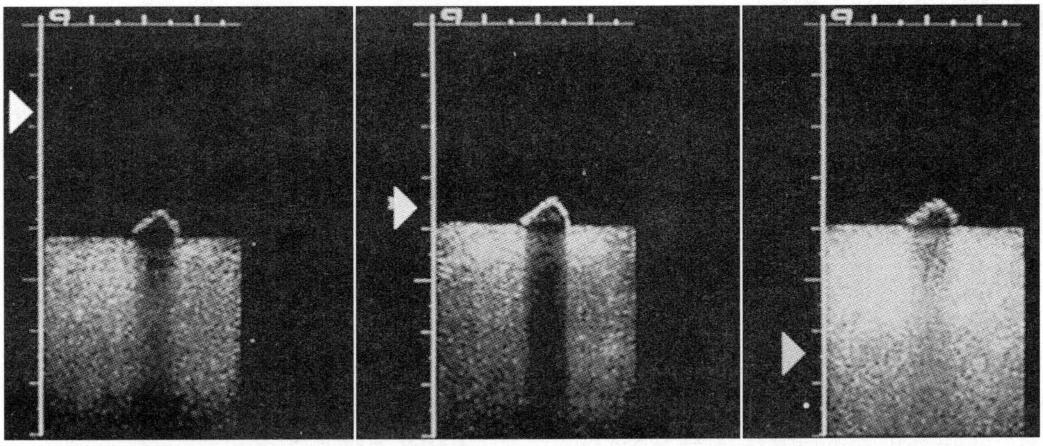

图 43–7 乳腺超声调节病灶区位置会改变横向分辨率，当病灶与探头在一直线上时产生最佳的横向分辨率。

- **补救**

气胸或血胸的治疗、放置胸腔闭式引流的具体细节本节不作讨论，在后面的“出血和血肿”中进一步讨论。

- **预防**

为了避免损伤胸肌或者肺，已有多种方法用于预防。关键是在超声下直视穿刺，保持穿刺前进方向与超声探头的方向平行，而且在同一平面。不管病变的深浅，为了能够与超声探头平行，患者需要肩下垫枕保持侧卧位。此外，超声探头可以在乳房上微微倾斜离开穿刺装置。也可以直视下注射局麻药物，引导针尖进入病灶的后方，保证不进入胸肌内。另一种避免意外气胸的方法是使用非击发式穿刺针。VAB 以及大型完整取样装置没有弹簧击发机理，放置于病灶的后方，能很好地直接获取组织。

病灶和活检装置相对位置的确定性扫描

活检装置没有对准病灶

- **后果**

没有获得活检针尖或取样区对准病灶的超声影像，或导致病灶活检不充分，产生假阴性或者误诊为良性病灶。

2 级并发症

- **预防**

为了避免看不到核心针穿刺活检病灶的关键部分，需要向前活动穿刺针的内外套管，使得针尖对准病灶的前边缘，并于击发前针尖没有进入病灶。核心针活检时，一定要清楚穿刺针是否已进入病灶，确认扫描需要避免因狭窄的超声扫描平面与病灶边缘的针尖重叠产生虚假影像。医生可以观看超声图像，可以解释为成功穿刺，但实际上穿刺针并没有真正穿刺到病灶（图 43-8）。垂直于长轴方向变换超声探头位置，可以看到病灶的一侧经过中央到达病灶的另一侧。必须看到病灶的一部分没有穿刺针，然后是有穿刺针的病灶，继续同方向扫描应该看到没有穿刺针的另一部分病灶，这将确认穿刺针在病变内。

超声引导 VAB 或大型完整切除活检装置的成功是由于技术操作方面得到了重视和加强。患者的体位（侧卧）、病灶后方注射局麻药物使病灶抬高、向下旋转活检针的手柄使针尖接近病灶的下缘，这些措施的目的是使穿刺针以一个小的角度插入，而且容易达到病灶的后方，尤其是在病灶位于乳腺实质比较深的情况时。

当活检装置放置妥当后，为了保证取得足够的样本，需要进行扫描确认活检装置与病灶的关系。VAB 装置和一个大的完整切除活检装置（Rubicor Medical，Halo，红杉市，加利福尼亚州）需要置于病灶的后方，如果不是在目标病灶的后方，活检针产生的伪影会使后方的病灶无法显示。为了确认穿刺针位于病灶的后方，可以旋转超声探头 90°，在横断面上可以很清楚地看到穿刺针是否在病灶后方。

诊断性取样和（或）治疗性切除病变

选择活检装置不当导致取样不理想

- **后果**

细胞学或组织学恶性病变的诊断，至少需要对“不确定”或可疑的实性病变进行超声引导下的穿刺活检。细针穿刺抽吸是一种快速、廉价的方法，用来

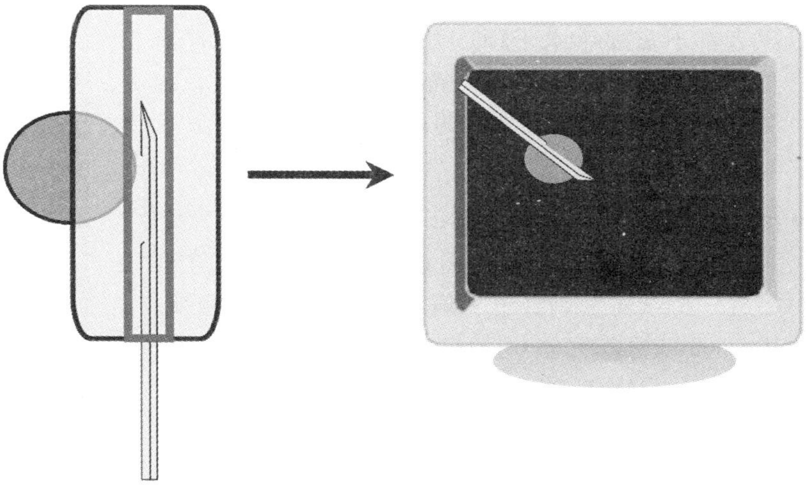

图 43-8　活检针和病变边缘在超声扫描的同一平面时，图像叠加，感知到针尖在病灶中。

判断乳腺肿块是良性还是恶性，但是立体定位影像引导下的乳腺活检的针吸活组织检查的相关内容同样适用于超声引导下的操作。

2 级并发症

- **预防**

超声下针吸活检非常适合于腋窝的病灶，因为其他的活检装置很难操作或者危险性很高，针吸活检腋窝淋巴结是否转移有助于新辅助化疗的术前分期，或者对于临床可疑淋巴结转移患者行针吸活检确定病变后可以取消前哨淋巴结活检。

自动化 Tru–Cut 核心针活检解决了针吸活检的同样问题，如立体定位下乳腺活检取样不足、不能确定组织分型和肿瘤分级。

VAB 和大型完整切除取样技术也可以在超声引导下操作。超声引导下 VAB 的指征与核心针活检相似，包括任何不确定的、超声可见的、可触及或不可触及的实性肿块。如果医生认为可能是良性病灶，VAB 或大的完整切除取样装置有潜在的完整切除治疗作用，选择这样的方法是合适的。这类活检装置可以完全切除影像学证实的病灶，特别是可触及的良性实性病变[31]。

术后放置定位标记，获得术后有定位夹的乳房 X 线照片

前面已经叙述定位夹的放置和潜在的易犯错误。

充分的止血和适当的包扎

出血和血肿

- **后果**

影像学引导下的乳腺活检血肿的发生率据报道为 2% ～ 8%（图 43–9）。出血和血肿是影像引导穿刺操作后极其罕见的并发症，笔者的经验是所有患者都不需要手术干预。淤伤和小血肿形成是常见的，特别是活检针插入部位的附近。当然，血肿的大小决定疼痛和不适的程度。

1 级并发症

- **预防 / 补救**

人工压迫是影像引导穿刺后止血和预防血肿的主要措施。持续对穿刺针道和病灶进行压迫非常重要。用 VAB 或大的完整切除装置切除影像学证实的病灶，产生了大的空腔，出血或血肿的危险性增高。人工压迫和加压包扎至关重要，不光压迫切口部位，更重要的是压迫病灶部位。胸部的包扎有助于预防血肿形成，采用冰块和加压包扎的保守治疗就足够了。

检查病理结果是否与影像学诊断一致

这部分内容在“影像学引导下乳腺活检的病理失误”章节里讨论。

影像学引导下乳腺活检的病理失误

核心针活检诊断良性乳头状病变，没有进一步的手术

- **后果**

病理学家作出乳头状病变时需面临以下几点判断：

1．在有限的组织里鉴别良性、非典型和恶性乳头状病变。

2．确定的诊断中可能包含不了病灶中最差的病理形态。

3．在破碎的、扭曲硬化的乳头状病变中，鉴别浸润性癌。

乳腺乳头状病变可分为良性和恶性两类。良性病变包括：单发导管内乳头状瘤、多发性乳头状瘤和不典型增生的乳头状瘤。如果诊断是不典型增生，就需要进一步手术切除。对于良性导管内乳头状瘤是否需要完全手术切除尚不完全清楚。单发导管内乳头状瘤常常表现为境界清楚的肿物，而多发导管内乳头状瘤多表现为小结节状肿物或微钙化灶[32]。在这两种情况下，超声检查可能发现囊性成分。导管内乳头状瘤的诊断增加了发生乳腺癌的风险。根据 Mayo 医院对 372 例单发乳头状瘤和 41 例多发乳头状瘤的回顾，单发乳头状瘤患者发生乳腺癌的风险增加两倍，而多发乳头状瘤患者发生乳腺癌的风险增加 3 倍[33]。不典型

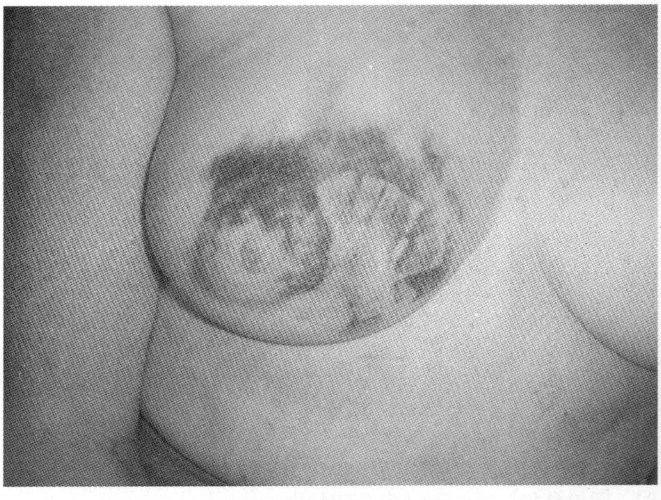

图 43–9　真空辅助活检术后的血肿，不需要手术干预。

增生常常与多发性乳头状瘤相关，与中央型单发乳头状瘤关系较小[34]。乳头状病灶中不典型增生常常分布不均匀，通常出现于不到50%的乳头状瘤中[35]。不典型增生病灶发生癌的风险是没有不典型增生病灶的7.5倍[36]。此外，这种风险仅存在于同侧乳腺，与导管内非典型增生（AIDH）相关的全身风险截然不同。

研究证实经核心针穿刺活检诊断为良性乳头状病变患者，手术切除病灶有0%～44%存在不典型增生和（或）恶性[37–46]。总之，手术切除标本的不典型增生或恶性病变与核心针活检后残余的病灶有关，所以出现局灶性不典型增生并不奇怪。因为乳头状瘤伴有不典型增生是癌前病变，穿刺可能错过最差的病理形态，大部分专家建议如果病理专家诊断良性乳头状病变时需要完整切除影像学证实的病灶。

在小的乳腺节段切除硬化性乳头状病变，可能很难鉴别放射状硬化性病变和浸润性癌。硬化性病变可能包括良性上皮成分，类似浸润性癌。免疫组化可以有效地证明是否含有肌上皮细胞层，有助于鉴别诊断浸润性癌，但是对于放射状硬化性病变的鉴别作用不大。

还需指出，大部分恶性乳头状病变是相对无痛的[47]，偶尔有淋巴结转移，远处转移罕见。

- **预防**

应该完全切除影像学上异常的病灶[41, 42, 45, 46, 48]，手术医生选择活检装置时可能要求考虑进一步操作。例如，高度怀疑乳头状的病灶，用14号针芯的弹簧击发装置取样活检，即使诊断了良性乳头状病变还需要二次手术，乳头状病变因为取样的限制，可能错过不典型增生，通常是局灶性的，但不典型增生是一种癌前病变。所以对于可疑乳头状病变，如境界清楚的乳晕下肿物，应该使用大的核心针活检或完整切除活检装置。

选择活检装置的第二个考虑因素是保护组织结构。活检装置可被看作是给病理学家提供复杂组织碎片的。大的组织片、变形的组织结构越少，越有利于病理专家作出诊断。除了决定取样的多少，病理专家或者手术医生也需要知道，是否需要完整切除病灶以更好地保护组织结构，或者需要小片组织。如果需要取样小块组织，需要知道小块组织的大小要求。因为组织结构对于鉴别硬化性乳头状病变和其他病变至关重要，大块组织更有利于病理专家获得对组织结构的更全面的评估。

如果诊断了良性乳头状病变，完整切除影像学证实的所有潜在乳头状病灶将大大降低进一步手术的可能（图43–10）。

核心针穿刺活检标本进行HER–2检测

- **后果**

HER–2的是一种致癌蛋白，在高达20%的高度和中度浸润性乳腺癌中过表达，在低度导管或典型浸润性小叶癌中很少过表达[49]。HER–2过表达的患者可以从抗HER–2的靶向治疗中受益，例如曲妥珠单抗，可以辅助治疗和转移灶的治疗[50–52]。评估HER–2过表达最常用的方法是免疫组化，肿瘤细胞表达3+的患者，对抗HER–2治疗有效的可能性很大。

病理专家准确评估HER–2免疫组化的状态受到四个主要因素的影响：组织破碎、组织收缩、热损伤和边缘伪像。这些因素使得HER–2不均匀弥漫分布，导致这些区域的肿瘤细胞高浓度抗体聚集。组织破碎时由于细针进入组织，细针边缘组织受到挤压破碎，细胞质外溢和变形。组织收缩是指乳腺上皮细胞、良性或恶性细胞从基质成分里分离，产生唇裂样裂隙。VAB装置可能加剧这种裂隙，但是常规组织处理也可能产生这种情况。热损伤是由于电凝器的使用，导致细胞裂开，增加细胞核染色。所有的组织都可以有边缘伪影，这是由于抗体聚集在标本边缘，组织边缘1mm的组织受到影响。所以，核心针活检标本直径为2mm时，大部分是边缘伪影，仅中间部分是例外。小的核心活检针，如14号弹簧击发针，实际上都会产生边缘伪影。

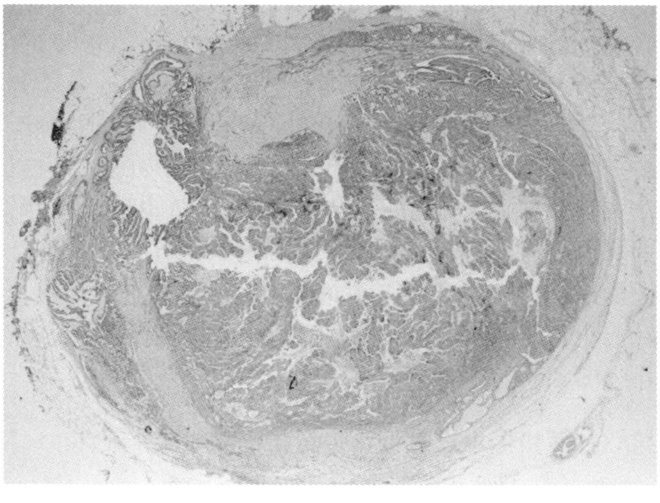

图43–10 完整切除的导管内乳头状瘤HE染色后的低倍镜下的表现，完整切除活检装置活检保持了原有组织结构，不需要进一步的手术（见彩图）。

荧光原位杂交（fluorescence in situ hybridization，FISH）是一种检测 HER-2 基因的方法[53]。通过消化细胞膜和细胞质使得肿瘤细胞核暴露，加热细胞核的 DNA 直到它断裂，用荧光标记的 HER-2 基因的互补序列充分孵育，然后冷却 DNA 使得 HER-2 基因被荧光标记，这样即可计数每个肿瘤细胞核 HER-2 基因的数目。由于所有正常细胞有两个 HER-2 基因，一个来自父亲、一个来自母亲，这里最为重要的是只有肿瘤细胞会被计数。只计算肿瘤细胞核的关键是保护好组织结构。

已证实大约 18% 的乳腺癌免疫组化检测 HER-2 为 3+，12% 的乳腺癌有基因扩增但没有过表达，或者在中心指定实验室重复检测没有基因扩增[54, 55]。因为误差率很高，促使美国临床肿瘤学会（ASCO）和美国病理学会（CAP）联合提出提高乳腺癌 HER-2 检测的指南[56]。

- **预防**

核心针活检伪影会导致免疫组化的过度染色，所以 3+ 可能是真正的 3+ 或者是伪影产生的假阳性。如果核心活检针小于 2mm，对 3+ 的结果应该进行 FISH 检查确认或者对整个切除肿块重新染色，因为绝大部分产生边缘伪影。即使应用了大的活检针，必须注意避免伪影的影响，因为这一点仍然存在于活检之中。

在进行 FISH 实验之前，必须保证是正确的细胞，因为只有肿瘤细胞显示 HER-2 基因的扩增，如果检测到基因扩增，肯定是检测的肿瘤细胞。唯一的误差可能是原位癌和浸润癌同时存在，只有原位癌显示出 HER-2 基因扩增。虽然有这种情况，但不是很常见。常见的问题是 FISH 检测没有发现 HER-2 基因扩增，这种情况下需要检查检测的是否是肿瘤细胞。在荧光显微镜下很难鉴别肿瘤细胞和正常细胞，特别是肿瘤较少，或者和良性病理组织混合在一起，如乳腺腺病。病理专家依据组织结构和周围 HE 染色组织的对比，选择肿瘤细胞。总之，如果病理专家在 HE 染色切片上诊断费力，在荧光下很难确定肿瘤细胞。大的活检针、更好地保护组织结构，FISH 的检测结果就越可靠（图 43-11）。

核心针活检标本没有行免疫组化检测雌激素受体

- **后果**

所有的乳腺癌患者必须检测雌激素受体（estrogen receptor，ER）。ER 状态的准确检测很大程度依赖于肿瘤组织量、组织固定和分析方法。目前，而 ER 检测常用的是免疫组化。与 HER-2 不一样，HER-2 是膜蛋白，而 ER 是核染色，不会受边缘伪影、组织破碎、组织收缩和人工电凝的影响。

研究表明，ER 状态是预测抗雌激素治疗反应的非常好的指标[57, 58]。最初的研究室用配体结合实验分析，这种分析需要将大量的新鲜组织碾成粉进行定量分析。甲醛固定石蜡包埋的组织评估 ER 状态，用特异性免疫组化分析和特异性计分系统，可以更好地预测抗雌激素治疗反应[58]。这并不奇怪，因为这种组织内配体结合测定常常包括肿瘤细胞、基质、良性上皮细胞的混合。不过在目前的临床实践中，有很多不同的免疫组化方法和计分系统用于 ER 状态的分析，导致对 ER 的检测结果存在很明显的误差。

这些产生误差的环节可以被分解为组织固定、组织加工、抗原修复方法、抗体的克隆、检测的组织量、评分系统和临界值。关于核心针活检，需要考虑组织固定和检查的组织量。ER 的检测受组织固定的影响很大，乳腺组织的延迟固定会导致免疫组化检测 ER 的能力明显降低[59]。因为核心针活检组织量比切除标本明显少，会固定得很快，更适用于 ER 的检测。核心针活检 ER 低表达的乳腺组织可能在切除标本上没有表达，这种情况不少见。

- **预防**

所有的核心针活检组织需要检测 ER，因为穿刺组织固定效果更好，如果没有 ER 表达，在切除标本上继续

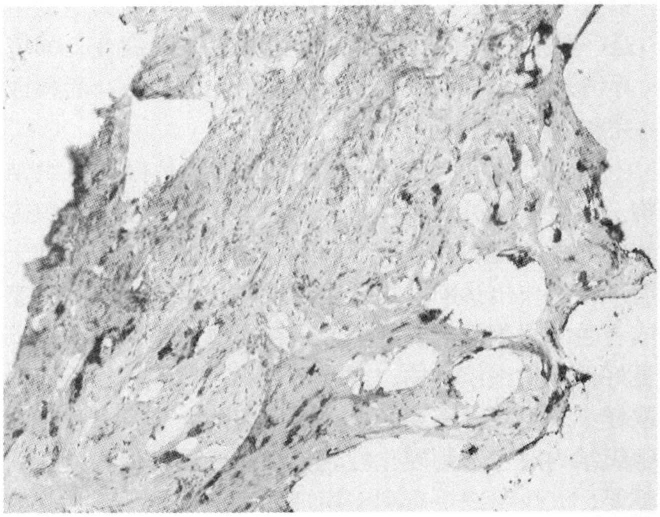

图 43-11 HER-2 免疫组化染色低倍镜下显示强表达，但是没有清楚显示是在细胞膜上，这是由于核心针活检标本的边缘和挤压产生伪像的结果（见彩图）。

检测[60]。仅 1% 的浸润性肿瘤细胞表达 ER，对抗雌激素受体治疗的反应，要比没有表达 ER 的肿瘤明显。因为核心针活检的组织量要明显小于切除标的本量，核心针活检组织没有 ER 表达可能是由于标本取样不全。

核心针活检证实导管内非典型增生（atypical intraductal hyperplasia，AIDH）没有进一步手术

- **后果**

诊断 AIDH 的意义在于切除活检患者需要随访。核心针活检发现 AIDH 后，需要提出的问题是 AIDH 是否代表了整个病变，或者提示整个病灶的病理情况更差。在分子水平上，AIDH 和低度导管内癌是无法区分的[61-63]，这两种病变病理专家也难以鉴别，即使在完整切除的标本上也很困难，何况核心针穿刺组织量很有限。即使核心针活检明确 AIDH 的诊断，也常常合并低度 DCIS。

核心针活检诊断 AIDH 后，病变切除后诊断常常升级为 DCIS 或浸润性癌[21，64-68]。一般情况下，核心针活检切除的组织越多，切除后诊断癌的可能性就越小。用 14 号核心针活检诊断 AIDH 的 40% 切除后诊断为乳腺癌，用 11 号 VAB 装置活检诊断为 AIDH 的患者 20% 切除后诊断为乳腺癌[69]。最近，有学者建议核心针活检诊断 AIDH 时，诊断 AIDH 病灶的数目非常重要，因为病灶的数目可以预测切除病灶是乳腺癌的可能[70]，当 AIDH 的病灶仅 1 个或 2 个时，切除标本没有发现是乳腺癌；当 AIDH 病灶为 3 个时，50% 患者是乳腺癌；当病灶有 4 个以上时，87% 的患者是乳腺癌。

笔者相信，这种方法很简单，还应该注意乳房 X 线照片上病变的类型和范围。如果病灶有微钙化，乳房 X 线照片上病灶没有完全切除，很有可能是乳腺癌。但是，即使乳房 X 线照片上微钙化被完全切除，切除后仍有可能发现是乳腺癌。如果乳房 X 线照片上表现的仅仅是肿块，切除检查仅有 5% 是乳腺癌[71]。已经发现，当活检组织有微乳头结构时，大部分切除标本中有微乳头 DCIS[70]。

- **预防**

目前仍然有学者很有兴趣研究哪些 AIDH 亚型的患者不需要手术切除，但是还没有可靠的分类结果。AIDH 患者病理中也有低度 DCIS 的分子学改变，因此应该手术切除。常常在 DCIS 周围发现 AIDH，所以如果在 AIDH 病灶周围仔细检查后没有癌细胞可以排除乳腺癌[66]。AIDH 是进展为浸润性乳腺癌的高危因素，相对危险度为 4 ～ 5 倍，两侧乳腺的危险性是相同的[72-73]。

核心针活检诊断血管淋巴样增生 / 小叶原位癌后没有进一步手术

- **后果**

如果是切除活检诊断血管淋巴样增生（angiolymphoid hyperplasia，ALH）或小叶原位癌（lobular carcinoma in situ，LCIS），则不需要进一步手术，因为此种病变被认为是两侧乳腺发生浸润性乳腺癌的危险因素[74-80]。LCIS /ALH 在乳房 X 线照片或乳腺超声上没有典型表现，意外发现后进行核心针活检。在大部分核心针活检研究中发生率小于 2 %[42，79，81-84]。因为发病率低，有关核心针活检诊断 ALH/LCIS 的研究多来自于回顾性分析，总结这些研究，活检诊断 ALH/LCIS 后切除病变病理检查 19% 是乳腺癌[85]，大约 55% 是浸润性乳腺癌（30% 是浸润性小叶癌），45% 是导管内癌。

Liberman 等[84]强烈建议手术切除的几种情况：影像学与病理诊断不一致；另外病变需要手术切除活检（如不典型导管增生［atypical ductal hyperplasia，ADH］）；ALH/LCIS 的病理特点与 DCIS 难于鉴别[84]。

- **预防**

因为 ALH/LCIS 没有显著的影像学特点，可能产生影像学和病理的不一致。尽管已经认识到 ALH/LCIS 的存在，但是目前的研究也可能存在偏差，因为不是所有的患者在核心针活检诊断为 ALH/LCIS 都采取了手术切除活检，在得到进一步的研究结果前，切除活检似乎应该慎重。

核心针活检诊断扁平上皮不典型增生（不典型柱状上皮细胞变异）后没有进一步切除

- **后果**

核心针活检中柱状细胞病变最常见的原因是多形性钙化，这些病变因程度差异而有很多不同的名字，从良性的“钝性导管腺病”到恶性的“黏性癌”。柱状细胞病变的意义在于其伴随的情况，非典型柱状细胞病变（扁平上皮异型）与低度恶性原位癌和浸润性导管癌、小叶癌有关[86]。在一项回顾性分析中，95% 单纯管状癌患者与不典型柱状细胞病变有关[87]。在分子水平上，柱状细胞病变常常是 16 号染色体上的缺失，类似于低度恶性乳腺癌[88]。多年来，这些

病变在切除活检诊断中大多都被忽视了，也没认识到其与低度恶性乳腺癌的关系。回顾性研究良性乳腺活检也忽视了不典型柱状细胞病变，也没有发现浸润性癌的结果。没有癌细胞的柱状细胞变异似乎没有增加恶变的风险。

- **预防**

柱状细胞变异是常见的，因为这常常与多形性钙化有关。如果你们单位没有一位乳腺专职的病理专家，有必要问问你们的病理专家是否知道这一病理实体和现代的病理标准。病理专家熟悉这一诊断术语和标准至关重要，如果有不典型增生，建议完整手术切除病灶，因为可能与原位癌或浸润性癌有关；如果没有相关性，发展为浸润癌的机会很低（图 43–12）。

病理诊断与影像学表现无关？/在影像学检查上有钙化灶，而病理检查没有发现钙化灶（一般与组织加工有关）

- **后果**

虽然不会经常遇到，病理检查不能发现微钙化灶确实是一个问题。如果没有钙化灶，不能解释为何缺少钙化灶，设想钙化灶仍然存在于乳腺内，则应该完整切除病变。

对微钙化灶的影像学引导下的活检，应该选择大的中心穿刺活组织检查或者病灶完整切除活检装置。研究表明，大的活检取样和更多的活检针数可以切除更多的钙化灶，因为影像学和病理的差异而很少需要切除活检[89–91]。

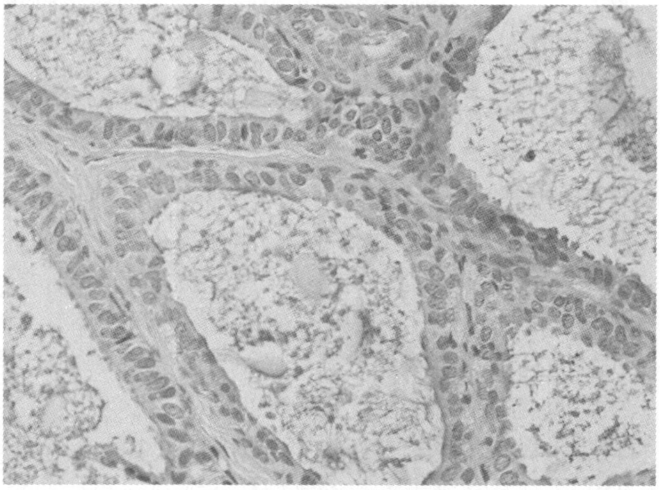

图 43–12 HE 染色显微镜下显示不典型增生的扁平上皮，整齐排列细胞的胞核中有许多空泡，失去了极性，变得大小不一，局灶性呈圆形（见彩图）。

- **预防**

一盎司的预防胜过一磅的治疗，这是肯定的。放射科医生 / 外科医生都应该对活检的组织进行 X 线摄像，得到活检后的影像以保证钙化灶已被切除，核心针活检标本的 X 线检查保证钙化灶在活检的组织内。一旦确定，将有钙化灶的活检组织与没有钙化灶的活检组织分开送病理，这样病理专家就会更加关注可疑的病灶，对含有钙化的活检组织可能给予更多的切片检查。

如果病理专家没有发现微钙化灶，应该采取以下的步骤进行。第一步，病理专家极化 HE 切片，由草酸钙组成的钙在 HE 染色切片上不容易显示，但是极化后的切片很容易显示[92, 93]，这种钙化常见的是与顶浆分泌腺化生有关。如果还没有发现钙化，下一步应该是 X 射线组织阻滞，如果阻滞时没有钙化，但是预处理时有微钙化灶，那么可能是处理过程中钙化灶溶解了，但这种情况很少。如果在石蜡包埋组织中发现有微钙化，应该切片更深，可能的话应该在新的微切片机刀头上进行。有时微切片机不能切断微钙化灶，钙化灶就可能像小弹丸似的弹出去，这时可能发现组织切片上有微钙化灶存在时的小空穴。

缺乏影像学与病理的相关性，不管什么原因都要完全手术切除

核心针活检诊断放射状瘢痕病灶而没有进一步手术

- **后果**

大部分偶然发现的放射状瘢痕病灶的大小约为 4mm，根据护理健康研究的结果，有放射状瘢痕病灶的女性发生浸润性乳腺癌的风险增加 2 倍，随着放射状病灶大小的增加，发生的风险也增加[94]。这种风险是双侧的，大的放射状病灶可能与 DCIS 和浸润性癌有关。与放射状病灶有关的癌多位于病灶的周围，如果只关注放射状病灶的中心，将导致这些癌性病灶被遗漏。

重要的是要注意是否放射状病灶是意外发现或者它是否是目标病灶。乳房 X 线照片上发现的放射状病灶与乳腺癌和 AIDH 有很高的相关性，比意外发现的病灶相关性更高。目前乳房 X 线照片上似乎没有明显的特征可以鉴别放射状病灶是否存在隐匿性乳腺癌[95]。

- **预防**

所有乳房X线照片上发现的放射状病灶和6mm以上的病灶均需要切除。Sloane和Meyers[96]报道大于6mm的放射状病灶30%是乳腺癌，而小于6mm的病灶仅有2.6%是癌。尽管有关放射状病灶的研究比较少，而且总体上放射状病灶的发生率也不高，但是还是建议对乳房X线照片上发现的放射状瘢痕进行切除，当然大于6mm的肯定需要切除（图43–13）。

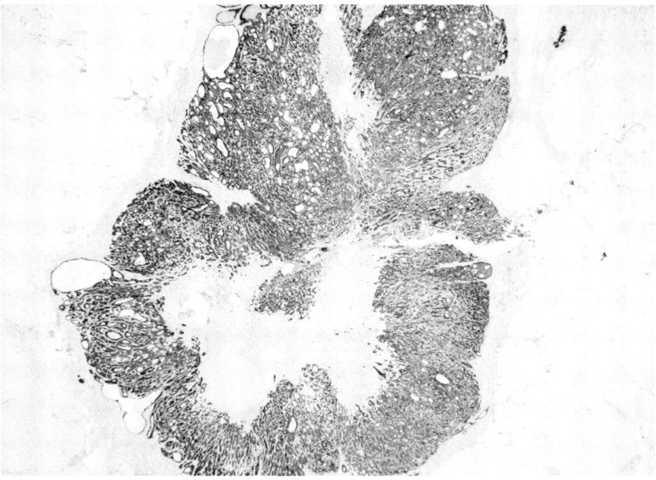

图43–13 放射状硬化病灶HE染色切片上同时三重染色P63、细胞角蛋白5/6、细胞胶蛋白18，P63和细胞胶蛋白5/6提示肌上皮/基底细胞分化。所有抗体用DAB（二氨基联苯胺）都可以显影（棕色）。坚固红染色P63是细胞核着色、细胞胶蛋白5/6是细胞质、细胞胶蛋白18是细胞质。两种细胞类型的表现证实是良性增殖（见彩图）。

（王亚军 译）

参考文献

1. Kopans DB. The positive predictive value of mammography. AJR Am J Roentgenol 1992;158:521–526.
2. Sailors DM, Crabtree JD, Land RL, et al. Needle localization for non-palpable breast lesions. Am Surg 1994;60:186.
3. Wilhelm NC, DeParedes ES, Pope RT. The changing mammogram: a primary indication for needle localizaiton biopsy. Arch Surg 1986;121:1311.
4. Miller ES, Adelman RW, Espinosa MH. The early detection of non-palpable breast carcinoma with needle localization. Experience with 500 patients in a community hospital. Am Surg 1992;58:195.
5. Parker SH, Lovin JD, Jobe WE, et al. Nonpalpable breast lesions: stereotactic automated large-core biopsies. Radiology 1991;180:403–407.
6. Elvecrog EL, Lechner MC, Nelson MT. Nonpalpable breast lesions: correlation of stereotaxic large-core needle biopsy and surgical biopsy results. Radiology 1993;188:453–455.
7. Parker SH, Burbank F, Jackman RJ, et al. Percutaneous large-core breast biopsy: a multi-institutional study. Radiology 1994;193:359–364.
8. Meyer JE, Smith DN, Lester SC. Large-core needle biopsy of nonpalpable breast lesions. JAMA 1999;281:1638–1641.
9. Azavedo E, Svane G, Auer G. Stereotactic fine-needle biopsy in 2594 mammographically detected non-palpable breast lesions. Lancet 1989;171:373–376.
10. Liberman LL, Fahs MC, Dershaw DD, et al. Impact of stereotaxis core breast biopsy of cost of diagnosis. Radiology 1995;195:633–637.
11. Burbank F. Stereotactic breast biopsy of atypical ductal hyperplasia and ductal carcinoma in situ lesions: improved accuracy with directional vacuum-assisted biopsy. Radiology 1997;202:843–847.
12. Jackman RJ, Burbank SH, Parker SH, et al. Atypical ductal hyperplasia diagnosed at stereotactic breast biopsy: improved reliability with 14-gauge, directional vacuum-assisted biopsy. Radiology 1997;204:485–488.
13. Simon JR, Kalbhen CL, Cooper RA, et al. Accuracy and complications rates of US-guided vacuum-assisted core breast biopsy: initial results. Radiology 2000;215:694–697.
14. American College of Radiology. ACR Breast Imaging Reporting and Data System, 4th ed. Reston, VA: American College of Radiology, 2003.
15. Fine RE, Boyd BA. Stereotactic breast biopsy: a practical approach. Am Surg 1996;62:96–102.
16. Caines JS, McPhee MD, Konak GP, Wright BA. Stereotactic needle core biopsies of breast lesions using a regular mammographic table with an adaptable stereotaxic device. AJR Am J Roentgenol 1994;163:317–321.
17. Parker SH, Burbank F. State of the art: a practical approach to minimally invasive breast biopsy. Radiology 1996;200:11–20.
18. Fine R. Image-directed breast biopsy. In Winchester DJ, Winchester DP (eds): Breast Cancer: Atlas of Clinical Oncology. Hamilton, Ontario, Canada: BC Decker, 2000;65–88.
19. Fine RE, Staren ED. Updates in breast ultrasound. Surg Clin North Am 2004;84:1001–1034.
20. Liberman LL, Derwhaw DD, Rosen PR, et al. Stereotactic 14-gauge breast biopsy: how many core biopsy specimens are needed? Radiology 1994;192:793–795.
21. Jackman RJ, Nowels KWW, Shepard MJ, et al. Stereotaxic large-core needle biopsy of 450 non-palpable breast lesions with surgical correlation in lesions with cancer or atypical hyperplasia. Radiology 1994;193:91–95.
22. Liberman L, Cohen MA, Dershaw DD, et al. Atypical ductal hyperplasia diagnosed at stereotaxic core biopsy of breast lesions: an indication for surgical biopsy. AJR Am J Roentgenol 1995;164:1111–1113.
23. Liberman L, Dershaw DD, Rosen PP, et al. Stereotaxic core biopsy of breast carcinoma: accuracy of predicting invasion. Radiology 1995;194:379–381.
24. Burbank F, Parker SH, Fogerty TJ. Stereotactic breast biopsy: improved tissue harvesting with the Mammotome. Am Surg 1996;62:738–744.

25. Berg WA, Kerbs TL, Campassi C, et al. Evaluation of 14- and 11-gauge directional vacuum-assisted biopsy probes and 14-gauge biopsy guns in a breast parenchymal model. Radiology 1997;205:203–208.
26. Liberman LL, Evans WP, Dershaw DD, et al. Radiography of microcalcifications in stereotaxic mammary core biopsy specimens. Radiology 1994;190:223–225.
27. Meyer JE, Lester SC, Grenna TH, White FV. Occult breast calcifications sampled with large-core biopsy: confirmation with radiography of the specimen. Radiology 1993;188:581–582.
28. Tocino I, Gaargia B, Carter D. Surgical biopsy findings in patients with atypical hyperplasia diagnosed by stereotactic core needle biopsy. Ann Surg Oncol 1996;3:482–488.
29. Burbank F, Forcier N. Tissue marking clip for stereotactic breast biopsy: initial placement accuracy, long-term stability and usefulness as a guide for wire localization. Radiology 1997;205:407–415.
30. Kass R, Kumar G, Klimberg VS, et al. Clip migration. Am J Surg 2002;184:325–331.
31. Fine R, Whitworth P, Kim J, et al. Low risk palpable breast masses removed using a vacuum-assisted hand-held device. Am J Surg 2003;186:362–367.
32. Pellettiere EV 2nd. The clinical and pathologic aspects of papillomatous disease of the breast: a follow-up study of 97 patients treated by local excision. Am J Clin Pathol 1971;55:740–748.
33. Lewis JT, Hartmann LC, Vierkant RA, et al. An analysis of breast cancer risk in women with single, multiple, and atypical papilloma. Am J Surg Pathol 2006;30:665–672.
34. Ohuchi N, Abe R, Kasai M. Possible cancerous change of intraductal papillomas of the breast. A 3-D reconstruction study of 25 cases. Cancer 1984;54:605–611.
35. Raju U, Vertes D. Breast papillomas with atypical ductal hyperplasia: a clinicopathologic study. Hum Pathol 1996;27:1231–1238.
36. Page DL, Salhany KE, Jensen RA, et al. Subsequent breast carcinoma risk after biopsy with atypia in a breast papilloma. Cancer 1996;78:258–266.
37. Agoff SN, Lawton TJ. Papillary lesions of the breast with and without atypical ductal hyperplasia: can we accurately predict benign behavior from core needle biopsy? Am J Clin Pathol 2004;122:440–443.
38. Irfan K, Brem RF. Surgical and mammographic follow-up of papillary lesions and atypical lobular hyperplasia diagnosed with stereotactic vacuum-assisted biopsy. Breast J 2002;8:230–233.
39. Ivan D, Selinko V, Sahin AA, et al. Accuracy of core needle biopsy diagnosis in assessing papillary breast lesions: histologic predictors of malignancy. Mod Pathol 2004;17:165–171.
40. Liberman L, Tornos C, Huzjan R, et al. Is surgical excision warranted after benign, concordant diagnosis of papilloma at percutaneous breast biopsy? AJR Am J Roentgenol 2006;186:1328–1334.
41. Mercado CL, Hamele-Bena D, Oken SM, et al. Papillary lesions of the breast at percutaneous core-needle biopsy. Radiology 2006;238:801–808.
42. Philpotts LE, Shaheen NA, Jain KS, et al. Uncommon high-risk lesions of the breast diagnosed at stereotactic core-needle biopsy: clinical importance. Radiology 2000;216:831–837.
43. Puglisi F, Zuiani C, Bazzocchi M, et al. Role of mammography, ultrasound and large core biopsy in the diagnostic evaluation of papillary breast lesions. Oncology 2003;65:311–315.
44. Renshaw AA, Tizol-Blanco DM, Gould EW, et al. Papillomas and atypical papillomas in breast core needle biopsy specimens: risk of carcinoma in subsequent excision. Am J Clin Pathol 2004;122:217–221.
45. Rosen EL, Bentley RC, Baker JA, et al. Imaging-guided core needle biopsy of papillary lesions of the breast. AJR Am J Roentgenol 2002;179:1185–1192.
46. Valdes E, Tarttler PI, Genelus-Dominique E, et al. Significance of papillary lesions at percutaneous breast biopsy. Ann Surg Oncol 2006;13:480–482.
47. Nassar H, Qureshi H, Volkan-Adsay N, et al. Clinicopathologic analysis of solid papillary carcinoma of the breast and associated invasive carcinomas. Am J Surg Pathol 2006;30:501–507.
48. Liberman L, Bracero N, Vuolo MA, et al. Percutaneous large-core biopsy of papillary breast lesions. AJR Am J Roentgenol 1999;172:331–337.
49. Hoff ER, Tubbs RR, Myles JL, et al. HER2/neu amplification in breast cancer: stratification by tumor type and grade. Am J Clin Pathol 2002;117:916–921.
50. Piccart-Gebhart MJ, Procter M, Leyland-Jones B, et al. Trastuzumab after adjuvant chemotherapy in HER2-positive breast cancer. N Engl J Med 2005;353:1659–1672.
51. Romond EH, Perez EA, Bryant J, et al. Trastuzumab plus adjuvant chemotherapy for operable HER2-positive breast cancer. N Engl J Med 2005;353:1673–1684.
52. Slamon DJ, Leyland-Jones B, Shak S, et al. Use of chemotherapy plus a monoclonal antibody against HER2 for metastatic breast cancer that overexpresses HER2. N Engl J Med 2001;344:783–792.
53. Hicks DG, Tubbs RR. Assessment of the HER2 status in breast cancer by fluorescence in situ hybridization: a technical review with interpretive guidelines. Hum Pathol 2005;36:250–261.
54. Paik S, Bryant J, Tan-Chiu E, et al. Real-world performance of HER2 testing—National Surgical Adjuvant Breast and Bowel Project experience. J Natl Cancer Inst 2002;94:852–854.
55. Roche PC, Suman VJ, Jenkins RB, et al. Concordance between local and central laboratory HER2 testing in the breast intergroup trial N9831. J Natl Cancer Inst 2002; 94:855–857.
56. Wolff AC, Hammond MEH, Schwartz JN, et al. American Society of Clinical Oncology/College of American Pathologists guideline recommendations for human epidermal growth factor receptor 2 testing in breast cancer. J Clin Oncol 2007;25:118–145.
57. Elledge RM, Green S, Pugh R, et al. Estrogen receptor (ER) and progesterone receptor (PgR), by ligand-binding assay compared with ER, PgR and pS2, by immunohistochemistry in predicting response to tamoxifen in metastatic breast cancer: a Southwest Oncology Group Study. Int J Cancer 2000;89:111–117.

58. Harvey JM, Clark GM, Osborne CK, et al. Estrogen receptor status by immunohistochemistry is superior to the ligand-binding assay for predicting response to adjuvant endocrine therapy in breast cancer. J Clin Oncol 1999;17:1474–1481.
59. Goldstein NS, Ferkowicz M, Odish E, et al. Minimum formalin fixation time for consistent estrogen receptor immunohistochemical staining of invasive breast carcinoma. Am J Clin Pathol 2003;120:86–92.
60. Mann GB, Fahey VD, Feleppa F, et al. Reliance on hormone receptor assays of surgical specimens may compromise outcome in patients with breast cancer. J Clin Oncol 2005;23:5148–5154.
61. Boecker W, Buerger H, Schmitz K, et al. Ductal epithelial proliferations of the breast: a biological continuum? Comparative genomic hybridization and high-molecular-weight cytokeratin expression patterns. J Pathol 2001;195:415–421.
62. Buerger H, Mommers EC, Littmann R, et al. Correlation of morphologic and cytogenetic parameters of genetic instability with chromosomal alterations in in situ carcinomas of the breast. Am J Clin Pathol 2000;114:854–859.
63. Buerger H, Mommers EC, Littmann R, et al. Different genetic pathways in the evolution of invasive breast cancer are associated with distinct morphological subtypes. J Pathol 1999;189:521–526.
64. Dahlstrom JE, Sutton S, Jain S. Histological precision of stereotactic core biopsy in diagnosis of malignant and premalignant breast lesions. Histopathology 1996;28:537–541.
65. Jackman RJ, Nowels KW, Rodriguez-Soto J, et al. Stereotactic, automated, large-core needle biopsy of nonpalpable breast lesions: false-negative and histologic underestimation rates after long-term follow-up. Radiology 1999;210:799–805.
66. Lennington WJ, Jensen RA, Dalton LW, et al. Ductal carcinoma in situ of the breast. Heterogeneity of individual lesions. Cancer 1994;73:118–124.
67. Liberman L, Dershaw DD, Glassman JR, et al. Analysis of cancers not diagnosed at stereotactic core breast biopsy. Radiology 1997;203:151–157.
68. Moore MM, Hargett CW, Hanks JB, et al. Association of breast cancer with the finding of atypical ductal hyperplasia at core breast biopsy. Ann Surg 1997;225:726–731; discussion 731–733.
69. Reynolds HE. Core needle biopsy of challenging benign breast conditions: a comprehensive literature review. AJR Am J Roentgenol 2000;174:1245–1250.
70. Ely KA, Carter BA, Jensen RA, et al. Core biopsy of the breast with atypical ductal hyperplasia: a probabilistic approach to reporting. Am J Surg Pathol 2001;25:1017–1021.
71. Liberman L, Dershaw DD, Rosen PP, et al. Percutaneous removal of malignant mammographic lesions at stereotactic vacuum-assisted biopsy. Radiology 1998;206:711–715.
72. Dupont WD, Page DL. Risk factors for breast cancer in women with proliferative breast disease. N Engl J Med 1985;312:146–151.
73. McDivitt RW, Stevens JA, Lee NC, et al. Histologic types of benign breast disease and the risk for breast cancer. The Cancer and Steroid Hormone Study Group. Cancer 1992;69:1408–1414.
74. Andersen JA. Lobular carcinoma in situ of the breast. An approach to rational treatment. Cancer 1977;39:2597–2602.
75. Bodian CA, Perzin KH, Lattes R. Lobular neoplasia. Long-term risk of breast cancer and relation to other factors. Cancer 1996;78:1024–1034.
76. Ottesen GL, Graversen HP, Blichert-Toft M, et al. Lobular carcinoma in situ of the female breast. Short-term results of a prospective nationwide study. The Danish Breast Cancer Cooperative Group. Am J Surg Pathol 1993;17:14–21.
77. Page DL, Kidd TE Jr, Dupont WD, et al. Lobular neoplasia of the breast: higher risk for subsequent invasive cancer predicted by more extensive disease. Hum Pathol 1991;22:1232–1239.
78. Rosen PP, Kosloff C, Lieberman PH, et al. Lobular carcinoma in situ of the breast. Detailed analysis of 99 patients with average follow-up of 24 years. Am J Surg Pathol 1978;2:225–251.
79. Shin SJ, Rosen PP. Excisional biopsy should be performed if lobular carcinoma in situ is seen on needle core biopsy. Arch Pathol Lab Med 2002;126:697–701.
80. Wheeler JE, Enterline HT, Roseman JM, et al. Lobular carcinoma in situ of the breast. Long-term followup. Cancer 1974;34:554–563.
81. Berg WA, Mrose HE, Ioffe OB. Atypical lobular hyperplasia or lobular carcinoma in situ at core-needle breast biopsy. Radiology 2001;218:503–509.
82. Burak WE Jr, Owens KE, Tighe MB, et al. Vacuum-assisted stereotactic breast biopsy: histologic underestimation of malignant lesions. Arch Surg 2000;135:700–703.
83. Elsheikh TM, Silverman JF. Follow-up surgical excision is indicated when breast core needle biopsies show atypical lobular hyperplasia or lobular carcinoma in situ: a correlative study of 33 patients with review of the literature. Am J Surg Pathol 2005;29:534–543.
84. Liberman L, Sama M, Susnik B, et al. Lobular carcinoma in situ at percutaneous breast biopsy: surgical biopsy findings. AJR Am J Roentgenol 1999;173:291–299.
85. Jacobs TW, Connolly JL, Schnitt SJ. Nonmalignant lesions in breast core needle biopsies: to excise or not to excise? Am J Surg Pathol 2002;26:1095–1110.
86. Rosen PP. Columnar cell hyperplasia is associated with lobular carcinoma in situ and tubular carcinoma. Am J Surg Pathol 1999;23:1561.
87. Abdel-Fatah TM, Powe DG, Hodi Z, et al. High frequency of coexistence of columnar cell lesions, lobular neoplasia, and low grade ductal carcinoma in situ with invasive tubular carcinoma and invasive lobular carcinoma. Am J Surg Pathol 2007;31:417–426.
88. Simpson PT, Gale T, Reis-Filho JS, et al. Columnar cell lesions of the breast: the missing link in breast cancer progression? A morphological and molecular analysis. Am J Surg Pathol 2005;29:734–746.
89. Dahlstrom JE, Sutton S, Jain S. Histologic-radiologic correlation of mammographically detected microcalcification in stereotactic core biopsies. Am J Surg Pathol 1998;22:256–259.

90. Meyer JE, Smith DN, DiPiro PJ, et al. Stereotactic breast biopsy of clustered microcalcifications with a directional, vacuum-assisted device. Radiology 1997;204:575–576.
91. Reynolds HE, Poon CM, Goulet RJ, et al. Biopsy of breast microcalcifications using an 11-gauge directional vacuum-assisted device. AJR Am J Roentgenol 1998; 171:611–613.
92. Tornos C, Tornas C, Silva E, et al. Calcium oxalate crystals in breast biopsies. The missing microcalcifications. Am J Surg Pathol 1990;14:961–968.
93. Truong LD, Cartwright J Jr, Alpert L. Calcium oxalate in breast lesions biopsied for calcification detected in screening mammography: incidence and clinical significance. Mod Pathol 1992;5:146–152.
94. Jacobs TW, Byrne C, Colditz G, et al. Radial scars in benign breast-biopsy specimens and the risk of breast cancer. N Engl J Med 1999;340:430–436.
95. Frouge C, Tristant H, Guinebretiere JM, et al. Mammographic lesions suggestive of radial scars: microscopic findings in 40 cases. Radiology 1995;195:623–625.
96. Sloane JP, Mayers MM. Carcinoma and atypical hyperplasia in radial scars and complex sclerosing lesions: importance of lesion size and patient age. Histopathology 1993;23:225–231.

第 44 章

乳腺活检和保乳手术技巧

Lorraine Tafra，MD and Zandra Cheng，MD

引言

从 20 世纪 90 年代后期开始，乳腺手术发生了很大的变化。随着影像学技术的提高，乳腺病变的发现越来越多，发现的病变也越来越小。这些因素使得乳腺手术处理方法向着更为精确和美观的方向转变。就像外科治疗发生变化一样，其他亚学科，如乳腺癌的多学科处理，也变得更为复杂。因此，综合治疗包括多学科协作团队制定的手术策略和计划。手术医生避免手术易犯错误的第一步而且非常关键的一步就是与其他相关专家保持流畅、频繁的沟通。许多治疗中心都采用多学科肿瘤平台以确保这样的沟通。

乳腺手术的一个明显变化就是从开放手术活检变为影像学引导下的针吸中心活组织检查（核心针活检）（目的是诊断乳腺病变）。目前文献认为，对于绝大部分乳腺患者来说，影像学引导下的针吸活检优于开放手术活检[1-7]。这项穿刺技术减少了手术操作的频率，允许对恶性病变进行特定的治疗，提高了乳腺癌手术治疗的准确性。对患者来说，这项检查也很方便，并且加快了诊断过程。仍有极小一部分患者表现为可触及的乳腺肿块但缺少相关影像学证据，这些患者需要开放手术活检以便确切诊断。

需要到手术室进行手术诊断的绝大部分患者是：①不可触及的病灶，影像学可见，中心活组织检查（核心针活检）诊断不清，或者②受到影像学引导下穿刺技术的限制（如乳腺较薄、模糊的微钙化灶）。

乳房部分切除，也称之为局部切除，是乳腺癌的保乳手术。虽然局部切除与切除活检有相似的地方，但是手术的目的和需要注意的问题是完全不一样的。

乳腺活检

适应证

- 可触及的乳腺肿块，钼靶和超声检查不能发现
- 影像学发现的病变，采用中心活组织检查（核心针活检）时不足以提供足够的组织用于确切诊断，或者良性病理诊断结果与影像学发现不一致时
- 中心活组织检查（核心针活检）为良性诊断，但是病变进行性增大或者出现其他症状
- 影像学发现的病变不适合影像学引导下的活检（有移植物、乳腺瘦薄、穿刺针恐惧症、肥胖［立体定位活检桌最大只能承重 350 磅］、出血性疾病）

手术步骤

步骤 1　术前标记可触及的病灶

步骤 2　如果病灶不可触及，术前确保充分定位

步骤 3　标记乳腺切口

步骤 4　切开

步骤 5　切除可触及的病变，对切除标本进行放射学检查，关闭切口

手术操作

标记病变

未能切除正确的病灶

- **后果**

  偶尔，病变很微小；有时候患者感觉良好，但对术者而言，病变没有明确。如果切除错误，将需要再次手术。除了避免在无病变乳腺进行活检的错误之外，还应该标记病变部位并且在病变定位上取得一致意见以确保准确切除病变。

  3 级并发症

- **预防**

  术前应该讨论手术区、标记病变、寻找病变，医生和患者共同确认病变部位。

充分定位

未能切除正确的病灶

- **后果**

不可触及的病变需要通过多种方法定位。这是一个研究的热点，因为这样的病变将越来越多地遇到[8]。自从20世纪80年代应用定位线定位以来，这种方法成为外科医生标准的定位方法[9-11]，但是仍有很大的空间有待提高。标准的定位线定位常常也是不精确的。此外，对于恶性病变无助于获得阴性边缘；而且对患者来说，在确定手术前还要忍耐另外一次手术也是不便的。过去常常是手术室外放射科医生进行定位，但是随着外科医生对超声的广泛应用，现在的定位常常在手术室进行。术中定位有很多优点：避免需要其他科室的配合而造成手术延迟，时间安排更为简单，患者的满意程度最大化，手术团队的不便最小化，最后一点就是定位并切除病灶变得更为准确。

病变定位的精确比谁来手术治疗更为重要。最坏的后果莫过于不正确定位使得病灶没有被切除，而患者需要再次去手术室接受二次手术。这显然会令患者非常不安，而且还会延误诊断和治疗。此外，由于乳腺的外形与切除组织的多少有关，二次手术无疑要去除更多的组织，会影响乳腺的外形，降低患者的满意度，甚至对以后的影像学检查也会产生影响。

3级并发症

- **预防**

不论是由放射科医生还是外科医生进行定位，都必须坚持以下基本原则：

1．确保目标区域正确，如果用银夹定位，应该在针吸活检时就标记好可疑部位。
2．确保穿刺部位用标记笔标记好，定位以后在X线片上仍然能够识别穿刺点（尤其定位不是手术医生完成时）；标记乳房的另一参照点（最常见的是乳头）以便外科医生能够确定病灶与穿刺点之间的距离以及在乳腺组织内的深度。
3．确保定位线距离定位夹2 ～ 3mm。
4．确保有两种穿刺角度的摄像(头尾向和中间侧位)，并得到患者确认病变，定位夹和定位线的定位由术者决定。

一旦遵守了上述原则，外科医生的目标就是去除标记区域内的病灶。如果目标是定位夹或钙化灶，或切开病变区域后肿物仍不可触及，有必要对标本进行X线检查。如果定位夹移位或者定位并不位于术者原先认为的原发病灶处，放射科医生和手术医生应该在操作开始前进行良好的沟通。在这种情况下，去除定位夹进行标本X线检查可能没有必要。如果切开后可触及病灶，手术医生相信已经切除病灶，那么标本的X线检查就没有必要了。但是对这种情况应谨慎行事，因为先前的中心活检形成的可触及的血肿可能被误认为病灶。

一旦术中根据乳房摄影或超声确定了病变位置，就应该标记病变，手术切口应该直接对准病灶。有时选择更具美容性的乳晕切口，特别是病变离乳头乳晕较近时。朝着定位线方向来切除。定位线被转入伤口内。对定位线周围的组织进行触诊可以确保充分切除那些需要进一步评估的组织。值得强调的是切口通常不是在定位线进入皮肤的地方。如果手术医生在手术室确定病灶位置，手术医生必须事先对病灶的位置有精确的认识。最好在手术室参考超声或乳腺摄影的结果。术中使用超声的情况增多了。如果超声可以发现病变并且手术医生有使用超声的技能，那么手术室内的定位就更容易、更安全了，也比较省时，对患者和医生也很方便。

随着经验的增多,手术室定位病灶就简单容易了，但是定位微小病灶仍有一定的挑战性。如果病变很小（< 5mm），术前应该由另一个医生（外科医生或放射科医生）定位，以便做到两名医生对病灶定位的认识一致。有时在中心活组织检查后出现血肿，但是随着时间的推移，血肿会缩小，在病变部位几乎没有残留血肿。如果手术被安排在中心活组织检查后的数周，应考虑重复超声波检查，以确保医生在血肿消失后仍可以发现病变。在过去，中心活组织检查时放置的定位夹很难被超声发现。但是，新的定位夹可以在夹子周围残留一些材料，从而可以被有超声经验的外科医生发现。应用这种定位夹可以提高适合手术室定位的患者的人数。

市场上有很多标准化的定位器械（Kopans [Cook，Bloomington，IN]），Hawkins（ton Scientific，Watertown，MA [图44–1]）和Bard（CR Bard，Inc.，Covington，GA），新的器械正陆续试图解决传统定位针存在的问题。定向铆钉（SenoRx，Aliso Viejo，CA [图44–2]）是一种伞状篮型装置，可以使不可触及的病灶变为可触及病灶，有助于定位和切除[12]。

迄今还没有获得外科领域一致公认的定位器械。

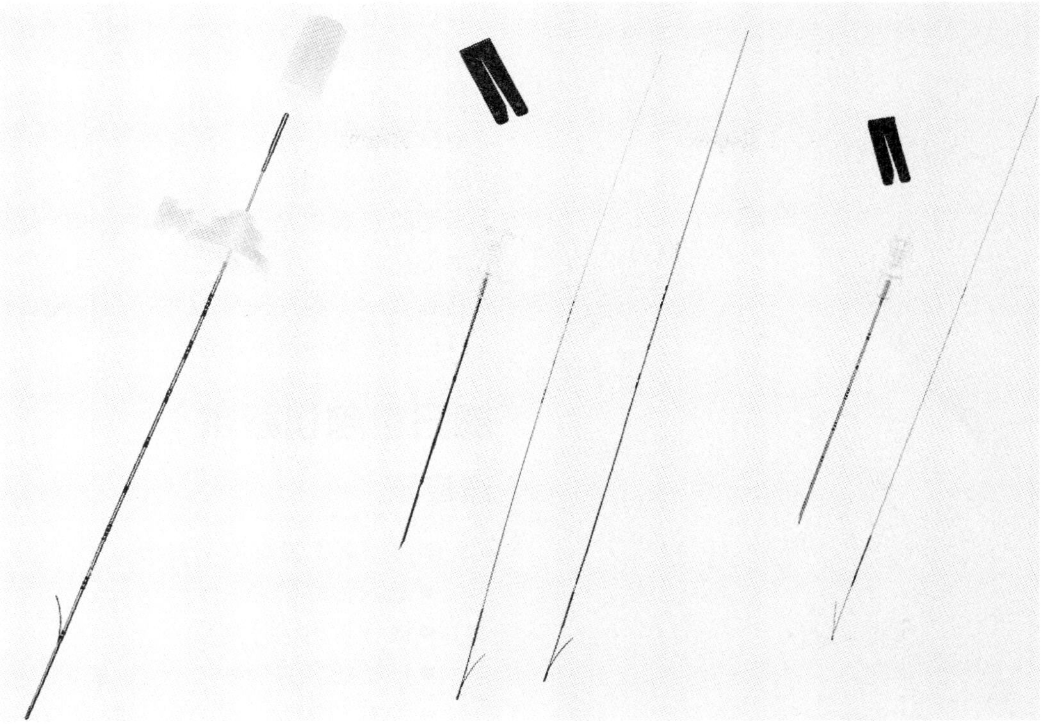

图 44–1　awkins 定位针。(Courtesy of Boston Scientific，Watertown，MA.)

目前，采用特殊器械可能还并不是很重要的，重要的是保证能够准确地放置定位线或定位装置。

切口的选择

影响乳腺美观和对需要的乳房切除准备不足

- **后果**

  不准确的切口位置会导致切除的乳腺过多。乳房的美容切口一般选择弧形的；但是，在中心和6点钟位置的切口会产生最好的美容效果仍有争议。其他大的切口可能导致乳腺变形，破坏乳腺的美观。外上象限的邻近腋窝的切口可能影像乳腺的淋巴回流，可能导致乳腺淋巴水肿。虽然需要切除整个乳腺病变，但并不提倡切除大量的乳腺组织，因为这样会丧失乳腺的美观。

  1 级并发症

- **预防**

  外科医生应该直接在患者身上描绘切口的外形和病变的部位。在保证完整切除目标病变、可触及病灶和可以直视止血的前提下，尽量缩小切口。通常，切口长度不超过 3 ～ 4cm。如果病变较深和很难感觉针尖位置，可以以乳头和定位导线作为参考位置。为了确定病变的位置或定位线的方向，可以同时轻轻拉动定位线和触诊乳房。一般切口不在定位线进入皮肤的地方，如果是放射科医生定位，可能进入皮肤的地方距离病变有一定的距离。

切除

血肿和外形改变

- **后果和预防**

  病变切除或乳腺活检后很少出现并发症，最常见的是血肿、感染和丧失美观。乳腺不能耐受出血，必须进行严密的止血。仔细检查手术腔，缝合之前彻底止血。乳腺活检后不应发生明显的乳腺变形。用于诊断需要的组织量很少需要很大的量，因此，不应该导致乳房畸形改变。

　　有关乳腺活检导致畸形和发生因素的文献很少。普遍认为，乳腺的美容与切除组织量成反比，并且如果深部腺体空腔的缝线产生牵拉会导致乳腺轮廓变形。

  2 级并发症

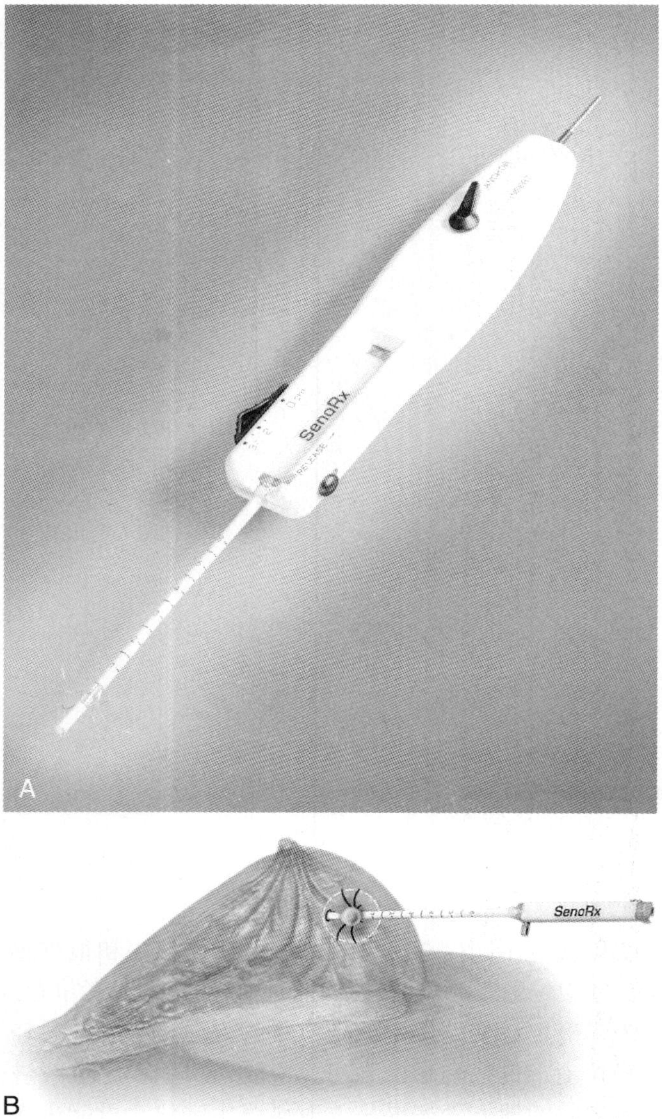

图 44–2 A，SenoRx 定位装置，可调节定位线；B，乳腺定位简图（A 和 B，Courtesy of SenoRx，Aliso Viejo，CA.）

可触及病灶的切除，对切除标本进行放射学检查和闭合伤口

未能切除病灶

- **后果**

  应尽一切努力确保病灶得到组织学活检，以避免再次返回手术室。

  3 级并发症

- **预防**

  小病灶往往可以摸到，不需要进行放射学检查。有钙化或定位夹的患者几乎都需要进行 X 线检查。有时可以看见到小的定位夹，或活检引起的血肿可以很容易地被摸到。即使在这种情况下，还是要确定切除标本中是否有钙化。如果在切除标本的 X 线片中没有看到定位夹，则需要外科医生进行临床判定。应该考虑的问题包括：①切除位置是否正确？②手术切除过程中是否有定位夹脱落？如果病变距离手术部位很近，需要再次盲切；但是广泛切除会导致乳腺变形，因此应该避免广泛切除。而且应该对伤口进行精细的美容缝合。

部分乳腺切除术

适应证

- 乳腺癌患者，没有以下各项：
  - 放射治疗禁忌
  - 既往放射治疗病史
  - 广泛的乳腺病变
  - 没有新辅助治疗之前，肿瘤与乳腺的比率较大（即局部晚期病变），或者是新辅助治疗的禁忌证或对新辅助治疗反应较差
- 叶状肿瘤患者

乳房肿瘤切除的步骤

步骤 1 术前标记病变部位

步骤 2 定位

步骤 3 切开

步骤 4 切除和标记标本方向

步骤 5 触诊切除病灶，对标本进行 X 线检查，闭合伤口

手术操作

见前述的“乳腺活检”下的“标记病变”。

充分定位

没有完全切除病灶以达到阴性切缘

- **后果**

  没有正确地定位和切除、切缘阳性均需要再次手术。这常常需很好的耐受性，不需全身麻醉，但它会使患者焦躁不安。虽然与定位活检的定位一样，但是目的是完全不同的，除了定位肿瘤位置，还必须了解整个肿瘤浸润的范围，以便术者准确地进行乳房肿瘤切除术。

2 级并发症

- **预防**

部分乳房切除的目的是获得阴性的切缘和良好的美容效果。但是可能存在一定的困难，因为这两个目的都没有明确的定义，也没有普遍接受的标准。但是有一点很明确，切缘的状态与局部复发有明显的关系[13]。

阴性切缘或足够的切缘的定义包括，从切缘没有肿瘤，到切除标本的边缘与肿瘤之间有 3 ~ 5mm 的正常组织[14]。即使没有让人接受的标准，但此切缘状态对患者的预后至关重要。肿瘤的精确定位和确定可触及病变的范围有助于获得阴性的切缘，但并不能保证预后。活检的定位原则同样适用于肿瘤切除定位，但有一些补充。如果影像学上发现大面积的导管原位癌（ductal carcinoma in situ，DCIS），应用托架定位线标记出肿瘤的范围对于外科医生切除肿瘤很有帮助[15]。其他肿瘤定位方法包括：活检后在病灶处留有血肿有助于术中超声定位[16]和放射粒子定位，放射粒子定位需要在活检时注射 ^{99} 锝或植入放射性粒子。然后使用伽玛探测器（通常被用于前哨淋巴结活检）探测到肿瘤的位置[17]。

切口

切口位置选择的原则仍然与乳腺活检、乳房肿瘤切除术相同(请参阅前文)。尽管切口可能比活检的大，但手术操作需要的切口大小一般只有切除标本大小的一半（图 44–3）。标本的最大尺寸可以通过肿瘤的尺寸再加上 2cm 来预测。因此，2cm 的恶性肿瘤可以通过 2cm 的切口切除。死腔的关闭可能影响乳腺的外形。但是，如果存在大的死腔，这个区域会在放疗后牵拉收缩或变形，导致乳房轮廓产生严重的缺陷。最近，肿瘤整形技术开始应用到肿瘤切除上，旋转乳腺组织填充到缺陷区域，尽量减少缺损[18–20]。然而，这可能会影响局部的辐射增强。因此，用定位夹或其他 X 线标记物标记肿瘤切除边缘对于保乳治疗后进行放疗的患者至关重要。

在将来很有希望做到：技术的发展能够保持乳房的良好外形，即使做了很大的乳房肿瘤切除术后。

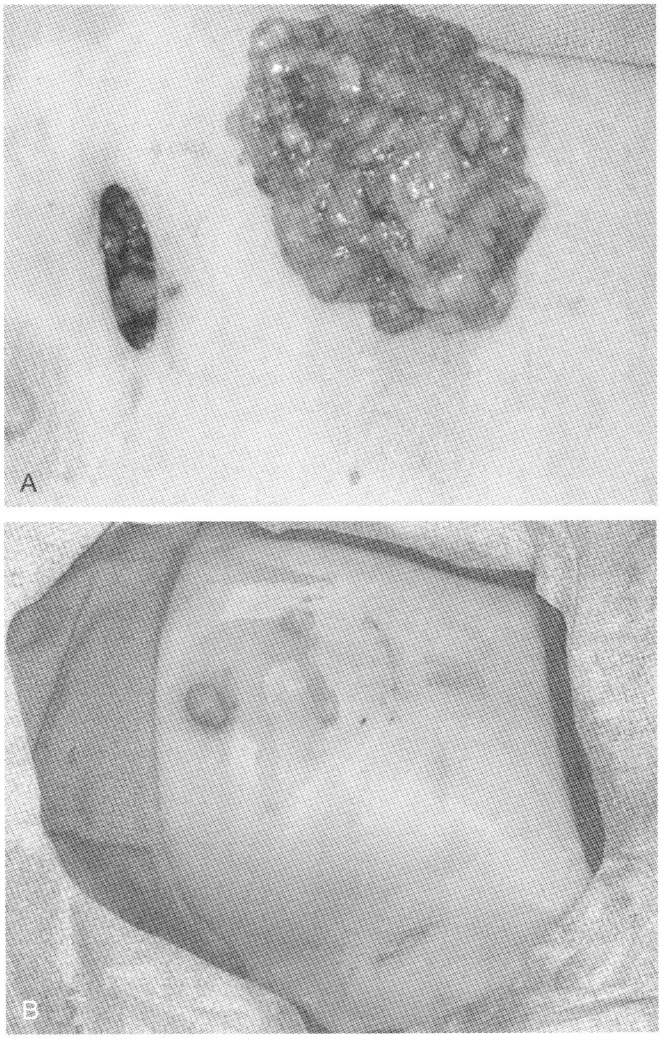

图 44–3 A 和 B，小切口的部分乳腺切除。

切除和标记标本的方向

没有获得阴性切缘；没有标记标本的方向

- **后果**

类似定位步骤，减少乳腺癌切除后阳性切缘的发生，但是现在的技术条件还不能完全避免。第二个重要的失误就是切除后的标本没有标记方向，没有准确地标记部分乳腺切除标本的方向，如果需要再次切除时，就很难进行针对性扩大切除。如果发现阳性切缘，不能确定是哪一侧切缘时，就需要切除所有边缘，就有可能加重乳腺变形。这种情况下，可能需要进行全乳腺的切除。

2–3 级并发症

- **预防**

除了定位技术外，其他的方法也可以用来降低阳性边缘的再切除率。在一些小样本的研究中，术中超声可以降低阳性边缘的发生[21, 22]。术中超声可以协助描绘肿瘤的范围和显示标本的图像，以引导边缘

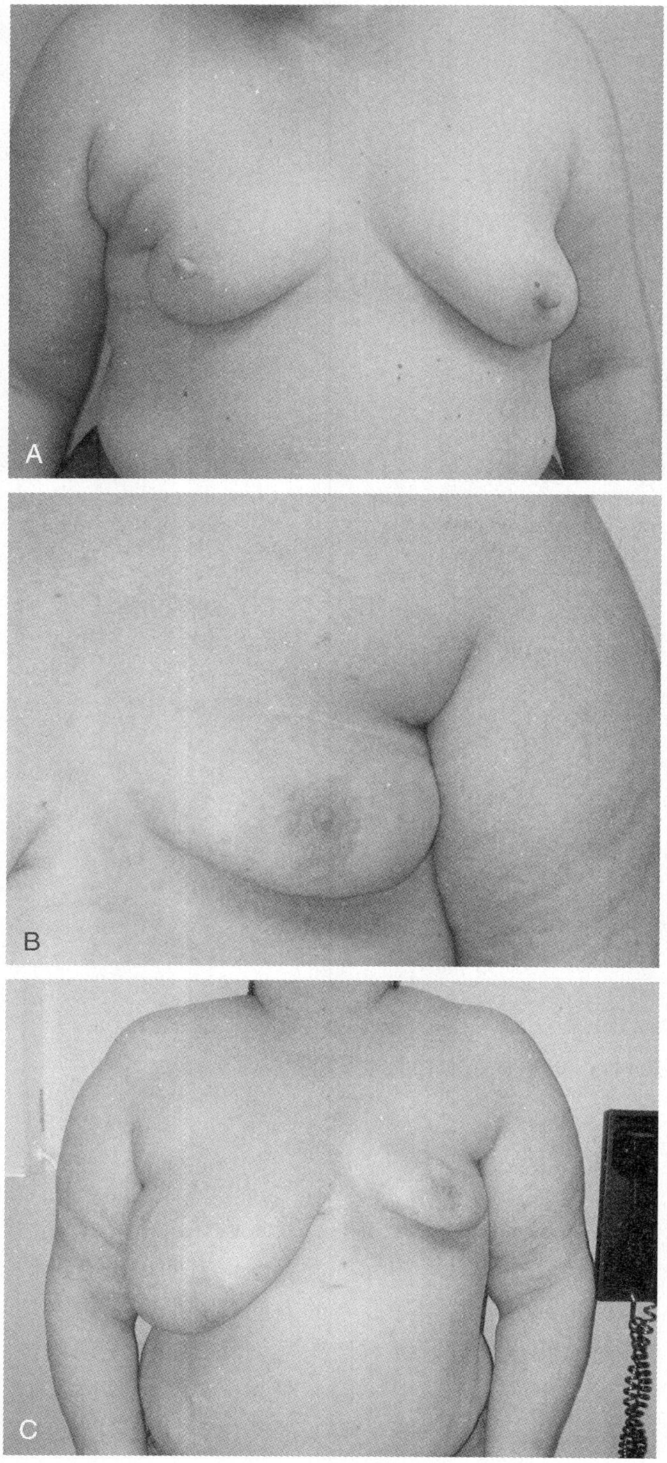

图 44-4 A~C，肿块切除后乳腺畸形。

的进一步切除。

切除标本边缘的术中冰冻切片检查和细胞学印迹分析已经得到成功的应用，尽管有人认为这样需要消耗病理医生的时间和增加术者术中等待的时间[23, 24]。最近的前瞻性、随机试验研究利用超声波检测可见的肿瘤[25]，用肿瘤周围的冰球模板形式进行定位，希望达到更精确的肿瘤切除[25]。与用标准的定位针定位切除的组织相比，用此方法切除的组织量更少。但是，两组的切缘阳性率都很高（30%）。尽管很好地选择合适的患者（浸润性导管肿瘤［无浸润性小叶］，所有肿瘤＜ 1.7cm），但是边缘阳性率还是很高。这项研究（也许比其他研究更好）阐明了这样一个事实：对相当一部分患者我们目前的成像技术还不能够准确地显示肿瘤的病变范围。

需要注意切除标本的处理。很多原因可能导致切缘的假阳性率[26]。定位针定位的标本的压缩，可能导致切缘的假阳性，应该避免这种情况[27]。其他导致假阳性的原因包括：染色墨水渗漏到标本的裂缝、肿瘤周围的脂肪组织试图与肿瘤分离和收缩假象。

如果要将阳性边缘的几率降到最低，手术医生应该掌握一些技术，包括：①经常使用超声波，特别是对于那些超声可发现的肿瘤，而且应该术中定位；②大量应用定位钢丝标记代表 DCIS 区域的大面积钙化灶；③经常使用超声波来评价局部乳腺切除标本；④定向标记手术标本；⑤全面检查标本，对标本进行定向的 X 线片检查[28]；⑥避免标本压缩。

虽然保乳的目的是保持乳房的美观，但是很少有研究说明什么是可以接受的美观外形（图 44-4）。现在医生和患者之间对美观的认识的一致性还是比较低的[29]。因此，我们医生认为的可怕结果患者可能认为是可以接受的，反之亦然。需要有更多的研究来关注患者和医生对乳房美观的看法，包括术后的外形和远期的变化。

如果没有定向标记切除标本，可能导致不必要的更大范围的切除。有许多定向标记的方法，包括：缝合标记，用有前缀的标签确定组织的不同边缘，还有术中医生用病理染色染料标记。选择标记的方法并不重要，重要的是对于所有的患者使用统一的标记方法，并且与病理医生经常沟通存在的偏差。

手术残腔和标本触诊，必要时对标本进行 X 线检查，缝合皮肤

肿瘤残留和乳腺畸形

- **后果**

不能触及切除的标本或残腔，或者未对标本进行 X 线检查，可能导致肿瘤残留。用吻合器缝合皮肤或者用粗缝线缝合皮肤可能会导致明显的缝线印记，

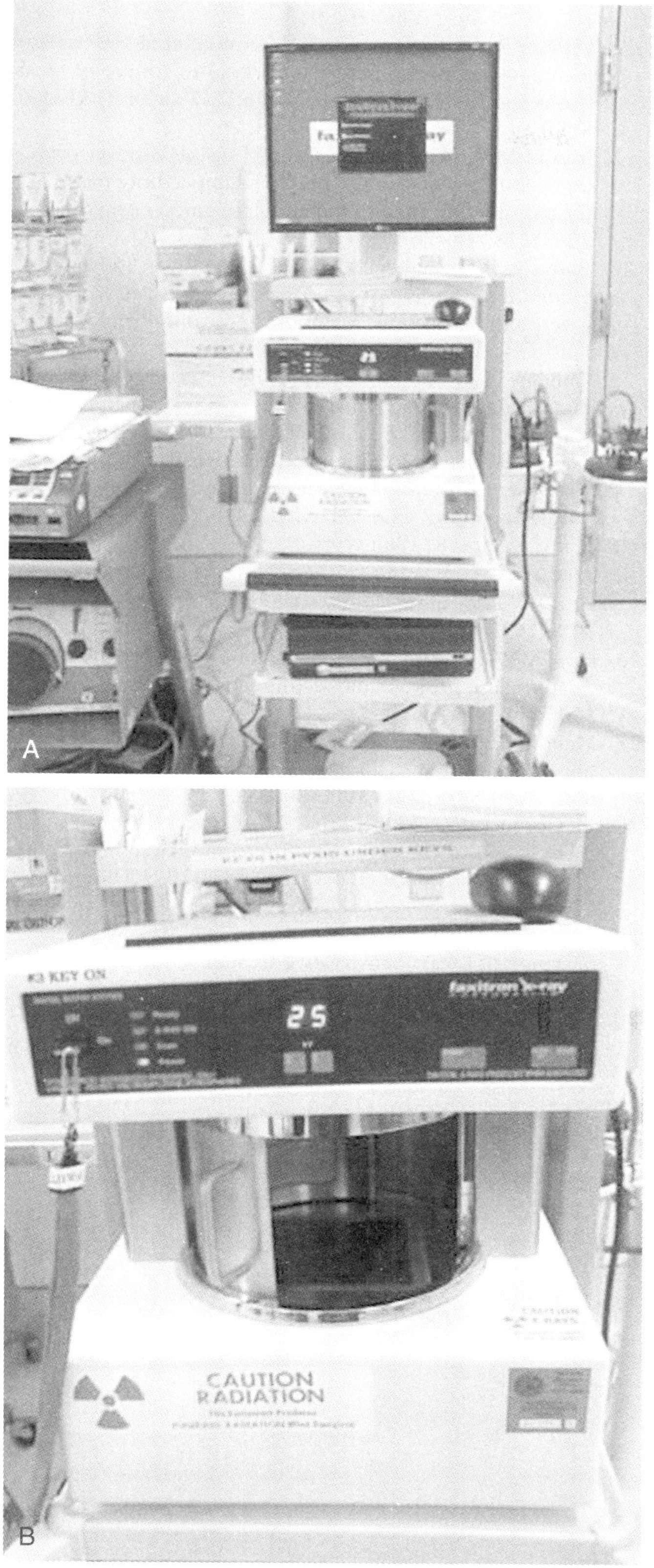

图 44–5 A 和 B，Faxitron 术中标本检查设备。(A 和 B，Courtesy of Faxitron，X-Ray Corp.，Wheeling，IL.)

而且随着时间也不能消退。

2/3 并发症

- **预防**

切除乳腺肿瘤后，应该仔细检查标本和残腔是否有肿瘤残留。但是，必须在广泛切除和乳腺外形的美观方面取得平衡。对于乳腺患者来说，乳腺的美观具有很高的优先权，建议行美容皮内缝合，以达到美的外观。

标本的 X 线检查有助于确定切缘的距离，对 DCIS 和存在的钙化也很重要。如果放射科或乳腺钼靶不在手术室的旁边（很少如此），这会带来很多不便。一个令人兴奋的新产品进入市场，就是一个数字化标本 X 线机（Faxitron，X–Ray Corp.，Wheeling，IL［图 44–5］），可以便携式使用，可从一个手术间推到另一个手术间。使用这种设备可以得到更多的数据，预计可以缩短术中等待的时间[30]。

（王亚军 译）

参考文献

1. Hatmaker AR, Donahue RM, Tarpley JL, Pearson AS. Cost-effective use of breast biopsy techniques in a Veterans health care system. Am J Surg 2006;192:e37–e41.
2. Silverstein MJ, Lagios MD, Recht A, et al. Image-detected breast cancer: state of the art diagnosis and treatment. J Am Coll Surg 2005;201:586–597.
3. Sauer G, Deissler H, Strunz K, et al. Ultrasound-guided large-core needle biopsies of breast lesions: analysis of 962 cases to determine the number of samples for reliable tumour classification. Br J Cancer 2005;92:231–235.
4. Groenewoud JH, Pijnappel RM, van den Akker-Van Marle ME, et al. Cost-effectiveness of stereotactic large-core needle biopsy for nonpalpable breast lesions compared to open-breast biopsy. Br J Cancer 2004;90: 383–392.
5. Verkooijen HM, and the Core Biopsy after Radiological Localization (COBRA) Study Group. Diagnostic accuracy of stereotactic large-core needle biopsy for nonpalpable breast disease: results of a multicenter prospective study with 95% surgical confirmation. Int J Cancer 2002;99: 853–859.
6. Smyczek-Gargya B, Krainick U, Müller-Schimpfle M, et al. Large-core needle biopsy for diagnosis and treatment of breast lesions. Arch Gynecol Obstet 2002;266: 198–200.
7. Pijnappel RM, van den Donk M, Holland R, et al. Diagnostic accuracy for different strategies of image-guided breast intervention in cases of nonpalpable breast lesions. Br J Cancer 2004;90:595–600.
8. Coburn NG, Chung MA, Fulton J, et al. Decreased breast cancer tumor size, stage, and mortality in Rhode Island: an example of a well-screened population. Cancer Control

an example of a well-screened population. Cancer Control 2004;11:222–230.
9. Rissanen TJ, Makarainen HP, Mattila SI, et al. Wire localized biopsy of breast lesions: a review of 425 cases found in screening or clinical mammography. Clin Radiol 1993;47:14–22.
10. Vuorela AL, Ahonen A. Preoperative stereotactic hookwire localization of nonpalpable breast lesions with and without the use of a further stereotactic check film. Anticancer Res 2000;20:1277–1279.
11. Homer MJ. Nonpalpable breast lesion localization using a curved-end retractable wire. Radiology 1985;157:259–260.
12. Israel P, Gittleman M, Fenoglio M, et al. A prospective, randomized, multicenter clinical trial to evaluate the safety and effectiveness of a new lesion localization device. Am J Surg 2002;184:318–321.
13. Aziz D, Rawlinson E, Narod SA, et al. The role of re-excision for positive margins in optimizing local disease control after breast-conserving surgery for cancer. Breast J 2006;12:331.
14. Taghian A, Mohiuddin M, Jagsi R, et al. Current perceptions regarding surgical margin status after breast-conserving therapy: results of a survey. Ann Surg 2005; 241:629–639.
15. Liberman L, Kaplan J, Van Zee KJ. Bracketing wires for preoperative breast needle localization. AJR Am J Roentgenol 2001;177:565–572.
16. Smith LF, Rubio IT, Henry-Tillman R, et al. Hematoma-directed ultrasound-guided breast biopsy. Ann Surg 2001; 233:669–675.
17. Gray RJ, Salud C, Nguyen K, et al. Randomized prospective evaluation of a novel technique for biopsy or lumpectomy of nonpalpable breast lesions: radioactive seed versus wire localization. Ann Surg Oncol 2001;8:711–715.
18. Anderson BO, Masetti R, Silverstein MJ. Oncoplastic approaches to partial mastectomy: an overview of volume-displacement techniques. Lancet Oncol 2005;6:145–157.
19. Choi JY, Alderman AK, Newman LA. Aesthetic and reconstruction considerations in oncologic breast surgery. J Am Coll Surg 2006;202:943–952.
20. Masetti R, Di Leone A, Franceschini G, et al. Oncoplastic techniques in the conservative surgical treatment of breast cancer: an overview. Breast J 2006;12(5 suppl 2):S174–S180.
21. Moore MM, Whitney LA, Cerilli L, et al. Intraoperative ultrasound is associated with clear lumpectomy margins for palpable infiltrating ductal breast cancer. Ann Surg 2001;233:761–768.
22. Rahusen FD, Bremers AJ, Fabry HF, et al. Ultrasound-guided lumpectomy of nonpalpable breast cancer versus wire-guided resection: a randomized clinical trial. Ann Surg Oncol 2002;9:994–998.
23. Cendán JC, Coco D, Copeland EM. Accuracy of intraoperative frozen-section analysis of breast cancer lumpectomy-bed margins. J Am Coll Surg 2005;201:194–198.
24. Hakam A, Khin N. Intraoperative imprint cytology in assessment of sentinel lymph nodes and lumpectomy surgical margins. Clin Lab Med 2005;25:795–807, viii.
25. Tafra L, Fine R, Whitworth P, et al. Prospective randomized study comparing cryo-assisted and needle-wire localization of ultrasound-visible breast tumors. Am J Surg 2006;192:462–470.
26. Dooley WC, Parker J. Understanding the mechanisms creating false positive lumpectomy margins. Am J Surg 2005;190:606–608.
27. Méndez JE, Meulen D, Padussis J, et al. Tissue compression is not necessary for needle-localized lesion identification. Am J Surg 2005;190:580–582.
28. McCormick JT, Keleher AJ, Tikhomirov VB, et al. Analysis of the use of specimen mammography in breast conservation therapy. Am J Surg 2004;188:433–436.
29. Arenas M, Sabater S, Hernández V, et al. Cosmetic outcome of breast conservative treatment for early stage breast cancer. Clin Transl Oncol 2006;8:334–338.
30. Kaufman CS, Bachman BA, Jacobson L, et al. Intraoperative digital specimen mammography: prompt image review speeds surgery. Am J Surg 2006;192:513–515.

第 45 章

腋窝手术

Sara A. Bloom，MD and Donna-Marie Manasseh，MD

引言

虽然乳腺癌的外科手术史可以追溯到公元 200 年，但是直到 18 世纪早期，法国外科医生 Jean Louis Petit 才首次提出了肿大的腋窝淋巴结的意义，并且指出应将其与病变的乳房组织一起切除[1]。此后，腋窝淋巴结转移成为乳腺癌患者生存[2]和复发[3]的最重要的预后指标。因此，腋窝手术是正确处理乳腺癌患者的关键所在。

William Halsted[4]提出的根治性乳房切除术，切除范围包括三组腋窝淋巴结、乳房和胸大肌。这种方法虽然有效地去除了所有的原发病变组织，但是以患者极大地牺牲局部外形为代价。以后对于乳房和腋窝的处理已经倾向于尽量保存没有病变的组织。如今，腋窝淋巴结清扫术大部分是清除Ⅰ级和Ⅱ级的淋巴结。这种切除范围对于减少局部复发、确定患者的分期和确定有效的治疗方法已经足够[5]。只有当淋巴结可触及或怀疑有转移时才行Ⅲ级淋巴结清除。

70% 临床上表现为腋窝淋巴结阴性的患者在显微镜下也被证实没有腋窝淋巴结的转移[6]。对这些患者来说，腋窝淋巴结清扫大大地增加了远期并发症的发病率。前哨淋巴结活检（sentinel lymph node biopsy，SLNB）的出现使腋窝淋巴结阴性的患者避免了完全的腋窝淋巴结清扫术，它的成功应用最早出现在 Morton 等治疗黑色素瘤的手术中[7]。与腋窝淋巴结清扫相比，SLNB 导致的术后并发症（如手臂麻木和水肿）较少，康复也相对较快[8]。所谓前哨淋巴结是指肿瘤淋巴引流途径上的第一个淋巴结，在乳腺癌中最典型的是Ⅰ级淋巴结。

SLNB 能够可靠地反映局部淋巴结的状况。Giuliano 等[9]和 Krag 等[10]将这种技术引进到乳腺癌中。Giuliano 等用异舒泛蓝染料可以标记出 65.5% 患者的前哨淋巴结，随着经验的积累成功率可以上升到 78%，并且能够精确地反映出 95.6% 患者的淋巴结状态。Kra 等应用未滤过的锝硫胶体可以标记 82% 患者的前哨淋巴结，并精确地反映出了每个病例的局部淋巴结转移情况。Albertini 等[11]同时应用蓝染料和锝硫胶体可以标记 92% 的患者前哨淋巴结。

腋窝淋巴结清扫

适应证

- 前哨淋巴结阳性的浸润性乳腺癌
- 无法确定前哨淋巴结状态的浸润性乳腺癌
- 临床发现腋窝阳性淋巴结的乳腺癌（如可触及的淋巴结）

手术步骤

步骤 1 切开

步骤 2 清扫腋窝，辨认解剖结构：腋静脉、胸长神经、胸背神经和肋间臂神经

步骤 3 整块切除Ⅰ级和Ⅱ级淋巴结

步骤 4 触诊检查，需要时切除Ⅲ级淋巴结和 Rotter 淋巴结

步骤 5 充分止血

步骤 6 放置引流管

步骤 7 双层缝合

手术操作

切口

切口选择不当

- **后果**

  伤口收缩和乳腺畸形。

  1 级并发症

• **预防**

如果患者将要进行保乳手术，选择从胸大肌外侧缘到背阔肌前缘的单独U形或斜形切口，位于毛发线的下方，可以达到最好的暴露及美容效果。这种切口从患者的正面是看不见的。放射状或斜切口以及其他腺体切除部位的切口，在愈合过程中会由于瘢痕组织的收缩导致乳房变形加重。

腋窝淋巴结清扫和相关神经血管的辨认（图45–1）

神经损伤

• **后果**

通过腋窝的多个神经受损后（图45–2）会导致如下情况：

- 支配前锯肌的**胸长神经**损伤会导致翼状肩胛、肩痛以及不能将手举到与肩齐平。
- 支配背阔肌的**胸背神经**损伤会导致上臂不能上抬及内收。
- 肋间臂神经是在腋窝淋巴结清扫术中最易受损的神经，因为它通过腋窝腔内，有时候必须同标本一块切除。肋间臂神经损伤会造成上肢内侧感觉麻木和疼痛。

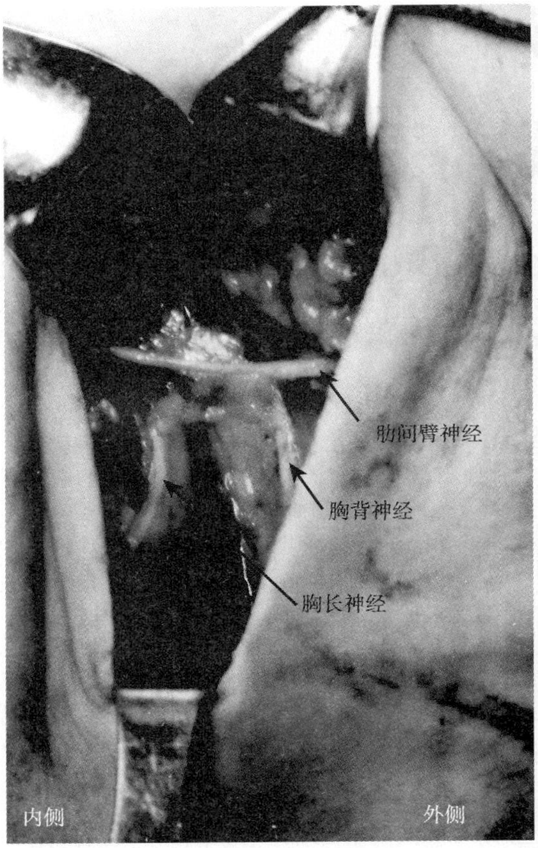

图 45–2　腋窝神经（见彩图）。

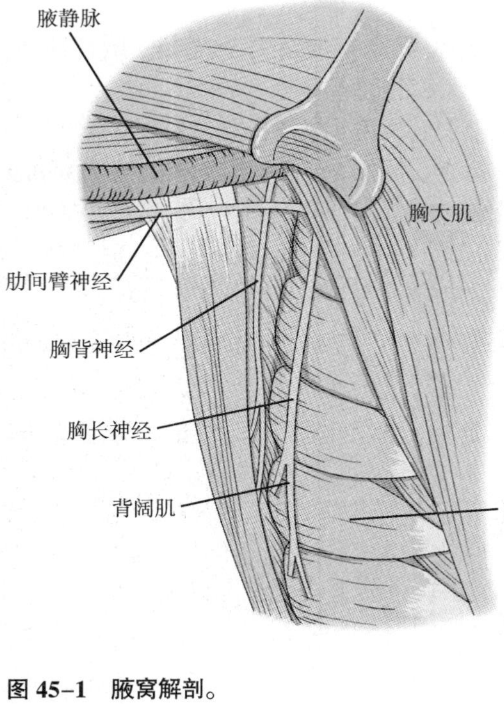

图 45–1　腋窝解剖。

- 支配胸大肌的胸外侧神经损伤导致肌肉萎缩和肩关节运动受限。

1-3 级并发症

• **补救**

总的来说，没有办法修复这些神经的损伤。随着时间的推移，有些损伤会有所改善，尤其是感觉功能障碍。Roses 及其同事[12]对腋窝淋巴结清扫的患者进行了研究，结果显示虽然有 76.5% 的患者在最开始有中度的上臂或腋窝的麻木或感觉异常的主诉，但在后期随访中，82% 的患者症状得到缓解。

运动神经损伤的修复可能性不大。在对胸长神经损伤的患者所做的长期随访中发现，有 81% 的患者不能抬举或牵拉重物，58% 的患者不能进行体育运动（比如网球和高尔夫），还有 54% 的患者不能将手举到肩水平[13]。有人尝试用外科手术恢复肩胛肱骨的动力学，比如通过转移胸大肌腱[14]或固定肩胛骨前角来修复前锯肌的麻痹[15]。这些治疗仍处于试验阶段，如果能获得成功，将会得到广泛的应用。

腋窝淋巴结清扫造成的运动神经损伤的总体发生率没有确切的报道，其发生率还是很低的，以致最常见的文献还是以个案报道的形式出现的。

- **预防**

  应该仔细辨识并保留所有主要的神经。因为腋窝清扫是从腋静脉下方进行的（图 45–3），首先应该辨认 Bell 胸长神经沿着胸壁筋膜纵向向前进入肩胛下肌到达前锯肌，在肋间臂神经离开胸壁处下方 2cm 通过。应该从切除标本中分离出胸长神经，离开胸壁处加以保留。在腋窝深处辨认胸背神经，沿着肩胛下血管外侧穿过向下到达背阔肌。肋间臂神经横行通过腋窝，尽管不是很容易，但是还应该尽量保留此神经。应该尽量保留胸血管神经束，它在胸大肌外侧、腋静脉的下方通过。腋窝清扫应该尽量少用电凝器，因为会损伤神经，所以必要时应该钳夹、结扎。

淋巴水肿

- **后果**

  乳腺癌患者在腋窝淋巴结清扫部位的远端，常常会发生上肢淋巴水肿。这是因为淋巴系统超负荷，不能充分引流组织产生的淋巴液。淋巴引流不充分和高分子物质的积聚使渗透压增高，随之增加了组织水肿。这种停滞的、富含蛋白质的液体会进一步导致蜂窝织炎和淋巴管炎的发生。

很难精确统计淋巴水肿的发生率。在对文献的回顾中发现，有 6% 到 30% 的患者会发生淋巴水肿[16]。需要指出的是这些研究随访的时间从 14 个月到 11 年长短不等，而在那些长时间随访的患者中淋巴水肿的发生率明显增加。Petrek 和同事[17]对一群乳腺癌手术后存活了 20 年的患者进行了追踪研究，发现有 49% 的患者有淋巴水肿的感觉。虽然这些患者中的大多数（77%）在开始的 3 年里就出现了这种并发症，其他的患者发生淋巴水肿的发生率每年在 1% 左右。

3 级并发症

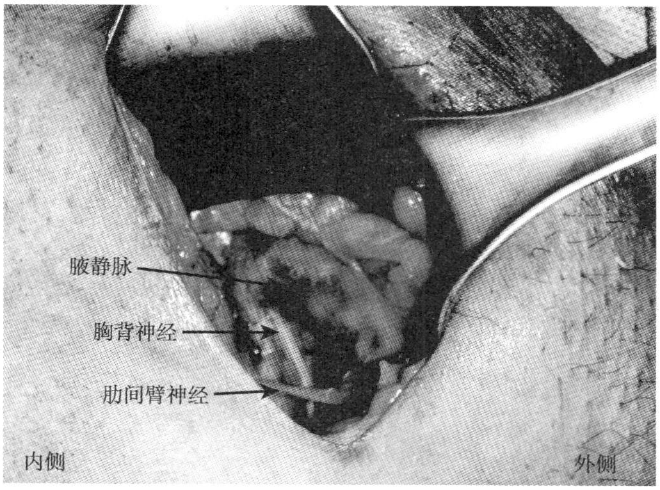

图 45–3　腋窝的手术解剖（见彩图）。

- **补救**

  没有手术修复的可能。患者可以通过物理治疗或是用敷料加压包扎水肿的前臂。

- **预防**

  淋巴水肿产生的危险因素包括清扫的范围（尤其是在腋静脉旁）、清除的淋巴结的数目、术后放疗、肥胖和上肢感染或外伤[17–19]。在 Petrek 和同事的研究中[17]，后期淋巴水肿的发生与术后上肢感染 / 外伤或体重的增加有关。外科医生没办法控制这些因素中的大部分，但是可以注意不要过度剥离腋静脉的周围组织。患者可以通过控制术后体重的增加和避免上肢受伤或感染来降低淋巴水肿发生的危险。

腋静脉上的清扫

- **后果**

  腋静脉水平的扩大清扫会增加腋静脉、腋动脉或臂丛损伤的可能性。

  2 级并发症

- **补救**

  根据具体损伤的结构进行修复。

- **预防**

  腋窝淋巴结的清扫应该沿着胸大肌和胸小肌的外侧缘向背阔肌的前缘进行，在腋静脉下方最好保留 1cm 的边缘。

充分止血

止血不充分

- **后果**

  切除组织后的空腔内会形成血肿。

  1 或 2b 级并发症

- **补救**

  血肿可以通过经皮放置引流装置来治疗，如果有持续的出血，则需要返回手术室结扎出血的血管。

- **预防**

缝合关闭前彻底止血。

放置引流

引流不充分或引流失败

- **后果**

在腋窝淋巴结清扫的手术中，因为毛细血管和淋巴管的损伤破坏，血清肿是最常见的并发症。由于不同的分级标准，血清肿的确切的发生率在不同的研究中差异很大（从 4% 到 92% 不等）[5, 20–22]。术后手术腔内浆液性液体积聚，92% 能被超声辨别[21]。比较大的血肿需要穿刺抽吸，否则会引起感染、皮瓣坏死、伤口裂开、神经损伤，也增加上肢淋巴水肿的发生率[23–26]。

1 级并发症

- **补救**

一般来说，血肿可以在病房经皮穿刺抽吸进行治疗。

- **预防**

闭式负压吸引不是预防血清肿形成所必需的，但是它确实能够降低血清肿形成的程度和相关的并发症[27]。Divino 和同事们[28]发现闭式引流可以使血清肿发生率降低到 6%。Kopelman 和同事[29]指出如果等到 24 小时引流量小于 35ml 时再考虑拔除引流管，再有血清肿形成的几率将大大减少。一般来说，闭式负压吸引应该从切口下方另外戳孔引出，当 24 小时的引流物减少到 30 ~ 40ml 时，可以拔除引流管。

纤维蛋白胶已被尝试应用，以减少血清肿的形成[30, 31]，结果还不确定，需要更多的研究进一步证实。

血清肿形成的高危因素包括患者的年龄、体重、第一个 72 小时内的引流量、大量阳性的淋巴结和没有术前活检[32, 33]。Petrek 及其同事[33]发现早期上肢的活动不会增加血清肿的形成，但也有一些相反的报道。

前哨淋巴结活检

适应证[34]

- T1 或 T2 期浸润性乳腺癌，临床上淋巴结阴性
- 浸润性强、多病灶、可触及和需要乳腺切除或即刻乳房重建的原位导管癌（ductal carcinoma in situ，DCIS）

禁忌证[34]

大的和局部进展（> 5cm）的浸润性乳腺癌。

相对禁忌证

既往有腋窝手术史

虽然既往有腋窝手术史曾经被认为是前哨淋巴结活检（sentiel lymph node biopsy，SLNB）的禁忌证，但是一些研究认为就算患者既往做过腋窝淋巴结清扫，SLNB 也能应用。Port 和同事们[35]报道在既往有过腋窝手术史的患者中，前哨淋巴结活检的成功率是 75%，既往手术切除淋巴结数量小于 10 个的成功率较高（87%），而切除淋巴结的数量大于 10 个的患者成功率较低（44%）。在这些病例中，前哨淋巴结可能位于乳腺的内侧或对侧乳腺区域[36]。对那些做过腋窝手术的患者来说，可以尝试进行 SLNB，最好术前先做淋巴结闪烁扫描。

临床上腋窝淋巴结阳性

任何临床上的阳性淋巴结，不论是术前或术中发现的，应该考虑前哨淋巴结活检和切除。虽然一些外科医生提倡在发现阳性淋巴结后继续进行腋窝淋巴结清扫，但是有 25% 临床阳性的淋巴结被证实是假阳性[34]。蓝色染料和荧光染料可能有助于分辨其他前哨淋巴结。如果所有这些淋巴结都被证实癌细胞转移为阴性，这些患者就能避免因腋窝淋巴结清扫带来的并发症。

炎性乳腺癌[34]

皮下淋巴管的部分阻塞或存在癌栓可能会使 SLNB 的假阳性率增高。

多中心肿瘤[34]

许多外科医生反对对多中心肿瘤行 SLNB，但一些非随机的研究表明，对于女性单发病灶的患者，多中心肿瘤采用皮内或乳晕下注射的效果与 SLNB 的效果相似。

染料过敏[34]

避免使用蓝色染料，可使用同位素胶体标记。

妊娠

避免使用活性染料。但对于放射性胶体，胎儿吸

收的量很少，大体上是安全的。

术前放疗和化疗

目前，这种情况下使用前哨淋巴结活检的相关证据不足。

近期有缩乳成形术

缺乏相关数据，但一般认为既往手术范围越广泛，前哨淋巴结活检的假阴性率或失败率就越高。

手术步骤

步骤 1 注射染料或放射性核素
步骤 2 切开
步骤 3 解剖并辨别前哨淋巴结
步骤 4 切除前哨淋巴结
步骤 5 检查可触及的淋巴结
步骤 6 彻底止血
步骤 7 闭合伤口

手术操作

注射染料和放射性同位素

过敏反应

- **后果**

大约有 1% 的患者对用于前哨淋巴结活的异舒泛蓝染料过敏。这种染料产生的严重过敏反应常在注射染料后的 15 ～ 30 分钟发生，需要全力抢救 [37, 38]。这种过敏反应常继发于组胺的大量释放，出现循环衰竭、红斑、水肿、支气管痉挛、荨麻疹和（或）肺水肿即可诊断。另外也曾报道过一些不太严重的过敏反应，其主要表现为“蓝麻疹”（弥漫性、蓝色、斑丘疹），没有其他过敏症 [39]。

2 级并发症

- **补救**

治疗过敏反应需进行积极的液体复苏及给予必要的药物 [38]。过敏反应的一线治疗包括停用麻醉药、纯氧吸入、大量静脉补液及肾上腺素。二线治疗主要是 H_1 受体阻滞剂及糖皮质激素。如果患者的低血压程度难以纠正，可以使用 H_1 受体阻滞剂及胰高血糖素。这些患者可能会反复出现低血压，因此需要对患者进行 24 小时监护。

蓝风疹的治疗与其他 I 型超敏反应一样，静脉给予氢化可的松和苯海拉明。风疹会在 24 小时内缓解，并在一周内完全消退。

- **预防**

异舒泛蓝的化学结构与化妆品、润手霜以及其他一些日常生活用品的结构相同。暴露人群中约 3% 发生过敏，通过皮肤点刺试验可以发现 [40]。虽然皮肤点刺试验能够确定哪些人是异舒泛蓝过敏的高危人群 [40]，但此方法并非常规检查。最后，前哨淋巴结活检的医生应该能够识别并治疗过敏反应。

假的脉搏血氧饱和度降低

值得注意：蓝色染料造成的假性血氧饱和度降低，常常导致脉搏血氧计的读数降低 1% ～ 2%[37]。虽然血氧饱和度似乎是低的，但动脉氧分压却在正常范围内的。

解剖分离（图 45–4 和 45–5）

神经损伤

据报道 SLNB 后发生感觉障碍的患者大约是进行腋窝淋巴结清扫发生感觉障碍患者的一半 [41]。感觉障碍的产生是由肋间神经损伤造成的（在此章节的前面已有讲述），大多数患者能在三个月内缓解。

1 级并发症

血清肿 / 淋巴水肿

前哨淋巴结的解剖和切除可能导致诸如血清肿和淋巴水肿的并发症，此内容在前面已有讨论。因为切开分离的创伤比较小（与腋窝淋巴结清扫相比），所以 SLNB 引起淋巴水肿并不常见。Sener 和其同事 [42] 的研究显示，前哨淋巴结活检的患者淋巴水肿的发生率只有 3%，而 SLNB 后继续行腋窝淋巴结清扫的患者，淋巴水肿发生率为 17% ；这些患者的乳腺病灶大部分位于外上象限。前哨淋巴结活检后发生的血清肿，还没有严重到需要进行引流处理。

1–3 级并发症

前哨淋巴结的切除

找不到前哨淋巴结

- **后果**

如果术者找不到前哨淋巴结，就必须进行腋窝淋巴结清扫。那么，即使最终没有发现阳性淋巴结，也会导致患者由于腋窝淋巴结清扫而引起相关的并发症。

2 级并发症

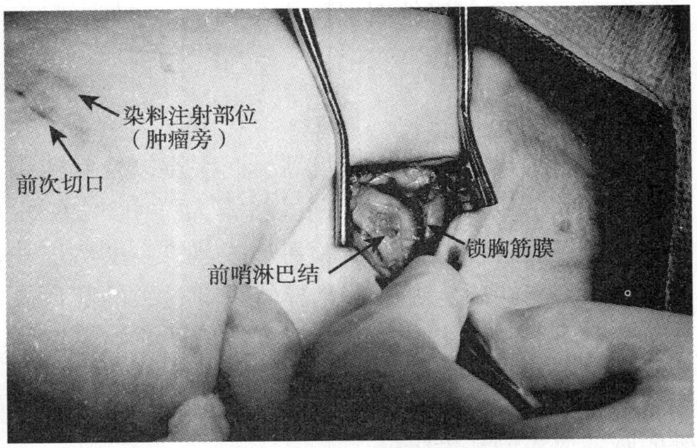

图 45–4 前哨淋巴结活检：蓝色染料注射部位和前哨淋巴结的引流（见彩图）。

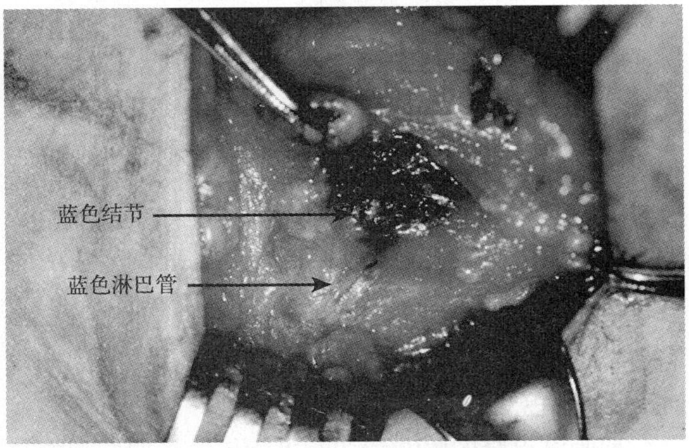

图 45–5 前哨淋巴结活检：蓝染淋巴管引流到前哨淋巴结（见彩图）。

- **补救**

失败的 SLNB，意味着必须进行腋窝淋巴结清扫。

- **预防**

淋巴示踪剂的选择影响假阴性率。文献回顾分析发现，蓝染剂识别前哨淋巴结的成功率是 81%，放射性同位素的是 92%，两种方法联合使用时是 93%[43]。在老年人和肥胖的患者中，SLNB 的成功率相对较小[44]。因为随着年龄的增长，淋巴组织越来越多地被脂肪组织所代替。对于老年人，两种方法的联合使用在一定程度上提高了 SLNB 的成功率[45]。

用蓝色染料时，需要在切开前 5 分钟注射 2 ~ 5ml 的染料。注射部位可以在肿瘤周围、皮内、乳晕周围或以上多点的组合。从注射部位向腋下进行按摩可以促进染料的淋巴回流。当使用放射性同位素时，在切开前的 2 ~ 24 小时内在任何位置注射均可，可以用淋巴闪烁扫描法，但它并没有被证实可以提高效果[46]。淋巴结切除后，背景的伽玛探针计数，应该小于最高淋巴结计数的 10%[10]。

虽然在皮内注射和在肿瘤周围注射染料的结果具有很高的一致性[47]，但 Memorial Sloan–Kettering 医院对 966 名患者进行分析后发现，皮内注射的成功率更高[48]。McMasters 和同事[49]发现应用皮内注射的效果更好，肿瘤周围注射的成功率为 89.9%，而皮内注射成功率高达 98%，可能是因为皮肤的淋巴管密度高的缘故。肿瘤周围注射对于局部非腋窝前哨淋巴结更有效，但是这种没有阳性淋巴结的非腋窝淋巴结转移并不常见[43]。

假阴性淋巴结

- **后果**

假阴性淋巴结是指：①前哨淋巴结阴性，腋窝其他淋巴结有转移（后续的腋窝淋巴结清扫）；②冰冻病理切片发现其是阴性的，但随后进一步的显微镜检查证明是阳性的。假阴性淋巴结使得患者的疾病分期降低，以致失去合适的辅助治疗的机会；腋窝会残留肿瘤细胞，增加局部复发的可能。

1–3 级并发症

- **补救**

如果冰冻病理切片发现淋巴结为阴性的患者，但最后被证实有微小转移灶，是否需要返回手术室进行腋窝淋巴结清扫，尚无研究结论。放疗是被推荐的一种治疗选择，但是还缺少相关的研究资料证实。因此，现在的建议是继续进行腋窝淋巴结清扫术[6, 43]。

- **预防**

淋巴示踪剂的选择影响了假阴性的发生率。文献回顾分析发现，蓝色染料的前哨淋巴结的假阴性率是 9%，放射性同位素的是 7%，两种方法联合使用时是 5%[43]。两种方法联合使用能降低假阴性率，主要是因为被切除的前哨淋巴结增加的缘故[49]。多个前哨淋巴结而不是单个淋巴结切除，使得假阴性率从 14.3% 降为 4.3%，单独使用蓝色染料是与识别单个前哨淋巴结独立相关的唯一因素[50]。

更重要的是，外科医生的经验对假阴性率有着直接的影响。大多数假阴性的结果发生在外科医生的最初 15 例手术中，随着经验的增加，假阴性率会得到很好的预防[51]。当肿瘤位于乳房的外侧半球时，使用放射性同位素示踪时，会增加假阴性率，因为真正引流的淋巴结与注射位置太接近而被掩盖[52]。与最初的观点相反，先行淋巴结切除活检并不增加假阴性的发生[53]。

在整个手术过程中，触诊异常的淋巴结也是非常重要的，因为有大量肿瘤细胞转移的淋巴结对染料的摄取能力可能并不高。

失败的和假阴性的 SLNB：McMasters 和其同事[54]发现，外科医生经过最初的 20 例 SLNB 后，对前哨淋巴结的分辨能力和避免假阴性率的能力会有很大的提高。对 SLNB 不熟悉的外科医生应该继续进行腋窝淋巴结清扫，以验证他们的 SLNB 结果。这意味着需要进行 20 ～ 30 例 SLNB 及随后的腋窝淋巴结清扫的训练，辨认前哨淋巴结的正确性大于 90%，假阴性小于 5%[6]。随着经验的增多，外科医生应该将前哨淋巴结的分辨正确率提高到 95%[55]。因此，外科医生只有达到这个水平以后，才不需要进行腋窝淋巴结清扫。

除了那些被蓝染料及放射性胶体标记的淋巴结外，**所有可触及的淋巴结也应该被视为前哨淋巴结，**都需要被切除。

其他并发症

伤口感染

- **后果**

手术切口都存在感染的风险。ALMANAC（Axillary Lymphatic Mapping Against Nodal Axillary Clearance）临床试验[56]发现腋窝淋巴结清扫的感染率为 15%，SLNB 的感染率为 11%。最常见的致病菌为金黄色葡萄球菌和表皮葡萄球菌[57]。

2a 级并发症

- **补救**

适当的抗生素治疗，必要时开放和填充伤口。

- **预防**

术前应用抗生素能将乳腺和腋窝手术的感染率降低 50%[58]，然而大多数感染的病例都与近期的术前活检有关[57, 59]。因此，术前抗生素一般来说不是必须的，除非是有感染高危因素的患者（如近期有开放活检，患者抗感染能力下降）。

（王亚军　译）

参考文献

1. Degenshein GA, Ceccarelli F. The history of breast cancer surgery. Part I. Early beginning to Halsted. Breast 1977; 3:28–35.
2. Carter CL, Allen C, Nenson DE. Relation of tumor size, lymph node status, and survival in 24,740 breast cancer cases. Cancer 1989;63:181–187.
3. Fisher ER, Sass R, Fisher B. Pathologic findings from the National Surgical Adjuvant Project for Breast Cancers (protocol no. 4). Cancer 1984;53:712–723.
4. Halsted WS. The results of operations for the cure of cancer of the breast performed at The Johns Hopkins Hospital from June 1889 to January 1894. Johns Hopkins Hosp Bull 1894–1895;4:297.
5. Siegal B, Mayzel K, Love S. Level I and II axillary dissection in the treatment of early stage breast cancer. Arch Surg 1990;125:1144.
6. Schwartz GF. Clinical practice guidelines for the use of axillary sentinel lymph node biopsy in carcinoma of the breast: current update. Breast J 2004;10:85–88.
7. Morton DL, Wen DR, Wong JH, et al. Technical details of intraoperative mapping for early stage melanoma. Arch Surg 1992;127:392–399.
8. Burak WE, Hollenbeck ST, Zervos EE, et al. Sentinel lymph node biopsy results in less postoperative morbidity compared with axillary lymph node dissection for breast cancer. Am J Surg 2002;183:23–27.
9. Giuliano AE, Kirgan DM, Guenther JM, et al. Lymphatic mapping and sentinel lymphadenectomy for breast cancer. Ann Surg 1994;220:391–401.
10. Krag DN, Weaver DL, Alex JC, et al. Surgical resection and radiolocalisation of the sentinel lymph node in breast cancer using a gamma probe. Surg Oncol 1993;2:335–340.
11. Albertini JJ, Lyman GH, Cox C, et al. Lymphatic mapping and sentinel node biopsy in the patient with breast cancer. JAMA 1996;276:1818–1822.
12. Roses DF, Brooks AD, Harris MN, et al. Complications of level I and II axillary dissection in the treatment of carcinoma of the breast. Ann Surg 1999;230:194–201.
13. Kauppila L, Vastamaki M. Iatrogenic serratus anterior paralysis: long-term outcome in 26 patients. Chest 1996; 109:31–34.
14. Perlmutter GS, Leffert RD. Results of transfer of the pectoralis major tendon to treat paralysis of the serratus anterior muscle. J Bone Joint Surg 1999;81:377–384.
15. Vukov V, Bumbasirevic M, Pecotic G, et al. Isolated serratus anterior paralysis: a simple surgical procedure to reestablish scapulo-humeral dynamics. J Orthop Trauma 1996;10:341–347.
16. Petrek JA, Heelan MC. Incidence of breast carcinoma–related lymphedema. Cancer 1998;83:2776.
17. Petrek JA, Senie RT, Peters M, Rosen PP. Lymphedema in a cohort of breast carcinoma survivors 20 years after diagnosis. Cancer 2001;92:1368.
18. Herd-Smith A, Russo A, Muraca MG, et al. Prognostic factors for lymphedema after primary treatment of breast carcinoma. Cancer 2001;92:1783.
19. Kissen MW, Querci della Rovere G, Easton D, Westburg G. Risk of lymphoedema following treatment of breast cancer. Br J Surg 1986;73:580–584.

20. Somers RG, Jablon LK, Kaplan MJ, et al. The use of closed suction drain after lumpectomy and axillary node dissection for breast cancer: a prospective randomized trial. Ann Surg 1992;215:146.
21. Jeffrey SS, et al. Axillary lymphadenectomy for breast cancer without axillary drainage. Arch Surg 1995;130:909.
22. Zavotsky J, et al. Evaluation of axillary lymphadenectomy without axillary drainage for patients undergoing breast conserving therapy. Ann Surg Oncol 1998;5:227.
23. Bridges M, Morris D, Hall JR, Deitch EA. Effect of wound exudates on in vitro immune parameters. J Surg Res 1987;43:133–138.
24. Tejler G, Aspergren K. Complications and hospital stay after surgery for breast cancer: a prospective study of 385 patients. Br J Surg 1985;72:542–544.
25. Budd DC, Cochran RC, Sturtz DL, Fouty WJ. Surgical morbidity after mastectomy operations. Am J Surg 1978; 135:218–220.
26. Say CS, Donegan WA. A biostatistical evaluation of complications from mastectomy. Surg Gynecol Obstet 1974;138:370–376.
27. Soon PSH, Clark J, Magarey CJ. Seroma formation after axillary lymphadenectomy with and without the use of drains. Breast 2005;14:103–107.
28. Divino CM, Kuerer HM, Tartter PI. Drains prevent seromas following lumpectomy with axillary dissection. Breast J 2000;6:31–33.
29. Kopelman D, Klemm O, Bahous H, et al. Postoperative suction drainage of the axilla: for how long? Prospective randomized trial. Eur J Surg 1999;165:117–120.
30. Ulusoy AN, Polat C, Alvar M, et al. Effect of fibrin glue on lymphatic drainage and on drain removal time after modified radical mastectomy: a prospective randomized study. Breast J 2003;9:393–396.
31. Moore M, Burak WE, et al. Fibrin sealant reduces the duration and amount of fluid drainage after axillary dissection: a randomized prospective clinical trial. J Am Coll Surg 2001;192:591–599.
32. Burak WE Jr, Goodman PS, Young DC, Farrar WB. Seroma formation following axillary dissection for breast cancer: risk factors and lack of influence of bovine thrombin. J Surg Oncol 1997;64:27.
33. Petrek JA, Peters MM, Nori S, et al. Axillary lymphadenectomy: a prospective, randomized trial of thirteen factors influencing drainage, including early or delayed arm mobilization. Arch Surg 1990;125:378–382.
34. Lyman GH, Giuliano AE, Somerfield MR, et al. American Society of Clinical Oncology guideline recommendations for sentinel lymph node biopsy in early-stage breast cancer. J Clin Oncol 2005;23:7703–7720.
35. Port ER, Fey J, Gemignani ML, et al. Reoperative sentinel lymph node biopsy: a new option for patients with primary or locally recurrent breast carcinoma. J Am Coll Surg 2002;195:167–172.
36. Roumen RMH, Kuijt GP, Liem IH. Lymphatic mapping and sentinel node harvesting in patients with recurrent breast cancer. J Cancer Surg 2006;32:1076–1081.
37. Leong SP, Donegan E, Heffernon W, et al. Adverse reactions to isosulfan blue during selective sentinel lymph node dissection in meloanoma. Ann Surg Oncol 2000;7: 361–366.
38. Albo D, Wayne JD, Hunt KK, et al. Anaphylactic reactions to isosulfan blue dye during sentinel lymph node biopsy for breast cancer. Am J Surg 2001;182:393.
39. Komenaka IK, Bauer VP, Schnabel FR, et al. Allergic reactions to isosulfan blue in sentinel lymph node mapping. Breast J 2005;11:70–72.
40. Kalimo K, Jansen CT, Kormano M. Sensitivity to patent blue dye during skin-prick testing and lymphography. Radiology 1981;141:365–367.
41. Temple LKF, Baron R, Cody HS, et al. Sensory morbidity after sentinel lymph node biopsy and axillary dissection: a prospective study of 233 women. Ann Surg Oncol 2002; 9:654–652.
42. Sener SF, Winchester DJ, Martz CH, et al. Lymphedema after sentinel lymphadenectomy for breast carcinoma. Cancer 2001;92:748–752.
43. Bonnema J, van de Veld CJH. Sentinel lymph node biopsy in breast cancer. Ann Oncol 2002;13:1531–1537.
44. Morrow M, Rademaker AW, Bethke KP, et al. Learning sentinel node biopsy: results of a prospective randomized trial of two techniques. Surgery 1999;126:714.
45. Motomura K, Inaji H, Komoike Y, et al. Combination technique is superior to dye alone in identification of the sentinel node in breast cancer patients. J Surg Oncol 2001;76:95.
46. McMasters KM, Wong SL, Tuttle TM, et al. Preoperative lymphoscintigraphy for breast cancer does not improve the ability to identify axillary sentinel lymph nodes. Ann Surg 2000;231:724–731.
47. Borgstein PJ, Meijer S, Pijpers RJ, van Diest PJ. Functional lymphatic anatomy for sentinel node biopsy in breast cancer: echoes from the past and the periareolar blue method. Ann Surg 2000;232:81–89.
48. Cody HS III, Fey J, Akhurst T, et al. Complementarity of blue dye and isotope in sentinel node localization for breast cancer: univariate and multivariate analysis of 966 procedures. Ann Surg Oncol 2001;8:13–19.
49. McMasters KM, Wong SL, Martin RC, et al. Dermal injection of radioactive colloid is superior to peritumoral injection for breast cancer sentinel lymph node biopsy: results of a multiinstitutional study. Ann Surg 2001;233: 676–687.
50. Wong SL, Edwards MJ, Chao C, et al. Sentinel lymph node biopsy for breast cancer: impact of the number of sentinel nodes removed on the false-negative rate. J Am Coll Surg 2001;192:684–689.
51. Cody HS III, Hill ADK, Tran KN, et al. Credentialing for breast lymphatic mapping: How many cases are enough? Ann Surg 1999;229:723–728.
52. Krag D, Weaver D, Ashikaga T, et al. The sentinel node in breast cancer. N Engl J Med 1998;339:941–946.
53. Haigh PI, Hansen NM, Qi K, et al. Method of biopsy and excision volume do not affect success rate of subsequent sentinel lymph node dissection in breast cancer. Ann Surg Oncol 2000;7:21–27.
54. McMasters KM, Wong SL, Chao C, et al. Defining the optimal surgeon experience for breast cancer sentinel lymph node biopsy: a model for implementation of new surgical techniques. Ann Surg 2001;234:292–299.

55. Schwartz GF, Giuliano A, Veronesi U, and the Consensus Conference Committee. Proceedings of the consensus conference on the role of sentinel lymph node biopsy in carcinoma of the breast, April 19–22, 2001, Philadelphia. Cancer 2002;94:2542–2551.
56. Mansel RE, Fallowfield L, Kissin M, et al. Randomized multicenter trial of sentinel node biopsy versus standard axillary treatment in operable breast cancer: the ALMANAC trial. J Natl Cancer Inst 2006;98:599–609.
57. Beatty J, Robinson GV, Zaia JA, et al. A prospective analysis of nosocomial wound infection after mastectomy. Arch Surg 1983;118:1421.
58. Platt R, Zaleznik DF, Hopkins CC, et al. Perioperative antibiotic prophylaxis for herniorrhaphy and breast surgery. N Engl J Med 1990;322:153.
59. Wagman LD, Tegtmeier B, Beatty JD, et al. A prospective, randomized double blind study of the use of antibiotics at the time of mastectomy. Surg Gynecol Obstet 1990;170:12.

第 46 章

乳房切除术

Shawna C. Willey, MD and Elizabeth D. Feldman, MD

引言

虽然乳腺癌手术治疗的趋势是范围缩小手术，但是仍有相当多的患者不适合创伤小的手术，需要乳房切除术。高达 50% 的乳腺癌患者在诊断时需要将乳房切除术作为初始的手术治疗[1]。几乎所有的女性乳腺癌患者都适合于乳房切除术。

乳房切除术最早于 1894 年由 William Halsted[2] 首次报道，就是现在所谓的 Halstedian 根治性乳房切除术。Auchincloss 改良的根治性乳房切除术与现在的改良根治性乳房切除术（modified radical mastectomy，MRM）最为接近，包括切除整个乳房、乳头乳晕复合体（nipple-areolar complex，NAC）和腋窝淋巴结清除（Ⅰ、Ⅱ级，必要时切除Ⅲ级），保留胸大肌[3]。

随着全乳房切除术的发展，MRM 得到进一步的改良，保留腋窝淋巴结和胸大肌。理论基础就是乳腺癌是一种全身性疾病[4]，如果前哨淋巴结活检（sentinel lymph node biopsy，SLNB）阴性则没有必要进行腋窝淋巴结清扫，因为它不会影响生存和相关的并发症[5]。

此外，Toth 和 Lappert 首次描述的保留皮肤的乳房切除术（skin-sparing mastectomy，SSM）已成为乳腺癌手术的另一种可选方式[6]。SSM 包括切除乳腺腺体、NAC、活检部位和病变附近的皮肤，保留乳腺大体的皮肤，有利于乳腺外形的重建。

全乳房切除术的适应证

- 多中心病灶（不同象限内有两个或多个原发肿瘤）或弥漫性恶性钙化
- 保乳手术中多次切除仍有阳性切缘
- 乳腺癌部分切除和放疗后复发者
- 肿瘤和乳腺的大小比例不合适，保乳后畸形明显
- 有放疗的禁忌证
- 患者要求

MRM 的适应证与全乳房切除术的适应证相似，但是，如果腋窝存在问题（如 SLNB 及前哨淋巴结阳性[5]）就需要进行腋窝淋巴结清扫联合全乳房切除术。

乳房切除术的死亡率和发病率低，患者容易耐受。但它的并发症有积液、出血及血肿、伤口感染、皮瓣坏死、复发、疼痛综合征，以及少见的并发症如气胸、乳糜瘘、空气栓塞。

手术步骤

步骤 1 通过在 2 个不同的部位进行中心穿刺活组织检查（如果有可能）以确认是否为多中心性

步骤 2 切开

步骤 3 抬高皮瓣

步骤 4 广泛切除

步骤 5 创面缝合

步骤 6 术后治疗

术前中心穿刺活组织检查

伤口感染

- **后果**

增加费用、心理创伤和乳腺变形的后果。伤口感染导致额外医疗照顾，包括长时间住院、门诊重复就诊、抗生素使用、再住院或可能需要手术引流。伤口感染率从 2.8% 至 15% 不等[7-9]。

1/2 级并发症

- **补救**

抗生素治疗，严重的需要手术引流。

- **预防**

Witt 及其同事[10] 的研究显示经历中心穿刺活组织检查的患者在 1 ～ 3 天内进行外科手术，其伤口感染

的风险显著提高（$P < 0.001$）[10]。即使控制了其中的其他混杂因素，如年龄、糖尿病、良性与恶性疾病、术前标记，这种影响仍然存在。所以作者建议增加穿刺活检和手术之间的时间，但是没有提出合适的时间，因为作者的大部分患者是活检后 24 小时内手术的。

不推荐对乳房切除术的清洁操作使用预防性抗生素。但是，一项对 606 例接受乳腺手术患者（乳腺部分切除和 MRM）进行的随机、双盲试验，比较了围术期预防性使用或未使用抗生素的效果。Platt 及其同事[11]发现手术切开前 90 分钟内使用头孢尼西可以使感染并发症从 12.2% 下降到 6.6%。伤口感染（定义为伤口红肿和有引流物，一种是脓性引流，和（或）一种是开放的和再密闭的）下降了 51%，脓性引流物下降了 57%。金黄色葡萄球菌是主要的病原体，占全部分离病原菌的 78%。

切口

皮瓣坏死（图 46–1）

● **后果**

局部伤口护理，可能需要清创。皮瓣坏死的发生率大约为 11%，SSM 和不保留皮肤的乳房切除术的皮瓣坏死率相似[12]。

1–3 级并发症

● **补救**

Hultman 和 Daiza[13] 建议保守治疗（如果可能的话），包括使用局部抗菌乳剂、小的清创以及支撑性文胸[13]。全层皮肤坏死的中度皮瓣缺损，数周到数月后形成稳定的焦痂并分离，可以挽救部分皮瓣。包括广泛坏死的皮瓣严重缺失需要在判断皮瓣活力后进行手术干预。

● **预防**

皮瓣坏死的原因有皮瓣血供不足、缝合伤口存在张力、敷料加压包扎过紧、肥胖和切口类型（垂直与横向）。Hultman 和 Daiza[13] 还发现，糖尿病、放射治疗病史以及体重指数（BMI）增加也与皮瓣坏死的发生有关。有趣的是，与以往的报道不同，近期抽烟或者抽烟较多似乎与皮瓣坏死没有明显的关系。

Vlajcic 及其同事[14]描述了在 NAC 周围运用奥米伽或倒置奥米伽切口以保护乳腺的“肠系膜样”

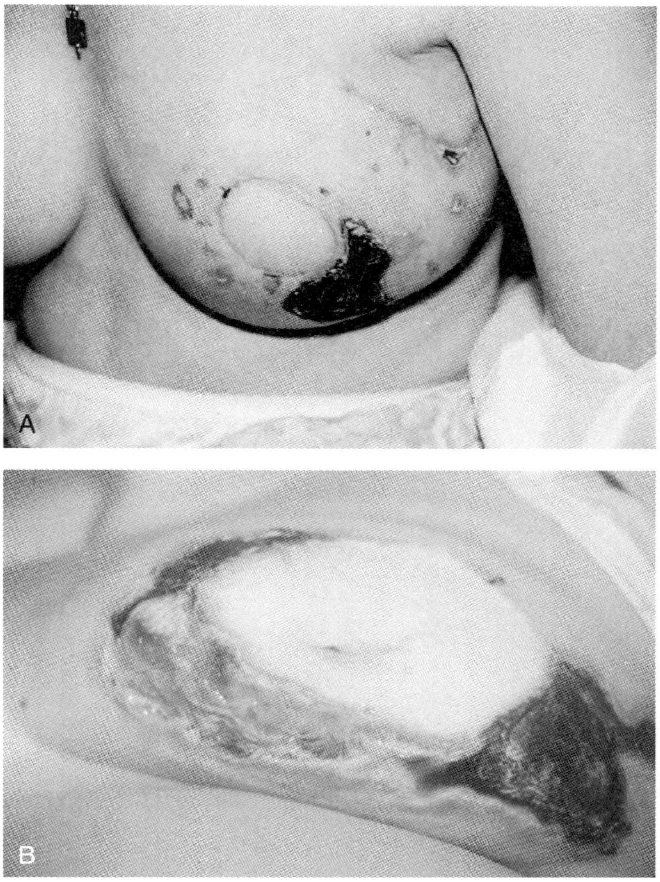

图 46–1　乳房切除术后皮瓣坏死。A，乳房切除术后皮瓣坏死的远观表现；B，近观表现。

水平分隔（其内有 NAC 的主要血管和神经通道结构，这个结构由 Wuringer 及其同事在 1998 首次提出）[15]（图 46–2）。他们认为乳晕或乳晕周围的切口对周围病变是不合适的，因为这类切口需要打洞从而会损坏皮瓣。奥米伽切口的水平外侧向延伸可用于乳腺一侧的肿瘤、腋窝淋巴结清扫术和胸背血管的暴露。

剥离皮瓣的厚度均匀对于皮瓣的存活非常重要。

应用皮肤针（Lahey 或 Adairs）或皮肤拉钩有助于保持恒定的力量和角度，使术者能看到切除平面和皮瓣形成的过程，保持电凝或手术刀的切开方向平行于皮瓣有助于保持皮瓣的厚度均匀，最大程度地减少意外“烧伤”和“穿孔”。

无法重建

● **后果**

美容效果降低，患者有心理创伤。

1 级并发症

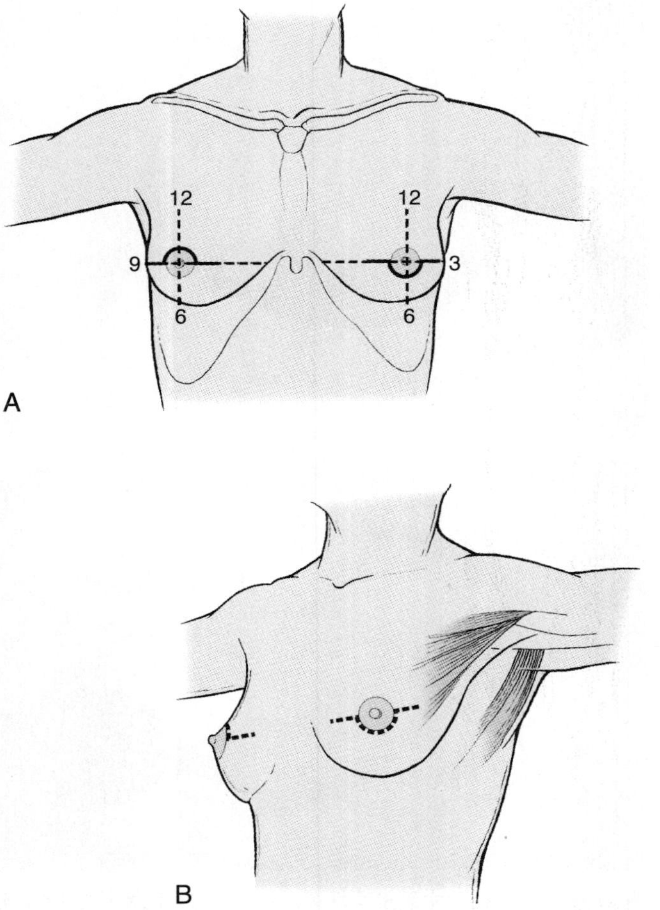

图 46–2 乳头乳晕复合体上方和下方的奥米伽切口。A，前面观；B，斜位观。

- **预防**

  切口的选择有赖于原发肿瘤的位置和重建方案的选择（图 46–3）。一般来说，如果计划即刻重建，可以选择有足够皮缘的保留皮肤的切口。常规 SSM 需要切除 NAC 和之前的活检针道，保留皮肤外缘。切除的乳腺腺体是一样多的。SSM 对所有的重建都可以产生美容效果，因为它保留或准确地恢复乳房下皱襞（inframammary fold，IMF），改善了乳腺圆形的外观，保持表皮的敏感性，并可以使用保留的乳腺皮肤进行重建[16]。炎性乳腺癌、大的肿瘤和局部进展期肿瘤，都是复发率比较高的，不适合进行 SSM 治疗[17]。

SSM 一般包括切除 NAC 和之前的活检针道，特别是与之前的阳性切缘相关时。Laronga 及其同事[18]认为淋巴结阳性、乳晕下肿瘤、多中心病变是 NAC 受累的重要危险因素。虽然这些作者引证了 5.6% 的隐性乳腺癌有 NAC 受累，但 Cense 及其同事[19]所做的文献回顾分析发现，58% 的乳腺癌标本有 NAC 受累。他们得出结论认为 NAC 保留的最佳适应证，也是乳房切除术的新趋势，是 T1 期肿瘤且肿瘤距离乳头超过 4cm。

如果没有重建计划，可以选择横向或略斜的椭圆形切口（见图 46–3）。避免垂直切口，因为这类切口可能限制上肢的运动范围。

抬高皮瓣

血清肿形成

- **后果**

  导致不适、反复的抽吸及伤口感染。血清肿的形成是由于炎性渗出液和血管及淋巴管切断造成的。有些研究显示，与使用手术刀相比，使用电刀导致血清肿形成增多（38% 比 13%，*P*=0.01）[20]；但是其他的研究没有发现类似的关系[21，22]。血清肿不仅引起不适，还可能延误辅助治疗的开始。

  1/2 级并发症

- **补救**

  治疗包括抽吸，反复抽吸效果不佳时可放置引流。

- **预防**

  1947 年 Murphy 首先提出[23]皮下闭式负压吸引可以降低死腔和血清肿形成，但是 Puttawibul 及其同事[24]证明有或无胸区引流在并发症方面没有显著差异。最近，Jain 及其同事[25]证实，吸引管引流并不能预防血清肿形成，而且与术后住院时间延长和更严重的疼痛有关。此外，与标准的闭式引流相比，乳房切除术患者不用引流而用纤维密闭装置可以显著降低血清肿的发生率和形成速度。

对于引流的方式也进行了回顾研究。Porter 及其同事[20]指出，Jackson–Pratt 和 Blake 引流相比，Blake 引流在降低血清肿的形成方面更有效（*P*=0.06）。此外，Coveney 及其同事[26]建议将皮瓣缝合到底层肌肉上以减少血清肿的形成。他们发现，闭式负压吸引可以显著降低血清肿的发生率（*P*=0.05），而且皮瓣与肌肉缝合的血清肿的发生率更低。

小样本研究评估了解剖分离时应用超声刀的情况，但没有与电刀或者手术刀做直接的对比[27，28]。与电刀相比，超声刀降低了热损伤，并且导致淋巴管和血管封闭。Deo 和 Shukla[28]发现使用超声刀进行乳房切除术的患者的术后引流量比传统的乳房切除术的引流量明显少（430ml/ 人 比 1100ml/ 人）。

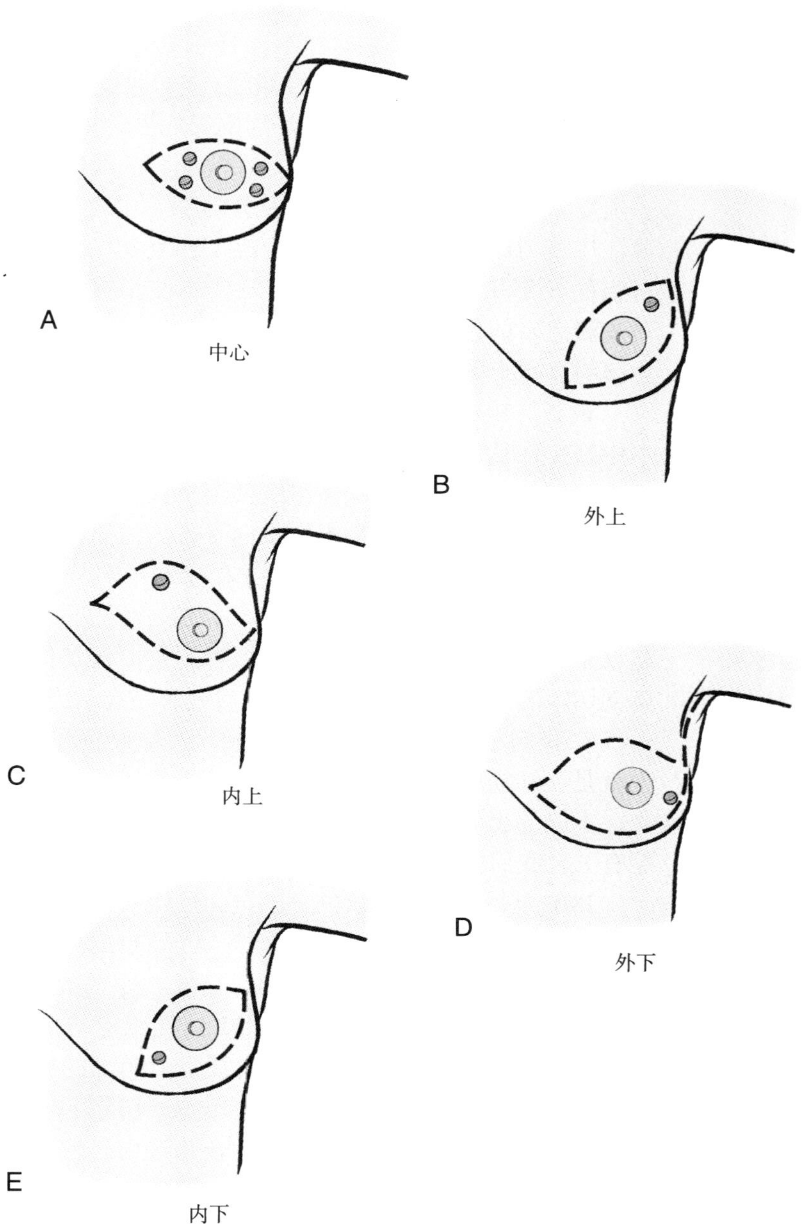

图 46–3　根据肿瘤的位置和边缘做椭圆形切口，可以适当地调整使得距离肿瘤有合适的边缘。A，中心; B，外上; C，内上; D，外下; E，内下。

相反，Jain 及其同事[25]早些时候就指出，术中使用纤维密封胶和硬化药物如四环素以减少死腔，与对照组相比并没有显著降低血清肿的形成。

胸大肌筋膜的去除可能也会促进血清肿的形成，Dalberg 及其同事[31]随机选取 247 患者，去除或保留胸大肌筋膜，但是没有发现血清肿的发生率在两组之间有显著的统计学差异。

出血和血肿形成

- **后果**

贫血、输血和伤口感染。输血一直与并发症和死亡率存在一定的关系，它的潜在的和实际的副作用包括过敏反应和传播传染性疾病。已有围术期输血对癌症患者的预后有不利影响的报道[32–34]。目前还没有关于乳房切除术的患者需要输血的比例的一致性的报道。

患者还可能遭受继发于腋下血肿的乳房切除术术

后疼痛综合征[35]。这种慢性神经性疼痛综合征在术后很快出现，长期持续，疼痛位于腋下、上臂内侧和外侧胸壁。疼痛是在烧灼样疼痛、酸痛、紧缩感觉的基础上有阵发性的刀刺样疼痛[36–38]。

1 级并发症

- **预防**

几项研究已经证明，手术应用解剖刀导致的失血量和术后输注浓缩红细胞的量明显高于应用电刀的情况[21, 22]。电刀的优点是切割的同时产生电凝以减少出血。

另一种选择是超声刀，它利用高频超声波切开和止血，在腹腔镜和心血管手术中取得了令人鼓舞的效果[39, 40]。它导致氢键断裂，使蛋白凝固从而闭塞血管和淋巴管[28]。同样，多个小样本研究建议将超声刀用于游离皮瓣、从胸大肌上切除乳腺腺体、腋窝清扫[27, 28]。然而，尚未有与传统方法做直接比较的研究，并且超声刀的费用可能限制了它的广泛应用。

切除范围

复发

- **后果**

在五项前瞻性研究中，1031 例乳腺癌患者接受了乳房切除术和以多柔比星为基础的化疗并且没有接受放射治疗，这些患者中局部复发最常见的部位是胸壁（68%）和锁骨上淋巴结（41%）[41]。皮瓣复发是常见的术后局部复发[42]，与皮瓣厚度有关。此外，乳房切除术时为了保留 IMF 以便有利于乳腺重建，可能剩余一部分腺体组织。IMF 是胸壁下的一个浅筋膜区，解剖上是乳腺腺体组织下缘附着于胸壁的皮肤区域[43]，在此结合区，乳腺实质紧紧附着于胸壁的深筋膜。乳房切除术时为了保留 IMF 和有利于重建，可能会保留一部分此处的腺体组织。

2/3 级并发症

- **补救**

术后放疗或者手术再切除。

- **预防**

皮瓣复发可能是由于伤口内瘤栓的种植，或者厚皮瓣内小的、不能发现的微病灶造成的。手术时瘤栓可以从血管和淋巴管内脱落。手术时皮瓣厚度增加了，外科医生对此仍有争议。Tewari 及其同事[42]对 37 例从 T1N1 到 T4bN1 的乳腺癌患者进行 4 个象限的皮瓣活检，发现 8 例（21.6%）残留乳腺组织，其中 3 例（37.5%）发现癌细胞。Ho 及其同事[44]对 30 例全乳房切除术标本的详细切片进行研究后发现，皮肤受累与肿瘤的部位、T 分期、皮肤切除范围、病理肿瘤大小、神经周围炎症显著相关[44]。

传统上，皮瓣的切除要求是在浅筋膜的浅层。在一项皮瓣厚度的研究中，Krohn 及其同事[45]比较了"超薄"皮瓣与厚皮瓣患者的长期生存率和复发率，结果两组的 5 年和 10 年生存率和复发率相似。然而，超薄皮瓣患者的伤口并发症、住院天数和淋巴水肿的发生率明显高于另一组。

最近，Beer 及其同事[46]发现 44% 乳房切除术标本中缺少浅筋膜浅层。发现有浅筋膜浅层时，42% 的标本可以发现浅层内有腺体组织残余，并且浅层呈一个波浪形的外观，而不是水平横向平整的，而且浅层与真皮的距离在同一标本或者所有标本中差异很大（82% $<$ 5mm，5.1% $>$ 10mm）。所以，Beer 及其同事[46]建议手术时寻找浅筋膜浅层，如果看到它可将其作为解剖切除的平面，假如保留的皮瓣看起来是有活力的。

在我们单位，我们的目标是确定一个切除平面，也就是在浅筋膜的上方切除乳腺腺体组织。我们也发现，不同的患者这个切除平面存在一定的差异，与体型有关，我们保留皮瓣的一般厚度平均为 7 ～ 8mm。

IMF 是另一个有争议的解剖点。虽然，外侧界（背阔肌的前缘）、内侧界（胸骨边缘）和上界（锁骨下缘）这三个乳腺的界限明确，但乳腺的下缘不是很明确（图 46–4）。Carlson 及其同事[47]检查 22 例乳腺癌患者切除的 24 例标本。他们通过提起腹直肌前鞘上的次级皮瓣和切除腹直肌鞘下的纤维脂肪组织，切除了 IMF 标本。在固定、石蜡包埋、切片后，筛选由导管或者小叶组成的乳腺实质的幻灯片。他们证明，将标本的全部体积从新鲜组织的体积中剔除后，在 IFM 内乳腺组织的平均值为 0.02%。所有病例的残留的乳腺组织内没有肿瘤。

在 580 例连续患者的研究中，Behranwala 和 Gui[48]研究发现只有 4 例肿瘤侵袭到 IMF（0.7%），所有这些病例都是临床上可触及的，细针穿刺细胞学检查证明是恶性的。额外的标本中也没有意外发现肿瘤。由于传统的乳房摄影不能完全包括 IMF，术前检查和术中评价时应该常规进行 IMF 的触诊。在我们单位，我们规定乳腺远端的范围是 IMF 向下 2 ～ 3cm 处，这是一层疏松的结缔组织，类似纸巾，被称为"波状层"（图 46–5）。

对胸大肌筋膜的保留是另外一个讨论的焦点。

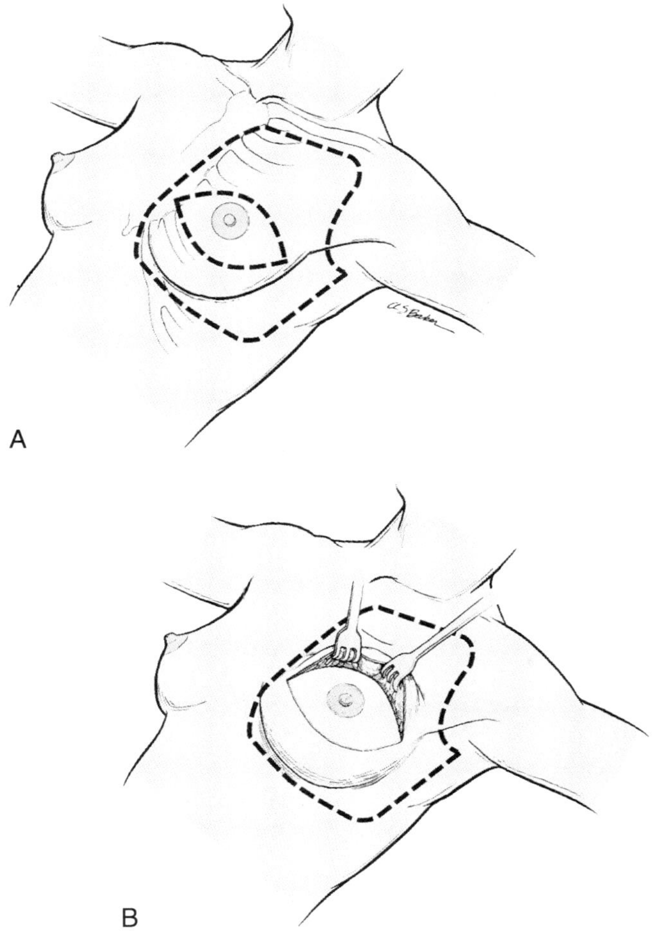

图 46–4　虚线代表乳房切除术的切除范围。A，外侧界是背阔肌前缘，内侧界是胸骨部缘，上方是锁骨下缘，下方是乳房下皱襞；B，游离皮瓣的技术。

Dalberg 及其同事[31]发现虽然整体和无病生存率没有差异，但是保留胸大肌筋膜有增加胸壁复发的趋势。保留胸大肌筋膜的患者总的 5 年累计胸壁复发率为 12%，而去除胸大肌筋膜患者的复发率为 7%，5 年局部控制率分别为 86% 和 91%。

缝合伤口

乳房切除术瘢痕外侧缘的皮肤冗余

- **后果**

  感觉不适，外形难看。多余的皮肤可能在胸罩内或其上方，使患者难堪。可能需要佩戴额外的乳腺假体和（或）需要手术矫形[49]。

  1/3 级并发症

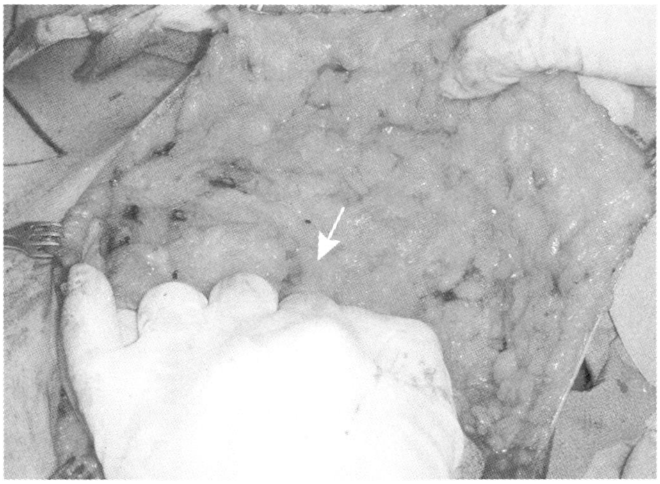

图 46–5　“波状层”。在 IMF 层下，乳腺下皱襞向下延伸 2~3cm 处是类似于面巾纸的疏松结缔组织（见彩图）。

- **补救**

  手术矫形。

- **预防**

  Farrar 和 Fanning[50]首先在 1988 年描述了“Y”形关闭乳腺切口的设想，而“鱼状切口”是由 Nowacki 在 1991 年[51]提出的。Hussein 及其同事[49]在 28 例患者中进行了 30 个鱼尾状成形术（27 例一期，3 例延期），以预防“狗耳”畸形（图 46–6）。所有 28 例患者都取得了良好的美容效果，而且都不需要进行手术矫形。在他们的研究中，老年人（> 70 岁）、肥胖（BMI > 30）和大乳房（切除组织平均重量为 1015 克）的患者，需要进行鱼尾状的成形，但这个手术并没有延长住院时间。

同样，Gibbs 和 Kent[52]提出应用回缩侧方皮瓣尖的内侧固定于近端横切口内 1/3，形成侧方 V–Y 提升皮瓣（图 46–7）。关闭该切口形成“Y”形结构。其他技术包括延长椭圆伤口（进一步延长伤口）和切除多余组织。瘢痕最终可能扩展到背部，进一步影像美观。

皮瓣长度有偏差是产生“狗耳朵”外形的主要因素。Gold[53]描述的方法与我们的方法类似，用丝线测量皮瓣上下缘的长度以避免上下缘的不对称（图 46–8）。该技术已被用于 250 多名患者，特别是对体积小的乳腺患者和距离 NAC 较远的肿瘤患者更为有效。

缝合相关问题

- **后果**

  拆线可能引起患者的焦虑和缝线反应，也需要额外

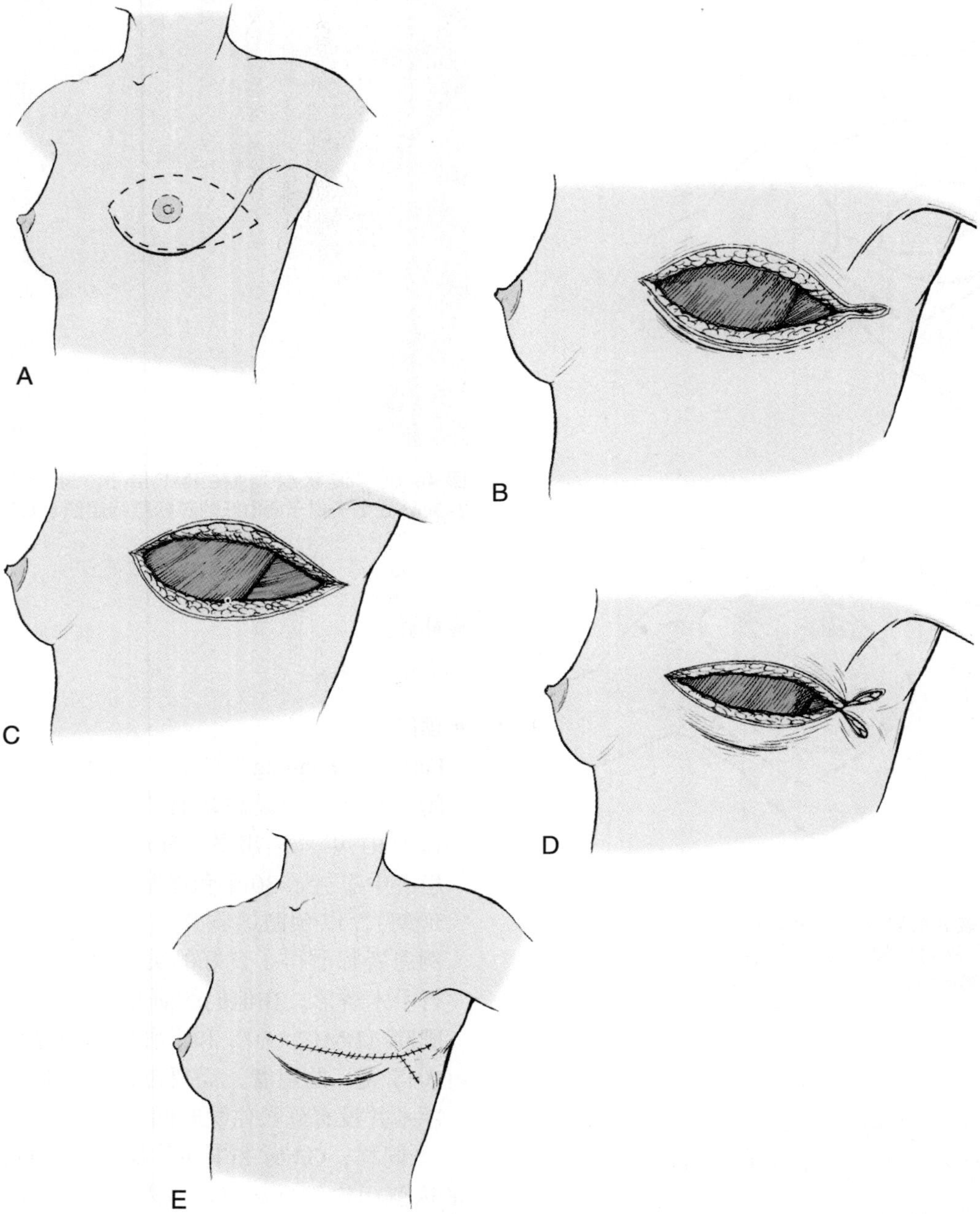

图 46-6 Hussein 及其同事描述的鱼尾状整形切口。A，乳房切除术疤痕的椭圆形切口；B，完成的乳房切除术切口；C，上、下皮瓣在腋前线处缝合；D，将多余的皮瓣向内侧牵拉并缝合到皮瓣上，这样"狗耳朵"能被切除；E，闭合伤口后的鱼尾状成形。（A–E, From Hussein M，Daltrey I，Dutta S，et al. Fish-tail plasty: a safe technique to improve cosmesis at the lateral end of mastectomy scars. Breast 2004；13:206–209.）

的随访观察。

1 级并发症

- **补救**

应用组织黏合代替缝合。

- **预防**

Gennari 及其同事[54]进行了前瞻性、随机对照研究，比较皮肤组织黏合剂 octylcyanoacrylate-2（OCA）与皮内单丝缝合的效果，于不同时间点双盲对比美容作用和经济价值。他们发现，皮肤组织黏合剂比缝合速度快，OCA 患者组织反应轻微，OCA 组患

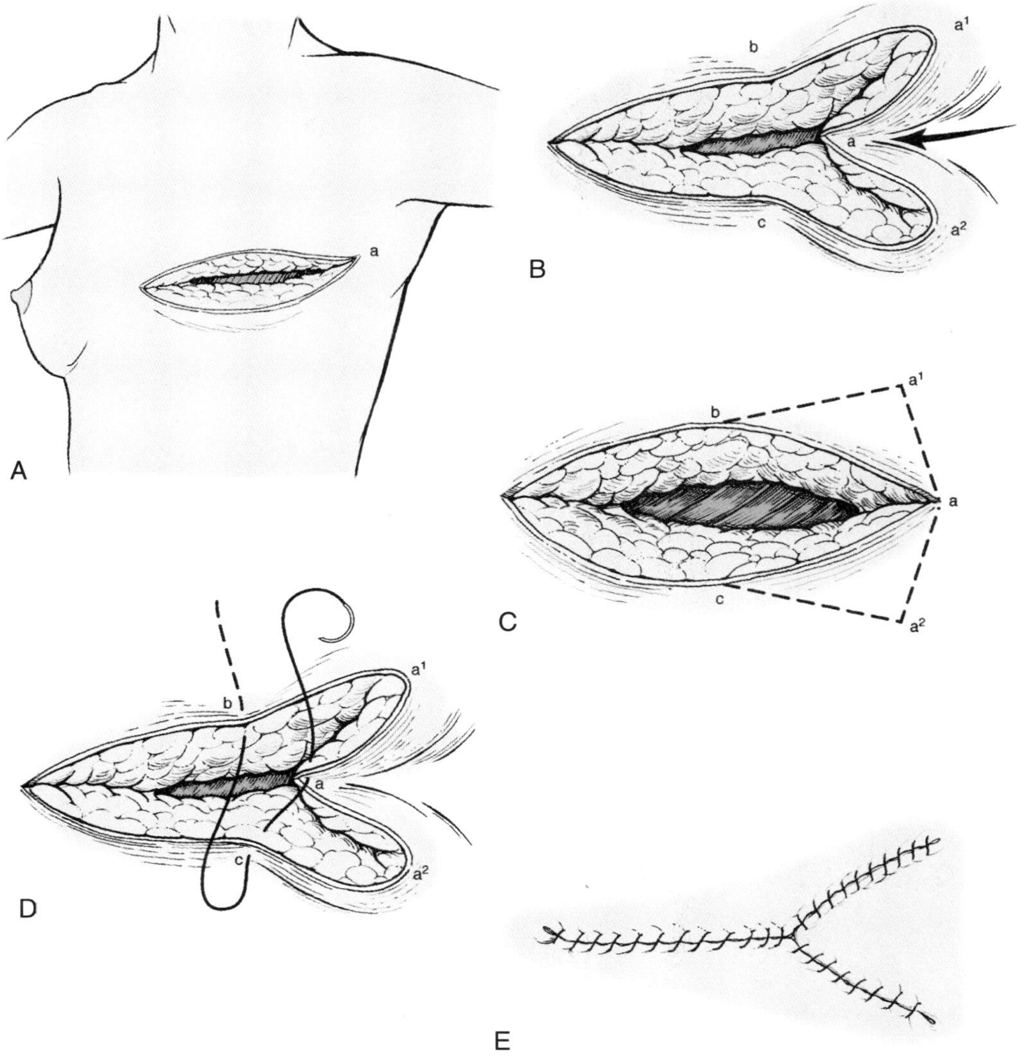

图 46–7　乳房切除术的闭合切口的改良的 V-Y 皮瓣推进缝合技术。A，乳房切除术的标准切口；B，外侧尖向内收缩以标记上、下缘皮瓣；C，沿着虚线切断上、下缘皮瓣；D，将侧方的尖向内侧牵拉，缝合于上、下皮缘；E，完全缝合后的外形。（From Gibbs ER，Kent RB 3rd. Modified V-Y advancement technique for mastectomy closure. J Am Coll Surg 1998；187:632–633.）

者的全部费用明显降低（$P < 0.01$）。这主要是由于减少了医生和辅助的服务，减少对其他物品的需求造成费用降低。然而，OCA 有一个学习曲线，需要严格的止血、减少血液和体液的接触聚合。如果聚合反应过快，胶黏剂会在伤口上形成难看的肿块。此外，皮内缝合必须减少死腔，尽量使皮肤外翻，避免凹陷瘢痕，提高美观程度。

最后，还没有文献报道乳房切除术伤口的皮肤钉合器的美容效果和感染的并发症。我们单位应用皮内缝合来对合乳房切除术患者的皮缘，因为皮肤钉合后的拆除和皮肤印迹对患者的心理都有伤害。

术后问题

术后肌肉萎缩或肩部活动受限

- **后果**

  意外切断、电凝损伤或撕裂引起胸外侧神经损伤，导致术后肌肉萎缩、纤维化以及下 1/3 胸大肌（pectoralis major muscle，PMM）缩短，这些限制了肩关节的活动，引起胸部胸肌区的外形改变。

  3 级并发症

- **补救**

  应用皮肤 – 肌肉皮瓣重建（不是单纯乳房植入物或

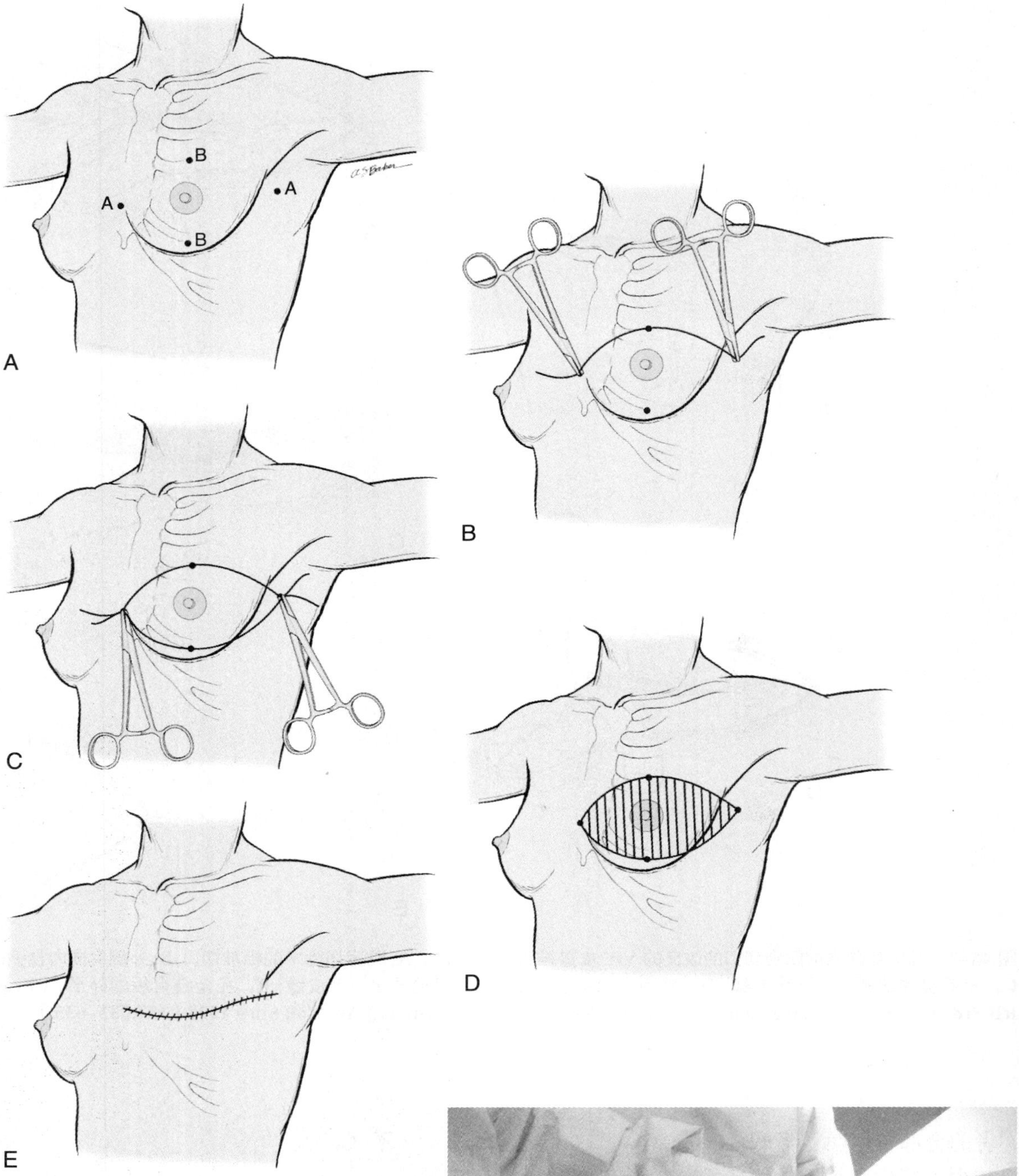

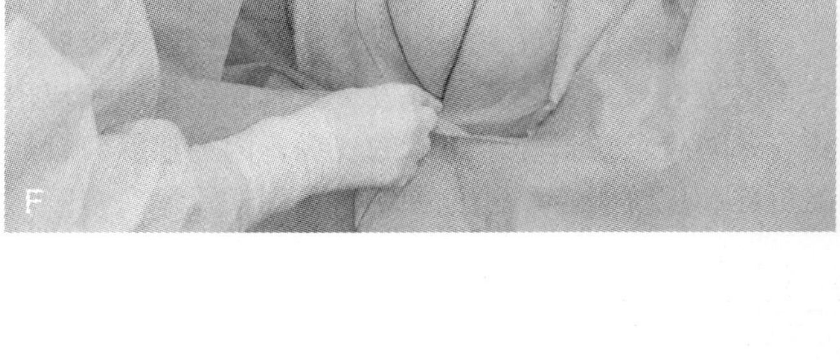

图 46-8 丝线测量皮瓣长度。**A**，标记预期皮肤切口的长轴和短轴；**B**，整齐地夹合以便标记皮肤上缘切口；**C**，第二根线标记下缘切口，不要影响上缘标记缝线；**D**，用皮肤标记笔标记出预期的椭圆形切口；**E**，沿长轴美容缝合后的伤口；**F**，操作方法的照片。

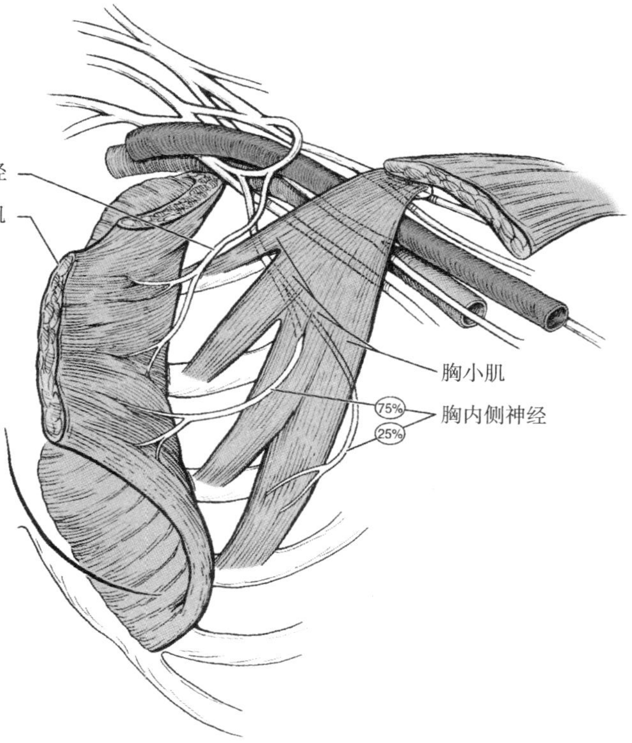

图 46–9 与胸小肌相关的胸内侧、胸外侧神经的解剖示意图。胸外侧神经走行于胸小肌的深面，62% 的胸内侧神经穿越胸小肌，其余 38% 的胸内侧神经在胸小肌的外侧缘走行。

组织扩张术）纠正乳房植入后的锁骨下凹陷。

- **预防**

掌握胸内侧、外侧神经的分布及走行对于保护 PMM 及其功能至关重要。PMM 上部是由胸内侧神经支配，而胸外侧神经支配其下三分之一[55]。胸外侧神经沿 PMM 的底面行走，可能在分离和去除胸小肌时受到损伤（图 46–9）。

Moosman[55] 研究 100 例尸体解剖后发现，62% 的胸内侧神经走行于胸小肌，而其余的 38% 沿着肌肉的外侧穿出（图 46–9）。Hoffman 和 Elliot[56] 有类似的发现，也提出在 PMM 和胸小肌之间分离很可能导致支配 PMM 的神经受到损伤。此外，乳房移植物包膜的形成可能导致 PMM 下的胸外侧和胸内侧神经受压。

乳房幻影现象

- **后果**

心理创伤和疼痛处理。幻影乳房综合征（Phantom breast syndrome，PBS）是指尽管乳房已被切除，但是持续存在整个或部分乳房的疼痛和无痛的感觉。可以立即出现在乳房切除后或者在切除后 1 年以上才出现[58]，并可能持续数年。据报道 PBS 发生率为 17% ～ 64%[59，60]。

1 级并发症

- **预防**

PBS 的无痛感觉具有多样性：麻木、受压、牵拉、压痛、冲击、瘙痒、刺痛，还有 Rothemund 及其同事所描述的不适[61]。作者还讨论了疼痛的种种表现，包括刺痛、撕裂、触痛、切割、抽搐、挤压和痉挛。Rothemund 及其同事发现 PBS 与年龄没有关系[61]，但 Staps 及其同事[62] 报道，在调查的 89 例患者中，PBS 倾向于在年轻的（< 55 岁）、绝经前的患者中发生，这些患者曾经生过孩子，术前就存在乳腺的不适感觉[62]。

Kroner 及其同事[6] 前瞻性研究了 120 例乳房切除术的患者，探讨 PBS 的临床表现、发生过程、PBS 与术前乳腺疼痛的可能关系。他们发现术后发生 PBS 的几率最初为 25%，1 年后降为 12%，这种感觉的部位也随着时间从乳晕周围向其余部位改变。Rothemund 及其同事[61]、Kroner 及其同事[63] 发现 PBS 与年龄没有关系，但是他们发现 PBS 与术前乳腺疼痛明显相关。大部分患者描述的疼痛像刀割样、针刺样、射击痛、外感受性疼痛，可以被环境刺激（例如精神损失、运动、碰触）

激发或减轻。这些感觉常常强度很高但持续时间很短。

其他并发症

气胸

MRM 后气胸的发生率约 1%[64]，可能与技术水平或者之前存在的疾病状态如哮喘有关。治疗包括观察、胸腔引流，甚至在单纯胸腔引流失败时应用直视下胸腔镜胸膜剥脱术。

1/2 级并发症

乳糜瘘

MRM 后乳糜瘘是一种罕见的并发症。然而，在胸导管止点存在明显的解剖变异时就很容易发生[65]。Nakajima 及其同事[66]描述了乳腺手术后 4 例乳糜瘘的患者。在这篇文献中，作者对这些患者都进行了保守治疗，这些治疗包括数周的停止经口摄入和静脉营养治疗。然而，在非手术治疗失败时，需要手术结扎泄漏的胸导管或其分支。这种并发症是由 MRM 手术进行腋窝淋巴结清扫造成的。

2/3 级并发症

罕见并发症

我们调查了多位有声望的乳腺外科医生，以确定乳房切除术的少见并发症，因为这方面的文献很少。接受调查的医生的经验超过 20 年和超过 3500 例的乳房切除术，罕见的并发症包括 1 例深静脉血栓形成，8 例皮瓣坏死需要手术，1 例局麻后气胸，5 例出血需要输血，6 例术后血肿需要再次手术，4 例感染需要手术室换药，13 例持续的血清肿需要手术干预，1 例空气栓塞，1 例感染的血肿导致脓毒症死亡。没有医生发生过乳糜胸，但是文献有过提示却没有相关记录。

致谢

我们感谢 Estabrook 博士、Tafra 博士、Zannis 博士和 Silverstein 博士贡献了他们丰富的数据。

（王亚军 译）

参考文献

1. Grant CS. Changes in the treatment of early breast cancer at the Mayo Clinic: 1988–1992. Eur J Surg 1996;162:93–96.
2. Halsted W. The results of operations for the cure of cancer of the breast performed at The Johns Hopkins Hospital from June 1889 to January 1894. Johns Hopkins Hosp Bull 1894–1895;4:297.
3. Auchincloss H. Significance of location and number of axillary metastases in carcinoma of the breast. Ann Surg 1963;158:37–46.
4. Fisher B, Redmond C, Fisher ER, et al. Ten-year results of a randomized clinical trial comparing radical mastectomy and total mastectomy with or without radiation. N Engl J Med 1985;312:674–681.
5. Manasseh D, Willey S. Invasive carcinoma: mastectomy and staging of the axilla. In Spear SL (ed): Surgery of the Breast: Principles and Art, Vol 1, 2nd ed. Philadelphia: Lippincott Williams & Wilkins, 2006; pp xxiii, 1517.
6. Toth BA, Lappert P. Modified skin incisions for mastectomy: the need for plastic surgical input in preoperative planning. Plast Reconstr Surg 1991;87:1048–1053.
7. Budd DC, Cochran RC, Sturtz DL, et al. Surgical morbidity after mastectomy operations. Am J Surg 1978;135:218–220.
8. Tejler G, Aspegren K. Complications and hospital stay after surgery for breast cancer: a prospective study of 385 patients. Br J Surg 1985;72:542–544.
9. Vinton AL, Traverso LW, Jolly PC. Wound complications after modified radical mastectomy compared with tylectomy with axillary lymph node dissection. Am J Surg 1991;161:584–598.
10. Witt A, Yavuz D, Walchetseder C, et al. Preoperative core needle biopsy as an independent risk factor for wound infection after breast surgery. Obstet Gynecol 2003;101:745–750.
11. Platt R, Zaleznik RF, Hopkins CC, et al. Perioperative antibiotic prophylaxis for herniorrhaphy and breast surgery. N Engl J Med 1990;322:153–160.
12. Carlson GW, Bostwick J 3rd, Styblo TM, et al. Skin-sparing mastectomy. Oncologic and reconstructive considerations. Ann Surg 1997;225:570–575; discussion 575–578.
13. Hultman CS, Daiza S. Skin-sparing mastectomy flap complications after breast reconstruction: review of incidence, management, and outcome. Ann Plast Surg 2003;50:249–255; discussion 255.
14. Vlajcic Z, Zic R, Stanec S, et al. Omega and inverted omega incision: a concept of uniform incision in breast surgery. Ann Plast Surg 2004;53:31–38.
15. Wuringer E, Mader N, Posch E, et al. Nerve and vessel supplying ligamentous suspension of the mammary gland. Plast Reconstr Surg 1998;101:1486–1493.
16. Hidalgo DA. Aesthetic refinement in breast reconstruction: complete skin-sparing mastectomy with autogenous tissue transfer. Plast Reconstr Surg 1998;102:63–70; discussion 71–72.
17. Simmons RM, Fish SK, Gayle L, et al. Local and distant recurrence rates in skin-sparing mastectomies compared with non–skin-sparing mastectomies. Ann Surg Oncol 1999;6:676–681.
18. Laronga C, Kemp B, Johnston D, et al. The incidence of occult nipple-areola complex involvement in breast cancer patients receiving a skin-sparing mastectomy. Ann Surg Oncol 1999;6:609–613.
19. Cense HA, Rutgers EJ, Lopes Cardozo M, et al. Nipple-sparing mastectomy in breast cancer: a viable option? Eur J Surg Oncol 2001;27:521–526.
20. Porter KA, O'Connor S, Rimm E, et al. Electrocautery as a factor in seroma formation following mastectomy. Am J

Surg 1998;176:8–11.
21. Miller E, Paull DE, Morrissey K, et al. Scalpel versus electrocautery in modified radical mastectomy. Am Surg 1988;54:284–286.
22. Sheen-Chen SM, Chou FF. A comparison between scalpel and electrocautery in modified radical mastectomy. Eur J Surg 1993;159:457–459.
23. Murphy D. The use of atmospheric pressure in obliterating axillary dead space following radical mastectomy. South Surg 1947;13:372.
24. Puttawibul P, Sangthong B, Maipang T, et al. Mastectomy without drain at pectoral area: a randomized controlled trial. J Med Assoc Thai 2003;86:325–331.
25. Jain PK, Sowdi R, Anderson AD, et al. Randomized clinical trial investigating the use of drains and fibrin sealant following surgery for breast cancer. Br J Surg 2004;91:54–60.
26. Coveney EC, O'Dwyer PJ, Geraghty JG, et al. Effect of closing dead space on seroma formation after mastectomy—a prospective randomized clinical trial. Eur J Surg Oncol 1993;19:143–146.
27. Galatius H, Okholm M, Hoffmann J. Mastectomy using ultrasonic dissection: effect on seroma formation. Breast 2003;12:338–341.
28. Deo SV, Shukla NK. Modified radical mastectomy using harmonic scalpel. J Surg Oncol 2000;74:204–207.
29. Johnson L, Cusick TE, Helmer SD, et al. Influence of fibrin glue on seroma formation after breast surgery. Am J Surg 2005;189:319–323.
30. Rice DC, Morris SM, Sarr MG, et al. Intraoperative topical tetracycline sclerotherapy following mastectomy: a prospective, randomized trial. J Surg Oncol 2000;73:224–227.
31. Dalberg K, Johansson H, Signomklao T, et al. A randomised study of axillary drainage and pectoral fascia preservation after mastectomy for breast cancer. Eur J Surg Oncol 2004;30:602–609.
32. Blumberg N, Agarwal MM, Chuang C. Relation between recurrence of cancer of the colon and blood transfusion. Br Med J (Clin Res Ed) 1985;290:1037–1039.
33. Blumberg N, Heal JM, Murphy P, et al. Association between transfusion of whole blood and recurrence of cancer. Br Med J (Clin Res Ed) 1986;293:530–533.
34. Eickhoff JH, Andersen PM, Norgard H. Effect of perioperative blood transfusion on recurrence and death after mastectomy for breast cancer. Acta Chir Scand 1988; 154:425–428.
35. Blunt C, Schmiedel A. Some cases of severe post-mastectomy pain syndrome may be caused by an axillary haematoma. Pain 2004;108:294–296.
36. Carpenter JS, Andrykowski MA, Sloan P, et al. Postmastectomy/postlumpectomy pain in breast cancer survivors. J Clin Epidemiol 1998;51:1285–1292.
37. Kwekkeboom K. Postmastectomy pain syndromes. Cancer Nurs 1996;19:37–43.
38. Stevens PE, Dibble SL, Miaskowski C. Prevalence, characteristics, and impact of postmastectomy pain syndrome: an investigation of women's experiences. Pain 1995;61:61–68.
39. Amaral JF. Laparoscopic cholecystectomy in 200 consecutive patients using an ultrasonically activated scalpel. Surg Laparosc Endosc 1995;5:255–262.
40. Ohtsuka T, Wolf RK, Hiratzka LF, et al. Thoracoscopic internal mammary artery harvest for MICABG using the harmonic scalpel. Ann Thorac Surg 1997;63(6 suppl): S107–S109.
41. Katz A, Strom EA, Buchholz TA, et al. Locoregional recurrence patterns after mastectomy and doxorubicin-based chemotherapy: implications for postoperative irradiation. J Clin Oncol 2000;18:2817–2827.
42. Tewari M, Kumar K, Kumar M, et al. Residual breast tissue in the skin flaps after Patey mastectomy. Indian J Med Res 2004;119:195–197.
43. Lockwood TE. Superficial fascial system (SFS) of the trunk and extremities: a new concept. Plast Reconstr Surg 1991;87:1009–1018.
44. Ho CM, Mak CK, Lau Y, et al. Skin involvement in invasive breast carcinoma: safety of skin-sparing mastectomy. Ann Surg Oncol 2003;10:102–107.
45. Krohn IT, Cooper DR, Bassett JG. Radical mastectomy: thick vs thin skin flaps. Arch Surg 1982;117:760–763.
46. Beer GM, Varga Z, Budi S, et al. Incidence of the superficial fascia and its relevance in skin-sparing mastectomy. Cancer 2002;94:1619–1625.
47. Carlson GW, Grossl N, Lewis MM, et al. Preservation of the inframammary fold: what are we leaving behind? Plast Reconstr Surg 1996;98:447–450.
48. Behranwala KA, Gui GP. Breast cancer in the inframammary fold: is preserving the inframammary fold during mastectomy justified? Breast 2002;11:340–342.
49. Hussien M, Daltrey IR, Dutta S, et al. Fish-tail plasty: a safe technique to improve cosmesis at the lateral end of mastectomy scars. Breast 2004;13:206–209.
50. Farrar WB, Fanning WJ. Eliminating the dog-ear in modified radical mastectomy. Am J Surg 1988;156:401–402.
51. Nowacki MP, Towpik E, Tchorzewska H. Early experience with "fish-shaped" incision for mastectomy. Eur J Surg Oncol 1991;17:615–617.
52. Gibbs ER, Kent RB 3rd. Modified V-Y advancement technique for mastectomy closure. J Am Coll Surg 1998; 187:632–633.
53. Gold JP. Assurance of flap symmetry following mastectomy using intraoperative measurement. Surg Gynecol Obstet 1984;158:169–172.
54. Gennari R, Rotmensz N, Ballardini B, et al. A prospective, randomized, controlled clinical trial of tissue adhesive (2-octylcyanoacrylate) versus standard wound closure in breast surgery. Surgery 2004;136:593–599.
55. Moosman DA. Anatomy of the pectoral nerves and their preservation in modified mastectomy. Am J Surg 1980; 139:883–886.
56. Hoffman GW, Elliott LF. The anatomy of the pectoral nerves and its significance to the general and plastic surgeon. Ann Surg 1987;205:504–507.
57. Wallace MS, Wallace AM, Lee J, et al. Pain after breast surgery: a survey of 282 women. Pain 1996;66:195–205.
58. Ackerly W, Lhamon W, Fitts WT Jr. Phantom breast. J Nerv Ment Dis 1955;121:177–178.
59. Bressler B, Cohen SI, Magnussen F. The problem of phantom breast and phantom pain. J Nerv Ment Dis 1956;123:180–187.
60. Lorenzoni E, Heidenreich W. [Phantom sensations

following mastectomy (author's transl)]. Geburtshilfe Frauenheilkd 1982;42:63–65.
61. Rothemund Y, Grusser SM, Liebeskind U, et al. Phantom phenomena in mastectomized patients and their relation to chronic and acute pre-mastectomy pain. Pain 2004;107:140–146.
62. Staps T, Hoogenhout J, Wobbes T. Phantom breast sensations following mastectomy. Cancer 1985;56:2898–2901.
63. Kroner K, Krebs B, Skov J, et al. Immediate and long-term phantom breast syndrome after mastectomy: incidence, clinical characteristics and relationship to pre-mastectomy breast pain. Pain 1989;36:327–334.
64. Hoefer RA Jr, DuBois JJ, Ostrow LB, et al. Wound complications following modified radical mastectomy: an analysis of perioperative factors. J Am Osteopath Assoc 1990;90:47–53.
65. Purkayastha J, Hazarika S, Deo SV, et al. Post-mastectomy chylous fistula: anatomical and clinical implications. Clin Anat 2004;17:413–415.
66. Nakajima E, Iwata H, Iwase T, et al. Four cases of chylous fistula after breast cancer resection. Breast Cancer Res Treat 2004;83:11–14.

第 Ⅶ 部分

软组织和皮肤

Steven K. Libutti, MD

经验仅仅是我们对错误的另一种称呼。—Oscar Wilde

第 47 章

软组织肉瘤的诊治

James C. Yang, MD

引言

自从 20 世纪 80 年代中期以来，软组织肉瘤（soft tissue sarcomas，STS）的外科治疗有了很大的发展，甚至在一些病例中处理是完全相反的。在 20 世纪五六十年代，原发肉瘤治疗中不够激进的手术被认为是不合适的，但随着诊断水平、影像学检查和辅助治疗的发展，目前的观点已改变。虽然目前软组织肉瘤的诊治在技术和操作方面发生了一些变化，但均没有骨起源的肉瘤那么剧烈。因此，外科医生治疗软组织肉瘤时的一些易犯错误与其说是技术上的问题，不如说是判断上的问题。本章将分析一些不同分期的软组织肉瘤诊治欠妥的原因，包括影像学、活检、病理、外科计划、切除术和辅助治疗。

诊断方面的潜在失误

当一个患者以新发现的软组织肿块就诊时，最常见的是在肢体，医生遇到的第一个问题是做多少检查合适。几乎所有有症状的或超过 3cm 的软组织肿块均需要可靠的检查以确定肿块的性质及其对患者的威胁。除非肯定是良性病变，很多更小的肿块也需要有效的检查。如果不能排除恶性，进行侵入性操作时必须考虑到将来恶性病时进行的最终手术。最终手术范围必须包括活检以及其他对肿块进行的操作所涉及的部位。如果临床检查尚不能确定最终的癌症手术方式，应在活检之前进行肿块和周围组织的影像学检查，确认肿块的位置。如果切除方法是明确的，活检或有创操作涉及的组织均应在最终的切除范围内。第一次手术是获得充分切除的最佳机会，因此关注切除是否充分以及活检部位是否也在切除范围内这些细节是治疗成功的关键。除非是小的、简单的、表浅的肿物，其余肿块均要求进行影像学检查和活检。应按患者的个体情况选择检查项目。

正确分期方面的潜在失误

软组织肿块检查方面的潜在失误是病变的错误分类或病变程度分期不足。

在讨论诊治之前，我们先简单地介绍一下软组织肉瘤。肉瘤一般分为儿童肉瘤和成人肉瘤，或软组织肉瘤和骨肉瘤。这是因为这些分类在临床表现、预后和治疗方面存在明显不同。儿童期“小的、圆的、蓝色细胞肿瘤”（包括腺泡状和胚胎期横纹肌肉瘤、

Ewing 肉瘤和原始神经外胚瘤）经常广泛扩散，化疗是其主要治疗手段。这种肉瘤也可见于年轻人，经常导致诊断困难和误治。很多儿童肿瘤存在一些分子标志物能帮助确定诊断[1]，如果年轻人的肿瘤表现出一些非典型的儿童肉瘤的性质，应检测这些标志物，因为治疗可能发生根本性变化。

相反的，对于真正的成人肉瘤，手术是局部病变或局限的转移性病变的主要治疗手段，播散转移往往发生在肺部，化疗作用很小。年轻患者的骨肉瘤和其他骨肿瘤与成人软组织肉瘤在诊断、外科治疗和辅助化疗方面不同，辅助化疗对前者有效，而对后者效果差。

正确分期以避免错误诊断的方法

对于真正的成人软组织肉瘤，有数百种可能的肿瘤类型，但是绝大部分肿瘤有相似的分期系统、预后和治疗方法。局限性肿瘤根据局部肿瘤的组织学分级、大小（直径≤ 5 cm 或> 5 cm）和浸润深度（筋膜的浅部或深部）进行分期。在软组织肉瘤中很少考虑淋巴结转移（但是出现淋巴结转移是预后不良的预测因素）。主要的预后指标是基于镜下表现的组织学分级。有经验的病理医生用多形性、细胞构成、有丝分裂速度、坏死等指标来确认肿瘤分级；这推进了临床分期系统。不同病理医生准确诊断分期的能力差异很大[2]，在此，外科医生任凭解剖病理学家摆布。最近一版的美国癌症联合会（American Joint Committee on Cancer，AJCC）的分期系统在表 47–1 中列出，不同分期的预后参见表 47–1[3]。因此，显而易见的是软组织肉瘤的错误诊断和错误分期是医生治疗这种疾病过程中出现的最早的和最有害的易犯错误，因为这些错误将导致错误的治疗。因此在肉瘤的治疗中活检至关重要。

避免局部复发的术前活检正确方法

对于简单的、浅表的小于 3cm 的肿块，单纯切除是推荐的活检方法。这种方法的优点是可获得完整的病理标本和确切的治疗（如果不是恶性病变）。如果病变是肉瘤，在这个部位可能犯很多错误。为了方便再次广泛切除，手术切口瘢痕应沿肢体纵轴走行；如果可以的话，尽量避免放置引流，如果必须放引流应尽量放在切口旁边。止血是最最重要的，因为很多肉瘤富含血管，血肿能带着恶性细胞在肢体内穿透组织平面进而导致也许可能避免的截肢。较大的或更复杂的

表 47–1 成人软组织肉瘤的分期

分期	原发性肿瘤			转移*
	分级	大小	深度	
Ⅰ	低度恶性	任意	任意	无
Ⅱ	高度恶性	≤ 5 cm	任意	无
	高度恶性	> 5 cm	浅部	无
Ⅲ	高度恶性	> 5 cm	深部	无
Ⅳ	任意	任意	任意	有

* 淋巴结或远处。

From Fleming ID, Cooper JS, Henson DE, et al (eds): AJCC Cancer Staging Manual, 5th ed. Philadelphia: Lippincott-Raven, 1997.

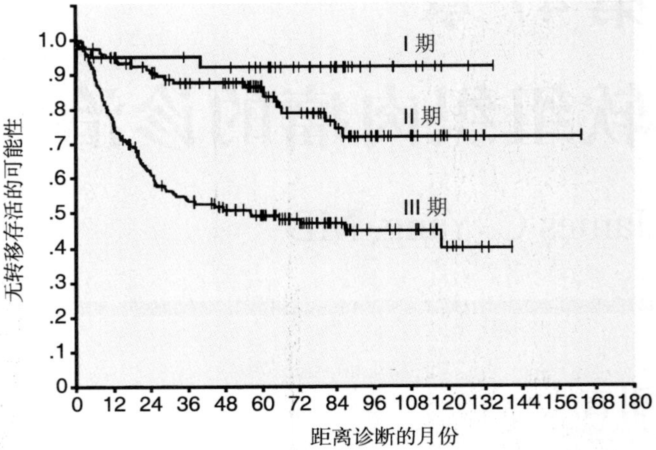

图 47–1 根据美国癌症联合会分期（AJCC）的局部成人软组织肉瘤的无转移生存时间（与当前分期有微小不同）。即使随访时间延长，恶性度低的病灶（Ⅰ期）转移发生率仍非常低。（From Wunder Js，Healey JH，Davis AM，Brennan MF. A comparison of staging systems for localized extremity soft tissue sarcoma. Cancer 2000；88：2721-2730）

病灶，具有诊断性活检的指征。一般而言，采用中心穿刺活组织检查能完成诊断性活检（这依赖于团队和病理医生的经验）。一些单位愿意采用细针穿刺，但我们的经验是细针穿刺对病灶的完整分期是不充分的，并且有些时候与最终切除样本比较细针穿刺可能分期错误（由于样本的错误）[4]。播散的、震颤的、搏动的肿块提示我们警惕血管肉瘤的可能，活检时有大出血的可能。血尿、腹部肿块或相关的骨破坏应考虑到含软组织成分的类似于肉瘤的肾癌骨转移的可能，因为这种病灶活检后特别易出血。非常大的或固定的病灶应在活检前进行影像学检查以确定实体肿瘤与液化的范围，并且评价以后手术可能切除的结构。例如：当大的、深部的、近端股骨病变可能行截肢术时，应保护好前后偏

侧骨盆切除术皮瓣，活检时不要损害它。活检前影像学检查发现骨和大的血管神经受侵犯时更要注意到这一点。相反的，如果通过活检发现低度恶性肉瘤（Ⅰ级）诊断明确的话，则可以采用较小的、非破坏性的外科手术。在这种情况下，外科医生非常依赖病理医生通过组织学精确地预测肿物的生物学行为。较少的一些有经验的肉瘤病理科医生见过足够多的病例，有充足的临床数据库来评估和改进他们诊断的可靠性。对大多数专家而言，低度恶性肉瘤（Ⅰ级）仅有不足10%（在大多数病例为5%或更低）的机会发生远处转移。即使是大的低度（Ⅰ级）病灶，当诊断正确时，恶性病变经常是威胁肢体的而不是威胁生命的，所以局部治疗方法的选择更灵活。虽然动物试验数据和前瞻性随机临床试验这些大宗研究显示局部复发和（肿瘤）转移性疾病的因果关系，如果外科医生知道他（她）在治疗一个转移可能性极小的病变时，他们会毋庸置疑地认为冒着较大的局部复发风险保留患肢功能是更好的选择。在我们中心已发表的一篇文章中，67名低度恶性肢体肉瘤患者在首次就诊时无一例行截肢术[5]。在最长的随诊期限超过10年的情况下，这组患者转移相关的死亡率仅为4%。因此，保留肢体和保留功能的手术对于低度恶性肉瘤患者是一个治疗原则，这组患者治疗的最大易犯错误就是没有充分地考虑到这一选择。如果活检显示确实是高度恶性病灶，不需要进一步干扰组织平面就可确定适宜的最终术式。

术前影像学检查的正确方法

肢体肉瘤的影像学检查也是一个有争论的问题。平片作用不大，主要竞争的形式是计算机断层扫描（CT）和磁共振成像（MRI）。由于一些肉瘤的放射密度和血管分布与周围组织差异很小，可能很难在CT片上显像（图47–2）。与此相反，非常大的占位性肿块通过炎症、水肿和缺血影响周围组织，从而使肿块在MRI上的显像增大。这些因素能导致肿块有获得性的额外边界，可能使患者付出更多牺牲功能的代价。图47–3是一位患有巨大的高度恶性肉瘤的患者的MRI影像，在肿块周围的较大范围内肿物和股骨的关系密切。但我们未行截肢术，在进行评价局部切除可能性的探查时发现骨膜未被波及，小块骨膜切除和局部肿块切除获得了令人满意的切缘，随后进行了术后放疗。虽然后来患者发生了侵袭性的转移并死亡，却从未有过局部复发。如果根据MRI结果估计局部切除会有阳性切缘，这个患者很有可能会行截肢术，这一病例说明MRI有夸大肿瘤范围的可能。

对于疑难病例，均需进行CT和MRI检查以便进行术前评估和评价重要结构是否必须切除。在很少的病例中，了解真实的骨受侵的情况是至关重要的，核素骨扫描是十分有效的。一般而言，术前评估和计划

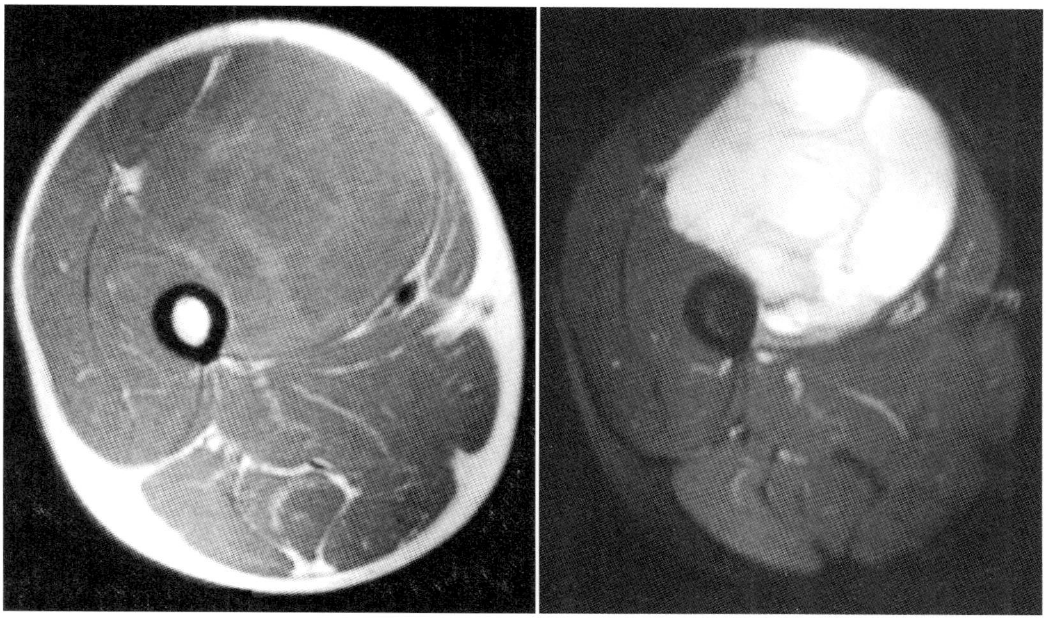

图47–2 大腿低度恶性脂肪肉瘤的计算机断层扫描图像（CT）（左）和磁共振成像图像（MRI）（右）。病灶在CT显示不清，但可在MRI上精确显示。

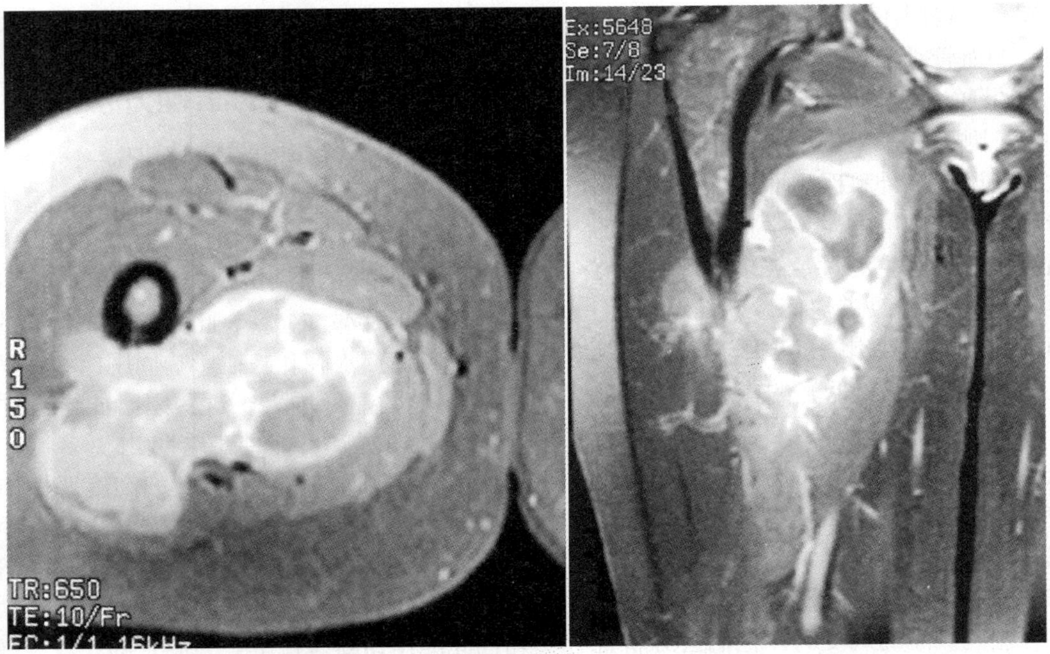

图 47–3 高度恶性的大腿肉瘤的 MRI 图像显示病变于股骨周围的较大范围内与股骨直接接触。MRI 信号可能由于炎症和水肿压迫周围组织使其高估了恶性病灶的范围。这一患者采用了保肢手术，获得了组织学阴性的骨膜切缘。

的证据负担在于那些需要切除重要功能结构的患者；在高度恶性和复发的病例这一方法经常使用，这些病例的影像学检查显示了被周围真正的恶性组织直接侵犯的结构。

避免最终外科切除术后的复发

外科医生在计划软组织肉瘤最终手术时的主要失误是低估了病灶的大小和受侵的结构。局部复发是严重的问题，因此充分的术前计划和实施是至关重要的。肉瘤外科手术术式在过去 50 年变来变去，产生过明显的分歧并且这些分歧没有完全解决。在 Pack、Stout 等人之前，常采用范围较小的切除术式，但是这些术式往往不能控制局部病变。20 世纪五六十年代的肉瘤外科医生倾向于范围更大的根治切除以提高局部控制和非对照实验中的治愈率，后者是这种术式有效的证据。然后，从 20 世纪 70 年代以来主要的成功是在较小的、保留肢体手术的基础上加用放疗，达到了和根治性手术相似的局部控制率和生存率（同样的，仅有一组小的临床随机试验证实）[6,7]。最终，加或不加辅助放疗的保肢手术的随机前瞻试验研究结果证明，很多病灶可应用不加放疗的保肢手术治疗，并且局部复发病例的挽救性治疗也是可行的而对总的生存率无明显影响[8,9]。乍一看，这一观点似乎完全否认了过去 50 年外科治疗肉瘤的进步，但是在此期间取得进步的其他因素可能为此观点提供一个较好的解释。早期诊断和对致死率较低的肉瘤认识的提高使肉瘤的总体预后有了改善。外科影像、手术计划和技巧的提升可使肉瘤在没有损伤肿瘤、出血和破坏功能的前提下被满意地切除。另外，当需要时，放疗在较疑难病灶中仍旧是辅助手术提高局部控制率的手段，技术的进步极大地减少了该项技术的并发症发生率和致死率。

避免过度治疗和功能不良的失误

在前面讨论的关于进步的观点中，目前外科手术治疗肉瘤的失误一方面来自过度治疗，另一方面来自于治疗不足或技术性意外事故。外科医生应当对保留有功能肢体所必需的最少结构有清晰的概念。最初的 Tikoff–Lindberg 手术作为上肢切断术的替代手术是这一观点的较早实例，虽然随着假肢技术的新进展，这一观点已显得过时。即使肩关节不完整性的情况下，手和前臂神经血管的保留仍可维持有功能的肢体。与截肢术相比，肌群的大部切除将导致患肢功能不良和恢复时间延长，这一观点经常引发争论。但是，人们对几块大的下肢肌群大部切除后仅存在特定的和微小的功能缺陷这一点经常认识不足。下肢二头肌群的缺失对日常功能和正常的行走影响很小。四头肌群的缺失将导致上下楼困难，但是如果仅保留很少的膝部伸肌功能，这就可以维持膝部过伸状态而仅在轻微改变步态的情况下完成正常行走状况下的负重功能。膝的矫形支架经常能弥补甚至包括全部四头肌群在平地行走的功能。

肉瘤没有真正的包膜，经常包绕他们的假包膜并不代表真正的安全切除平面这一概念已建立。包绕真正肉瘤团块的包膜并不是真的纤维包膜，而是被挤压的反应性正常组织，经常有恶性细胞浸润。因此，真正的外科手术的阴性切缘在这一过渡区外侧。相反的，外科医生经常没有意识到，肉瘤外的真正的纤维或筋膜结构如果未被恶性细胞浸润沿其切除是充分的。因此，大肌群的筋膜或骨膜如果不是直接受侵，即使是与肿瘤距离直接相邻，也能认为切缘充分的。在这些病例中，无法武断地定义“广泛”这个词语的半径距离（例如“广泛局部切除”）。这一点很重要，因为大多数的大的肢体肉瘤，无论是高分化还是低分化，经常与肌群的筋膜毗邻，在这一界面进行多肌群切除或截肢往往不是获得充分切缘所必需的。术前检查确定实际的骨侵犯是有困难的。经常，因为肿瘤和正常软组织的密度相似，软组织肉瘤在CT扫描时界限不清。MRI检查更敏感，能检测炎症、水肿和肿瘤这些病变，但不能明确区分这些病变。如上所述，我们经常联合应用两种检查评估可能的外科切缘，应当提及前者可能导致假阴性而后者会有假阳性。没有明确的骨破坏的证据，我们一般认为以骨膜为边界的切除是足够的，并且在术中做冰冻切片以确认。当确认术中切缘是否充分时，我们必须有一个遇到骨受侵时的清晰的应急计划。这一计划可以是矫形的和安装义肢或截肢，最初的对于肿瘤的操作方法一定不能向备用计划妥协让步。最初的手术切口应兼顾到可能施行的截肢术的创面的理想闭合，或允许进行原发肿瘤的部分或全部骨切除的理想术式。例如肿瘤在较小范围内与大的神经和血管接近但无直接的侵犯，此时我们经常会遇到小块的阳性切缘。如果这是满意切除所遇到的唯一缺陷，否则就可进行令人满意的切除，那么就需要权衡采用神经血管分段切除术还是采用妥协的术式。局部血管切除将比神经切除和移植或修复对功能保存有利。最终，保留功能不良的肢体并不是我们预期的结果，所以用外科夹子标记折中妥协的位点（以及整个术野的更宽阔的边界）并且在术后进行辅助放疗是一种现实的选择。一项随机研究显示，在术后辅助外照射后低度恶性肿瘤的局部复发率会减低到很低的水平（图47–4A）[8]。所以对于低度恶性肿瘤，如果替代方式是明显致残的，我们应该毫不保留地选择这种方式。随机研究还显示即使是高度恶性病灶，在很多情况下可按此方式进行很好的处理。很多回顾性研究显示局部复发和远处转移与死亡相关，这导致人们认为良好的局部控制可提高生存率。但是，以此为目的的探讨局部治疗的前瞻性随机研究证实这一结论并不成立。高度恶性肿瘤保肢术后放疗（一项研究为外照射，另一项为短程疗法）的两项研究显示，放疗后局部控制率明显提高，但均未显示总的生存率有所提高[8,9]（见图47–4B）。在一项研究中，未接受放疗的局部复发，一种是迅速并伴有进行性转移的复发（这时局部复发并不是主要的临床问题），另一种是通过局部再切除可长时间缓解的复发，说明原始手术失败后的局部复发并不会引发新的转移灶[8]。因此，当有其他较小范围的术式可供选择时，因所谓的治疗更加彻底而采用根治性术式是一种误导。由于一些肿瘤固有的恶性生物学行为使回顾性分析中局部复发和死亡紧密相关，然而很好地减少局部复发并不能减少远处转移。这一发现并不能被错误地用作不好的或切除范围不够的手术或忽视原发病的借口。局部复发严重影响患者的生活质量，引用的有限的研究结果并不能除外不良的局部控制对远处转移的影响。而且这些研究显示，有经验的肉瘤外科医师进行满意的保肢手术后，术后辅助放疗的应用能进一步减低已经很低的局部复发率。但是未接受辅助放疗的这些患者，总的生存率并未因此减低。辅助放疗局部有效，局部复发不能明确地降低总生存率；这两个发现支持对小的姑息性外科切缘进行术后辅助放疗的选择（如果外科术式对避免术后病残或功能缺陷是必需的）。图47–5显示了一个相对极端的例子，这一患者经探查发现骨四头肌群处有很大的低度恶性肉瘤，而且跨筋膜侵犯至后部的二头肌群。由于半骨盆切除是可获得广泛阴性切缘的唯一选择，并且这一病灶是低度恶性的，所以患者接受了股四头肌群的大部切除和二头肌群内所有可见病灶的切除，并且进行了术后放疗。为防止最终必须进行半骨盆切除，后股部皮肤被认真地保留。在6年的随访中，该患者在不借助假肢的情况下保持一种功能步态，并且无瘤生存。就此而言，即使该患者因局部复发而需要截肢，患者也从保留功能肢体的手术中获益了一段时间，并且生存时间并不因较小的手术而受到影响。这一解决方式在大范围浸润的高度恶性肿瘤中并不推荐，低度恶性肿瘤采用这种治疗方法的病例的主要治疗失误在于随访不及时，不能在其可进行截肢时及时发现或在首次手术时并未将截肢作为技术上

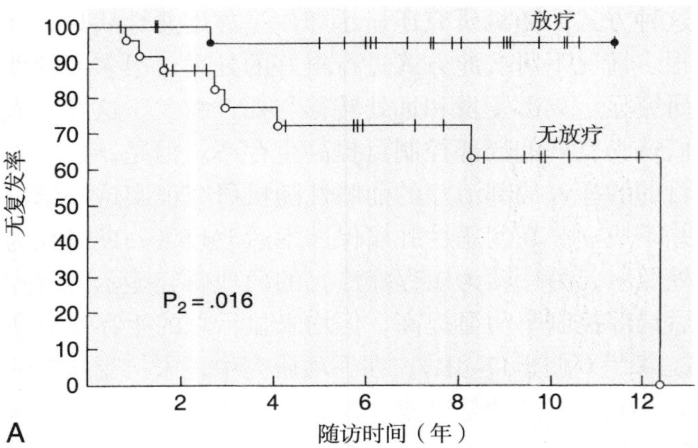

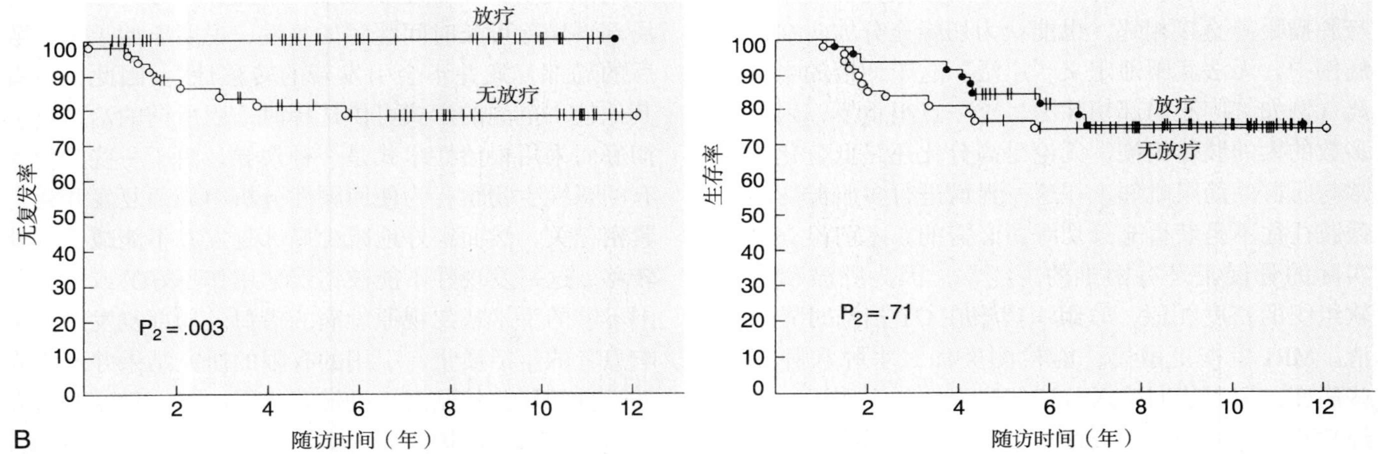

图 47–4 A，关于低度恶性肢体肉瘤保肢术后辅助外照射治疗和无外照射治疗的随机试验。在这种恶性疾病中照射明显减低了局部复发。B, 高度恶性肢体肉瘤保肢手术后辅以外照射治疗和无放射治疗的随机试验。通过放疗，局部复发率明显降低（左），但是该研究没有显示照射对总生存率的影响（右）(A and B，From Yang JC, Chang AE, Baker AR, et al. Randomized prospective study of the benefi t of adjuvant radiation therapy in the treatment of soft tissue sarcomas of the extremity. J Clin Oncol 1998;16:197–203.)。

的一种挽救手术考虑在内。当治疗低度恶性肿瘤时，这一方法的优点很明显，以前引用的两个随机试验表明，很多高度恶性的沿边缘切除的肿瘤也能从这一治疗方法中获益。高度恶性肿瘤大块残存病灶不太可能用这种方式控制（这种患者并未包括在随机试验中），但是辅助放疗、认真随访和复发后的治疗计划可能是使很多这样边缘切除的肿瘤患者避免截肢的安全选择。

复发的早期发现、诊断和治疗

尽管外科团队做了最大努力进行正确规划并实施了最终的外科切除，但是如果发生了复发，可能需要挽救性手术。

成人软组织肉瘤复发可能是局部的或系统的。虽然回顾性研究显示：如前所述局部复发是不良预后的征兆，这种不良预后与其说是与复发呈因果关系，不如说是潜在恶性生物学行为的反应。因此，对于无播散性转移的局部复发，应积极治疗，可能有些患者仍能治愈。如果高度恶性的肿瘤患者接受了保肢手术和辅助放疗，大多数医生将把截肢作为拯救手段。如果患者开始并未接受辅助放疗，而且复发灶小或局限，很多患者行第二次保肢手术是可能的。在几乎所有的这些病例中，第二次手术后均要行辅助放疗，因为第一次手术已显示了局部复发的倾向。在低度恶性的肿瘤中，截肢手术用于复发病灶大且浸润生长不能完全再切除的病例。或者，如果以前未应用过，辅助外照射也是一种复发灶再切除术后有效的治疗方式。

系统和血行转移所致的播散性病灶是较难处理的情况。所幸的是病变明显倾向于单独肺转移。于是这方面治疗常见的错误是未充分地进行肺转移灶的切

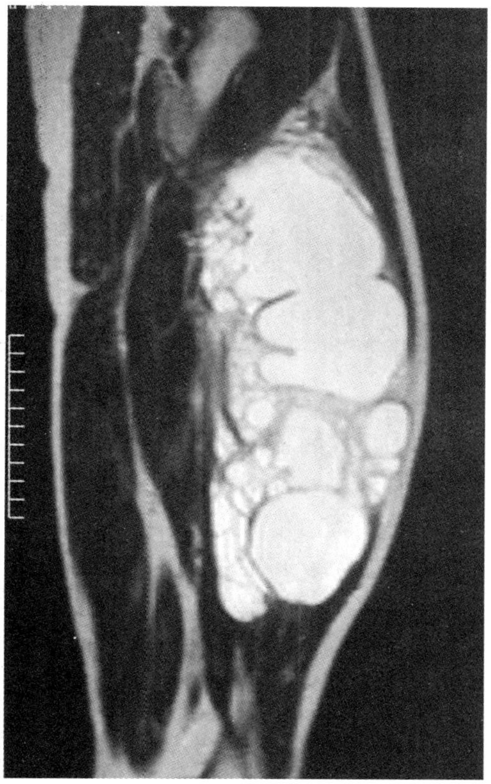

图 47-5 骨四头肌群大的低度恶性脂肪肉瘤的患者术中发现肿瘤跨筋膜扩展至大腿后部肌群。采用的术式是局部切除所有的大体病灶而未采用截肢手术，术后辅以放疗。患者拥有较好的患肢功能，不需借助帮助就能行走，无复发存活超过 6 年。低度恶性肉瘤的低转移风险支持保肢手术的安全实施。

除。我们的经验是即使肉瘤是第三次复发也可能仅局限在肺，在技术上仍旧是可切除的[11]。因为像化疗这种系统治疗最多对一小部分患者有明确获益，手术是局限的肺转移的主要治疗手段。虽然肺部转移灶切除术随病灶数目增加和无病间期缩短而成功率降低，但是一些这样的患者仍可获得延长的无瘤生存时间[12-14]，真正的限制在于与肺的残存量和病灶的可切除性相关的技术性问题。

对于潜在的易犯错误和如何避免这类问题的小结

通常来说，原发成人软组织肉瘤治疗的易犯错误主要存在于病理分级的不准确和不充分以及外科手术时选择不理想的功能破坏的术式。随机研究显示，与其说是治疗的选择不如说是固有的生物学特性可能影响预后，这说明残酷的治疗的选择对改善预后影响不大，却损害了患者的生活质量。但是，什么时候进行较小的保肢手术是可行的并且是安全，这一点是最难的临床决定。如果在第一次手术时已仔细地考虑到这一“退出策略”，那么局限性手术之后孤立的局部复发经常适合采用治疗性的手术救助操作程序。最后，当转移发生时，强有力的肺转移切除术是最佳的，且是唯一的治愈或延长无病生存的方法。对于有转移性病灶的每个患者均要考虑到这一治疗的潜在益处，只有在临床病程或技术方面的考虑会预测这一方式很快失败时，才不会采纳这种治疗方法。

（张 雁 译）

参考文献

1. Helman LJ, Meltzer P. Mechanisms of sarcoma development. Nat Rev Cancer 2003;3:685–694.
2. Alvegard TA, Berg NO. Histopathology peer review of high-grade soft tissue sarcoma: the Scandinavian Sarcoma Group experience. J Clin Oncol 1989;7:1845–1851.
3. Wunder JS, Healey JH, Davis AM, Brennan MF. A comparison of staging systems for localized extremity soft tissue sarcoma. Cancer 2000;88:2721–2730.
4. Barth RJ Jr, Merino MJ, Solomon D, et al. A prospective study of the value of core needle biopsy and fine needle aspiration in the diagnosis of soft tissue masses. Surgery 1992;112:536–543.
5. Marcus SG, Merino MJ, Glatstein E, et al. Long-term outcome in 87 patients with low-grade soft-tissue sarcoma. Arch Surg 1993;128:1336–1343.
6. Rosenberg SA, Tepper J, Glatstein E, et al. The treatment of soft-tissue sarcomas of the extremities: prospective randomized evaluations of (1) limb-sparing surgery plus radiation therapy compared with postoperative radiotherapy in the treatment of soft tissue sarcomas in adults. Am J Roentgenol 1975;123:123–129.
8. Yang JC, Chang AE, Baker AR, et al. Randomized prospective study of the benefit of adjuvant radiation therapy in the treatment of soft tissue sarcomas of the extremity. J Clin Oncol 1998;16:197–203.
9. Pisters PW, Harrison LB, Leung DH, et al. Long-term results of a prospective randomized trial of adjuvant brachytherapy in soft tissue sarcoma. J Clin Oncol 1996;14:859–868.
10. Pisters PW, Leung DH, Woodruff J, et al. Analysis of prognostic factors in 1,041 patients with localized soft tissue sarcomas of the extremities. J Clin Oncol 1996;14:1679–1689.
11. Potter DA, Glenn J, Kinsella T, et al. Patterns of recurrence in patients with high-grade soft-tissue sarcomas. J Clin Oncol 1985;3:353–366.
12. Pogrebniak HW, Roth JA, Steinberg SM, et al. Reoperative pulmonary resection in patients with metastatic soft tissue sarcoma. Ann Thorac Surg 1991;52:197–203.
13. Rizzoni WE, Pass HI, Wesley MN, et al. Resection of recurrent pulmonary metastases in patients with soft-tissue sarcomas. Arch Surg 1986;121:1248–1252.
14. Weiser MR, Downey RJ, Leung DH, Brennan MF. Repeat resection of pulmonary metastases in patients with soft tissue sarcoma. J Am Coll Surg 2000;191:184–190.

第 48 章

离体肢灌注和截肢

Joseph A. Blansfield, MD and James F. Pingpank, Jr., MD

引言

黑色素瘤移行转移的定义是黑色素瘤在皮内和皮下淋巴管的复发，并未进入 nodal basins。在目前的美国癌症联合会（AJCC）分期系统中，没有淋巴结的移行转移被定为 Ⅲ b 期，5 年生存率为 30% ～ 50%[1]。局限于一个肢体的复发的黑色素瘤，单纯切除经常可治愈疾病。对于这种复发，单纯切除是足够的，因为广泛局部切除并不能降低复发率。对于数量较多的病灶，技术上禁忌单纯切除。对这些患者而言，离体肢灌注治疗（isolated limb perfusion，ILP）是治疗的选择。ILP 包括外科分离患肢循环，将该循环和体外循环（该体外循环与系统循环是分离的）连接。创建新循环后，分离的患肢用热的高剂量的化疗药进行灌注。ILP 适用于单一肢体皮内和皮下的移行转移且无全身转移证据的黑色素瘤。

ILP 首次由 Creech 和他的同事于 20 世纪 50 年代末期应用于黑色素瘤的治疗[2]。这一团队应用体外制氧机治疗局限于单一肢体的黑色素瘤。Stehlin 及其同事[3]在 20 年后改进了该项技术，包括用高温提高化疗药物的细胞毒作用。高温可提高一些化疗药物的细胞毒作用，并能引起对赘生细胞的选择性杀伤作用。[3]

美法仑高温 ILP 使患者的客观缓解率达到 79%，完全缓解率达到 54%[4]。完全缓解的患者预后最好。灌注后完全缓解的患者 3 年生存率为 60%，未完全缓解的患者仅为 35%[4]。不幸的是，虽然 ILP 后获得了包括大部分完全缓解病例在内的高的客观有效率，却有 22% ～ 100% 的复发率[5]。患者复发后仍适合重复进行 ILP 治疗。

美法仑是 ILP 时使用的化疗药[6]。美法仑是烷化剂的一种，烷化剂是苯丙氨酸的衍生物。苯丙氨酸是黑色素合成的前体，能够优先被黑色素细胞摄取，所以是治疗黑色素瘤的理想选择[7]。其他药物，包括顺铂、干扰素、肿瘤坏死因子 -a（TNF-a），可以和美法仑联合应用或单独应用，但其反应率和缓解时间与单用美法仑相比并无显著提高。

通过侧支循环获得的组织高化疗药浓度将导致一些组织毒性。而且，如果化疗药物渗透至系统循环，可产生一些系统毒性。局部的副作用包括美法仑的皮肤、神经和肌肉毒性。系统副作用包括恶性、呕吐和骨髓抑制。

黑色素瘤的离体肢灌注治疗

适应证

- 移行转移且完全局限于单一肢体的黑色素瘤，并且不适合手术切除者。

手术步骤

步骤 1 血管分离和侧支结扎
步骤 2 插管并与制氧泵连接
步骤 3 应用止血带
步骤 4 冲洗后重建循环

手术操作

血管分离和侧支结扎

ILP 的第一步是分离灌注肢体的流入和流出血管。下肢 ILP 最常用的血管是髂外血管，也能用股血管和腘血管。血管分离的部位取决于移行转移灶的部位并且也有技术上的考虑。技术上的考虑包括患者的体型、既往淋巴结切除的病史和以前在此区域进行的外科手术。上肢 ILP 最常采用腋血管，但是也可采用肱血管，这取决于循环的情况。在下肢，更近端血管灌注并不能减低腹股沟淋巴结的转移率。因此，腹股沟淋巴结转移率在髂血管和股血管灌注中是相似的[8]。

髂外血管可通过腹膜后入路到达。这一入路可通过下腹壁曲棍球“移植型”切口实现。静脉和动脉在远端均进行环周分离，所有腹股沟韧带区和近端的属支均结扎并分离。

血管分离时的损伤

参见第Ⅹ部分第 60 章“下腹股沟区血运重建”。

插管并与制氧泵连接

髂外血管插管并通过流入和流出道与体外侧支循环相连。灌注循环包括热交换器、制氧机和滚子泵。循环内预充的液体为 700 ml 平衡盐溶液、1 个单位悬浮红细胞和 1500 单位肝素。最常用的血细胞比容为 25%，采用 1 个单位红细胞是因为即使提高血细胞比容也不能进一步降低局部的毒性[9]。灌注时理想的流速是下肢为 300 ～ 500 ml/min，上肢是 150 ～ 300 ml/min。流速根据管内压力和液体体积或系统的渗漏进行调节[10]。通过热交换器为循环加热，肢体的外面用保温毯来维持 38.5℃到 40℃的组织温度。温度通过放在下肢的温度探针监测。

美法仑的剂量可按体重或实际肢体体积计算。过去的剂量计算是以体重为依据，下肢剂量为 0.8 ～ 2.0 mg/kg，上肢为 0.45 ～ 0.75 mg/kg。Wieberdink 及其同事[11]修订了剂量计算方法，按测得的实际肢体容积进行计算。他们制定了灌注局部毒性的分级系统[11]（框 48-1）。肢体的体积是根据肢体浸入注水容器时外溢的水量进行计算。下肢增加 10% 的额外量以弥补近侧大腿未完全浸入水中的量。以这一方法计算，理想的美法仑的用量为：在大多数患者可产生可逆的Ⅱ或Ⅲ度毒性的量。在下肢的剂量为 10 mg/L。上肢能耐受稍高一点的剂量，为 13 mg/L。目前大多数中心应用这样的剂量。

美法仑的毒性

美法仑的毒性包括美法仑在灌注循环中引起的直接影响和渗透至系统循环引起的毒性。灌注区域局部的不良反应包括皮肤、神经和肌肉的反应[12]。在一组涉及 425 个患者的 ILP 的数据中，85% 的患者发生了 Wieberdink Ⅰ或Ⅱ度毒性，15% 有Ⅱ/Ⅳ毒性，0.5%（2/ 425）有Ⅴ度毒性[13]。

框 48-1 ILP 后局部组织毒性的 Wieberdink 分级系统[11]

Ⅰ度	没有主观或客观的反应证据
Ⅱ度	轻度红斑和（或）水肿
Ⅱ度	大量的红斑和（或）有水泡的水肿；轻度影响运动
Ⅳ度	大面积的表皮剥脱和（或）明显的深部组织损伤，导致明确的功能障碍；有筋膜间隔综合征的危险或表现
Ⅴ度	可能需要截肢的反应

•后果

实际上所有进行 ILP 的患者均表现一些皮肤毒性和相关水肿。大多数反应是暂时的，并且大多数患者完全恢复。皮肤红斑通常在灌注后 2 ～ 5 天出现，在大概 35 天时达到最严重的程度。在接下来的 2 ～ 3 个月红斑颜色消退呈棕色。皮肤可有一些更严重的反应，包括皮肤发疱和剥脱，特别是在脚掌和手心。也可发生坠积性水肿，可能是由于血管分离时伴随的淋巴结切除造成的。

接受 ILP 治疗的约半数患者可发生周围神经病。治疗侧肢体的向下的放射痛典型地发生于灌注 2 ～ 3 周之后，持续至 3 个月[14]。一些亚组患者发生持续时间更长的神经病。20% 腋窝灌注的患者和 2% 的髂血管灌注的患者有长时间的神经病（持续时间超过 3 个月）[15]。

ILP 后肌肉的影响是最令人头痛的长期反应[2,14]。肌肉损伤后的临床表现差异很大。患者可以仅有暂时的肌痛而无其他肌肉受损表现，也可表现为直接的肌肉毒性导致慢性疼痛和萎缩。

1/2/3/4 级并发症，一般为 1/2 级并发症

•补救

皮肤反应包括红斑、水疱和水肿，可用支持治疗处理，在水泡破裂之后用磺胺嘧啶银（silvadene）治疗。水肿可用 Jobst 袜控制，并且一般为自限性。神经病也是自限性的，一般持续至治疗后 3 个月，可用加巴喷丁缓解疼痛。肌肉毒性在大约 10% 的患者中较为明显，而且是特发性的。肌膜切开术并不能减小美法仑对肌肉的直接作用，仅在有高间室压时使用。患者的局部毒性必须被仔细地书面记录，特别是美法仑对肌肉的毒性。再次接受灌注的患者在每次灌注之后肌肉毒性是增加的[16]。

•预防

不幸的是，除了严格依从剂量计算方案（前已述及），这些灌注并发症是无法预防的。

止血带的应用

在肢体根部环周应用 Esmarch 止血带能阻断浅表

静脉，而这些浅静脉能使化疗药物渗漏至系统循环。仔细地手术结扎所有的侧枝同时使用止血带控制浅表血管，避免灌注液进入系统循环，同时阻止系统循环的血液进入灌注循环。

美法仑的系统渗漏

美法仑渗入系统循环可导致胃肠道反应和骨髓抑制在内的一系列不良反应。如果有系统吸收，恶心和呕吐发生在灌注后 24 小时，灌注后 7 到 10 天开始出现骨髓抑制。

在灌注时，必须监测血液渗入和渗出灌注循环。贮液量是监测血液渗入和渗出循环的关键指标。当储液器内血液体积增加时说明血液通过动脉或静脉旁路渗入灌注循环。流速增加可增加管线内的压力，这将阻止动脉血流进入循环。通过部分阻断静脉流出道提高静脉灌注压，静脉侧枝渗入循环将被阻止。储液器内血液体积减小表明液体渗入系统循环。流量下降和（或）止血带调紧均能阻止向系统循环的渗漏。

术中持续评估灌注渗漏至系统循环的情况是识别少量渗漏的重要技术。在这一过程中，允许将 ^{131}I- 放射性标记的白蛋白 或 ^{99}Tc- 标记的红细胞加入离体循环。Gamma 计数器放置于心前区以便提供灌注时术中渗漏的持续检测[17]。这一系统能辨别低于 1% 的渗漏[18]。通过使用渗漏监测系统，可使绝大多数患者（90%）的系统渗漏率低于 1%[19]。

- **后果**

与美法仑相关的恶心、呕吐是自限性的。骨髓抑制可能导致中性粒细胞减低性发热、血小板减少症、贫血和感染性并发症。由于术中持续监测渗漏情况，因而全身美法仑的量很低，大多数患 者仅有术后 1 天的暂时性恶心和呕吐，大约治疗后 7 ~ 10 天出现低水平的骨髓抑制。

1 级并发症

- **补救**

恶心和呕吐能通过术后止吐药进行支持治疗。骨髓抑制时，粒细胞减少采用非格司亭（neupogen）治疗，贫血和血小板减少可用采用输注治疗。

重建循环

灌注 60 分钟后，灌注循环被断开，用 3L 液体冲洗肢体以从组织中洗脱残存药物。从血管系统冲洗掉任何残存药物以进一步减少暴露于美法仑的系统毒性。

截肢

在 ILP 和免疫方法治疗黑色素瘤的时代，截肢极少用于局部难治的肢体黑色素瘤。 Kapma 及其同事[20]的一项研究显示：在 23 年的时间中，501 次 ILP 治疗 451 名患者，仅 11 例（2.4%）因局部难处理的黑色素瘤行截肢术。黑色素瘤截肢手术并不能提高患者的生存率[6,21]，仅作为一种姑息治疗方法使用。

（张 雁 译）

参考文献

1. Rutkow IM. Demographics and socioeconomic aspects of hernia repair in the United States in 2003. Surg Clin North Am 2003;83:1045–1051.
2. Ruhl CE, Everhart JE. Risk factors for inguinal hernia among adults in the United States population. Am J Epidemiol 2007;167:1154–1161.
3. Nilsson H, Stylianidis G, Haapamaki M, et al. Mortality after groin hernia surgery. Ann Surg 2007;245:656–660.
4. Fitzgibbons RJ Jr, Giobbie-Hurder A, Gibbs JO, et al. Watchful waiting versus repair of inguinal hernia in minimally symptomatic men: a randomized clinical trial. JAMA 2006;295:285–292.
5. Alimoglu O, Kaya B, Okan I, et al. Femoral hernia: a review of 83 cases. Hernia 2006;10:70–73.
6. Bittner R, Auerland S, Schmedt CG. Comparison of endoscopic techniques versus Shouldice and other open nonmesh techniques for inguinal hernia repair: a meta-analysis of randomized controlled trials. Surg Endosc 2005;19:605–615.
7. Robinson TN, Clarke JH, Schoen J, et al. Major mesh-related complications following hernia repair: events reported to the Food and Drug Administration. Surg Endosc 2005;19:1556–1560.
8. Rios A, Rodriguez JM, Munitiz V, et al. Antibiotic prophylaxis in incisional hernia repair using prosthesis. Hernia 2001;5:148–152.
9. Yerdel MA, Akin EB, Dolalan S, et al. Effect of single-dose prophylactic ampicillin and sulbactam on wound infection after tension-free inguinal hernia repair with polypropylene mesh: the randomized, double-blind, prospective trial. Ann Surg 2001;233:26–33.
10. Aufenacker TJ, van Geldere D, van Mesdag T, et al. The role of antibiotic prophylaxis in prevention of wound infection after Lichenstein open mesh repair of primary inguinal hernia: a multicenter double-blind randomized controlled trial. Ann Surg 2004;240:955–960.
11. Perez AR, Roxas MF, Hilvano SS. A randomized, double-blind, placebo-controlled trial to determine effectiveness of antibiotic prophylaxis for tension-free mesh herniorrhaphy. J Am Coll Surg 2005;200:393–397.
12. Losanoff JE, Rochman BW, Jones JW. Enterocutaneous fistula: a late consequence of polypropylene mesh abdominal wall repair: a case report and review of literature.

Hernia 2002;6:144–147.

13. Harrell AG, Novitsky YW, Peindle RD, et al. Prospective evaluation of adhesion formation and shrinkage of intra-abdominal prosthetics in a rabbit model. Am Surg 2006; 72:808–813.
14. Mahmouduslu HY, Erkek AB, Cakmak A, et al. Incisional hernia treatment with polypropylene graft: results of 10 years. Hernia 2006;10:380–384.
15. Bringman S, Ramel S, Heikknen TJ, et al. Tension-free inguinal hernia repair: TEP versus mesh-plug versus Lichtenstein: a prospective randomized controlled trial. Ann Surg 2003;237:142–147.
16. Frey DM, Wildisen A, Hamel CT, et al. Randomized controlled trial of Lichtenstein's operation versus mesh-plug for inguinal hernia repair. Br J Surg 2007;94:36–41.
17. Eklund A, Rudberg C, Leijonmarck CE, et al. Recurrent inguinal hernia: randomized multicenter trial comparing laparoscopic and Lichenstein repair. Surg Endosc 2007; 21:634–640.
18. Neumayer L, Giobbie-Hurder A, Jonasson G, et al. Open mesh versus laparoscopic repair of inguinal hernia. N Engl J Med 2004;350:1819–1827.
19. Shin D, Lipshultz LI, Golstein M, et al. Herniorrhaphy with polypropylene mesh causing inguinal vasal obstruction: a preventable cause of obstructive azoospermia. Ann Surg 2005;241:553–558.
20. Sheynkin YR, Hendin BN, Schlegel PN, et al. Microsurgical repair of iatrogenic injury to the vas deferens. J Urol 1998;159:139–141.
21. Picchio M, Palimento D, Attanasio U, et al. Randomized controlled trial of preservation or elective division of caused by intraperitoneal mesh migration. Hernia 2003;7:161–162.
25. Chuback JA, Singh RS, Sills C, et al. Small bowel obstruction resulting from mesh plug migration after open inguinal hernia repair. Surgery 2000;127:475–476.
26. Deshpande PV. Ileovaginal fistula: A complication following repair of a strangulated femoral hernia. Br J Clin Pract 1964;18:744–745.
27. Imamoglu M, Cay A, Sarihan H, et al. Paravesical abscess as an unusual late complication of inguinal hernia repair in children. J Urol 2004;171:1268–1270.
ilioinguinal nerve on open inguinal hernia repair with polypropylene mesh. Arch Surg 2004;139:755–758.
22. Alfieri S, Rotondi F, DiGiorgio A, et al. Influence of preservation versus division of ilioinguinal, iliohypogastric, and genital nerves during open mesh herniorrhaphy: prospective multicenter study of chronic pain. Ann Surg 2006;243:553–558.
23. Normington EY, Franklin DP, Brotman SI. Constriction of the femoral vein after McVay inguinal hernia repair. Surgery 1992;111:343–347.
24. Ferrone R, Scarone PC, Natalini G. Late complication of open inguinal hernia repair: small bowel obstruction

第 Ⅷ 部分

疝

Stephen R. T. Evans, MD and Leigh A. Neumayer,MD

任何大错铸成之前，总会有那么一个稍纵即逝的机会，让人可以扭转形势。——Pearl S. Buck

第 49 章

应用网塞和补片的开放性腹股沟疝修补术

Derrick D. Cox，MD and Parag Bhanot，MD

引言

腹股沟（groin）疝可以进一步分为腹股沟（inguinal）疝和股（femoral）疝，是最常见的接受手术治疗的疾病，每年大约有 80 万例患者接受手术 [1]。一生中接受腹股沟疝修补术的几率男性为 14%，女性为 2%[2]。由于存在嵌顿和（或）绞窄的风险，所以建议对腹股沟疝行择期修补手术，尤其是股疝。许多临床研究证实，择期疝修补术的并发症少，安全有效。与之相反，急诊手术则伴随一定的发病率和死亡率，特别是合并肠切除的情况 [3]。

许多开放性修补术已经依据解剖类型（前、后）和补片的不同（Lichtenstein，plug and patch，Prolene hernia system）进行了描述和分类。修补手术的术式选择主要根据疝的类型以及医生的专长而定。总的来讲，本章大部分内容适用于所有疝修补术，但讨论侧重于网塞和补片修补技术。

适应证和禁忌证

腹股沟疝修补最常见的适应证列在框 49–1。对于仅有轻微症状的患者是否进行手术仍然存在争论。由 Fitzgibbons 及其同事 [4] 完成的一项包括 720 例轻微症状的腹股沟疝男性患者的随机临床研究显示，这种类型的患者可以推迟手术时间而不会增加并发症的发生率。股疝表现为不同的临床特点，并且伴有较高的并发症率和急诊手术率 [5]。尽管腹股沟疝修补术的禁忌证非常少，但许多原因可以导致推迟手术（框 49–2）。

手术步骤

尽管网塞和补片修补手术在技术上有一些变化，但是手术操作步骤已经非常明确了。

步骤 1　患者准备
步骤 2　切皮
步骤 3　解剖皮下层和 Scarpa 筋膜
步骤 4　切开腹外斜肌腱膜
步骤 5　牵开精索
步骤 6　辨别和缩小疝囊（直疝和 / 或斜疝）
步骤 7　网片固定
步骤 8　解剖学关闭腹壁各层

框 49–1　腹股沟疝修补的适应证

- 有症状的疝气
- 预防症状加重
- 预防并发症（嵌顿、绞窄）
- 处理并发症（嵌顿、绞窄）

框 49–2　腹股沟疝修补的禁忌证

- 难以控制的腹水
- 软组织感染
- 妊娠
- 原因可逆的腹内压力增高（良性前列腺增生、急性呼吸系统病变）

手术操作

解剖皮下层和 Scarpa 筋膜

出血

- **后果**

解剖该层导致术后明显出血的情况非常少见。但瘀斑或表皮血肿可能是由于小静脉分支的不恰当结扎所致。

1 级并发症

- **补救**

明显的血肿需要穿刺抽吸以防软组织感染。另外，也可以应用保守治疗的措施。

- **预防**

术前应该向患者说明禁用抗血小板药物和其他抗凝药物。解剖皮下层时遇到的许多小静脉可以电凝烧灼。一支或二支腹壁浅静脉常位于邻近的耻骨结节的切口处，需要缝扎以防出血。

切开腹外斜肌腱膜

髂腹股沟神经损伤

髂腹股沟神经是唯一分布于大腿上内侧和阴囊的感觉神经。它位于精索上方、腹外斜肌腱膜正下方，切开这一层时容易受到损伤。

- **后果**

不慎将髂腹股沟神经横断将导致分布区域感觉缺失。没有认识到神经已经切断，可能导致神经瘤和慢性腹股沟痛。

1/2 级并发症

- **预防**

了解该神经的解剖对于术中解剖该区域时辨认该神经的走行至关重要。在切开腹外斜肌腱膜时要格外小心以确定神经已经被分离。术者可以首先沿着浅环方向部分切开腹外斜肌腱膜，而后将内侧叶和外侧叶提起，进一步暴露腹股沟管（图 49–1）。

游离精索

缺血性睾丸炎 / 睾丸损伤

缺血性睾丸炎是精索内静脉血栓继发睾丸静脉充血所致。这一过程将导致睾丸萎缩。据报道发生率低于 1%[6]。

3/4 级并发症

- **补救**

对睾丸炎的处理包括观察以及应用几周非甾体类抗炎药。需要应用双向超声来评价睾丸血流灌注。通过判断缺血和（或）梗死来决定是否行睾丸切除。

- **预防**

这种损伤可以通过减少精索的解剖来预防。这就需要对斜疝疝囊进行准确辨认，从而将精索从疝囊内侧安全分离。在疝囊较大和存在粘连的患者，可以采取近端结扎而远端疝囊则原位旷置（图 49–2）。

出血

- **后果**

牵开精索通常需要切开疝囊上方走行的提睾肌。如果切开肌纤维所致的出血认识和处理不当，可能会导致血肿发生。

1/2 级并发症

- **补救**

明显的血肿需要穿刺抽吸，防止软组织感染。另外，也可以应用保守治疗措施。

- **预防**

为了充分将疝囊从精索上游离，切开提睾肌是非常必要的。为了预防肌纤维出血，术中电凝止血通常就足够了，但应该在血管回缩之前进行。

补片固定

补片感染和（或）暴露

- **后果**

根据美国食品与药品监督管理局的报道，补片感染

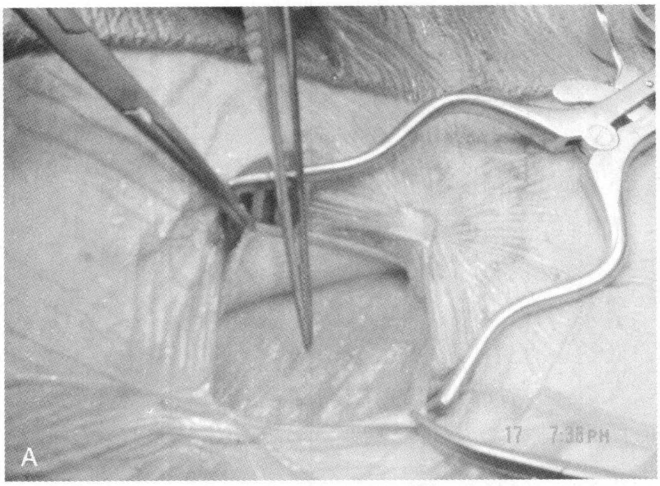

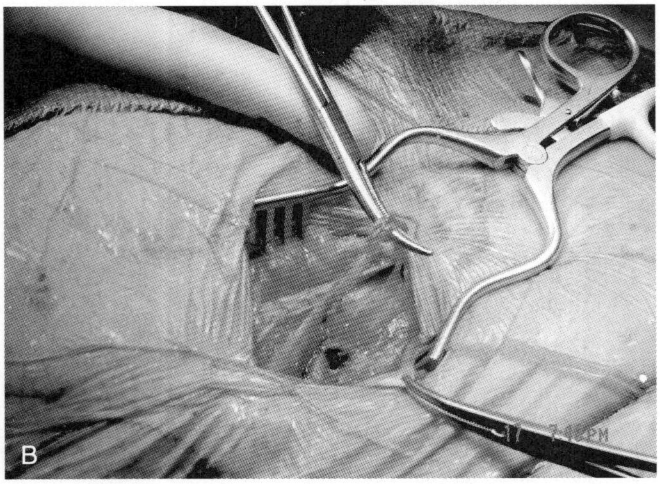

图 49–1 A，腹外斜肌腱膜被切开为内侧和外侧两片。髂腹下神经可见位于精索上（钳子尖所指）。B，沿髂腹下神经走行从内环口到耻骨结节仔细解剖，不使用电灼或过度牵拉（见彩图）。

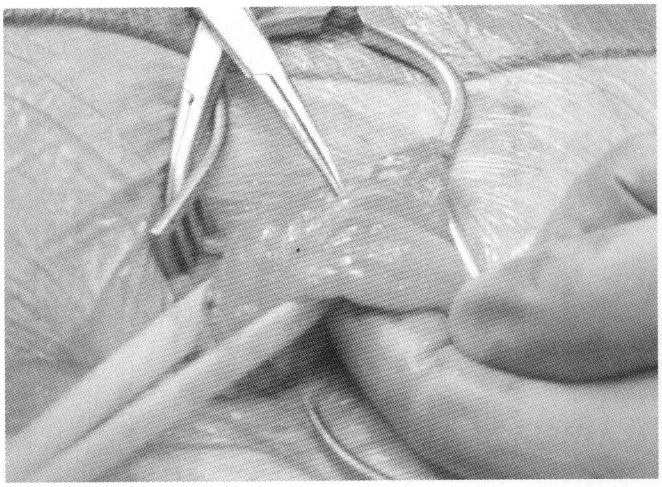

图 49–2 Penrose 管环绕着斜疝疝囊和精索。睾丸血管（止血钳尖所指）与疝囊直接相邻并且非常容易受到损伤（见彩图）。

占所有疝修补不良事件的 40% 以上[7]。而嵌顿疝和股疝术后补片感染发生率更高。感染所导致的后果与感染来源、感染程度、补片类型相关。补片在打开过程中被污染可能也包括在内。

3/4/5 级并发症

- **补救**

大部分网塞和网片的成分是聚丙烯。这种类型的补片具有阻止细菌繁殖、组织相容性较好的特点。这就解释了通过长时间应用抗生素和（或）对脓肿进行引流能够很大程度保留补片的原因。然而，如果感染来源于肠瘘，则应该去除补片。存在脓毒症时，就应该进行积极的手术探查和全身应用抗生素。

- **预防**

最重要的预防措施是保证手术过程中严格的无菌操作。手术医生要注意绝对保证手术野和补片在植入前不被污染。术前，任何远处的感染灶如肺炎、泌尿道感染或软组织感染都必须明确。尽管目前对于疝修补是否静脉应用抗生素存在争论，但是笔者认为根据许多随机对照研究的结论，静脉应用抗生素是十分重要的[8-11]。最后，尽管缺乏 1 类证据，笔者认为外科胶黏剂很重要，它能够阻止细菌自皮肤移至补片。

肠外瘘

- **后果**

大宗报道中肠外瘘的发生率少于 1%，通常作为个案进行报道[12]。后果包括补片感染、腹腔脓肿、脓毒症和死亡。

3/4/5 级并发症

- **补救**

肠瘘的处理应根据外科原则进行复苏和控制脓毒症。最终治疗还要考虑到补片感染的处理。手术处理包括腹腔镜探查、补片切除、瘘修补、无补片的腹壁缝合。

- **预防**

聚丙烯补片往往容易形成明显粘连进而导致补片侵蚀肠管造成肠瘘[13, 14]。

预防肠瘘形成的原则是应避免补片与肠管直接接触。这尤其与植入网塞相关，因为网塞有一个明显突出的部分置入直疝的腹膜前间隙和毗邻于斜疝的疝囊。如果疝囊已经打开，那么就应该将疝囊高位结扎。

疝复发

• 后果

大多数大宗病例报道显示，一生中疝复发率小于5%[15,16]。复发风险包括病态肥胖、糖尿病、结缔组织病、吸烟、腹水以及较早之前的疝修补。患者症状表现与最初主诉相似，如肿物膨出、腹股沟区疼痛、疝嵌顿以及可能的绞窄。必须指出的是大多数疝修补失败是由于技术原因造成的并且可以预防。复发疝修补主要的并发症是复发率增高，大约是20%[17]。而血肿、血清肿、睾丸萎缩以及慢性疼痛也都有所增加。

3/4 级并发症

• 补救

有症状的复发疝患者，需要再次进行疝修补。许多大宗报道包括 Neumayer 及其同事的随机对照研究显示[18]，应用腹腔镜行复发疝修补取得了很好的效果。这种方法能够避免以前手术所造成的瘢痕组织及解剖结构的改变。当然，根据手术医师的经验，采用网塞和补片行开放性修补也是可行的。

• 预防

许多关键技术因素能够降低复发率。如前所述，每位患者都可能因为某些因素而推迟手术。对于复合疝（斜疝合并直疝）的认识非常重要。如果斜疝疝囊在置入网塞前没有恰当解剖和缩小，或者贴近精索的网片过于松弛，那么就会发生通过内环的疝复发（图 49–3）。如果补片没有充分加强腹股沟的下中部分，直疝复发就可能发生。

输精管梗阻

• 后果

与腹股沟疝修补相关的输精管梗阻较少见，但这被认为是导致男性不育症精子缺乏的原因，其发生率为0.3%[19]。梗阻是由于对网片的异物反应导致输精管管腔直径缩小造成的。

2/3 级并发症

• 补救

输精管造影是诊断损伤的金标准。除了补片因素，直接的医源性损伤如结扎或电灼伤、血管收缩或外源性压迫也会导致输精管梗阻。大多数这类损伤都能够在术中发现并且需要一期修复以保证生育能力。损伤的显微外科修补效果很好，随访通畅率达到65%[20]。补片的纤维成形性反应所致的输精管梗阻最终需要对腹股沟管行再探查术。

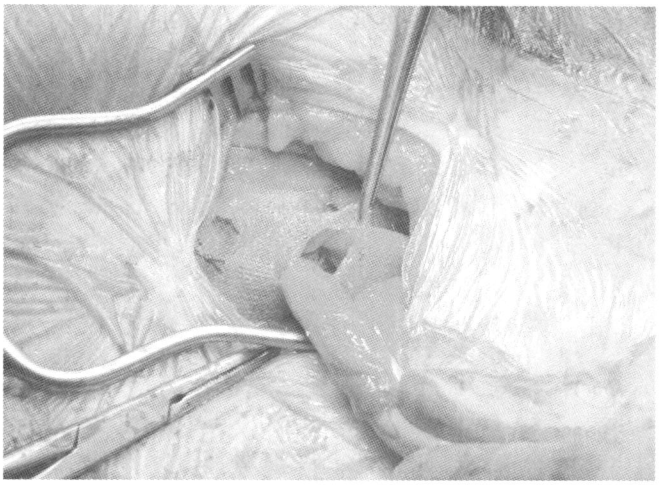

图 49–3 虽然网片上部被缝在腹股沟管边缘，但是由于内环口的不恰当重建，修补并不理想（见彩图）。

• 预防

由于补片能够导致纤维成形性反应，因此避免将网塞直接与输精管接触非常重要。

在解剖疝囊时精索的处理要非常仔细，减少输精管直接暴露于补片的风险。同时，加强腹横筋膜的补片要足够大以便留有充分的通道以保证精索安全地通过深环。

神经压迫 / 慢性腹股沟疼痛

• 后果

对于是否进行选择性髂腹股沟神经分离以减少术中不慎损伤及其所致的慢性疼痛，文献上的结论还不明确。Picchio 及同事[21]所做的随机对照研究认为，术后疼痛的发生不受选择性分离髂腹股沟神经的影响。而且，髂腹股沟神经的横断与相应的皮区感觉异常有关。

2/3 级并发症

• 补救

由于神经压迫所致的慢性疼痛较难处理。门诊处理包括在神经部位和（或）压痛点注射麻醉药和类固醇类激素。如果不见效，需要进行腹股沟区探查。然而，由于瘢痕组织所致的神经卡压较难区分。如果能够神经定位，就应该将神经从瘢痕组织中游离出来。切除髂腹股沟神经、髂腹下神经和（或）生殖股神经可能使神经痛有所改善[22]。

● 预防

术野中所有的神经及其分支特别是髂腹股沟神经，都应该仔细辨认。在疝手术显露和修补过程中，应注意避免钉、缝线或假体对神经的卡压（图 49–4）。还要避免神经的过度回缩。电灼也应尽量远离神经以避免电损伤。

股管损伤

● 后果

由于缝合部位造成的股静脉损伤所导致的未被发现的血管收缩可以表现为血栓栓子的并发症。股动脉损伤则根据侧支血流情况可以引起血管顺应性下降。另外，后期并发症包括动脉瘤和动静脉瘘。

3/4 级并发症

● 补救

血管损伤的处理方式依据并发症和股管受累的严重程度而定。急性静脉损伤表现为深静脉血栓患者需采用抗凝治理。如果存在严重的下肢静脉回流障碍，则需要行血管造影来决定血栓程度和可能的治疗措施。往往需要再手术把缝线拆除。

术中动脉损伤可以通过充分显露一期修复。大多数的缝针损伤可以通过直接压迫予以控制而无需再缝合。长期并发症例如动脉瘤和动静脉瘘必须在修补前进一步检查评价。

● 预防

术者在缝线固定补片时必须注意下方的股管（图 49–5）。由于股静脉位于疝囊的一侧，因此修补股疝时这一点特别重要。在 McVay 修补术中股静脉受压报道得最多[23]。对于腹股沟疝，补片的一侧边缘要与腹股沟韧带边缘缝合，这将避免静脉前壁的损伤。股动脉的损伤可以发生于靠近深环处的腹股沟底部重建时，位置是在股动脉恰好位于腹横筋膜下方处。最后，任何严重出血都必须恰当显露和直视下控制出血。

切口的解剖学关闭

血清肿

● 后果

术后大约有 1.2% 患者会出现血清肿[6]。大多数血清肿通常无症状且无需处理，可以自行缓解（图 49–6）。

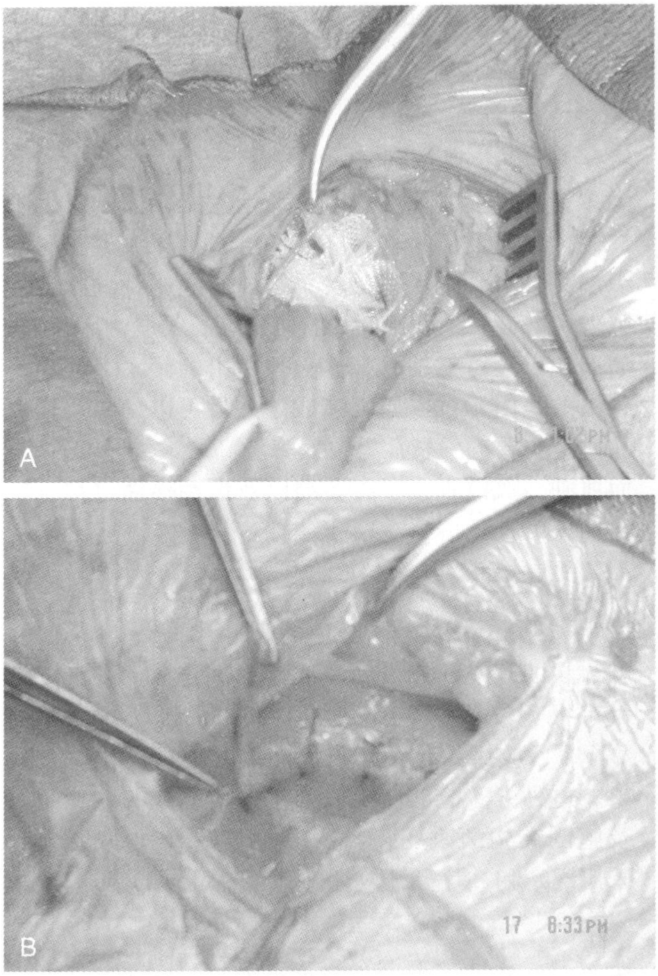

图 49–4 A，网塞被准确地固定在内环口水平。然而，髂腹股沟神经明显地与网片接触，极易造成神经挤压和慢性疼痛。B，用于加强腹横筋膜的补片上部因为缝线使得髂腹股沟神经受到挤压（见彩图）。

1/2 级并发症

● 补救

对于有症状或感染的血清肿，处理方式各有不同。大且有症状的血清肿如果持续存在可以行穿刺抽吸。必须在无菌条件下操作，并且要考虑到伤口和补片有被污染的风险。血清肿感染可能是深部感染的结果。和任何脓肿和软组织感染一样，伤口可能会被拆开探查以确定是否存在潜在的肠管损伤。

● 预防

对于恰当组织层次的仔细解剖有助于预防血清肿。过多的皮下组织应该结扎从而控制淋巴液漏出。

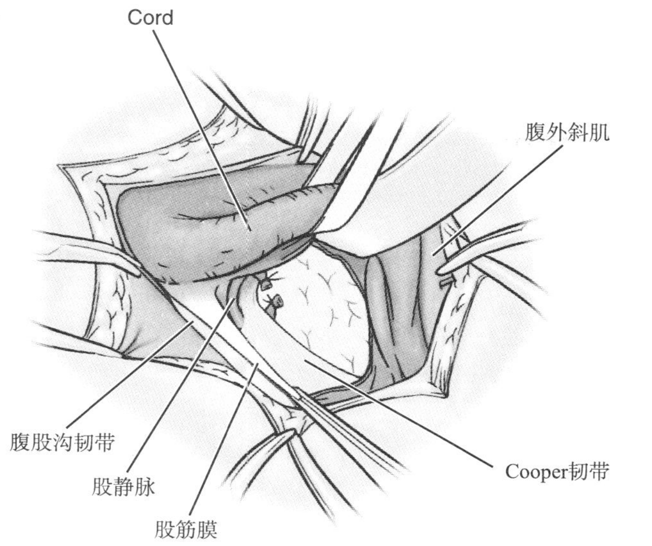

图 49-5　髂外血管穿过腹股沟韧带下方后移行为股血管。在解剖腹股沟区或在腹股沟韧带边缘缝线时容易损伤这些血管。

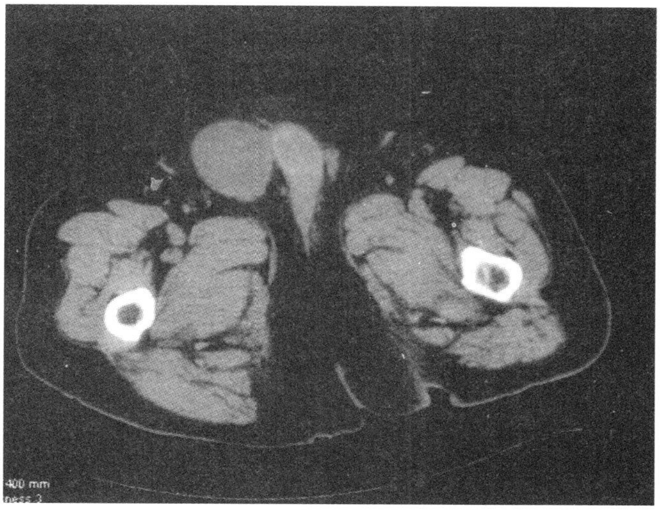

图 49-6　术后早期对一位无症状患者行 CT 扫描判断是否复发，结果显示存在中等大小的血清肿。该血清肿未经任何处理 2 个月后消失。

其他并发症

肠梗阻

小肠或大肠梗阻可能发生于缩小斜疝疝囊的过程中[24, 25]。如果放置补片前需行疝囊高位结扎，那么在疝囊缩小和高位结扎前确定其内是否有肠管以避免肠管被钳夹至关重要。虽然可以首先采取保守治疗，但更应该积极探查。

2/3 级并发症

补片移位

网塞可以从放置的内环口位置移位，可能完全移

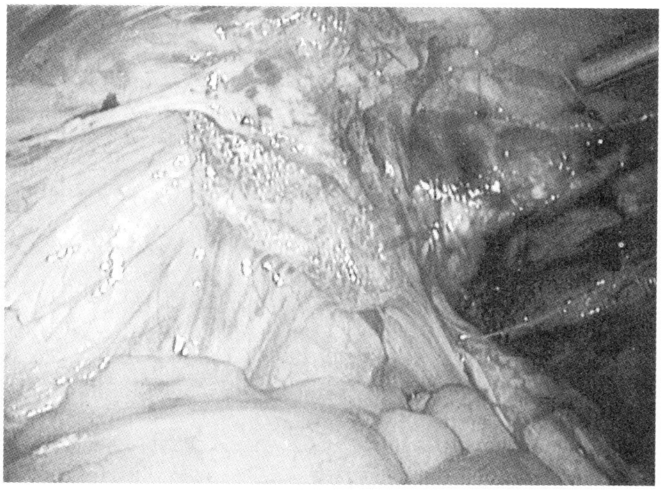

图 49-7　腹腔镜下可见网塞在腹膜内移位。由于髂外血管与网片粘连，因此无法安全取出网片。另外，由于与乙状结肠接近，所以存在肠管损伤的风险。

位到腹膜前间隙、腹膜内或阴囊（图 49-7）。根据移位补片的位置和后果，补片可能必须取出。这一并发症可以通过恰当地固定补片在腹股沟区的位置而得以避免。

3/4 级并发症

回肠阴道瘘

该并发症发生于股疝绞窄修补后，且作为个案报道已经在文献中提到[26]。充分缩小疝内容物时必须注意避免缝合所致的穿孔。瘘的存在应该引起对感染补片的注意，而处理的原则前面已经提及。

3/4 级并发症

膀胱旁脓肿

膀胱旁脓肿是一种少见并发症，Imamoglu 及其同事曾经在病例报道中报道过六位这样的患者[27]。这些患者因为患有与腹股沟疝修补相关的膀胱旁脓肿而行手术。损伤被认为是由于缝合进入或邻近膀胱所致。因此网片的固定缝线必须恰当。

3/4 级并发症

（梁　阔 译）

参考文献

1. Rutkow IM. Demographics and socioeconomic aspects of hernia repair in the United States in 2003. Surg Clin North Am 2003;83:1045–1051.
2. Ruhl CE, Everhart JE. Risk factors for inguinal hernia

among adults in the United States population. Am J Epidemiol 2007;167:1154–1161.
3. Nilsson H, Stylianidis G, Haapamaki M, et al. Mortality after groin hernia surgery. Ann Surg 2007;245:656–660.
4. Fitzgibbons RJ Jr, Giobbie-Hurder A, Gibbs JO, et al. Watchful waiting versus repair of inguinal hernia in minimally symptomatic men: a randomized clinical trial. JAMA 2006;295:285–292.
5. Alimoglu O, Kaya B, Okan I, et al. Femoral hernia: a review of 83 cases. Hernia 2006;10:70–73.
6. Bittner R, Auerland S, Schmedt CG. Comparison of endoscopic techniques versus Shouldice and other open nonmesh techniques for inguinal hernia repair: a meta-analysis of randomized controlled trials. Surg Endosc 2005;19:605–615.
7. Robinson TN, Clarke JH, Schoen J, et al. Major mesh-related complications following hernia repair: events reported to the Food and Drug Administration. Surg Endosc 2005;19:1556–1560.
8. Rios A, Rodriguez JM, Munitiz V, et al. Antibiotic prophylaxis in incisional hernia repair using prosthesis. Hernia 2001;5:148–152.
9. Yerdel MA, Akin EB, Dolalan S, et al. Effect of single-dose prophylactic ampicillin and sulbactam on wound infection after tension-free inguinal hernia repair with polypropylene mesh: the randomized, double-blind, prospective trial. Ann Surg 2001;233:26–33.
10. Aufenacker TJ, van Geldere D, van Mesdag T, et al. The role of antibiotic prophylaxis in prevention of wound infection after Lichenstein open mesh repair of primary inguinal hernia: a multicenter double-blind randomized controlled trial. Ann Surg 2004;240:955–960.
11. Perez AR, Roxas MF, Hilvano SS. A randomized, double-blind, placebo-controlled trial to determine effectiveness of antibiotic prophylaxis for tension-free mesh herniorrhaphy. J Am Coll Surg 2005;200:393–397.
12. Losanoff JE, Rochman BW, Jones JW. Enterocutaneous fistula: a late consequence of polypropylene mesh abdominal wall repair: a case report and review of literature. Hernia 2002;6:144–147.
13. Harrell AG, Novitsky YW, Peindle RD, et al. Prospective evaluation of adhesion formation and shrinkage of intra-abdominal prosthetics in a rabbit model. Am Surg 2006;72:808–813.
14. Mahmouduslu HY, Erkek AB, Cakmak A, et al. Incisional hernia treatment with polypropylene graft: results of 10 years. Hernia 2006;10:380–384.
15. Bringman S, Ramel S, Heikknen TJ, et al. Tension-free inguinal hernia repair: TEP versus mesh-plug versus Lichtenstein: a prospective randomized controlled trial. Ann Surg 2003;237:142–147.
16. Frey DM, Wildisen A, Hamel CT, et al. Randomized controlled trial of Lichtenstein's operation versus mesh-plug for inguinal hernia repair. Br J Surg 2007;94:36–41.
17. Eklund A, Rudberg C, Leijonmarck CE, et al. Recurrent inguinal hernia: randomized multicenter trial comparing laparoscopic and Lichenstein repair. Surg Endosc 2007;21:634–640.
18. Neumayer L, Giobbie-Hurder A, Jonasson G, et al. Open mesh versus laparoscopic repair of inguinal hernia. N Engl J Med 2004;350:1819–1827.
19. Shin D, Lipshultz LI, Golstein M, et al. Herniorrhaphy with polypropylene mesh causing inguinal vasal obstruction: a preventable cause of obstructive azoospermia. Ann Surg 2005;241:553–558.
20. Sheynkin YR, Hendin BN, Schlegel PN, et al. Microsurgical repair of iatrogenic injury to the vas deferens. J Urol 1998;159:139–141.
21. Picchio M, Palimento D, Attanasio U, et al. Randomized controlled trial of preservation or elective division of ilioinguinal nerve on open inguinal hernia repair with polypropylene mesh. Arch Surg 2004;139:755–758.
22. Alfieri S, Rotondi F, DiGiorgio A, et al. Influence of preservation versus division of ilioinguinal, iliohypogastric, and genital nerves during open mesh herniorrhaphy: prospective multicenter study of chronic pain. Ann Surg 2006;243:553–558.
23. Normington EY, Franklin DP, Brotman SI. Constriction of the femoral vein after McVay inguinal hernia repair. Surgery 1992;111:343–347.
24. Ferrone R, Scarone PC, Natalini G. Late complication of open inguinal hernia repair: small bowel obstruction caused by intraperitoneal mesh migration. Hernia 2003;7:161–162.
25. Chuback JA, Singh RS, Sills C, et al. Small bowel obstruction resulting from mesh plug migration after open inguinal hernia repair. Surgery 2000;127:475–476.
26. Deshpande PV. Ileovaginal fistula: A complication following repair of a strangulated femoral hernia. Br J Clin Pract 1964;18:744–745.
27. Imamoglu M, Cay A, Sarihan H, et al. Paravesical abscess as an unusual late complication of inguinal hernia repair in children. J Urol 2004;171:1268–1270.

第 50 章

普里灵疝套装——疝修补

Edward W. Nelson，MD

引言

虽然距离解剖学家最早描述腹股沟区缺损已经几个世纪,距离外科学专家 Marcy（1881）、Bassini（1887）和 Halsted（1889）最早报道手术治疗腹股沟疝也有 100 多年的历史，但如何达到理想而持久的腹股沟疝修补仍然是一个不断争论的问题。现在，几乎全部的外科学书籍和杂志都对腹股沟疝手术的历史、演变和进展进行了描述[1, 2]。最近一篇对比开放和腔镜修补的优势的文献正是这一普通却又困难的问题所产生的科学和情感的恰当例子[3]。

理想的疝修补应该是安全、可信、易学的，并且最重要的是复发率要低。多种当前流行的疝修补术都有支持者，但是现在，绝大多数外科医生在开展开放性疝修补术时已经接受了 1960 年 Usher 及其同事提出的网片作为疝修补的一部分[4]的观点。近期比较不同疝补片的文献由于研究的非随机、随访短和术式不同而受到限制[5–7]。目前，Lichtenstein 无张力疝修补、Robbins 和 Rutkow 的网塞和补片修补、腹膜前 Kugel 补片、普里灵疝修补套装（Prolene hernia system，PHS）都是最常见的前壁无张力疝修补，有经验的医生都能取得良好的效果和较小的复发率[8–12]。

Gilbert 等人于 1999 年首先报道应用 PHS 补片进行疝修补[11]，随后大量的报道陆续报道此方法较其他方法更具简便性和低复发率[13–15]。这种套装的独特之处在于其力图将补片修补设计成能够完全覆盖耻骨肌孔[16]。按照这个设计理念，内环口、腹股沟区、股管等处的潜在缺损均被由连接体连接的补片上下两部分覆盖[16]（图 50–1）。当 PHS 补片修补完成后，补片上层类似 Lichtenstein 疝修补那样覆盖了整个腹股沟管，补片下层就像 Kugel 补片或腹腔镜疝修补那样覆盖和支持了腹膜前间隙，而中间的连接部则填补了双侧补片容易移位的风险[17]（图 50–2）。采用这一方法的手术已经超过 11 000 例，复发率仅为 0.014%[13]。在腹股沟疝修补术中正确使用 PHS 补片以减少手术失误的风险的一系列的操作步骤已经有了很详细的描述。

适应证

- 腹股沟疝修补
- 直疝修补
- 斜疝修补

手术步骤

步骤 1　显露腹股沟区
步骤 2　确定疝类型
步骤 3　分离补片上层的外兜
步骤 4　游离补片下层的后间隙
步骤 5　放置补片下层
步骤 6　缝合上层

手术操作

显露腹股沟区

像所有腹股沟疝修补一样，PHS 疝修补也要行标准的腹股沟切口，切开皮下脂肪、Scarpa 筋膜，沿纤维方向切开腹外斜肌腱膜至外环口。如果切口选择不当，那么就可能在腹股沟显露和游离精索时发生并发症，包括皮下出血和血肿形成、腹外斜肌腱膜切开位置不当、髂腹下神经和精索损伤。

- **后果**

  皮下间隙出血过多可以导致血肿形成和增加继发感染的风险。

腹外斜肌腱膜切开过高或过低可以影响精索的显露，由于它陷入腹部肌肉组织而增加髂腹下神经损伤的机会，使得补片上层的腱膜缝合困难。切开腹外斜

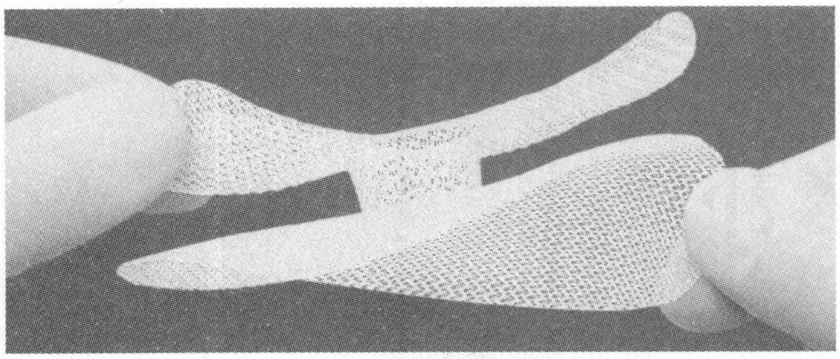

图 50–1 从疝缺损处插入的连接柱连接着补片上层和下层。

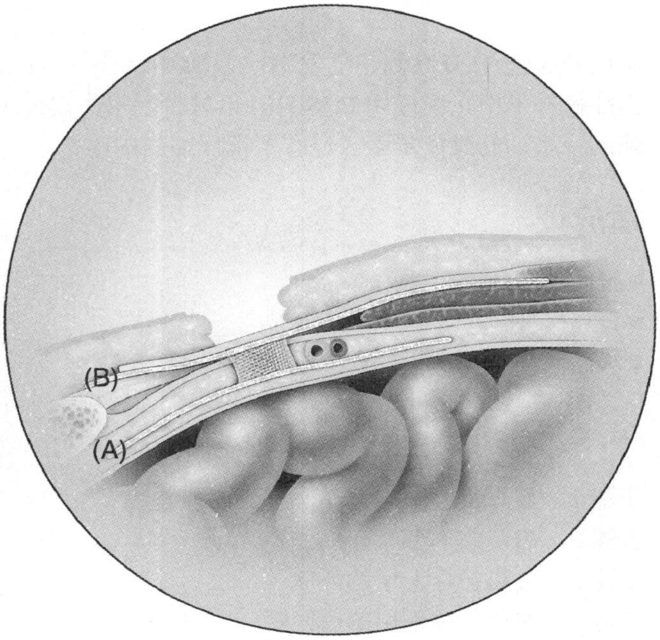

图 50–2 补片下层（A）支撑腹膜前间隙，并与补片上层连接（B），覆盖着腹股沟管（见彩图）。

肌腱膜和游离精索时在技术上不够细致会引起髂腹股沟神经损伤造成术后神经支配区域感觉麻木，或引起精索及其内容物损伤导致精索血肿、输精管损伤，或睾丸血流障碍导致继发疼痛、肿胀以及可能的萎缩。

- 预防

当遇到皮下血管时，应特别注意采用电灼止血或如果需要可以用可吸收线结扎。切开腹外斜肌腱膜时必须准确辨认外环口。必须在沿腱膜纤维方向而且在完全切开前清楚辨认神经和精索基础上选择切口。对于 PHS 修补，髂腹股沟神经不必从精索分离，因此减少了牵拉和损伤的风险。

确认疝类型

一旦精索被移位，探查腹股沟管基底有无直疝存在。如果确定为直疝，应该在靠近内环口的精索前内侧切开精索外筋膜确定有无斜疝。如果术前查体提示股疝，术中必须显露 Cooper 韧带探查股管缺损。

- 后果

如果没有探查精索确定斜疝是否存在，那么内环口处疝复发的可能性将大大增加。

- 预防

术中对直疝和斜疝坚持全面探查在所有疝修补时都是必需的。

补片上层“外兜”间隙的分离

腹外斜肌腱膜和腹内斜肌必须分离出足够间隙以放置补片上层。分离范围包括游离腹股沟韧带边缘的粘连，分离从内环口侧面到腹股沟韧带上 1/3 之间的部分（图 50–3）。

- 后果

切开上部的过程中可能发生髂腹下神经的损伤，由此穿过的血管也会被离断。更重要的是，如果外侧和上部的间隙没有充分游离，补片上层就不能展平与腹壁相适应。特别是偏瘦的患者，如果补片上层不平，可以触摸到并引起不适感。

- 预防

补片上层放置的间隙必须游离得足够大，不仅包括腹股沟管，而且包括其外侧和上部，超过其他开放补片所覆盖的范围。分离间隙时在直视下进行手术并且要认真细致，可以避免神经和血管损伤。如果必要，少部分患者的补片上层可以稍作裁剪，以适合补片覆盖区域的需要。

补片下层腹膜前间隙的分离

腹膜前间隙，位于腹壁和腹膜前脂肪之间，需要分离出来放置补片下层。对于斜疝从内环口分离即可；对于直疝则需从腹股沟管后壁缺损处分离。在内环口需要把精索和疝囊之间的所有纤维条索分离；对于直疝，腹股沟的任何残余纤维都必须切开以充分显露疝囊。对于直疝或斜疝缺损，疝囊不必切开或结扎，而是被推回腹腔。这两种疝类型都可以用手指小心地向四周推开分离腹膜前间隙（图 50–4）。一块 4cm × 4cm 大小的湿纱布海绵可以用来分离并维持间隙。分离完成后，间隙应该达到 Cooper 韧带的下部和后方，各方向都要超过缺损范围。

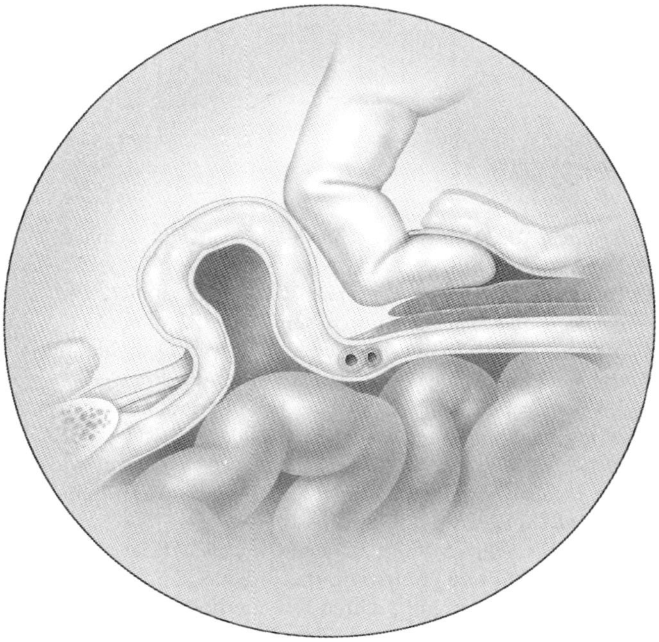

图 50-3　分离腹外斜肌腱膜下方的间隙来放置补片上层。

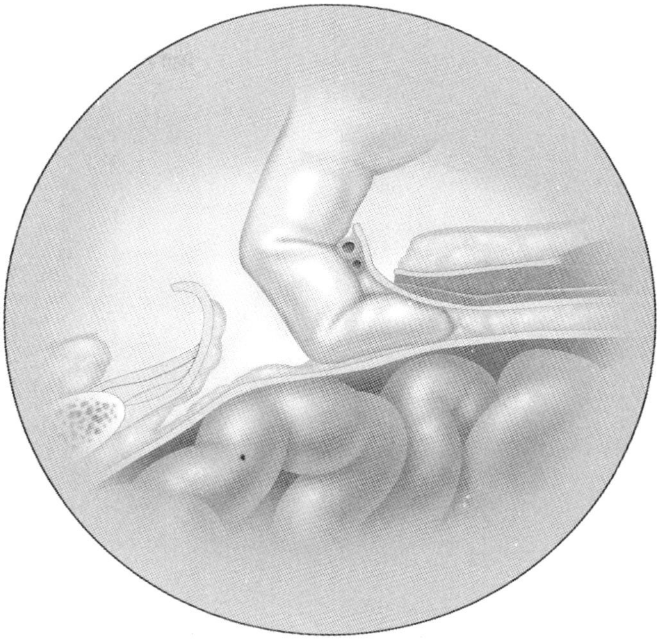

图 50-4　从疝环处分离腹膜前间隙以放置补片下层。

- **后果**

如果没有充分分离腹膜前间隙，补片的下层就不能展开来支撑其下方的腹壁，也无法覆盖整个耻骨肌孔。切开或撕裂腹膜可能会导致补片下层直接与腹腔脏器相接触。

- **预防**

补片下层间隙必须仔细充分分离。尽管有时需要对补片进行裁剪，但要尽量少。腹膜上的任何不慎出现的孔洞都要用可吸收缝线连续缝合，从而避免补片与腹腔脏器直接接触。

补片下层的放置

补片上层用血管钳或海绵钳折叠和钳夹，并使上层长轴与腹股沟韧带平行。补片下层被放入预先分离好的腹膜前间隙，补片上层覆盖着缺损，而补片下层则需要从连接部用手指或血管钳展开（图 50-5）。当患者站立或扭动时，增加的腹压会使补片下层进一步展平支撑腹壁。如果缺损比连接部大很多，则应间断缝合使得连接部与缺损相适应。

- **后果**

如果补片下层没有尽可能铺平会造成补片不能充分覆盖所有疝易复发的部位——股管、腹股沟和内环。除非补片下层完全展平，否则修补就存在缺陷而且复发率将增加。如果缺损明显大于连接部，那么疝囊从连接部旁边或补片下层突出复发的风险就会增加。

- **预防**

补片下层的正确放置首先从腹膜前间隙的细致分离开始，如本节前一部分所描述。一旦补片置入，补片下层必须仔细而耐心地尽可能展平。如果缺损明显大于连接部，则应该适当缩小周围组织以保证修补恰当。

缝合补片上层

在补片下层完全放置合适后，补片上层展平并放置在分离好的腹外斜肌腱膜和腹股沟管之间的间隙。先放置侧面并且适当裁剪保证补片铺平，在耻骨结节、弓状缘、腹股沟韧带处缝合。将补片剪开一部分以适应精索，并在精索一侧将补片与腹股沟韧带边缘缝合。固定线应该距离补片边缘至少 1/4 英寸，而补片要尽量铺平（图 50-6）。

- **后果**

如果前面所说的腹外斜肌腱膜和腹壁之间的间隙没有充分分离，那么可能导致补片上层折叠或皱缩。而缝合过多会增加术后疼痛，特别是缝在耻骨结节上过深时。如果精索周围缝合过紧，会影响精索血流导致睾丸肿胀、疼痛和萎缩。缝合过于靠近补片边缘可能会引起撕脱。

- **预防**

PHS 疝修补只需要对补片极少的缝合，必须避免过

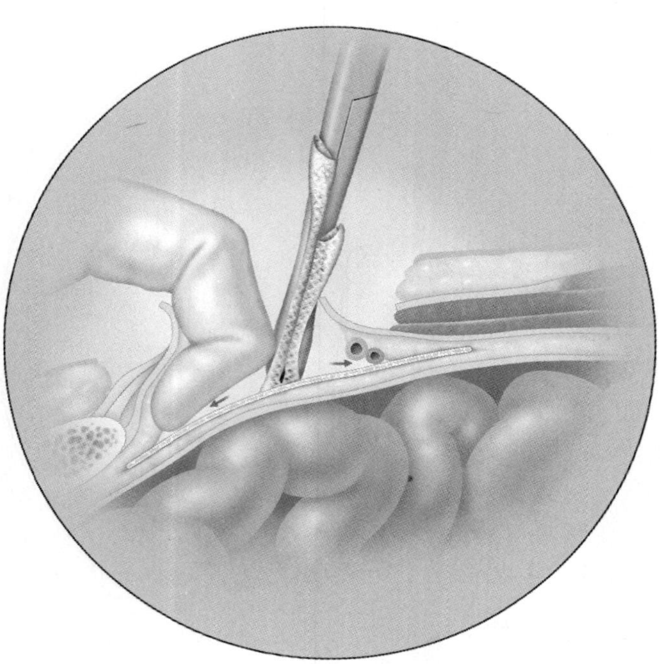

图 50–5 补片下层置入腹膜前间隙并被展平，而补片上层的长轴方向与腹股沟韧带平行。

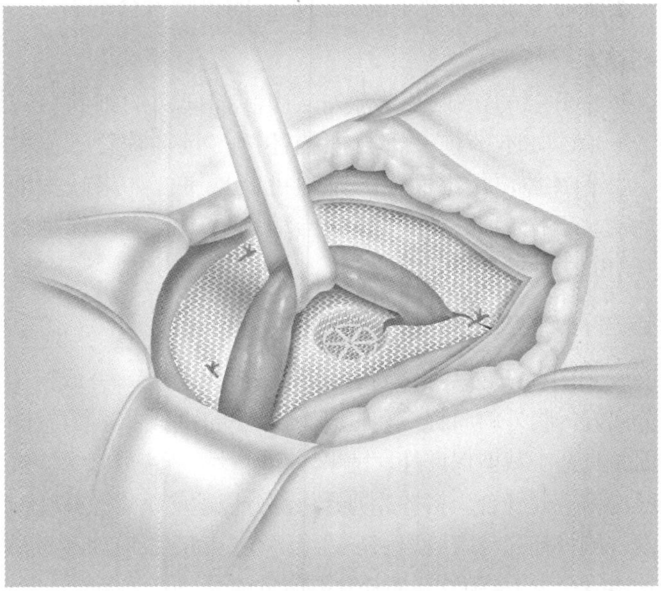

图 50–6 补片上层要在腹外斜肌腱膜下方腹股沟部展平，在精索一侧和耻骨结节处缝合固定。

多的缝合。而只要将补片与耻骨结节、精索边缘和前腹壁（如果需要）做最少的缝合。

小结

如果应用恰当，采用 PHS 进行疝修补会有较低的复发率和极少且大部分可以避免的并发症。为了充分发挥补片套装的作用，在分离腹外斜肌腱膜下方间隙和腹膜前间隙时必须特别加以注意。

（梁　阔译）

参考文献

1. Condon RE, Nyhus LM. Hernia, 4th ed. Philadelphia: JB Lippincott, 1995.
2. Lichtenstein IL. Hernia Repair Without Disability, 2nd ed. St. Louis: Ishiyaku Euroamerica, 1987.
3. Neumayer L, Giobbie-Hurder A, Jonasson O, et al, and the Veterans Affairs Cooperative Studies Program 456 Investigators. Open mesh verses laparoscopic mesh repair of inguinal hernia. N Engl J Med 2004;350:1819–1827.
4. Usher FC, Cogan JE, Lowery TI. A new technique for the repair of inguinal and incisional hernias. Arch Surg 1960;81:847–854.
5. Nienhuijs SW, van Oort I, Keemers-Gels ME, et al. Randomized trial comparing the Prolene Hernia System, mesh plug repair and Lichtenstein method for open inguinal hernia repair. Br J Surg 2005;92:33–38.
6. Mayagoitia JC. Inguinal hernioplasty with the Prolene hernia system. Hernia 2004;8:64–66.
7. Huang CS, Huang CC, Lien HH. Prolene hernia system compared with mesh plug technique: a prospective study of short- to mid-term outcomes in primary groin hernia repair. Hernia 2005;9:167–171.
8. Lichtenstein IL, Shulman AG. Ambulatory outpatient hernia surgery. Including a new concept, introducing the tension-free repair. Int Surg 1986;71:1–7.
9. Robbins AW, Rutkow IM. The mesh-plug hernioplasty. Surg Clin North Am 1993;73:501–512.
10. Kugel RD. The Kugel repair for inguinal hernias. In Bendavid R, Abrahamson J, Arregui ME, et al (eds): Abdominal Wall Hernias: Principles and Management. New York, Berlin: Springer-Verlag, 2001; pp 504–507.
11. Gilbert AI, Graham MF, Voigt WJ. A bilayer patch device for inguinal hernia repair. Hernia 1999;3:161–166.
12. Amid PK, Lichtenstein IL. Long-term result and current status of the Lichtenstein open tension-free hernioplasty. Hernia 1998;2:89–94.
13. Gilbert AI, Young J, Graham MF, et al. Combined anterior and posterior inguinal hernia repair: intermediate recurrence rates with three groups of surgeons. Hernia 2004;8:203–207.
14. Kingsnorth A, Wright D, Porter C, Robertson G. Prolene hernia system compared with Lichtenstein patch: a randomised double-blind study of short-term and medium-term outcomes in primary inguinal hernia repair. Hernia 2002;6:113–119.
15. Murphy JW. Use of the Prolene hernia system for inguinal hernia repair: retrospective, comparative time analysis versus other inguinal repair systems. Am Surg 2001;67: 919–923.
16. Fagan SP, Awad SS. Abdominal wall anatomy: the key to a successful inguinal hernia repair. Am J Surg 2004;188(6A suppl):3S–8S.
17. LeBlanc KA. Complications associated with the plug-and-patch method of inguinal herniorrhaphy. Hernia 2001;5: 135–138.

第 51 章

腹腔镜腹股沟疝修补术

Benjamin Kim, MD and Quan-Yang Duh, MD

引言

腹腔镜疝修补术已经成为腹股沟疝修补术的一种安全和有效的选择。Ger 及其同事[1]于 1990 年最早报道了在腹股沟斜疝修补术中应用腹腔镜钉合鞘状突。紧跟这一研究之后，许多临床研究相继发表，包括 trans-abdominal rolled mesh plug 技术[2]和 intraperitoneal onlay mesh 技术[3]。这些方法最终因为高复发率而被放弃。随着时间的推移，Nyhus、Stoppa 和 Wantz 应用假体来加强腹股沟管后壁的这一观念通过腹腔镜的应用得以强化[4]。这一手术特点包括充分解剖腹膜前间隙，辨清耻骨肌孔，补片放置超过腹股沟区域和股部（图 51–1）。这成为腹腔镜手术的新选择。

许多报道已经证实了腹腔镜腹股沟疝修补术的有效性。Liem 及其同事[5]对腹腔镜疝修补术和传统疝修补术进行了比较研究，发现腹腔镜疝修补术后恢复快，而二者术后复发率相近。Andersson 及其同事[6]发现，完全腹腔镜腹膜外疝修补术与开放式无张力疝修补术相比较，术后疼痛发生少，恢复时间短，较早恢复工作，而并发症的发生率并无差异。一份退伍军人署合作研究显示，尽管腹腔镜修补术的疼痛发生率减少，恢复正常活动时间早，但术后复发率较高[7]。当然，这份研究同时报道，有大量腹腔镜经验的医生腹腔镜疝修补术和开放性修补术的复发率相似。这一结果强调了腹腔镜疝修补技术的学习有一定挑战以及掌握这一技术以达到稳定手术效果的必要性[8]。

腹腔镜疝修补术分为两种类型：经腹腔腹膜前修补法（transabdominal preperitoneal approach，TAPP）和完全腹膜外修补法（totally extraperitoneal approach，TEP）。最初的手术方式都采用 TAPP 来显露腹股沟管后壁，因为此处腹股沟管的解剖结构易于辨认。但是 TEP 避免了对腹腔的影响，减少了 TAPP 所引起的并发症。尽管从腹膜外后位辨认腹股沟的解剖结构比较困难，但疝修补医生已经适应并且获得了较低的并发症发生率[4]。总之，TEP 可以应用于大多数腹腔镜疝修补的情况，本章对此将进行介绍。

适应证

- 复发腹股沟疝
- 双侧腹股沟疝
- 能够耐受全麻的患者
- 强烈要求尽早恢复正常活动的患者

相对禁忌证

- 先前或计划行腹膜外手术（如：根治性前列腺切除术）
- 盆腔放疗史
- 高龄
- 腹腔镜手术禁忌（如：严重慢性阻塞性肺病）

手术步骤

步骤 1 体位和套管针置入
步骤 2 解剖腹膜前间隙
步骤 3 显露耻骨和 Cooper 韧带
步骤 4 直疝解剖
步骤 5 斜疝解剖
步骤 6 网片放置
步骤 7 拔除套管针

手术操作

体位

监视器置于手术台脚处，术者站在疝病变对侧患者肩膀处。如果是双侧腹股沟疝，术者应站在较大和

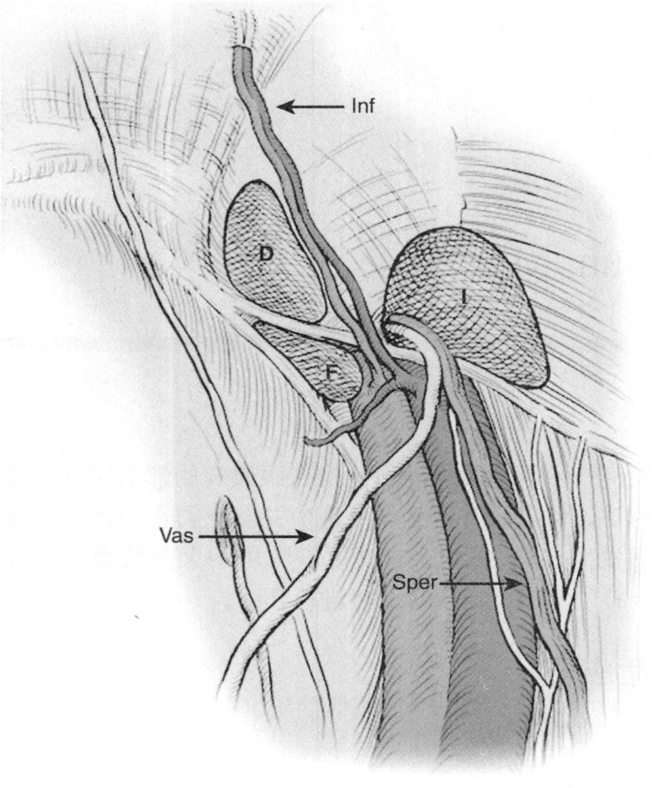

图 51–1 右腹股沟耻骨肌缺损后面观。D，直疝缺损；F，股疝缺损；I，斜疝缺损；Inf，腹壁下血管；Sper，精索血管；Vas，输精管。

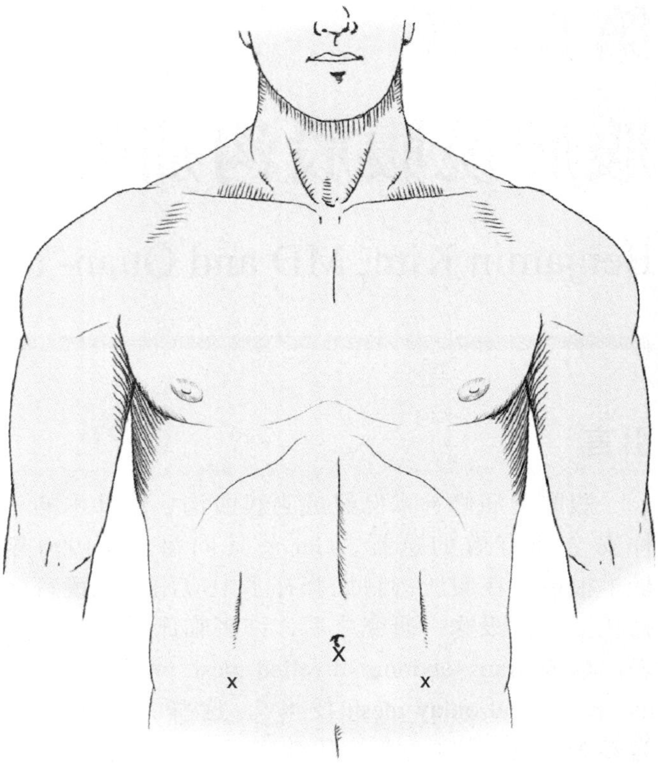

图 51–2 穿刺孔的位置。

症状明显的疝病变对侧。患者手臂固定在身体两侧，套管针置入后，取头低脚高位。患者需要肌松状态以利于在腹膜前间隙制造间隙。

套管针置入

套管针置入需要在直视下进行以避免严重并发症。标准的三套管针技术包括：脐下 10mm 套管针，右上腹部 5mm 套管针，左下腹 5mm 套管针（图 51–2）。所有套管均置于腹膜前间隙。套管针置入的并发症已在前面讨论过。

第一个置入的套管针是脐下 10 mm 套管，采用开放技术。这一位置要稍微偏离中线，位于腹直肌后方和后鞘前方间隙。如果置于中线位置、腹直肌前鞘和后鞘融合处，就可能进入腹腔。然后置入 10 mm 的 30° 镜，向髂前上棘方向钝性分离腹膜前蜂窝组织，分离出足够的间隙以便置入其他套管。另外，还可以采用球囊进行分离，但是价格较昂贵。

这里存在一个倾向，就是向耻骨联合而不是向髂前上棘方向分离。然而，要认识到只有向一侧分离才能游离出充分的间隙放置套管，而后采用剥离钳进行更为细致的分离。

显露耻骨和 Cooper 韧带

在手术开始时显露耻骨和 Cooper 韧带就能准确地确定中线位置。Cooper 韧带位于耻骨的侧方偏头侧（图 51–3）。Cooper 韧带是补片固定的部位。耻骨上部有些小静脉，在剥离过程中可能被损伤。

显露损伤

- **后果**

  如果对耻骨操作过度，而没有注意到 Cooper 韧带，就可能损伤小血管而造成出血。

  1 级并发症

- **补救**

  出血会自行停止。

- **预防**

  确定耻骨联合，而后轻柔地探查以确定耻骨位置。术中不必过度剥离。

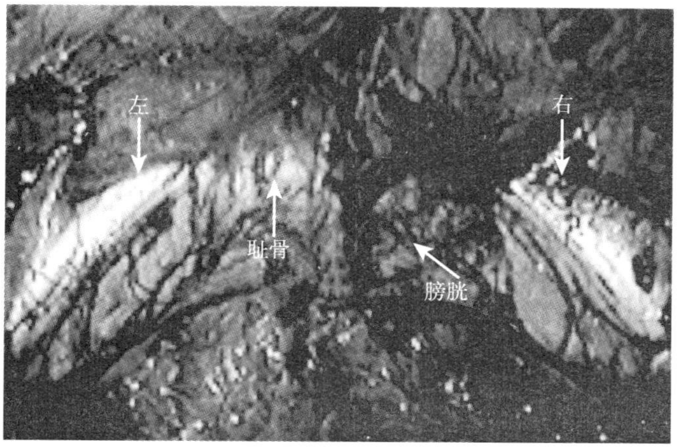

图 51–3 从中线位置观察腹膜前间隙。左，左侧 Cooper 韧带；右，右侧 Cooper 韧带（见彩图）。

膀胱损伤

- 后果

在显露耻骨过程中可能造成膀胱损伤，因为膀胱与耻骨和 Cooper 韧带毗邻。

2 级并发症

- 补救

膀胱损伤可以通过腹腔镜缝合修补。而后行耻骨弓上或 Foley 导尿管引流。这时通常需要泌尿科会诊。

- 预防

术前排空膀胱可减小体积。膀胱体积一旦缩小，直视下解剖耻骨就可避免损伤膀胱。

直疝解剖

确定直疝

显露 Cooper 韧带后，如果存在直疝，通常被缩小（图 51–4）。如果不是直疝，轻轻牵拉腹膜粘连能提供足够的拉力以缩小疝囊。偶尔，在慢性直疝中，可能出现“假性疝囊”。它是腹横筋膜向后的内陷，需要与直疝疝囊相鉴别，而后者与腹膜相连（图 51–5）。

- 后果

如果没有辨认清楚，假性疝囊可能被解剖，导致腹股沟解剖结构不易辨认以及腹膜或髂静脉损伤。腹膜撕裂能够导致空气进入腹膜腔，影响解剖结构的辨认。

1 级并发症

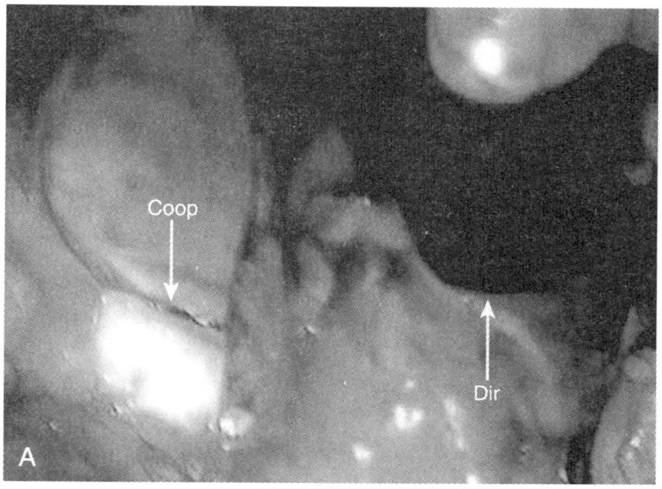

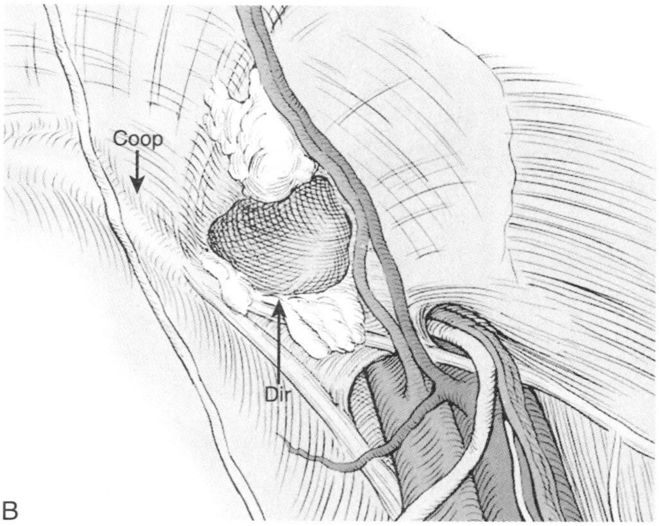

图 51–4 A，右侧直疝缺损及内容物减小（见彩图）。Coop，Cooper 韧带；Dir，直疝缺损。B，相应的图示。

- 补救

可以通过内环、夹子或缝合修补撕裂的腹膜。总之，腹膜撕裂在疝修补后能够被封闭。

- 预防

对假性疝囊的准确辨认能够防止解剖结构的混淆，避免不必要的解剖。假性疝囊的解剖要远离疝囊，远离前腹壁，使得疝囊和腹膜回到腹腔。当向前牵拉假性疝囊时，轻轻向后部推动腹膜就能把疝囊分开。

腹壁下血管损伤

- 后果

这一部位损伤出血会使腹股沟解剖模糊不清。没有发现和处理的出血会导致输血和术后血肿。

2 级并发症

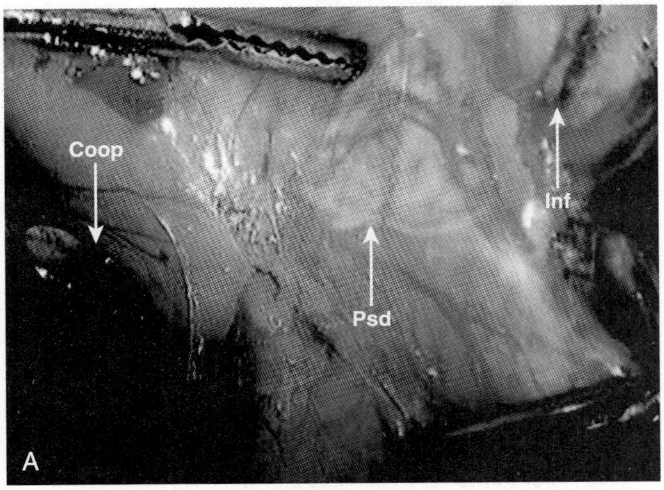

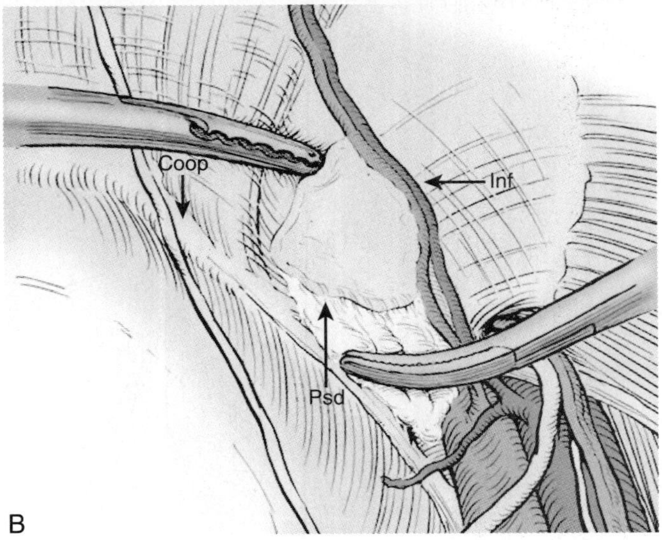

图 51–5 A，右侧假疝囊从直疝缺损处分离出来（见彩图）。Coop，Cooper 韧带；Inf，腹壁下血管；Psd，假疝囊。B，相应的图示。

- **补救**

如果腹壁下动脉或静脉损伤，最好采用内镜夹处理。

- **预防**

辨认腹壁下血管对于预防损伤至关重要。它是腹股沟区的重要标志，用于区分直疝和斜疝缺损。这些血管位于腹直肌后方，在解剖腹膜前间隙时最好保留腹壁下血管与腹直肌的紧密贴附。将腹壁下血管与腹直肌分开可能导致更多的出血，使得网片放置更为困难。

直疝解剖

髂外血管损伤

- **后果**

髂外血管损伤将导致严重的出血和潜在的 CO_2 栓塞。

3 级并发症

- **补救**

腹腔镜修补较为困难，通常需要开腹修补。

- **预防**

髂外血管位于输精管的内侧面和精索的外侧之间的区域下方。解剖这一区域有损伤髂外血管的风险。可以通过髂外血管的搏动来辨认，并且通过辨认疝囊的腹膜边缘以及直视下推开腹膜前组织来预防。

斜疝的确定

斜疝位于精索旁的头侧。在精索内，输精管和精索血管分别位于内侧和外侧，从内环口穿出。输精管与精索血管和腹壁下血管一起构成所谓的梅赛德斯 – 奔驰征（图 51–6）。精索旁脂肪瘤，通常位于精索血管的一侧。

通常，从内环口轻轻牵拉和分离后，斜疝疝囊会缩小（图 51–7）。如果疝囊过大过长，在内环分离后可被切断。与腹膜相连的近端疝囊从精索上剥离后结扎。远端疝囊则被旷置不需结扎。结扎远端疝囊将导致阴囊水肿。

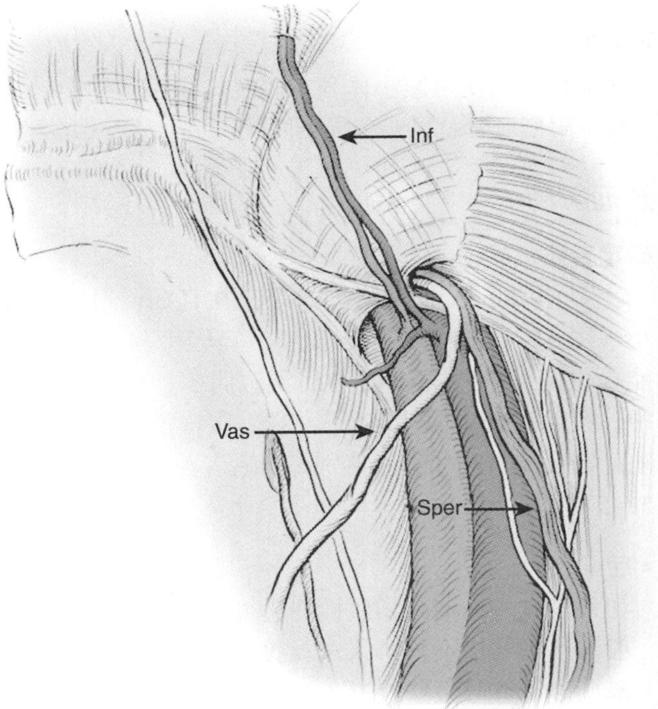

图 51–6 梅赛德斯 - 奔驰征。腹壁下血管（Inf）、输精管（Vas）、精索血管（Sper）构成了梅赛德斯 - 奔驰征的三个轮辐。

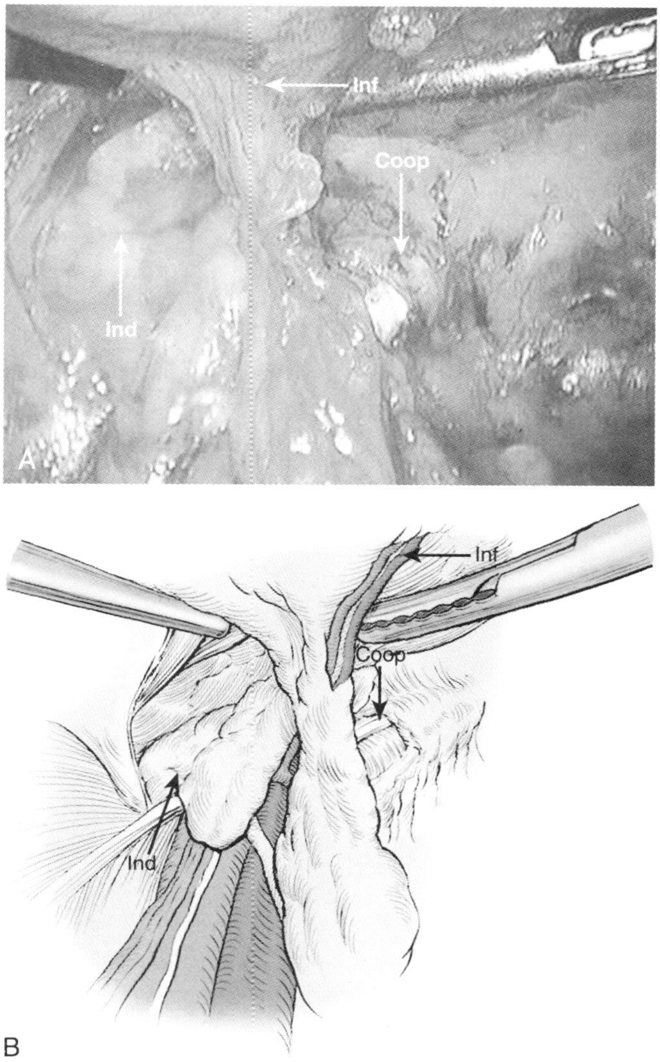

图 51–7　A，左斜疝缺损（Ind）及内容物几乎完全缩小。Cooper 韧带（Coop）已被显露，腹壁下血管（Inf）可见。（见彩图）。B，相应的图示。

- **后果**

  在解剖精索时，斜疝疝囊可能被撕裂，造成气腹。有时疝囊需要切开，也会造成气腹。这会影响腹膜前间隙解剖结构的辨认。

  1 级并发症

- **补救**

  撕裂的腹膜最好用圈套器（endoloops）修补。夹子和缝合也可用来修补。如果没有修补，肠袢可能从缺损处疝出，形成“腹膜前疝”。

  3 级并发症

- **预防**

  如果斜疝疝囊较长，不必完全从精索上分离。可以切断疝囊，近端封闭。在内环口处切断疝囊对于剩余精索结构的解剖有一定帮助。

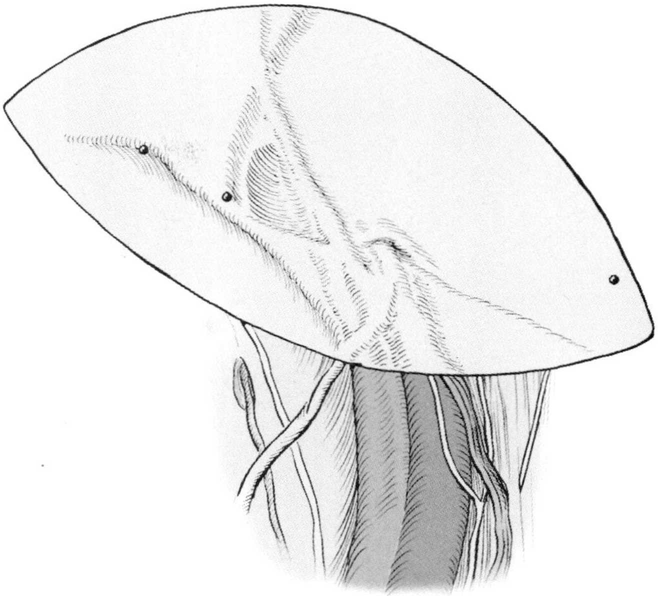

图 51–8　右直疝修补补片位置。

置入补片

避免复发

补片应该足够大以覆盖腹股沟全部潜在缺损。补片的固定减少皱缩和预防移位也非常重要。补片置入不当可以导致疝复发，因为一段时间后补片会收缩并且在腹膜前间隙移位。补片也需要铺平加强前腹壁，预防从补片边缘疝复发。

- **后果**

  腹腔镜疝修补应该比开放手术有相似或更低的复发率。

  3 级并发症

- **补救**

  如果疝复发，开放和腹腔镜修补均可。

- **预防**

  采用大补片并恰当固定可以减少复发率。要游离出足够的间隙铺平补片。分离的腹膜边缘要超出补片边缘以预防复发。

  直疝修补时，可以采用成形的、波状的补片（Bard，3D Max Mesh，Davol Inc.，Cranston，RI）（图 51–8）。补片波状表面和韧度便于操作，而且在腹膜前间隙不易移位太多。对于斜疝，我们采用大的平片

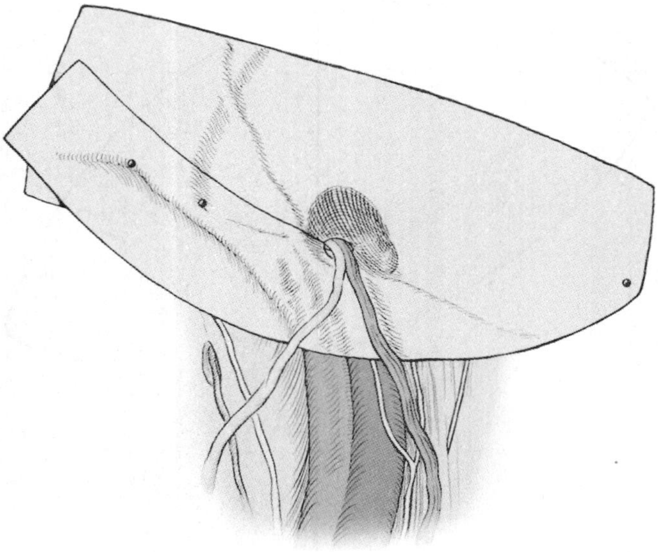

图 51–9 右斜疝修补补片位置。

(16cm × 12cm)，从中间剪开一个裂缝，使补片的尾部环绕精索结构（图 51–9）。而后将补片尾部重叠固定于 Cooper 韧带内侧。将补片从中间剪开并将尾部置于精索结构的下方以便保证补片能完全覆盖斜疝缺损部位而无需过多缝合固定。

补片固定

- **后果**

  补片未固定会移位影响修补。补片通常需要用夹钉固定 2 ～ 3 处。夹钉位置如果不合适，可能造成神经痛。**2 级并发症**

- **补救**

  当某个神经被钳夹或损伤时，根据术后出现的神经分布区域的疼痛很容易诊断。这种情况下，应该取出钉夹。

- **预防**

  补片应固定于 Cooper 韧带中部，前腹壁髂耻束的一侧（图 51–10）。如果钉夹在耻骨上而不是 Cooper 韧带上，会导致慢性疼痛。钉夹可能造成数个神经损伤（图 51–11）。这些神经走行于或位于髂耻束下方，分布于大腿上部。当在腹壁一侧放置钉夹时，术者需要用另一只手触摸钉合器末端。如果末端不能够摸到，钉夹可能位于髂耻束下方造成神经损伤。

钉子设计用来固定网片。钉合过程中不必过分用力，因为在较瘦的患者，会造成皮肤凹陷或穿破皮肤。触摸到钉合器末端后，轻轻推动把补片钉合在前腹壁即可。

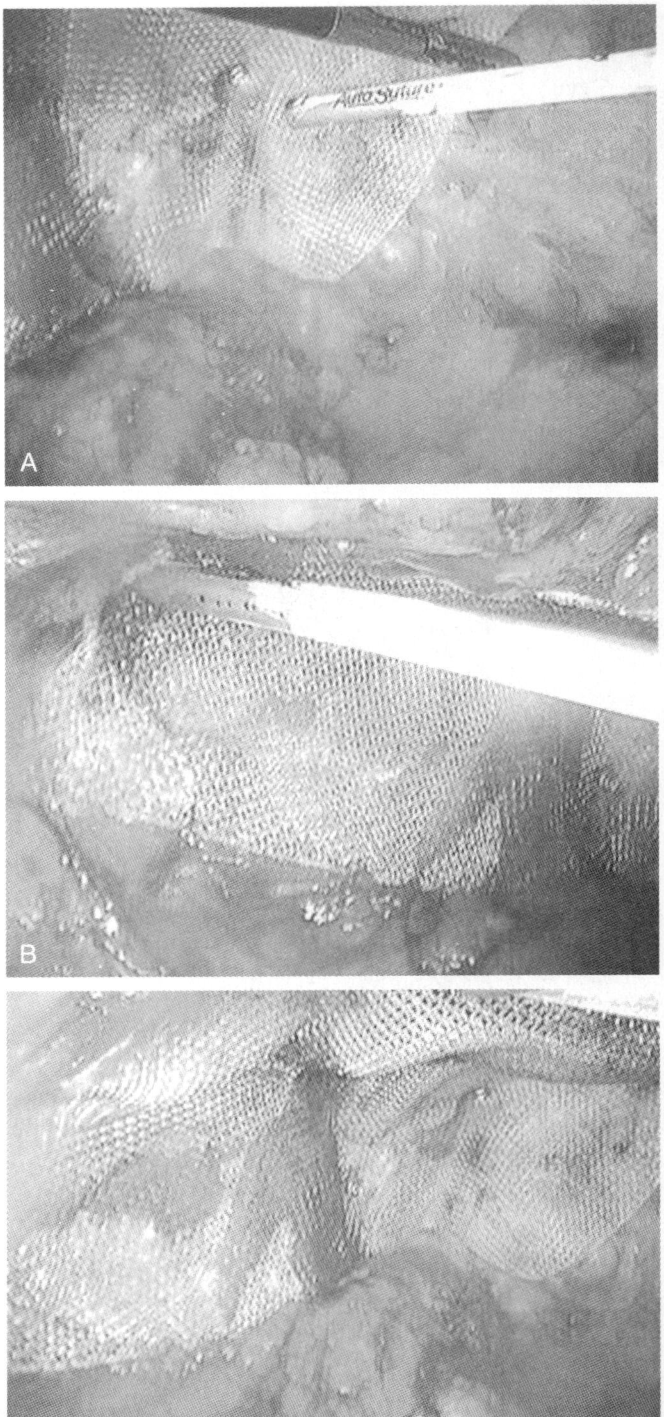

图 51–10 **A**，左侧腹股沟疝补片中间位置的固定。两个钉夹固定于 Cooper 韧带上。**B**，左侧腹股沟疝补片外侧的固定，注意钉夹置于髂耻束上方。钉合器末端能够被术者用另一只手沿腹壁触摸。**C**，补片的最终位置应覆盖左侧耻骨肌孔全部（见彩图）。

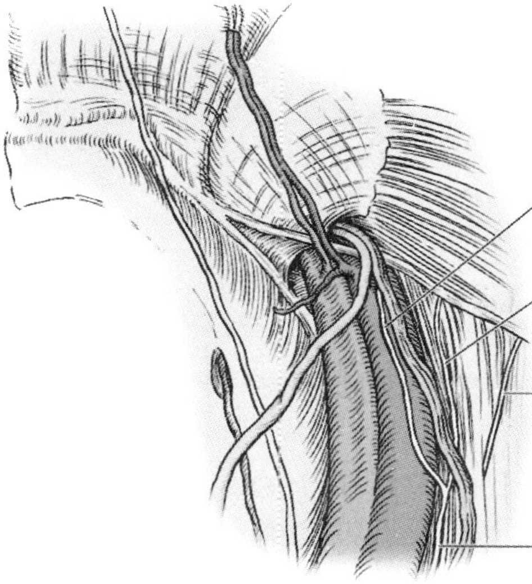

图 51–11　腹腔镜疝修补术中容易损伤的神经。

成功的腹腔镜疝修补术

- 选择合适的病例
- 熟悉腹膜前解剖
- 采用被证实的技术
- 避免常见错误
- 向有经验的大夫学习

（梁　阔　译）

参考文献

1. Ger R, Monroe K, Duvivier R, Mishrick A. Management of indirect inguinal hernias by laparoscopic closure of the neck of the sac. Am J Surg 1990;159:370–373.
2. Schultz L, Cartuill J, Graber JN, Hickok DF. Transabdominal preperitoneal procedure. Semin Laparosc Surg 1994;1: 98–105.
3. Kingsley D, Vogt DM, Nelson MT, et al. Laparoscopic intraperitoneal onlay inguinal herniorrhaphy. Am J Surg 1998;176:548–553.
4. Conlon KC, Johnston SM. Surgical endoscopy for staging palliation of upper gastrointestinal malignancy. In Soper NJ, Swanstrom LL, Eubanks WS (eds). Mastery of Endoscopic and Laparoscopic Surgery. Philadelphia: Lippincott Williams & Wilkins, 2005; p 50.
5. Liem MS, van der Graaf Y, van Steensel CJ, et al. Comparison of conventional anterior surgery and laparoscopic surgery for inguinal-hernia repair. N Engl J Med 1997;336: 1541–1547.
6. Andersson B, Hallen M, Leveau P, et al. Laparoscopic extraperitoneal inguinal hernia repair versus open mesh repair: a prospective randomized controlled trial. Surgery 2003;133:464–472.
7. Neumayer L, Giobbie-Hurder A, Jonasson O, et al, and the Veterans Affairs Cooperative Studies Program 456 Investigators. Open mesh versus laparoscopic mesh repair of inguinal hernia. N Engl J Med 2004;350:1819–1827. Epub 2004; April 25.
8. Grunwaldt L, Schwaitzberg SD, Rattner DW, Jones DB. Is laparoscopic inguinal hernia repair an operation of the past? J Am Coll Surg 2005;200:616–620.

第 52 章

脐疝和上腹疝

Kamal M. F. Itani，MD

引言

原发疝中约 10% 为脐疝和上腹疝[1]。脐疝根据发生的时间分为先天性、婴儿型和成人型。本节只包括成人脐疝，其中 90% 为后天获得性，以内容物从脐孔疝出为特点[2]。

上腹疝为腹腔内容物从脐孔和剑突之间的白线处突出。其发生发展目前仍未阐明。尽管最初认为是先天缺损[3]，但是目前认为是后天获得[4]。值得注意的是，约 20% 疝病灶为多发性，但临床症状并不一定明显[5]。

适应证

脐疝所致并发症较少，大宗病例报道绞窄、嵌顿或脏器外置发生率仅为 5%[5]。直径小于 1.5cm 的疝其发生嵌顿几率为较大疝的 2 倍。较大疝表面的皮肤被牵拉变薄，甚至出现压力性坏死后溃疡。在肝硬化腹水患者，皮肤溃疡和坏死可以导致慢性腹水外渗和腹膜炎。在肥胖患者，疝下部皮肤皱褶和腹壁之间可能发生接触性皮炎而导致溃疡。

许多患者由于美容或不适感寻求医生帮助。然而，真正的危险却是前面所述的并发症，并且在可行的情况下应该尽早手术。

对于上腹疝，较小疝由于腹膜前脂肪嵌入缺损处而出现疼痛。疝囊内的网膜可能会绞窄从而出现肿胀、疼痛、压痛和表皮红肿。内容物为肠管的疝也可以出现较窄，但很少见。上腹疝的处理与脐疝相同。

手术操作

脐疝和上腹疝修补可采用开放手术和腹腔镜手术。与切口疝类似，较小的脐疝和上腹疝（< 3cm）可以用自身组织缝合修补[6]。大的缺损修补通常需要置入假体行无张力修补。腹腔镜修补可用于大于 3cm 的疝、任何大小的复发疝、肥胖疝以及那些术后很快要进行体力劳动的患者。

开放修补

脐疝修补的经典方式是 Mayo 疝成形术[8]。术中腱膜上下部分采用衬衣盖裤子方式重叠。小的脐疝和腹壁疝采用不可吸收线连续或间断缝合（图 52–1）。

网片修补

脐疝和腹壁疝网片修补可以作为上层或下层。网塞也可被用于这类疝修补术。在下层修补中，腹壁切口疝所用的 Rives–Stoppa 修补术常被应用，补片置于腹直肌和后鞘之间（图 52–2）。在上层修补中，位于缺损上方的补片周围需要缝合一圈来加强缺损处（图 52–3）。

网塞也被应用，但要注意避免直接与肠管接触。疝囊必须仔细分离和缩小。腹膜前间隙要充分游离。网塞要与周围筋膜边缘缝合（图 52–4）。

普里灵疝修补套装最近被成功地用于脐疝和腹壁疝修补术。该套装包括上层、连接柱、下层。在缩小疝囊和在筋膜边缘下方游离腹膜前间隙后，将补片下层置于间隙内。连接柱起到网塞的作用。补片上层用不可吸收单股缝线连续或间断缝合于腹直肌筋膜前部（图 52–5）。

腹腔镜修补采用腹腔内补片行下层修补，补片要超过缺损边缘 3 ～ 4cm。除了钉夹固定外，每 6cm 用不可吸收缝线经腹缝合固定能够减少复发率。尽管在污染区域已有多种不同的修补材料被应用，但在这种情况下不建议使用，而应采用一期缝合或同种异体移植。

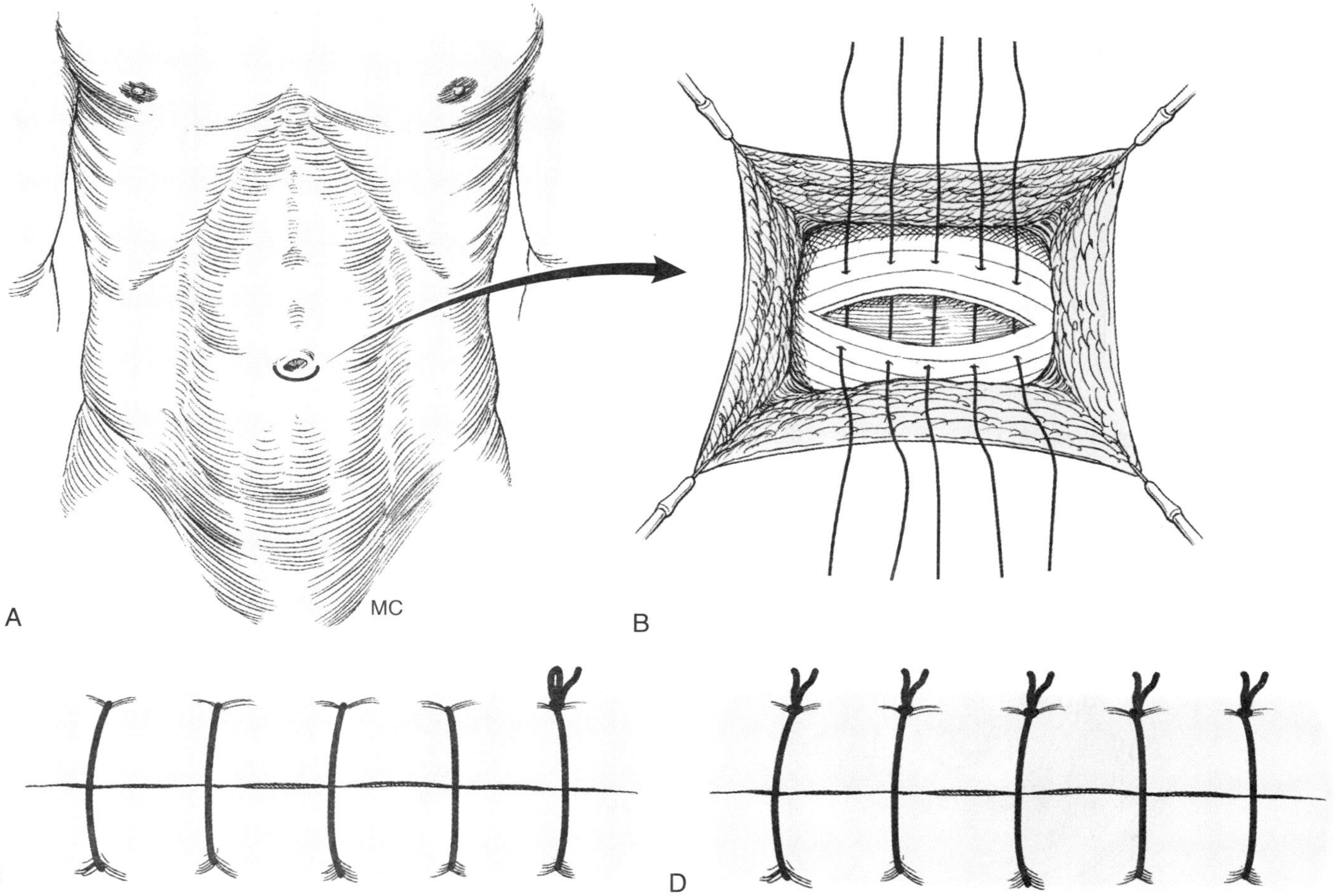

图 52–1　单股丝线间断缝合一期修补缺损较小的脐疝。**A**，脐下弧形切口和（**B**）一期修补伴（**C**）连续单股丝线缝合或（**D**）间断单股丝线缝合。

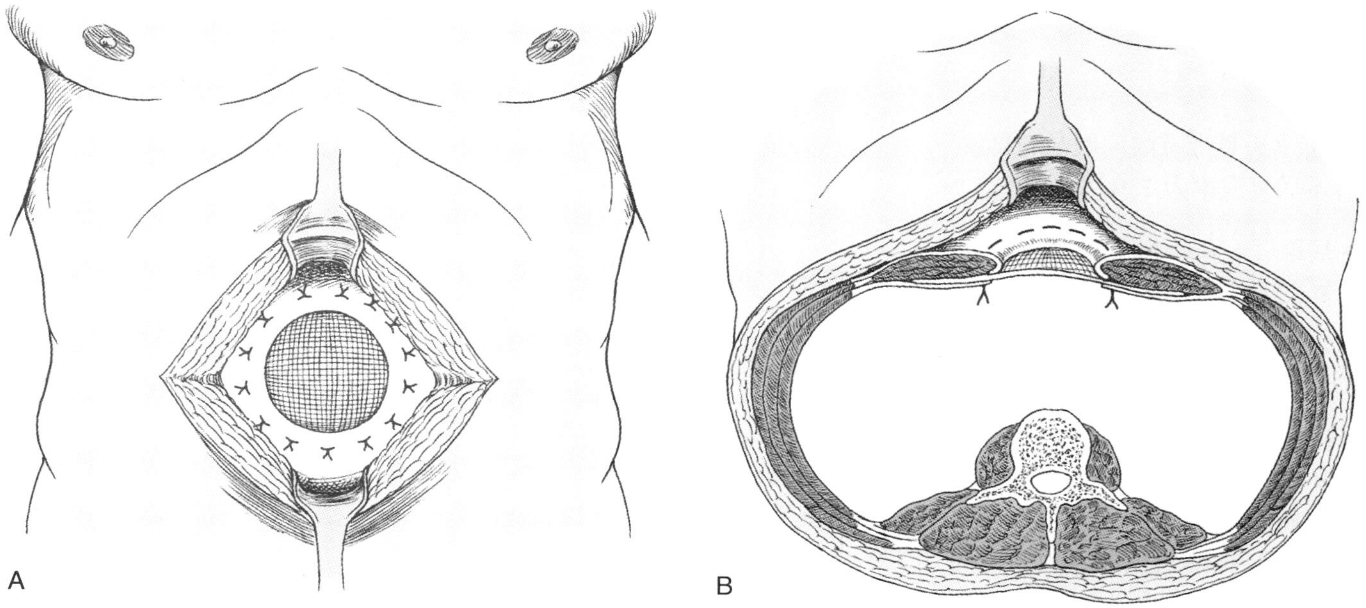

图 52–2　**Rives-Stoppa** 修补，将补片置于腹直肌和后鞘之间。**A**，前面观;**B**，矢状位观察补片经腹直肌固定。

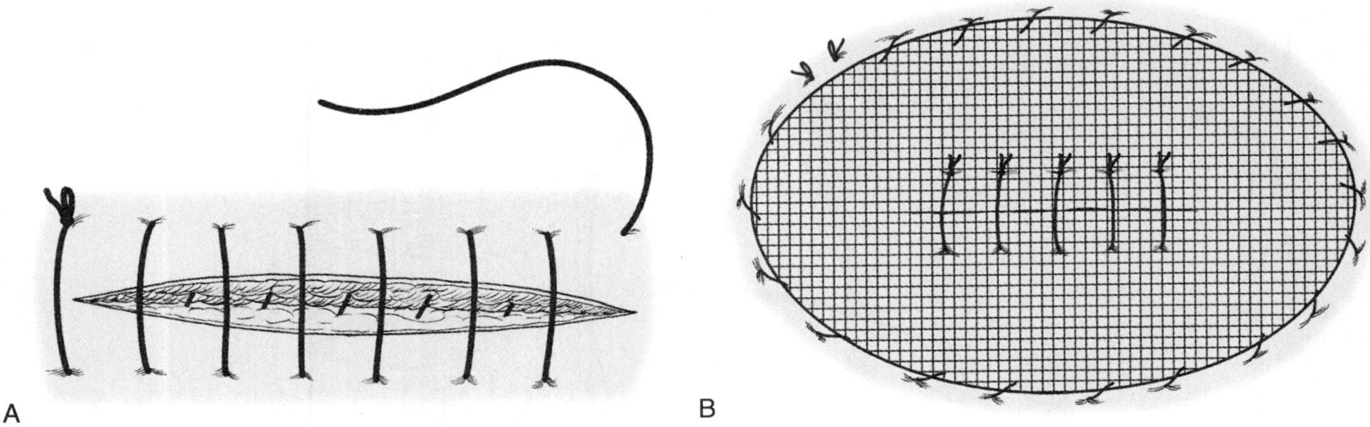

图 52–3 连续或间断缝合疝切口（A）伴上层补片修补，网片边缘缝合（B）。

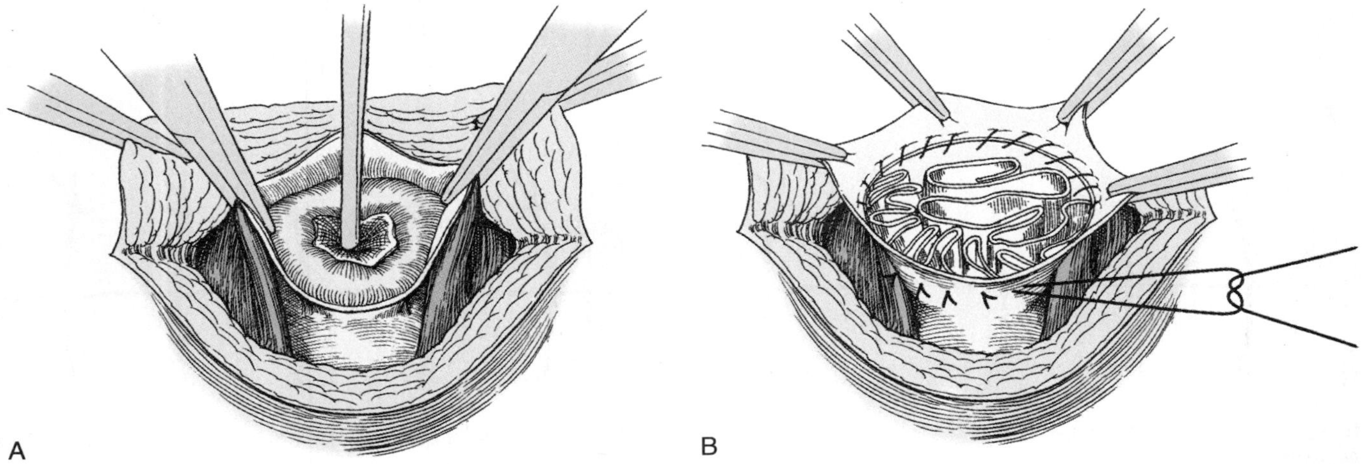

图 52–4 网塞修补。A，游离腹膜前间隙和缩小疝囊后，补片置于腹膜前间隙。B，网片缝合于筋膜边缘。

并发症

疝复发

术后最严重的问题是疝复发。不用补片的脐疝修补术后复发率为 13%[9]。

- **后果**

复发造成了手术失败。随后的手术困难增加，患者术后复发的风险也增加[10]。

3 级并发症

- **补救**

复发疝再修补时，在缝合修补的原来缺损处要考虑放置网片。如果最初手术为开放性，腹腔镜修补是一个选择，并且可以避免对瘢痕组织的解剖。另外，腹腔镜修补术后复发时所采用的开放式修补，可以避免腹腔内粘连，应该被腹腔镜手术经验不丰富的医生采用。

- **预防**

开放式修补术中，Mayo 术式由于其有 20% ～ 28% 的[12]较高的复发率而不被提倡采用[11]。脐疝和腹壁疝修补中使用网片能够将复发率降至 13%[9] ～ 1%[13]。在一份前瞻性随机对照研究中，将 200 例脐疝患者随机分为直接缝合修补与聚丙烯网片或网塞一期修补，平均随访 69 个月，复发率分别为 11% 和 1%。缺损直径大于和小于 3cm 者复发率相似（分别为 8% 和 5%）[14]。

对于脐疝和上腹壁疝，腹直肌鞘下层修补的复发率目前还没有报道，上层修补的报道也较少。下层修补需要广泛游离腹膜前间隙，在腹壁切口疝中复发率为 0%[15] ～ 10.4%[16]。而上层修补复发率为 2.5%[17] ～ 14.8%[18]，在一组病例数较少的报道中，复发率为 0。采

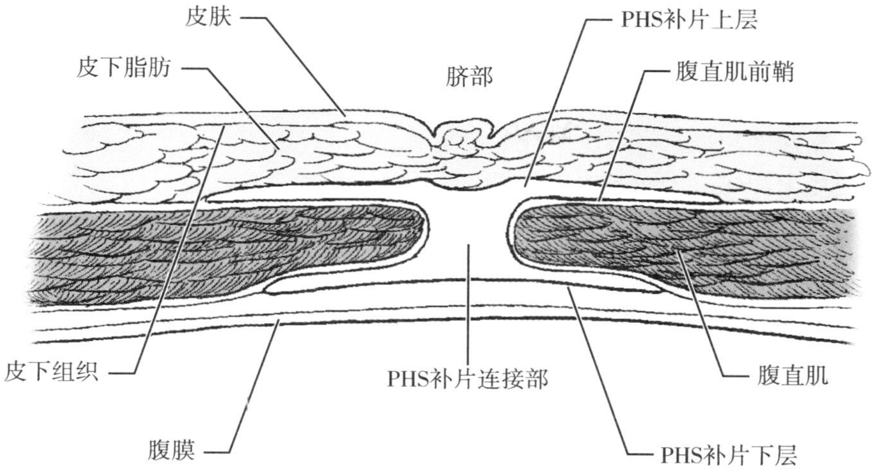

图 52–5 PHS 套装。补片下层置于腹膜前间隙，上层固定于前鞘。

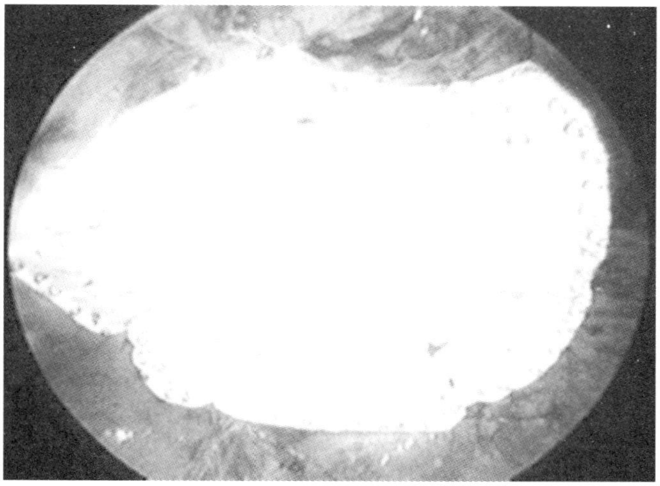

图 52–6 腹腔镜修补上腹疝，腹腔内植入聚四氟乙烯补片。补片四周除用钉夹固定外，每 6cm 用不可吸收缝线将其固定于腹壁。

用网塞修补，原发脐疝和上腹壁疝没有复发报道，复发脐疝再修补复发率为 2.3%，复发上腹壁疝再修补复发率为 0[20]。而采用 PHS 套装修补，复发率为 0[19，21]。

在缺损大于 3cm 的脐疝和上腹疝中，腹腔镜修补越来越多见。在两个随访少于 2 年的小宗病例研究中[22，23]，复发率为 0。没有数据显示肥胖与复发有任何关联[9]。

血清肿

开放性脐疝修补术的血清肿发生率为 2.9%，上腹疝为 3.5%[20]。而腹腔镜修补术出的血清肿发生率稍高，为 10%[22]。

- **后果**

患者会出现压痛和不适感。开放性手术和腹腔镜手术术后都可继发感染，最终导致去除补片和疝复发。抽吸或反复抽吸血清肿会使患者不适和烦心，并有导致细菌感染的风险。

2 级并发症

- **补救**

大多数血清肿经过治疗能够消失。有症状、较大和持续存在的血清肿需要抽吸，可能需要反复抽吸。慢性血清肿可能需要开放手术或腹腔镜手术处理，进行液体引流和去除假包膜。

- **预防**

对于开放性修补术需要广泛游离者主张放置皮下引流，预防积液和血清肿。也有学者推荐腹腔镜修补术后加压包扎 7 ～ 10 天[24]。引流管过早拔除会导致积液；但这要权衡引流时间过长有导致感染发生的可能。目前认为，在所有腹腔镜修补的患者中，有三分之一患者反复穿刺抽液比放置引流管安全。一项小规模研究显示，腹腔镜修补术中对疝囊进行烧灼可以预防血清肿的发生[25]。

感染

尽管有了预防性使用抗生素和麻醉技术方面的进步，脐疝和腹壁疝修补的腹腔镜手术和开放性手术的感染率分别为 3.3% 和 10%[22]。体型、糖尿病、免疫抑制、吸烟仍然是手术部位感染的危险因素。

- **后果**

术后发生的切口周围蜂窝织炎通常是自限性的，通过口服或静脉应用抗生素可以好转。如果没有注意到，可能会发展为深部切口感染。

1/2 级并发症

- **补救**

  在蜂窝织炎患者，推荐使用抗生素直到红肿消失、体温正常和白细胞正常。在没有使用补片的患者中，应行皮下或开放引流及使用抗生素。对于使用网片患者，应考虑开放引流去除网片；对于使用聚丙烯网片患者，可以考虑留置补片并对伤口进行从湿敷料到干敷料换药以及应用抗生素，所有的坏死组织都要进行清创。

- **预防**

  采用补片修补的高感染风险的患者推荐术前60分钟预防性使用抗生素[26]。要减少患者各种危险因素，切口术前要充分准备[26]。没有发现切口感染与肥胖有关联。

血肿

血肿的发生大多是腹腔镜修补时腹壁血管被套管针损伤所致。在开放性修补术中，血肿是由于游离皮下间隙时止血不佳所致。血肿也可以是腹腔脏器或肠系膜损伤导致的。

- **后果**

  血肿发生通常伴随手术部位疼痛、伤口感染、腹腔脓肿形成，需要再手术探查和输血。

  1/2级并发症

- **补救**

  大多数血肿处理后均会好转。血肿发展出现红细胞压积下降，则需要对手术部位再探查，结扎出血血管和恰当止血。血肿出现症状或感染需要进行引流。血肿液化后可以进行抽吸。

- **预防**

  术中必须对出血血管电灼或结扎。腹膜前间隙钝性分离可以导致出血。在切口缝合前要仔细探查、充分止血。

肠管损伤、腹腔脓肿、肠外瘘

腹腔镜分离过程中的浆膜损伤，腹腔内置入的聚酯或聚丙烯网片以及网塞移入腹膜腔，均可导致肠穿孔、术后腹腔脓肿形成和（或）延迟性肠外瘘。

- **后果**

  出现并发症后，网片去除和疝复发不可避免。需要切除病变肠管。

  3级并发症

- **补救**

  经皮穿刺引流腹腔脓肿，使用抗生素，稳定感染患者是应该采取的措施。疝修补术中肠管损伤或网片腐蚀所致的肠外瘘不会自行封闭。对于这些患者，下一步必须去除补片，切除病变肠袢。应该考虑用生物假体加固筋膜缺损，预防疝复发，但从长期来看没有显示其能够预防疝复发。

- **预防**

  应该避免腹腔内使用聚丙烯和聚酯网片，而只在腹膜前间隙使用。在腹腔镜修补术中必须使用聚四氟乙烯网片。新型材料如同种异体移植物和复合材料也可以考虑应用。在开放性手术和腹腔镜手术中，必须仔细探查任何可能出现的肠管损伤。

皮肤坏死

皮肤坏死极少发生，主要是因为皮瓣血供切断所致。

- **后果**

  小面积皮肤坏死是自限性的，面积较大则会出现继发感染或皮肤裂开。

  1/2级并发症

- **补救**

  小片皮肤坏死通常需要清创和局部换药。对于感染患者，按照前述方法处理。在网片暴露后，如果受累皮肤面积较大，在肉芽组织形成后可以考虑皮肤移植和皮瓣推进。

- **预防**

  在分离皮下组织时，要注意避免过多切断供血血管以免造成皮肤坏死。

终末期肝病和顽固性腹水患者的脐疝修补术

长期肝硬化和腹水患者中20%患有脐疝（图52-7）[27]。对于腹水患者，脐疝治疗方案有了较大进展。最初治疗包括非手术治疗，主要是担心食管静脉曲张导致出血。

- **后果**

  有时患者会出现脐疝自发破裂和腹水漏出。患者有两个主要问题需要处理，即破裂的脐疝和腹水。

  3级并发症

- **补救**

  对脐疝破裂的肝硬化腹水患者预防感染和充分的体

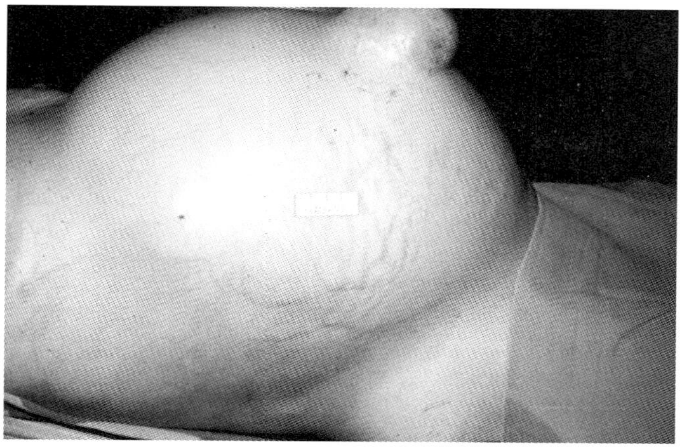

图 52-7 顽固性腹水患者出现脐疝，存在疝破裂的风险。

液和电解质补充至关重要。腹水处理近期采用经颈内静脉肝内门体分流术。而后再行脐疝修补术。

- **预防**

对患者恰当调整后，应该进行择期修补手术。在修补术前积极应用利尿药物控制腹水。对于顽固性腹水患者，一期修补手术可以与腹腔静脉分离术同时或分阶段进行[27]。最近，对顽固性腹水行脐疝修补术前，经颈内静脉肝内门体分流术已经取代了腹腔静脉分离术作为新的选择[28]。

（梁　阔　译）

参考文献

1. Muschaweck U. Umbilical and epigastric hernia repair. Surg Clin North Am 2003;83:1207–1221.
2. Jackson OJ, Moglen LH. Umbilical hernia: a retrospective study. Calif Med 1970;113:8.
3. Larson GM, Vandertoll MD. Approaches to repair of ventral hernia and full thickness losses of the abdominal wall. Surg Clin North Am 1978;60:40–42.
4. Lang B, Lau H, Lee F. Epigastric hernia and its etiology. Hernia 2002;6:148–150.
5. Nyhus LM, Pollack R. Epigastric, umbilical, and ventral hernias. In Decker BC (ed): Current Surgical Therapy. St. Louis: Mosby, 1992; pp 536–539.
6. SSAT Patient Care Guidelines. Surgical repair of incisional hernias. J Gastrointest Surg 2004;8:369–370.
7. Evidence mounts for lap umbilical hernia repair. Two hernia giants report their findings. Gen Surg News 2002;29:14–15. Available at www.generalsurgerynews.com (accessed October 2002).
8. Mayo WJ. An operation for the radical cure of umbilical hernia. Ann Surg 1901;34:276–278.
9. Holm JA, Heisterkamp J, Veen HF, et al. Long term follow-up after umbilical hernia repair: are there risk factors for recurrence after simple and much repair? Hernia 2005;26:1–4.
10. Flum DR, Horvath K, Koepsell T. Have outcomes of incisional hernia repair improved with time? A population based analysis. Am Surg 2003;237:129–135.
11. Bennett D. Incidence and management of primary abdominal wall hernias: umbilical epigastric and spigelian. In Fitzgibbons RJ Jr, Greenburg AG (eds): Nyhus and Condon's Hernia, 5th ed. Philadelphia: JB Lippincott, 2002; pp 389–398.
12. Celdran A, Bazire P, Garcia-Urena MA, et al. Hernioplasty: a tension free repair for umbilical hernia. Br J Surg 1995;82:371–372.
13. Arroyo SA, Perez F, Serrano P, et al. Is prosthetic umbilical hernia repair bound to replace primary herniorrhaphy in the adult patient? Hernia 2002;6:175–177.
14. Arroyo A, Garcia P, Perez F, et al. Randomized clinical trial comparing suture and mesh repair of umbilical hernia in adults. Br J Surg 2001;88:1321–1323.
15. Bauer JJ, Harris MT, Gorfine SR, et al. Rives-Stoppa procedure for repair of large incisional hernias. Experience with 57 patients. Hernia 2002;6:120–123.
16. Petersen S, Henke G, Freitag M, et al. Experiences with reconstruction of large abdominal wall cicatricial hernias using Stoppa-Rives pre peritoneal meshplasty. Zentralbl Chir 2000;125:152–156.
17. Kennedy GM, Matyas JA. Use of expanded polytetrofluoroethylene in the repair of the difficult hernia. Am J Surg 1994;168:304–306.
18. Leber GE, Garb J, Albert A, Reed WP. Long-term complications associated with prosthetic repair of incisional hernias. Arch Surg 1998;133:378–382.
19. Cafer P, Dervisoglu A, Senyurek G, et al. Umbilical hernia repair with the Prolene hernia system. Am J Surg 2005;190:61–64.
20. Muscharveck U. Umbilical and epigastric hernia repair. Surg Clin North Am 2003;83:1207–1221.
21. Perrakis E, Velimezis G, Vezakis A, et al. A new tension-free technique for the repair of umbilical hernia, using the Prolene hernia system—early results from 48 cases. Hernia 2003;7:178–180.
22. Wright BE, Beckerman J, Cohen M, et al. Is laparoscopic umbilical hernia repair with mesh a reasonable alternative to conventional repair? Am J Surg 2002;184:505–508.
23. Lou H, Patil NG. Umbilical hernia in adults. Surg Endosc 2003;17:2016–2020.
24. Chowbey PK, Sharma A, Khullar R, et al. Laparoscopic ventral hernia repair. J Laparoendosc Adv Surgl Tech 2000;10:79–84.
25. Tsimoyiannis EC, Siakas P, Glantzounis G, et al. Seroma in laparoscopic ventral hernioplasty. Surg Laparosc Endosc Percutan Tech 2001;11:317–321.
26. Barie PS, Eachempati SR. Surgical site infections. Surg Clin North Am 2005;85:1115–1135.
27. Belghetti J, Durand F. Abdominal wall hernias in the setting of cirrhosis. Semin Liver Dis 1997;17:219–226.
28. Fagan SP, Awad SS, Berger DH. Management of complicated umbilical hernias in patients with end stage liver disease and refractory ascites. Surgery 2004;135:679–682.

第 53 章

开放式一期缝合和网片疝修补术

Mary Hawn，MD

引言

剖腹手术后切口疝的发生率约为 10%。切口疝修补具有一定的挑战性，复发率仍然很高。切口疝的初次修补成功率最高；因此，手术方案必须慎重以取得最佳的效果[1]。减少复发可能性的重要因素是应用网片[2]。随机对照试验的长期随访结果显示，缝合修补的复发率为 62%，而补片手术复发率为 32%。对于小的缺损（< $10cm^2$），补片效果更好，两种手术方法的复发率分别为 67% 和 17%。这充分说明，即使缺损小也应该采用补片修补。然而，补片手术使得并发症的发生率增加两倍，如补片感染和瘘管形成[3]。所以，认识补片所致的并发症增加的相关因素非常重要。

对于有补片禁忌证的患者，不用补片修补技术而一期缝合筋膜边缘仍然被采用。目前有许多不同的补片修补技术，这些技术可以分为三类：①腹腔内（underlay），②筋膜间（interlay），③筋膜上（overlay）。我们正在进行一项切口疝修补的研究，三种手术方式均等地被采用。由于结果还没有出来，我们不能评论哪一种方法更好。

适应证

● 切口疝

术前考虑事项

1．误诊。腹腔脏器突出很难与疝鉴别，特别是肥胖患者。
  a．腹直肌分离。腹白线上部中线变薄。
  b．一侧腹腔脏器突出。最常见于肾切除术的侧腹部切口和腹外斜肌的去神经后。CT 扫描对于诊断腹腔脏器突出很有帮助。
2．外科手术病史
  a．肿瘤史
    i．患者是否需要再分期？手术中是否需要取活检？
  b．造口的存在
    i．能否还纳？如果能，这些患者应该评估是否同时可行造口翻转术。
    ii．术前行肠管准备。
  c．补片置入病史
    i．回顾手术史，了解补片的位置和类型。
3．补片使用的禁忌证
  a．已有感染灶。只要可能，疝修补前要确实处理感染灶。感染灶增加了切口感染和手术失败的机会（图 53–1）。
  b．同时行肠道手术。这是相对禁忌证。如果为择期手术，并且进行了术前准备，补片置入会相对安全[4]。
4．影响手术效果的可改变因素
  a．前列腺病变。有前列腺病变病史的患者复发几率高[2]。虽然没有研究来评价治疗效果，但择期手术前对前列腺病变进行评估似乎更合理。
  b．戒烟。吸烟使手术切口感染的几率加倍[5]。切口感染造成了切口疝 50% 以上的复发率[3]。如果患者有高危因素，术前应该考虑戒烟。
  c．肥胖。肥胖是切口感染和疝复发的危险因素。如果一个患者没有其他原因而手术失败，那么术前就应该考虑减轻体重。
5．影响手术效果的不可改变因素
  a．腹主动脉瘤的病史。这类患者疝复发率增加四倍[2]。
  b．长期使用类固醇药物使术后切口感染的发生率增加四倍[5]。

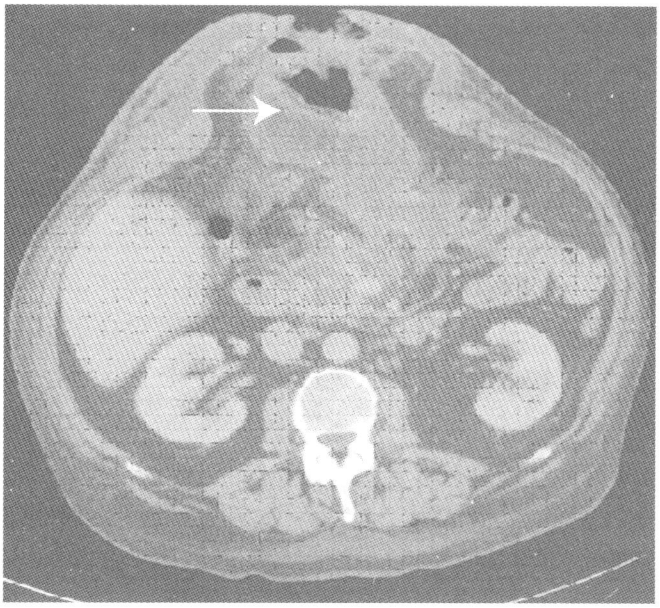

图 53–1　切口疝伴有感染，箭头所示为感染的胰周积液。

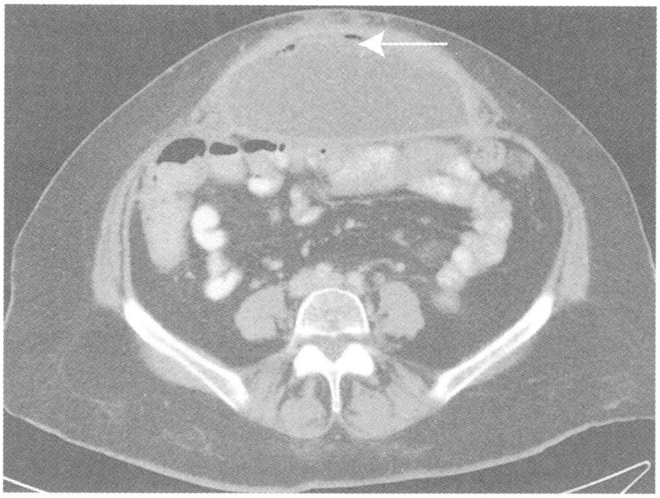

图 53–2　补片假体感染。气泡（箭头）出现于补片周围的积液中。

手术步骤

步骤 1　患者准备
步骤 2　切除陈旧瘢痕
步骤 3　从皮下组织中剥离疝囊
步骤 4　辨别筋膜边缘和提起皮瓣
步骤 5　还纳疝内容物，必要时锐性分离
步骤 6　置入补片或复合材料
步骤 7　引流皮下间隙
步骤 8　缝合皮肤

手术操作

患者准备

伤口感染

- **后果**

伤口感染是切口疝修补严重的并发症。术后伤口感染能够导致 80% 的疝复发率[3]。而且，一旦补片也被感染，通常需要取出（图 53–2）。

2/3 级并发症

- **补救**

伤口需要开放引流脓液。如果感染累及补片，特别是聚四氟乙烯补片，应该将补片取出行一期筋膜缝合或采用可吸收补片。

- **预防**

术前使用抗生素。随机研究显示，单剂量术前抗生素能够降低切口疝术后切口感染的发生率[6]。抗菌谱通常覆盖革兰阳性菌就足够，除非术中计划切除肠管。皮肤贴膜的使用能够限制假体与皮肤的直接接触[7]。

筋膜边缘的界定

遗漏同时存在的缺损或补片与筋膜没有充分重叠。

- **后果**

切口疝术后疝复发率仍然较高。常见的原因是初次手术时没有修补所有的缺损，或者补片没有充分覆盖缺损[2]（图 53–3）。

3 级并发症

- **补救**

复发疝可能需要手术治疗。复发疝修补的成功率不高，而且伴随较高的并发症[1]。

- **预防**

皮下四周要充分游离出距离疝缺损至少 3 ～ 5cm，以显露出健康筋膜。如果采用下层修补，腹膜下方的粘连松解至少要松解到距离疝缺损 5cm。还要触诊缺损的周围以保证没有其他伴随的缺损遗漏。

粘连松解和疝内容物复位

肠切开或浆膜损伤

- **后果**

肠管可能位于皮下组织中，电灼所致的热损伤能够

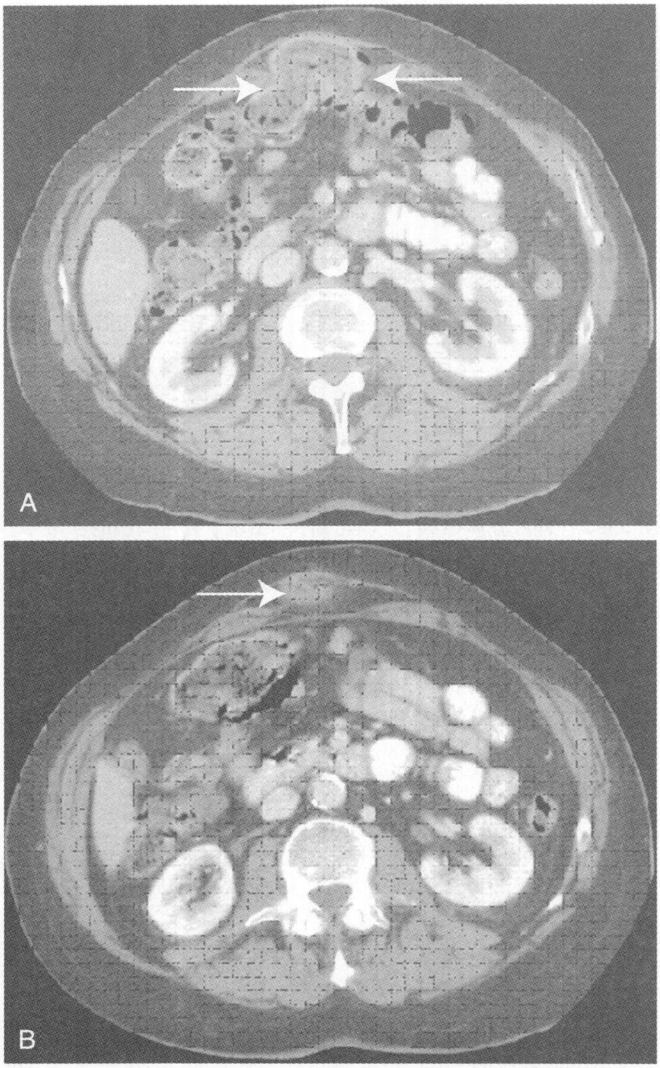

图 53–3 A，补片修补术后复发切口疝。显示完整的补片上层（箭头）。B，筋膜和补片之间嵌顿肠管（箭头）。

增加术后肠瘘的发生。未被识别的肠切开可能导致脓毒症和死亡。对肠切开的修补增加了手术操作的复杂性和疝补片感染的机会。

3/4 级并发症

- **补救**

关腹之前，所有的肠管都要仔细探查，排除肠管损伤和浆膜损伤的可能。

- **预防**

主张锐性分离肠管粘连。避免电灼分离紧密的肠管粘连以预防热损伤。积极处理裂开的肠管和损伤的肠管浆膜。如果出现一小段肠管多处裂口或裂口部分超过这段肠管 50%，就应该考虑切除这部分肠管。

肠外瘘

- **后果**

肠瘘在补片修补手术中更多见一些，发生率大约 2% 到 4%[3]。肠瘘同时合并腹壁疝较难处理，将在本章后半部分详述。

- **补救**

所有涉及假体置入的肠外瘘都需要取出假体再行修补。如果是远端小肠瘘或累及结肠，则可以采用造口装置处理，也可以考虑保守治疗。

- **预防**

肠外瘘被认为是补片假体与肠管粘连腐蚀所致。所以，网膜、腹膜或筋膜应该置于肠管和补片之间。如果没有可能做到这点，那么扩大的聚四氟乙烯补片可能具有最低的肠瘘发生率[8]。

补片的置入

补片至皮肤的瘘

- **后果**

补片与皮肤之间的慢性窦道给患者带来不适，但不一定非要去除补片（图 53–4）。

1/2 级并发症

- **补救**

可以使用一段时间的抗生素，通常能够有效减少伤口的引流量。应该探查窦道，并去除不合适的补片。

- **预防**

关闭切口之前，应该切除陈旧瘢痕以及薄弱或无活性的皮肤。局部皮肤坏死能导致补片暴露和慢性窦道形成。

关闭伤口

血清肿形成

- **后果**

血清肿能够导致患者疼痛和不适。也会影响美观。有时，血清肿能够形成感染，需要积极地处理（图 53–5）。

1/2 级并发症

- **补救**

临床上通常采用抽吸来处理。腹带的应用可以减少血清肿的发生。抽吸时要保证无菌条件，减少继发感染。

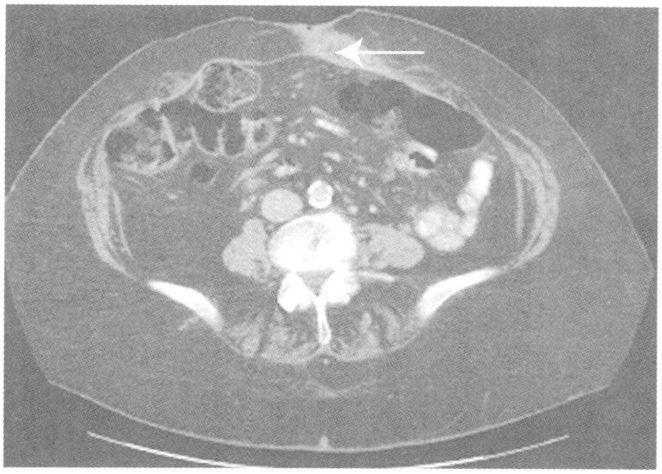

图 53–4　补片窦道。局部补片感染（实心箭头）导致窦道持续存在。筋膜边缘（虚线箭头）显示补片大部分已经融合生长并且没有感染。

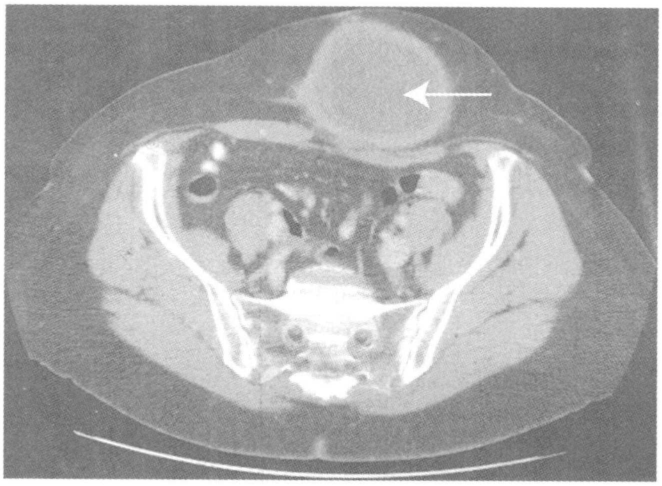

图 53–5　切口疝一期修补术（箭头）后皮下血清肿形成。积液抽吸并且保持无菌。放置皮下引流使积液消失。

- 预防

切除皮下疝囊，关闭切口前仔细止血。在游离皮瓣时要放置引流。采用闭式引流系统以减少感染的发生。应用腹带减少血清肿形成。

切口疝修补时的特别注意事项

伴发肠梗阻时急诊修补

肠梗阻或肠绞窄患者的切口疝修补具有很大的挑战性。任何失活的肠管都应该切除。如果涉及的是小肠，而且患者情况稳定，可以考虑一期吻合。如果是大肠而且患者情况不稳定，可以行造瘘术。如果术野污染，可以用或不用可吸收补片一期缝合。如果由于缺损过大或肠管扩张导致张力过高，可以采用补片修补预防筋膜裂开。如果术中发生肠管破裂或肠切除，肠管需要隔离以保护切口。如果裂口修补恰好在切口或补片修补处，那么肠外瘘发生的可能性较大。

偏离中线疝

该种疝修补的挑战性包括：①显露缺损，②处理术中并发症的能力，③寻找合适的组织以保证修补（图 53–6）。偏离中线的腹侧部疝修补最好的体位是卧位，而曾经行胆囊切除或造瘘术部位的疝修补体位是仰卧位。侧腹部疝修补往往需要将补片固定于肋弓或髂嵴。可以采用 MiTek 螺钉将补片固定于骨性结构上。

腹腔空间缺失和（或）腹壁缺失

大量腹腔脏器慢慢进入疝囊，就会造成腹腔空间

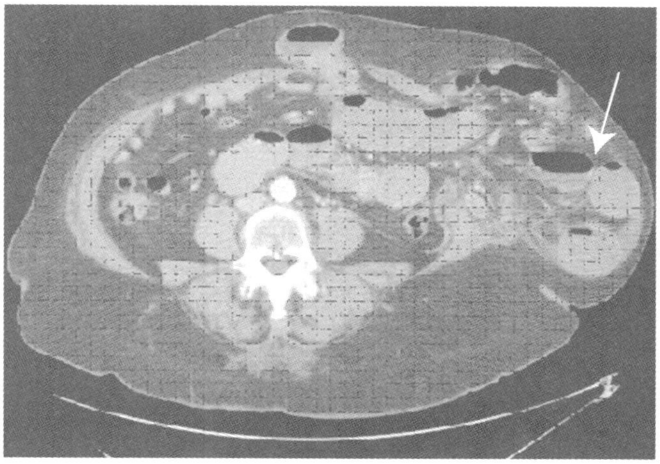

图 53–6　偏离中线的切口疝伴随部分腹壁缺失（箭头）。

缺失（图 53–6）。疝修补时还纳这些腹腔脏器会增加腹腔压力。这样会造成修补张力过高，疝裂开风险增加以及膈肌压力增加导致的肺顺应性下降。筋膜修补前应该检测气道峰值压力，帮助判断术后是否存在肺顺应性风险。同样，由于筋膜炎或者肌肉回缩所致的腹壁缺损，需要充分游离皮瓣以分离出足够的筋膜边缘进行修补。

瘘

肠外瘘明显增加了腹外疝修补的复杂性，所有影响关瘘的因素必须要考虑到。经常见到的情况是异物（特别是以前的补片）或由于筋膜缺乏造成的短瘘管。假体存在时不关闭瘘管，除非取出假体和瘘管修补时。尽量尝试采用肌肉或筋膜直接进行瘘管修补，否则成

功率很低。成分分离是一个可以提供自体肌肉和（或）筋膜组织的方案。

如果瘘管位于肉芽组织中部而没有补片或远端梗阻，可以考虑采用皮瓣修补瘘管[9]。这种腹壁外修补瘘管的方法具有很高的成功率，但这并不是指疝修补。我们成功地采用这一方法给一位腹壁严重缺损而没有远端梗阻的患者进行了关瘘手术（图 53-7）。这一技术的基础是将一个短的上皮化的管道转化为一个长的管道。我们也采用了腹直肌和股直肌旋转皮瓣。我们游离了瘘管和腹壁缺损周围的皮瓣。我们保持瘘管边缘组织新鲜，并留置了荷包缝线。然后经皮肤和肌肉放置 14 号红色橡皮管进小肠，而后留置引流 2 周。如果成功，拔除管后窦道就关闭了。

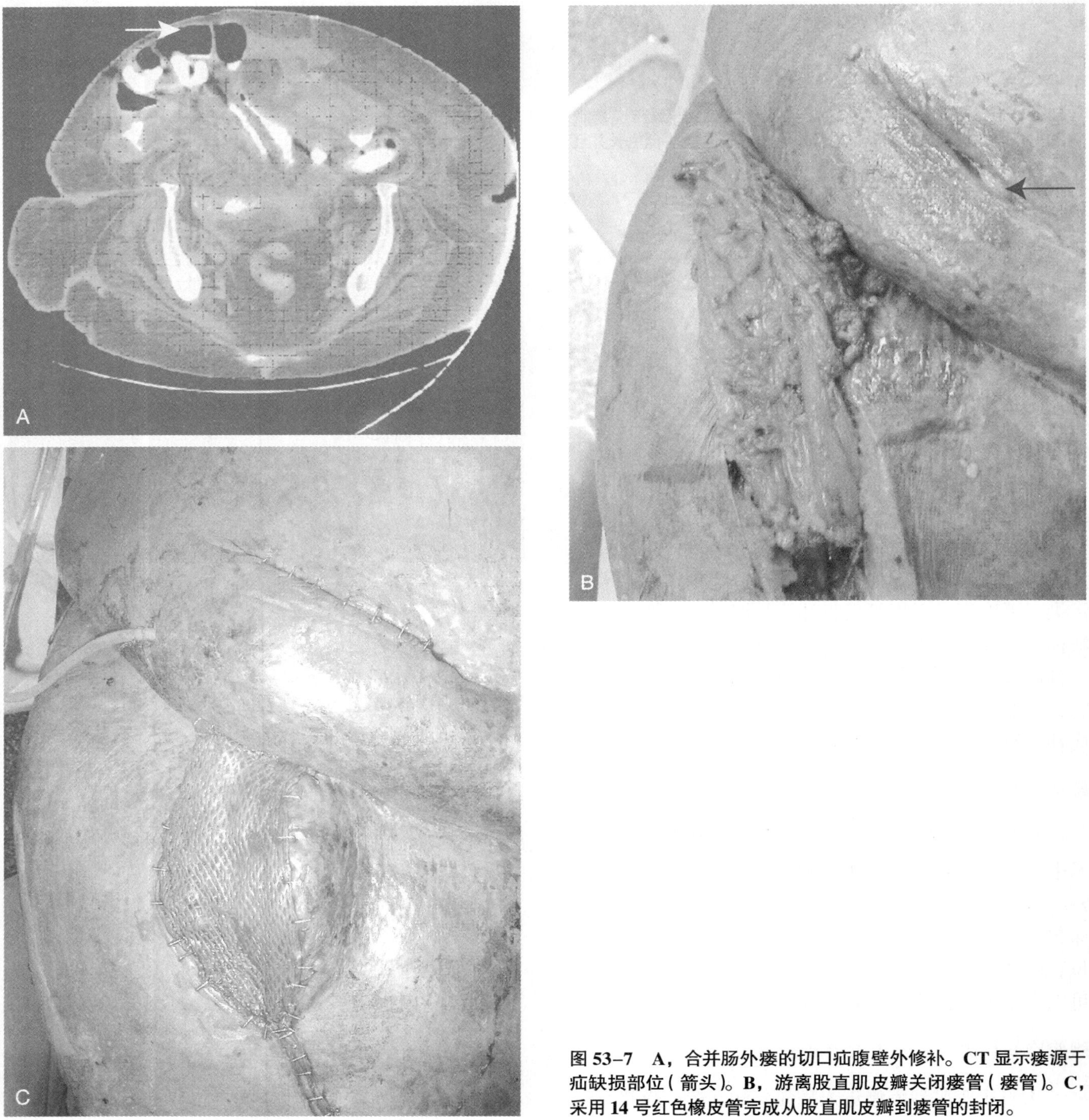

图 53-7 A，合并肠外瘘的切口疝腹壁外修补。**CT** 显示瘘源于疝缺损部位（箭头）。**B，**游离股直肌皮瓣关闭瘘管（瘘管）。**C，**采用 **14** 号红色橡皮管完成从股直肌皮瓣到瘘管的封闭。

小结

总之，切口疝修补是常规的手术。目前修补技术没有金标准。切口疝修补时的并发症或作为修补所带来的结果，为随后的处理提出了挑战。

（梁 阔 译）

参考文献

1. Flum DR, Horvath K, Koepsell T. Have outcomes of incisional hernia repair improved with time? A population-based analysis. Ann Surg 2003;237:129–135.
2. Luijendijk RW, Hop WC, van den Tol MP, et al. A comparison of suture repair with mesh repair for incisional hernia. N Engl J Med 2000;343:392–398.
3. Burger JW, Luijendijk RW, Hop WC, et al. Long-term follow-up of a randomized controlled trial of suture versus mesh repair of incisional hernia. Ann Surg 2004;240:578–583; discussion 583–585.
4. Geisler DJ, Reilly JC, Vaughan SG, et al. Safety and outcome of use of nonabsorbable mesh for repair of fascial defects in the presence of open bowel. Dis Colon Rectum 2003;46:1118–1123.
5. Finan KR, Vick CC, Kiefe CI, et al. Predictors of wound infection in ventral hernia repair. Am J Surg 2005;190:676–681.
6. Abramov D, Jeroukhimov I, Yinnon AM, et al. Antibiotic prophylaxis in umbilical and incisional hernia repair: a prospective randomised study. Eur J Surg 1996;162:945–948; discussion 949.
7. French ML, Eitzen HE, Ritter MA. The plastic surgical adhesive drape: an evaluation of its efficacy as a microbial barrier. Ann Surg 1976;184:46–50.
8. Diaz JJ Jr, Gray BW, Dobson JM, et al. Repair of giant abdominal hernias: does the type of prosthesis matter? Am Surg 2004;70:396–401; discussion 402.
9. Kearney R, Payne W, Rosemurgy A. Extra-abdominal closure of enterocutaneous fistula. Am Surg 1997;63:406–409.

第 54 章

腹腔镜切口疝修补术

Parag Bhanot，MD

引言

开腹手术后出现切口疝并发症的发生率约 20%[1]。虽然开放修补有多种方法，但都伴有较高的复发率和因广泛组织剥离造成的与切口相关的并发症[2, 3]。微创外科技术的发展使得腹腔镜在切口疝修补中得到应用。许多研究显示腹腔镜修补比开放修补具有更高的成功率和更低的并发症发生率[4–7]。

自从 1992 年首次文献报道以来，腹腔镜腹壁疝修补术（laparoscopic ventral hernia repairs，LVHR）效果良好的例数显著增加。虽然其并发症发生率较开放修补减少，但其并发症仍然是一个值得关注的问题，特别是对经验欠缺的医生。Heniford 及其同事[8]报道了一组 850 例手术患者总的并发症发生率为 13.2%。

适应证

- 疝缺损 4cm 或更大
- 复发疝
- 多发疝
- 病态肥胖患者

禁忌证

绝对

- 术者无手术经验
- 不能耐受全麻
- 不能耐受手术
- 进展性的心肺疾病
- 未纠正的凝血异常
- 门脉高压并腹壁静脉曲张

相对

- 伤口感染
- 腹壁缺损
- 严重腹腔粘连

手术步骤

尽管 LVHR 修补术式各不相同，但手术步骤基本固定。

步骤 1　患者准备及体位
步骤 2　入腹
步骤 3　安置套管针
步骤 4　分离粘连
步骤 5　还纳疝内容物
步骤 6　评价腹横筋膜缺损
步骤 7　补片选择和准备
步骤 8　固定补片
步骤 9　拔除套管针，缝合筋膜

手术操作

入腹和安置套管针

套管针穿刺损伤

可以采取开放或闭合方式穿刺入腹。入腹过程中可能发生许多并发症，因为相当多的患者可能已经经历了数次腹部手术。套管针的数量由许多因素决定，包括粘连范围、疝的大小和位置。套管针的位置距离筋膜缺损至少 5cm，保证网片能够充分覆盖筋膜（图 54–1）。

套管针穿刺损伤已经在第 I 部分第 7 章“腹腔镜手术”中讨论过。

粘连松解

肠损伤

粘连松解是手术中最具难度和挑战性的部分。尤

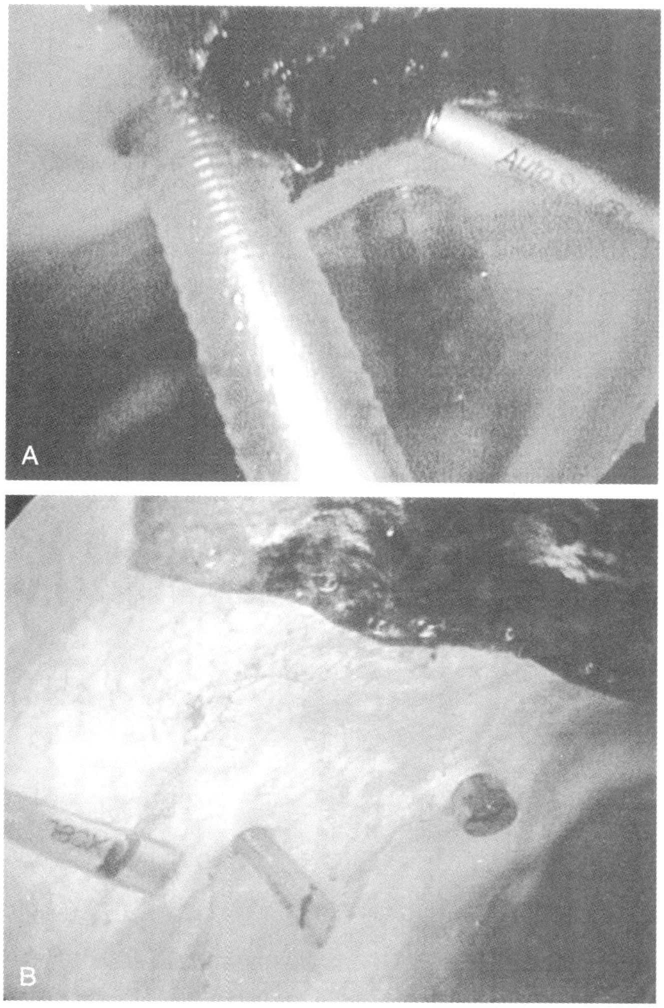

图 54–1 A，尽管补片已经适当裁剪，补片能够充分覆盖缺损，但是由于补片边缘与 5mm 套管针重叠，所以补片固定仍不完善。B，套管针放置在距离筋膜缺损适当的位置，以保证补片周围的固定（见彩图）。

其是有多次手术史和（或）放置过补片的患者。Soper 等报道 121 例患者中有疝修补手术史者肠损伤的发生率为 11.4%，而初次手术者的为 0[9]。

- **后果**

  肠损伤后因为影响了补片的放置而使手术陷入困境。这取决于污染程度和肠管损伤的部位。被遗漏的肠管损伤会带来灾难性的后果导致腹腔脓肿。

  3/4/5 级并发症

- **补救**

  肠损伤修补的方式主要取决于术者的经验和污染的程度。中转开放修补不能认为是手术失败。另外，可以行小切口做肠修补，而后再行腹腔镜疝修补。随着手术大夫经验的积累，腹腔镜肠修补就能完成。

- **预防**

  对所有粘连的完整观察至关重要，以确定肠管是否与腹壁粘连（图 54–2A）。这通常需要变换镜头孔的位置。应该建立一个腹壁和粘连带之间安全分离的平面。大部分分离都应该采用非电源性方法，如超声刀等，特别是分离与腹壁的粘连时，以避免热损伤（见图 54–2B 和 C）。如果是致密粘连，切断疝囊或粘连筋膜可能对松解粘连有帮助（图 54–2D）。术者应避免直接钳夹肠管，而可以利用周围粘连进行牵拉。

出血

少量出血可以有许多来源。然而，大量出血较少见且通常在术中就被发现。出血主要来源于广泛剥离后的腹壁表面裂伤、腹壁血管如腹壁下血管损伤或粘连带中的较大血管损伤。

- **后果**

  术后大出血极为少见，需要输血的发生率少于 2%。

  1 级并发症

- **补救**

  腹壁出血可以通过直接压迫和（或）缝扎血管止血。粘连中的或网膜中的大血管可以用超声刀或钛夹止血。

- **预防**

  粘连和腹膜之间的无血管平面的建立将防止盲目分离进入腹壁肌肉。安置套管针和缝合固定前尽可能在透光下观察腹壁血管。但对于肥胖患者可能无法做到。分离前对于所有粘连都要仔细探查粗大血管是否存在（图 54–3）。

还纳疝内容物

肠损伤

多数情况下，疝内容物都能顺利还纳。但对嵌顿肠管的过多操作可能导致肠损伤。

- **后果**

  见前面“粘连松解”一节。

  3/4 级并发症

- **补救**

  见前面“粘连松解”一节。

- **预防**

  当肠管嵌顿于疝缺损处时，还纳疝内容物以避免张

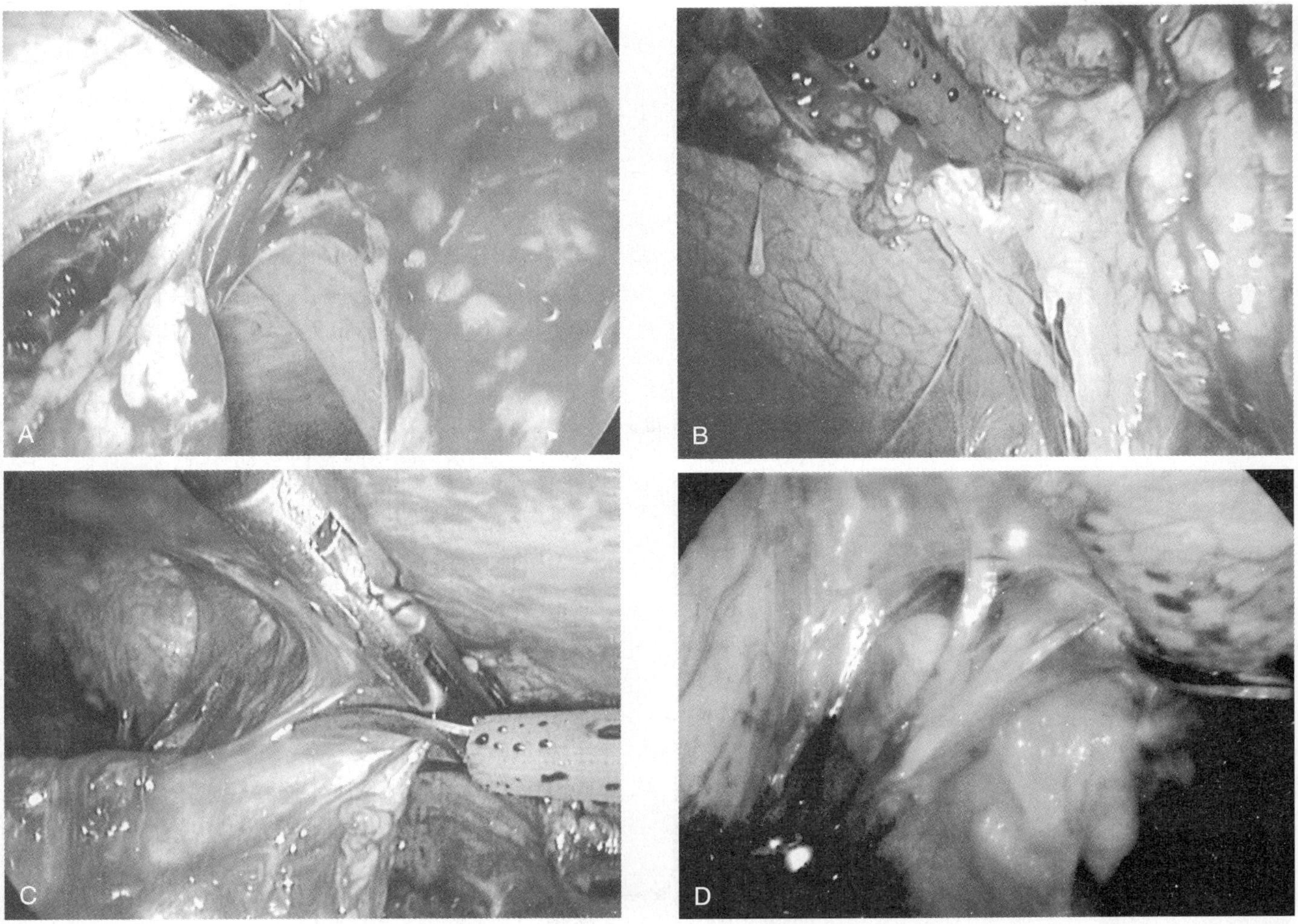

图 54–2 A，除了网膜与前腹壁粘连（这能够通过钝性分离分开）外，还可见小肠袢位于筋膜缺损内。B，大部分粘连分离都能通过锐性分离完成，不必采用电灼。在腹膜和血管之间分离出一个无血管平面。C，由于粘连的分离靠近肠管，对电剪尖端的观察非常重要，如这张照片所示，潜在的损伤显而易见。使用超声刀能够对肠壁产生明确的热损伤。D，如果粘连较多或粘连致密，从边缘切开疝囊，并且还纳与腹膜粘连的疝内容物会更安全些。常规情况下，这不是必需的，疝囊可以留在原位（见彩图）。

力过高非常重要。使用无创钳能够避免浆膜损伤。如果疝内容物无法还纳，可以采用外部手法压迫。上面两种方法都未成功的患者，可以采用沿肠壁浆膜边缘锐性分离协助还纳。也可以在疝上方腹壁处行小切口。如果可能有肠管损伤以及可以从腹壁外进行肠管探查时，这是非常有用的方法。

补片的选择和准备

补片感染和（或）暴露

- 后果

据美国食品药品监督管理局（Food and Drug Administration，FDA）报道，补片感染大约占所有不良事件的 40% 以上[40]。感染导致的后果与感染来源、感染程度和补片类型有关。暴露的补片被认为是污染的，也包括在此情况内。

3/4/5 级并发症

- 补救

如果感染是由于遗漏的肠损伤造成的，患者就需要二次手术[11, 12]。损伤需要探查和修补，而后切除污染的补片。可以采用腹直肌筋膜皮瓣和（或）放置可吸收补片进行腹壁重建[13]。补片感染如果不是继发于肠管损伤，需要根据补片的类型进行处理。两类补片修补可以采用，聚丙烯或扩大的聚四氟乙烯（expanded polytetra uoroethylene，ePTFE）。有几个中等规模的研究对前者的优点进行了描述[14–17]。聚丙烯补片能够抵抗细菌繁殖，与肌体组织相融合。这就是能够通过长时间使用抗生素和（或）脓肿引流保留补片的原因。然而，如果出现补片移位或瘘管，

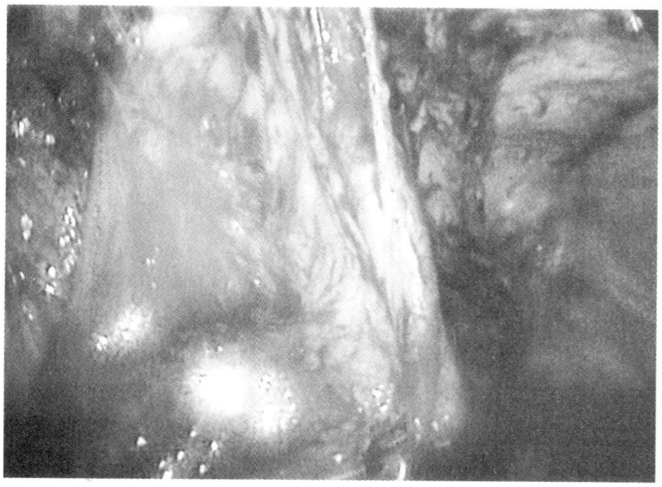

图 54–3　与粘连的肠管相邻的部分，也有一个较大的血管从系膜分出来。这个血管需要在分支到腹壁前结扎，以避免出血影响分离（见彩图）。

就需要取出补片。ePTFE 补片不能够采用非手术方法处理而需要去除。只有 Kercher 的一例个案报道了 ePTFE 补片感染经过处理，而没有去除补片 [18]。

- **预防**

最重要的预防措施是严格的无菌操作。手术小组成员要时刻注意，术野及补片在放之前不能被污染。术前的远处感染灶，如肺炎、泌尿道感染或开放的皮肤感染都应该在术前说明并且处理。尽管目前疝手术是否静脉使用抗生素仍然存在争论，作者认为这点非常重要，并且与许多随机对照研究结论相一致 [19–22]。最后，虽然缺乏一级证据，但是作者认为手术贴膜对于防止皮肤和补片之间的细菌移位至关重要。

肠外瘘

- **后果**

大宗的研究报道肠外瘘的发生率少于 1%，多数是个别的个案报道 [23, 24]。后果包括补片感染、腹腔脓肿、脓毒症和死亡。

3/4/5 级并发症

- **补救**

肠瘘处理应遵循外科原则进行患者复苏和控制脓毒症。最终处理还要考虑补片的感染。手术包括开腹探查、补片切除、肠瘘修补和腹壁缝合等措施（图 54–4）。

- **预防**

除了前面所说的防止肠管损伤的预防措施外，其他外科原则也要坚持。任何与内脏不能直接接触的特殊成分的补片，都不能直接放置到肠管表面。某些补片类型，如 Marlex 或聚丙烯补片，非常容易形成粘连，导致补片腐蚀进入肠管形成瘘管 [25, 26]。

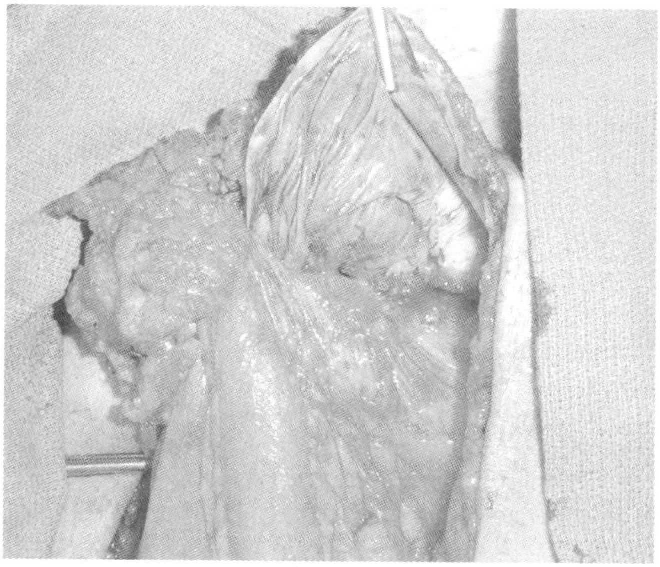

图 54–4　探查时，补片和其下方的小肠之间的腐蚀部位显而易见，黏膜和胆汁样内容物漏到了周围组织。补片切除后行小段肠管切除和腹壁交替缝合。这种情况下永久补片的使用是绝对禁忌的（见彩图）。

补片固定

疝复发

- **后果**

腹腔镜修补后的疝复发与许多因素有关：缺损的大小、手术时间长、疝修补手术史、病态肥胖和高并发症 [8]。患者会出现与最初相似的症状，如腹痛、疝突出和（或）嵌顿。与开放性修补不同，长期随访报道的腹腔镜术后复发率较低，大约为 5% [27, 28]。多数复发是由于手术技术原因而且能够避免的。

3/4 级并发症

- **补救**

有症状的疝复发患者，第二次腹腔镜疝修补被认为是合理的。而且需要对再放置的补片恰当地固定和钉夹。

- **预防**

许多重要的技术因素能够确保低复发率。对腹壁完整的观察和清楚辨别所有筋膜缺损非常重要（图 54–5）。腹腔镜比开放手术能够发现多处缺损，这一优点可能是其复发率低的原因。测量缺损大小后，补

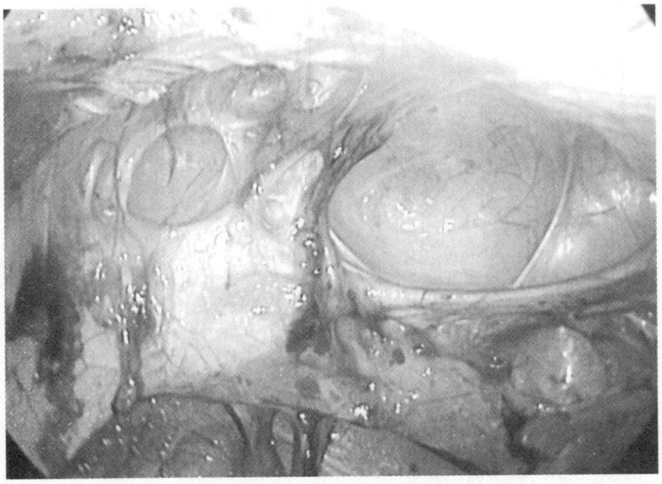

图 54–5 沿正中切口全长的筋膜缺损，可见典型的瑞士硬奶酪征。每一个未发现的筋膜缺损最终都会导致“疝复发”。补片大小应超过所有缺损的最大径（见彩图）。

片大小应该超过缺损边缘至少 3 cm。对于缝合固定虽然还存在争论，作者以及大宗病例研究报道认为，这一步骤不能够省略[29-31]。根据筋膜情况，应该每 5cm 进行缝合并且作为第一层缝合。在缝合之间的钉夹作为第二层缝合。补片的类型也对复发率有一定影响，因为与补片挛缩有关。对补片挛缩的评价显示，ePTFE 补片比其他补片更具有显著挛缩性[25]。

其他并发症

肠梗阻

广泛粘连分离或有较大筋膜缺损的患者，可能发生术后肠梗阻。不要过早进食以减少腹胀和呕吐。即使没有肠切除，也需要鼻胃管进行减压。对肠管减少不必要的操作是唯一的预防措施。

1 级并发症

血清肿

术后血清肿大约在 10% 患者中发生[11]，占所有并发症的 40%[9]。大部分血清肿的发生与缺损大、补片与上层皮肤之间存在死腔有关。大多数没有症状而能自行缓解[32]。有症状和持续存在的血清肿需要在无菌条件下抽吸。适当的补片和固定能够预防多余的死腔和液体积聚。腹带并没有被证实能够减少血清肿的发生和大小。

1/2 级并发症

缝合部位疼痛

除了套管针部位的切口疼痛，患者还可能出现经腹缝合部位的疼痛，这与组织和神经受压有关。在多数患者，疼痛会随时间而逐渐缓解，可以用麻醉药物和（或）非甾体类抗炎药物治疗。对于严重和持续的疼痛，注射局麻药可能是必要的和有效的[33]。依据固定的缝线数目，如果缝线下方有压痛，并且手术医生认为补片与腹壁组织融合的时间已经足够，可以拆除该处缝线。

1/2 级并发症

补片向膀胱移位

许多文章描述了腹腔镜腹股沟疝修补后补片移位到膀胱的情况。除了 Heniford 在其大宗病例报道中描述的以外，有一例个案报道了 LVHR 后出现的相同并发症[8, 34]。膀胱瘘需要再手术修补而不必弄清其发生的确切原因。在进行低位腹壁切口疝修补时，术者必须熟悉盆腔解剖，避免缝合或钉夹重要结构。当筋膜缺损扩展到耻骨上区域时，腹膜被分离和解剖至耻骨处，沿着膀胱向后移位。这样就能显露双侧 Cooper 韧带，以便固定下方补片而不损伤膀胱。推荐使用三向 Foley 导尿管。

3/4 级并发症

螺旋钉所致小肠穿孔

螺旋钛钉常规用于腹壁疝修补术中。因为螺旋钉突出导致的小肠穿孔极为少见，一例个案报道了术后两周发生的这种情况[35]。这类并发症的处理在肠损伤一节已经描述过。术者必须确定钉子与腹壁垂直，这样才能恰当地固定在腹壁（图 54–6）。任何松动或脱

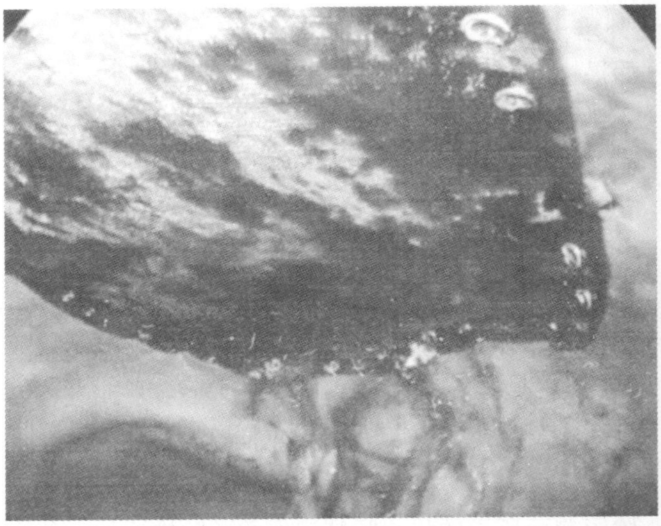

图 54–6 四个象限都缝合后，周围固定螺旋钉。这些 4mm 钉在钩住下方肠管处要与补片齐平，不能过分突出（见彩图）。

落的钉子都要去除。

3/4/5 级并发症

（梁 阔 译）

参考文献

1. Winslow ER, Fleshman JW, Birnbaum EH, et al. Wound complications of laparoscopic versus open colectomy. Surg Endosc 2002;16:1420–1425.
2. Luijendijk RW, Hop WC, van den Tol P, et al. A comparison of suture repair with mesh repair for incisional hernia. N Engl J Med 2000;343:392–398.
3. Burger JW, Luijendijk RW, Hop WC, et al. Long-term follow-up of a randomized controlled trial of suture versus mesh repair of incisional hernia. Ann Surg 2004;240:578–585.
4. LeBlanc KA, Booth WV, Whitaker JM, et al. Laparoscopic incisional and ventral herniorrhaphy in 100 patients. Am J Surg 2000;180:193–197.
5. Carbajo MA, Martin del Olmo JC, Blanco JI, et al. Laparoscopic approach to incisional hernia. Surg Endosc 2003;17:118–122.
6. Rosen M, Brody F, Ponsky J, et al. Recurrence after laparoscopic ventral hernia repair: a five-year experience. Surg Endosc 2003;17:123–128.
7. Ujiki MB, Weinberger J, Varghese TK, et al. One hundred consecutive ventral hernia repairs. Am J Surg 2004;188:593–597.
8. Heniford BT, Park A, Ramshaw BJ, et al. Laparoscopic repair of ventral hernia: nine year's experience with 850 consecutive hernias. Ann Surg 2003;238:391–400.
9. Perrone JH, Soper NJ, Eagon JC, et al. Perioperative outcomes and complications of laparoscopic ventral hernia repair. Surgery 2005;138:708–715.
10. Robinson TN, Clarke JH, Schoen J, et al. Major mesh-related complications following hernia repair: events reported to the Food and Drug Administration. Surg Endosc 2005;19:1556–1560.
11. Berger D, Bientzle M, Muller A. Postoperative complications after laparoscopic incisional hernia repair. Incidence and treatment. Surg Endosc 2002;16:1720–1723.
12. Wright BE, Niskanen BD, Peterson DJ, et al. Laparoscopic ventral hernia repair: are there comparative advantages over traditional methods of repair? Am Surg 2002;68:291–295.
13. Szczerba SR, Dumanian GA. Definitive surgical treatment of infected or exposed ventral hernia mesh. Ann Surg 2003;237:437–441.
14. Birolini C, Utiyama EM, Rodrigues AJ, et al. Elective colonic operation and prosthetic repair of incisional hernia: does contamination contraindicate abdominal wall prosthetic use? J Am Coll Surg 2000;191:366–372.
15. Bleichrodt RP, Malyar AW, de Vries Reilingh TS, et al. The omentum-polypropylene sandwich technique: an attractive method to repair large abdominal-wall defects in the presence of contamination or infection. Hernia 2007;11:71–74.
16. Alaedeen DI, Lipman J, Medalie D, et al. The single-staged approach to the surgical management of abdominal wall hernias in contaminated fields. Hernia 2007;11:41–45.
17. Kelly ME, Behrman SW. The safety and efficacy of prosthetic hernia repair in clean-contaminated and contaminated wounds. Am Surg 2002;68:524–528.
18. Kercher KW, Sing RF, Matthews BD, et al. Successful salvage of infected PTFE mesh after ventral hernia repair. Ostomy Wound Manage 2002;48:40–42.
19. Rios A, Rodriguez JM, Munitiz V, et al. Antibiotic prophylaxis in incisional hernia repair using prosthesis. Hernia 2001;5:148–152.
20. Yerdel MA, Akin EB, Dolalan S, et al. Effect of single-dose prophylactic ampicillin and sulbactam on wound infection after tension-free inguinal hernia repair with polypropylene mesh: the randomized, double-blind, prospective trial. Ann Surg 2001;233:26–33.
21. Aufenacker TJ, van Geldere D, van Mesdag T, et al. The role of antibiotic prophylaxis in prevention of wound infection after Lichenstein open mesh repair of primary inguinal hernia: a multicenter double-blind randomized controlled trial. Ann Surg 2004;240:955–960.
22. Perez AR, Roxas MF, Hilvano SS. A randomized, double-blind, placebo-controlled trial to determine effectiveness of antibiotic prophylaxis for tension-free mesh herniorrhaphy. J Am Coll Surg 2005;200:393–397.
23. Losanoff JE, Rochman BW, Jones JW. Enterocutaneous fistula: a late consequence of polypropylene mesh abdominal wall repair: case report and review of literature. Hernia 2002;6:144–147.
24. Ott V, Groebli Y, Schneider R. Late intestinal fistula formation after incisional hernia using intraperitoneal mesh. Hernia 2005;9:103–104.
25. Harrell AG, Novitsky YW, Peindl RD, et al. Prospective evaluation of adhesion formation and shrinkage of intra-abdominal prosthetics in a rabbit model. Am Surg 2006;72:808–813.
26. Mahmoud uslu HY, Erkek AB, Cakmak A, et al. Incisional hernia treatment with polypropylene graft: results of 10 years. Hernia 2006;10:380–384.
27. Pierce RA, Spitler JA, Frisella MM, et al. Pooled data analysis of laparoscopic versus open ventral hernia repair: 14 years of patient data accrual. Surg Endosc 2007;21:378–386.
28. Lomanto D, Iyer SG, Shabir A, et al. Laparoscopic versus open ventral hernia mesh repair: a prospective study. Surg Endosc 2006;20:1030–1035.
29. van't Riet M, de Vos van Steenwijk PJ, Kleinrensink GJ, et al. Tensile strength of mesh fixation methods in laparoscopic incisional hernia repair. Surg Endosc 2002;16:1713–1716.
30. Heniford BT, Park A, Ramshaw BJ, et al. Laparoscopic ventral and incisional hernia repair in 407 patients. J Am Coll Surg 2000;190:645–650.
31. LeBlanc KA, Booth WV, Whitaker JM, et al. Laparoscopic incisional and ventral herniorraphy: our initial 100 patients. Hernia 2001;5:41–45.
32. Susmallian S, Gewurtz G, Ezri T, et al. Seroma after laparoscopic repair of hernia with PTFE patch: is it really a complication? Hernia 2001;5:139–141.
33. Carbonell AM, Harold KL, Mahmutovic A, et al. Local injection for the treatment of suture site pain after

laparoscopic ventral hernia repair. Am Surg 2003;69:688–691.
34. Riaz AA, Ismail M, Barsam A, et al. Mesh erosion into the bladder: a late complication of incisional hernia repair. A case report and review of the literature. Hernia 2004;8: 158–159.
35. Ladurner R, Mussack T. Small bowel perforation due to protruding spiral tackers: a rare complication in laparoscopic incisional hernia repair. Surg Endosc 2004;18: 1001.

第 55 章

用于复杂性腹壁重建和复发腹壁疝修补的腹壁结构分离术

Brian Reuben, MD, Daniel Vargo, MD, and Marga F. Massey, MD

引言

自从 20 世纪 80 年代以来，因出血性或感染中毒性休克而需要大容量复苏的患者，其腹部手术的处理方式已经有了很大的变化。迅速处理威胁生命的情况的“损伤控制”开腹手术和临时伤口关闭越来越常见，目的是为了避免了可怕的死亡三联征——低体温、凝血障碍和出血。另外，腹内高压或腹腔间隔室综合征已经成为公认的需要治疗处理的具有腹壁缺损的复杂性腹壁疝。在急诊手术和腹腔间隔室综合征存在的情况下，巨大的腹壁缺损给手术带来了挑战。

腹壁重建的非网片手术技术最早在1990年被采用，用于有切口感染或腹壁缺损的巨大、复杂的腹壁疝[1]。这种自体组织重建方法被称为腹壁结构分离术，在脱细胞真皮再生组织基质 AlloDerm（LifeCell，Branchburg，NJ）出现以前已被广泛接受[2, 3]。腹壁结构分离术，顾名思义，即采用双侧、有神经支配的、双蒂的、腹直肌连带筋膜的皮瓣转移修复重建腹壁。文献中报道的手术方式有许多改良术式，但都是以腹直肌及其上方的筋膜以及不依赖合成网片为基础[3–8]。

所有腹壁重建的有效方法具有以下 5 个基本原则：①恢复腹壁肌筋膜的功能和完整性；②避免腹内脏器膨出；③提供肌力支持；④提供无张力修补；⑤达到外观能够接受的效果[3, 4, 9]。巨大腹壁缺损的即刻重建最为理想。然而，只有具有清洁切口、病情稳定的、可以行可靠的无张力缝合重建手术的患者才适合即刻重建。而延期手术操作，包括多次、分期手术，则更常见于那些状态不稳定的、切口污染的和多种医学问题的高危患者中。分期重建通常需要短期使用可吸收补片和延期分层皮瓣移植术，6 到 12 个月后再行腹壁结构分离术。这些极端的病例最终需要联合皮肤扩张术以使皮肤固定地覆盖在筋膜修补面。他们可能需要补片联合腹壁结构分离术，用无张力的、能够促进功能恢复的带神经肌瓣，达到构建腹壁大部的目的（图 55–1）。

腹壁结构分离术适于筋膜横径缺损大于 3cm 的正中缺损[9]。双侧腹壁结构分离术能够提供 8 ～ 10cm 上腹部皮瓣移位、10 ～ 15cm 中腹部皮瓣移位、6 ～ 8cm 耻骨弓上皮瓣移位[10]。它适用于感染后补片修补失败、腹壁缺损严重的高风险患者。是术区有造口的患者的重建选择。对于有放疗病史的患者、腹腔镜疝修补术中肠损伤的患者、肠外瘘病史的患者、切口愈合障碍而无法使用补片合成材料的患者，应该首先考虑腹壁分离重建手术。对于这些困难的手术，为了取得可以接受的发病率和死亡率，术前普外科和整形科医生共同制订手术方案是非常有效的。

适应证

- 巨大腹壁缺损（> 40cm^2）——腹壁成分缺失
  - 上腹部（≤ 8 ～ 10 cm，需要水平推进）
  - 中腹部（≤ 10 ～ 15 cm，需要水平推进）
  - 下腹部（≤ 6 ～ 8 cm，需要水平推进）
- 一期缝合后的复发疝缺损，并且禁忌使用合成补片
- 感染后一期补片修补失败
- 腹腔镜疝修补术中肠损伤
- 补片暴露且周围皮肤不稳定
- 术区存在肠外瘘或造瘘口
- 腹壁放疗史
- 全身状况差的患者
  - 合并恶性肿瘤
  - 器官移植后免疫移植治疗
  - 活动性 HIV 感染
  - 激素依赖

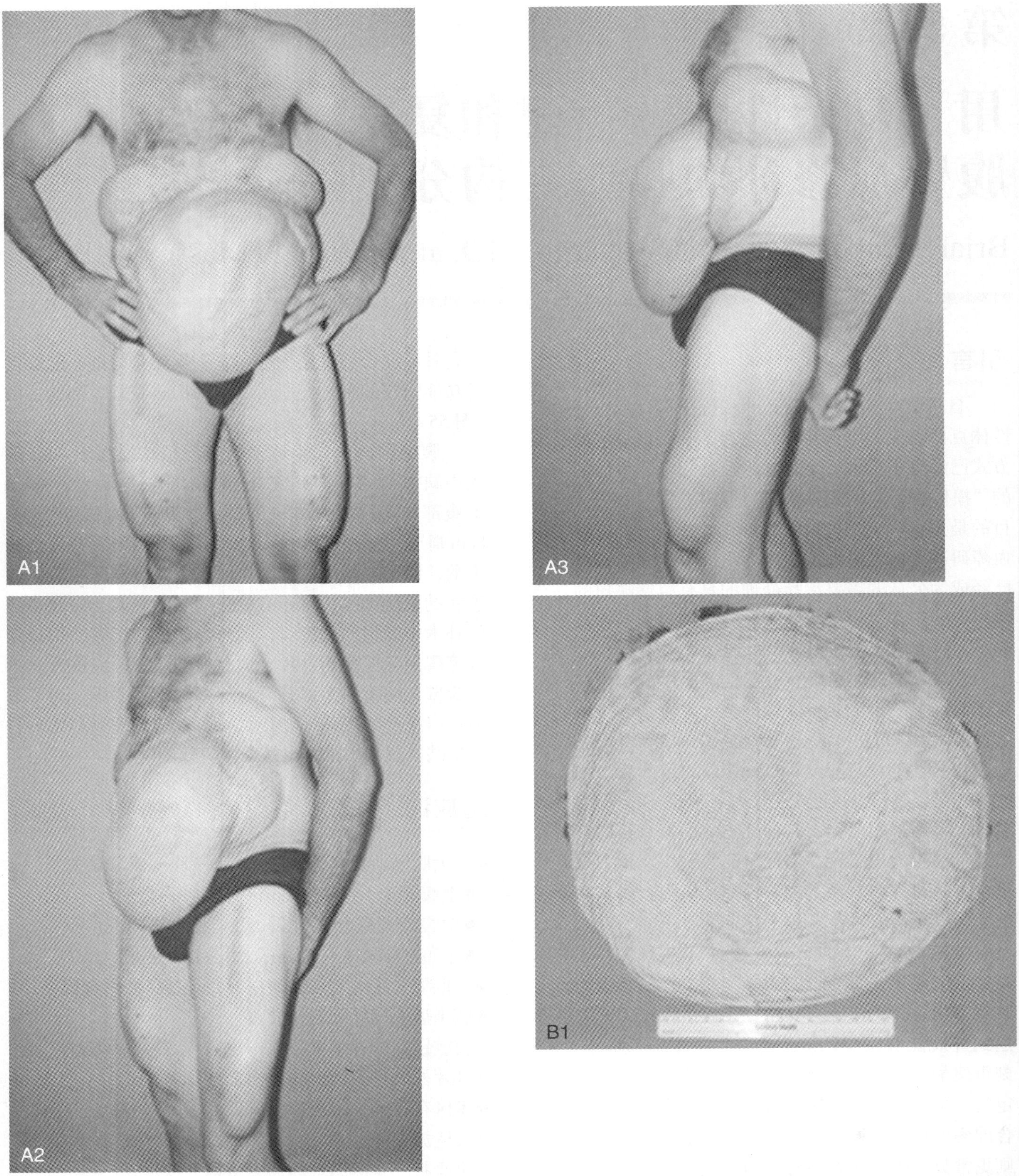

图 55–1 分期腹壁重建术治疗腹腔间隔室综合征。**A**，一位有坏死性胰腺炎和腹腔间隔室综合征病史的 **56** 岁男性患者，行近全腹壁重建。腹壁重建延迟至多次开腹手术胰腺坏死组织清创后。一旦患者病情稳定，开放的腹部伤口可以 **Vicryl** 网片修补，而后予以换药和伤口 **V.A.C** 处理。第二次手术时采用分层厚皮移植片（**split-thickness skin graft，STSG**）。患者腹部皮瓣下方放置组织扩张器，并且在两侧阔筋膜张肌皮瓣下方放置组织扩张器为最终皮瓣缝合提供皮肤。在最终的重建手术前扩张器需放置数周。

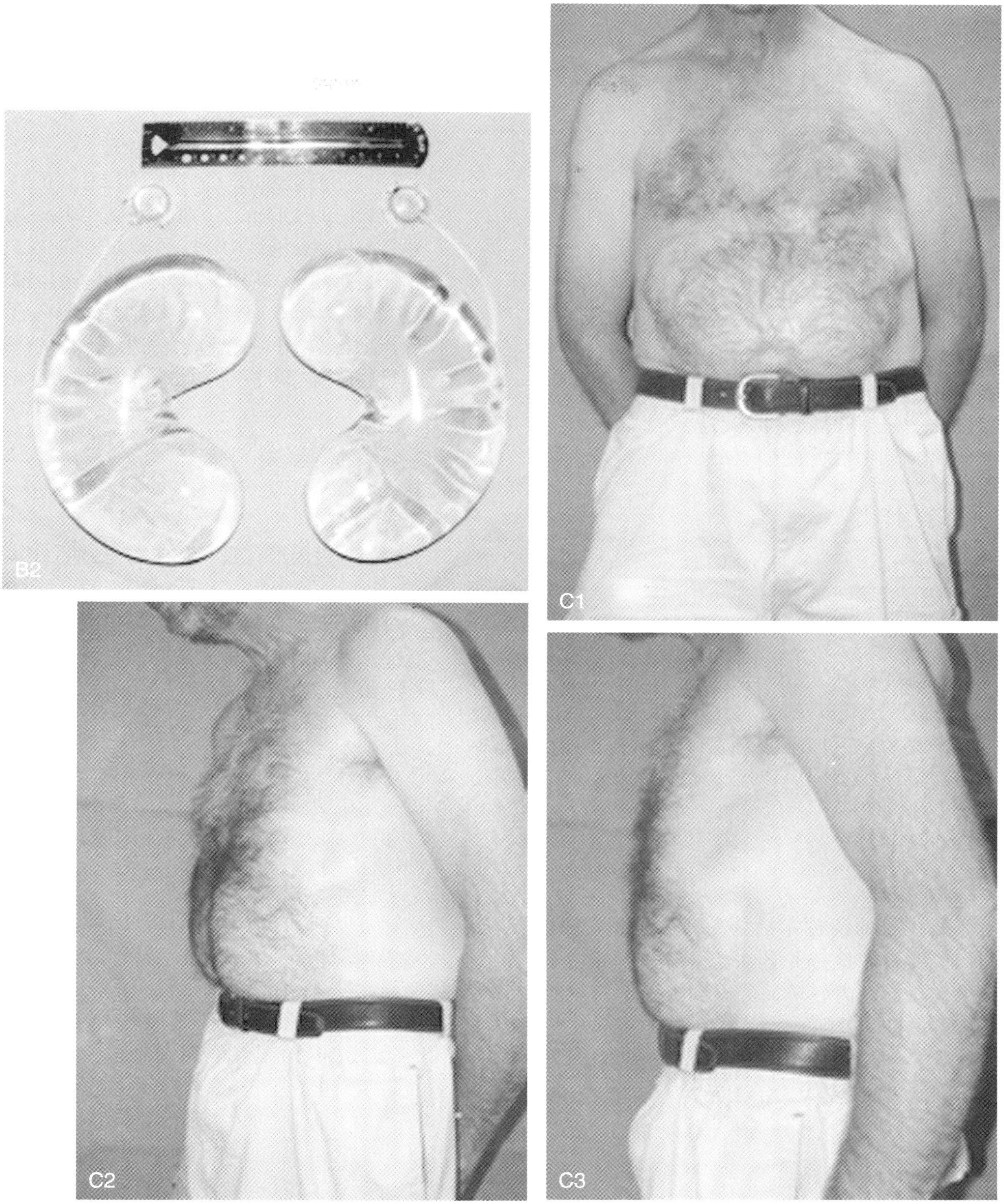

图 55–1 续　**B**，可吸收补片置入 **15** 个月后，行延迟腹壁结构分离术前切取 **STSG** 和取出组织扩张器。最终缝合时双侧备用的扩大的阔筋膜张肌皮瓣不是必须的。**C**，照片为患者第一次照相后 **27** 个月。腹壁组织扩张皮瓣修补腹壁正中缺损 **12** 个月后。筋膜缺损的修补采用腹壁结构分离术加上与筋膜缺损大小相当的普里灵补片。由于术中发现 **20cm** 大小的胰腺假性囊肿需行肠内引流术，双侧阔筋膜张肌皮瓣被保留。大家认为，由于胰腺病变，患者存在腹腔再手术的风险。**1** 年后，患者未出现疝复发迹象，腹部伤口的大部分已经通过自体腹直肌肌皮瓣重建。

- 营养不良
- 大面积烧伤

手术步骤

步骤 1 皮肤切开
步骤 2 切除 STSG 进入腹腔
步骤 3 切取皮下脂肪皮瓣
步骤 4 切除融合差的补片
步骤 5 切除疝囊
步骤 6 分离粘连直到筋膜缺损边缘 4cm 处
步骤 7 在半月线外侧 1cm 处纵行切开腹外斜肌筋膜
步骤 8 推进和剪裁肌皮瓣
步骤 9 推进和剪裁皮下脂肪皮瓣
步骤 10 同化术后的成功秘诀

手术操作

皮肤切口

皮肤坏死和皮肤裂开

- **后果**

手术切口必须认真设计，预防不必要的皮肤坏死、皮瓣皮肤裂开以及延长换药时间。在可能的情况下应该采用原切口或延长原切口[9]。另外推荐使用正中切口，因为这一切口对于神经血管和功能结构损伤最小[11]。

1/2/3 级并发症

- **补救**

坏死皮肤的清创术后要每日 3 次从湿到干换药。伤口要常规检查并且在需要时进行床边清创。如果伤口 5 天内好转，可以到手术室行皮肤脂肪皮瓣再推进和关闭，或者使用伤口 V. A. C. 腹压带，3 天更换一次。如果可疑感染，就应该继续换药。特别指出的是，V. A. C. 治疗不能用来治疗感染的伤口。

- **预防**

要特别注意陈旧瘢痕、手术切口、造口位置和引流部位，因为这些会影响来源于肋间动脉的血供，导致皮瓣缺血坏死。正中切口最适于体型瘦的患者。最好避免横向和肋缘下切口，因为会阻断肋间血管系统的上腹弓和节段血管[12]。

患有严重腹壁疝的病态肥胖患者，可能需要更精确的手术方案。如果这些患者需要行巨大疝修补时，可能需要带血管翳促进伤口愈合。在下部脂肪皮瓣推进部位和横向缝合处，要尽量限制正中切口长度。不能和传统腹壁成形术一样在接口处行横行切口，因为这与肥胖患者感染的风险有关。另外，这也限制了切口裂开时的矫正手术（图 55–2）。

对于有造瘘的患者要特别注意。正中切口和瘘口部位之间的皮肤桥有缺血的风险。如果造瘘需要保留，要考虑单侧腹壁结构分离手术（图 55–3）。如果手术包括肠道重建，就应该考虑完整切除造瘘部位和皮肤桥（图 55–4）。如果不可行，特别是瘦弱的患者，我们推荐择期行造瘘口一期缝合。造瘘部位的伤口裂开可以通过伤口换药和 5 天分期缝合或伤口 V.A.C. 治疗。

切除 STSG 进入腹腔

医源性肠损伤

- **后果**

再探查进入带有或不带有 STSG 的复杂疝患者腹腔，有导致医源性肠损伤污染术野的可能。这一并发症可能局限为伤口蜂窝织炎。在极端情况下，患者可能发展为首先以腹腔脓肿为表现的肠皮肤瘘或小肠小肠瘘。

1/2/3/4 级并发症

- **补救**

对于小的浆膜损伤，以 3–0 聚二噁烷酮线缝合裂口即可。更广泛的血管离断损伤应该行肠切除。

- **预防**

探查时间和 STSG 的切除可以根据术前体检而定。典型的情况是，大部分患者只有在 STSG 能够被提起时才会准备再手术。手术应该延期到这一操作能够在轻微疼痛下就能完成时（图 55–5）。没有 STSG 准备的患者应该延期至少 6 个月，直到伤口封闭为止。

在分离粘连时，采用牵拉和对牵拉技术准确行锐性分离，游离出肠袢和腹壁筋膜间隙平面对于预防医源性肠管损伤是非常必要的。并非所有的损伤都能够避免，特别是曾经放置过合成补片的患者。损伤发生时要慎重地进行修补。医源性损伤后，我们建议在关闭闭式引流切口时，要分期冲洗腹壁和皮瓣。

术后肠梗阻

- **后果**

术后肠梗阻是常见的并发症，发生率为 27%[13]。非

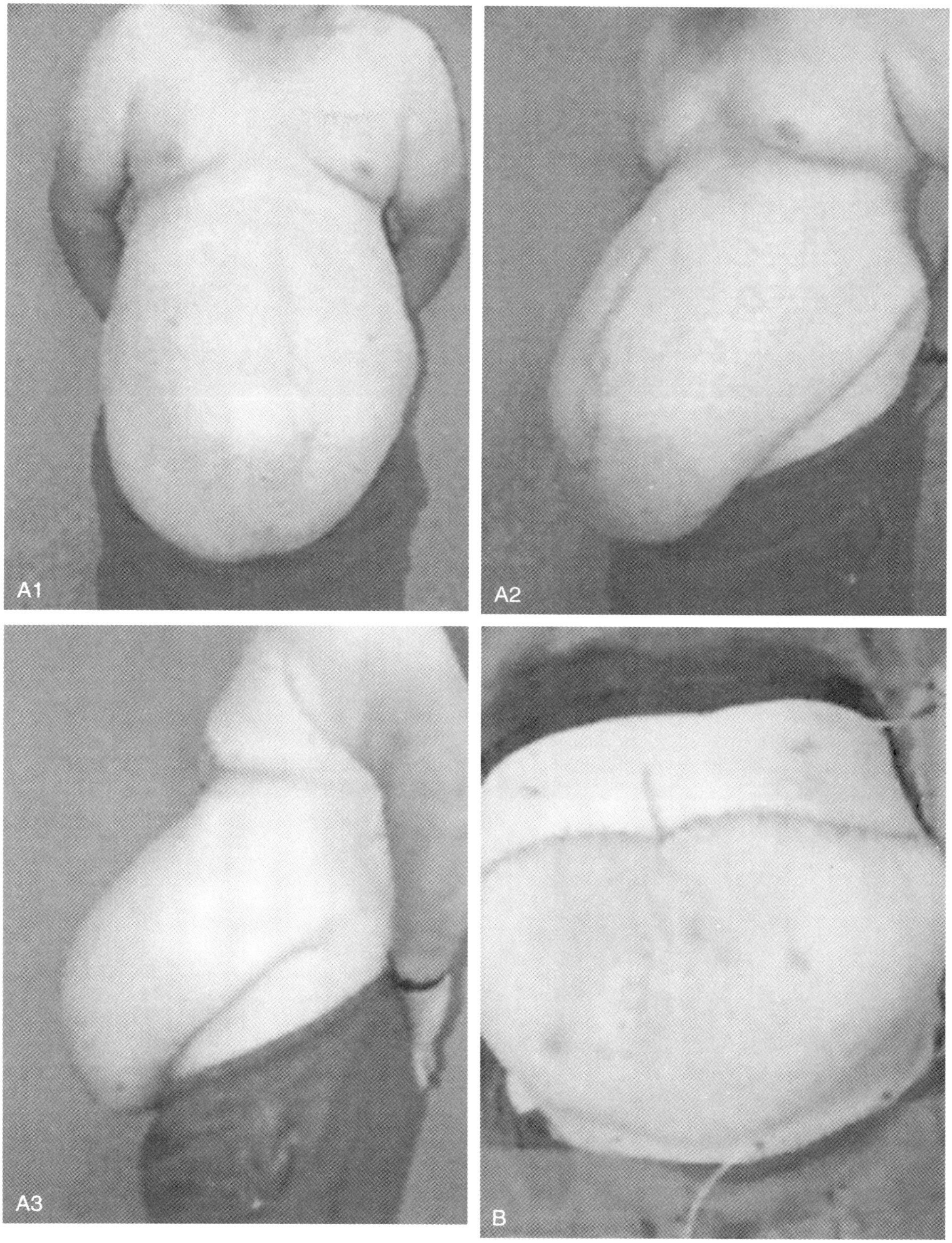

图 55-2　计划行筋膜切除术以减少术后伤口并发症的病态肥胖患者手术切口的选择。**A**，有补片残留、腹壁缺损严重和先前正中切口的 **64** 岁老年男性腹壁巨大复发疝患者的术前表现。**B**，下部脂肪皮瓣推进术中伤口缝合。最初探查是通过以一个以脐为中心的有限的正中切口进行的。下部脂肪皮瓣推进和横向缝合远离下部的皮肤皱襞时，完全切除入腹切口以避免切口感染。

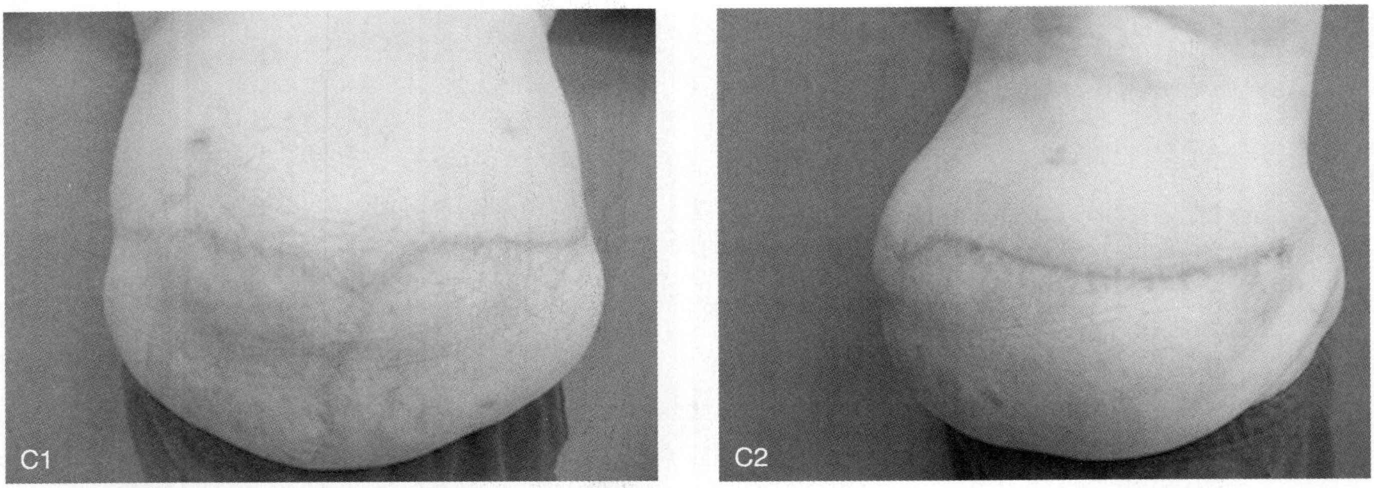

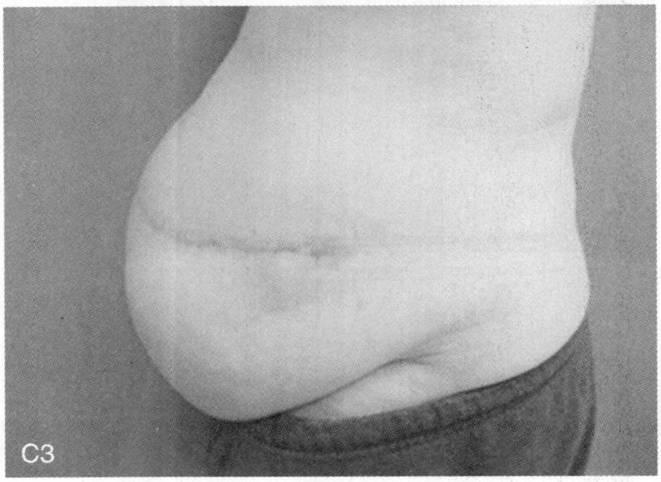

图 55-2 续 **C**，皮瓣缝合 **4** 个月后的腹壁情况，无脂肪皮瓣坏死或真皮裂开发生。

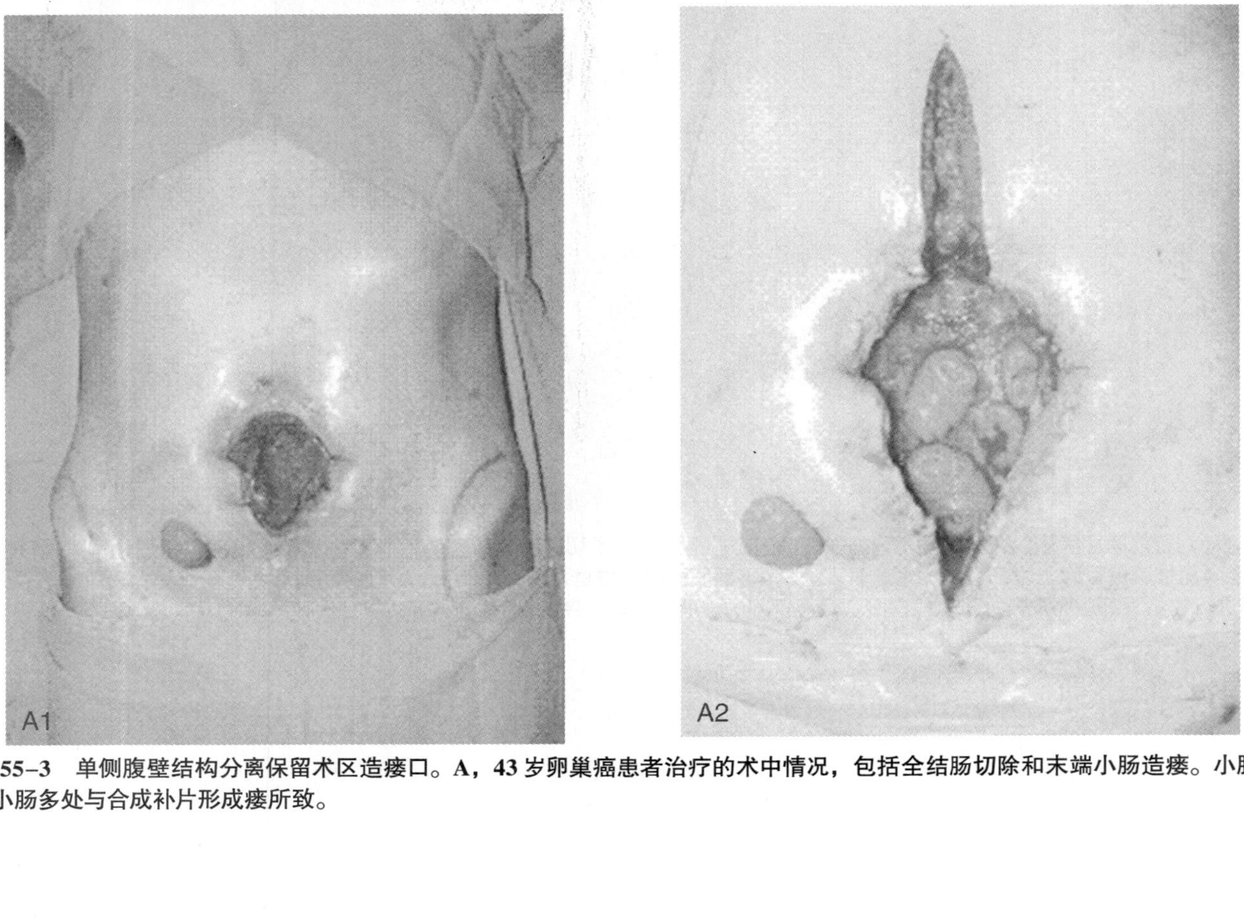

图 55-3 单侧腹壁结构分离保留术区造瘘口。**A**，**43** 岁卵巢癌患者治疗的术中情况，包括全结肠切除和末端小肠造瘘。小肠瘘是由于小肠多处与合成补片形成瘘所致。

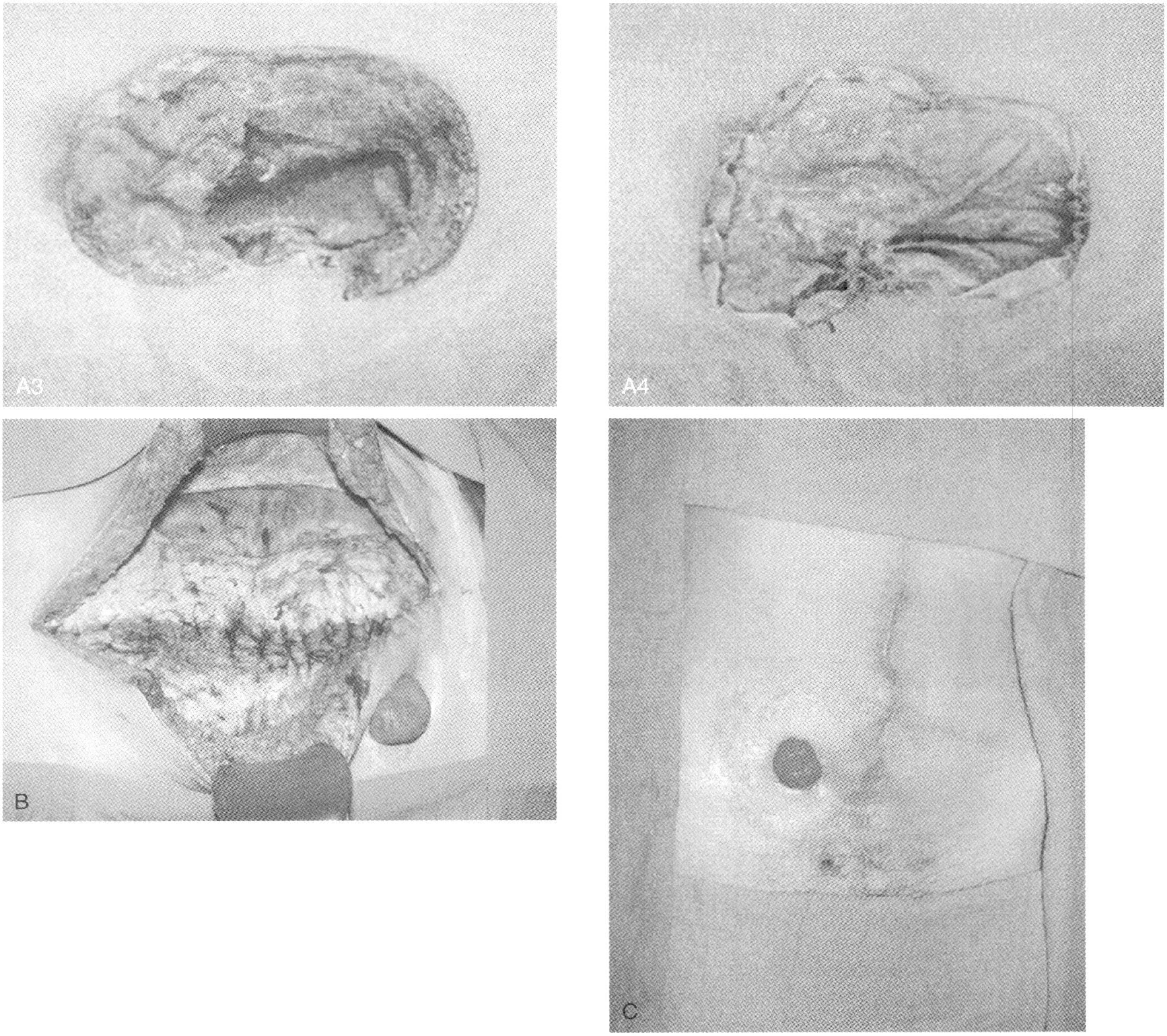

图 55–3 续　B，末端回肠造口侧不行腹壁结构分离术，以保留造瘘口的功能和避免形成造瘘口旁疝。C，术后 6 个月的情况，没有白线疝，造瘘口功能良好（见彩图）。

复杂性的肠梗阻是还纳疝内容物时广泛分离的直接结果。也可能继发于术前肠道准备所致的电解质紊乱。其他情况可能是腹腔感染过程或肠吻合口瘘的早期表现。

1/2/3/4 级并发症

- **补救**

长期肠梗阻病因检查包括电解质、白细胞计数和尿液分析。发热、腹痛、白细胞增多和腹胀伴随严重呕吐等情况，应考虑行腹部 CT 检查以确定可能的腹水和（或）脓肿。

- **预防**

患者禁食（有或没有鼻胃管）直到肠功能恢复。血象正常、电解质正常及无尿液污染的无发热患者可以如期恢复。放射学检查应该与临床表现一致。

分离脂肪皮肤推进皮瓣

缺血和（或）静脉充血

- **后果**

皮瓣缺血和（或）静脉充血可以导致部分或全层坏死和伤口裂开，伴随能量消耗、感染和筋膜裂开 / 脏器

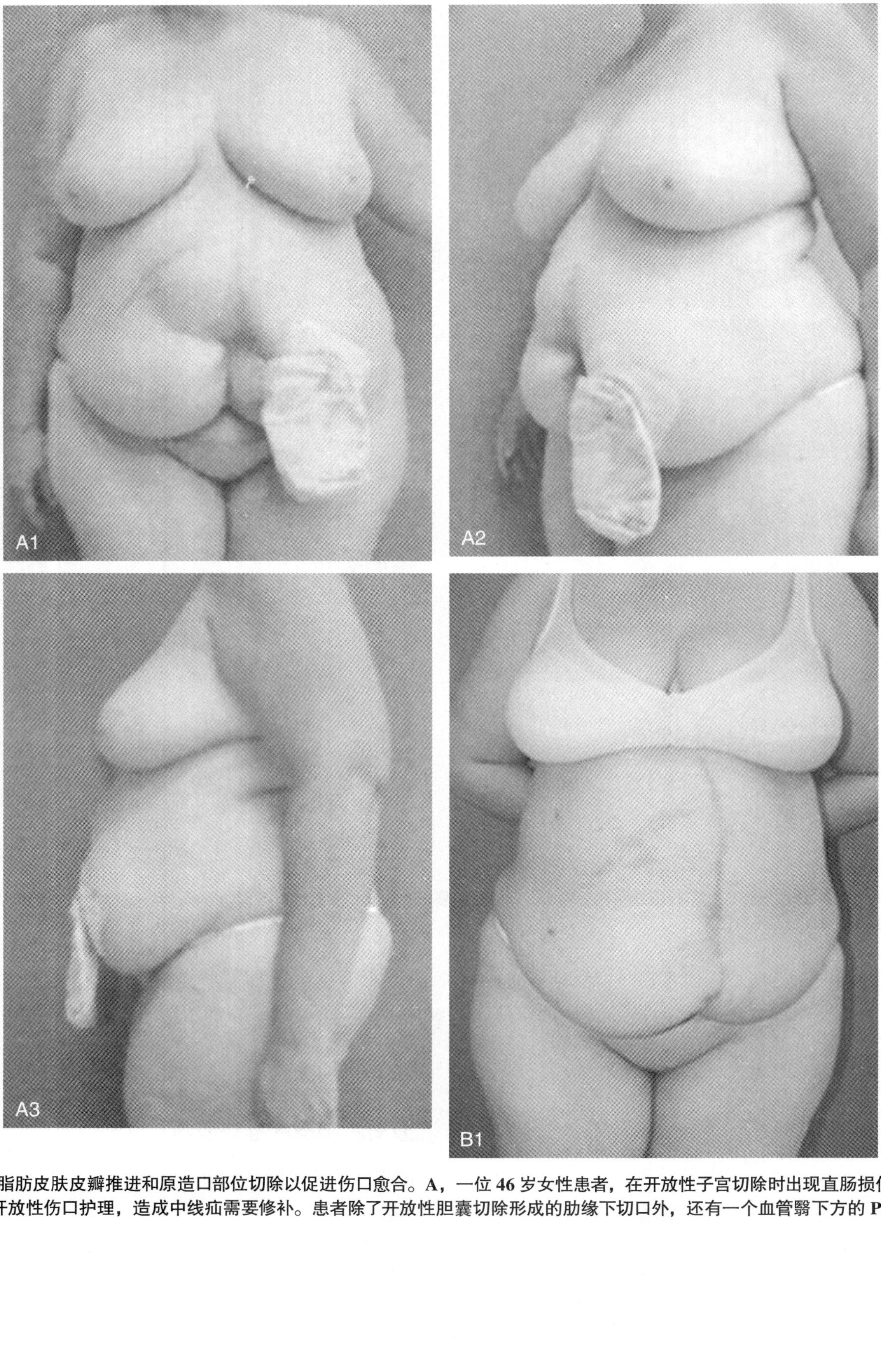

图 55-4 脂肪皮肤皮瓣推进和原造口部位切除以促进伤口愈合。**A**，一位 **46** 岁女性患者，在开放性子宫切除时出现直肠损伤，需要结肠造瘘和开放性伤口护理，造成中线疝需要修补。患者除了开放性胆囊切除形成的肋缘下切口外，还有一个血管翳下方的 **Phanansteil** 切口。

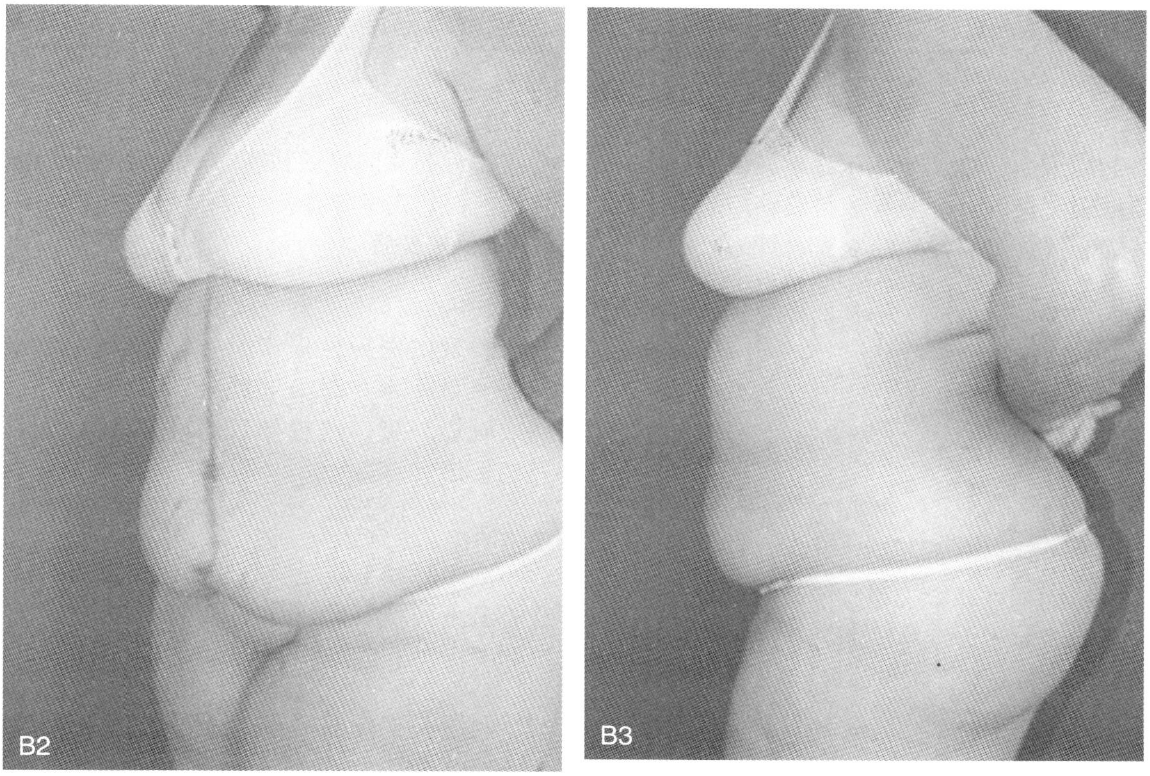

图 55-4 续 B，探查采用正中切口，由于患者有右肋缘下切口，因此即刻横向皮瓣缝合为禁忌证。完全切除患者结肠造瘘部位，右侧脂肪皮瓣内侧推进以促进伤口愈合，改善腹壁外形。

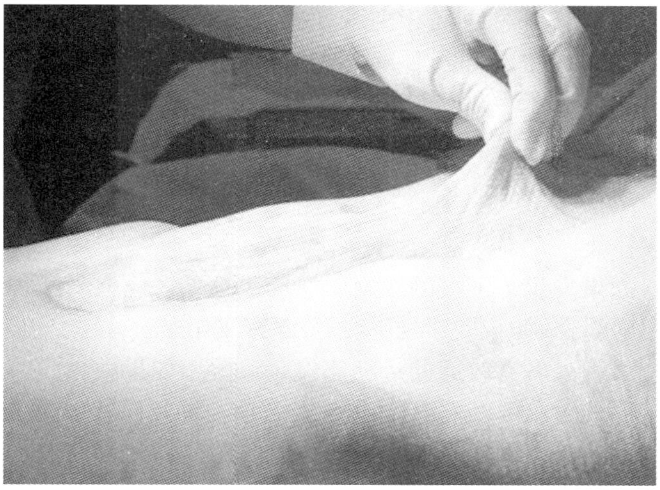

图 55-5 择期疝修补术的时间评估。临床上在选择性疝修补术之前从肠管上方提起 STSG 应该没有疼痛。

外置，以及换药和持续监护导致的费用增加。

1/2/3 级并发症

- **补救**

缺血皮瓣需要及时处理。有经验的医生多次检查能够准确地选择清创时机。预防缺血和静脉充血进一步发展的前期步骤包括床边拆除缝线和控制水肿。皮瓣缝合的持续张力会导致进一步坏死。早期减压是一个预防的措施。对第三间隙利尿治疗后及时清创和皮瓣再移位有助于减少压力。伤口不完全缝合结合敷料更换或 V. A. C. 的使用。

- **预防**

脂肪皮瓣前部筋膜的连接处应该被提起，筋膜上要尽量少保留脂肪。技术要点是游离皮瓣时电灼的电压要小和穿过筋膜时穿孔器的准确使用。对穿孔部位的准确凝血或钳夹和（或）缝扎是非常必要的，以预防对肌皮瓣或脂肪皮瓣血管蒂的热损伤。电灼的准确使用对于预防皮瓣的脂肪坏死是非常必要的。另外，避免助手对脂肪皮瓣的牵拉、撕裂和挤压性损伤也是很重要的。

较长时间的手术患者需要大量的液体复苏。组织水肿是一个难题，特别是有多处皮肤切口的患者。术中采用胶体液要优于晶体液[14, 15]。建议推迟皮瓣缝合或有目的地旷置皮缘 5 天。有经验的医生会等到术后利尿和皮瓣边缘化后再进行手术。所有患者都应该被告知有腹壁分期缝合的可能（图 55-6）。

融合不佳的补片切除

感染和复发疝

- **后果**

补片没有与周围组织融合与临床诊断的慢性感染一致。保留融合不良的补片会导致持续伤口感染。保留的补片缝合线裂开将导致疝复发及计划外的再次手术。

2/3 级并发症

- **补救**

原来修补术中感染的补片和缝线的裂口需要再 探查和第二次修补。

- **预防**

术中对于补片的检查非常必要。清创时保留腹壁组织的供血血管，对于慢性感染的补片或术前体检中不明显的缝合线裂开应该积极处理。

切开疝囊

血清肿和感染

- **后果**

保留疝囊可能导致术后血清肿。离断疝囊的血供将导致伤口感染和可能的伤口裂开和脏器外置。完全切除疝囊会减少并发症及便于筋膜缝合。

2/3 级并发症

- **补救**

继发于保留的疝囊筋膜上方的血清肿，通过积极采用原位闭式引流系统，直到每天的引流量 少于 30ml 就能解决。对于术后早期血清肿，超声引导下的皮下引流管置入是可接受的办法。皮下持续引流或术后三周复发提示血清肿包膜形成，需要手术切除和再缝合。继发于残留疝囊的感染需要清创处理以及分期腹壁重建后伤口开放处理。

- **预防**

准确切除疝囊是最好的预防方法。有时，在皮瓣情况不佳时，我们在补片上方利用血管化的疝囊（图 55–7）。如果人造补片或脱细胞真皮与脂肪皮瓣下方和疝囊上方的腹壁结构分离术联合 应用时，就必须采用多处闭式引流以及围术期监护。如果没有脂肪皮瓣，部分疝囊可以保护下方的补片或 AlloDerm 免受感染，直到提供了 STSG 为止。

完全分离粘连至腹腔筋膜缺损边缘 4cm 水平

肠损伤

- **后果**

与靠近疝囊的腹壁粘连的小肠或大肠可能在无意中被损伤，或缝合筋膜时被缝线钩住。

3/4 级并发症

- **补救**

未发现的医源性损伤或筋膜缝线造成的肠管钩挂需要再手术，因为这可造成腹腔感染和伤口裂开或脏器外置。这也导致伤口开放处理及分期、二期重建。

- **预防**

不同年龄和不同经验的外科医生都应保持警惕，注意避免筋膜缝合时缝扎肠袢。分离粘连至筋膜边缘 4cm 将便于筋膜的再缝合。

半月线外侧 1cm 处纵行切开腹外斜肌腱膜

半月线疝

- **后果**

切口深度达到腹外斜肌会损伤腹内斜肌和筋膜，造成与半月线疝相似的缺损。这种损伤导致筋膜连续性中断和与长期不正确的诊断和处理这种少见缺损相关的腹壁结构缺失造成的动力支持减弱。

3/4 级并发症

- **补救**

如果发生了下方的腹内斜肌筋膜损伤，应该间断加强缝合。腹内斜肌筋膜脆弱，最好采用 Vicryl 编织线，尽管患者有较高的远期疝发生风险。如果缺损或薄弱较大，可以采用合成补 片行肌前网片修补加强该区域，但同样有疝复发的风险。腹外斜肌和腹内斜肌层不慎被切断后，文献中报道腹横肌破裂可以采用肌前聚丙烯网片修补[16]。

有较高感染风险的患者可以考虑应用 AlloDerm。腹腔内脱细胞真皮基质或补片可以通过改良的腹腔镜疝修补技术完成。即经筋膜侧缝合及采用高效疝钉夹（Salute Fixation System，Davol，Inc.，Cranston，RI）（图 55–8）。

- **预防**

仔细分离和观察解剖标志非常必要。半月线位于一

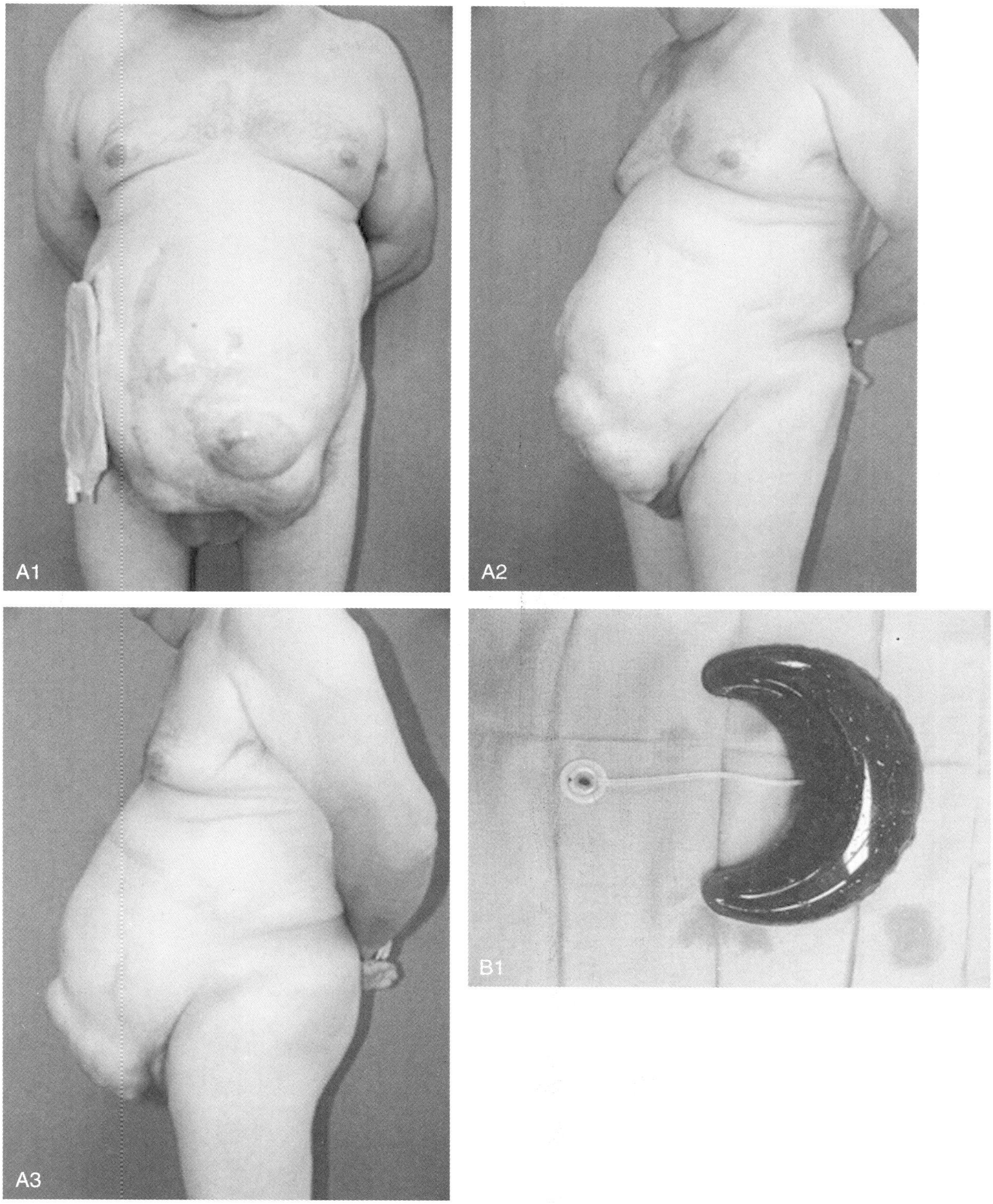

图 55-6　脂肪皮瓣的分期缝合。**A**，**64** 岁男性患者有膀胱外翻病史，存在补片感染后复发疝，补片为旁正中切口和右侧乙状结肠输尿管造瘘术后放置。**B**，经旁正中切口探查，取出分期组织扩张器。筋膜重建采用脱细胞真皮基质。在回到手术室切除缺血皮瓣和分期缝合前，可以观察脂肪皮瓣 **4** 天。

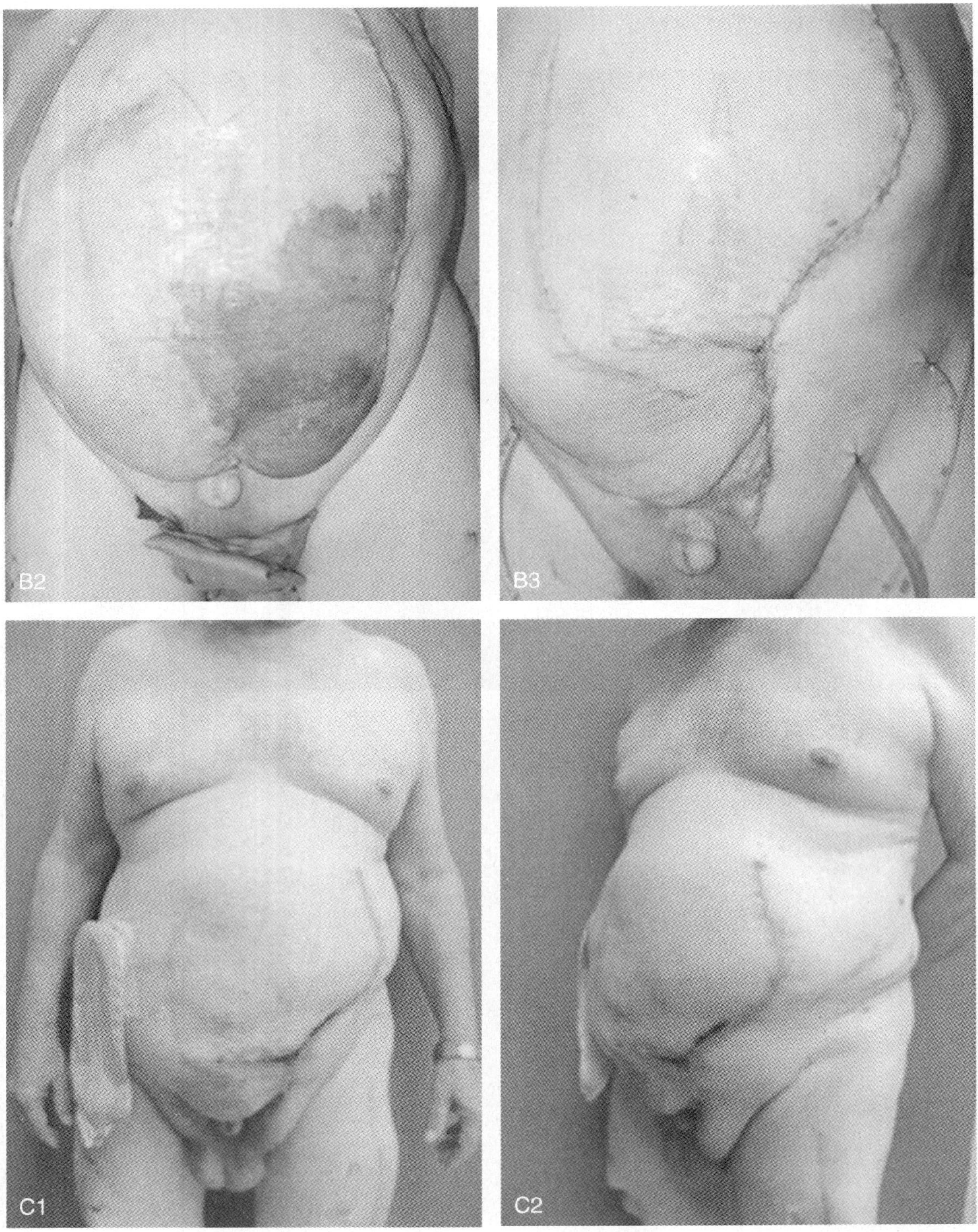

图 55-6 续 C，Jackson-Pratt 引流管拔除后的情况。

侧腹直肌边缘腹外斜肌腱膜融合处。纵切口应该位于半月线旁边 1cm 处。通常，筋膜面非常清晰易于分离。腹外斜肌和腹内斜肌之间的平面可以延伸到腋后线。然而，带神经的腹直肌 – 腹内斜肌 – 腹横肌复合体的可移动性应该常规进行评价，避免过度分离，以减少深筋膜的损伤。典型的结构分离是在半月线水平，从肋缘到髂嵴，将腹外斜肌及腱膜从腹直肌前鞘分离。腹外斜肌与腹内斜肌间可以钝性分离，避免对腹内斜肌筋膜造成损伤，使肌肉能够相对滑动（图 55–9）。

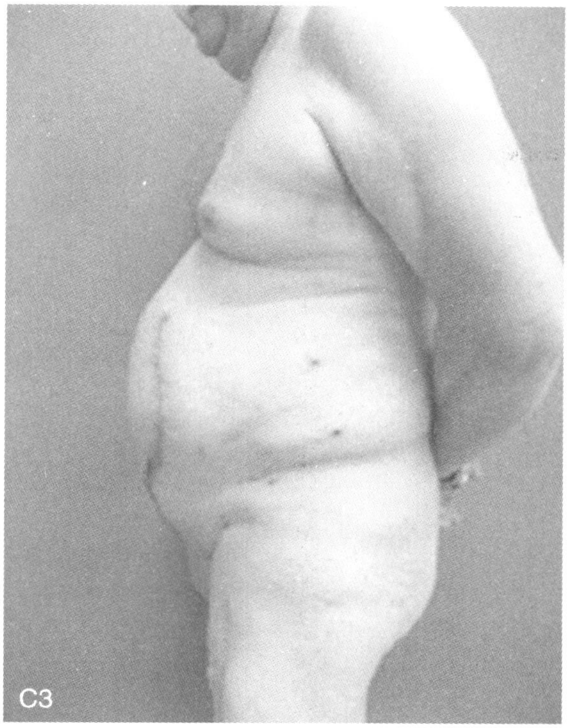

图 55–6 续。

腹直肌去神经

- 后果

分离深度达到腹内斜肌可以导致腹直肌去神经和萎缩及假疝或者脏器突出。这种理论上的神经损伤也能导致神经瘤和慢性疼痛综合征。

2/3/4 级并发症

- 补救

肋间神经横断可以在显微镜下用 9–0 尼龙缝线间断缝合。通常，这些损伤是牵拉 / 撕脱类型的损伤，修复效果不理想。可以咨询神经修复经验丰富的医生寻求帮助。

- 预防

寻找适当的分离平面对于预防并发症非常重要。这一平面位于腹外斜肌和腹内斜肌之间为无血管区。出血较多时更应该注意避免这一并发症。肋间神经分布于腹直肌深达半月线侧面的腹内斜肌。

推进肌皮瓣

无法缝合关闭

- 后果

并非所有的疝都能够通过腹壁结构分离完成修补。

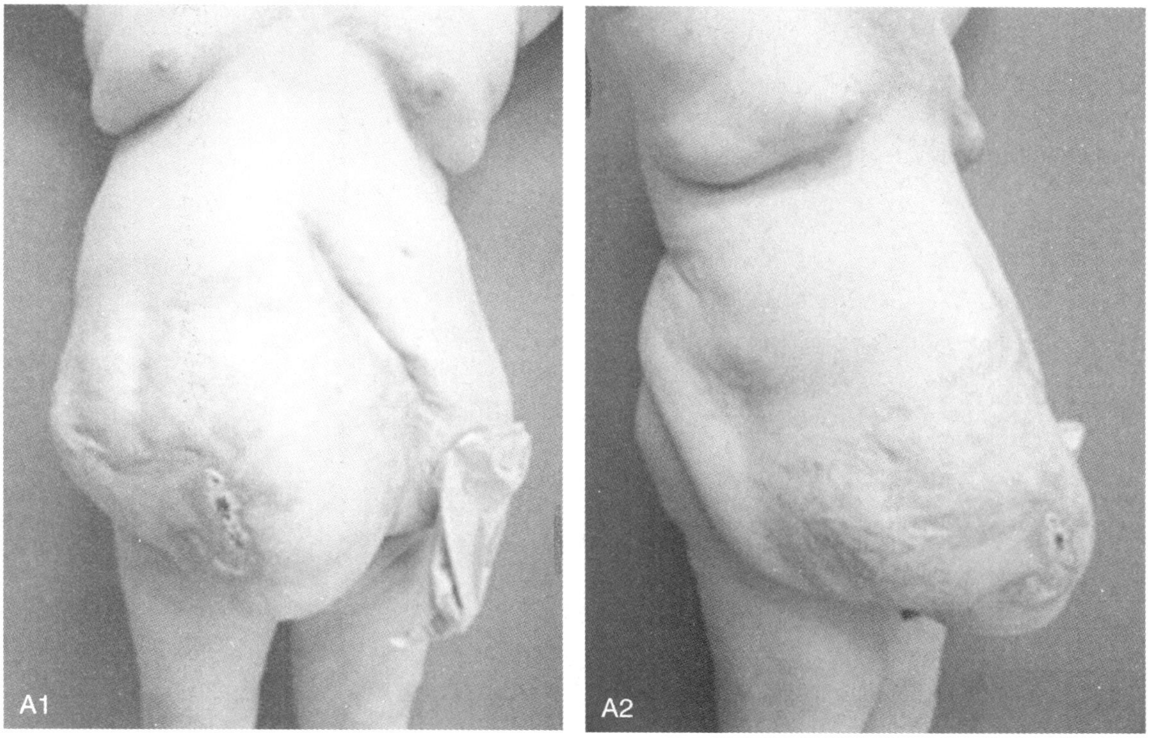

图 55–7 使用薄脂肪皮瓣下方保留的血管化的疝囊。**A**，**64** 岁男性由于补片感染导致复发疝的腹壁重建。并存症包括肥胖、糖尿病和充血性心力衰竭。

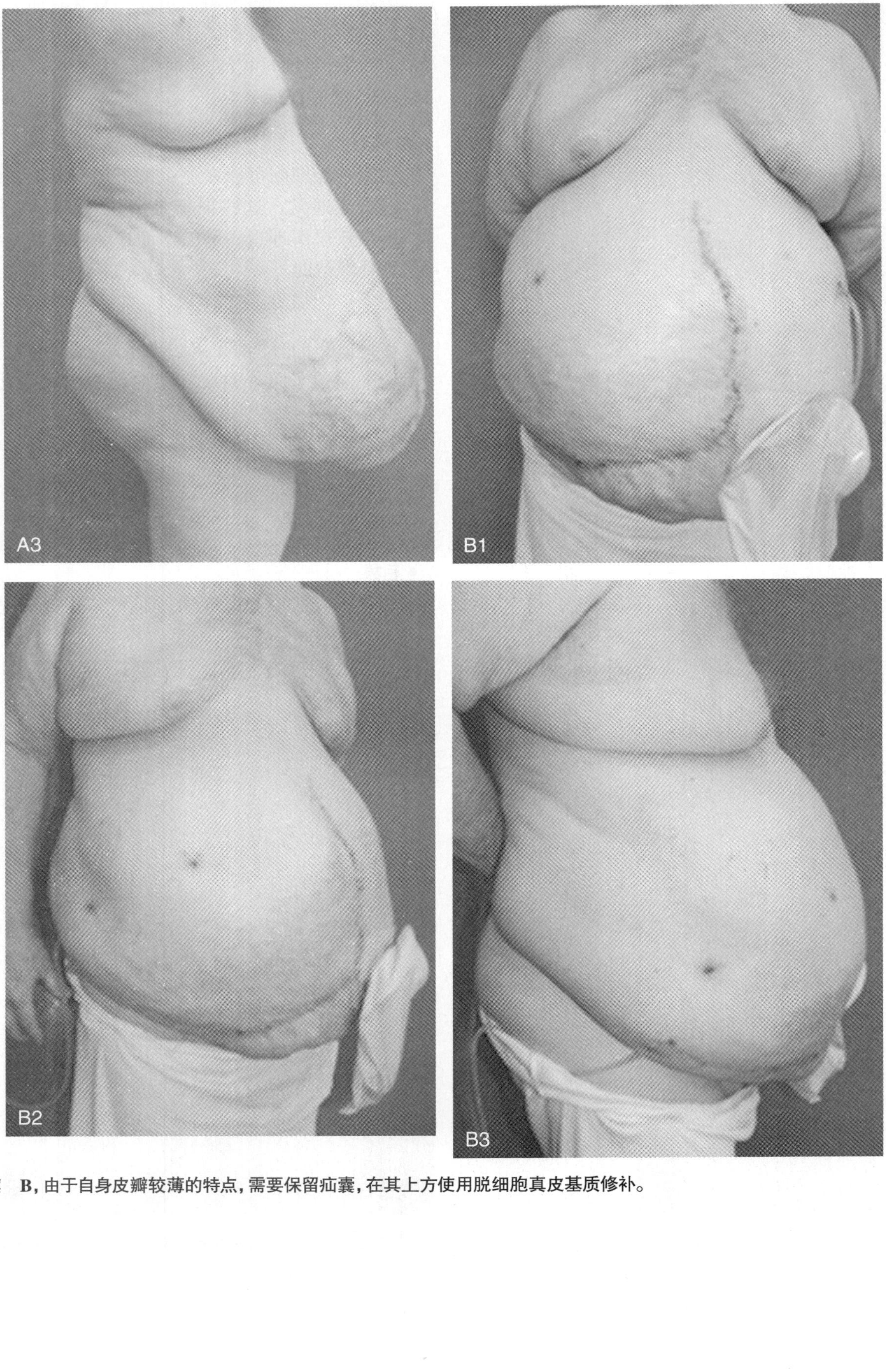

图 55–7 续 **B**，由于自身皮瓣较薄的特点，需要保留疝囊，在其上方使用脱细胞真皮基质修补。

手术医生仅仅根据体检有时会低估了筋膜缺损的大小。皮瓣的分离可能未达到文献报道的范围。预定手术方案不充分会导致筋膜缺损无法缝合。仅仅缝合缺损上方的皮瓣将形成新的疝和皮瓣坏死以及裂开和（或）脏器外置。皮瓣不稳定或不足以缝合会造成全层伤口开放，需要分期手术重建。后一种情况可能在多数中心应用 Vicryl 补片重建（图 55–1）。如图所示，一旦腹壁结构分离没有达到无张力筋膜修补，扩大的双侧阔筋膜张肌（TFL）皮瓣可以作为重建的备用方案。

3/4 级并发症

- **补救**

手术小组术前应该制定出备用、挽救和重建方案，并且告知患者。合成疝补片可以与结构分离术联合使用。在有感染风险或存在感染的情况下，我们采用了旋转阔筋膜张肌皮瓣重建（图 55–10 和 55–11）。最近，我们转而采用脱细胞再生基质组织 AlloDerm，因为组织容易得到且供区损伤容易消除（图 55–12）。目前还没有把脱细胞真皮基质组织用于长期复发疝。巨大疝修补采用脱细胞真皮基质组织表现为腹围增加而无离散疝，需要切除基质中间部分恢复可接受的功能。AlloDerm 会残留抗生素，造成过敏反应。我们提倡审查制造商的产品准入。

有些补充的外科技术能够帮助传统结构分离术获得进一步的筋膜推进。如果在缝合时张力过高，不能充分覆盖剑突和剑下区域，可以切除剑突，切除伤口上部任何新生骨化组织，或转移肋缘上腹外斜肌腱膜 6 ～ 8cm，使得上部筋膜获得更多的移动性[10]。文献报道从腹白线分离腹直肌后鞘 1.0 到 1.5cm，可以获得更多的组织皮瓣推进[1, 17]。这样会造成腹直肌神经血管蒂的损伤，导致皮瓣部分或全部损伤。肌皮瓣部分缺血将导致萎缩，最多表现为假疝或脏器突出。全部皮瓣丧失导致疝复发需要即刻修补。全部肌皮瓣坏死没有及时诊断能够导致严重的软组织感染和更复杂的分期重建。如果经验缺乏的术者遇到全部皮瓣丧失

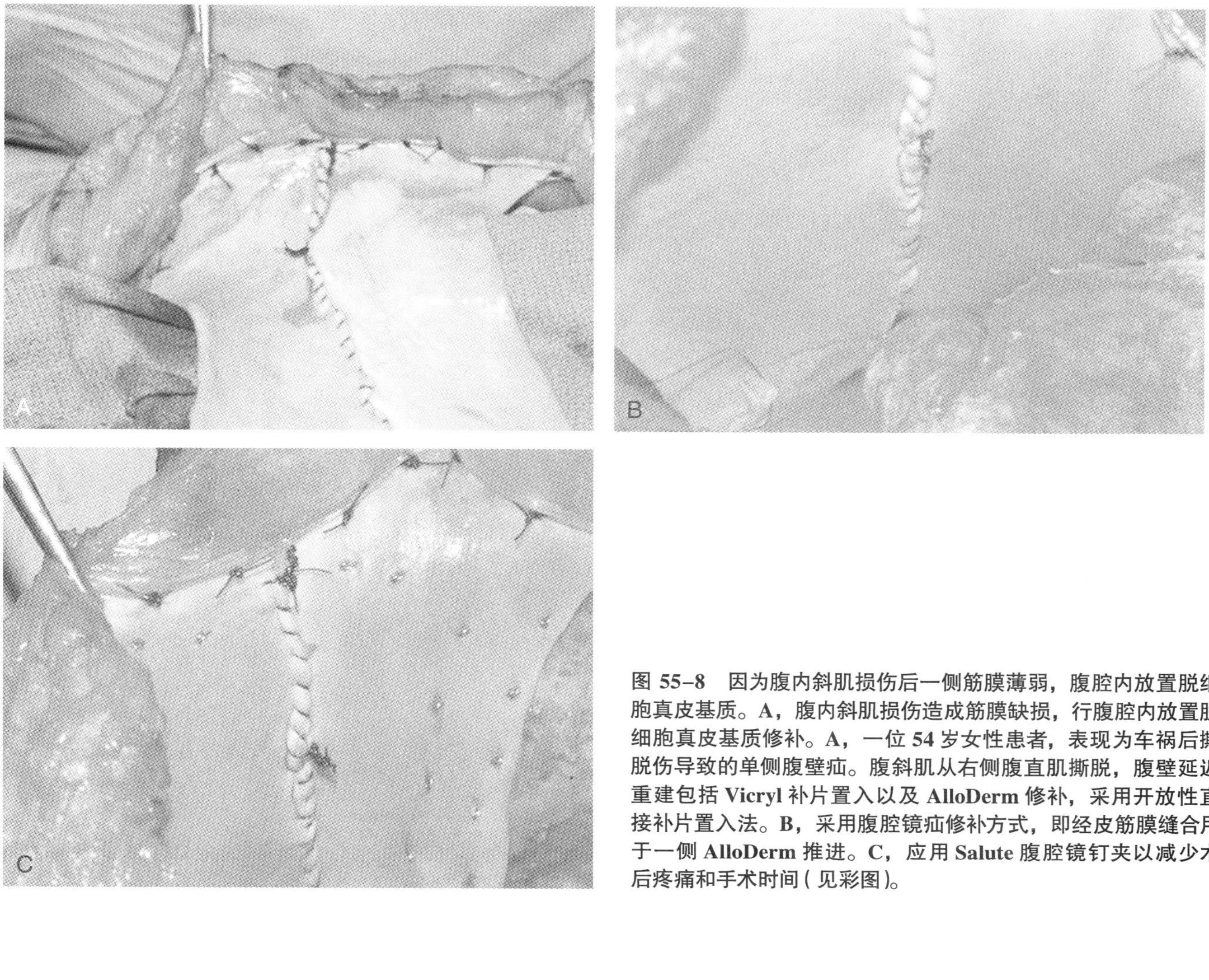

图 55–8　因为腹内斜肌损伤后一侧筋膜薄弱，腹腔内放置脱细胞真皮基质。A，腹内斜肌损伤造成筋膜缺损，行腹腔内放置脱细胞真皮基质修补。A，一位 54 岁女性患者，表现为车祸后撕脱伤导致的单侧腹壁疝。腹斜肌从右侧腹直肌撕脱，腹壁延迟重建包括 Vicryl 补片置入以及 AlloDerm 修补，采用开放性直接补片置入法。B，采用腹腔镜疝修补方式，即经皮筋膜缝合用于一侧 AlloDerm 推进。C，应用 Salute 腹腔镜钉夹以减少术后疼痛和手术时间（见彩图）。

的危险，我们不鼓励再行结构分离术。其他分隔办法也存在这种风险，应该避免（图 55–13）[6]。

- **预防**

术前认真准备能够预防腱膜缝合失败。腹部 CT 能够确定病态肥胖患者缺损筋膜边缘。手术小组包括致力于复杂腹壁重建的普外科和整形科医生，能够处理更大难度的情况，如前期软组织感染、放疗、腹壁结构严重缺损以及特殊的状态不佳的皮肤[18]。

另一项措施尽管有创而且需要数周时间，但能够协助关闭伤口，即在腹外斜肌和腹内斜肌之间放置扩张器，与腹壁缺损平行，扩张另一侧腹壁。组织扩张器逐渐充气，使腹壁逐渐扩张至能够封闭缺损（图 55–1）。而真空辅助装置的使用是一个有前景的新进展，有助于尽早封闭筋膜或帮助处理大的腹壁伤口，但目前没有太多经验[19，20]。

疝复发、裂开、脏器外置

- **后果**

腹壁结构分离术封闭腹壁缺损后切口疝复发率为 0 ～ 32%，大多数研究报道的复发率为 2% 至 12%[1，3，16，21–23]。伤口裂开和（或）脏器外置发生率可以高达 43%[13]。

3/4 级并发症

- **补救**

腹壁结构分离术术后出现的疝复发、裂开、脏器外置，需要合成补片、脱细胞真皮或者更复杂的转移皮瓣，行二次重建手术（图 55–10 至 55–12）。

- **预防**

疝复发、裂开、脏器外置在病态肥胖患者（平均体重指数 > 30kg/m^2）中发生率更高[16，24]。对于所有超重的患者，疝手术前应该讨论一下是否减轻体重。联合脂膜切除对于迫切要求手术的患者有一定益处（图 55–9）。

初次手术时放置补片或 AlloDerm 可以减少并发症。问题在于许多需要行腹壁结构分离术的患者不愿接受合成材料。这些不愿接受补片和长时间自体皮瓣重建的高风险患者，伤口缝合过紧而伤口裂开和疝复发风险更高。包括腹壁结构分离和张力小的脱细胞真皮次全自体组织重建，对于腹壁严重缺失的肥胖患者优于存在不恰当压力的腹壁结构分离。

皮瓣分离技术应该引起重视。最近一项针对腹壁疝缝合材料和缝线类型的荟萃分析显示，使用不可吸收缝线连续缝合可以将切口疝发生率减少到 32%[25]。

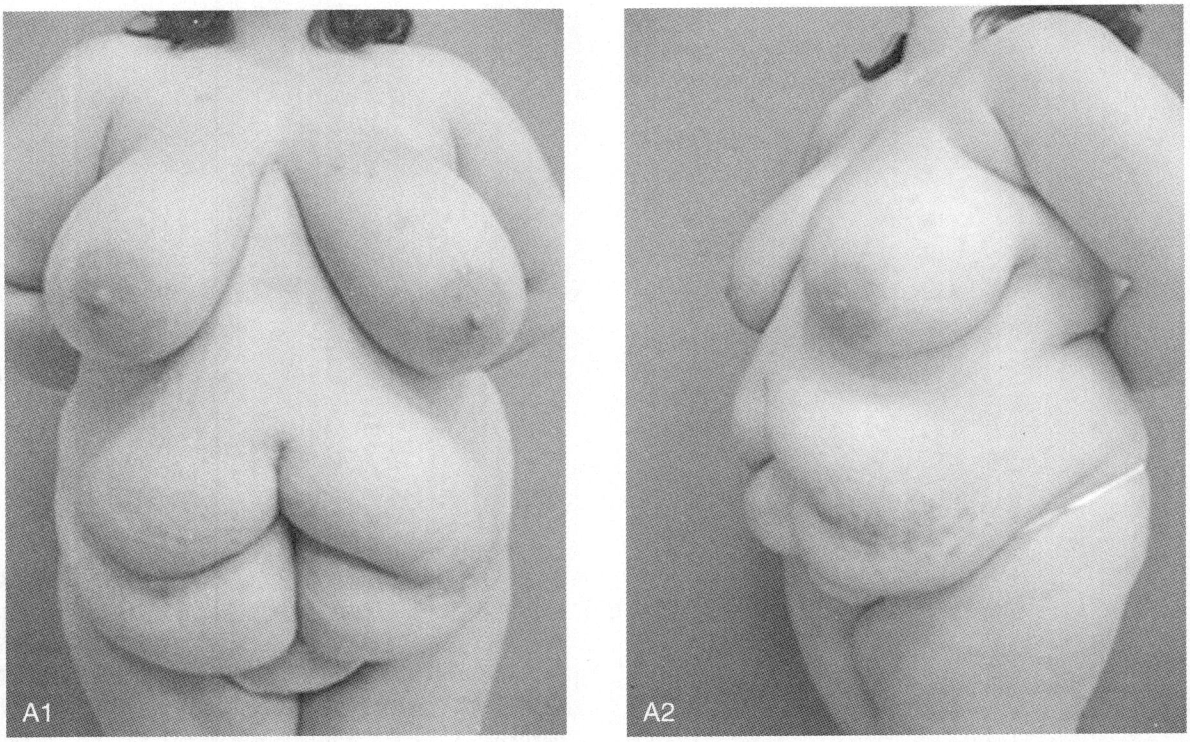

图 55–9 腹壁结构分离术。A，23 岁卵巢癌患者，拟用自体组织修补正中切口疝。疝复发的危险因素包括：BMI > 30、恶性肿瘤、依赖性血管翳。

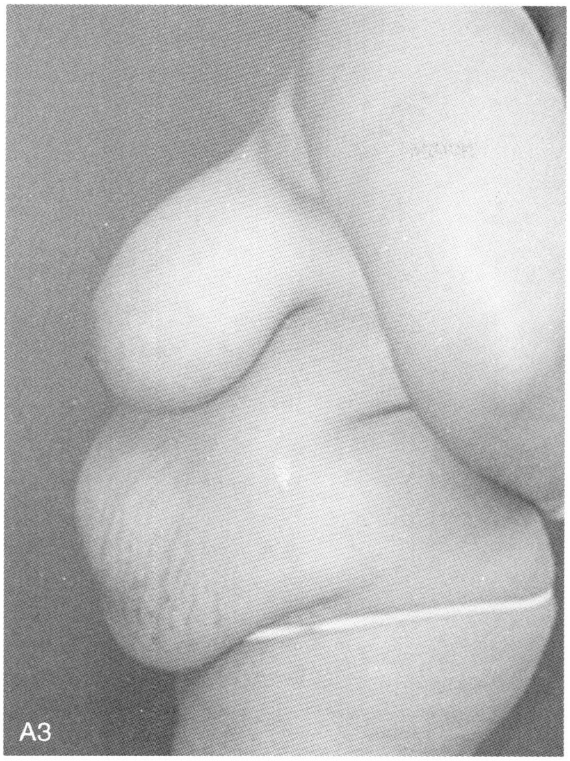

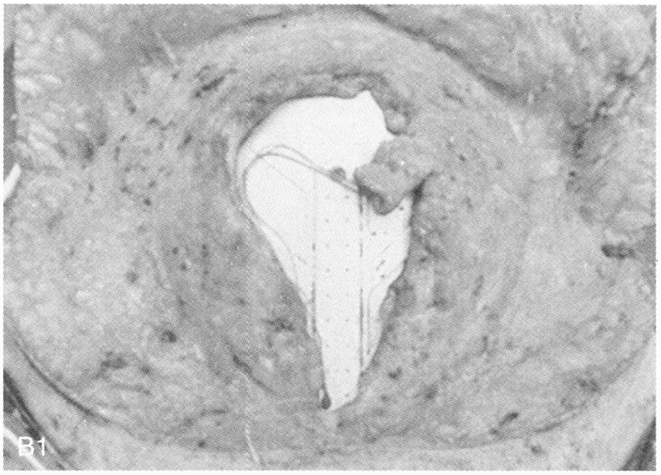

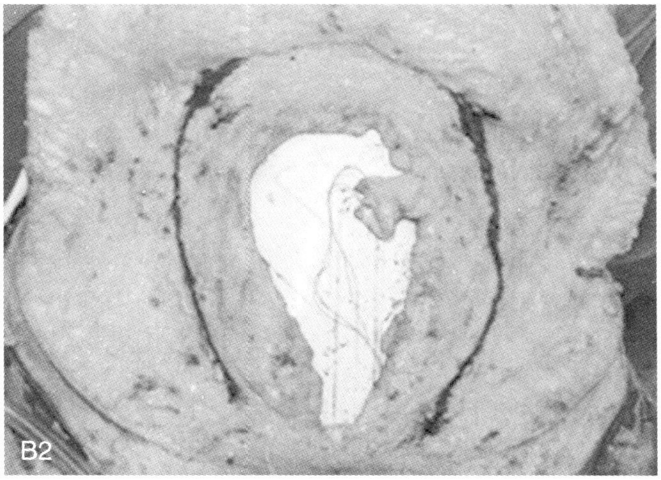

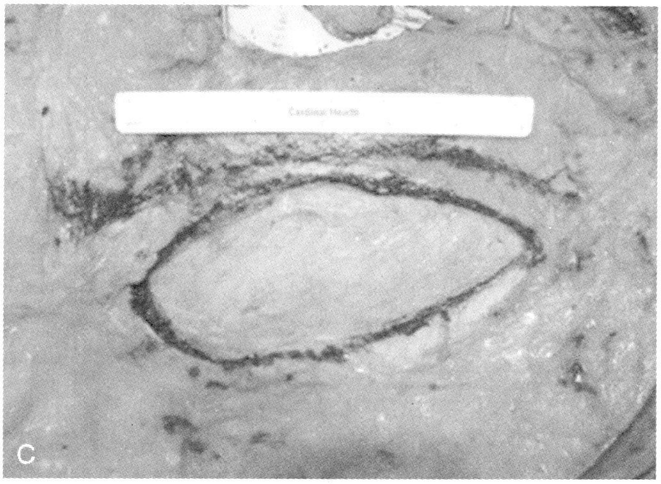

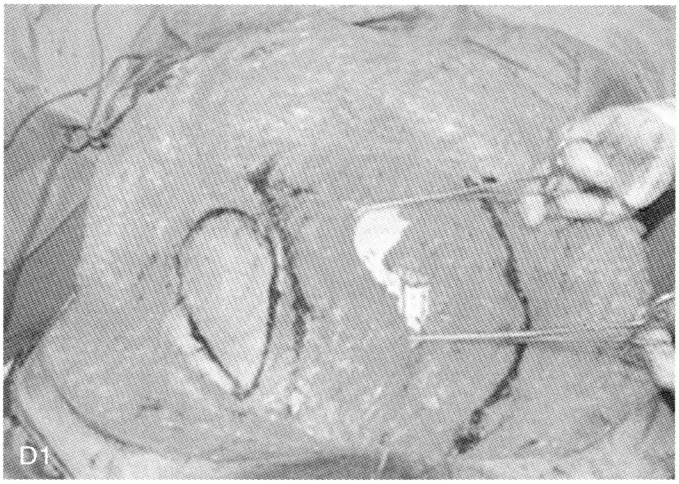

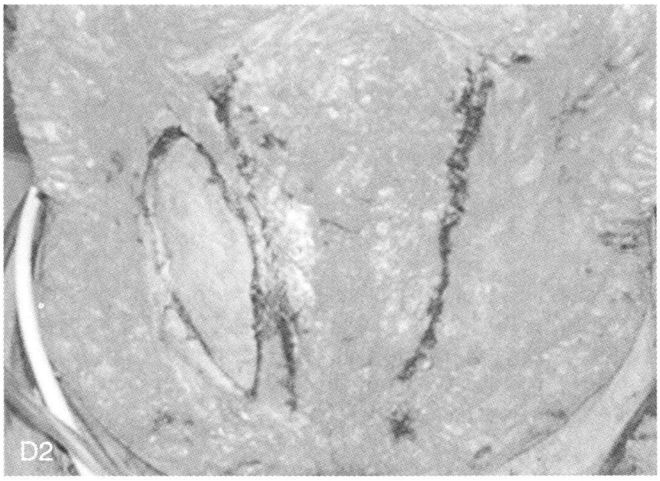

图 55–9 续　B，疝囊完全切除，留有 6cm 正中筋膜缺损。用亚甲蓝勾画出双侧半月线。采用环状切口保留脐带。**C**，切开从肋缘下至髂嵴、半月线外侧 1cm 处的腹外斜肌腱膜。结构分离后，从后方可见腹内斜肌。**D**，右侧结构分离至中线水平，以聚丙烯缝线连续缝合。保留脐部（见彩图）。

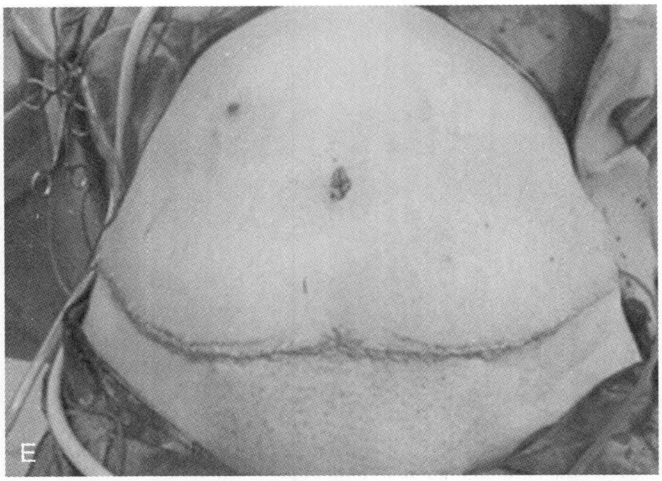

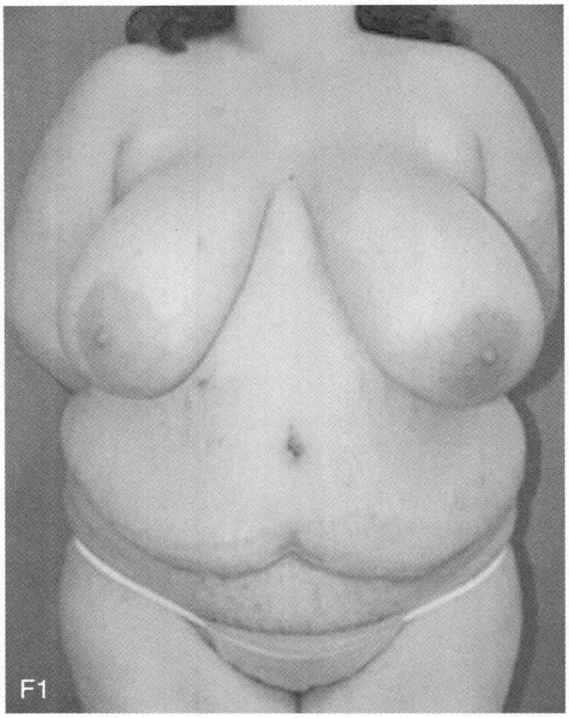

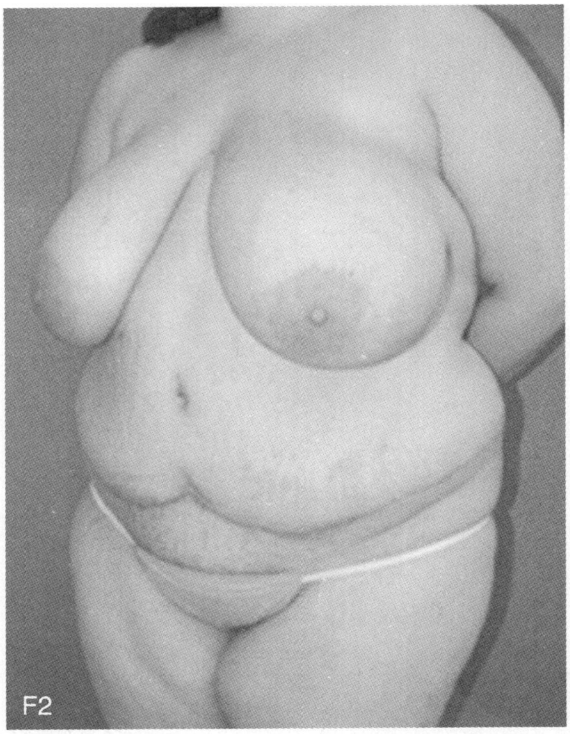

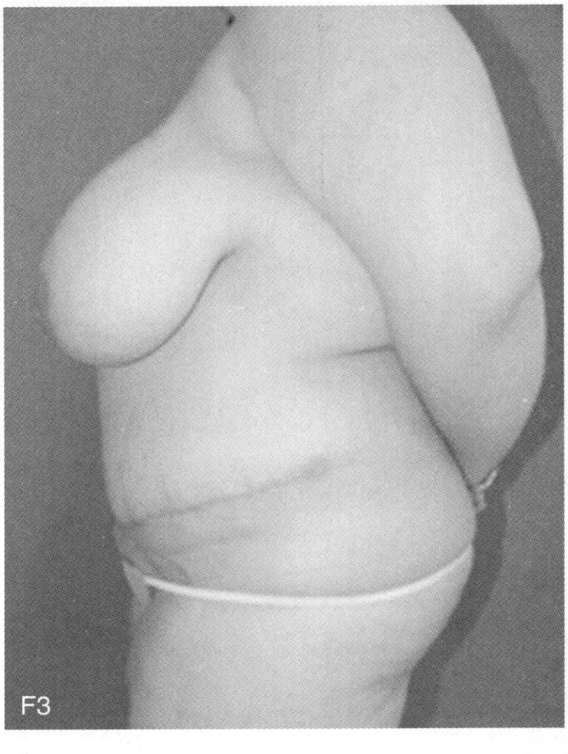

图 55–9 续　E，以上部为基底的脂肪皮瓣分离至耻骨联合水平，完全切除血管翳以促进伤口愈合和功能恢复。这一技术需要肚脐重建。引流管从切口侧面引出，防止从伤口处引出引流管。F，未使用补片的右侧腹壁结构分离术后情况。采用上部脂肪皮瓣推进和缝合，取得功能和外形都满意的结果。

呼吸功能不全

- 后果

腹壁结构缺失能够造成肺功能、潮气量和功能残气量减少。这可以通过肺换气障碍证实[3]。腹壁缺失造成的呼吸功能不全很可能是患者在监护室平均住 2.7 天的原因[13]。

3/4/5 级并发症

- 补救

如果术中患者有呼吸功能不全或换气困难表现，应该取消正中线处筋膜缝合减轻张力，置入合成补片或 AlloDerm。这样将增加腹腔容积，缓解急诊手术导致的呼吸功能不全。

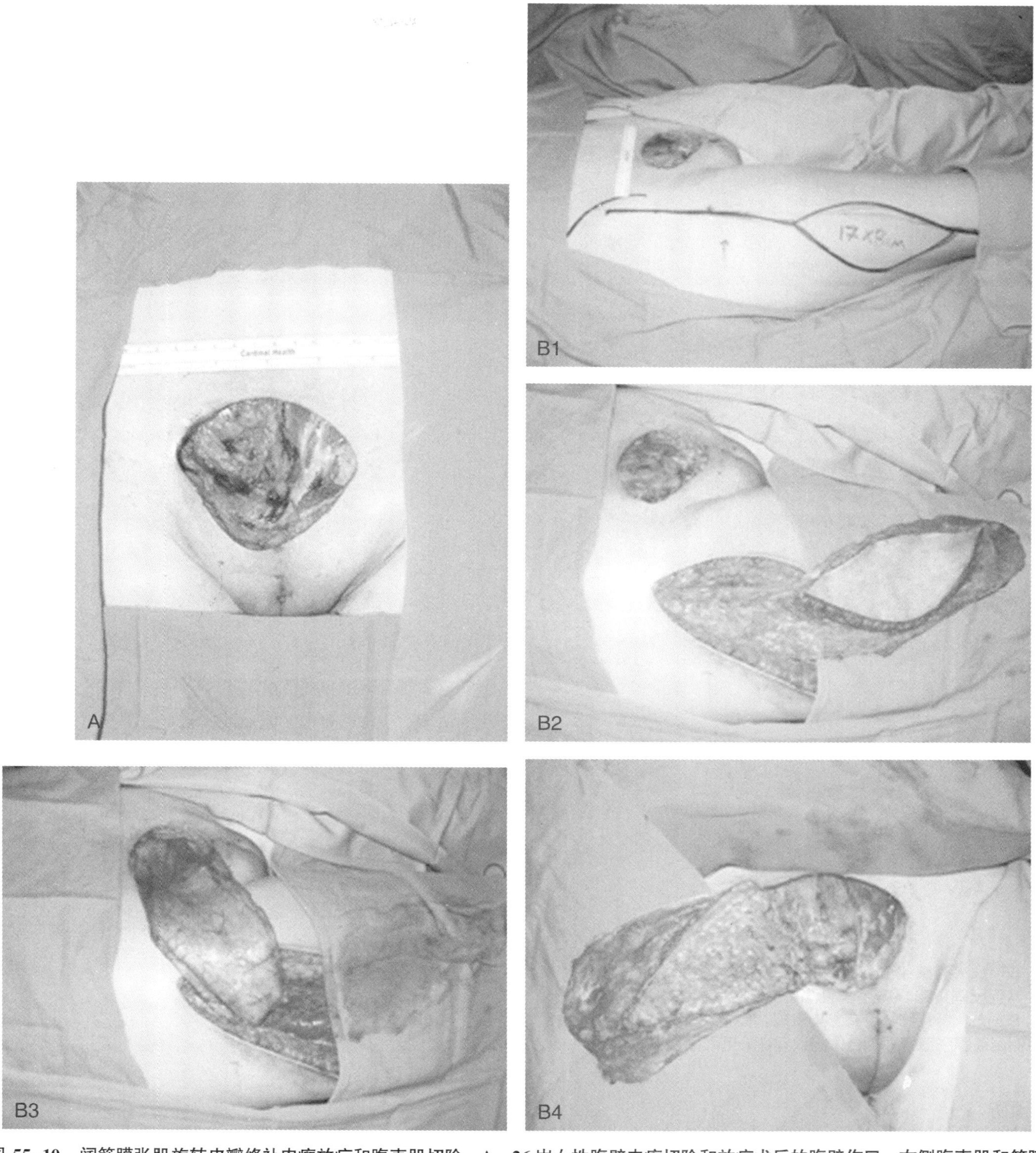

图 55-10　阔筋膜张肌旋转皮瓣修补肉瘤放疗和腹直肌切除。**A**，**26** 岁女性腹壁肉瘤切除和放疗术后的腹壁伤口。右侧腹直肌和筋膜已经部分切除。**B**，由于放疗和伤口开放，采用右侧阔筋膜张肌皮瓣行自体组织重建（见彩图）。

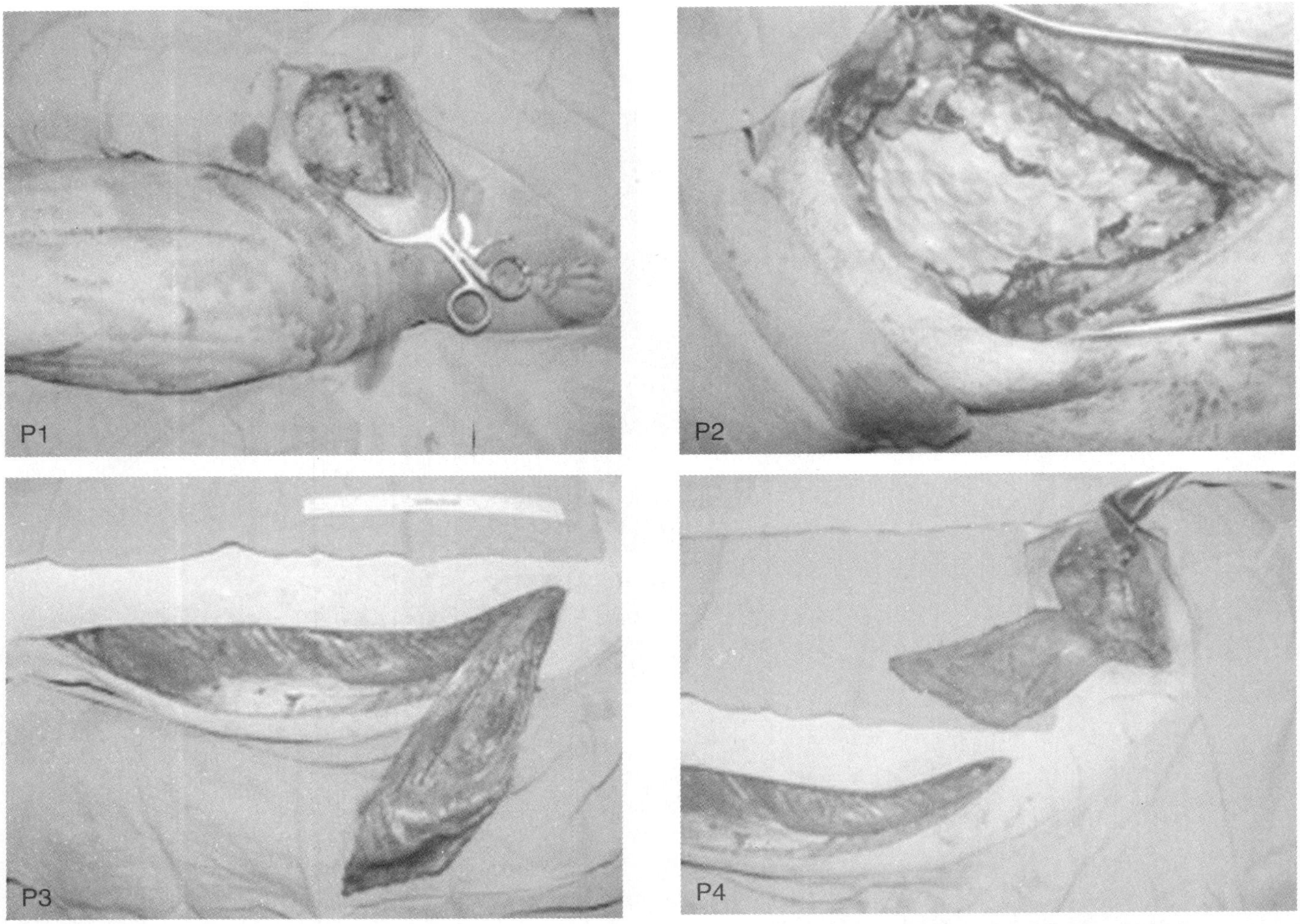

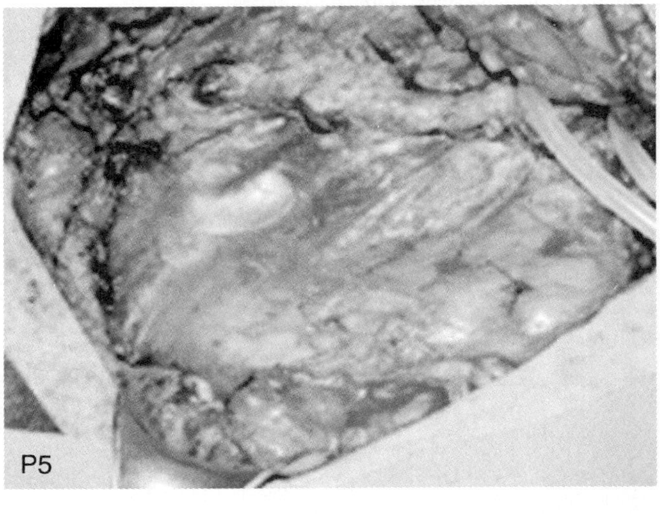

图 55-11 有感染史和补片失败的部位，采用阔筋膜张肌旋转皮瓣行腹壁重建。56 岁男性患者，行腹膜内肾移植后伤口裂开，以 Surgisis 补片修补后有感染表现。完全切除感染补片后，采用单侧阔筋膜张肌行即刻自体组织重建（见彩图）。

•预防

术前肺功能检查能够发现由于腹壁缺失而存在肺功能不全风险的患者[9]。应该筛查患者是否以前存在肺功能不全。应该在手术过程中常规检测气道峰压。术后对这类患者需要行有创的“肺清扫”预防围术期肺炎。对于更为复杂的疝修补需要注意疼痛替代的方案，以帮助早期下床和“肺清扫”。

脂肪皮肤皮瓣推进

血清肿，血肿

•后果

筋膜和其上方的脂肪皮瓣之间的积液增加了患者感

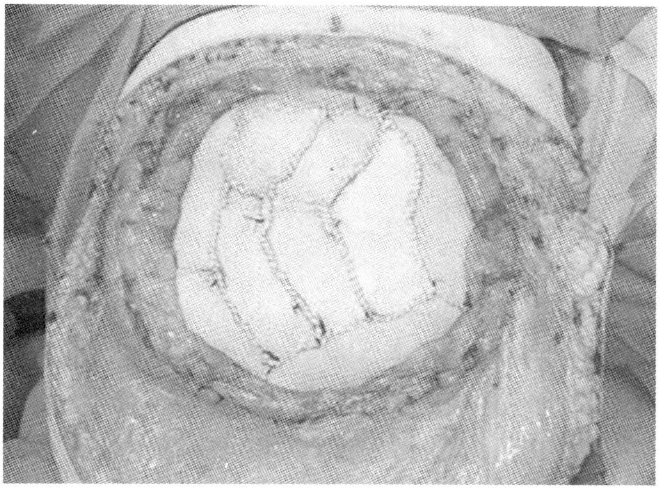

图 55-12　腹壁结构分离术失败后重建的备用方法。腹壁结构分离术失败后复发疝采用脱细胞真皮再生组织基质修补。多片“缝被式缝合”使患者仍然存在复发风险（见彩图）。

染、皮瓣裂开和伤口延迟愈合的风险。

1/2/3 级并发症

- **补救**

根据临床情况，可以选择密切观察、穿刺抽吸、经皮引流或再手术。

- **预防**

术中放置闭式引流联合脂肪皮肤皮瓣的应用是预防血清肿的关键。传统腹壁结构分离术后每 4 小时清理引流管防止堵塞，而对于 AlloDerm 重建每隔 2 小时清理一次。带有 AlloDerm 的伤口清理时非常黏稠，原因目前还未阐明。无 AlloDerm 的重建引流需要保留 21 天，而有 AlloDerm 重建的伤口引流可以缩短至 10 ～ 14 天。引流量少于每天 30ml 即可拔除。预防性使用抗生素仍然存在争论，对于不需要术前肠

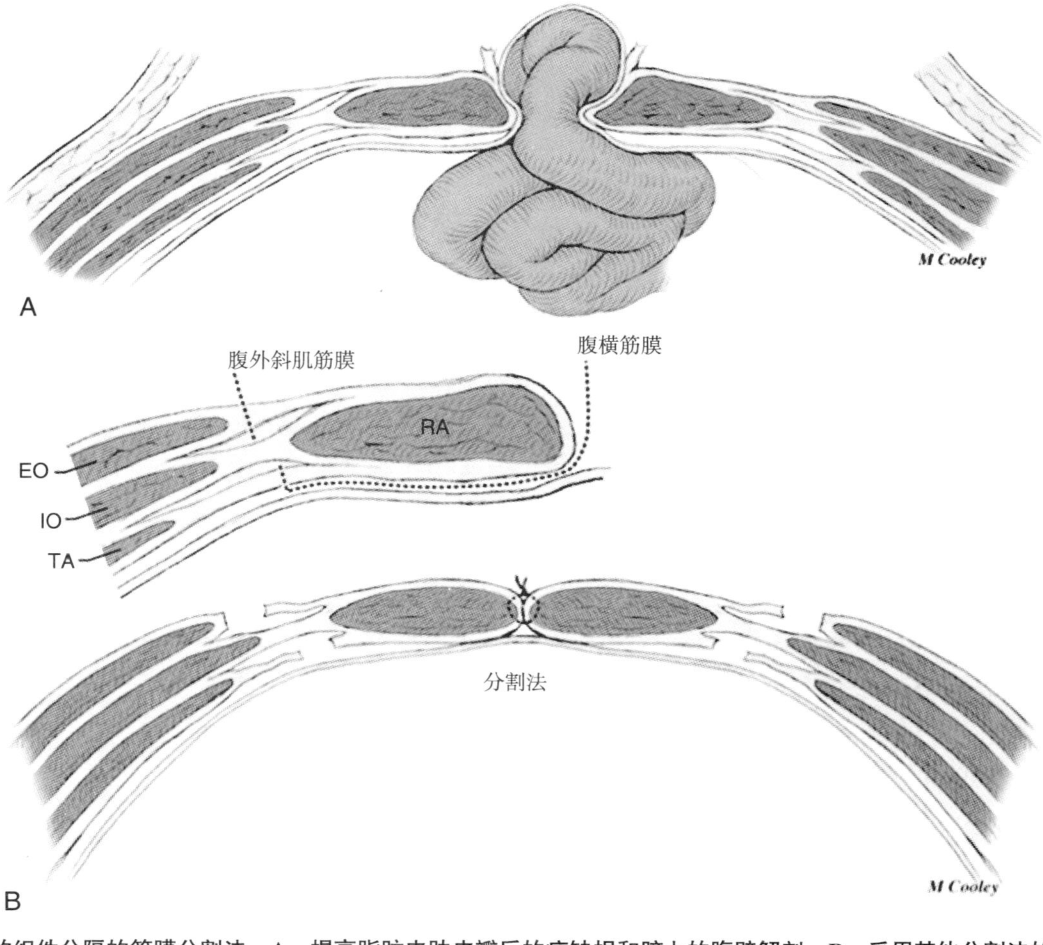

图 55-13　另外的组件分隔的筋膜分割法。**A**，提高脂肪皮肤皮瓣后的疝缺损和脐上的腹壁解剖。**B**，采用其他分割法的组件分隔。见全部描述和技术警告的内容。

道准备的患者通常都使用。我们还观察到，行术前肠道准备和术后仍然使用预防性抗生素的患者，难辨梭状芽孢杆菌肠炎发生率较高。我们目前正在对这一现象的相关性进行研究。我们期待着抗生素包被的闭式引流系统能够减少口服抗生素的使用。

闭式引流不能够减少血肿的发生。鉴于肥胖患者疝修补术后存在深静脉血栓和肺栓塞风险，所有患者可以积极地皮下给予肝素或伊诺肝素[26, 27]。护理人员要注意避免腹壁脂肪皮瓣注射抗凝药物，防止患者出现局灶性出血。引流放置时要注意发生血肿压迫造成液体不能流出。超声诊断对于肥胖患者有一定帮助。

伤口感染

- **后果**

伤口感染和局部切口裂开反映手术缝合技术不佳或对合不良。

1/2 级并发症

- **补救**

床旁清创和伤口护理能够处理简单的伤口问题。

- **预防**

所有患者切开皮肤前至少 30 分钟静脉给予抗生素。根据手术污染程度，保持术中无菌原则会达到较低的感染率。尽可能减少分离脂肪皮瓣以预防缺血和减少切口感染。如果可能，术前要戒烟[28]。尽可能采用间断皮内单丝线缝合（如：3–0 Monocryl）和皮下连续单丝线缝合（如：4–0 Monocryl）。带有脂肪的深层缝合和手术钉夹应避免使用。我们进一步采用 DERMABOND（Ethicon，Inc.，Cornelia，GA）加强封闭伤口抗感染。DERMABOND 的使用能够避免娇嫩皮瓣的胶带粘贴，避免张力性水泡形成。另外还能够促进早期清洗使皮肤细菌计数保持较低水平。

同化术后的成功秘诀

皮瓣水泡和部分皮瓣丧失

- **后果**

由于存在皮瓣损伤的风险，应避免使用腹带或胶带。

1/2 级并发症

- **补救**

扭力或压力性水泡和部分皮瓣丧失需要多次清创和局部换药。为快速愈合提供湿润的环境非常重要。非粘连性敷料包裹的抗生素软膏有时会造成过敏反应。Duoderm（ConvaTec，Ltd.，Deeside，UK）半透膜水解胶是一个可以接受的选择。

- **预防**

一旦不必担心皮瓣缺血问题，可以采用吸脂服行腹壁加压，因为它具有保护皮肤的功能。加压吸脂服可以防止血清肿形成，术后应该使用 3 至 6 个月。一旦需要，吸脂服可以维持可吸收敷料的位置而不需黏带。一旦伤口护理延长，还能固定开放伤口的表面敷料。许多患者使用某些加压服后会感到更加舒适，有利于早期下床活动。

深静脉血栓 / 肺栓塞

- **后果**

许多疝修补患者存在围术期静脉血栓的风险。危险因素包括患者年龄、全麻时间、伴随的急性创伤或恶性肿瘤以及高体重指数[27]。

1/2/3/4 级并发症

- **补救**

根据公认的临床指南，推荐全身应用抗凝药物肝素或伊诺肝素和放置下腔静脉过滤器[27]。

- **预防**

患者应该参加积极的术后下床活动方案。我们的患者手术当晚就在走廊散步，此后每天 7 次活动。他们对每天的散步情况进行记录，出院后回家也是如此。在术后第一次随访时，每一张记录表都会被回顾以保证继续下床活动预防深静脉血栓 / 肺栓塞。弹力袜、压力装置和围术期皮下应用肝素或伊诺肝素都是积极的措施。对于有恶性肿瘤、肥胖或存在影响活动情况的患者，重视家庭预防措施非常重要[29]。

小结

腹壁结构分离术对于复杂腹壁疝修补而言，是一项非常有用的手术技术。单独应用或与其他辅助技术联合应用，能够最大程度地促进带神经的肌筋膜覆盖腹壁缺损，改善患者功能。并发症可以通过术前制定恰当的手术方案、熟悉腹壁结构的基本解剖、细致的手术技术和严密的术后伤口监护加以避免。

（梁 阔 译）

参考文献

1. Ramirez OM, Ruas E, Dellon AL. "Components separation" method for closure of abdominal-wall defects: an anatomic and clinical study. Plast Reconstr Surg 1990;86:519–526.
2. Kolker AR, Brown DJ, Redstone JS, et al. Multilayer reconstruction of abdominal wall defects with acellular dermal allograft (AlloDerm) and component separation. Ann Plast Surg 2005;55:36–41.
3. Shestak KC, Edington HJ, Johnson RR. The separation of anatomic components technique for the reconstruction of massive midline abdominal wall defects: anatomy, surgical technique, applications, and limitations revisited. Plast Reconstr Surg 2000;105:731–738.
4. DiBello JN Jr, Moore JH Jr. Sliding myofascial flap of the rectus abdominus muscles for the closure of recurrent ventral hernias. Plast Reconstr Surg 1996;98:464–469.
5. Ennis LS, Young JS, Gampper TJ, Drake DB. The "open-book" variation of component separation for repair of massive midline abdominal wall hernia. Am Surg 2003;69:733–742.
6. Lindsey JT. Abdominal wall partitioning (the accordion effect) for reconstruction of major defects: a retrospective review of 10 patients. Plast Reconstr Surg 2003;112:477–485.
7. Jacobsen WM, Petty PM, Bite U, Johnson CH. Massive abdominal-wall hernia reconstruction with expanded external/internal oblique and transversalis musculofascia. Plast Reconstr Surg 1997;100:326–335.
8. Hobar PC, Rohrich RJ, Byrd HS. Abdominal-wall reconstruction with expanded musculofascial tissue in posttraumatic defect. Plast Reconstr Surg 1994;94:379–383.
9. Rohrich RJ, Lowe JB, Hackney FL, et al. An algorithm for abdominal wall reconstruction. Plast Reconstr Surg 2000;105:202–216.
10. Jernigan TW, Fabian TC, Croce MA, et al. Staged management of giant abdominal wall defects: acute and long-term results. Ann Surg 2003;238:349–355.
11. Core GB, Grotting JC. Reoperative surgery of the abdominal wall. In Grotting J (ed). Aesthetic and Reconstructive Plastic Surgery. St. Louis: Quality Medical, 1995; pp 1327–1375.
12. Hurwitz DJ, Hollins RR. Reconstruction of the abdominal wall and groin. In Cohen M (ed): Mastery of Plastic and Reconstructive Surgery. Boston: Little, Brown, 1994; pp 1349–1359.
13. Lowe JB 3rd, Lowe JB, Baty JD, Garza JR. Risks associated with "components separation" for closure of complex abdominal wall defects. Plast Reconstr Surg 2003;111:1276–1283.
14. Sigurdsson GH. Perioperative fluid management in microvascular surgery. J Reconstr Microsurg 1995;11:57–65.
15. Joshi GP. Intraoperative fluid restriction improves outcome after major elective gastrointestinal surgery. Anesth Analg 2005;101:601–605.
16. de Vries Reilingh TS, van Goor H, Rosman C, et al. "Components separation technique" for the repair of large abdominal wall hernias. J Am Coll Surg 2003;196:32–37.
17. Losanoff JE, Richman BW, Jones JW. Endoscopically assisted "component separation" method for abdominal wall reconstruction. J Am Coll Surg 2002;194:388–390.
18. Mathes SJ, Steinwald PM, Foster RD, et al. Complex abdominal wall reconstruction: a comparison of flap and mesh closure. Ann Surg 2000;232:586–596.
19. Suliburk JW, Ware DN, Balogh Z, et al. Vacuum-assisted wound closure achieves early fascial closure of open abdomens after severe trauma. J Trauma 2003;55:1155–1160; discussion 1160–1161.
20. Miller PR, Meredith JW, Johnson JC, Chang MC. Prospective evaluation of vacuum-assisted fascial closure after open abdomen: planned ventral hernia rate is substantially reduced. Ann Surg 2004;239:608–614.
21. Saulis AS, Dumanian GA. Periumbilical rectus abdominis perforator preservation significantly reduces superficial wound complications in "separation of parts" hernia repairs. Plast Reconstr Surg 2002;109:2275–2280.
22. van Geffen HJ, Simmermacher RK, van Vroonhoven TJ, van der Werken C. Surgical treatment of large contaminated abdominal wall defects. J Am Coll Surg 2005;201:206–212.
23. Lowe JB, Garza JR, Bowman JL, et al. Endoscopically assisted "components separation" for closure of abdominal wall defects. Plast Reconstr Surg 2000;105:720–729.
24. Langer C, Schaper A, Liersch T, et al. Prognosis factors in incisional hernia surgery: 25 years of experience. Hernia 2005;9:16–21.
25. Hodgson NCF, Malthaner RA, Ostbye T. The search for an ideal method of abdominal fascial closure: a meta-analysis. Ann Surg 2000;231:436–442.
26. Prystowsky JB, Morasch MD, Eskandari MK, et al. Prospective analysis of the incidence of deep venous thrombosis in bariatric surgery patients. Surgery 2005;138:759–763.
27. Buller HR, Agnelli G, Hull RD, et al. Antithrombotic therapy for venous thromboembolic disease: the Seventh ACCP Conference on Antithrombotic and Thrombolytic Therapy. Chest 2004;126(3 suppl):401S–428S.
28. Ewart CJ, Lankford AB, Gamboa MG. Successful closure of abdominal wall hernia using the components separation technique. Ann Plast Surg 2003;50:269–273.
29. Geerts WH, Pineo GF, Heit JA, et al. Prevention of venous thromboembolism: The Seventh ACCP Conference on Antithrombotic and Thrombolytic Therapy. Chest 2004;126:338S–400S.

第 IX 部分

造血系统相关外科

Stephen R.T. Evans, MD

通过成功而成功是个错误的认识；人们更多的是通过失败获取成功。教训、学习、意见和案例都不如失败教给的东西多。——Samuel Smiles

第 56 章

腹腔镜脾切除术

Diana M. Weber，MD and Aarti Mathur，MD

引言

腹腔镜时代的来临使腹部外科发生了革命性的变化。自 1991 年 Delaitre 施行第一例腹腔镜脾切除术（laparoscopic splenectomy，LS）以来，迄今 LS 已经逐渐取代开腹脾切除术（open splenectomy，OS）并成为血液病患者脾切除的标准术式[1]。LS 较之 OS 的并发症发生率低，主要得益于其微创的特点和对解剖结构的清晰显示[2]。但是，因为脾实质质地脆、血供丰富，以及与腹内器官如胃、结肠和胰腺的紧密关系，LS 即使由经验丰富的医师施行也不可能完全杜绝并发症的发生[3-5]。

多变量分析显示以下因素增加 LS 并发症的发生率：外科医生的学习曲线、患者年龄、血液病的严重程度以及脾大的程度，脾大程度以脾重量是否超过 1000g 或头肛侧长度是否超过 20cm 为分界[6-8]。在此分界以上的脾大使术中对脾的操作、止血及标本取出均困难[9]。恶性疾病患者的脾常较良性病者大[10, 11]。脾大超过 2kg 者并发症的发生率为 63%，而正常大小的脾为 25%[11]。高龄患者的并发症发生率也增高（53% vs 13%）[7, 12]。因为 LS 的学习曲线陡峭，一般认为操作 10 例以上者技术较成熟[12-16]。

适应证[17]

- 红细胞系疾病：球形红细胞增多症、椭圆形红细胞增多症、自主免疫性溶血性贫血、地中海贫血、镰状细胞性贫血。
- 白细胞系疾病：淋巴瘤（分期）、骨髓纤维变性、慢性淋巴细胞性白血病、慢性髓性白血病、毛细胞白血病。
- 血小板疾病：特发性血小板减少性紫癜、血栓形成性血小板减少性紫癜、Evans 综合征。
- 继发性脾大：肝硬化、囊性纤维化。
- 其他：脾创伤、脓肿、囊肿、肿瘤、血管瘤、脾动脉瘤、Gaucher 病、结节病。

禁忌证[18]

- 严重的凝血功能障碍或血小板减少（血小板＜20k）
- 重度脾大，定义为头肛侧长度超过 30cm

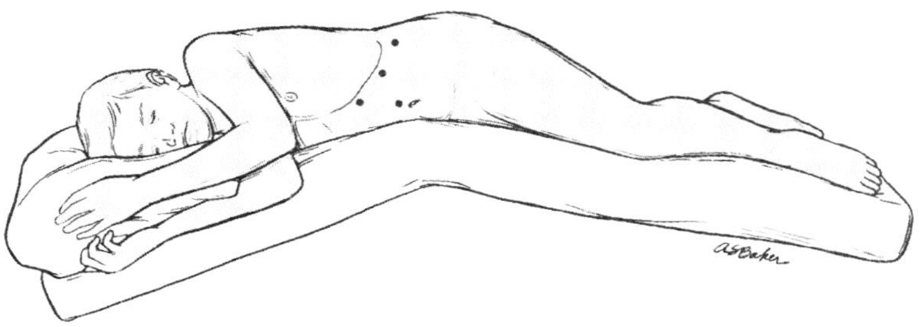

图 56-1 理想的腹腔镜脾切除术体位。

- 妊娠
- 脾动脉钙化
- 相对禁忌证为门脉高压患者发生危及生命的大出血而且止血困难[19]

设备

为手术配置合适的器械可以使手术顺利进行并减少并发症。LS 所需的基本器械如下：

- 5 ～ 10mm 广角内视镜（30°）
- 5mm 抓持钳和解剖器
- 腔镜用弯剪
- 线型腔镜用闭合器——应准备两个
- 超声刀（harmonic）
- 尼龙标本取出袋（500 ～ 750ml 容量）
- 施夹器
- 吸引管

术前准备

所有患者均需针对荚膜细菌进行免疫，并纠正凝血障碍。

多价肺炎球菌、流感嗜血杆菌和脑膜炎奈瑟菌疫苗应在术前 1 ～ 2 周给予，以使患者有时间产生足够的抗体反应[1, 10, 20]。此前一年内接受过糖皮质激素治疗的患者应给予应激剂量的激素以避免出现急性肾上腺皮质功能不全。除非脾大于 30cm，一般不需要行脾动脉栓塞[21]。

手术步骤

步骤 1 患者体位
步骤 2 置入套管
步骤 3 腹部探查并寻找副脾
步骤 4 游离脾下极
步骤 5 切开脾侧韧带
步骤 6 分离脾下极血管
步骤 7 进入小网膜囊和分离胃短血管
步骤 8 分离并结扎脾动静脉
步骤 9 将脾放入袋中
步骤 10 继续分离脾膈韧带并关闭网膜囊
步骤 11 分块取出脾
步骤 12 冲洗，止血
步骤 13 移除套管

手术操作

体位（图 56-1）

在最初的 LS 报道中，本手术患者几乎全取仰卧位。但随着技术的发展，大多数外科医生逐渐开始采用悬脾技术，即将患者置于右侧卧位，垫腰桥，并取约 30° 的反 Trendelenburg 体位[20]。腹内的脾韧带将脾固定于原位，而重力使胃、网膜和结肠下移，可以较容易显示和接近脾门后侧，减少并发症[20]。

置入套管[1, 20]（图 56-2）

在插套管的过程中，轻微的直至危及生命的并发症都有可能发生。并发症的种类、对策和预防措施在第 I 部分第 7 章“腹腔镜手术”中讨论。

用标准的三孔或四孔法，工作孔位于左侧肋缘下。在儿童或体瘦患者，将容纳 30° 腹腔镜的摄像孔置于脐边缘，但在体型大的患者中可能要移至左上腹部。一个 5 ～ 12mm 孔位于锁骨中线的头侧或尾侧，作为工作孔及血管闭合器用。抓钳和吸引用的第二个 5 ～ 12mm 的工作孔位于上腹部中线旁。还可根据情况插入第四个 5mm 穿刺鞘，位左前肋下或剑突下，牵引用。如果用手辅助技术，手可通过一个 Pfannenstiel 切口，或者左侧或右侧下腹部 5 ～ 6cm 切口进入[16, 21-25]。并发症的种类、对策和预防措施在第 I 部分第 7 章“腹

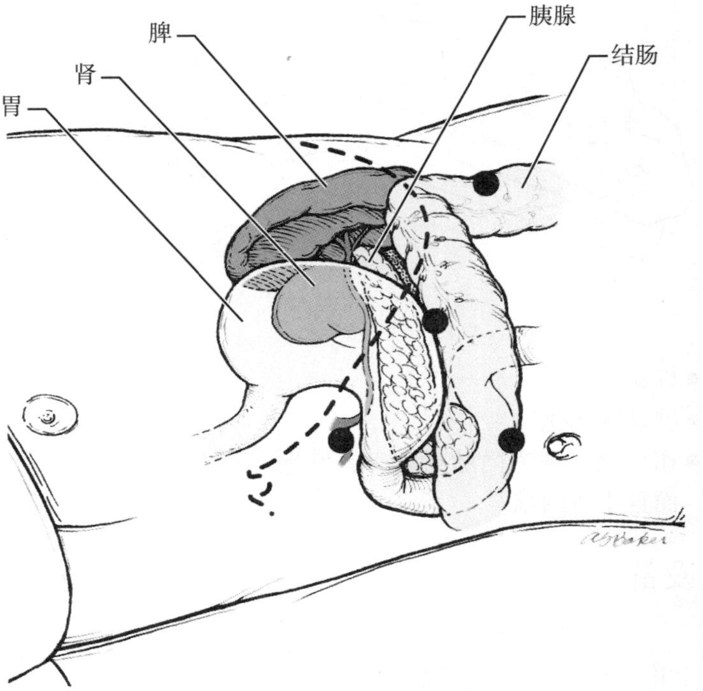

图 56–2 腹腔镜脾切除术套管的位置。

腔镜手术”中讨论。

腹部探查和寻找副脾（图 56–3）

副脾出现于大约 25% 的患者中，可能引起脾切除术后血液病的复发[10, 19, 26, 27]。

复发性血小板减少

- 后果

  尤其在特发性血小板减少性紫癜患者中，如没有移除副脾，可能发生复发性血小板减少[25, 28, 29]。虽然大多数复发发生在脾切除术后 2 年内，但也有报道术后 18 年复发者[10]。

  2/3 级并发症

- 补救

  如果证实复发，则需行变性红细胞显像或胶体硫扫描以发现副脾，对有症状的患者可能需要再手术[25, 26]。

- 预防

  腹腔镜的放大作用能帮助发现副脾[6]。仔细和系统地解剖分离脾门、小网膜囊外侧、胰尾、脾结肠和脾胃韧带是准确查找的基础[17]。此区域的探查需要稍向外侧牵引脾，剪开脾胃韧带。一旦找到，就必须切除副脾，因其可在后续手术中被误以为血肿，以及导致术后的疾病复发或治疗失败[19]。副脾可以在许多部位出现，以下是其发生几率[18]：

- 脾门区 54%
- 脾蒂 25%
- 大网膜 12%
- 胰尾 6%
- 脾结肠韧带 2%
- 肠系膜 0.5%
- 左侧卵巢 0.5%

脾下极和结肠脾曲的游离

结肠损伤

- 后果

  结肠损伤使结肠内容物溢出至腹腔而导致腹膜炎。

  1/3 级并发症

- 补救

  早期发现穿孔和腹腔镜修补一期闭合是关键[28]。

- 预防

  锐性解剖和超声刀结合以解剖结肠脾曲。熟悉局部解剖，将结肠轻柔地向内下翻转至术野外，以及使患者处于合适的体位都将减少此损伤的发生[30]。

脾被膜出血

- 后果

  脾实质出血较之血管出血危险性小，但影响手术进一步解剖分离的视野[19]。

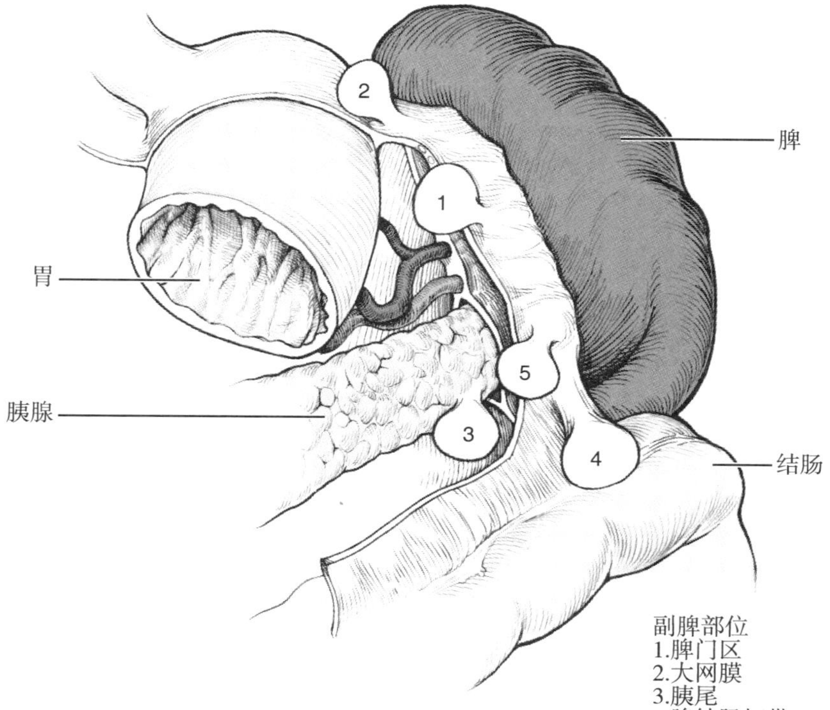

图 56–3　副脾的部位。

1 级并发症

- **补救**

脾实质出血时，可以纱布轻轻压闭脾动静脉，或用胶原纤维或纤维蛋白黏附[1,19]。如果出血量大，可能需中转开腹。

- **预防**

脾被膜出血较多见于脾大的患者，可以在 LS 的任何时间发生，多因为过度摆弄或抓持脾引起[31]。将脾周结构轻柔地牵开，清楚显示脾可以减少被膜损伤。

切开脾外侧附着（脾肾和脾膈韧带）（图 56–4）

膈损伤

- **后果**

因为有压力性气腹的存在，即使小的刺穿或电凝损伤膈肌，尤其在肌肉部分，也可能产生气胸[19,26]。

2/3 并发症

- **补救**

气道峰压增高并出现膈肌反常运动意味着膈肌损伤。一旦发现，应立即术中穿刺减压，然后在手术结束鼓肺后，做胸腔闭式引流[26]。一般不需要修补膈肌穿孔。

- **预防**

熟悉局部解剖和仔细分离有助于预防。另外，将患者置于合适的反 Trendelenburg 体位可最大限度地扩大术野，远离膈肌。即使在有膈肌粘连的情况下，右侧卧位也可利用重力作用显露后腹膜附着，减少膈肌损伤的发生[31]。

分离下极血管

出血

源自左胃网膜动脉的下极动脉的出现率约 80%，分支自 1 支至 5 支不等。这些血管的分离相对简单，可用超声刀处理。

- **后果**

下极血管的出血可能是危及生命的大出血，也可能只是出血的堆积妨碍视野而影响手术进程[19]。

1/3 并发症

- **补救**

影响视野的出血可以血管夹、电凝或超声刀止血[3]。而危及生命的大出血要中转开腹控制出血。

- **预防**

在分离前适度牵拉以看清组织结构，以超声刀解剖

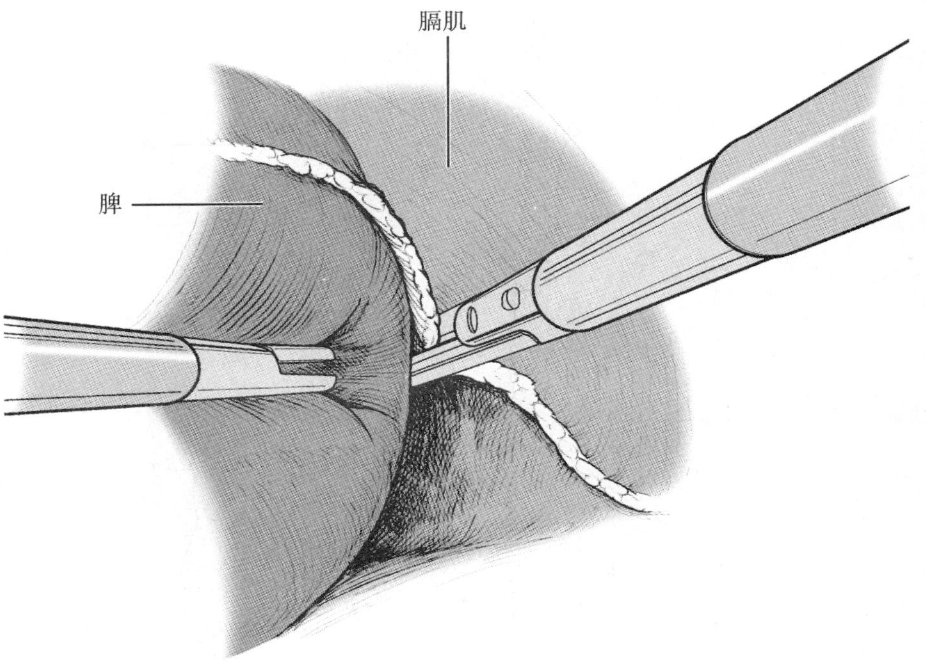

图 56–4 切开脾外侧附着。

前要辨清需要钳夹的较大血管，此点重要。超声刀一定要完全含住可见的血管以免处理不全而导致出血，此时过度牵拉也可能造成组织撕裂而使止血不全。

进入小网膜囊和分离胃短血管（图 56–5）

出血

- **后果**

胃短血管的出血虽然一般不是危及生命的大出血，但血液的快速堆积会影响视野，妨碍手术进行[19]。

1 级并发症

- **补救**

可以血管夹、电凝、超声刀或双极电凝止血[3]。止血海绵和明胶海绵可能有帮助。如果出血不止或无法控制，则需中转开腹。

- **预防**

超声刀的应用大大减少了胃短血管发生出血的几率。注意要将血管全周包括完整以免止血不全引起出血，此时不能过度牵拉撕裂组织。在撑开分离这些血管时，对胃的不当牵引也可能引起组织撕裂或对组织的处理时间不够而致出血。

胃穿孔（胃切开）/ 坏死

- **后果**

胃被切开使胃内容物溢出至腹膜腔而引起腹膜炎。这可以即刻发生在术中，如在分离时对胃的穿透性损伤；也可延迟发生胃穿孔，比如在分离时对胃的热损伤或浆膜撕裂。在用超声刀分离时距离胃过近可能造成后一种情况，引起延迟穿孔。

1/3/5 级并发症

- **补救**

如在术中发现胃穿孔，试用腹腔镜一期修补；但还是推荐中转开腹[24]。延迟穿孔需要开腹修补。

- **预防**

胃大弯的近段直接邻接脾并不少见。因此，在分离胃短血管时，牵引适度和清楚显露是基本的。应注意对解剖器热力部分要接触的结构鉴别清楚。超声刀在处理胃和脾周血管时不要求对血管进行广泛剥离，以减少胃穿孔的发生率。

分离并结扎脾动静脉（图 56–6 和 56–7）

脾门出血

这是外科医生最关心的问题，因为在一些报道中需要输血的比例超过了 25%[7, 9]。

- **后果**

大量失血可致失血性休克。

3/5 并发症

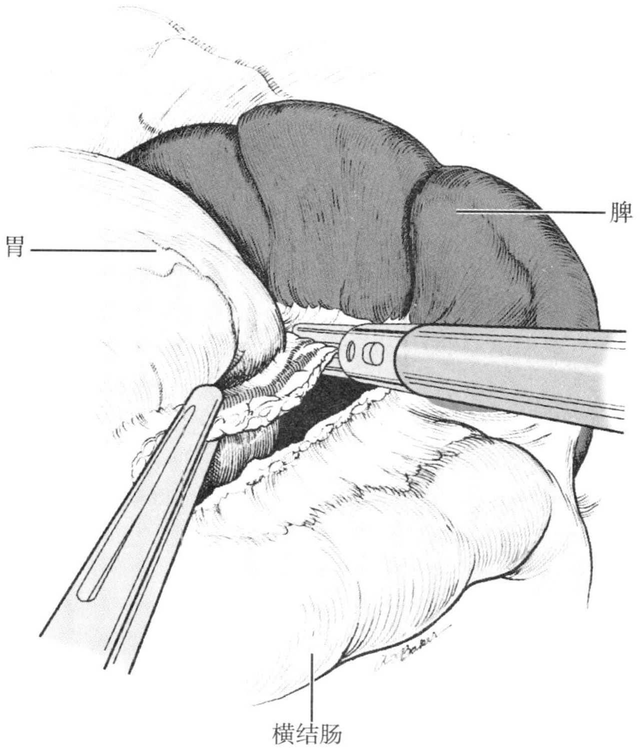

图 56–5 进入小网膜囊和分离胃短血管。

- **补救**

主要的动、静脉出血，则需中转开腹手术，左肋缘下切口开腹止血。术中在血管闭合处出血，可直接在闭合处再另用血管夹或缝合止血。术后发生的血管闭合部位出血可以进行脾动脉栓塞[19]。

- **预防**

重要的是要透彻地掌握脾的解剖。轻轻牵引脾下极可显露脾门沟并对血管解剖进行评价。脾血管有两种常见变异，即主干型和分散型[32]。在分散型，主干离脾门 2cm 至 3cm 时分出多个分支，每个终末支都要在两夹之间离断。在主干型，脾蒂由动脉和静脉组成，形成一紧束进入脾门，此时应用血管线型闭合器进行整体一次性离断。可在脾门蒂上方脾肾韧带开窗以便在直视下看清楚闭合器已经包含所有拟离断的结构。观察脾的内面有助于辨别清楚这两种血管分布类型。如果脾血管入脾处只占脾内面面积 25%，则是主干型。相反，如果所占超过了 75%，则为分散型[32]。脾血管的分支数目还和脾面上的凹陷数目相关，凹陷数被发现与解剖分支相对应，此点可以在开始分离时用作参考[16, 32]。

分离脾门并将脾掀起，有助于在脾门部准确安放吻合装置，降低围术期出血的风险并减少器械使用失败的发生[5, 31]。突起的脾血管、脾门部的脂肪以及目前可用的吻合器相对狭小的咬合开口，都可能引起在将全部脾门结构夹住时发生困难。因此，仔细解剖脾动、静脉并将其清晰显示，有助于清除多余组织，以免吻合器呈“楔入”式到达位置而造成小的胰腺或脾血管破裂[5, 33, 34]。在击发前，应看清吻合器两端头。在脾门部放置的金属夹可能干扰胃肠吻合（gastrointestinal anastomosis，GIA）器的使用。GIA 吻合时如其内含了一个金属夹，可引起大出血，因为吻合器完成了切割却未能紧密闭合。在吻合前，应该手头备有另一个吻合器，以免吻合失败或脾门横断不完全。

在脾大的情况时，脾周韧带相对短、脾门隐藏深，增加了出血的风险。手助腹腔镜手术因为改善显露，可以降低出血几率[21-23]。

术前脾动脉栓塞并不能降低并发症，但在术后脾动脉闭合部位出血时可以考虑应用[19]。

胰腺损伤

是 LS 最常见的并发症[35]。

- **后果**

胰腺损伤的表现差异很大，从无症状的高淀粉酶血

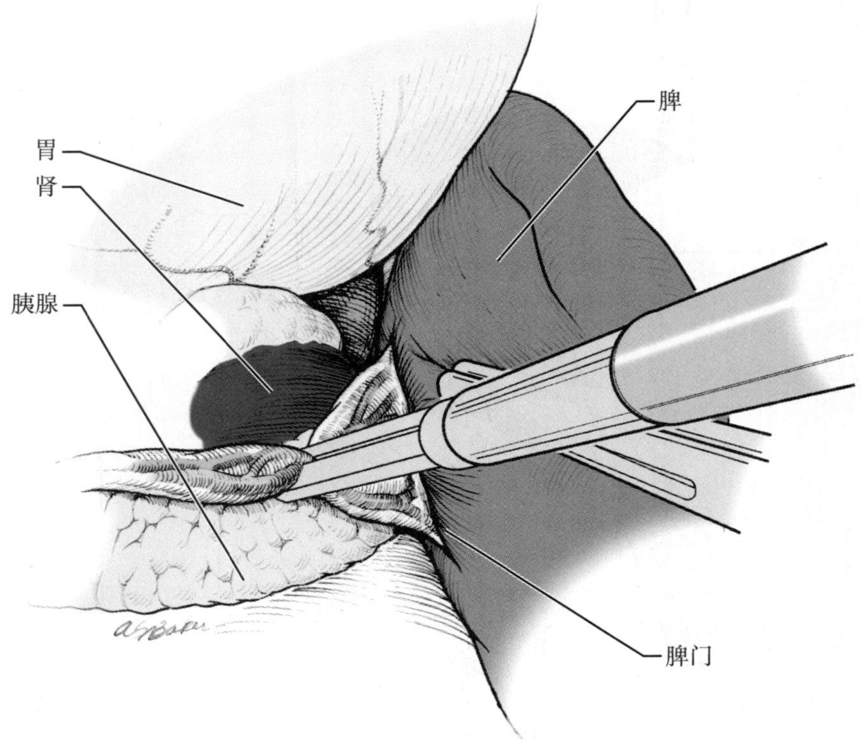

图 56–6 分离并结扎脾动脉和静脉——前面观。

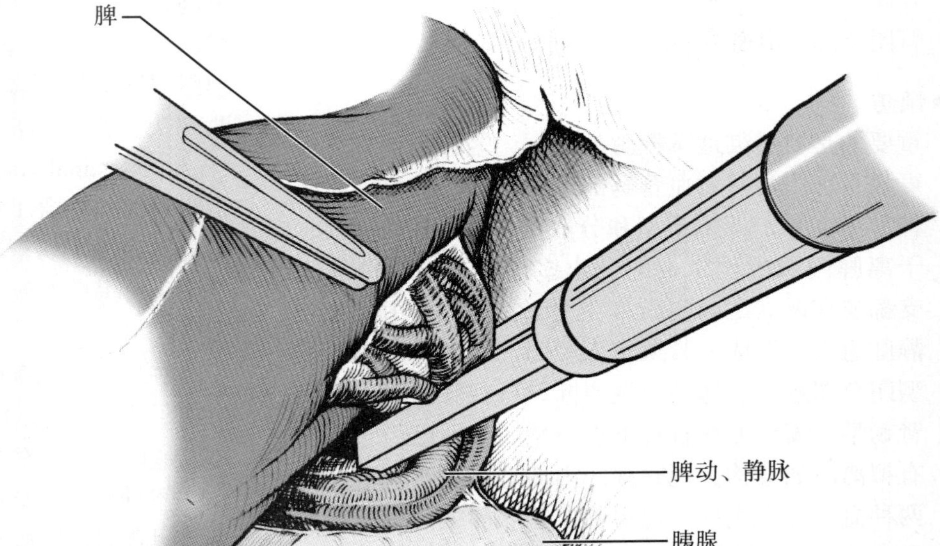

图 56–7 分离并结扎脾动脉和静脉——后面观。

症到胰腺炎、胰周液体积聚、脓肿、胰瘘或胰尾坏死都可能发生[4, 19, 35-37]。

1/2 级并发症

- **补救**

如果怀疑有术中损伤，则应该在穿刺孔处放置封闭式引流。术后测定引流物的淀粉酶水平，如果增高，饮食恢复要更慢些。当引流少于 50ml/24h 时，可以拔除引流管。液体积聚可经皮穿刺引流[35]。

- **预防**

熟悉解剖使得外科医生可以识别解剖标志，使用吻合器时能够紧贴脾门而离开胰腺末端[30]。在 75% 的患者，胰尾距脾门的距离在 1cm 之内，更有 30% 的患者胰尾与脾门直接相连[25]。因此在解剖脾门时必须小心。具有讽刺意味的是，同样的操作方法，有的可能增加胰腺损伤的几率，而对于另外一些患者则可能有助于手术成功。侧卧位因为拉长了脾门部而改变了脾和胰尾的方位[19]。如脾门不能充分暴露，尤其在脾大的患者，这将增加胰腺损伤地风险。因此，仔细地将脾动、静脉骨骼化，应用吻合器时紧贴脾门，能降低损伤或横断胰尾的风险[35]。应用多个吻合器预防脾门部出血也增加胰腺损伤的发生[36]。

在脾大的患者，因为脾门结构深在，对其显露可能成为严重挑战。在这部分患者行 LS 时，早期即应用手助设施是解决的途径[38]。有人在手助腹腔镜脾切除术（hand assisted laparoscopic splenectomy，HALS）后常规在脾窝放置引流，并在术后第一日测定淀粉酶[39]。

将脾放入袋中，粉碎，取出（图 56-8）

脾组织种植

- **后果**

异位出现的残留脾组织通常没有症状，大多在术后多年影像学检查时无意中发现，类似肿瘤。有症状的患者，可引起疼痛或疾病复发[29]。

1/2/3 级并发症

- **补救**

对有症状者，需要行腹腔镜切除，氩气刀偶有用途[40]。

- **预防**

对脾的操作要轻柔、幅度小，可以避免被膜撕裂引起脾组织脱落，有助于预防此并发症[41]。正确的分离，术野无出血、大量冲洗以及用一大的标本袋取出脾，都可减少脾组织植入的风险[20, 24, 25]。碎脾应在袋内进行，用手指或无创钳进行[32]。

冲洗与止血

腹内 / 膈下脓肿

- **后果**

典型的脓肿发生在术后 30 天内，表现为腹痛、恶心、呕吐、发热，罕有导致死亡者[4, 17]。

2/3/5 级并发症

- **补救**

腹内和膈下脓肿需要引流，大多数情况下可以介入放射技术经皮穿刺引流即可[10, 16, 28]。少部分患者在放射引导下不易接近脓肿，则需要再手术。

- **预防**

大量冲洗吸引，直至冲洗液清亮，并保证止血彻底，都会降低脓肿形成的风险。术前做过化疗或服用激素的患者发生感染并发症的几率增加。

腹膜后血肿

- **后果**

腹膜后血肿一般在术后几天内发现，表现为血细胞比容降低、疼痛以及症状性贫血[26, 41]。

2/3 级并发症

- **补救**

如果血细胞比容不能稳定，则需要处理，可再探查或腔镜引流[10, 26]。

- **预防**

充分止血和大量冲洗以降低血肿形成风险。

套管移除

戳孔部位并发症

戳孔部位的并发症包括戳孔疝、伤口感染和腹壁血肿[7, 28]。所有这些并发症可以发生在任何形式的腹腔镜手术中，在第 I 部分第 7 章“腹腔镜手术”中已有讨论。一般讲，套管应在直视下移去，所有等于或大于 10mm 的戳孔都应缝合筋膜以免疝的发生[37]。手术部位缝合前仔细止血能减少并发症的发生[26]。

其他并发症

门静脉 / 脾静脉血栓

据报道，门静脉系统血栓形成可能是脾切除术

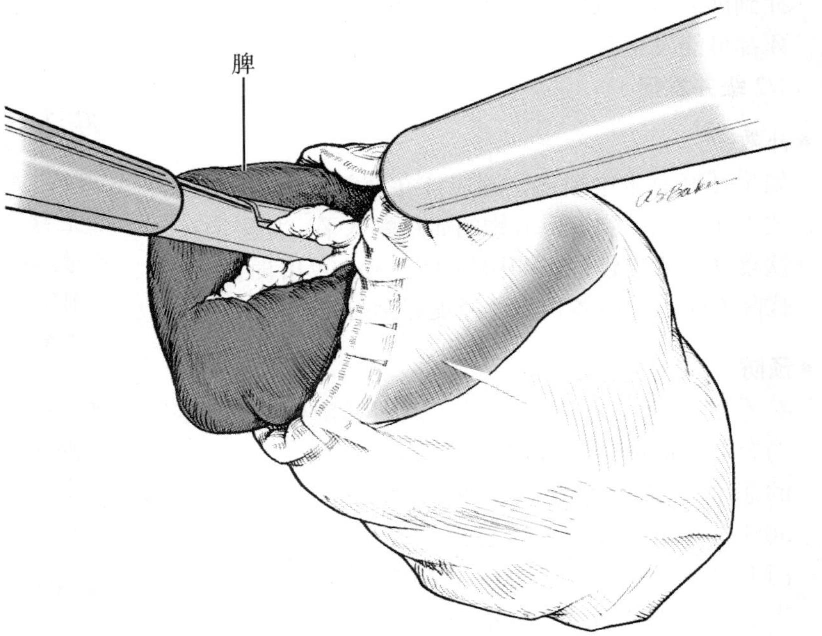

图 56-8 将脾放入袋中。

后死亡的原因之一。LS 后做常规术后 B 超随访，有报道发现门 / 脾静脉血栓形成（portal / splenic vein thrombosis，PSVT）的比例高达 55%[42，43]。虽然大多数患者没有症状，但也有患者表现为不明原因的发热、肠梗死、曲张静脉出血以及短期内发生肝衰竭[43，44]。原有凝血异常以及脾大是增加脾切除术后 PSVT 的因素[43]。脾切除术后 60% ～ 75% 的患者可能发生短暂的血小板升高[45]，这些患者可能产生凝血异常，而且据推测，手术技术本身也影响此并发症的发生。腹腔镜手术时，气腹可以造成高凝状态[46]。在脾大的患者，大的脾静脉残蒂引起血流的湍流而促进凝血[44-46]。术后常规的影像学随访并无必要，但应在高危患者中实施。对有症状的患者，可以抗凝和（或）全身溶栓，也可经肠系膜上动脉或经皮经肝进行局部溶栓治疗[46]。发生曲张静脉出血的患者需要内镜止血[46]。

1/2 级并发症

脾切除后暴发性感染

脾是一个捕捉细菌的滤器，将其切除后置患者于发生危及生命的暴发性感染的危险境地，死亡率超过 50%[47-50]。危险因素包括患者年轻和恶性血液病。这种典型的感染综合征发生在术后 6 个月内，其初期表现为非特异性症状，并在 24 至 48 小时内快速进展而进行性低血压、弥散性血管内凝血、肢体出现紫癜、急性呼吸功能不全、代谢性酸中毒和昏迷[47，48]。初始治疗应立即给予大剂量青霉素，出现青霉素抵抗的肺炎链球菌时给予万古霉素和头孢曲松。预防措施主要是三个方面，即化学药物预防、免疫预防和患者宣教。肺炎球菌、脑膜炎球菌和 B 型流感嗜血杆菌疫苗应在至少术前 14 天或脾切除术后立即给予。肺炎球菌疫苗可考虑每 5 至 6 年加强免疫一次，并建议每年进行流感免疫治疗。对于 5 岁以下幼儿或高危患者术后头 2 年内，可考虑预防性应用青霉素，高危患者是指诸如患有恶性血液病、严重肝病或免疫抑制状态等的患者。是否需要终生实施预防性治疗，专家意见不一，但在免疫抑制患者中可以考虑[50]。

（张在兴 译）

参考文献

1. Uranues S, Alimoglu O. Laparoscopic surgery of the spleen. Surg Clin North Am 2005;85:75–90.
2. Winslow ER, Brunt ML. Perioperative outcomes of laparoscopic versus open splenectomy: a meta-analysis with an emphasis on complications. Surgery 2003;134:647–655.
3. Brodsky JA, Brody FJ, Walsh RM, et al. Laparoscopic splenectomy. Surg Endosc 2002;16:851–854.
4. Glasgow RE, Mulvihill SJ. Laparoscopic splenectomy. World J Surg 1999;23:384–388.
5. Kercher KW, Novitsky YW, Czerniach DR, Litwin DEM. Staple line bleeding following laparoscopic splenectomy: intraoperative prevention and postoperative management. Surg Laparosc Endosc Percutan Tech 2003;13:353–

356.
6. Rosen M, Brody F, Walsh M, et al. Outcome of laparoscopic splenectomy based on hematologic indication. Surg Endosc 2002;16:272–279.
7. Tagarona EM, Espert JJ, Bombuy E, et al. Complications of laparoscopic splenectomy. Arch Surg 2000;135:1137–1140.
8. Duperier T, Brody F, Felsher J, et al. Predictive factors for successful laparoscopic splenectomy in patients with immune thrombocytopenic purpura. Arch Surg 2004;139: 61–66.
9. Patel AG, Parker JE, Wallwork B, et al. Massive splenomegaly is associated with significant morbidity after lap splenectomy. Ann Surg 2003;238:235–240.
10. Rosen M, Brody F, Walsh RM, et al. Outcome of laparoscopic splenectomy based on hematological indication. Surg Endosc 2002;16:272–279.
11. Horowitz J, Smith JL, Weber TK, et al. Postoperative complications after splenectomy for hematologic malignancies. Ann Surg 1996;233:290–296.
12. Kavic SM, Segan RD, Park AE. Laparoscopic splenectomy in the elderly: a morbid procedure? Surg Endosc 2005; 19:1561–1564.
13. Peters MB, Camacho D, Ojeda H, et al. Defining the learning curve for laparoscopic splenectomy for immune thrombocytopenic purpura. Am J Surg 2004;188:522–525.
14. Pace DE, Chiasson M, Schlachta M, et al. Laparoscopic splenectomy: does the training of minimally invasive surgical fellows affect outcomes? Surg Endosc 2002;16:954–956.
15. Rege RV, Joehl RJ. A learning curve for laparoscopic splenectomy at an academic institution. J Surg Res 1999;81:27–32.
16. Kathkhouda N, Manhas S, Umbach TW, et al. Laparoscopic splenectomy. J Laparosc Adv Surg Tech 2001;11: 383–390.
17. Glasgow RE, Yee LF, Mulvihill SJ. Laparoscopic splenectomy: the emerging standard. Surg Endosc 1997;11:108–112.
18. Park A. Laparoscopic splenectomy. In Cameron J (ed): Current Surgical Therapy, 8th ed. Philadelphia: Elsevier Mosby, 2004; pp 1254–1257.
19. Park A, Taragona EM, Trias M. Laparoscopic surgery of the spleen: state of the art. Arch Surg 2001;386:230–239.
20. Schlinkert RT, Teotia SS. Laparoscopic splenectomy. Arch Surg 1999;134:99–103.
21. Taragona EM, Balague C, Cerdan G, et al. Hand-assisted laparoscopic splenectomy in cases of splenomegaly. Surg Endosc 2002;16:426–430.
22. Taragona EM, Gracia E, Rodriguez M, et al. Hand-assisted laparoscopic surgery. Arch Surg 2003;138:133–141.
23. Rosen M, Brody F, Walsh M, Ponsky J. Hand-assisted laparoscopic splenectomy vs conventional laparoscopic splenectomy in cases of splenomegaly. Arch Surg 2002; 137:1348–1352.
24. Poulin EC, Mamazza J. Laparoscopic splenectomy: lessons from the learning curve. Can J Surg 1998;41:28–36.
25. Delaitre B, Blezel E, Samana G, et al. Laparoscopic splenectomy for idiopathic thrombocytopenic purpura. Surg Laparosc Endosc Percut Tech 2002;12:413–419.
26. Brodsky JA, Brody FJ, Walsh RM, et al. Laparoscopic splenectomy: experience with 100 cases. Surg Endosc 2002;16:851–854.
27. Gigot JF, Jamar F, Ferrant A, et al. Inadequate detection of accessory spleens and splenosis with laparoscopic splenectomy. Surg Endosc 1998;12:101–106.
28. Pomp A, Gagner M, Salky B, et al. Laparoscopic splenectomy: a selected retrospective review. Surg Laparosc Endosc Percutan Tech 2005;15:139–143.
29. Schwartz J, Eldor A, Szold A. Laparoscopic splenectomy in patients with refractory or relapsing thrombotic thrombocytopenic purpura. Arch Surg 2001;136:1236–1238.
30. Laparoscopic splenectomy. In Scott-Conner CEH, Dawson DL (eds): Operative Anatomy, 2nd ed. Philadelphia: Lippincott Williams & Wilkins, 2003; pp 362–366.
31. Tan M, Zheng C, Whu Z, et al. Laparoscopic splenectomy: the latest technical evaluation. World J Gastroenterol 2003;9:1086–1089.
32. Poulin EC, Schlachta CM, Mamazza J. Laparoscopic splenectomy. In Souba WW (ed): American College of Surgeons ACS Surgery: Principles and Practice. New York: Web MD Inc, 2004; pp 520–534.
33. Miles WFA, Greig JD, Wilson RG, Nixon SJ. Technique of laparoscopic splenectomy with a powered vascular linear stapler. Br J Surg 1996;83:1212–1214.
34. Machado MAC, Makdissi FF, Herman P, et al. Exposure of splenic hilum increases safety of laparoscopic splenectomy. Surg Laparosc Endosc Percutan Tech 2004;14: 23–25.
35. Chand B, Walsh RM, Ponsky J, Brody F. Pancreatic complications following laparoscopic splenectomy. Surg Endosc 2001;15:1273–1276.
36. Klinger PJ, Tsiotos GG, Glaser KS, Hinder RA. Laparoscopic splenectomy: evolution and current status. Surg Laparosc Endosc Percutan Tech 1999;9:1–8.
37. Chan SW, Hensman C, Waxman BP, et al. Technical developments and a team approach leads to an improved outcome: lessons learnt implementing laparoscopic splenectomy. Aust N Z J Surg 2002;72:523–527.
38. Terrosu G, Baccarani U, Bresadola M, et al. The impact of splenic weight on laparoscopic splenectomy for splenomegaly. Surg Endosc 2002;16:103–107.
39. Smith L, Luna G, Merg A, et al. Laparoscopic splenectomy for treatment of splenomegaly. Am J Surg 2004; 187:618–620.
40. Serur E, Sadana N, Rockwell A. Laparoscopic management of abdominal pelvic splenosis. Obstet Gynecol 2005;106:1170–1171.
41. Corcione F, Esposito C, Cuccurullo D, et al. Technical standardization of laparoscopic splenectomy: experience with 105 cases. Surg Endosc 2002;16:972–974.
42. Winslow ER, Brunt LM, Drebin JA, et al. Portal vein thrombosis after splenectomy. Am J Surg 2002;184:631–636.
43. Ikeda M, Sekimoto M, Takiguchi S, et al. High incidence of thrombosis of the portal venous system after laparoscopic splenectomy. Ann Surg 2005;241:208–216.
44. Brink JS, Brown AK, Palmer BA, et al. Portal vein thrombosis after laparoscopy-assisted splenectomy and cholecystectomy. J Pediatr Surg 2003;38:644–647.

45. Fransciosi C, Romano F, Caprotti R, et al. Splenoportal thrombosis as a complication after laparoscopic splenectomy. J Laparoendosc Adv Surg Tech 2002;12:273–276.
46. Kercher KW, Sing RF, Watson KW, et al. Transhepatic thrombolysis in acute portal vein thrombosis after laparoscopic splenectomy. Surg Laparosc Endosc 2002;12: 131–136.
47. Opal SM. Splenectomy and splenic dysfunction. In Cohen J, Powderly WG (eds): Infectious Diseases, 2nd ed. Philadelphia: Mosby, 2004; pp 1145–1149.
48. Bridgen ML, Pattullo AL. Prevention and management of overwhelming postsplenectomy infection: an update. Crit Care Med 1999;27:836–842.
49. El-Alfy MS. Overwhelming postsplenectomy infection: is quality of patient knowledge enough for prevention? Hematol J 2004;5:77–80.
50. Newland A, Provan D, Myint S. Preventing severe infection after splenectomy. BMJ 2005;331:417–418.

第 57 章

锁骨上淋巴结活检

Diana M. Weber, MD and Eleanor Faherty, MD

引言

1949 年 Daniels 在文献中第一次描述了锁骨上淋巴结活检技术[1]。即使现在非侵害性操作（比如纵隔镜检查术中的超声引导穿刺活检和斜角肌活检）有所发展，目前锁骨上淋巴结活检技术仍作为胸腔内疾病和（或）转移疾病的诊断工具[2-4]。锁骨上淋巴结因为靠近斜角肌，也叫斜角肌淋巴结。

锁骨上窝或斜角肌三角位于胸锁乳突肌胸骨端、胸锁乳突肌锁骨端、锁骨组成的三角形区域内。淋巴结被包埋在前斜角肌的脂肪垫内，位于颈动脉鞘外侧。膈神经、颈横动脉和肩胛上动脉都穿过这个区域，在左侧还有胸导管[5]。对于富有经验的医生来说，此操作非常简单；但是如果不熟悉解剖，则会导致并发症，并发症包括出血、胸导管损伤、膈神经或喉返神经损伤。有研究报道并发症的发生率为 8%，死亡率为 3%[6,7]。

斜角肌淋巴结是某些癌症常见的转移地点，最常见的是肺癌[8]。在美国，肺癌是所有癌症中死亡率最高的。出现锁骨上淋巴结转移（N3）被认为已经不适合手术治疗[4]。食管癌手术研究也表明 15% 的患者存在锁骨上淋巴结转移[9]。结节病（一种良性的病变，会使身体衰弱）也已被证实存在锁骨上淋巴结肿大[10]。

适应证

- 肺癌
- 食管癌
- 宫颈癌
- 睾丸癌
- 结节病

手术步骤

步骤 1 切开皮肤
步骤 2 切开颈阔肌
步骤 3 牵拉胸锁乳突肌附着部
步骤 4 解剖斜角肌的脂肪垫
步骤 5 缝合

手术操作

解剖斜角肌脂肪垫

血管损伤

颈动脉鞘包含了颈动脉、颈内静脉，位于斜角肌内侧脂肪垫内，可能在解剖分离中受损。甲状颈干分支、颈横动脉、肩胛上动脉也穿过脂肪垫，因此也可能受到伤害而引起出血。

- **后果**

  如果血管受损或断裂则会引起出血。如果损伤颈动脉可能导致大出血。如果存在对侧颈动脉疾病还会导致中枢神经损害。

  1 级或 3 级并发症

- **补救**

  颈横动脉和肩胛上动脉受到损伤则需结扎。颈动脉和颈内静脉的损伤或横断需要一期修复。

- **预防**

  颈动脉鞘走行在锁骨上窝，靠近胸锁乳突肌的胸骨头。在解剖这一区域时应该轻柔地牵拉颈动脉鞘以保护这些结构。

膈神经损伤

- **后果**

  膈神经控制膈肌，对呼吸功能是非常重要的。伴有严重的呼吸道疾病的患者在膈神经受损时会出现更明显的症状。大多数患者一般可以耐受单侧膈神经损伤。

4 级并发症

- **预防**

膈神经在前斜角肌内沿肌纤维方向走行，位于斜角肌脂肪垫的深处。在锐性分离的过程中，仔细识别神经并注意轻柔操作可以防止损伤神经。

乳糜瘘

- **后果**

胸导管损伤引起的乳糜瘘可以造成患者出现体重下降导致的生长不良和甘油三酯丢失导致的身体衰弱。

2/3 级并发症

- **补救**

部分患者可以选择保守治疗。肠外营养或单一进食中链脂肪酸有助于降低乳糜的生成，促进乳糜瘘自行愈合。慢性咳嗽患者或保守治疗失败的患者，需要一期手术修复或结扎胸导管[11]。

- **预防**

如果淋巴结不可触及或在尽可能的情况下，锁骨上淋巴结活检应当选择右侧，以防损伤左侧胸导管。胸导管在锁骨上窝中部注入锁骨下静脉，解剖这一区域时应仔细识别胸导管以免损伤。对于清醒状态下进行活检的患者，外科医生完成活检手术后，可以要求患者咳嗽来检查是否有乳糜状白色流体溢出，由此可以判断是否有胸导管损伤。

（郑亚民 译）

参考文献

1. Daniels AC. A method of biopsy useful in diagnosing certain intrathoracic diseases. Dis Chest 1949;16:360.
2. Fultz PJ, Harrow AR, Elvey SP, et al. Sonographically guided biopsy of supraclavicular lymph nodes: a simple alternative to lung biopsy and more invasive procedures. AJR Am J Roentgenol 2003;180:1403–1409.
3. Fultz PJ, Feins RH, Strang JG, et al. Detection and diagnosis of nonpalpable supraclavicular lymph nodes in lung cancer at CT and US. Radiology 2002;222:245–251.
4. Lee JD, Ginsberg RJ. Lung cancer staging: the value of ipsilateral scalene lymph node biopsy performed at mediastinoscopy. Ann Thorac Surg 1996;62:338–341.
5. Cervical lymph node biopsy and scalene node biopsy. In Scott-Conner CEH, Dawson DL (eds): Operative Anatomy, 2nd ed. Philadelphia: Lippincott Williams & Wilkins, 2003; pp 69–73.
6. Ketcham AS, Sindelar WF, Feliz EL, Bagley DH. Diagnostic scalene node biopsy in the preoperative evaluation of the surgical cancer patient: a 5 year experience with 108 cases and literature review. Cancer 1976;38:948–952.
7. Skinner DB. Scalene lymph node biopsy: Reappraisal of risks and indicators. N Engl J Med 1963;268:1324–1329.
8. Lynch DF, Richie JP. Supraclavicular node biopsy in staging testis tumors. J Urol 1980;123:39–40.
9. Van Overhagen H, Lameris JS, Berger MY, et al. Supraclavicular lymph node metastases in carcinoma of the esophagus and gastroesophageal junction: assessment with CT, US and US-guided fine-needle aspiration biopsy. Radiology 1991;179:155–158.
10. Lohela P, Tikkakoski T, Strengell L, et al. Ultrasound-guided fine-needle aspiration cytology of non-palpable supraclavicular lymph nodes in sarcoidosis. Acta Radiol 1996;37:896–899.
11. Wertheimer M, Hughes RK. Scalene lymph node biopsy; prevention of postoperative chylous fistula. Am J Surg 1971;122:121–122.

第 X 部分
血管外科

Richard F. Neville, MD

我并没有失败。我只是发现了 10000 种不起效的方法。——Thomas A. Edison

第 58 章
颈动脉内膜剥脱术

Dahlia Plummer, MD and Richard F. Neville, MD

引言

在美国，估计每年新发和复发性中风者达 70 万人，其中超过 80% 是由缺血导致[1]。手术预防颅外动脉粥样硬化引起的缺血性中风，首先由 Eastcott、Pickening 和 Rob 在 1954 年施行。当时以颈动脉内膜剥脱术（carotid endarterectomy，CEA）治疗症状性颈动脉硬化狭窄。但在此后的许多年里，此手术遭到很多作者的反对，直至两个重要的临床随机对照试验（北美症状性颈动脉内膜剥脱试验 [（North American Symptomatic Carotid Endarterectomy Trial，NASCET] 和无症状性颈动脉粥样硬化研究 [Asymptomatic Carotid Atherosclerosis Study，ACAS]）和其他许多对照研究均证实，对达到一定程度狭窄的症状性或无症状患者，CEA 都是有效的，情况才得以改观[2-5]。CEA 是一个严重依赖于外科医生操作经验和技术的手术。作为 CEA 基础的基本手术技术至今并无多大改变，但在患者选择、术中监测和术后随访等方面则有很大变化。

长时间以来，CEA 在预防中风发作方面占据重要位置，其有效性也已经被许多里程碑式的临床试验所证实。每年，全国范围内共实施 18 ～ 20 万的 CEA 手术[4]。NASCET 和欧洲颈动脉狭窄试验（European Carotid Stenosis Trial，ECST）均证实，症状性患者施行 CEA 能降低中风的风险。对于狭窄等于或大于 70% 的症状性患者，如果以内科方法治疗，其 2 年累计同侧中风发生率是 26%，而手术治疗者是 9%，绝对风险降低 17%[2]。在 ACAS 的研究中，手术治疗组较之内科治疗的对照组，其中风和死亡风险均较低。手术治疗患者的 5 年中风风险是 5.1%，而内科治疗者为 11%，绝对风险减低 5.9%[3]。这些资料显示，在 5 年的研究期内，手术组的相对风险降低了 53%[3]。

与冠状动脉和大多数外周血管阻塞性疾病的治疗不同，颅外脑血管病的临床重要问题不是慢性缺血和血流的缺失，而是栓塞事件的发生。虽然我们一直用狭窄的程度作为选择患者进行治疗的主要指标，但实际上症状才是最具预测性的线索。在确定斑块稳定性的本质方面以及对关键事件（“静止”性的病变转化为“活跃”性病变并伴有急性改变和栓塞现象）机制阐明方面，仍有许多工作要做。

开放手术暴露颈动脉分叉部位，引起患者的生理紊乱并不明显。可以在局麻或全身麻醉下经皮显露颈动脉分叉处。手术要求通过以下几个方面进行最大程度的质量控制：对远端颈内动脉的控制，在建立颈内动脉前向性血流前应该有逆向性血流，直视下清除硬化斑块，以及控制内膜剥脱的近侧和远侧端点。CEA有五个基本原则：

1．最小的生理干扰——预知病变部位并经皮显露。
2．控制动脉——达到可靠要求，不再需要进一步操作处理。
3．维持脑的灌注。
4．移除斑块——完全移除栓塞性病变。
5．内腔扩大——内膜剥脱的血管要大于自体血管内径的100%，特别是补片血管成形，可以预防再狭窄。

关键决策点

- 麻醉：局部/区域麻醉还是全身麻醉
- 术中转流：选择性还是常规应用
- 动脉缝合：直接缝合还是补片成形

适应证

- 症状性狭窄大于50%
- 无症状狭窄大于60%至80%
- 症状性溃疡斑块B/C型
- 无症状溃疡斑块C型

手术步骤

步骤1 患者体位
步骤2 皮肤切口
步骤3 颅外颈动脉的解剖显露
步骤4 动脉的控制——近端与远端
步骤5 颅内血循环的评估
　a．常规转流
　b．选择性转流
　c．清醒状态下手术
　d．残端测压
　e．脑电图
　f．红外脑血氧饱和度监测
步骤6 动脉切开
　a．纵向切开
　b．外翻技术
步骤7 内膜剥脱
步骤8 动脉切开后的缝合
　a．直接缝合
　b．补片缝合
步骤9 皮肤切口的缝合

手术操作

患者体位

CEA手术时，患者仰卧，颈部伸展，头转向对侧。双上肢包裹固定在床侧，手术床在腰部略微折曲。体位摆放合适将使颈动脉三角得以最好地显露。用一肩枕使颈伸展，加大颈椎弯曲。但要注意避免颈部过度牵拉，因为那将造成颈部血管张力过大。患者皮肤消毒范围要大，铺巾要露出颈前三角。手术床摇动到术者视野最佳的位置。

体位摆放不合适

- **后果**

迷失方向。一定小心谨慎地注意手术过程的细节，别无捷径。显露耳垂和下颏可以提示术者手术是在左或右侧进行。应清楚显示下颌角、胸锁乳突肌前缘和胸骨上凹。

1级并发症

- **后果**

颈部过度牵拉。过度的颈部成角可以引起后颅血循环机械性受压，且长时间的过度牵拉使患者易发中风，应该避免。此种情况下中风的病理生理机制是在动脉硬化基础上联合有内皮损伤的综合结果。以上特征引起炎症级联反应上调，血管收缩，进而引起血栓形成和（或）动脉闭塞。也有报道引起动脉分离者。对于生物学检查有发育不良、颈动脉和椎动脉闭塞、严重狭窄或先前有缺血性血管病的个体，其风险更大，尤其应该格外注意围术期的颈部体位[5]。过度牵拉的另一结果，是颈部神经血管结构失去正常的解剖位置。

1级并发症

- **预防**

手术医生小心地摆放患者体位是至关重要的。肩后要放置薄的圆枕。头部予以支撑以免悬空和（或）在术中移位，并将头部小心地转向手术的对侧。手术床置于轻度的反Trendelenburg位，并轻微地向手术对侧倾斜以利于充分显露远侧。

皮肤切开

皮肤切开的长度一般取决于颈部形态。用做颈动脉显露的典型皮肤切口，是自乳突至胸锁关节上方、沿胸锁乳突肌前内缘的直切口（图 58–1）。术前用超声将颈动脉分叉部定位，可以适度缩小这种典型的皮肤切口，以达到美容效果[6]。另外也可以沿 Langer 线做横的颈部切口，同样能暴露颈动脉。比较颈部横与纵两种切口，在有效性和颅神经损伤方面两种切口结果相同，未显示差异[7]。

暴露受限

- **后果**

  当术野因为皮肤切开长度不够而受限时，主要问题就是显露不充分，从而使止血不彻底和目的病变的处理变得困难。如果患者的分叉部位高或者有其他的解剖性挑战，小切口可能置患者于术中并发症的高风险状态（图 58–2）。

  1 级并发症

- **补救**

  延长切口可增加显露。大多数情况下，远端的暴露是关键。在显露远端时，小心不要损伤腮腺实质，以免造成面神经损伤或涎腺皮肤瘘。下颌关节不全脱位也有助于很高位的远端显露。

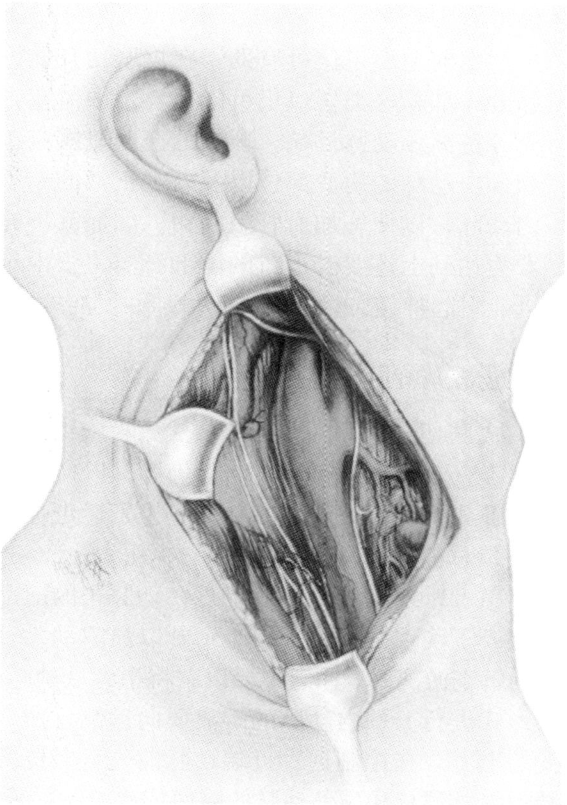

图 58–1　典型的皮肤纵切口。

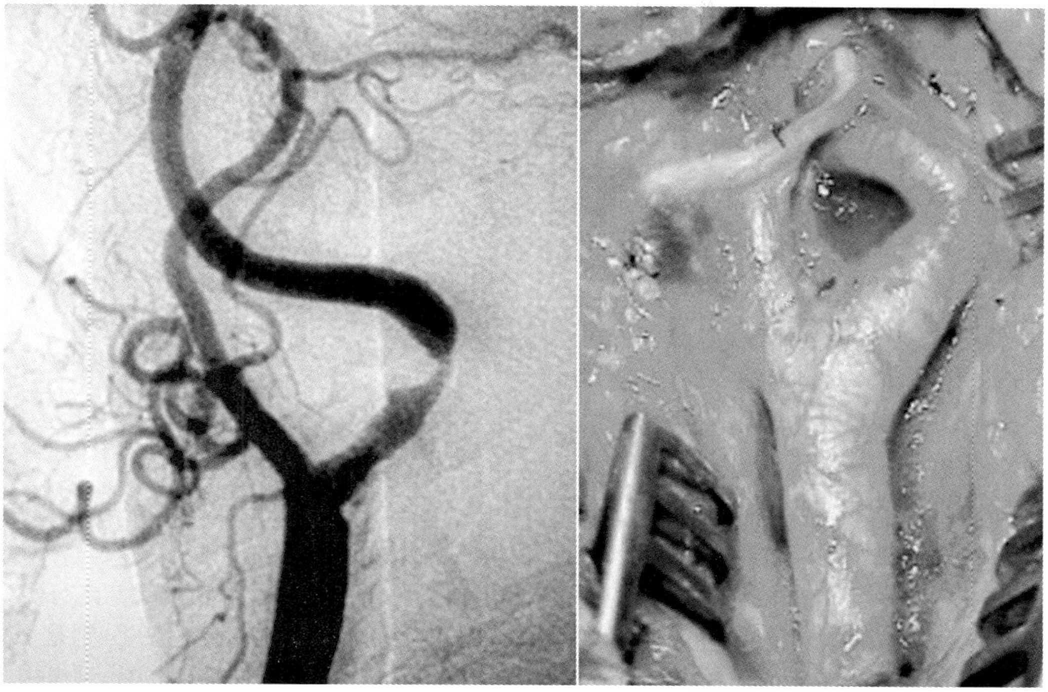

图 58–2　颈动脉扭曲：显露时有解剖性挑战的例子（见彩图）。

- 预防

  虽然术前超声定位可有助于在皮肤切开前识别颈动脉分叉部，这类切口仍可能需要术中的有力牵拉以充分游离颈动脉远端。理想的充分显露应包括颈总和颈内动脉的病变部位以及外观正常的一段远端颈内动脉，以便施加血管阻断钳。如显露不充分，术者为达到上述要求进行的解剖游离将很困难，或者可能引起神经血管的损伤，增加并发症的发生。

颈动脉的解剖与显露

皮肤切开达颈阔肌深部，然后沿胸锁乳突肌前缘解剖，直至颈动脉鞘。离断面静脉，以便将颈内静脉牵向外侧，即可见到颈动脉。应识别迷走神经，其走行在颈总和颈内动脉的深部后外侧（图 58–3）。在小部分患者，迷走神经可能走行在动脉鞘的前部。这时一定要正确识别，将其小心牵开以显露动脉。在做动脉的解剖游离时，注意不要以“将患者从动脉游离开”的形式进行。颈内动脉的游离要向远侧延伸，直至病变的上方。在控制远、近端动脉前先全身抗凝，按远端颈内、颈总和颈外动脉的顺序依次控制。

颈动脉压力感受器受刺激

- 后果

  颈动脉窦区是一重要的压力感受部位，对血压进行调节[8]。在游离颈动脉时，必须小心避免干扰颈动脉窦神经（图 58–4）。压力感受器受刺激后，可以发生窦性心动过缓和低血压，并可能形成围术期新的心动设定点。

  1 级并发症

- 补救

  对颈动脉球体进行局麻，或以静脉药物控制血流动力学的变化。

- 预防

  以局麻药进行预防治疗的有效性仍有争议。Maher 等的研究表明，在 CEA 时以利多卡因对颈动脉窦区注射局麻，对血流动力学指标并无任何明显的改善[9]。Al–Rawi 及其同事[10]也曾置疑在颈动脉窦部的局部麻醉是否有类似去神经的功能，从而使压力感受器的作用失去神经基础。他们研究的最后结论是，压力感受反应确实可被颈动脉窦部的局部麻醉所阻断，并推荐在 CEA 时如患者显示有重度窦性敏感者，可选择应用局部麻醉。

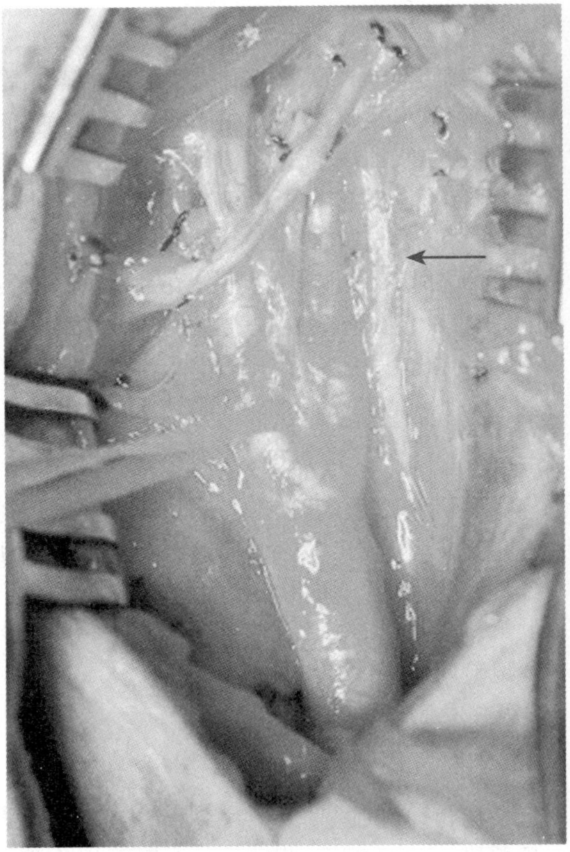

图 58–3 术中解剖，可见迷走神经（箭头）（见彩图）。

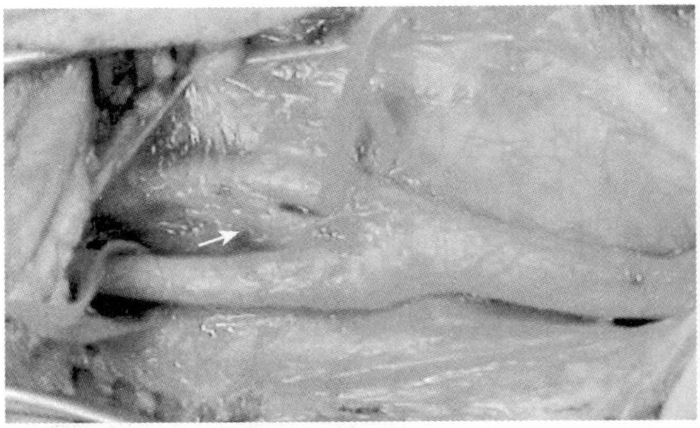

图 58–4 术中游离，可见颈动脉体（箭头）（见彩图）。

颅神经损伤

CEA 时大多数的神经损伤与牵拉有关，一般是自限性的。为减少永久性损伤的风险，对颈动脉附近神经血管解剖的彻底理解是关键。在 NASCET 和 ACAS 试验中，颅神经损伤的发生率分别是 8.6%[2] 和 4.9%[3]。两研究都显示，在他们不同的病例组中，绝大多数症状都可完全缓解。

迷走神经损伤

- **后果**

迷走神经干的解剖位置不恒定，因为大约 5% 的患者此神经位于颈总动脉前方。迷走神经完全横断或同侧返神经损伤，引起声嘶和声带麻痹。迷走神经其他容易被损伤的分支包括喉上和喉返神经。喉上神经自颈动脉分叉后方发出，走在其上方，在甲状腺上动脉附近与之相交。此神经损伤导致发声疲劳及不能发出高音。其内支即感觉支的损伤，因为声门以上喉黏膜的感觉丧失可导致肺误吸。

4 级并发症

- **补救**

单侧神经损伤可能不被察觉，或术后仅产生轻微症状。目前的文献报道，神经损伤的发生率在 3% 至 23% 之间[11]。无论何时怀疑有这些损伤，都应密切随访和做直接喉镜检查，以进一步明确损伤的程度，特别是当准备做对侧手术时。

- **预防**

颈动脉鞘内解剖要小心进行，当显露动脉时要清楚前迷走神经的变异。

舌下神经损伤

- **后果**

出颅后，舌下神经在颈内和颈外动脉的后方下行，然后斜行在前面越过两动脉至其内侧，支配舌的运动（图 58–5）。此神经损伤引起伸舌时偏向患侧。还有报道在重度功能障碍时可出现构音困难和舌的刺痛[11]。当显露颈内动脉高处的斑块时，往往需要向头侧牵拉，可能造成神经的过度紧张。这种牵拉性损伤使神经失功能，引起讲话、咀嚼和吞咽困难。

4 级并发症

- **补救**

如果在术中发现舌下神经损伤，需考虑直接修复，常需要耳鼻喉科或整形外科医生的帮助。

- **预防**

仔细分离可避免损伤。循舌下神经袢可找到其与主干交汇处，从而能定位舌下神经。与舌下神经袢伴行的小血管是供应和引流胸锁乳突肌的动静脉，可将此袢与这些小血管一同结扎以游离舌下神经，有助于颈内动脉远侧的显露[12]。双侧舌下神经损伤将引起上呼吸道阻塞和死亡。

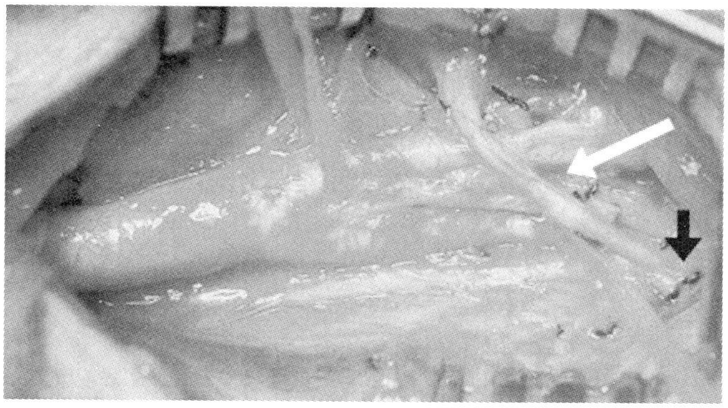

图 58–5 术中游离，可见舌下神经（箭头）（见彩图）。

面神经的下颌缘支损伤

- **后果**

这是面神经的一个浅支，从腮腺部位发出，支配嘴角部肌肉运动。其一般行程是沿下颌骨的下缘走行，但也可出现在更远侧部位，取决于患者解剖或颈部体位。颈部转向对侧并过度牵拉时，可能引起此神经损伤，因为这种体位时此神经向尾侧移动。牵拉性损伤是最常见的情况，导致同侧下唇下垂。

2 级并发症

- **补救**

无，因这类损伤都是自限性的。

- **预防**

颈动脉分叉高或颈内动脉远端病变严重需要向头侧延长切口的患者，下颌缘支受损伤的风险高。在这些情况下，切口向后侧弯曲可避免直接损伤神经。另外，自动牵开器应放置在颈阔肌的浅面，避免其与神经直接接触。

支配皮肤的神经损伤

- **后果**

在 CEA 时，这些结构容易受损伤。耳大神经司耳垂和下颌角部的皮肤感觉，损伤后引起这些部位的感觉障碍。颈横神经支配颈前三角部的皮肤感觉，损伤后有男性会抱怨当在切口部位刮须时感觉麻木。

1 级并发症

- **预防**

对皮肤感觉神经的损伤，没有特殊推荐的治疗方法。但患者应当被告知这些感觉缺失，以提醒他们注意，比如在剃须时。这类感觉丧失一般是自限性的。

动脉的控制

先从颈内动脉开始，血管的控制应采取依次逐个进行的方式。这种技术能够减少动脉硬化碎块所致的远端栓塞的机会。此后的顺序是依次阻断颈总和颈外动脉（图 58–6）。

中风

- **后果**

  中风是 CEA 最可怕的并发症，可因为远端的动脉硬化碎块或血栓栓塞而发生。如血栓阻塞动脉，也可以发生中风。不过，最常见的情况还是技术性错误引起的脑内血栓栓塞，从而产生神经功能障碍[13]。

  4 级并发症

- **补救**

  目前对此种中风的处理仍有争议。许多作者提倡即刻手术探查重建血流，而有人认为只有那些怀疑有血栓形成的患者才有再次探查的指征，因为只有这一组患者才可能从手术处理中获益[14]。立即行超声检查可以明确是否有血栓形成。如果超声提示颈动脉循环为正常血流，可考虑急诊血管造影，以进一步检查内膜剥脱部位和揭示颅内的异常。

一旦造影显示有任何异常，就需作出治疗的选择，包括纠正技术性缺陷如内膜漂浮活瓣或吻合口部位不平整，去除血小板聚集物和血栓，或有限的血栓切除术，后一种手术时要非常小心，因为有造成颈动脉－海绵窦瘘的风险。

- **预防**

  预防性措施包括充分的手术暴露、动脉切开足够以超越病变边界、细致的内膜剥脱和补片成形，以减少技术性失误[15]。

颅内循环的评估

尽管许多报道将术后脑缺血归因于血栓栓塞事件，但脑灌注异常也是 CEA 手术发生中风的原因之一。CEA 时必须对颅内血循环作出评估，并以预防性转流或术中监测进行处理。

中风

- **后果**

  中风。

  4 级并发症

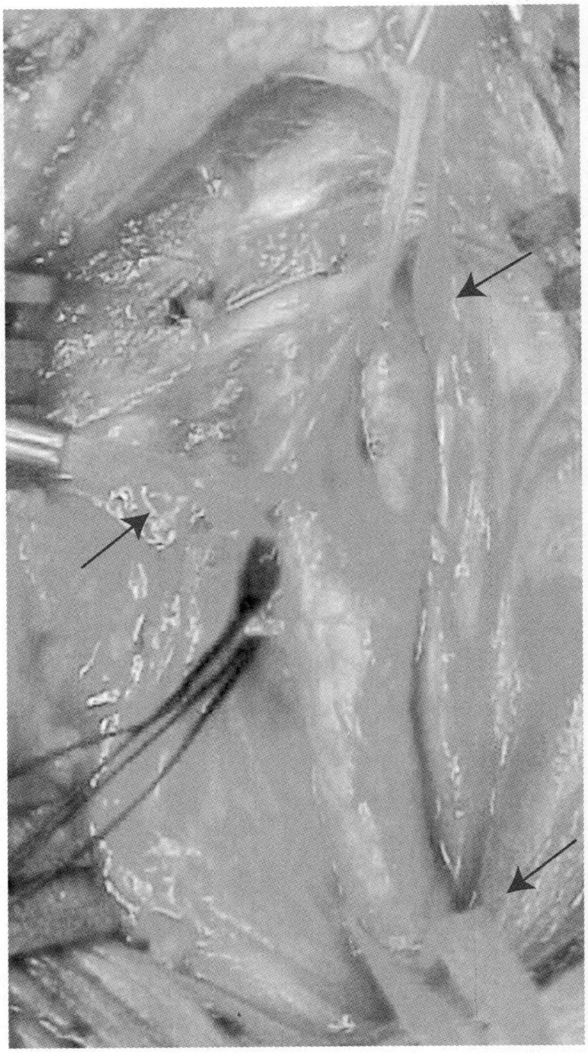

图 58–6　在动脉切开和内膜剥脱前动脉血管的正确控制（见彩图）。

- **预防**

  许多外科医生常规应用动脉转流，并因之不对远端灌注进行评价，然而，进行术中监测和选择性应用转流技术可以避免发生与转流管置放相关的风险。在颈动脉手术时，对脑灌注不足的评估、监测和预防技术有很多，文献均有详述。

机械转流管（Sundt，Plainsboro，NJ；Javid，Tempe，AZ；Inahara–Pruitt，Burlington，MA）置于颈内动脉，以使来自远端颈总动脉的血流不间断地进入头侧颈内动脉（图 58–7）。反对应用转流的主要观点是认为其增加粥样硬化斑块脱落的风险，从而造成栓塞发生中风。手术也可以在清醒状态下进行，能实时检查患者神志，作为脑灌注是否充足的替代监测标志。残端压力测定的是颈内动脉残端的反流压，是在阻断颈总和颈外动脉后残端自然显示的压力值。此技术将头侧颈内动脉的

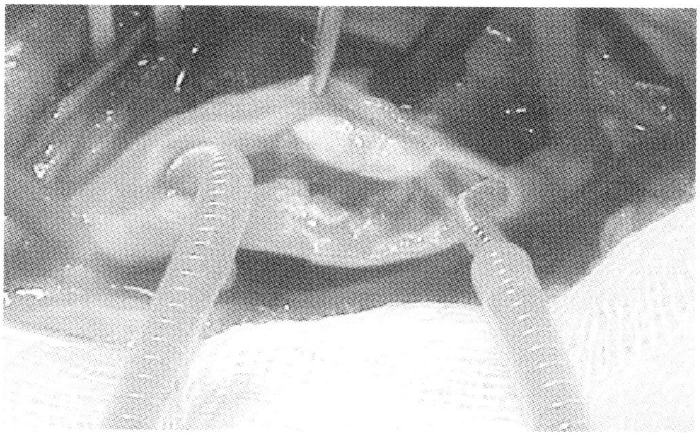

图 58-7 内膜剥脱时应用转流管（见彩图）。

反流压力等同于脑灌注压。鉴于有人报道颈内动脉钳夹后的平均残端压力在 25mmHg 以上，Calligaro 等[16]建议在全麻手术时，当收缩期残端压力低于 40mmHg 就是使用颈动脉转流的指征。如患者先前有中风病史，或者是收缩期血压不稳定的患者，残端压力则不可靠。脑电图是非侵入性的神经监测技术，它以电频率的变化反映神经功能障碍，而脑缺血时即表现为神经功能障碍。脑缺血时的脑电图表现是示踪振幅缩小。批评的声音包括需要持续检测、专家解读和花费增加。尽管如此，文献中关于脑电图的应用还是被广泛报道[17]。红外脑血氧饱和度监测是一种无创的、间接测定脑氧张力的方法，即以近红外光谱仪通过头皮和颅骨持续测定脑血氧饱和度（rSo2）[18]。在 CEA 时，脑血氧饱和度的改变可以作为反映氧合趋势的指标。但在颈动脉被阻断的情况下，尚无法给出一个绝对值供参考。

动脉切开

在 CEA 时，动脉切开有两种类型的切口：纵行与斜行。纵行切口始于远端颈总动脉的后外侧，止于近端的颈内动脉，应达到病变的边缘，其长度取决于病变的程度。斜行动脉切开是当为颈内动脉的暴露而应用外翻式切开技术时，通过颈内与颈总动脉交界处做斜行切开。

动脉损伤

- **后果**

  在不经意间伤及颈动脉的后壁以致发生动脉损伤。

  2 级并发症

- **补救**

  行标准的动脉修补。一旦损伤发生，就要以双针的 Prolene 缝线进行间断缝合一期修复。

- **预防**

  保持无血的术野，在直视下延长动脉切口，十分重要。在动脉切开前行确切的血管控制，可能避免此类动脉损伤的发生。

内膜剥脱

从颈内动脉移除硬化斑块的过程必须小心仔细，并讲求方法。可从颈总动脉或颈内动脉的病变边缘开始，创建一个剥离平面，并保证沿此正确的平面前行。此平面介于病变的内膜和动脉中膜的环行纤维之间（图 58-8）[19]。沿此平面移除斑块，必要时可在已经从平滑过渡到外观正常的内膜部位处将其离断。约 25% 到 30% 的病例需要内膜固定缝合，以保证病变的边缘平滑，当前向性血流建立后不会导致内膜漂浮。颈外动脉的残余斑块可以外翻技术移除。一定要格外注意从内膜剥脱的界面移去所有残留的中膜纤维（图 58-9）。

如选择外翻式 CEA，则做斜行切开，以同样的方式达到内膜剥脱的正确边缘。首先横断近侧的颈内动脉，在颈内动脉横断面上建立剥离平面，然后小心地将动脉中膜和外膜从硬化斑块上如剥皮般地剥离，直至病变边缘。

颈动脉分叉过高

- **后果**

  需要进一步暴露远侧。

  1 级并发症

- **补救**

  目前颈动脉内支架治疗的指征之一就是手术不能到达部位的病变；位于或超过 C2 或在锁骨以下的病变，被认为手术的风险高，可考虑应用导管介入腔内技术进行治疗[20]。为暴露头侧病变而实行的附加技术，包括离断二腹肌的后腹和下颌关节半脱位，可以增加约 1.5cm 的头侧显露。

难以到达病变的边缘

- **后果**

  需进一步向远端显露或延长动脉切开，以安全实施 CEA。

  1 级并发症

- **预防**

  为到达平滑过渡为正常内膜的部位，选择正确的剥

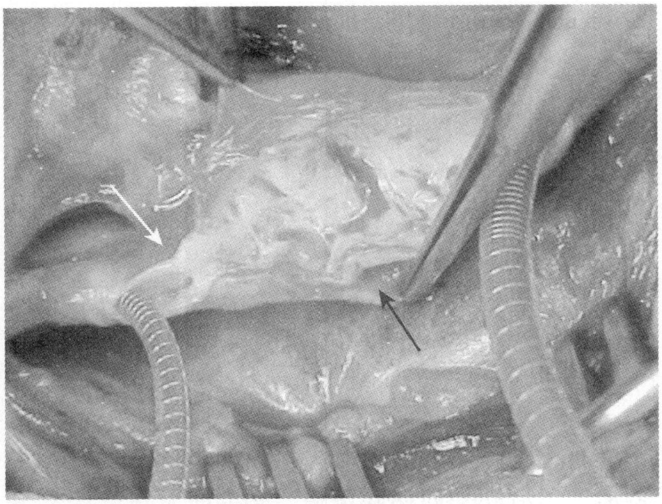

图 58-8 转流位于适当部位，箭头指示斑块的边缘，内膜剥脱平面将从此处建立（见彩图）。

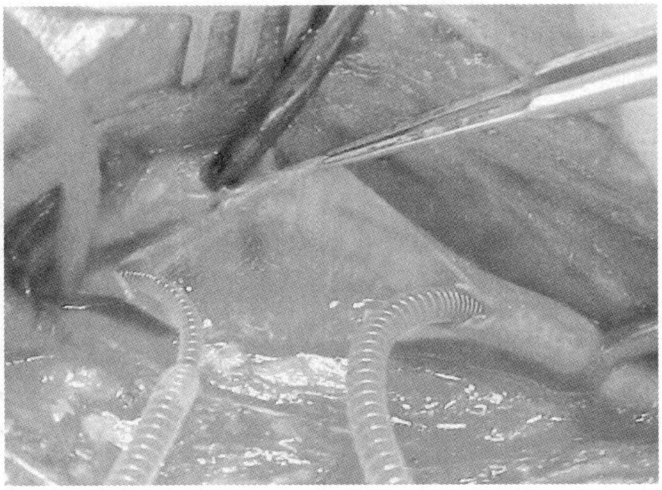

图 58-9 内膜剥脱完成图，已经从颈动脉壁移除所有的斑块和中膜纤维（见彩图）。

离平面是关键。理想的平面，应自硬化的内膜 / 中膜与正常动脉交界处的逐渐呈羽状隆起的部位开始。而在有些病例，因为斑块形态问题，如合并或不合并血栓的溃破或有溃疡碎片的病变，此平面可能模糊而难以辨认。在这些情况下，就有必要进行固定缝合，以固定所有在剥离时漂起的内膜，减少内膜进一步撕裂的风险。

补片血管成形术

文献中关于在 CEA 后动脉闭合时补片成形的有效性，已被充分肯定。前瞻性随机对照研究显示，动脉的补片缝合优于一期缝合。AbuRahma 及其同事[21]的研究证明，应用补片缝合降低围术期的并发症发生率，包括中风、早期再狭窄和急性术后血栓形成。在分析补片成形术式时，Bond 及其同事发现，人工血管补片和静脉补片在患者中风或死亡率方面无显著差异[22]。一般常用的补片材料有自体静脉、聚四氟乙烯(polytetrafluoroethylene，PTFE)、涤纶和牛心包（图 58-10）。

动脉切开过长

- **后果**

  缝合部位褶皱或扭曲。

  3 级并发症

- **补救**

  再次正确吻合。

- **预防**

  应用补片血管成形，缝合时要避免发生缝合部位的褶皱和扭曲。动脉切开的长度，应该仅限于能够安全地将硬化斑块移除的必要长度内。过长的动脉切开可能引起缝合部位扭曲，继而导致血流中断。缝合不规则也可以导致微血栓的形成与黏附，致使血栓栓塞的风险增加。

缝线部位出血

- **后果**

  大多发生在 PTFE 补片和缝合不理想时。

  3 级并发症

- **补救**

  认真细致的吻合技术。

- **预防**

  出血时用表面止血剂就可能处理成功。在应对这种缝线部位的出血时，一定重视血压的控制。

切口缝合

出血

- **后果**

  全身抗凝和抗血小板药物的广泛应用，单用或两者合用，可以是患者 CEA 后凝血功能不全和血肿形成的原因。血肿可呈良性过程，但如造成呼吸困难也可危及生命。

  4 级并发症

- **补救**

  手术时仔细止血。对症状性血肿，需考虑再手术探

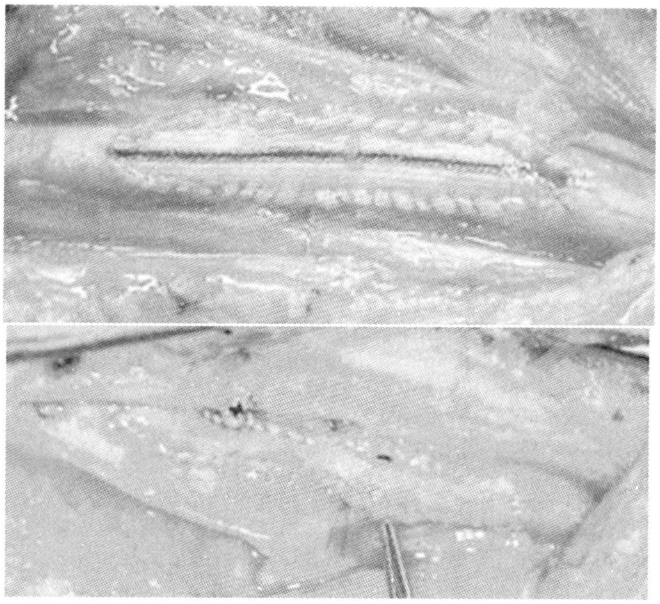

图 58-10 以涤纶补片（上方）和静脉补片（下方）行血管成形术（见彩图）。

查和评估。必要情况下，手术室内打开切口，此时气道的处理当属首要。在血肿大、颈部组织水肿时，应考虑气管切开。

- **预防**

鉴于大多数外科医生因为担心发生严重神经事件的风险，并不停用抗凝药，那么细致的手术技术就是唯一的预防措施。为减少围术期出血和继发血肿的可能，可考虑血压控制和局部临时性引流，以期降低与血肿形成相关的并发症。

颈动脉支架成形术

颈动脉疾病微创的腔内技术的应用，是颅外颈内动脉病治疗的另一选择。在脑保护措施下的颈动脉支架术，正日益成为严重颅外动脉病但有高手术风险的患者的替代治疗措施。在此手术过程中，经皮经股动脉穿刺到达颈动脉。直视下，导丝和导管跨过主动脉弓并最终进入颈内动脉。引入一合适型号的金属支架跨越病变段动脉，然后释放，从而形成一个畅通的新的管腔，将病变旷置于循环血流以外。虽然此手术是在患者清醒状态下进行，但与开放手术者相同，需要接受同样的术后监测。

临床对颈动脉支架成形术的应用热情高涨，但大多数手术却由内科医生施行，此前他们缺乏对颅外脑血管患者的评估、治疗或随访的经验。所有颈动脉手术的重要原则当然同样适用于颈动脉的介入治疗：认真的患者评估与选择、专项临床训练和实践以及详尽的随访与结果分析。尽管在医学文献中，介入技术治疗颈动脉病的效果一般只能与 CEA 最差的结果相比较，但介入技术仍然在不断发展中。有几篇超过 100 例的选择性 CEA 连续性病例或关于全国范围登记的报道，均证明 CEA 的围术期中风率小于 3%[23, 24]。甚至有关于开放手术的系列报道显示，其急性中风率小于 1%，而且在 5 年随访期间，同侧中风的年发病率也在 1% 以下[25]。然而，介入治疗的支持者们很快注意到颅神经麻痹的问题，但是他们未能证明这一小部分患者通常因为术中神经牵拉和保护而经历一段十分轻微和短时间的麻痹。

冠状动脉阻塞性疾病或主动脉瘤的腔内治疗方法已被广泛认可，因为这些情况下的开放手术创伤大、并发症增加。但颈动脉的介入治疗则并非如此。对于颈动脉病变血管组织而言，开放手术的操作较之经股动脉的介入方法更显无创。患者的住院日和在重症监护室的滞留时间，CEA 也比颈动脉支架术明显缩短。CEA 的花费低且稳定，而对于颈动脉支架术，因为远端保护装置以及药物涂层支架的推出，其花费一直在攀升。

介入治疗时从一个远隔部位到达颈动脉分叉进行操作，人们还必须考虑到由此所引发的一些特有的并发症，包括：股动脉穿刺部位并发症、下肢缺血与栓塞事件、肾和腹腔内脏的栓塞、手术对侧的颈或椎动脉发生的脑血管栓塞、因为支架刺激颈动脉分叉部压力感受器所诱发的心律失常。这些并发症很少被报道，因为它们是颈动脉支架术所特有的，因此几乎不见于关于 CEA 的文献报道中。仅在颈动脉分叉部位安放支架刺激压力感受器本身就足以引起严重的心动过缓，需要静脉药物治疗和进入重症监护室治疗观察。事实上，与 CEA 相比，大多数介入治疗者需要进入重症监护室的比例更高，住院日更长。已经明确，在颈动脉分叉部位病变的患者，介入的基本方式（即扩张和碎裂斑块）所产生的栓子是脑血管事件的原因。经颅多普勒的研究也证实，与 CEA 相比，实施血管成形和支架治疗的患者栓塞事件的发生率增加了八倍[26]。迄今为止，“保护装置”的应用正日益增多，以期能在围术期预防栓塞的发生，但每增加一项新的装置和技术，就会额外增加更多的风险和花费。

支架术后的再狭窄率，也是一个远期要考虑的问题。人们期盼在颈动脉的再狭窄率会更低，因为颈动脉血液流速快、支架管腔大且较短。但是，有许多因素会影响到再狭窄的发生，如支架的设计和构造（指其硬度、孔眼大小、合金性质），受体动脉通常是扭曲的且位于运动和可被压缩的部位。我们还知道，在动脉分叉部放置支架往往不可行，因为此处的动脉管腔直径变化大且突然（颈总与颈内动脉）。临床发现，支架的末端容易发生再狭窄（边缘效应），但在近颅底的远端颈内动脉侧却少见。支架术后一旦发生再狭窄，可供选择的治疗手段有限，此点与 CEA 后发生的再狭窄不同。可尝试再次介入治疗，即用一另外的支架再次将狭窄部扩张。开放手术则要求更大范围的颈动脉血管暴露，特别是近颅底的头侧部分，显露十分困难[27]。

总结

CEA 是迄今已经被临床十分详尽地描述、研究和最终成功实施的手术之一。在现阶段，支架治疗最适合于那些颈动脉手术暴露存在高危因素的患者（如颈部曾做放疗、颈动脉手术史、附近有瘘管和颅底部病变患者）。在没有前述这些高危因素的患者，临床试验将最终验证支架治疗的作用。另外有一些特殊的患者，虽然有人认为一期颈动脉支架是其合理的选择，但我们却认为此部分患者行支架治疗的风险很高（如颈动脉迂曲、体积大的不规则病变、长段病变、确定的钙化损伤）。文献中 CEA 在预防卒中方面的有效性已经被肯定。对局部解剖、解剖学变异、精确的外科技术、术中监测的变革的彻底理解有助于保持 CEA 处于颈动脉疾病治疗的“金标准”的地位。

（张在兴 译）

参考文献

1. American Heart Association. Heart and stroke facts. Available at http://www.americanheart.org (assess verified 1/25/07).
2. North American Symptomatic Carotid Endarterectomy Trial Collaborators. Beneficial effects of carotid endarterectomy in symptomatic patients with high-grade carotid stenosis. N Engl J Med 1991;325:445–453.
3. Endarterectomy for asymptomatic carotid artery stenosis. Executive Committee for the Asymptomatic Carotid Atherosclerosis Study. JAMA 1995;273:1421–1428.
4. Department of Health and Human Services, Center for Medicare and Medicaid Services. Summary report, ICD-9-CM Coordination and Maintenance Committee, April 1–2, 2004. Available at http://www.cms.hhs.gov/paymentsystems/icd9 (access verified 1/25/07).
5. Weintraub MI, Khoury A. Cerebral hemodynamic changes induced by simulated tracheal intubation: a possible role in perioperative stroke?: magnetic resonance angiography and flow analysis in 160 cases. Stroke 1998;29:1644–1649.
6. Ascher E, Hingorani A, Marks N, et al. Mini skin incision for carotid endarterectomy (CEA): a new and safe alternative to the standard approach. J Vasc Surg 2005;42:1089–1093.
7. Skillman JJ, Kent KC, Anninos E. Do neck incisions influence nerve deficits after carotid endarterectomy? Arch Surg 1994;129:748–752.
8. Eckberg DL, Sleight P. Human baroreflexes in health and disease. In Baroreflex Anatomy. Oxford, England: Clarendon, 1992; pp 19–31.
9. Maher CO, Wetjen NM, Friedman JA, et al: Intraoperative lidocaine injection into the carotid sinus during endarterectomy. J Neurosurg 2002;97:80–83.
10. Al-Rawi PG, Sigaudo-Roussel D, Gaunt ME. Effect of lignocaine injection in carotid sinus on baroreceptor sensitivity during carotid endarterectomy. J Vasc Surg 2004;39:1288–1294.
11. Schauber MD, Fontenelle LJ, Solomon JW, et al. Cranial/cervical nerve dysfunction after carotid endarterectomy. J Vasc Surg 1997;25:481–487.
12. Knight FW, Yeager RM, Morris DM. Cranial nerve injuries during carotid endarterectomy. Am J Surg 1987;154:529–532.
13. Riles TS, Imparato AM, Jacobowitz GR, et al. The cause of perioperative stroke after carotid endarterectomy. J Vasc Surg 1994;19:206–216.
14. Aburahma AF, Robinson PA, Short YS. Management options for post carotid endarterectomy stroke. J Cardiovasc Surg 1996;37:331–336.
15. Rockman CB, Jacobowitz GR, Lamparello PJ. Immediate reexploration for the perioperative neurologic event after carotid endarterectomy: is it worthwile? J Vasc Surg 2000;32:1062–1070.
16. Calligaro KD, Dougherty MJ. Correlation of carotid stump pressure and neurologic changes during 474 carotid endarterectomies performed in awake patients. J Vasc Surg 2005;42:684–689.
17. Reuter NP, Charette SD, Sticca RP. Cerebral protection during carotid endarterectomy. Am J Surg 2004;188:772–777.
18. Casati A, Spreafico E, Putzu M, et al. New technology for noninvasive brain monitoring: continuous cerebral oximetry. Minerva Anestesiol 2006;72:605–625.
19. Moore WS, Quiñones-Boldrich WJ, Krupski WC. Indications, surgical technique and results for repair of extracranial occlusive lesions. In Rutherford RB (ed): Vascular Surgery, 6th ed. Philadelphia: Elsevier Saunders, 2005; pp 1789–1822.
20. Yadav JS, Wholey MH, Kuntz RE, et al, and the Stenting and Angioplasty with Protection in Patients at High Risk for Endarterectomy Investigators. Protected carotid artery stenting versus endarterectomy in high-risk patients. N Engl J Med 2004;351:1493–1501.
21. AbuRahma AF, Khan JH, Robinson PA, et al. Prospective randomized trial of carotid endarterectomy with primary closure and patch angioplasty with saphenous vein, jugular vein, and polytetrafluoroethylene: perioperative (30-day)

results. J Vasc Surg 1996;24:998–1007.

22. Bond R, Rerkasem K, Naylor R, et al. Patches of different types for carotid patch angioplasty. Cochrane Database Syst Rev 2004;(2):CD000071.
23. Yates GN, Bergamini TM, George SM, et al. Carotid endarterectomy results from a state vascular society. Am J Surg 1997;173:342–344.
24. Mayo SW, Eldrup-Jorgenson J, Lucas FL, et al. Carotid endarterectomy after NASCET and ACAS: a statewide study. J Vasc Surg 1998;27:1017–1023.
25. Hallet JW, Pietropaoli JA, Ilstrup DM, et al. A comparison of NASCET trial and population based outcomes for carotid endarterectomy. J Vasc Surg 1998;27:845–851.
26. Jordan WD, Voellinger DC, Doblar DD, et al. Microemboli detected by transcranial Doppler monitoring in patients during carotid angioplasty versus carotid endarterectomy. Cardiovasc Surg 1999;7:33–38.
27. Vale FL, Fisher WS, Jordan WD, et al. Carotid endarterectomy performed after progressive carotid stenosis following angioplasty and stent placement. J Neurosurg 1997;87:940–943.

第 59 章

主动脉手术

John Byrne, MB and R. Clement Darling III, MD

引言

主动脉重建是一个指标性的手术，其结果可用来比较不同外科医生和中心。当利用验证工具时，外科医生也可成为统计学的变量[1]。在一个习惯进行排名和列成绩表的时代，其含意明显，这种含意对患者更重要。但主动脉手术不是简单的手术，即使在最好的医生手中，也会发生并发症。尽管有腔内技术的出现，仍然有不适合或不愿意实施支架治疗的患者，况且腔内技术也并非全无并发症。

肾下主动脉手术可以分为三部分内容：①因阻塞性疾病行主－双股搭桥，②选择性腹主动脉瘤（abdominal aortic aneurysm，AAA）手术，③ AAA 破裂的修复手术。暴露主动脉的方法有两种：经腹和腹膜后。本章将描述我们 Albany 医疗中心经腹膜后途径施行主动脉手术的方法，共享我们减少并发症发生的经验。进而紧扣主题，给出当出现并发症时我们是如何做的。年轻外科医生读后可能将质疑其是否中肯，资深医生阅后相信将引起共鸣。在外科文献中，详述成功的论文远超过失败者。因此本章内容大部分基于我们自己发生的并发症，亦涉及其他作者遇见的问题。

我们应用腹膜后途径实施所有的主动脉手术，包括动脉瘤破裂[2]。我们承认这种做法并不普遍，大多数主动脉手术是经腹途径进行的。虽然我们有此偏爱，但当有其他疾病需要同时手术处理时，我们仍然选择经腹途径。还有，在具体描述技术细节前，有必要强调以下几个反复争论的话题。

一直有争议的话题

主－双股搭桥时，是端－侧还是端－端吻合？（图 59-1）

在欧洲，医生们多喜好端－侧吻合。而在北美，端－端吻合最流行。端－端吻合被认为更容易操作，更接近自然解剖，并避免了人工血管和自体血管的血流竞争。因此，其应该有更好的通畅率和更小的十二指肠瘘发生风险。支持端－侧吻合法的观点认为，端－侧吻合保留了盆内脏器的前向性血流，而且一旦移植血管发生阻塞，患者至多回复到手术前的状况而不至于严重恶化，但如果是端－端吻合就可能发生后一种情况。

两种观点其实都偏离了事实方向。已经有随机对照研究比较了两种方法。1982 年来自芝加哥的研究，共 79 例患者，显示了端－端吻合较之端－侧吻合有微弱但具统计学意义的优势[3]。然而 1990 年来自巴黎 Becquemin 小组[4]的较大样本研究，共 158 例患者，反驳了这种观点，与来自多伦多的 120 例患者的研究结果相同[5]。不过，最令人印象深刻的资料是主动脉搭桥的经久耐用，而不论是用什么方法把它们缝在一起。其精确的一期 5 年通畅率达到 90%，二期通畅率是 98%。因此，事实上两者之间的选择余地很小。最好的忠告来自法国人，他们建议："因为我们无法从两组结果中找出任何差异，我们建议选择最简单的方法，而且根据血管造影资料，这种方法能维持充足的盆腔和结肠血供"。

聚四氟乙烯还是涤纶织物？

大多数中心都采用涤纶织物做主动脉手术。这些人工血管要么是外涂胶原的编织物，要么是外涂凝胶的编织物。针织涤纶血管现在应用不广泛。另一选择是可膨胀伸展的聚四氟乙烯（polytetrafluoroethylene，PTFE）血管。自 1991 年始，我们用可伸展的 Gore-Tex 血管做所有的主动脉吻合。关于针眼漏血的担忧，我们没有遇见。我们发现可伸展的 PTFE 血管的可操作性能至少与涤纶血管一样好。理论上，PTFE 也很

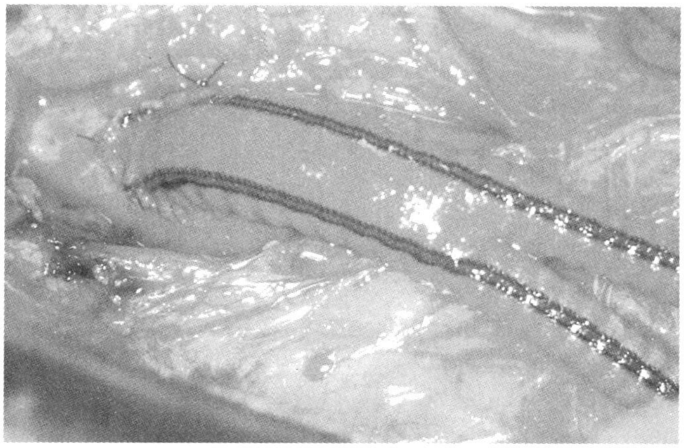

图 59-1　用涤纶行血管端 - 侧主 - 双股搭桥（见彩图）。

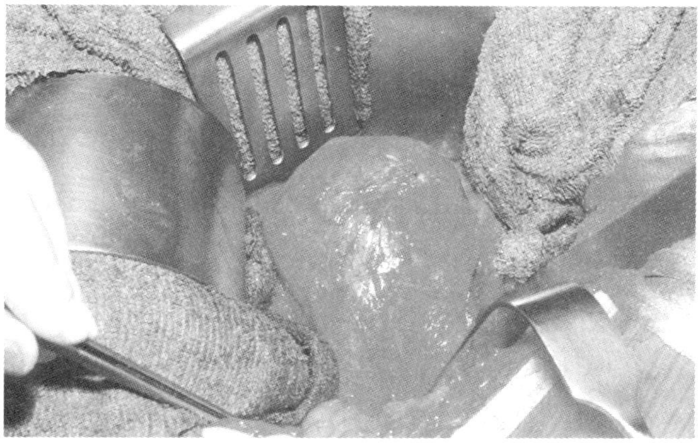

图 59-2　经腹显露腹主动脉瘤（abdominal aortic aneurysm，AAA）（见彩图）。

少会随着时间推移发生扩张。

同样，也有很好的随机对照资料比较了各种材料的血管。一项设计良好的来自康奈尔的 1995 年的前瞻性研究，比较了 PTFE 和涤纶血管，显示结果没有差异[6]。来自维也纳的 2001 年的研究是一个大样本、多中心的前瞻性随机对照试验，纳入 315 例患者，比较凝胶浸渍涤纶、胶原浸渍涤纶和 PTFE 血管，三种材质也未显示差异[7]。

首先钳夹动脉瘤颈还是髂总动脉？

AAA 手术时钳夹的顺序问题在血管外科领域曾激发了很好的思维认识过程。是在钳夹髂动脉前先夹闭瘤颈还是相反？首先声明我们的选择是——在择期病例我们总是先钳夹髂动脉。

有两个问题：①先钳夹髂动脉防止了下肢栓塞吗？②先钳夹瘤颈防止了来自主动脉的栓子导致的肾和内脏动脉栓塞吗？来自英国莱切斯特的 2004 年的研究，以经颅多普勒仪比较主动脉手术患者股浅动脉栓塞的几率，这个研究回答了第一个问题[8]。他们的研究显示，“先主动脉”组和“先髂动脉组”之间没有差异。最近，由 Montefiore 医疗中心于 1999 年进行的研究强调了第二个问题[9]。虽然这是个在没有硬化的主动脉上实施的动物实验，他们仍然认为先钳夹主动脉能防止肾动脉的栓塞。

腹膜后或经腹？（图 59-2）

我们为什么喜好腹膜后径路呢？除了理论上的考虑，即腹膜后手术肠和呼吸功能恢复快以外，我们感觉此路径更灵活方便一些。腹膜后途径可以很容易到达左髂总和髂内动脉。一旦掌握，它也很容易显露左肾动脉和主动脉瘤颈。它避开了左肾静脉，其已经被返折推向前方离开了手术野，而且还避开了肾上腺静脉，后者在自前方接近主动脉时可能是一个障碍。我们做的许多动脉瘤，是那些被腔内修复拒绝的、实质上是近肾或肾上动脉瘤。因此，肾动脉以上的钳夹就成为一个重要问题。在左肾静脉的腰支被结扎、腹膜内含物和肾向头侧内侧翻转后，切开左膈肌脚就很容易显露膈下主动脉。这使得主动脉近段的钳夹，可以安置在肾上、肾下或两肾间，或者在腹腔干上方。但是此手术明显有学习曲线。用一个左侧腹切口，接近右髂总和髂内动脉是困难的，甚至在许多病例中是不可能的。为显露这些血管，我们在右侧对应部位另做切口。当有必要行右肾动脉的再植或搭桥时，技术上也很困难，但有经验者仍可实施[10]。在做肾下主动脉直型的血管移植时，腹膜后法可能更费时间。主动脉周围的疏松组织也多血管，可能引起失血，这在传统方法一般不会如此。

关于这方面有随机对照数据。最初的报道意见模棱两可。1990 年，马萨诸塞总医院研究小组显示两组技术结果有小的差异[11]。但 1995 年，Sicard 及其同事[12]报道了 145 例患者的随机对照试验结果，虽然在死亡率方面没有差异，但腹膜后组的术后并发症减少、住院日和监护时间缩短、花费较少。1999 年，亚特兰大的 Kirby 及其同事[13]报道了 92 例按美国麻醉医师学会评分属Ⅳ类（American Society of Anesthesiologists Class Ⅳ，ASA Ⅳ）的高危患者，这些患者被随机分为腹膜后和经腹组，均行主动脉手术，腹膜后组的并发症明显减少。如此看来，文献以及我们的经验，均支持腹膜后法。不过，为公平起见，我们也必须包括 1997 年来自珀斯的 Lawrence-Brown 及其同事[14]的研究，他们的研究纳入100例患者，显示两组技术没有任何差异。最后看来，只要结果可以接受和避免差错，其实两种方法均可选用。

腹膜后途径主-双股搭桥

适应证

严重的主-髂动脉闭塞性疾病导致：

- 年轻患者的限制性间歇性跛行
- 静息痛或不能愈合的伤口
- Leriche 综合征

在高危患者不适合做腔内治疗时，应考虑是否做髂-股搭桥或解剖外途径搭桥：股-股、髂-股交叉或腋-股搭桥。

手术步骤

1980年，约翰霍普金斯大学的 Williams 及其同事首先报道了左侧腹切口方法[15]。他们描述了一种切口，通过11肋间，切断左膈肌脚。我们的技术即基于此最初的描述。我们不用所谓 Schumacker 的前腹膜后法，其进入腹膜后间隙是经一个纵的中线切口[16]。

步骤1 患者体位
步骤2 显露双侧股动脉
步骤3 左侧腹部皮肤切口
步骤4 推开腹膜反折和进入腹膜后间隙
步骤5 分离主动脉
步骤6 做近端吻合口
步骤7 人工血管支通过隧道和股动脉吻合
步骤8 观察腹膜腔和闭合侧腹切口

手术操作

患者体位（图59-3和59-4）

提出此问题可能显得学究气。但腹膜后法手术时如患者体位不理想，可能将一个相对简单的手术变成所有参与者的痛苦经历。患者侧卧，左臀部与水平线成30°角，肩与水平线的角度为45°，以软枕自臀至肩支撑躯干成此姿势。待患者体位满意后，加以固定。注意将臀部置于手术床的节段连接处。左髋屈曲，膝与小腿加软枕支撑。右髋外旋，膝屈曲（蛙腿状）。调整手术床使中间隆起。以耐擦标记笔标记切口。体表标志是第10肋间隙（在最下浮肋上方）和腹直肌的外侧缘的耻骨结节与脐连线的中点。

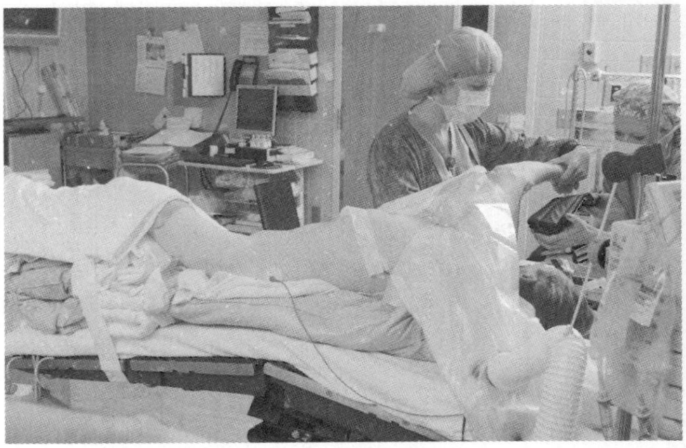

图59-3 患者行主-双股搭桥的体位，切口已标记。

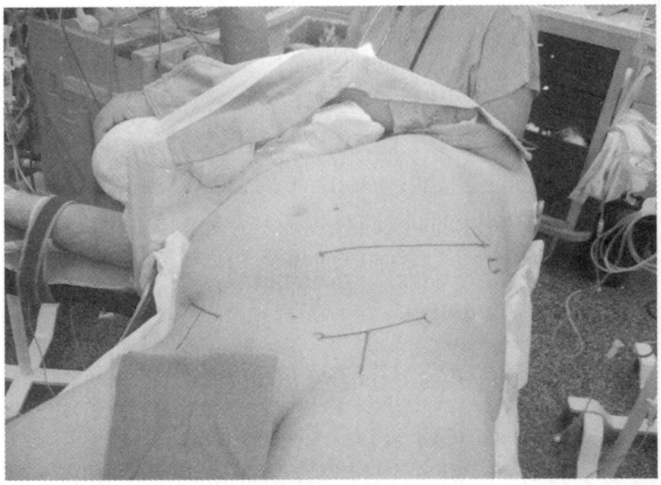

图59-4 主-双股搭桥的皮肤标记。

切口过低

- **后果**
  切口太低使主动脉颈的显露困难，即使并非不可能。费时间标记好切口是值得的，特别是当学习此种方法时。
  1级并发症

- **补救**
  使切口更向后方延伸，将增加对上方的显露。

- **预防**
  注意解剖标志，术前仔细标记切口。

显露双侧股动脉（图59-5；也参考图59-4）

我们在铺巾前也在皮肤标记股动脉的位置。因本手术患者特殊的夸张体位可使正常的体表解剖模糊，

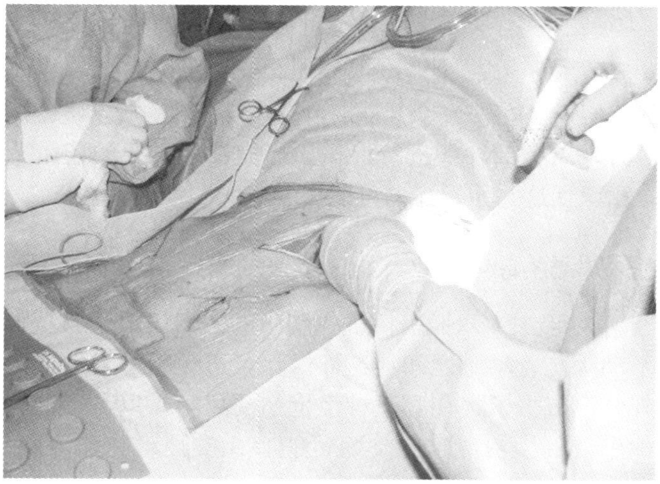

图 59–5 暴露双侧股动脉，然后暴露主动脉。

导致不必要的腹股沟部大切口。我们取不伤及淋巴结的股部切口，以减少术后淋巴瘘的风险。

淋巴漏

- **后果**

  许多淋巴瘘是自限性的，最终将自行愈合。但对迁延不愈的淋巴漏，可能需介入处理。

  2/3 级并发症

- **补救**

  迁延不愈的淋巴漏可以探查。手术开始前我们在下股部注入双磺胺蓝，这样可以术中辨识淋巴漏部位，然后用 Vicryl 线缝合漏的淋巴管。

- **预防**

  认真选择皮肤切口。切口位置在腹股沟韧带（内侧耻骨结节与外侧髂前上棘连线）内 1/3 与外 2/3 交界处。到达股浅筋膜后，在内侧切开，将腹股沟淋巴结推起，直至显露股总动脉。经常会见到腹壁下浅动脉，其自股总动脉前方发出，位于腹股沟韧带下 1 ~ 2cm。

股神经损伤

- **后果**

  股神经发出感觉支至股前部皮肤，并发出隐神经至小腿的外侧。更重要的是，它还发出运动神经至股四头肌。损伤后导致屈膝不能。

  4 级并发症

- **预防**

  认真选择皮肤切口，切口位置如前述。在此平面，股神经已经分为数支。所有大的分支都在股动脉外侧、淋巴结深面。此处慎用电刀也可减少神经的不经意损伤。

左侧腹部皮肤切口（见图 59–5）

切开皮肤，皮下脂肪以电刀分离。电刀切开侧腹部肌肉（腹外斜肌、腹内斜肌和腹横肌）以及腹横筋膜，以减少出血。暴露腹膜外侧。近中线处，腹膜与覆盖其上的肌肉筋膜融合，很容易撕裂。尽量小心地将腹膜与其表面的肌肉和腹壁组织分开，不要分破。当向中线附近分离肌肉层时，一般不必分离腹直肌鞘。

腹膜破裂

- **后果**

  腹膜的小破口可以迅速扩大，小肠疝出至术野，将小肠纳回腹腔可能很费周折。闭合缺损也非常困难。

  1 级并发症

- **补救**

  腹膜破口一般可以 2-0 或 3-0 Vicryl 线修补。

- **预防**

  从外侧开始分离腹膜。一般在近中线处腹膜与肌肉黏着较紧密。发现小破口后立即修补，因为随着手术进行破口将越撕越大。

腹膜反折推开（reflection of the peritoneum）创立腹膜后空间（图 59–6 和图 59–7）

将腹膜从表面的脂肪组织和腹壁肌肉分开一般不困难。先从髂血管推开腹膜，然后向上向外侧延伸，相对较容易。将腹膜与腰肌分离，然后左肾被推向前方。锐性分离腹膜与侧腹壁相连的结缔组织束，对含血管者需要电凝。我们现在置放 Bookwalter 牵开器，其他医生可能用的是 OmniTract 或其他类似的自动牵开装置。此时，一般可以触及主动脉搏动，虽然其仍然包裹于疏松组织中。锐性分离疏松组织，显露主动脉。至此要辨别左输尿管，不过它一般不妨碍手术野。

脾撕裂

- **后果**

  在手术进行的任何阶段，如果出现不能解释的血压下降，一定要想到脾损伤的可能。

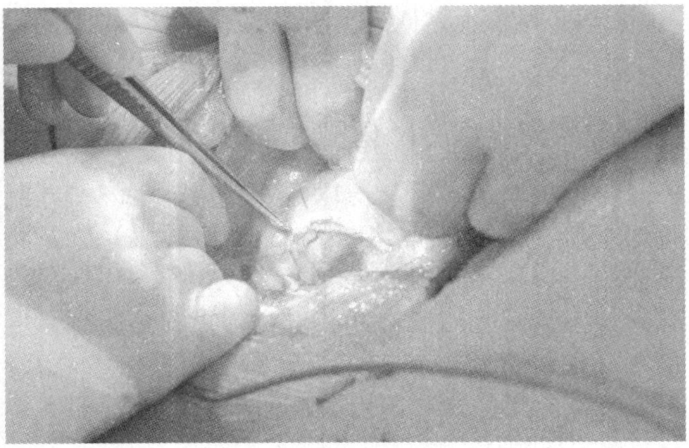

图 59–6 找出左输尿管并加以保护。

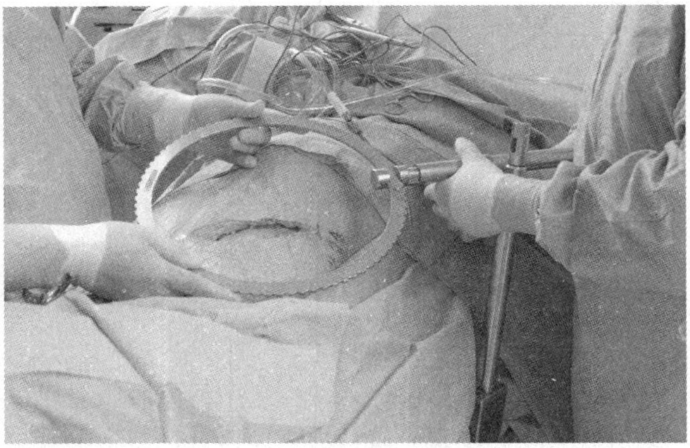

图 59–7 安放 Bookwalter 牵开器。

4 级并发症

- **补救**

一般需要切除脾，可以经左侧腹切口完成。

- **预防**

小心安放牵开器是关键。我们总是保证 Bookwalter 牵开器的叶片指向患者右肩，而避免位于腹壁的左上 1/4 区域，以避开脾。如此可以避免对脾的直接压迫。

十二指肠损伤

- **后果**

十二指肠损伤。

4 级并发症

- **补救**

十二指肠损伤的表现多是手术后数天出现瘘。即使瘘本身可以在数日内进行缝合，但将出现人工血管感染的后果。

- **预防**

我们避免在安放牵开器时叶片与下方组织直接接触，而是以腹部纱垫进行保护。当然，最重要的还是要意识到这些并发症的可能。

主动脉游离

对于主–双股搭桥，主动脉的游离仅限于肠系膜下动脉与肾动脉之间。这样做除了避免不必要的分离外，也减少了损伤腹下神经上丛的风险，以免影响男性患者的性功能。此平面可能有几支腰动脉和静脉，可以结扎或夹闭。分离主动脉后方，所有疏松组织要推向前侧。在肾动脉水平主动脉已经完全闭塞的患者，游离主动脉前要夹闭主动脉和双侧肾动脉。此时需要游离肾上主动脉，为此需切断左膈肌脚。充分游离后，即可在主动脉安放阻断钳。此时一定要将左肾动脉充分显露，右肾动脉也要进一步游离。在肾动脉水平阻断主动脉后，从主动脉取出粥样硬化斑块的过程就类似于拔出酒瓶的木塞的过程。但情况并非总如此，有时粥样斑块也呈片状被取出。

下腔静脉损伤

- **后果**

危及生命的大出血。

4 级并发症

- **补救**

此时在与出血斗争的紧急情况下，常常忘记传统的技术：以两个纱布块压迫，一个在损伤近侧，一个在其远端。然后以 prolene 线缝合修补下腔静脉（inferior vena cava，IVC）。另外，有一个能认识到目前形势的严重性、手持双吸引器的经验丰富的助手，也极有帮助。如果后壁也有破裂，可能需要游离一段 IVC。

- **预防**

小心地游离仍然是关键。

近端吻合口的制作

全身肝素化后（一般在 3000 IU 以内），用两个 Fogarty 主动脉钳相交阻断主动脉。切开主动脉，结扎或夹闭所有腰动脉。远端主动脉以 3-0 prolene 线缝合，撤去阻断钳。将双分叉的 Gore-tex 人工血管移至术野，进行修剪。行端 - 端吻合，以 3-0 线连续缝合。我们的做法是，此时在吻合口远侧再上一阻断钳，检查吻合口是否出血。我们也经常在此处应用浸有凝血酶的明胶海绵环绕近端吻合口，虽然这么做对较大的漏血并无多大帮助。

缝线出血

- **后果**

造成出血，经常是危及生命的大出血。

1 级并发症

- **补救**

用 3-0 的 prolene 缝线加强缝合。有时以更细的诸如 4-0 甚至 5-0 缝线可能更有效，特别是出血较凶猛时。也有人描述在出血凶猛、各种方法止血无效时，可在缝线表面再覆盖一段涤纶或 Gore-Tex 血管。

- **预防**

严格注意缝合技术。

人工血管分支隧道和股动脉的吻合（图 59–8）

这是一个会师的过程。隧道的最初几厘米，可以在腹股沟切口直视下完成。隧道要尽量走解剖途径，即尽可能贴近自体血管。以 6-0 prolene 缝线、标准的降落伞技术完成股动脉吻合。

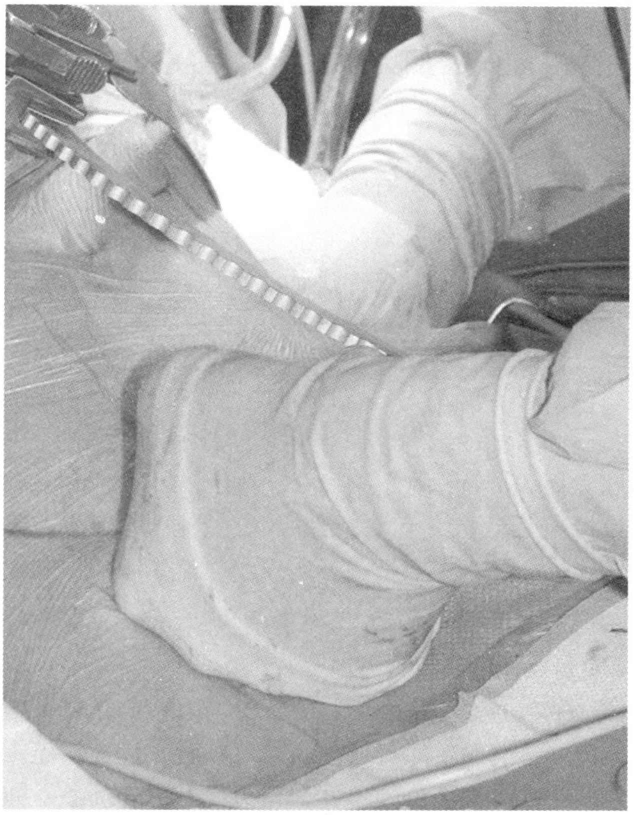

图 59–8　主动脉人工血管隧道。

静脉损伤

- **后果**

最易损伤的静脉是旋髂深静脉，其在前方越过髂外动脉，约在腹股沟韧带上 2cm 进入髂外静脉。为避免损伤，腹股沟部隧道最初的 1 ~ 2cm 范围一定要在完全直视下完成。一旦损伤此静脉，可以导致恼人的出血，需要格外注意。

1 级并发症

- **补救**

如果发生旋髂深静脉损伤，需要进行止血处理。通常需要直视下缝合，个别情况下用大的止血夹也可能有效。

- **预防**

腹股沟部隧道最初几厘米一定在完全直视下完成。隧道应该尽可能靠近自体血管。

隧道出血

- **后果**

在术后抗凝需要快速加强的患者，如二尖瓣置换患者，可能出现这样的问题。一般情况下是自限性的，但也可以导致几个单位的失血量。

1 级并发症

- **补救**

如果术中即观察到出血，当然要寻找出血原因并进行处理。如术后发现出血、患者情况稳定（如 CT 检查），则可以保守治疗，与大多数腹膜后出血的处理类似。

- **预防**

见前述“静脉损伤”下的“预防”。

肠管损伤

- **后果**

这是盲目打隧道造成的梦魇。在 20 世纪 60 年代曾有报道[17–19]，但此后未再见报道。

4/5 级并发症

- **补救**

几乎没有别的选择，参考人工血管发生感染外露的处理，要么直接以股静脉重建，要么做双侧腋 – 股深搭桥。

- 预防

保证隧道走行在腹膜外。在盆部，隧道应该尽量靠后，以避免不经意间损伤右侧的盲肠或左侧乙状结肠。

检查腹膜腔及缝合侧腹切口

观察腹膜腔。有不凝血要警惕是否有脾损伤或腹内其他部位出血。肠管缺血时，要明确是否需要将肠系膜下血管再植。

观察输尿管。在本手术暴露过程中，输尿管往往被置于张力状态，老年患者组织弹性差，可能破裂。

将腹膜与肌肉层分开，防止腹膜（和乙状结肠）嵌入肌肉空隙。作者至少听过两次这样的情况，第一例导致人工血管感染，第二例形成粪瘘，需做Hartmann手术。

输尿管破裂

- 后果

可能是无意中切断，最大可能是牵拉损伤导致输尿管破裂。如果即刻发现，尚可补救，但往往无论从患者或血管移植的角度都很少显示损伤征象。如果几天后因为侧腹切口漏尿才明确诊断，则预后很差，人工血管感染的风险很大。

立即发现者属1级并发症，术后数天才发现者属3级并发症

- 补救

请泌尿外科医生上台。修补的方法是插入一个双“J”导管，以Vicryl线在支架基础上缝合修补输尿管。偶尔可能需要将输尿管再植入膀胱，甚至做输尿管–输尿管吻合。

- 预防

对这种情况提高警惕是关键。另外，一定在手术结束时检查输尿管，确定左输尿管是完整的。如在手术室发现，尚可补救。

肠损伤/粪瘘

- 后果

粪性腹膜炎的死亡率很高，主动脉人工血管感染的死亡率也很高。此两并发症相互关联叠加，因此预后特别差。

4/5级并发症

- 补救

需要结直肠外科医生的帮助。一般这种并发症的首发症状是术后几天内的粪瘘或腹膜炎，通常要做Hartmann手术。如果人工血管被污染，感染的人工血管必须取出，然后原位以股静脉血流重建或行解剖外途径的腋–股搭桥。

- 预防

最好是将腹膜与肌肉层分开后再缝合切口，保证缝针通过的是肌肉而不是腹膜。

因腹直肌后鞘疝而致术后小肠梗阻

- 后果

此并发症罕见，但最好避免出现，且容易与术后肠麻痹相混淆。如果术中打开了腹直肌后鞘而在手术结束时没有确切关闭，小肠可以疝入此新产生的空隙并发生嵌顿。

3级并发症

- 补救

与其他切口疝一样，此种嵌顿的切口疝也需手术修补，以自体材料或补片闭合缺损。

- 预防

警惕此种情况发生的潜在可能，细心缝合腹壁切口。

侧腹壁隆起

- 后果

少数患者在切口愈合后，会发现其侧腹壁隆起。这可能引起患者的不适。患者的初治医生甚至可能介绍患者给普外科医生，准备施行切口疝的手术。这种情况事实上是由失去神经支配的腹壁肌肉软弱松弛造成的。

2级并发症

- 补救

不做任何处理。不要试图在整个隆起部位的深部放置补片，因为不会解决任何问题。注意着衣，使其起到束带的作用，可以改善外观。

- 预防

有人建议，勿使切口超过肋缘，可以避免此并发症。

腹膜后途径择期AAA手术（包括肾上和近肾AAA手术）

适应证

- AAA直径大于5.5cm，或女性患者大于5cm

- 未破裂但有症状的 AAA
- 动脉瘤迅速增大
- 囊状 AAA（有争议）

手术步骤

手术步骤与前述的主 – 双股搭桥非常相似，但也有几点不同。我们对于约 80% 的患者都使用分叉型血管。因此，右髂系统的显露很重要，我们采用一个小的对应部位的切口来达到此目的。

步骤 1 患者体位
步骤 2 左侧腹部切口
步骤 3 右腹股沟上切口（用分叉血管时）
步骤 4 腹膜反折推开和创建腹膜后空间
步骤 5 主动脉和髂动脉的游离
步骤 6 远端和近端的钳夹，必要时钳夹肾动脉
步骤 7 打开动脉瘤囊
步骤 8 近端和远端吻合
步骤 9 检查腹膜腔和缝合侧腹切口

手术操作

患者体位

见前述“腹膜后途径主 – 双股搭桥”。

左侧腹部切口

见前述“腹膜后途径主 – 双股搭桥”。

右腹股沟上切口（用分叉血管时）（图 59–9）

对明显右髂总动脉阻塞的患者，人工血管右支吻合处可以在右髂总动脉，也可以是右髂外动脉。我们偏爱髂外动脉，因为其较之髂总动脉的部位更深在，淋巴漏的机会更小，而又比股动脉感染的几率低。为暴露此部位，做腹股沟上 4 ~ 5cm 的横切口。打开腹外斜肌腱膜，切开腹内斜肌暴露腹膜。向上方推开髂内动脉表面的腹膜。另一种情形是合并有右髂总动脉大动脉瘤的患者。此时处理的方法是：

从左侧腹切口（见后）结扎右髂总动脉远端，将搭桥置于右髂外动脉。这样右髂内动脉可以有反向血流供应。

沿髂外动脉前壁向上分离，直至右髂外和右髂内动脉接合部。然后将右髂内动脉以 1 号或 0 号爱惜康线或丝线环绕结扎。这时盆内血供依靠左髂内动脉，其必须保留。

右髂外动脉同样在近端结扎，然后以人工血管的右支与之吻合，可以行端 – 侧吻合也可以行端 – 端吻合。在肥胖患者，皮肤切开可能要扩大以利于显露髂内动脉。

腹膜反折推开和创建腹膜后空间

见前述“腹膜后途径主 – 双股搭桥”（见图 59–5 和 59–7）。

主动脉和髂动脉的游离；钳夹远端和近端，必要时钳夹肾动脉；打开动脉瘤囊；近端和远端的吻合（图 59–10 至 59–21）

当将腹膜向前推开时，一般首先显露的是左髂总和髂外动脉。继续分离，还可以显露右髂总动脉。然后解剖主动脉分叉部。患者肝素化后，如果髂总动脉无瘤样变，先将其钳夹。

如果左髂总动脉有扩张，在髂内和髂外动脉上阻断钳一般也不困难。如果右髂总动脉瘤样变，也有可能在拉钩足够的对抗暴露情况下，经左侧腹切口完成对右髂动脉远端的绕线结扎。但最安全的做法还是在此前先在右髂外动脉上一阻断钳，因为这种对右髂总动脉过度的牵拉可能造成右下肢栓塞。如果不能这样显露，则要在右腹股沟上方做切口对右髂外和髂内动脉钳夹结扎。

下一步骤是控制主动脉颈部。分开表面的疏松组织后显露下方的主动脉，继续向头侧分离。左肾静脉的腰支显露后必须结扎。进一步分离，可以见到已经被翻向前方的左肾动脉。当露出腰动脉和肠系膜下动脉后，可予以结扎。主动脉要在前方和后方与其周围的疏松组织分离。任何腰动脉或静脉均可结扎。至此，用一 Fogarty Hydrogrip 阻断钳完全夹闭主动脉。打开主动脉瘤囊，移去内容物，以 3-0 的 prolene 线缝扎所有腰动脉。完全横断主动脉颈部，以便做端 – 端吻合。必须注意要保证主动脉颈部有质地良好的边缘（至少 1cm），以备近端吻合之用。如需要肾上控制主动脉，则需切断左膈肌脚。为充分暴露肾上主动脉，一般必须这么做。有时在显露肾下主动脉时，也需如此。

远端动脉栓塞

- **后果**

  可以是粥样硬化栓子，表现为足趾部的斑点状病损，多为自限性。偶尔粥样硬化栓子下行栓塞髂内动脉，

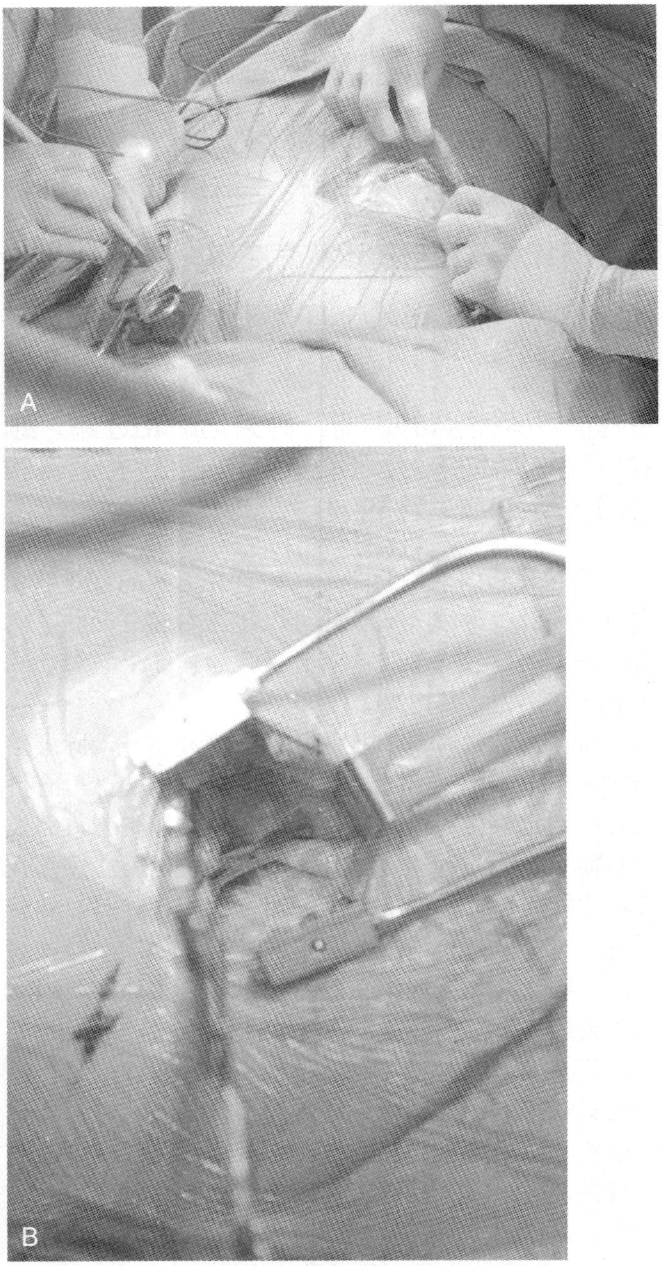

图 59-9 A 与 B，动脉瘤时主 - 双髂搭桥的切口和为暴露右髂外动脉所做的右腹股沟上切口（局部观）（见彩图）。

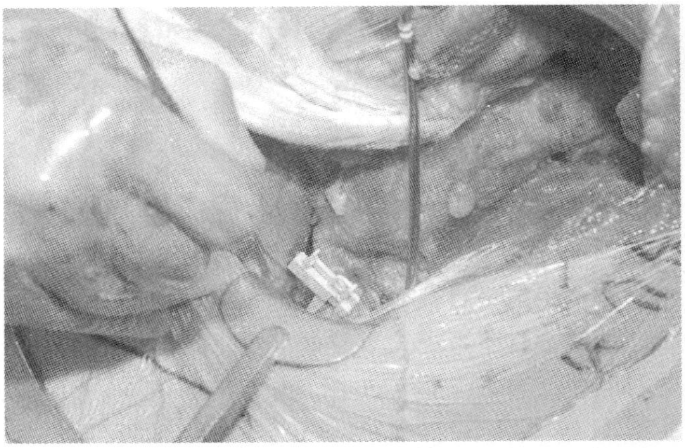

图 59-10 游离双侧髂总动脉，以 single-rubber 血管夹夹闭左髂总动脉。注意疏松组织包绕主动脉（见彩图）。

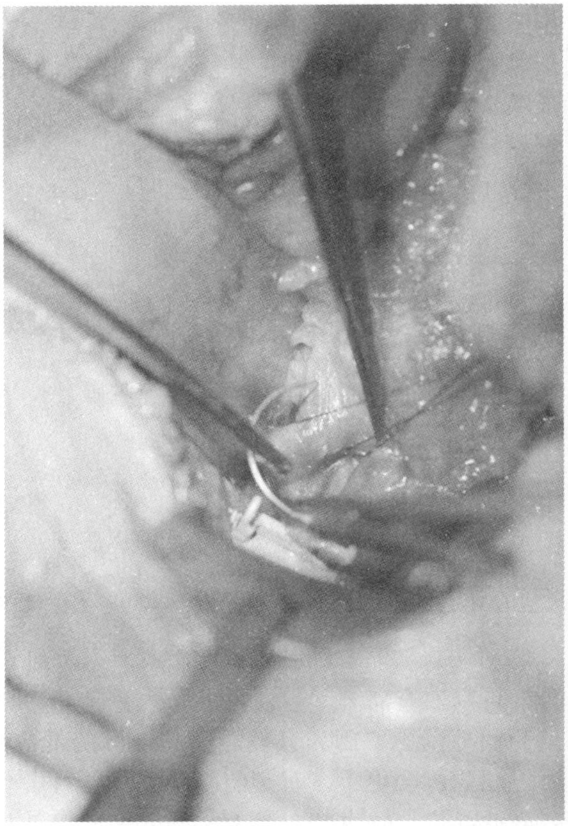

图 59-11 以非吸收线结扎右髂总动脉起始部（见彩图）。

出现臀部缺血症状。呈现为腰骶神经功能障碍者罕见。如栓子较大，则引起急性下肢缺血，表现为肢体发冷、苍白和无脉。如不予以处理，最终将导致肢体丧失。

3/4 级并发症

- **补救**

意识到有这样的问题存在是关键，尤其在费时费力的复杂手术结束时。寄希望于一个发凉、发绀的肢体返回恢复室的理想环境后可能将变红润，当然是不够的。只要出现任何一侧下肢的缺血表现，都要明确直型人工血管时的双髂动脉或分叉型血管时的双股动脉血流是否充分，此点很重要。一旦证明流入血流不足，就需探察股动脉并取栓。如取出充足量的血栓、Fogarty 取栓管能到达踝部，一般认为可以结束操作。但在个别情况下，可能有必要探察膝

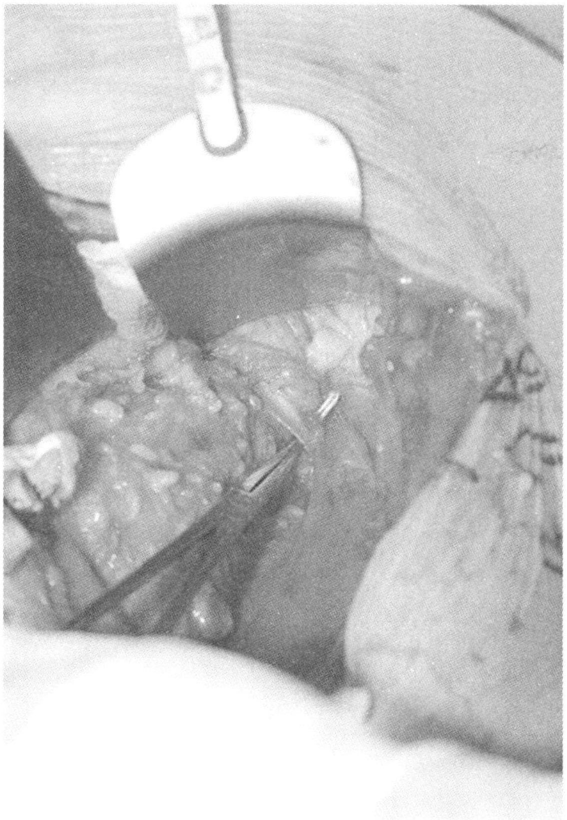

图 59–12 结扎左肾静脉腰支。它是主动脉颈部的三个标志之一，其他两个是左膈肌脚和左肾动脉（见彩图）。

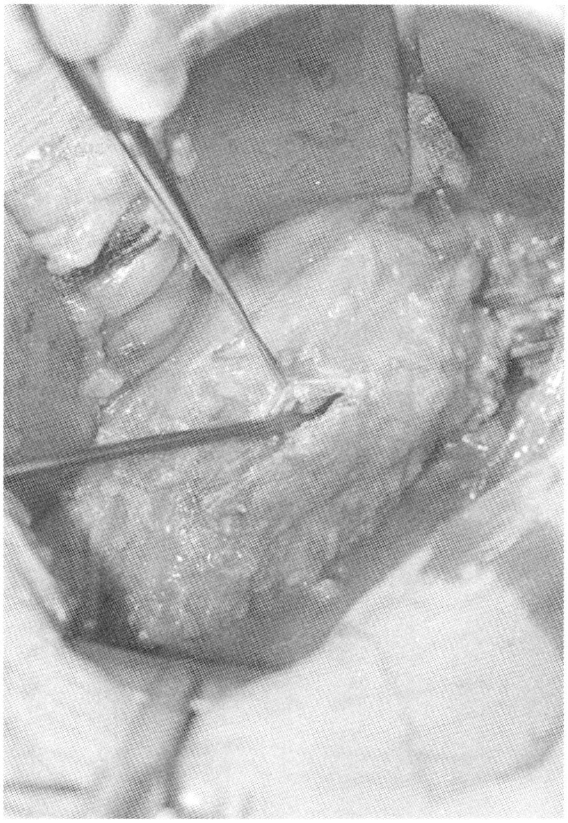

图 59–13 在瘤颈部安置 Fogarty Hydrogrip 阻断钳，切开主动脉瘤囊（见彩图）。

下腘动脉并选择性对脚部血管进行取栓。虽然在费时的大手术结束时这样做似乎是额外的负担，但显然明显优于以后截肢的后果。

- 预防

充分肝素化当然是至关重要的。在腹膜后径路，应在切开动脉瘤囊前将髂动脉阻断。此方法对瘤囊的操作挤压更明显，因此栓塞的可能性也应较大。

IVC 或髂总静脉损伤

- 后果

出血，通常是危及生命的大出血。

4 级并发症

- 补救

双纱布块法仍然有效。一般来讲，在经左侧腹的腹膜后径路，控制静脉出血很困难，因此对右髂总动脉的游离越少越好。记住，对出血部位的直接压迫会引起诸多问题，只有以 3–0 或 4–0 的 prolene 线直接修复才能彻底解决。

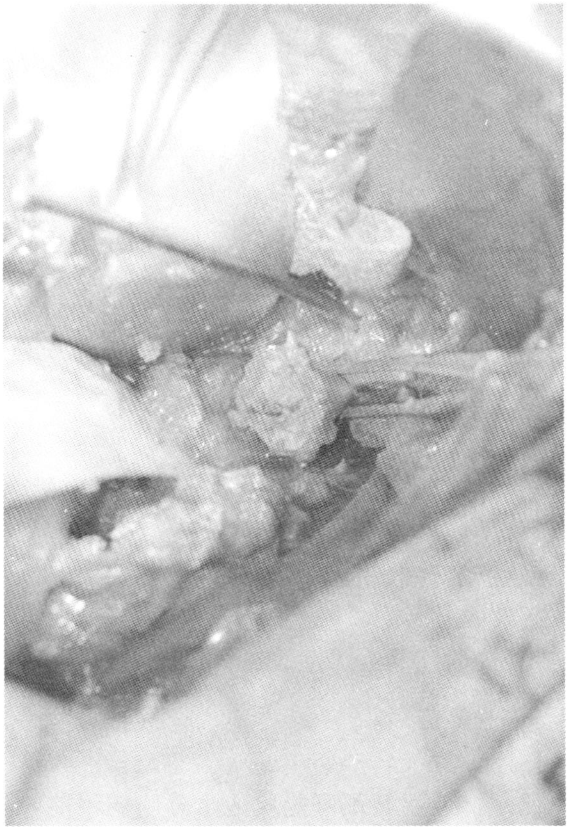

图 59–14 完全横断主动脉颈部（见彩图）。

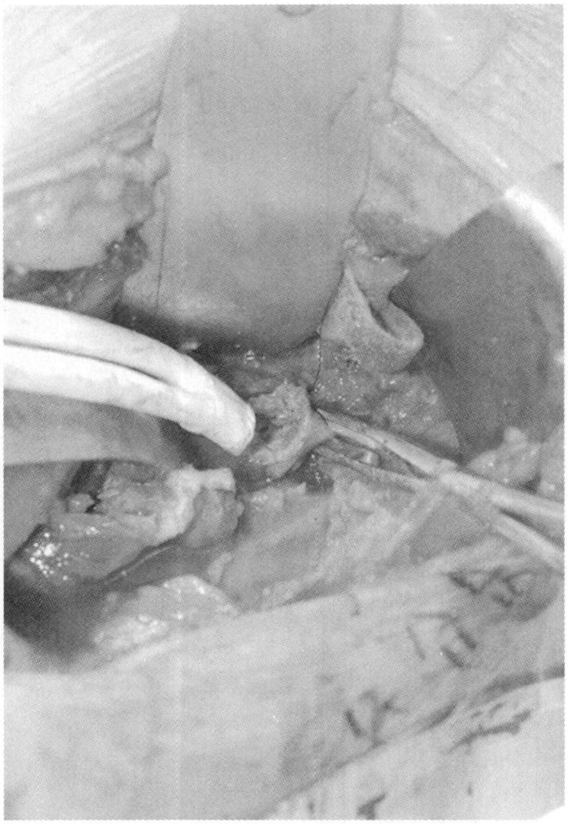

图 59–15 以降落伞技术，用 3-0 丙纶缝线缝合 Gore-Tex 血管于适宜部位（见彩图）。

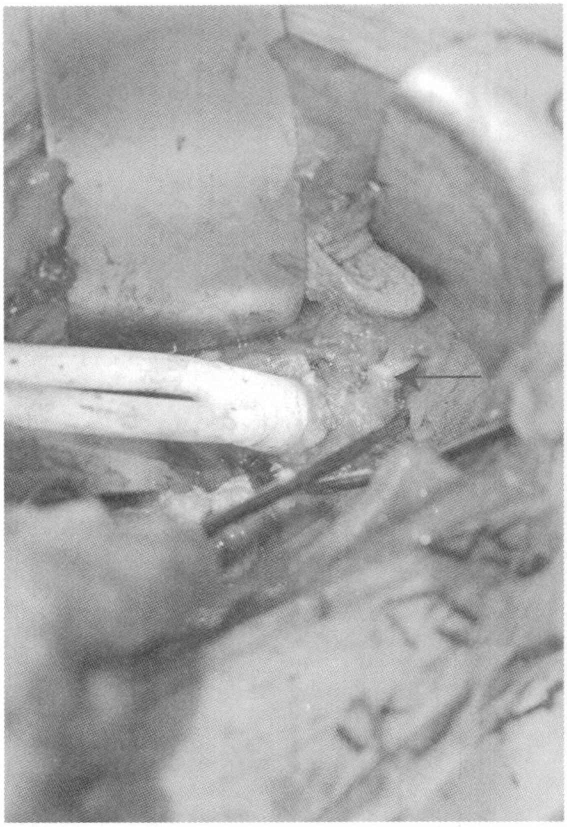

图 59–16 吻合已完成，可见左肾动脉（箭头）（见彩图）。

- **预防**

仔细解剖游离。避免不必要的右髂总动脉周围游离。

输尿管损伤

- **后果**

见前述“输尿管破裂”。

当时发现者属 1 级并发症，未发现者属 3 级并发症

- **补救**

见前述“输尿管破裂”。

- **预防**

见前述“输尿管破裂”。

近端主动脉瘤颈的“碎裂”

- **后果**

出血，通常是危及生命的大出血。

4 级并发症

- **补救**

偶尔，近端瘤颈可能质地十分脆弱不能咬住缝线，导致吻合口的破裂。如何预防呢？冠冕堂皇的回答是：继续向上方游离直至健康组织。但说起来容易做起来难。如果无法达到健康组织，情势非常困难，可能只有将主动脉残端缝合再行腋－双股搭桥，别无选择。这种选择当然不理想，但可能是挽救生命的选择。至于后者的通畅性，只好日后再说。

- **预防**

向上方继续游离直至健康的主动脉。如必须行主动脉内膜剥脱，切勿过度，保留足够的主动脉边缘以便缝合。另外，对于质地特别脆弱的主动脉瘤颈，近端吻合时采用间断缝合并将 prolene 线的每一针均加垫片，可能会有效地预防“细线割奶酪”样的效应。

观察腹膜腔和缝合侧腹切口

见前述“腹膜后途径主－双股搭桥”。

术后并发症

人工血管感染/主动脉－肠瘘

可在初次手术后数天至数年发生。主动脉－肠瘘

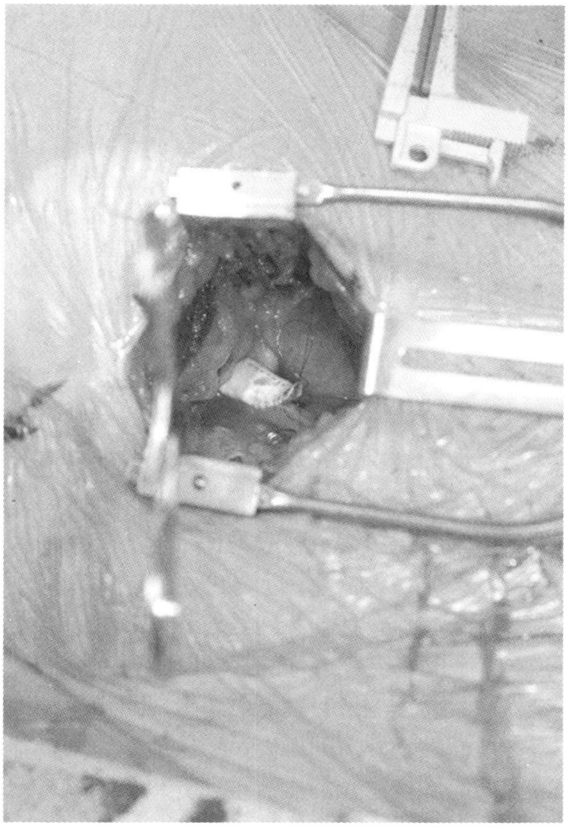

图 59–17 人工血管右支与右髂外动脉搭桥(见彩图)。

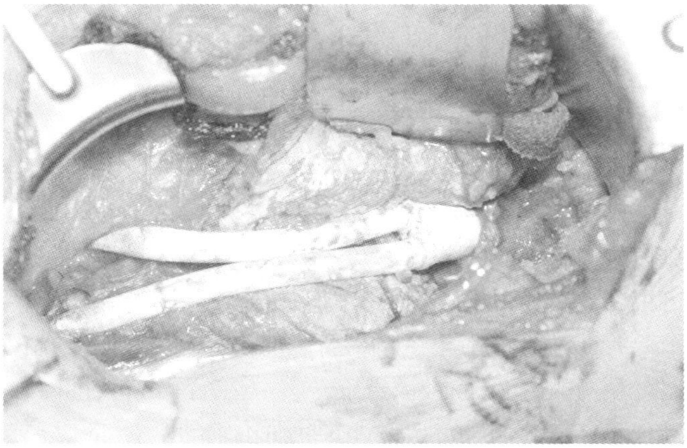

图 59–18 AAA 手术结束图:以 Gore-Tex 血管行主动脉与右髂外和左髂总动脉搭桥(见彩图)。

最常发生的部位是十二指肠第三段。主动脉人工血管置换术后的患者出现黑便,大多数是主动脉 – 十二指肠瘘,但经常诊断困难。因为出血部位多在第三段,因此,常规内镜检查常不能发现出血点。CT 可能出现典型改变。不过,高度怀疑到本病可能才是最好的诊断手段。

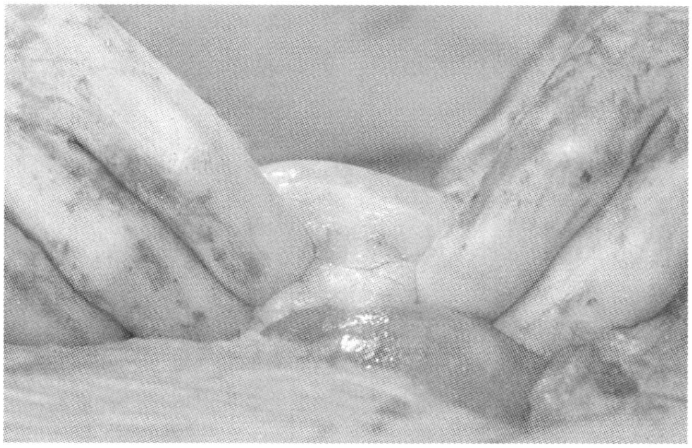

图 59–19 观察乙状结肠有无明显缺血征象和腹膜腔有无内出血(见彩图)。

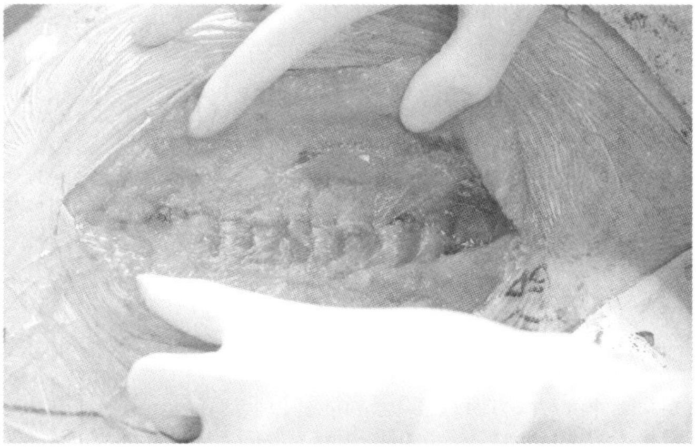

图 59–20 分三层缝合肌肉(见彩图)。

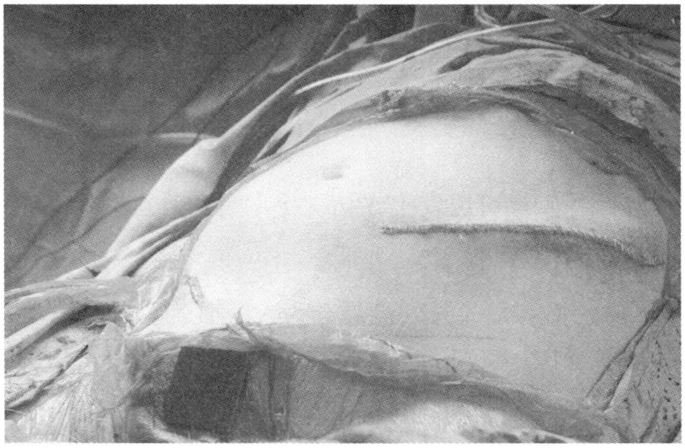

图 59–21 皮肤缝合完成(见彩图)。

- **后果**

一般是灾难性的大出血，但最初的先兆出血量可以很小。

4 级并发症

- **补救**

有以下选择：①以静脉补片股总动脉成形后做腋–双股动脉搭桥，然后取出人工血管；②原位以股静脉置换感染的人工血管（Claggett 手术）；以及③经腹途径发生感染的人工血管的顺序置换法，即再经腹膜后途径，在感染血管的上方主动脉部位重新置入人工血管，通过隧道与双侧股动脉搭桥，然后剖腹取出感染的人工血管。

- **预防**

腹膜后途径似乎有利于预防此可怕并发症的发生。端–端吻合似乎也能减少此并发症发生的可能性，因为这种吻合更符合生理解剖、距离十二指肠较远。

人工血管支的阻塞 / 人工血管阻塞

- **后果**

术后早期的阻塞通常导致急性缺血。后期发生阻塞可能引起间歇性跛行或静息痛。

3 级并发症

- **补救**

如在术后早期发生，患者应再进手术室行人工血管取栓并纠正潜在的技术缺陷。如发生在后期，最常采用的手术方式是股–股交叉动脉搭桥。

- **预防**

严格注意手术操作技术，尤其避免人工血管的扭曲或不适当的血管支冗长。另外，我们认为采用某些形式的质量控制也是必要的，我们术中以手持多普勒确认流出道的血流是否充足。

假性动脉瘤

此并发症可以发生在初次手术后数月至数年。

- **后果**

主要的担心是此并发症是否为人工血管感染的表现，因此，术中取人工血管和动脉瘤内容物送细菌培养很重要。发生在衰弱患者中的小的假性动脉瘤（<2cm），估计生存时间有限者，可以先观察。但在一般状况较好的患者中发生的假性动脉瘤，应该以介入方法处理，因为这种动脉瘤常常在短时间内明显增大。

3 级并发症

- **补救**

术前认真的影像学研究很重要。处理此种假性动脉瘤最安全的方法，是首先设法控制动脉瘤的近端，可经一个自 McBurney 点向外延伸至第 10 肋间的侧腹切口进行。离断肌肉层后，腹膜推向内侧，暴露髂总、髂外动脉和人工血管。另做一个右腹股沟部的直切口，控制人工血管远侧的股总、股深和股浅动脉。全身肝素化后，切开瘤囊。一般情况下，这时的自体股总动脉往往是仅余后壁，能见到股浅和股深动脉的开口，而人工血管已经回缩至腹股沟韧带上方。用一新的 8mm 或 10mm 人工血管，近端在盆腔与原人工血管端–端吻合，远端与自体股动脉破口处做端侧吻合。也可以通过单一的腹股沟部直切口处理这种动脉瘤，但一旦进入瘤囊而近端没有控制时，可能出现被动局面。如果考虑假性动脉瘤的原因是感染所致，则推荐在手术前先做解剖外途径的血流重建。

- **预防**

注意手术技术的细节和用单股不吸收缝线做吻合仍然是关键。

特殊情况下需注意的问题

炎性 AAA

不论采取何种手术方法，炎性 AAA 都很困难。只要局部解剖条件合适，无论患者一般状况如何，都可以考虑做腔内隔绝治疗。但如果患者只能行开放手术治疗，腹膜后途径可能更有优势：与主动脉前壁相比，后外侧壁通常未被炎症累及；左肾静脉被推向下方，十二指肠也被推离手术野而不需进行解剖游离。此点也为文献报道所支持，尽管病例数较少[20, 21]。我们的经验是，如果患者的腹膜后纤维化非常严重，那么即使经腹膜后途径也仍然是很困难的手术，而非文献描述的那么容易。

马蹄肾

腹膜后途径较之经腹途径有肯定优势的情况之一，就是马蹄肾（或异位融合肾）的患者[22, 23]。马蹄肾的肾动脉往往有多支，手术时要尽可能多地将其单独或成整个补片形式进行再植。腹膜后径路时肾被整个推向前方离开手术野，不需再分离峡部。这也避免了在非正常解剖情况下输尿管的损伤。

主动脉后左肾静脉

主动脉后左肾静脉的发生率是2%，而左肾静脉环状绕过主动脉发生在3%的患者[24]。此种情况如术前不明了，可造成左侧腹膜后途径手术困难。这时，为避免损伤肾静脉，我们“扔下肾”：使肾仍留在其正常解剖位置，而不是传统的腹膜后暴露时将其尽量推向前方。将肾从肾周脂肪中分离（一般富含血管），重新放回后腹壁。

肾动脉再植

如果手术需要将肾动脉再植，我们手术前预先在主动脉人工血管上缝两支直径6mm的Gore-Tex血管。将主动脉充分游离后，钳夹肾上主动脉和肾动脉。只有在横断主动脉后，才可能充分显露右侧肾动脉。先吻合近端主动脉，然后吻合两支肾动脉。

肾上主动脉瘤的显露方法

仍是先离断左膈肌脚，然后显露游离肾上主动脉。阻断主动脉和肾动脉，斜行横断主动脉，以人工血管做端－端吻合。

经左侧腹膜后径路处理AAA破裂

处理破裂的AAA的关键是近端主动脉颈部的快速控制。对于不熟悉腹膜后途径的术者来说，此种情况下采用腹膜后途径似显鲁莽。但我们自1989年开始如此手术，效果尚好[25]。

手术步骤

步骤1 患者体位
步骤2 左侧腹切口／交叉夹闭胸主动脉
步骤3 主动脉瘤游离
步骤4 如果需要，夹闭远端和近端的肾上主动脉
步骤5 打开瘤囊
步骤6 近端和远端吻合
步骤7 观察腹膜腔和缝合左侧腹切口

患者体位

与择期主－双股动脉搭桥或主动脉瘤手术相同，并不困难。熟悉此体位的手术组人员将保证患者置于左外侧高位，不至耽搁手术。

左侧腹切口／交叉夹闭胸主动脉

我们偶尔会向后侧延长切口，以便能通过肋间肌，暴露下段胸主动脉并将其交叉钳夹，这样可以有充分的时间更仔细地解剖主动脉瘤颈部。一旦近端瘤颈部游离后，即可将阻断钳重新安放。

AAA的游离

因AAA破裂的最常见部位是后下部，故AAA破裂本身已经将大部分腹膜后间隙分离。我们总是离断左膈肌脚以利于快速接近瘤颈部，我们认为此点在紧急情况下非常重要。在传统的经腹途径处理破裂的AAA时，最常遇见的问题之一就是已经有凝血异常的患者发生左肾上腺和左肾静脉损伤。而腹膜后途径的优点，则是左肾上腺静脉和左肾静脉均被推离手术野。与择期手术相反，我们首先钳夹主动脉近端。与择期手术相同的是，尽量减少对右髂总动／静脉的游离。

打开瘤囊

此步骤与择期手术相同，打开后缝合有反流出血的腰动脉。如右髂总动脉不能快速控制，我们置放一个14号的Foley尿管入此动脉以控制反流出血。然后做一个右腹股沟上切口，显露右髂外动脉。

近端和远端吻合

见前述“腹膜后途径择期AAA手术（包括肾上和近肾AAA手术）”部分。

观察腹膜腔和缝合左侧腹切口

在结束手术时，要格外注意观察腹膜腔内含物，保证没有结肠缺血或脾损伤的征象。

特殊问题

缺血性结肠炎／缺血性肠病

在择期主动脉手术，缺血性肠病相对少见。但在急诊手术，结肠缺血的发生率是5%到7%，其死亡率高达80%。为减少急诊AAA手术后缺血并发症的发生，我们采取术后48小时内行结肠镜检查的方法。我们的经验显示，42%的AAA破裂手术后患者有结

肠缺血。在这些患者，约 1/4 将发生肠壁全层坏死（3 级结肠缺血）。即使能够识别此问题并及时进行切除，这部分患者的死亡率仍达到 55%[26]。

4/5 级并发症

小结

主动脉手术是难度大的手术，其死亡率在所有择期血管外科手术中最高。美国 AAA 手术的死亡率是 5.6%[27]，高于冠状动脉搭桥手术被认为的可接受的死亡率。尽管有重症监护和麻醉水平的进步，这种状况自 20 世纪 80 年代以来并无改观。许多中心的资料显示，主髂动脉闭塞性疾病的死亡率甚至更高。所有这些都反映了主动脉手术本身和这类患者疾病状况的复杂性。在本章，我们给出我们在施行主动脉手术时遇见的相关问题，寄希望于这些教训能够在其他作者未来的实践中加以避免。

（张在兴 译）

参考文献

1. Pearce WH, Parker MA, Feinglass J, et al. The importance of surgeon volume and training in outcomes for vascular surgical procedures. J Vasc Surg 1999;29:768–776; discussion 777–778.
2. Chang BB, Shah DM, Paty PS, et al. Can the retroperitoneal approach be used for ruptured abdominal aortic aneurysms? J Vasc Surg 1990;11:326–330.
3. Pierce GE, Turrentine M, Stringfield S, et al. Evaluation of end-to-side v end-to-end proximal anastomosis in aortobifemoral bypass. Arch Surg 1982;117:1580–1588.
4. Melliere D, Labastie J, Becquemin JP, et al. Proximal anastomosis in aortobifemoral bypass: end-to-end or end-to-side? J Cardiovasc Surg (Torino) 1990;31:77–80.
5. Ameli FM, Stein M, Aro L, et al. End-to-end versus end-to-side proximal anastomosis in aortobifemoral bypass surgery: does it matter? Can J Surg 1991;34:243–246.
6. Friedman SG, Lazzaro RS, Spier LN, et al. A prospective randomized comparison of Dacron and polytetrafluoroethylene aortic bifurcation grafts. Surgery 1995;117:7–10.
7. Prager M, Polterauer P, Bohmig HJ, et al. Collagen versus gelatin-coated Dacron versus stretch polytetrafluoroethylene in abdominal aortic bifurcation graft surgery: results of a seven-year prospective, randomized multicenter trial. Surgery 2001;130:408–414.
8. Webster SE, Smith J, Thompson MM, et al. Does the sequence of clamp application during open abdominal aortic aneurysm surgery influence distal embolisation? Eur J Vasc Endovasc Surg 2004;27:61–64.
9. Lipsitz EC, Veith FJ, Ohki T, Quintos RT. Should initial clamping for abdominal aortic aneurysm repair be proximal or distal to minimize embolization? Eur J Vasc Endovasc Surg 1999;17:413–418.
10. Shah DM, Darling RC III, Chang BB, et al. Access to the right renal artery from the left retroperitoneal approach. Cardiovasc Surg 1996;4:763–765.
11. Cambria RP, Brewster DC, Abbott WM, et al. Transperitoneal versus retroperitoneal approach for aortic reconstruction: a randomized prospective study. J Vasc Surg 1990;11:314–324; discussion 324–325.
12. Sicard GA, Reilly JM, Rubin BG, et al. Transabdominal versus retroperitoneal incision for abdominal aortic surgery: report of a prospective randomized trial. J Vasc Surg 1995;21:174–181; discussion 181–183.
13. Kirby LB, Rosenthal D, Atkins CP, et al. Comparison between the transabdominal and retroperitoneal approaches for aortic reconstruction in patients at high risk. J Vasc Surg 1999;30:400–405.
14. Sieunarine K, Lawrence-Brown MM, Goodman MA. Comparison of transperitoneal and retroperitoneal approaches for infrarenal aortic surgery: early and late results. Cardiovasc Surg 1997;5:71–76.
15. Williams GM, Ricotta J, Zinner M, Burdick J. The extended retroperitoneal approach for treatment of extensive atherosclerosis of the aorta and renal vessels. Surgery 1980;88:846–855.
16. Shumacker HB Jr. Midline extraperitoneal exposure of the abdominal aorta and iliac arteries. Surg Gynecol Obstet 1972;135:791–792.
17. Shucksmith HS. Duodenal, sigmoid, and ureteric fistulas resulting from aorto-iliac grafts or endarterectomy. Br J Surg 1968;55:402–403.
18. Beach PM, Risley TS. Aorticosigmoid fistulization following aortic resection. Arch Surg 1966;92:805–807.
19. Beall AC Jr, Crosthwait RW, De Bakey ME. Injuries of the colon including those incident to surgery upon the aorta. Surg Clin North Am 1965;45:1273–1282.
20. Todd GJ, DeRose JJ Jr. Retroperitoneal approach for repair of inflammatory aortic aneurysms. Ann Vasc Surg 1995;9:525–534.
21. Fiorani P, Faraglia V, Speziale F, et al. Extraperitoneal approach for repair of inflammatory abdominal aortic aneurysm. J Vasc Surg 1991;13:692–697.
22. Canova G, Masini R, Santoro E, et al. Surgical treatment of abdominal aortic aneurysm in association with horseshoe kidney. Three case reports and a review of technique. Tex Heart Inst J 1998;25:206–210.
23. Stroosma OB, Kootstra G, Schurink GW. Management of aortic aneurysm in the presence of a horseshoe kidney. Br J Surg 2001;88:500–509.
24. Kawamoto S, Lawler LP, Fishman EK. Evaluation of the renal venous system on late arterial and venous phase images with MDCT angiography in potential living laparoscopic renal donors. AJR Am J Roentgenol 2005;184:539–545.
25. Darling RC 3rd, Cordero JA Jr, Chang BB, et al. Advances in the surgical repair of ruptured abdominal aortic aneurysms. Cardiovasc Surg 1996;4:720–723.
26. Champagne BJ, Darling RC 3rd, Daneshmand M, et al. Outcome of aggressive surveillance colonoscopy in ruptured abdominal aortic aneurysm. J Vasc Surg 2004;39:792–796.
27. Heller JA, Weinberg A, Arons R, et al. Two decades of abdominal aortic aneurysm repair: have we made any progress? J Vasc Surg 2000;32:1091–1100.

第 60 章

下腹股沟区血运重建

Christopher J. Abularrage, MD and Richard F. Neville, MD

引言

实施下肢动脉血流重建的患者正日益增多，这部分是因为人群老龄化的结果，同时人类生活节奏加快使得外周动脉病对生活方式和活动造成的影响更趋明显也是原因之一。开放手术和腔内治疗的进步，也使得血流重建的方法越来越积极，而接受治疗的患者则愈加高龄化并常伴随其他疾病。所有这些因素都促使患者进一步渴望得到血流重建以改善活动状况而避免截肢的发生。虽然以导管为基础的复杂的腔内技术一直在挑战着自己血流重建的极限，但开放搭桥手术在重度下肢缺血患者的血流重建中仍将扮演重要角色。尤其对于那些需要搏动性血流直接供应缺血区域以阻止组织丧失的患者，更是如此。

经典的血流重建指征是严重影响工作和生活的间歇性跛行、静息痛以及组织丧失，包括坏疽和经久不愈的溃疡[1]。血流重建的目的是缓解疼痛和维持功能，而不是治愈动脉硬化，因而对患者以及最适合的治疗方法进行选择便十分重要。间歇性跛行一般不会危及肢体，而介入治疗的失败则可能使缺血状况更加复杂甚至导致肢体丧失。虽然 25% 的间歇性跛行患者的症状会逐渐加重，但 10 年后少于 20% 的患者需要血流重建以挽救肢体[2]。大部分腘动脉以远的血流重建，应该仅限于有截肢危险的患者，这些患者的症状表现为静息痛或组织丧失。对于这类患者，积极的血流重建和正确的伤口处理很关键，以尽量保留患者的肢体长度和运动功能。这既关乎患者的肢体，也影响患者的生活。

对于血管患者的处理，病史采集和体格检查仍属于重要内容。病史除了能为需要处理的血管病指征选择提供信息外，也提示其他可能并发血管病风险的部位。体格检查（脉搏、皮肤外在表现）可以对血管疾病的严重程度做出判断。手持多普勒被广泛应用于缺血的评价，有经验的检查者能够据此分辨正常或非正常的血流信号。存在多普勒信号提示被检查的动脉有血流，但并不能肯定血流是否充足。在施行任何侵入性治疗前，均应以非侵入性的血管实验室检查方法对缺血性疾病的严重程度加以明确。这些检查不只证实缺血的程度，也作为未来治疗后进行随访的基线。

非侵入性的血管检查，常用的有以多普勒超声进行踝 / 肱比（ankle / brachial index，ABI）的测量、节段性测压、波形分析以及生成血流图像。其他重要的检查还包括脉搏体积描记（pulse volume recording，PVR）、经皮氧张力（transcutaneous oxygen tension，$tcPO_2$）测定和光学体积描记术（photoplethysmography，PPG）。ABI 指以踝部动脉压除以肱动脉压，正常值等于 1.0。间歇性跛行患者的 ABI 一般为 0.5 ～ 0.9，而严重缺血者常小于 0.5。30% 以上的糖尿病患者其踝部动脉床不能被压陷而导致踝动脉压有假性增高[3]，故对于糖尿病患者，应结合其他非侵入性检查评价缺血状况[4]。阶段性测压和波形描记可帮助确定血管阻塞部位。$tcPO_2$ 测定皮肤的动脉氧分压间接反映动脉血供[5]，能准确预测愈合情况。当 $tcPO_2$ 在 35 ～ 40mmHg 以上时，愈合的可能性大；而在 20 ～ 26mmHg 以下时，可能不愈。局部 $tcPO_2$ 指数能反映全身动脉氧张力不同部位的变化情况[6]。腿部的 $tcPO_2$ 值与参照部位（胸部）$tcPO_2$ 的比值就是局部 $tcPO_2$ 指数。伤口 $tcPO_2$ 指数在 0.4 以下时可能不愈，而在 0.6 以上时愈合的可能性大[7]。

当明确有血流重建的指征后，需要进行影像学检查以制定合适的治疗方案，动脉造影仍然是最常用的方法。但新的手段，如血管彩超、磁共振血管成像和计算机断层扫描（computed tomographic，CT）血管成像技术的应用正日益广泛。这些新方法避免了动脉穿刺的并发症和因造影所致的肾功能障碍的发生。不过，以上新的非侵入性检查技术仍在发展改进之中，并需要医生的参与以获得准确的影像资料。对检查方法的选择，必须能满足外科医生关于搭桥手术所需要的所有关键性因素——动脉流入道、流出道以及流出道的通畅情况。

成功的搭桥手术依赖于术前正确的决策和术中认真的细节处理。术前决策包括对于流入道动脉、流出道动脉和搭桥方式的选择，任何错误的选择都将造成技术错误而致手术失败。仔细解剖、搭桥材料的准备以及吻合口的细致缝合是术中技术关键，这些技术错误是导致早期手术失败的原因。尤其对于膝下等小口径病变动脉，吻合口的缝合更不容有任何失误。

关键决策点

- 搭桥解剖：流入动脉、流出动脉
- 搭桥材料：静脉、人工合成材料、混合材料

适应证

- 严重的致残性跛行
- 静息痛
- 组织丧失或坏疽

手术步骤

步骤 1 近端动脉显露
步骤 2 远端动脉显露
步骤 3 搭桥材料的准备
步骤 4 打隧道
步骤 5 术中抗凝
步骤 6 近侧吻合
步骤 7 远侧吻合
步骤 8 对搭桥效果的评价
步骤 9 伤口缝合

手术操作

近端动脉显露

近端动脉显露首先是对于流入动脉的选择，以下几种方法有助于其选择。术前要研究影像学资料，并扪摸动脉搏动是否明显有力。有任何怀疑时，都应测定其动脉压，这也可在术中进行测定[8]。仔细解剖并最大限度地减少组织损伤，以及沿正确的解剖组织平面进行，可以减少与此部分相关的手术并发症的发生。有资料支持应用腹股沟部横切口而不是纵切口以减少淋巴积液和血清肿的发生（图 60–1）。但这种切口的选择不应造成动脉显露困难。

流入动脉的选择错误

- **后果**

  搭桥失败。

  3 级并发症

- **补救**

  增加流入血流——近侧动脉成形，或再附加应用跳跃式搭桥或延伸原有搭桥部位以增加流入的血流量。

- **预防**

  术前认真研究多相动脉造影像以充分评价流入动脉是关键。在动脉造影时对病变部位的近侧、远侧的压力进行测定，以明确流入动脉硬化造成的血流动力学意义。如在手术时有任何怀疑，应在术中对拟吻合部位的动脉压力进行测定，并与患者的近侧动脉压（肱动脉，桡动脉）做比较。压力梯度不能大于 15 ～ 20mmHg。

股神经损伤（图 60–2）

- **后果**

  股伸肌无力与股前部感觉异常。高达 15% 的患者将有慢性疼痛[9]。

  1 级并发症

- **补救**

  由神经科专家对损伤神经进行直接修补。

- **预防**

  神经损伤的发生率约是 4%[10]，细致的手术技术以及对股动脉位于神经的内侧的局部理解可以有助于

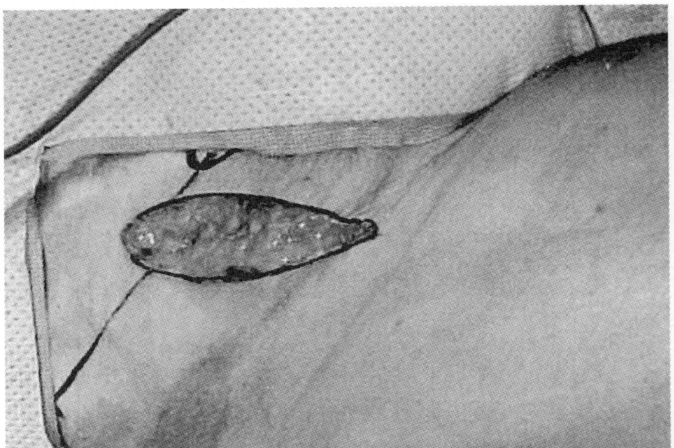

图 60–1 腹股沟部的横切口与纵切口。

预防此损伤。应纵行打开股鞘以显露股动脉。此处必须注意不能横行解剖，否则可能在其外侧损伤股神经。

远端动脉显露

近侧动脉显露的原则同样也适用于远端动脉的分离。理想的远侧动脉可以经过肌肉间隙平面进行分离显露，而不是经过大量肌肉组织。如果大量肌肉被横断，应重新考虑适合的分离界面（图 60–3）。

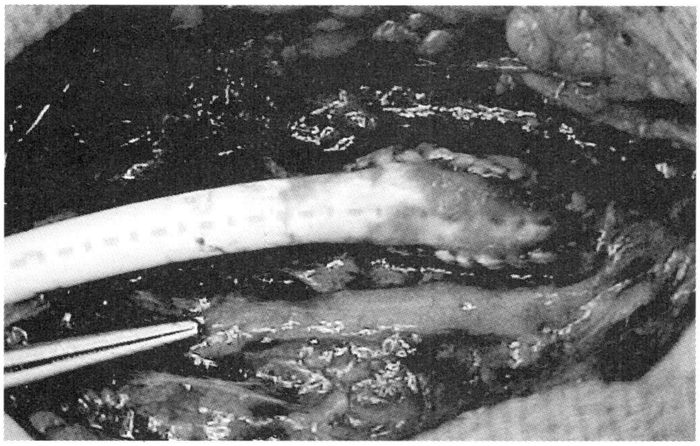

图 60–2　近侧动脉显露，显示股神经紧邻流入动脉（见彩图）。

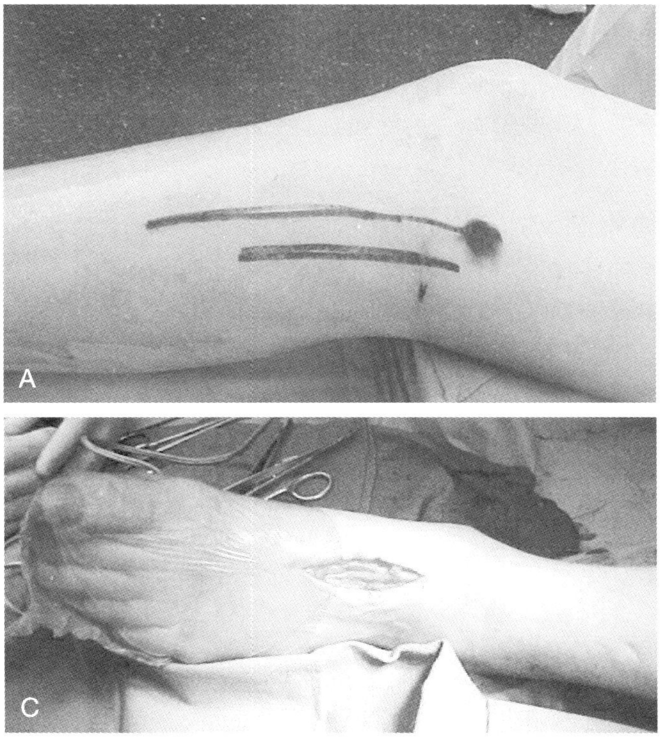

图 60–3　A，膝下腘动脉显露切口设计。B，膝下腘动脉显露切口。C，远侧足背动脉显露。D，胫后动脉跖足支的显露。

静脉损伤（图 60–4）

- **后果**

流出动脉鞘内伴行静脉的损伤，可导致术中失血、视野不清和远端吻合口暴露不佳。

3 级并发症

- **补救**

在小心准确地控制出血静脉的基础上，对出血部位进行精细缝合。通常在无正式血管控制的情况下，通过指压阻断血管和无损伤吸头吸引器的正确应用对损伤血管进行修补。另外要格外小心缝合时不要缝闭静脉，否则将造成局部静脉高压，使得其余的静脉循环更加难以处理。

- **预防**

小心将流出动脉与伴行静脉分离开来，动脉的显露尽量局限，以够进行阻断和吻合即可。还可以考虑近端应用阻断带阻断血管，这可以最大限度地减少对流出道动脉的解剖分离，因而减少静脉损伤并减

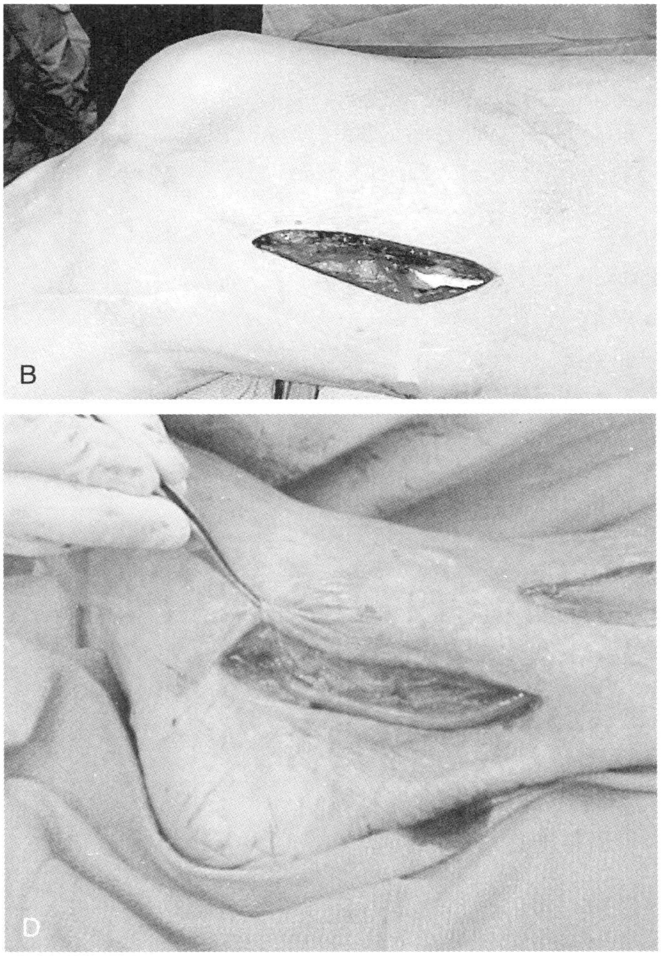

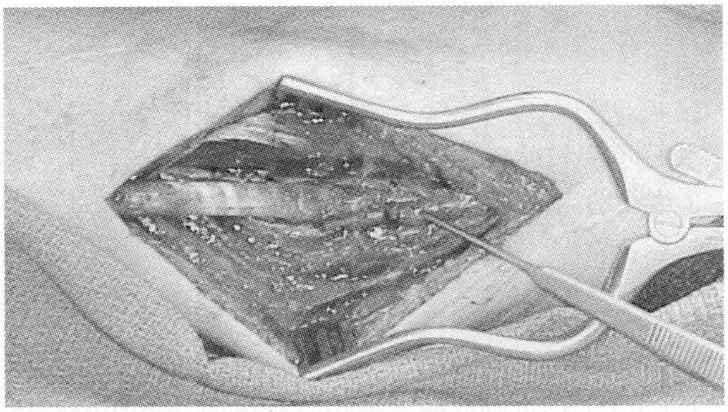

图 60–4 远端动脉的显露，显示胫静脉与流出道动脉的紧密关系（见彩图）。

少动脉钳夹造成损伤的机会。

腓总神经损伤

- **后果**

因为足背屈和外翻肌肉功能丧失而致足下垂，并有小腿外侧部和足背感觉障碍。

1 级并发症

- **补救**

由周围神经科专家直接缝合。

- **预防**

腓总神经在腘上部自坐骨神经发出，沿股二头肌内侧缘走向外下，越过腓骨头后方。当显露膝下腘动脉时，必须小心避免损伤此神经。

腓深神经损伤

- **后果**

足下垂。

1 级并发症

- **补救**

由外周神经科专家直接缝合。

- **预防**

腓总神经分为腓深和腓浅神经两终支。腓深神经最易在显露胫前动脉时损伤。

腓浅神经损伤

- **后果**

小腿外侧部和足背感觉障碍。

1 级并发症

- **补救**

由外周神经科专家直接缝合。

- **预防**

腓浅神经在小腿的外侧面下行，为暴露膝下腘动脉或三分叉而游离腓骨时可能损伤。腓浅神经走行在腓骨的上部附近，为更好分辨此神经避免损伤，在分离腓骨骨膜时可由远及近进行。分离时始终沿骨膜下平面推进，也是避免损伤此神经的保证。

胫神经损伤

- **后果**

足跖屈无力，足底部感觉障碍。

1 级并发症

- **补救**

由外周神经科专家直接缝合。

- **预防**

胫神经是坐骨神经的一个分支，经腘窝时在腘动脉浅面，然后伴行在胫后动脉后方下行至足。在显露腘动脉和胫后动脉时最易造成损伤。

搭桥材料的准备

很明显，如果准备用自体静脉做搭桥，那么其制备就是最重要的步骤。可用的静脉包括大隐静脉、小隐静脉和上肢的静脉。如果自体静脉不可用，在选择截肢前，也应用人工合成材料搭桥。不过，应该尽可能应用自体组织。当用自体静脉时，为防止静脉痉挛和损伤，应细致解剖、轻柔操作。此步骤是手术的一个重要组成部分，不能随意就交给手术组中最年轻的医生（图 60–5）。

隐神经损伤（图 60–6）

- **后果**

膝关节以下小腿内侧面皮肤感觉障碍。

1 级并发症

- **预防**

理解隐神经的解剖及其与隐静脉的关系可以预防。隐神经是股神经的一个皮支，伴随股浅动脉，出收肌管，在缝匠肌与股薄肌间向下穿出然后与大隐静脉伴行。其损伤也可能发生在膝上腘动脉内侧的显露时。

静脉痉挛，静脉损伤，静脉质量差（图 60–7）

- **后果**

移植物内血栓形成。

3 级并发症

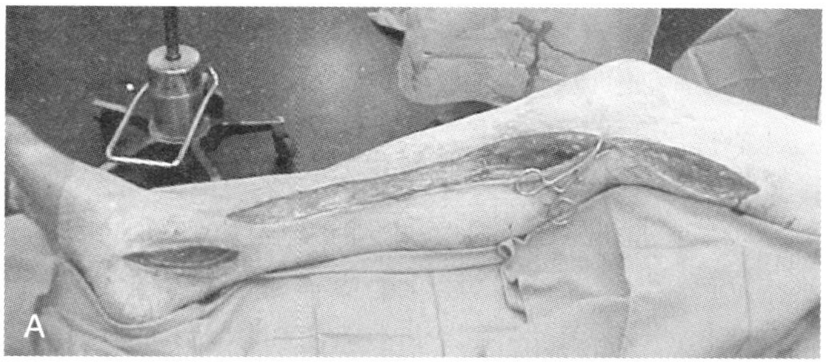

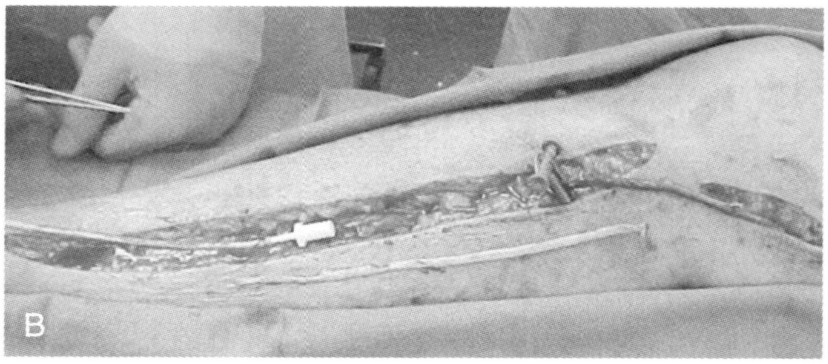

图 60–5 A，获取自体静脉作为搭桥通路。B，静脉获取，显示在切取时采用静脉原位插管进行轻柔的流体静力扩张，并可见在膝部留有皮桥以利伤口愈合（见彩图）。

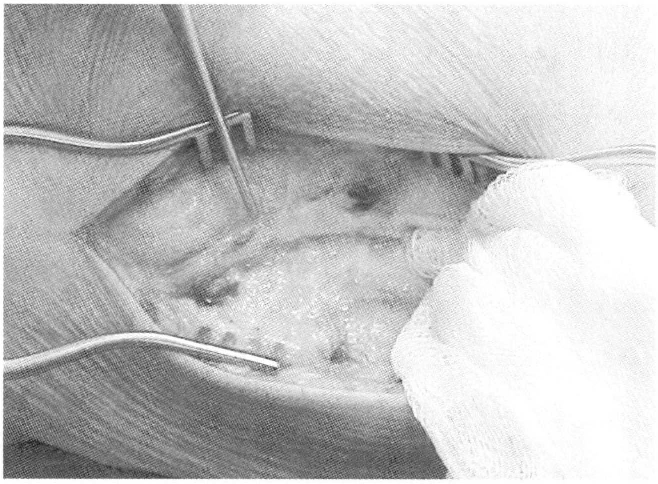

图 60–6 隐静脉的获取，显示紧邻静脉的隐神经的分离（见彩图）。

• 补救

适当口径和品质的静脉可以缝合在一起形成一个足够长度的复合移植物，否则只好考虑应用人工合成移植物。

• 预防

术前以彩色血管超声进行静脉检查，可以对拟切取的静脉提供详细的信息。能够发现是否有硬化性缩窄、先前已经被处理过或血栓性浅静脉炎。还可以测量静脉的长度和口径。尤其在进行胫动脉搭桥时，所需静脉很长，上述内容就格外重要。为获得良好远期通畅率，推荐静脉反转移植者直径需在 3mm[11] 以上，原位者在 2mm 以上[12]；但还是需要进行判断分析，因为静脉可以在术中制备。术中制备静脉，要先在远端将静脉显露，在向近端分离前首先滴入预先混合好的液体，这种液体要在足够的压力下滴入以轻微扩张静脉，但却不能过度扩张以免造成内皮损伤。无论是反转、易位或是原位移植，都应该使静脉在原来的部位停留尽可能长的时间，以缩短内皮缺血的时间。

残留动静脉瘘（图 60–8）

• 后果

在原位静脉移植搭桥时未能定位和结扎所有的侧支。动静脉瘘导致搭桥的血流量低，并可能形成血栓。

1/2/3 级并发症

• 补救

开放的侧支可以用手扪、多普勒超声或血管造影进行定位，定位后应将其缝扎或夹闭。如果是术后才发现，可以在侧支的表面做小切口进行结扎。

• 预防

有三种类型的瘘：小的皮下属支瘘，通常发生在大腿部位，对搭桥的血流量影响不大；交通支瘘，其增加搭桥的流入血流，但对移植物远端的血流没有影响；以及另外一种交通支瘘，其增加搭桥的流入血流但降低流出血流[13]。预防措施是在术中仔细检查结扎所有的侧支。

未能破坏所有静脉瓣（图 60–9）

• 后果

搭桥血流量低，可能形成血栓。

1/2/3 级并发症

• 补救

术中可以多普勒或血管造影辨别未处理的静脉瓣，然后用瓣膜刀破坏之。

• 预防

静脉移植物的应用有三种情况：反转、原位或易位。反转静脉移植不需破坏静脉瓣膜，但在吻合时有可能口径不匹配。原位移植技术的优点是不存在动静脉间吻合的口径匹配问题，但要求在静脉仅部分暴露的情况下破坏静脉瓣膜。此过程如不仔细操作，有伤及静脉的可能，损伤经常发生在静脉侧支处。最近有前瞻性随机对照研究证明，在残存瓣膜数目方面，各种瓣膜破坏技术没有显著性差异[14]。因为瓣膜未破坏而引起血流动力学意义上的狭窄需要进行纠正的，约在2.5%[15]。易位移植技术也不存在动静脉吻合口径匹配问题并能在直视下破坏瓣膜，但与原位移植相比，却增加了血管内皮缺血的时间。易位移植技术还可以选择下肢搭桥的行径，以避开感染和严重瘢痕部位。手术医生可以选择自己最熟悉最方便的搭桥方法，因为通畅率似乎没有差别[16]。

刀口感染或不愈

- **后果**

静脉获取部位的刀口感染一般可以非手术方法处理。

1级并发症

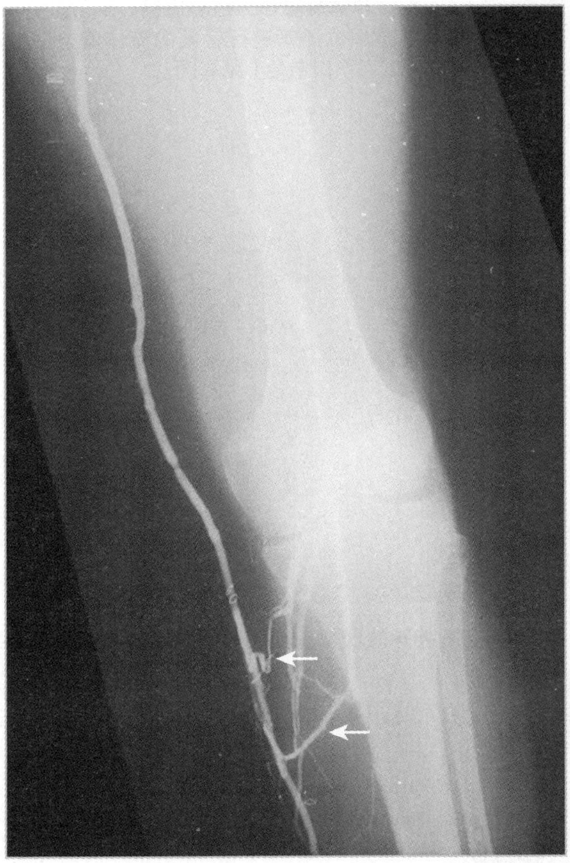

图60–8 术中血管造影，显示在完成原位搭桥后开放的动静脉瘘(箭头)。因此强调在搭桥手术结束后，需进行诸如此类的检查以保证手术效果。

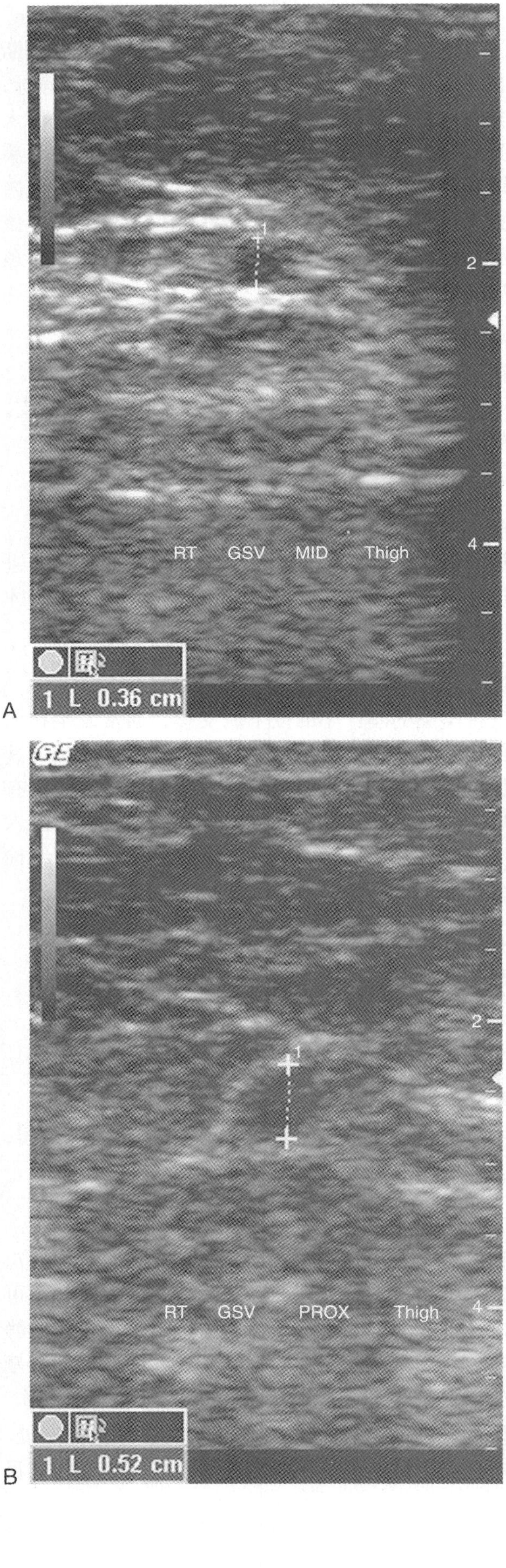

图60–7 术前大隐静脉血管彩超图，用来评价静脉品质是否适合作为搭桥移植物。A，横截面。B，纵切面。此检查也指引术中的静脉显露，以免形成大的组织瓣而增加术后伤口并发症。

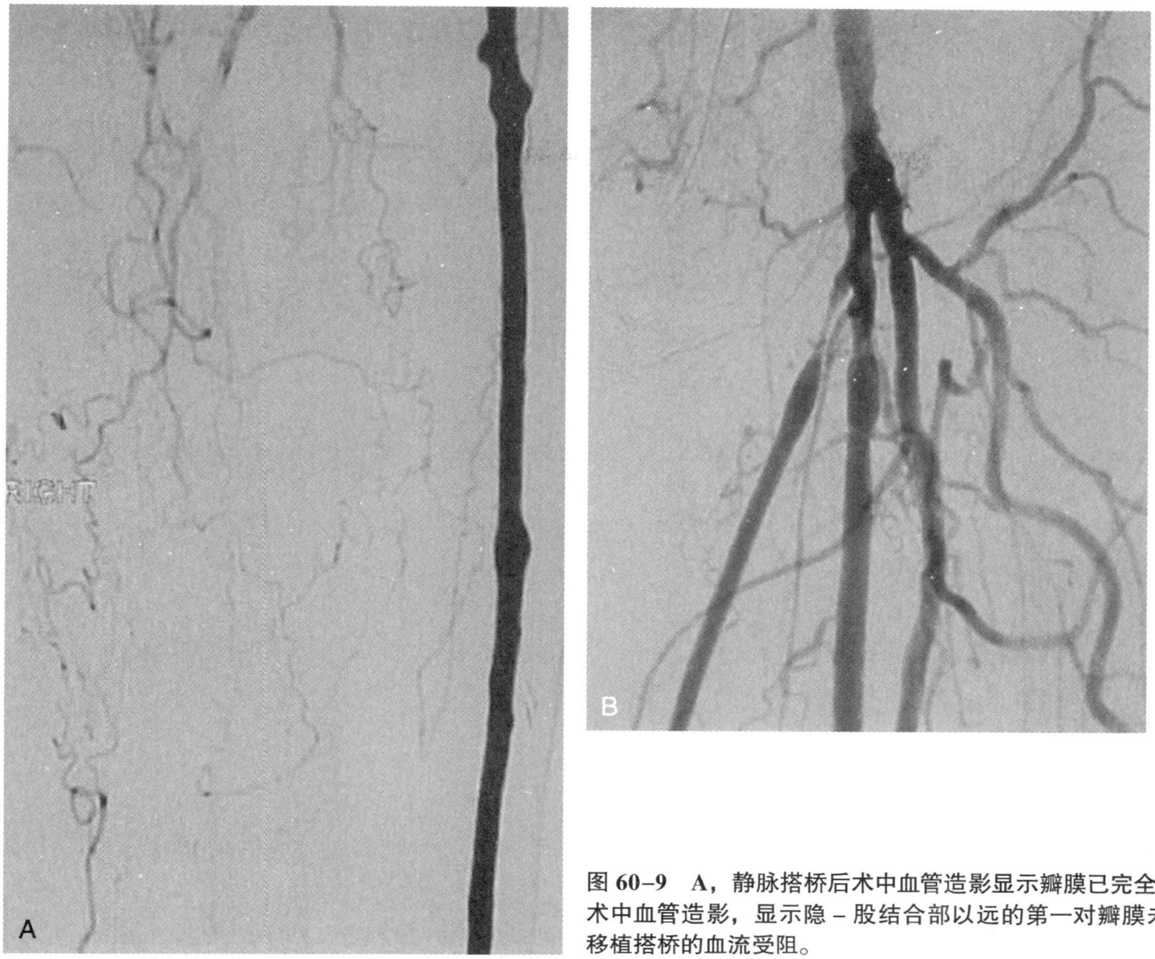

图 60–9　A，静脉搭桥后术中血管造影显示瓣膜已完全破坏。B，术中血管造影，显示隐－股结合部以远的第一对瓣膜未被破坏，移植搭桥的血流受阻。

- **补救**

一般治疗包括抗生素的应用、伤口切开引流或不切开。

- **预防**

预防此部位的感染，要注意高危因素，即糖尿病和肥胖[17]。最近一个前瞻性随机研究发现，与开放获取静脉相比，内镜静脉获取将腿部伤口并发症的发生率由 19.4% 降为 7.4%[18]（原文两数字相反，可能有误）。内镜获取静脉的时间较传统技术明显延长，一定注意不能引起静脉痉挛或损伤[19]。正确的伤口闭合在预防术后伤口并发症方面也很重要。主要的原则包括切口边缘的无张力缝合，应用可吸收缝线以减轻组织反应和减少感染以及切口的严密对拢（图 60–10）。

搭桥移植物的隧道技术

搭桥移植物的隧道应该避开感染部位，并且避免将来发生暴露的可能。静脉移植物一般在皮下打隧道，以利于将来的术后随访检查和校正。合成移植物的隧道要位于肌组织平面下。有多种隧道器，应选择对移植物操作无创并尽量减少组织移位的隧道器（图 60–11）。

移植物扭曲

- **后果**

移植物内血流减少并有血栓形成的可能。

1/2/3 级并发症

- **补救**

移植物发生扭曲，必须重新对移植物全程校对方向直接加以纠正。

- **预防**

搭桥移植物扭曲罕见，即时发生率是 1%[20]。反转或易位静脉移植应该在其端侧做好标记，以维持正确方向并避免扭曲。大多数聚四氟乙烯

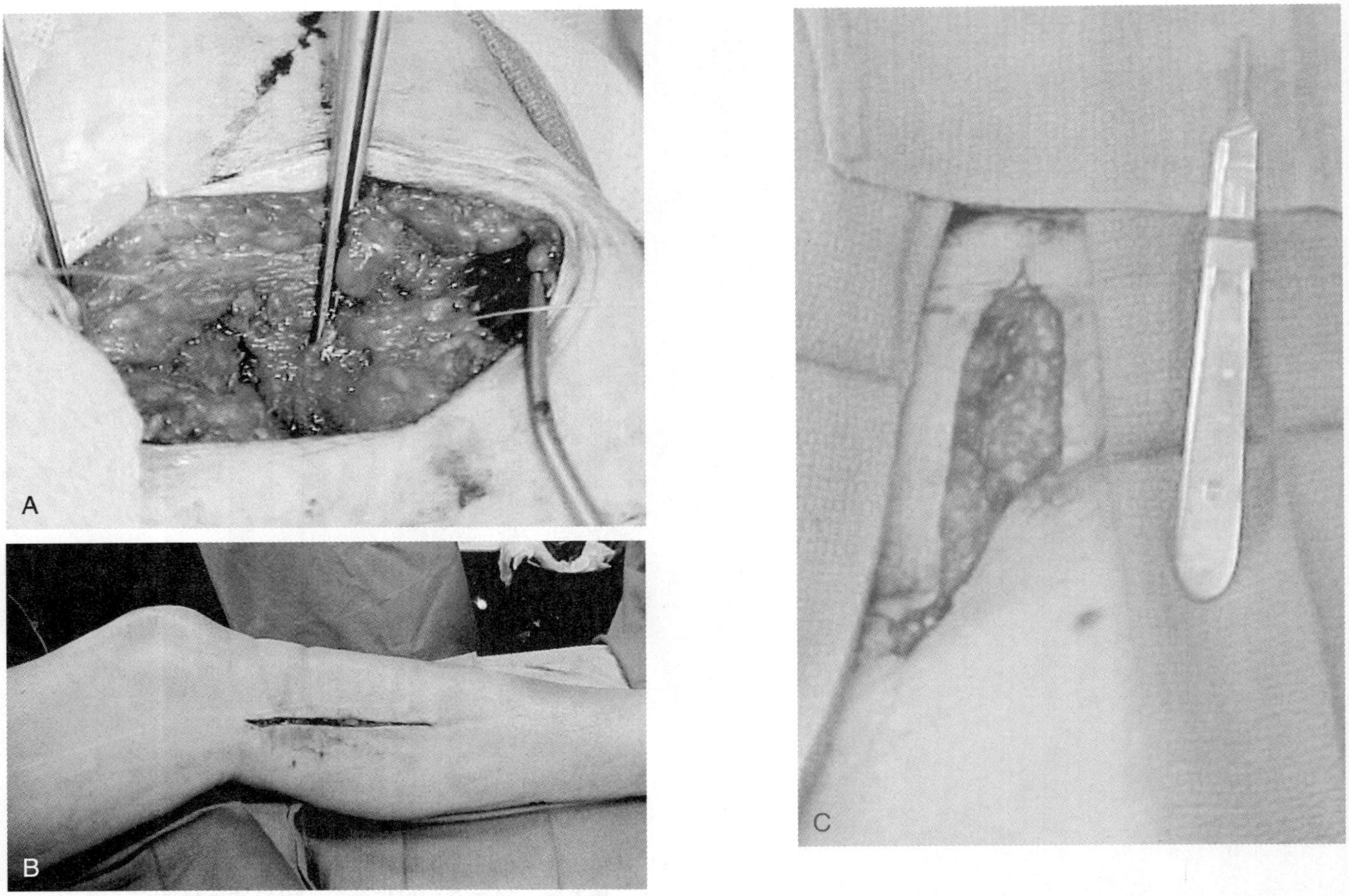

图 60–10 A，皮下组织要缝合以消灭死腔，以单股线无张力缝合。如有必要，可以经皮做褥式固定缝合以减轻切口边缘的张力。B，切口闭合完成。C，经过腹股沟皱褶部位的切口缝合。必须仔细对拢皮肤，避免有张力和发生切口并发症。此切口闭合适当。

（polytetrafluoroethylene，PTFE）移植物带有方向标记，可避免在隧道中旋转或扭曲。如果对是否发生扭曲存有任何怀疑，都应将移植物取出重新安置。

深部结构损伤

- **后果**

  损伤血管导致出血，如果神经损伤则引起神经功能障碍。

  1/3 并发症

- **补救**

  必须找到出血的血管将其结扎或电凝止血。移植物隧道的出血可能很难定位但绝不能置之不理。

- **预防**

  近端和远端动脉显露后，打隧道时一定保持在特定的组织平面以避免损伤神经血管结构[9]。

筋膜或肌腱压迫引起的移植物狭窄（图 60–12）

- **后果**

  如果隧道选择深部解剖组织平面（特别是膝上以人工合成血管进行股 – 腘搭桥），必须注意不要穿越不同的解剖室隔，而应一直保持在自体血管的解剖平面。隧道进口和出口应该没有任何张力。如果移植物必须横向走行，移植血管的邻近端可能因阔筋膜张肌的束带压迫引起狭窄，导致低血流和移植物血栓形成。

  1/2/3 级并发症

- **补救**

  将阔筋膜的窗口开大以利于移植血管通过，直接修正移植物的狭窄。

- **预防**

  在移植物通过部位将阔筋膜十字形切开或部分切除。

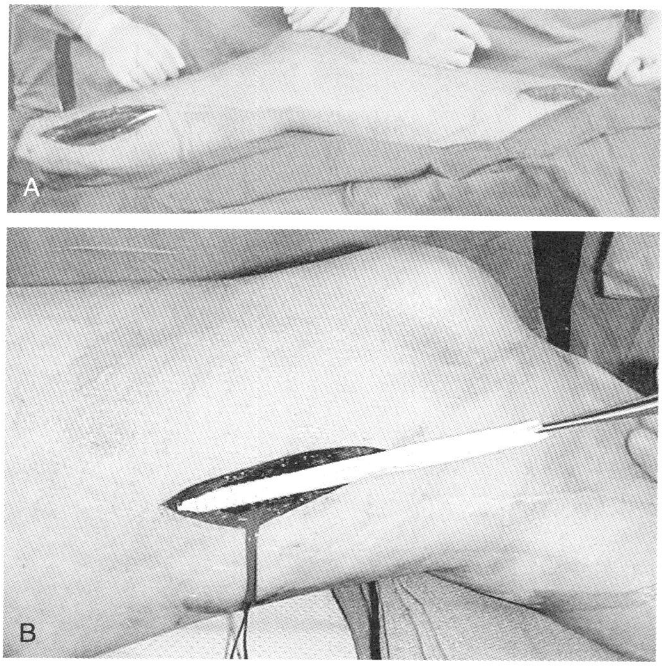

图 60-11　移植物隧道技术，移植物没有扭曲和冗长。

术中抗凝

术中抗凝主要用于当夹闭自体血管阻断血流施行动脉解剖时预防动脉血栓形成。虽然大多数医生用全身抗凝，但也可直接向远端动脉注入药物局部应用。

抗凝不当

- **后果**

如果抗凝不充分可能引起动脉血栓形成。在完成远端吻合之前，移植血管应该一直显示有前向性血流，以保证在移植血管或被钳夹的近端动脉内没有血栓形成。如果抗凝过度，则可能导致大量出血，尤其发生在缝合的针眼及组织断面。

1 级并发症

- **补救**

急性动脉血栓形成一般可以导管取栓，因为这种急性形成的血栓很容易被取出。另外要注意有无潜在的导致血栓形成的病变。如果在手术后期需要止血，可以用鱼精蛋白对抗肝素作用。抗凝过度引起大量出血时，硫酸鱼精蛋白的应用剂量是1mg/100U 肝素。

- **预防**

在夹闭血管前 1 ~ 2 分钟，应该对患者实施肝素化以避免血栓形成。在近端和目的血管暴露完毕、移

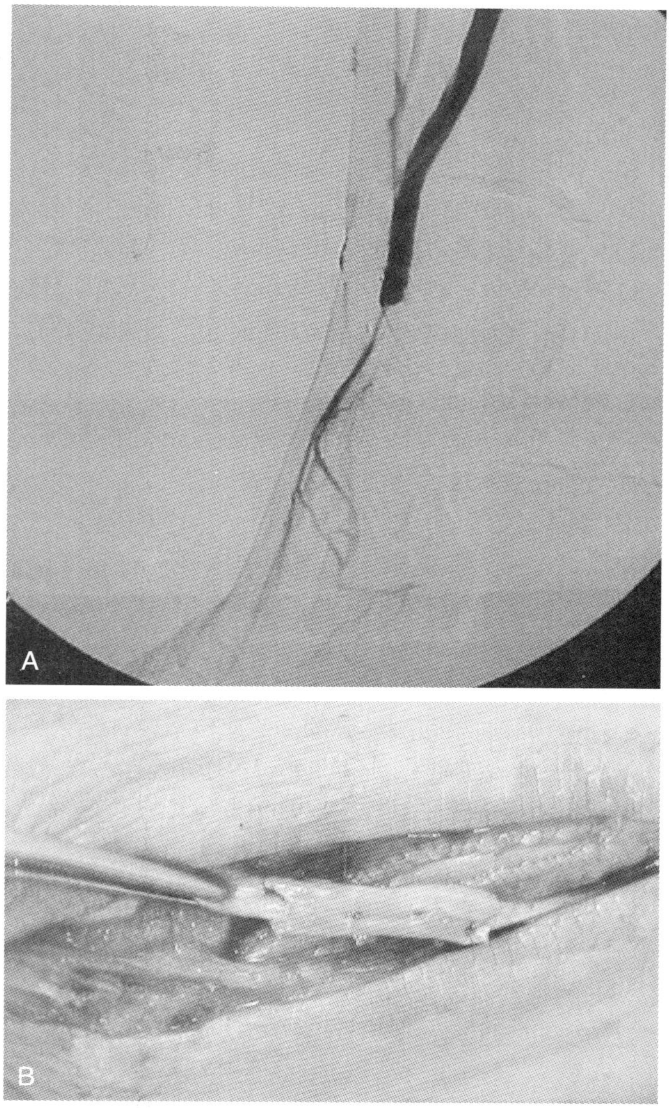

图 60-12　A，术中血管造影，搭桥血管被肌腱压迫。B，术中观察，搭桥血管远端被肌腱压迫。

植血管在隧道内安置后再肝素化，以减少出血和保持术野清晰。这也避免了在移植物通过隧道时发生出血。肝素的半衰期是 1 ~ 1.5 小时，持续作用 3 ~ 4 小时。可以活化凝血时间（activated clotting time，ACT）监测抗凝效果，对外周血管手术，ACT 维持在 250 ~ 350 秒表明抗凝充分[21]。

近端吻合

内膜分离

- **后果**

远端动脉血栓形成并缺血。

1/2/3 级并发症

- **补救**

内膜分离可以动脉壁的全厚结节缝合进行修补。

- **预防**

几乎在所有情况下，缝合时移植血管应该从外至内而自体血管应该自内至外进针。这样可以预防内膜分离和避免将硬化斑块从动脉中膜顶起。可以考虑对吻合口局部实施内膜剥脱，但必须小心不要造成内膜分离并在术中及时对吻合口进行认真评价[22]（图 60–13）。

动脉内硬化斑块栓塞

- **后果**

远端动脉血栓形成并缺血。

2/3 级并发症

- **补救**

导管取栓。

- **预防**

当控制动脉时，钳夹动脉的部位应位于非钙化区域，以免硬化斑块脱落造成栓塞。只要动脉有钙化，就要对拟钳夹部位手触检查以避免造成斑块破裂。

吻合口裂开

- **后果**

吻合口破裂可以引起假性动脉瘤、血肿或出血，依裂开的程度而异。

1/2/3 级并发症

- **补救**

以单股血管缝线对吻合口进行修补，用或不用补片血管成形。

- **预防**

当应用涤纶血管和可吸收缝线时，吻合口裂开更常见。随着 PTFE 血管和人工合成非吸收单股缝线的应用，吻合口假性动脉瘤的发生率大大降低。目前，最重要的高危因素包括吻合口感染、有张力和缝合技术缺陷[23, 24]。如果考虑有吻合口破裂，则应以血管超声对吻合口的完整性进行评价。

远端吻合

吻合口狭窄

- **后果**

远端吻合口狭窄可导致吻合口部血流动力学紊乱和移植物内血栓形成。

3 级并发症

- **补救**

如果发生吻合口狭窄，则应拆除缝线重做狭窄部的吻合或敞开以补片修补。

- **预防**

吻合口的跟部和尖部是缝合最重要的部位，因为这些部位的缝合是保证吻合口通畅、血流充足的关键所在。尖部缝合的两个最好技术是“降落伞”技术和完成结节缝合后续接两侧面的连续缝合。这两种技术都使得关键部位的缝合在直视下完成（图 60–14）。对近端和远端自体动脉的良好控制也很重要，以保证有足够长的动脉可在直视下吻合（图 60–15）。

内膜增生（图 60–16）

- **后果**

内膜增生可引起中期的移植物失败，一般发生在术后 30 天至 2 年。

3 级并发症

- **补救**

内膜增生可用下列方法修复：病变部位血管成形，越过病变部位的跳跃式搭桥，以切割球囊或切除硬化增生内膜的方式进行血管成形。

- **预防**

对于静脉移植，每年因为内膜增生而引起明显的血流动力学改变的发生率是 5%，多发生在术后 2 年内，尚无直接预防的方法[25]。定期随访的目的，是筛查发现那些在血栓形成前可纠正的病变，进而选择性实施修复。以下是血管移植失败的征象：①症状复发，②多普勒超声检查显示低流速或低流量状态，③狭窄部位流速增高，或④ ABI 降低[26]。

因为自体动脉和人工合成材料间的增生反应更明显，PTFE 血管较之自体静脉搭桥的通畅率更低[27]。如果不能用自体静脉移植，在远端 PTFE 和自体动脉的吻合部位以静脉补片扩大吻合口直径，可减少内膜增生致远端吻合口狭窄的发生[28, 29]。如再配合口服华法林钠抗凝，其 4 年一期通畅率和肢体挽救率分别是 63% 和 79%[30]。

术中对搭桥的评估

血管移植操作失误

- **后果**

完成血管搭桥后，在缝合皮肤前应对搭桥效果作出

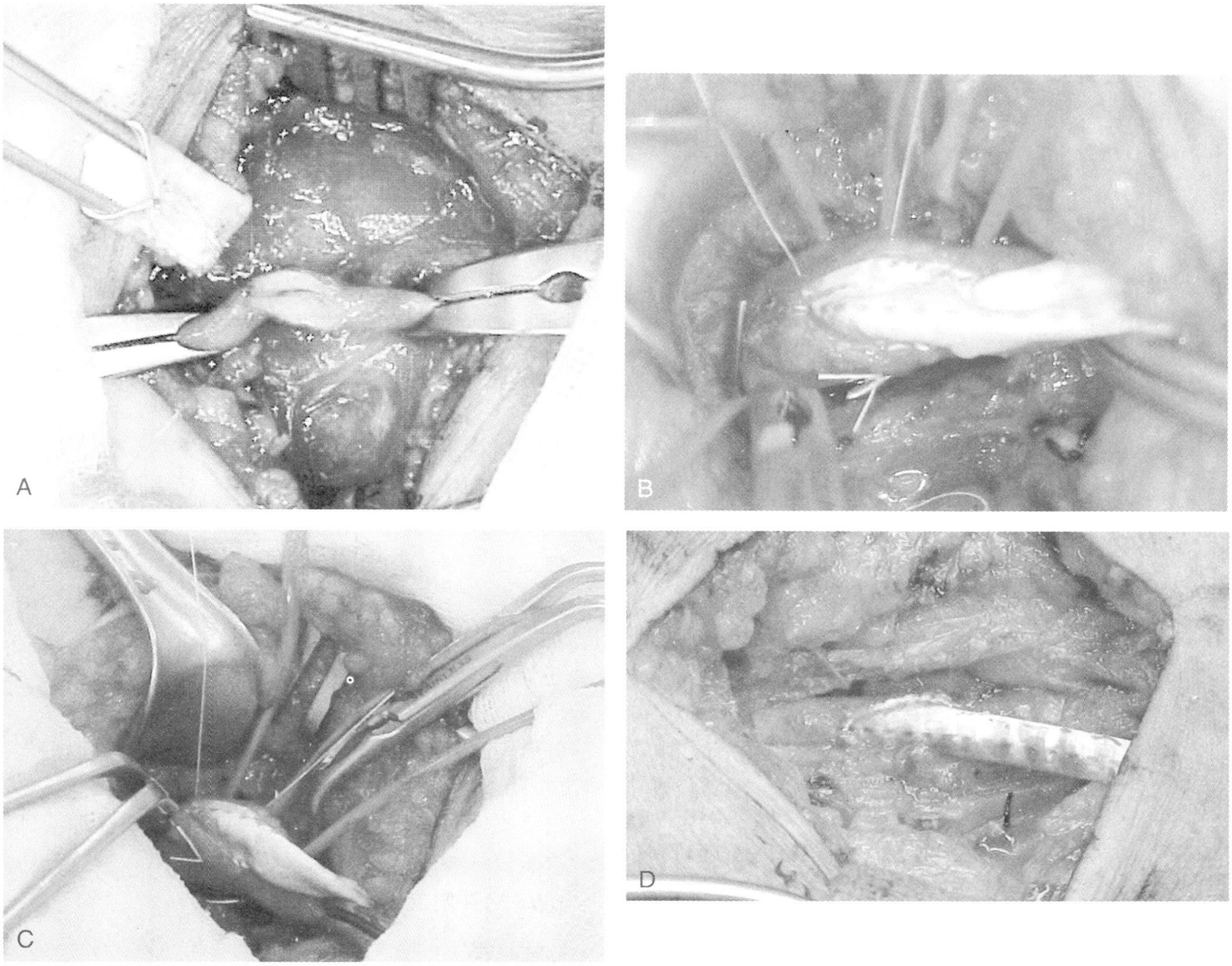

图 60-13 **A**，应用降落伞吻合技术以保证吻合口的缝合在准确部位（后跟与尖部）针距合适。**B**，移植物和动脉壁外翻。**C**，降落伞技术将移植血管推至吻合口。**D**，吻合完成，仔细对拢跟部（见彩图）。

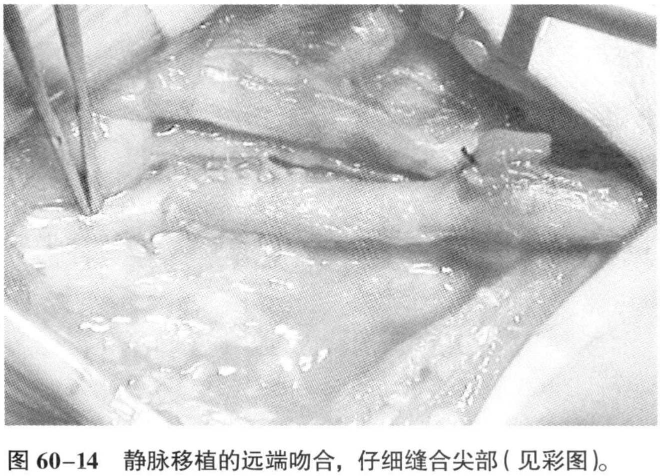

图 60-14 静脉移植的远端吻合，仔细缝合尖部（见彩图）。

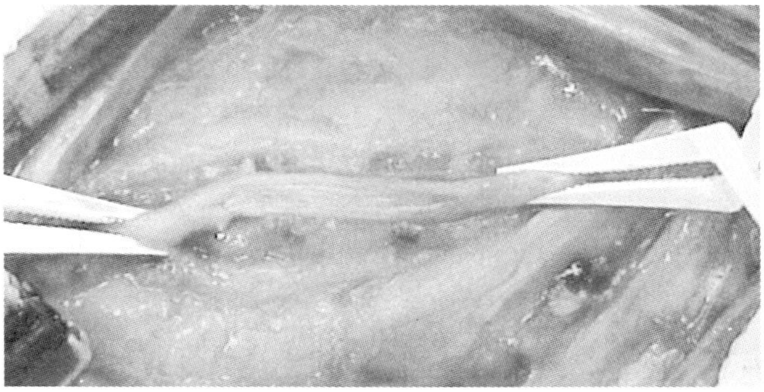

图 60-15 远端吻合前对动脉的控制（见彩图）。

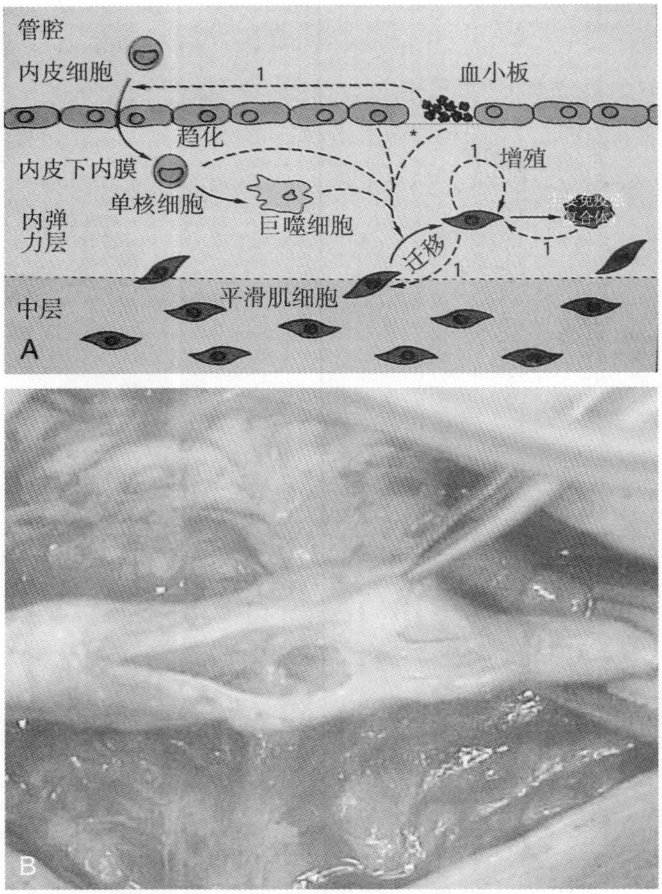

图 60–16 A，肌内膜增生的生物学示意图，其基础是血管平滑肌细胞的迁移和增殖。B，移植静脉内的增生性病变。对移植静脉常规多普勒超声随访时发现病变位于静脉瓣部位（见彩图）。

评价。有多种技术可供选择，包括术中多普勒超声或血管造影。理想的结果包括手可触及目标动脉搏动和强的多普勒信号，后者在移植血管阻塞时将减弱。至于术中造影，即使不常规应用，也要多加考虑，以排除移植物内血栓形成。

1/2/3 级并发症

- **补救**

术中动脉造影使得外科医生可对两个吻合口、移植通路和流出道动脉树做出评价。如有血栓发生，则先取栓后造影。无论是吻合口还是移植血管内发现任何技术错误，都必须在术中加以纠正。如未发现技术错误，也要测量动脉流入压力。在血流动力学上，搭桥后因为流出道阻力下降，流入血量的增加可导致明显的动脉流入压力梯度[31]（图 60–17）。

术中也可以血管镜检查搭桥。最近有研究报道，术中造影正常的 90 例移植血管中，有 7 例血管镜发现明显病变[32]。作者认为，血管镜虽然不能提供远端流出道动脉的详尽信息，但在发现移植血管缺陷方面优于血管造影。不过，我们应用血管镜的经验却并不理想，主要是因为存在技术困难和腔内血液影响视野观察。

作为评价搭桥的基本方法，术中多普勒超声日益得到认可。与吻合口和近端动脉一样，移植血管的全程都可以很容易进行超声检查。收缩期峰速大于 180cm/s，宽谱，并且流速比大于 3（如有紊流），或者收缩期峰速大于 30 ~ 40cm/s，高流出道阻力并有舒张期血流信号消失（如在低流量状态），都意味着移植失败，需要进一步手术处理[33]。

- **预防**

预防搭桥手术效果不理想的唯一方法，是正确的患者选择和精细的手术操作技术。患者应该有良好的流出道，因为流出道不佳是血流重建后肢体丧失的独立预测因子[34]。

伤口闭合

淋巴漏 / 血清肿

- **后果**

分离组织时可能导致淋巴管破裂发生漏。在腹股沟切口，0.5% ~ 4% 的患者将发生此类并发症[35, 36]。引流出清亮液体和（或）多普勒超声发现淋巴积液即可诊断。

1/2/3 级并发症

- **补救**

虽然手术切除和缝扎淋巴管可以减少住院日、降低并发症发生率和减少复发[37]，但是一般抬高患肢并局部加压包扎保守治疗即可。

- **预防**

因为淋巴漏是继发感染的危险因素，故预防其发生很重要[38]。术中预防的措施包括对分离的淋巴组织电凝或结扎，并严密对拢组织面。

伤口出血

- **后果**

形成血肿。

1/2/3 级并发症

- **补救**

如考虑出血系手术原因，应再探查伤口结扎出血血管（图 60–18）。如为内科方面原因，应停用抗血小板或抗凝药物，必要时以血液制品逆转抗凝效果。逆转抗凝后，再对血肿进行评价。

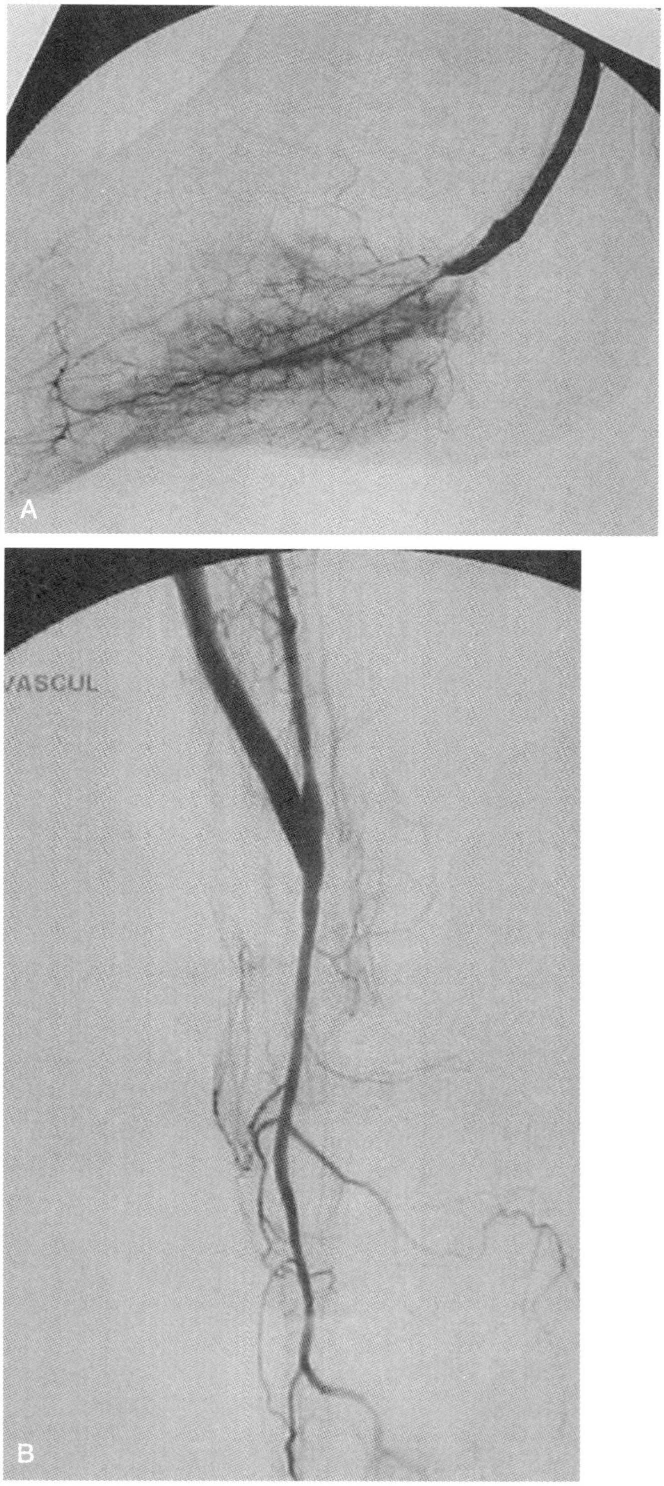

图 60–17　A，股动脉－胫后动脉足跖支自体大隐静脉搭桥后的血管造影。B，胫前动脉以 PTFE 血管搭桥后造影，远端施以静脉补片。

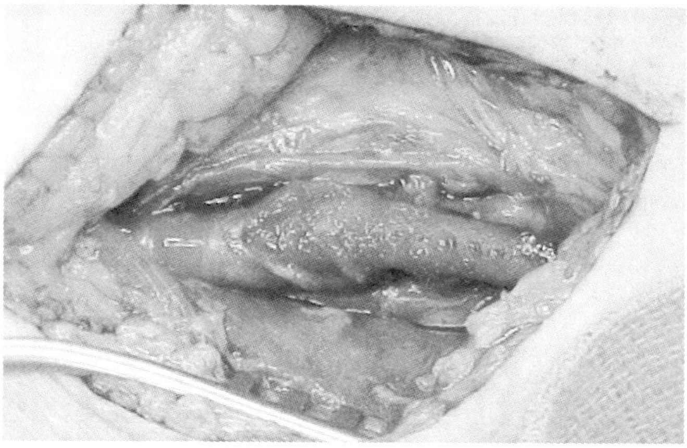

图 60–18　通过 PTFE 血管的缝隙出血。可以直接缝合修补或表面应用止血剂，如凝血酶胶，以预防发生出血而形成术后血肿。

• 预防

术后 48 小时内明显的出血不常见，发生率不到 2%[39]。最常见的原因是未能稳妥结扎静脉或动脉分支，以及技术原因造成的缝线处出血。另外，在伤口缝合时缝针损伤动脉或静脉也是出血原因之一。许多患者应用抗血小板或抗凝治疗以预防移植血管和冠状动脉并发症。有研究发现，对有发生出血的高危患者以阿司匹林替代口服抗凝剂，可使非致命性出血的发生减少，但其益处却被缺血事件和移植血管阻塞的发生增加而抵消[40]。

伤口感染

• 后果

伤口感染的发生率在 5% 至 20% 间[41–43]，有两种分类方法（表 60–1）。其中 Johnson 分型更全面，因为其包含了一组虽未发生实质性感染但易进展至真正感染的伤口。1 类和 2 类伤口很少改变患者的住院过程，但 4 类伤口感染可以导致搭桥失败甚至截肢。

1/2/3 级并发症

• 补救

治疗依伤口类型而定。1 类伤口可以观察。2 类伤口可能需要局部清创去除坏死组织与缝线。对 1 类和 2 类伤口可能要预防性应用抗生素以免其转为 3 类或 4 类伤口并累及搭桥。3 类伤口需要更大范围的清创以去除失活组织。4 类伤口的治疗很困难。吻合口部位的感染有很高的吻合口裂开发生率，一般要去除移植血管。如果移植血管的感染未累及吻合口，也没有全身性感染、移植血管血栓或脓栓的征象，可以采取保留移植血管的治疗措施，包括积极的局部伤口清创和应用广谱抗生素，用或不用肌肉瓣覆

表 60–1 伤口并发症分类

	Szilagyi 分类 74	Johnson 分类 45	治疗
红斑和未合并感染的血清肿		1类	观察 ± 抗生素
未合并感染的切口缺血性坏死		2类	观察 ± 清创 ± 抗生素
缺血性坏死并伤口裂开感染	Ⅰ级（限于皮肤） Ⅱ级（皮下）	3类	清创 抗生素
开放感染性伤口，累及搭桥血管	Ⅲ级	4类	清创 抗生素 ± 移植物切除 ± 肌肉瓣

盖[44]（图 60–19）。

单用抗生素治疗人工血管感染将很困难，因为反复发作脓毒症的几率很高[45]。对这类患者如人工血管去除不完整，有很大一部分患者仍然需要进一步手术。完全移除感染的移植血管材料将明显减少脓毒症、截肢和早期死亡率[46]。

- **预防**

腹股沟以远动脉搭桥后，伤口的闭合非常重要。近侧腹股沟伤口的闭合从缝合股鞘开始，然后按层次缝合皮下组织，保证充分覆盖搭桥部位。按层次缝合切口降低术后并发症的风险。远端切口（含大隐静脉切除）也应同样按层次缝合。必须小心在缝合切口时不要压迫移植血管（图 60–20）。深层缝合要用单股可吸收缝线，以减轻伤口内的炎症反应。皮肤的缝合可以用不吸收缝线、缝皮器或皮下可吸收线缝合。缝合皮肤不能以非吸收线连续缝合，因为这可导致切口边缘缺血。

切口感染的高危因素包括未能控制的糖尿病[47]、终末期肾病[48]、肥胖[49]和术中低温[50]。而以下措施能预防伤口感染的发生，即术前应用抗生素[51]、以聚维酮碘或氯己定清洗皮肤[52]和精细的手术技术。最后，切除大隐静脉时采用连续切口的感染发生率（27% ~ 42%）高于有皮桥的间断切口（9% ~ 20%）[53，54]。

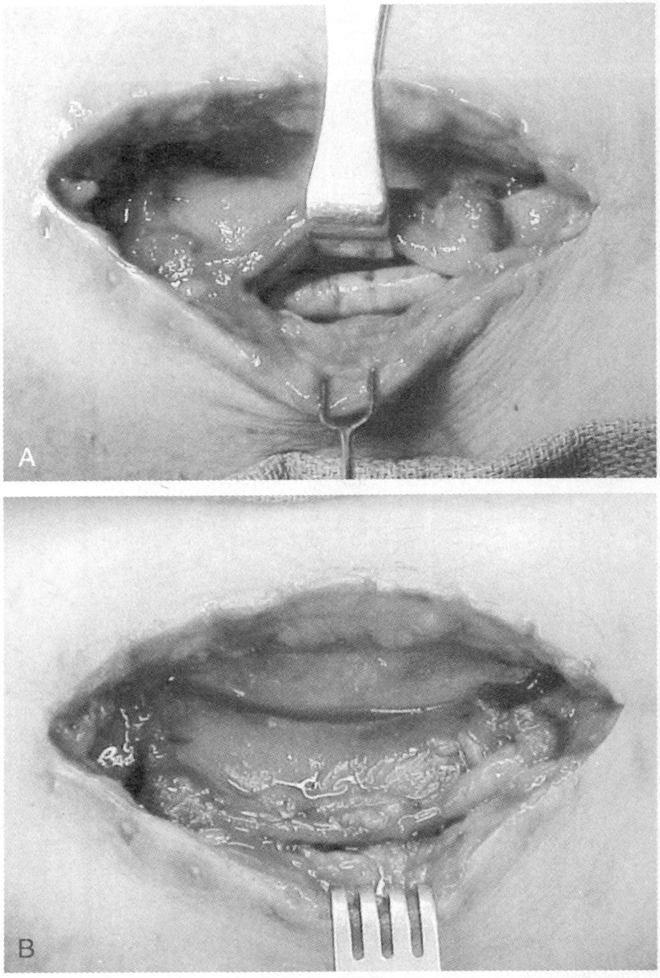

图 60–19 A，因感染而行广泛清创后，移植血管外露。未累及吻合口。B，缝匠肌肌肉瓣覆盖外露的移植血管（见彩图）。

其他并发症

移植血管血栓形成

血管移植的失败可以分为早期、中期和后期的血栓形成。早期移植血管血栓指发生在术后 30 天内的血栓，发生率约为 10%，发生原因一般是技术失误、术后低血压、高凝状态或流出道不佳[55]。所有这些都可以通过术前的认真策划、术中的仔细操作和术后的严密监测而避免。在腹股沟以远的搭桥手术中，高凝状态的发生率约为 13%，对于不能解释的移植血管血栓或复发性血栓，都要想到这种可能[56]。

有两个前瞻性研究证明，溶栓疗法治疗急性缺血

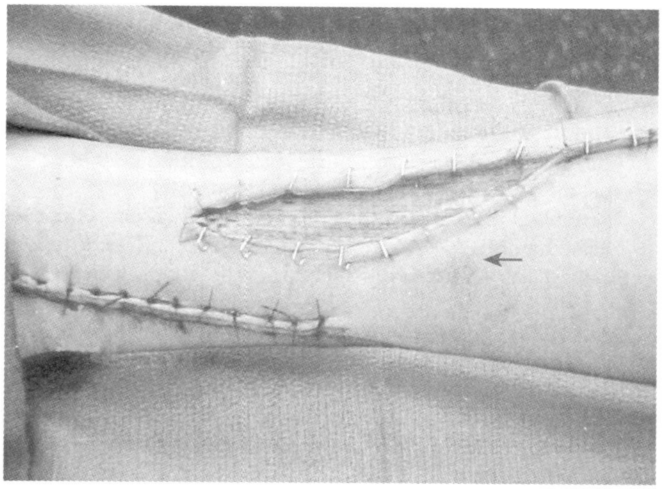

图 60–20 切口闭合。做减张切开和异位植皮，在移植血管（箭头）表面一期闭合切口。

（0 ～ 14 天）患者可以提高非截肢生存率并缩短住院期。但对于慢性缺血（＞ 14 天）患者，血流重建手术较之溶栓更加有效和安全[57，58]。

中期的血管移植失败是指发生在术后 30 天至 2 年内，已在“远端吻合”部分讨论过。2 年后发生者为远期移植失败，多与复发动脉硬化相关。

2/3 级并发症

心肌梗死

对腹股沟以远的血流重建手术，术前的风险评估至关重要。约 92% 的外周血管阻塞性疾病患者有不同程度的冠状动脉病（coronary artery disease，CAD），其中严重者占 25%[59]。事实上，有 2% 到 6.5% 的腹股沟以远血流重建患者将发生围术期心肌梗死[60]。对 CAD 的评分系统，最常用的两个是 Eagle 标准[61] 和美国心脏病学院 / 美国心脏学会（American College of Cardiology / American Heart Association，ACC/AHA）制定的指南[62]。联合应用 Eagle 标准和 ACC/AHA 指南进行临床评估，可以准确预测血管手术后发生心肌梗死和心脏相关死亡的高危患者[63，64]。

许多报道研究了术前心脏风险评价的应用问题。过去，在应激试验时出现的可复性灌注不足是冠状动脉造影的指征。而最近研究表明，对于症状稳定的需施行外周血管手术的患者先行冠状动脉血流重建并不能改善预后[65]。甚至术前应激试验也不能预测合并糖尿病患者的生存率[66]。基于这些研究，冠状动脉造影和必要的冠状动脉血流重建只适用于那些不稳定性心绞痛的患者。对其他患者，在搭桥手术前为降低心脏风险，最优选择仍然是 β– 阻滞剂[67，68]、抗血小板药物[69] 和抑制素治疗[70]。

1–5 级并发症

肺炎 / 呼吸功能障碍

因为在下肢血流重建患者中吸烟者和慢性阻塞性肺病（chronic obstructive pulmonary disease，COPD）患者多，使这些患者发生肺部并发症的可能性增加，包括肺炎和呼吸功能障碍。最近有研究表明，高龄、美国麻醉学会评分为 2 级或更高、功能依赖、COPD 和充血性心力衰竭是搭桥手术后患者发生肺部并发症的高危因素[71]。目前没有证据支持将术前呼吸功能测定作为筛选此类并发症危险因素的工具。术前戒烟、规律锻炼、支气管扩张剂和吸入激素类药物都可以减少术后肺部并发症。

1/4/5 级并发症

肾功能障碍

1% ～ 2% 的下肢血流重建患者发生急性肾功能障碍[72]。其最常见的原因是造影剂引起的急性肾损害和肾前急性肾小管坏死。随着监护水平的进步，发生急性肾衰竭的患者已经明显减少。

1/4/5 级并发症

深静脉血栓

腹股沟以远搭桥手术后下肢肿胀常见。虽然患者一般没有自觉症状，但如对肿胀不予处理很可能增加伤口感染的发生。肿胀的原因多是手术时破坏了静脉或淋巴的回流[73]。还有可能是因为长期慢性缺血造成的静脉回流障碍。这些患者都应抬高患肢，必要时加压治疗。深静脉血栓是术后肢体肿胀的不常见原因，但却一定要排除以免发生肺栓塞。

如患者有多次移植血管血栓形成病史和深静脉血栓，要考虑是否有高凝状态。

1/2/5 级并发症

（张在兴 译）

参考文献

1. Kempczinski RF, Bernhard VM. Management of chronic ischemia of the lower extremities: introduction and general considerations. In Rutherford RB (ed): Vascular Surgery, 3rd ed. Philadelphia, Saunders, 1989; p 643.

2. Johnston KW. The chronically ischemic leg: an overview. In Rutherford RB (ed): Vascular Surgery, 6th ed. Philadelphia: Elsevier Saunders; 2005; pp 1077–1082.
3. Jager KA, Langlois Y, Roederer GO, Strandness DE. Non-invasive assessment of upper and lower extremity ischemia. In Bergan JJ, Yao JST (eds): Evaluation and Treatment of Upper and Lower Extremity Circulatory Disorders. Orlando, FL: Grune and Stratton, 1984; p 97.
4. Christensen T, Neubauer B. Increased arterial wall stiffness and thickness in medium-sized arteries in patients with insulin-dependent diabetes mellitus. Acta Radiol 1988;29:299.
5. Clark LC. Monitor and control of blood and tissue oxygen tensions. Trans Am Soc Artif Intern Organs 1956; 2:41.
6. White RA, Nolan L, Harley D, et al. Non-invasive evaluation of peripheral vascular disease using transcutaneous oxygen tension. Am J Surg 1982;144:68.
7. Hauser CJ, Shoemaker WC: Use of transcutaneous Po_2 regional perfusion index to quantify tissue perfusion in peripheral vascular disease. Ann Surg 1983;197:337.
8. Gupta SK, Veith FJ, Kram HB, Wengerter KA. Significance and management of inflow gradients unexpectedly generated after femorofemoral, femoropopliteal, and femoroinfrapopliteal bypass grafting. J Vasc Surg 1990;12: 278–283.
9. Greiner A, Rantner B, Greiner K, et al. Neuropathic pain after femoropopliteal bypass surgery. J Vasc Surg 2004;39: 1284–1287.
10. Busch T, Strauch J, Aleksic I, et al. Incidence and importance of lower extremity nerve lesions after infrainguinal vascular surgical interventions. Eur J Vasc Endovasc Surg 1999;17:290–293.
11. Wengerter KR, Veith FJ, Gupta SK, et al. Influence of vein size (diameter) on infrapopliteal reversed vein graft patency. J Vasc Surg 1990;11:525–531.
12. Bergamini TM, Towne JB, Bandyk DF, et al. Experience with in situ saphenous vein bypasses during 1981 to 1989: determinant factors of long-term patency. J Vasc Surg 1991;13:137–147.
13. Gwynn BR, Shearman CP, Simms MH. The influence of patent branches on in situ vein graft haemodynamics. Eur J Vasc Surg 1987;1:169–172.
14. Malmstedt J, Takolander R, Wahlberg E. A randomized prospective study of valvulotome efficacy in in situ reconstructions. Eur J Vasc Endovasc Surg 2005;30:52–56.
15. Vesti BR, Primozich J, Bergelin RO, Strandness E Jr. Follow-up of valves in saphenous vein bypass grafts with duplex ultrasonography. J Vasc Surg 2001;33:369–374.
16. Wengerter KR, Veith FJ, Gupta SK, et al. Prospective randomized multicenter comparison of in situ and reversed vein infrapopliteal bypasses. J Vasc Surg 1991;13: 189–197.
17. Allen KB, Heimansohn DA, Robison RJ, et al. Risk factors for leg wound complications following endoscopic versus traditional saphenous vein harvesting. Heart Surg Forum 2000;3:325–330.
18. Yun KL, Wu Y, Aharonian V, et al. Randomized trial of endoscopic versus open vein harvest for coronary artery bypass grafting: six-month patency rates. J Thorac Cardiovasc Surg 2005;129:496–503.
19. Schurr UP, Lachat ML, Reuthebuch O, et al. Endoscopic saphenous vein harvesting for CABG—a randomized, prospective trial. Thorac Cardiovasc Surg 2002;50:160–163.
20. Mills JL, Fujitani RM, Taylor SM. Contribution of routine intraoperative completion arteriography to early infrainguinal bypass patency. Am J Surg 1992;164:506–510.
21. Belkin M, Whittemore AD, Donaldson MC, et al. Peripheral arterial occlusive disease. In Townsend CM, Beauchamp RD, Evers BM, Mattox KL (eds): Textbook of Surgery, 18th ed. Philadelphia: WB Saunders, 2004; p 1989.
22. Ameli FM, Provan JL, Williamson C, Keuchler PM. Etiology and management of aorto-femoral bypass graft failure. J Cardiovasc Surg (Torino) 1987;28:695–700.
23. Bandyk DF, Bergamini TM, Kinney EV, et al. In situ replacement of vascular prostheses infected by bacterial biofilms. J Vasc Surg 1991;13:575–583.
24. Seabrook GR, Schmitt DD, Bandyk DF, et al. Anastomotic femoral pseudoaneurysm: an investigation of occult infection as an etiologic factor. J Vasc Surg 1990;11:629–634.
25. Bandyk DF, Kaebnick HW, Stewart GW, Towne JB. Durability of the in situ saphenous vein arterial bypass: a comparison of primary and secondary patency. J Vasc Surg 1987;5:256–268.
26. Bandyk DF, Schmitt DD, Seabrook GR, et al. Monitoring functional patency of in situ saphenous vein bypasses: the impact of a surveillance protocol and elective revision. J Vasc Surg 1989;9:286–296.
27. Parsons RE, Suggs WD, Veith FJ, et al. Polytetrafluoroethylene bypasses to infrapopliteal arteries without cuffs or patches: a better option than amputation in patients without autologous vein. J Vasc Surg 1996;23:347–354.
28. Norberto JJ, Sidawy AN, Trad KS, et al. The protective effect of vein cuffed anastomoses is not mechanical in origin. J Vasc Surg 1995;21:558–564.
29. Trubel W, Schima H, Czerny M, et al. Experimental comparison of four methods of end-to-side anastomosis with expanded polytetrafluoroethylene. Br J Surg 2004; 91:159–167.
30. Neville RF, Tempesta B, Sidway AN. Tibial bypass for limb salvage using polytetrafluoroethylene and a distal vein patch. J Vasc Surg 2001;33:266–271.
31. Gupta SK, Veith FJ, Kram HB, Wengerter KA. Significance and management of inflow gradients unexpectedly generated after femorofemoral, femoropopliteal, and femoroinfrapopliteal bypass grafting. J Vasc Surg 1990;12: 278–283.
32. Woelfle KD, Kugelmann U, Bruijnen H, et al. Intraoperative imaging techniques in infrainguinal arterial bypass grafting: completion angiography versus vascular endoscopy. Eur J Vasc Surg 1994;8:556–561.
33. Johnson BL, Bandyk DF, Back MR, et al. Intraoperative duplex monitoring of infrainguinal vein bypass procedures. J Vasc Surg 2000;31:678–690.
34. Seeger JM, Pretus HA, Carlton LC, et al. Potential predictors of outcome in patients with tissue loss who undergo infrainguinal vein bypass grafting. J Vasc Surg 1999;30:427–435.
35. Tyndall SH, Shepard AD, Wilczewski JM, et al. Groin lymphatic complications after arterial reconstruction. J Vasc Surg 1994;19:858–863.

36. Roberts JR, Walters GK, Zenilman ME, Jones CE. Groin lymphorrhea complicating revascularization involving the femoral vessels. Am J Surg 1993;165:341–344.
37. Schwartz MA, Schanzer H, Skladany M, et al. A comparison of conservative therapy and early selective ligation in the treatment of lymphatic complications following vascular procedures. Am J Surg 1995;170:206–208.
38. Reifsnyder T, Bandyk D, Seabrook G, et al. Wound complications of the in situ saphenous vein bypass technique. J Vasc Surg 1992;15:843–848.
39. Taylor LM Jr, Edwards JM, Porter JM. Present status of reversed vein bypass grafting: five-year results of a modern series. J Vasc Surg 1990;11:193–205.
40. Ariesen MJ, Tangelder MJ, Lawson JA, et al, and the Dutch Bypass Oral Anticoagulants or Aspirin Study Group. Risk of major haemorrhage in patients after infrainguinal venous bypass surgery: therapeutic consequences? The Dutch BOA (Bypass Oral Anticoagulants or Aspirin) Study. Eur J Vasc Endovasc Surg 2005;30:154–159.
41. Donaldson MC, Mannick JA, Whittemore AD. Femoral-distal bypass with in situ greater saphenous vein. Long-term results using the Mills valvulotome. Ann Surg 1991; 213:457–464.
42. Prendiville EJ, Yeager A, O'Donnell TF Jr, et al. Long-term results with the above-knee popliteal expanded polytetrafluoroethylene graft. J Vasc Surg 1990;11:517–524.
43. Schepers A, Klinkert P, Vrancken Peeters MP, Breslau PJ. Complication registration in patients after peripheral arterial bypass surgery. Ann Vasc Surg 2003;17:198–202.
44. Dosluoglu HH, Schimpf DK, Schultz R, Cherr GS. Preservation of infected and exposed vascular grafts using vacuum assisted closure without muscle flap coverage. J Vasc Surg 2005;42:989–992.
45. Johnson JA, Cogbill TH, Strutt PJ, Gundersen AL. Wound complications after infrainguinal bypass. Classification, predisposing factors, and management. Arch Surg 1988;123:859–862.
46. Mertens RA, O'Hara PJ, Hertzer NR, et al. Surgical management of infrainguinal arterial prosthetic graft infections: review of a thirty-five-year experience. J Vasc Surg 1995;21:782–790.
47. Goodson WH 3rd, Hunt TK. Wound healing in experimental diabetes mellitus: importance of early insulin therapy. Surg Forum 1978;29:95–98.
48. O'Hare AM, Sidawy AN, Feinglass J, et al. Influence of renal insufficiency on limb loss and mortality after initial lower extremity surgical revascularization. J Vasc Surg 2004;39:709–716.
49. Kent KC, Bartek S, Kuntz KM, et al. Prospective study of wound complications in continuous infrainguinal incisions after lower limb arterial reconstruction: incidence, risk factors, and cost. Surgery 1996;119:378–383.
50. Kurz A, Sessler DI, Lenhardt R. Perioperative normothermia to reduce the incidence of surgical-wound infection and shorten hospitalization. Study of Wound Infection and Temperature Group. N Engl J Med 1996;334:1209–1215.
51. Bandyk DF. Vascular graft infections: epidemiology, microbiology, pathogenesis and prevention. In Bernhard VM, Towne JB (eds): Complications in Vascular Surgery. St. Louis: Quality Medical, 1991; pp 223–234.
52. Berry AR, Watt B, Goldacre MJ, et al. A comparison of the use of povidone-iodine and chlorhexidine in the prophylaxis of postoperative wound infection. J Hosp Infect 1982;3:55–63.
53. Schwartz ME, Harrington EB, Schanzer H. Wound complications after in situ bypass. J Vasc Surg 1988;7: 802–807.
54. Wengrovitz M, Atnip RG, Gifford RR, et al. Wound complications of autogenous subcutaneous infrainguinal arterial bypass surgery: predisposing factors and management. J Vasc Surg 1990;11:156–161.
55. Donaldson MC, Mannick JA, Whittemore AD. Causes of primary graft failure after in situ saphenous vein bypass grafting. J Vasc Surg 1992;15:113–118.
56. Curi MA, Skelly CL, Baldwin ZK, et al. Long-term outcome of infrainguinal bypass grafting in patients with serologically proven hypercoagulability. J Vasc Surg 2003; 37:301–306.
57. Results of a prospective randomized trial evaluating surgery versus thrombolysis for ischemia of the lower extremity. The STILE trial. Ann Surg 1994;220:251–266.
58. Comerota AJ, Weaver FA, Hosking JD, et al. Results of a prospective, randomized trial of surgery versus thrombolysis for occluded lower extremity bypass grafts. Am J Surg 1996;172:105–112.
59. Hertzer NR, Beven EG, Young JR, et al. Coronary artery disease in peripheral vascular patients. A classification of 1000 coronary angiograms and results of surgical management. Ann Surg 1984;199:223–233.
60. Marek JM, Mills JL. Risk factor assessment and indications for reconstruction. In Management of Chronic Lower Limb Ischemia. London: Arnold, 2000; pp 30–44.
61. Eagle KA, Boucher CA. Cardiac risk of noncardiac surgery. N Engl J Med 1989;321:1330–1332.
62. Eagle KA, Berger PB, Calkins H, et al. ACC/AHA guideline update for perioperative cardiovascular evaluation for noncardiac surgery—executive summary. A report of the American College of Cardiology/American Heart Association Task Force on Practice Guidelines (Committee to Update the 1996 Guidelines on Perioperative Cardiovascular Evaluation for Noncardiac Surgery). Anesth Analg 2002;94:1052–1064.
63. Back MR, Schmacht DC, Bowser AN, et al. Critical appraisal of cardiac risk stratification before elective vascular surgery. Vasc Endovascular Surg 2003;37:387–397.
64. Back MR, Leo F, Cuthbertson D, et al. Long-term survival after vascular surgery: specific influence of cardiac factors and implications for preoperative evaluation. J Vasc Surg 2004;40:752–760.
65. McFalls EO, Ward HB, Moritz TE, et al. Coronary-artery revascularization before elective major vascular surgery. N Engl J Med 2004;351:2795–2804.
66. Monahan TS, Shrikhande GV, Pomposelli FB, et al. Preoperative cardiac evaluation does not improve or predict perioperative or late survival in asymptomatic diabetic patients undergoing elective infrainguinal arterial reconstruction. J Vasc Surg 2005;41:38–45.
67. Mangano DT, Layug EL, Wallace A, Tateo I. Effect of atenolol on mortality and cardiovascular morbidity after

noncardiac surgery. Multicenter Study of Perioperative Ischemia Research Group. N Engl J Med 1996;335:1713–1720.

68. Wallace A, Layug B, Tateo I, et al. Prophylactic atenolol reduces postoperative myocardial ischemia. McSPI Research Group. Anesthesiology 1998;88:7–17.

69. Hackam DG. Cardiovascular risk prevention in peripheral artery disease. J Vasc Surg 2005;41:1070–1073.

70. Parker Ward R, Leeper NJ, Kirkpatrick JN, et al. The effect of preoperative statin therapy on cardiovascular outcomes in patients undergoing infrainguinal vascular surgery. Int J Cardiol 2005;104:264–268.

71. Smetana GW, Lawrence VA, Cornell JE, and the American College of Physicians. Preoperative pulmonary risk stratification for noncardiothoracic surgery: systematic review for the American College of Physicians. Ann Intern Med 2006;144:581–595.

72. Faries PL, LoGerfo FW, Hook SC, et al. The impact of diabetes on arterial reconstructions for multilevel arterial occlusive disease. Am J Surg 2001;181:251–255.

73. AbuRahma AF, Woodruff BA, Lucente FC. Edema after femoropopliteal bypass surgery: lymphatic and venous theories of causation. J Vasc Surg 1990;11:461–467.

74. Szilagyi DE, Smith RF, Elliott JP, Vrandecic MP. Infection in arterial reconstruction with synthetic grafts. Ann Surg 1972;176:321–333.

第 61 章

动静脉血液透析通路

Robyn A. Macsata, MD and Anton N. Sidawy, MD

引言

目前，在美国有超过 32 万的患者在做透析治疗，且每年新增 10 万患者[1]。这些患者的年医疗费用超过 180 亿美元，其中相当大的一部分用于治疗血液透析通路及其并发症[2]。透过这些数字，对许多外科医生的重要工作内容是血管通路也就不足为奇了。伴随着患者的数量和花费持续增加，由外科医生提供最可靠的透析通路及最低的并发症风险就显得至关重要。

与人工合成动静脉通路相比，一直以来人们认为自体动静脉通路通畅率更高和发生并发症的风险更低。从 2 年一期通畅率看，自体通路在 34% ～ 69%，显然明显优于人工合成者的平均 25%[3-6]。感染、假性动脉瘤和血清肿的并发症在自体通路罕有发生。因为上述优点，自体通路的缺点如成熟时间长、成熟失败和急性血栓形成也就相对可以接受。虑及以上问题，透析预后质量指南（Dialysis Outcomes Quality Initiative，DOQI）推荐对需要长期透析的患者至少 50% 应使用自体通路[7]。

为长期维持自体透析通路和最大程度地减少并发症，术前评估是基础。全面了解病史，记录患者的优势肢体、近期外周静脉置管史、目前或先前曾经中心静脉置管部位、所有以前的透析径路操作、任何肢体创伤或手术史以及所有伴随疾病。体格检查时，注意患者上肢有无肿胀和静脉曲张。用上臂止血带，检查上肢的头静脉和贵要静脉。术前静脉造影的指征列于表 61–1；静脉造影也可以静脉彩超替代，但外科医生需认识到其评价中心静脉系统的局限性。为评价流入动脉是否充分，要全面做脉搏检查，包括 Allen 试验。如若在计划手术时肢体脉搏不正常，需要进一步做动脉造影[7, 8]。

表 61–2 给出了上肢、下肢和体壁的各种透析通路形式[9]。在考虑人工合成血管通路前，应首先试验所有的自体通路形式，包括贵要静脉转位。贵要静脉转位的一年一期通畅率在 35% 至 84% 间，具有可以让人接受的较少的并发症发生率，因此是头静脉通路很好的替代方法[6, 10–13]。另外，上肢选择应先非优势侧后优势侧，部位选择则先远端后近端。对在施行上臂自体通路前是否先行前臂的人工合成血管通路仍有争议。自体通路可能长期通畅率高，但却造成以后不可能再行前臂人工血管通路。因此，两者的选择依赖于医生与患者的协商。下肢和体壁通路仅在双上肢血管通路被耗尽后应用[7]。

适应证

- 肌酐清除率小于 25ml/min
- 血清肌酐大于 4mg/dl
- 患者在 1 年内预计将需要透析

手术步骤

自体桡动脉后支 – 头静脉直接腕部通路（图 61–1）

步骤 1　头静脉的显露和评估
步骤 2　桡动脉后支显露
步骤 3　桡动脉与头静脉吻合
步骤 4　结扎静脉分支
步骤 5　缝合切口

自体肱动脉 – 贵要静脉上臂转位（图 61–2）

步骤 1　贵要静脉显露和评估
步骤 2　贵要静脉获取并结扎所有侧支（见图 61–2 A）
步骤 3　肱动脉显露（见图 61–2 B）

表 61-1 施行血管通路前静脉造影的适应证

- 拟行通路的肢体肿胀
- 任何拟行通路部位有侧支静脉
- 拟行通路的肢体外形异常
- 同侧肢体目前已经或先前曾经行任何形式的静脉插管
- 在上肢、颈或胸部拟行通路的部位引流静脉曾受伤或手术
- 同侧肢体曾多处行透析通路

Adapted from NKF-K/DOQI Clinical practice guidelines for vascular access: update 2000. Am J Kidney Dis 2001;37(suppl):S137–S181.

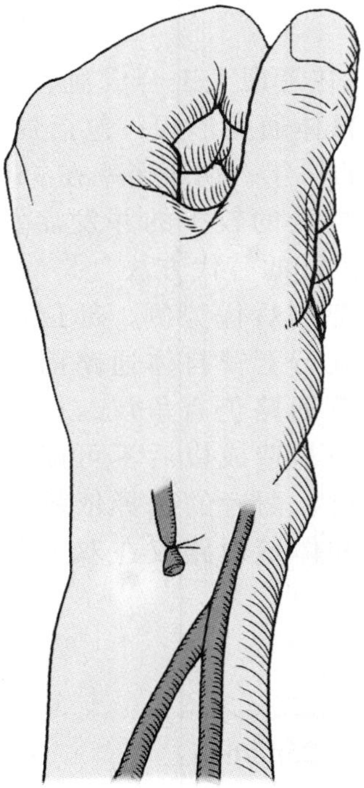

图 61-1 自体桡动脉后支 - 头静脉直接腕部通路。(Adapted from Weiswasser JM, Sidawy AN. Strategies of arteriovenous dialysis access. In Rutherford RB (ed): Vascular Surgery, 6th ed. Philadelphia: Elsevier Saunders, 2005; p 1671.)

步骤 4 贵要静脉通过隧道

步骤 5 肱动脉与贵要静脉吻合（见图 61-2 C）

步骤 6 切口闭合

人工血管肱动脉 - 肘前静脉前臂环形通路（图 61-3）

步骤 1 肘前静脉显露与评估

步骤 2 肱动脉显露

步骤 3 人工血管通过隧道

步骤 4 动脉与人工血管吻合

步骤 5 静脉与人工血管吻合

步骤 6 切口缝合

表 61-2 动静脉通路形式

前臂

- 自体
  - 自体桡动脉后支 - 头静脉直接通路
  - 自体桡动脉 - 头静脉腕部直接通路
  - 自体桡动脉 - 头静脉前臂转位
  - 自体肱动脉 - 头静脉前臂环形转位
  - 自体桡动脉 - 贵要静脉前臂转位
  - 自体尺动脉 - 贵要静脉前臂转位
  - 自体肱动脉 - 贵要静脉前臂环形转位
  - 自体桡动脉 - 肱静脉间接大隐静脉易位移植
  - 自体肱动脉 - 肘前静脉前臂环形大隐静脉易位移植
- 假体
  - 人工血管桡动脉 - 肘前静脉前臂直形通路
  - 人工血管肱动脉 - 肘前静脉前臂环形通路

上臂

- 自体
  - 自体肱动脉 - 头静脉上臂直接通路
  - 自体肱动脉 - 头静脉上臂转位
  - 自体肱动脉 - 贵要静脉上臂转位
  - 自体肱动脉 - 肱静脉上臂转位
  - 自体肱动脉 - 腋静脉间接大隐静脉易位移植
- 假体
  - 人工血管肱动脉 - 腋静脉通路

下肢

- 自体
  - 自体股动脉 - 大隐静脉环形转位通路
  - 自体股动脉 - 股浅静脉环形转位通路
- 假体

  人工血管股动脉 - 股静脉环形腹股沟部通路

体壁

- 假体
  - 人工血管腋动脉 - 腋静脉胸部通路
  - 人工血管腋动脉 - 腋静脉胸部环形通路
  - 人工血管腋动脉 - 颈内静脉胸部环形通路
  - 人工血管腋动脉 - 股静脉体壁通路
  - 人工血管股动脉 - 股静脉腹股沟上通路

Adapted from Sidawy AN, Gray R, Besarab A, et al. Recommended standards for reports dealing with arteriovenous hemodialysis accesses. J Vasc Surg 2002;35:603–610.

手术操作

静脉显露

早期自体动静脉通路血栓形成

- **后果**

  通路内血栓形成不能进行透析。自体动静脉通路的

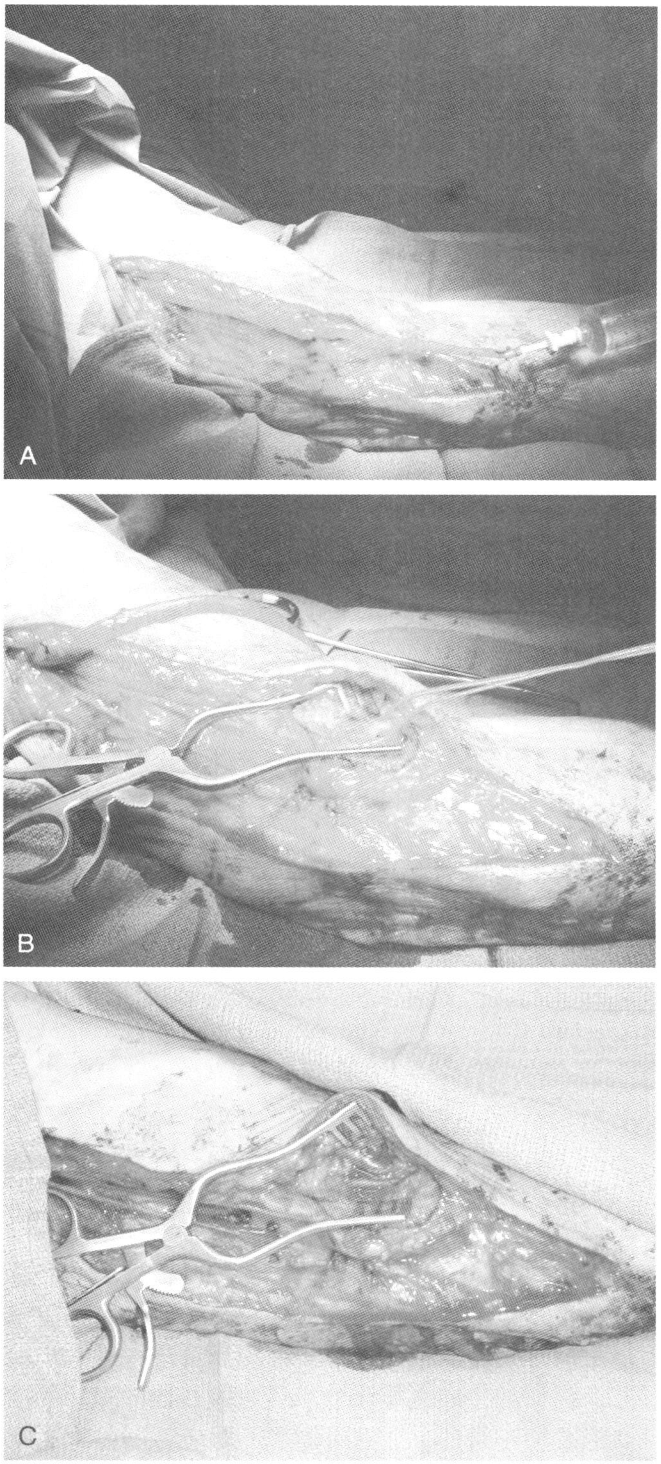

图 61–2　自体肱动脉 – 贵要静脉上臂转位。A，获取贵要静脉并结扎所有侧支。B，显露肱动脉。C，肱动脉与贵要静脉吻合（见彩图）。

初次失败率为 3% ～ 33%，是其主要的缺点[13-15]。早期通路内血栓形成的原因是技术性失误，最常见的就是静脉流出道不理想，而后者往往与流出道静脉口径过小或中心静脉硬化相关。随着 1977 年 DOQI

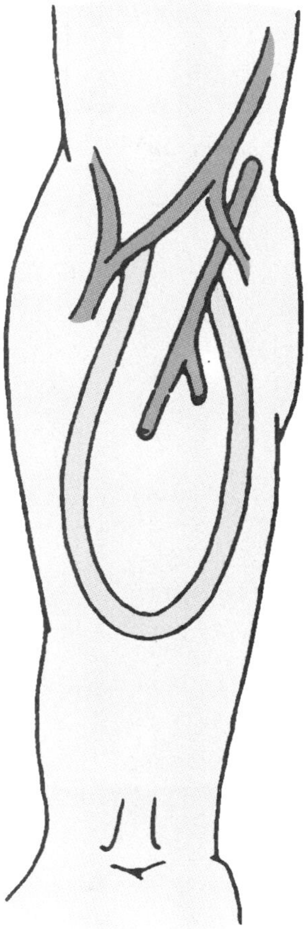

图 61–3　人工血管肱动脉 – 肘前静脉前臂环形通路。(Reproduced with permission from Weiswasser JM, Sidawy AN. Strategies of arteriovenous dialysis access. In Ruther-ford RB (ed): Vascular Surgery, 6th ed. Philadelphia: Elsevier Saunders, 2005; p 1674.)

指南的发表，外科医生更加积极地选择自体血管通路，包括应用小口径的静脉，可能增加了早期血栓形成的几率[16]。但此问题与自体通路的潜在优点相比，被认为是可以接受的风险[7]。其他少见的原因包括流入动脉不佳和吻合口狭窄。

3 级并发症

- 补救

对于自体血管通路，取栓和溶栓罕有成功者。如果早期血栓形成原因是流出静脉口径过小，可以用不同的静脉重做自体动静脉通路（如将自体桡动脉 – 头静脉直接腕部通路改为自体桡动脉 – 贵要静脉前臂转位通路），或者如无静脉可资利用，改为人工血管动静脉通路。中心静脉狭窄（图 61–4）可以血管成形和（或）支架或静脉搭桥（如锁骨下静脉与颈内静脉搭桥［图 61–5］）进行治疗，然后再做新的

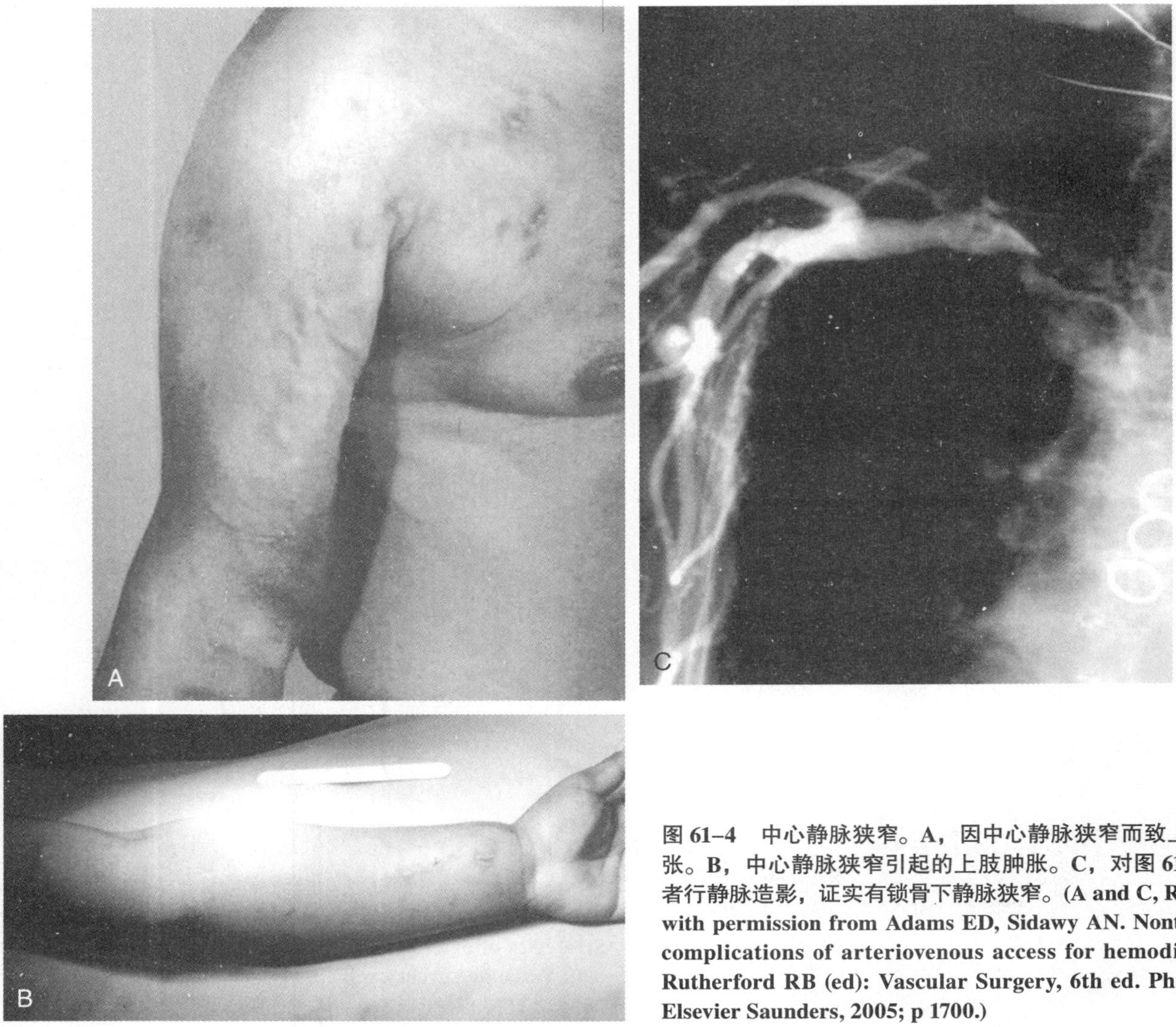

图 61–4 中心静脉狭窄。A，因中心静脉狭窄而致上肢静脉曲张。B，中心静脉狭窄引起的上肢肿胀。C，对图 61–4 A 的患者行静脉造影，证实有锁骨下静脉狭窄。(A and C, Reproduced with permission from Adams ED, Sidawy AN. Nonthrombotic complications of arteriovenous access for hemodi-alysis. In Rutherford RB (ed): Vascular Surgery, 6th ed. Philadelphia: Elsevier Saunders, 2005; p 1700.)

自体或假体动静脉通路。动脉流入道狭窄的治疗，可以血管成形和（或）支架，或近端动脉搭桥以充分增加流入血流，继而再做新的自体或假体动静脉通路。另外也可以把瘘向近侧移动，或在另一动脉流入充分的肢体重做瘘。吻合口狭窄属于技术性失败，应该重做并严格注意手术技术。

- **预防**

全面采集病史和体格检查进行术前评估，对保证完成功能良好的动静脉通路十分重要。我们对列于表 61–1 和体检时浅静脉不可见的所有患者都进行术前静脉血管彩超检查。只有当头静脉或贵要静脉的直径大于 2.0mm 时，才可被用做自体通路[17]。对临床高度怀疑有中心静脉狭窄或静脉超声不正常者，做术前静脉造影。坚持少采用中心静脉插管，可以最大限度地减少中心静脉狭窄的发生率。如果必须采用，最好选颈内静脉。在做动静脉瘘之前，应该以血管成形和（或）支架或近端静脉搭桥对中心静脉的狭窄进行治疗。任何脉搏不正常的患者，都应该以上肢脉搏体积描计和节段性测压法进行进一步检查。任何部位的血压降低幅度超过 30mmHg，都被认为是不正常的，如有可能，此时应将动静脉通路换至另外肢体或移至狭窄的近心端。如果必须在动脉流入不正常的部位施行动静脉通路，则应该以动脉造影对患者进一步评估，发现的任何狭窄都应以血管成形和（或）支架或动脉搭桥进行治疗。为避免吻合口狭窄，术中必须仔细操作，以保证小吻合口的通畅[7, 8]。

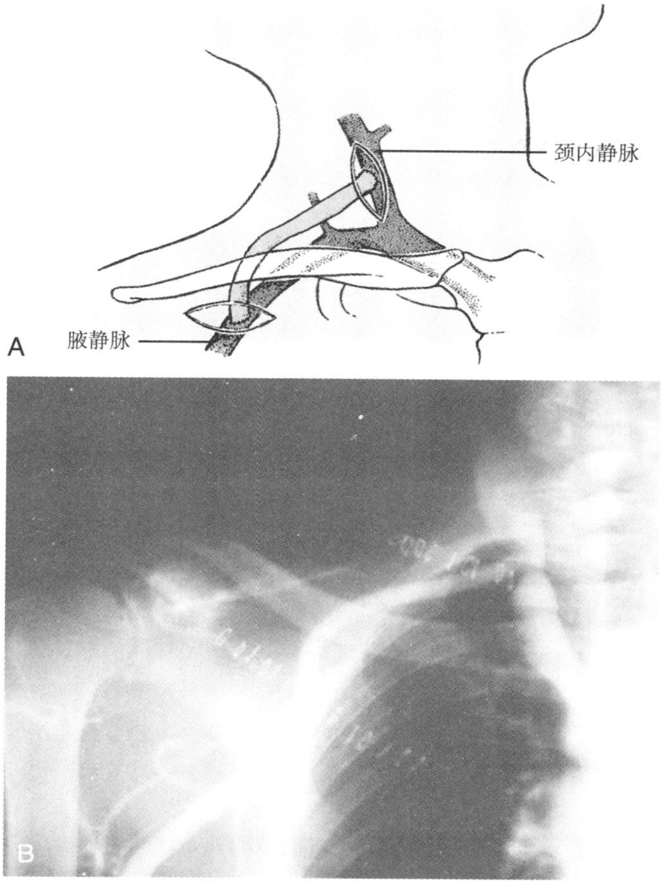

图 61–5　锁骨下静脉 – 颈内静脉搭桥。A，锁骨下静脉与颈内静脉以 6mm 的膨胀聚四氟乙烯（expanded polytetrafluoroethylene，ePTFE）人工血管搭桥。B，用 6mm 的 ePTFE 人工血管行锁骨下静脉 – 颈内静脉搭桥术后的静脉造影。(A, Reproduced with permission from Adams ED, Sidawy AN. Nonthrombotic complications of arterio-venous access for hemodialysis. In Rutherford RB (ed): Vascular Surgery, 6th ed. Philadelphia: Elsevier Saunders, 2005; p 1701.)

后期动静脉通路血栓形成

- **后果**

通路内血栓形成，无法进行透析。自体通路的一期通畅率分别为 1 年时是 43% ～ 84%，2 年时是 34% ～ 69%，明显优于假体通路的 1 年时的 41% ～ 54% 和 2 年时的 24% ～ 25%[3–6, 10, 11, 13–15]。后期的动静脉通路血栓形成，最常见原因是内膜增生（图 61–6A）。在自体通路，增生通常正位于吻合口远侧，但也可以沿静脉流出道发生在任何部位。在假体通路，内膜增生发生在移植物 – 静脉吻合部位。中心静脉狭窄是造成自体和假体通路后期失败的第二位原因。

2/3 级并发症

- **补救**

在自体瘘，取栓和溶栓一般无效。如后期的血栓形成是因为流出静脉的内膜增生，则应再选一不同的静脉重做自体动静脉通路（如将一个自体桡动脉 – 头静脉腕部直接通路改为自体桡动脉 – 贵要静脉前臂转位通路），或用近端部位做通路（如将一个自体桡动脉 – 头静脉腕部直接通路改为自体肱动脉 – 头静脉上臂直接通路）。中心静脉狭窄（见图 61–4）应该先以血管成形和（或）支架放置或近端静脉搭桥（如锁骨下静脉至颈内静脉搭桥 [见图 61–5]）进行治疗，然后再做一新的动静脉通路。

对于假体通路急性形成的血栓，取栓或溶栓治疗也可能成功，应该在屏弃此处拟行新通路前尝试这些方法。因为刺激产生血栓的病变部位最常位于人工血管 – 静脉吻合口处，手术时要纵行打开此处显露吻合口进行取栓。以 Fogarty 导管进行取栓，注意仔细分辨动脉血栓以保证完全移除凝血块（见图 61–6 B）。远端吻合口需做补片成形以减轻流出道狭窄和预防再发血栓。也可以考虑以自体静脉或人工血管在远端吻合口病变两侧进行跳跃式吻合（见图 61–6 C）。近年来，作为开放手术取栓的替代方法，经皮机械取栓逐渐开展开来。另一个微创治疗选择是以尿激酶或组织型纤溶酶原激活物（tissue–type plasminogen activator，t–PA）进行溶栓。无论经皮机械取栓或溶栓治疗后，都必须进行造影检查以及应用血管成形和（或）安置支架对引起血栓的狭窄部位进行纠正，以免通路内血栓复发[18]。

- **预防**

透析通路的随访和预先对亚临床狭窄进行纠正，可以延长通路的使用寿命[19]。因而，肾脏病学家利用各种方法对通路进行监测，包括体格检查、透析静脉压测定、透析血流监测和尿素再循环[19, 20]。发现任何异常则以彩超行进一步检查。收缩期峰速大于 4 ：1 或小于 200ml/min，都认为是不正常的，需做瘘造影[21]。证实异常后的治疗方式，包括静脉血管成形和（或）支架或开放手术，手术技术包括补片成形或近端静脉搭桥[22]。

静脉高压

- **后果**

患者可以没有自觉临床症状，只表现为透析静脉压增高或出现临床症状，包括穿刺部位出血时间延长、肢体肿胀和静脉曲张。在严重病例，可以有皮肤蓝

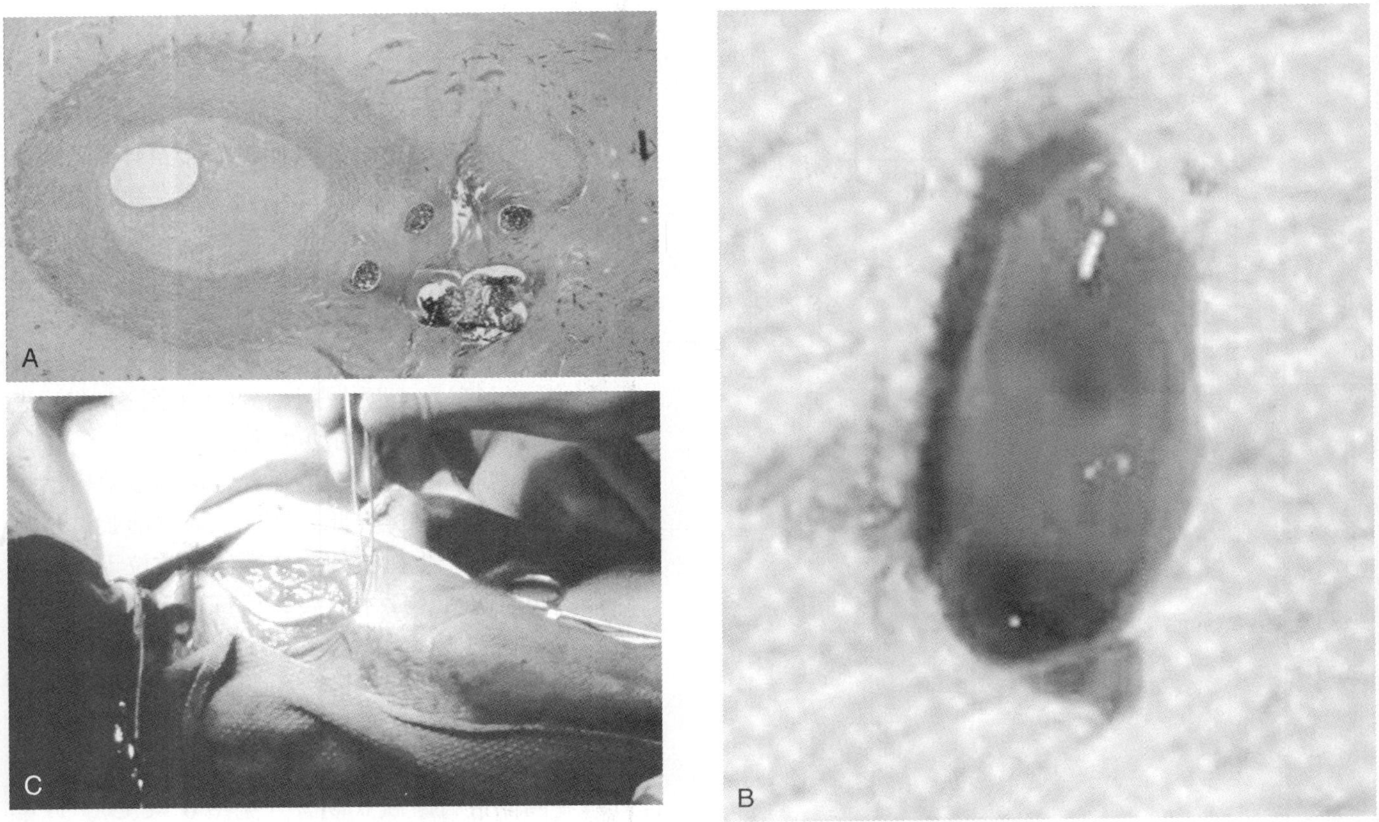

图 61-6 因内膜增生致后期动静脉通路血栓形成。A，在人工血管－静脉吻合口部十字切开增生内膜。B，以 Fogarty 导管取栓，完全移除血栓并可见动脉栓子。C，在人工血管－静脉吻合口附近做跳跃式血管移植，以预防将来的血栓形成。

色改变、指尖溃疡和神经痛[23-25]（见图 61-4 A 和图 61-4B）。两组患者都有发生通路血栓的危险。无论自体或假体通路，都有发生静脉高压的可能。静脉高压继发于中心静脉狭窄（见图 61-4 C），合并或不合并静脉瓣膜功能不全。约 50%[26] 的透析患者将发生中心静脉狭窄，但只有 15% ～ 20% 的患者出现临床症状[27]。

2/3/4 级并发症

- **补救**

中心静脉狭窄应先以血管成形和（或）支架治疗，如不成功，则开放手术进行纠正。开放手术技术包括颈内静脉翻转与锁骨下静脉直接吻合，吻合部位在锁骨下静脉狭窄的远端，或锁骨下静脉至颈内静脉的搭桥手术[28-30]（见图 61-5）。瓣膜功能不全的治疗方法，是结扎所有流出口以远的反流静脉。对于那些不适合做血管腔内治疗或开放手术的中心静脉狭窄患者，需要将通路结扎。当然，这些患者需要在另外部位重新建立新的通路。

- **预防**

术前全面采集病史和体格检查评估患者，对发现可能存在的中心静脉狭窄非常重要。我们对表 61-1 所列的所有患者均进行术前静脉超声检查。对临床高度怀疑为中心静脉狭窄或静脉超声发现异常的患者，做术前静脉造影。为预防中心静脉狭窄，应尽量减少使用中心静脉插管，如必须施行，要尽量选用颈内静脉。所有中心静脉狭窄均需在做动静脉通路前，以血管成形和（或）支架放置或近端静脉搭桥进行治疗。为降低术中静脉反流，被用作瘘的静脉远端要结扎，以静脉端与动脉侧进行吻合。

内瘘不能成熟

- **后果**

无法穿刺进行透析。内瘘不能成熟是自体通路的第二个主要缺点。其发生率文献报道差异很大，自 3% 至 38% 不等；但平均成熟时间一致认为需要 3 个月[4-6, 10-12, 15]。不成熟的原因，或者因为静脉侧支而致静脉扩张不充分，或者因为静脉流出道部位深在。

3 级并发症

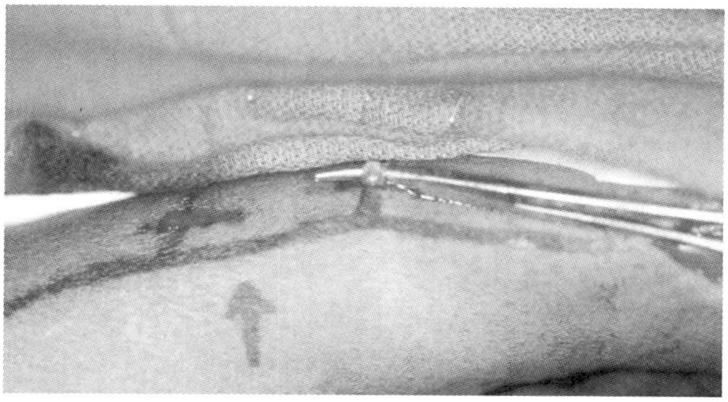

图 61–7 完成自体桡动脉 – 头静脉腕部直接通路后，结扎大的侧支以促进通路的成熟。

- **补救**

流出静脉所有大的侧支都需结扎（图 61–7）。静脉部位太深最常见于桡动脉 – 头静脉腕部直接通路，可在静脉流出道表面做切口，将静脉转移使其直接位于皮下。

- **预防**

术前检查患者，对浅静脉及其主要侧支进行标记。如果静脉不容易看到，进行静脉彩超检查，以明确头静脉和贵要静脉及其侧支的通畅性和口径大小。标记头静脉、贵要静脉和所有侧支。在术中进行吻合前，静脉流出道以肝素盐水扩张后重新评价。标记所有先前没有观察到的侧支。如果在皮肤表面不能很容易地触及颤动，说明静脉位置太深。在行动静脉吻合前，应将静脉移至浅表部位以利于将来的穿刺置管。完成吻合后，结扎所有侧支，以使静脉能充分扩张。

动脉的解剖

动脉窃血

- **后果**

患者症状可以差别很大，从仅在透析时出现发凉和感觉异常，到严重的静息痛、麻痹甚至坏疽，后一组症状既可以在完成瘘后立即出现亦可延迟发生。动脉窃血的原因是透析通道的阻力过低，使得手部的血液翻转方向流入通路。动脉阻塞性疾病增加远端流出阻力，也可引起此种改变[31]。动脉窃血可发生在自体或假体通路，其总发生率约为 10%。然而，只有 1% 的远端前臂通路和 3% ～ 6% 的上臂通路发生窃血者症状明显，需要外科干预[32–37]。

3/4 级并发症

- **补救**

临床症状轻微的轻型病例，一般在几周内可以自行缓解。不能自行缓解或症状明显者，需要外科治疗，报道的治疗方法有多种。结扎通路当然能解决问题，但也去除了患者的透析路径。对通路进行束缚（图 61–8 A）可以导致狭窄进而增加通路阻力，从而增加远端动脉的血流。但是很难确定束缚狭窄的程度，以既能缓解窃血又不至于引起血栓形成为宜。有报道在远端通路、掌动脉弓通畅者，可以结扎远端流出动脉进行治疗，但此方法并没有保证流向手部的血流。远端血流重建并间隔结扎（distal revascularization with interval ligation，DRIL）（图 61–8 B）的具体做法是，紧靠通路瘘口远侧结扎，而在瘘口近端动脉与已离断的原远侧流出动脉间做搭桥。此手术消除了远端流出动脉的反向血流，而保证了通路的通畅和手部的灌注压。据报道超过 90% 的患者症状完全缓解。其 1 年一期通畅率，动脉搭桥处是 86% ～ 100%，动静脉通路是 69% ～ 86%[38–40]。

- **预防**

术前脉搏检查应明确双侧有相同和正常的动脉搏动。任何脉搏不正常的患者，都应该以上肢脉搏体积描计和节段性测压法进行进一步检查。任何部位血压降低幅度超过 30mmHg，都被认为是不正常的，如有可能，此时应将动静脉通路换至另外肢体或移至狭窄的近心端。如果必须在动脉流入不正常的部位施行动静脉通路，则应该以动脉造影对患者进一步评估，发现的任何狭窄都应以血管成形和（或）支架或动脉搭桥进行治疗。在自体通路，术中必须谨慎地使吻合口尽量小，最大不能超过 6 ～ 8mm。另外要避免间断吻合，因为这样可能随着时间推移而发生吻合口逐渐增大。这些技术将预防以后发生流出道扩张从而引发通路血流增加和窃血倾向。在假体通路，吻合口大小一般不重要，因为人工血管的口径限制了流出血流。

缺血性单肢神经病

- **后果**

完成动静脉通路后，手部和前臂立即出现急性疼痛、感觉异常、虚弱或麻痹。体格检查可以证明患者的手部仍然温暖，可以触及桡动脉和尺动脉搏动。缺血性单肢神经病（ischemic monomelic neuropathy，IMN）继发于动脉窃血，引起神经缺血，从而导致

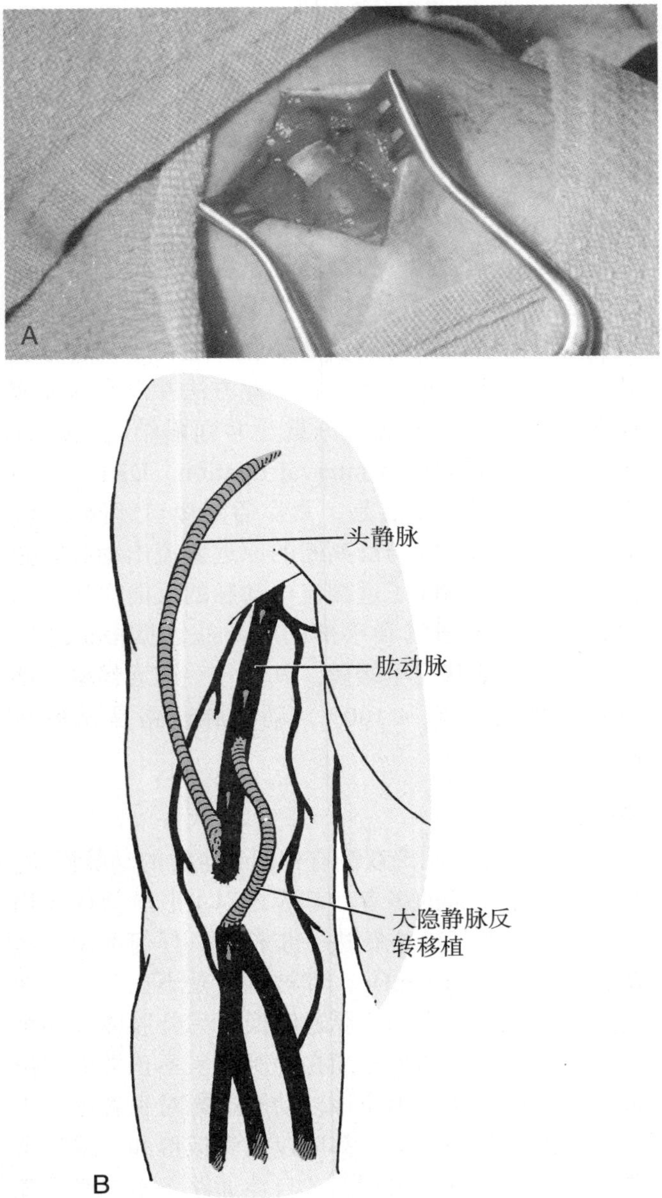

图 61–8 动脉窃血的治疗方法。A，束缚动静脉通路。B，远端血流重建并间隔结扎（distal revascularization with interval ligation，DRIL），方法是紧靠通路瘘口远侧结扎，而在瘘口近端动脉与已离断的原远侧流出动脉间做搭桥。(A and B, Reproduced with permission from Adams ED, Sidawy AN. Nonthrombotic complications of arterio-venous access for hemodialysis. In Rutherford RB (ed): Vascular Surgery, 6th ed. Philadelphia: Elsevier Saunders, 2005; pp 1698–1699.)

正中、桡和尺神经的功能缺陷，但尚不致引起肌肉或皮肤坏死。在自体或假体通路，IMN 见于通路起自肱动脉或其近侧，但均很少发生[41–43]。

3/4 级并发症

- **补救**

早期治疗很重要，以免出现手部麻痹，因此施行通路的医生应该提高警惕。因为 IMN 属于动脉窃血的一种，治疗方法相同。

见前述“动脉窃血”的“治疗”部分。

- **预防**

将通路的流入部位置于肱动脉的远侧，可以完全预防 IMN。因为 IMN 属于动脉窃血的一种，术前评估和预防相同。

见前述“动脉窃血”的“预防”部分。

吻合

充血性心力衰竭

- **后果**

呼吸困难及双下肢肿胀。无论自体或假体通路，高排量心功能障碍并发症都很罕见，发生率为 2% ~ 4%[44, 45]。高排性充血性心力衰竭继发于总外周血管阻力降低，从而代偿性引起心输出量增加。当通路血流占心输出量的 50% 以上时，心输出量可以增至超过 8.0L/min[46, 47]。为维持如此大的输出量，心脏收缩和心率必须增加，最终导致心力衰竭[48, 49]。

3/4/5 级并发症

- **补救**

通路结扎将逆转充血性心力衰竭，但会使患者失去透析路径。动静脉通路束缚是可选方法之一，但与动脉窃血时相同，很难确定狭窄的程度以既降低心输出量的同时又可避免通路内血栓形成。

- **预防**

当施行自体通路时，吻合口最大维持在 6 ~ 8mm。另外避免间断吻合，因为这样可能随着时间推移吻合口会逐渐增大。这些技术将预防以后发生流出道扩张，使通路血流增加，最终引起高排性心力衰竭。在假体通路，人工血管的内径不要超过 6mm，以免引起循环阻力下降。

切口缝合

感染

- **后果**

通路部位发生弥漫性蜂窝织炎或局部脓肿（图 61–9）。自体通路的最大优点之一，就是其平均 5% 的感染率明显优于假体通路的 20%[50]。感染的微生

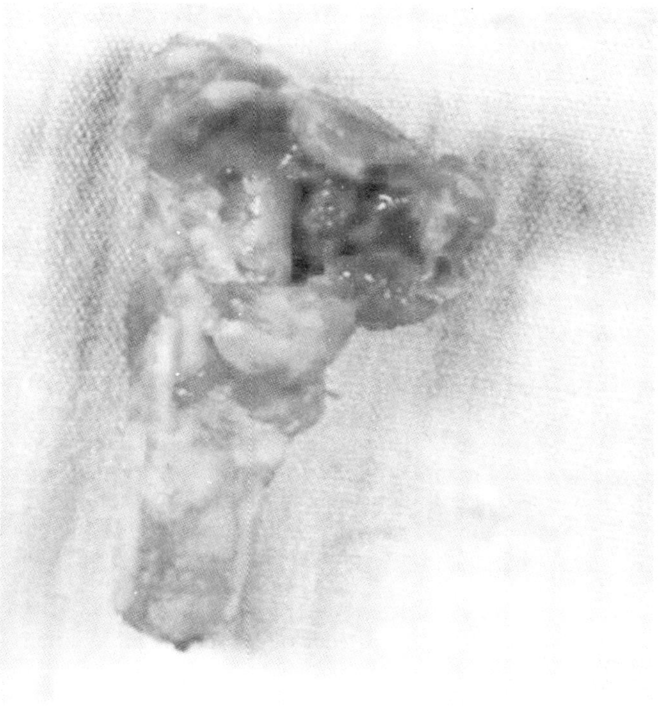

图 61–9 脓肿腔包绕人工血管(见彩图)。

物与通路类型无关。一般是革兰阳性细菌感染，最多见金黄色葡萄球菌。然而，达到 25% 的感染可能合并革兰阴性菌或多种微生物感染[51, 52]。

1/3 级并发症

- **补救**

自体通路感染一般对 2 ～ 4 周的广谱抗生素治疗反应良好。如形成脓肿，要在保证通路的情况下进行引流。对假体通路感染，仅表现为轻微蜂窝织炎者，可以广谱抗生素试验治疗。但大多数假体感染需要进行脓肿引流和去除人工血管的感染部分。如果感染累及任一吻合口，都要去除整个人工血管以免吻合口破裂。

- **预防**

因为自体通路的感染风险如此低，因此只要可能就应尽量使用自体通路。如必须使用人工血管，一定注意严格无菌技术。对各种类型的日常通路插管，透析技术员也要严格无菌操作。

出血

- **后果**

术中弥漫性出血。术后切口出血或血肿形成。此并发症继发于尿毒症相关的血小板功能障碍。

1/3 级并发症

- **补救**

弥漫性出血可以通过 1– 脱氨基 –8–D– 精氨酸加压素（1–deamino–8–D–arginine vasopressin，DDAVP）治疗[53, 54]，其他方法包括冷凝物[54]和活化因子Ⅶ[55]。血肿较大的患者需在手术室进行引流。

- **预防**

如有可能，在施行通路手术前一周停用抗凝和抗血小板药物。透析后 24 小时进行手术，使得血小板功能可以充分恢复。透析时给予重组人促红细胞生成素（recombinant human erythropoietin，rHuEPO），能增加血细胞比容和改善血小板功能。其他选择包括术前经皮应用雌激素[56]和维生素 K[57]。

血清肿

- **后果**

在动静脉通路周围缓慢增加的液体积聚（图 61–10），通常发生在手术后一个月内。此并发症只在假体通路出现，发生率为 0.5% ～ 4%[58, 59]。其确切病因尚不清楚，但推测与人工血管空隙渗出血清有关[60]。

2/3 级并发症

- **补救**

报道了多种手术治疗的方法，包括反复穿刺、切开引流、囊肿切除和人工血管替换。其中人工血管替换效果最佳，治愈率达到 92%[61]。在行替换手术时，不同材料制成的人工假体需通过新形成的隧道。

- **预防**

为彻底预防此并发症，应尽可能应用自体动静脉通路。

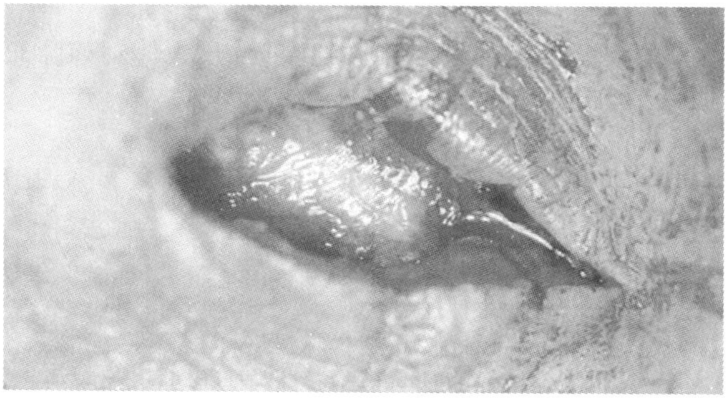

图 61–10 血清肿腔位于人工血管的上方(见彩图)。

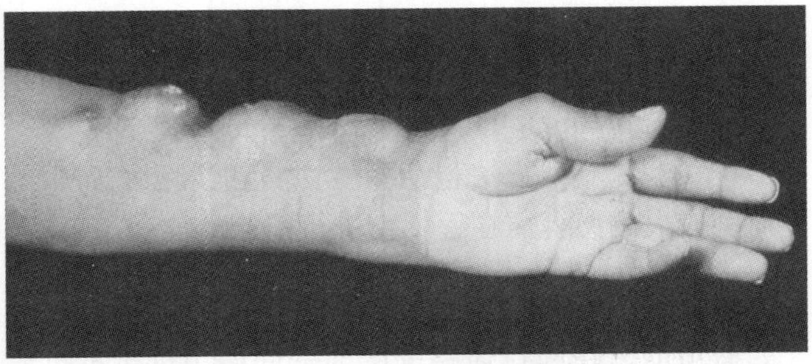

图 61–11 自体桡动脉 – 头静脉腕部直接通路后数年内发生多个无症状的假性动脉瘤。(Reproduced with permission from Adams ED, Sidawy AN. Nonthrombotic complications of arterio-venous access for hemodialysis. In Rutherford RB (ed): Vascular Surgery, 6th ed. Philadelphia: Elsevier Saunders, 2005; p 1696.)

其他并发症

假性动脉瘤

• 后果

增加出血、血栓形成、疼痛的风险，并引起外观改变。假性动脉瘤（图 61–11）明显在人工血管通路更多见，其发生率为 5% ～ 11%，而自体通路平均只有 3% 的发生率[36, 62–64]。其原因是透析工作人员频繁在通路的同一部位穿刺造成的。

1/2/3 级并发症

• 补救

多数假性动脉瘤可以安全观察，不必治疗。但如果其外形逐渐明显增大，或其表面皮肤菲薄或出现溃疡，则是处理的指征。传统的开放手术是将受累的自体或假体通路部分切除，然后以易位静脉或人工血管替换。大多数情况下，可以穿刺未受累部分继续透析，个别情况下需要临时性透析通路。最近报道了另外一种治疗方法，即通过腔内技术安置覆膜支架。目前研究显示其初始成功率达到 100%，6 个月时一期通畅率为 29% ～ 70%[65–67]。

• 预防

为减少发生此并发症，应尽可能应用自体动静脉通路。鼓励透析技术员常规变换不同穿刺部位。

（张在兴 译）

参考文献

1. Incidence and prevalence. In: U.S. Renal Data System, USRDS 2007 Annual Data Report: Atlas of End-Stage Renal Disease in the United States. Bethesda, MD: National Institutes of Health, National Institute of Diabetes and Digestive and Kidney Diseases, 2007. Accessed at www.usrds.org/2007/view/02_incid_prev.asp
2. Costs of CKD and ESRD. In: U.S. Renal Data System, USRDS 2007 Annual Data Report: Atlas of End-Stage Renal Disease in the United States. Bethesda, MD: National Institutes of Health, National Institute of Diabetes and Digestive and Kidney Diseases, 2007. Accessed at www.usrds.org/2007/view/11_econ.asp
3. Gibson KD, Gillen DL, Caps MT, et al. Vascular access survival and incidence of revisions: a comparison of prosthetic grafts, simple autogenous fistulas, and venous transposition fistulas from the United States Renal Data System Dialysis Morbidity and Mortality Study. J Vasc Surg 2001;34:694–700.
4. Hodges TC, Fillinger MF, Zwolak RM, et al. Longitudinal comparison of dialysis access methods: risk factors for failure. J Vasc Surg 1997;26:1009–1019.
5. Ascher E, Gade P, Hingorani A, et al. Changes in the practice of angioaccess surgery: impact of dialysis outcome and quality initiative recommendations. J Vasc Surg 2000; 31:84–92.
6. Choe MH, Lal BK, Cerveira JJ, et al. Durability and cumulative functional patency of transposed and nontransposed arteriovenous fistulas. J Vasc Surg 2003;38:1206–1211.
7. NKF-K/DOQI Clinical practice guidelines for vascular access: update 2000. Am J Kidney Dis 2001;37(suppl): S137–S181.
8. Huber TS, Ozaki CK, Flynn TC, et al. Prospective validation of an algorithm to maximize native arteriovenous fistulae for chronic hemodialysis access. J Vasc Surg 2002;36:452–459.
9. Sidawy AN, Gray R, Besarab A, et al. Recommended standards for reports dealing with arteriovenous hemodialysis accesses. J Vasc Surg 2002;35:603–610.
10. Silva MB, Hobson RW, Pappas PJ, et al. Vein transposition in the forearm for autogenous hemodialysis access. J Vasc Surg 1997;26:981–988.
11. Rao RK, Azin GD, Hood DB, et al. Basilic vein transposition fistula: a good option for maintaining hemodialysis access site options? J Vasc Surg 2004;39:1043–1047.
12. Hakaim AG, Nalbandian M, Scott T. Superior maturation and patency of primary brachiocephalic and transposed basilic vein arteriovenous fistulae in patients with diabetes. J Vasc Surg 1998;27:154–157.
13. Keuter XH, van der Sande FM, Kessels AG, et al. Excellent performance of one-stage brachial-basilic arteriovenous fistula. Nephrol Dial Transplant 2005;20: 2168–2171.
14. Rooijens PP, Tordoir JH, Stijnen T, et al. Radiocephalic wrist arteriovenous fistula for hemodialysis: meta-analysis indicates a high primary failure rate. Eur J Vasc Endovasc Surg 2004;28:583–589.
15. Obialo CI, Tagoe AT, Martine PC, Asche-Crowe PE. Adequacy and survival of autogenous arteriovenous fistula in African American hemodialysis patients. ASAIO J 2003; 49:435–439.
16. Patel ST, Hughes J, Mills JL. Failure of arteriovenous fistula maturation: an unintended consequence of exceeding Dialysis Outcome Quality Initiative guidelines for hemodialysis access. J Vasc Surg 2003;38:439–445.
17. Mendes RR, Farber MA, Marston WA, et al. Prediction of

wrist arteriovenous fistula maturation with preoperative vein mapping with ultrasonography. J Vasc Surg 2002;36: 460–463.
18. Lumsden AB, Bush RL, Lin PH, Peden EK. Management of thrombosed dialysis access. In Rutherford RB (ed): Vascular Surgery, 6th ed. Philadelphia: Elsevier Saunders, 2005; pp 1684–1692.
19. Tessitore N, Lipari G, Poli A, et al. Can blood flow surveillance and pre-emptive repair of subclinical stenosis prolong the useful life of arteriovenous fistulae? A randomized controlled study. Nephrol Dial Transplant 2004;19:2325–2333.
20. Quarello F, Forneris G, Pozzato M. Clinical and instrumental surveillance of the arteriovenous fistula. G Ital Nefrol 2004;21:317–330.
21. Doelman C, Duijm LEM, Liem YS, et al. Stenosis detection in failing hemodialysis access fistulas and grafts: comparison of color Doppler ultrasonography, contrast enhanced magnetic resonance angiography, and digital subtraction angiography. J Vasc Surg 2005;42:739–746.
22. Hingorani A, Ascher E, Kallakuri S, et al. Impact of reintervention for failing upper extremity arteriovenous autogenous access for hemodialysis. J Vasc Surg 2001;34: 1004–1009.
23. Bennjon RS, Wilson SE. Hemodialysis and vascular access. In Moore WS (ed): Vascular Surgery: A Comprehensive Review, 6th ed. Philadelphia: WB Saunders, 2002; pp 656–676.
24. Wood ML, Reilly GD, Smith GT. Ulceration of the hand secondary to a radial arteriovenous fistula: a model for varicose ulceration. BJM 1983;287:1167–1168.
25. Knezevic W, Mastaglia FL. Neuropathy associated with Brescia-Cimmino arteriovenous fistulas. Arch Neurol 1984;41:1184–1186.
26. Barrett N, Spencer S, McIvor J, Brown EA. Subclavian stenosis: a major complication of subclavian dialysis catheters. Nephrol Dial Transplant 1988;3:423–425.
27. Vanherweghem JL, Yassine T, Goldman M, et al. Subclavian vein thrombosis: a frequent complication of subclavian vein cannulation for hemodialysis. Clin Nephrol 1986;26:235–238.
28. Puskas JD, Gertler JP. Internal jugular to axillary vein bypass for subclavian vein thrombosis in the setting of brachial arteriovenous fistula. J Vasc Surg 1994;19:939–942.
29. Currier CB, Widder S, Ali A, et al. Surgical management of subclavian and axillary vein thrombosis in patients with a functioning arteriovenous fistula. Surgery 1986;100:25–28.
30. Brown L, McLarent JT. Subclavian to jugular bypass for relief of intractable venous hypertension and salvage of hemodialysis access. JVS 1993;18:537.
31. Murphy GJ, White SA, Nicholson ML. Vascular access for haemodialysis. Br J Surg 2000;87:1300–1315.
32. Schanzer H, Schwartz M, Harrington E, Haimov M. Treatment of ischemia due to "steal" by arteriovenous fistula with distal artery ligation and revascularization. J Vasc Surg 1988;7:770–773.
33. Duncan H, Ferguson L, Faris I. Incidence of the radial steal syndrome in patients with Brescia fistula for hemodialysis: its clinical significance. J Vasc Surg 1986;4:144–147.
34. Haimov M, Burrown L, Schanzer H, et al. Experience with arterial substitutes in the construction of vascular access for hemodialysis. J Cardiovasc Surg 1980;21:149–154.
35. Porter JA, Sharp WV, Walsh EJ. Complications of vascular access in a dialysis population. Curr Surg 1985;42:298–300.
36. Zibari GB, Rohr MS, Landreneau MD. Complications from permanent hemodialysis vascular access. Surgery 1988;104:681–686.
37. Winsett OE, Wolma FJ. Complications of vascular access for hemodialysis. South Med J 1985;78:513–517.
38. Lin PH, Chen C, Suroweic SM, et al. Management of hand ischemia in patients with hemodialysis access by distal arterial ligation and revascularization. Vasc Surg 1999;33:481–488.
39. Lazrides MK, Staramos DN, Kopadis G, et al. Onset of arterial "steal" following proximal angioaccess: immediate and delayed types. Nephrol Dial Transplant 2003;18: 2387–2390.
40. Knox RC, Berman SS, Hughes JK, et al. Distal revascularization-interval ligation: a durable and effective treatment for ischemic steal syndrome after hemodialysis access. J Vasc Surg 2002;36:250–256.
41. Lazarides MK, Staramos DN, Panagopoulos GN, et al. Indications for surgical treatment of angioaccess-induced arterial "steal." J Am Coll Surg 1998;187:422–426.
42. Wilbourn AJ, Furlan AJ, Hulley W, Ruschhaupt W. Ischemic monomelic neuropathy. Neurology 1983;33: 447–451.
43. Miles AM. Upper limb ischemia after vascular access surgery: differential diagnosis and management. Semin Dial 2000;132:312–315.
44. Taylor SM, Eaves FL, Weatherford DA, et al. Results and complications of arteriovenous access dialysis grafts in the lower extremity: a five year review. Am Surg 1996;62: 188–191.
45. Murphy GJ, White SA, Knight AJ, et al. Long-term results of arteriovenous fistulas using transposed autologous basilic vein. Br J Surg 2000;87:819–823.
46. Bednarek-Skublewska A, Jozwiak L, et al. Acute cardiac failure secondary to brachiocephalic arteriovenous fistula in patients on chronic haemodialysis. Pol Arch Med Wewn 2004;112:1221–1227.
47. Isoda S, Kajiwara H, Kondo J, Matsumoto A. Banding a hemodialysis arteriovenous fistula to decrease blood flow and resolve high output cardiac failure: report of a case. Surg Today 1994;24:734–736.
48. Murray BM, Rajczak S, Herman A, Leary K. Effect of surgical banding of a high-flow fistula on access flow and cardiac output: intraoperative and long-term measurements. Am J Kidney Dis 2004;44:1090–1096.
49. Savage MT, Ferro CJ, Sassano A, Tomson CRV. The impact of arteriovenous fistula formation on central hemodynamic pressures in chronic renal failure patients: a prospective study. Am J Kidney Dis 2002;40:753–759.
50. Churchill K, Taylor KW, Cook RJ. Canadian hemodialysis morbidity study. Am J Kidney Dis 1992;19:214–234.
51. Marr KA, Sexton DJ, Conlon PJ. Catheter-related bacteremia and outcome of attempted catheter salvage in

patients undergoing hemodialysis. Ann Intern Med 1997; 127:275–280.
52. Saad TF. Bacteremia associated with tunneled, cuff hemodialysis catheters. Am J Kidney Dis 1999;34:1114–1124.
53. Andrassy K, Ritz E. Uremia as a cause of bleeding. Am J Nephrol 1985;5:313–319.
54. Wolfson AB, Singer I. Hemodialysis-related emergencies: II. J Emerg Med 1987;6:61–70.
55. Ng HJ, Koh LP, Lee LH. Successful control of post-surgical bleeding by recombinant factor VIIa in a renal failure patient given low molecular weight heparin and aspirin. Ann Hematol 2003;82:257–258.
56. Sloand JA, Schiff MJ. Beneficial effect of low-dose transdermal estrogen on bleeding time and clinical bleeding in uremia. Am J Kidney Dis 1995;26:22–26.
57. Dember LM. Critical care issues in the patient with chronic renal failure. Crit Care Clin 2002;18:421–440.
58. Borrero E, Doscher W. Chronic perigraft seromas in PTFE grafts. J Cardiovasc Surg 1988;29:46–49.
59. Ahn SS, Machleder HI, Gupta R. Perigraft seroma: clinical, histologic, and serologic correlates. Am J Surg 1987;154:173–178.
60. Szilagyi DE. In discussion of Kaupp et al. Graft infection or graft rejection? Arch Surg 1979;114:1422.
61. Blumenberg RM, Galfand ML, Dale WA. Perigraft seromas complicating arterial grafts. Surgery 1985;97:194–203.
62. Rivers SP, Scher LA, Sheehan E, et al. Basilic vein transposition: an underused autologous alternative to prosthetic dialysis angioaccess. J Vasc Surg 2002;36:202.
63. Chia KH, Ong HS, Teoh MK, et al. Chronic haemodialysis with PTFE arteriovenous grafts. Singapore Med J 1999;40:685–690.
64. Lenz BJ, Veldenz HC, Dennis JW, et al. A three-year follow-up on standard versus thin wall ePTFE grafts for hemodialysis. J Vasc Surg 1998;28:464–470.
65. Najibi S, Bush RL, Terramani TT, et al. Covered stent exclusion of dialysis access pseudoaneurysms. J Surg Res 2002;106:15–19.
66. Silas AM, Bettmann MA. Utility of covered stents for revision of aging failing synthetic hemodialysis grafts: a report of three cases. Cardiovasc Intervent Radiol 2003;26:550–553.
67. Sapoval MR, Turmel-Rodrigues LA, Raynaud AC, et al. Cragg covered stents in hemodialysis access: initial and midterm results. J Vasc Interv Radiol 1996;7:335–342.

第 62 章

静脉外科手术的易犯错误

Niten Singh, MD and James Laredo, MD

引言

浅静脉系统的手术治疗一般特异性针对以下两种下肢疾病：①症状性静脉曲张和②浅静脉功能障碍。下肢静脉曲张指扩张的下肢浅静脉，按照扩张静脉的直径分为：细小的毛细血管扩张（“蜘蛛静脉”）；较大（1 ~ 3mm）的皮内静脉扩张，其一般不发生蜿蜒屈曲，称作网状静脉；最后是真正意义上的静脉曲张，其直径大于 3mm 并发生蜿蜒屈曲[1, 2]。这些静脉疾病引起外观上的改变以及疼痛。因为局部血液淤滞含铁血黄素沉积致使受累部位皮肤颜色变暗[3]。而且，因为感觉神经受刺激，患者常感局部有钝痛。大多数症状性静脉曲张的患者都合并有浅静脉功能障碍。浅静脉功能障碍的原因是浅静脉内的瓣膜功能不全，血液发生反流。浅静脉（即大隐和小隐静脉）内的血液反流导致静脉压力增高，静脉高压引起下肢水肿、色素沉着、淤滞性皮炎、皮肤脂质硬化以及静脉性溃疡。

手术治疗症状性静脉曲张和浅静脉功能障碍的目的有两个：移除引起症状的曲张静脉和治疗浅静脉功能障碍[4]。

适应证

- 症状性静脉曲张
- 浅静脉功能障碍

手术步骤

步骤 1　剥除大隐静脉（greater saphenous vein，GSV）

步骤 2　结扎 GSV

步骤 3　GSV 的激光或射频消融处理

步骤 4　曲张静脉的小切口剔除

手术操作

剥除 GSV

此手术可采用全麻或局部麻醉。自耻骨联合旁开一到两指，在腹股沟部做横切口。找到隐股静脉接合部（saphenofemoral junction，SFJ），结扎所有 GSV 分支（图 62–1）。然后在 SFJ 处离断 GSV，残端缝扎。通过下股部的小切口将剥脱器（图 62–2）导入 GSV，向近侧自腹股沟部切口穿出，将拟剥脱的 GSV 与剥脱器头部结扎固定，然后从股部切口剥除 GSV[5]（图 62–3）。一般仅剥脱膝上 GSV，目的只是为了避免损伤隐神经，其在膝下与 GSV 紧邻。

隐神经损伤

- **后果**

  因为隐神经与 GSV 紧邻，尤其在膝下，可能发生隐神经损伤，导致其支配区域的慢性神经性疼痛。

  1 级并发症

- **补救**

  如果仅是牵涉性疼痛，保守治疗控制疼痛和观察可能就足够。但如果疼痛持续存在，可能需要局部注射用药甚至神经松解术[6]。

- **预防**

  如果 GSV 需要剥除，多数学者建议仅剥脱大腿部分，此部分的剥脱一般不会发生神经损伤。

隐静脉床血肿

- **后果**

  GSV 剥脱后，其分支在股部被撕裂，断端出血可导致淤血，血肿，甚至可能有永久性的皮肤颜色改变。

  1 级并发症

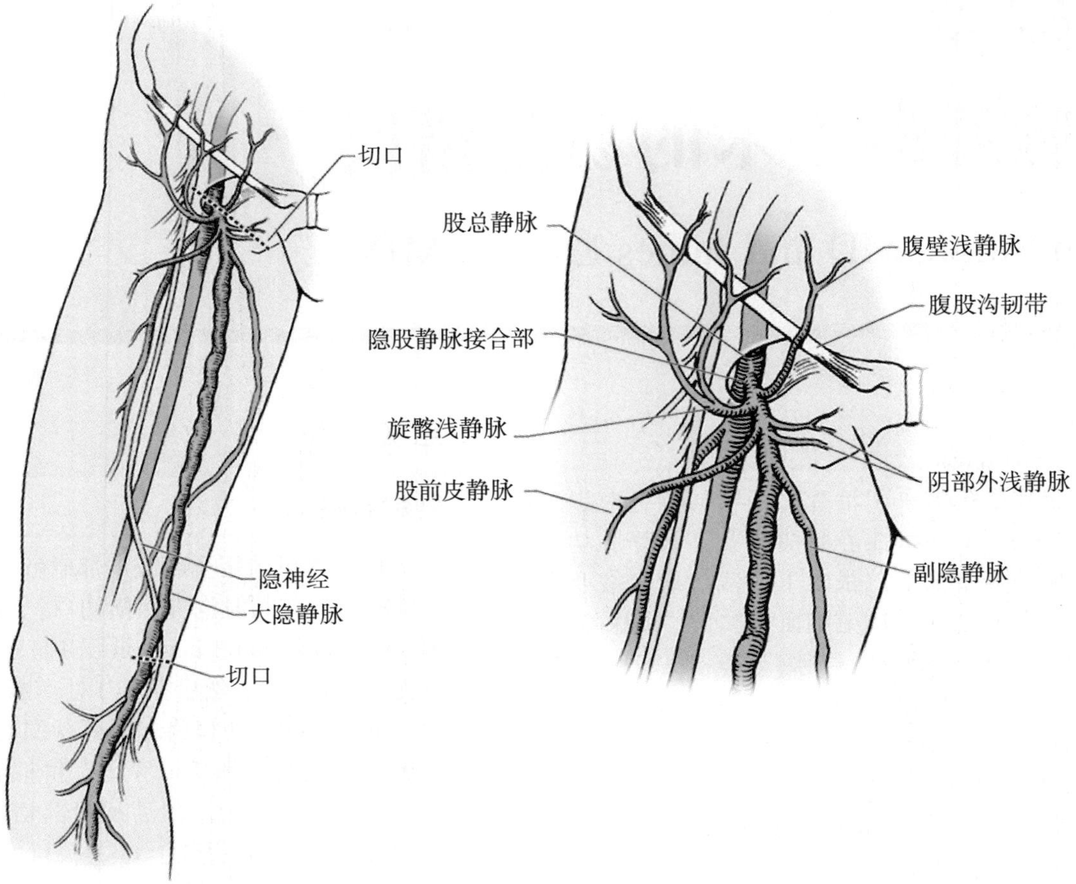

图 62–1 隐股静脉接合部（SFJ）。

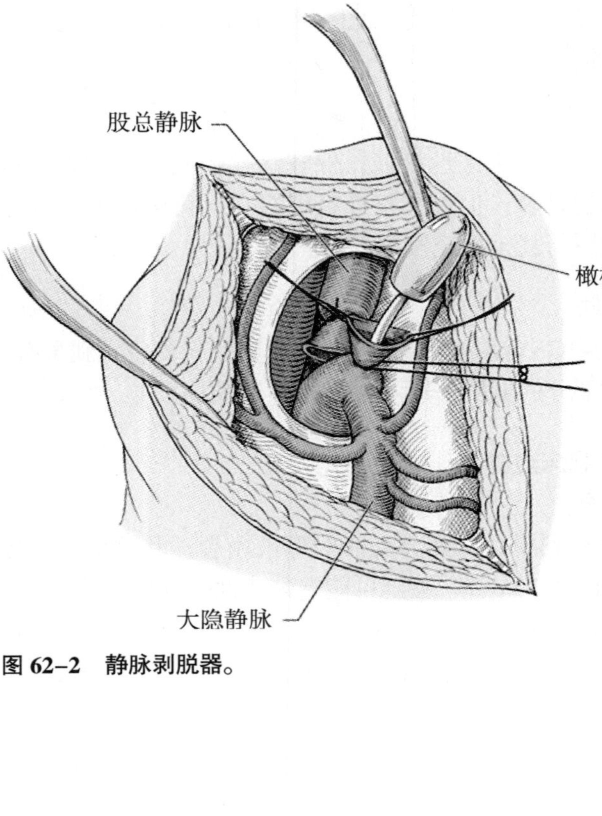

图 62–2 静脉剥脱器。

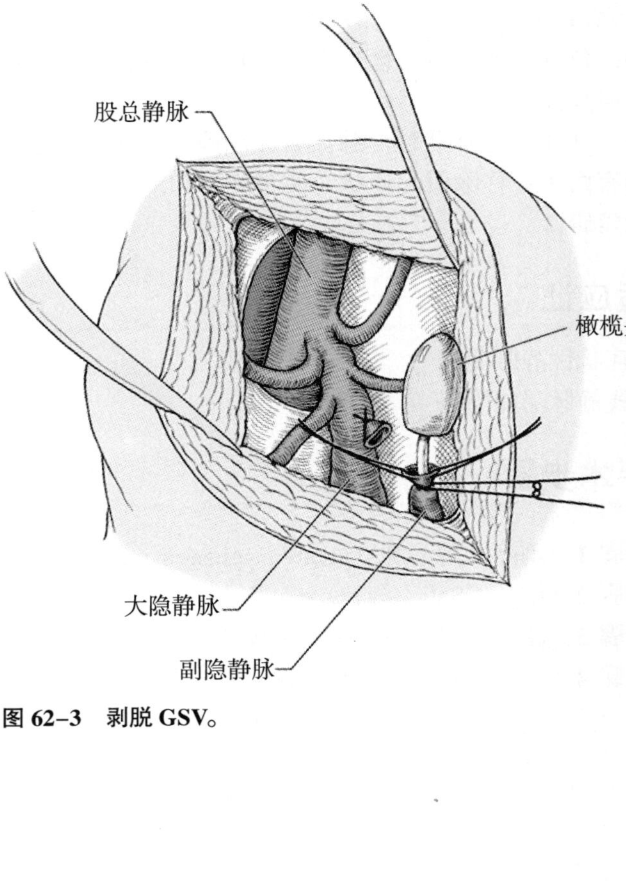

图 62–3 剥脱 GSV。

• 补救

首先采取保守治疗，采用压迫或温热压迫法。如果血肿张力高而有导致局部皮肤坏死危险时，则应手术清除血肿。

• 预防

静脉剥除后立即抬高患肢，并对股部剥脱部位加压，一般可以预防。其他被报道的技术还包括应用止血带、对剥脱部加压包扎以及肿胀麻醉[1]。

GSV 结扎

手术可在全麻或局部麻醉下进行。自耻骨联合旁开一到两指，在腹股沟部做横切口。找到 SFJ，结扎所有 GSV 分支。然后在 SFJ 处离断 GSV 并缝扎[7]。

SFJ 识别错误

• 后果

如果 SFJ 识别错误，有可能误将股静脉作为 GSV 而结扎，其将引起严重的患肢肿胀甚至危及肢体的存活。

4 级并发症

• 补救

修复 / 重建股静脉的连续性，抗凝治疗。

• 预防

在 SFJ 部准确认清和识别大隐静脉是防止发生此损伤的关键。如果需要，可进一步游离股静脉周围，以保证接合部的充分显露。

GSV 属支结扎不全

• 后果

GSV 属支结扎不全则可能导致 GSV 血流持续存在或反流，因而患肢静脉曲张复发[7]。

1 级并发症

• 补救

探查识别 GSV 及其属支，尽可能将其剥脱。

• 预防

解剖 SFJ 和结扎所有 GSV 属支可杜绝复发。

GSV 消融

本手术是在局麻辅以镇静剂（口服或静脉注射）下进行，并要求有血管彩超成像设备。患者仰卧，患侧大腿外旋，膝部屈曲，在股远侧部垫小枕支撑。此体位允许对 GSV 和股总静脉全程进行超声检查。然后对患侧股总血管进行超声识别，并自 SFJ 至踝对 GSV 进行超声检查。

对踝部 / 股远侧 GSV 表面的皮肤进行局部麻醉，在超声引导下以微刺针穿刺 GSV，成功后经针导入 0.014″ 的导丝。再以导丝将一小的 4–Fr 导管引入 GSV，然后移除 0.014″ 导丝，换入 0.035″ 的 J 型或 Bentson 导丝，经大隐静脉至股总静脉。在 B 超引导下，将激光或射频消融导管经 0.035″ 导丝引入 GSV 并送至 SFJ（图 62–4 A）。移去导丝，将激光或射频消融导管向 SFJ 远侧推送 2cm（图 62–4 B）。然后插入激光光纤或射频消融探针，在超声指引下对静脉周围组织施行浸润肿胀麻醉（200 ~ 400ml）。接通激光光纤或射频消融探针，在将其向外拖出的过程中对 GSV 释放能量，进而将 GSV 消融。

GSV 的激光或射频消融与传统治疗方法效果类似而有微创的优点，目前已经成为治疗 GSV 功能不全的优选方法[8, 9]。

在对肢体包扎前应以超声确认股总静脉和 SFJ 的血流。

股总静脉损伤

• 后果

因为本手术是在超声引导下进行，故此并发症极罕见。导丝或导管对股总静脉的损伤可能引起出血或血肿形成。

1 或 3 级并发症

• 补救

导丝或导管造成的损伤可能需要探查并进行修复。

• 预防

超声引导可以预防导丝或导管损伤。

股总静脉热损伤

• 后果

在释放能量时，如激光光纤或射频探针位于股总静脉内，可能造成股总静脉热损伤。

1 或 3 级并发症

• 补救

股总静脉的热损伤可能需要手术进行静脉重建。

• 预防

在插入激光光纤或射频探针之前，以超声认真准确定位激光或射频导管的位置，可以起到预防的作用。

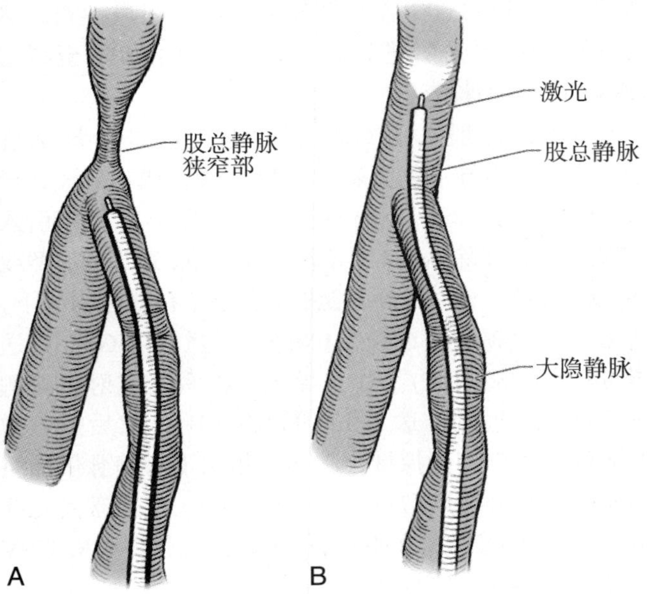

图 62–4 激光导管在 GSV 内的位置。A，导管头在 SFJ 处。B，导管头向 SFJ 远侧推送 2cm。

皮肤烧伤

- **后果**

烧伤一般在激光导管或射频探针插入部位或其附近发生，在对 GSV 浅表部位或皮肤插入部位释放能量时引起。另外，GSV 的浅表属支也可传导热量而发生热烧伤。

1 或 3 级并发症

- **补救**

大多数烧伤一般仅需处理伤口。但对严重的烧伤可能需要局部清创和皮肤移植。

- **预防**

静脉周围的肿胀麻醉要充分，从 GSV 和皮肤穿刺部位移去激光光纤或射频消融探针时要关闭能量。

深静脉血栓

- **后果**

血栓可以在被消融的 GSV 的近侧残端产生，并进一步生长累及股总静脉。这种情况发生在射频消融多于激光。

1 级并发症

- **补救**

如有血栓伸展入股静脉，则有华法林（香豆素）抗凝治疗的指征。股静脉内有自由飘动的血栓头时，可以考虑置放下腔静脉滤器。

- **预防**

深静脉血栓形成（deep vein thrombosis，DVT）的发生率，据报道在激光消融为 0.3%，射频消融为 2.1%。在高危患者（DVT 病史或易栓症）应在术后行静脉超声检查。

血栓性浅静脉炎

- **后果**

血栓性浅静脉炎可能发生在已消融的 GSV 或其浅表属支内。

1 级并发症

- **补救**

大多数这种病例在非甾体类抗炎药、抬高患肢和热敷治疗后可以消退。

- **预防**

围术期抗生素的应用和严格的外科无菌技术。

曲张静脉的小切口剔除

一般在患者进入手术室前标记曲张静脉。在明显曲张静脉的表面做小切口，将曲张静脉提出切口外剔除和（或）结扎。移除曲张静脉后，小切口以可吸收线皮内缝合或用免缝胶带黏合。股部用止血带可以减少失血量。

隐神经损伤

- **后果**

当对膝下的曲张静脉进行小切口剔除时因为隐神经

和静脉的紧邻关系可能伤及隐神经，造成其支配区域的慢性神经性疼痛。

1 级并发症

- **补救**

如果是牵拉型损伤，单纯疼痛控制保守治疗和观察可能就足够了。如效果不佳，则可能需要局部注射长效麻醉剂甚至神经松解术[9]。

- **预防**

对膝下的 GSV 曲张静脉进行剔除时应小心进行。

内镜筋膜下交通支结扎术

交通静脉连接深、浅静脉系统，其内的瓣膜使血流单向自浅静脉流入深静脉[10]。交通静脉功能不全可能导致这些静脉表面的皮肤溃疡形成。传统的 Linton 术是一根治性手术，在胫骨后内侧缘做一长的纵切口，直接将功能不全的交通静脉结扎。此手术常发生切口并发症，因为是在不健康的皮肤做切口，愈合不良时有发生[11]。最近发展了一种新的微创技术——内镜筋膜下交通支结扎术（subfascial endoscopic perforator surgery，SEPS）——以处理失功能的交通支静脉。

适应证

- 交通静脉表面皮肤静脉溃疡。

手术步骤

步骤 1 在超声引导下，术前将失功能的交通静脉表面皮肤进行标记。

步骤 2 用 Esmarch 驱血绷带患肢驱血，上股部止血带，充压 300mmHg，以获得无血术野。

步骤 3 在小腿内侧 / 胫骨粗隆以远 10cm 胫骨内前缘置入 10mm 内视镜。

步骤 4 膨胀内视镜球囊以分离筋膜下间隙。

步骤 5 移去球囊，充入 CO_2 至压力 30mmHg 显示筋膜下间隙。

步骤 6 在第一孔的远侧、紧邻踝的上方做第二个 5mm 穿刺孔，此孔进行交通支的钳夹、离断等操作。

步骤 7 用标准的腹腔镜手术夹钳夹和离断所有可见的交通静脉。

步骤 8 闭合伤口。

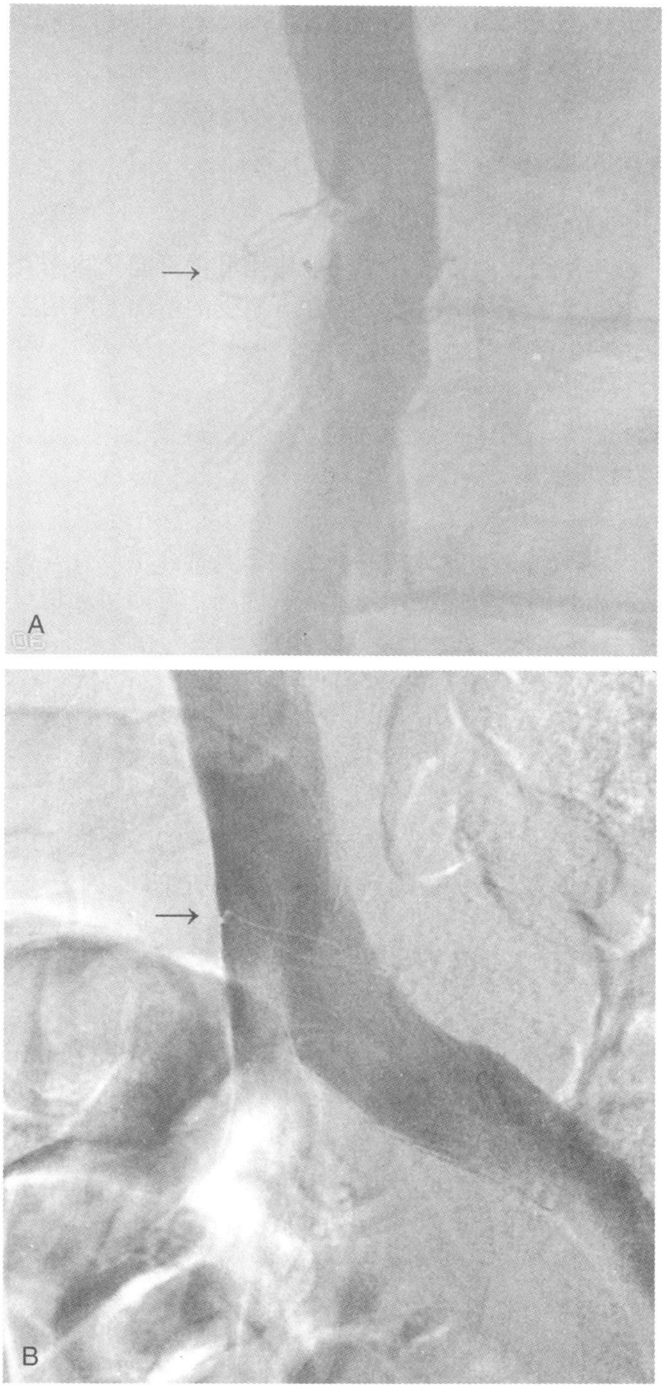

图 62–5 A，滤器置于右肾静脉上方。B，滤器移动至髂静脉分叉部。

用 Esmarch 躯血绷带对患肢躯血，上股部止血带，充压 300mmHg，以获得无血术野

DVT

- 后果

患者高凝状态或长时间安放止血带都可能诱发 DVT，

引起患肢肿胀甚至肺栓塞（pulmonary embolism，PE）。

1 级并发症

- **补救**

DVT 的治疗主要是抗凝。

- **预防**

避免使用止血带或在使用前应用肝素可能预防其发生，术后早期下床活动或在可耐受的情况下应用压力裤也可减少此并发症。

伤口闭合

伤口并发症

- **后果**

许多此类慢性静脉功能不全的患者都在下肢合并有未愈合的皮肤溃疡，局部皮肤脆弱，可能引起切口裂开 / 感染，甚至长期迁延不愈。

1 级并发症

- **补救**

治疗主要是局部切口的护理和应用抗生素。

- **预防**

围术期抗生素的应用和对伤口进行仔细认真的处理。

置放下腔静脉滤器

DVT 患者抗凝禁忌或失败，是置放下腔静脉（inferior vena cava，IVC）滤器的指征。另外，严重的脑部或脊柱损伤患者属于易患 PE 的高危创伤患者，也是安放 IVC 滤器的指征[12]。最初的经皮 Greenfield 滤器输送需要一个 28–Fr 的鞘，而随着技术的进步，目前的输送系统要细得多。现在有的滤器仅需一 6–Fr 输送系统，这将使穿刺部位压迫容易且减少局部血栓形成[13]。

适应证

- DVT 患者抗凝禁忌或失败。
- 易患 PE 的严重的脑部或脊柱损伤患者。

手术步骤

步骤 1　经颈静脉或股静脉进入 IVC。

步骤 2　行 IVC 造影，测定其直径并标记肾静脉位置。

步骤 3　在肾静脉下方释放滤器。

步骤 4　手压穿刺部位 5 至 10 分钟以止血。

进入下腔静脉

血肿，穿入动脉，动静脉瘘形成

- **后果**

一般在肥胖或水肿的患者，因静脉穿刺部位不明显而可能尝试很多次，则可能发生任何上述的并发症。

1 级并发症

- **补救**

如果误入动脉而且已经意识到，应该移去穿刺针并压迫止血。血肿一般可以保守治疗，除非发生表面皮肤坏死。如果形成了动静脉瘘（arteriovenous fistula，AVF），先采取保守治疗。当影响肢体血运时要手术结扎 AVF。

- **预防**

在非肥胖患者，应用解剖标志进行穿刺就足够了（即在搏动的股动脉内侧穿刺股静脉）。如果可能，应当使用便携式超声进行指引。

滤器的放置

滤器位置错误和移动

- **后果**

未准确测量 IVC 的直径（大多数滤器设计只适合 IVC ＜ 30mm）可能导致滤器发生位移，其向上可进入右心房，阻塞肾静脉开口可引起肾静脉血栓形成（图 62–5）。

2 级并发症

- **补救**

使用腔内圈套器和回收装置取出，一般可避免手术。如果失败，可能需要手术取出。

- **预防**

IVC 造影并准确测量其直径以保证滤器大小合适和位于肾静脉开口水平以下。

（张在兴 译）

参考文献

1. Bergen JJ. Varicose veins: treatment by interventional including sclerotherapy. In Rutherford RB (ed): Vascular Surgery, 6th ed. Philadelphia: Elsevier Saunders, 2005; pp 2251–2267.

2. Allegra C, Antiganani P, Bergan JJ. The "C" of CEAP: suggested definitions and refinements. An International Union of Phlebology conference of experts. J Vasc Surg 2003;37:129.
3. Georgiev M. Post sclerotherapy hyperpigmentations: a one year followup. J Dermatol Surg Oncol 1989;15:214–219.
4. Goldman MP, Weiss MA, Beren JJ. Diagnosis and treatment of varicose veins: a review. J Am Acad Dermatol 1994;31:393–398.
5. Goren G, Yellin AE. Invaginated axial saphenectomy by a semirigid stripper: perforate-invaginate stripping. J Vasc Surg 1994;20:970–977.
6. Morrison C, Dalsing MC. Signs and symptoms of saphenous nerve injury after greater saphenous vein stripping: prevalence, severity, and relevance for modern practice. J Vasc Surg 2003;38:886–890.
7. Rutherford RB, Sawyer JD, Jones DN. The fate of residual saphenous vein after partial removal or ligation. J Vasc Surg 1990;12:422–428.
8. Manfrini S, Gasbarro V, Danielsson G. Endovenous management of saphenous vein reflux. J Vasc Surg 2000;32:330–342.
9. Proebstle TM, Gül D, Lehr HA, et al. Infrequent early recanalization of greater saphenous vein after endovenous laser treatment. J Vasc Surg 2003;38:511–516.
10. Mozes G, Gloviczki P, Menawat SS, et al. Surgical anatomy for endoscopic subfascial division of perforating veins. J Vasc Surg 1996;24:800–808.
11. Kalra M, Gloviczki P. Management of perforator vein incompetence. In Rutherford RB (ed): Vascular Surgery, 6th ed. Philadelphia: Elsevier Saunders, 2005; pp 2268–2286.
12. Rodriguez JL, Lopez JM, Proctor MC. Early placement of prophylactic vena caval filters in injured patients at high risk for pulmonary embolism. J Trauma 1996;40:797–802.
13. Ascher E, Hingorani A, Yorkovich WR. Complications of vena cava filters. In Towne JB, Hollier LH (eds): Complications in Vascular Surgery, 2nd ed. New York: Marcel Dekker, 2004; pp 569–579.

第 63 章

血管内介入治疗

Niten Singh，MD and David Deaton，MD

引言

血管腔内治疗改变了外科医生所能为患者治疗的血管疾病的种类。过去，诸如血管成形术等手术被认为仅适用于短段狭窄以及不适宜选择旁路手术的患者。支架的出现和血管外科领域技术的进步使得各个部位的血管疾病均可选择腔内治疗。对于高危患者，开腹腹主动脉瘤修复手术（open abdominal aortic aneurysm，AAA）具有极高的风险，支架可以被置入并且可以降低手术过程的风险。

尽管许多人认为通过股动脉置入的血管鞘进行操作罕有并发症出现，但是血管腔内治疗仍然属于血管系统的手术操作，可以出现与开放手术相似的并发症以及导管介入操作特有的并发症。本章将描述一部分并发症。

适应证

- 外周动脉疾病

手术步骤

步骤 1 穿刺和造影

步骤 2 血管成形和支架置入

步骤 3 腹主动脉瘤腔内修复术

手术操作

造影剂毒性

实施导管操作技术需要使用造影剂和数字减影成像。造影剂的毒性作用可以影响许多器官并引起严重的不良反应。许多造影剂引起的轻微的反应已经被目前应用的低渗透压造影剂所减低[1]。造影剂引起的严重不良反应之一是肾毒性。肾毒性的诊断标准为血肌酐升高超过正常值的 25% 并且除外其他原因[2]（1 级并发症）。肾毒性通常发生于术后 48 小时内。对于大多数患者来说，肾毒性反应是非少尿性的，并且可以自愈。造影剂相关肾毒性发生的最重要的危险因素是术前就已存在肾功能不全。其他相关因素还包括脱水、糖尿病以及造影剂使用的剂量。

造影剂相关肾毒性的治疗是水化，仅有不足 1% 的患者病情进展需要透析。肾毒性的预防措施包括下列方法：水化是最有效的预防手段，特别是对于已有肾功能不全的患者；对于肾功能不全患者，N- 乙酰半胱氨酸可以减小肾毒性发生的风险[3]；碱化尿液对于肾功能不全患者也有益处[4]。

穿刺部位的并发症

尽管操作简单，动脉系统穿刺仍可以导致严重并发症。在腹股沟区下方穿刺，股动脉穿刺点位于股浅动脉（superficial femoral artery，SFA）和股深动脉（profunda femoris artery，PFA）分叉的上方 / 腹壁下动脉的下方。穿刺点可以通过透视和触摸股动脉搏动来确定[5]。理想的穿刺点位于股骨头上部[6]（图 63–1）。术后，手法压迫穿刺点止血或使用血管封闭装置封闭穿刺区域止血。许多并发症可以在这一操作过程中发生。

动脉穿刺点过高（图 63–2）

- **后果**

  因为对穿刺区域难以实施有效的压迫，所以可以导致难以控制的出血以及腹膜后出血。大量血液将会丢失，特别是使用肝素或抗血小板药物的患者。

  1/3 级并发症

- **补救**

  腹膜后间隙常常能够限制出血，但是患者会感觉疼痛并很可能需要输血。有些病例，如果患者病情不

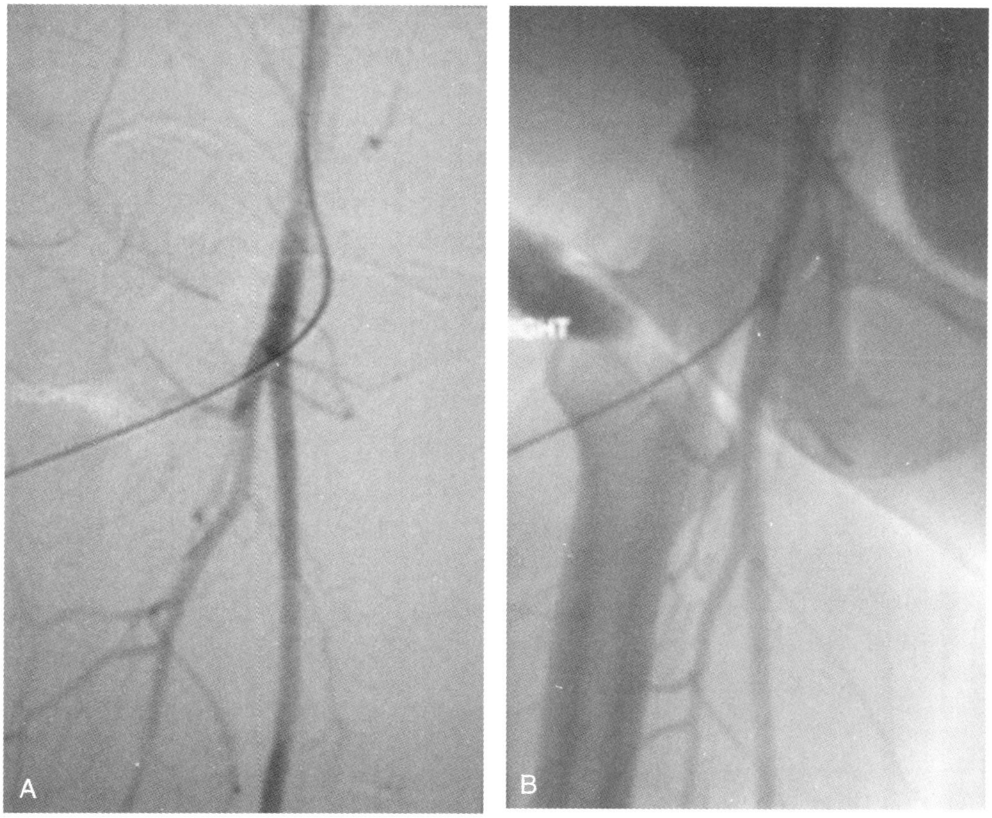

图 63–1 股动脉穿刺的正确部位。**A**，减影图像显示穿刺点位于腹壁下动脉下方、股动脉分叉上方。**B**，观察解剖标志显示穿刺点位于股骨头上方股动脉处。

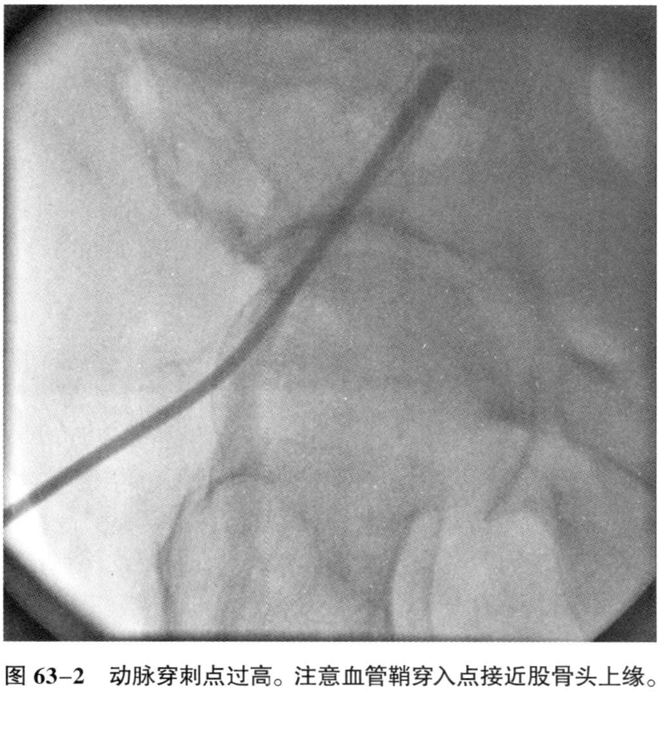

图 63–2 动脉穿刺点过高。注意血管鞘穿入点接近股骨头上缘。

稳定，直接手术修补动脉是必要的。

- **预防**

  运用解剖标志和术前影像检查。

动脉穿刺点过低

- **后果**

  穿刺点过低可以导致假性动脉瘤形成和远端缺血的可能。

  1/2/3 级并发症

- **补救**

  如果假性动脉瘤很小可以观察，许多假性动脉瘤可以自行消退。近来，多普勒超声引导下凝血酶注射已被用于治疗这一并发症。如果由于损伤股浅动脉或股深动脉，患者出现远端缺血，这是手术探查和修补的适应证。

- **预防**

  如前所述以及在拔除血管鞘前发现这一并发症。

穿刺角度不佳

- **后果**

  如果穿刺针的穿刺角度大于 60 度，导丝和血管鞘可能难以穿过。这可以导致损伤动脉血管后壁并形成血肿，并有可能导致动脉夹层。

  1/2 级并发症

- **补救**

拔除穿刺针并压迫止血，然后详细检查动脉搏动。

- **预防**

穿刺过程中穿刺针不能成角大于 60 度。

穿刺部位血栓

- **后果**

进展为患肢急性缺血。

3/4 级并发症

- **补救**

立刻手术探查，修复受累动脉。

- **预防**

当实施手法压迫时，需避免过度用力，以免血流不畅，血小板沉积在穿刺点。如果要使用血管封闭装置，应该在透视下检查动脉血管是否存在病变以及管径粗细是否足够。

血管成形和支架置入

技术的进步，例如更小口径的血管内植入装置的出现，使得血管成形和支架置入成为血管外科的常规操作。插入球囊至病变动脉可以扩张管腔。但是，病变可能回缩。因此置入支架防止回缩对于特定部位的血管病变可能更为有效。这一操作是在前面所讲的穿刺之后进行的。导丝插过病变部位并且在血管成形球囊穿过并扩张时保持位置不变。支架分为球囊扩张支架（支架预装于球囊表面）和自膨胀支架（在血管成形后展开），均可施放于病变区域。[7]

动脉穿孔

- **后果**

动脉穿孔可以发生在球囊扩张成形的部位，也可以因为导丝穿破血管壁而发生在远端血管。依血管部位不同，动脉穿孔既可以只引起轻微不适也可导致致死性出血。

根据血管部位不同，可能为 2 级或 4 级并发症（例如主动脉和髂动脉），或者没有症状

- **补救**

如果穿孔明确位于四肢血管，放置球囊于穿孔部位并以最低压力扩张球囊使其封闭损伤部位，这通常可以解决问题。同时，抗凝状态需要被纠正。如果不是上述情况，放置覆膜支架是必要的。在诸如髂动脉等部位，用球囊控制出血可能不能控制穿孔，因此，放置覆膜支架是恰当的治疗方式[8]。在肾血管成形术中，远端血管穿孔可以用弹簧圈治疗。如果这些治疗失败则需要采取手术治疗。

- **预防**

尽量选用合适型号的导管。如果患者在治疗过程中出现不适，放松球囊并检查患者。为了防止导丝穿破血管，导丝的尖端必须时时处于透视监视下。

动脉夹层

- **后果**

将导丝（特别是超滑导丝）穿透至血管内膜下层并且未能再返回血管真腔可以导致动脉夹层，也可用于严重病变血管的血管成形治疗。如果没有发现，这可以导致治疗血管的栓塞[9]。

1/2 级并发症

- **补救**

在跨越动脉夹层的区域放置支架可以有效地治疗大部分动脉夹层。

- **预防**

动脉夹层常见并且可以预防，放置支架是恰当的治疗手段。问题的关键是识别夹层。

栓塞

- **后果**

钙化斑块或血管内器械（例如支架）造成的栓塞是所有介入治疗的潜在风险。缺血可能发生，特别是对于流出道病变严重的下肢或终末器官，例如肾。

1/2 级并发症

- **补救**

基本上有两种选择：① 取出栓子或 ②将栓子展开或固定在安全的部位。如果栓子来源于病变血管或者是血栓形成，使用大口径冲吸导管将其吸出或者必要时使用机械取栓装置常常可以奏效。使用抓捕器对于脱落的球囊或导丝常常有效。如果是支架移位，可以将其展开并扩张固定于更外周的位置，例如髂动脉，或者在支架内套置一口径更大的支架将其固定。上述都是常用的技术。最后，如果前面所述的血管内补救技术没有成功，栓子阻塞了重要血流，那么必须实施切开手术取出栓子。

- **预防**

认真使用各种器械，使用前仔细检查球囊和支架以及轻柔地操作可以避免此类罕见的并发症发生。

腹主动脉瘤腔内修复术

自1999年被美国食品和药物监督管理局批准应用以来，腹主动脉瘤腔内修复术（Endovascular AAA，EVAR）已成为血管外科领域一项重要的进展。这一技术使得那些由于其他并发症而不适宜行开放手术修补的腹主动脉瘤患者得到治疗。这同时也是微创的主动脉重建方法，具有较少的急性并发症以及更快速的康复。由于有许多器械可供使用，EVAR的数量明显增加，那些以前由于解剖结构的原因不能接受腔内修复术的患者现在通过腔内辅助技术使得操作简化从而也可以选择EVAR进行治疗[10]。标准化的基本操作流程如下：双侧股动脉穿刺；输送支架的主体及同侧臂至肾动脉水平以下；将支架对侧臂输送套入至同侧臂并张开；如果有必要实施髂动脉扩张；最后对封闭区域的近端和远端实施血管成形。尽管与传统的开放手术相比创伤性更小，但是EVAR仍然是对主动脉进行手术操作，因此其仍然可以引起严重的并发症。

穿刺失败

- **并发症**

与外周血管介入使用标准的血管鞘不同，EVAR器械口径较粗，支架的主体部分需要使用22～26Fr的血管鞘，对侧臂需要使用12～20Fr的血管鞘。如果髂动脉口径小于7.5mm，支架输送将会十分困难，并可能导致髂动脉损伤（例如穿孔、闭塞、夹层）或撕裂。

2/3/4级并发症

- **补救**

如果器械难以通过，另一方法是使用髂动脉人工通道，方法是通过腹膜后切口将一直径10mm的涤纶人造血管缝合于髂动脉分叉处，器械通过人造血管通道送入。如果部分动脉局限狭窄，可以使用血管成形术。如果明确发生了髂血管撕裂，应该置入球囊阻断主动脉和髂动脉然后实施手术修补。

- **预防**

对于任何准备实施EVAR的病例，术前计划是关键，仔细地检查穿刺部位可以避免这一并发症。

支架劳损

- **后果**

支架断裂或劳损可以导致严重的问题和内漏，内漏使得已经被血管内支架隔绝的动脉瘤囊再次得到灌注。这种陈旧的动脉瘤囊内压力的急性升高可以导致动脉瘤急性破裂。

2/3级并发症

- **补救**

通过高分辨率CT重建和动脉造影进行确认并详细评估、辨别治疗失败的原因以及能否通过再次置入支架进行治疗。如果不能选择腔内治疗，取出支架并行开放手术修补。

- **预防**

这一并发症难以预防，需要持续对置入支架的患者进行随访。

内漏

内漏的分型如下：

Ⅰ型：血液经过移植物近端或远端的附着部位流入动脉瘤囊内（图63–3）。

Ⅱ型：主动脉分支反流入动脉瘤囊内，例如腰动脉或肠系膜下动脉（图63–4）。

Ⅲ型：由于支架移植物壁破裂或部件间分裂导致动脉瘤囊再灌注（图63–5）。

Ⅳ型：经过移植物壁的孔隙漏入[11]。

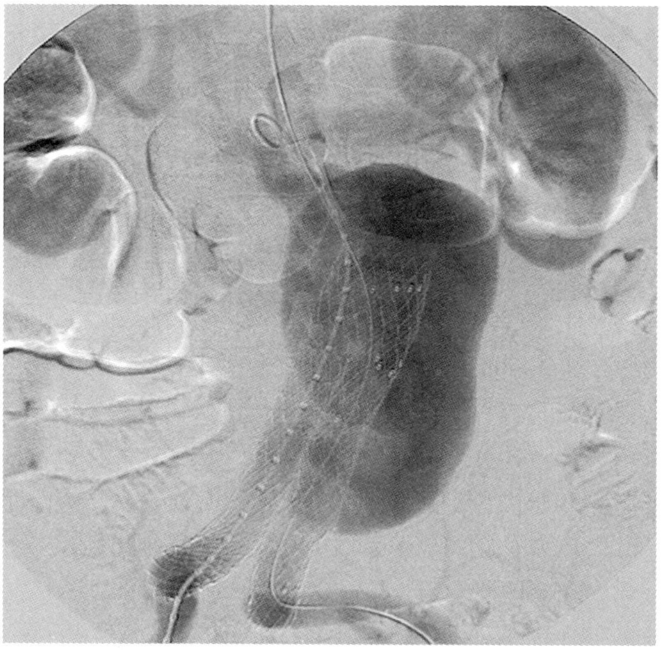

图63–3　血管内植入物远端移位形成Ⅰ型内漏。注意血管造影显示巨大的假性动脉瘤体。

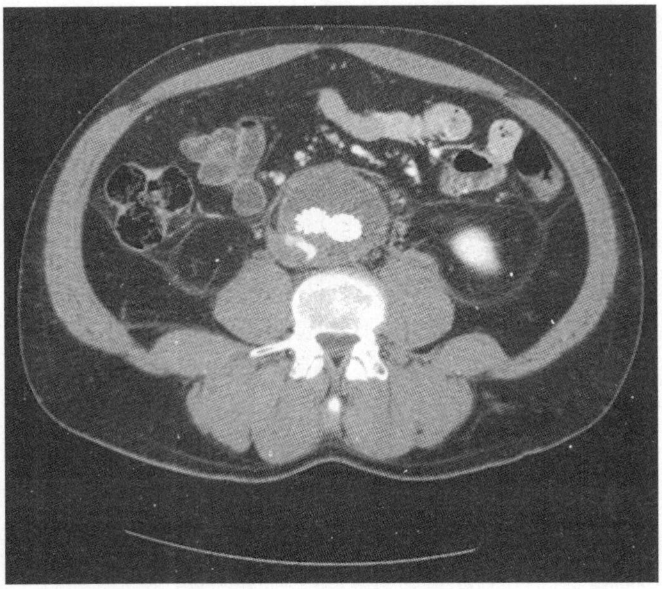

图 63-4 可能由于腰动脉开放形成的Ⅱ型内漏。注意动脉瘤囊内以血栓形成为主，仅有少量的造影剂。

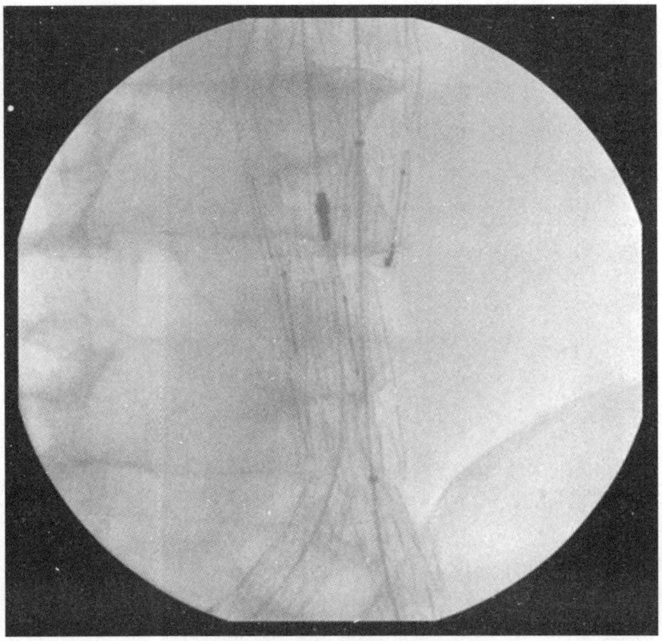

图 63-5 自左侧髂动脉置入的侧臂形成的Ⅲ型内漏。这一区域内漏可以通过放置覆膜支架治愈。

- 结果

Ⅰ型和Ⅲ型内漏表现为动脉瘤囊壁持续暴露于主动脉和压力下。如果不予以治疗，动脉瘤很可能破裂。

2/3/5 级并发症

Ⅱ型内漏通常是自限性的，大部分可以自愈。密切随访十分必要，如果动脉瘤增大应再次介入治疗。

1/2 级并发症

Ⅳ型内漏罕见，大部分于随访早期消失。

1/2 级并发症[12]

- 补救

对于Ⅰ型内漏，如果术中能够准确地确定病变部位并且可以通过腔内治疗处理，则即刻修补是恰当的。Ⅰ型内漏常常经由球囊扩张支架近端和远端附着的部位、在内漏部位套入另外的支架或放置球囊扩张支架封闭内漏区域而治愈。Ⅱ型内漏可以观察，但是如果腹主动脉假性动脉瘤在随访过程中增大，则仍需要治疗。治疗方法包括经动脉弹簧圈栓塞或直接经腰部动脉栓塞[13]。Ⅲ型内漏如果位于移植物附着的部位，可以通过再置入支架覆盖破损区域来治疗。

- 预防

操作完成后再次血管造影时以及术后随访时及时发现内漏，术前详细计划以及准确的测量，特别是对拟封闭区域的近端和远端的测量，都是避免内漏的重要方法。

（李 昂 译）

参考文献

1. Barrett BJ, Carlisle EJ. Meta-analysis of the relative nephrotoxicity of high- and low-osmalality iodinated contrast media. Radiology 1993;188:171–178.
2. Murphy SW, Barrett BJ, Parfrey PS. Contrast nephropathy. J Am Soc Nephrol 2000;11:171–182.
3. Tepel M, Van Ger Giet M, Schwarzfield C, et al. Prevention of radiographic-contrast-agent-induced reductions in renal function by acetylcysteine. N Engl J Med 2003;343: 180–184.
4. Merten GJ, Burgess WP, Gray LV, et al. Prevention of contrast-induced nephropathy with sodium bicarbonate. JAMA 2004;291:2328–2334.
5. Schneider PA (ed). How to get in: percutaneous vascular access. In Endovascular Skills: Guidewire and Catheter Skills for Endovascular Surgery, 2nd ed. New York: Marcel Dekker, 2003; pp 5–30.
6. Rupp SB, Vogelzang RL, Nemeck AA, et al. Relationship of the inguinal ligament to pelvic radiographic landmarks: anatomic correlations and its role in femoral arteriography. J Vasc Interv Radiol 1993;4:409–413.
7. Schneider PA (ed). Balloon angioplasty: minimally invasive autologous revascularization. In Endovascular Skills: Guidewire and Catheter Skills for Endovascular Surgery, 2nd ed. New York: Marcel Dekker, 2003; pp 201–216.
8. Scheinert D, Ludwig J, Steinkamp. Treatment of cath induced iliac artery injuries with self-expanding endografts. J Endovasc Ther 2000;7:213–220.
9. Ansel GH. Endovascular complications of angioplasty and stenting. In Complications in Vascular Surgery. New York:

Marcel Dekker; 2004; pp 597–614.
10. Fairman RM, Velazquez O, Baum R, et al. Endovascular repair of aortic aneurysms: critical events and adjunctive procedures. J Vasc Surg 2001;33:1226–1232.
11. Deaton DH, Makaroun MS, Fairman RM. Endoloeak: predictive value for aneurysm growth at 3 years. Ann Vasc Surg 2002;16:37–42.
12. Beebe HG. Endoleak. In Towne JB, Hollier LH (eds). Complications in Vascular Surgery. New York: Marcel Dekker, 2004; pp 659–682.
13. Baum RA, Carpenter JP, Golden MA, et al. Treatment of type 2 endoleaks after endovascular repair of abdominal aortic aneurysms: comparison of transarterial and translumbar techniques. J Vasc Surg 2002;35:23–29.

第 XI 部分 胸外科

M. Blair Marshall, MD

优秀的人之所以优秀是因为他们历经失败而获得智慧。你也知道，我们从成功中获得的智慧非常有限。——William Saroyan

第 64 章 气管镜：软镜与硬镜；食管镜：软镜与硬镜；纵隔镜；前纵隔切开术

John C.Kucharczuk，MD

气管镜：软镜与硬镜

引言

在 20 世纪 90 年代后叶，Gustav Killian 用一个硬管从一位清醒的 63 岁男性的右主支气管中取出一块嵌塞的骨片。20 年后，在费城，Chevalier Jackson 推广了硬式支气管镜检查气道的技术。Jackson 的技术非常有效，但是需要特殊专业化的培训，所以只有一小部分医生经过培训可以熟练、安全地应用这项技术。今天，已很少有清醒状态下的硬式气管镜操作了。但是，对于当代胸外科医生，全麻下的硬式气管镜检查在某些情况下仍是一个非常有诊断及治疗价值的操作。在特定情况下这项技术是不可替代的。

软式支气管镜于 20 世纪 70 年代问世，引起气管镜检查领域的变革。软式支气管镜检查可轻松地在清醒及麻醉的患者身上进行操作。软式气管镜可同样应用于诊断及治疗，并且有不同的型号，可针对特殊情况挑选特殊构型的产品。工作通道大小从 1.2mm 到 3.2mm 不等，允许进行分泌物的抽吸及一部分器械在直视下进入气道进行操作。

当代胸外科医生应当是一个同时熟练操作软及硬式支气管镜专家。他或她必须能够在特定的临床情况下选择最适合的方法及器械。

支气管镜检查步骤

步骤 1 选择器械（硬 VS 软）
步骤 2 选择适当麻醉（局部 VS 全身）
步骤 3 开始体位的监测
步骤 4 提供辅助供氧
步骤 5 执行操作
步骤 6 复苏患者

支气管镜检查操作

选择恰当的支气管镜检查技术

支气管镜检查中最大的易犯错误是没有在硬或软式支气管镜检查技术中做出恰当正确的选择。近来，硬式支气管镜检查均在麻醉患者身上操作，并且只能

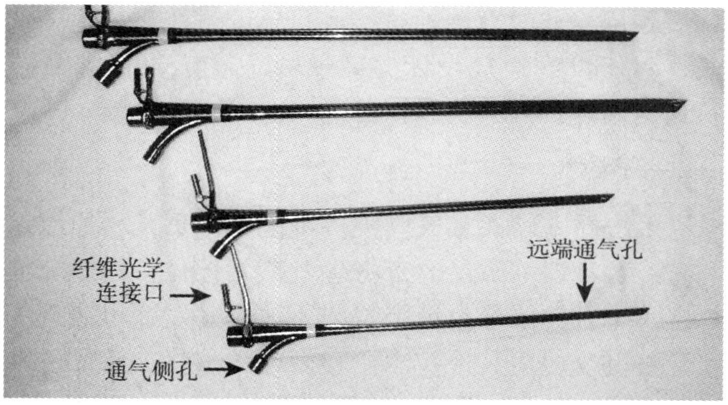

图 64–1　最常用的大小不同的硬支气管镜。注解为通气设备和侧孔。

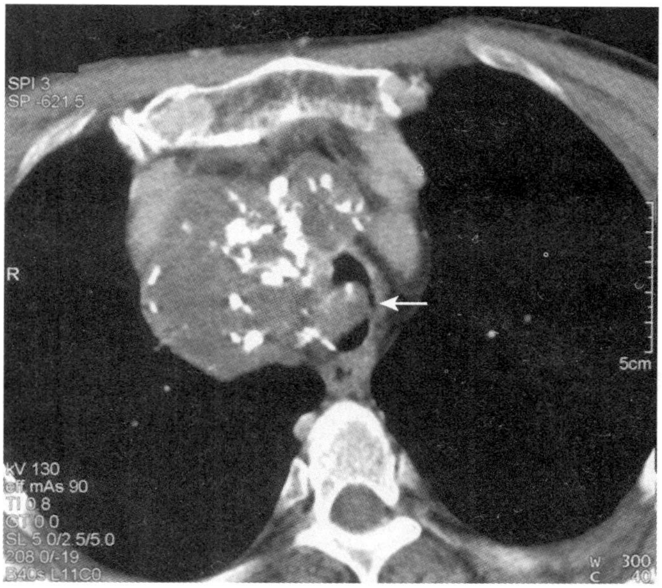

图64–2　CT扫描显示气管内软骨肉瘤（箭头）几乎堵塞了气道。

检查气管及近端气道。相反，软式支气管镜检查可在清醒及麻醉的患者身上操作，并且可以检查亚段以下的支气管。

硬式支气管镜检查

硬式支气管镜检查操作应在患者全麻的状态下在手术室中操作。硬式支气管镜检查的特殊要求在下面列出。硬式支气管镜有多种管径及长度可供选择，在图64–1中列出。它们尺寸的大小是根据外径来制定的。图64–2显示一个患者的CT影像中可见气管中的肿物，几乎堵塞了气管。这名患者适合应用硬式支气管镜检查进行诊断和通过“挖芯”技术姑息性解除气道梗阻。这例患者最终的病理学诊断为气管软骨肉瘤。

适应证

- 取出异物
- 解除气道狭窄
- 放置非膨胀型支架
- 控制大咯血
- 评估气管支气管的活动度
- 评估食管癌对气道是侵犯还是粘连
- 姑息性解除肿瘤引起的气道梗阻（挖芯）

不适合硬式支气管镜检查的患者

行硬式支气管镜检查的患者术前应当进行颈部及口腔的评估。严重的颈关节炎引起颈部收缩使得硬式支气管镜难以通过。牙列不良和牙齿松动对于硬式支气管镜都是危险因素，而且可拆卸的口腔异物如牙桥和义齿等应当在实施该操作前取出。相反，已行气管切开的患者反而不是硬式支气管镜检查的禁忌证。只要移开气管套管，就可以从上述造瘘口插入硬式支气管镜，在一些特殊地情况下，也可从气管套管处直接进镜，但是应当实施必要的保护措施，尽量避免损伤后侧的气管膜部。同样，对于已行全喉部切除的患者也可通过造瘘口处插入硬式支气管镜。

- **后果**

  如果未能将患者摆放于恰当的体位，则无法进行安全有效的操作。会产生从轻度的牙齿损伤到威胁生命的咽部或气道穿孔等诸多并发症。

  1–5 级并发症

- **补救**

  选择另一种方式直视气道并进行干预。

- **预防**

  术前应当对患者进行足够的评估。不应当对颈椎僵硬或无法摆放恰当体位的患者尝试硬式支气管镜检查操作。

术者与麻醉师配合不佳

在全麻下进行硬式支气管镜检查操作需要麻醉师和术者的密切配合。当麻醉师在准备适当的监测设备及静脉给药时，术者应当准备硬式支气管镜检查的光源及其他相关硬件。在实施“常规”硬式支气管镜检查操作时，全身麻醉应当包括静脉及吸入麻醉，应当从咽部吸出分泌物，然后给患者面罩通气，之后给予肌松药物从而使得硬式支气管镜更易操作。对于有巨大纵隔肿物或几乎堵塞气管的肿物的患者等特殊情况，在麻醉时需要考虑得更多一些。患者取仰卧位或在全麻的基础上使用肌松剂会导致整个气道的堵塞，从而引起威胁生命的低氧血症。对于这些患者，应当首先对气道进行局部麻醉，保持在立位状态下缓慢静脉诱导进行全身麻醉。在这个过程中，麻醉师应辅助患者自主通气。在完全肯定气道是通畅的情况下给予肌松药。一旦麻醉，患者应当立刻被摆好体位，并且被插入硬镜进行操作。这时通过通气管路连接到硬镜通气侧孔开始人工通气。若使用无通气的硬镜，可通过 Venturi 装置吹入氧气来维持氧合作用。

- **后果**

  气道的不良控制可导致高碳酸血症、低氧血症及死亡。

  3/4/5 级并发症

- **补救**

  术者及麻醉师都应当明确操作步骤并作为一个团队协同工作。在手术室内整个团队共同复习回顾计划的所有步骤，同时提出一个在气道阻塞的情况下的应急方案，这是非常有用的。

- **预防**

  整个过程应当在麻醉师、术者、护士的积极配合下完成。整个团队应当在操作开始前明确整个操作步骤。

无法插入硬式支气管镜

当术者已经准备插入硬式支气管镜时，患者应当摆好仰卧位，头略屈曲（“嗅姿”）。术者站在患者头的后方，吸出后咽部的分泌物，带上牙齿保护器。术者使用左手中指及无名指抓住患者的下颌从而固定患者头部。术者左手的大拇指和食指握住镜子。右手将镜子提到可视位置。使镜子在一定的角度下斜行向下直到看到会厌。将镜子放在会厌的前缘，然后用左手拇指小心地抬高镜子直至暴露声带。使用患者的牙齿或牙龈作为支点抬高镜子会导致牙齿的损伤，应当避免这样的操作。术者应当尽量避免从会厌尖端抬高镜子超过 1cm，因为这样镜子就超过了喉部。

当暴露声带后，将镜子向右旋转 90°，进入气管。一旦进入气管，再将镜子旋转至原来的位置。这时可以拿走患者头后起支撑作用的枕头，并放低床头板以伸展颈部。此时开始通过接入目镜的侧孔进行人工通气，对于没有通气设计的镜子可通过 Venturi 装置进行人工通气。

- **后果**

  若无法插入硬式支气管镜，可能由以下几种原因造成：术者训练不足、未将患者摆好体位、由于分泌物或出血较多导致视野暴露不清。并发症可表现为需要更改使用其他技术、轻微牙齿损伤、致命的咽部或气道穿孔，甚至丧失对气道的控制而导致死亡。

  1–5 级并发症

- **补救**

  若患者并不适合行硬式支气管镜检查或术者并未经过足够的训练，应当选择其他观察及干预气道的方法。

- **预防**

  在术前充分评估患者情况。

气道视野暴露不清

应当将患者的头部转向术者准备检查的对侧。例如，当镜子进入右主支气管时，应当将患者头部轻微向左偏。在镜子前进时应当持住通气设备并移开目镜。若需要更进一步的气道探查，可以使用一 Hopkins 镜管窥内镜通过硬镜主通道的适配管道进入硬镜。这些窥镜可以提供放大的以及多角度的视野。若没有窥镜，可以用软式支气管镜进入硬镜进行观察。

- **后果**

  若硬式支气管镜前进时没有足够清晰的视野会导致气道穿孔，需要开胸手术及复杂的气道重建。

  3–5 级并发症

- **补救**

  最佳策略即必须在可清晰地观察到管腔远端的情况下才能前进镜子。

- **预防**

  在下镜子时，患者头部应当放置在气道的长轴上，这样可允许清晰地观察远端管腔。

复苏患者

在硬式支气管镜操作完成后，患者应当在麻醉复苏监护室进行复苏。那些使用硬式支气管镜进行肿物激光消融及使用“挖芯”技术解除气道梗阻的患者应当住院治疗并且整晚监测以确保患者气道通畅。

软式支气管镜检查

与硬式支气管镜检查不同，软式支气管镜检查可在门诊并且在患者意识清醒的状态下完成多种诊断和治疗，正如以下所列出的。但不幸的是，纤维支气管镜是精细的仪器，如图 64–3 所示，它们的清洗、保养及存放需要特殊的培训。

适应证

- 检查亚段以下的气道
- 吸出分泌物
- 黏膜刷检
- 对支气管内的病变进行活检
- 放置膨胀型气道支架
- 取出小异物
- 经支气管的针吸活检

门诊患者清醒状态下的软式支气管镜检查操作需要一套特殊设计的装置。这套装置必须包括一个供养装置、脉氧监测装置、心率监测装置及在紧急状态下的气管插管装置。供氧装置——通过鼻导管或特殊设计的可以通过支气管镜的面罩——应当为所有行支气管镜检查的患者预备好。清醒状态下的患者的监测应包括脉氧监测及心率监测，大多数患者应当开放一条静脉通络，但是经过适当局部麻醉的患者，很少需要静脉镇静。图 64–4 为在支气管镜下的一处支气管内的病变。这名患者是在确定性治疗之前通过门诊的诊断性软式支气管镜检查行支气管内膜活检的理想适应证。

手术后的清醒状态下的支气管镜检查通常应当在胸外科病房内进行。术后需要行该检查的最常见的适应证为黏液栓导致的肺不张。适时地对这些患者进行支气管镜检查可以有效地避免更多严重的并发症，如肺炎及重新插管等。为了方便床旁操作，支气管镜检查车上应装备有一条软式支气管镜、光源、吸引器管、口器、给氧面罩、局部麻醉药物、脉氧监测及紧急气管插管设备。支气管镜检查车上备有详单，并且应该每日由经过专门训练的呼吸系统治疗师来清点详单并且进行维护。准备好这个简单的支气管镜车可以将准备给一个清醒患者行支气管镜检查时发现物品准备不齐全的麻烦降到最低。在我们学院，我们主要准备一个的外径为5.9mm的标准成人支气管镜来行该项检查。

全麻下的软式支气管镜检查应在麻醉师的监测下在手术室中进行。监测设备应当包括血氧监测、无创

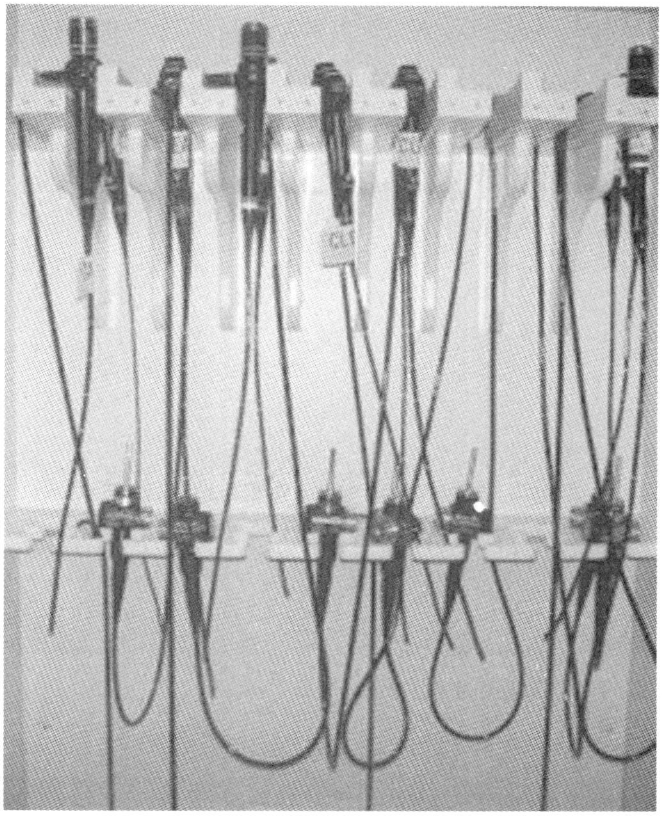

图64–3 预防损坏的软式支气管镜储藏设备。

的血压监测、三导联的心电监测设备。全麻后，应当在喉镜下行气管插管。插管的位置是否正确应当靠听诊、观察胸部运动及呼气末 CO_2 量的监测来进行判断。对于成年人应当使用 8.0mm 的气管插管。这个管径可以允许外径（outside diameter，OD）为 5.9mm 的软式支气管镜在气管插管内操作的同时又保证患者的通气。一般推荐使用外径 5.9mm 的软式支气管镜是因为它的操作内径为 2.8mm，这个管径足以吸出黏稠的分泌物并不会造成堵塞。而直径更小的气管内插管就需要使用更小 OD 的软式支气管镜，这样经常难以吸净分泌物而无法获得良好的木野从而影响操作。“儿童支气管镜”的外径为 3.5mm，而工作通道只有 1.2mm。而当需要激光治疗或其他特殊用途时，可使用 6.2mm OD 的镜子，它的工作通道为 3.2mm。如果可能，这些患者应当使用管径为 9.0mm 的气管插管。

选择适合的麻醉方式

清醒状态下行软式支气管镜检查的患者表面麻醉不充分

对于清醒的软式支气管镜检查的患者，充分的表面麻醉至关重要。首先由呼吸治疗师给患者吸入利多

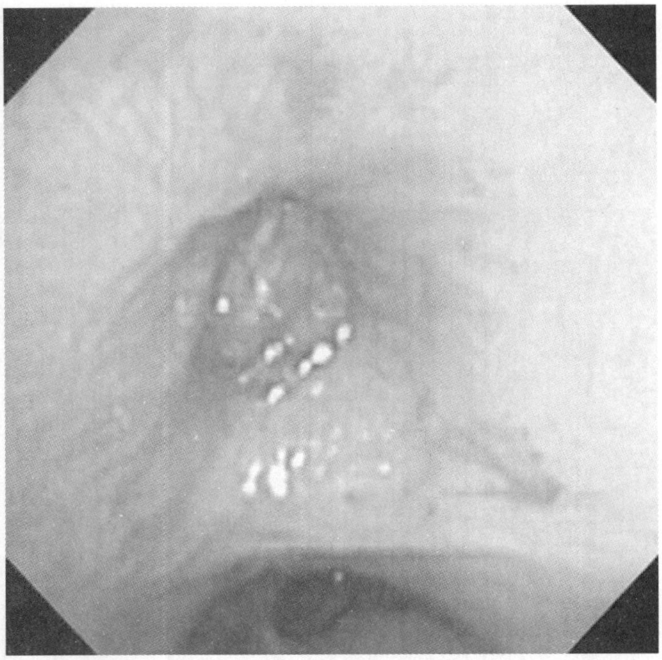

图64-4 肿瘤阻塞了右肺上叶开口(见彩图)。

卡因喷雾(1%的利多卡因5ml)。然后在患者的后咽部、扁桃体弓及软腭部喷洒1%利多卡因。之后使用21-G的注射针通过环甲膜向气管内注射2%利多卡因2～5ml。这项操作会引起患者咳嗽但可以达到良好的气道表面麻醉的效果。最后，将口器放在嘴里，将支气管镜经口进至声带水平。然后在直视下通过支气管镜的工作通道喷洒4%的利多卡因1ml在声带上。撤出支气管镜并鼓励患者咳嗽。此时局部麻醉已完成，清醒状态下的支气管镜检查可在患者较舒适的情况下完成。应当尽量避免静脉镇静，因为可导致低氧血症、高碳酸血症及低血压等。经过适当的局部麻醉，整个操作过程可在患者较舒适的情况下完成，所以很少需要静脉镇静。在清醒软式支气管镜检查结束后患者应当持续监测血氧一段时间以确保满意的氧合作用。之后应当行胸片检查以除外气胸、肺叶不张及新的浸润。由于后咽部及声带仍处于麻醉状态，故患者应当禁食3～4小时以降低误吸的发生率。

- 后果

由于患者的不适无法完成操作。

1/2级并发症

- 补救

暂停操作过程并提供充分的表面麻醉。

- 预防

对于所有清醒状态下行支气管镜检查的患者做好充分的表面麻醉。尽量避免静脉镇静，因为会导致分泌物过多而难以控制。

操作结果

硬式支气管镜检查和软式支气管镜检查的并发症都较低。在操作前应当评估患者的出血风险，尤其是计划行活检的时候。清醒状态下软式支气管镜检查的并发症大多都是由静脉镇静引起的。正如前所述，可以通过恰当的局部麻醉来避免或者使用极小量的静脉镇静。尤其是对于体弱或老年患者来说更需强调这一点，因为这些人群更应当注意防止低氧血症的发生。特别是对于虚弱的患者，在气管插管的情况下进行支气管镜操作也比患者痛苦地承受一次清醒状态下的支气管镜检查要好。硬式支气管镜检查中避免低氧血症主要靠麻醉师和术者之间密切的协作。

结论

对于胸外科医生，硬式支气管镜检查和软式支气管镜检查都是非常重要的工具。虽然软式支气管镜检查成为标准，但在一些情况下仍需使用硬式支气管镜检查。所以，临床胸外科医生应当经过足够的训练并具有操作这两种支气管镜检查的能力。

食管镜检查：硬式和软式

引言

食管镜检查的发展过程与支气管镜检查相似。早期的食管检查是通过硬金属管完成的，是现代硬食管镜的鼻祖。纤维技术的发展给食管镜诊断领域带来了革命。软式食管镜可以容易地插进镇静或者麻醉状态下的患者，通过少量的训练就可较为熟练地使用。与之相反，硬式食管镜检查需要患者处于麻醉状态以及特殊的插入技术。不正确的硬式食管镜的插入会导致食管穿孔，这是一种严重的致病事件。

食管镜检查步骤

步骤1 选择技术（软式或硬式食管镜检查）
步骤2 选择合适的麻醉方法（镇静或全麻）
步骤3 建立体位监测
步骤4 实施操作

步骤 5　患者复苏

食管镜检查操作

选择适当的技术

软式纤维食管镜检查适用于处理门诊患者的诊断过程，因为它可以在门诊食管镜室对镇静的患者进行安全的操作。操作过程可以检查整个食管、胃和十二指肠近端。工作管道内可以使用多种器械：活检钳、圈套器、毛刷、电刀、扩张球囊、激光等。

相反，硬式食管镜检查必须在手术室中对插管全麻下的患者使用。由于它的管腔较大，硬式食管镜的设计便于观察和对嵌入的异物进行摘除术。上述的特点使之特别适用于食管严重出血的患者，相反的是，软式食管镜会被明显的出血干扰到。硬式食管镜也可以对于那些位于环咽肌以下的难以观察的肿物获得更好的视野。最后，与软式光导纤维食管镜检查相比，硬式食管镜更便宜、更耐用。

不正确的进镜方式，无论是软式食管镜还是硬式食管镜，都能造成咽部或食管穿孔。软式食管镜对镇静患者的进镜过程中，只需要口器保护镜头、单纯托举下颌、伴随柔和的空气吹入，食管镜可以顺利地进入颈部食管。

硬式食管镜是一个硬的带喇叭形开口的金属管，带有一个用于照明的细光纤管。它们有各种型号可以被应用，如图 64-5 所示。比起软式食管镜的进镜，硬式食管镜更有挑战性。患者需要气管部插管，并安置口器以保护牙齿。如果患者有义齿或者牙桥，他们应该在检查前摘掉这些东西。患者的头部需要采取颈部轻度后伸的“嗅姿”。因为这种姿势的需要，颈椎不稳定、下颌活动受限或严重的脊柱后凸都是硬式食管镜检查的禁忌证。胸主动脉瘤是硬式食管镜检查的相对禁忌证。当患者处于合适的体位后，通过患者张嘴镜子穿过咽后部进入食管近端。进镜动作要轻柔，因为在这个阶段颈部食管有较高的穿孔风险。如果在通过环咽肌后遭遇阻力，对位于气管腔前方的气管内套囊进行放气，常常能够使镜子更容易通过。当镜子通过颈部食管后，患者的颈部需要充分后仰以使硬式食管镜与食管纵轴一致。为了避免穿孔，向前进镜的动作要轻柔，镜头末端要始终处于可视状态。

不能进镜

- **后果**

食管镜的进镜，无论硬质或是软质，必须始终如一的仔细。因为食管上段括约肌存在高压力区，不正确进镜使颈部食管穿孔的危险性增高。

1-5 级并发症

- **补救**

选择适当的方式进行食管的观察和干预。

- **预防**

术前对患者进行充分的评估。不要尝试对颈椎活动受限或是不能达到合适体位的患者进行硬式食管镜检查的操作。要始终保证在远端视野清晰的情况下进镜。

检查结果

硬式食管镜和软式食管镜的并发症发生率都较低。这就是说，在使用这两种食管镜后出现严重胸痛、皮下气肿、气胸、胸腔积液或发热的患者，应当怀疑是否出现医源性穿孔，并且立刻对每一个患者行食管造影检查来判断损伤的部位及程度，从而指导这些损伤的下一步处理。

结论

对于食管外科医生来说硬式食管镜检查和软式食管镜检查都是非常重要的工具。虽然将软式食管镜检查作为标准，但在一些情况下仍需使用硬式食管镜检查。所以，临床食管外科医生应当有操作这两种食管镜的能力。

纵隔镜检查

引言

纵隔镜检查最早出现在 20 世纪 50 年代末期。从那时起，对于肺癌患者来说纵隔镜检查已成为常规诊断方式之一。它最近被广泛地应用于诊断其他纵隔疾病，如气管旁和隆突下区域的疾病。

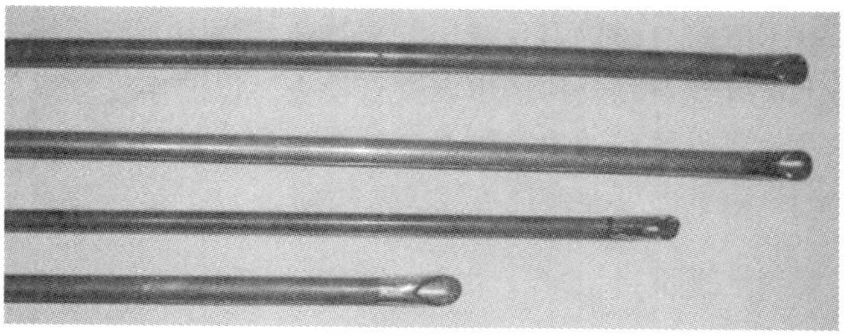

图64-5　各种长度和外径的硬食管镜。

由于其自身的特性，纵隔镜检查违反了所有手术基本理念：在有限的暴露下进行操作，在没有血管控制的情况下在一些大的管腔附近进行操作。但是，对于有经验的操作者来说，它可以成为安全并具有极高诊断价值的工具。

纵隔镜检查步骤

步骤 1 选择患者
步骤 2 全身麻醉
步骤 3 摆好体位
步骤 4 实施操作 / 确定病理结果
步骤 5 复苏患者

纵隔镜检查操作

选择合适的患者

许多患者并不适合做纵隔镜检查，例如有前纵隔、主肺动脉窗、后纵隔异常的患者。做纵隔镜检查的外科医生应当清楚该操作的局限性并清楚重要血管结构同纵隔镜操作面的关系，这是极为重要的。

标准的颈部纵隔镜检查可以评估气管左右两侧和隆凸下区域。图 64–6A 显示一位患者气管旁、隆凸下和肺门淋巴结的胸部 CT 扫描影像。气管旁和隆凸下淋巴结通过纵隔镜检查容易获得（图 64–6B）。肺门淋巴结则不易获得（图 64–6C），通过颈部纵隔镜活检会导致威胁生命的因奇静脉和（或）肺动脉损伤造成的出血。

纵隔镜检查的操作要在患者全麻并且颈部充分过伸状态下进行。正确的体位摆放是很严格的。患者的肩下放置充气衬垫以便获得充分的伸展（图 64–7A）。图 64–7B 中所示的患者是正确的体位，并且准备进行操作。颈部不能弯曲的患者是这项检查的禁忌证。早先的心脏手术不影响纵隔镜检查操作，因为纵隔镜平面可以下降进入到心包后。以前的气管切开术可能会使颈部解剖更加困难，但这并不是禁忌证。纵隔镜检查不能对目前仍有气管切开套管装置或因为行喉切开术在气管有吻合口的患者进行检查。以前接受过颈部及前纵隔放疗的患者则是这种检查的相对禁忌证，因为纵隔平面可能或也可能没有闭塞。

患者选择不当

- **后果**

不恰当地选择纵隔镜检查的患者会带来严重的后果。

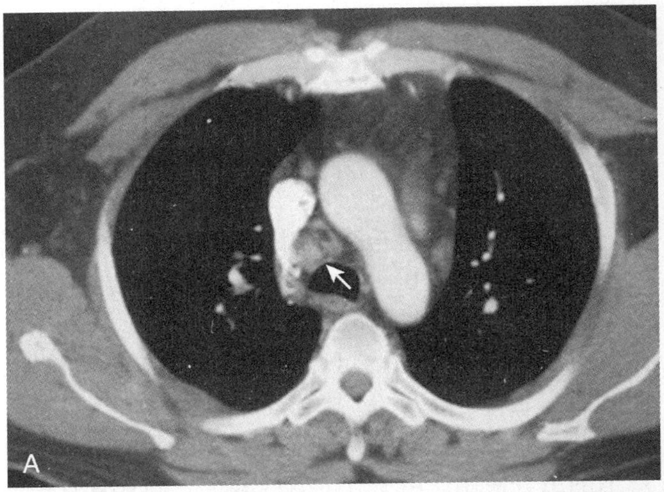

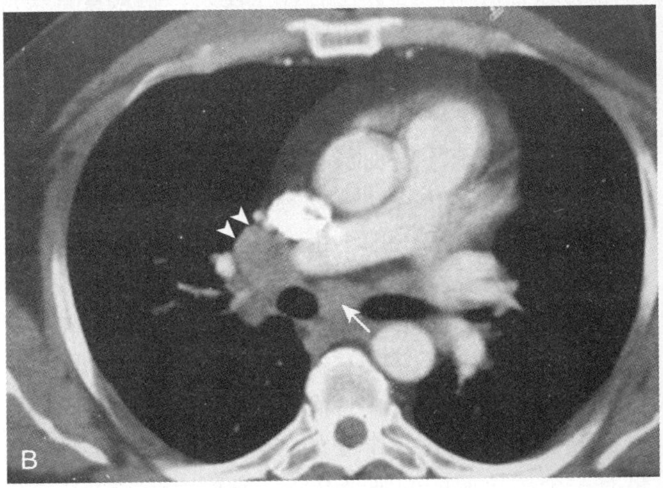

图64–6 A，纵隔镜可以接近气管旁淋巴结（箭头）；B，纵隔镜可以接近隆突下淋巴结（单箭头），纵隔镜不能接近右肺门淋巴结（箭头）。

患者必须能达到操作所要求的颈部弯曲体位才能使检查过程安全。早先纵隔手术史是相对禁忌证，评估时必须具体问题具体分析。

2–5 级并发症

- **补救**

对于那些需要纵隔取样检查但不适合做纵隔镜检查的患者，可以考虑经支气管针吸活检术等方式。

- **预防**

术前充分地评估患者。不要对那些颈椎不能弯曲或者达不到正确体位的患者进行纵隔镜检查。

实施操作 / 确定病理

出血

标准的颈部纵隔镜如图 64–8 所示。通过光导纤

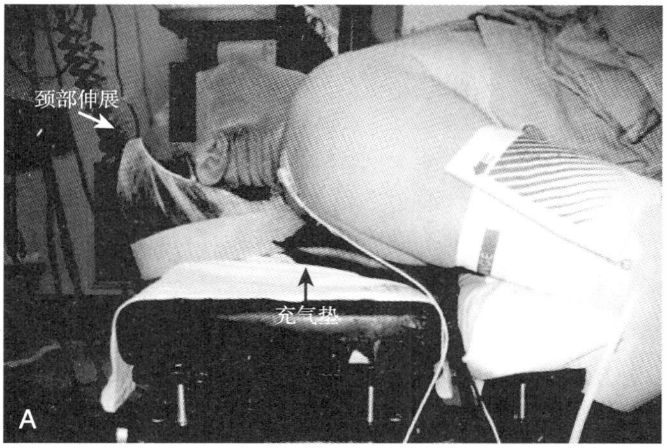

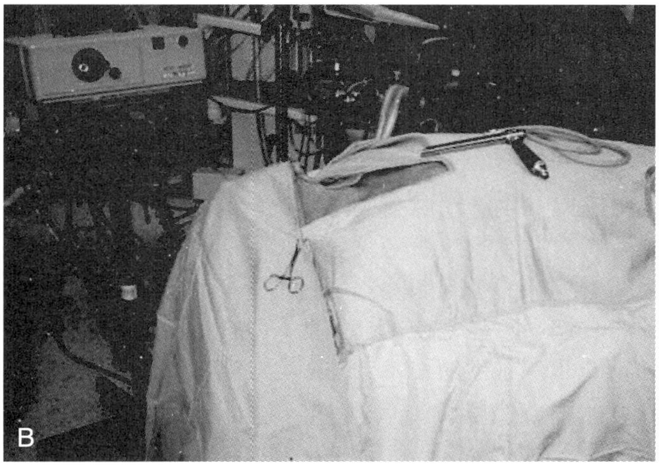

图64–7 **A**，颈部纵隔镜检查正确的体位摆放：肩下放置充气衬垫，颈部过伸；**B**，颈部纵隔镜的消毒铺巾。

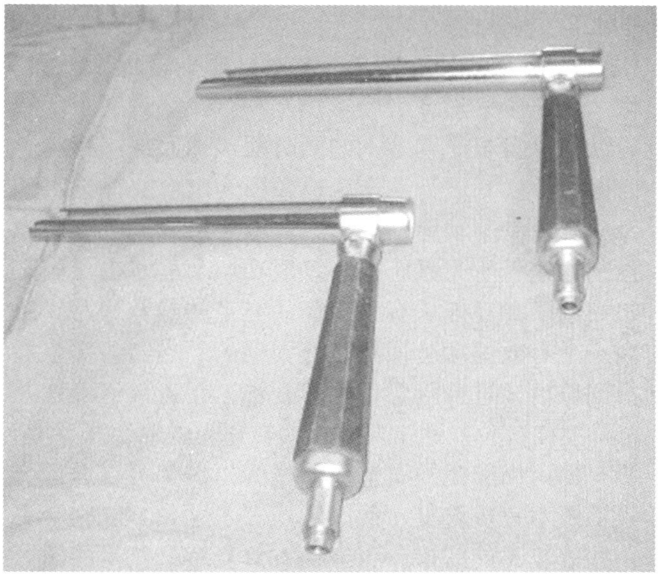

图64–8 颈部纵隔镜的标准镜。

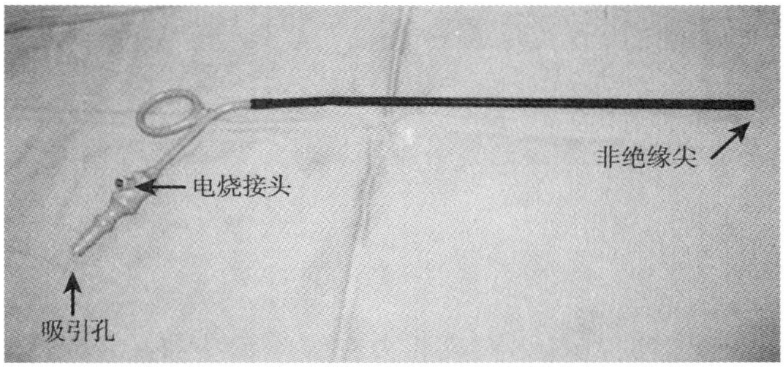

图64–9 经纵隔镜用于分离和控制小血管出血的可电烧绝缘吸引器。

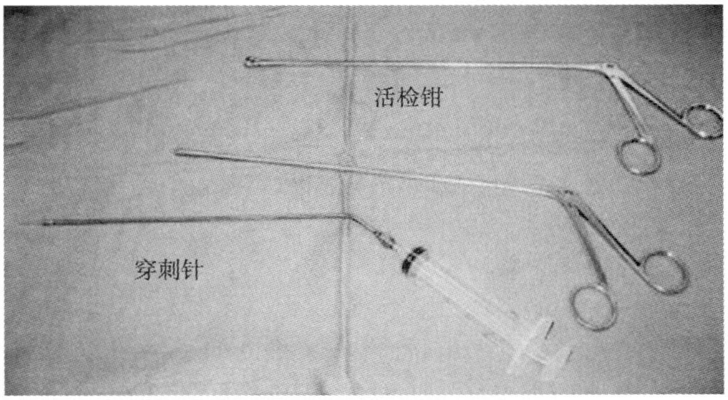

图64–10 经纵隔镜使用的各种活检钳和长穿刺针，后者用于鉴别淋巴结和血管。

维给镜子顶端提供光源。这样，任何明显的出血会导致“熄灯”而导致完全失去视野。显然，操作过程中处理出血的最好方法就是避免出血。纵隔富含淋巴结旁血管，会引起造成问题的出血。一种特制绝缘的吸引 / 电烧装置（图 64–9）可以用来凝固小的支气管血管。装置末端没有绝缘材料，因此允许电流传导到装置的顶端。吸引器通过吸引血液使视野清楚。电烧不能作用于左侧支气管旁的区域，因为可能会导致走行于左侧气管食管沟的左喉返神经损伤。可以应用一种特殊的抽吸活检针（图 64–10）以避免活检时造成的如主动脉、肺动脉、上腔静脉和奇静脉等血管结构损伤。取淋巴结标本时应该用活检钳轻柔地“拧下”组织。暴力“拉扯”淋巴组织会导致相关血管结构的撕裂。

- **后果**

纵隔镜检查中的出血会导致从小到大甚至威胁生命的后果，这取决于出血的位置。小的支气管血管出血能影响视野但通常能容易通过电凝止血。大血管的损伤则会引起大出血

3–5 级并发症

- 补救

在纵隔镜检查中发生大出血时，要立即填塞纵隔。将一个长条E形或者叶形填塞物直接塞进镜子，然后纵隔镜在填充物塞入的同时缓慢地回退。当镜子回退后，立刻进行手指压迫。因为出血往往是由于奇静脉或者肺动脉损伤造成，填塞可以比较容易地控制这些低压力系统。一旦成功填塞后，出血应该被控制，并且确认有大管径的充足的静脉通路。建立一个有效的动脉通路是有帮助的。当这些安全举措到位后，进行胸骨正中劈开术，在直视下确认并修补损伤部位。通常要防止其转化为胸廓切开手术，所有的由纵隔镜检查造成的血管损伤都可以通过胸骨切开术完成修复，而胸廓切开术这种方法则会有一些修复不能完成。当损伤被修复后，获得的额外的淋巴结活检就可以完成病理分期。计划行肺切除术的患者被发现处在合适的分期，那么其肺切除术可以通过胸骨切开术完成。

- 预防

处理纵隔镜检查引起出血的最好方法就是避免出血发生。

气胸

偶然的，右侧胸膜腔会在纵隔镜检查中不注意地被破坏。经典的方法是，缝合切口前放置一根红色橡胶管；然后在拔除该管时嘱麻醉师对通气回路施行Valsalva呼吸。万一肺部损伤或是活检以及进行性的漏气发生，就需要胸腔引流管了。

- 后果

进入胸膜腔引起的少量气胸是无关紧要的。进行性漏气的肺实质损伤需要留置胸腔引流。

1–3级并发症

- 补救

当进入没有肺损伤的胸膜，胸膜内的气体可以通过在缝合切口前放置一根小的红色橡胶管，在区域麻醉通气道中给予较大的正压通气并拔除管子从而排空气体。在有些情况下，术后胸片提示少量的、稳定的气胸则没有临床意义。相反，如果存在进展性漏气的肺损伤，必须持续留置胸管，直到漏气被解决。

- 预防

注意解剖的细节和知识，可以避免操作时漫不经心地进入胸膜腔。

操作结果

纵隔镜检查仍是一种对肺癌患者的纵隔情况进行分期的最好方法。通过熟练的操作，检查过程可以安全地完成并获得准确的结果。纵隔镜检查总的并发症发生率应在1%以内。

前纵隔切开术

引言

前纵隔切开术或纵隔开窗活检术（Chamberlain手术），最早被记载用于获得主肺动脉窗淋巴结的通路。这些淋巴结的情况通常不能被标准的颈部纵隔镜评估。然而，根据我们现在对于肺癌的理解，患者左侧肺癌以及主肺动脉窗的淋巴结转移（第五站和第六站）相对左主支气管旁淋巴结转移的IIIa期肺癌患者会获得更好的手术切除预后。前纵隔切开术在现在的肺癌分期中不经常使用，然而，它仍然是检查前纵隔肿物的非常有用的技术。图64–11显示的是一个前纵隔有巨大占位患者的CT扫描影像。这种疾病做前纵隔切开术检查是很适合的。

前纵隔切开术操作步骤

步骤1 患者选择
步骤2 麻醉方式选择（全麻或者局麻）
步骤3 实施操作
步骤4 术中确认诊断标本（同病理科大夫一起）
步骤5 患者复苏

前纵隔切开术的操作

前纵隔切开术对于那些患前纵隔肿物的患者而言很少有禁忌证。对于处理前纵隔巨大占位且气道受压的患者，要有丰富的经验和与麻醉师良好的配合。争论通常围绕在分化良好的有被膜的胸腺瘤的活检术上，因为存在胸膜播散的可能。如果可以通过临床和影像学的检查确信是包膜完整的胸腺瘤，那么它将被直接切除而不需进行活检。但对于不明确诊断的或是考虑淋巴瘤的病例而言，是应该进行前纵隔切开活检术的。通常，我们避免对前纵隔肿物行针吸活检，因为我们的病理专家和血液病专家倾向于用更多的组织标本进行病理和其他学科的研究。然而，这在很大程

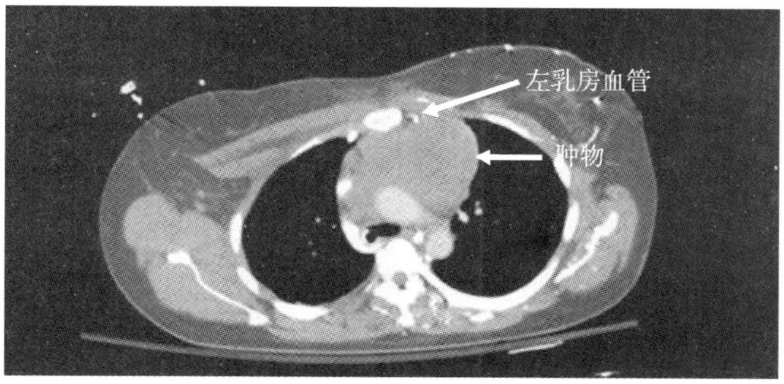

图64-11　CT扫描证实适合Chamberlain手术的前纵隔肿物。

度上是 institution-dependent。

纵隔胚胎细胞瘤患者是很重要的一部分群体。他们不需要通过活检明确诊断，而是通过血清标志物包括β-人类绒毛促性腺激素和甲胎蛋白水平。手术适用于经过系统内科治疗后有残留肿物的患者。

麻醉（局麻 VS 全麻）

前纵隔切开术可以在患者局麻或是全麻的条件下进行。肿瘤体积巨大的患者，主要关注的焦点是气道受压伴肌肉麻痹；在复杂的病例中，在手术过程中要保持自主通气。硬式支气管镜可以被应用于需要紧急建立呼吸道的患者。显而易见的是，外科医师和麻醉师必须合作，并且有丰富的经验才能保证有巨大占位病变的患者安全地完成检查。

气道损耗

- **后果**

  在全麻诱导过程中发生气道损耗。

  2–5 级并发症

- **补救**

  在手术室中准备好硬式支气管镜以备在紧急情况下开放气道。

- **预防**

  手术前与麻醉医生共同评估患者情况。在直立位时维持患者自主呼吸直到气道安全开放。

实施操作

切口不正确

正确的切口位置应当在第二肋软骨的上方。切口长约 3cm，起始于胸骨缘。Louis 角（肋骨角）是胸骨上确定第二肋软骨的骨性标志。这个位置在 CT 片上显示为胸骨柄变化为胸骨体的胸骨角。虽然可在疾病上方的任何肋软骨处做切口，但是第二肋软骨常常作为骨性标志并且作为判断肿物位于下纵隔的参照点。图 64–12 所示为一个准备行前纵隔切开术的患者，目的是为了通过左侧第二肋软骨进入前纵隔。标记出胸骨切迹和 Louis 角作为参照点。若肿物非常巨大，应当分离肋间肌肉并在肋骨间取活检。在需要更好的术野暴露的情况下，烧灼前软骨膜，使用骨膜起子将肋软骨膜切掉 3cm。使用手术刀打开后软骨膜，这样即可直视前纵隔。

- **后果**

  不能定位和活检病灶。

  1–3 级并发症

- **补救**

  在困难的情况下，使用轻型的纵隔镜能够通过切口观察靶向病变。

- **预防**

  将切口位置与术前胸部 CT 扫描以及熟悉解剖结构标志，特别是胸骨角联系起来。

出血

前纵隔切开术导致出血的最常见原因是疏忽所致的乳腺动脉损伤。内乳动脉走行接近胸骨边界。熟悉解剖结构使外科医生能够轻柔地从侧面触摸以鉴别并

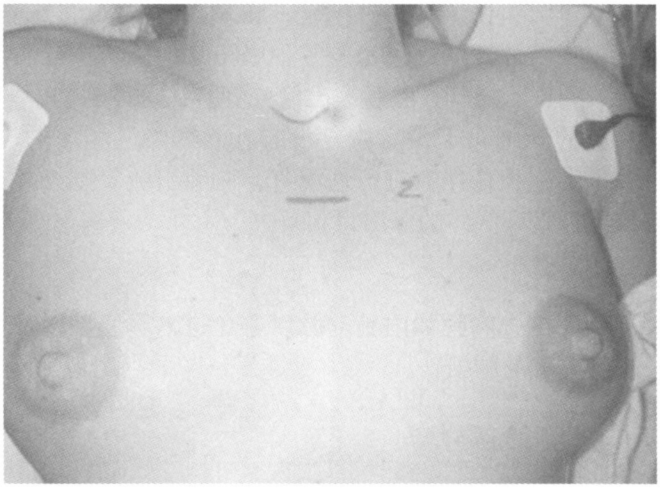

图64–12　患者准备好行Chamberlain手术（前纵隔切开术）；胸骨上切迹和胸骨角以及左第二肋软骨床被标记。

保护血管。如果内乳动脉损伤，应用结扎止血。完整横断的动脉是很难控制的，因为血管断端有回缩的趋势。在这些病例中，血管断端必须找到并且结扎或夹住，电凝是不够充分的。

- **后果**

 明显的失血。

 1–4 级并发症

- **补救**

 从侧面轻柔地探查和触摸内乳动脉以避免损伤。

气胸

前纵隔切开术中导致气胸多是由于①疏忽操作进入胸膜腔；②损伤肺并造成气体漏出。鉴别这两种原因是很重要的，因为对它们的处理方式截然不同。在解剖过程中，胸膜应当同内乳血管一起从侧方探查。如果以不正确的方式进入胸膜腔，关胸前应放置橡胶导管（图 64–13），瓦氏呼吸排出空气，麻醉师给予正压通气，拔除该管，最后用缝线缝合。而对于肺部损伤产生气体漏出的患者，则要放置胸腔引流管。虽然引流管可以通过手术切口留置，但这通常不舒服并且难以携带。当需要放置胸腔引流管时，我通常在传统的位置上做单独的切口来放置引流管。

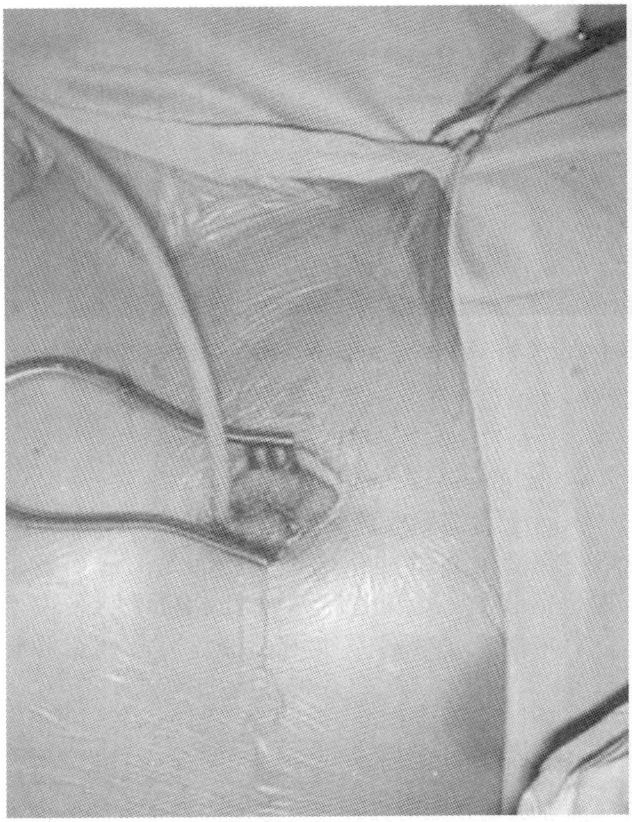

图64–13　经切口放置红橡胶导管排出前纵隔切开术中导致的医源性气胸。

- **后果**

 进入胸膜腔导致的少量气胸无关紧要。伴有进行性漏气的肺实质损伤需要放置胸腔引流管。

 1–3 级并发症

- **补救**

 当不伴肺损伤的胸膜破损后，胸膜内的空气可以通过关胸前放置的红色橡胶管抽吸出来，麻醉中给予较大的正压通气，然后拔出橡胶管。在这种病例中，少量的气胸对于术后恢复没有什么影响。相反的，如果肺部损伤伴有进行性漏气，胸腔引流管则必须放置，直到气体的漏出得到解决。

- **预防**

 从侧面探查胸膜和内乳动脉以避免进入胸膜腔以及疏忽造成的肺损伤。

术中证实诊断材料

没有诊断材料

手术中由对纵隔病理熟悉的病理科大夫检查活检材料是必要的。有些淋巴瘤产生活跃的组织反应，表面的标本可能只显示纤维化，而深层的标本则可证实病理。我通常和病理专家一起观察对于最初标本制成冰冻切片的过程。病理专家不能根据最初的研究给出最终诊断。然而他们必须证实存在异常（不仅是纤维组织或是坏死）并且需要充足的标本以进行合适的研究从而获得诊断。没有什么比术后 3 天发现还需要更多的组织标本更令人沮丧的了。

- **后果**

 没有诊断结果的检查，以及需要额外的有创检查。

 1–3 级并发症

- **补救**

 不要在没有获得足够标本材料的情况下结束手术操作。

- **预防**

 必须在术中与有经验的病理专家或者血液病专家观察制作冰冻切片，以证实有足够用于诊断的组织。

手术结果

前纵隔切开术是对于纵隔肿物的安全和有效的获取标本途径。并发症出现率很低，诊断率较高。对于稳定的患者，这种检查基于门诊患者中开展。那些有巨大占位以及考虑气道受压的患者收入院，快速做出病理结果并在36小时内开始治疗。

（刘宝东 译）

推荐阅读

Bronchoscopy: Flexible and Rigid

1. Alvarez F, Burger C, Grinton S, et al. Competencies in pulmonary procedures. Chest 2004;125:800–801.
2. British Thoracic Society guidelines on diagnostic flexible bronchoscopy. Thorax 2001;56(suppl 1):i1–i21.
3. Lukomsky GI, Ovchinnikov AA, Bilal A. Complications of bronchoscopy: comparison of rigid bronchoscopy under general anesthesia and flexible fiberoptic bronchoscopy under topical anesthesia. Chest 1981;79:316–321.

Esophagoscopy: Flexible and Rigid

4. Gaer JA, Blauth C, Townsend ER, Fountain SW. Method of endoscopic esophageal intubation using a rigid esophagoscopy. Ann Thorac Surg 1990;49:152–153.
5. Glaws WR, Etzkorn KP, Wenig BL, et al. Comparison of rigid and flexible esophagoscopy in the diagnosis of esophageal disease: diagnostic accuracy, complications, and cost. Ann Otol Rhinol Laryngol 1996;105:262–266.
6. Brinster CJ, Singhal S, Lawrence L, et al. Evolving options in the management of esophageal perforation. Ann Thorac Surg 2004;77:1475–1483.

Mediastinoscopy

7. Hammoud ZT, Anderson RC, Meyers BF, et al. The current role of mediastinoscopy in the evaluation of thoracic disease. J Thorac Cardiovasc Surg 1999;118:894–899.
8. Lemaire A, Nikolic I, Petersen T, et al. Nine-year single center experience with cervical mediastinoscopy: complications and false negative rate. Ann Thorac Surg 2006;82:1185–1189; discussion 1189–1190.
9. Kumar P, Yamada K, Ladas GP, Goldstraw P. Mediastinoscopy and mediastinotomy after cardiac surgery: are safety and efficacy affected by prior sternotomy? Ann Thorac Surg 2003;76:872–876; discussion 876–877.

Anterior Mediastinotomy

10. McNeill TM, Chamberlin JM. Diagnostic anterior mediastinotomy. Ann Thorac Surg 1966;2(4):532–539.
11. Patterson GA, Piazza D, Pearson FG, et al. Significance of metastatic disease in subaortic lymph nodes. Ann Thorac Surg 1987;43:155–159.
12. Watanabe M, Takagi K, Aoli T, et al. A comparison of biopsy through a parasternal anterior mediastinotomy under local anesthesia and percutaneous needle biopsy for malignant anterior mediastinal tumors. Surg Today 1998;28:1022–1026.

第 65 章

肺叶切除术

Todd S. Weiser, MD and Scott J. Swanson, MD

引言

肺癌依然是美国癌症患者死亡的最常见的原因，无论是男性还是女性。每年大约有 170 000 人死于肺癌，超过其他前 4 位癌症的总和[1]。其中的大多数病例为非小细胞肺癌（non-small cell lung carcinoma，NSCLC）。尽管采取多种方式的治疗手段，患有局部晚期或转移的非小细胞肺癌患者的 5 年生存率仍保持在 10% ～ 12%。然而，在早期就得到及时诊断的肺癌患者的 5 年生存率可以超过 70% ～ 80%[2]。

根治性外科切除仍然是治疗肺癌的基石[3,4]。第一例成功的肺癌手术是一个全肺切除的病例，由 Evarts Graham 在 1933 年完成。对于Ⅰ或Ⅱ期的非小细胞肺癌的标准治疗就是肺叶的解剖性切除，包括肺叶切除、全肺切除或针对某些病例的肺段切除[5]。在所有肺癌新发病例中，20% ～ 30% 的患者能够有手术治疗的机会，其余的为局部晚期无法切除或有远处转移的病例。新的辅助治疗手段包括化疗和（或）胸部放疗，可以使其中的部分患者获得手术治疗的机会。非解剖性的肺楔形切除术用于诊断性目的，或在某些极少数情况下用作肺癌地局部治疗手段。

胸腔镜的首次记载始于 1910 年，是用膀胱镜对胸膜粘连进行松解[6]。随着选择性气管插管的出现，胸腔镜开始从处理胸膜疾病扩展到进行肺大疱摘除术、肺楔形切除术，现在用于肺癌的解剖性肺切除的外科治疗。从 1993 年开始，电视辅助胸外科（Video-assisted thoracic surgery，VATS）肺叶切除术用于肺癌的治疗[7,8]。

到目前为止，还没有看到有关电视辅助肺叶切除和传统开胸术式的大组的、前瞻性的随机对照研究报道。但已经有小样本的非随机研究对上述两种术式的结果进行了比较[9,10]。从以上的研究及其他相关研究结果[7, 8, 11-13]来看，对一位经验丰富的外科医生来说，这两种术式的肺叶切除都具有极小的发病率和死亡率。VATS 的肺叶切除的围术期死亡率低于 1 %，这一数据优于传统开胸术式。当然，V 电视辅助下的胸腔镜肺叶解剖切除相对于传统术式而言，对外科医生的技术要求更高一些。至今，还没有明确的预后性变量数据能够预测肺叶切除术患者的术中并发症。

VATS 肺叶切除术包括经过 3 到 4 个小的胸壁切口进行肺门结扎，不用肋骨撑开。这种术式依然遵循传统开胸术式的肿瘤治疗原则[14]。这个原则就是要求外科医生在处理肿瘤相关的血管和支气管时要保证切缘的无瘤性，以及肺门淋巴结的彻底切除。而且，适当的条件下应对纵隔淋巴结进行彻底切除或取样。VATS 肺叶切除术中的某些特定方面，譬如避免使用肋骨撑开器和（或）肋骨牵开器，都是着眼于改善患者的术后经过。在美容方面，小的胸壁瘢痕（最大是 5 ～ 8 cm）也很重要。有一种变更的术式，video-assisted simultaneously stapled lobectomy，可以不单独处理肺门结构即可完成肺叶切除。从本质上讲，这属于另外的术式，不在本章进行讨论。尽管如此，有些外科医生已经使用此类术式取到很好的治疗效果[15]。

适应证

- 原发的肺肿瘤
- 肺转移（由于解剖因素无法行肺楔形切除）
- 肺良性肿瘤（由于解剖因素无法行肺楔形切除）
- 肺先天畸形如肺动静脉畸形和肺隔离症
- 肺部感染或炎性病变

手术步骤

步骤 1　体位和切口 / 腔镜孔的布局
步骤 2　肺的游离
步骤 3　分离肺动静脉分支

步骤 4 分离肺裂
步骤 5 分离支气管
步骤 6 切除淋巴结
步骤 7 关胸

手术操作

切口 / 腔镜孔的布局

肋间神经束的损伤

患者采取侧卧位，传统的开放性肺叶切除路径是以保留锯肌的经第 4 或 5 肋间的限制性后外侧开胸为典范的。为便于显露充分或减少牵拉造成的非故意的肋骨骨折，我们常规用肋骨剪以骨膜下方式切除一小段后肋。

为进行腔镜下肺叶切除术，通常需要两个操作孔和一个入路切口（图 65–1）。这一切口长 5cm 或更短，用于肺门解剖以及内镜袋由此处穿过取样。避免肋骨撑开是 VATS 肺叶切除术为了防止开胸术后疼痛综合征导致的术后疼痛和肋间神经束损伤的关键要素。

操作孔的布局会因患者的体型、肿瘤病灶所在的部位以及术者的偏好而有轻微的变化。但是，操作孔位置的最优化对手术的安全和成功是非常重要的。第一个孔作为摄像机孔，通常在第 7 或 8 肋间隙，具体是在腋前线、腋中线还是腋后线是由术前胸部 X 线平片显示的膈肌水平、病变的位置以及是在左侧还是右侧操作来确定的。理想状态下，这一观察孔可以提供前后肺门结构的视野，并平行于叶间裂。我们几乎毫无例外地都会选用 30 度视角的胸腔镜。它能提供最佳的术野（0 度视角的胸腔镜却不能够提供），尤其是在困难地解剖肺门上部结构时。前孔的位置正好位于肺门上方，因为这将作为一个入路 / 利用孔（access/ utility port）。肺门及叶间裂的解剖将通过此孔进行。这一切口初始长 1 ~ 2cm，在确定 VATS 行肺叶切除后可延长到 5cm。在行上肺叶切除时，这一孔选在背阔肌前方第 4 肋间隙；下肺叶切除术时则选在第 5 肋间隙。第三孔的位置通常选在肩胛骨顶端的下方或后方、第 4 或第 5 肋间隙。此孔通常作为肺叶回收的孔道。在建立这些孔道时止血是非常重要的，因为操作时腔镜孔的出血会污浊镜头及术野从而显著延长手术时间。

开胸术后疼痛被认为是由肋骨撑开时肋间神经的综合损伤引起的。Benedetti 和同事们 [16] 通过对后外侧开胸术后患者表浅的腹部反射进行分析得出，肋间神经损伤是导致术后刀口疼痛强度增加的原因。许多研究评估了胸外科微创手术后的急性疼痛的强度。尤其是 Landreneau 及其同事 [17] 比较了 165 名通过后外侧开胸术进行肺切除的患者和 178 名 VATS 肺切除患者 [17]。在术后 1 年随访时发现，全体的疼痛、疼痛强度评分、肩关节功能等方面的比较都显示了 VATS 术式的优越性。

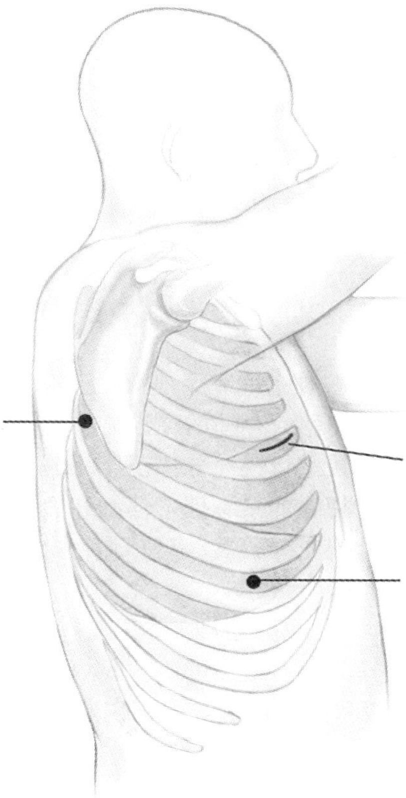

图 65–1　为完成 VATS 右肺上叶切除术所需的三个胸腔镜孔切口。在腋前线第 4 肋间做一 5cm 入路手术切口。腔镜（摄像机）孔在第 7 肋间，后方的操作孔位于第 4 肋间、肩胛角顶端后方。（From Nicastri DG, Yun J, Swanson SJ. VATS lobectomy. In Sugarbaker DS, Bueno R, Zellos L (eds): Adult Chest Surgery: Concepts and Procedures. New York: McGraw-Hill, Inc., 2006. Reprinted with permission.）

- **后果**

  肋间神经的损伤会引起肋间神经痛等慢性疼痛综合征。

  1/2 级并发症

- **补救**

  一旦损伤肋间神经，很少有办法来修复它。通常这一损伤多在术后复查时才被发现。这时患者会抱怨随着伤口的愈合慢性疼痛综合征却没有明显缓解。

- **预防**

在使用腔镜器械时避免压迫肋间神经束，是避免肋间神经损伤的最好方法。

肺的游离

膈神经损伤

进入胸腔后需要完整地探查胸腔。检查胸膜表面是否有肿瘤种植转移，存在的粘连需要使用电灼、超声切割或凝固装置进行锐性分离。广泛的胸膜粘连并不是 VATS 肺叶切除的禁忌证。仔细和完全地分离粘连才能够使肺得到充分游离。只有肺完全萎陷，才能进行肺叶切除。

如果在术中发现肿瘤侵及胸壁，则是 VATS 的禁忌证，因为这需要将受累的胸壁整块切除。通过前/探查孔对肿瘤和肺进行触诊，不仅能够明确肿瘤的部位及存在，还能够发现意料之外的小瘤或术前检查无法确认的病理改变。在 VATS 切除术中，如果之前没有进行纵隔镜检查的话，需要对同侧的纵隔淋巴结进行采样活检。如果术中冰冻切片结果提示 N2 病变，终止 VATS 手术，改对患者进行肿瘤辅助疗法。如果术前没有组织学病理结果，手术开始时应先对病变组织行楔形或中心活组织检查，如果术中冰冻切片揭示为肺癌，即行肺叶切除。

- **后果**

对肺门结构进行全方位探查以便确定肺的可治愈性。肺叶切除术的突出目的是清晰地分离和结扎肺的主要血管和支气管。为此，首先打开肺门部的胸膜。在肺门前找到膈神经，并在其后打开胸膜（图 65–2）。由于疏忽造成的膈神经损伤会引起同侧膈肌麻痹。这一并发症没有在肺叶切除术患者的文献中充分地描述过。曾有关于单侧膈神经横断对于由于臂丛神经损伤而行膈神经移植的年轻患者（术前呼吸功能正常）的作用的研究[18]。结果显示，对于那些术前肺功能正常的患者，在术后的一年里并没有出现肺功能减低的数据参数。人们预期行肺叶切除术的患者损伤膈神经可以引起肺功能受损和相关并发症。因为其中的大多数患者术前就存在肺功能不全的表现，肺叶切除使得他们的肺容量进一步减少了。

2/3 级并发症

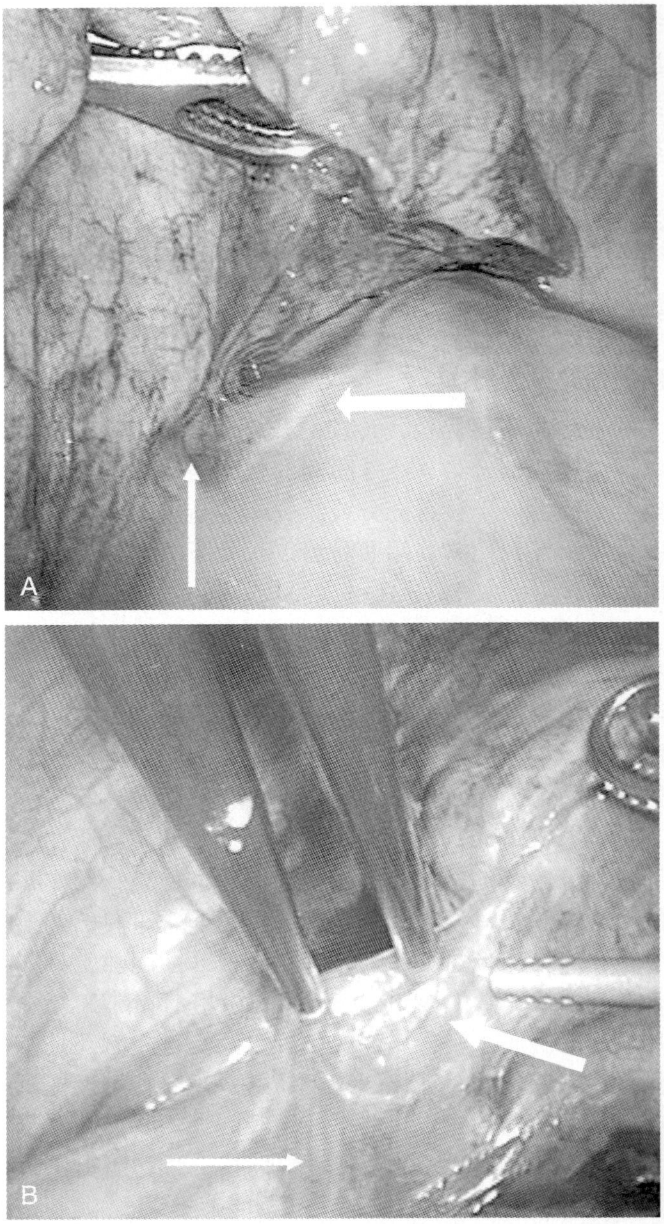

图 65–2 A，向后牵拉右肺上叶，显露肺上静脉（细箭头）。右侧膈神经（粗箭头）显露在肺门前方。小心地将膈神经与肺门前部分离以免不经意的损伤。B，向后牵拉左肺上叶，左侧膈神经（细箭头）被显露出来，在游离肺上静脉（粗箭头）时向前解剖出该神经（见彩图）。

- **补救**

不推荐直接对受损的神经进行直接修复。如果术后出现显著的肺功能不全，就会实施有利的外科干预以改善呼吸功能。通过腔镜或开胸行膈肌折叠术，就可以达到这一目的[19,20]。最近的一项关于 22 名单侧膈神经麻痹的患者的研究显示，VATS 膈肌折叠术可以明显改善患者的功能状态、肺活量和呼吸困难评分[19]。没有死亡病例，平均住院时间为3.7天。经过开胸行膈肌折叠术的研究报告表明，在对一组相似的胸腔镜折叠术患者进行长期随访时发现，肺功能的改善是稳定持久的，超过10年[20]。通过膈肌电极刺激膈神经可以改善依赖呼吸机的四肢瘫痪患者的临床症状[21]。但这一技术尚未应用在单侧膈神经损伤的治患者。

- **预防**

尽早发现和保护膈神经可以避免对膈神经的损伤。

食管损伤

在所有肺叶切除术中，肺下韧带的松解都是必需的。在肺上叶切除时，肺下韧带的松解可以使肺下叶充分萎陷以让出更多的胸腔空间，从而使得对肺下静脉的处理变得更容易。这一结构是胚胎胸膜折叠的残留，与肺下静脉和食管相邻。

- **后果**

未能发现食管损伤，可以引发延迟出现的食管穿孔和脓毒血症。食管胸膜虽然不常见，但是在因肺良性或恶性肿瘤而行全肺切除的病例中多有描述[22]。这可能是因为大面积分离过程中对食管的直接损伤或是对食管供养动脉的损伤造成的。

3/4/5 级并发症

- **补救**

如果在术中发现，那些由于电凝或锐性分离造成的食管损伤，可以分层修补或用带血管蒂的组织瓣修补。延误的食管损伤需要控制感染、静脉高营养、修补食管损伤或行食管切除。放置带膜支架对于某些病例是一种替代选择。

- **预防**

轻轻抓持肺下叶并向头侧牵拉，保持肺下韧带适当的张力，用电凝分离。必须注意仔细辨认下方的食管和肺下静脉（图65-3）。充分的显露可以预防食管损伤和肺下静脉损伤引起的危及生命的大出血。

采用胸廓切开术的各种肺叶切除的技巧

对肺门结构的详细是避免肺叶切除术中外科易犯错误的关键。而且应该熟悉肺动脉主干及其分支的走行，由于它们壁薄而易损，应小心翼翼地操作以免伤及这些血管。

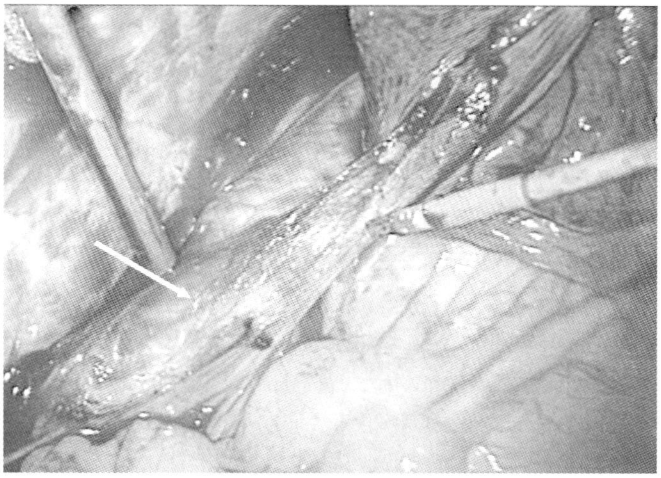

图65-3　向前牵拉右肺下叶，使右肺下韧带处于紧张状态。这种操作手法可以正确地显露显露食管（箭头），并能避免在分离肺韧带时损伤食管（见彩图）。

右肺上叶切除

解剖和结扎的顺序取决于解剖环境和操作的便利，最初的切口选在肺门前面，在膈神经后侧打开纵隔胸膜，并沿肺和奇静脉间向上向后游离。将肺叶向前牵拉以显露上叶支气管和中段支气管分叉处的右主支气管。对这两个结构间的平面进行钝性分离。

确认和结扎肺上静脉的上叶支气管分支，注意区分中叶的引流静脉以免不经意的误伤（图65-4）。在肺门前面，奇静脉下方出纵膈处解剖肺动脉主干。用血管吻合器或缝合结扎对动脉前干及其尖段和前段的分支进行游离和切断。

分离上叶支气管，用厚的组织缝合器或可吸收缝线闭合支气管，因为此时的肺动脉干前支已经被分离，就可以避免伤及肺动脉。在此处牵拉肺上叶时应该多加注意，因为肺动脉的后段返支还保留着。如果过度牵拉会造成撕脱伤。用缝合器处理剩余的叶间裂。最后用盐水浸润测试支气管残株的密闭性。

右肺中叶切除

手术操作始于分离肺斜裂和水平裂的交汇点，以便显露叶间肺动脉。将中叶实质向前方牵拉，以显露中叶肺动脉，其通常是一根动脉干或是2支独立的血管。分离肺动脉后，在肺门前游离中叶静脉的回流支。在处理肺静脉回流支后，中叶支气管成为亟待处理的结构。将引流的淋巴管向标本远端分离，离断中叶支气管。

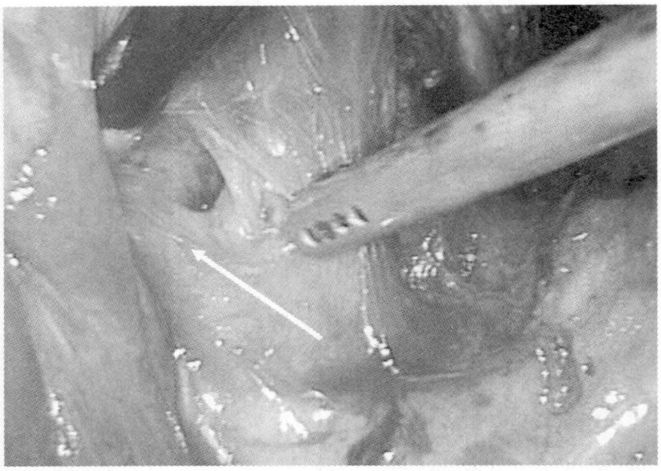

图 65–4 在行右肺上叶切除时，应注意显露并保护右肺中叶静脉（箭头）（见彩图）。

右肺下叶切除

首先应注意确认和显露在肺斜裂和水平裂交汇处的叶间肺动脉支。下叶的上段动脉（背段动脉）向后走行并跨越对应的中叶支气管。在分离上段动脉之后，结扎基底段的分支。用电凝松解肺下韧带，即可显露肺下静脉。摘除 9 号淋巴结留检。打开后纵隔胸膜以有效地将肺下静脉与下叶支气管相分离。用血管闭合器处理肺下静脉，此时应注意要确保中叶静脉引流正常。分离叶间裂，只剩余支气管与下肺叶相连。在切除下叶支气管时应注意不要伤及中叶支气管。

左肺上叶切除

手术操作始于将肺上叶向后牵拉显露前肺门结构。在左侧主肺动脉从主动脉下缘穿出后，在其上方打开纵隔胸膜。游离主动脉弓周围时，注意识别和保护前内侧的膈神经以及迷走神经和绕行主动脉弓下的喉返神经。

将注意力转向分离显露肺裂里的叶间动脉。完成这一操作后，应小心地分离左肺上叶的动脉支。充分考虑左肺上叶动脉支在数量上的解剖学变异。有必要先处理左肺上叶静脉，以便安全地显露左肺上叶动脉第一支。当所有肺动脉支处理完毕后，就可以离断左肺上叶支气管。

左肺下叶切除

通过显露在叶间裂的叶间动脉分支，即可接近后肺门的结构。解剖、游离以及随后离断肺背段动脉支。接着，显露并离断基底段动脉干。注意保护与为基底段供血的动脉支相近的舌段动脉（图 65–5）。现在可以用切割缝合器安全地处理肺裂。

松解左肺下韧带，显露左肺下静脉下缘。向前肺门及后肺门方向分离纵隔胸膜，游离左肺下叶静脉。必须仔细地将肺下静脉与下叶支气管膜部相分离。游离完成后，即可用切割缝合器离断左肺下静脉。偶尔，左肺上叶静脉和下叶静脉在流入左心房前汇合成一支共干。而这种情况更少见于右肺静脉。在这种情况下，医生在行肺下叶切除时应注意保护肺上叶静脉（图 65–6）。

此时的肺下叶只有下叶支气管与之相连，向标本方向剥离淋巴结组织，横断下叶支气管。在保证上叶支气管通畅的前提下，用缝合器处理左肺下叶支气管。可以在击发缝合器之前，请麻醉师轻柔地复张左肺，以确保上叶通畅。

利用 VATS 方法的肺叶切除术的技巧

利用 VATS 方法行肺叶切除的基本原理与传统开放性术式没有不同。肺叶的动脉、静脉和支气管必须逐一游离、离断。VATS 操作下同样提倡标准的淋巴结切除。所有切除的标本应放置在标本袋中以减少肿瘤种植的可能，并经前面的操作孔完整取出，不用撑开肋骨。手术操作过程对于不同肺叶切除术来说，实

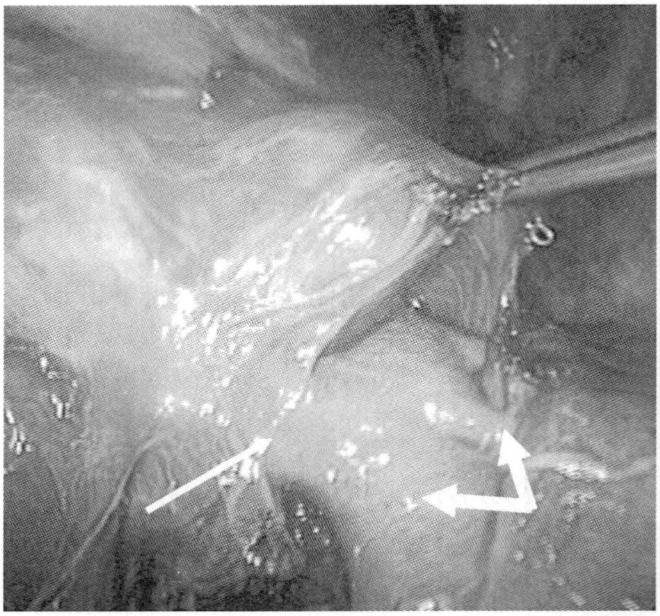

图 65–5 在行左肺下叶切除时，应注意显露舌叶动脉（细箭头）。舌叶动脉往往与基底段动脉（粗箭头）相邻（见彩图）。

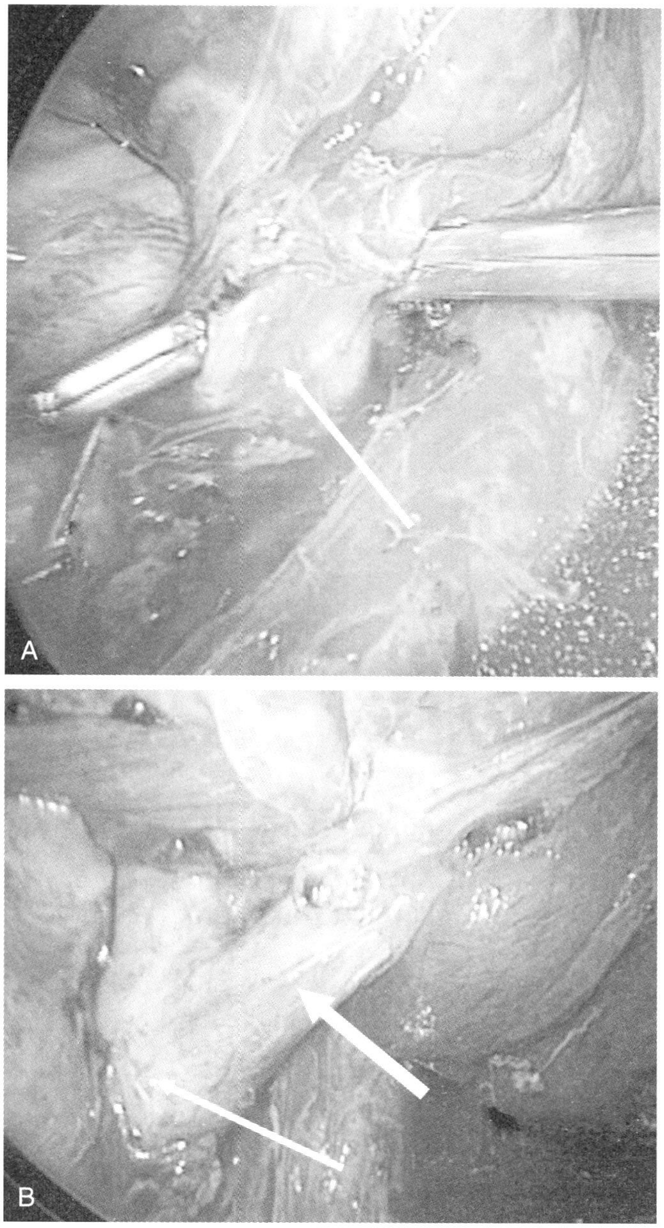

图 65–6　A，游离肺下韧带，并在左肺下叶静脉周围（箭头）环形分离。B，进一步明确先前发现的左肺下叶静脉，充分显露共同的静脉干（回流入左心房）。游离左肺下叶静脉（粗箭头）后用血管闭合器切断（见彩图）。

质是相同的，并在之后的描述中加以说明。

右肺上叶切除

我们通常会把腔镜孔选在第 7 肋间和腋前线，这样可以充分显露肺门的前面和上方（分离时充满危险的区域）。入路（前操作）孔选在第 4 肋间前侧，注意不要损伤胸长神经和避开女性的乳腺组织。后操作孔 / 通用孔则选在肩胛角的下后方，并使通过腔镜孔和操作孔的器械构成一直角。

经过最初的探查，游离自前肺门开始。用环钳轻轻地夹持肺上叶并向后牵拉，这一操作可以充分地显露前肺门。先用超声刀、Pearson 钳和（或）腔镜分离器分离纵隔胸膜。必须小心游离肺静脉及其下方的上叶动脉及分支(图 65–7A)。用 2–0 滑线圈套上肺静脉，用 8–Fr 红色橡胶导尿管作为“内引导器”使血管闭合器安全地通过肺上叶静脉（图 65–7B 和图 65–7C）[23]。通过后操作孔放置缝合器，可以为放置缝合器及离断肺静脉提供有效的视角。在完成上述操作后，肺动脉及数量可变的肺段动脉均得以显露（图 65–8A）。根据血管的外形及处理的难易程度选择分别离断或束状离断。内引导器可以帮助缝合器安全地通过易损伤的动脉支(图 65–8B 和图 65-8C)。将腔镜通过入路(前操作)孔、缝合器通过腔镜孔,可以使这一过程完成更为顺利。

接下来处理后段动脉返支。在胸腔镜下，更为直接和可取的方法是通过前肺门（图 65–9）。这样可以避免在显露水平肺裂和斜裂交汇处的肺动脉时，特别是肺裂不全情况下，遇到的叶间裂分离单调乏味和充满危险。如果在肺门处显露返支不明显而且肺裂不全，可以部分地，但须小心地使用缝合器或超声刀处理不全肺裂。这样有利于显露叶间肺动脉支。这一目的是要确定上叶后段动脉返支与下叶上段动脉（背段动脉）间的间隙，这有利于安全地处理后段动脉返支和分离后侧叶间裂。

当处理完毕所有的动脉支后，将支气管周围淋巴结组织向标本侧分离，游离支气管，通过腔镜孔放置腔镜缝合器，切断支气管（图 65–10）。通过击发多个腔镜缝合器分离叶裂，将标本置于大的标本袋中，不用牵开肋骨，经过前入路切口取出。

中叶切除

对于右中叶切除，把腔镜孔选在腋中线第 7 肋间。这样可以充分地显露前上肺门和肺斜裂。前入路孔选在第 5 肋间，较右肺上叶切除时的位置低一个肋间。操作孔选在肩胛角后的第 6 或第 7 肋间。用环钳轻轻夹持肺中叶并向后牵拉，对中叶静脉及分支进行分离，用腔镜血管缝合器离断。必须仔细将中叶静脉后壁与其后的肺动脉支相分离。中叶支气管即得以显露。由于中叶支气管在肺动脉前面，我们要先处理支气管因为支气管位于中叶动脉的前面。在处理支气管周围时必须小心，注意不要伤及中叶的动脉支（图 65–11）。中叶的动脉支得以游离并用腔镜血管闭合器离断。腔镜引导技

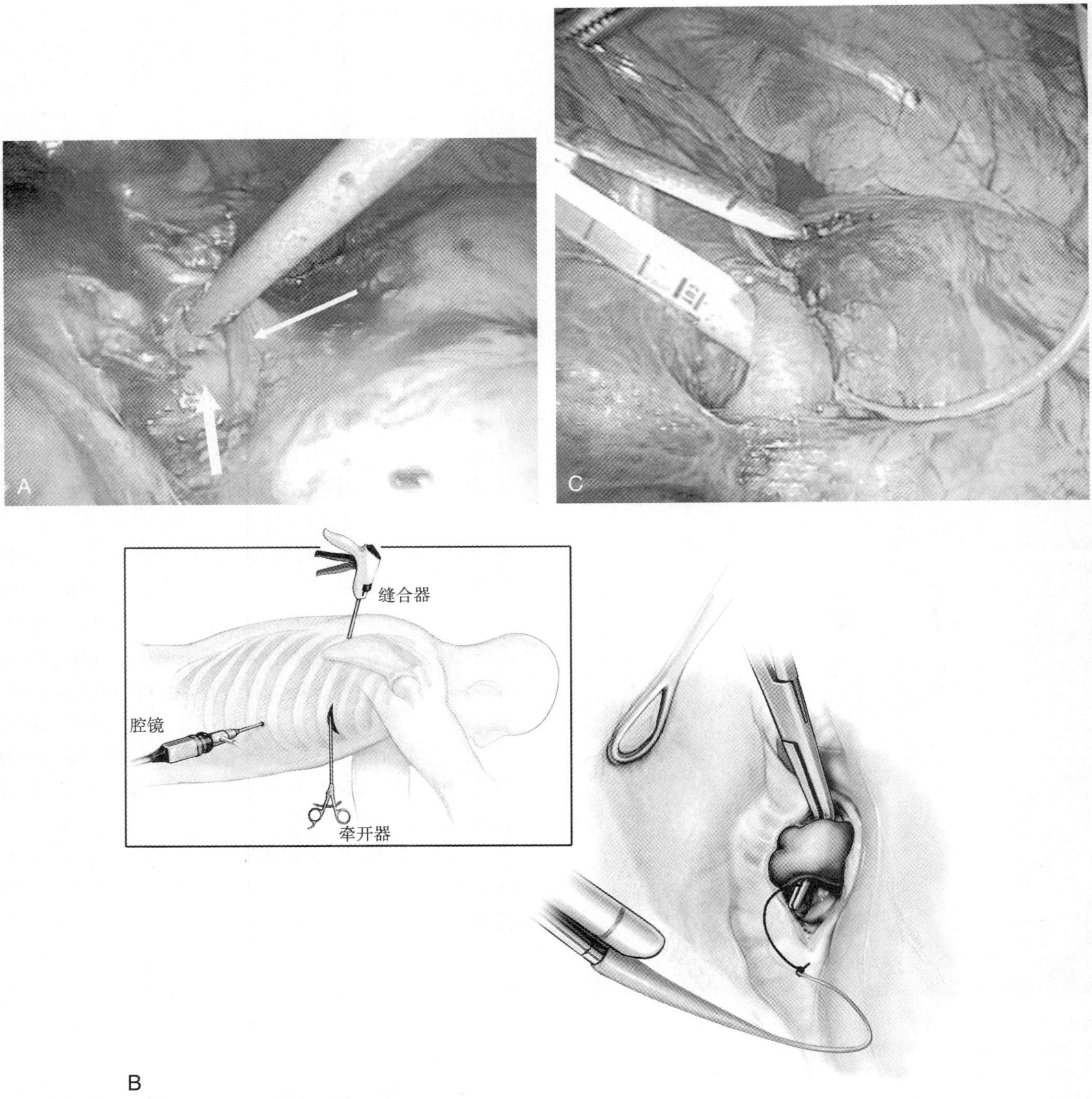

图 65-7 **A**, 在右肺动脉（粗箭头）上方处理右肺上叶静脉（细箭头），在行右肺上叶切除时，注意保护右肺动脉远端以免损伤出血。**B**, 通过后操作孔置入胸腔镜血管缝合器分离右肺上静脉。肺动脉位于这一结构的下方。必须注意尽量不要扭动缝合器以免损伤下方的肺动脉。**C**, 可以选择内引导器（endoleader）引导缝合器穿过静脉下方。在缝合器闭合和击发前必须拔掉红色橡胶导尿管。可以通过 endo-kitner 或环钳完成这一操作（见彩图）。（**B, From Nicastri DG, Yun J, Swanson SJ. VATS lobectomy. In Sugarbaker DS, Bueno R, Zellos L [eds]: Adult Chest Surgery: Concepts and Procedures. New York: McGraw-Hill, Inc., 2006. Reprinted with permission.**）

术有助于引导缝合器通过支气管。叶间裂分离完成后，将标本放置在标本袋中经过前入路切口取出。

右肺和左肺下叶切除

把腔镜孔选在腋后线第 8 肋间，可以改进后肺门的显露并避免器械的碰撞。前入路切口取第 5 肋间前侧。后操作孔在肩胛角后的第 6 或第 7 肋间。首先松解肺下韧带并摘取 9 号淋巴结。通过后操作孔用环钳向上牵拉肺下叶，以保持肺下韧带的张力。通过前操作孔，用长头电凝或超声刀松解肺下韧带。显露、分

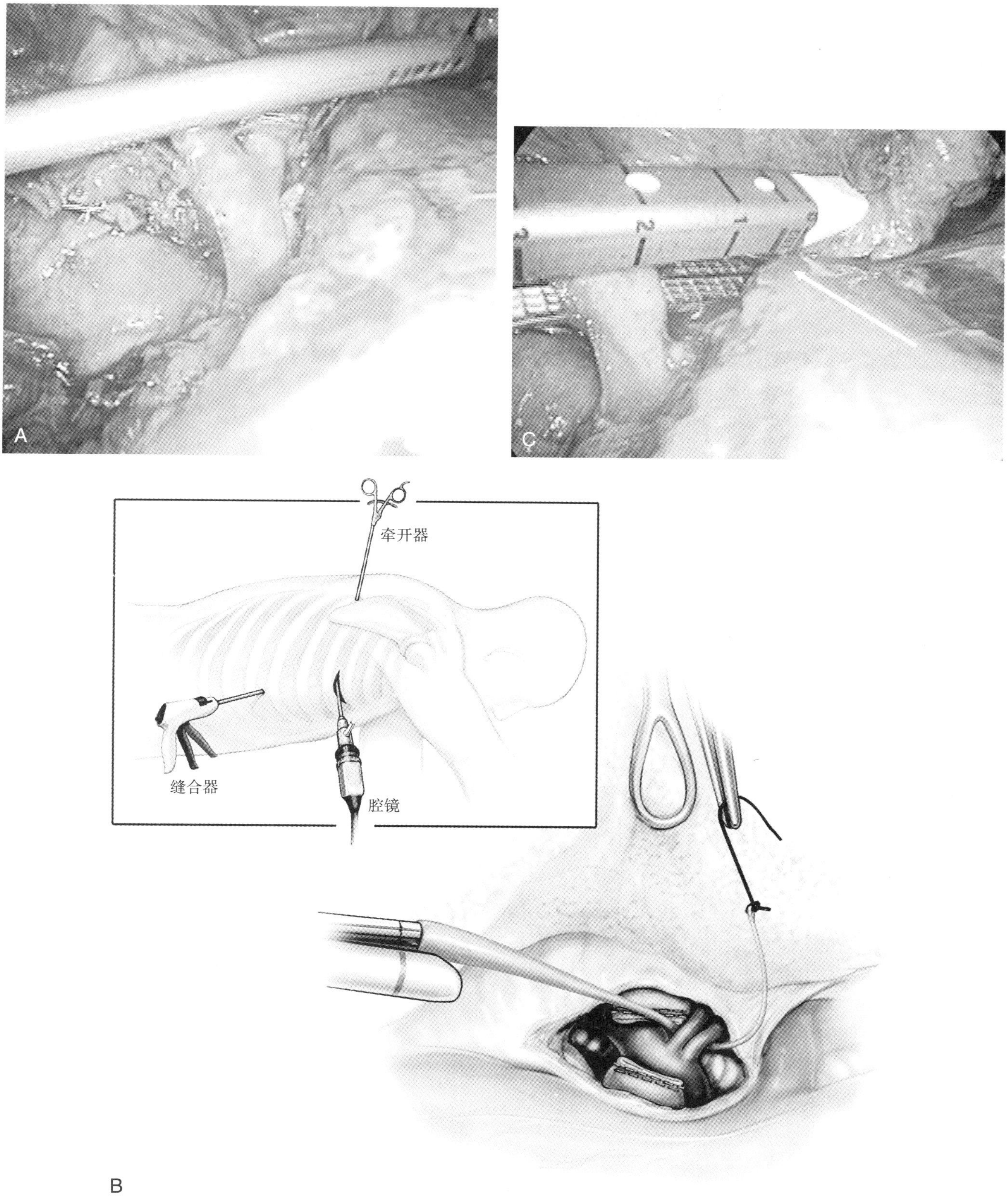

B

图 65-8　**A**，显示游离的右肺上静脉。仔细分离以显露右肺动脉前干。通过前胸腔镜孔置入胸腔镜可以观察术野，然后把缝合器通过腔镜孔置入以便分离这一肺动脉结构。**B**，将用于分离右肺动脉前干分支的器械布局最佳化。胸腔镜向前移动，通过胸腔镜孔置入血管吻合器。利用内引导器引导吻合器巧妙地穿过这些动脉结构。**C**，从吻合器上拔掉红色橡胶导尿管，吻合器准备好闭合和离断。奇静脉（箭头）的位置比较近，所以要保护好奇静脉以免吻合器包绕奇静脉（见彩图）。

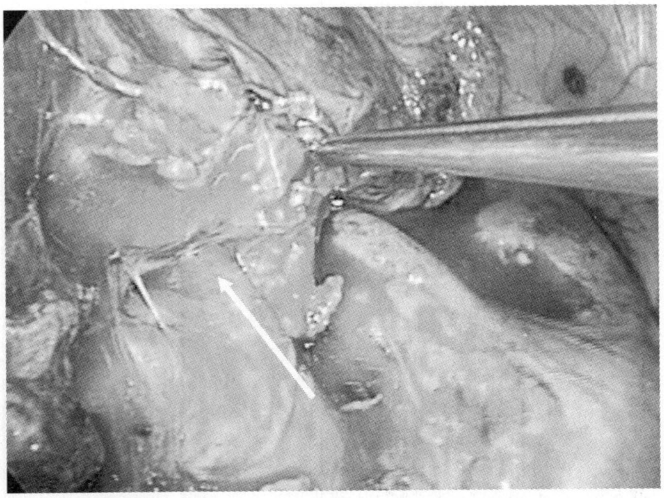

图 65–9 经过前肺门的路径有利于显示和处理右肺上叶动脉的返支。这一方法通常可以避免分离叶间裂以显露叶间动脉的困难。在此，前侧的分离显露后段返支（箭头）进入右肺上叶。可以经腔镜孔放置血管缝合器（吻合器或闭合器）离断该动脉支（见彩图）。

离下叶基底动脉干和尖段动脉支叶裂的下叶动脉干，并用腔镜缝合器加以离断。通常我们会先离断处理上段动脉支再处理基底动脉支。这一顺序可以避免在用缝合器离断基底动脉干时损伤上段动脉支。

接下来游离肺下静脉，并用腔镜血管缝合器加以离断。最后，游离肺下叶的支气管，并用腔镜缝合器离断。与开放手术一样，在处理右肺下叶支气管时，必须注意不要压迫中叶支气管。叶间裂处理完毕，将标本放置在标本袋中取出。

左肺上叶切除

在我们看来，由于左肺上叶动脉支的数量的解剖学变异，左肺上叶切除在技术上是最困难的。解剖肺门的顺序与右肺上叶相同——静脉、动脉、支气管。下方腔镜孔的位置相对偏后，以避免心脏及心包周围脂肪结构遮挡视野。对于那些边缘肺功能或肿瘤较小的患者，保留舌段的左肺上叶切除术或舌段切除术，如应用得当，是值得推荐的。在游离上肺静脉时，应特别小心将上肺静脉与上叶支气管前部加以分离。因为这两者相互粘连明显，特别注意在分离上肺静脉与气管时避免伤及上肺静脉后壁（图 65–12）。

游离和离断肺动脉和静脉的分支

静脉损伤

- **后果**

不可控制的血管损伤是肺叶切除中凶险的并发症。有关肺叶切除术中胸内血管离断的数据不多。Asamura 及其同事[24]报道了 603 例连续肺切除术中的 842 支血管的器械离断。除 2 例外，其余都使用腔镜内缝合器械完成操作。其总的器械故障率为 0.1%。在一例 VATS 病例离断肺上静脉时，缝合器未能闭合。引起的出血在中转开胸后通过缝合结扎才得以控制。在这项研究中，再次手术处理止血并发症不归咎于血管缝合线因素。

在一系列 VATS 肺叶切除的相关研究中，McKenna 及其同事们[11]报道了 1100 例手术结果[11]。其中 9 例死亡，围术期死亡率为 0.8%。没有发生术中死亡病例。只有 28 例（2.5%）中转开胸，而其中 7 例是由于出血因素。这 7 例患者术后没有死亡。在另外的一项 1578 例行 VATS 肺叶切除的独立调查中，只有 1 例因术中继发心肌梗死而死亡[25]。

2/3/4/5 级并发症

- **补救**

应准备好海棉棒或牙科脱脂棉等填塞物品，用于压迫一旦由于血管缝合器故障或血管撕脱引起的出血。这一简单措施可以在必要时为腔镜术中赢得足够的时间以中转开胸。VATS 术中小的血管撕脱伤，可以通过前入路切口（操作孔）完成对出血血管的直接缝合。明显的出血、显露困难、引起患者血液动力学改变的血管损伤状况都应及时中转开胸，给予有效止血。

- **预防**

对肺血管解剖的熟悉掌握是预防肺叶切除术中出血的重要方面。与肺静脉相比，肺动脉及其分支管壁较薄，也更易损伤。我们提议不要用任何器械抓持肺动脉。在游离和离断这些血管的过程中也应格外注意。在 VATS 操作中，用角度镜提供良好的视野、正确的路径选择以及遵守标准胸腔外科原则，都会降低出血并发症的发生率。

淋巴结切除

由于肺癌的预后因素与是否存在淋巴结转移直接相关，精确的外科淋巴结分期是至关重要的。在右肺叶切除术中要切除第 2、4、7、9 组淋巴结；左侧要切除第 5、6、7、9 组淋巴结。美国大学外科肿瘤学组 Z0030 研究试图阐明患者的长期生存是否受纵隔淋巴结的采样切除或是完全切除的影响。这是一项前瞻的、随机的、多中心的研究，其第二个研究目的是两组间

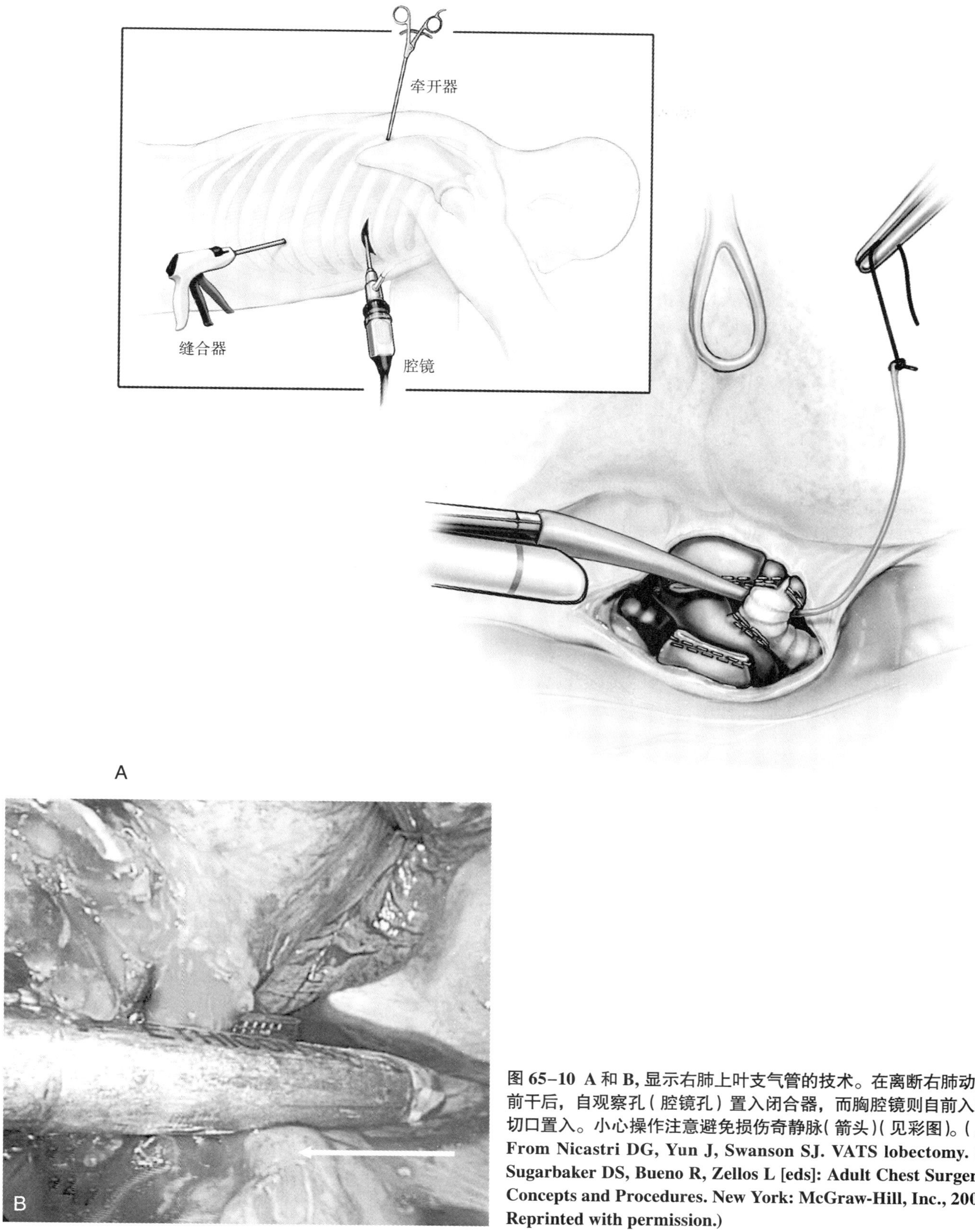

图 65-10 A 和 B, 显示右肺上叶支气管的技术。在离断右肺动脉前干后，自观察孔（腔镜孔）置入闭合器，而胸腔镜则自前入路切口置入。小心操作注意避免损伤奇静脉（箭头）（见彩图）。（A, From Nicastri DG, Yun J, Swanson SJ. VATS lobectomy. In Sugarbaker DS, Bueno R, Zellos L [eds]: Adult Chest Surgery: Concepts and Procedures. New York: McGraw-Hill, Inc., 2006. Reprinted with permission.)

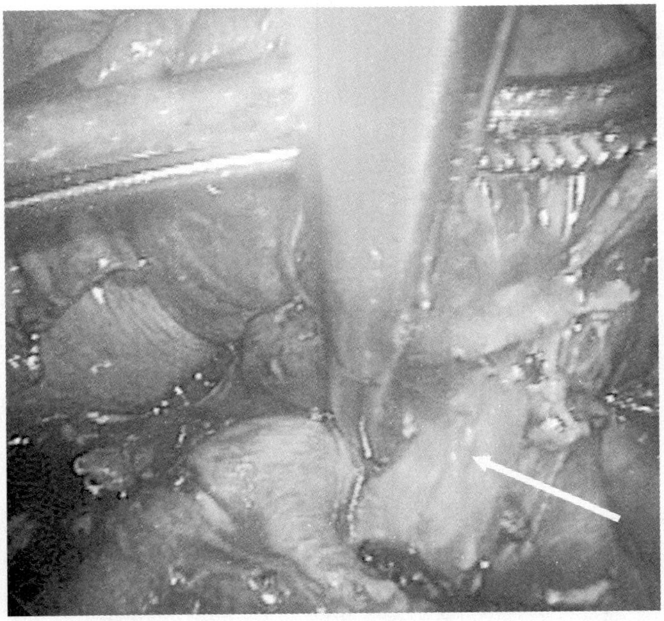

图 65-11 右肺中叶切除术中的中叶静脉的分离。中叶支气管（箭头）位于中叶动脉前侧。在解剖支气管的周围时必须要仔细小心，因为肺动脉紧邻其后。看不见中叶动脉分支因为其位于支气管的后方（见彩图）。

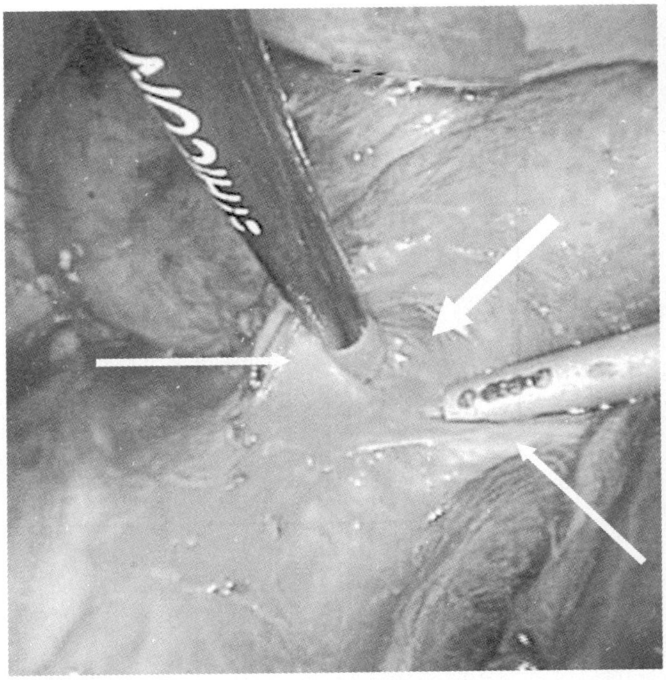

图 65-12 在游离和切断左肺上叶回流静脉时，应特别注意上叶静脉的后方与上叶支气管的分离。处理上叶静脉（粗箭头）和舌叶静脉（细箭头）之间的区域以显露其下的上叶支气管。在分离血管前必须将静脉分支的后面从气道上游离下来（见彩图）。

是否存在围术期发病率和死亡率的不同。在等待两组对生存期影响结果的过程中，有关这一研究的早期结果显示这两组间在乳糜胸、喉返神经损伤、再次开胸止血或平均住院日等方面没有统计学差异[26]。

乳糜胸

- **后果**

术后乳糜胸的发生率很低，但在肺切除术后偶有发生。肺切除术中的发生率从 0.26% 到高达 2.5%[27, 28]。通常是发现胸管内大量乳糜引流液而得到诊断。生化检查结果显示高甘油三酯的存在（高于 110mg/dl），从而明确诊断。通常这一并发症有自限性或通过限制饮食可得到缓解。但有时需要开胸行胸导管结扎术。这类患者合并感染并发症和术后水肿[28]。借助影像学定位穿刺可以解决胸腔内乳糜残留。

2/3/4 级并发症

- **补救**

术中切除淋巴结后准确地评估严重的淋巴漏，并可以直接缝合或结扎。但是由于乳糜胸不常发生，多在术后由于胸管增多的引流液而诊断。患者一旦被诊断为乳糜胸，就应该限制甘油三酯饮食，如不生效，则应考虑禁食。采取可行措施减少胸腔内液体残留。这些措施有利于缓解这一并发症。但当每日引流量超过 1 升，天数超过 7 天，多数外科医生主张开胸探查结扎胸导管[29]。

- **预防**

熟悉胸导管的解剖路径可以帮助外科医生避免这一潜在并发症的发生。但这一并发症是不能够预防的，原因是胸导管紧邻气管，位置多变，与纵隔淋巴结间存在大的并行的管道。术中注意并及时结扎处理明显受损的淋巴管，可以减少乳糜胸的发生。仔细结扎淋巴管结合使用电凝或超声刀，可以最大程度地减少术后淋巴液的引流量。

喉返神经损伤

多数患者可以耐受单侧喉返神经损伤，但由于这类患者易发生肺部感染而可能引发致命危险。很多患者在肺切除术后出现肺功能不全是由于长期吸烟造成的。造成气管黏膜上皮的排痰功能降低，合并由于喉返神经损伤引发的声带麻痹，就会明显增加呼吸道疾病的发病率。对喉返神经损伤的诊断通常十分简单，通过对患者的物理查体和喉镜检查而确诊。Watanbe 及其同事[30]报道了 I 期肺癌患者行肺叶切除及纵隔淋巴结切除术后喉返神经损伤的发生率。其中 221 例为 VATS 肺叶切除，190例开胸肺叶切除，分别有5例（2.3%）和3例（1.6%）出现喉返神经损伤。报告中没有提及这些喉返神经损伤患者的转归以及对这一并发症的解释。

2/3 级并发症

• 补救

不主张直接修复受损的喉返神经，但需要采取一些措施以改善发声和减少肺部疾病的发生率。早期的治疗包括有发音师参与，共同指导患者以减少肺部疾病的发生危险。暂时性的声带功能不全可以通过对声带注射某种药物增大其体积而达到纠正的效果[31]。甲状软骨成形术仍然是最终的（虽然创伤较大）应对这一并发症的方法[32]。

• 预防

外科医生对喉返神经解剖走行的熟悉对避免这一并发症的发生至关重要。在切除纵隔淋巴结特别是5、6号淋巴结时，必须注意游离和保护这一区域的迷走神经和喉返神经。

（苏 雷 译）

参考文献

1. Jemal A, Tiwari RC, Murray T, et al. Cancer statistics, 2004. CA Cancer J Clin 2004;528–529.
2. Nesbitt JC, Putnam JB, Walsh GL, et al. Survival in early-stage lung cancer. Ann Thorac Surg 1995;60:466–472.
3. Ginsberg R, Rubernstein L. Randomized trial of lobectomy versus limited resection for T1N0 non-small cell lung cancer. Ann Thorac Surg 1995;60:615–623.
4. Landreneau RJ, Sugarbaker DJ, Mack MJ, et al. Wedge resection versus lobectomy for stage I (T1N0M0) non-small cell lung cancer. J Thorac Cardiovasc Surg 1997;113:691–700.
5. Warren WH, Faber LP. Segmentectomy versus lobectomy in patients with stage I pulmonary carcinoma. J Thorac Cardiovasc Surg 1994;107:1087–1094.
6. Jacobeus HC. Ueber die moglichkeit de zystoskopie bei untersuchung seroser hohlungen anzuwenden. Munchen Med Wochenschur 1910;57:2090–2092.
7. Kirby TJ, Rice TW. Thoracoscopic lobectomy. Ann Thorac Surg 1993;56:784–786.
8. Walker WS, Carnochan FM, Pugh GC. Thoracoscopic pulmonary lobectomy. Early operative experience and preliminary clinical results. J Thorac Cardiovasc Surg 1993;106:1111–1117.
9. Demmy TL, Curtis JJ. Minimally invasive lobectomy directed toward frail and high-risk patients: a case-control study. Ann Thorac Surg 1999;68:194–200.
10. Nagahiro I, Andou A, Aoe M, et al. Pulmonary function, postoperative pain, and serum cytokine level after lobectomy: a comparison of VATS and conventional procedure. Ann Thorac Surg 2001;72:362–365.
11. McKenna RJ, Houck W, Fuller CB, et al. Video-assisted thoracic surgery lobectomy: experience with 1,100 cases. Ann Thorac Surg 2006;81:421–426.
12. Sagawa M, Sato M, Sakurada A, et al. A prospective trial of systematic nodal dissection for lung cancer by video-assisted thoracic surgery: can it be perfect? Ann Thorac Surg 2002;73:900–904.
13. Landreneau RJ, Hazelrigg SR, Mack MJ, et al. Postoperative pain-related morbidity: video-assisted thoracic surgery versus thoracotomy. Ann Thorac Surg 1993;56:1285–1289.
14. Swanson SJ, Batirel HF. Video-assisted thoracic surgery (VATS) resection for lung cancer. Surg Clin North Am 2002;82:541–559.
15. Lewis RJ, Caccavale RJ, Bocage JP, et al. Video-assisted thoracic surgical non-rib spreading simultaneously stapled lobectomy: a more patient-friendly oncologic resection. Chest 1999;116:1119–1124.
16. Benedetti F, Amanzio M, Casadio C, et al. Postoperative pain and superficial abdominal reflexes after posterolateral thoracotomy. Ann Thorac Surg 1997;64:207–210.
17. Landreneau RJ, Mack MJ, Hazelrigg SR, et al. Prevalence of chronic pain after pulmonary resection by thoracotomy or video-assisted thoracic surgery. J Thorac Cardiovasc Surg 1994;107:1079–1089.
18. Xu WD, Gu YD, Lu JB, et al. Pulmonary function after complete unilateral phrenic nerve transaction. J Neurosurg 2005;103:464–467.
19. Freeman RK, Wozniak TC, Fitzgerald EB. Functional and physiologic results of video-assisted thoracoscopic diaphragm placation in adult patients with unilateral diaphragm paralysis. Ann Thorac Surg 2006;81:1853–1857.
20. Higgs SM, Hussain A, Jackson M, et al. Long-term results of diaphragmatic placation for unilateral diaphragm paralysis. Eur J Cardiothoacr Surg 2002;21:294–297.
21. DiMarco AF, Onders RP, Ignagni A, et al. Phrenic nerve pacing via intramuscular diaphragm electrodes in tetraplegic subjects. Chest 2005;127:671–678.
22. Massard G, Wihlm JM. Early complications: esophago-pleural fistula. Chest Surg Clin North Am 1999;9:617–631.
23. Garcia JP, Richards WG, Sugarbaker DJ. Surgical treatment of malignant mesothelioma. In Kaiser L, Kron I, Spray T (eds): Mastery of Cardiothoracic Surgery. Philadelphia: Lippincott-Raven, 1997; p 683.
24. Asamura H, Suzuki K, Kondo H, et al. Mechanical vascular division in lung resection. Eur J Cardiothorac Surg 2002;21:879–882.
25. Mackinlay TA. VATS lobectomy: an international survey. Presented at the IVth International Symposium on Thoracoscopy and Video-Assisted Thoracic Surgery, May 1997, Sao Paulo, Brazil.
26. Allen MS, Darling GE, Pechet TT, et al. Morbidity and mortality of major pulmonary resections in patients with early-stage lung cancer: initial results of the randomized, prospective ACOSOG Z0030 trial. Ann Thorac Surg 2006;81:1013–1020.
27. Cerfolio RJ, Allen MS, Deschamps C, et al. Postoperative chylothorax. J Thorac Cardiovasc Surg 1996;112:1361–1365.
28. Schimizu K, Yoshida J, Nishimura M, et al. Treatment strategy for chylothorax after pulmonary resection and

lymph node dissection for lung cancer. J Thorac Cardiovasc Surg 2002;124:499–502.
29. Patterson GA, Todd TR, Delarue NC, et al. Supradiaphragmatic ligation of the thoracic duct in intractable chylous fistula. Ann Thorac Surg 1981;32:44–49.
30. Watanabe A, Koyanagi T, Obama T, et al. Assessment of node dissection for clinical stage I primary lung cancer by VATS. Eur J Cardiothorac Surg 2005;27:745–752.
31. Hartl DM, Travagli JP, Leboulleux S, et al. Clinical review: concepts in the management of unilateral recurrent laryngeal nerve injury after thyroid surgery. J Clin Endocrinol Metab 2005;90:3084–3088.
32. Bielamowicz S. Perspectives on medialization laryngoplasty. Otolaryngol Clin North Am 2004;31:139–160.

第 66 章

支气管和血管袖状肺叶切除术

M. Blair Marshall, MD and Fabio May da Silva, MD

引言

支气管和血管的袖状肺叶切除术已经逐渐取代全肺切除，用于治疗气道和肺动脉（pulmonary artery，PA）的中央疾病。约 5% 经历肺癌切除术的患者采取了支气管袖状切除术[1]。尽管这一术式最初用于肺储备不足的患者，但是现在无论肺功能如何，它对于所有患者而言都是最佳术式。

1947 年，Price Thomas 医生在伦敦 Brompton 医院做了第 1 例支气管袖状切除术。在此病例中，采用袖状切除术切除了位于右主支气管的类癌肿瘤[2]。此后，支气管袖状切除术成为切除中央气道良性肿瘤的标准术式。对于肺癌患者来说，Paulson 及其同事给出更多的证据证实支气管袖状切除术可以代替全肺切除术[3, 4]。最初的术后发病率和死亡率的报道禁止对肺功能良好的肺癌患者常规行支气管袖状切除术。然而，支气管袖状切除术的患者增加的发病率说明其肺储备能力的降低，在这些早期的袖形叶切除术的报道中，正是肺储备差的患者需要进行袖状切除[5]。

袖状切除术适用于任何肺叶切除术，但最常用于切除右肺上叶（图 66–1）。因为 PA 的位置，支气管血管联合的袖状切除术常用于左肺（图 66–2）。同样，左侧袖状切除术最常用于左上叶的肺切除。

支气管和支气管血管袖状切除术是一种复杂的技术要求高的手术。手术死亡率为 0 ～ 6.2%[6, 7]，术后并发症发病率为 10% ～ 50%[8, 9]。一些研究数据表明支气管和支气管血管袖状切除术的围术期风险与其他标准的肺叶切除术相仿[1, 10, 17]。此技术是否能充分清除肿瘤受到更多关注，然而有文献说明接受袖状切除术的患者，其局部复发率和长期生存率与全肺切除者相同[13, 15]。袖状切除的优点是显而易见的。在近二十年的时间里，晚期肺癌患者的术前治疗策略发生了很大的变化，有资料证实对接受过新辅助化疗的患者进行支气管和支气管血管袖状切除术是安全的[13]。

影响预后的因素包括淋巴结疾病的存在、支气管成形术的类型、肺功能的损伤情况以及心血管意外的风险[16, 17]。另一个重要的考量指标是袖状切除术后患者的生活质量。接受全肺切除术的患者多存在肺动脉高压和呼吸衰竭的远期后遗症。此外，更需要警惕的是患者可能发生第二原发肿瘤。

适应证

- 累及叶支气管需要进行肺叶切除的肿瘤，但侵犯程度不需要进行全肺切除（图 66–3）
- 肺功能无法耐受全肺切除的患者
- N1 淋巴结病变并累及叶支气管和（或）PA
- 累及主支气管的恶性肿瘤肺转移灶
- 穿透性或钝性胸部创伤导致的需要清创和吻合的主要支气管损伤
- 创伤或炎症相关的良性支气管狭窄

手术步骤

步骤 1 手术医师经气管镜评估气道内疾病范围（图 66–4）

步骤 2 全身麻醉后，双腔气管导管置于计划切除的对侧支气管中

步骤 3 侧卧位

步骤 4 开胸（保证充足的后外侧及前侧入路）

步骤 5 胸腔内探查

步骤 6 在进行不可逆操作前，评估手术切除的可行性

步骤 7 纵隔淋巴结清扫术

步骤 8 到达 PA 的近端和远端，结扎和分离静脉以进行肺叶切除

步骤 9 如不能接近 PA 远端，处理好静脉

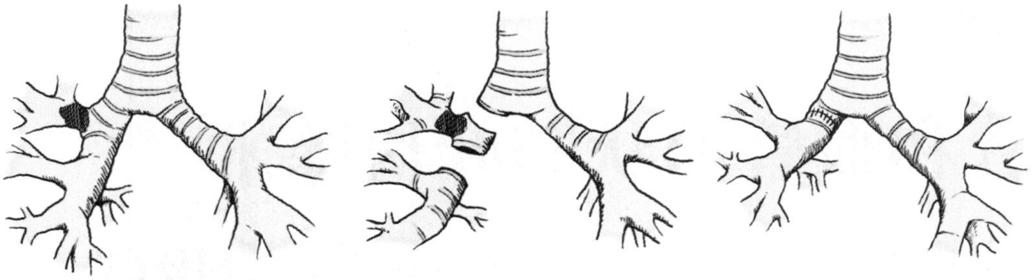

图 66-1 侵及右上叶支气管的肿瘤横断面证明支气管近端及远端有充足切缘能进行再吻合术。

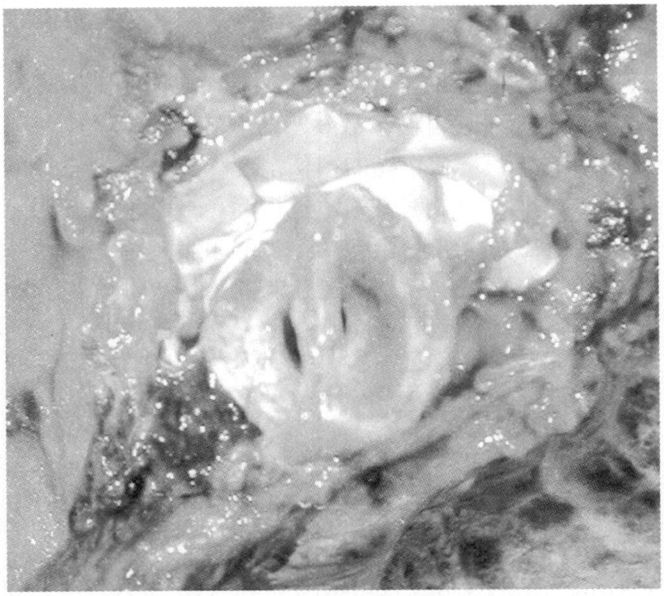

图 66-2 支气管血管袖状肺叶切除术标本，显示的是左上叶支气管靠近左肺动脉（见彩图）。

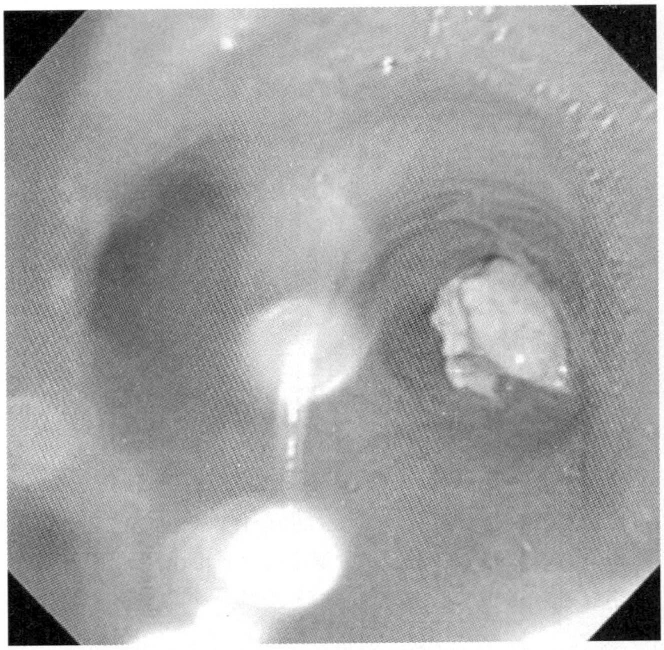

图 66-4 支气管镜图像说明右肺上叶肿物侵及右主支气管干（见彩图）。

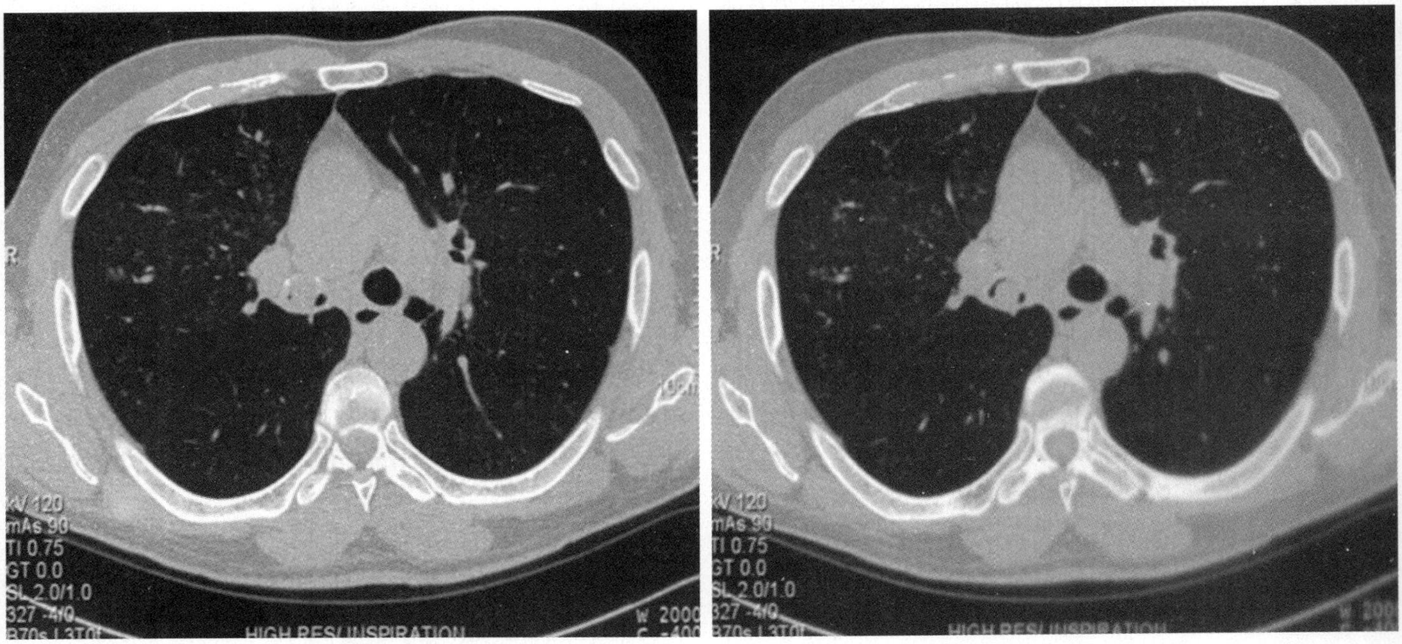

图 66-3 左肺上叶肿瘤的电脑断层扫描（**computed tomog-raphy，CT**）图显示患者可行袖状肺叶切除术。

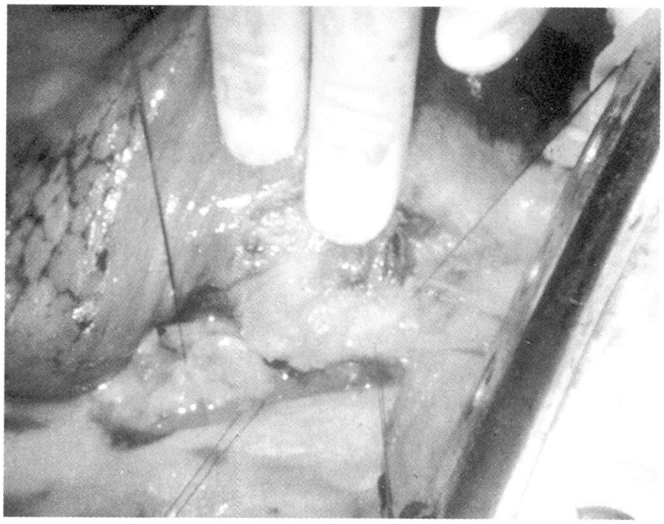

图 66-5　肿瘤的术中照片显示右主支气管近端被切除以及近端与远端支气管加强吻合（见彩图）。

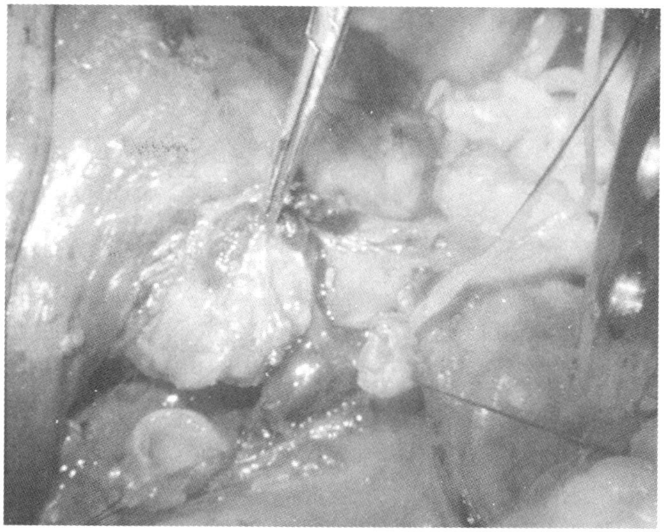

图 66-6　右肺上叶袖状切除术的术中照片（见彩图）显示支气管切除后的近端和远端。钳子夹取肺叶切除的标本。

步骤 10　环状解剖主支气管和支气管远端，放置胶带有助于区分

步骤 11　完整切除病变

步骤 12　缝合支气管的近端和远端，以进行吻合术

步骤 13　需要时切除心包膜进行血管修补

步骤 14　准备进行肺叶切除以及钳夹 PA 时告知麻醉师

步骤 15　计划进行血管袖状肺叶切除术时，在夹闭主要 PA 之前，静脉输注肝素 30U/kg

步骤 16　处理好血管后（支架缝合），立刻切断近端支气管和动脉（图 66-5）

步骤 17　冷冻切缘（图 66-6）

步骤 18　行支气管吻合术（图 66-7）

步骤 19　行血管吻合术或血管修补成形术

步骤 20　用活皮瓣包扎支气管吻合处

步骤 21　关胸

步骤 22　进行纤维支气管镜检查

步骤 23　在手术室给患者拔管

支气管镜检查

支气管镜检查是评估支气管的基础。它能明确支气管的病理情况。虽然我们常规使用软式支气管镜，但是硬式或软式支气管镜均是可行的。重要的是由手术医生进行此检查。可进行支气管袖状切除术的相关检查结果包括支气管内肿物、黏膜下血管丰富、黏膜增厚。对支气管的活动度的仔细评估是非常重要的，它有助于判断支气管外的组织状态。虽然术前难以决定是否会进行肺动脉成形术，但是，应该做好准备工作，尤其是中心型肿瘤或 N1 的肿瘤。如果对病变大小有疑问，可以在支气管镜检查时进行多点活检。

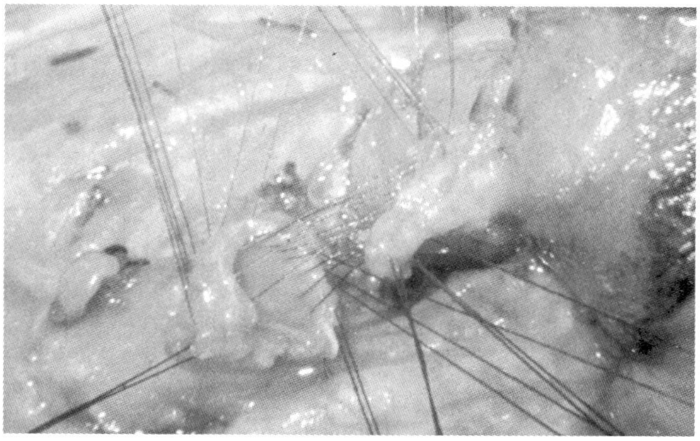

图 66-7　采用间断缝合技术的支气管吻合术（见彩图）。

即使准备进行支气管袖状肺叶切除术，但考虑到手术技术原因或肿瘤超出预期大小，医生应该向患者及家属交代进行全肺切除的可能性。

支气管镜检查的并发症见第Ⅺ部分第 64 章。

双腔气管导管的放置

双腔气管导管的错误放置能导致低氧血症和肺通气不足。术前支气管镜检查能确保双腔气管导管放置到正确位置，虽然在操作过程中管子有可能被移开。支气管内管应被置于切除部分对侧的支气管内。

术中移位（图 66–8）

• **后果**

在单肺通气时，出现低氧血症及肺通气不足。

1–5 级并发症

• **补救**

支气管镜检查支气管气囊的位置，以确保支气管或气管开口既没有被支气管或气管壁压迫，也没有阻塞左肺上叶的开口。对于右侧导管来说，必须再次检查右上叶支气管开口处支气管气囊口的位置，以及右中下叶支气管的开放性。

在分离或在切下支气管时，双腔气管导管可能脱离正确位置,阻塞支气管,影响肺通气。通常为了通气，可简单地使手术肺充气，就能发现并解决问题。但是如果支气管已经被切断，这种方法就不可行了。找到问题后，使支气管气囊放气，解除阻塞，使患者通气。

• **预防**

在手术中，医生必须注意脉搏和血氧的变化，以便在患者通气功能发生变化的早期进行干预。

暴露

不同暴露的并发症见第Ⅺ部分第 64 章。

肺门的解剖

血管损伤

• **后果**

PA 损伤导致的出血可能是通过直接压迫而停止的少量出血，也可能是大量的威胁生命的出血；后者很少见。

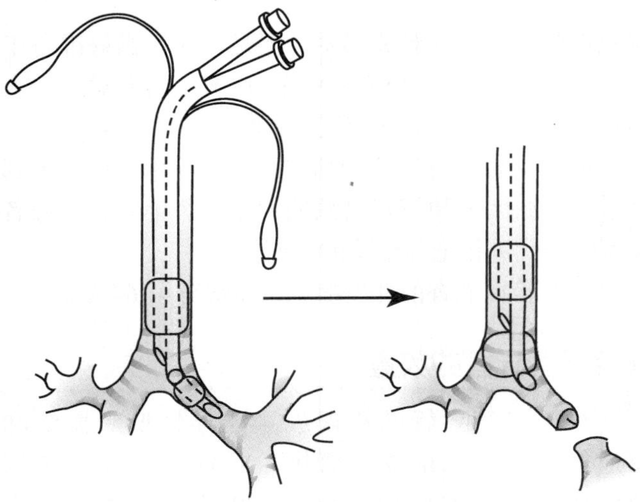

图 66–8　双腔气管导管开始在正确位置，随后由于双腔气管导管移向近端且气囊突出使非手术侧肺无法正常通气，从而产生低氧血症。

1–5 级并发症

• **补救**

一旦发生血管损伤，应该首先采用折叠的纱布海绵直接压迫进行止血，尤其应避免任何可能进一步撕裂血管的动作。充分暴露术野，处理血管近端并尽可能处理动脉远端。在无肝素化的情况下可短时间内夹闭动脉。如果无法处理动脉远端，那么在大损伤的修补过程中或随后的动脉成形术中，处理好肺静脉有助于减少出血。所有的基本修补都是必要的。夹闭损伤区血管易于随后进行直接修补，当然在进行这一操作时，需要格外仔细。当动脉向近端撕裂时，需要应用心肺分流术进行修补。

• **预防**

处理中心型肿瘤时需要非常谨慎。对肿块的过度牵拉，尤其是左上叶肿瘤或大块的 N1 病灶，能导致动脉破裂。在中心区域剖开或切除之前常规处理好主 PA 干近端以及肺静脉是非常重要的，能避免发生不可挽救的后果。因为静脉位于前面，在进行袖状切除时通常不会受到损伤。

支气管吻合术

吻合口扭转或扭折

• **后果**

不当的支气管吻合术能导致支气管扭折或扭转。它通常在术后支气管镜检查时发现，能直接通过拆除吻合口进行修复。术后持续出现分泌物和肺炎常提示此症。

3/4 级并发症

• **补救**

当持续出现轻度分泌物时，可以通过积极的肺灌洗和多次治疗性支气管镜进行治疗。吻合口支架能有效治疗管腔狭窄。当上述保守治疗无效时，需再次进行吻合口重建术或全肺切除术。

• **预防**

在支气管切掉之前放置支架缝合，这有助于保持适当的方向以防止发生扭转。术后多次的纤维支气管镜检查和小气管切开术有助于进行肺灌洗。

吻合口漏 / 开裂 / 支气管血管瘘

在进行切除术时，支气管切除前进行了环状分离支气管。在进行淋巴结清扫术时，大部分支气管的血供受到损伤。这使吻合口更容易出现并发症。

- **后果**

虽然少量空气渗漏能自愈，但是绝不能使任何发生支气管吻合口渗漏的患者离开手术室。持续的术后空气渗漏、新发的空气渗漏、术后发热或白细胞升高都应使医生警惕是否发生了吻合口并发症。应进行纤维支气管镜检查以评估支气管吻合口。并发症可能是发热和白细胞升高，也可能是脓胸或支气管血管瘘。后者一旦发生，很难救治。

2–5 级并发症

- **补救**

术后应尽量少做纤维支气管镜检查。大部分胸外科医生主张在患者出院前常规进行支气管镜检查[1, 10]。临床上小的持续性渗漏能通过保守治疗治愈，一些作者报道了应用纤维蛋白胶的成功例子[12]。吻合口开裂则需要更积极的措施，如再次手术行支气管修补术，如必要甚至行全肺切除术。医生应保持警惕，早期发现尽早处理，因为支气管裂开导致的感染能引起很多并发症，如脓胸、支气管胸腔瘘、支气管血管瘘，通常都是致命的。吻合口狭窄发生较晚，可以通过支气管镜下扩张和放置支架进行治疗。

- **预防**

手术医生在切除支气管的过程中，必须密切注意支气管本身以及支气管周围血管的情况。过度切除或没有保证支气管的充足血供，均能导致预后不良，出现吻合口裂开或支气管狭窄[18, 19]。

支气管吻合术可能以一种间断的、连续的或联合的方式进行，而没有特别具有优势的技术。当支气管远端和近端之间存在大小差异时，为了更好的吻合，可以采用间断的方式。如果大小差异非常明显时，使远端支气管进入近端支气管中，像用肺移植物吻合一样（图 66–9）[20]。在切除时放置的支架缝合器应收到一起，有助于缓解吻合口压力。切断下肺韧带能减轻部分压力，但如果不成功，需要切除心包以使下叶获得更大的活动空间。

吻合口应在首次手术时进行检查，任何空气渗漏均应修补。血供良好的皮瓣组织用于包扎吻合口[21]，尤其用于把支气管吻合口与 PA 分隔开。通常采用肋间肌肉、胸膜或心包脂肪垫。采用肋间肌肉时，一定注意不能环形覆盖支气管，因为肌肉骨化症可能导致支气管狭窄[22]。在手术结束时、拔管之前，进行纤维支气管镜检查，以确保没有管腔狭窄或扭转。

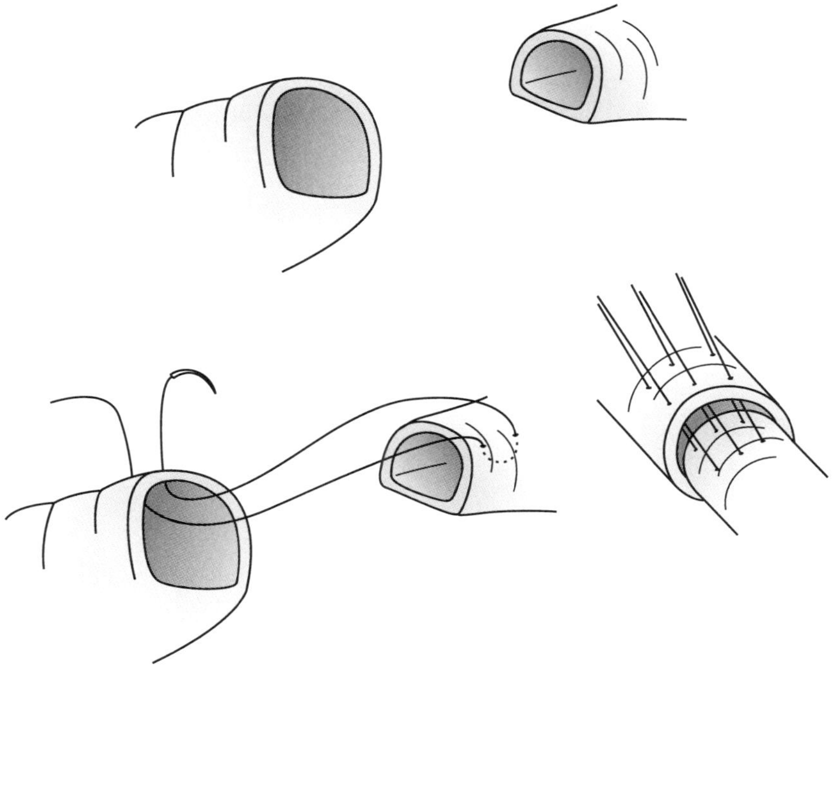

图 66–9　当吻合口断端大小不同时，采用管腔套叠技术进行支气管吻合。

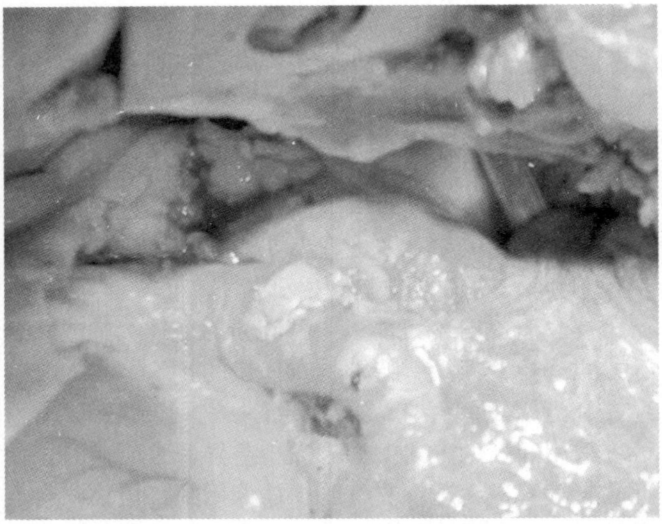

图 66-10 术中照片显示左肺动脉上心包补片动脉成形术（见彩图）。

肺不张

- 后果

持续性肺不张是支气管成形术后最常见的并发症。它可能由睫状上皮和淋巴管中断或吻合口水肿引起。

- 补救

术后积极的肺灌洗通常是有效的。但是，如果因为技术原因导致吻合口狭窄，应遵循前面讨论的内容进行处理。

- 预防

一些作者主张围术期使用类固醇激素，但实际上，吻合口水肿可以自愈[13]。

带蒂皮瓣

缺乏血供的皮瓣

- 后果

如果血供没有受到保护，则皮瓣不能成活，且能导致术后吻合口出现并发症。

2/3 级并发症

- 补救

在手术室就能发现皮瓣缺乏血供。一旦发生，应当立刻更换另一皮瓣。

- 预防

如果计划使用肋间皮瓣的话，皮瓣应该在肋骨间放置牵引器之前就切割下来，这样可保护皮瓣免受损伤。如用心包皮瓣的话，在心包和胸壁底部进行切除。在皮瓣向头侧移动时，医生必须时刻观察皮瓣蒂的血供。当蒂过薄时，可能很容易切下血管蒂。

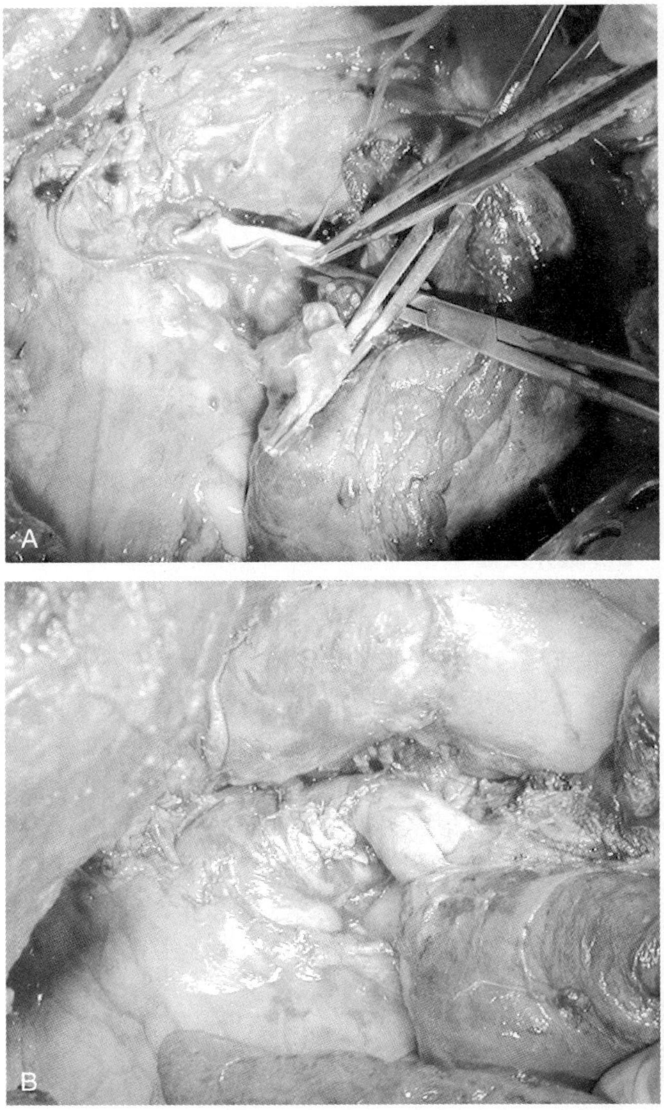

图 66-11 术中照片显示端-端肺动脉袖状切除术。A，夹闭肺动脉的近端和远端。B，完成的血管吻合口（见彩图）。

PA 的重建

PA 血栓形成

- 后果

当 PA 出现血栓时，残存肺叶会出现坏死。患者会出现感染症状，如发热和白细胞升高。医生应高度警惕任何血管成形术或袖状切除术后出现发热和白细胞升高的患者。术后胸片上出现肺血管纹理稀疏常预示此症。通常根据灌注扫描或肺动脉造影结果作出诊断。

3/4 级并发症

- **补救**

如果在手术时发现动脉管腔狭窄，一方面可以将切向的切除重建转换成环形切除吻合口，也可以通过更改原始吻合口进行修正。如果仅做动脉袖状切除而不做支气管袖状切除术的话，远端动脉不能直接与近端动脉进行重建。这时，可采用心包膜制成的管状移植物进行吻合[23]。部分作者主张袖状切除支气管以缩短动脉干，并且直接进行动脉断端吻合[24]。

- **预防**

手术失败能导致肺动脉血栓形成。要么修补过窄要么动脉扭转。当进行切线切割时，如果切口超过了动脉周长25%以上时，应该行皮瓣修补的血管成形术（图66-10）[25]。如果切口更长，接近动脉周长时，更适合进行环形切除及断端吻合（图66-11）。

淋巴结清扫术

最好在支气管袖状切除之前进行淋巴结清扫，这样能避免吻合口受到牵拉或损伤。

肺手术相关的术后并发症

- 出血
- 肺炎
- 肺不张
- 心房纤颤
- 食管损伤
- 乳糜胸
- 膈神经损伤
- 喉返神经损伤
- 开胸手术后的疼痛综合征

（张　毅 译）

参考文献

1. Suen HC, Myers BF, Guthrie T, et al. Favorable results after sleeve lobectomy or bronchoplasty for bronchial malignancies. Ann Thor Surg 1999;67:1557–1562.
2. Thomas CP. Conservative resection of the bronchial tree. J R Coll Surg Edinb 1955;1:169–186.
3. Paulson DL, Shaw RR. Preservation of lung tissue by means of bronchoplastic procedures. Am J Surg 1955;89:347–355.
4. Paulson DL, Urschel HC, McNamara JJ, Shaw RR. Bronchoplastic procedures for bronchogenic carcinoma. J Thorac Cardiovasc Surg 1970;59:38–47.
5. Faber LP, Jensik RJ, Kittle CF. Results of sleeve lobectomy for bronchogenic carcinoma in 101 patients. Ann Thorac Surg 1984;37:279–285.
6. Okada M, Yamagishi H, Satake S, et al. Survival related to lymph node involvement in lung cancer after sleeve lobectomy compared with pneumonectomy. J Thorac Cardiovasc Surg 2000;119(4 pt 1):814–819.
7. Hollaus PH, Wilfing G, Wurnig PN, Pridun NS. Risk factors for the development of postoperative complications after bronchial sleeve resection for malignancy: a univariate and multivariate analysis. Ann Thorac Surg 2003;75:966–972.
8. Mezzetti M, Panigalli T, Giuliani L, et al. Personal experience in lung cancer sleeve lobectomy and sleeve pneumonectomy. Ann Thorac Surg 2002;73:1736–1739.
9. Icard P, Regnard JF, Guibert L, et al. Survival and prognostic factors in patients undergoing parenchymal saving bronchoplastic operation for primary lung cancer: a series of 110 consecutive cases. Eur J Cardiothorac Surg 1999;15:426–432.
10. Ludwig C, Stoelben E, Olschewski M, Hasse J. Comparison of morbidity, 30-day mortality, and long-term survival after pneumonectomy and sleeve lobectomy for non–small cell lung carcinoma. Ann Thorac Surg 2005;79:968–973.
11. Yoshino I, Yokoyama H, Yano T, et al. Comparison of surgical results of lobectomy with bronchoplasty and pneumonectomy for lung cancer. J Surg Oncol 1997;64:32–35.
12. Lausberg HF, Graeter TP, Tscholl D, et al. Bronchovascular versus bronchial sleeve resection for central lung tumors. Ann Thorac Surg 2005;79:1147–1152.
13. Redina E, Venuta F, Giacomo T, et al. Safety and efficacy of bronchovascular reconstruction after induction chemotherapy for lung cancer. J Thorac Cardiovasc Surg 1997;114:830–837.
14. Tronc F, Grégoire J, Rouleau J, Deslauriers J. Long-term results of sleeve lobectomy for lung cancer. Eur J Cardiothorac Surg 2000;17:550–556.
15. Deslauriers J, Gregoire J, Jacques LF, et al. Sleeve lobectomy versus pneumonectomy for lung cancer: a comparative analysis of survival and sites of recurrences. Ann Thorac Surg 2004;77:1152–1156.
16. Fadel E, Yildizeli B, Chapelier AR, et al. Sleeve lobectomy for bronchogenic cancers: factors affecting survival. Ann Thorac Surg 2002;74:851–858.
17. End A, Hollaus P, Pentsch A, et al. Bronchoplastic procedures in malignant and nonmalignant disease: multivariable analysis of 144 cases. J Thorac Cardiovasc Surg 2000;120:119–127.
18. Yildizeli B, Fadel E, Mussot S, et al. Morbidity, mortality and long-term survival after sleeve lobectomy for non-small cell lung cancer. Eur J Cardiothorac Surg 2007;31:95–102.
19. Kutlu CA, Goldstraw P. Tracheobronchial sleeve resection with the use of a continuous anastomosis: results of one hundred consecutive cases. J Thorac Cardiovasc Surg 1999;117:1112–1117.
20. Teddler M, Anstadt MP, Teddler SD, Lowe JE. Current morbidity and mortality after bronchoplastic procedures for malignancy. Ann Thorac Surg 1992;54:387–391.
21. Hollaus PH, Janakiev D, Pridun NS. Telescope anastomo-

sis in bronchial sleeve resections with high-caliber mismatch. Ann Thorac Surg 2001;72:357–361.

22. Turrentine MW, Kesler KA, Wright CD, et al. Effect of omental, intercostal, and internal mammary artery pedicle wraps on bronchial healing. Ann Thorac Surg 1990;49:574–578.
23. Deeb ME, Sterman DH, Shrager JB, Kaiser LR. Bronchial anastomotic stricture caused by ossification of an intercostal muscle flap. Ann Thorac Surg 2001;71:1700–1702.
24. Rendina EA, Venuta F, De Giacomo T, et al. Sleeve resection and prosthetic reconstruction of the pulmonary artery for lung cancer. Ann Thorac Surg 1999;68:995–1001.
25. Dartevalle P. How I do it: sleeve lobectomy. General Thoracic Symposium at Annual Meeting, American Association for Thoracic Surgery. Accessible at www.conferencearchives.com/aats2006/index.html
26. Shrager JB, Lambright ES, McGrath CM, et al. Lobectomy with tangential pulmonary artery resection without regard to pulmonary function. Ann Thorac Surg 2000;70:234–239.

第 67 章

全肺切除术

James E. Davies, MD and Mark S. Allen, MD

引言

1931 年 Rudolph Nissen 在德国柏林首次成功地进行了全肺切除术。患者是一位整个左肺出现严重支气管扩张症的 12 岁女孩。手术是分两步进行的，首先进行了颈椎膈神经压榨术，随后行左侧开胸术。通过橡胶管结扎左肺门来进行全肺切除。挤压胸腔，2 星期后肺脱落。患者曾发生一个小的支气管瘘，但 2 个月后自愈[1]。1933 年 4 月 5 日[2]，华盛顿大学医学院外科主任 Eveits Graham 首次成功地完成了一次性全肺切除术。患者是一位患有左肺鳞癌的 48 岁妇科医生，因其只有接受全肺切除术才能切除病灶。

这些早期报道之后，全肺切除的手术量不断增加，而死亡率不断降低。这可能得益于更佳的手术方法、恰当的患者选择、理想的麻醉效果和合理的术后护理。Wilkins 和同事[3]的研究表明手术死亡率不断下降，在 40 多年（1931 至 1970 年）的时间里美国马萨诸塞州总医院的手术死亡率由 56% 降至 11%。自 1980 年以来的许多报道显示死亡率为 3% ～ 12%[3-6]。目前已经明确与高死亡率相关的危险因素。与左全肺切除相比，右全肺切除有更高的发病率和死亡率。Nagasaki 等人[4]和 Wahi 等人[5]的报道证实，与左全肺切除相比，右全肺切除有更高的死亡率。Wahi 等人于 1989 年报道右全肺切除的死亡率为 12% 而左全肺切除只有 1%[5]。2001 年，Sloan - Kettering 癌症中心的 Martin 及其同事报道了右全肺切除的死亡率为 24% 而左全肺切除为 2.4%。其他与高死亡率相关的危险因素为：年龄大于 70 岁、接受过新辅助治疗、余肺切除以及炎性或感染性病灶切除术[8–14]。

适应证

- 肺癌（中心型）
- 炎症 / 感染性疾病造成的毁损肺
- 支气管近端狭窄 / 阻塞造成的毁损肺
- 余肺切除术
- 恶性间皮瘤的胸膜外全肺切除术
- 创伤

手术步骤

步骤 1 麻醉（双腔支气管导管，硬膜外导管）
步骤 2 行后外侧开胸
步骤 3 探查胸膜腔
步骤 4 清扫纵隔淋巴结
步骤 5 切除肺门
步骤 6 结扎肺静脉
步骤 7 结扎肺动脉
步骤 8 横断支气管
步骤 9 关胸

纵隔淋巴结切除术

乳糜胸

乳糜胸是全肺切除术的一种少见并发症。1993 年，Vallieres 及其同事[15]发表的一篇文献综述显示只有 27 例患者发生乳糜胸。自那以后，其他文章报道的全肺切除术后乳糜胸的发病率为 0.37% ～ 0.5%[16, 17]。Cerfolio 及其同事[17]总结了 Mayo Clini 1987 年至 1995 年的病例（315 例），发病率为 0.37%。

- **后果**

  最初因为全肺切除术后，引流管在 24 小时内拔除，所以患者很难被诊断出乳糜胸。这导致了诊断的延误并延长了住院时间。当胸膜腔里短期出现胸腔积液时，应警惕出现乳糜胸。Sarsam 及其同事的文章[16]中报道了 9 名患者迅速出现胸腔积液，但只有 4 人出现症状。这些症状通常是进行性加重的呼吸困难或呼吸窘迫。1986 年 Karwande 及其同事的研究表明张力性乳糜胸需要紧急进行引流[18]。

乳糜胸因乳糜混合物的损耗可继发严重的代谢异常综合征。蛋白质、脂肪和脂溶性维生素的大量丢失需要加强营养支持治疗，并且乳糜的大量损耗也能影响患者的免疫状态。

2/3 级并发症

- **补救**

乳糜胸首先采取保守治疗，如外引流、营养支持和密切观察。根据乳白色引流液可以作出诊断，而根据胸腔积液中升高的甘油三酯水平（> 110mg/dl）可以确诊。给予患者全肠外营养或中链甘油三酯饮食，应该仔细观察并准确记录引流量。如引流量大于 500ml/d，保守治疗通常无法解决问题，必须进行手术治疗。手术探查前的 2 ～ 3 个小时可通过鼻饲管给予 100 ～ 200ml 橄榄油或奶油，以分离乳糜液[19]。这将增加胸导管漏出的乳白色乳糜液的量，利于术中的辨别。在全肺切除术那侧再次打开胸腔并结扎胸导管。这能通过直接关闭渗漏、结扎大块导管组织或在右侧膈上结扎胸导管进行。前述的其他技术还包括使用双阀丹佛腹腔分流管进行的胸腹分流术以及使用纤维蛋白胶[20, 21]。

- **预防**

在全肺切除术或任何胸部手术中，最好的防止胸导管损伤的方法是了解胸导管的解剖位置（图 67–1）。它起源于第二腰椎水平的乳糜池，通过主动脉裂孔上行进入胸腔。胸导管走行于脊柱前方、食管后方，主动脉和奇静脉之间。在 T4 或 T5 水平，它在胸主动脉后方穿过中线进入左胸。胸导管继续在食管前上方走行，在左锁骨下与颈静脉汇合[22]。

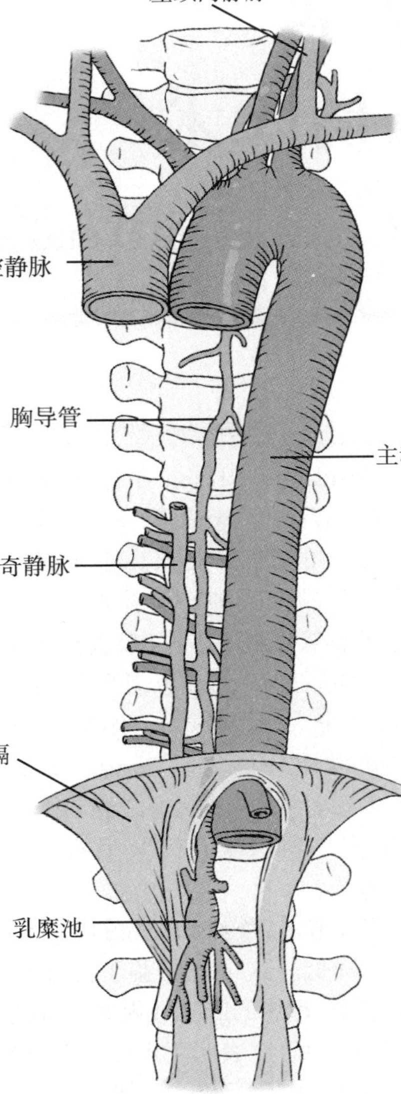

图 67–1　胸导管解剖图。

喉返神经损伤

全肺切除术或任何肺切除术中，喉返神经损伤较少发生。喉返神经损伤可能是故意的（牺牲神经以达到彻底切除肿瘤的目的），也可能是无意的（继发于牵引或直接的损伤）。纵隔淋巴结切除术时尤其是左侧的切除术，可造成较大的损伤。Bollen 及其同事[23]的研究显示：在 62 例接受彻底的纵隔淋巴结切除术的患者中有 3 例意外地出现喉返神经损伤。然而，在美国外科医师学会肿瘤协作组（American College of Surgical Oncology Group，ACOSOG）比较淋巴结切除术与淋巴结活检术的研究中[24]，没有发现纵隔淋巴结切除术组患者喉返神经损伤的发生率增加。

- **后果**

喉返神经损伤引起单侧声带麻痹。声带麻痹的程度不同，它会导致术后咳嗽不充分，无法清除分泌物或呼吸困难。患者的年龄、近期体重下降、切除术前的肺功能与患者术后的恢复能力相关。

3 级并发症

- **补救**

喉返神经损伤的治疗和时机与患者状态密切相关。由耳鼻喉科医师进行的改良喉成形术能治疗喉返神经损伤。三种技术包括声带注射、神经肌肉移位以及声带移植[25]。

- **预防**

通常在清扫左侧第Ⅴ和第Ⅵ组淋巴结时损伤喉返神经。在这一过程中必须格外注意，以避免直接损伤或过度牵引喉返神经。如果需要，应采用锐性分离而非电刀切除。在神经周围放置血管环，可进行轻柔的牵拉。这减轻了直接提起神经所造成的损伤。图67–2显示了第Ⅴ和第Ⅵ组淋巴结相关的神经解剖图。

肺门的切除

食管胸膜瘘

接受全肺切除的患者，其食管胸膜瘘（esophagopleural fistula，EPF）的发生率为0.5%～0.65%[26-28]。EPF多发生于右肺切除者，尤其是因炎性或感染性疾病而行全肺切除的患者。可能是因为这部分患者肺门解剖困难。Massard和Wihlm[29]把EPF分成两类：早期和晚期（＞3个月）。早期组患者的病因是直接的手术创伤或缺乏血供/坏死；而晚期组的病因多为肿瘤复发或慢性感染/炎性疾病。两组患者均很难作出诊断，因为EPF与支气管胸膜瘘（bronchopleural fistula，BPF）的临床表现相似。因此，纤维支气管镜检查可直接排除BPF。如果结果是阴性的，水溶性吞服实验可立刻排除EPF。

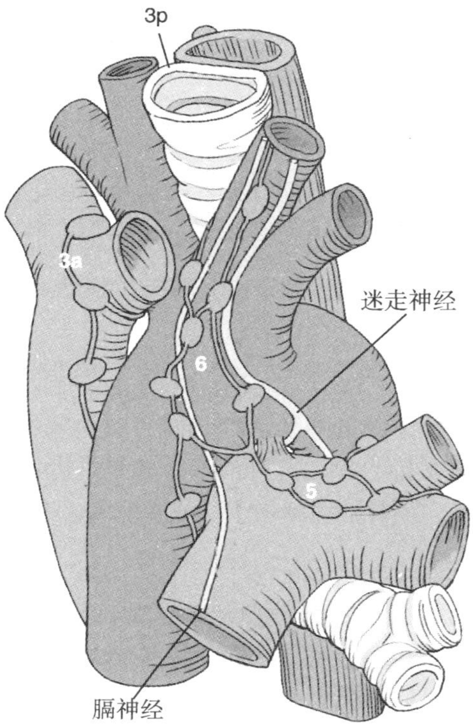

图67–2　左主动脉肺动脉窗及第Ⅴ、Ⅵ组淋巴结的解剖图。

- **后果**

早期和晚期EPF都会出现脓胸。早期报道中提到这些患者的死亡率为50%[28, 30]。包括2001年来自梅奥诊所的Deschamo及其同事在内的很多近期研究说明全肺切除术后出现脓胸的患者死亡率约为7.5%。死亡率的升高取决于瘘的病因；晚期组有更高的恶性肿瘤复发率。

3级并发症

- **补救**

EPF并发脓胸的治疗首先是脓胸的引流、抗生素的合理应用以及鼻饲管或肠外营养给予的营养支持治疗。针对瘘的成因进行手术，EPF与BPF的治疗相同，在这一章节的后面部分进行详细讨论。

- **预防**

如果在术中怀疑或发现进行纵隔剥离很困难，可插入一根大探针以帮助明确食管位置。这可能有助于避免直接损伤食管。如果怀疑已经损伤食管，可向鼻胃管内注入亚甲基蓝或空气，以帮助明确损伤。一旦确定损伤位置，用两层不可吸收缝线进行缝合，采用胸膜瓣或其他活体组织进行支撑[30]。

心脏疝

心脏疝或心包扭转是肺切除术后罕见的并发症，但其死亡率为40%～50%[32, 33]。它的发生与经心包内全肺切除术中开放的心包有关。左侧心包疝导致左心室受压，影响心室充盈和射血。冠状动脉血流减少导致心肌缺血。右侧心包疝导致心逆时针旋转以及阻塞上、下腔静脉（图67–3）。通常在术后24小时内出现，但也有报道发生在术后72小时。

- **后果**

患者突然出现低血压、心动过速、静脉压升高，并有进行性心力衰竭。如不立刻诊断和治疗，患者则有生命危险[32, 33]。

3/5级并发症

- **补救**

确诊后，患者应立刻健侧卧位，行手术治疗。开胸后，应还纳心包疝，通常采用纤维片重建心包。

- **预防**

除了很小的心包缺损以外，术中需修补所有的缺损。

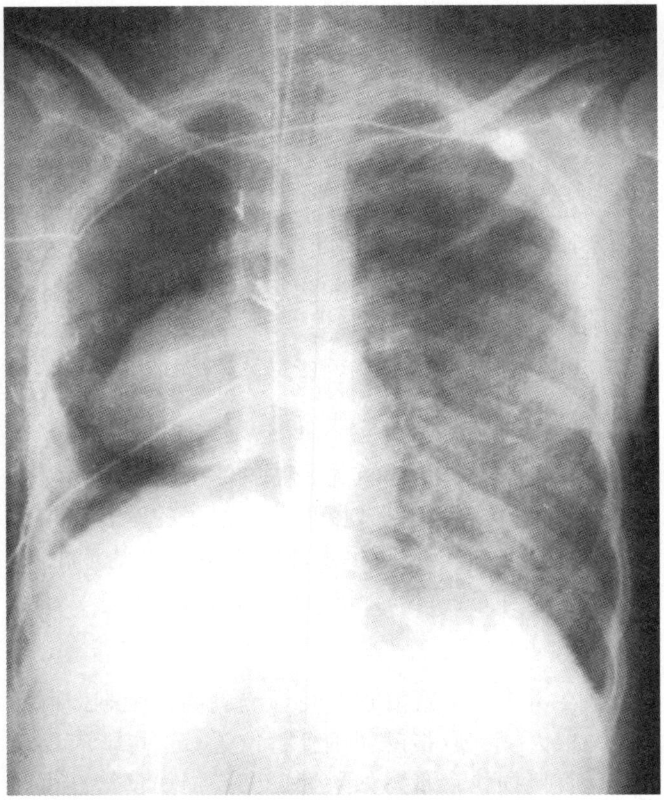

图 67–3 右侧心包疝的胸片。

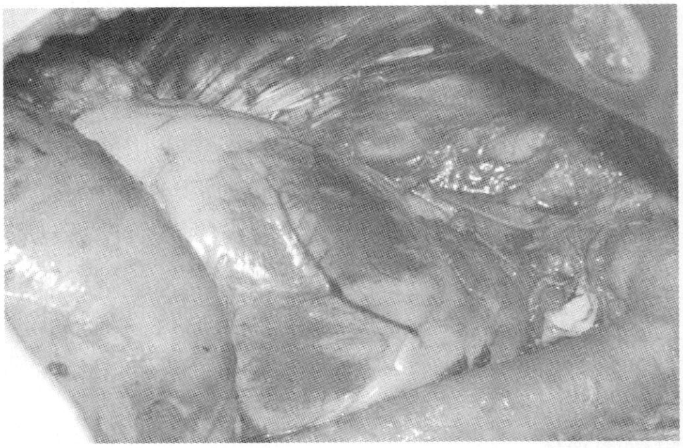

图 67–4 术中照片显示左侧胸膜外肺切除术后的一个大的心包缺损（见彩图）。

如果在不影响心脏的情况无法关闭心包，应使用纤维片重建心包。据 2001 年 [34]Veronesi 及其同事报道，这样做并不能完全消除术后心包疝的产生。此外，胸膜腔形成过度的负压。图 67–4 显示了左侧胸膜外肺切除术后的一个大的心包缺损。

肺静脉的结扎

外周癌栓

• **后果**

全肺切除术中的外周癌栓非常少见，但却是一种致命的并发症 [35]。Taber[36]，Senderoff 和 Kirschner[37] 在 20 世纪 60 年代初首次对此症进行了描述。Whyte 及其同事 [38] 报道，栓子主要分布于主动脉区域：主动脉分支和股动脉（50%）、颈动脉和脑动脉（32%）以及内脏动脉（18%）。

3/4 级并发症

• **补救**

如果在围术期内怀疑出现癌栓，应进行血管造影。一旦明确诊断，如果患者生命体征稳定能返回手术室，应行栓子清除术。

• **预防**

如果在术前或术中怀疑肺静脉内有肿瘤，应进行经食管的超声心动图检查以评估心房受累情况 [35, 39]。手术时，探查肺门的心包内部分，并评估切除的可行性。由 Taber[36] 介绍的另一种方法是在左心房进行荷包缝合，并行经心房的手指触诊。如果肿瘤侵及左心房或肺静脉远端，在或不在心肺转流术的帮助下切除肿瘤 [35, 38, 39]。图 67–5 显示了 1992 年 Whyte 及其同事设计的操作指南 [38]。

肺动脉的结扎

肺动脉栓塞 / 血栓形成

1966 年，Chuang 及其同事 [40] 报道，约 1% 的全肺切除患者发生了肺动脉残端导致的脉栓塞。更常见于右侧全肺切除，因这部分患者的动脉残端更长 [41]。

• **后果**

总体而言，肺动脉栓塞是全肺切除患者的第四大死因 [42]。

1/3 级并发症

• **补救**

肺动脉血栓形成的初始治疗与术后肺栓塞的治疗相同，包括支持治疗和抗凝治疗。如果患者血流动力学不稳定，可行肺动脉栓子切除术或导管介入治疗。

• **预防**

肺动脉残端发生的肺动脉栓塞，其确切病因不详，但普遍认为，通过使用不可吸收线缝合或吻合器关闭动脉，可以降低此症的发生率。此外，术后预防应包括早期活动、序贯下肢气囊加压装置和（或）皮下抗凝治疗。

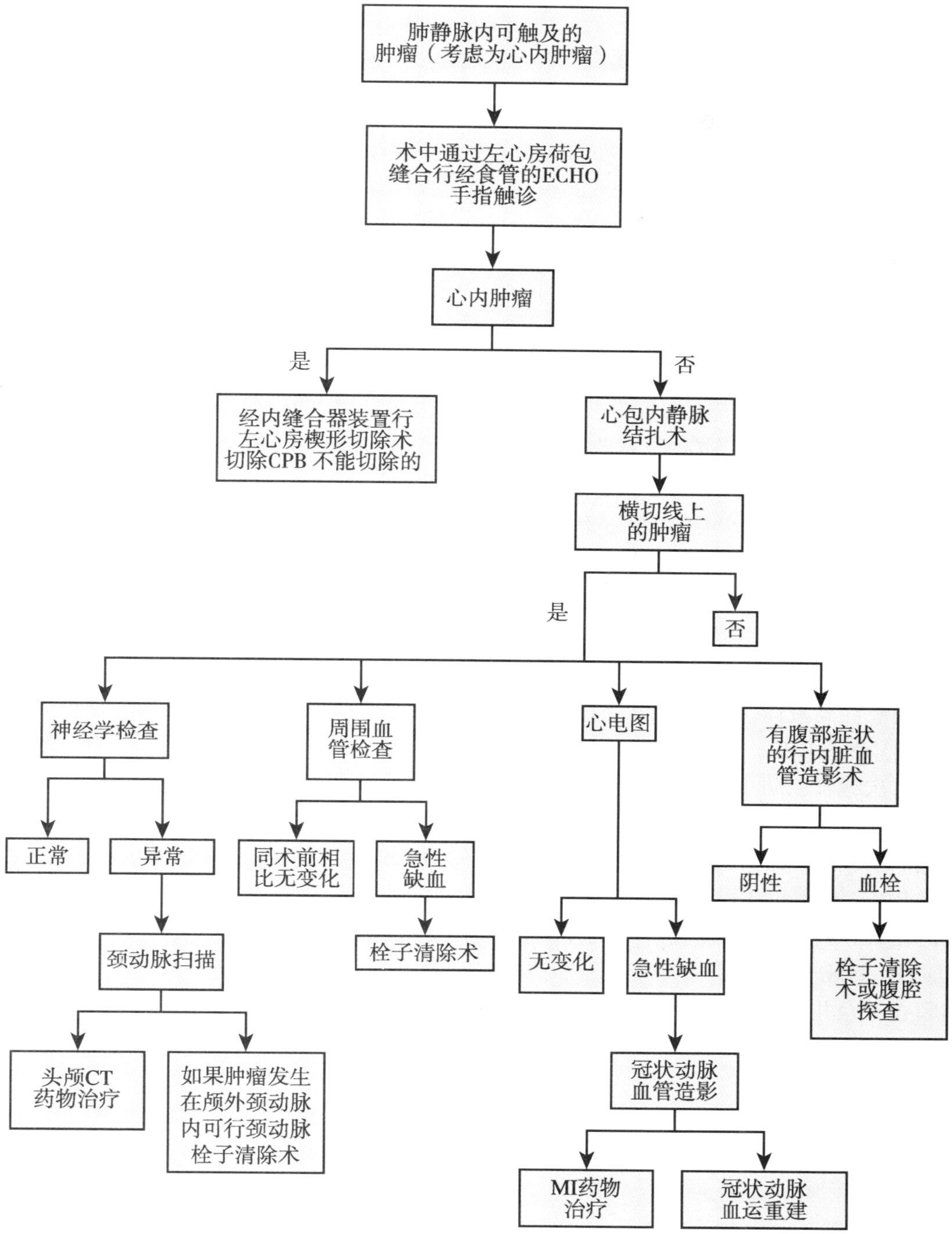

图 67–5 外周癌栓的操作指南（From Whyte RI, Starkey TD, Orringer MB. Tumor emboli from lung neoplasms involving the pulmonary vein. J Thorac Cardiovasc Surg 1992;104:421–425.）

支气管的关闭

脓胸伴或不伴 BPF

全肺切除术后脓胸的发病率为 2% ~ 16%[4, 43]。BPF 常同时出现脓胸，但也有例外。2001 年 Mayo Clinc 的报道显示在 713 例接受全肺切除的患者中有 53 例（7.5%）患者在术后出现脓胸，32 例（4.5%）联合患有 BPF。BPF 的危险因素包括右全肺切除术、术前放射治疗、因炎症或感染性疾病而进行的全肺切除、肿瘤残留 / 复发、术中技术因素。BPF 可由于技术因素在术后早期（1 ~ 7 天）出现，也可在多年后由多种不同因素造成[44, 45]。

- **后果**

据报道，同时出现脓胸和BPF的患者，其死亡率为16%～72%[46]。BPF相关的并发症包括住院时间延长、康复延迟以及再次手术率增高。

3/4级并发症

- **补救**

对疑有脓胸伴或不伴BPF的患者来说，基本的治疗包括稳定患者的生命体征、确诊和明确性治疗（包括充分的胸腔引流、广谱抗感染治疗、营养支持、清除坏死组织、切除残余胸膜腔）[45]。如果患者呈现急性呼吸窘迫，她或他应立刻行手术侧卧位，以防止污染对侧肺。一旦患者病情稳定，应进行手术治疗，如胸廓成形术、开放性胸腔引流、瘘的心包前缝合、应用液体或肌肉清理脓腔、带血供组织的支气管残端缝合或使用持续性灌洗系统[47–52]。

在梅奥诊所，Clagett手术联合血供良好的胸外肌用于缝合支气管残端[53, 54]。包括接受过管状胸廓造口术的患者在内一旦病情稳定后，应重返手术室，再行开胸术。通过向胸膜腔注满液体，观察气泡漏出来明确BPF的诊断。一旦确诊BPF，立刻清创，用不可吸收线在隆突附近再次缝合以防止出现残端过长（图67–6）。然后用血供良好的肌瓣覆盖支气管残端（图67–7）。肌瓣可包括前锯肌、背阔肌、胸大肌或腹直肌。如果是不伴有BPF的脓胸，可不用肌瓣，但肌瓣可用于保护下面的结构。冲洗残存胸膜腔，清创，填充湿敷料（图67–8）。每隔48小时在手术室重复冲洗和清创，直到胸膜腔干净并长出良好的肉芽组织。然后用清创抗生素溶液（DABS）（每1000ml生理盐水中含有新霉素0.5g、硫酸多黏菌素B 0.1g、庆大霉素80mg）冲洗胸腔，关胸（图67–9）[45]。

- **预防**

应该轻柔地处理支气管残端，以免损伤血供，左侧不应保留过长。没有证据表明哪一种单一技术能更好地关闭支气管残端。梅奥诊所[31]的文章显示吻合器比缝线关闭支气管残端的效果更好。al-Kattan及其同事[55]报道，在530例接受全肺切除且行单丝2–0聚丙烯不可吸收线间断缝合的患者中，BPF发生率为1.3%。此外，预防性使用血供良好的肌瓣的效果尚不明确。2001年Deschamps及其同事的[31]研究表明：加固支气管残端能使BPF发病率升高，但这不是一个随机试验，应用预防性肌瓣的患者发生BPF的风险明显增高。因传染性炎性疾病而接受全肺切除的患者或接受过新辅助放疗的患者应在手术时就用肌瓣包裹支气管残端。

术后并发症

心律失常

全肺切除术后心律失常的发生率为14%～40%[56]。大部分心律失常起源于心房，心房纤颤是最常见的。易感因素包括高龄、冠状动脉疾病以及扩大切除术（如胸膜外全肺切除术）。确切病因尚不清楚，但它可能由多种原因造成，包括缺氧、迷走神经刺激、电解质紊乱、血pH值异常、肺血管减少、心房局部炎症、心房扩张以及麻醉[56]。

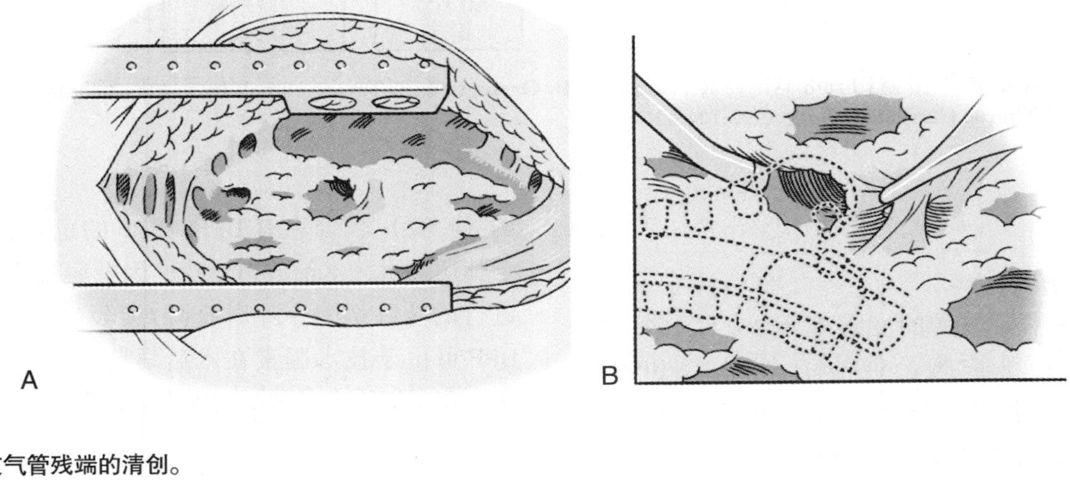

图67–6 支气管残端的清创。

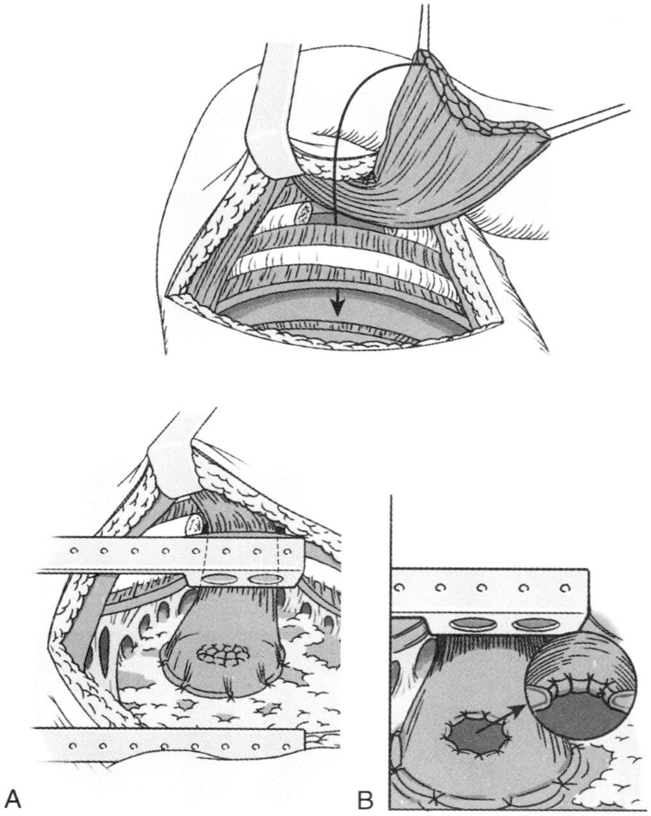

图 67–7　采用前锯肌肌瓣覆盖支气管胸膜瘘（BPF）。

- **后果**

心律失常导致围手术死亡率增加 40%[56]，延长重症监护病房的住院时间及总住院时间。

1 级并发症

- **补救**

手术患者应持续进行心脏监护，有利于发现心律失常。Ritchie 及其同事[57, 58]发现，超过一半的心律失常发生在术后 24 小时内。一经确诊，应稳定患者，并给予合理的治疗。治疗包括 β- 受体阻滞剂、钙通道阻滞剂、地高辛或电 / 化学复律。

- **预防**

多项研究评估了术后心律失常的预防性治疗。早期研究显示使用地高辛有利于预防心律失常，但是未得到进一步证实[57–60]。Borgeat 及其同事[61]发现持续输注氟卡尼能减少心律失常的发生率，但治疗过于复杂，而且美国不允许静脉应用氟卡尼。胺碘酮研究结果也是相互矛盾的[62, 63]。有人认为，全肺切除患者术后应用胺碘酮，利大于弊。Van Miegham 及其同事[64]和 Amar 及其同事[65]的研究发现钙通道阻

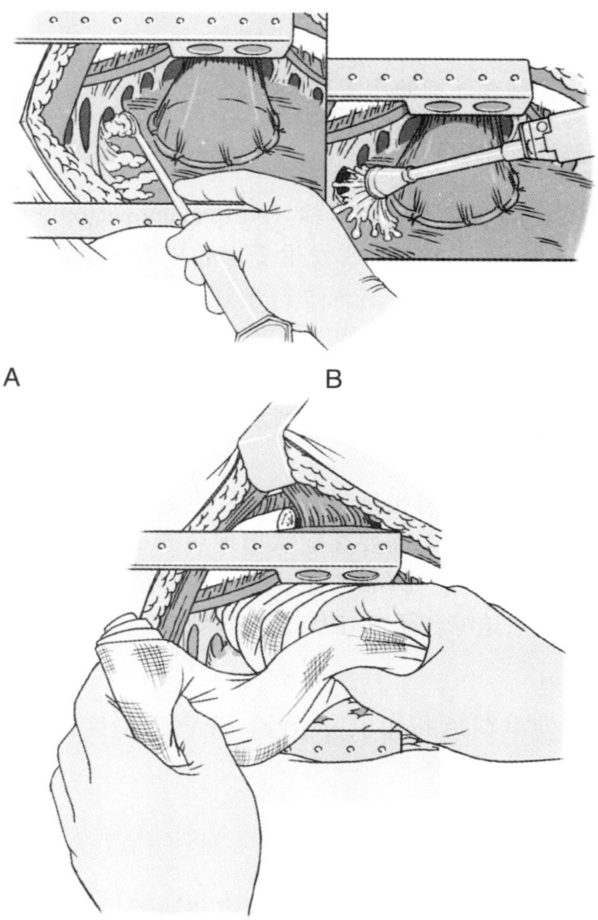

图 67–8　胸膜腔的清创及填塞。

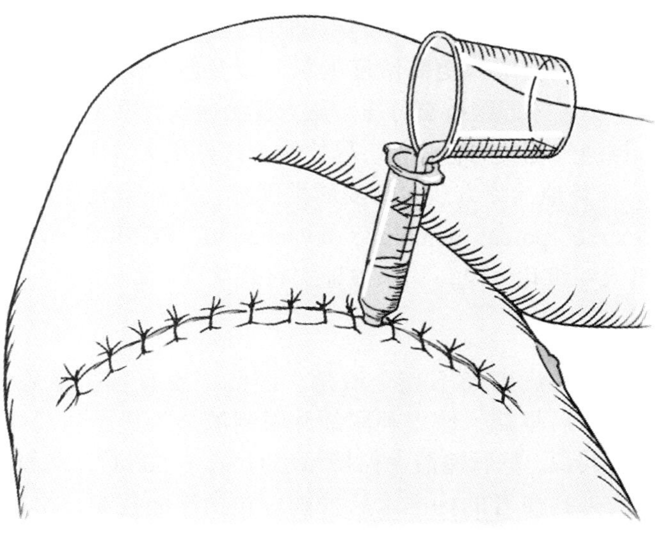

图 67–9　向胸膜腔灌注清创抗生素溶液（DABS）。

滞剂能降低术后心律失常。

至今，尚无研究能够给出令人信服的结论，因此，不应常规预防性使用上述药物。

全肺切除术后肺水肿

全肺切除术后肺水肿（postpneumonectomy pulmonary edema，PPE）常发生于术后早期（通常发生在72小时内），患者出现进行性缺氧和对侧肺受侵[66]。全肺切除术后肺水肿的发生率为3%～5%，死亡率接近80%～100%[66, 67]。危险因素包括右全肺切除、手术操作时间、手术范围、围术期输液过多、术后胸腔引流[66-69]。

起初，患者出现呼吸困难，即使给予合理治疗症状仍迅速进展，需要在症状出现后的12～24小时内进行机械通气。胸部X线片显示病情迅速进展，与急性呼吸窘迫综合征（ARDS）的表现相似（图67–10）。

- **后果**

即使早期诊断和积极治疗，死亡率仍接近80%～100%[66, 67]。

4/5级并发症

- **补救**

一旦患者出现进行性呼吸困难和缺氧，应进行鉴别的疾病包括心源性肺水肿、吸入性肺炎、传染性肺炎、肺炎、大范围肺不张、肺动脉栓塞、败血症和PPE。患者通常被送入重症监护病房，给予机械通气，但也有给予持续正压面罩吸氧（continuous positive airway pressure，CPAP）的报道[70]。进行支气管镜检查、肺动脉导管监测、计算机断层（CT）扫描以及经验性应用广谱抗生素，以排除其他原因造成的缺氧。通常患者需要吸入更高浓度的氧气以及给予更强的气道压力，才能维持氧分压。压力控制通气有助于减少机械通气相关的容积伤。尽快给予营养支持治疗。

其他治疗方法包括皮质类固醇、体外膜氧合作用（extracorporeal membrane oxygenation，ECMO）以及吸入一氧化二氮，均未被证实有效[66, 71, 72]。

- **预防**

PPE的病因尚不完全清楚，因此，没有预防措施。在术后早期，使用利尿剂并限制液体入量已达成普遍共识。静脉输液率保持每小时30～50ml[73]。然而，胸外科患者的标准术后护理应包括疼痛控制、早期活动、肺康复。

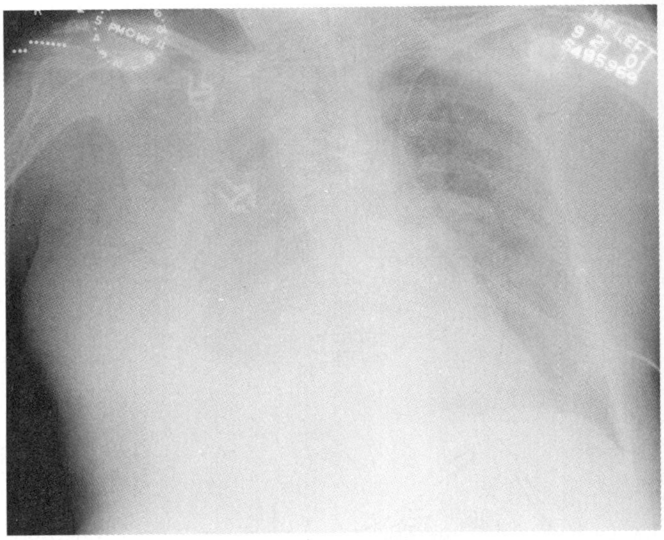

图67–10 右全肺切除术肺动脉栓塞的胸片。

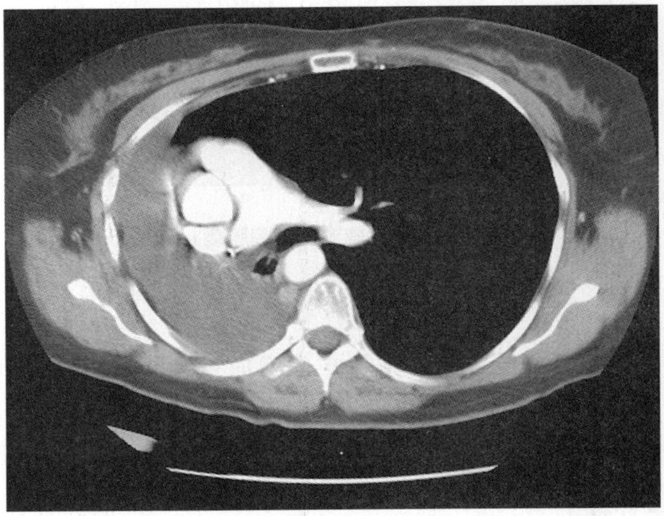

图67–11 右全肺切除术后综合征（PPS）的术前胸部计算机扫描（CT）图。

全肺切除术后综合征

- **后果**

全肺切除术综合征（postpneumonectomy syndrome，PPS）是由于全肺切除术后纵隔移向手术侧从而继发大气道受压导致的。这会导致拉伸和（或）压迫气管或主支气管。PPS更常见于右全肺切除术，左全肺切除术后的PPS通常伴有主动脉弓右偏[74, 75]。而Shamji及其同事[76]报道左全肺切除术后，很多患者具有正常的主动脉弓。右侧PPS多继发于心脏和大血管逆时针旋转，从而导致左主支气管拉伸，受到主动脉和肺动脉的挤压（图67–11）。左PPS继发

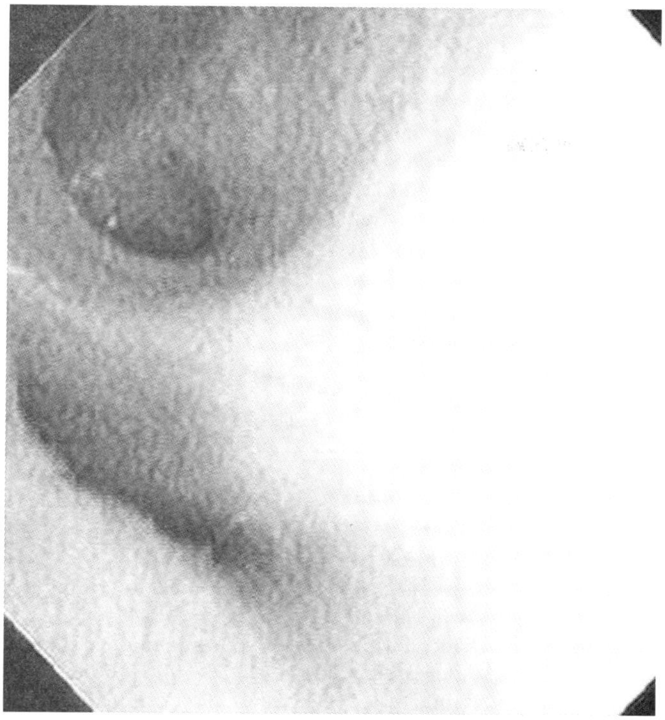

图 67–12 右全肺切除术伴左下叶开口狭窄患者的支气管镜镜检图（见彩图）。

于心脏和纵隔的顺时针旋转，受到右主支气管和脊柱的挤压。

PPS 可早期发生，也可在数年后发生。Sheppard 及其同事[77]报道一例右侧 PPS 发生于术后 37 年。其他危险因素为青年、女性，可能继发于纵隔弹性增强[74]。

3 级并发症

- **补救**

PPS 的临床表现通常是缓慢加重的呼吸困难，伴有反复出现的呼吸道感染、咳嗽及喘憋[74]。初期，可根据胸片作出初步诊断，但需行支气管镜检查和 CT 扫描以进一步明确诊断。支气管镜检查可发现气管或支气管软化导致的狭窄（图 67–12）。一旦明确诊断，立刻给予治疗，包括稳定患者、切除术侧所致的粘连、放置支气管假体、纠正气管支气管软化。许多不同的材料被用于扩大胸膜腔，但能产生最好结果的是放入可扩大的盐水假体（图 67–13 和 67–14）[75，76，78–81]。放置可扩大的金属支架能够治疗软化的气管支气管[82–84]。

斜卧呼吸 – 直立型低氧血症综合征

肺切除后斜卧呼吸 – 直立型低氧血症综合征是

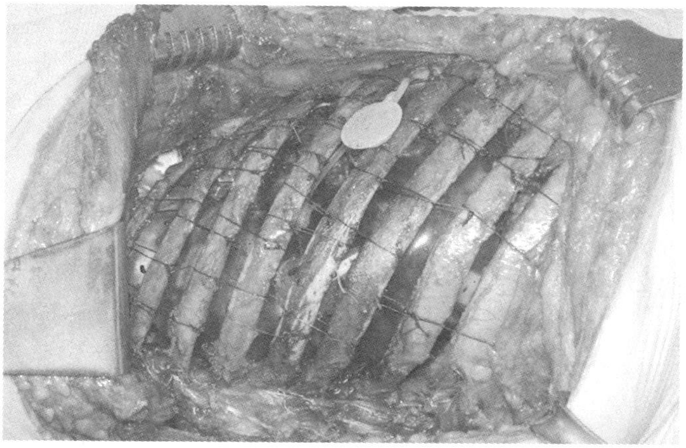

图 67–13 右侧 PPS 患者放置生理盐水移植物的术中照片。

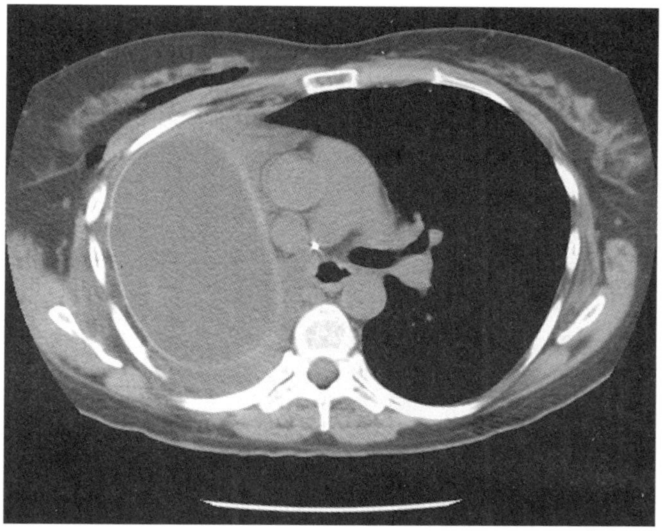

图 67–14 右 PPS 患者术后胸部 CT 扫描图。

一种非常罕见的并发症：截至 1998 年，文献仅报道 39 例[85]。1956 年 Schnabel 及其同事首次进行了报道[86]。临床上表现为患者在直坐或站立时出现呼吸困难和低氧血症。仰卧位时，没有或呼吸困难和低氧血症减轻。其病因是继卵圆孔未闭（patent foramen ovale，PFO）或房间隔缺损（atrial septal defect，ASD）引起心房水平的右向左分流增加，这在术前可能出现，也可能没出现[85]。可能的诱发因素是肺血管阻力增加、右心室顺应性降低或心脏旋转伴有下腔静脉血流扭转[85]。这导致在坐或站立时右至左的分流增加以及胸内压升高。

- **后果**

斜卧呼吸在症状上通常是祸害隐伏的，并且非常复杂难以作出诊断，因为大多数全肺切除术的患者本身就有不同程度的呼吸困难。因此，随着患者的恢复，

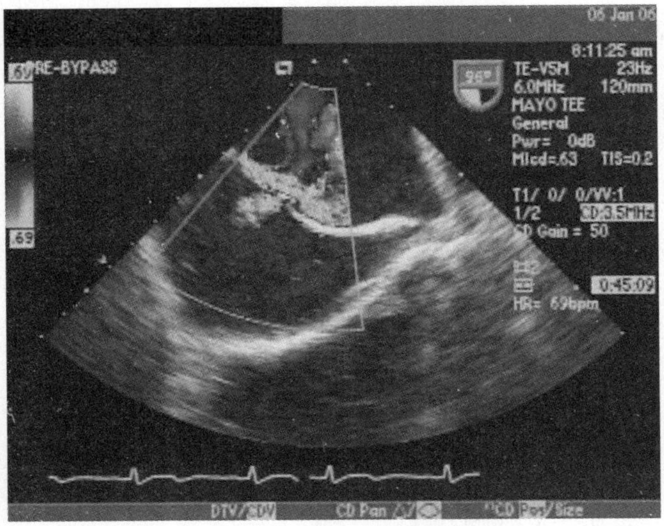

图 67–15 卵圆孔未闭患者术中经食管超声心动图。

可能延迟诊断。PFO/ASD 修补术能解决问题，有助于降低死亡率。

2/3 级并发症

- **补救**

通常通过经胸腔超声心动图检查可作出诊断（图 67–15），但偶尔，需要进行右心导管检查。PFO 随后通过手术或经皮关闭设备进行修复。

（张 毅 译）

参考文献

1. Nissen R, Wilson R. In History of Chest Surgery. Springfield, IL: Charles C Thomas, 1960; pp 41–43.
2. Graham EA, Singer JJ. Successful removal of an entire lung for carcinoma of the bronchus. JAMA 1933;101:1371.
3. Wilkins EW, Scannell JG, Craver JG. Four decades of experience with resections for bronchogenic carcinoma at the Massachusetts General Hospital. J Thorac Cardiovasc Surg 1978;76:364–368.
4. Nagasaki F, Flehinger BJ, Martini N. Complications of surgery in treatment of carcinoma of the lung. Chest 1982;1:25–29.
5. Wahi R, McMurtrey MJ, DeCaro LF, et al. Determinants of perioperative morbidity and mortality after pneumonectomy. Ann Thorac Surg 1989;48:33–37.
6. Ginsberg RJ, Hill LD, Eagan RT, et al. Modern thirty-day operative mortality for surgical resections in lung cancer. J Thorac Cardiovasc Surg 1983;86:654–658.
7. Martin J, Ginsberg RJ, Abolhoda A, et al. Morbidity and mortality after neoadjuvant therapy for lung cancer: the risks of right pneumonectomy. Ann Thorac Surg 2001;72:1149–1154.
8. Hepper NG, Bernatz PE. Thoracic surgery in the aged. Dis Chest 1960;37:298–303.
9. Dyszkiewicz W, Pawlak K, Gasiorowski L. Early post-pneumonectomy complications in the elderly. Eur J Cardiothorac Surg 2000;17:246–250.
10. Rusch VW, Albain KS, Crowley JJ, et al. Surgical resection of stage IIIA and IIIB non-small-cell lung cancer after concurrent induction chemoradiotherapy. A Southwest Oncology Group Trial. J Thorac Cardiovasc Surg 1993;105:97–104.
11. McGovern EM, Trastek VF, Pairolero PC, Payne WS. Completion pneumonectomy: indications, complications, and results. Ann Thorac Surg 1988;46:141–146.
12. Pomerantz M, Madsen L, Goble M, Iseman M. Surgical management of resistant mycobacterial tuberculosis and other mycobacterial infections. Ann Thorac Surg 1991;52:1108–1111.
13. al-Kattan K, Goldstraw P. Completion pneumonectomy: indications and outcome. J Thorac Cardiovasc Surg 1995;110:1125–1129.
14. Reed CR. Pneumonectomy for chronic infection: fraught with danger? Ann Thorac Surg 1995;59:408–411.
15. Vallieres E, Shamji FM, Todd TR. Postpneumonectomy chylothorax. Ann Thorac Surg 1993;55:1006–1008.
16. Sarsam MA, Rahman AN, Deiraniya AK. Postpneumonectomy chylothorax. Ann Thorac Surg 1994;57:689–690.
17. Cerfolio RJ, Allen MS, Deschamps C, et al. Postoperative chylothorax. J Thorac Cardiovasc Surg 1996;112:1361–1366.
18. Karwande SV, Wolcott MW, Gay WA Jr. Postpneumonectomy tension chylothorax. Ann Thorac Surg 1986;42:585–586.
19. Ross JK. A review of surgery of the thoracic duct. Thorax 1961;16:12–21.
20. Milsom JW, Kron IL, Rheuban KS, Rogers BM. Chylothorax: an assessment of current surgical management. J Thorac Cardiovasc Surg 1985;89:221–227.
21. Stenzl W, Rigler B, Tscheliessnigg KH, et al. Treatment of postsurgical chylothorax with fibrin glue. Thorac Cardiovasc Surg 1983;31:35–36.
22. Miller JI Jr. Anatomy of the thoracic duct and chylothorax. In Shields TW, Locicero J III, Ponn RB, Rusch VW (eds): General Thoracic Surgery, 6th ed. Philadelphia: Lippincott Williams & Wilkins; 2005; pp 879–888.
23. Bollen EC, van Duin CJ, Theunissen PH, et al. Mediastinal lymph node dissection in resected lung cancer: morbidity and accuracy of staging. Ann Thorac Surg 1993;55:961–966.
24. Allen MS, Darling G, Pechet T. Mortality and morbidity of major pulmonary resections in patients with early stage lung cancer: initial results of the randomized prospective ACOSOG Z0030 trial. Ann Thorac Surg 2006;81:1013–1020.
25. Carew JF, Kraus DH, Ginsberg RJ. Early complications: recurrent nerve palsy. Chest Surg Clin North Am 1999;9:597–608.
26. Evans JP. Post-pneumonectomy esophageal fistula. Thorax 1972;27:674–677.
27. Sethi GK, Takaro T. Esophagopleural fistula following pulmonary resection. Ann Thorac Surg 1978;25:74–81.

28. Massard G, Lyons G, Wihlm J-M, et al. Early and long-term results after completion pneumonectomy. Ann Thorac Surg 1995;59:196–200.
29. Massard G, Wihlm J-M. Early complications: esophago-pleural fistula. Chest Surg Clin North Am 1999;9:617–631.
30. Ponn RB. Complications of pulmonary resection. In Shields TW, Locicero J III, Ponn RB, Rusch VW (eds): General Thoracic Surgery, 6th ed. Philadelphia: Lippincott Williams & Wilkins, 2005; pp 575–576.
31. Deschamps C, Bernard A, Nichols FC, et al. Empyema and bronchopleural fistula after pneumonectomy: factors affecting incidence. Ann Thorac Surg 2001;72:243–248.
32. Deiraniya AK. Cardiac herniation following intrapericardial pneumonectomy. Thorax 1974;29:545–552.
33. Arndt RD, Frank CG, Schmitz AL, Haveson SB. Cardiac herniation with volvulus after pneumonectomy. AJR Am J Roentgenol 1978;130:155–156.
34. Veronesi G, Spaggiari L, Solli PG, Pastorino U. Cardiac dislocation after extended pneumonectomy with pericardioplasty. Eur J Cardiothorac Surg 2001;19:89–91.
35. Zwischenberger JB, Alpard SK, Bidani A. Early complications: respiratory failure. Chest Surg Clin North Am 1999;9:543–564.
36. Taber RE. Massive systemic tumor embolization during pneumonectomy: a case report with comments on routine primary pulmonary vein ligation. Ann Surg 1961;154:263–268.
37. Senderoff E, Kirschner PA. Massive tumor embolism during pulmonary surgery. J Thorac Cardiovasc Surg 1962;44:528–535.
38. Whyte RI, Starkey TD, Orringer MB. Tumor emboli from lung neoplasms involving the pulmonary vein. J Thorac Cardiovasc Surg 1992;104:421–425.
39. Mansour KA, Malone CE, Craver JM. Left atrial tumor embolization during pulmonary resection: review of literature and report of two cases. Ann Thorac Surg 1988;46:455–456.
40. Chuang TH, Dooling JA, Connolly JM, Shefts LM. Pulmonary embolization from vascular stump thrombosis following pneumonectomy. Ann Thorac Surg 1966;2:290–298.
41. Takahashi T, Yokoi K, Mori K, Miyazawa N. Clot in the pulmonary artery after pneumonectomy. AJR Am J Roentgenol 1993;161:744–745.
42. Goodman LR, Curtin JJ, Mewissen MW, et al. Detection of pulmonary embolism in patients with unresolved clinical and scintigraphic diagnosis: helical CT versus angiography. AJR Am J Roentgenol 1995;164:1369–1374.
43. Pairolero PC, Deschamps C, Allen MS, et al. Postoperative empyema. Chest Surg Clin North Am 1992;2:813–822.
44. Kerr WF. Late-onset post-pneumonectomy empyema. Thorax 1977;32:149–154.
45. Deschamps C, Pairolero PC, Allen MS, et al. Early complications: bronchopleural fistula and empyema. Chest Surg Clin North Am 1999;9:587–595.
46. Ponn RB. Complications of pulmonary resection. In Shields TW, Locicero J III, Ponn RB, Rusch VW (eds): General Thoracic Surgery, 6th ed. Philadelphia: Lippincott Williams & Wilkins, 2005; pp 568–572.
47. Pairolero PC, Trastek VF. Surgical management of chronic empyema: the role of thoracoplasty. Ann Thorac Surg 1990;50:584–585.
48. Shamji FM, Ginsberg RJ, Cooper JD, et al. Open window thoracostomy in the management of postpneumonectomy empyema with or without bronchopleural fistula. J Thorac Cardiovasc Surg 1983;86:818–822.
49. Ginsberg RJ, Pearson FG, Cooper JD, et al. Closure of chronic postpneumonectomy bronchopleural fistula using the transsternal transpericardial approach. Ann Thorac Surg 1989;47:231–235.
50. Miller JI, Mansour KA, Nahai F, et al. Single-stage complete muscle flap closure of the postpneumonectomy empyema space: a new method and possible solution to a disturbing complication. Ann Thorac Surg 1984;38:227–231.
51. Puskas JD, Mathisen DJ, Grillo HC, et al. Treatment strategies for bronchopleural fistula. J Thorac Cardiovasc Surg 1995;109:989–996.
52. Gharagozloo F, Trachiotis G, Wolfe A, et al. Pleural space irrigation and modified Clagett procedure for the treatment of early postpneumonectomy empyema. J Thorac Cardiovasc Surg 1998;116:943–948.
53. Clagett OT, Geraci JE. A procedure for the management of postpneumenectomy empyema. J Thorac Cardiovasc Surg 1963;45:141–145.
54. Pairolero PC, Arnold PG, Piehler JM. Intrathoracic transposition of extrathoracic skeletal muscle. J Thorac Cardiovasc Surg 1983;86:809–817.
55. al-Kattan K, Cattalani L, Goldstraw P. Bronchopleural fistula after pneumonectomy with a hand suture technique. Ann Thorac Surg 1994;58:1433–1436.
56. Asamura H. Early complications: cardiac complications. Chest Surg Clin North Am 1999;9:527–541.
57. Ritchie AJ, Bowe P, Gibbons JR. Prophylactic digitalization for thoracotomy: a reassessment. Ann Thorac Surg 1990;50:86–88.
58. Ritchie AJ, Danton M, Gibbons JR. Prophylactic digitalisation in pulmonary surgery. Thorax 1992;47:41–43.
59. Shields TW, Ujiki GT. Digitalization for prevention of arrhythmias following pulmonary surgery. Surg Gynecol Obstet 1968;126:743–746.
60. Patel RL, Townsend ER, Fountain SW. Elective pneumonectomy: factors associated with morbidity and operative mortality. Ann Thorac Surg 1992;54:84–88.
61. Borgeat A, Petropoulos P, Cavin R, et al. Prevention of arrhythmias after noncardiac thoracic operations: flecainide versus digoxin. Ann Thorac Surg 1991;51:964–967.
62. Van Mieghem W, Coolen L, Malysse I, et al. Amiodarone and the development of ARDS after lung surgery. Chest 1994;105:1642–1645.
63. Lanza LA, Visbal AI, DeValeria PA, et al. Low-dose amiodarone prophylaxis reduces atrial fibrillation after pulmonary resection. Ann Thorac Surg 2003;75:223–230.
64. Van Miegham W, Titis G, Demuynck K, et al. Verapamil as prophylactic treatment for atrial fibrillation after lung operations. Ann Thorac Surg 1996;61:1083–1085.
65. Amar D, Roistacher N, Rusch VW, et al. Effects of diltiazem prophylaxis on the incidence and clinical outcome of atrial arrhythmias after thoracic surgery. J Thorac Cardiovasc Surg 2000;120:790–798.
66. Deslauriers J, Aucoin A, Gregoire J. Early complications:

postpneumonectomy edema. Chest Surg Clin North Am 1999;9:565–585.
67. Zeldin RA, Normandin D, Landtwing D, Peters RM. Postpneumonectomy pulmonary edema. J Thorac Cardiovasc Surg 1984;87:359–365.
68. Waller DA, Keavey P, Woodfine L, Dark JH. Pulmonary endothelial permeability changes after major lung resection. Ann Thorac Surg 1996;61:1435–1440.
69. Turnage WS, Lum JJ. Postpneumonectomy pulmonary edema. a retrospective analysis of associated variables. Chest 1993;103:1646–1650.
70. Nabers J, Hoogsteden HC, Hilvering C. Postpneumonectomy pulmonary edema treated with a continuous positive airway pressure face mask. Crit Care Med 1989;17:102–103.
71. Mathisen DJ, Kuo EY, Hahn C, et al. Inhaled nitric oxide for adult respiratory distress syndrome after pulmonary resection. Ann Thorac Surg 1998;66:1984–1992.
72. Gattinoni L, Presenti A, Mascheroni D, et al. Low-frequency positive-pressure ventilation with extracorporeal CO_2 removal in severe acute respiratory failure. JAMA 1986;256:881–886.
73. Slinger PD. Perioperative fluid management for thoracic surgery: the puzzle of postpneumonectomy pulmonary edema. J Cardiothorac Vasc Anesth 1995;9:442–451.
74. Mehran RJ, Deslauriers J. Late complications: postpneumonectomy syndrome. Chest Surg Clin North Am 1999; 9:655–673.
75. Grillo HC, Shepard JA, Mathisen DJ, Kanarek DJ. Postpneumonectomy syndrome: diagnosis, management, and results. Ann Thorac Surg 1992;54:638–650.
76. Shamji FM, Deslauriers J, Daniel TM, et al. Postpneumonectomy syndrome with an ipsilateral aortic arch after left pneumonectomy. Ann Thorac Surg 1996;62:1627–1631.
77. Shepard JA, Grillo HC, Mcloud TC, et al. Right-pneumonectomy syndrome: radiologic findings and CT correlation. Radiology 1986;161:661–664.
78. Adams HD, Junod F, Aberdeen E, Johnson J. Severe airway obstruction caused by mediastinal displacement after right pneumonectomy in a child. a case report. J Thorac Cardiovasc Surg 1972;63:534–539.
79. Powell RW, Luck SR, Raffensperger JG. Pneumonectomy in infants and children: the use of a prosthesis to prevent mediastinal shift and its complications. J Pediatr Surg 1979;14:231–237.
80. Wasserman K, Jamplis RW, Lash H, et al. Post-pneumonectomy syndrome. Surgical correction using Silastic implants. Chest 1979;75:78–81.
81. Audry G, Balquet P, Vazquez MP, et al. Expandable prosthesis in right postpneumonectomy syndrome in childhood and adolescence. Ann Thorac Surg 1993;56: 323–327.
82. Evans GH, Clark RJ. Management of life threatening adult postpneumonectomy syndrome. Anaethesia 1995; 50:148–150.
83. Shah R, Sabanathan S, Mearns AJ, Featherstone H. Self-expanding tracheobronchial stents in the management of major airway problems. J Cardiovasc Surg 1995;36:343–348.
84. Kelly RF, Hunter DW, Maddaus MA. Postpneumonectomy syndrome after left pneumonectomy. Anaethesia 2001;71:701–703.
85. Wihlm J-M, Massard G. Late complications: late respiratory failure. Chest Surg Clin North Am 1999;9:633–654.
86. Schnabel TG Jr, Ratto O, Kirby CK, et al. Postural cyanosis and angina pectoris following pneumonectomy: relief by closure of an interatrial septal defect. J Thorac Surg 1956;32:246–250.
87. Rao PS, Sideris EB, Hausdorf G, et al. International experience with secundum atrial septal defect occlusion by the buttoned device. Am Heart J 1994;128:1022–1035.
88. Godart F, Porte HL, Rey C, et al. Postpneumonectomy interatrial right-to-left shunt: successful percutaneous treatment. Ann Thorac Surg 1997;64:834–836.

第 68 章

胸壁切除术

Jessica S. Donington, MD

引言

在胸壁切除术的适应证中，恶性肿瘤是胸壁切除术最常见的适应证，包括原发性胸壁恶性肿瘤、经血行转移到胸壁的恶性肿瘤以及肺癌或乳腺癌对胸壁的直接侵蚀[1]。胸壁切除术必须充分考虑到重建问题。胸壁切除和重建的原则如下：①去除所有的肿瘤或失活组织，②大块切除的胸壁需恢复硬度以预防浮动胸壁，③用健康组织密封胸膜腔、保护内在器官、预防感染。对于这些病例功能重建相对切除通常更困难。术后需要有内科医师、整形可医师及胸外科医师共同照看患者。术前需做好周密的计划，以确保在功能重建必需的肌肉和软组织备得以保存的情况下也能获得充足的切缘。

主要适应证

- 恶性肿瘤
- 感染
- 放射性损伤

少见适应证

- 先天畸形
- 创伤

术前准备

计划和磋商

计划不周或缺少术前磋商

- 后果

计划不周或缺少术前与整形科医师的磋商，将导致只有胸外科医师独自在手术台上面对胸壁缺损比预期还要大，以及没有充足的组织来重建胸壁硬度和覆盖软组织。

1/2 级并发症

- **补救**

术中磋商对于提供闭合是有必要的，但如果患者没能做好适当的准备和体位不当，将需要更多的手术时间和组织操作。改为阶段性手术来完成胸壁重建是必需的。

- **预防**

术前如果预料胸壁切除会造成超过 4cm 的伤口，最好与重建医师磋商软组织覆盖的问题。

历史回顾

有史以来的第一例胸壁切除术由 Aimar 在 1778 年完成，之后的报道来自 Parham[2]（1898 年）和 Lund[3]（1913 年）。气道管理、正压呼吸、胸腔闭式引流系统直到 19 世纪末才得到应用。这些技术以及抗菌素的推广应用戏剧性地推动了胸外科领域的发展。在 20 世纪 30 至 40 年代，Hedblom[4]、Harrington[5]、Zinninger[6] 发布了大量的胸壁切除术的报道。那时的手术死亡率高达 29%。在 20 世纪 40 年代二次世界大战中外伤的治疗推动了胸膜腔感染、机械通气、软组织重建技术的发展。 阔筋膜移植修补大的骨性缺损、肋骨移植重建胸骨都有报道[7,8]。胸壁重建手术中最重要的进步之一是肌皮瓣的应用。Tansini 早在 1906 年曾用 Latissmus 瓣对乳癌根治性切除术的胸壁进行重建[9]。Campbell[10] 在 20 世纪 50 年代也曾报道了肌皮瓣的应用。但是直到 1977 年 Emory 大学的 Jurkiewicz 及其同事[11] 开始常规使用皮瓣，皮瓣才开始频繁用于胸壁重建。这些技术至今仍在广泛使用，旋转肌瓣在胸壁重建术中广泛使用。胸壁的所有主要肌肉，包括背阔肌、胸大肌和胸小肌、前锯肌、腹直肌、腹外斜肌等均可用于胸壁重建。由于这些先进技术的使用，自体软组织覆盖几乎总是可能的，即使对那些最大范围的胸壁切除术也是可能的。

本章主要描述原发胸壁肿瘤的胸壁切除、支气管肿瘤直接扩散累及胸壁的肺及胸壁的整块切除，并且特别介绍了 Pancoast 瘤和感染的胸骨切除。

原发性胸壁肿瘤的切除术

胸壁肿瘤多表现为慢性增长的无症状肿块，其中 50% ～ 80% 为恶性肿瘤。最常见的胸壁恶性肿瘤是恶性纤维组织肉瘤、软骨肉瘤和横纹肌肉瘤。最常见的良性胸壁肿瘤是软骨瘤、骨软骨瘤、硬纤维瘤等[1,12]。胸壁肿瘤患者的评估包括患者的病史、体格检查、常规的胸部 X 线片比较（与先前的 X 线片进行对比，如果可能，记录下肿瘤的生长速度）。通常，MRI 被认为是胸壁肿瘤首选的检查方法。因为 MRI 能够在多层面显示肿瘤，并且在分辨肿瘤与神经、血管结构方面优于 CT。而 CT 在显示肺实质有无转移病灶方面优于 MRI。每一种切除手术都有自身的特点，但是手术操作有一些基本步骤，罗列如下。

手术步骤

步骤 1 组织活检
步骤 2 明确必要的切除范围
步骤 3 与整形医生商讨治疗计划
步骤 4 硬膜外导管、双腔气管插管、摆好体位
步骤 5 皮肤切口
步骤 6 切除受累的胸壁组织
步骤 7 探查胸膜腔
步骤 8 在胸腔内探查肿瘤
步骤 9 分离肋间肌肉
步骤 10 切除肋骨
步骤 11 整块切除受累的结构
步骤 12 放置胸管
步骤 13 用 Mesh 网重建骨性胸壁
步骤 14 覆盖软组织
步骤 15 缝合皮肤切口

组织活检

原发性胸壁肿瘤在治疗前需要病理学诊断。正确的活检是成功治疗胸壁肿瘤的关键之一，活检位置不正确或取样不充分会严重影响治疗。为了正确的活检，最好由实施胸壁切除术的医师来做组织活检。活检组织必须足够大以便病理评估；小块组织切开活检或针吸活检获取的组织量有限，容易误诊为低度恶性肿瘤。具备专业细胞病理学家的三级肿瘤中心可以采用中心穿刺活组织检查[13]。在其他多数机构，对于小于 4cm 的肿瘤建议行切除活检。对低度恶性肿瘤的最好的治疗方法是切除范围要广泛；如没有足够的组织提供准确的病理学诊断，就容易错过根治的时机。切开活检对于大于 4cm 的肿瘤通常也是必需的。活检的皮肤切口不仅需要在完成最终切除后同时被完整地切除，而且不能伤及用于重建的软组织和血管组织。尽量少地切除软组织，不要轻易牵拉组织瓣。活检后要封闭肿瘤包块以免肿瘤种植转移。术中仔细操作是非常重要的。伤口感染不仅显著地延误化疗、放疗或根治性手术治疗，而且血肿可以导致较大范围的软组织污染，造成更大范围的组织切除。

活检操作有误

- **后果**

  活检操作有误可以引起诊断组织不足而误诊、污染组织平面、损失不必要的皮肤和软组织。

  2/3 级并发症

- **补救**

  准确的病理诊断是必需的，如果在初次活检中取样过小，就需再次活检。因为完整切除肿瘤及周边组织是治愈的前提。不正确的活检会造成切除本不必要切除而是由于活检及其引发的血肿或感染而不得已切除的组织。

- **预防**

  最好由实施切除术的医生自己取活检组织。对于小于 4cm 的肿瘤，切除活检时要留有足够的余地以备病理结果阳性时所需要的扩大切除。对于较大的肿瘤应行切开活检。考虑到整个活检部位将在最终切除时被去除，应尽量在肿块正上方做活检。注意小心保护用于重建的带血管蒂的肌瓣。仔细的操作和止血都利于减少活检后血肿和感染的发生。由于肿瘤的体积需要切开活检时，应注意不要提拉皮瓣，并且不要打扰肿瘤的深部组织层次（尤其是胸膜表面）以防肿瘤播散。

切除

诊断一旦确立，就应开始手术治疗。手术方式取

决于肿瘤的位置、组织学类型以及受累软组织的范围。对多数病例来说，术前与整形外科医生商讨手术方案是有必要的。对于病变没有累及脊髓的患者，推荐使用硬膜外麻醉。双腔气管插管可以选择性萎陷手术同侧的肺以避免肺损伤，有助于肺楔形切除，还有助于用手去触诊肺部以明确是否存在转移性病灶。患者常取卧位，有时要根据肿瘤的部位来确定体位。如果需要肌瓣闭合伤口，患者必须要有适当的体位。

获得足够的切缘对于减少局部复发的危险至关重要。切除范围不应受切除后胸壁残缺的限制。原发胸壁肿瘤的切除范围取决于恶性肿瘤的类型。恶性纤维组织肉瘤、软骨肉瘤等高度恶性肿瘤，在骨髓内和沿着骨膜组织层播散。因此，需要把整个受累的肋骨、前肿瘤的相应前肋缘、肿瘤部位的上下部分肋骨切除。胸骨恶性肿瘤需要切除整个胸骨以及两侧肋骨弓。侵袭性较低的原发胸壁恶性肿瘤的切除边缘应大于 4cm。在 Mayo 的原发胸壁恶性肿瘤患者切除手术后的存活率的临床综述[14]中，切除边缘超过 4cm 的患者 5 年无癌存活率有 56%，而切除边缘为 2cm 的患者则只有 29%。受累的组织包括肺、胸腺、心包、胸壁肌肉组织，这些都应同胸壁恶性肿瘤一起切除。皮肤受累时，一般建议至少切除正常皮肤边缘 1cm[15]。

大多数的恶性程度较低的或良性肿瘤的切除边缘可为 2 ～ 3cm。硬纤维瘤却是一个例外，它被认为属于低度恶性肿瘤，但由于它具有局部生长快速和高复发率的特点，因此，建议在手术原则上等同于恶性胸部肿瘤，切除边缘至少为 4cm[16]。

如果有皮肤受累，切除的边缘取决于受累的范围，而且应包括皮肤、肌肉组织在内的整块胸壁组织。没有受累的胸壁软组织及皮肤可用来填充缝合胸壁刀口。切除组织中可以包括正常的肌筋膜，但应保留正常的软组织[17]。

在手术入路上，选择病变以上或以下的一个肋间进入胸腔。在胸壁下方探查肿瘤的大小以确定切除边缘（良、恶性肿瘤的切除边缘分别为 2 ～ 3cm 和 4cm）（图 68–1）。需整块切除受累组织。并探查肺组织以除外肺部转移病灶。切除边缘一旦确认，就开始进行骨切除。首先用电凝或骨膜起子游离切缘上、下方肋骨的肋间肌肉和肋间神经血管束。在前、后缘，用电凝切除每根肋骨 1 ～ 2cm（图 68–2）。用电凝或钳子切断肋间神经血管束。用肋骨钳或剪切除肋骨，并对所切除的每根肋骨截取 1cm 肋骨边缘部分送病理检查（图 68–3）。对可疑的边缘组织应送术中冰冻切

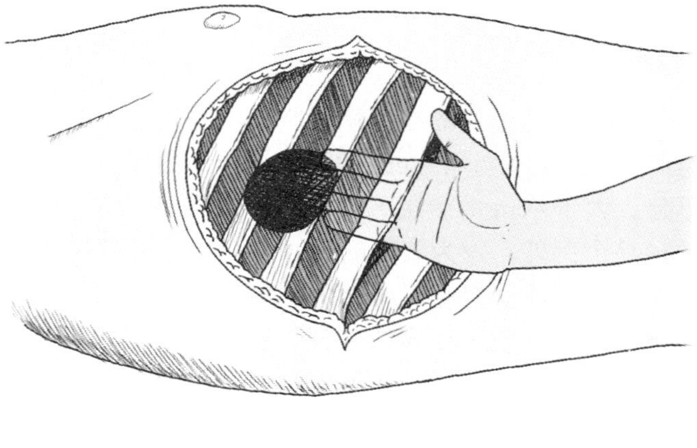

图 68–1　在胸腔内触诊肿瘤以确定切除边缘。

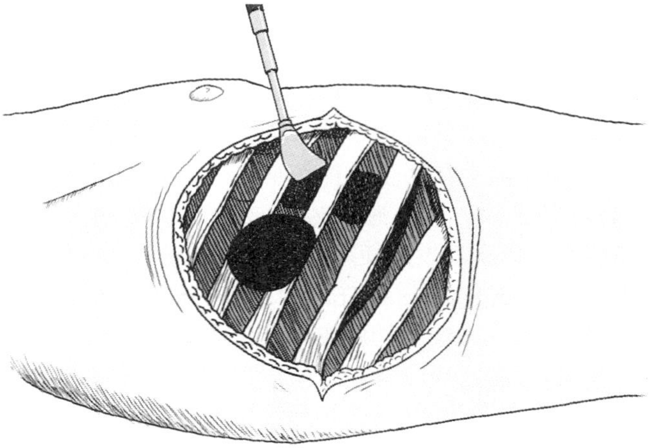

图 68–2　在每一肋骨平面用电刀游离肋间肌和神经血管束 2~3cm。

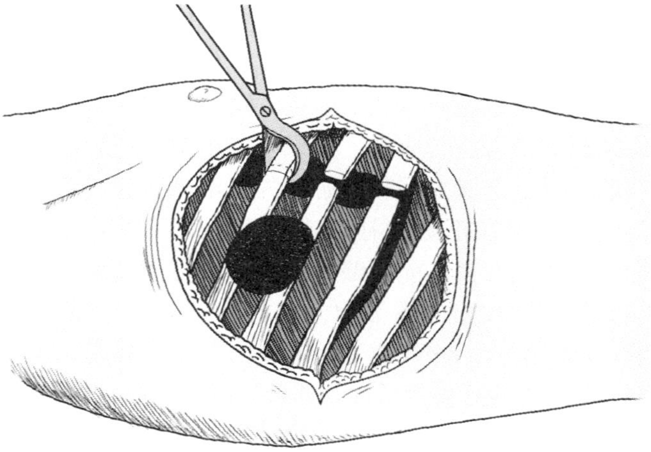

图 68-3　用肋骨剪切除肋骨的技术，将每根肋骨边缘的 1cm 的部分送病理检查。

片进行评估。再怎么强调原发胸部肿瘤切缘干净的重要性也不为过。

重建

胸壁重建的目的在于恢复胸壁的稳定性、提供软组织覆盖。通常小于4cm的胸壁缺损不需要骨性胸壁重建。大于4cm的全层胸壁缺损需要重建。后上胸壁缺损是个例外，因为表面的肩胛骨可提供支撑因而不需要胸壁重建。但靠近肩胛角的胸壁缺损却需要重建以预防由于上肢运动导致肩胛骨碰撞引发疼痛。关于胸壁重建材料的选择仍有争议。过去曾经把阔筋膜和肋骨等自体组织用作胸壁的重建材料[7,8]，但现在更多使用合成的网片。目前使用最多的合成补片是聚丙烯网片（Marlex; Bard, Cranston, RI）和聚四氟乙烯（PTFE/Gore–Tex; W.L. Gore and Associates, Newark, DE）。在Marlex上有允许纤维组织生长的孔隙，可以2层形式与甲基丙烯酸甲酯一起构成三明治结构重建胸壁，但不具有水密性。而Gore–Tex由于水密性的缘故多用于合并全肺切除的骨性切除，因为在全肺切除后，胸腔内充满积液。在医生的谨慎应用下，这两种合成网片都会有成效。但有感染迹象或软组织覆盖不完全时，就应选择新近投入使用的脱细胞真皮基质（Derma Matrix; Musculoskeletal Transplant Foundation, Edison, NJ）作为重建胸壁结构的支撑，该种基质来源于尸体皮。这些合成网片或真皮基质可以用粗的单丝缝合线缝合在胸壁上，并且与肋骨的上下缘相固定。为了协助固定切口的前后缘而避免肋间血管神经的损伤，可以在肋骨上打孔缝合。至少距离切除边缘1cm以上（图68–4）。为减少对肋骨的挤压损伤，建议用手提气动钻代替巾钳或肋骨穿孔器（图68–5）。

如果切除胸壁的肌肉组织后，不建议在人工合成材料上直接闭合皮肤。肌肉或其他软组织的覆盖是必需的，可以选择胸大/小肌、锯肌、背阔肌、腹直肌来源的带蒂旋转肌瓣。如果上述组织不适合或无法获取，可以选取大网膜或游离的肌瓣来替代。多数的胸壁大缺损在正确修补重建后不会对呼吸功能造成影响。相比而言，前胸壁大缺损最有可能造成呼吸功能受损（继发于咳嗽无力或咳痰困难）。对于这些患者，彻底的术后呼吸道清洗和支气管镜检查是非常必要的。经验性延长术后气管插管的时间是没有益处的，这样做不会增加重建胸壁的稳定性。应该在手术后尽快拔除气管插管。

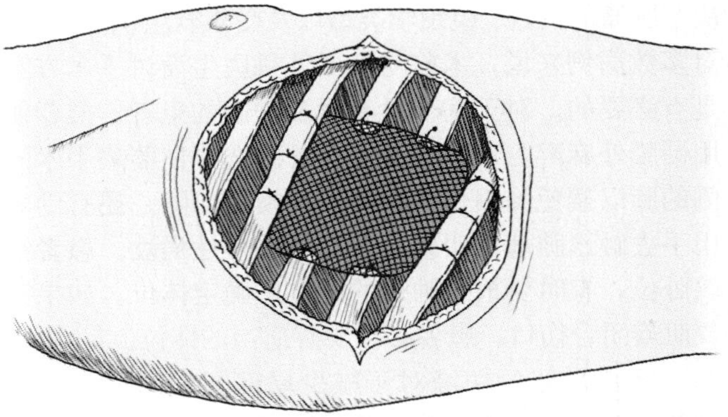

图68–4 将网片用单股线缝合固定在切除范围的上、下缘，并通过钻孔固定到切断的肋骨上。网片最好固定在胸壁的下面，这样不会因每次呼吸而被推离胸壁。

肺癌的胸壁切除术

肺癌是全球范围内死亡率最高的癌症，每年有多于100万的新发病例出现。有5%～8%的非小细胞肺癌患者发生相邻胸壁的侵袭[18]。这种情形曾一度被认为是不能手术切除的，直到1947年Coleman发表了系列报道[19]。报道显示有5例患者存活，2例肺切除并胸壁整块切除患者获得长期治愈。这些属于T3期肿瘤。如果没有淋巴结转移，彻底切除的术后生存率为45%[20]。这些患者最常见的主诉是胸部疼痛，在37%～75%患者中出现[19,21,22]。

术前评估包括经历非小细胞肺癌手术患者的标准评估。这些评估包括采用CT、PET的分期和转移评估、心肺功能评估、肺功能试验检测残存肺功能。通常情况下，纵隔镜检查术不作为常规检查；只在CT或PET扫描显示在纵隔2R、4R、2L、4L或7区有可疑淋巴结存在时，术前的纵隔镜检查才是有必要的。对于N2期的患者，应考虑将化放疗作为辅助和主要的治疗手段。

术前正确的计划和准备是胸壁切除术成功的重要关键因素之一。CT显示的胸壁受累的表现包括肋骨破坏、胸膜外脂肪垫的消失、肿瘤与胸壁形成的钝角、肿瘤与胸膜交界的延长以及肿瘤大小和接触面长度的关系[23,24]。MRI较CT对于原发胸壁肿瘤更有用，因为MRI更能够区分软组织受侵的情况（图68–6）。

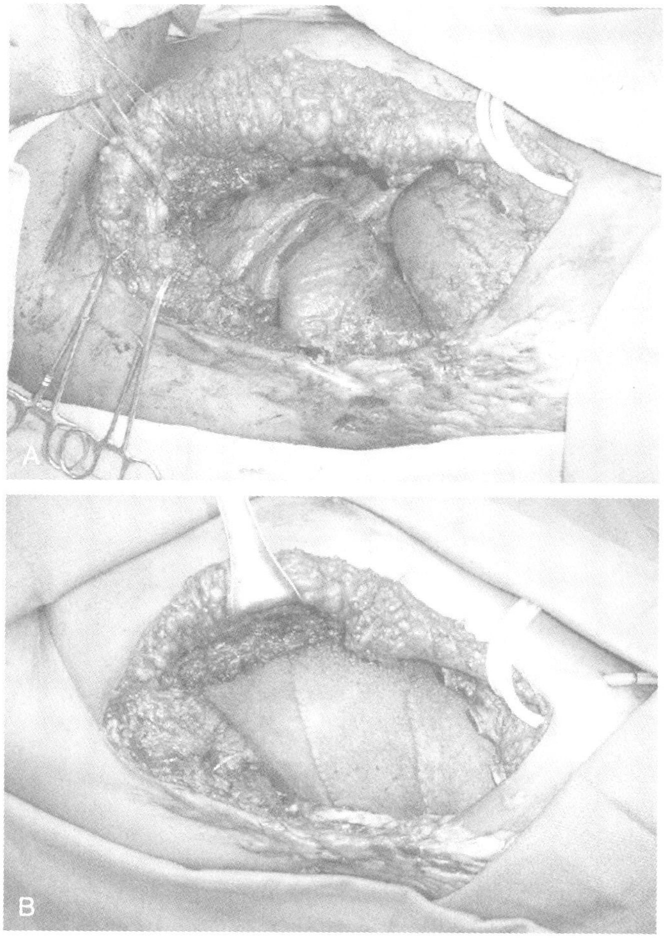

图68–5 一位男性患者右侧胸壁复发类结缔组织瘤。**A**，切除术导致的胸壁缺损。**B**，用皮肤基质进行骨性胸壁的补片功能重建。

手术操作

一旦术前分期检查工作完成，即可准备开胸手术。有些外科医生会在术中用胸腔镜评估胸壁受累的程度[25]。这种检查一般没有必要，只在胸壁肿瘤非常巨大、人们关注如何安全地进入胸腔时才有必要。胸腔镜对于评估及切除胸壁肿瘤都是不充分的手段。应选择避开受累胸壁的标准开胸术式。进入胸腔的第一步就是探查胸壁的受累情况，也是手术成功的关键。如果只是轻度、炎性的粘连，可以轻轻地分离或胸膜外游离；如考虑有胸壁受累的可能，就应行胸壁整块切除。有较多的文献报道显示此时行胸膜外游离是不充分的[26–28]。术中冰冻切片对于胸壁切缘的评估不是非常有用的，所以此时不适当的评估是花费不菲的。这通常是一大块组织，因此大的取样误差可能发生。由于完整切除是患者获得长期生存的主要的决定因素之一[29]；因此，最初的评估至关重要，要十分小心。

确定必要的切除边缘

不准确的评估和不完整的切除

- **后果**

  对胸壁受累情况评估得不准确会导致不完整的切除，而这一结果往往是在最终的病理报道出来后才被发现。不完整的切除是预后不良的主要决定因素之一。

- **补救**

  如果在游离粘连和胸膜外剥离过程中发现有明显的阻力，就应放弃游离，改为胸壁和肺的整块切除，包括游离区域周边胸壁的广泛切除。

- **预防**

  外科医生要清楚切缘阴性对患者长期生存的重要性，在发现肺癌累及胸壁时应充分考虑胸壁整块切除的术式。

胸壁切除

一旦确定胸壁需要切除，就要开始手术操作；这包括常规肺叶切除、肺门及纵隔的游离及受累胸壁的切除。受累胸壁的部位和范围决定了手术步骤。通常需要先行胸壁切除以充分暴露肺门。如果肿瘤体积较大以至于影响肺门的暴露，可以先用直线切割缝合器切除肿瘤。绝大多数的术式采用常规的后外侧切口从而充分显露肺门，以利于肺叶切除和纵隔淋巴结清扫。胸壁的显露需要延长该切口，分离背阔肌和腹直肌。肋骨撑开器可用来帮助显露胸腔。上叶肺切除时将撑开器分别放在肋间和肩胛骨之间（图68–7）。打开撑开器，可以抬起肩胛骨和胸壁的肌肉，就像打开轿车的车篷一样。对于累及胸壁的肺下叶肿瘤，应用撑开器充分显露由皮肤和肌肉组织覆盖的手术视野。由于此处没有肩胛骨，可以用巾钳固定肋骨以减少滑动。

皮肤切口或胸壁切口选择不当

- **后果**

  在受累胸壁的位置开胸，虽然可以使切除肋骨变得方便，但却使肺叶切除或纵隔淋巴结清扫变得困难。

  1/2 级并发症

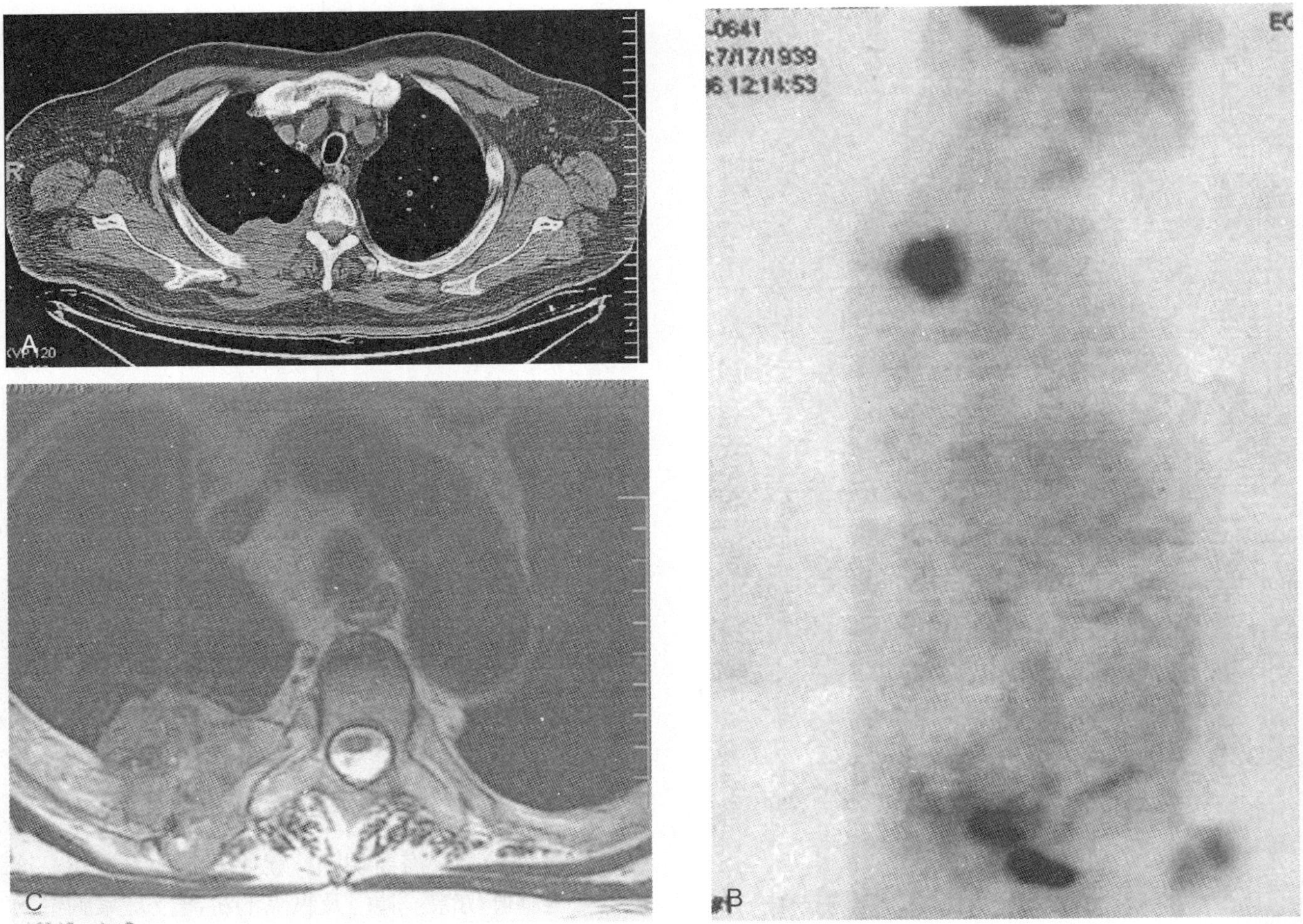

图68–6 65岁右上叶支气管原癌男性患者的CT扫描图（A）、PET扫描图（B）、MRI图（C），肿瘤侵入第3、4、5肋的后面。患者有右侧背痛的症状。

- **补救**

  如果胸腔入口过高或过低以至于不能在安全的前提下完成肺门的游离而行肺叶切除，则应在同一皮肤切口下根据手术视野的要求选择行另一个肋间入路。

- **预防**

  大的、标准的后外侧开胸入路是更理想的手术路径，可以充分显露肺门结构以行肺叶切除，肋骨撑开器的使用可有助于显露胸壁以便受累胸壁的切除。有一例外就是Pancoast瘤，因为切除它需要两个手术切口。

进入胸膜腔

虽然受累胸壁切除的边缘没有必要同原发性胸壁肿瘤一样宽，但不应小于2cm。骨性胸壁的切除已在之前的章节中描述过。而表面覆盖的肌肉组织没有切除的必要，除非受到肺癌的直接侵袭。重建胸壁的原则同之前描述的一样。较小的骨性缺损或肩胛骨保护之下的骨性缺损不需要重建胸壁，其他的缺损则需要用网片或真皮基质补片进行重建。

要特别注意邻近脊柱的肿瘤。侵及脊柱的肿瘤属于T4期，而且要同脊柱外科医生进行咨询。对于接近椎体生长但却没有侵入的病例，可以横向离断肋骨或用骨凿横向整块切除肋骨头。同时要用电刀游离棘突旁肌肉、肋横突韧带、肋头辐状韧带，至中线的关节处。在胸腔内，应游离脊柱前面的壁胸膜，并连同肿瘤一并切除。受累的关节或离断或切除并与椎体平齐，并将肋骨向前弯曲到胸腔，显露神经根并予以切除。在这一位置如果牵拉不当或者神经根处理不当，会造成医源性的蛛网膜下腔胸膜瘘，大量脑脊液外漏

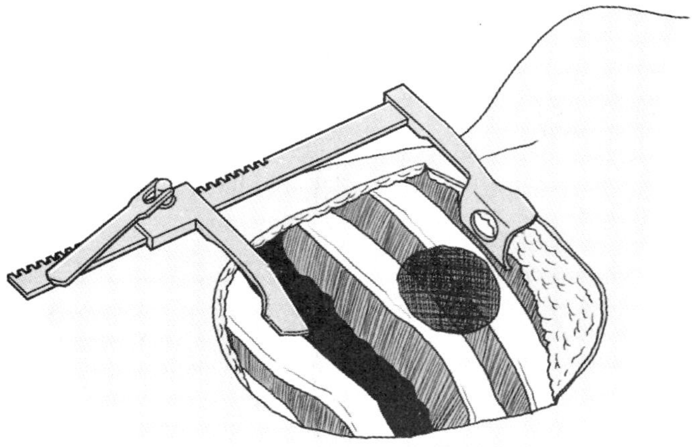

图68-7 侵及胸壁的上叶肿瘤切除术中，肋骨撑开器的下刀片插入肋间隙，而头侧刀片将肩胛骨向上牵拉以显露胸壁。

会引起胸腔积液、颅腔积气、脑膜炎。

背侧神经根的过度牵拉或撕脱

- **后果**

  在背侧神经根离开椎管时过度牵拉或造成撕脱伤，会引起硬膜撕裂伤，造成胸膜腔和脑室的交通，引起术后脑脊液外漏、紧张性颅腔积气、脑膜炎。

  2/3 级并发症

- **补救**

  蛛网膜下腔胸膜瘘在术中不易被察觉，多在术后第一周被发现[30]，这时患者表现为大量的胸腔引流液和神经系统症状。保守治疗措施包括：抗生素的应用、头低位卧床、留置水密封的胸管[31]。为减少脑脊液外漏不建议胸管负压吸引，但当有气胸出现时，胸腔引流管的负压吸引是治疗的重要部分[30]。这些措施可在48小时内缓解患者症状。超过2周的蛛网膜下腔胸膜瘘需要手术治疗[31]。手术补救方案包括放置硬膜外或硬膜内补片的椎板切除术[32]、邻近神经结扎的胸膜成形术[33]，还可以考虑使用纤维密封剂[34]。

- **预防**

  处理背侧神经根时必须小心谨慎，避免过度牵拉。可以在肋骨从脊柱上分离后仔细确认背侧神经根并在2把血管钳之间进行结扎。如果在术中确认瘘的存在，可用肌肉填塞神经孔，并于术后开始保守治疗措施。

肋间动脉出血

这个位置的肋间动脉出血是很恼人的，必须在切断前仔细确认、结扎或钳夹。过度牵拉肋骨也会造成肋间动脉的损伤。电凝应使用双极电凝或在传感器间电凝以避免热损伤。

对于胸壁受累的患者（无N2期疾病）术前或术后常规应用放疗仍有争议。术前治疗可以通过降低肿瘤分期使不能切除的肿瘤得以切除，但大多数累及胸壁的肿瘤在就诊时就能被切除。Pancoast瘤患者术前的化放疗十分有用[35]，但这一结论并没有在其他胸壁受累的病例中得到证实。至今，术前治疗并没有给能够手术切除的胸壁受累的患者带来益处。如果手术切缘阴性，并不建议在术后对手术区域进行放射治疗。

Pancoast 瘤

Pancoast瘤的典型定义就是：癌症侵蚀胸膜顶，引发沿手臂内侧向下的疼痛和Horner征（因为臂丛下部的神经根和星状神经节受侵的缘故）[36]。从生物学角度分析，Pancoast瘤与非小细胞肺癌并无不同，唯一独特之处就在于肿瘤位置不同。用外科手术处理肿瘤所累及的结构有技术上的困难，而且需要冒着可能长期致残的风险。因此，既要局部扩大切除又要保持切缘阴性，对Pancoast瘤来说有很大的困难。Pancoast瘤的切除应包括肺叶切除、受累胸壁切除。再怎么强调完全切除以及切缘阴性的重要性也不为过。高达1/3的Pancoast瘤患者没能达到彻底切除的目的[37]，也没有看到手术患者比非手术的患者有更好的预后[37-39]。一项北美联合临床试验0160的报道显示，术前新辅助化放疗可以明显提高R0期Pancoast瘤患者的切除率[35]。这一报道显示，完全切除术后患者的5年生存率为53%，局部复发率仅为12%[40]。诱导化放疗的病理学完全有效率为66%，在组织学上有明显的改善。还没有有关肺沟瘤（Pancoast瘤）的随机对照的临床试验，考虑到肺沟瘤发病率非常低（不足的肺癌5%）的前提，完成这项试验不太可能。来自联合临床试验的一些结果构成了我们现在临床治疗的基础。诱导化放疗的安全性高、患者的耐受性好、而且有较高的肿瘤杀伤率和完全手术切除率，相比单纯手术或术前放疗有更高的局部控制率。无论Pancoast瘤患者有无症状，都应建议选择术前新辅助化放疗。

对于胸腔入口解剖结构的熟悉掌握对计划肺沟

瘤的切除术是至关重要的。根据前、中斜角肌的附着点可以把胸腔入口分为三部分（图 68–8）。前腔隙就是前斜角肌之前的区域，包含有颈内静脉和锁骨下静脉；中腔隙位于前、中斜角肌之间的区域，包含有锁骨下动脉和臂丛神经；后腔隙位于中斜角肌之后的区域，包含臂丛神经根、星状神经节和椎体。一般情况下，血管在前，神经在后。辨别这些结构是决定手术路径的关键。对胸腔入口解剖结构以及肿瘤可能侵蚀范围的彻底的术前评估对于制定手术方案是至关重要的。确定肿瘤是否具有可切除性以及选择最佳入路以达到彻底切除肿瘤是非常重要的。对这一部位肿瘤的影像学检查，MRI 优于 CT[41]：因为 MRI 可以在矢状面和冠状面更清晰地显示肿瘤，而且可以评估肿瘤侵蚀神经、血管的程度。肿瘤侵蚀血管的现象在以往被认为是手术的禁忌证，但现在通过前入路和提高的手术技巧可以使这些患者获得如同 R0 期 Pancoast 瘤患者一样好的生存率[42,43]。前入路使得受累血管的切除和重建更为便利。脊髓受累也被认为是切除的禁忌证，较新的椎体切除和稳定的矫形外科技术使得这组患者也能获得长期生存[44]。神经受累依然是确定肿瘤可切除性的重要因素。切除 T1 神经根患者可以很好地耐受；但由于 C8 神经根或臂丛神经下干的切除会造成手部骨有肌肉的功能障碍，故而放弃。这种复杂的切除不适合 N2 期的患者。N2 期患者的 5 年生存率不足 10%[38]。应重视对纵隔淋巴结的评估，大多数外科医生建议行纵隔镜检查术。

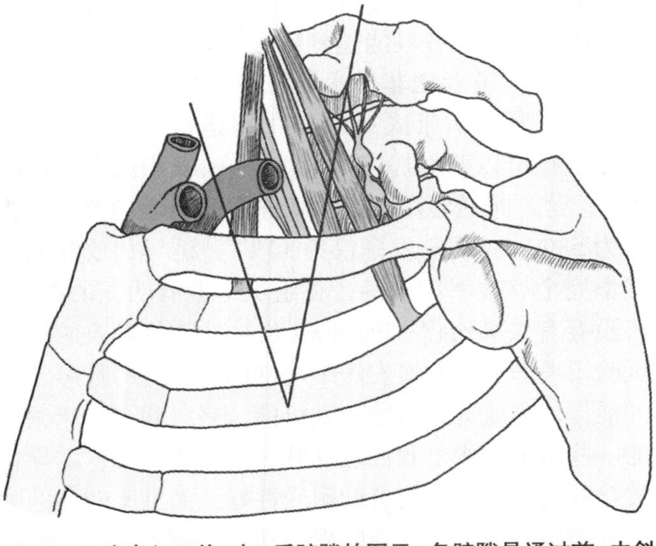

图68–8 胸廓入口前、中、后腔隙的图示。各腔隙是通过前、中斜角肌的附着处进行区分的。前腔隙位于前斜角肌的前面，内含颈静脉和锁骨下静脉。中腔隙位于前、中斜角肌之间，内含臂丛和锁骨下动脉。后腔隙位于中斜角肌的后面，内含背侧神经根、颈胸神经节和椎骨。

治疗 Pancoast 瘤有两个基础的入路：后入路由 Shaw 及其同事在 1961 年提出[45]，前入路即经锁骨入路由 Dartevelle 及其同事提出[42]。虽然前入路有较多的改进，但这些改动的目的都是为了更好地显露胸腔入口的前方结构。通常，使得位于前部或中部的肿瘤更易切除；而后入路多用于累及后部结构的肿瘤。确定手术入路应充分考虑位置的不同。

手术步骤

术前评估

术前评估不当

- **后果**

  对胸腔入口和肿瘤受累程度的评估不当会导致外科医生选择错误的手术入路，造成术者在血管切除或重建以及脊柱切除时手术视野显露不充分。如条件允许可以对 R0 患者行彻底切除。切缘阴性对预后影响很大。

  4 级并发症

- **补救**

  如果发现肿瘤浸润超出预期并且需要切除更多的组织，外科医生应考虑选取另一侧的第二个切口以利于 R0 期肿瘤的切除。

- **预防**

  充分的术前准备和评估十分重要。外科医生应该熟悉两种入路，并在术前同脊柱外科医生和血管外科医生共同商议治疗方案。

后入路

患者取侧卧位。做后外侧开胸术的扩大切口，向后延至肩胛骨和脊柱第 7 椎体间。通过完全分离斜方肌和菱形肌显露胸壁。像其他胸壁肿瘤一样，肋骨撑开器的上刀片可放于肩胛骨下以显露胸壁。或将内乳房牵并器放于肩胛角的下方以将其抬离胸壁。从第一和第二肋骨上面分离斜角肌，以确保到达肿瘤的上面。评估肿瘤侵蚀锁骨下血管和臂丛神经的程度。如前所述，通过离断或切除肋骨与冠状突的连接从而解剖后部肋骨。从下到上进行。应特别注意背侧神经根。肺尖切除后蛛网膜下腔－胸膜瘘的发生率高达1%[31]。同样方法从下到上分离前部的肋骨。用前面章节描述的方法切除肋骨及骨性胸壁。用肋骨剪处理第一肋骨有困难，推荐用Gigli锯或摆动锯完成切除。T1背侧神经根可以同肿瘤一并切除，但臂丛神经更高节段的损伤可导致手的功能障碍。一旦肿瘤从胸腔入口分离，就按照常规方法游离肺门行肺叶切除。由于肩胛骨的存在，很少需要行胸壁重建。

前入路

患者取仰卧位，颈部后伸，头偏向健侧。用软垫或滚筒垫高患侧肩部。沿胸锁乳突肌前缘和第二肋间锁骨下水平做一L形切口，分离胸锁乳突肌和胸肌，牵开肌瓣显露胸廓入口的前区。分离肩胛舌骨肌，切除斜角肌区域的脂肪垫及可能存在的转移淋巴结。在确认肿瘤能够切除后，可以通过切除部分锁骨或离断胸锁关节，向侧面反转锁骨，显露静脉回流区，可以结扎颈内静脉以便于显露视野，当锁骨下静脉受肿瘤累及可一并切除。在左侧，应注意辨认和结扎胸导管，以免发生乳糜胸。在第一肋上缘分离前斜角肌，显露肿瘤上缘。注意辨认和保护走行于斜角肌前表面的膈神经，以免引起同侧膈肌麻痹以及不必要的呼吸功能受损。此时锁骨下动脉显露清楚，若锁骨下动脉受肿瘤累及可一并切除。确定肿瘤的最大切除范围。切除完毕后，可用Gore-Tex线缝合重建血管。为显露C8和T1神经根，需要分离中、后斜角肌。T1神经根就在椎间孔后侧分出，尽可能保护C8神经根。通过经锁骨入路，由前到后、由上到下切除胸壁。可以在肋骨软骨交界处分离开第一肋骨与胸骨，从受累肿瘤上切除第二肋骨。如有病情需要，可切除至第三或第四肋骨。用电凝沿肋骨上缘游离至肋椎角。后部肋骨的切除同样从上缘开始。从与椎体的连接处离断第一、第二和第三肋骨，分离前注意保护神经根。在完成后部肋骨切除后，可以将切除的标本纳入胸腔。从这一入路完成肺门游离和肺叶切除有困难。需要缝合前面刀口，重新选择后外侧切口入胸完成肺门游离、肺叶切除和淋巴结清除。

感染

心外科手术后的胸骨伤口感染是由于感染而需要胸壁切除最常见的原因。心外科手术后的胸骨感染虽不常见但却是灾难性的并发症。如果这种感染不能被及时发现或没能清创处理，将会引发死亡。当1957年心外科手术引入正中胸骨切开术时，这一感染率为5%。胸骨感染将不可避免地造成伤口裂开，而后者与50%的死亡率相关[46]。最初的治疗方案是清创和伤口包扎，这一措施下的愈合很慢，患者经常死于心脏破裂或继发于持续的感染或干燥的静脉移植物破裂。带有抗菌素灌洗设备地留置导管的的应用使死亡率降低到20%[47-49]。但患者的住院日仍然非常漫长、静脉补片破裂的风险仍然没能解决。在20世纪70年代中期，广泛清创和利用皮瓣立即缝合的观念得到应用。Lee及其同事[50]描述了大网膜皮瓣的成功应用。Emory大学的Jurkiewicz及其同事[51,52]描述了胸肌瓣的应用，这一技术至今仍在广泛使用。这一操作显著地缩短了患者的住院时间，降低了胸骨伤口感染相关的死亡率[53]。

由于胸骨感染可以引发纵隔炎和心脏破裂，因此它的发生率和死亡率都高于其他胸壁感染，但处理原则是一样的。要求对伤口彻底清创，清除失活的和感染的骨组织和软组织，并早期选用健康的、血运丰富的软组织覆盖。

早期发现和治疗是成功处理胸骨伤口感染的基础。冠状动脉旁路移植术的患者持续变得衰老和虚弱。因此，这类感染的风险将持续存在，并加剧多器官功能衰竭的危险。感染的临床征象包括：暴露的缝线、不稳定的胸骨、伤口有分泌物以及白细胞计数升高。仔细评估患者的肾功能，因为肾功能减退是多器官功能衰竭的先兆。

感染伤口的治理从全麻下探查伤口开始。重新打开胸骨切开术的伤口，采样行细菌培养，摘除所有缝线。如果发现感染，切除失活的胸骨边缘直至有新鲜血液流出。如果发现胸骨坏死或有脓液渗出，建议切除整个胸骨[54,55]。行彻底的胸骨切除术的患者的生存率高于清创和再缝合的患者，不论有无冲洗系统存在[55]。肋软骨如有感染坏死迹象应一并切除。这种积极的措施对于清除感染和提高生存率是至关重要的。由于患者因肿瘤而行胸壁切除，不要由于这种较大的失误影响对胸壁的扩大切除。充分的清创治疗是成功的标志。没有胸骨支撑，患者的胸壁在咳嗽或呼吸时会出现反常胸壁运动。肌瓣的覆盖可以维持正常活动时胸壁的充分稳定。患者的肺功能与对照组没有区别，没有出现排痰困难的现象[56]。

在过去，肌瓣闭合伤口往往延迟几天或几周，但现在提倡立即使用肌瓣闭合伤口，这将显著缩短患者住院时间并降低死亡率[54]。双侧的胸大肌瓣、背阔肌瓣、腹直肌瓣、大网膜都可以作为覆盖用的软组织。大多数医生更喜欢选择两侧的胸大肌作为肌瓣；因为胸大肌是术野中的大块肌肉，分离方便。腹直肌瓣经常作为第二选择。大网膜可以填充较深的腔隙，但需要开腹手术才能获取。背阔肌瓣可以提供包括皮肤在内的大面积的软组织，但只作为游离的肌瓣使用[55]。

结论

胸壁切除术最常见的适应证是肿瘤、放射性损伤和感染。对于所有适应证而言，成功切除的基本原则是一样的：

1. 及时作出准确的诊断是必须的。
2. 对于需要去除较多软组织的胸壁切除病例，术前同整形外科医生商讨很有必要。
3. 充分的边缘再怎么强调也不为过——对于恶性程度高的肉瘤、感染或放射性损伤病例中的失活组织，切缘应大于4cm。切除范围不应受其造成胸壁缺损大小的影响。充分的切除范围是治疗上述适应证的关键步骤。
4. 理想的胸壁重建是恢复胸膜腔的密封性、胸壁的坚固性、保护胸腔内器官以及覆盖有丰富血运的软组织。

（苏　雷 译）

参考文献

1. Arnold PG, Pairolero PC. Chest-wall reconstruction: an account of 500 consecutive patients. Plast Reconstr Surg 1996;98:804–810.
2. Parham FW. Thoracic resection for tumors growing from the bony wall of the chest. Trans South Surg Gynecol Assoc 1898;11:223.
3. Lund FB. Sarcoma of the chest wall. Ann Surg 1913;58:206.
4. Hedblom C. Tumors of the bony chest wall. Arch Surg 1921;3:56.
5. Harrington S. Surgical treatment of intrathoracic tumors and tumors of the chest wall. Arch Surg 1927;14:406.
6. Zinninger M. Tumors of the wall of the thorax. Ann Surg 1930;92:1043–1058.
7. Watson WL, James AG. Fascia lata grafts for the chest wall defects. J Thorac Surg 1947;16:399.
8. Bisgard JD, Swenson SA. Tumors of the sternum: report of a case with special operative technic. Arch Surg 1948;56:570.
9. Tansini I. Sopra il mio nuovo processo di amputazione della mammella. Gazz Med Ital 1906;57:141.
10. Campbell DA. Reconstruction of the anterior thoracic wall. J Thorac Surg 1950;19:456–461.
11. Brown RG, Fleming WH, Jurkiewicz MJ. An island flap of the pectoralis major muscle. Br J Plast Surg 1977;30:161–165.
12. Pairolero PC, Arnold PG. Chest wall tumors. Experience with 100 consecutive patients. J Thorac Cardiovasc Surg 1985;90:367–372.
13. Walsh GL, Davis BM, Swisher SG, et al. A single-institutional, multidisciplinary approach to primary sarcomas involving the chest wall requiring full-thickness resections. J Thorac Cardiovasc Surg 2001;121:48–60.
14. King RM, Pairolero PC, Trastek VF, et al. Primary chest wall tumors: factors affecting survival. Ann Thorac Surg 1986;41:597–601.
15. Chapelier A, Macchiarini P, Rietjens M, et al. Chest wall reconstruction following resection of large primary malignant tumors. Eur J Cardiothorac Surg 1994;8:351–356.
16. Abbas AE, Deschamps C, Cassivi SD, et al. Chest-wall desmoid tumors: results of surgical intervention. Ann Thorac Surg 2004;78:1219–1223.
17. El Tamer M, Chaglassian T, Martini N. Resection and debridement of chest-wall tumors and general aspects of reconstruction. Surg Clin North Am 1989;69:947–964.
18. Facciolo F, Cardillo G, Lopergolo M, et al. Chest wall invasion in non-small cell lung carcinoma: a rationale for en bloc resection. J Thorac Cardiovasc Surg 2001;121:649–656.
19. Coleman FP. Primary carcinoma of the lung, with invasion of the ribs: pneumonectomy with simultaneous block chest wall resection. Ann Surg 1947;126:156–168.
20. Mountain CF. Revisions in the International System for Staging Lung Cancer. Chest 1997;111:1710–1717.
21. Patterson GA, Ilves R, Ginsberg RJ, et al. The value of adjuvant radiotherapy in pulmonary and chest wall resection for bronchogenic carcinoma. Ann Thorac Surg 1982;34:692–697.
22. Allen MS, Mathisen DJ, Grillo HC, et al. Bronchogenic carcinoma with chest wall invasion. Ann Thorac Surg 1991;51:948–951.
23. Ratto GB, Piacenza G, Frola C, et al. Chest wall involvement by lung cancer: computed tomographic detection and results of operation. Ann Thorac Surg 1991;51:182–188.
24. Rendina EA, Bognolo DA, Mineo TC, et al. Computed tomography for the evaluation of intrathoracic invasion by lung cancer. J Thorac Cardiovasc Surg 1987;94:57–63.
25. Waller D, Clarke S, Tsang G, Rajesh P. Is there a role for video-assisted thoracoscopy in the staging of non-small cell lung cancer? Eur J Cardiothorac Surg 1997;12:214–217.
26. Grillo HC, Greenberg JJ, Wilkins EW Jr. Resection of bronchogenic carcinoma involving thoracic wall. J Thorac Cardiovasc Surg 1966;51:417–421.

27. McCaughan BC, Martini N, Bains MS, McCormack PM. Chest wall invasion in carcinoma of the lung. Therapeutic and prognostic implications. J Thorac Cardiovasc Surg 1985;89:836–841.
28. Piehler JM, Pairolero PC, Weiland LH, et al. Bronchogenic carcinoma with chest wall invasion: factors affecting survival following en bloc resection. Ann Thorac Surg 1982;34:684–691.
29. Downey RJ, Martini N, Rusch VW, et al. Extent of chest wall invasion and survival in patients with lung cancer. Ann Thorac Surg 1999;68:188–193.
30. Reddy HV, Queen S, Prakash D, Jilaihawi AN. Tension pneumocephalus: an unusual complication after lung resection. Eur J Cardiothorac Surg 2003;24:171–173.
31. Bilsky MH, Downey RJ, Kaplitt MG, et al. Tension pneumocephalus resulting from iatrogenic subarachnoid-pleural fistulae: report of three cases. Ann Thorac Surg 2001;71:455–457.
32. Qureshi MM, Roble DC, Gindin RA, Scudamore HH. Subarachnoid-pleural fistula. Case report and review of the literature. J Thorac Cardiovasc Surg 1986;91:238–241.
33. Hofstetter KR, Bjelland JC, Patton DD, et al. Detection of bronchopleural-subarachnoid fistula by radionuclide myelography: case report. J Nucl Med 1977;18:981–983.
34. Morgan JA. Closure of subarachnoid-pleural fistulae with fibrin sealant. Eur J Cardiothorac Surg 1988;2:56–57.
35. Rusch VW, Giroux DJ, Kraut MJ, et al. Induction chemoradiation and surgical resection for non-small cell lung carcinomas of the superior sulcus: initial results of Southwest Oncology Group Trial 9416 (Intergroup Trial 0160). J Thorac Cardiovasc Surg 2001;121:472–483.
36. Pancoast HK. Superior pulmonary sulcus tumor: tumor characterized by pain, Horner's syndrome, destruction of bone and atrophy of hand muscles. JAMA 1932;99:1391–1396.
37. Detterbeck FC. Pancoast (superior sulcus) tumors. Ann Thorac Surg 1997;63:1810–1818.
38. Ginsberg RJ, Martini N, Zaman M, et al. Influence of surgical resection and brachytherapy in the management of superior sulcus tumor. Ann Thorac Surg 1994;57:1440–1445.
39. Niwa H, Masaoka A, Yamakawa Y, et al. Surgical therapy for apical invasive lung cancer: different approaches according to tumor location. Lung Cancer 1993;10:63–71.
40. Rusch VW, Giroux DJ, Kraut MJ, et al. Induction chemoradiotherapy and surgical resection for non-small cell lung carcinomas of the superior sulcus: prediction and impact of pathologic complete response. Lung Cancer 2003;41(suppl 2):S78.
41. Heelan RT, Demas BE, Caravelli JF, et al. Superior sulcus tumors: CT and MR imaging. Radiology 1989;170(3 pt 1):637–641.
42. Dartevelle PG, Chapelier AR, Macchiarini P, et al. Anterior transcervical-thoracic approach for radical resection of lung tumors invading the thoracic inlet. J Thorac Cardiovasc Surg 1993;105:1025–1034.
43. Martinod E, D'Audiffret A, Thomas P, et al. Management of superior sulcus tumors: experience with 139 cases treated by surgical resection. Ann Thorac Surg 2002;73:1534–1539.
44. Fadel E, Missenard G, Chapelier A, et al. En bloc resection of non-small cell lung cancer invading the thoracic inlet and intervertebral foramina. J Thorac Cardiovasc Surg 2002;123:676–685.
45. Shaw RR, Paulson DL, Kee JL. Treatment of superior sulcus tumors by irradiation followed by resection. Ann Surg 1961;154:29–40.
46. Sarr MG, Gott VL, Townsend TR. Mediastinal infection after cardiac surgery. Ann Thorac Surg 1984;38:415–423.
47. Shumacker HB Jr., Mandelbaum I. Continuous antibiotic irrigation in the treatment of infection. Arch Surg 1963;86:384–387.
48. Bryant LR, Spencer FC, Trinkle JK. Treatment of median sternotomy infection by mediastinal irrigation with an antibiotic solution. Ann Surg 1969;169:914–920.
49. Bjerno T, Arendrup HC, Alstrup P. [Mediastinal infection following open heart surgery]. Ugeskr Laeger 1990;152:3699–3702.
50. Lee AB Jr, Schimert G, Shaktin S, Seigel JH. Total excision of the sternum and thoracic pedicle transposition of the greater omentum; useful strategems in managing severe mediastinal infection following open heart surgery. Surgery 1976;80:433–436.
51. Jurkiewicz MJ, Arnold PG. The omentum: an account of its use in the reconstruction of the chest wall. Ann Surg 1977;185:548–554.
52. Jurkiewicz MJ, Bostwick J III, Hester TR, et al. Infected median sternotomy wound. Successful treatment by muscle flaps. Ann Surg 1980;191:738–744.
53. Nahai F, Rand RP, Hester TR, et al. Primary treatment of the infected sternotomy wound with muscle flaps: a review of 211 consecutive cases. Plast Reconstr Surg 1989;84:434–441.
54. Jones G, Jurkiewicz MJ, Bostwick J, et al. Management of the infected median sternotomy wound with muscle flaps. The Emory 20-year experience. Ann Surg 1997;225:766–776.
55. Wettstein R, Erni D, Berdat P, et al. Radical sternectomy and primary musculocutaneous flap reconstruction to control sternal osteitis. J Thorac Cardiovasc Surg 2002;123:1185–1190.
56. Larson DL, McMurtrey MJ. Musculocutaneous flap reconstruction of chest-wall defects: an experience with 50 patients. Plast Reconstr Surg 1984;73:734–740.

第 69 章

胸腺切除术和纵隔肿瘤切除术

Felix G.Fernandez，MD and Daniel Kreisel，MD，PhD

引言

纵隔可以被分为不同的解剖间隙，包括前纵隔、中纵隔或内脏器官纵隔以及后纵隔[1]。在上述这三个分区中，来源于前纵隔和后纵隔的肿瘤通常需要外科干预。前纵隔肿瘤通常包括胸腺肿瘤、甲状腺肿瘤、淋巴瘤和生殖细胞来源的肿瘤；胸腺肿瘤在这组中是最常见的。后纵隔肿瘤中神经源性肿瘤最为常见，来源于肋间神经、交感神经节细胞或是副神经节细胞。为此这一章节阐述胸腺切除术和后纵隔神经源性肿瘤切除术的纵隔外科手术的并发症。

胸腺切除术

虽然还没有预期地进行评估，但是基于重要的回顾性资料，胸腺切除术已经成为重症肌无力的标准治疗[2, 3]。主要的两种较成熟的胸腺切除术是经颈部和经胸骨胸腺切除术。电视胸腔镜下胸腺切除术也是一种可行的选择。所有方法均能达到胸腺的囊外切除，但对于可能包含异位胸腺组织的纵隔脂肪的清除范围则不同。经颈胸腺切除术相比经胸骨胸腺切除术表现出较少的并发症和花费。对于各种方法的有效率是否相同还存在着争议。然而，对于胸腺瘤或胸腺癌而言，经胸骨胸腺切除术是已经被证实的方法。胸腺切除术的主要适应证包括合并重症肌无力的胸腺增生、包膜内或是具有侵袭性的胸腺瘤、以及胸腺癌。

适应证

- 重症肌无力
- 胸腺增生
- 包膜完整的或是侵袭性胸腺瘤
- 胸腺癌

激进的经胸骨胸腺切除术的手术步骤

步骤 1 正中开胸
步骤 2 分离胸腺与心包膜，并于中线处环扎
步骤 3 分离胸腺与右胸膜和心包膜
步骤 4 从颈动脉和带状肌群游离出颈部范围的胸腺右叶
步骤 5 左侧和颈部胸腺的游离
步骤 6 沿着膈神经走行游离胸腺下极
步骤 7 关胸

经颈部胸腺切除术的手术步骤

步骤 1 颈部低位切开，将中线的带状肌群分离并提起以暴露术野
步骤 2 松解胸腺上极，并结扎甲状腺下静脉
步骤 3 继续向下游离胸腺并进入胸廓上口
步骤 4 其次分离胸腺静脉
步骤 5 沿胸膜游离胸腺下极
步骤 6 从心包剥离胸腺下极
步骤 7 缝合颈部伤口

手术操作

正中开胸

胸骨裂开和纵隔炎

- **后果**

  胸骨裂开患者的呼吸运动，可能造成呼吸窘迫而需要机械通气。潜在的纵隔感染可能会产生伴有发热、寒战以及血压下降的败血症。胸骨裂开的发生率报道为 1% ～ 4%[3, 6, 7]。

  3/4 级并发症

- **补救**

  如果早期发现有潜在纵隔感染的胸骨裂开，应在原

关胸处予以清创并放置引流。对于胸骨侧方薄弱或是骨折，可采用 Robicsek[8] 提出的一种侧方的纵向金属丝固定方法。然而，特别是对于广泛的纵隔炎或是胸骨裂开感染而言，肌瓣转移通常是一种较好的选择[9]。

- **预防**

在皮肤切开前应当使用能覆盖典型皮肤菌群的术前抗生素。外科医生应该确保胸骨由正中线切开。没有证据能表明负压引流可以减少纵隔炎或者胸骨裂开感染的发生。

游离胸腺与心包及中线环扎术

胸腺静脉损伤或头臂静脉损伤

在心包表面从尾端向头端方向游离胸腺并套带牵引，此时，一定会遇到将胸腺静脉血液汇入头臂静脉的胸腺静脉。这条静脉典型的位置是靠近中线，由头臂静脉下缘发出。对这条静脉认识错误或是过分牵拉胸腺组织可能会导致胸腺静脉或是头臂静脉的损伤。

- **后果**

损伤这些静脉会导致横断面无法控制的出血，头臂静脉损伤的表现会更为明显。如果是采用经颈手术入路，那么行正中开胸以取得更好的术野来控制出血是必要的。结扎头臂静脉会导致左侧上肢的水肿，虽然有报道称这种水肿最终会缓解[10]。如果胸膜腔开放，出血可能会流入其内导致血胸。另外也有锁骨下静脉血栓的报道[11]。

1 级并发症

- **补救**

胸腺静脉损伤可以单纯结扎或是缝合。头臂静脉损伤可能需要静脉侧壁缝合术、端端吻合术或结扎。发生血胸则可能需要放置胸腔闭式引流。锁骨下静脉血栓则必须使用抗凝剂治疗。

- **预防**

查看胸腺血管是最基本的预防损伤的方法。当由下向上游离胸腺时，必须预先想到头臂静脉的位置，并寻找胸腺静脉的入口，通常在这个血管的下壁（图 69-1 和图 69-2），一般有两根静脉。在心包表面进行游离时不要找错层面。当采取经颈入路时，胸腺是从头臂静脉上表面游离，并且胸腺静脉是可视的，可在稍后处理。降低通气量和频率可能有利于暴露纵隔。偶尔，胸腺上极会位于无名静脉的尾端，这种变异应当被认识到。

游离胸腺与右侧胸膜和心包

膈神经损伤

当从胸膜和心包游离胸腺时，膈神经可能会被挫伤或是分裂。在胸腺切除术中的膈神经损伤的方式率据报道约在 0 到 4.5% 之间[6, 7, 12, 13]。

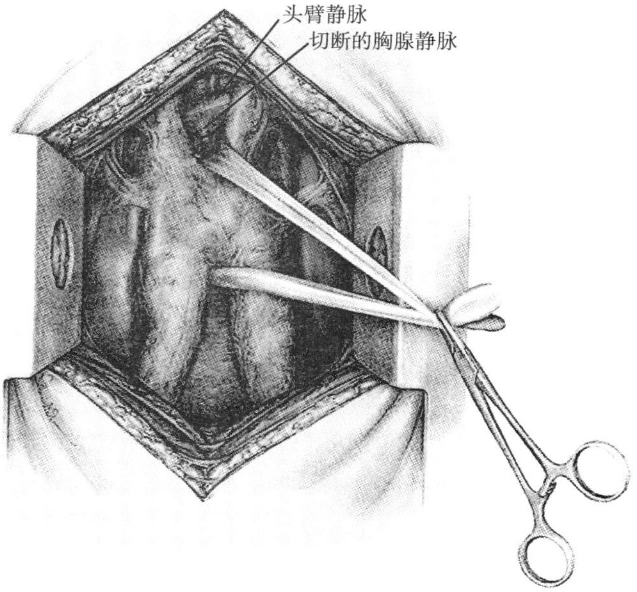

图 69–1　靠近正中线从头臂静脉的上方边界游离并显露胸腺静脉。这条静脉可以在结扎后切断（见彩图）。（Reproduced with permission from Elsevier from Mason D. Radical transsternal thymectomy. Oper Tech Thorac Cardiovasc Surg 2005;10:231–243.）

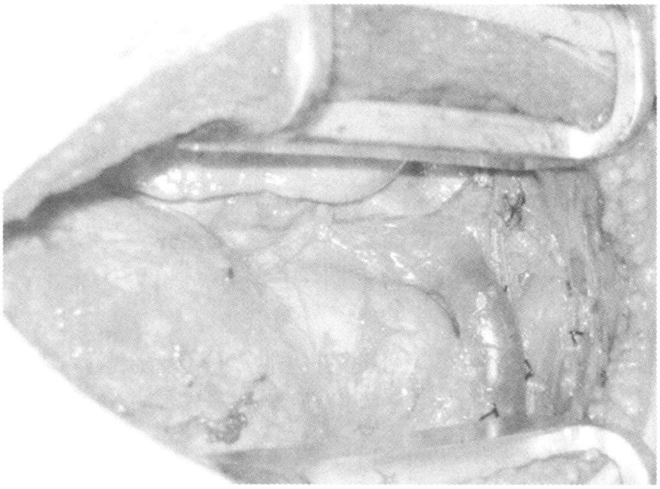

图 69–2　手术图像显示的是结扎头臂静脉上方边界的胸腺静脉（见彩图）。

- **后果**

膈神经损伤会导致同侧膈肌的麻痹，这可能是一种暂时性的功能神经症状，或是因神经断裂而成为永久性。这可能会导致呼吸困难而需长期机械通气，增加在重症监护室的时间，并发展为呼吸系统感染[14]。膈神经损伤会表现为用力肺活量减少[15]。三分之二的术后确定为膈神经损伤的患者可以自行恢复膈神经功能[15]。而大部分患者是没有症状的。

1/2/3 级并发症

- **补救**

可以尝试一期修补膈神经，但是功能往往不能得到修复。在呼吸功能损害的病例中，经胸膈肌折叠缝合术使膈肌变平可能会是一种有效的治疗方法[14]。

- **预防**

外科医生在从胸膜和心包表面游离胸腺的时候必须观察膈神经。膈神经在纵隔和胸腺上方并不是显而易见的。在这个区域分离脂肪组织的时候要小心操作，避免过分牵拉造成损伤。游离左侧时会有更大的挑战性，因为膈神经的走行可能与胸腺侧面更为紧密。胸膜可能会被切开以利于观察胸腔内的膈神经（图 69–3）。当粘连较严重时，胸腺标本中可能含有胸膜组织。使用低功率电灼对没有使用肌松药的患者进行游离操作时要小心谨慎，以便观察或是感觉膈肌的活动，从而指示是否表明接近膈神经。伴行于膈神经的动脉为胸腺提供血液，这些小血管应该用止血钳分离，避免使用电灼而损伤膈神经。胸腺瘤偶尔会侵入主肺动脉窗，这种情况下膈神经也常常包绕其中（图 69–4）。半蛤式切口或是左侧胸腔镜可能会改善这种病例的术野暴露。

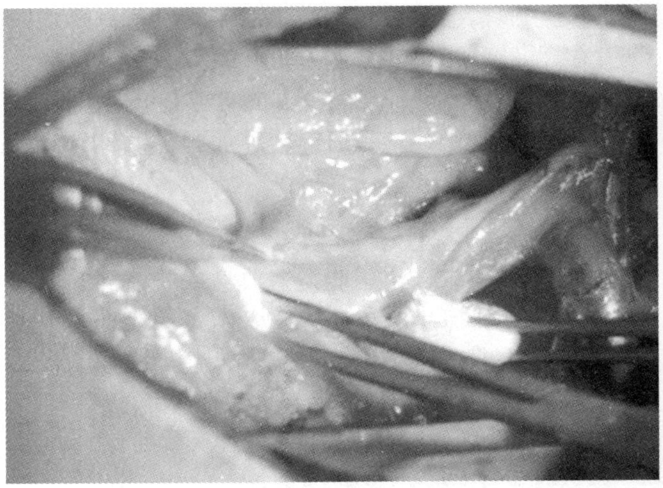

图 69–3　打开胸膜反折线，膈神经便显而易见（见彩图）。

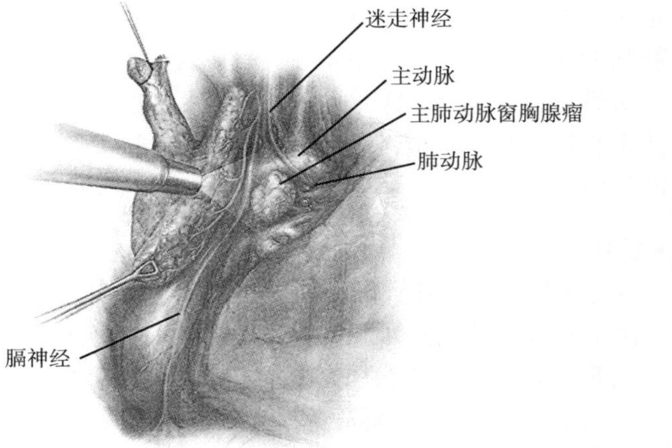

图 69–4　胸腺延伸至主肺动脉窗。在这个位置胸腺肿瘤可能很接近或是侵犯膈神经。(Reproduced with permission from Elsevier from Mason D. Radical transsternal thymectomy. Oper Tech Thorac Cardiovasc Surg 2005;10:231–243.)

喉返神经损伤

- **后果**

据报道喉返神经损伤的发生率为 0 ~ 4.5%[6,7,12]。喉返神经的损伤会导致同侧声带麻痹，并且声带通常偏向旁正中位置而阻碍完整的气道密封。喉返神经的麻痹可能在术后早期是灾难性的，因为于不能咳嗽以及无法排净分泌物。误吸也是一个危险因素，特别对于老年患者。远期功能障碍包括声音嘶哑、气短、吞咽困难、慢性呼吸系统疾病，老年患者和患有这些肺部疾病的患者对于声带麻痹更难以承受。喉返神经双侧损伤对患者的气道有潜在的危害。大部分患者的神经功能可望自主恢复。

2/3/4 级并发症

- **补救**

无。对麻痹的声带使用自体同源脂肪、聚四氟乙烯、凝胶、胶原蛋白的成形术可能会缓解症状。这些替代物形成的不弯曲结构在咳嗽时对抗对面正常的身带，因而可以封闭气道[16]。

- **预防**

外科医生应该意识到喉返神经在胸廓内的解剖结构。绝不能对喉返神经直接操作或是绕线牵拉。胸腺切除术中的损伤情况通常发生在临近动脉韧带的主动脉下区域。当胸腺或纵隔肿瘤出现在主肺动脉窗时，使用半蛤壳式切口或是电视胸腔镜可能有助于暴露，像之前提到的那样。另外，胸腺副叶可能存在于甲状腺的下叶到上叶，在游离该区域时，必须识别并保护喉返神经[6]（图 69–5）。

气胸和胸腔积液

在胸腺切除术中打开胸膜腔，可能会造成气体或液体的积聚。这些并发症的发生率在 2% 到 4.5% 之间[11, 12]。

- **后果**

胸膜腔内气体或液体的积聚可以导致肺实质的塌陷以及引起通气功能和（或）氧合作用的受损。在极少数的病例中，会导致张力性气胸。

2 级并发症

- **补救**

少量气胸在绝大部分患者中会自行缓解。大量气胸和胸腔积液需要留置胸腔闭式引流。

- **预防**

在从左右侧胸膜腔游离胸腺叶时，进入胸膜腔是很平常的。如果已经进入胸膜腔，在关闭切口前可以使用小的橡皮管进行引流。如果在胸膜游离过程中，肺实质遭到损伤产生漏气，则应该在胸膜腔内留置胸管。

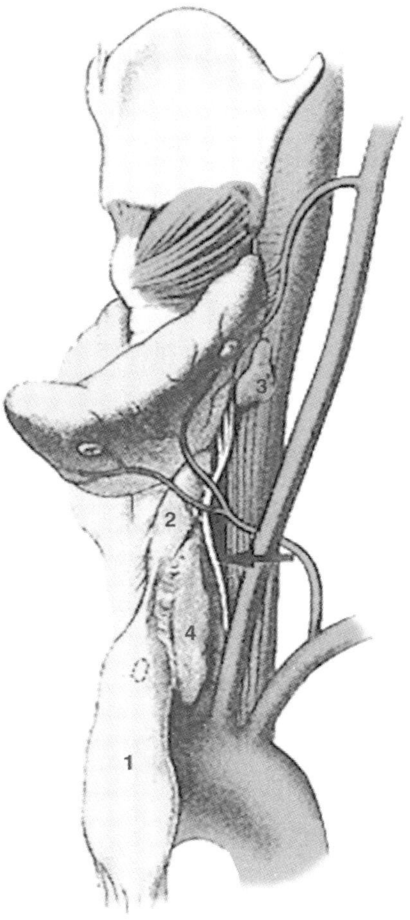

图 69–5　颈部胸腺、异位胸腺以及喉返神经的解剖关系（箭头）。1，左颈部纵隔叶；2，纤维节上方的胸腺，连续或是不连续；3，甲状腺上叶后方的胸腺副叶；4，颈部胸腺副叶。（1–4, Reproduced with permission from Elsevier from Jaretzki A 3rd, Wolff M. "Maximal" thymectomy for myasthenia gravis. Surgi-cal anatomy and operative technique. J Thorac Cardiovasc Surg 1988;96:711–716.）

肌无力危象

肌无力危象定义为需要机械通气支持。有报道称这个发生在重症肌无力患者胸腺切除术后的并发症的发生率在 6% 到 33% 之间[13, 17, 18]。大部分患者在危象前会有进行性加重的无力感、口咽症状、抗胆碱能药物无效以及继发感染。一项研究表明术后肌无力危象的危险因素包括术前延髓症状、重症肌无力危象的既往病史、抗乙酰胆碱酯酶抗体大于 100nmol/ml 以及术中出血大于 1000ml[19]。重症肌无力危象是一种暂时性的恶化，我们的目的是要保持患者情况维持在稳定的状态直到手术的短暂打击结束和抗胆碱酯酶药物恢复反应性。术后应该考虑积极的肺部清洁和下床活动。有些小组提倡术后 48 小时先暂不使用胆碱酯酶抑制剂，以提高这些药物受体的敏感性[20]。

1 级并发症

后纵隔肿物切除术

后纵隔外科手术的并发症主要是在检查评估后纵隔葫芦状肿物的切除时很好地考虑。葫芦或哑铃状肿瘤是指肿瘤同时长在脊柱内及胸腔内，并通过狭窄的骨性椎间孔连接，这些肿瘤通常都是神经源性的。由于骨、血管及神经解剖结构较为复杂使得切除后纵隔肿物变得具有挑战性。图 69–6 描述了后纵隔这些临近的复杂结构。葫芦状瘤的手术需要进入 2 个解剖区域：胸腔和椎管。葫芦状瘤可以通过以下 2 种方案被完整切除：一期切除或通过椎板切除术及胸廓切开术经前后位同期手术。在胸腔手术中 VATS 经常作为可选择的方式之一。

适应证

- 后纵隔的葫芦状或哑铃状肿瘤

椎管内肿瘤的切除

后纵隔葫芦状瘤一期手术切除步骤：

步骤 1 俯卧位或侧俯卧位

步骤 2 从受侵犯的棘突处做正中切口进入

步骤 3 分离棘突处的肌肉和筋膜

步骤 4 在恰当的层面行半侧椎板切除术和椎间孔切除术，充分暴露肿瘤，神经外科性切除

步骤 5 将横突处肋骨上方的肿瘤通过骨膜下剥离

步骤 6 胸内部分的肿瘤通过肋骨横突切除术将其切除

步骤 7 恰当结扎神经血管束

步骤 8 分层关闭

对于后纵隔葫芦状肿瘤 2 期手术切除的步骤：

步骤 1 向前所述将脊柱内的肿瘤经后纵隔神经外科方式切除

步骤 2 避免肋骨横突切除术

步骤 3 另外对胸腔内的肿瘤行单独的后外侧开胸术或电视辅助下的切除术

脊髓损伤

瘫痪是后纵隔葫芦状肿瘤切除术中较为少见但严重的并发症。几种不同路径都会造成脊髓损伤。脊髓通常由一根位于低位胸椎的大的营养血管来供血，该血管就是 Ademkiewicz 动脉[21]。结扎该血管可能导致脊髓缺血，最终引起文献中所报道的瘫痪。若一时疏忽切断了肿瘤在狭窄的椎间孔内的颈部易引起肿瘤出血及脊髓压迫症。最后，从肋间动脉后支发出的根动脉及供应脊髓的小血管破裂引起的出血也会引起硬膜外血肿和脊髓压迫症。

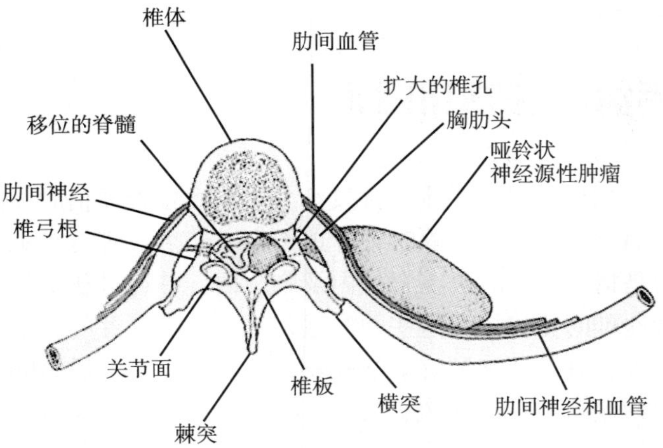

图 69-6 一个巨大的神经源性葫芦状肿瘤表现为脊髓压迫、椎间孔扩大和巨大的纵隔肿瘤。注意周围相关的组织。(Reproduced with permission from Lippincott Williams & Wilkins from Kern JA, Daniel TM. Resection of posterior mediastinal tumors. In Kaiser LR, Kron IL, Spray TL [eds]: Mastery of Cardiothoracic Surgery. Philadelphia: Lippincott-Raven, 1998; p 112.)

- **后果**

不同层面和范围的脊髓损伤可导致不同程度的瘫痪。

4 级并发症

- **预防**

应当通过恰当的影像学检查，尤其是 MRI 来确定后纵隔肿物是否进入脊髓，这对于避免避免过度牵拉肿瘤或神经孔处出血引起的不经意间的脊髓损伤是至关重要的。手术过程中，可通过扩大神经孔以看清肿瘤是否进入神经根来判断神经孔是否受侵[23]。由于 Ademkiewicz 动脉的走行非常多样，有些学组提倡术前使用磁共振血管造影来辨认 Ademkiewicz 动脉[24]。最后，应当小心辨认及控制肋间动脉发出的供应脊髓的小血管。这些小血管原本靠近脊柱，但肿瘤的出现严重改变了局部的解剖结构。最后，可吸收的凝胶海绵不应放在神经孔因为它们会膨胀而压迫脊髓。

脑脊液漏

葫芦状肿瘤可在硬膜内伴随神经根走行。在这种情况下，应当打开并部分切除硬脑（脊）膜来切除肿瘤。随后关闭硬脊膜，但如果闭合处出现问题可导致脑脊液（cerebrospinal fluid，CSF）漏出，一般漏至胸膜腔内。

- **后果**

CSF 漏出最严重的结果是细菌在硬脑膜内种植引起脑膜炎。CSF 漏出还会造成在胸腔内假性脑脊髓膜膨出[25]。CSF 漏还会降低硬脑膜内压力从而引起严重的头痛。

2/3/4 级并发症

- **补救**

严重的 CSF 漏可通过胸膜瓣、心包脂肪、肋间肌或一大块浸有凝血酶的凝胶海绵来进行修补[21]。另一个治疗方案是放置腰部引流管来引流脑脊液漏处的液体以促进其愈合[26]。

- **预防**

  若硬膜被侵犯，为防止瘘应当小心关闭。一些外科医生建议使用纤维蛋白胶或其他生物密封剂来覆盖住硬膜修补处[21]。若硬膜无法在无张力情况下关闭，可使用胸膜、心包脂肪或肋间肌来连接空隙，这些方法同样可以用于支持关闭硬膜。硬膜关闭的情况可在术中通过 Valsava 呼吸来检测。若考虑一个患者为 CSF 漏的高危人群，应当放置腰部引流管来预防该并发症的发生。若发生持续的 CSF 漏，建议尽早放置胸腔引流管进行水封和负压吸引[27]。

胸腔内部分肿瘤的切除

交感神经损伤

交感神经干位于肋骨的头侧，从胸廓进入纵隔。神经源性肿瘤常来源于交感神经，所以肿瘤切除范围不足不应称为手术的并发症而只是手术的结果之一。损伤交感神经节是胸腔镜交感神经切除术中最常见的并发症。

- **后果**

  损伤星状神经节会导致 Horner 综合征，即上睑下垂、瞳孔缩小和无汗症。若损伤星状神经节下方的交感神经干同样会导致严重的症状。这些患者可表现为多汗、麻刺感和在受损区域的皮肤颜色和温度的改变[28]。

  1 级并发症

- **补救**

  由于肋间及腓肠神经自体移植的疗效有限，目前已很少用于纠正 Horner 综合征[29]。为了美容的目的可行眼睑整形术，瞳孔缩小可通过眼药水进行治疗。

- **预防**

  由于肿瘤来源于交感神经，故该组织的损伤通常是不可避免的。但是，在分离交感神经时应当格外小心，并将电刀的电极调小，尤其是在星状神经节附近。

胸神经根的损伤

- **后果**

  胸神经根的损伤除造成皮肤区域的麻木外很少被察觉。若损伤处为 T1 或 T2 水平，可导致同侧尺侧手功能障碍，即蚓状肌无力引起的四五指屈曲。

  1 级并发症

- **补救**

  人们试图使用肋间神经及其他部位的神经进行自体神经移植来治疗受伤的手指，但目前疗效不肯定。

- **预防**

  外科医生应当注意在脊柱的神经孔内存在胸神经根。若肿瘤来源于其中的神经那么损伤则无法避免。

胸主动脉损伤

- **后果**

  胸主动脉损伤可导致威胁生命的出血。

  5 级并发症

- **补救**

  紧急主动脉修复。

- **预防**

  神经源性葫芦状肿瘤常使用肋间动脉及肋间动脉的分支来作为营养的血运。应当识别出近端连接胸主动脉的小血管，以防止将其从胸主动脉上撕脱。肿瘤导致的解剖改变导致这些从胸主动脉发出的小血管难以辨认，从而使得动脉有受损的风险。

食管损伤

- **后果**

  食管的透壁损伤可以引起食管瘘从而引起纵隔炎和（或）脓胸。葫芦状瘤侵犯至硬膜并出现 CSF 漏的患者若发生食管瘘还可出现脑膜炎。纵隔的污染会导致感染从而引起弥漫性纵隔炎，最终导致败血症和多器官功能衰竭。

  2/3/4 级并发症

- **补救**

  食管穿孔可在最初进行修补。切开食管肌层以暴露整个黏膜层的缺损，进行组织清创至健康边缘。然后分两层关闭食管。应当使用带血管的组织加固修复，其中包括侧壁胸膜、肋间肌和心包脂肪垫。应放置鼻胃管绕过修复部位，另外还应放置胸引管。

- **预防**

  为暴露后纵隔肿物而游离食管时应当注意远离食管操作以减少损伤的风险，或从肿瘤学的角度尽可能阻断血流。牵拉食管的过程应当轻柔，可以钝性或使用套带牵引，应当避免用力抓握食管以及近距离地使用电灼。

乳糜胸

胸导管通过主动脉裂孔进入胸腹腔，位于椎体的右侧直至其在 T5 或 T6 水平跨越至左侧。在后纵隔内的任何一段胸导管都可能被损伤。

• 后果

患者的临床表现直至患者恢复经口进食时才会表现出来。胸部X线可以发现快速增长的胸腔积液。胸腔引流可以达到1.5 ~ 2L/d。患者可能由于大量液体流失导致低血容量引发严重的电解质紊乱。由于乳糜液中有大量的蛋白质，很快导致蛋白质缺失并伴随体重下降。外周淋巴细胞降低也导致机体处于免疫抑制的状态。

2/3/4 级并发症

• 补救

无。术中发现的胸导管损伤可通过结扎及缝合避免漏出。乳糜液漏出可通过放置胸腔引流、停止口服摄入及全静脉营养进行保守治疗。对于有持续大量的胸导管瘘或营养及代谢方面并发症有必要进行再次手术。手术包括通过之前的切口直接结扎瘘管。术前给予大量奶脂以帮助术中辨认瘘管位置[30]。另一个选择为在横膈上结扎胸导管。有些文章报道可以使用介入放射技术用于栓塞瘘口[31]。

• 预防

在进行纵隔手术时所有有关胸导管的知识都是最基础的。若进行纵隔手术时发现大量白色引流液体，应当考虑并积极寻找胸导管损伤。

迷走神经损伤

• 后果

如果只是一侧迷走神经损伤，一般没有明显症状，除非损伤发生在高位纵隔接近喉返神经起点的位置，可能会导致同侧声带麻痹，就像前文所讨论的那样。如果双侧迷走神经损伤，会导致胃肠并发症，也就是胃排空障碍以及迷走神经切断后腹泻。

1 级并发症

• 补救

无。如果损失发生在接近喉返神经起点的位置，那么可能需要行同侧声带重建术。

• 预防

外科医生必须熟悉迷走神经在纵隔的走行。特别是，在胸腔较高位置能识别它以避免喉返神经麻痹。

奇静脉损伤

• 后果

如果奇静脉不经意受到损伤，术中可能会发生严重的出血。

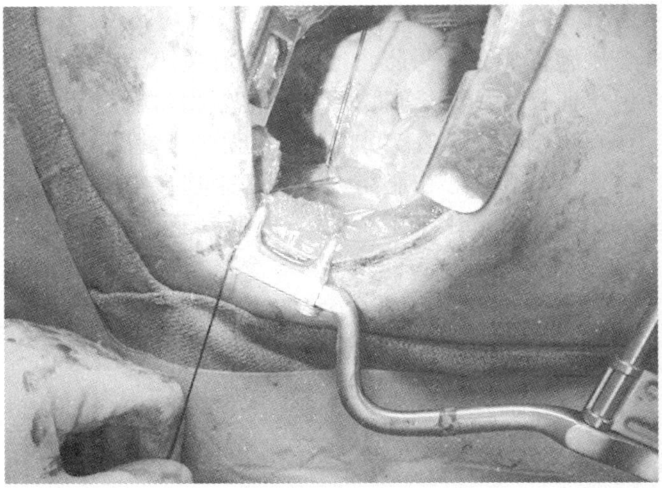

Figure 69–7 The azygos vein is being divided over the thoracic esophagus in the posterior mediastinum. Visible is an esophageal leiomyoma within the esophageal wall, which was enucleated.

3 级并发症

• 补救

一期行血管修补或结扎。

• 预防

外科医生必须意识到由后纵隔肿瘤发出的静脉可能接近或者直接汇入奇静脉（图69–7）。另外，肿瘤组织可能破坏解剖结构并使之难以识别。奇静脉通常可以不受影响地被分离，早期结扎这根血管可能会避免损伤以及改善手术暴露。

（刘宝东 译）

参考文献

1. Shields T. Primary tumors and cysts of the mediastinum. In Shields T (ed): General Thoracic Surgery. Philadelphia: Lea & Febiger, 1972; p 908.
2. Busch C, Machens A, Pichlmeier U, et al. Long-term outcome and quality of life after thymectomy for myasthenia gravis. Ann Surg 1996;224:225–232.
3. Stern L, Nussbaum M, Quinlan J, Fischer J. Long-term evaluation of extended thymectomy with anterior mediastinal dissection for myasthenia gravis. Surgery 2001;130:774–780.
4. Mason D. Radical transsternal thymectomy. Oper Tech Thorac Cardiovasc Surg 2005;10:231–243.
5. de Perrott M, Keshavjee S. Video-assisted transcervical thymectomy. Oper Tech Thorac Cardiovasc Surg 2005;10:220–230.

6. Jaretzki A 3rd, Penn AS, Younger DS, et al. "Maximal" thymectomy for myasthenia gravis. Results. J Thorac Cardiovasc Surg 1988;95:747–757.
7. Spath G, Brinkmann A, Huth C, Wietholter H. Complications and efficacy of transsternal thymectomy in myasthenia gravis. Thorac Cardiovasc Surg 1987;35:283–289.
8. Robicsek F. Postoperative sterno-mediastinitis. Am Surg 2000;66:184–192.
9. Losanoff JE, Richman BW, Jones JW. Disruption and infection of median sternotomy: a comprehensive review. Eur J Cardiothorac Surg 2002;21:831–839.
10. Sudhakar CB, Elefteraides JA. Safety of left innominate vein division during aortic arch surgery. Ann Thorac Surg 2000;70:856–858.
11. Detterbeck FC, Scott WW, Howard JF Jr, et al. One hundred consecutive thymectomies for myasthenia gravis. Ann Thorac Surg 1996;62:242–245.
12. Bulkley GB, Bass KN, Stephenson GR, et al. Extended cervicomediastinal thymectomy in management of myasthenia gravis. Ann Surg 1997;226:324–334.
13. Hatton PD, Diehl JT, Daly BD, et al. Transsternal radical thymectomy for myasthenia gravis: a 15-year review. Ann Thorac Surg 1989;47:838–840.
14. Lemmer J, Stiller B, Heise G, et al. Postoperative phrenic nerve palsy: early clinical implications and management. Intensive Care Med 2006;32:1227–1233.
15. Deng Y, Byth K, Paterson HS. Phrenic nerve injury associated with high free right internal mammary artery harvesting. Ann Thorac Surg 2003;76:459–463.
16. Kraus DH, Ali MK, Ginsberg RJ, et al. Vocal cord medialization for unilateral paralysis associated with intrathoracic malignancies. J Thorac Cardiovasc Surg 1996;111:334–341.
17. Cohn HE, Solit RW, Schatz NJ, Schlezinger N. Surgical treatment in myasthenia gravis. A 27 year experience. J Thorac Cardiovasc Surg 1974;68:876–885.
18. Leventhal SR, Orkin FK, Hirsh RA. Prediction of the need for postoperative mechanical ventilation in myasthenia gravis. Anesthesiology 1980;53:26–30.
19. Watanabe A, Watanabe T, Obama T, et al. Prognostic factors for myasthenic crisis after transsternal thymectomy in patients with myasthenia gravis. J Thorac Cardiovasc Surg 2004;127:868–876.
20. Kas J, Kiss D, Simon V, et al. Decade-long experience with surgical therapy of myasthenia gravis: early complications of 324 transsternal thymectomies. Ann Thorac Surg 2001;72:1691–1697.
21. Shadmehr M, Gaissert H, Wain J, et al. The surgical approach to "dumbbell tumors" of the mediastinum. Ann Thorac Surg 2003;76:1650–1654.
22. Takamori A, Hayashi K, Tayama M, et al. Resection of a malignant fibrous histiocytoma invading the thoracic aorta. Jpn J Thorac Cardiovasc Surg 1998;46:825–828.
23. Singhal D, Kaiser L. The posterior mediastinum. In Sellke F, del Nido P, Swanson S (eds): Sabiston & Spencer Surgery of the Chest, Vol 1. Philadelphia: Elsevier Saunders, 2005; pp 689–702.
24. Maruki S, Tanaka A, Miyajima M, et al. Ademkiewicz artery demonstrated by MRA for operated posterior mediastinal tumors. Ann Thorac Cardiovasc Surg 2006; 12:270–272.
25. Cammisa F, Girardi F, Sangani P, et al. Incidental durotomy in spine surgery. Spine 2000;25:2663–2667.
26. Shapiro S, Scully T. Closed continuous drainage of cerebrospinal fluid via a lumbar subarachnoid catheter for treatment or prevention of cranial/cerebrospinal fluid fistula. Neurosurgery 1992;30:241–245.
27. Citow JS, Macdonald RL, Ferguson MK. Combined laminectomy and thoracoscopic resection of a dumbbell neurofibroma: technical case report. Neurosurgery 1999;45:1263–1265; discussion 1265–1266.
28. Krasna M, Forti G. Nerve injury: injury to the recurrent laryngeal, phrenic, vagus, long thoracic, and sympathetic nerves during thoracic surgery. Thorac Surg Clin 2006; 16:267–275.
29. Miura J, Doita M, Miyata K, et al. Horner's syndrome caused by a thoracic dumbbell-shaped schwannoma: sympathetic chain reconstruction after a one-stage removal of the tumor. Spine 2003;28:E33–E36.
30. Fahimi H, Casselman FP, Mariani MA, et al. Current management of postoperative chylothorax. Ann Thorac Surg 2001;71:448–450; discussion 450–451.
31. Binkert C, Yucel E, Davison B, et al. Percutaneous treatment of high-output chylothorax with embolization or needle disruption technique. J Vasc Interv Radiol 2005;16:1257–1262.

第 70 章

食管外科

Angela M. Mislowsky, MD and Richard F. Heitmiller, MD

引言

食管切除术是一种并发症发生率和死亡率均较高的复杂外科手术。手术并发症可导致住院时间延长，并通过改变或阻断吞咽功能，进而影响术后生活质量。理解手术可能引起的相关并发症对提前对其予以预防至关重要。成功实施食管切除术的两条重要原则是：①尽可能从最开始就预防并发症的发生；②在发生并发症后采取适当措施及时处理。本章的目的即是对这两个原则进行综述。

适应证

- 食管癌
- Barrett 黏膜伴高度上皮发育不良
- 严重功能紊乱性疾病
- 既往多种抗反流治疗失败
- 食管狭窄

手术步骤

步骤 1 体位：仰卧位，头转向右侧

步骤 2 切口：从剑突到脐，做脐上切口

步骤 3 分离三角韧带，肝左叶回缩

步骤 4 将大网膜从胃上游离下来

步骤 5 分离胃短血管

步骤 6 切断覆盖在食管裂孔周围、环绕食管 – 胃接合部的腹膜

步骤 7 分离小网膜

步骤 8 分离胃左血管

步骤 9 游离胃大弯远端

步骤 10 实施 Kocher 操作

步骤 11 实施幽门成形术或幽门肌切开术

手术操作

食管切除术可分为三部分（总结于框 70–1）。第一步是胃的游离；第二步是食管切除，对于食管癌患者需要同时实施至少单区域的淋巴结清扫；第三部分是消化道重建、食管吻合。我们提倡常规辅助使用空肠造口喂饲管[1]。如果实施，这将是手术操作的第四部分。

实施食管切除术可采用多种不同的入路，包括经食管裂孔（腹正中切口、左侧颈部切口）、Ivor Lewis（右侧开胸和正中开腹）、三切口（颈部切口、右侧开胸和正中开腹）以及左侧胸腹联合切口入路。尽管手术切口入路变化很大，但手术均包括以上所述的三个部分。具体手术切口入路的选择取决于食管肿瘤或疾病的位置、消化道重建计划和外科医生的偏好。对于经验丰富的外科医生，不同外科手术方法的并发症发生率、死亡率和生存率并无显著差异。

大多数医生偏好使用游离胃来替代被切除的食管。胃代食管的好处包括容易游离、拥有良好的血液供应，最大限度地减少替代物缺血，并且只有一个吻合口。结肠或空肠也可用作替代器官，但手术时间更长、替代物缺血风险更高，而且吻合口更多。本章对于手术并发症的讨论主要聚焦于胃代食管的食管切除技术。

框 70–1　食管切除技术：概览

- **步骤 1** 胃游离。如用结肠或空肠作为替代器官，应在食管切除前对替代器官予以评估
- **步骤 2** 食管切除
- **步骤 3** 重建吻合术，食管 – 胃吻合最为常见
- **步骤 4** 辅助空肠造口术

并发症

按照食管切除术患者术中和术后处理过程中发生的先后顺序，将并发症罗列如下。并发症包括手术并发症、发生于住院早期和晚期的并发症，以及最终在出院后发生的并发症。拟讨论的并发症列于框 70–2。

经裂孔食管切除阶段

- 将食管从包绕的胸膜和主动脉中钝性分离，持续保持向下牵拉食管 – 胃连接部
- 将小血管和淋巴管夹闭并切断
- 沿食管逐步向上游离
- 将不能夹闭的近端小血管和淋巴管撕脱

框 70–2　食管切除术并发症

术中问题
- 出血
- 脾损伤
- 气道损伤
- 食管替代物相关问题
  - 透壁穿孔
  - 缺血
  - 长度不够
- 乳糜漏

住院早期并发症（＜72 小时）
- 呼吸系统并发症
  - 肺不张
  - 胸腔积液
  - 呼吸衰竭
  - 肺炎
- 声音嘶哑（喉返神经损伤）
- 替代物缺血
- 心律失常

住院晚期并发症（＞72 小时）
- 吸入性肺炎
- 吻合口漏
- 切口感染
- 乳糜漏

出院后并发症
- 吻合口狭窄
- 膈疝

颈部阶段

- 沿胸锁乳突肌前缘做斜形切口
- 分离颈阔肌和肩胛舌骨肌
- 向外牵拉胸锁乳突肌和颈动脉鞘，向内牵拉喉和气管
- 沿椎前筋膜游离食管后壁
- 切断食管壁两侧的疏松结缔组织
- 游离食管全周
- 继续向下游离食管达隆突
- 切断颈段食管，将一牵引带与胸段食管系紧后，拉入腹腔，以保留后纵隔通路

腹部阶段 II

- 制作管状胃
- 将胃管通过后纵隔通路，提出至颈部切口
- 食管 – 胃吻合
- 留置颈部引流管
- 空肠造口术
- 缝合切口

食管切除术

术中出血

食管紧邻许多重要的大血管结构，其血供繁多而丰富。因此，食管切除手术常具有潜在的大出血风险。文献报道，食管切除术围术期出血并发症的发生率介于 0.3% ～ 4%[2-4]。出血的风险和后果根据食管切除技术的不同而异。不同手术入路在胃代食管制作期间的相关出血风险相同。

开胸入路术野直观，最大限度地减少了血管意外损伤的风险。另外，发生血管损伤后可通过同一暴露口很快确认并止血。不利因素是开胸入路增加了一个胸部切口，并且需要切开纵隔胸膜。纵隔弥漫性微小出血，如局限于纵隔内，可能形成血栓而自行止血；如被引流至胸膜腔，则可导致大出血。同样，开胸手术亦可导致胸壁切口出血风险。

经裂孔食管切除术在胸腔内操作时、钝性分离期间或经食管裂孔阶段常伴发严重出血。出血可起源于主动脉、下肺静脉或者肺动脉的粗大的食管动脉（如图 70–1 所示）。一旦发生出血，通常可立即见到从下纵隔或颈部术野涌出的血流。但如在经裂孔游离食管阶段，已经打开了纵隔胸膜，则出血往往不易发现，至少出血的严重程度会被掩盖。发生此种情况时，首

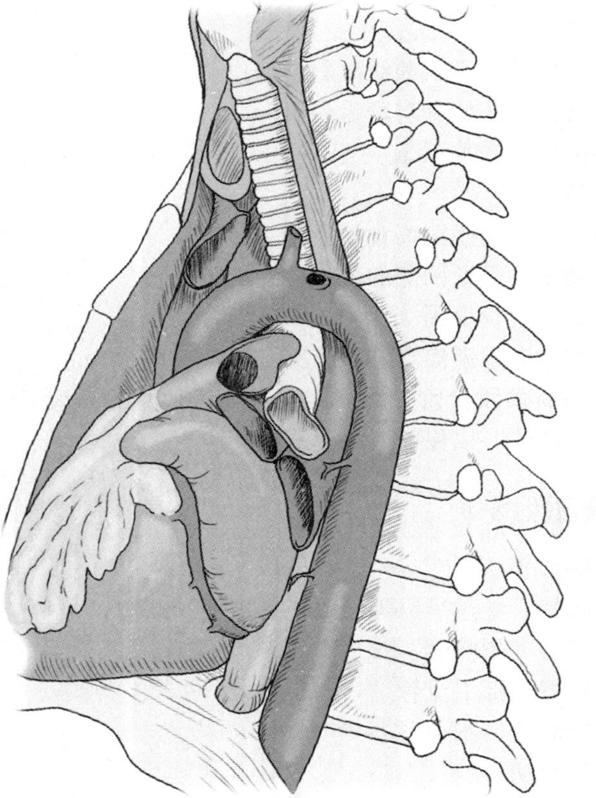

图 70–1 食管毗邻胸内大血管，如肺动脉、上肺静脉和下肺静脉、主动脉、食管动脉等，并且与气管并列走行。

先出现的信号体征是需要大量的容量补充或血流动力学不稳定。在此阶段，手术医师与麻醉师保持充分的沟通至关重要。

食管切除术腹部阶段主要涉及胃的游离（基于胃网膜右动脉和 Kocher 手法）。出血可发生于任何被分离的血管，包括胃短血管、胃左或胃右血管以及十二指肠周围血管。术中最难暴露的区域（即胃短动脉或胃左动脉）最易发生出血。脾损伤将另外讨论。

- **后果**

根据所损伤的血管、所采用的食管切除技术以及发现出血和处理的速度，出血后果差异很大。从预计出血量增加但无需输血或改变患者的临床进程，到出血过多而死亡，出血所致结局不一。从最轻至最重的后果包括：

- 虽得以控制但需要输血的任何血管破裂所致出血。
- 需要再次手术止血（无论是否需要输血）的任何血管破裂所致出血。
- 可自行停止的较多量异常出血，可导致血肿或血胸，继而出现发热、潜在的感染或呼吸功能受损。
- 来自胃网膜右动脉的出血，导致胃不能作为食管替代器官使用。
- 危及患者生命的大出血，需要额外增加切口来暴露和控制出血，显著改变了患者的临床进程。

2-5 级并发症

- **补救**

对于开放式手术，可以直接暴露出血血管，并用常规方法止血。小血管可以结扎或电灼；对于大血管，修补损伤前，应阻断破口的近心端和远心端。无论何时，尽可能避免应用假体材料，如补片或纱布，因为有被食管感染的潜在可能。

经食管裂孔行食管切除手术期间，最危险的并发症之一就是发生胸内出血。源于胸主动脉的食管固有动脉出血在被显露和控制之前即可导致大量血液丢失。如果血管易于从下纵隔暴露出来，可用结扎、夹闭以及电灼等方法迅速止血；如果不易暴露，则可用棉垫压迫止血。这样可以极大地减少出血，并使得血管易于被找到并控制。细手柄可伸展牵开器常常有利于向上暴露纵隔，发现出血点。熟练使用吸引器和术者头灯亦有所助益。来自胸主动脉、下肺静脉或肺动脉的严重出血可立即危及患者生命。一旦明确出血，术者对受损血管的判断至关重要。即使未看到胸内出血点，根据出血前解剖游离的部位，术者亦应判断出受损血管。用纱垫压迫纵隔。通知麻醉师。取血到手术室。考虑请求血管外科和心脏外科医师帮助。通常情况下，需要另做一切口予以暴露和止血。胸骨正中切口对于固定经裂孔食管切除期间的受损血管并非最佳选择，最好是另开一胸部切口。选择左侧还是右侧开胸取决于术者对受损血管所处部位的判断。迅速缝合腹部切口或仅用敷料覆盖，将患者改为侧卧位后开胸，然后暴露出血部位并用常规方法止血。如果下肺静脉受损，则不能简单地予以结扎，因为这可能损伤肺下叶。另外，肺静脉开放有导致严重空气栓塞的危险，因此，将患者保持于头低位，直至损伤被修补、出血得到控制。如前所述，有时需术中请心脏外科医生会诊。

- **预防**

预防是预防出血并发症的关键。对于开放式手术，充分掌握解剖知识、仔细游离，对于在食管切除和胃游离过程中有潜在出血可能的血管应在切断前预防性地将其近心端及远心端分别控制，可最大限度地减少出血并发症。在腹部手术阶段，恰当地应用牵开器、用鼻胃管予以充分胃肠减压并借鉴使用腹腔镜手术的凝固器械，将使暴露最优化，并有助于安全地凝固和分离难于暴露的血管，如胃短动脉。

经裂孔进行食管切除时，术者必须紧贴食管外膜进行分离，如图 70–2 所示。在食管内放置鼻胃管，将食管持续向下牵引，以保持食管笔直，都是非常有用的。提醒麻醉师你要开始切开胸廓了。从最容易游离的食管后部开始解剖分离。假如病理原因迫使您远离近食管平面时，则一定不要坚持进行经裂孔食管切除术，此时应改为开胸手术，虽然手术时间可能较长，但能避免灾难性的并发症。

脾损伤

据文献报道，食管切除术中由于脾损伤所致脾切除的比例为 4.1% ~ 8.4%[5, 6]。脾损伤最常见的情况是胃游离过程中牵拉胃短动脉导致脾被膜撕裂引起脾损伤。个别情况下是由于直接牵拉受损所致。尚无证据支持常规将脾切除作为食管癌外科手术的一部分。虽然目前尚无脾切除影响术后肿瘤复发率的证据[5]，但脾切除术后的不良反应已有较多描述，因此应尽量予以避免。

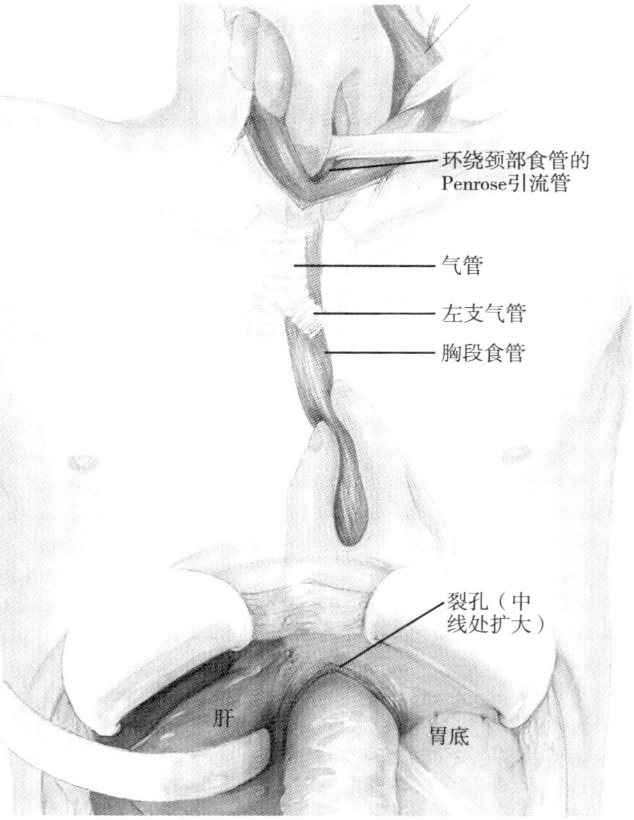

图 70–2 紧贴食管周围和气管、左主支气管与食管的近端进行经膈食管解剖是安全的(见彩图)。

- **后果**

  脾切除增加患者发生继发性致命性脓毒血症的几率。

4 级并发症

- **补救**

  脾可以修补，应尽可能采用标准方法(即填塞和缝合)进行修补。如无法修补，应靠近脾门处进行脾切除。

- **预防**

  让助手或用牵引器械使上腹部达到最佳暴露。应用鼻胃管使胃保持萎陷状态。避免对胃和胃短动脉进行不必要的牵拉，因为这可导致脾被膜撕裂。在开放式手术中，目前的主流做法是使用那些原本专门设计用于腹腔镜手术的凝固和闭合器械。这使得用常规结扎技术难以控制的位置深在的胃短血管变得较为容易处理。

气道损伤

气管、隆突和主支气管邻近食管，在食管切除术中很容易受损（见图 70–1 和 70–2)。气管是相对固定的，其最薄弱部分——气管膜部，紧贴食管。当气管导管的气囊将气管膜部变得更薄且具有张力时，就更容易发生意外损伤。报道的气道损伤比例尚不清楚。术中气道损伤往往可被立即发现和修补。目前尚无有关气道损伤比例的系列病例报道。

经裂孔食管切除手术中，颈部气管膜部因其包绕食管，故有潜在受损的风险（图 70–3)。气管和隆突在游离胸上 1/3 段食管肿瘤时容易被损伤。主支气管，尤其是左侧主支气管，同样容易在术中受损。如果损伤发生于气管插管套囊近端，外科医生往往能看到开放的气道，但患者心肺功能状态应该不会发生改变。如果气管损伤发生于气管插管套囊远端，正压通气期间气体溢出，则会导致紧急的血流动力学状况不稳定。

- **后果**

  气道开放的后果取决于损伤部位相对于气管插管套囊的位置所在。发生于气管插管套囊近端的损伤仅导致气道开放，可通过后述的方法进行修补。初始损伤和之后的缝合均有可能损伤同侧喉返神经。损伤部位如未得到有效修补或支撑，之后有发生气道食管瘘的危险。

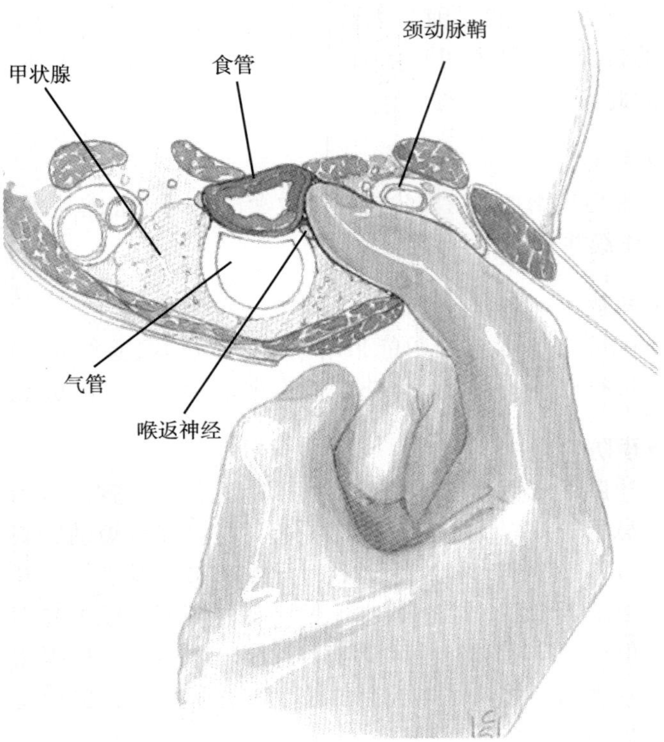

图 70-3 游离颈段食管时有损伤气管膜部的风险。

损伤发生于气管插管套囊远端可立即导致麻醉气体自损伤处溢出，尤其是应用正压通气时。患者因通气不足而情况立即变得不稳定，并且用电刀有失火风险。在经裂孔食管切除术中，除通气困难外，会出现严重的纵隔气肿，如与胸膜腔相通，甚至可导致张力性气胸。

2/4/5 级并发症

- **补救**

  发生于气管插管套囊近端的损伤可用 4-0 Vicryl 线间断缝合。之后，可以再用其他软组织片覆盖缝合线，如局部旋转肌瓣、心包脂肪垫或肋间肌带蒂肌瓣。术后常规管理呼吸道。

发生于气管插管套囊远端的损伤需要紧急处理。首先，如果够得到，术者可用手指立即堵住漏口。修补这类损伤的最佳方法是，尽可能将气管插管进一步插向远端，争取将气管插管套囊远端损伤变成气管插管套囊近端损伤。如果做不到，嘱麻醉师采用高频和小潮气量的手动通气，之后于呼吸间期应用前述方法缝合气道破裂口。这可使破裂口处于气道正压通气。短期内，这是可以接受的，但术后应尽早拔除气管导管。

在经裂孔食管切除手术中，如果发生颈部气管损伤，适当缝合即可。如果胸段气管损伤，则需重新摆放患者体位，行开胸手术，修补破裂口。首选右侧开胸。右侧开胸不仅可以很好地暴露气管和隆突，还易于暴露左主支气管后壁。

- **预防**

  避免钝性分离包绕的食管，因为这样做容易损伤邻近的气管膜部。行经裂孔食管切除术时，应始终紧贴食管壁进行分离。

食管替代物并发症

一个健康的和功能正常的食管替代物是保证食管切除术取得良好疗效的关键。食管替代物的许多并发症可于手术过程中予以预防。本节主要讨论胃代食管的并发症。然而，所涉及的原则在结肠和空肠代食管时同样适用。胃、结肠和空肠代食管时，替代物缺血的发生率分别为 3.2%、5.1% 和 4.2%[7]。胃代食管的三个特有并发症是胃穿孔、胃壁缺血和长度不足。胃穿孔可缘于术前胃管放置和术中损伤。胃壁缺血很大程度上是与胃游离技术有关的医源性并发症。胃是良好的食管替代器官，只要游离充分，一般均可到达颈部。在经裂孔食管切除术中，有时也可出现因张力不足而难以到达颈部的情况。

- **后果**

  当胃被用于替代食管时，它在功能上就变成了新的食管。因此，术后胃漏就如同原发性食管穿孔一样成为能够致死的并发症。如果术中纵隔胸膜开放，重度纵隔炎可累及胸膜腔，迅速导致全身脓毒败血症、血流动力学不稳定、多器官功能衰竭和死亡。

食管切除术的临床疗效在很大程度上取决于食管替代物的活力和功能。非坏死性胃壁缺血被认为是增加食管 - 胃吻合口漏和狭窄的危险因素。如果胃明显坏死，则需急诊切除，颈部食管外置，患者术后将不能经口进食。之后，需择期再次手术完成食管重建。

经裂孔食管切除术中应用胃作为替代物时，如不能将胃上提至颈部，术者往往试图将胃顶用力上提。这样做常会使胃底撕裂或黏膜下细血管弓断裂，从而导致胃底缺血，胃替代失败。

3/4/5 级并发症

- **补救**

  所有胃壁浆肌层损伤均应用细丝线进行浆肌层间断

缝合。胃穿孔应该进行两层缝合。

替代物缺血大多为医源性损伤所致。预防至关重要。术中外科医师应时刻判断替代物活力。目前尚无证据显示药物（如激素类）或抗凝可以拯救缺血的替代物。应切除无活力的替代物，并另选其他替代物。

充分游离的胃可以无任何张力地轻松到达颈部。保护胃底、用多个 Stapler 制作管状胃，并采用常用的 Kocher 方法，均有助于达到最佳长度。如不能无张力地将胃提到颈部，或胸廓入口过于狭小，有两种解决方法，如图 70–4 所示[8]。第一种方法是延长颈部切口，将胸骨上缘正中切开至胸骨角。分离左侧颈部带状肌，然后打开胸廓入口区域，以允许适度的低位吻合。第二种方法是如前所述加部分胸骨上胸骨切开术。颈部纵隔的这种暴露显著扩开胸廓入口，从而可于比标准颈部暴露法所达高度低几厘米处实施食管胃吻合术。

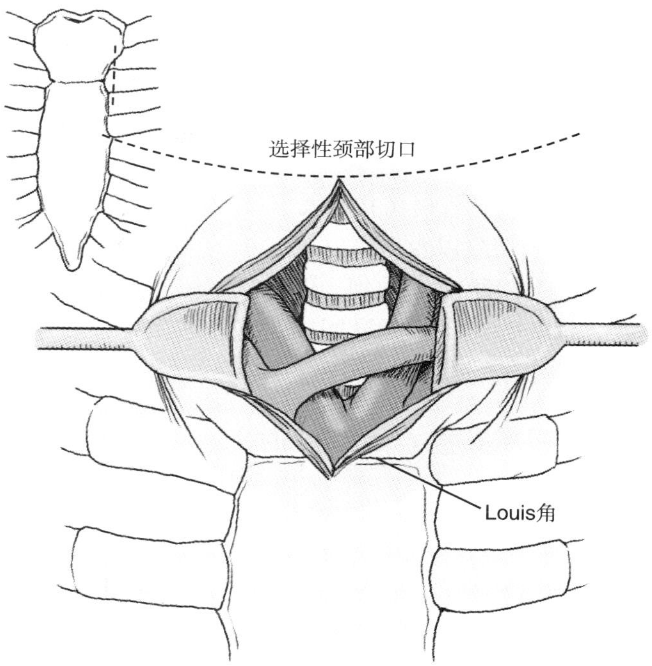

图 70–4　经裂孔食管切除时如不能将胃管轻松提至颈部，可向下延长颈部切口，并劈开胸骨上端，使食管 – 胃吻合口降低并扩大胸廓入口。(Adapted from Heitmiller RF, Heitmiller ES: Surgery for myasthenia gravis. In Franco KL, Putnam JB Jr [eds]: Advanced Therapy in Thoracic Surgery, 2nd ed. Hamilton, London, Ontario: BC Decker, 2005; p 413.

- **预防**

胃穿孔几乎不可能避免。采用空肠造口术代替胃造口喂饲管可保护胃，但有时做不到。

胃游离后主要血供来源于胃网膜右动脉。目前尚无数据显示保留胃右动脉会额外获益。目前流行基于胃大弯应用多个直线型切割缝合器制作胃管（如图 70–5 所示）[9]。证据显示，保证足够的胃管宽度，尤其是胃底宽度，是最大限度减少胃壁缺血并发症的关键。最佳宽度是 4 ~ 5cm，过窄容易导致胃底缺血坏死；太宽则有发生缺血和沿稀疏订线发生漏的危险，过于宽则不容易通过纵隔。胃管顶部血供来源于细小的黏膜下血管。对胃管这一部分不必要的牵拉可使得这些血管断裂，导致胃底缺血。

采用 Kocher 方法充分游离胃，可达充裕长度。如做不到，则向下延伸颈部切口，在低位行胃食管吻合。

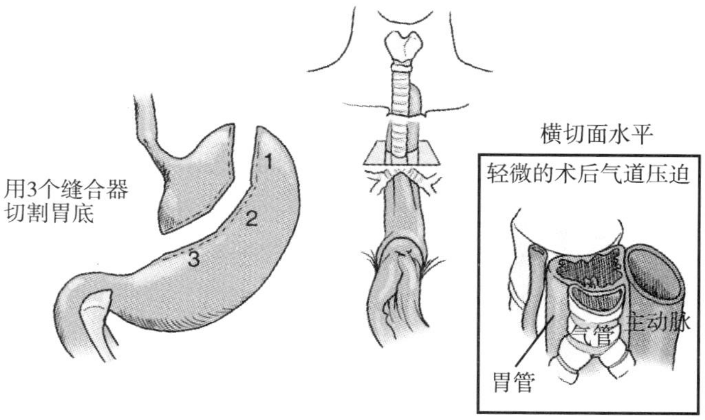

图 70–5　制作胃管的流行方式是应用多个直线型切割缝合器，这样有利于增加胃管的长度。(Adapted from Heitmiller RF. Impact of gastric tube diameter on upper mediastinal anatomy. Dis Esophagus 2000;13:288–292, with permission.)

乳糜漏

术中乳糜漏常常仅见于右侧开胸食管切除术中。在从纵隔中切除食管的任何位置，都有可能造成胸导管损伤。但最常见的损伤部位是胸导管自纵隔右侧向左侧横过食管表面的隆突水平（见图 70–6）[10]。因为食管切除术患者常伴有进食困难且术前禁止进食，乳糜量往往较少且清亮，故术中常很难发现胸导管损伤。

- **后果**

术中胸导管损伤如未发现，可导致术后乳糜胸。需要长时间胸腔引流、延缓进食、肠外营养、住院时间延长且常需再次手术修补。此并发症死亡率较高，是一种严重的并发症。

1 级并发症（如于手术当中发现并进行修补）

- **补救**

术后乳糜胸于下文的“出院后并发症”一节中进行讨论。

- **预防**

预防术中胸导管损伤并不太容易。对于食管癌患者，肿瘤完全切除以及所属淋巴组织的大范围切除使得保护胸导管更难以做到。但进行右侧开胸食管切除手术时，为避免术后乳糜胸，宜考虑在尽可能靠近膈肌的水平结扎胸导管。

住院早期并发症（< 72 小时）

呼吸系统并发症

呼吸系统并发症包括肺不张、胸腔积液、呼吸衰竭和肺部感染，这些都是食管切除术后最常见、往往也是最严重的术后并发症。食管切除术后常见一些基底部肺不张和少量胸腔积液。Gillinov 和 Heitmiller 报道[11]肺不张和胸腔积液的发生率分别为 97% 和 85%。大多数情况下，下叶基底段不张和少量胸腔积液并不引起严重问题，仅有放射学表现。然而，肺炎会导致重症监护时间和住院时间延长，死亡率显著增加。通过恰当的术前医学评估和风险评价，可以预测[12]甚至避免许多呼吸系统并发症[13]。按严重程度从轻微到严重的顺序对呼吸系统并发症进行讨论。肺不张常源于全身麻醉低肺容量、切口疼痛和卧床。胸腔积液多为漏出液，缘于围术期静脉输液，特别是在营养状态不佳（低白蛋白）时。另外，食管切除术后腹腔液体经膈肌裂孔进入胸腔也是胸腔积液的可能原因。

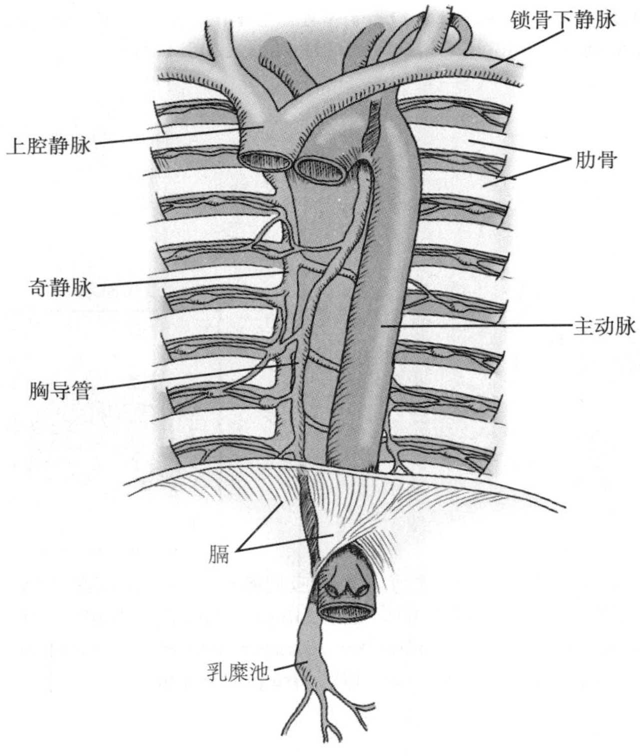

图 70-6 胸导管自腹部至颈部的行程，在胸内与奇静脉伴行。胸导管从右侧转移到左侧的位置大致相当于隆突水平。(Adapted from Rodgers BM. The thoracic duct and the management of chylothorax. In Kaiser LR, Kron IL, Spray TL [eds]: Mastery of Cardiothoracic Surgery. Philadelphia, New York: Lippincott-Raven, 1998; pp 212–220.)

- **后果**

肺不张是指肺下垂部分肺泡塌陷，导致肺顺应性下降、氧合下降和肺血管阻力增加。食管切除术后，放射学检查预计可发现一定程度的基底肺不张。小面积肺不张患者常伴有发热、咳嗽，可能需要持续吸氧。大面积肺不张，或不进行积极处理，则可发展为呼吸衰竭和肺部感染[14]。

食管切除术后胸片检查常可见无症状的少量胸腔积液，几乎不会引起任何严重后果。大量胸腔积液可导致肺不张，增加呼吸衰竭的可能，并可能导致肺部感染。

呼吸衰竭更常见的是肺不张、胸腔积液、肺部感染或潜在肺部疾病所导致的后果。然而，一旦发生呼吸衰竭，重症监护时间和住院时间就会延长。需要延长有创监测时间，导致血管并发症风险增加。患者由于不能行动，使得深静脉血栓形成和肺栓塞危险增加。气管和食管插管时间延长，使得气管损伤和食管气管瘘危险增加。在插管期间无法经口饮食。考虑到许多患者出现营养缺乏，估计接着会发生肠道饮食延迟（如果未辅助实施空肠造口术）。

肺炎是食管切除术后最严重的并发症之一，文献报道其死亡率达 2.9% ~ 50%[11,12,15-17]。发生肺炎时，需要使用抗生素，并使得重症监护时间延长，总住院天数延长，死亡率显著增加。咳嗽增多导致需要清除肺炎，导致胸膜腔内压增加，危及胸内食管胃吻合口的愈合。最后，考虑到食管切除术后肺炎是极可能发生的事件，所以常延迟经口饮食，直至肺炎临床缓解。

1/4/5 级并发症

- **补救**

肺膨胀训练有助于扩大导致肺不张和肺炎的萎陷区域。训练包括刺激性肺量测定、胸部理疗、深呼吸锻炼、变换体位和咳嗽。应避免使用或慎用双相气道正压通气和经鼻气管内吸引，因为这有损伤食管胃吻合口导致漏的潜在危险。如果患者需要进行气道吸痰，应当考虑采用可曲式支气管镜或重新插管。

治疗原则取决于胸腔积液的量。少量积液予以观察，保守处理。对于引起症状和肺压迫的大量积液，应用胸腔穿刺或胸导管引流排出[18]。

肺炎用抗生素和日常呼吸道护理。需要吸痰的应采用支气管镜检查。如果呼吸道分泌物量多，则考虑重新插管以吸引分泌物。应予以禁食以最大限度地减少误吸危险。一定要积极处理食管切除术后肺炎，因其有潜在的生命危险。

- **预防**

如前所述，食管切除术后会发生一定程度的肺基底部萎陷和少量胸腔积液。对于肺不张和肺部感染的预防，术后管理策略有两种：第一种策略是早期拔除气管插管（在手术室），适当应用局部麻醉剂镇痛，患者早期下地活动，会减少食管切除术后呼吸道并发症。第二种策略是术中保留气管插管，将患者送至重症监护室，第二天（或更久，根据临床情况而定）如患者病情稳定、胸片显示肺野清亮，再拔除气管插管[11]。两种策略各有其拥护者。我们认为术后早期处理的重点在于全身护理、液体管理、保护气道，以防误吸（用气管导管套囊），最大限度地减少分泌物（经气管导管吸引）和肺不张（用正压通气）。防治并发症，尤其是呼吸道并发症，是取得良好结局和缩短住院时间的关键。

合适的液体管理会最大限度地减少明显胸腔积液的危险。很多患者术前进行了利尿，如果需要，术后应重新开始利尿。如果采用经胸入路，术中放置胸部引流，术后应留置 4 天或 5 天。如果采用经裂孔方法，则应谨慎，不要打开胸膜腔，以减小腹水经膈进入胸腔的危险。

对于合并的心肺疾病如哮喘、慢性阻塞性肺病、缺血性冠心病的患者，估计其术后呼吸道并发症。术前尽可能优化患者的状态。

声音嘶哑（同侧喉返神经损伤）

同侧喉返神经在胸上段食管，尤其是颈段食管切除术中，有损伤的危险。文献报道其发生率为 9% ~ 16%[4,16,19-21]。

- **后果**

声带损伤的后果取决于损伤的程度及声带受损的位置。声音嘶哑是喉返神经损伤最常见的后果。严重声嘶导致喘息，通气极为费力。患者喘促，进一步影响康复。声带是最后的也是最有效的防止误吸的防御机制之一。文献报道 50% 的单侧喉返神经损伤患者发生了误吸[22,23]，由此导致肺部感染增加。

3 级并发症

- **补救**

大多数喉返神经损伤并未完全离断神经，随着时间延长神经能够恢复。Heitmiller 和 Jones[23] 认为，经膈食管切除术患者容易误吸，呼吸道保护作用会自然恢复或术后 1 个月内完全恢复。在此时期，可以通过空肠造口进行肠饲，以避免误吸性肺炎。对于更为严重的声带损失实施临时性注射式声带手术或实施永久性声带手术。

- **预防**

详细掌握喉返神经的解剖（见图 70-7）、在神经周围仔细游离（避免使用电刀）、尤其是分离颈部食管时避免过度牵拉，可以最大限度地避免声带损伤[18]。

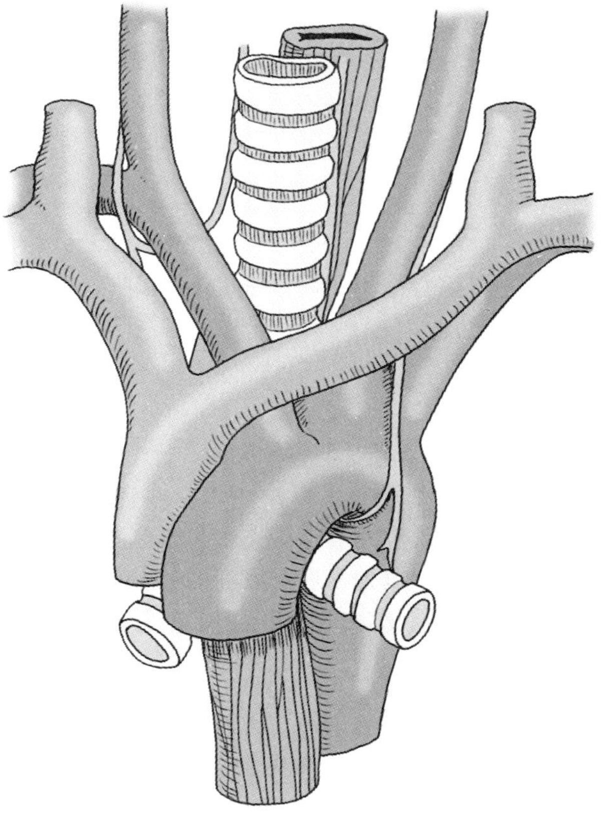

图 70–7　喉返神经的解剖。

尽管目标是零损伤，但几乎很难做到，尤其是在食管癌患者中。

食管缺血

食管切除术的成功很大程度上取决于食管的活性和功能。通常，移植物缺血的危险在术中即可发现。但很多时候，手术操作过程很顺利，但仍发生没有先兆的局部缺血。术后早期会发生动脉血供不足。前面已经列出了食管缺血的发生率。任何患者术后早期无明显原因地发生情况不稳定，出现高血钾、白细胞增高或发热，均应怀疑发生食管缺血。与该并发症一样坏的结果是出现误诊，导致发展成胸腔食管漏[7]。

- **后果**

  非坏死性病例表现为高热和白细胞增多，通过支持性治疗最终能缓解。通常，难以明确患者有什么问题。临床不稳定的情况可自发缓解。大多数时候，患者表现为败血症样全身感染状态。不能及时确诊处理可导致多器官功能衰竭、食管漏、食管气管瘘或食管血管瘘以及死亡。

  3/4/5 级并发症

- **补救**

  原则是进行预防。一旦该病程启动，尚无数据表明用激素、抗生素、抗凝血药或升压药能够阻止坏死性缺血进程。如为全食管缺血，应返回手术室再次切除或食管改道（颈食管造口术）。如果患者有望恢复，则进行二期手术。

- **预防**

  如前所述，精心施术预防缺血是预防缺血并发症的最佳办法。

心律失常

食管切除术后可发生心律失常，尤其是房颤和室上性心动过速，尤其多发于 70 岁以上或有心脏病病史的患者[24]。术中风险因素包括失血和大范围胸廓切除。心房纤颤患者发生其他术后并发症的危险较高。误吸、肺炎、心肌梗死、吻合口漏和败血症最为常见[25]。

- **后果**

  心律失常的后果是血流动力学不稳定、心肌缺血和呼吸衰竭。长期房性心律失常会增加全身血栓性疾病的风险。

  1 级并发症

- **补救**

  处理措施包括确定诊断，用药物和心脏电复律进行标准心律失常治疗。同时，进行全套电生理学检查，确定心律失常的潜在原因。

- **预防**

  术前用药物优化患者情况即为预防。对有心脏病病史的患者，应进行详细的心脏电生理学检查。术前可预防性用药，包括地高辛、钙拮抗药、β- 受体阻滞剂和胺碘酮，以免术后发生心房纤颤。迄今，尚无预防食管切除术后心房纤颤的标准治疗。

住院晚期并发症（ > 72 小时）

误吸（肺炎）

食管切除手术后误吸和肺炎的风险并不一致。术后早期患者镇静并仰卧以及术后晚期患者恢复经口进食时，误吸风险最高。

- **后果**

  误吸会导致肺炎。对这一并发症的临床影响前面已经阐述。患者术后恢复良好，即将出院，并不意味着威胁生命的误吸和肺炎在住院晚期不会发生。

  1/4/5 级并发症

- **补救**

  治疗方法前面已经论及。

- **预防**

  对吞咽功能进行临床评估并不是鉴别误吸的敏感指标。筛查误吸的最佳方法是食管造影 X 线片。造影剂的连续性可因不同食物而发生改变。如发生严重误吸需禁食，继续经肠道进行空肠造口管饲。出院回家大约 4 周后再评估吞咽功能。

吻合口漏

食管吻合口漏是潜在的致死性并发症，可导致机械通气时间延长、呼吸衰竭和感染性休克。大多数系列报道中，食管胃吻合口漏发生率为 0 ～ 14%[16,20,21,26-30]。要停止吞咽功能恢复治疗计划。大多数漏约发生于术后 4 ～ 5 天，但有的漏可更早或于术后 1 ～ 2 周后发生。如疑有吻合口漏，可做食管造影以确诊。如果患者不能吞咽造影剂，可经鼻胃管行灌注对比。

- **后果**

吻合口漏的后果主要取决于漏出的位置。如前所述，在治疗吻合口漏期间，要停止吞咽功能恢复治疗。颈部吻合口漏，如果早期发现并治疗，通常后果轻微，包括颈部切口感染、住院时间延长、延缓进食和增加远期吻合口狭窄的风险。胸内吻合口漏是潜在威胁患者生命的一个严重并发症。如果漏口较大，内容物流入纵隔或胸膜腔，患者会迅速出现全身败血症的体征。毫无疑问，吞咽恢复计划要停止。延长住院时间，治疗目标转向挽救患者的生命，尽可能不要危害食管重建，但有时难以做到这点。

3 级并发症

- **补救**

颈部吻合口漏最容易处理。必须大范围开放颈部切口，保障通畅引流。开放颈部切口，确保食管的活力，冲洗伤口，开放并留置辅料[18]。引流越好，漏口闭合越快，脓液向下流入纵隔的几率就越小。如果空肠鼻饲管位置合适，继续经管维持营养。一旦情况稳定，患者甚至可以结束治疗，门诊随访。当颈部漏口关闭，引流结束，伤口会很快愈合。

胸内吻合口漏的挑战性则大得多[18]。如果漏口较小且局限，可密切随访。禁止经口进食，可用鼻胃管引流，继续肠道喂饲，直到漏口关闭。如果漏口不局限，应首选鼻胃管和胸腔引流，加用抗生素和肠道喂饲。有的患者虽然渡过了这种情况，但仍病弱，应加强护理，延长住院时间。第二种选择是转为颈部食管，引流胸腔和纵隔，继续肠道喂饲。第三种方法是移除再建的导管，并转为食管。显然，如果食管坏死，必须采用最后一种方法。对于后两种方法，远期重建成为一种挑战。

- **预防**

完全避免吻合口漏很难做到。改善术前营养状态和心肺功能。对于处于分解代谢或正使用激素的患者，应避免手术[30]。仔细游离食管以避免缺血，仔细吻合，避免吻合口张力。尽可能增强吻合效果[26]。考虑使用颈部吻合的食管切除方法。几篇文献报道，吻合口漏的发生率主要受吻合技术的影响[31]。

切口感染

许多食管切除术患者术前体重减轻，腹部正中切口易被食管分泌物污染。因此，食管切除术患者的切口浅表感染率为 5% ～ 10%。主要污染菌为金黄色葡萄球菌、凝固酶阴性葡萄球菌、大肠杆菌和 D 组肠球菌。

- **后果**

切口感染如经及时诊断和治疗，则后果轻微。患者出现发热和白细胞升高，治疗后迅速好转。发生蜂窝织炎时，需用抗生素。需要填塞刀口，但一般很少需要延迟出院或肠道喂饲。

1/2 级并发症

- **补救**

应用消毒棉签轻轻探查感染切口，破坏形成的腔隙间隔。如未发生筋膜分层，可用无菌盐水冲洗，床旁去除失活组织，用盐水纱布填塞，促进二期愈合。只有发生蜂窝织炎时，才需用抗生素。

- **预防**

改善术前患者的营养状态、术前应用抗生素、术中冲洗伤口和刀口间断缝合可最大限度地减少腹部切口感染。

乳糜漏

继发于胸导管损伤的乳糜漏前文已经论及。文献报道的食管切除术后乳糜漏发生率为 3.7% ；但食管疾病的发生部位不同，乳糜漏的发生率也不同。Rao 等[32]报道，下 1/3 和中 1/3 食管疾病的乳糜漏发生率分别为 0.8% 和 5.8%。虽然有时术中即怀疑发生乳糜漏，但乳糜漏更常见于术后 3 ～ 5 天肠道喂饲开始时。此时，患者出现大量胸腔积液，常见于右侧，但也可发生于任一侧。如果胸腔引流到位，可见特征性的高容量、乳白色引流液。乳糜液的特征性实验室检查见框 70-3。在早期采取静脉内高营养和当前治疗策略之前，这一并发症的死亡率很高。

- **后果**

乳糜含有丰富的蛋白质、脂肪和白细胞。长时间大量丧失乳糜可导致营养衰竭和免疫抑制。伤口愈合问题、吻合口漏、感染并发症都可能发生。还可能导致住院时间延长，这一问题正有待解决。

2/3 级并发症

- **补救**

诊断后，停止肠内喂饲，使胃肠道休息并减少通过胸导管的乳糜量。开始静脉营养。治疗计划主要基于乳糜引流量。一般低于 500ml/d 的泄漏，引流即

框 70-3 乳糜液的表现和组成

表现
- 混浊，乳白色
- 静置分层
  - 上层（乳糜微粒）
  - 中层（乳剂）
  - 下层（细胞）

重量
- 1.020–1.030

蛋白含量
- 3 ～ 4 g/100 m

脂肪含量
- 1 ～ 4 g/100 m

甘油三酯含量
- ＞ 110 mg/dl

可解决。超过 1000ml/d 的泄漏则肯定需要手术干预才能解决。如果引流量大，应设置一个时间段，在此期间，应迅速减少漏或进行手术干预。一般来说，设为 5 ～ 7 天。如果每天引流 500 ～ 1000ml/d，则难以预测临床过程。开始引流和静脉营养，随访引流量，并等待 5 ～ 7 天，以查看引流量的变化趋势。

手术修复涉及低位右侧开胸或在半隔膜上方行胸腔镜胸导管结扎（图 70-8）[10]。乳糜漏应及时予以手术解决。

- **预防**
  预防乳糜漏的最佳和唯一方法是术中熟悉胸导管解剖并预防性结扎胸导管。

其他并发症

与胸腹入路或 Ivor Lewis 方法食管切除术相关的其他特定并发症主要与胸部切口相关。

出院后并发症

吻合口狭窄

吻合口狭窄与愈合发生于术后。大多数吻合口狭窄发生于食管切除术后 2 ～ 6 个月。其危险因素包括吻合口位置、食管替代物缺血、术后早期吻合口漏、先前存在的心排出量低下以及术者吻合技术等。吻合口狭窄的高危因素包括颈部吻合、吻合口漏、心排出量低下和手工吻合[30]。没有上述危险因素，狭窄仍有可能发生。晚期（手术 1 年以后）发生吻合口狭窄需怀疑肿瘤复发。

- **后果**
  严重吻合口狭窄导致吞咽困难、生活质量降低、营养摄入障碍、体重降低，并增加了溢出误吸的危险。
  1/2 级并发症

- **补救**
  术后 2 ～ 6 个月进行性固体食物吞咽困难，尤其是术后初期无明显吞咽困难时，是吻合口狭窄的典型症状。食管双重对比造影可以确诊，但并不是必需的。可曲式食管镜亦可确诊吻合口狭窄。对于晚期食管吻合口狭窄，尽早行内镜检查以除外肿瘤复发至关重要。治疗方法为吻合口扩张。根据我们的经验，这种吻合口狭窄为“软性”狭窄，易于扩张，除非缓慢、分期扩张，否则有再狭窄的趋势[26]。通常需要分期进行 2 ～ 3 次扩张才能维持疗效。吻合口肿瘤复发不常见。

- **预防**
  吻合口狭窄很难预防。严格选择手术患者、仔细游离食管替代物、避免缺血以及无张力吻合均有助于减少术后吻合口狭窄的几率。有资料显示避免颈部吻合会减少狭窄发生率，但颈部吻合预防了吻合口漏这一更为严重的并发症。有学者认为用吻合器能减少吻合口狭窄的发生率，而同时又有学者证实手工吻合也能取得良好结果。

膈疝 / 食管旁疝

食管切除手术中膈肌食管裂孔被扩宽以便食管替代物容易通过。已有术后腹腔结构通过扩大的裂孔进入胸腔的报道。此种并发症有两种表现形式：一种是术后早期急性发病；另一种是术后远期随访拍片时发现[33]。

- **后果**
  术后早期膈疝常为急诊，多数是横结肠或大网膜进入右侧胸腔。常伴有急性呼吸系统症状，需要急症手术修补。术后远期膈疝常累及横结肠的一部分，往往无症状，多为拍片所见，无需手术干预。
  3 级并发症

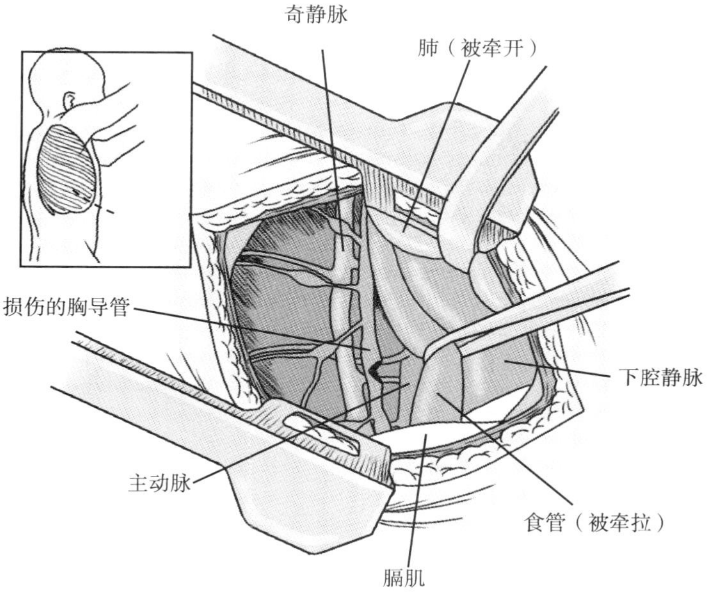

图 70-8 经右胸手术结扎胸导管。找到胸导管并紧邻膈肌低位结扎。图示为右侧开胸术，但该手术亦可经胸腔镜实施。(Adapted from Rodgers BM. The thoracic duct and the management of chylothorax. In Kaiser LR, Kron IL, Spray TL [eds]:Mastery of Cardiothoracic Surgery. Philadelphia, New York:Lippincott-Raven, 1998; pp 212-220.)

- **补救**

早期膈疝表现为伴有显著呼吸系统症状的急诊事件，是早期经腹探查的指征。将进入胸腔的器官送回腹腔，缩小食管裂孔。有时需要将疝出的腹部内容物进行固定。远期膈疝多无症状，仅为拍片所见，无需处理。

- **预防**

进行食管切除手术时，按照胸腔手术及通过食管替代物所需，适当扩宽食管裂孔即可。如果需要，可在关腹前缩小膈肌食管裂孔。

参考文献

1. Brock MV, Venbrux AC, Heitmiller RF. Percutaneous replacement jejunostomy after esophagectomy. J Gastrointest Surg 2004;4:407–411.
2. Matory YL, Burt M. Esophagogastrectomy: reoperation for complications. J Surg Oncol 1993;54:29–33.
3. Postlethwaite RW (ed). Surgery of the Esophagus, 2nd ed. Norwalk, CT: Appleton-Century-Crofts, 1986; p 410.
4. Baue AE, Geha AS, Hammond GL, et al. Surgical options for esophageal resection and reconstruction with stomach. In Orringer MB (ed): Glenn's Thoracic and Cardiovascular Surgery, 6th ed. Stamford, CT: Appleton & Lange, 1996; pp 899–922.
5. Black E, Niamat J, et al. Unplanned splenectomy during oesophagectomy does not affect survival. Eur J Cardiothoracic Surg 2006;29:244–247.
6. Gockel I, Kneist W, Junginer T. Influence of splenectomy on perioperative morbidity and long-term survival after esophagectomy in patients with esophageal carcinoma. Dis Esophagus 2005;18:311–315.
7. Wormuth J, Heitmiller RF. Esophageal conduit necrosis. Thorac Surg Clin 2006;16:11–22.
8. Heitmiller RF, Heitmiller ES. Surgery for myasthenia gravis. In Franco KL, Putnam JB Jr (eds): Advanced Therapy in Thoracic Surgery, 2nd ed. Hamilton, London, Ontario: BC Decker, 2005; p 413.
9. Heitmiller RF. Impact of gastric tube diameter on upper mediastinal anatomy. Dis Esophagus 2000;13:288–292.
10. Rodgers BM. The thoracic duct and the management of chylothorax. In Kaiser LR, Kron IL, Spray TL (eds): Mastery of Cardiothoracic Surgery. Philadelphia, New York: Lippincott-Raven, 1998, pp 212–220.
11. Gillinov AM, Heitmiller RF. Strategies to reduce pulmonary complications after transhiatal esophagectomy. Dis Esophagus 1998;11:43–47.
12. Law S, Wong KH, Kwok KF, et al. Predictive factors for postoperative pulmonary complications and mortality after esophagectomy for cancer. Ann Surg 2004;240:791–800.
13. Arozullah AM, Conde MV, Lawrence VA. Preoperative evaluation for postoperative pulmonary complications. Med Clin North Am 2003;87:153–173.
14. Duggan M, Kavanagh BP. Pulmonary atelectasis: a pathogenic perioperative entity. Anesthesiology 2005;102:838–854.
15. Kita T, Mammoto T, Kishi Y. Fluid management and postoperative respiratory disturbances in patients with transthoracic esophagectomy for carcinoma. J Clin Anesth 2002;14:252–256.
16. Orringer MB, Marshall B, Iannettoni MD. Transhiatal esophagestomy: clinical experience and refinements. Ann Surg 1999;230:392–400.
17. Avendano CE, Flume PA, et al. Pulmonary complications after esophagectomy. Ann Thorac Surg 2002;73:922–926.
18. Lin J, Iannettoni MD. Transhiatal esophagectomy. Surg Clin North Am 2005;85:593–610.
19. Gockel I, Kneist W, Keilmann A, Junginger T. Recurrent laryngeal nerve paralysis (RLNP) following esophagectomy for carcinoma. Eur J Surg Oncol 2005;31:277–281.
20. Katariya K, Harvey JC, Pina E, et al. Complications of transhiatal esophagectomy. J Surg Oncol 1994;57:157–163.
21. Gandhi SK, Naunheim KS. Complications of transhiatal esophagectomy. Chest Surg Clin North Am 1997;7:601–610.
22. Heitmiller RF, Tseng E, Jones B. Prevalence of aspiration and laryngeal penetration in patients with unilateral vocal fold motion impairment. Dysphagia 2000;15:184–187.
23. Heitmiller RF, Jones B. Transient diminished airway protection after transhiatal esophagectomy. Am J Surg 1991;162:442–446.
24. Loran DB. Thoracic surgery in the elderly. J Am Coll Surg 2004;199:773–784.
25. Murthy SC. Atrial fibrillation after esophagectomy is a marker for postoperative morbidity and mortality.

J Thorac Cardiovasc Surg 2003;126:1162–1167.
26. Heitmiller RF, Fischer A, Liddicoat JR. Cervical esophagogastric anastomosis: results following esophagectomy for carcinoma. Dis Esophagus 2000;12:264–270.
27. Atkins BZ, Shah AS, et al. Reducing hospital morbidity and mortality following esophagectomy. Ann Thorac Surg 2004;78:1170–1176.
28. Crestallano JA, Deschamps C, Cassivi SD, et al. Selective management of intrathoracic anastomotic leak after esophagectomy. J Thorac Cardiovasc Surg 2005;129:254–260.
29. Michlet P, D'Journo XB, Roch A, et al. Perioperative risk factors for anastomotic leakage after esophagectomy: influence of thoracic epidural anesthesia. Chest 2005;128:3461–3466.
30. Briel JW. Prevalence and risk factors for ischemia, leak, and stricture of esophageal anastomosis: gastric pull-up versus colon interposition. J Am Coll Surg 2004;198:536–541.
31. Ercan S, Rice TW, Murthy SC, et al. Does esophagogastric anastomotic technique influence the outcome of patients with esophageal cancer? J Thorac Cardiovasc Surg 2005;129:623–631.
32. Rao DV, Chava SP, Sahni P, Chattopadhyay TK. Thoracic duct injury during esophagectomy: 20 years experience at a tertiary care center in a developing country. Dis Esophagus 2004;17:141–145.
33. Heitmiller RF, Gillinov AM, Jones B. Transhiatal herniation of colon after esophagectomy and gastric pull-up. Ann Thorac Surg 1997;63:554–556.

第 71 章
颈部气管切除术和重建术

Joseph B. Shrager, MD

引言

许多原因可导致气管解剖性或功能性狭窄。大多数情况下，最有效的治疗手段是气管切除伴端端吻合（tracheal resection with subsequent end-to-end anastomosis，TR）。自 20 世纪 60 年代以来，此手术即已标准化，并取得了显著疗效，发病率和死亡率都很低。气管松解技术的持续发展使得切除更长节段气管成为可能，同时还可达到无张力吻合，从而减少并发症。然而，即使对于最有经验的医生，气管切除重建术也可能引起多种并发症，而且其中一些并发症是极为危险和致命的。

本章回顾了气管切除重建术的一些基本步骤以及每一步可能遇到的并发症。详细描述了每一并发症的管理和技术细节以供遵循，以预防这些并发症的发生。作者关注单纯颈部气管切除——高位气管（不包括环状软骨及以上部位）切除，通过颈静脉切迹上方弯曲的颈部切口实施手术。包括喉或近隆突远端气管切除的更复杂切除，尽管所用基本原理相同，但所采用的手术技术略有不同并且更为高级，这些不在本章讨论范围之内。而且已经明确，随着吻合平面升高，并发症的发生率也随之递增：气管－气管吻合的失败率为 2.2%，气管－环状软骨吻合的失败率升至 6.0%，气管－甲状软骨吻合的失败率高达 8.1%[1]。

目前已在全世界成为标准方法的 TR 技术由两个中心开创：Massachusetts 总医院（MGH）Herms Grillo 和 Toronto 总医院 Griffith Pearson 领导的两个中心。因为我更熟悉 Grillo 培训的 MGH 小组的方法和结果，故在此主要讨论他们的技术及其发表过的各种并发症发病率。

适应证

- 既往气管造口术或气管内插管、炎症或肿瘤造成的气管上 1/3 段狭窄。

手术步骤

步骤 1 硬支气管镜检查，伴或不伴扩张

步骤 2 环状分离气管受累部分

步骤 3 气管松解

步骤 4 气管切除

步骤 5 横断面或高频喷射通气（high-frequency jet ventilation，HFJV）

步骤 6 吻合

步骤 7 下颌缝合

步骤 8 拔管

手术操作过程及并发症

硬支气管镜检查（伴或不伴扩张）

由于多种原因，在进行 TR 之前常规行硬支气管镜检查。首先，硬支气管镜的 Hopkins 镜头系统对于黏膜层的视野优于纤维支气管镜，故能更准确地判断急性炎症是否已愈或是否需要延迟手术。其次，用硬支气管镜测量狭窄的长度、狭窄远端至隆突的距离以及狭窄近端至声带的距离最为准确。

然而，术前即刻进行硬支气管镜检查的最重要原因是术前经常需要立即扩张气管。在定位和开始手术前，要把一根至少为 5 号（最好为 6 号）的气管内导管（endotracheal tube，ETT）越过狭窄部位插入，以保证气道安全并在分离气管起始端时不会操之过急。在 6 号管不能通过的狭窄部位，用硬支气管镜进行扩张可使导管顺利通过。

气管扩张时，所用气管镜直径开始时仅比所见管腔略粗（图 71–1）。将支气管镜经狭窄处向深处插入，当狭窄处被扩开时，在此处至少停留 1min，同时

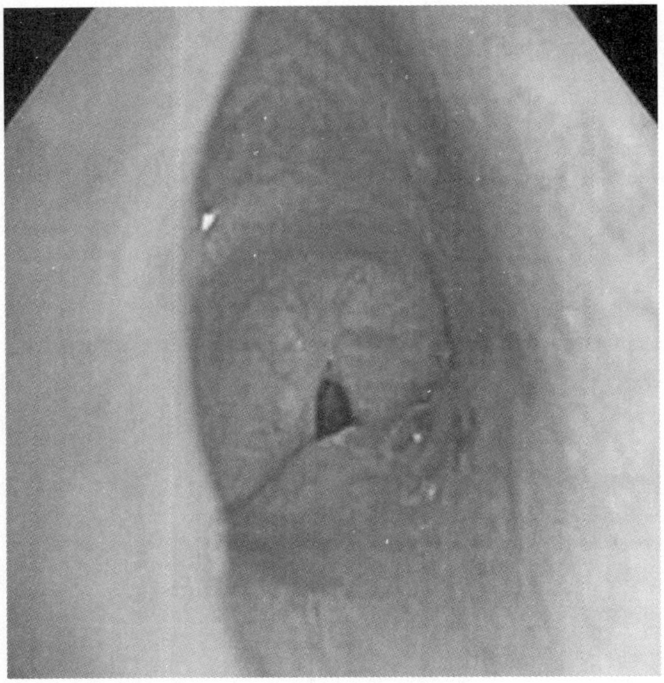

图 71-1 插管后经硬支气管镜对气管狭窄进行扩张前，支气管镜下所见的狭窄图像。在切除前行支气管扩张以放置气管内导管（ETT）。逐渐扩大硬支气管镜的直径，以扩张狭窄。

经支气管镜维持通气。然后将气管镜直径增大 0.5 ~ 1mm，重复此步骤，直至管腔大小足以通过 ETT。对于严重狭窄来说，可先经支气管镜用杰克逊扩张器，直至管腔大小足以通过支气管镜尖端。

术前气道损伤

- **后果**

  如抢救不及时，此并发症能导致死亡。一旦发生，需要包括外科医生、麻醉师和护士在内的知识全面的专业治疗小组迅速实施专业救治。通常需要进行气管造口术，以便最终实施 TR。这些需要抢救的患者可伴有不同程度的缺氧性脑损伤。

  2-5 级并发症

- **补救**

  对于外科医生来说，其任务很明确，就是进行气道重建。如果是狭窄部位水肿和先前的扩张造成气道损伤，则仅需先尝试插入较细的硬支气管镜。如可经此支气管镜通气，即可制定一个更详细的操作计划。如因会厌异常增大或声门上其他异常导致气管镜无法通过，则可通过喉镜上的米勒叶片暴露声门，然后在直视下经声带插入硬支气管镜。

如果患者的氧饱和度持续低于 75% 和不能通过上述操作重建气道，则需立刻行气管造口术。通常选择 6 号气管导管进行造口。如果可能的话，直接在狭窄处切开气管。这样可以保留剩余健康气管节段，并不增加后续需要切除的气管长度。由于某种原因，无法行气管造口术或不能迅速完成气管造口时，在高频喷射通气可行的情况下，可于狭窄处或狭窄上部刺入细针，给予高频喷射通气。

- **预防**

  在用硬支气管镜进行扩张之前，必须备好行气管造口术的器械以及各种气管内导管和气管造口管。最好也准备好实施高频喷射通气。外科医生和麻醉师在麻醉诱导前需要详细讨论麻醉和支气管镜检查计划，预计突发事件的可能性，并做好应对突发事件的准备。

扩张期间，气管镜每次通过狭窄时，均应通过气管镜对患者进行过度通气并过度氧合。这能在氧饱和度降低或出现高碳酸血症之前赢得更多的时间，以便通过更大的支气管镜。绝不要使用可曲式支气管镜，因其不能通过硬性狭窄进行通气，尤其不能在手术室外使用。手术室外使用可曲式支气管镜可能导致气道阻塞，造成无法挽救的后果。在手术室外，硬支气管镜、气管插管及气管造口术均可行。

环形分离病变气管

在颈部皮肤做弧形切口，分离颈阔肌下皮瓣，向下分离至颈静脉切迹，向上至甲状软骨，切开甲状腺峡部，暴露气管前壁。下面步骤是手术的关键部分。在很多情况下，在解剖时，可通过气管管壁外表面明显增厚的部分和瘢痕组织判断内部狭窄的远端。如果分界线不明显，可从上面行纤维支气管镜检查，通过纤支镜的光或经管腔插入一根针，使术者得以看到深部，以分辨狭窄末端。在这一水平的气管外表面精细缝合，以指示所需解剖的范围及最终分离的组织末端。

首先从侧面暴露病变气管和附近血管，然后暴露后外侧喉返神经，最后暴露紧邻气管后膜状壁的食管。气管周围放置彭罗斯管或红色橡胶引流管（图 71–2）。几乎所有环形分离都能迅速完成。在某些情况下，当瘢痕或炎症甚轻时，可在分离气管之前先环形切除整个病变节段。在大多数情况下，我只游离需要环形切除的病变气管最远端，分离气道远端后，再从后面切除与食管相邻的病变部分。末端分离后，可逐步抬起

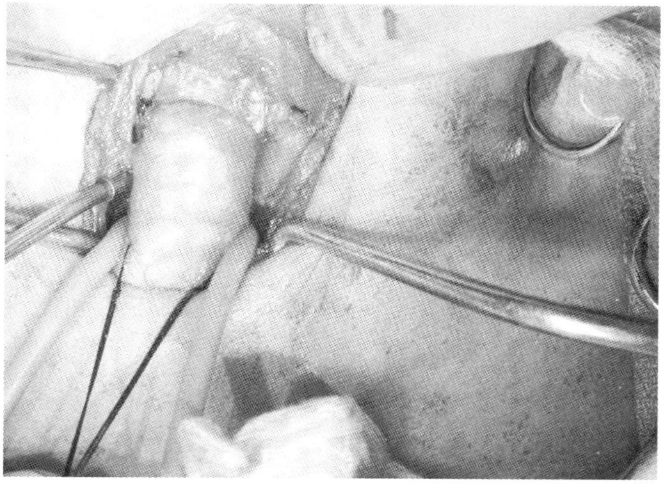

图 71–2　首先环状分离病变远端的气管。气管周围放置彭罗斯管或红色橡胶引流管（见彩图）。

拟切除病变气管近端部分，以便将其从神经和食管上切除（图 71–3）。环形切除只能超过切缘 5mm 左右，以便最大限度地保留吻合口的血供（见后面的“吻合术”一节），这一点至关重要。

喉返神经损伤

- **后果**

单侧喉返神经损伤会引起声音嘶哑，但也可导致不完全气道闭合和吞咽功能障碍，从而引起误吸。神经有时会受损或受到牵拉，但尚未被切断；在这种情况下，神经功能会在几周后恢复。此外，对侧声带需要适应一段时间，跨越中线，改善声音和防止误吸。但是如果神经完全断裂，将无法恢复功能。如声带麻痹于正中位，会阻碍气流，但很少发生误吸。如为侧位麻痹，则不会阻碍气流，但会减弱发声，咳嗽困难。此外，声带侧位麻痹更可能出现误吸。

双侧喉返神经损伤常会引起需要紧急处理的气道情况，患者在拔管后不能充分进行自主呼吸。如果在 TR 后未预防性放置气管导管，则需紧急行气管造口术。否则会导致严重误吸，需要建立长期肠内营养。

MGH 小组报道，自 1986 年以来的 521 例因插管后狭窄接受 TR 的患者中，25 例（5%）出现不同程度的术后喉功能障碍[1–3]。其中包括 62 例需要完全切除前环状软骨（高于“单纯”TR）的患者。14 例患者为轻度或暂时性喉功能障碍，但有 11 例出现严重功能障碍。其中 7 例接受了气管造口术（3 例永久性），1 例放置永久性 T 形管，1 例放置声门下支架。2 例患

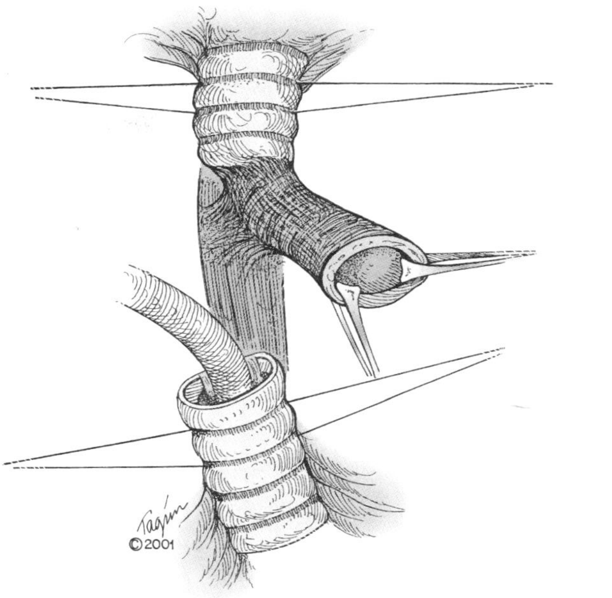

图 71–3　采用 0-0 Vicryl 线行末端和侧中面加强缝合并撤除 ETT 后，用手术刀锐性分离。从此处起开始实施横断面通气。其次，把病变气管与食管和喉返神经分离开，直至完全分离好病变气管近端。（From Grillo HC. Surgery of the Trachea and Bronchi. United States, BC Decker, Inc; 2004.）

者因持续存在误吸而需终生鼻饲进食。

因气管上段肿瘤行 TR 时，经常需要进行更大范围的侧面分离，以便完整切除肿瘤，从而导致喉返神经损伤以及喉功能障碍的发生率更高。在 MGH 小组 1990 年报道的 126 例原发性气管肿瘤患者中，有 26 例行颈 TR[4]。在 126 例患者中，11 例（8.7%）出现声带麻痹。6 例（4.7%）出现误吸。因为这些数字包括了接受扩大切除、甚至隆突切除的患者，所以难以评估因肿瘤行单纯颈 TR 切除患者的这些并发症的发生率。但我认为，可以公平地说，与插管后病变相比，因肿瘤行 TR 者神经损伤发生率更高。

2–4 级并发症

- **补救**

双侧喉返神经损伤，需要紧急施行气管造口术，且因存在慢性误吸而需进行更长时间的肠内喂养。单侧喉返神经损伤如不伴严重误吸且患者通气功能良好，通过观察监护，约需 6 个月可逐渐改善。如经一段时间之后，因声门持续偏向一侧而导致声音未恢复到可接受的程度，则可由有经验的耳鼻喉医生通过小手术矫正声门位置于正中位。

如果单侧喉返神经损伤伴有因声带无法并置导致

的术后早期误吸和（或）难以产生足够强度的咳嗽，可尽早进行矫正手术。如果误吸持续存在，必须开始肠内喂养。但单侧神经损伤患者只需进行暂时性肠内喂养。

• **预防**

精细进行手术操作可降低喉返神经损伤的风险。在环形切除气管时，医生不应该试图辨认喉返神经。相反，应希望无论如何都看不到喉返神经。任何时候都应直接在气管软骨壁上进行分离。如果遵守这个规则，则罕有（如严重炎症破坏了软骨和/或神经被包裹到炎性组织中）发生神经损伤。如果无法清楚看到气管壁，在分离气管时，最好切开最终要切除的部分，而不是试图始终在气管外进行操作，这会增加神经损伤风险。

胸外科医生必须清楚，在喉返神经最终消失于环状软骨后板之前，越接近喉，喉返神经位置越靠近中线，离气管越近，其（尤其是右侧）损伤的风险就越大（图71-4）。因此，在分离上端及行声门下切除时，必须直接在气管上仔细操作。

此外，在处理后一半气管时，使用电刀时应极为小心，最好不用电烧灼，因为此区域间断出血点多可自凝。但是如果必须用电刀，应设置为极低功率且最好用双极电刀，并只精确烧灼出血点。

偶尔会出现暂时性神经损伤，对于这些患者，最初应进食浓稠液体，而非稀薄液体，因为浓稠液体不易出现误吸。最初进食时应该仔细监护，以免发生误吸。只有在进食浓稠液体约2天后，才可以尝试稀薄液体。

食管损伤

食管损伤非常罕见，常在术中即可发现。远端气管分离前围绕气管时或向头侧分离气管膜状壁和食管时，最有可能损伤食管。

• **后果**

如果发现及时并立即补救，微小食管损伤通常很少引起任何术后问题。如未发现食管损伤或修补处破裂，会导致伤口感染和颈部蜂窝织炎或气管食管瘘。气管食管瘘多由食管损伤部位与气管吻合口膜性壁之间形成通道发展而成。

1-4 级并发症

• **补救**

如于术中发现，应对食管进行两层缝合，把下方带有血管蒂的条状肌肉置于食管和气管吻合口后壁之间（图71-5）。在行气管吻合术前，我更喜欢把肌肉环形放置于损伤部位。术后才发现食管损伤是比较麻烦的，涉及复杂的治疗策略，在此不赘述。

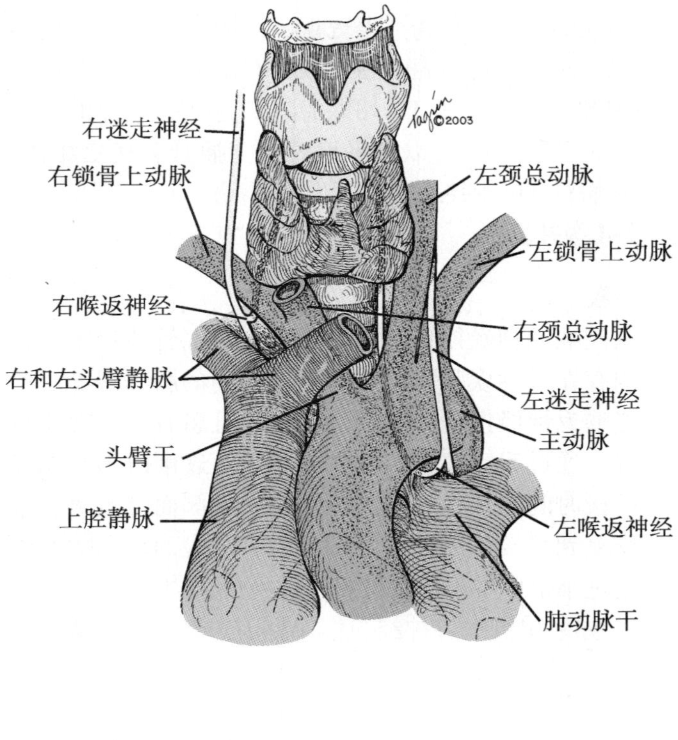

图71-4 图示当向头侧喉部分离时，喉返神经如何愈加靠近气管，损伤风险愈加增大。（From Grillo HC. Surgery of the Trachea and Bronchi. United States, BC Decker, Inc; 2004.）（见彩图）

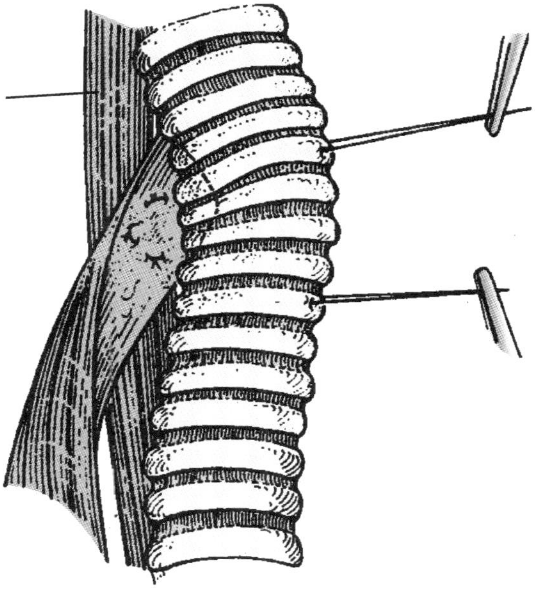

图 71–5 在食管损伤时，在食管和气管之间游离和放置条形肌肉的技术。在手术区域上端，分离更大和更表层的带状肌——胸骨舌骨肌——并把它旋转至气管和食管之间。用其环形包绕损伤部位，将其与食管肌肉采用 00-00 号薇乔线水平间断褥式缝合。罕见情况下，在手术完成时需要留一小的气管造口，此时也可用这类肌瓣隔离吻合口与气管造口导管。(From Reed MF, Mathisen DJ. Tracheoesophageal fi stula. Chest Surg Clin North Am 2003;13:271–290.)

- 预防

食管损伤与喉返神经损伤相似，一般可通过一直保持在气管壁上直接操作来进行预防。在气管膜性壁上操作比在软骨壁上更难，因为前者更难清楚辨识。切除良性气管狭窄时，我会保留气管后壁的一些瘢痕（残留膜性壁），以免造成任何食管损伤。前面已经提到，仅先环形游离病变气管最远端，然后在近端分离气管和食管之前，在此水平切开（见图 71–3），这种手术技术通常能确保在该平面安全分离。

松解术

最大限度地降低气管吻合口张力可能是整个手术中最重要的一个技术环节。最好在气道分离前进行基本的松解术。对于每位患者来说，均应从无血管的气管前平面解剖至隆突水平，以便能从气管远端轻松向上进行至颈部。在切除 4cm 以上的气管时，通常需要进行舌骨上喉松解术（suprahyoid laryngeal release，SLR），以便进行无张力吻合；在此处也可以进行此操作。另外，也可在完成切除术后再进行上述操作。此时，医生可通过合并切缘并让麻醉师弯曲患者颈部，来测试吻合口的预期压力。如果存在张力，则进行 SLR（图 71-6）。除了行标准颈部气管切除术需要在气管前水平解剖分离或行 SLR 外，很少使用松解术。当需要实施中段胸骨切开术进行更大范围的气管切除术时，还需要进行裂孔下心包松解术。

也可考虑实施的另一松解术为，在大多数情况下，用 0-0 号 Polyglactin 线缝合气管近端和远端的侧位中间部位。在缝合吻合口前，相互缠绕这些缝线，它们最终会缓解吻合口张力，因为这种缝合相对较浅，咬合组织较轻（见后面“吻合术”一节）。

吻合口裂开或再狭窄

见后面的“吻合术”一节。为了避免吻合口出现

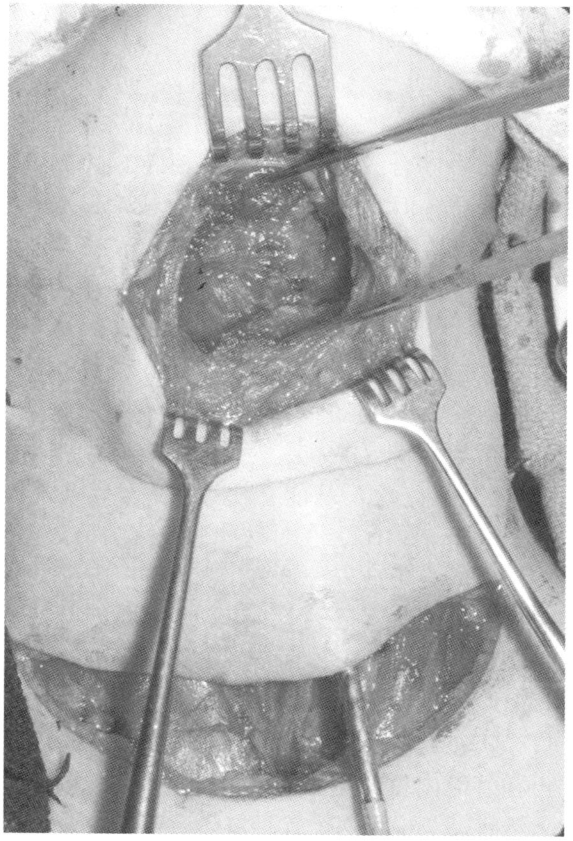

图 71–6 图中所示较长的尾侧切口是进行气管切除及后续端端吻合术（TR）的切口。较小的头侧切口位于舌骨水平，是行舌骨上喉松解术的切口。通过这一切口分离附着于舌骨上缘中 2/3 的肌肉，从游离部的任一端分离舌骨。这样能使喉向气管下降，提供充分的松解以便进行更大范围的 TR。这张图拍摄于松解术后。镊子打开的范围表示松解术后舌骨下降的距离 (见彩图)。

并发症，最重要的两个步骤：其一是松解术后进行无张力吻合；其二是通过限制气管环状分离范围不超过切缘 5mm 来维持吻合口血供。

3–5 级并发症

气道分离

首先分离切除部分的最远端，通过第二根 ETT 进行水平通气（图 71–7 和图 71–3）或通过插入远端气管的原 ETT 进行 HFJV（图 71–8）。然后，尽可能靠近气管对整个拟切除气管段进行环形切除，然后充分分离切除点近端，从术野取出切下的气管段。

水平通气或 HFJV

水平通气和 HFJV 各有其拥护者。前者的优点是所需设备容易获得，但为了缝合后壁需要经常拔除和更换导管，偶可导致缺氧或通气不足，但如略加注意则不成问题。HFJV 下，术野可更佳且更连续，而且无需频繁操作(见图 71–8)，但其通气不足发生率更高，因而需要麻醉团队更仔细监测。

吻合术

已有多种吻合方法被描述。以往多使用间断丝线或聚酯线缝合，但其所致肉芽组织生成率过高，令人无法接受[1]。此后报道，间断 polyglactin 线、连续单丝可吸收缝线或不可吸收缝线以及组合使用的成功率均较高。

我喜欢 MGH 的 00-00 polyglactin 线缝合技术。MGH 的具体技术包括自气管后部开始环形放置所有缝线进行缝合（图 71–9）。然后，用 0–0 无张力缝线先在侧中部打结，之后从前（软骨壁）至后（膜状壁）依次打结（图 71–10）。在对这些缝线打结前，把使脖子保持伸展的气袋放气，让麻醉师弯曲患者脖子，保持在中度弯曲位，直至手术结束进行下颌缝合。

MGH 吻合技术中，所有线结均位于气管腔外。但在相对顺利的情况下，切除小段受累气管后，气管管腔口径仍正常，有些人发现先在吻合口后半部放置缝线再在管腔内打结更为简便，而且也似乎同样可以成功。然后，至少将两个软骨节段后壁缝线向下打结，以松弛最初的张力，之后无需进行侧面中部缝合即可打结。然后放置前壁缝线，最后打结（图 71–11）。

再次评估甲状腺峡部两侧，以提供一些软组织覆盖吻合口前部。

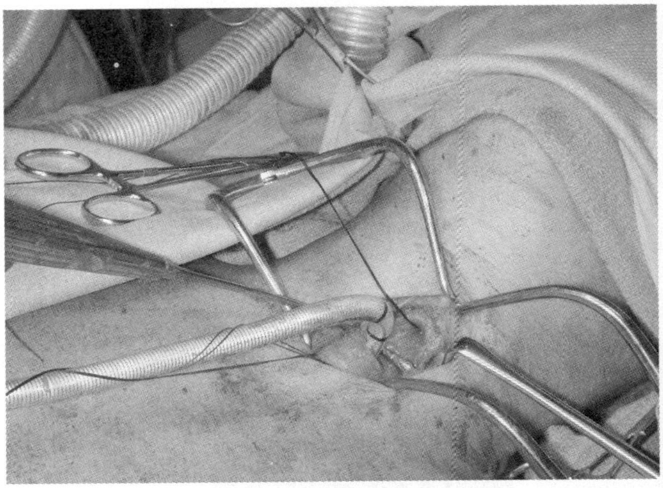

图 71–7 采用 ETT 远端插管的传统技术(见图)，必须间断外撤气道远端的 ETT，以便行吻合口缝合。请注意近段暴露的丝线。缝合至拔除的 ETT 末端，保证在完成吻合术前可重新改放到远端(见彩图)。

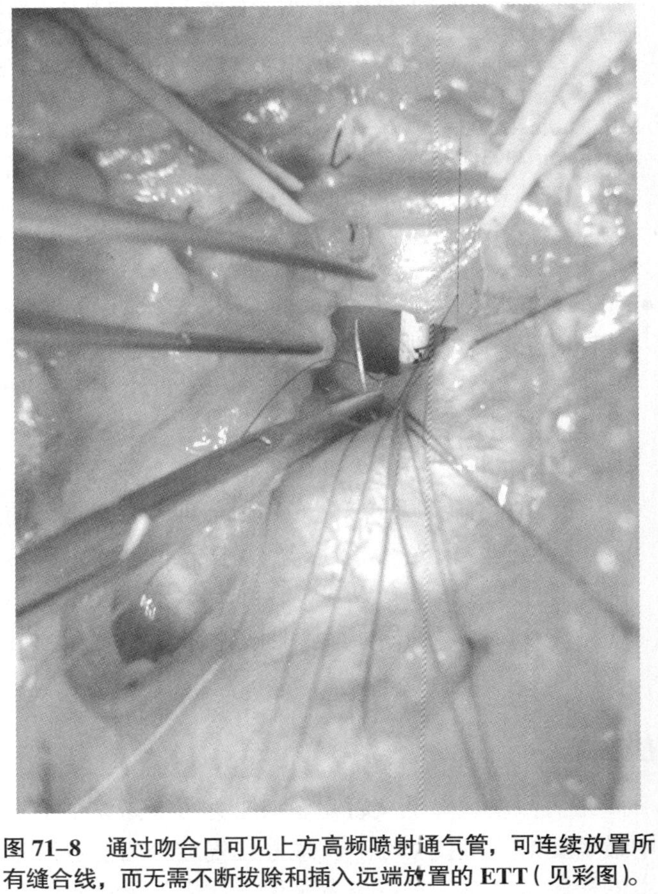

图 71–8 通过吻合口可见上方高频喷射通气管，可连续放置所有缝合线，而无需不断拔除和插入远端放置的 ETT(见彩图)。

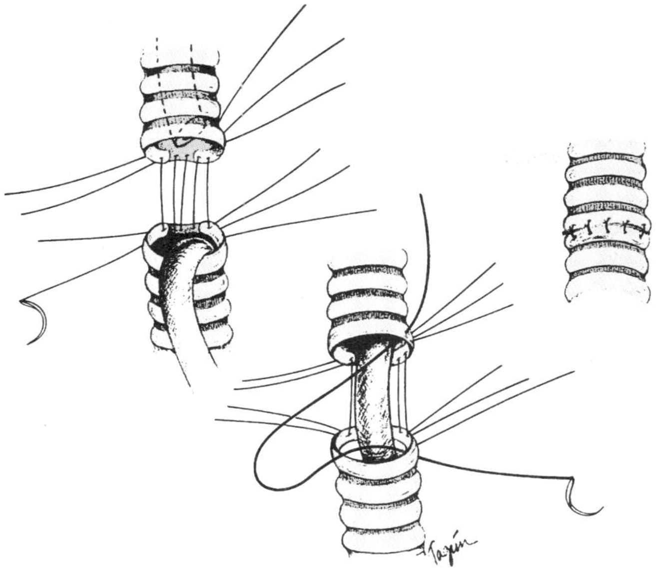

图 71–9　经典的麻省总医院（Massachusetts General Hospital，MGH）吻合技术在收紧之前放置所有 00-00 polyglactin 线，线结均位于气管管腔外。缝线间隔约 4mm，且距气管切缘 4mm。(From Grillo HC. Surgery of the Trachea and Bronchi. United States, BC Decker, Inc; 2004.)

吻合口肉芽组织形成

- **后果**

在 1978 年 MGH 小组把丝线或 Tevdek 线更换成 polyglactin 线之前，有 23.6% 的患者出现吻合口肉芽组织形成[2]。其导致在吻合口处出现气道部分阻塞，罕见情况下出现完全气道梗阻。

2-4 级并发症

- **补救**

通常可以通过支气管镜对肉芽组织进行机械或激光切除。还应当切除不恰当的缝线。这可能需要在支气管镜下反复进行清创。局部注射类固醇可预防肉芽组织再次生成。情况严重时，可能需要放置临时性或永久性 T 管，或在肉芽组织不能控制时行气管造口术。

- **预防**

1978 年以后，MGH 将缝合材料更换成了羟乙酸乳酸聚酯线，吻合口肉芽组织的问题就仅见于 1.6% 的患者了[2]。使用可吸收单纤维线甚或不可吸收单纤维线，实际上似乎也可避免这一问题。然而，由于 MGH 是规模最大、最具确定性的系列研究，所以我认为 polyglactin 线是证据最为可靠的能避免肉芽组织形成的吻合口缝线。

吻合口裂开 / 再狭窄

- **后果**

MGH 系列报道中所有插管后狭窄所致吻合失败率为 5.8%。然而，对于只需要气管 – 气管吻合的简单病变，失败率仅为 2.2%[2]。2004 年，对因各种原因接受不同部位气管切除的 901 例患者进行了回顾性分析，多元统计分析结果发现再手术（OR 为 3.03）、糖尿病（OR 为 3.32）、切除长度大于 4cm（OR 为 2.01）、喉气管切除术（OR 为 1.80）、年龄小于 17（OR

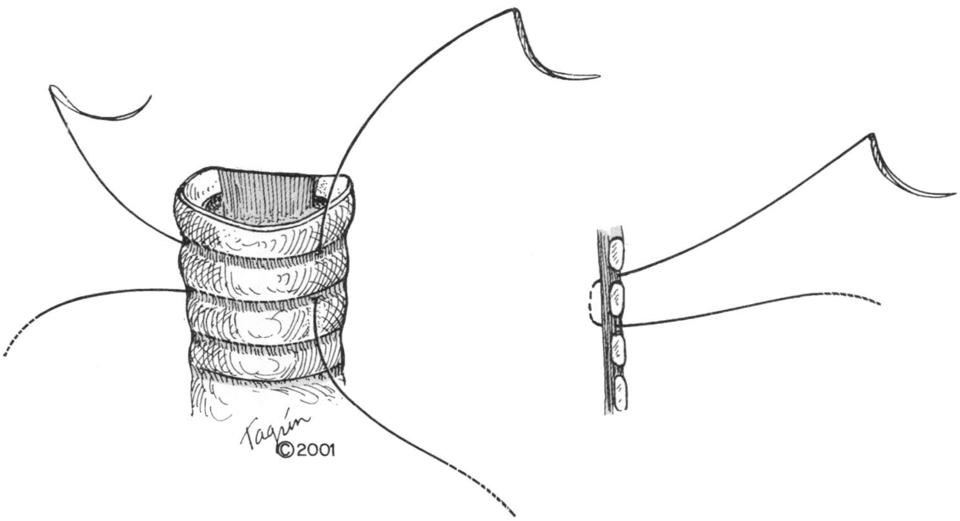

图 71–10　图中所示为侧中部 0-0 薇乔线置于末节，将远端和近端部分吻合在一起。肩部气囊放气，弯曲脖子，在施行吻合口缝合之前逐一打结。这样可缓解吻合口缝线的张力。（From Grillo HC. Surgery of the Trachea and Bronchi. United States, BC Decker, Inc; 2004.）

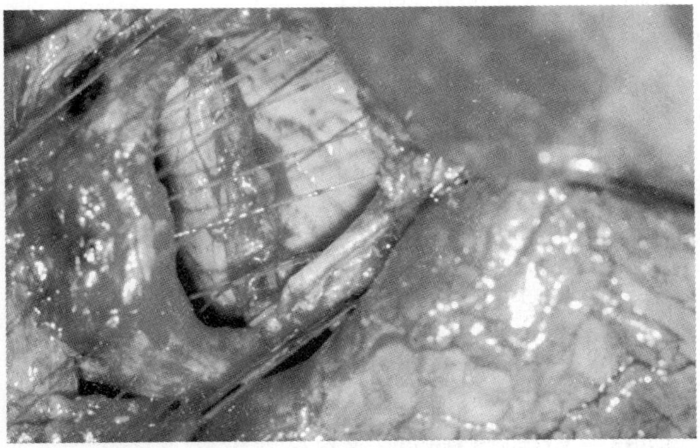

图 71-11 对于较简单的病例，可采用另一种吻合术。气管后半部吻合口缝线已放置于此处，在管腔内打结。前半部缝线也已放置好，将向下依次打结（见彩图）。

为 2.26）、术前需要气管造口术（OR 为 1.79 ）是吻合并发症的重要预测因子[5]。

早期吻合口完全裂开可能导致气道阻塞及死亡，这种紧急情况需要放置 T 形管[6]或行气管造口术。不完全裂开或部分分离在临床早期不容易发现，但其在愈合时形成环形瘢痕，可导致再狭窄。在极少数情况下，完全或不完全裂开能导致气管无名动脉瘘（tracheoinnominate-stula，TIF），甚至气管食管瘘。MGH 报道中 29 例吻合口完全裂开的患者中有 7 例死亡。其中 2 例死于 TIF。

3-5 级并发症

- **补救**

如果怀疑出现早期裂开，应迅速返回手术室，用支气管镜仔细检查患者。如疑为可纠正的技术失误（例如没有进行必要的松解术），采用保护性的 4 号气管造口导管在吻合口下放置 2 个环进行重新吻合，也可用 T 形管重新进行吻合。替代方案包括单独放置 T 形管[6]或单独行彻底的气管造口术。

TIF 患者是难度最大的手术急症。在这种情况下，必须插入带气囊的气管内插管保护气道，并把患者紧急送入手术室。通过正中胸骨切开术，必须在发生大出血或窒息之前分离无名动脉，切除受累组织，用周围肌肉覆盖残留的动脉末端。对于既往无严重脑血管疾病的患者，这不会导致卒中。但如术中可以迅速安排进行心电监护，随着血管的夹闭，患者情况明显改观，则可采用静脉移植物重建血流，随后再行前述的吻合术。

在吻合口缺血或部分吻合口裂开的愈合过程中，会出现晚期吻合口狭窄，其典型症状是上段气管狭窄：呼吸困难和喘鸣。MGH 小组报道了 75 例次切除失败后因气道狭窄而行二次手术的患者[7]。39% 的患者出现并发症，但 79% 的患者结果“良好”，另外 13.3% 的患者结果“令人满意”。只有 5.3% 的患者补救不成功，2.6% 的患者围术期死亡。除二次手术以外，也可放置 T 形管[6]或行气管造口术。

- **预防**

为了防止吻合术失败，有两个关键的技术问题必须加以正视：①尽量避免阻断吻合口周围组织的血运；②进行无张力吻合。

为了最大限度减少血流阻断，通过保护侧面组织附件的完整性来保持拟吻合气管节段的血液供应至关重要（图 71-12），因为侧面组织附件包含了主要的血液供应。环形分离吻合口附近的气管不应超过切缘 5mm，尽可能少移动切缘以避免组织损伤。因为吻合口缝线深约 3 ～ 4mm，所以分离 5mm 足以。

为了进行无张力吻合，TR 中所用松解方法包括：

1. 在隆突水平分离气管前间隙（如前所述）。
2. 舌骨上喉松解术（如前所述）。
3. 吻合口缝合前，用2-0号薇乔线行侧面加强缝合（如前所述）。
4. 在吻合口缝合前，撤出肩膀下放置的充气气囊，颈部取屈曲位（如前所述）。
5. 下颌缝合（后面介绍）。

几乎所有 TR 中都会用到第 1、3、4 和 5，SLR 仅用于切除范围较大时或上面提到端端吻合张力过大时。气道切缘必须可以轻松连接且无任何张力，这一点至关重要。如果达不到这两点，吻合口会愈合不良。

避免吻合口并发症的第三个要点是，千万不要对处于炎症急性阶段的气管施行手术。如果术前支气管镜检查发现呼吸道有水肿或红斑，最好推迟手术，直到炎症消退，即使这样需要临时置入 T 形管[6]，甚或行气管造口术。

最后，如果患者长期服用类固醇激素，术前应尽可能降低服用剂量，最好在术前 1 个月或更早时完全停药。尽管如前所述，在 MGH 多元统计分析中术前服用类固醇激素并非一显著预测因素[5]，但常识和经验决定了停用类固醇是明智之举。围术期服用维生素 A 有助于仍然应用类固醇激素的患者减轻类固醇对伤口愈合的影响。

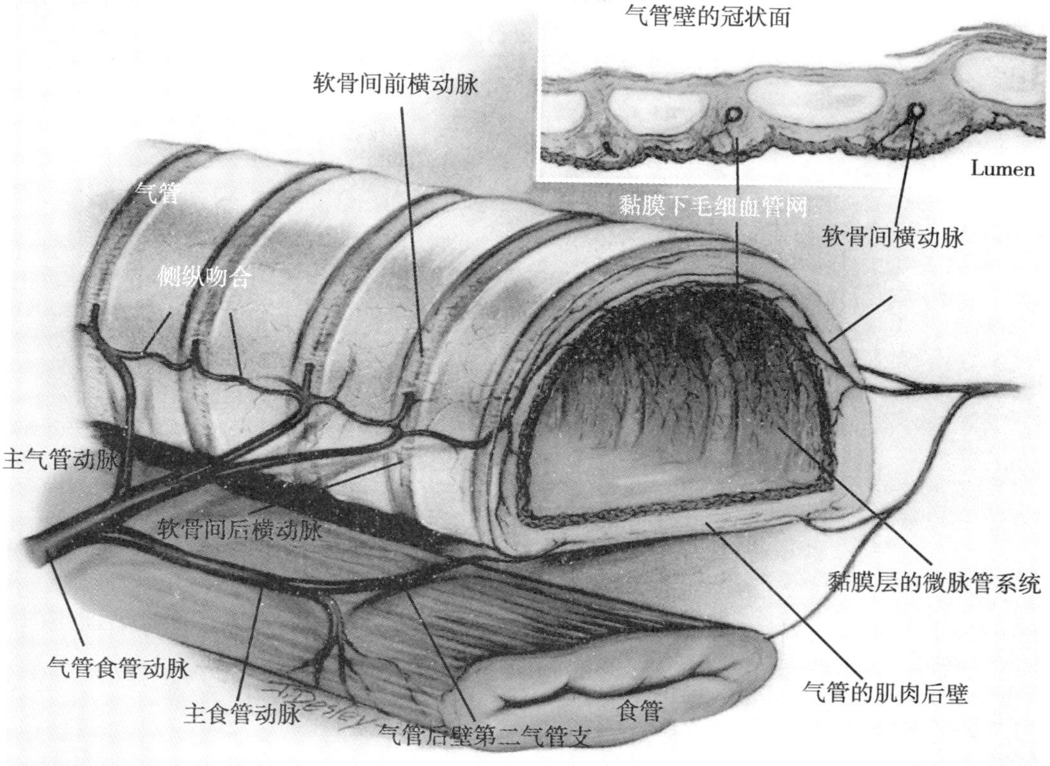

图 71–12 包含气管主要血供在内的侧面组织蒂图示，至少保留气管切缘 5mm 以上的组织。由于气管前面无血管，作为常规松解术的一部分，应尽可能钝性分离至纵隔。(From Salassa JR, Pearson BX, Payne WS. Gross and microscopical blood supply of the trachea. Ann Thorac Surg 1977;24,100–107.)

具体到 TIF，避免吻合口并发症的一个方法是一致保持直接在气管上进行无名动脉分离。这样使得在无名动脉周围会保留一些包埋软组织，通常能够防止随后的损伤。在某些情况下，即认为这样的软组织不存在时，就可以在无名动脉和吻合口之间置入肌皮瓣。

颏下缝合

一旦完成吻合术，关闭伤口，放置 Jackson-Pratt 引流管，在颏下皮肤与路易斯角皮肤之间用 2 号 Tevdek 或 polypropylene 线缝合（图 71–13）。值得注意的是，需要略微屈曲颈部。颏下皮肤缝合的目的是为了防止患者突然出现过度伸展而牵拉吻合口，而不是为了保持弯曲状态。

截瘫

- **后果**

几篇病例报道[8]描述了 TR 术后颈部严重弯曲导致的灾难性的脊髓梗死。我知道还有一例没有报道的截瘫病例。

4/5 级并发症

- **补救**

如果出现下肢无力，应立即剪断下颌缝线，使颈部恢复到中立位。升高血压增加脊髓灌注可能有所帮助。

- **预防**

颈部弯曲一般不应超过 45°。在极少情况下，需要屈曲 45°以上才能完成无张力吻合，此时应当仔细监测神经系统功能，一旦发现异常，立刻进行前述的补救措施。

拔管

TR 术后应尽可能在手术室内立刻拔管。通过拮抗麻醉中的肌松作用，于手术室拔管方便可行。有时医生担心吻合口，可通过在吻合口下放置细的 5 号无囊双环气管造口管来予以保护。在困难切除、高位喉气管切除或儿童气管切除（局部轻度水肿即可明显缩

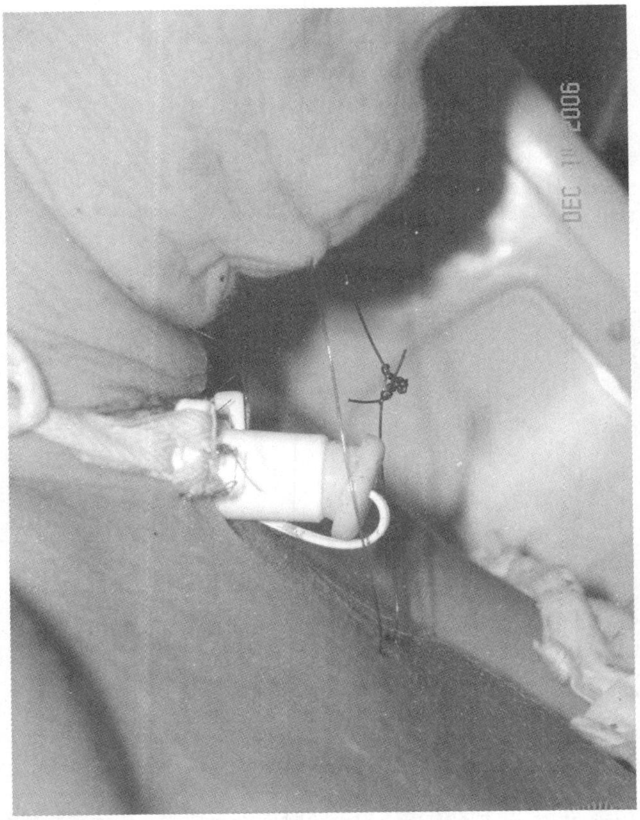

图 71-13 图中所示"颏下缝合"并非要最大限度地弯曲颈部，而是为了保持不超过 45 度的弯曲；更重要的是防止突然的伸展。请注意此患者进行声门下切除术时，作为预防措施在吻合口下方进行了小的气管造口术（见彩图）。

小管腔）后，也可于术后留管 2 ~ 3 天，同时给予快速减量的短疗程类固醇激素治疗，以减少术后水肿。

术后气道水肿

- **后果**

大多数 TR 患者术后在声门水平或吻合口处会有不同程度的气道水肿，但只在声门下区吻合或气道较细的儿童患者中才会成为问题。这些患者可能在术后 12 ~ 48 小时出现喘鸣，而在术后是不会即刻发生的。

1-3 级并发症

- **补救**

有症状的气道水肿通常可通过抬高头部、给予消旋肾上腺素喷雾、利尿剂以及 24 小时迅速减量的类固醇（如果早期没有使用）进行治疗。氦氧混合气也有助于治疗水肿，因为它能降低气道内气流阻力[9]。在极少数情况下，患者必须重回手术室，在吻合口下行气管造口术或应用无囊 ETT 管从上面重新插管。

- **预防**

24 小时迅速减量的类固醇治疗适用于声门下切除、儿童和由于插管或硬式支气管镜检查造成声带过度损伤的患者。所有 TR 患者均应在术后小量补液，并抬高头部。对于那些高危患者，也可考虑手术时行气管造口术或术后保留无囊 ETT 2 ~ 3 天。

小结

如果精心进行操作和术后处理，颈气管切除术的吻合口失败率已低至 2.2%，其他所有并发症发生率总共也不超过 5%。但当切除近端到达喉部时，并发症的发生率就升高了。

本章回顾了气管切除术后所有并发症（具有一定发病率）的处理和预防。

（王若天 译）

参考文献

1. Grillo HC, Zannini P, Michelassi F. Complications of tracheal reconstruction: incidence, treatment and prevention. J Thorac Cardiovasc Surg 1986;91:322–328.
2. Grillo HC, Donahue DM, Mathisen DJ, et al. Post intubation tracheal stenosis; treatment and results. J Thorac Cardiovasc Surg 1995;109:486–493.
3. Lanuti M, Mathisen DJ. Management of complications of tracheal surgery. Chest Surg Clin North Am 2003;13:385–397.
4. Grillo HC, Mathisen DJ. Primary tracheal tumors: treatment and results. Ann Thorac Surg 1990;49:69–77.
5. Wright CD, Grillo HC, Wain JC, et al. Anastomotic complications after tracheal resection: prognostic factors and management. J Thorac Cardiovasc Surg 2004;128:731–739.
6. Gaissert H, Grillo HC, Mathisen DJ, Wain JC. Temporary and permanent restoration of airway continuity with the tracheal T-tube. J Thorac Cardiovasc Surg 1994;107:600–606.
7. Donahue DM, Grillo HC, Wain JC, et al. Reoperative tracheal resection and reconstruction for unsuccessful repair of postintubation stenosis. J Thorac Cardiovasc Surg 1997;114:934–938.
8. Silver JR. Paraplegia as a result of tracheal resection in a 17-year-old male. Spinal Cord 2007;45:576–578.
9. Ho AM, Dion PW, Karmakar MK, et al. Use of heliox in critical upper airway obstruction: physical and physiologic considerations in choosing the optimal helium:oxygen mix. Resuscitation 2002;52:297–300.

第 XII 部分
创伤外科

Edward E. Cornwell III, MD

唯一真正的错误是我们不能从错误中学到任何东西。——John Powell

第 72 章
创伤评估的文献

David C. Chang, MD

引言

在某些外科领域，尽管常常出现选择偏差（通过挑选最“理想”的患者来证实新规程的可行性），但仍频繁有新的操作规程和指南在非随机病例分析的基础上涌现出来。这种偏差使得其结果很难在普遍的患者中得到推广。

相反的，在创伤外科临床指南的发展过程中，循证医学得出的结论正不断发挥着越来越多的作用。早期最突出的例子是在由脑创伤基金会和全美神经外科医师协会[1]合作制定的创伤指南中，循证医学发挥了重要的作用。指南围绕严重的创伤性脑外伤患者的 13 种特殊临床议题得到进一步发展。

在创伤外科注重循证医学重要性的同时，本章节强调指出在评估创伤评估文献时应避免的特定的易犯错误。结肠创伤处理的发展的案例可以很好地说明上述问题。

误区 1：基于Ⅲ类数据得出Ⅰ类建议

1943 年，美国外科医师协会提出的结肠外伤指南指出，针对二战期间北非战场士兵出现的结肠外伤，提倡受损结肠外置或近端造瘘而非一期修补或肠切除肠吻合[2]。通过回顾性分析发现南北战争时期结肠外伤的死亡率是 90%，一战和二战期间相应的死亡率是 60% 和 30%。而二战中死亡率的下降却仅仅归功于施行结肠造瘘，而忽视了补液复苏、输血技术、抗生素的应用以及伤员分类转运在其中发挥的作用。

- **结果**

在二战结束后的二十多年中，针对结肠外伤采取结肠造瘘的原则逐渐从军队推广到地方。这导致数以千计的患者接受了结肠造口术以及相关并发症导致的二期手术。在选择治疗方面，处理常规和思维定势仍发挥着巨大影响，直到 Stone 和 Fabian 在 1979 年[3]发表了关于轻症外伤患者行结肠造瘘和一期修补的预后比较的相关文章。

- **补救 / 预防**

随着循证医学的发展，可以避免很多错误假说的产生。原则上Ⅱ类（前瞻性非随机）和Ⅲ类（回顾性）数据只能用来提出新的问题而非解释现有问题。一旦开始对两种处理方法（结肠造口 / 转流术 VS 一期修补 / 吻合术）的可行性和并发症率进行评估，就应该采取前瞻性随机对照实验以得出最佳的临床指南。回顾二战中结肠外伤的死亡率之所以下降，可能过分强调了结肠造口术而贬低了一期修补的作用。

误区 2：不恰当地将回顾性资料和前瞻性资料进行比较

通过前瞻性的观察得出的并发症率（例如结肠修补术后腹腔脓肿形成）往往比通过表格或回顾性分析得出的数据要高。一项回顾性分析发现 1984 年某市创伤中心[4]的结肠外伤术后并发症率非常低。在对这项研究中 56 名患者进行为期 6 年的随访中发现，无一例出现腹腔脓肿。如此难以置信的结果让人不禁质疑这项研究的观察范围是否真正涵盖了那些病情严重并且出现并发症的患者。一项针对结肠外伤后一期修补患者的十年随访研究显示其感染并发症率接近 0[5, 6]。但是在相应的前瞻性研究中却很难见到如此理想的结果[7, 8]。

- **后果**

入组患者、非专业的实验者、不同的医院以及研究机构这些因素都可以导致对结肠外伤的处理出现 0 感染的诡异结果。

- **补救 / 预防**

与其他医学领域不同，许多外科医疗技术的进展都难以调控；因此，每一项治疗方面的进展都需要其自身的调整与完善。只有适当地调控临床研究数据并除外那些论据不足的结论才能避免被引入上述易犯错误。

误区 3：凭借Ⅱ类数据资料得出Ⅰ类治疗建议

当外科医生开始比较战争中结肠外伤和非战伤性结肠外伤时，战时结肠造瘘的处理常规开始受到挑战。1951 年的一项报道表明结肠外伤一期修补后死亡率为 9%[9]。

20 世纪 50 年代至 80 年代成才的美国外科医生具备辨别发现危重外伤及生理紊乱患者的临床能力。这些预后较差、并发症发生率高的患者普遍接受了结肠造瘘术。不出意料地，事实上每项回顾性或前瞻性非随机研究表明，结肠外伤一期修补后腹腔感染并发症的发生率略少于或与结肠造瘘术持平。这方面的争论在 1997 年的一篇题为《58 例结肠外伤后一期修补：是否同期造瘘？》[10]的文章中达到顶峰。

- **后果**

20 世纪 50 年代，外科医生基于从一战和二战中得出的Ⅲ类数据（例如回顾性的数据）就推崇结肠造瘘而诟病一期修补。随后到 20 世纪 80 年代，外科医生基于Ⅱ类的资料（前瞻性非随机实验）又开始排斥结肠造瘘但同时也忽视了其在危重患者处理中所发挥的重要作用。

- **补救 / 预防**

显而易见，结肠外伤穿孔的患者很容易发生感染性并发症。结肠造瘘术是否能真正降低患者的风险，这个问题只能通过前瞻性随机对照实验来解释。曾有文献[11-14]报道过四项此类实验。所有这些实验都表明一期修补与结肠造瘘的预后一致。

未来的方向

当前前瞻性随机实验面临的问题是是否有足够的危重病例说明在一般情况允许的前提下肠切除肠吻合是安全的，并能在每家医疗机构中得到推广。在早先提到的前瞻性随机实验中使用腹部穿透性外伤指数（Penetrating Abdominal Trauma Index，PATI）评价创伤严重程度，其中总共只有 37 例患者接受了肠切除肠吻合。因此这 37 名患者中到底有多少人存在并发症高风险并不清楚。虽然这 37 例患者中没有伤口裂开的病例，但是其中严重结肠创伤的病例并不多而且基于其他重大危险因素一些患者同期施行了结肠造瘘。东方创伤外科协会（EAST）推荐的指南提出对于合并有休克、潜在性疾病或严重的联合创伤[15]的结肠创伤的患者，保护性造瘘可以作为Ⅱ类处理推荐使用。

（赵　菁 译）

参考文献

1. Brain Trauma Foundation. The integration of brain-specific treatment to the initial resuscitation of the severe head injury patient. J Neurotrauma 1996;13:653–659.
2. Circular Letter No. 178. Washington, DC: Office of the Surgeon General of the United States. October 23, 1943.
3. Stone HH, Fabian TC. Management of perforating colon trauma: randomization between primary closure and exteriorization. Ann Surg 1979;190:430–435.
4. Adkins RB Jr, Zirkle PK, Waterhouse G. Penetrating colon trauma. J Trauma 1984;24:491–499.
5. Nallathambi MN, Ivatury RR, Shah PM, et al. Aggressive definitive management of penetrating colon injuries: 136 cases with 3.7 per cent mortality. J Trauma 1984;24:500–505.

6. Levison MA, Thomas DD, Wiencek RG, Wilson RF. Management of the injured colon: evolving practice at an urban trauma center. J Trauma 1990;30:247–251; discussion 251–253.
7. George SM Jr, Fabian TC, Voeller GR, et al. Primary repair of colon wounds. A prospective trial in nonselected patients. Ann Surg 1989;209:728–733; discussion 733–734.
8. Demetriades D, Charalambides D, Pantanowitz D. Gunshot wounds of the colon: role of primary repair. Ann R Coll Surg Engl 1992;74:381–384.
9. Woodhall JP, Ochsner A. The management of perforating injuries of the colon and rectum in civilian practice. Surgery 1951;29:305–320.
10. Jacobson LE, Gomez GA, Broadie TA. Primary repair of 58 consecutive penetrating injuries of the colon: should colostomy be abandoned? Am Surg 1997;63:170–177.
11. Chappuis CW, Frey DJ, Dietzen CD, et al. Management of penetrating colon injuries: a prospective randomized trial. Ann Surg 1991;213:492–498.
12. Falcone RE, Wanamaker SR, Santanello SA, Carey LC. Colorectal trauma: primary repair or anastomosis with intracolonic bypass vs ostomy. Dis Colon Rectum 1992;35:957–963.
13. Sasaki LS, Allaben RD, Golwala R, Mittal VK. Primary repair of colon injuries: a prospective randomized study. J Trauma 1995;39:895–901.
14. Gonzalez RP, Merlotti GJ, Holevar MR. Colostomy in penetrating colon injuries: is it necessary? J Trauma 1996;41:271–275.
15. Eastern Association for the Surgery of Trauma. Trauma practice guidelines. 1998. Accessed at www.east.org

第 73 章

创伤患者的评估与早期复苏

Elliott R. Haut, MD

引言

虽然不是所有的外伤患者都需要手术处理，但对于他们而言尽早的评估与复苏还是必须的。然而，外伤还是应该被视为一种外科疾病来处理。重大外伤后的早期干预可以明显改善患者的死亡率、并发症率以及致残率。专业医疗机构[1-3]中的患者将得到更多的医疗资源、专业设备以及护理[4-6]从而获得更好的预后。

全美创伤外科医师协会提出的创伤后高级生命支持（Advanced Trauma Life Support，ATLS）已经成为创伤处理方面的“金标准”，其中着重强调了创伤早期复苏的重要性[7]。本章节旨在 ATLS 的框架内指出在创伤患者评估和复苏方面潜在的某些易犯错误。

早期观察

当患者到达创伤中心后，立即开始早期的评估，其中包括**气道**（相应地注意保护颈椎）、**呼吸**和通气、**循环**与控制出血、**瘫痪**（神经系统状况）以及适当的**暴露 / 环境控制**。上述 **ABCDE**（airway，breathing，circulation，disability，exposure/environmental）步骤已成为 ATLS 中的基本早期处理原则。上述步骤中的严重失误都将迅速导致患者死亡。

在理想状态下应在系统处理外伤的同时格外重视 **ABCDE**，从而首先处理那些最危及生命的问题。不要被严重外伤本身所吸引，虽然外伤本身往往看上去很可怕，但他们很少会立即危及到生命。一旦早期观察中发现了重大问题，就应该及时处理以免其继续进展。

气道

在创伤评估中的第一步就是对气道的处理。当处理中出现不确定因素时，最安全的选择就是气管插管从而完全保障患者气道通畅。

气道阻塞

- **后果**

  创伤复苏中气道阻塞会迅速导致呼吸循环停止进而死亡。

  5 级并发症

- **补救**

  一旦发现气道有问题，必须在复苏呼吸和循环前纠正其问题。在创伤评估的任何阶段一旦有建立通气道的必要，都应该进行气道评估并考虑放置气管插管。

- **预防**

  必须考虑所有可能出现的变化。不要强求一次气管插管就获得成功。一旦气管插管不能迅速建立，应立即尝试其他气道保障措施（如纤维支气管镜、喉罩等）。对于每个创伤患者，最后的选择就是行环甲膜切开术建立外科通气道（图 73-1）。有些时候在急诊手术过程中也可以直接通过气管造口建立通气道，但其危险性在于环甲膜是气道最为表浅的穿刺点而且气管可能迅速下降入纵隔。

允许偶发的低氧血症

- **后果**

  即便是短暂的低氧血症都会加重脑外伤（traumatic brain injury，TBI）的预后。

  4/5 级并发症

- **补救**

  一旦发现低氧血症，就应立即尝试建立有效通气道。给予高流量氧气。如果气管插管失败，应该迅速建立外科气道（环甲膜切开术）。

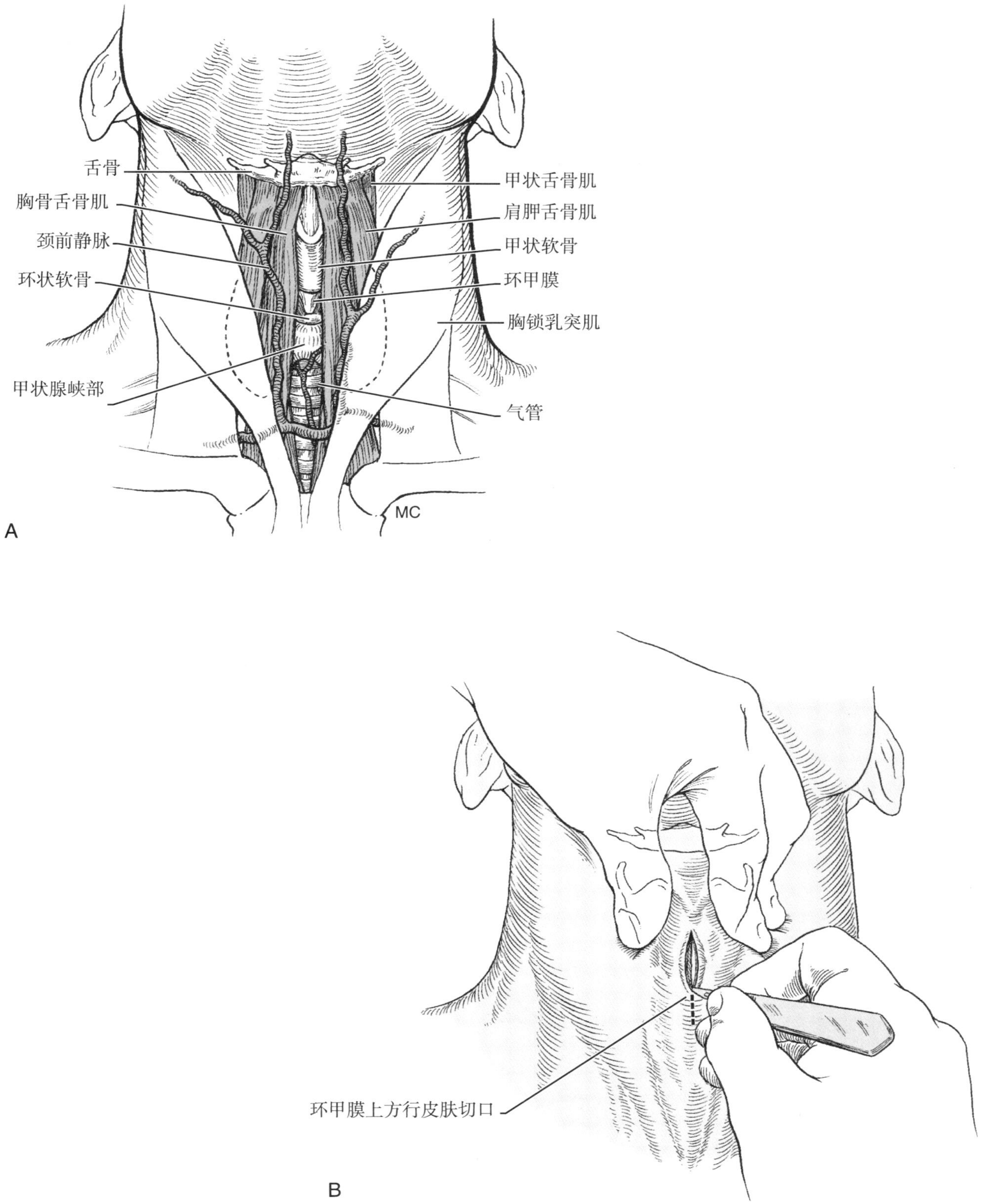

图 73–1 环甲膜切开术。**A**，环甲膜位于上方的甲状软骨和下方的环状软骨环之间。**B**，术者一手操作时另一手固定甲状软骨。行纵行切口避免颈前静脉出血。

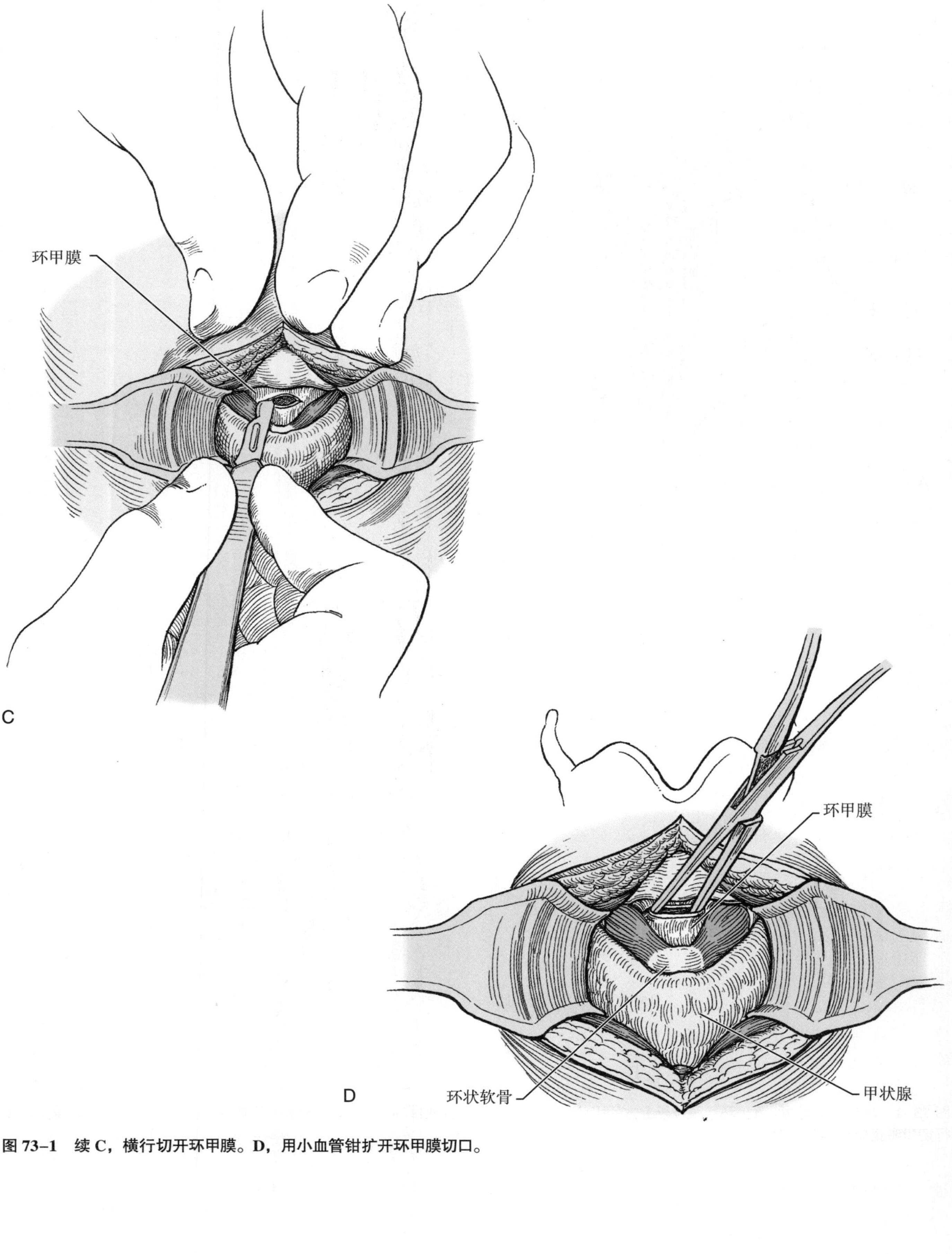

图 73–1　续 C，横行切开环甲膜。D，用小血管钳扩开环甲膜切口。

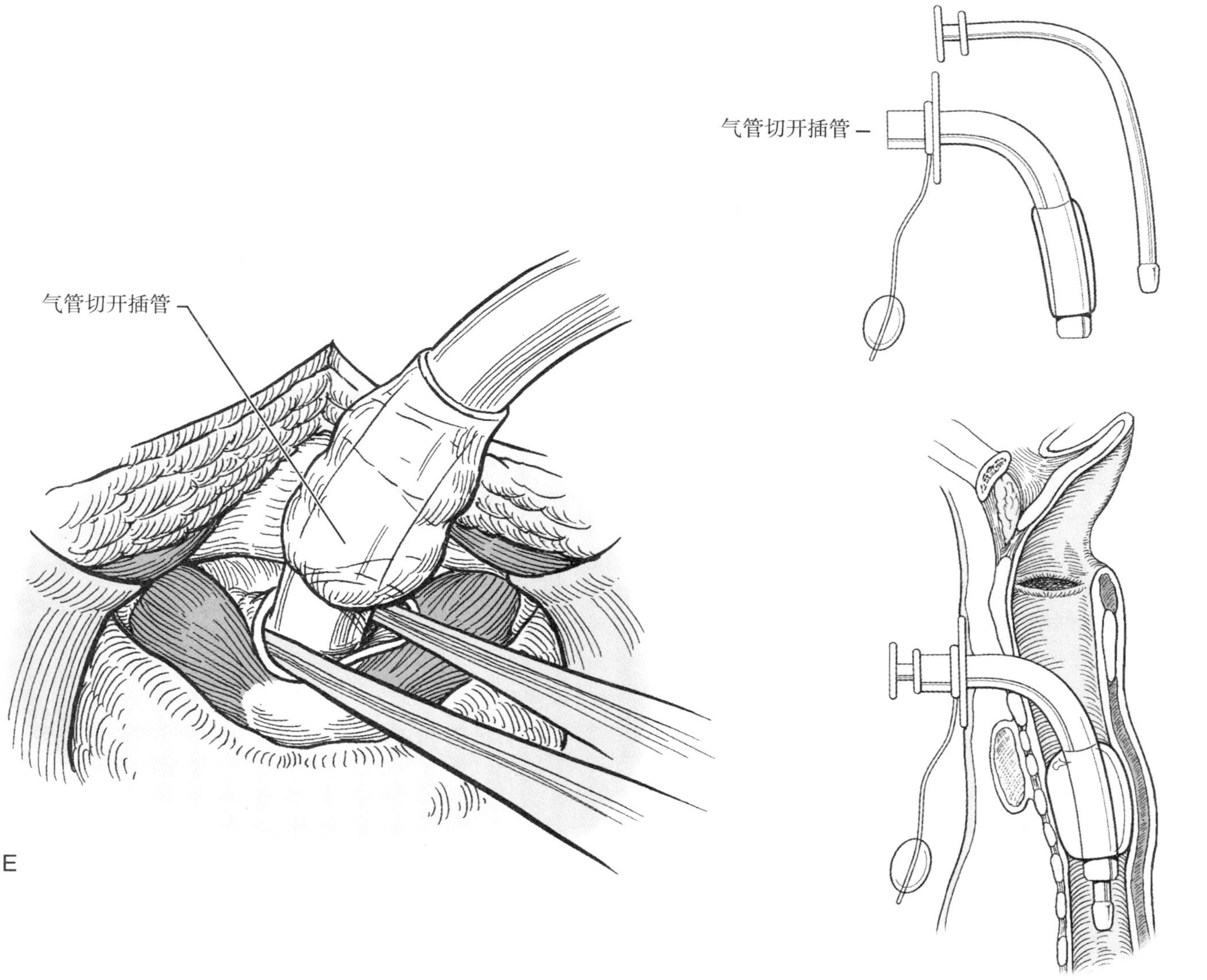

图 73–1 续 E，将导管放入气管造口并使套囊充气。

• 预防

有效通气道建立的延误会明显影响脑外伤患者的预后。这也是为什么气道处理是外伤评估中的关键的第一步。

亚稳定通气道向不稳定通气道的转变

• 后果

亚稳定通气道转变为不稳定气道将迅速使患者情况恶化。气道丧失导致患者死亡是谁都不愿见到的情况。

5 级并发症

• 补救

通常这类失误导致紧急施行环甲膜切开术而非有序常规的气道处理。

• 预防

在给瘫痪或昏迷患者插管之前，应充分考虑到这类患者可能出现亚稳定气道的情况。有自主呼吸氧合良好的患者一旦发生麻痹将丧失自主呼吸且插管困难。这类患者应保持坐位以利于清除气道出血及分泌物，避免平卧位发生误吸。

脊柱操作加重神经损伤

• 后果

颈椎制动不足会加重神经系统损伤从而导致长期持续的严重后果。脊柱损伤的患者可能没有神经系统损伤或仅有轻度脊髓受损。难以置信的是，这种患者可能因不当的脊柱固定而加重其神经系统损伤。

4/5 级并发症

- **预防**

  在气道处理过程中应强调颈椎固定，确保头部保持自然的体位。在不稳定颈椎外伤的患者其颈部过伸位将明显加重其神经系统损伤的预后。即便是很小的颈部处理不当都可能导致患者长期的肢体瘫痪。

呼吸

在创伤复苏中的下一步评估内容就是呼吸和通气。通常很难将呼吸问题与气道问题完全分离开来。这种情况下如果有效气道已经建立而患者情况没有得到改善，那么很可能存在肺部及呼吸系统问题。体格检查将是明确诊断的第一步。

查体中遗漏张力性气胸

- **后果**

  查体过程中遗漏张力性气胸或等待胸片确诊都会延误治疗，延长低血压、休克、低灌注、缺血性脑病的时间而导致死亡。

  5 级并发症

- **补救**

  立即进行胸腔减压（用穿刺针）随后行管状胸廓造口术。

- **预防**

  对于呼吸困难或休克患者，在影像学检查之前如出现一侧呼吸音降低应立即放置胸管。这类病例迅速处理张力性气胸往往可以挽救其生命。通过体格检查就可以明确张力性气胸的诊断，而影像学检查并非必须。对于呼吸音降低和低血压患者，查体发现气管移位(偏离张力性气胸一侧)更有助于确定诊断。

放置不必要的胸管

- **后果**

  管状胸廓造口术并不是一项最佳的处理。它可能导致胸腹腔内的损伤及潜在的感染。恰当地进行管状胸廓造口术是必须的;但是,如果患者并不需要胸管,那么我们就不应放置胸管。

  2 级并发症

- **预防**

  对于那些血流动力学稳定、一般状况尚好、呼吸平稳的患者（如没有低氧血症、呼吸短促及动用辅助呼吸肌）应该在治疗前行胸片检查以了解有无血/气胸情况。医疗工作者必须明白如何从听诊器的听诊中获得最好的信息。通常当出现胸廓外伤时，我们希望（也相信能够找到）听到降低的呼吸音。对于查体没有阳性发现的患者，早期的胸片检查有时可以使患者免受不必要的放置胸管之苦。然而对于那些呼吸窘迫或者张力性气胸的不稳定患者，并不推荐等待做胸片进而延误治疗时机。

正压通气后单纯性气胸转变为张力性气胸

- **后果**

  外伤患者可能出现很小量的气胸，有时甚至小到连胸片和 CT 都无法发现。这种程度的气胸往往不会造成不良后果，而且可以自愈。但是如果肺表面的脏胸膜出现破损，在正压通气的情况下单纯性气胸会转变为张力性气胸。

  5 级并发症

- **补救**

  立即进行胸腔减压（用穿刺针）随后行管状胸廓造口术。

- **预防**

  气管插管和正压通气会使气胸加重并迅速出现通气障碍。对于已知气胸的患者，应考虑气管插管后放置胸管引流而非等待胸片确诊。

主支气管插管导致不必要的胸管放置

- **后果**

  成功施行气管插管是保障气道的合理措施。主支气管插管是气管插管时一种普遍的小并发症。它本身不引起什么严重问题。然而如果没有正确认识它，可能会让医生在明确诊断之前走一些弯路（因为出现呼吸音减低或消失而假定有血/气胸从而行管状胸廓造口术）。

  2 级并发症

- **补救**

  将气管插管拉出至合适的位置并行胸片或纤维支气管镜检查以确诊。

- **预防**

  主支气管插管（主要出现于右主支气管）可以使对侧呼吸音减低或消失。应该始终考虑到这种情况出现的可能而不是认为对侧肺真的有病变（如血/气胸）。早期胸片求证气管插管的位置或者将气管插管稍稍退出少许，有时可以避免不必要的管状胸廓造口术。

空气栓塞

- **后果**

气管插管和正压通气可能导致空气栓塞。穿透性外伤后低血容量的患者由于肺部小气道和肺静脉相通而导致其风险更高。当支气管树处在正压通气时，空气可以进入这些异常的通路并最终进入左心。而后空气可能进入脑循环引起脑梗死或者进入冠状动脉引起心肌梗死。

4/5 级并发症

- **补救**

早期治疗应包括增加吸入氧浓度（FIO_2）。高压氧治疗可能发挥一定的作用，但尚没有大型研究证实其优点。

- **预防**

空气栓塞很难预防。关键在于外科处理肺穿透伤前尽量减少正压通气时间。迅速的补液可以确保静脉系统充盈，同时预防空气栓塞。

循环

不可控的外出血

- **后果**

持续的外出血可以迅速导致休克、严重贫血和死亡。

5 级并发症

- **补救**

必须在复苏早期控制外出血。

- **预防**

外出血可以通过直接按压得到良好的控制。通常在创伤治疗中心可以见到那些头部外伤而缠着厚厚的血纱布的患者。当医生除去这些敷料时可以见到长 2cm 左右的伤口，直接以手指压迫伤口可以完全止血并且避免给这种患者输血。

盲目钳夹加重血管损伤

- **后果**

伤口出血时盲目钳夹组织可能潜在地增加小动 / 静脉损伤的几率。这可能明显改变外科处理的必要性。原本只需一两针的缝合可能变为复杂的血管修复。

3/4 级并发症

- **补救**

外科修复是处理大血管损伤的唯一方法。这类复杂的损伤需要移植血管或者放置人工假体血管才能保证创伤远端肢体的血供。

- **预防**

肢端的外出血往往可以通过直接压迫伤口得到良好控制。为避免大血管损伤应杜绝盲目钳夹组织。不准确的钳夹组织可以将浅表小动脉损伤转变为需要复杂大手术的动脉重建。尽管在使用上仍存在争议，在单纯压迫止血无效时仍应考虑使用止血带[8]。在高于伤口的位置放置测血压布袖袋并，充气将压力打至高于动脉血压的程度可以在施行 ABCDE 复苏前实现姑息治疗和暂时控制外出血。在实施控制出血的确定计划（外科探查）时，快速地进行早期和后续的病情观察。

单凭正常的心率和血压臆断患者不存在休克

- **后果**

出现这种错判将最终延误患者休克的诊断。这将导致患者病情继续恶化。创伤后出血是死亡的重要原因之一。在某地区大型创伤医疗中心进行的一项包括 2594 例死亡病例的回顾性研究中，由于对出血处理延误而导致的死亡所占的比例最大[9]。

5 级并发症

- **补救**

一旦休克诊断成立，必须立即明确出血部位。在评估病情的同时必须充分持续补液复苏。

- **预防**

即便对于血流动力学稳定的患者，早期考虑如何控制内出血仍然非常重要。对于某些特殊患者在这方面处理上仍然存在误区。对于年轻人、运动员或者使用 ß 受体阻滞剂的患者，即使发生了明显的出血其心率仍可能是正常的（或者是偏慢的）。Ⅱ度出血性休克的患者（失血量达血容量 15% ～ 30% 或出血 750 ～ 1500ml）仍可能通过心率加快、血管收缩实现代偿从而保持“正常的”生命体征。唯一的查体结果可能仅仅是脉压下降。以基础血压 120/80mmHg、脉搏 60 次 / 分为例，其创伤后生命体征（血压 110/90mmHg、脉搏 90 次 / 分）仍在正常范围内但相应地会有 50% 患者出现脉压下降及心率增快。

老年人在重大创伤后出现出血和休克时同样有可能没有典型的症状和体征（比如心动过速和低血压）。与年轻患者不同，这些患者可能没有生理代偿。由于治疗的延迟可能严重影响老年患者的康复，因此必须对高龄患者格外重视并及早作出诊断和治疗。对于70岁以上的患者，良好的团队协作和早期干预监护将有效地改善其预后[10, 11]。

穿透性外伤后凭血流动力学“稳定”除外明显的出血

- **后果**

腹膜炎确诊后如延误手术探查将导致长时间的内出血和腹腔污染。这将导致更高的腹腔感染率、死亡率以及不得不施行更复杂的手术。

3-5级并发症

- **补救**

一旦出现出血（血色素、血细胞比容或血压下降）征象或腹膜炎就应该早期手术探查。

- **预防**

在多年来对于穿透性外伤的处理中，并非所有刀扎伤或枪伤的患者都需要开腹探查。如果患者生命体征及腹部体征尚好可以暂行保守治疗，但作为创伤外科医生应在临床表现变化时立即做好手术准备。

即便是那些初期状态良好的患者，仍可能病情严重。一项近期的回顾研究显示，139名血流动力学稳定的腹部穿透伤患者，当他们出现腹膜炎时仍需开腹探查。在这项由洛杉矶一家创伤中心报道的外伤病例中有11%的患者有大血管损伤，25%术中出现低血压，39%需要输血。半数患者需要重症监护，25%的患者出现至少一种并发症并有3例死亡（包括2例出血）[12]。无论生命体征是否平稳，腹膜炎都应该紧急手术处理。

致残

Glasgow昏迷评分小于等于8分的患者未予以气管插管

- **后果**

对于Glasgow昏迷评分（Glascow Coma Score，GCS）小于等于8分的患者插管失败将导致低氧血症、二次脑损伤并影响TBI后功能恢复及预后[13]。

4级并发症

对于无法自主呼吸的患者，延迟插管同样可能导致其误吸。

3级并发症

- **补救**

GCS小于等于8分时尽快插管。

- **预防**

作为一种标准而且可信的评分系统，头外伤后甚至可以通过GCS判断预后（表73-1）。即便是没有头部创伤的外伤患者也应该行GCS评分。一旦GCS小于等于8分就应立即插管以免患者无法自主控制或保护气道。

表73-1 Glasgow昏迷评分

活动能力	语言表达	睁眼
6 能按指令活动肢体	5 可以表达意向	4 自主睁眼
5 疼痛刺激后定向活动	4 言语含混	3 按指令睁眼
4 疼痛刺激后收缩肢体	3 言不达意	2 疼痛刺激后睁眼
3 疼痛刺激后肢体弯曲（去皮质状态）	2 无意义发声	1 不睁眼
2 疼痛刺激后肢体伸直（去脑强直）	2 无发声	
1 无活动		

低血压

- **后果**

即便是短暂的低血压都会影响TBI患者的功能恢复[13]。

4级并发症

- **补救**

对TBI患者的处理中应积极处理低血压。在处理常规中应包括充分补液或输血并使用血管活性药物。

- **预防**

TBI的患者依然承受了重大创伤，此时最重要的就是避免二次脑损伤。低血压往往是造成二次脑损伤的原因并应尽量避免[13]。

药物中毒导致的精神改变

- **后果**

TBI诊断的延误可以导致永久的神经系统残疾甚至死亡。

4/5级并发症

- **补救**

必须及早除外器质性或生理性的脑损伤。

- **预防**

由于患者往往情绪激动或不是很清醒所以通常很难判断哪些患者有TBI。对于急性精神状态改变的患者往往存在很多需要鉴别的可能。患者可能因酒精和（或）其他药物中毒而出现精神状态改变。在考虑患者出现头外伤、药物或酒精中毒的同时应该考虑到诸如低血糖、低氧血症、高碳酸血症以及休克导致的低血压等其他原因。对于那些易激惹的患者上述病因都应该充分考虑并一一除外，然后才能考虑用中毒解释其行为改变。

遗漏微小的脊髓损伤

- **后果**

通过神经功能缺失早期确定脊髓损伤的诊断可以最大程度地改善患者的预后并保护其残余神经功能。

4 级并发症

- **补救**

当脊髓损伤的症状出现后，相应的神经外科检查和处理将最大限度地改善预后。

- **预防**

对于伤残的评估必须包括对上下肢的全面检查以避免漏诊临床中的脊髓损伤。参考 GCS 对肢体活动进行评分，尤其应注意其肢体是否能按照指令活动。一个脊髓损伤并且远端肢体瘫痪的患者，同样可能在 GCS 评分中达到 15。只要患者能够按照指令活动，譬如按指令动眼，都可能表现为 GCS 评分正常。不要仅仅检查下肢的活动状况，更不能因为其下肢活动完好就除外脊髓损伤的可能。这种推断是不可靠的。颈髓硬化的患者可以出现脊髓中央核综合征仅表现为上肢症状而下肢正常。大多数情况下神经系统的反复评估是早期确定功能损伤的关键。

暴露 / 环境

低体温

- **后果**

低体温可以产生很多不良影响，诸如意识混乱、精神状态改变、电解质紊乱、心律失常甚至死亡。

4/5 级并发症

- **补救**

一旦低体温出现就应立即为患者升温保暖。

- **预防**

要根据患者的具体状态进行暴露和环境评估。在医院的环境中（例如急诊手术室）患者应该脱去所有的衣服，对所有的伤口进行评估，同时进行查体。当然，任何诊疗都应避免使患者出现低体温进而影响其多系统功能。应在处理的同时使用温毯、暖灯及输液加温的措施。即使患者在“并不寒冷的”房间仍可能出现低体温。即使在阳光充沛 26℃ 的温暖环境下，外伤患者仍可能丧失自我体温调节功能而出现严重的低体温。

早期干预

静脉通路

静脉通路不足

- **后果**

对于严重外伤的患者，如果静脉导管规格不当将明显影响复苏效果。如不能及时纠正将导致持续性休克、多器官功能衰竭甚至死亡。

4/5 级并发症

- **补救**

至少开放两条大管径静脉通路。最好选择短粗的导管。

- **预防**

对于早期复苏最重要的辅助措施是开放静脉充分补液和给药。理想状态下应在入院前就经前臂或肘窝处开放静脉通路。如果患者外周静脉开放困难应选择中心静脉通路。大口径长度短的导管可以确保良好的输液速度实现快速补液。这种情况下尽量避免使用小口径长导管(例如三通管)以防影响输液速度。

中心静脉通路可以选择颈内静脉、锁骨下静脉或股静脉。应根据患者伤情进行选择。通常外伤患者会佩戴颈托保护，从而无法选择颈内静脉置管。在同时处理患者心肺和呼吸道时股静脉是最佳选择。但是股静脉置管也有其明显不足。仅仅依靠解剖标志行股静脉置管有一定难度，而且其造成深静脉血栓的几率更高，下肢和骨盆外伤的患者股静脉置管是禁忌。锁骨下静脉解剖位置最恒定，但存在造成血 / 气胸的风险。

中心静脉通路的并发症

这部分放在第 I 部分第七章“腹腔镜外科”中讨论。

建立静脉通路失败

- **后果**

静脉通路开放失败将明显增加死亡率和并发症率。远期持续复苏都需要静脉通路以保障液体、血制品以及药物的供给。

4/5 级并发症

- **补救**

  放置骨内针（甚至对于成人）也可以作为补液、输血和给药的途径。有时也可以考虑气管内或肌肉途径。

- **预防**

  对于个别困难的病例可以考虑某些潜在的静脉通路。对于6岁以下的患者可以通过放置骨内针（例如胫骨前）来作为静脉通路的替代选择。最近骨内针也同样应用于更大的儿童甚至成人[14]。静脉切开不失为另一种选择，但其同时也越来越被经皮穿刺所代替。某些药物可以通过气管内的途径给药（如果患者有气管内插管的话）。这些药物可以简记为NAVEL（纳洛酮、阿托品、血管加压素、肾上腺素、利多卡因）。对于易激惹而无法建立静脉通路的患者可以考虑肌肉内给药途径。可以通过肌注氯胺酮和琥珀酰胆碱使患者镇静从而为置管提供机会。

对腹部大血管创伤的患者通过股静脉插管进行复苏

- **后果**

  对于腹腔内大血管（腔静脉、髂静脉、肝静脉）出血的患者，经股静脉插管给予液体、全血或血制品不能起到任何复苏作用。这将导致持续休克、出血甚至死亡。

  5级并发症

- **补救**

  应该在上肢静脉或者膈肌以上的中心静脉建立静脉通路（颈内静脉或者锁骨下静脉）。

- **预防**

  某些情况下，膈肌以上的静脉通路比膈肌以下的更加重要。股静脉置管的易犯错误正是来源于复苏液体（或血液）可以通过股静脉回流至心和整个体循环的错误认识。这种理念在遇到髂静脉、下腔静脉或者肝静脉损伤的病例时是不正确的。经股静脉输注的大量液体和血液并没有保存在血管内而是从上述血管的损伤处流出从而根本起不到稳定血流动力学的目的。

胃肠和泌尿系统减压

早期评估和复苏过程中的胃肠减压和泌尿系统减压可以发挥非常重要的作用。尽管在很多医疗机构中直到后续观察后才施行减压，ATLS建议在早期观察中就应该采取这些减压措施[7]。

胃管放置位置错误

- **后果**

  对于胃肠减压来说留置胃管非常必要但同样存在风险。最严重的并发症往往发生于那些颅底筛板骨折的患者。胃管很容易经过鼻孔直接进入颅内。

  4/5级并发症

- **预防**

  对于确诊（或者疑似）颅底骨折的患者，经鼻放置胃肠减压和气管导管都是禁忌的。已有气管插管的患者，可以经口放置胃管。

轻度尿道裂伤发展为完全性横断

- **后果**

  对于观察尿量（补液是否充分的标志）和血尿（肉眼和镜下）来说，放置弗雷尿管非常重要。但是放置尿管同样有损伤尿道的风险。对于有不完全尿道损伤的患者，应禁忌盲视下置管。这种盲目的操作可能将一个轻度的尿道裂伤变成完全的尿道横断。

  2/3级并发症

- **补救**

  这种情况下请泌尿专科会诊是非常有帮助的。为保证尿路的修复通常需要膀胱造瘘置管，膀胱镜下放置弗雷尿管或者直接手术修复裂伤的尿道。

- **预防**

  放置尿管有潜在的风险性，尤其是对于那些复杂骨盆骨折和尿道损伤的患者。这种损伤多见于男性。在女性中少见但并非没有[15]。在放置弗雷尿管前应尽量通过查体除外尿道损伤。尿道口滴血、会阴瘀斑、阴囊血肿、高位或无法触及的前列腺、肉眼血尿或复杂骨盆骨折都强烈提示尿道损伤的可能。在这些病例中可以在放置尿管前行逆行尿道造影以除外尿道损伤。省略这些重要步骤可能导致将轻度的尿道裂伤变成完全的尿道横断。

对转运患者的判断

延迟转运

- **后果**

  患者转运的延误可能影响最终的死亡率和并发症率。

  1–5级并发症

- **补救**

  在患者早期情况稳定后应尽快安排转运。

- **预防**

  当患者需要更高级别护理和治疗时往往需要实施转运。在复苏治疗的同时就应该考虑患者的转运问题。通常在转运前应采取基本处理（例如插管、胸腔闭式引流、开放静脉）以保证患者病情稳定和转运安全。即使有个别的创伤外科医生于此工作并能胜任患者的治疗，但是小的无创伤病人的医院可能缺乏处置患者所需的必要设备（如手术室、放射科、重症监护室、血库）。

后续观察

遗漏创伤

- **后果**

  1–5 级并发症

- **补救**

  发现任何创伤都应及时处理。

- **预防**

  二期观察紧随早期观察之后，并与复苏密切相关。二期观察包括整体的系统的从头到脚的查体。对每一个患者的查体都应遵循相同的顺序，无论多小的创伤都应避免遗漏。腹部查体结果能指导进一步的检查和治疗。某些体征是创伤的典型表现，一旦出现即可确诊。“束带征”是指肩带或背带束在身体上所造成的青紫区域。如果在患者颈部发现这种表现，就应考虑颈部血管钝器伤（blunt cerebrovascular injury，BCVI）和颈髓损伤的可能。如果束带征出现在躯干则应考虑胸骨骨折、空腔脏器损伤和腰椎骨折（机会性骨折）等。如果见到自行车把造成的典型环形瘀斑，就应立刻考虑空腔脏器和实质性脏器的损伤。

枪伤患者的误判

- **后果**

  枪伤患者的误判可能导致遗漏创伤、延误诊断。某些并发症可能不明显，但也可能出现严重并发症。诊断延误可能导致延长住院日或者加重临床预后。根据创伤的不同可能出现器官衰竭、截肢甚至死亡等。应尽力做出正确判断避免误诊导致的不必要的手术或操作。

  1–5 级并发症

- **补救**

  通过仔细的评估和判断可以避免上述失误（明确弹道的数量和子弹的数量）。一旦发现新的创伤就应立即评估并处理。

- **预防**

  对于枪伤的患者，必须明确枪伤创口的数量和患者体内子弹的数量。两者总和应该相等。每颗子弹要么贯穿身体冲出体外要么残留于体内。对于前一种情况如果创口数是奇数则说明可能是医生数错了，必须立即更正。如果查体不仔细就可能遗漏那些位于发线、腋窝、软组织皱褶处、口腔、直肠或阴道的创口。如果体内的子弹没有停留在胸部和骨盆，或者摄片条件不佳，或者患者肥胖而子弹所在的软组织又没能被 X 线拍到，那么这些子弹都可能在 X 线片上遗漏。CT 在寻找残留子弹方面可以发挥很大的作用。你可能因患者体内过去的残弹而数错数目。询问患者以前是否有过枪伤，然后从子弹数目中减去残弹数目。

特殊创伤的处理

骨盆外伤

尽管 ATLS 中提倡所有创伤患者都应拍摄骨盆 X 线平片[7]，但实际情况并非如此。和 CT 相比，X 线对于骨盆骨折的敏感性有限（在成人为 68% 而儿童只有 54%）。血流动力学稳定的患者可以在早期复苏的同时行腹腔骨盆 CT 而不必再行 X 线检查。而只有那些血流动力学不稳定的患者、有明显的物理查体发现的患者、无法忍受迅速的腹腔骨盆 CT 扫描的患者才能从早期的骨盆 X 线检查中得到帮助[16]。

持续性骨盆出血

- **后果**

  骨盆内的持续出血同样可以造成所有出血所能造成的并发症（贫血、死亡）。通常可能引起不必要的输血、低血压和低灌注造成的持续休克，以及为寻找出血点而采取更多检查。

  2–5 级并发症

- **补救**

  一旦出现骨盆不稳定骨折且有高出血风险的，应及时使用骨盆绷带或外固定器。

- **预防**

  由于骨盆出血是钝器伤后休克的常见原因[17]，因此在早期复苏中对其判断显得尤为重要。首先可以横向推压骨盆以寻找不稳定骨盆骨折。如果骨盆可以压缩就应停止继续检查。尽管这可能是难得的教学病例，但实际操作中应避免学生或低年资医师反复推挤骨盆。因为每次查体操作都可能加重骨盆骨折处动脉或静脉血管出血使病情恶化。应该通过骨盆包扎带固定，绑紧骨盆结构以控制出血。通过使用床单仅仅包裹或用商用器械（如 PelvicBinder）对骨盆进行外部捆扎，以实现骨盆的固定。（图 73–2）

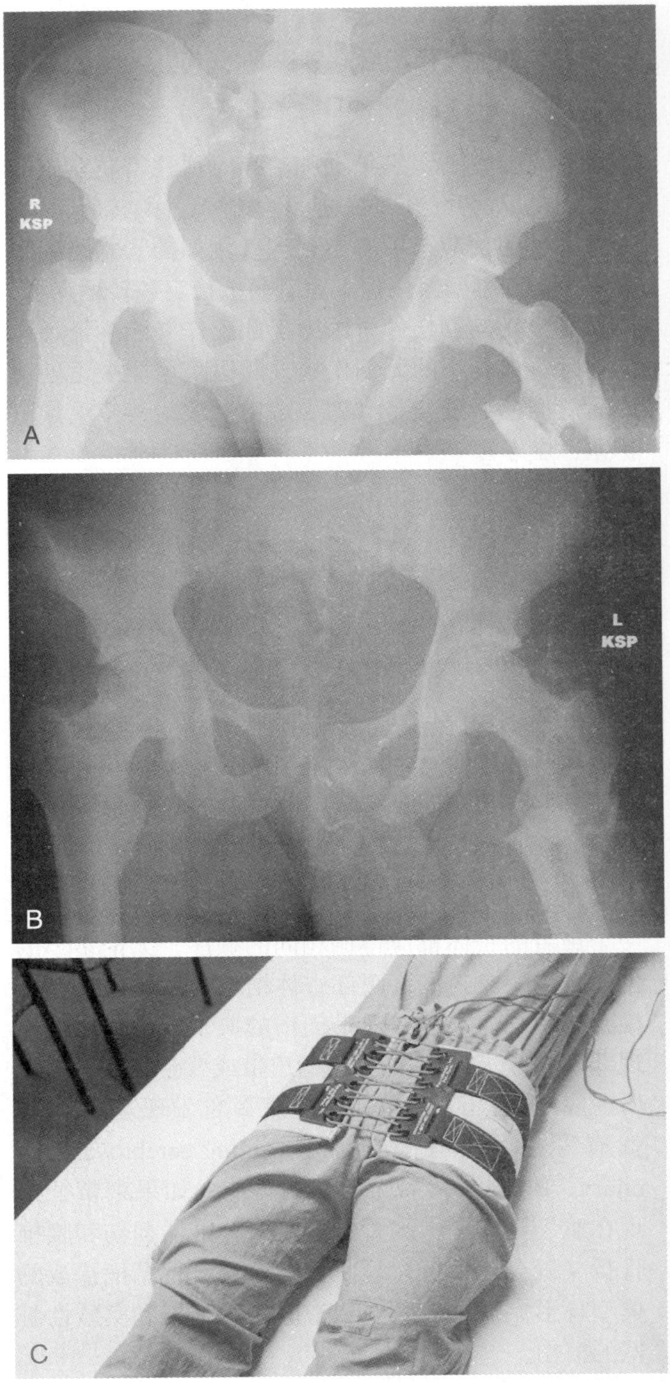

图 73–2 A，骨盆多发骨折合并耻骨联合分离的 X 线表现。B，经过骨盆绷带复位后的 X 线表现。C，通过骨盆绷带固定的患者。（A–C, Courtesy of and reproduced with permission of PelvicBinder, Inc., Dallas, TX.）

无 IV 造影剂对照的骨盆 CT 平扫

• 后果

无 IV 造影剂对照的骨盆平扫 CT 无法充分地评估骨盆差异血流。可能因此遗漏骨盆出血而导致持续性出血、休克、不必要的输血甚至死亡。

2–5 级并发症

• 补救

应采用增强骨盆 CT。同样的造影剂可以应用于胸腹部外伤从而筛查找到经常伴随骨盆骨折出现的钝性动脉干或实质脏器的损伤。

• 预防

腹腔骨盆的造影剂增强 CT 扫描有助于发现骨盆骨折，评估骨盆血肿并找到出血动脉[18, 19]。血管造影中发现出血动脉可以立即施行血管栓塞。在手术止血难以成功时，血管栓塞成为处理骨盆外伤后血肿的标准方式。对于止血而言，骨盆血管栓塞效果显著[20]，应广泛应用。老年人（大于 60 岁）出血风险更高，需要早期干预[21]。有些创伤外科医生提出某些特殊解剖位置的创伤出血的几率更大[22, 23]。但是也有人认为不应根据骨折类型考虑是否应该接受介入治疗[24]。对于即使在血管造影后仍然有进行性出血和休克的患者，可以考虑再次造影。

钝性脑血管挫伤（*blunt cerebrovascular injury, BCVI*）

神经系统查体正常导致的 BCVI 诊断延误

• 后果

对于创伤患者来说 BCVI 是少见而致命的一种情况。BCVI 往往是由高速减速运动和对颈部的直接冲击造成。首先出现的症状和体征往往是脑缺血，一般提示预后不良。

4/5 级并发症

• 预防

积极进行筛查可以避免出现这种致命的并发症[26–28]。对于有明显 BCVI 危险因素的患者应该仔细筛查并在创伤早期明确诊断、给予抗凝治疗（如肝素，抗

框 73-1 钝性脑血管挫伤（BCVI）的筛查标准

- **病史**
  - 由于颈部严重过伸、扭转或过屈致伤
  - 缢伤
  - 一过性黑矇
- **查体**
  - 口、鼻或头面部伤口出血
  - 大量鼻出血
  - 增大的颈部血肿
  - 年轻患者（小于 50 岁）出现颈部杂音
  - 面部复合骨折或上颌骨骨折
  - 严重的闭合性头外伤
  - 颈部出现束带征
  - 瞳孔不等大
  - 无法解释的瘫痪
  - 无法用 CT 解释的神经系统查体结果
  - Glasgow 昏迷评分≤ 8（在急诊室进行）
  - 一侧神经系统体征
  - 脑血管意外（cerebrovascular accident，CVA）
  - 短暂性脑缺血（transient ischemic attack，TIA）
  - Horner 征
- **影像学检查**
  - 复合骨折或上颌骨骨折
  - 颈椎骨折
  - 经过或靠近颈动脉鞘的颅底骨折
  - 经过横突孔的骨折
  - CT 提示脑梗死

血小板药物）以避免出现延迟脑梗死。尽管筛查的标准尚未统一，但仍然有许多症状和体征提示 BCVI 风险升高[26, 29]（框 73-1）。血管造影成为这类患者筛查的金标准。目前还没有证据表明多层螺旋 CT 在这方面有更多的优势[30-34]。

低压挫伤的患者

低压挫伤的患者可能因很多潜在原因而导致严重的后果。必须迅速评估并及时处理才能挽救这类患者的生命。

未能迅速明确出血部位

- **后果**

  对于低血压挫伤的患者，如不能迅速明确出血部位将很快导致低血压、休克甚至因出血而死亡。

  4/5 级并发症

- **补救**

  迅速查找或除外身体各部位诸如胸部、腹部、盆腔、腹膜后和四肢的出血，并观察出血量。

- **预防**

  出血是休克的第一诱因，因此必须尽快排除。仅有有限的一些部位的出血可以使成年人出现失血性休克。其中包括胸部、腹部、盆腔、腹膜后、四肢等。大部分这些部位可以通过查体、X 线片（胸片和腹平片）和聚焦于腹部的创伤超声检查（focused abdominal sonography for trauma，FAST）来进行判断。FAST 对于心包和腹腔积血来说是一种迅速的、可靠无创的检查。它基本上取代腹腔灌洗成为腹腔内出血的诊断方法。如果腹腔内出血量已造成休克，将在 FAST 上出现明显的征象（图 73-3）。大宗研究表明 FAST 对于诊断或除外腹腔内出血有 100% 的敏感性和特异性[35]。其他研究也表明腹水很容易被发现[36, 37]。一旦结果阳性，立即开腹探查将有效控制出血。即便 FAST 无效，仍可以通过腹腔灌洗诊断是否存在腹腔内出血。

误判休克的原因

- **后果**

  出血是休克最常见的原因，但并非唯一原因。其他原因包括梗阻（张力性气胸或心脏压塞），神经源性、心源性和过敏性休克。

  4/5 级并发症

- **补救**

  如果出血的因素已经排除，应及时考虑其他休克原因。

- **预防**

  对于创伤后持续低血压的患者，如果 FAST 和影像学检查的结果为阴性，应考虑其他少见原因。应考虑到梗死性休克〔心脏压塞和（或）张力性气胸〕。神经源性休克比较少见，其诊断也通常较晚。可以通过患者肢体活动除外神经源性休克。神经源性休克常见查体表现包括低血压、心动过缓和皮肤温暖（与之相反地，失血性休克患者表现为低血压、心动过速和皮肤厥冷）。对于缓解或已经插管的患者，必须早期行颈椎摄片以明确颈椎骨折和神经源性休克。一项近期报道强调了因延误神经源性休克而导致的重大失误[38]。如果没有认识到神经源性休克将导致不必要的阴性开腹探查。虽然有时死亡是不可避免的，但是无谓的开腹是可以避免的[38]。由于钝性心脏损伤（blunt cardiac injury，BCI）而导致的心源

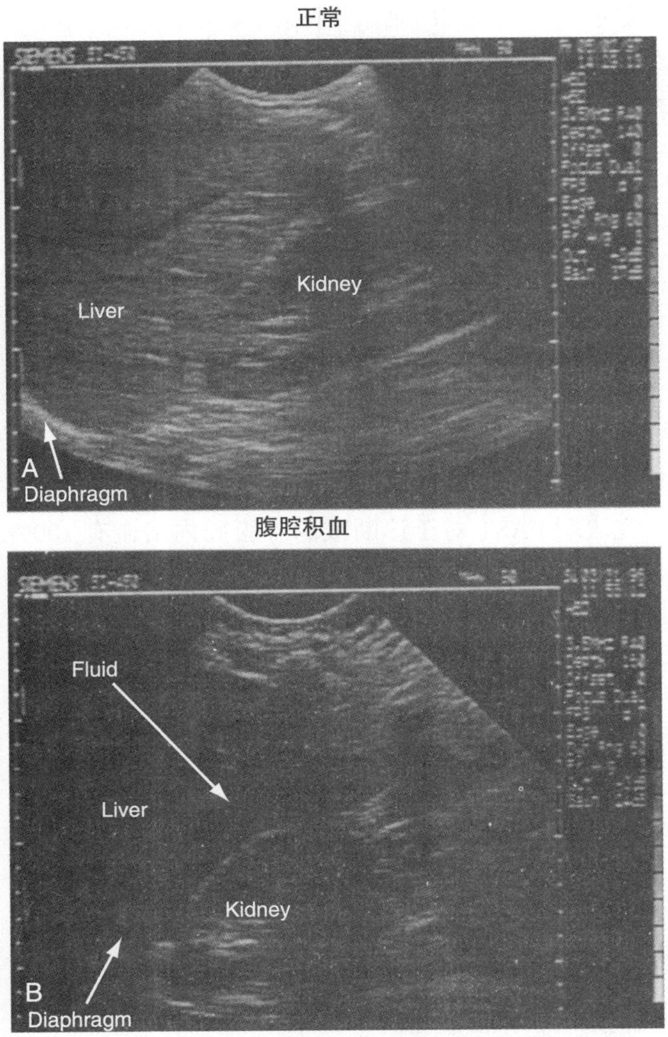

图 73–3 聚焦腹部超声检查创伤。A，正常右上腹表现。B，异常右上腹表现，可见肝、肾间积液。((A and B, Reproduced with permission of Thomas Scalea, MD.)

性休克很少见。BCI 通常通过其生理学作用被确认。BCI 包括①中间隔破裂，②心室壁破裂，③冠状动脉血栓，④心功能衰竭，⑤小的心电图和心肌酶异常，⑥伴随心力衰竭的心律失常。超声心动可以用来明确心室壁运动异常和结构受损情况[39–41]。创伤后的过敏性和感染性休克并不常见，但如果其他原因都被除外，这些原因也应被考虑到。

（赵 菁 译）

参考文献

1. MacKenzie EJ, Rivara FP, Jurkovich GJ, et al. A national evaluation of the effect of trauma-center care on mortality. N Engl J Med 2006;354:366–378.
2. Demetriades D, Martin M, Salim A, et al. Relationship between American College of Surgeons trauma center designation and mortality in patients with severe trauma (injury severity score >15). J Am Coll Surg 2006;202: 212–215; quiz A45.
3. Demetriades D, Martin M, Salim A, et al. The effect of trauma center designation and trauma volume on outcome in specific severe injuries. Ann Surg 2005;242:512–517; discussion 517–519.
4. Demetriades D, Berne TV, Belzberg H, et al. The impact of a dedicated trauma program on outcome in severely injured patients. Arch Surg 1995;130:216–220.
5. Cornwell EE 3rd, Chang DC, Phillips J, Campbell KA. Enhanced trauma program commitment at a level I trauma center: effect on the process and outcome of care. Arch Surg 2003;138:838–843.
6. Scarborough K, Slone DS, Uribe P, et al. Reduced mortality at a community hospital trauma center: the impact of changing trauma level designation from II to I. Arch Surg 2008;143:22–27; discussion 27–28.
7. American College of Surgeons Committee on Trauma. Advanced Trauma Life Support (ATLS) Student Course Manual, 7th ed. Chicago: American College of Surgeons, 2004, p 73.
8. Welling DR, Burris DG, Hutton JE, et al. A balanced approach to tourniquet use: lessons learned and relearned. J Am Coll Surg 2006;203:106–115.
9. Gruen RL, Jurkovich GJ, McIntyre LK, et al. Patterns of errors contributing to trauma mortality: lessons learned from 2,594 deaths. Ann Surg 2006;244:371–380.
10. Demetriades D, Karaiskakis M, Velmahos G, et al. Effect on outcome of early intensive management of geriatric trauma patients. Br J Surg 2002;89:1319–1322.
11. Demetriades D, Sava J, Alo K, et al. Old age as a criterion for trauma team activation. J Trauma 2001;51:754–756; discussion 756–757.
12. Brown CV, Velmahos GC, Neville AL, et al. Hemodynamically "stable" patients with peritonitis after penetrating abdominal trauma: identifying those who are bleeding. Arch Surg 2005;140:767–772.
13. Brain Trauma Foundation and American Association of Neurological Surgeons, Joint Section on Neurotrauma and Critical Care. Management and Prognosis of Severe Traumatic Brain Injury. Available at http://www2.braintrauma.org/guidelines/ (accessed June 16, 2006).
14. Davidoff J, Fowler R, Gordon D, et al. Clinical evaluation of a novel intraosseous device for adults: prospective, 250-patient, multi-center trial. JEMS 2005;30(10 suppl):20–23.
15. Black PC, Miller EA, Porter JR, Wessells H. Urethral and bladder neck injury associated with pelvic fracture in 25 female patients. J Urol 2006;175:2140–2144; discussion 2144.
16. Guillamondegui OD, Pryor JP, Gracias VH, et al. Pelvic radiography in blunt trauma resuscitation: a diminishing role. J Trauma 2002;53:1043–1047.
17. DiGiacomo JC, Bonadies JA, Cole FJ, et al. Practice Management Guidelines for Hemorrhage in Pelvic Fracture. The Eastern Association for the Surgery of Trauma. Available at http://www.east.org/tpg
18. Pereira SJ, O'Brien DP, Luchette FA, et al. Dynamic

helical computed tomography scan accurately detects hemorrhage in patients with pelvic fracture. Surgery 2000;128:678–685.
19. Ryan MF, Hamilton PA, Chu P, Hanaghan J. Active extravasation of arterial contrast agent on post-traumatic abdominal computed tomography. Can Assoc Radiol J 2004;55:160–169.
20. Velmahos GC, Toutouzas KG, Vassiliu P, et al. A prospective study on the safety and efficacy of angiographic embolization for pelvic and visceral injuries. J Trauma 2002;53:303–308; discussion 308.
21. Kimbrell BJ, Velmahos GC, Chan LS, Demetriades D. Angiographic embolization for pelvic fractures in older patients. Arch Surg 2004;139:728–732.
22. Hamill J, Holden A, Paice R, Civil I. Pelvic fracture pattern predicts pelvic arterial haemorrhage. Aust N Z J Surg 2000;70:338–343.
23. Eastridge BJ, Starr A, Minei JP, et al. The importance of fracture pattern in guiding therapeutic decision-making in patients with hemorrhagic shock and pelvic ring disruptions. J Trauma 2002;53:446–450; discussion 450–451.
24. Sarin EL, Moore JB, Moore EE, et al. Pelvic fracture pattern does not always predict the need for urgent embolization. J Trauma 2005;58:973–977.
25. Shapiro M, McDonald AA, Knight D, et al. The role of repeat angiography in the management of pelvic fractures. J Trauma 2005;58:227–231.
26. Biffl WL, Moore EE, Offner PJ, et al. Optimizing screening for blunt cerebrovascular injuries. Am J Surg 1999;178:517–522.
27. Cothren CC, Moore EE, Ray CE Jr, et al. Screening for blunt cerebrovascular injuries is cost-effective. Am J Surg 2005;190:845–849.
28. Kerwin AJ, Bynoe RP, Murray J, et al. Liberalized screening for blunt carotid and vertebral artery injuries is justified. J Trauma 2001;51:308–314.
29. Miller PR, Fabian TC, Croce MA, et al. Prospective screening for blunt cerebrovascular injuries: analysis of diagnostic modalities and outcomes. Ann Surg 2002;236: 386–393.
30. Mutze S, Rademacher G, Matthes G, et al. Blunt cerebrovascular injury in patients with blunt multiple trauma: diagnostic accuracy of duplex Doppler US and early CT angiography. Radiology 2005;237:884–892.
31. Bub LD, Hollingworth W, Jarvik JG, Hallam DK. Screening for blunt cerebrovascular injury: evaluating the accuracy of multidetector computed tomographic angiography. J Trauma 2005;59:691–697.
32. Biffl WL, Egglin T, Benedetto B, et al. Sixteen-slice computed tomographic angiography is a reliable noninvasive screening test for clinically significant blunt cerebrovascular injuries. J Trauma 2006;60:745–751; discussion 751–752.
33. Berne JD, Norwood SH, McAuley CE, Villareal DH. Helical computed tomographic angiography: an excellent screening test for blunt cerebrovascular injury. J Trauma 2004;57:11–17; discussion 17–19.
34. Eastman AL, Chason DP, Perez CL, et al. Computed tomographic angiography for the diagnosis of blunt cervical vascular injury: is it ready for primetime? J Trauma 2006;60:925–959.
35. Rozycki GS, Ballard RB, Feliciano DV, et al. Surgeon-performed ultrasound for the assessment of truncal injuries: lessons learned from 1540 patients. Ann Surg 1998;228:557–567.
36. Holmes JF, Harris D, Battistella FD. Performance of abdominal ultrasonography in blunt trauma patients with out-of-hospital or emergency department hypotension. Ann Emerg Med 2004;43:354–361.
37. Farahmand N, Sirlin CB, Brown MA, et al. Hypotensive patients with blunt abdominal trauma: performance of screening US. Radiology 2005;235:436–443. Epub 2005; March 29.
38. McMonagle MP. Images in clinical medicine. The importance of early cervical-spine radiography. N Engl J Med 2006;354(4):e4.
39. Schultz JM, Trunkey DD. Blunt cardiac injury. Crit Care Clin 2004;20:57–70.
40. Elie MC. Blunt cardiac injury. Mt Sinai J Med 2006;73: 542–552.
41. Haut ER. Blunt cardiac injury. In Cameron JL (ed): Current Surgical Therapy, 9th ed. Philadelphia: Elsevier, 2008; pp 1063–1066.

第 74 章

胸外伤的治疗

David T. Efron, MD and Edward E. Cornwell III, MD

引言

如同所有的创伤性损伤一样，胸外伤的治疗重点在于快速诊断和治疗。尤其是胸部损伤可能同时影响两个维持生命的重要系统(即呼吸和循环系统)。因此，抢救生命和作出诊断往往同时进行。目前胸外伤治疗中隐藏的许多失误是由疏忽造成的，增加了发病率和死亡率的风险。许多生理原则都适用于闭合伤和开放伤的治疗。就其本身而言，本章主要阐述的是各种具体的损伤，而不是研究损伤机制。

由美国外科医师协会外伤委员会提出的高级创伤生命支持培训对受伤后患者的治疗步骤进行了详细的描述[1]。开放气道并确认有效的呼吸和循环是首要目标。只有这样，才能做出恰当的诊断，引导治疗方案的选择。

适应证

- 低血压
- 胸壁缺损（开放性或闭合性）
- 损伤机制

胸外伤的治疗步骤

步骤 1 气道

步骤 2 呼吸

步骤 3 循环

步骤 4 伤残

步骤 5 暴露

创伤患者送来后，一旦确认气道良好，立刻用听诊器进行肺部听诊。呼吸音消失意味着肺通气障碍，很可能因为肺组织塌陷或由于膈肌破裂（右侧罕见）导致空气、血液和腹部内脏混合所致。辅助身体检查的结果可能有助于判断肺组织塌陷的原因，如气管从中线移位、叩诊鼓音（气胸）或叩诊浊音（血胸）。然而，在繁忙且嘈杂的清创室，这些结果不易辨明。开放伤患者的伤口有助于判断损伤的程度和部位，但作为胸腔进气源必须对其进行封闭。伴有低血压可能意味着张力性气胸，这就要求立即减压，可以放置一根大孔径静脉导管进入胸膜腔（锁骨中线第二肋间），或如果可行的话，直接放置胸导管。胸片作为初诊的辅助检查通常有助于判断血流动力学稳定的患者是血胸还是气胸。

气胸的不完全胸腔减压

- **后果**

  由于胸外伤患者有致命性复合伤的风险，因此，正确的诊断和治疗是至关重要的。张力性气胸减压不足不仅造成患者的循环继续恶化，而且使患者症状模糊，从而延误诊断和作出重要的治疗决策。首先可尝试胸腔插管，立刻缓解张力性气胸。但是，如果随后导管被留在皮下，那么因为从肺组织不断漏气，会重新出现张力性气胸。

  4/5 级并发症

- **补救**

  使用静脉导管。使用胸部导管。

- **预防**

  静脉导管减压术：大多数仰卧位患者的胸壁保持与地面平行，但胸腔顶端第二肋骨水平是向后倾斜的。导管的正确位置是向尾端成角，然后通过第三肋骨。

  胸部导管减压术：这通常是在胸部 X 线检查后确定。第六肋骨处插管至胸膜腔，该处皮肤直接覆盖于肋骨上，不要在导管周围留空隙，保证导管在正确的位置上。肥胖患者尤其危险。

血胸的不完全胸腔减压

• 后果

张力性气胸治疗后持续性低血压意味着不寻常的休克早期。持续性出血的严重血胸是手术干预的适应证。少量的未被发现的持续性血胸掩盖了呼吸症状，但是更令人担忧的是不能辨明不断出血的位置以及根据不足的或错误的临床资料做出的治疗选择（如不必要的剖胸探查或延迟的开胸手术）。这可能归因于因为不断的胸部出血或胸部导管位置不恰当或弯曲。

3/4 级并发症

• 补救

插管后通过胸片证实胸部导管的位置。如在胸片上发现扭曲的胸部导管，外科医师应使它重置在合适的位置（图 74–1）。胸导管可能出现堵塞，这通常与大量血胸及持续性失血有关（图 74–2）。

• 预防

插入孔径大的胸导管（36、38 或 40Fr）可以快速引流血胸患者的血液。把胸导管通过胸壁插入时，围绕其纵轴不断旋转，确认导管没有扭曲。无论是血胸或气胸进行插管时，均应进行此操作。

未察觉的大动脉撕裂

没有出现血胸时，治疗大动脉撕裂的方法取决于损伤是闭合伤还是穿通伤。

受到钝器伤或严重外力创伤的患者有较高的大动脉撕裂的风险，最常见的是左锁骨下动脉开口的远端。通常，胸片显示的大血管损伤的征象为纵隔增宽、主动脉结变小、胸膜成盖状[2]。由于压力增高导致的其他征象包括肋骨骨折和胸骨或肩胛骨骨折。

• 后果

未察觉的大动脉损伤最终会破裂和死亡。此外，如果出现破裂，随后会形成胸主动脉瘤。

4/5 级并发症

• 补救

急性胸主动脉损伤需要修补，通常需要置入血管移植物。尽管积累了部分病例，但主要研究中心的研究结果不一致，尚不能推荐行血管内修补[3，4]。

• 预防

必须积极认识及处理这些损伤。以往，“金标准”是

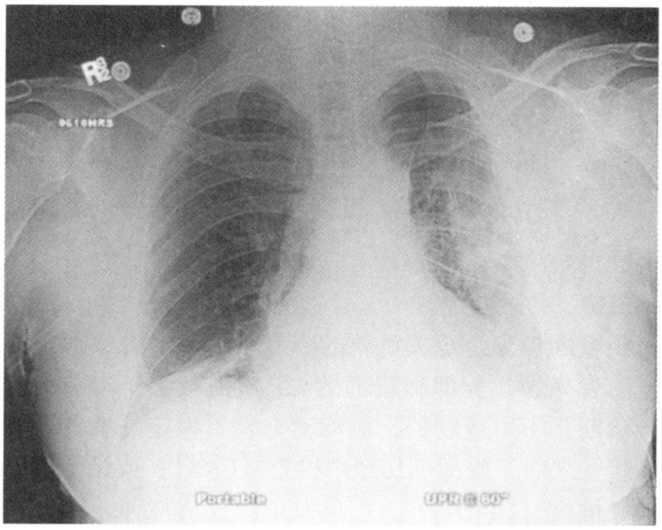

图 74–1　此患者车祸后出现多发性左侧肋骨骨折。因气胸放置的胸部导管在远端出现弯曲。胸片显示左胸部顶端有持续性气胸。

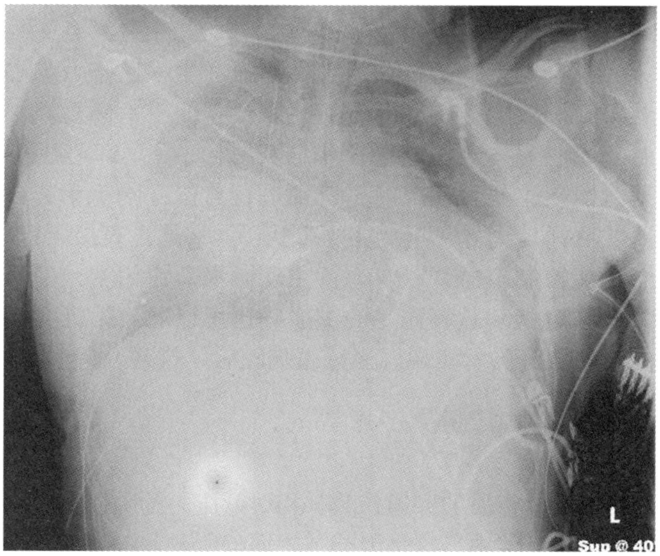

图 74–2　此患者右胸枪伤后出现血气胸。尽管两个胸导管位置良好，但可见持续性大量血胸。

传统的主动脉造影。不过，胸部计算机断层扫描（CT）已被证明是可靠的。经食管超声心动图也是另一选择。

未察觉的腹部损伤

• 并发症

钝性大动脉损伤导致的低血压是休克的另一种原因。不可控制的大动脉撕裂因为大出血导致迅速死亡。可控制的破裂动脉，其周围组织中会发现血液，通常不会引起休克。钝性损伤致大动脉撕裂的患者具有复合伤的风险，包括骨折和肝、脾等腹部脏器损伤。

这些损伤更容易大量失血，特别是在花大量时间治疗大动脉撕裂时。这时漏诊腹部损伤是致命的。

4/5 级并发症

- **补救**

如果损伤发现较晚，迅速剖腹探查是唯一的解决方法。

- **预防**

积极的检测是至关重要的。对于血流动力学稳定的患者来说，胸部和腹部的 CT 扫描对于作出准确的诊断是不可或缺的。血流动力学不稳定的患者需要接受聚焦于腹部创伤超声检查（FAST）或诊断性腹腔灌洗（DPL）[5, 6]。一旦发现腹腔内液体，在处理大动脉撕裂之前就必须立即手术（在腹部损伤稳定之后再处理大动脉撕裂）。

胸部穿通伤时的低血压

胸部穿通伤的低血压是由出血、生理性张力或心脏压塞导致的。持续出血往往需要立即手术修复。心脏压塞往往导致患者在途中或在外伤后立即心脏停搏。当发生这种情况时，必须进行急诊开胸手术。首要的目标是:①打开心包以解除填塞,②通过直接压迫，有可能控制出血，以及③行主动脉横断钳闭术，确保大脑和冠状动脉有充足的供血。这可以通过第五肋间左前外侧开胸术实现。当进入胸腔后，打开心包[7, 8]。

因插管导致延迟送入手术室

- **后果**

当发生肺实质的穿通伤时，相对低压力的肺血管直接暴露于空气中，这是因肺结构塌陷所致。没有插管的患者，其支气管树是一个低压系统。当患者插管后，正压通气通常导致支气管树成为高压系统，尤其是大失血性休克时。这增加了发生空气栓塞的风险。

4/5 级并发症

- **预防**

快速转移至手术室并行插管，能使受损的肺血管暴露在高压通气中的时间最小化，此种高压通气的环境是由受损的气道造成的。这也能缩短进行明确性手术治疗的时间。

膈神经损伤

- **后果**

左半膈肌麻痹。

2/3 级并发症

- **预防**

因为膈神经在左半胸心包前纵向前行，因此要辨明神经，与膈神经平行纵向打开心包。

左侧开胸术时并未察觉的右胸损伤

- **后果**

忽略了右半胸的损伤将明显延长做出正确治疗的时间，并可能致命。

4/5 级并发症

- **预防**

对于胸部开放伤，尤其是多发复合伤及可疑的跨纵隔伤，在行左胸开胸术的同时行右胸导管置入术是明智之举。

其他情况

未察觉的膈肌损伤

- **后果**

40% 的开放性胸腹伤伴有膈肌损伤[9]。一段时间后，左半膈肌裂口有发生膈疝的风险（图 74–3）。右侧膈肌因紧贴于肝顶端而受到保护。

2/3 级并发症

- **补救**

必须进行膈疝切除及修补。

- **预防**

我们主张积极处理穿通伤。左胸腹穿通伤患者（在胸骨或乳头水平以下至后背的肩胛下角或向下至前缘）应行剖腹探查以检查膈肌（图 74–4）。应开腹修补或者如术者很自信没有其他损伤也可以行腹腔镜进行修补。应当注意的是有接近 20% 胸片正常的患者存在膈肌损伤[10]。

肋骨骨折镇痛不充分

- **后果**

钝器伤持续存在的引起多发性肋骨骨折的外力，通常会向下传递到肺实质，引起肺挫伤。这种病理情况会导致严重的呼吸窘迫。挫伤的地方成为肺内没有通气的肺内分流。在损伤后早期，随着挫伤的进展,生命体征逐渐恶化。此外,因为肋骨骨折的疼痛，患者不能利用残存的肺组织进行呼吸。镇痛对于良好的肺部清洁以及保护肺功能是非常重要的。不充

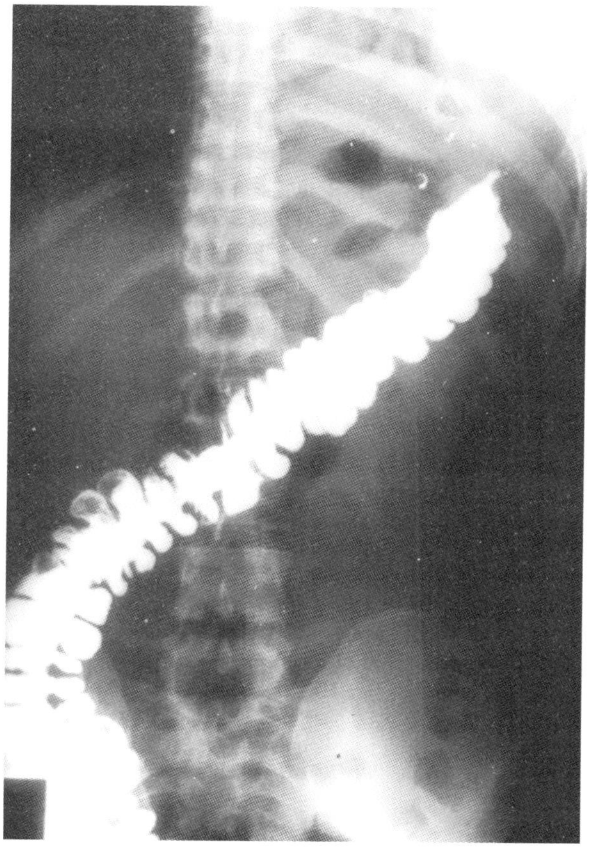

图 74–3 患者钡灌肠显示左膈肌形成的结肠疝。这一损伤源自几年前的左下胸刀刺伤。

分镇痛能导致呼吸衰竭及随后的机械性通气和肺炎的可能。

2/3 级并发症

- **预防**

清楚损伤的程度是关键所在。患者需要静脉内自主控制的麻醉药与口服非甾体消炎药联合治疗。创伤外科东部协会指南推荐将硬膜外麻醉用于钝器伤肋骨骨折的疼痛控制（1 级推荐），所有 65 岁以上的、有 4 根或 4 根以上肋骨骨折的患者应行胸段硬膜外麻醉。此外胸段硬膜外麻醉也推荐给所有 4 根或 4 根以上的肋骨骨折患者（2 级推荐）[11]。

残留性血胸

- **后果**

纤维蛋白包裹肺及脓胸。

2/3 级并发症

- **补救**

为切除纤维膜及释放包裹的肺，应行开胸术。如果

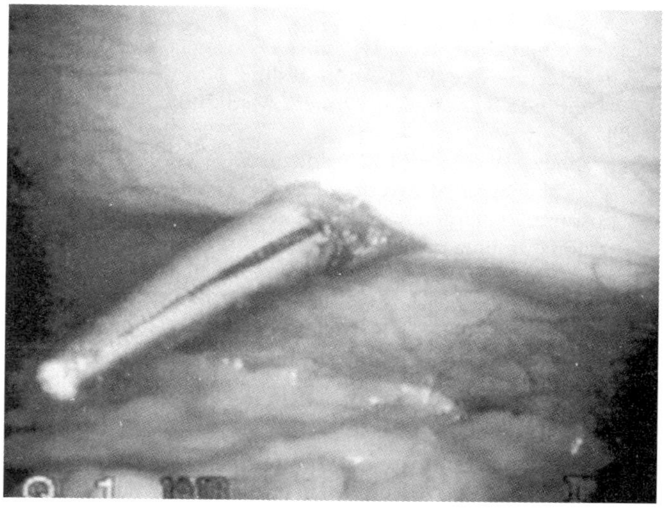

图 74–4 孤立性左背部刀刺伤致膈肌损伤的患者的腹腔镜检查。Kelly 夹通过外部伤口，明确损伤轨道（见彩图）。

有炎症，手术难度大，通常伴有中度失血 [12]。

- **预防**

普通胸片对于预测是否存在残留的胸腔积血的敏感性差。肺实质往往被挫伤，这提示那里没有液体或有被掩盖的残留积血。胸部 CT 能明确残留液体的体积 [13]。如果在受伤后 4 天内（在形成纤维膜之前）行电视辅助下胸腔镜引流残留血液的话，通常会获得成功，而且能避免行开胸手术以及脓胸切开术 [14]。

（王若天 译）

参考文献

1. American College of Surgeons Committee on Trauma. Advanced Trauma Life Support (ATLS) Student Course Manual, 7th ed. Chicago: American College of Surgeons, 2004.
2. Nagy K, Fabian T, Rodman G, et al. Guidelines for the diagnosis and management of blunt aortic injury. Eastern Association for the Surgery of Trauma: Trauma Practice Guidelines, 2001. Available at http://www.east.org/tpg/chap8.pdf
3. Tehrani HY, Peterson BG, Katariya K, et al. Endovascular repair of thoracic aortic tears. Ann Thorac Surg 2006;82: 873–877.
4. Hoornweg LL, Dinkelman MK, Goslings JC, et al. Endovascular management of traumatic ruptures of the thoracic aorta: a retrospective multicenter analysis of 28 cases in The Netherlands. J Vasc Surg 2006;43:1096–1102.
5. Ma OJ, Gaddis G, Steele MT, et al. Prospective analysis of the effect of physician experience with the FAST examination in reducing the use of CT scans. Emerg Med

Australas 2005;17:24–30.

6. Von Kuenssberg Jehle D, Stiller G, Wagner D. Sensitivity in detecting free intraperitoneal fluid with the pelvic views of the FAST exam. Am J Emerg Med 2003;21:476–478.
7. Branney SW, Moore EE, Feldhaus KM, Wolfe RE. Critical analysis of two decades of experience with postinjury emergency department thoracotomy in a regional trauma center. J Trauma 1998;45:87–94.
8. Hunt PA, Greaves I, Owens WA. Emergency thoracotomy in thoracic trauma—a review. Injury 2006;37:1–19.
9. Murray JA, Demetriades D, Asensio JA, et al. Occult injuries to the diaphragm: prospective evaluation of laparoscopy in penetrating injuries to the left lower chest. J Am Coll Surg 1998;187:626–630.
10. Murray JA, Demetriades D, Cornwell EE 3rd, et al. Penetrating left thoracoabdominal trauma: the incidence and clinical presentation of diaphragm injuries. J Trauma 1997;43:624–626.
11. Pain management in blunt thoracic trauma (btt)—an evidence-based outcome evaluation. Eastern Association for the Surgery of Trauma: Trauma Practice Guidelines 2004. Available at http://www.east.org/tpg/painchest.pdf
12. Navsaria PH, Vogel RJ, Nicol AJ. Thoracoscopic evacuation of retained posttraumatic hemothorax. Ann Thorac Surg 2004;78:282–285.
13. Velmahos GC, Demetriades D. Early thoracoscopy for the evacuation of undrained haemothorax. Eur J Surg 1999;165:924–929.
14. Ahmed N, Jones D. Video-assisted thoracic surgery: state of the art in trauma care. Injury 2004;35:479–489.

第 75 章

胰十二指肠损伤的治疗

David T. Efron, MD and Edward E. Cornwell III, MD

引言

由于损伤器官本身的原因，胰十二指肠损伤的治疗十分棘手。胰十二指肠损伤的死亡率很高，尤其是贯通伤，因为同时伴有大血管及腹腔内其他重要器官损伤[1-5]。合理的治疗包括对损伤的准确诊断、对胃肠生理学的掌握（有计划的恢复断裂器官的连续性）以及对患者身体状况和稳定性的敏锐观察。

胰十二指肠损伤治疗的步骤

步骤 1 稳定生命指征和诊断

步骤 2 彻底暴露十二指肠和胰腺（Kocher 切口，探查小网膜囊，游离脾和胰尾）

步骤 3 决定切除、修补还是引流

步骤 4 修补（视损伤情况而定）

手术操作

稳定生命指征和诊断

胰腺或十二指肠贯通伤的患者几乎都需要立即的剖腹探查手术。腹胀和低血压等大出血表现往往提示大血管损伤。在这种情况下要对患者进行手术探查，必须排除胰腺和十二指肠损伤。应沿贯通伤的轨迹探查所有器官。腹膜后血肿必须探查。在血流动力学稳定的患者，如果存在腹膜炎的表现也应该立即手术探查。

腹部钝器伤的患者一般血流动力学都稳定，可以进行更多的检查以明确损伤诊断。许多表现为多处损伤的患者多是高能量传递的后果，如机动车碰撞、行人车祸、高处坠落等。其他的闭合性损伤的机制包括受力点直接击中上腹部胰腺和十二指肠部位（如摔在自行车把上）[6]。

入院后血清淀粉酶检查对于胰腺损伤的诊断有指导作用。但是血清淀粉酶对于胰腺损伤是否需要手术治疗的预测性很差[7,8]。CT 扫描能够提供损伤器官的解剖学信息，故而十分有用，有助于很容易地诊断十二指肠血肿、胰腺断裂、胰周水肿或血肿、十二指肠破裂造影剂外渗伴发肝、脾破裂等[4,5,9,10]。但是孤立的胰腺损伤开始时炎症很轻微，可能扫描时不能明确诊断。聚焦于腹部创伤超声检查（FAST）能够清楚地显示腹腔游离液，但是不能检查来源，对腹膜后损伤的诊断没有用。

对于无腹膜炎、病情稳定的患者，可以有更多的特异性诊断方法来判断可疑的胰十二指肠损伤。上消化道泛影葡胺造影能识别管腔狭窄（十二指肠黏膜血肿的结果）和造影剂外溢[9]。内镜逆行胰胆管造影能通过非手术方式判断胰胆管的完整性[11,12]。

不适当的影像学检查延误手术治疗

- **结果**

  对于腹腔内大出血的患者，延误手术将直接威胁患者的生命，增加复苏、大量输血及凝血障碍相关的并发症。

  4/5 级并发症

- **预防**

  坚持损伤治疗原则及腹部探查手术指征，可使手术治疗便捷。胰腺和十二指肠损伤本身很少引起血流动力学不稳定，但出现了不稳定往往提示其他脏器损伤，必须立即手术。

彻底暴露十二指肠和胰腺（Kocher 手法，探查小网膜囊，游离脾和胰尾）

必须全程探查贯通伤的轨迹，必须探查中央部位后腹膜血肿。彻底游离十二指肠和胰头，检查和触诊十二指肠及胰腺后壁以及该区域潜在的损伤。当子弹

的弹道穿过肠系膜动静脉右侧，应行广泛 Kocher 手法，彻底游离十二指肠第二段和胰头。将结肠肝曲向下中部牵拉，十二指肠左侧壁和后缘的结缔组织就比较容易分离（图 75–1）。通常必须沿着 Toldt 线游离右半结肠才能进入此区域。靠近十二指肠和胰头后方时一定要谨慎，因为下腔静脉、右肾血管和 Gerota 筋膜位于此平面下。游离到肠系膜上动静脉的右侧。

通过小网膜囊能够探查胰体和胰尾的前壁。探查小网膜囊最好的途径是经胃结肠韧带，开始经无血管区然后向中线左侧脾曲方向游离。这样就能清楚地探查胰腺前表面（图 75–2）。探查发现胰腺上有血肿（图 75–3）。

胰体和胰尾的后壁的探查可以经过两条途径：沿胰腺下缘相对无血管平面游离（见图 75–3），或者自后腹膜彻底将脾和胰腺向中线游离（图 75–4）。后者将脾沿膈肌和 Gerota 筋膜游离，然后将胰腺自后腹膜连同完整脾动静脉抬起。这样就能检查贯通伤的胰腺后缘。胰腺能够游离到肠系膜上血管水平。

Kocher 手法能够检查十二指肠 C 环。一、三和四段也很容易检查到。如果前壁有贯通伤，后壁必须探查。

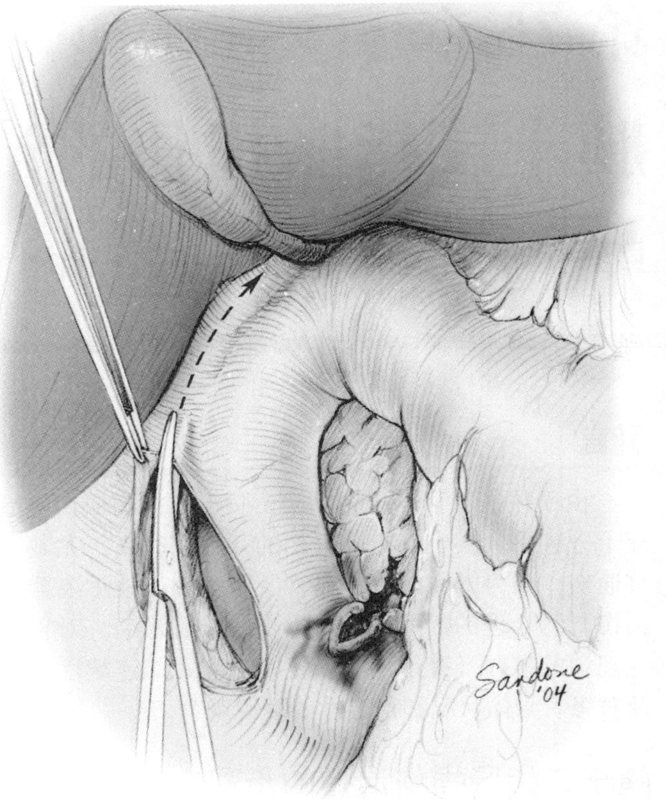

图 75–1　Kocher 手法从沿十二指肠侧壁切开结缔组织开始。

遗漏胰腺或十二指肠损伤

- **结果**

胰腺损伤未能诊断将导致胰漏、胰周脓肿、胰瘘、胰腺炎、假性动脉瘤形成、感染和假性囊肿形成[2-5, 13]。未能诊断十二指肠穿孔可能导致局部脓肿、十二指肠皮肤瘘和严重的感染[13-15]。两者都会导致死亡率和并发症发生率升高。

4/5 级并发症

- **补救**

控制漏和广泛引流是治疗原则。在所有的但是为数甚少的稳定患者中还包括再次手术探查。孤立的胰管损伤可以应用内镜留置胰管支架（图 75–5）。

- **预防**

贯通伤必须全程探查伤道，必须探查中央部位后腹膜血肿。彻底游离十二指肠和胰头，检查和触诊十二指肠及胰腺后壁，以及该区域潜在的损伤。对腹部闭合性损伤怀疑胰腺或后腹膜十二指肠损伤的患者，剖腹探查彻底游离胰腺和十二指肠也十分重要。

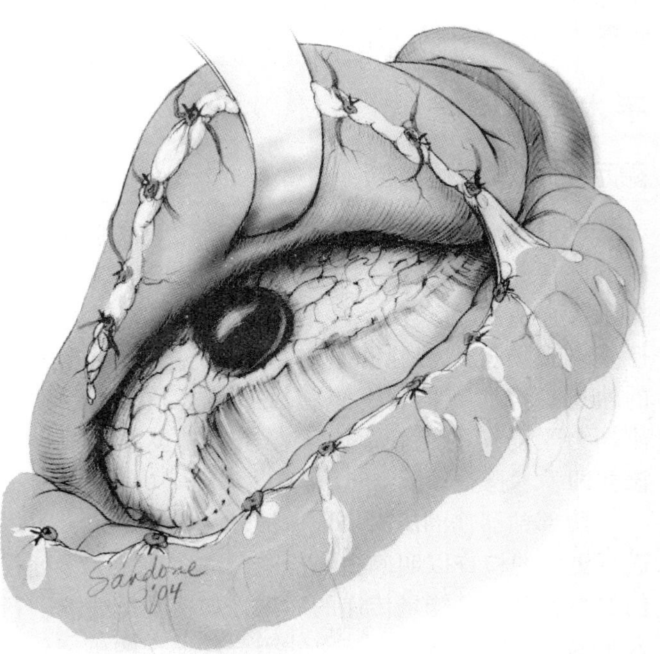

图 75–2　探查小网膜囊显露全程胰腺的前壁，中心部位显示有血肿。

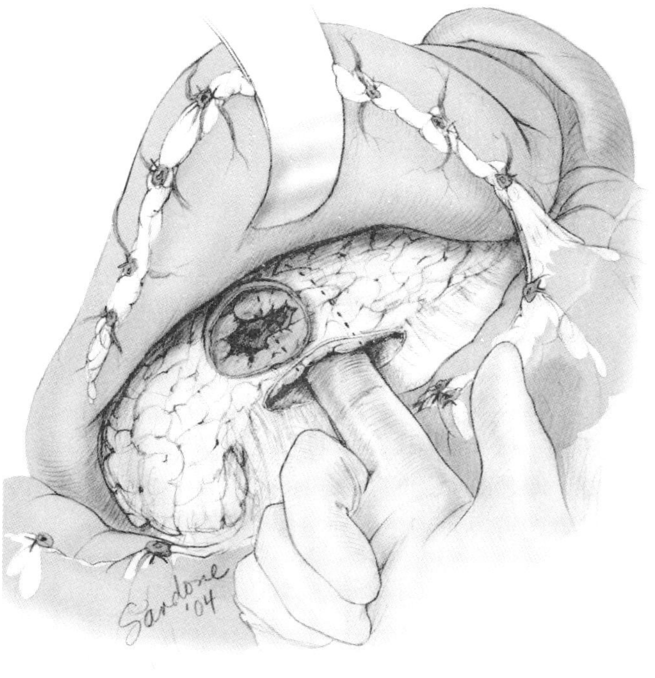

图 75–3 探查胰腺的血肿，安全游离胰腺下缘以便探查胰腺背面损伤。

Kocher 处置过程中损伤替代右肝动脉

- **结果**

10% 到 15% 患者在切口上缘可能遇到替代右肝动脉[16]。当有血管分支出血形成血肿时，Kocher 处置就十分困难。如果处置过程中损伤替代右肝动脉可能造成明显的肝缺血，如果同时损伤门静脉就更加严重。

2/3 并发症

- **补救**

如果由于血管破裂右肝出现缺血表现，一般需要急诊行动脉旁路手术[17]。

- **预防**

仔细触摸血管的搏动（如果存在），限制 Kocher 处置的上限，避免损失此血管。

决定引流、修补还是切除

在这种急诊情况下进行复杂的胃肠重建往往导致病情恶化，出现致死的三联征，即低体温、凝血功能障碍以及酸中毒，造成患者死亡[18]。

血流动力学不稳定、酸中毒、低体温、凝血功能障碍

- **结果**

死亡。

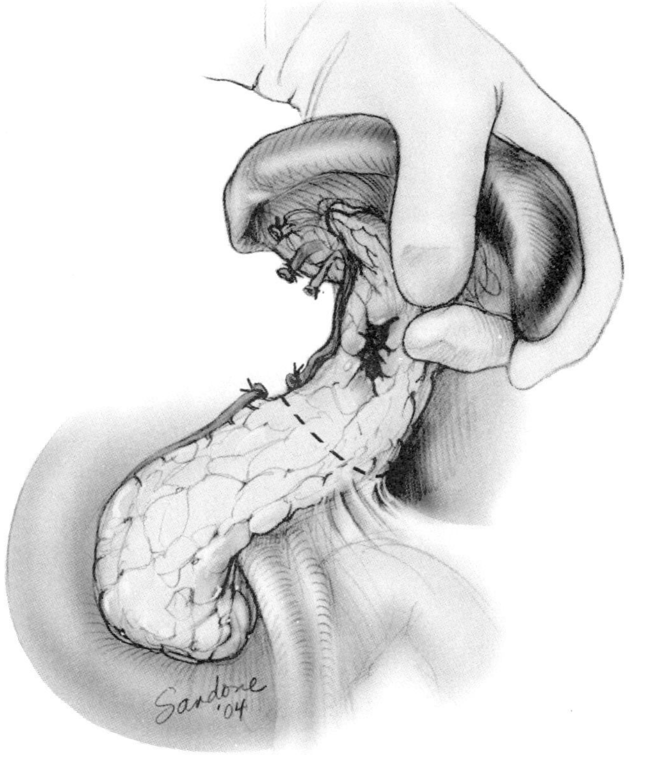

图 75–4 从腹膜后自左侧向中部游离胰腺和脾可以评价胰腺背面，此操作也是远端胰腺和脾切除的基本游离方法。

4/5 级并发症

- **预防**

控制出血和肠道破裂，暂时关腹转运至重症监护室纠正前述的生理紊乱是唯一有希望保住生命的选择。经过一段支持治疗，患者情况稳定后再手术重建胃肠道的连续性[1, 2]。

胰腺

完全暴露损伤的胰腺才能判断主胰管的损伤情况，其是否完整决定手术方式的选择。因为正常的胰管不容易识别，因而仅通过探查通常不容易判断。血流动力学稳定的患者，术中荧光剂胰管造影（经内镜或十二指肠途径）能够帮助识别破裂的胰管。胰管和胰腺实质两者损伤都不能一期修补，胰管破裂往往需要胰腺切除。

远端胰腺切除术可以治疗胰颈、胰体、胰尾的胰管损伤。损伤前胰腺功能正常者，小于 80% 的远端胰腺切除都可以保持充分的胰腺内外分泌功能[19]。远端胰腺切除时可以保留脾也可以不保留。如果选择保留脾，应沿胰腺上缘仔细分离结扎可见的脾动脉和静脉

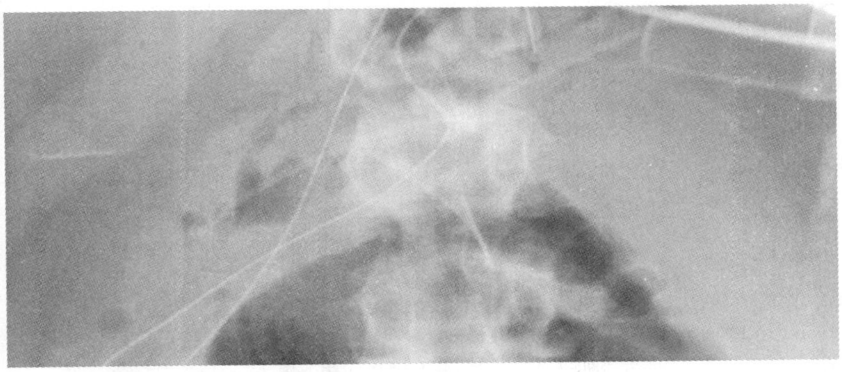

图 75–5 内镜放置胰管支架成功引流创伤性胰管破裂。

的分支（图 75–6）。

胰腺实质损伤而无主胰管损伤的应广泛留置闭式引流管。据报道此方法能控制 15% 病例的胰瘘 [2–5]。

未能识别胰管

- **结果**

  高流量的胰瘘、代谢性酸中毒、外分泌功能不全。

  2/3 级并发症

- **补救**

  尽管确切治疗胰瘘的方法缺乏一致意见，但是控制胰瘘的方法很多。严格控制经口饮食采用肠外营养，减少对胰腺外分泌功能的刺激。尽管生长抑素在择期胰腺手术的前瞻性随机对照研究中结果很不一致 [20–24]，但是皮下注射生长抑素（每天 3 次，每次 100 mcg）对胰瘘治疗是有益的。ERCP 可能帮助识别近端胰管狭窄，胰管支架能改善胰液流入肠道。偶尔持续胰瘘的患者需要远端胰腺切除术（或改良的远端胰腺切除术），或 Roux–en–Y 胰管空肠吻合术（对远端胰瘘的患者）。外分泌不足可经口服胰脂肪酶补充治疗，严重病例也可以经口给予碳酸氢钠治疗。

- **预防**

  远端胰腺切除时注意识别主胰管并直接结扎将减少胰漏的发生。

十二指肠

十二指肠贯通伤的治疗取决于肠壁损伤的程度。如果十二指肠周径破裂超过 50% 就不能一期修补。此类损伤可以通过经空肠十二指肠吻合术（袢或 Roux 方式）修补。如果患者血流动力学不稳定，作为损伤控制手术的一部分可以简单控制污染，确切的胃肠道重建需延迟。胰十二指肠创伤如果组织损伤广泛或合并胆总管远端完全断裂，可能需要行胰十二指肠切除术，切除十二指肠第二段和胰头。这对于控制出血十分必要，像之前提到的，在血流动力学不稳定的患者，胃肠道重建可以直到患者充分复苏后再进行。

未能识别胰头或十二指肠壶腹处的胆总管

- **结果**

  缝扎胆总管导致胆道完全梗阻。

  3/4 级并发症

- **补救**

  内镜经壶腹造影留置支架可以引流胆总管不完全横断或不完全结扎的病例。但是不适合新近的十二指

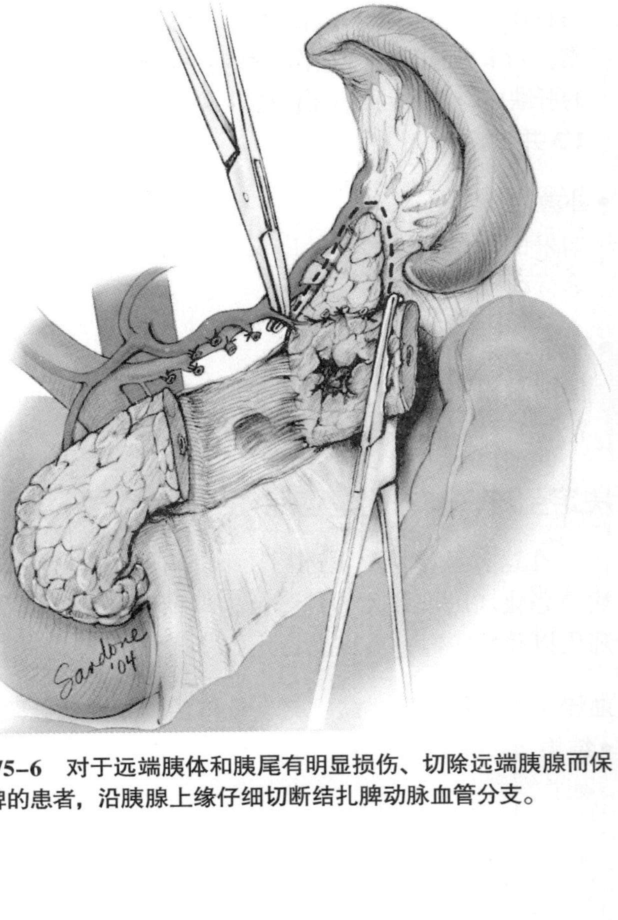

图 75–6 对于远端胰体和胰尾有明显损伤、切除远端胰腺而保留脾的患者，沿胰腺上缘仔细切断结扎脾动脉血管分支。

肠修补和缝合的患者。经皮经肝胆道引流也常常能螺旋穿过胆道狭窄，但是对于缝扎的病例技术上十分困难。胆道外引流的病例一般需要在急性损伤后恢复几个月再行胆管空肠吻合或肝胆管空肠吻合术。

• **预防**

在最初的探查中，通过十二指肠损伤探查壶腹部，修补缝合过程中在胆总管内通过探子或球囊引导修补组织可以避免医源性损伤。如果壶腹部不能通过此方式进行识别，应行胆囊切除术，在十二指肠远端留置导管以识别胆总管和壶腹部，同时也以利于修补。

补救（视损伤而定）

复杂的复合性胰十二指肠损伤的治疗原则包括：维持肠道、胰腺、胆道的通畅；充分引流损伤；通过肠道转流修补和隔离损伤的组织。作为十二指肠损伤修补（一期缝合或打补丁的方法）和胰实质损伤引流的补充，可以用缝合或吻合器的方法关闭幽门（幽门旷置），另行胃空肠吻合术。值得注意的是，不论行何种关闭方法，幽门都会在4至6周时再次开放。修补过程中留置空肠造瘘管比较流行，此方法的好处是当术后有胰瘘或近端十二指肠瘘不能经口时可以空肠造瘘管进食。有些医生放置肠腔内引流管减少肠腔内压力[2,14,15]。

幽门旷置不充分

• **结果**

损伤的十二指肠隔离不充分。如果缝合位置在幽门前，远端胃窦隔离，对于胃酸反馈的抑制消失。这将导致胃泌素高分泌，接下来有胃炎以及胃空肠吻合口边缘溃疡的可能[25]。

2/3 级并发症

• **补救**

短期内用质子泵抑制剂可能有益。幽门如果为缝合关闭可以经内镜切断开放，但是如果是吻合器关闭的则不行。对难治性病例可以再次手术治疗。

• **预防**

正确识别幽门，确保闭合位置正确。经胃造口处食指触摸幽门对正确识别幽门很有帮助。

（刘东斌 译）

参考文献

1. Rickard MJ, Brohi K, Bautz PC. Pancreatic and duodenal injuries: keep it simple. Aust N Z J Surg 2005;75:581–586.
2. Lopez PP, Benjamin R, Cockburn M, et al. Recent trends in the management of combined pancreatoduodenal injuries. Am Surg 2005;71:847–852.
3. Vasquez JC, Coimbra R, Hoyt DB, Fortlage D. Management of penetrating pancreatic trauma: an 11-year experience of a level-1 trauma center. Injury 2001;32:753–759.
4. Patton JH, Fabian TC. Complex pancreatic injuries. Surg Clin North Am 1996;76:783–795.
5. Patton JH Jr, Lyden SP, Croce MA, et al. Pancreatic trauma: a simplified management guideline. J Trauma 1997;43:234–239.
6. Jacombs AS, Wines M, Holland AJ, et al. Pancreatic trauma in children. J Pediatr Surg 2004;39:96–99.
7. Shilyansky J, Sena LM, Kreller M, et al. Nonoperative management of pancreatic injuries in children. J Pediatr Surg 1998;33:343–349.
8. Jobst MA, Canty TG, Lynch FP. Management of pancreatic injury in pediatric blunt abdominal trauma. J Pediatr Surg 1999;34:818–824.
9. Degiannis E, Boffard K. Duodenal injuries. Br J Surg 2000;87:1473–1479.
10. Cornwell EE, Campbell K. Operative management of pancreatic trauma. In Baker RJ, Fischer JF (eds): Mastery of Surgery, 4th ed. Baltimore: Lippincott Williams & Wilkins, 2001; pp 1319–1325.
11. Varadarajulu S, Noone TC, Tutuian R, et al. Predictors of outcome in pancreatic duct disruption managed by endoscopic transpapillary stent placement. Gastrointest Endosc 2005;61:568–575.
12. Wolf A, Bernhardt J, Patrzyk M, Heidecke CD. The value of endoscopic diagnosis and the treatment of pancreas injuries following blunt abdominal trauma. Surg Endosc 2005;19:665–669.
13. Tyburski JG, Dente CJ, Wilson RF, et al. Infectious complications following duodenal and/or pancreatic trauma. Am Surg 2001;67:227–230.
14. Timaran CH, Martinez O, Ospina JA. Prognostic factors and management of civilian penetrating duodenal trauma. J Trauma 1999;47:330–335.
15. Tsuei BJ, Schwartz RW. Management of the difficult duodenum. Curr Surg 2004;61:166–171.
16. Covey AM, Brody LA, Maluccio MA, et al. Variant hepatic arterial anatomy revisited: digital subtraction angiography performed in 600 patients. Radiology 2002;224:542–547.
17. Samek P, Bober J, Vrzgula A, Mach P. Traumatic hemobilia caused by false aneurysm of replaced right hepatic artery: case report and review. J Trauma 2001;51:153–158.
18. Loveland JA, Boffard KD. Damage control in the abdomen and beyond. Br J Surg 2004;91:1095–1101.
19. Slezak LA, Andersen DK. Pancreatic resection: effects on glucose metabolism. World J Surg 2001;25:452–460.

20. Hesse UJ, De Decker C, Houtmeyers P, et al. Prospectively randomized trial using perioperative low dose octreotide to prevent organ related and general complications following pancreatic surgery and pancreatico-jejunostomy. Acta Chir Belg 2005;105:383–387.
21. Yeo CJ, Cameron JL, Lillemoe KD, et al. Does prophylactic octreotide decrease the rates of pancreatic fistula and other complications after pancreaticoduodenectomy? Results of a prospective randomized placebo-controlled trial. Ann Surg 2000;232:419–429.
22. Lowy AM, Lee JE, Pisters PW, et al. Prospective, randomized trial of octreotide to prevent pancreatic fistula after pancreaticoduodenectomy for malignant disease. Ann Surg 1997;226:632–641.
23. Montorsi M, Zago M, Mosca F, et al. Efficacy of octreotide in the prevention of pancreatic fistula after elective pancreatic resections: a prospective, controlled, randomized clinical trial. Surgery 1995;117:26–31.
24. Buchler M, Friess H, Klempa I, et al. Role of octreotide in the prevention of postoperative complications following pancreatic resection. Am J Surg 1992;163:125–130.
25. Fang JF, Chen RJ, Lin BC. Controlled reopen suture technique for pyloric exclusion. J Trauma 1998;45:593–596.

第 76 章

创伤性脑损伤

Adil H. Haider, MD and Edward E. Cornwell III, MD

引言

创伤性脑损伤（traumatic brain injury，TBI）是目前最严重的创伤性疾病之一，在美国的发生率约为每年 140 万例。这些损伤造成了每年高达 5 万人的死亡，以及 8 到 9 万人终身或长期的身体残疾[1,2]。据估计，到 1995 年，TBI 造成了 540 万美国人残疾，而每年与之相关的直接、间接损失超过 500 亿美元[3]。

我们无法逆转原发的创伤以及其对大脑造成的初始打击，但由于脑组织的灌注减少引起的继发性脑损伤是可以预防的，并且也是 TBI 治疗策略中最重要的内容。继发性脑损伤通常是低血压、缺氧或两者兼而有之带来的共同结果。对创伤性昏迷数据库[4]的一项研究发现，患者如果同时具有以上两个损伤因素，其死亡率将从 25% 骤升到 75%（表 76–1）。

脑外伤基金会（Brain Trauma Foundation，BTF）和美国神经外科协会（American Association for Neurological Surgery，AANS）在最新的循证基础上制订了 TBI 诊疗指南[5]。这些指南采用了以下的概念性词语："标准"——作为一级推荐，"指南"——作为二级推荐，"参考"——作为第三级推荐。

该项指南中有三项"标准"，与以往临床上所用的一些治疗方法是完全不同的。它们包括：①过度通气、②在头部外伤后应用激素，以及③预防性使用抗癫痫药以预防迟发性癫痫。本章将提供一些常见的创伤性脑损伤的病例以及基于 BTF 和 AANS 制定的 TBI 指南的推荐诊疗方案。

病例 1

患者男性，27 岁，骑摩托车未戴保护头盔，与一辆停着的车碰撞后被送至急诊室。护理人员报告，开始时患者还能说"我的头不太舒服"，现在只能含糊地说一些毫无意义的单词。基本的检查显示气道通畅，双侧呼吸音对称，血压 101/61mmHg，疼痛刺激可有睁眼和肢体回缩动作，可发音但不构成可理解的语言。怀疑患者有颅脑损伤，故急行 CT 扫描。创伤小组的医生考虑患者可能有颅内出血，主任认为他可能需要马上手术。但刚到 CT 室，患者即出现了濒死呼吸并有几分钟的血氧饱和度下降，需要急诊插管。

对于 Glasgow 昏迷评分小于等于 8 分的患者没有进行气管插管

- **结果**

  紧急建立气道导致短时缺氧和进一步的脑组织损伤。

  3/4 级并发症

- **预防**

  在复苏的 ABCD 步骤中，D 代表神经系统损伤的程度，指进行快速的神经系统检查以明确 Glasgow 昏迷评分（Glasgow Coma Score，GCS）（表 76–2）。本患者 GCS 8 分（睁眼 [E] 2 分，语言 [V]2 分，运动 [M] 4 分）。在 TBI 患者中造成继发性脑损伤的主要原因为缺氧和低血压，并可进一步导致死亡和神经功能障碍。GCS 评分小于等于 8 分的患者必须要插管以保持气通畅并防止出现低氧血症。如果气管内插管比较困难并且不能很快完成，则需要进行环甲膜切开术。对于外伤的患者，必须果断地适时以有创的方法建立气道。

在这个病例中，外伤小组做出了做急诊 CT 的正确决定，因为患者越快进行 CT 扫描，就能越快被送往手术室进行手术、治疗损伤。一旦确定患者气道安全并完成了基本的体格检查，就应尽快将 GCS 评分≤ 8 分的患者送去做头颅 CT 检查以确定脑损伤的程度。在这种情况中，就不应该把宝贵的时间花费在过于详细的体格检查和一些常规的程序性工作上，比如放置 Foley 导尿管（图 76–1）。

表 76-1 创伤性脑损伤患者中有继发脑损伤的预后

继发损伤	无或中度伤残 (%)	死亡 (%)
病人总数 (699)	43	37
低血氧 (78)	45	33
低血压 (113)	26	60
2 者均无 (456)	51	27
低血压和低血氧 (52)	6	75

引自创伤昏迷数据库：Chesnut RM, Marshall LF, Klauber MR, 等。The role of secondary brain injury in determining outcome from severe head injury. J Trauma 1993;34:216–222.

表 76-2 Glasgow 昏迷评分标准

得分	标准
睁眼	
4	自动睁眼
3	命令可睁眼
2	疼痛刺激可睁眼
1	不睁眼
运动	
6	指令运动
5	定位运动
4	躲避运动
3	疼痛刺激时异常屈曲（去皮层）
2	疼痛刺激时异常过伸（去脑）
1	无运动
语言	
5	定向交谈
4	含混交谈
3	不恰当单词
2	无意义发音
1	无语言

Glasgow 昏迷评分（GCS）= 睁眼 + 运动 + 语言

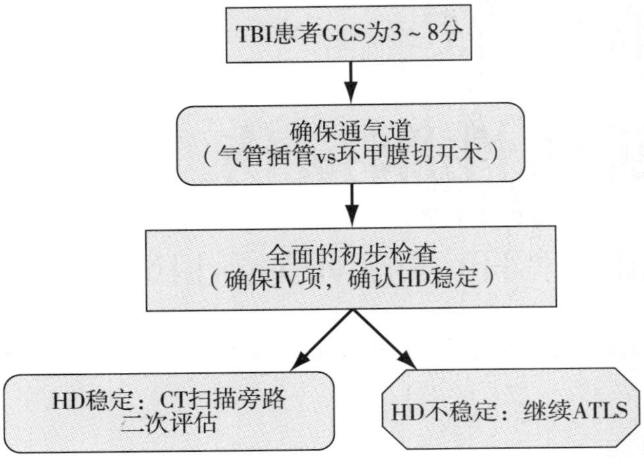

图 76-1 创伤性脑损伤（TBI）患者的最初处理。HD，血液动力学。

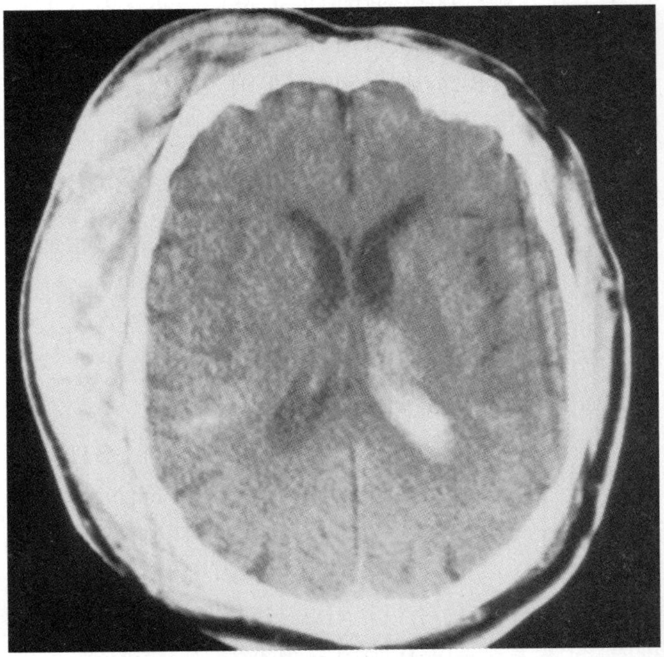

图 76-2 计算机断层（CT）扫描显示额部挫伤，没有中线移位。

病例 2

患者女性，52 岁，机动车司机，迎面撞上另一辆车后被送至急诊室。心率 65，血压 97/54，外周血氧饱和度为 97%。患者仅能有模糊发音，刺激后肢体呈异常屈曲，刺激后睁眼。患者已适时行气管插管保护气道。初次 CT 扫描显示额叶脑挫伤，无中线移位（图 76-2）。未发现其他的损伤。患者的血液检查也基本在正常范围之内，除了血气检查显示有轻度的碱缺乏。故计划将患者转至监护室（ICU）并预备在 8 小时后复查 CT。由于床位问题，患者在等了 3 小时之后才被转至创伤科 ICU。接诊护士发现患者双瞳孔固定且散大，心率 54，血压为 194/107。

对于有严重颅内高压风险的患者没有放置颅内压监测

- **结果**

  被忽略的颅内高压最终导致脑疝。

  4/5 级并发症

框 76-1　不同 GCS 时颅内压增高和发展至昏迷的危险性

轻度 TBI（GCS 为 13 ~ 15）< 3%

中度 TBI（GCS 为 9 ~ 12）=10% ~ 20%
对这类患者不必进行常规 ICP 监测

严重脑外伤（GCS ≤ 8）和 CT* 扫描异常 =50% ~ 60%
放置 ICP 监测

严重脑外伤（GCS ≤ 8）和 CT 扫描正常 =13%
CT 扫描正常的患者，如果有下列 3 项中的 2 项：年龄 > 40 岁；入院时收缩压 < 90mmHg；强迫体位；则颅内血肿的危险等同于头颅 CT 扫描异常。在这种情况下应该放置 ICP 监测

* 异常 CT 扫描结果包括：血肿、挫伤、水肿、基底池受压等。
CT，计算机断层成像；GCS，格拉斯哥昏迷评分；ICH，颅内血肿；ICP，颅内压；TBI，创伤性脑损伤。

- **预防**

BTF 和 AANS 在指南中明确建议对有严重颅内高压风险的患者，要放置颅内压监测[5]（框 76-1）。尽管进行脑室穿刺可以通过放出脑脊液以达到减压的治疗效果，但当患者脑组织水肿且脑室受压的时候，完成此项操作往往在技术操作上较为困难。而把一根光纤探针直接插入脑实质中就可最快地达到监测颅内压的目的。

病例 3

患者男性，73 岁，既往有高血压和慢性肾功能不全病史，嗜酒，从酒吧的凳子上不慎摔下造成硬膜下血肿，血肿约 6mm 大小，无中线移位。GCS 评分 13 分，被收入创伤科 ICU 以进行密切的神经体征观察。患者逐渐表现出烦躁易激惹，想要拿掉颈托并把腿跨出床外。ICU 监护人员疑似酒精的戒断症状，给患者 2mg 的劳拉西泮。医生还发现患者血压达到 180/80mmHg，心率 53。考虑到心率还在 50 多次，就给予患者 10mg 肼屈嗪以控制高血压。

2 小时后医生被叫回病房，告知其患者生命体征没有变化，但刚刚突然"很快地睡着了"。医生发现患者呼叫无反应，左侧瞳孔散大。

没有发现由于颅内压升高引起的意识状态的改变，即使已经出现了 Cushing 三联征

- **结果**

被忽略的颅内高压最终导致脑疝。

4/5 级并发症

- **预防**

脑灌注压（cerebral perfusion pressure，CPP）（框 76-2）是平均动脉压（mean arterial pressure，MAP）和颅内压（intracranial pressure，ICP）之间的差值。受到损伤的脑组织只有很小的肿胀余地，因为它处于颅骨的包围中，而颅腔是一个体积相对固定的空间。出血或占位性病变使 ICP 增高，可从正常的 1mmHg 升高到 10mmHg，导致 CPP 降低。ICP 超过 20 ～ 25mmHg 时，需要马上给予处理。如框 76-2 所述，ICP 的增高可造成 CPP 的降低。而对于成年人来说，CPP 必须要保持到 70mmHg 以上。在本病例中，最初的 ICP 增高所导致的神经系统症状被忽略了。病情继续发展直到表现出 Cushing 三联征（血压升高、心率减慢、脉压变大），这明确指示了 ICP 显著增高以及即将发生或已经发生了脑疝（图 76-3）。

病例 4

患者女性，37 岁，建筑工人，不慎从 20 英尺高的脚手架上跌至地面。当时即行气管插管，送至急诊，马上进行了复苏抢救，患者对补液反应良好。检查发现患者双下肢开放性骨折、3 度脾裂伤，单侧胸腔积血，故进行了脾动脉栓塞及胸腔闭式引流。GCS 评分 7 分，CT 显示蛛网膜下腔出血和多处脑挫伤，无法手术。故放置了 ICP 监测，最初 ICP 波动在 10 到 12mmHg 之间，进入 ICU 后，ICP 升高到 24mmHg，而 CPP 只有 48mmHg。故给予首剂 100mg 甘露醇静点，并接着缓慢连续输注。患者马上开始大量排尿，且 MAP 下降到 58mmHg。为了防止输注过多的液体并"最大程度地减少脑细胞水肿"，给予患者去甲肾上腺素静脉注射，以提高平均动脉压及维持脑灌注压在 70 左右，因为这也是指南上的要求。

给予低血容量创伤患者渗透性利尿剂以及血管收缩药物

- **结果**

组织低灌注并导致休克进一步加重。

2/3 级并发症

- **预防**

根据 BTF 和 AANS 制定的指南[5]，TBI 的患者应该维持 CCP 至少在 70mmHg。在某些情况下，这可以通过给予血管收缩药物使 MAP 达到 90mmHg 以上来保证。但这仅在排除了低血容量的前提下才可以使

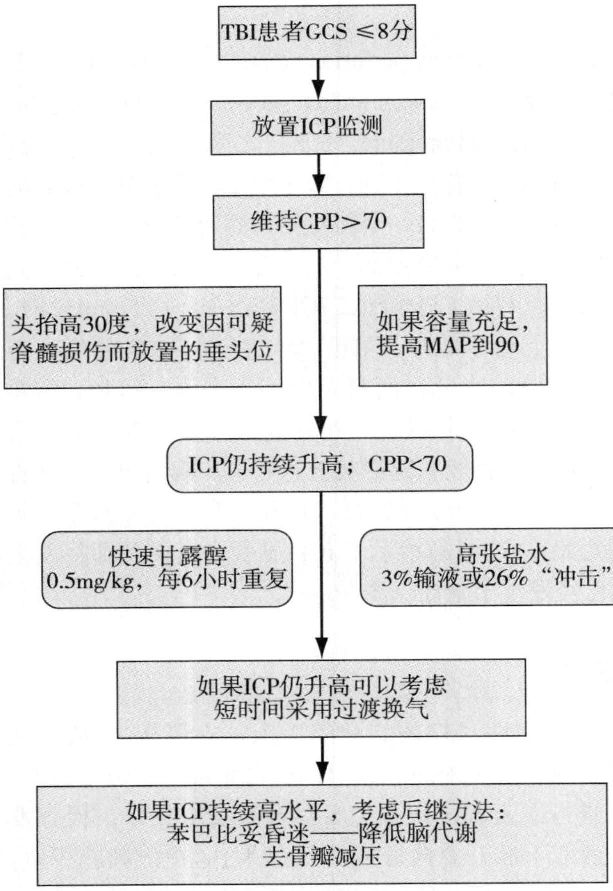

图 76–3　颅内压增高的处理流程。

用。在所有创伤患者的复苏过程中，都需要给予适当的补液以减轻低血容量。（我们经常用普通生理盐水，因为应该避免给 TBI 的患者输注含葡萄糖的液体。）同样的，利尿剂也只有在患者的循环血量充足的前提下才能使用。甘露醇是一种渗透性利尿剂，可降低血液黏稠度并且缩小外周血管的管径，从而保证供应大脑的血流量。甘露醇还可以将细胞内水转移到血管内，从而减少了细胞水肿。这种作用大概持续 6 小时，故需要每 6 小时重复给药。BTF 和 AANS 指南中还强调了高渗盐水在有脑组织损伤的创伤患者中的应用，指出它可以达到高渗等容量复苏的效果。

病例 5

患者男性，65 岁，乘坐的一辆小货车意外翻倒，造成硬膜下血肿（图 76–4），已手术清除。但是患者颅内压仍较高，故给予甘露醇、高渗盐水静点及脑室穿刺引流。到术后第 2 天，ICP 已经得到控制，但患者仍昏迷。

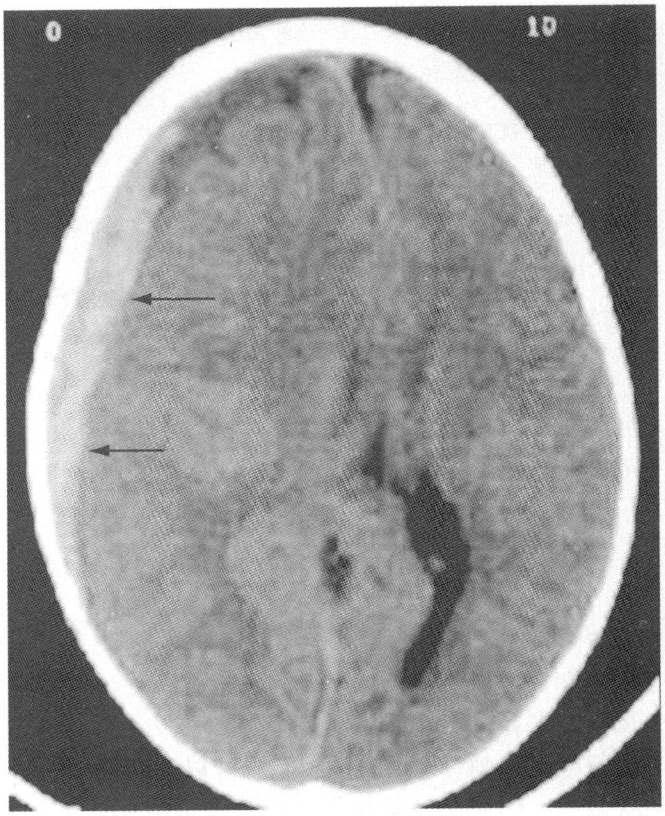

图 76–4　硬膜下血肿伴中线移位。

即使停止给予甘露醇，患者仍持续大量排尿，尿量 12 小时超过 4L。出现心动过速，故给予 β 受体阻滞剂。且由于之前给予高渗盐水造成血钠持续升高。继而患者 MAP 下降并出现抽搐，查血钠为 172mEql/L。

忽略了尿崩症的症状

- **结果**

  组织低灌注，电解质紊乱，并进一步引起神经组织损伤。

  2/3 级并发症

- **预防**

  TBI 患者，特别是伤情重需要手术的患者，有相当高的几率发生中枢性尿崩症。在这种情况下，抗利尿激素（ADH）分泌减少，引起稀释性的尿崩。如果不给予治疗，会导致低血容量以及上述病例中所描述的由高钠血症引起的抽搐。治疗措施包括补液以及给予去氨加压素——一个可替代 ADH 的双氨基酸化合物，它有抗利尿的作用但没有血管收缩活性。

（杜建新 译）

参考文献

1. Langlois JA, Rutland-Brown W, Wald M. The epidemiology and impact of traumatic brain injury: a brief overview. J Head Trauma Rehab 2006;21:375–378.
2. Thurman D, Alverson C, Dunn K, et al. Traumatic brain injury in the United States: a public health perspective. J Head Trauma Rehabil 1999;14:602–615.
3. Thurman D. The epidemiology and economics of head trauma. In Miller L, Hayes R (eds): Head Trauma: Basic, Preclinical, and Clinical Directions. New York: Wiley & Sons, 2001; pp 376–388.
4. Chesnut RM, Marshall LF, Klauber MR, et al. The role of secondary brain injury in determining outcome from severe head injury. J Trauma 1993;34:216–222.
5. Bullock MR, Chesnut R, Ghajar J, et al. Guidelines for the surgical management of traumatic brain injury. Neurosurgery 2006;58(3 suppl):S2-1–S2-3.

第 77 章

脾损伤的处理

Adil H. Haider, MD and Edward E. Cornwell III, MD

引言

无论是医源性的还是外伤性的脾损伤，处理上有一条共同的原则：在不危及患者生命的情况下尽可能保脾；但有些脾损伤的患者最适宜的是迅速进行脾切除。本章介绍手术处理脾损伤的常见难点并讨论脾外伤的非手术处理办法。

决定保留还是切除损伤的脾需要依据患者的临床表现而定。对于有明显外伤且病情不稳定的患者不要企图保脾。同样，对于复杂腹部肿瘤手术中医源性脾损伤的患者也不适宜行脾缝补术。如果脾修补明显增加了剖腹手术的创伤或需要输 2 个单位以上红细胞，就应该放弃脾缝补术而改为脾切除术。

未充分游离脾而企图行脾缝补术

- **后果**

  试图修补未完全游离的脾对术者和助手来说是不可能完成的工作。术中的这种努力常会增加手术并发症；也可能会增加出血量。

  2/3 级并发症

- **补救 / 预防**

  将脾从脾床上游离下来的必要步骤是分离无血管的韧带（脾横膈韧带、脾肾韧带、脾结肠韧带），并将脾上提到手术野中以接近其胚胎起源的中线位置（图 77–1）。一旦脾游离评估完成，应立即开始止血，联合使用局部止血药，例如微纤维胶原（如 Avitene）、甲基纤维素（如 Surgicel）或直接褥式缝合（如 3–0 Prolene 缝线）或垫特福隆纱布褥式缝合。

脾部分切除术适用于出血部分的脾分支动脉可被早期结扎的情况（图 77–2）。假使这根血管供应的脾实质超过 50% 是有活性的，可进行脾部分切除术并且脾的免疫功能可被保留。用电凝刀划定出预切除的脾有利于暴露脾内血管，以便逐一缝合结扎，这个过程应该小心谨慎。如果压迫法不能充分止血，偶可横向阻断脾门。脾切缘使用垫纱布或不垫纱布的褥式缝合法(图 77–3)。如果需要,可使用钝肝针进行褥式缝合。

脾修补术的附属物

氩电凝器

氩电凝器是一种电凝固系统，不应与氩激光器混淆。不需要护目镜。这种装置通过惰性气体作为媒介传导射频能量以达到止血目的（图 77–4）。在室温下这种气体从手持器喷嘴中以恒定速度射出，吹走血和碎屑以净化视野。第一个使用氩电凝器进行脾修补术的大型临床观察发表于 1991 年[1]。这篇报道总结出大多数浅表撕裂的脾可通过标准方法修补，氩电凝器为深度实质性脾损伤的患者提供了技术上的优势。在接下来的十年中，此装置被广泛接受并应用于脾及其他实性脏器损伤的修补中。

可吸收补片

聚乙醇酸补片是另一种用于脾修补的方法。将损伤的脾装进补片使补片把脾包住，然后把补片缝在一起以达到填塞的目的（图 77–5 和 77–6）[2,3]。最近更多的报道建议在补片中加入甲基纤维素以增加其体积。这种方法除了补片的包绕，还有多层的甲基纤维素置于损伤的表面，进一步加强了填塞的目的。以前的观点认为补片可能发生感染，特别是在空腔脏器损伤的修补时，但现在大规模实验没有证实此观点。

纤维蛋白胶

纤维蛋白胶，由纤维蛋白原、凝血酶及氯化钙组成，其令人惊叹的实验室表现推动了它的临床应用。通常使用的纤维蛋白黏合剂如 Tisseal 和 Crosseal 可直

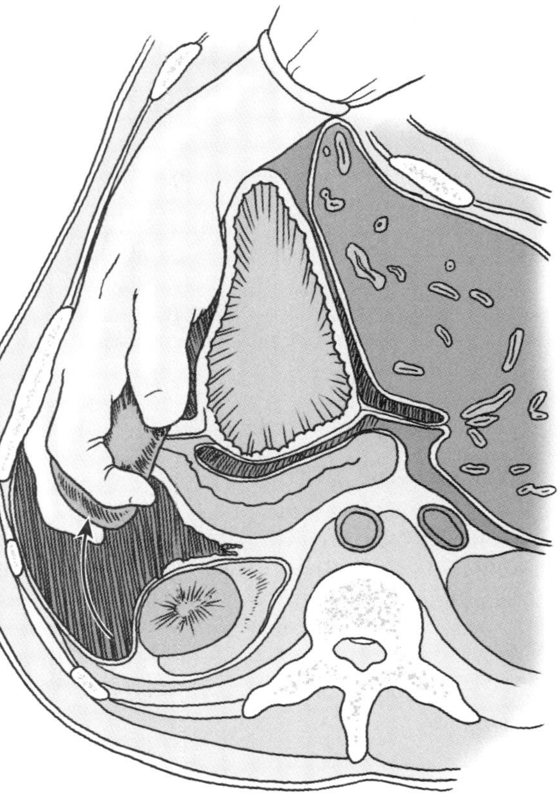

图 77–1 切断脾周围的韧带后，可以将脾游离靠近中线暴露于手术野当中。(Adapted from Trunkey DD. Spleen. In Blaisdell FW, Trunkey DD [eds]: Trauma Management, Vol 1: Abdominal Trauma. New York: Thieme, 1982; pp 149–163.)

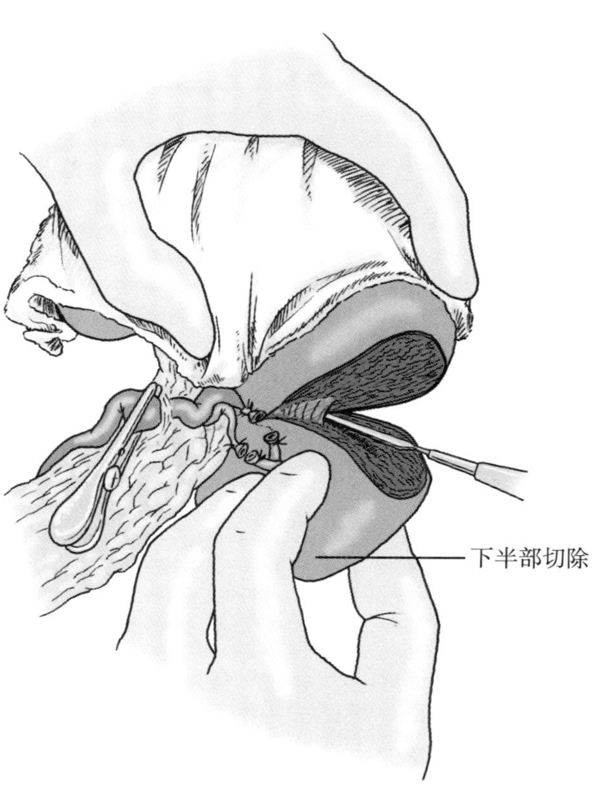

图 77–2 结扎靠近脾动脉干的下部分支以止血。而后施行下半部脾切除。(Courtesy of Corrine Sandone, MA, CMI 2007.)

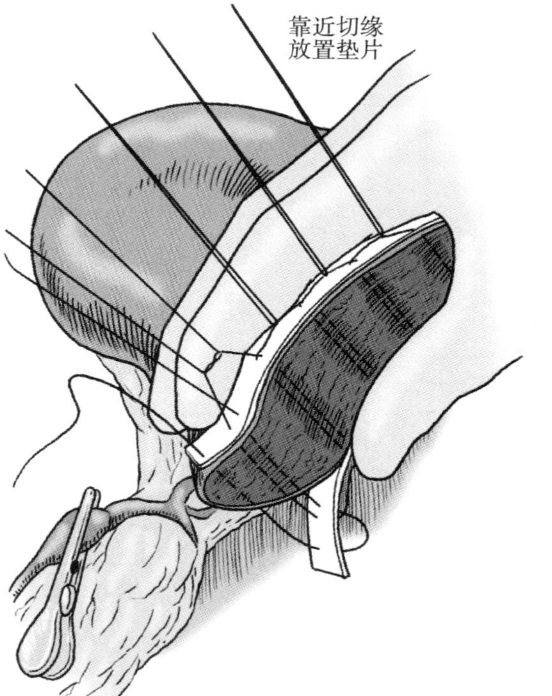

图 77–3 手工压迫同时如果必要的话，钳夹脾动脉以止血从而缝合脾断缘。可使用聚四氯乙烯树脂垫片保护组织以防撕脱。(Courtesy of Corrine Sandone, MA, CMI 2007.)

接应用于脾损伤的表面以达到直接止血的作用，特别是在线状裂痕时。最近的报道证实了使用纤维蛋白黏合剂将损伤的脾黏在一起，再使用补片进行脾修补的可行性，使用此种方法可修补 3、4 级损伤脾[5]。

胰腺损伤

- 后果

  胰尾部靠近脾门，因此在脾切除术中特别容易损伤而导致胰瘘。

  3/4 级并发症

- 补救 / 预防

  胰尾部靠近脾门，因此在脾切除术中特别容易损伤。脾门及其血管在脾被完全游离前不应夹闭。脾周围韧带及必要的胃短静脉分离后，将脾上提至中线位置，如图 77–1 所示，远离胰尾部。在这个位置，脾仅连接着动脉和静脉。先夹闭动脉然后向脾门方向分离，而静脉比较脆弱不能夹闭，适宜直接结扎然后在脾门处横断，游离脾。如果这个过程十分困难

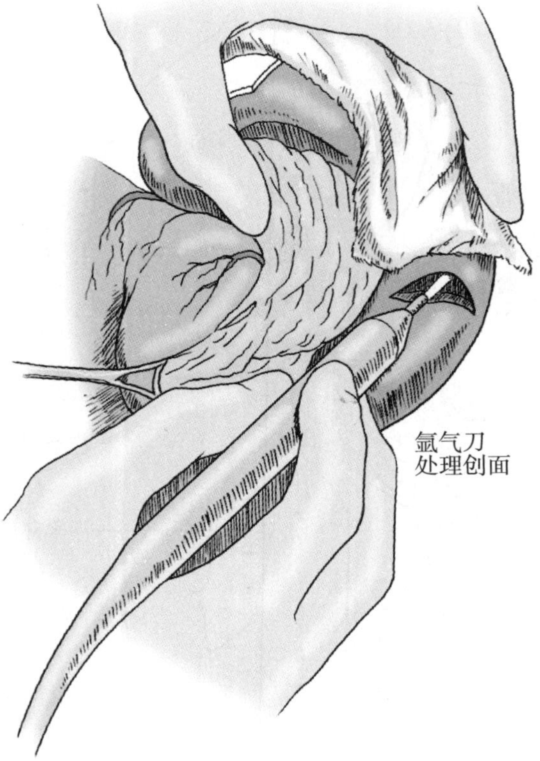

图 77–4 氩气刀（ABC）（Courtesy of Corrine Sandone, MA, CMI 2007.）

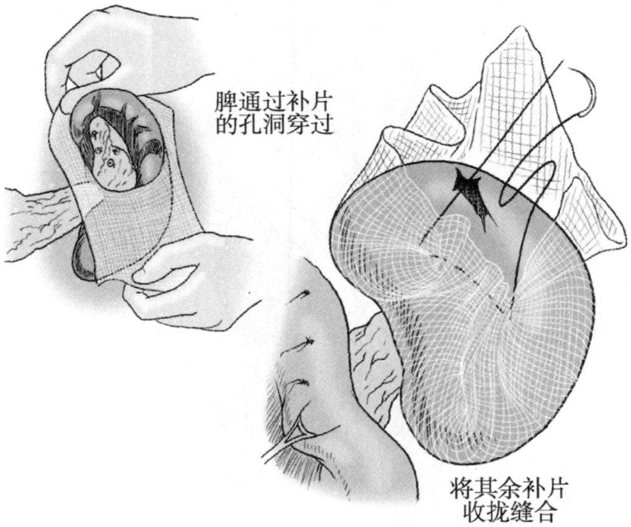

图 77–5 使用补片的脾修补术。让受损脾通过补片的孔洞。然后将补片包裹脾缝合并固定。（Courtesy of Corrine Sandone, MA, CMI 2007.）

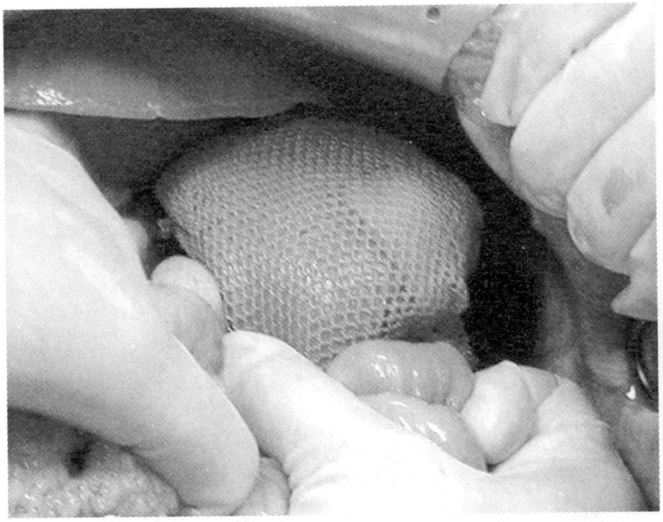

图 77–6 在损伤处进行补片脾原位修补术，（Courtesy of Horacio A. Massotto, MD, Costa Rica; reproduced with permission from www.trauma.org.）

或确实存在胰腺损伤，应在胰尾部放置引流管以利于损伤的修复。

脾切除术时的胃损伤

- **后果**

  胃外瘘。

  2/3 级并发症

- **补救 / 预防**

  在脾切除时，应逐个辨别，分离和结扎胃短血管，在这过程中要注意避免损伤胃底和胃大弯。分离胃短血管后应检查胃大弯部分，如果可疑受损，必须及时修补。通常将可疑部位倒置并用 2–0 或 3–0 丝线缝合浆肌层。胃壁缺血或部分增厚（由于电刀损伤或夹闭胃短血管时无意损伤）都可能导致胃外瘘的发生。

脾切除的远期并发症

脾切除后免疫缺陷

- **后果**

  致死性脾切除术感染。

  3/4 级并发症

- **预防**

  保留脾的观点得到广泛接受是因为担心无脾状态的生理性危险，包括非致命性感染和致死性脾切除后感染。致死性脾切除后感染很少见，据报道在无脾患者中发生率少于 0.5%[6]，但却是致命的，死亡率超过 50%。

为了预防，择期脾切除的患者应提前接种肺炎链球菌疫苗、流感嗜血杆菌疫苗、脑膜炎双球菌疫苗。急诊脾切除的患者理论上应在手术后2周接种疫苗以获得尽可能多的免疫反应。但许多外科医师，因为怕患者不能随诊，故出院前给患者接种疫苗。

脾外伤的非手术处理

需要反复输血患者的非手术处理

- **后果**

  脾外伤患者并发症的增加（特别是感染性并发症）与反复输血独立相关。

  2/3 级并发症

- **补救 / 预防**

  目前，由于CT扫描技术和脾血管栓塞技术的发展，脾外伤患者非手术治疗的比例已达到70%。美国创伤外科协会制定的器官损伤评分提高了非手术治疗的可操作性，有助于临床医师和研究人员与标准方法进行比较，制定治疗和研究的决定（表77–1）。

入院患者标准

钝性脾外伤患者进行非手术治疗需符合以下标准：①血流动力学稳定，② CT进行外伤证实及分级，③ CT未见腹腔内（空腔脏器）或腹膜后（十二指肠，胰腺，肾脏）需要进行手术介入的损伤，④输血少于2个单位红细胞（表77–1）。由于输血存在的感染风险，输红细胞少于2个单位是十分重要的。现有明确的证据证明血制品输注是外伤患者发生感染性并发症的独立危险因素[8]。患者进行非手术处理的排除标准有凝血异常或需要使用抗凝药物（有心脏人工瓣膜或颈动脉损伤需要抗凝治疗的）。

表77–1 美国脾外伤评估标准

分级	损伤类型	损伤表现
1	血肿	被膜下，面积小于10%
	裂伤	被膜撕破，深度小于1cm
2	血肿	被膜下，面积占10% ～ 50%，实质损伤深度小于5cm
	裂伤	被膜撕裂，实质裂伤1 ～ 3cm，但未累及段间血管
3	血肿	被膜下，面积大于50%或者血肿破裂或者实质内血肿；实质内血肿大于5cm或者逐渐增大
	裂伤	实质受损深度大于3cm或者伤及段间血管
4	裂伤	裂伤累及段间血管或脾门血管造成大面积失血供（大于25%）
5	血管裂伤	脾碎裂，脾门血管损伤或脾血管完全离断

*Advance one grade for multiple injuries up to grade 3.
From Moore EE, Cogbill TH, Jurkovich GJ, et al. Organ injury scaling: spleen and liver (1994 revision). J Trauma 1995;38;323–324.

非手术治疗的细节

2003年，东方创伤外科协会（Eastern Association for the Surgery of Trauma，EAST）[9]依据现有的实验证据公布了钝性肝脾外伤患者的医疗实践指南。2级推荐指出对于血流动力学稳定的患者，年龄、精神状态和合并伤不是排除非手术治疗的指标，CT是确定器官损伤严重性的最可靠方法。3级证据推荐使用静脉或口服造影剂进行增强CT扫描以利于辨别损伤部位。

非手术治疗的成功取决于CT扫描和细致临床查体的联合。应对患者进行系统的查体、生命体征的监测和红细胞比容的测定，如果临床检查出现急性变化应立即进行手术治疗。钝性脾外伤非手术治疗的推荐方案见图77–7。

脾动脉的栓塞治疗

1995起血管造影和脾动脉栓塞逐渐成为钝性脾外伤患者非手术治疗的方法之一[10]。没有必要对所有脾外伤患者常规进行血管造影，因为1或2级脾损伤的患者很少需要介入治疗。早期推荐对CT上“造影剂浓聚”的所有患者进行血管造影，现在更强调损伤的分级[11]，对脾损伤3级及以上或CT上证实为脾动脉直接损伤出血的患者进行血管造影（图77–8）。由西方创伤协会[12]主办的多中心研究表明损伤分级能够很好地预测是否需要血管栓塞治疗（放置弹簧圈或凝胶海绵）并预测预后。在这个研究中使用血管栓塞治疗，超过90%的3级损伤和80%的4级、5级损伤的患者能够不手术而成功治愈。此研究没有比较两种栓塞材料的不同，也没有显示脾动脉主干栓塞和超选择性远端血管栓塞术成功率方面的差异。研究表明血

框77–1 钝性脾外伤患者非手术治疗的标准

1 血流动力学稳定
2 CT进行外伤证实及分级
3 无需手术治疗的其他损伤
4 输血少于2个单位红细胞

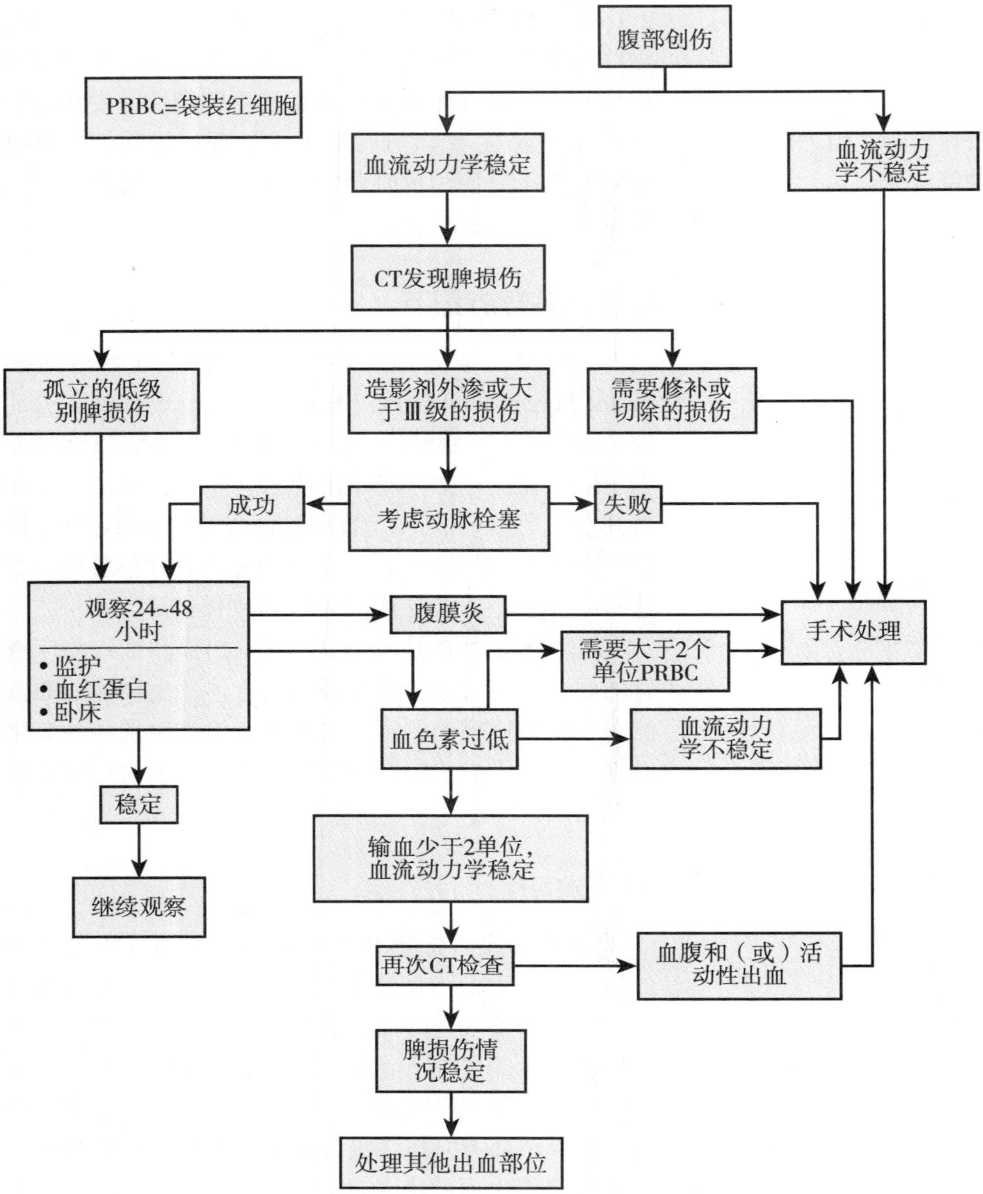

图 77–7 脾挫伤非手术处理流程。

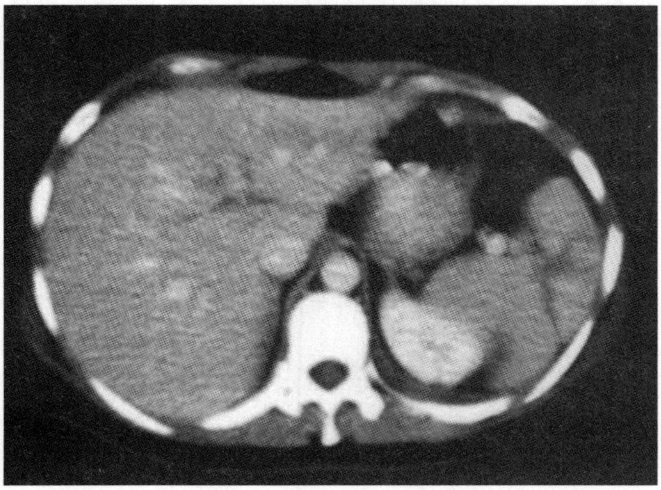

图 77–8 CT 扫描提示Ⅲ级脾损伤。（Courtesy of Eduardo Bastos, General Surgeon, Marilia, Brazil; reproduced with permission from www.trauma.org.）

管栓塞失败的主要原因是CT上动静脉瘘的出现，同时显示血流动力学不稳定及年老的患者（55岁）血管栓塞治疗的失败率较高。

护理进展

现在的研究关注非手术治疗患者禁食的适宜时间和卧床患者何时开始深静脉血栓的预防，其他的问题包括此类患者何时能够安全出院恢复正常生活，是否需要进行影像学的随访。同时，进行外科人员的调查，EAST公布了2005年[13]调查结果，显示对于1～2级脾外伤的患者50%左右的外科医生建议2周后恢复轻度正常的活动，不进行CT的随访，对于更高级别损伤的患者建议4～6周后恢复正常生活并进行CT随访。医师的调查结果和三级推荐的指南相同，对于3级以上损伤患者和高危职业患者（运动员，建筑工人）应在准许其正常活动前复查CT。

非手术治疗成功的标准

2000年[14]发表的由EAST发起的多中心试验显示非手术治疗的成功率达89%(27个中心的1488名患者)。2004年AAST脾研究组[15]报道的成功率为96%（300余名患者）。在儿童患者中，非手术治疗的失败率小于2%。非手术治疗最常见的失败原因是最初96小时的出血。如果患者血流动力学不稳定，就需要急诊脾切除手术。如果尚稳定，需要复查增强CT扫描。有时开始的CT检查未显示出真正的脾损伤情况或损伤的动脉开始处于痉挛状态未见出血征象。处于此种情况的患者采用动脉栓塞法更适合。但是如果患者需要输注2个单位红细胞以上或已经接受过动脉栓塞治疗，就需要手术治疗。其他非手术治疗失败的原因包括迟发型出血（出院前后）、脓肿形成和脾动脉假性动脉瘤。

结论

仔细的选择、CT扫描、系统的临床检查是钝性脾外伤患者非手术治疗成功的关键。动脉栓塞法帮助我们不通过手术治疗而保留脾。进行脾修补术的关键是脾的充分暴露和游离。氩电凝器、纤维蛋白胶和可吸收补片的应用提高了脾修补的技术，超越了使用局部止血药、缝合及部分脾切除术的水平。但最终，不稳定的患者或未达到脾保留标准的患者还是应该接受脾切除术。

（赵 菁 译）

参考文献

1. Dunham CM, Cornwell EE, Militello P. The role of argon beam coagulator in splenic salvage. Surg Gynecol Obstet 1991;173:179.
2. Fingerhut A, Oberlin P, Cotte JL, et al. Splenic salvage using an absorbable mesh: feasibility, reliability and safety. Br J Surg 1992;79:325–327.
3. Delany HM, Rudavsky AZ, Lan S. Preliminary clinical experience with the use of absorbable mesh splenorrhaphy. J Trauma 1985;25:909–913.
4. Berry MF, Rosato EF, Williams NN. Dexon mesh splenorrhaphy for intraoperative splenic injuries. Am Surg 2003;69:176–180.
5. Bohicchio GV, Arciero C, Scalea TM. "The hemostatic wrap": a new technique in splenorrhaphy. J Trauma 2005;59:1003–1006.
6. Styrt B. Infection associated with asplenia: risks, mechanisms, and prevention. Am J Med 1990;88:33N.
7. Moore EE, Cogbill TH, Jurkovich GJ, et al. Organ injury scaling: spleen and liver (1994 revision). J Trauma 1995;38:323–324.
8. Duke BJ, Modin GW, Schecter WP, Horn JK. Transfusion significantly increases the risk of infection after splenic injury. Arch Surg 1993;128:1125–1130; discussion 1131–1132.
9. EAST Practice Management Guidelines Work Group. Practice Management Guidelines for the Non-Operative Management of Blunt Injury to the Liver and Spleen. Eastern Association for the Surgery of Trauma, 2003. Available at http://www.east.org/tpg/livspleen.pdf (accessed June 14, 2006).
10. Schurr MJ, Fabian TC, Gavant M, et al. Management of blunt splenic trauma: computed tomographic contrast blush predicts failure of non-operative management. J Trauma 1995;39:507–513.
11. Cooney R, Ku J, Cherry R, et al. Limitations of splenic angio-embolization in treating blunt splenic injury. J Trauma 2005;59:926–932.
12. Haan HM, for the Western Trauma Association Multi-Institutional Trials Committee. Splenic embolization revisited: a multi-center review. J Trauma 2004;56:542.
13. Fata P, Robinson L, Fakhry S. A survey of EAST member practices in blunt splenic injury: a description of current trends and opportunities for improvement. J Trauma 2005;59:836–842.
14. Peitzman AB, Heil B, Rivera L, et al. Blunt splenic injury in adults. Multi-institutional study of the Eastern Association for the surgery of trauma. J Trauma 2000;49:177–189.
15. Feliciano D, for the AAST Spleen Study Group. Nonoperative management of the injured spleen: a prospective study from the AAST Multi-institutional trial committee. Presented at the American Association for the Surgery of Trauma 2004, Annual Meeting. September 29 to October 2, 2004, Grand Wailea Resort Hotel & Spa, Maui, HA.

第 78 章

创伤控制：关腹术

Benjamin Braslow, MD, Bruno Molino, MD, and Vicente H. Gracias, MD

引言

在创伤患者入院之前，继中枢神经系统损伤之后的大出血成为第二位致死原因[1]。而且在入院以后，不可控制的大出血成为创伤死亡的主要原因[2]。由于越来越多的私人枪械的使用，各种复杂多重穿通伤以及严重的组织损伤和出血也逐渐增多[3]。这一点在当今世界愈演愈烈的恐怖袭击与局部战争中得到越来越多的体现。从 20 世纪 80 年代以来针对这种情况的院前抢救和复苏越来越得到重视。此类患者往往出现严重的衰竭表现称为出血性三联征，即酸中毒、低体温和凝血功能障碍。在对这类患者的传统处理过程中，医生力求在急诊手术中尽量处理所有创伤，但是即便控制了出血仍可能出现死亡率居高不下的情况。在 20 世纪 80 年代末到 90 年代初这段时期内，随着美国城市犯罪的增多，创伤外科医生们逐渐积累了处理这类外伤的经验，并提出了“创伤控制”（damage control，DC）外科的概念。这一概念来源于海军，原意指通过任何办法保住那些遭受重创的舰只以确保主要任务的完成[4]。对创伤外科医生而言，DC 的意思是通过简单的修补和覆盖等方法尽快有效地控制出血和感染。离开手术室后，患者被转往外科重症监护室（surgical intensive care unit，SICU）进行内科系统复苏。最后，在患者病情得到控制以后再返回手术室施行细致的创伤修复和关腹。经过双盲观察，这种多重处理所导致的并发症率升高可能与手术失败或某些技术问题相关。尽管相关的并发症率很高，但 DC 仍被认为在针对严重的钝器伤和穿通伤所导致的致死性系统功能衰竭时不失为一种积极有效的策略[5-8]。

适应证

由于 DC 过程中伴随着一定的并发症，因此患者和时机的选择显得尤为重要。除了重大肝损伤和进行性凝血障碍以外还有其他一些适应证。1997 年，Rotundo 和 Zonies[9] 提出了适合 DC 的三类关键因子，即：条件、复杂性和关键性因子。1998 年，Moore 及其同事提出了在医疗技术设备条件允许的前提下可以考虑简短手术的 6 项适应证。最终是否采用 DC 取决于患者的状况和当时在场的医生。

- 由于凝血障碍而无法止血
- 严重的大血管损伤（骨盆、肝等）
- 经过一段时间复苏后效果欠佳
- 除腹部创伤外合还并其他危及生命的情况需紧急处理
- 重新评价腹内情况
- 由于腹壁或脏器水肿而无法关腹

DC 的顺序

DC0

一旦患者的伤情和生理状态严重到需要采取 DC 措施，时间就成为关键的因素。

- **后果**

  没能认识到 DC 的应用原则。Aoki 及其同事在 2001 年[11] 报道了 Ben Taub 医院收治的 68 名接受 DC 治疗的患者。如果 pH 没能纠正到 7.21 以上或者 APTT 大于 78.7 将导致几乎 100% 的死亡率。Cushman 及其同事[12] 报道，1997 年一项对髂血管损伤的回顾性研究显示，低体温患者的死亡风险会增高 4 倍（术前核心体温≤ 34℃）。这更加强调了 DC 原则的重要性以避免出现如此危急的状况。

  5 级并发症

- **补救**

  简化急诊的医疗程序，迅速安排手术室处置患者，才能最好地处理大出血。

• **预防**

在紧急处理时包括如下一些关键步骤：在四肢长骨上获得静脉通路，快速插管保证气道通畅，胃肠减压（面部创伤和颅底骨折是放置鼻胃管的禁忌），放置胸管（如果呼吸音消失或出现捻发音），早期保温和早期输血制品复苏。大量输入晶体液可能增加水肿和凝血功能异常的风险[13]。诊断性的X线片是必要的。快速插管后的胸片有助于证实导管位置并迅速发现危及生命的血/气胸。对于撞击伤的患者，骨盆X线片可以明确骨盆骨折从而立即采取骨盆固定并压迫止血。同样，对于怀疑撞击伤的患者，在除外颈髓受损之前必须佩戴颈托加以保护。当考虑存在胸腹联合伤而查体又不能完全明确时，腹部B超有助于迅速发现腹腔内的出血。在此方面超声已经替代了传统的诊断性腹腔灌洗。与血库做好沟通显得非常重要，以确保在需要时能保障输血供应。同时第一时间联系麻醉科也是至关重要的，从而确保他们能为重患者时刻做好手术准备。手术室应该备好血液回输机，在手术前应预防性使用广谱抗生素和破伤风抗毒素，同时放置导尿管。

DC Ⅰ

早期手术的目的是控制出血、控制感染（以及引起的炎症反应）、暂时关闭腹腔以保护脏器减少热量流失。所有这些都应尽量在2小时内完成（大约一张CD的播放时间）。

DC Ⅰ步骤

步骤1　定位和切开
步骤2　清理腹腔
步骤3　游离镰状韧带
步骤4　放置自体血回吸收
步骤5　移除包扎，腹腔探查
步骤6　暴露并处置血管和实质性脏器的出血（结扎、修补或切除）
步骤7　处理空腔脏器破损导致的污染（旷置、切除或修补）
步骤8　腹部包扎
步骤9　暂时关腹
步骤10　转往SICU

定位和切开

创造进入受损体腔的通路失败

• **后果**

如果准备不足或定位失败可能导致不能顺利进入受损体腔从而妨碍了明确诊断和对出血的处理。

5级并发症

• **补救**

患者要仰卧在手术台上，右上肢伸展并与躯干成角。左臂放置在托板上，并置于头上方位置。这样可以充分保障左胸术野以保证需要的时候可以立即开胸。消毒范围应从颏下到膝盖，两侧应该到床边。理想的切口是从剑突到耻骨的纵行切口。如果怀疑有严重的骨盆骨折则切口下端可以只到脐部。这样做可以保证不影响对盆腔腹膜后血肿的压迫。

• **预防**

不要在前或侧胸壁置管以确保在必要的时候能够施行胸骨切开术、左开胸复苏或双侧胸膜腔造口插管。不要因为等待放置有创监测设备（动脉导管或中心静脉导管）而延误切开。在无法使用对流热空气毯的时候，电热板成为理想的选择。

如果患者之前有过正中开腹术，可以考虑双侧肋弓下开腹。这样做可以避开分离中线附近的粘连而迅速进入腹膜腔。然后再于直视下松解粘连。

镰状韧带分离与大固定牵开器的放置

医源性腹部创伤

• **后果**

进入腹腔后，一般都会用腹壁牵开器将腹腔四周充分暴露。在这种暴力操作过程中可能会出现医源性腹部内容物的损伤。通常由于小肠被压在牵开器和腹壁之间，可能出现小肠青紫或撕裂或者肝牵拉伤。

2级并发症

• **预防**

术者或助手必须在直视下将腹部脏器推离腹壁后再放下手持腹壁牵开器。牵开器应沿腹壁滑动以保证分离。纱垫应小心地放在肠管与腹壁之间。手术台对侧的医生应该适时地调整牵开器和纱垫。应首先游离镰状韧带以免在肝上操作时造成肝的牵拉伤。

接下来，通过大的固定牵开器以解放医生的双手同时获得术野的最大暴露。再接下来，按顺序移开纱垫探查出血部位。这样可以保证肠管远离出血部位并保证充分暴露术野。

低血压

- **后果**

一旦打开腹膜，将失去腹壁所提供的所有压迫作用。这可能导致突发的和严重的低血压。有时候患者在腹腔内四角填塞完成后仍然会有明显的低血压。

5 级并发症

- **补救**

应控制主动脉血流。可以在胃前方肝左叶下方用手阻断膈肌裂孔处的主动脉血流。可以在食管右后方迅速触及主动脉。可以在这里用手或主动脉阻断器将其压在椎体上从而阻断血流。在找到并控制出血后，这种方法可以确保在麻醉中降低腹腔出血而增加脑部和心肌灌注[14]。由于某些原因，如果不能在腹腔内控制主动脉血流，那么可能需要进一步行左侧开胸术并用主动脉钳阻断血流。这样虽然会导致相关的并发症，但是可以保证尽快控制主动脉出血。

相继移去纱垫，腹腔探查

腹膜后血肿

- **后果**

在腹膜后中央部位发现血肿预示大血管的损伤。

5 级并发症

- **后果**

- **补救**

在所有血管外科中，暴露是关键的第一步。可能要首先取出部分小肠。之后将中线部位的脏器向左或右翻转从而暴露中间部位的血管。通常尤其是针对静脉，填塞纱垫的效果就足够了。众所周知，几乎每一根腹腔血管都可以被结扎而不会出现严重的并发症[15]。然而结扎主动脉、髂外动脉和肠系膜上动脉可能导致严重的组织和（或）小肠缺血进而需要行截肢术或扩大的小肠切除。短时的管腔内分流可以相对容易地进行并能保障终末器官的灌注。放置丝带或 Rumel 止血带是安全的。同时应该考虑使用尽可能大的分流器。Argyle 颈动脉分流器和 Javid 分流器适合用于纵隔血管，而对于更大的血管（主动脉或下腔静脉）可以选用胸管。尽管关于 DC 中腹腔血管分流的文献报道较少，但其效果仍然是让人欢欣鼓舞的[16, 17]。严重创伤患者的大的腹腔或盆腔静脉分流的可行性受到质疑，因为已经证实的通畅率较低。但经证实，临时分流有助于缓解因高容量液体复苏引起的水肿。在 DC 外科的概念中，并不提倡花费时间实施分流或血管重建[18]。如果能够抬高患肢、使用加压弹力袜并实施筋膜切开术[19]，那么即使结扎相关血管其术后水肿的发生率也不会与血管修复有明显差异。对于无法定位或难以控制的血管出血可以使用纱垫压迫或带有球囊的导管（Foley 或 Fogarty 导管）压迫。他们可以直接放入伤道或损伤的血管中。

实质性脏器损伤

- **后果**

持续性实质性脏器出血。

4 级并发症

- **补救**

基于实质性脏器出血的危险性，不能延误其损伤的修补。脾和肾出血应该立即行切除术，尤其当患者情况已经很危急的时候。对于肝实质出血应分别从前后紧压。对于肝深部实质的持续性出血，可以通过压迫肝门控制出血（Pringle 法），然后用手指钝性分离暴露出深部的血管从而钳夹缝合或电凝止血[20]。对于更复杂的创伤（比如由枪伤导致的肝贯通伤，伤道狭长且出血汹涌）需要更先进的处理技术，譬如用彭罗斯引流管进行阻断、通过红色橡皮导尿管捆绑[21]。

包括纤维蛋白胶在内的任何表面止血药物都可以考虑应用。目前推荐使用一种新的“肝止血海绵”，它由几块香肠大小的明胶止血海绵组成（Gelfoam），它事先经过凝血酶处理并外包一层氧化纤维素。使用时将其置入肝实质的缺损内并加压外包。此举可以有效地填塞止血并提供必要的凝血条件[22]。同时还可以在止血海绵上添加其他止血成分。

- **预防**

在 DC 的 I 期处理结束后，所有复杂肝损伤患者都应该行血管造影检查。即便是表面看上去止血成功的病例，其仍有很高的可能性发生肝内动脉出血或创伤性动静脉瘘而需行治疗性栓塞。

控制空腔脏器损伤后的污染（旷置、切除、修补）

持续的腹腔内污染

• **后果**

内脏贯通伤后的持续性腹腔污染。

3 级并发症

• **补救**

止血成功后，控制污染成为最主要的任务。主要通过控制空腔脏器穿透伤后肠内容物和尿液的渗漏进行。对于单纯的局限的小肠损伤，可以用 Babcock 钳钳夹控制肠内容物的泄露，单纯连续缝合进行修补并做标记以备继续观察。对于损伤严重的肠管可以绕脐旷置或者用胃肠吻合器将近远端吻合进行旷置。可以留待二次手术进行肠切除或消化道重建。这种理念对于处理高速的穿通伤是非常重要，因为一期手术时往往肠壁水肿和冲击伤的严重程度没有得到充分的认识。这可能导致肠管的延迟性缺血，威胁到吻合口和细孔。

DC 中关于输尿管损伤的处理包括结扎和外置。如果最终的修补重建需要一段时间后才能施行，那么结扎后应临时经皮或开腹行肾造瘘术。临时性的经皮输尿管造瘘可以避免这种并发症。将导管放入近端输尿管并于一侧皮肤固定。大多数膀胱损伤可以一期进行修补[23]。

对于胆管或胰腺损伤可以临时放置内或外引流以清除胰酶和胆汁对周围组织的损伤。所有的引流都应该放置在身体的侧方，以不干扰关腹。

• **预防**

要永远做到仔细检查整个腹腔以及腹膜后的消化道和尿路。后续的处理完全基于患者的整体情况。

重复填塞腹腔

进行性的出血

• **后果**

在腹膜后或盆腔中过度游离解剖可以产生创面进行性出血。如果患者凝血障碍，将可能导致大量失血。

3 级并发症

• **补救**

DC Ⅰ期的理念强调控制凝血障碍和尽可能将脏器复位。一旦所有的血管和小肠损伤都得到控制，就应该进行全腹腔的填塞。这项技术在发现凝血异常以及后腹膜或盆腔广泛游离后显得尤其重要[24, 25]。剖腹手术用的纱布垫被放于实质脏器损伤处和开裂的区域。

• **预防**

填塞应该保证足够的压力但是又不影响静脉回流和远端的血供[26]。

临时性关腹

腹腔间隔室综合征的风险增加

• **后果**

DC 剖腹探查术后关闭腹腔的筋膜有可能增加腹腔间隔室综合征（abdominal compartment syndrome，ACS）、急性呼吸窘迫综合征和多器官功能衰竭的风险。其原因可能是 DC II 期术后再灌注损伤和进行性毛细淋巴管漏，导致肠壁和腹壁水肿。

4 级并发症

• **预防**

在转送到 SICU 转运之前，早期开腹探查术之后的临时性关腹是最后一步。临时性关腹的目的是包容腹腔脏器、调节体温、控制腹腔渗出以及维持腹压。

最简单的临时关腹方法包括用巾钳或者非可吸收线仅仅闭合皮肤。这样做可以允许腹部有一定程度的膨胀度，同时也提供了一个隔绝外界的屏障。虽然巾钳关腹是最快速的关腹方法，但是它可能影响术后的影像学检查（如动脉造影）。如果肠管过于水肿以致妨碍关腹，可以选择临时性器械帮忙。Bogotá 袋是一种 3L 的输液袋，可将其沿着切口的边界缝合于皮肤上。这种迅速便宜的关腹方法可以允许日后的腹腔筋膜回缩和复杂的正式关腹。真空敷料同样可供选择。使用这种材料不仅关腹迅速，还可以明显增加腹腔容积，维持腹腔内牵拉力。如果需要的话，在保持俯卧位通气的屏障无菌和安全的同时，允许控制腹部液体的流出口。这种敷料外包 Ioban，使用时最好像围裙一样从各个侧面覆盖在小肠和网膜上。在敷料外应放置两根引流管并接负压吸引。在引流表面可以敷盖剖腹手术垫，再在整个腹部的外面盖一层 Ioban 单。为保证 Ioban 棒对皮肤无害，应对整个腹壁备皮，尤其是腹股沟和耻骨上区的毛发都应该刮除并涂上一层薄薄的安息香。如果使用妥当，这种敷料在吸引下可以崩解。

手术止血失败

• **后果**

手术止血失败往往源于解剖定位错误，从而导致不能迅速施行最终的止血手术。这种情况尤其可能出现在复杂肝损伤、腹膜后损伤、盆腔损伤以及深部肌肉损伤需要复杂手术探查且凝血功能异常的情况。

4 级并发症

- **补救**

只到手术止血成功 DC Ⅰ期的工作才结束。尽管通过简单的压迫就可以控制静脉出血，但是对于动脉出血往往需要介入影像学检查（interventional radiology，IR）的帮助才能实现有效的控制以保证血流动力学的稳定[27]。

- **预防**

如果有必要的话，就应该在 DC Ⅰ期的时候就联系 IR 专业组让他们做好准备。在患者到达 IR 进行处理的同时，必须紧急开始并维持 DC Ⅱ期的处理。必要的话应在 IR 中配备 SICU 的人员和设备。

DC Ⅱ

DC Ⅱ的目的在于逆转休克状态，尤其是致死性的低体温三联征[28，29]、酸中毒[30]、凝血功能障碍、支持生命体征维持内环境的稳定。相应的，任何可以使核心温度回暖的办法都应被采纳，包括提高周围室温、加热输液环路温度等。同样可以考虑将前文所述的热空气毯、循环热水垫放置在患者背部或大腿下以保暖。另外还有一些更激进的方法如胸膜腔、胃腔或膀胱内温水灌注加温的方法。个别情况下，对于严重的低体温（核心温度 28℃ ~ 32℃）可以考虑通过股动静脉插管建立短路并借助体外循环复温。但是体外循环和血管短路的建立有时会因系统抗凝的需要而不能使用[31]。

凝血功能障碍往往来源于低体温和复苏过程导致的凝血因子稀释，如果纤维蛋白原水平过低，应通过输血浆、血小板和冷沉淀物等有效方法予以纠正。如果常规方法不能纠正凝血功能异常，可以考虑使用重组活性因子Ⅶ[32，33]。

由于低血容量休克和组织缺氧所导致的代谢性酸中毒可以引起肾上腺素 ß 受体的解偶联。这将降低低心排出量和低血压时机体对于内源性和外源性儿茶酚胺的反应。对其处理应选择给予生物活性胶体（袋装红细胞、新鲜血浆、血小板）予以复苏并保证血供、心排量及凝血指标的正常。这些复苏术均应有中心静脉压和侵入性动脉血压监测的指导下进行。对于有其他并存病的老年患者，有必要放置肺动脉漂浮导管。应限制使用晶体液（< 10L），以避免出现肺部第三间隙和小肠壁的水肿[34]。

创伤中的持续损伤

- **后果**

在 DC 的过程中未能探明其他存在的持续损伤。

3 级并发症

- **补救**

适时请相关科室会诊。

- **预防**

在 DC Ⅱ期的过程中，应进行详细的体格检查或“第三期观察”。在体检发现畸形或骨擦感后应适当完善影像学检查以评估骨折情况。在指征明确的情况下应予以制动或牵引。对于钝器伤的病例应立即完善脊柱检查。应详细记录外周的创伤并反复评估受伤肢体血管的完整性。除非患者转运风险过大，这时都应行 CT 等辅助检查。早期应请相关科室会诊并为后续治疗做好准备，同时做好各种措施的评估。

在 DC Ⅱ期中生命体征恢复之前有两个亚群的患者需要接受比预期早的再次手术。

对输血的高需求

- **后果**

尽管体温和凝血因子已经正常但是患者仍有较高的输血需求。这归咎于持续的外科性失血而非 DC Ⅰ期的处理结果或由血凝块崩解或血管舒张继发的新血肿。

3 级并发症

- **补救**

一旦出现这种情况，应立即再次手术或经 IR 重新定位止血。

- **预防**

贯穿 DC Ⅱ期的始终，应给予患者镇静和通气支持。可以通过使用肌松药确保患者与呼吸机同步，从而避免腹部压迫形成的血凝块由于呼吸而破裂。同时 DC Ⅱ期的护理应注意避免出现高血压，这是因为它会影响血块的稳定性从而导致出血。

ACS 的发展

- **后果**

患者出现 ACS 往往来源于小肠水肿。ACS 的概念是指由于下列一种或几种原因出现的腹腔内压力（通过 Foley 测得的膀胱压力）超过 25mmHg：气道峰压升高、通气功能受损导致的低氧血症和高碳酸血症、尿路梗阻、体循环血管阻力增加和低心排量[35]。在严重的腹部和（或）盆腔损伤接受 DC 开腹探查术后的患者中上述情况的发生率接近 6%[36]。这类患者由于以下原因而有较高风险出现腹腔内高压（intra-abdominal hypertension，IAH）：使用了大量的腹腔填塞纱垫、由于遗漏凝血障碍所导致的腹腔内持续出血、和（或）未识别的肠系膜血管损伤、由于入量过多（> 10L）导致的肠管扩张和水肿、腹壁水肿等。同时用敷料临时性关腹也不能完全除外发生 ACS 的可能性[37]。这可能归因于真空包装的敷料含有一部分空间，在内脏和腹壁的水肿加重时允许腹内压增高。

4 级并发症

- **补救**

处理包括立即开腹减压。如果考虑腹压升高的原因是持续性出血，最好在患者能够耐受的情况下到手术室开腹，因为那里的照明和设备是最好的。最紧急时的情况下，可以在监护室（ICU）于无菌条件下进行开腹。有时候可以通过在人工腹壁敷料上适当划开口子从而使内脏得以膨胀以达到减压的目的，这时只需要在外层重新敷盖新的敷料就可以了。这种情况如果处理不当会增加患者的死亡率。

DC Ⅲ

DC Ⅲ期的目标是在可能的情况下精确修复器官并关腹。一般在 ICU 治疗后的 24 到 36 小时后可以实行。在手术室里，将所有敷料清洗并小心地打开以免破坏已经形成的血痂。如果途中再次出血，外科医生将终止手术，重新包扎待情况进一步好转后再考虑手术。

当所有敷料和纱垫去除后，可以再次开始探查腹腔，评估 DC Ⅰ期时的修补效果并探查有无遗漏。进而施行有效的血管修复和消化道重建。任何一处肠管吻合都应该用网膜覆盖和（或）用系膜卷起以确保愈合良好不形成肠漏。如果筋膜无法关上则不要试图行腹壁造瘘或经皮放置营养管。理想状态下应该在手术中放置胃肠减压管和空肠营养管。如果必须行造瘘术（而筋膜的关合又遭到延迟）应尽量造在腹壁侧方以保障患者日后的活动以及在之后的关腹术时不会干扰手术。

当所有都处理完毕以后，二次手术中最后的步骤就是无张力的关腹。

最终关腹的技术

一次性关腹

这是最合适的关腹方案。用钳子使筋膜的边缘对拢。如果筋膜的边缘可以适当延展，那么可以考虑施行标准的筋膜缝合。感染、肠外漏和伤口并发症的几率都较低。而这种方案应该在数日至数周后，当全身情况和水肿减轻后才能考虑使用。

持续性水肿

- **后果**

持续存在的腹膜后、肠壁和腹壁的持续性水肿往往使 DC Ⅰ期和 DC Ⅱ期后的最初的回纳操作之时的一次性关腹变得困难。强行闭合较大的缺损将导致 ACS 和其他的并发症。

3 级并发症

- **补救**

发生 ACS 的患者应该重新开腹减压。

- **预防**

当腹壁张力较大时，应该决定是否关腹以及是否可以一次性关腹。这时手术医生的决定是最重要的。一般情况下如果术中肠管高于腹壁的皮肤，则表明无法在低张力的前提下一次性关闭腹部了。通常如果筋膜边缘的距离大于 4cm 则表明不能成功地一次性关腹[38]。另外一个可取的方法是如果暂时拉拢筋膜后气道压升高超过 10cmH_2O，则最好不做缝合而采用前述的敷料覆盖代替关腹。然后将患者转至 ICU，如果患者的血流动力学稳定，在接下来的数日内可以使用足量的利尿剂。这有助于降低肠壁和腹壁的水肿。在这期间，应每日清洁患者腹壁，观察并仔细更换敷料以防肠漏发生。如果条件允许这些都可以在床边操作。大多数地开腹伤口可以在创伤控制后的 7 到 10 天进行关腹，尤其是没有腹腔内感染的情况下。

关腹后残留异物

- **后果**

所有的手术器材和海绵都在关腹之前不能移除。创伤后按 DC 原则行开腹探查的紧急性增加了残留异物的可能性[39]。用于填塞的大量明胶海绵和手术器械最初之时都是有目的地留在腹内。这些都有可能在最终的关腹之后被遗漏而留在腹腔内。

3 级并发症

- **补救**

体内的残留异物需要再次探查和清除。

- **预防**

不要依赖于最终关腹时的海绵纱布计数。在最终关腹前行影像学检查以确保没有异物残留。同时应确保影像学检查时能够观察到整个腹腔的情况。对于肥胖的患者，应采用多重的影像学检查以充分检查腹腔的四个象限。

近 20% 的 DC 患者无法行一次性筋膜闭合伤口，而是像处置腹壁开放性伤口或腹壁疝那样进行处理。如果 7 到 10 天后仍不能关闭筋膜，外科医生则面临着重大的抉择，即是否强行关腹但留下一个巨大的腹壁疝。这意味着缝合皮肤而不缝合筋膜。这样患者将在几个月后对腹壁缺损行修补术。但通常这也是不可行的，因为切缘的距离过大，尽管皮肤可以适当游离，但仍然难以拉拢对合。

另一种选择是用 Vicryl（聚乙醇酸）网片缝合于筋膜边缘来修补腹壁的缺损。Vicryl 网片表面覆盖活性成分。它通常可以铺盖在大网膜上而不会引起肠漏。可以在网片表面每日更换敷料，使用敷料还有助于伤口肉芽的生长。当平滑的肉芽组织床形成后（2 到 3 周），可以使用海绵真空敷料以加快肉芽的生长。

肠内瘘

- **后果**

暴露的缝线、吻合口、肠壁贴在网片上或筋膜的边缘都可能导致肠内瘘。频繁地处理（更换敷料）肉芽伤口也可能存在这种风险。这种情况由于缺少皮肤的覆盖可能比 ECF 更难处理。

4 级并发症

- **补救**

处理原则类似于 ECF，通过使用必要的方式覆盖瘘周围的皮肤。最重要的是在瘘口渗液得到控制之前，直到瘘得到控制之前不要试图使用分层厚皮移植（split-thickness skin graft，STSG）以免危害成功的成活，这点非常重要。分期进行 STSG 非常必要。通过允许瘘在移植物的对侧进行引流，可以在继续进行残存伤口的覆盖和允许移植物侧的引流之前，移植片能覆盖一半的创面。这可以通过短期的特定体位以借助重力决定引流的方向而完成。

- **预防**

原则类似于 ECF。

接下来，当肉芽组织床形成后，可以使用 STSG。在 6 到 12 个月后，皮肤移植物将会生长、分离，并与下方的脏器之间形成一薄层结缔组织或脂肪。此时可以切除皮肤移植物，并开始最终的重建手术。文献中提到了很多不同的重建技术，包括借助筋膜外补片使用术前组织扩展器[40]和腹壁成分分离伴腹直肌两侧游离以实现一期成分关腹[41]。这里可以在腹直肌鞘外侧约 2cm 处将腹外斜肌腱膜切开并将腹外斜肌腱膜与腹内斜肌游离。这样可以让腹直肌靠近中线对拢以便缝合。关于该技术的改良技术也有报道[42]。建议在此步骤引入整形科医生以便也可以施行延期的整形手术。

致密的腹腔粘连

- **后果**

致密的腹腔粘连会使皮肤移植物与小肠分离的工作分外困难。可能导致手术时间延长，增加肠切开的次数，并污染手术区域。

3 级并发症

- **补救**

规范的肠切开、肠吻合和小肠重建。

- **预防**

等待 6 个月或 1 年后再行重建手术。所有的原发病理情况的急性病症必须被解除，营养情况必须良好，腹部情况必须通过“捏挤实验”（捏起皮肤移植物，可以提起，证实其与腹腔内容物没有可触及的粘连）。

复杂腹壁重建的选择

永久假体修补

可以使用不可吸收补片修补筋膜间的缺损。不幸的是，这种方法的复发率和瘘形成率较高[43，44]。使用永久性补片材料的优点是避免了后续的复杂成形术。可供选择的永久性假体材料有聚丙烯、拓扑聚四氟乙烯（ePTFE）、复合材料和生物材料。聚丙烯的融合性很好（通常在 2 周以内），成纤维反应一般，但是也有明显的缺点，包括皱缩、粘连形成、血清肿和感染（5%）以及远期复发。ECF 的发生率接近 3%。ePTFE 较聚丙烯有更轻的成纤维反应和粘连，但是复发率更高。尽管 ePTFE 可以靠近肠管放置，但是仍存在 ECF

的问题。同时这种材料也比聚丙烯更贵。可以选择ePTFE作为贴近肠管的内层、聚丙烯作为外层的"三明治"式复合材料。这样可以实现腹腔内放置补片，并同时结合了两种材料的优点从而最小化并发症。

ECF

- **后果**

  ECF源于小肠干燥或小肠与补片或暴露的筋膜边缘粘连，ECF成为一种极富挑战性的并发症。小肠于前腹壁形成瘘并使其内容物流出皮肤。

  4级并发症

- **补救**

  ECF相当于普外科医生的阿基里斯腱。这里提到的处理与传统方式无异。根据瘘的高低分类决定其吻合。经典的方法是禁食和全肠外营养。如果不能自行愈合则考虑手术。

- **预防**

  必须想尽办法保护肠管避免其与永久性假体及筋膜边缘粘连。缝线处和吻合口是形成瘘的关键部位。可能的话应妥善包埋并最小化暴露粗糙表面。可以充分利用网膜保护肠管并在其与前腹壁间形成屏障。营养状况应尽量调整好。

生物材料

这种材料来源于人或动物的细胞外基质或尸体的筋膜，由于感染和ECF等因素这类材料的使用逐渐减少，除了应用于污染的伤口。肠衣来源于猪小肠黏膜下层。它主要由细胞外基质中的胶原蛋白组成，因而没有细胞结构。它已经在处理污染伤口方面得到了成功应用[45, 46]。Alloderm（活细胞）是从尸体皮肤中获取的无细胞真皮。它含有基底膜和真皮胶原基质。由于其没有抗原反应，Alloderm已经应用于那些需要腹壁重建的患者身上，并避免了补片相关的并发症[47]。唯一的缺点是价格昂贵（25美元/cm^2）。作为替代品，猪真皮胶原已经自2001年起在市场上推广。

复发疝

- **后果**

  与其他所有疝一样，修补后数年内可能复发。

  3级并发症

- **补救**

  再次手术。可以采取开腹或腹腔镜手术。

- **预防**

  这里可能出现的失误是补片没能完全修补缺损。腹腔镜的经验提示为避免失败补片与缺损边缘至少应重叠4cm。

（赵　菁　译）

参考文献

1. MacKenzie EJ, Fowler CJ. Epidemiology. In Mattox KL, Feliciano DV, Moore EE (eds): Trauma, 5th ed. New York: McGraw-Hill, 2004; pp 21–39.
2. Sauaia A, Moore FA, Moore EE, et al. Epidemiology of trauma deaths: a reassessment. J Trauma 1995;38:185–193.
3. McGonigal MD, Cole J, Schwab CW, et al. Urban firearm deaths: a five year perspective. J Trauma 1993;35:532–537.
4. Surface Ship Survivability. Naval War Publication 3–20.31. Washington, DC: Department of Defense, 1996.
5. Shapiro MB, Jenkins DH, Schwab CW, et al. Damage control: collective review. J Trauma 2000;49:969–978.
6. Stone H, Strom P, Mullins R. Management of the major coagulopathy with onset during laparotomy. Ann Surg 1983;197:532.
7. Rotondo MF, Schwab CW, McGonigal MD, et al. Damage control: an approach for improved survival in exsanguinating penetrating abdominal injury. J Trauma 1993;35:373–383.
8. Johnson JW, Gracias VH, Schwab CW, et al. Evolution in damage control for exsanguinating penetrating abdominal injury. J Trauma 2001;51:261–271.
9. Rotondo MF, Zonies DN. The damage control sequence and underlying logic. Surg Clin North Am 1997;77:761–777.
10. Moore EE, Burch JM, Franciose RJ, et al. Staged physiologic restoration and damage control surgery. World J Surg 1998;22:1184–1190.
11. Aoki N, Wall M, Demsar J, et al. Predictive model for survival at the conclusion of a damage control laparotomy. Am J Surg 2001;180:540–545.
12. Cushman JG, Feliciano DV, Renz BM, et al. Iliac vascular injury: operative physiology related to outcome. J Trauma 1997;42:1033.
13. Moore FA, McKinley BA, Moore EE. The next generation in shock resuscitation. Lancet 2004;363:1988–1996.
14. Garcia-Rinaldi R, Defore WW, Mattox KL, et al. Unimpaired renal, myocardial, and neurologic function after cross clamping of the thoracic aorta. Surg Gynecol Obstet 1976;143:243.
15. Feliciano DV. Abdominal vascular injury. In Mattox KL, Feliciano DV, Moore EE (eds): Trauma, 5th ed. New York, McGraw-Hill, 2004; pp 755–777.
16. Reilly PM, Rotondo MF, Carpenter JP, et al. Temporary vascular continuity during damage control: intraluminal shunting for proximal superior mesenteric artery injury. J Trauma 1995;39:757–760.
17. Aldridge SD, Badellino MM, Malaspina PJ, et al. Extended intravascular shunting in an experimental model of vascular injury. J Cardiovasc Surg 1997;38:183–186.

18. Aucar JA, Hirshberg A. Damage control for vascular injuries. Surg Clin North Am 1997;77:853–862.
19. Arrillaga A, Nagy K, Frykberg ER, et al. Practice management guidelines for penetrating trauma to the lower extremity. EAST Practice Management Guidelines. Accessed January 2008 at http://www.east.org/tpg/lepene.pdf
20. Pachter HL, Spencer FC, Hofstetter SR, et al. Significant trends in the treatment of hepatic trauma. Experience with 411 injuries. Ann Surg 1992;215:492.
21. Demetriades D. Balloon tamponade for bleeding control in penetrating liver injuries. J Trauma 1998;44:538–539.
22. Braslow B, Brooks AJ, Schwab CW. Damage control. In Mahoney PF, Ryan JM, Brooks AJ, Schwab CW (eds): Ballistic Trauma: A Practical Guide, 2nd ed. London: Springer, 2005; pp 180–208.
23. Schreiber MA: Damage control surgery. Crit Care Clin 2004;20:101–118.
24. Feliciano DV, Mattox KL, Burch JM, et al. Packing for control of hepatic hemorrhage. J Trauma 1986;26:738.
25. Saifi J, Fortune JB, Graca L, et al. Benefits of intra-abdominal pack placement for the management of nonmechanical hemorrhage. Arch Surg 1990;125:119.
26. Feliciano DV, Mattox KL, Burch JM, et al. Packing for control of hepatic hemorrhage. J Trauma 1986;26:738.
27. Kushimoto S, Arai M, Aiboshi J, et al. The role of interventional radiology in patients requiring damage control laparotomy. J Trauma 2003;54:171.
28. Cushman JG, Feliciano DV, Renz BM, et al. Iliac vascular injury: operative physiology related to outcome. J Trauma 1997;42:1033.
29. Gentilello LM. Practical approaches to hypothermia. In Maull KI, Cleveland HC, Feliciano DV, et al (eds): Advances in Trauma and Critical Care, vol 9. St. Louis: Mosby, 1994; p 39.
30. Abramson D, Scalea TM, Hitchcock R, et al. Lactate clearance and survival following injury. J Trauma 1993;35:584–589.
31. Gentilello LM, Cobean RA, Offner PJ, et al. Continuous arteriovenous rewarming: rapid reversal of hypothermia in critically ill patients. J Trauma 1992;32:316.
32. Martinowitz U, Kenet G, Segal E, et al. Recombinant activated factor VII for adjunctive hemorrhage control in trauma. J Trauma 2001;51:431–439.
33. Lynn M, Jeroukhimov I, Klein Y, et al. Updates in the management of severe coagulopathy in trauma patients. Intensive Care Med 2002;28(suppl):s241–s247.
34. Biffl WL, Moore EE, Burch JM, et al. Secondary abdominal compartment syndrome is a highly lethal event. Am J Surg 2001;182:645–648.
35. Ivatury RR, Sugerman HJ. Abdominal compartment syndrome: a century later, isn't it time to pay attention? Crit Care Med 2000;28:2137–2138.
36. Ertel W, Oberholzer A, Platz A, et al. Incidence and clinical pattern of the abdominal compartment syndrome after "damage control" laparotomy in 311 patients with severe abdominal and/or pelvic trauma. Crit Care Med 2000;28:1747–1753.
37. Gracias VH, Braslow B, Johnson J, et al. Abdominal compartment syndrome in the open abdomen. Arch Surg 2002;137:1298–1300.
38. Cioffi WG (Moderator), Biffl WL, Croce MA, Feliciano DV (Panelists). Component separation for the open abdomen (Symposium). Contemp Surg 2006;62:216–220.
39. Gawande AA, Studert DM, Orav EJ, et al. Risk factors for retained instruments and sponges after surgery. N Engl J Med 2003;348:229–235.
40. Livingston DH, Sharma PK, Glantz AI. Tissue expanders for abdominal wall reconstruction following severe trauma: technical note and case reports. J Trauma 1992;32:82.
41. Ramirez OM, Raus E, Dellon AL. "Components separation" method for closure of abdominal-wall defects: an anatomic and clinical study. Plast Reconstr Surg 1990;86:519–526.
42. Jernigan TW, Fabian TC, Croce MA, et al. Staged management of giant abdominal wall defects: acute and long-term results. Ann Surg 2003;238:349–357.
43. Fabian TC, Croce MA, Pritchard FE, et al. Planned ventral hernia. Staged management for acute abdominal wall defects. Ann Surg 1994;219:643–650.
44. Rutherford EJ, Skeete DA, Brasel KJ. Management of the patient with an open abdomen: techniques in temporary and definitive closure. Curr Probl Surg 2004;41:821–876.
45. Franklin ME Jr, Gonzalez JJ Jr, Glass JL. Use of porcine small intestinal mucosa as a prosthetic device for laparoscopic repair of hernias in contaminated fields: 2-year follow-up. Hernia 2004;8:186–189.
46. Helton WS, Fisichella PM, Berger R, et al. Short-term outcomes with small intestinal submucosa for ventral abdominal hernia. Arch Surg 2005;140:549–562.
47. Butler CE, Langstein HN, Kronowitz SJ. Pelvic, abdominal, and chest wall reconstruction with AlloDerm in patients at increased risk for mesh related complications. Plast Reconstr Surg 2005;116:1263–1277.

第 79 章

颈部贯穿伤的处理

Ali Salim, MD and Demetrios Demetriades, MD

引言

由于其复杂的解剖以及局部包含大量复杂结构导致颈部贯穿伤（Penetrating neck injuries，PNIs）一直难以评估和处理。因此临床评估的难度大，而且即便是明显的损伤也很容易被遗漏。自 21 世纪初期这些损伤的影像学评估已经经历了巨大的变革，并且逐渐从有创检查向无创检查转变。然而对于选择最合适的检查仍存在争论。即便是最有经验的创伤和血管外科医生在面对暴露颈部组织结构，诸如远端颈动脉、锁骨下血管、椎动脉时，仍然面临巨大挑战并且需要具备丰富的局部解剖知识。介入影像学的发展对于处理这些常规手术很难处理的复杂血管损伤发挥了巨大的作用。

流行病学

在美国城市的创伤中心里的各种 PNIs 中，由火器造成的占 43%，刀扎伤占 40%，枪伤占 4%，其他武器大约占 12%[1]。与刀伤相比，枪伤（Gunshot wounds，GSWs）更容易造成颈部大血肿、低血压以及血管和呼吸消化道的损伤[1,2]。总体来说，大约有 35% 的颈部枪伤和 20% 的颈部刀扎伤会损伤关键结构，但只有 16.5% 的枪伤和 10.1% 的刀扎伤需要手术处理。在横贯颈部的枪伤中有 73% 会损伤关键结构，但同样只有 21% 需要手术处理[3]。

枪伤造成了大约 4% 的 PNIs，而且通常造成多发脏器结构损伤从而需要更多的评估和处理。总体上，颈部最容易受伤的结构是血管，然后是脊髓、呼吸消化道和神经[1]。根据损伤机制划分颈部结构受损几率如表 79–1 所示。

解剖

在穿通性外伤中，根据诊断和治疗的需要将颈部分为 3 个解剖区域（图 79–1）。Ⅰ区位于锁骨和环状软骨之间。此区域内包含无名静脉、颈动脉起始部、锁骨下血管、椎动脉、臂丛、气管、食管、肺尖和胸导管。由于锁骨的阻隔使得在Ⅰ区暴露血管比较困难。Ⅱ区位于环状软骨和下颌角之间，包含颈动脉、椎动脉、颈内静脉、气管和食管。这是临床中最常检查并采取处理的区域。Ⅲ区位于下颌角和颅底之间，包括颈动脉和椎动脉远端以及咽部。一般的查体和外科暴露不易涉及Ⅲ区。

治疗

应遵循进展性创伤生命维持（ATLS）的原则进行诊断评估和治疗。在早期治疗中，必须尽可能快地处理由于颈部外伤所造成的直接威胁生命的状况：

1. 由于喉部损伤或周围血肿外压导致的气道梗阻。
2. 张力性气胸。
3. 胸腔内外的大量活动性出血。
4. 脊髓损伤或由于颈动脉闭塞导致的脑缺血性损伤。

在后续处理过程中，应明确下列颈部损伤：

1. 隐匿的血管损伤。
2. 隐匿的喉气管损伤。
3. 咽食管损伤。
4. 颅神经和周围神经损伤。
5. 小量的气胸。

在处理存在 PNI 的患者时，可能会遇到更多的潜在性的易犯错误。

气道受阻

- **后果**

大血肿（图 79–2）、水肿或喉气管损伤可能使气管插管变得困难而危险。这类患者如果插管失败可能导致严重的呼吸窘迫最终心脏停搏。

4/5 级并发症

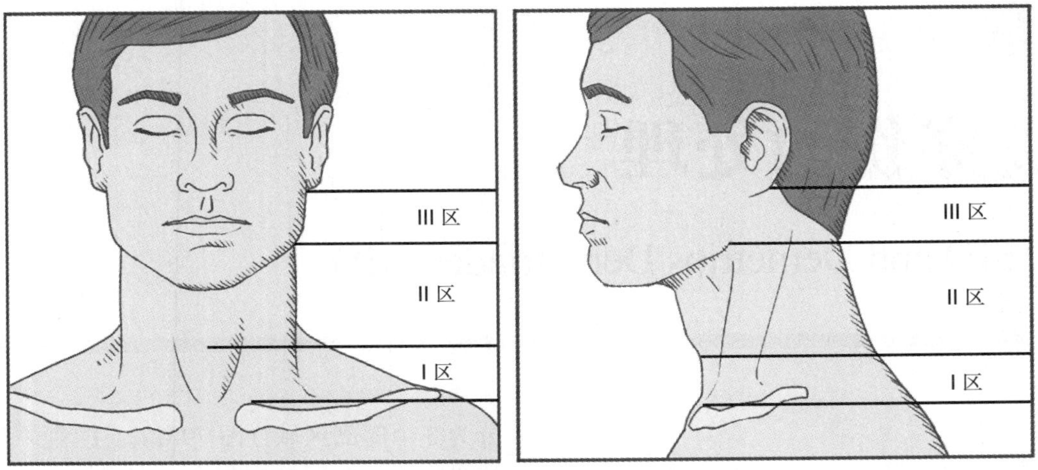

图 79-1 颈部外科区域：Ⅰ区位于锁骨与环状软骨之间；Ⅱ区位于环状软骨和下颌角之间；Ⅲ区位于下颌角与颅底之间。

表 79-1 根据损伤机制划分的颈部结构受损几率

损伤部位	所有损伤机制（%）	GSW（%）	SW（%）
血管	21.5	26.8	14.6
呼吸消化道	6.3	7.2	3.4
脊髓	6.7	13.4	1.1
外周或颅神经系统	9.0	12.4	4.5
血 / 气胸	17.9	15.5	13.5

GSW，枪伤；SW，刺伤。
From Demetriades D, Theodorou D, Cornwell EE, et al. Evaluation of penetrating injuries of the neck: prospective study of 223 patients. World J Surg 1997;21:41–48.

- **补救**

在急诊室中大约 6% 的 PNI 患者[4]或 12% 的喉气管损伤患者[5]需要行环甲膜切开术。但对于中线巨大血肿的病例，操作难度大且容易导致严重的出血。

在某些罕见的较大的喉气管损伤中，可以在直视下经伤口直接行气管插管至远端气管。插管之前应用组织钳固定并保护好喉部或气管的远断端，以防插管过程中完全离断或回缩入纵隔。

- **预防**

早期采取外科方式保障通气是关键。颈部伤口出现气泡是喉气管损伤的特征表现。压迫伤口可以减少漏气并促进氧合。只有在封堵漏气无效时才考虑急诊气管插管。应该由经验丰富的医生实施经口气管插管，并随时准备气管切开。

活动性出血

20% 以上的 PNI 患者存在血管损伤（表 79-1）。

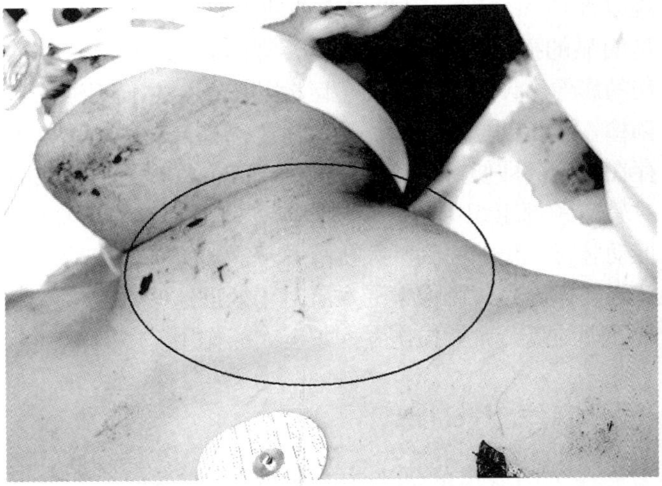

图 79-2 继发于锁骨下动脉损伤的颈Ⅰ区大血肿。

患者胸腔内外可能存在或大或小的血肿或活动性出血。

- **后果**

胸腔内外的大量活动性出血可能危及生命，应在通气保证后及时处理。同时静脉损伤还可能导致栓塞。如果没有及时处理患者将出现心血管血容量不足。

3/4 级并发症

- **补救**

有活动性出血的患者入院以后，应取头低位以降低因静脉损伤发生空气栓塞的危险性。对于可疑锁骨下静脉损伤的患者，应在对侧上肢建立静脉通路以免液体和药物外渗。大多数病例中可以通过按压止血。但是如果是锁骨后的血管或近颅底或椎动 / 静脉损伤则很难通过压迫止血。这种情况下可以带无菌手套用一个手指探入伤口进行压迫止血。这种情况下我们也曾成功地应用球囊进行压迫[6-8]。此技术即通过在伤口放置弗雷导管进行封堵。球囊充水会膨胀直到出血停止或受到阻力。如果仍不能止血，可以放掉球囊的水缓慢回撤导管重新尝试封堵。置管后仍有明显出血提示球囊远端仍有出血，仍尝试重新定位。当锁骨周围血管受损时可能出现胸腔内外同时出血。这时可将弗雷导管经颈部伤口放入胸腔，膨胀球囊，回撤导管直到感到阻力为止。此时球囊可将出血的血管压迫在第一肋或锁骨上（图79–3）。可以在导管末端夹一血管钳并垂于体表从而保持牵引。如果仍有外出血，可再于伤道内放置一弗雷导管[7]。切忌盲目钳夹血管，那样不但很难奏效而且会增加远端血管神经损伤的几率。

很多颈部大血管损伤的患者入院时就已经或邻近心脏停搏。这种患者应紧急开胸。左侧锁骨下血管出血可于开胸后于直视下钳夹止血。除一般急救复苏外，可行右心室吸气以防空气栓塞。我们的经验是，PNI患者开胸后生存率非常差[9]。

- **预防**

出血的后遗症只能通过早期发现和压迫止血来减少。

颈托妨碍诊断性病情检查

对于PNI的患者通常在转运途中会佩戴颈托以保护颈髓。但此举的价值遭到质疑而且可能对某些患者不利。

- **后果**

脊柱制动可能使诊断评估变得困难，最重要的是对于存在大血肿或血肿进行性增大的患者，佩戴颈托可能导致窒息（图79–2）。

1/2 级并发症

- **补救**

去除颈托。

- **预防**

颈椎保护对于颈部扎伤的患者毫无益处。其在GSW中的价值也很有限。在低速GSW的病例中很少出现脊柱不稳定。在一项针对1300例脊柱GSW病例的研究中，Meyer及其同事[10]发现没有不稳定性骨折。但也同时报道在极少的情况下，低速GSW可以导致不稳定脊椎骨折而未伤及脊髓[11]，这一点和我们的经验一致。在高速伤中，颈椎的骨和韧带的大量损伤可能导致其情况不稳定。但如此严重的损伤也一般合并脊髓的不可逆损伤，使得脊椎制动的意义微乎其微。对于刀伤，可以不用颈托。对于GSW可以使用颈托，但是应检测警惕血肿增大和发生窒息。一旦出现上述情况，应松解颈托缓解窒息。

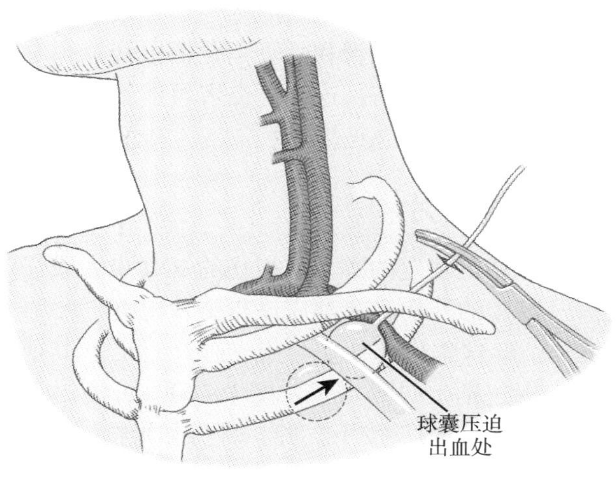

图79–3 球囊压迫锁骨下血管止血。此法也可以用于颈部其他区域的止血。

对需要外科干预的患者选择不当

- **后果**

只有17%的GSW和10%的颈部扎伤需要手术治疗。对于剩下的83% ~ 90%的患者来说，手术是不可取的。

于此同时，未能用笔记录下诊疗方案和算法、尤其是小规模的医疗机构或经验不足的医生，可能导致遗漏明显的损伤。

2/3 级并发症

- **补救 / 预防**

患者是否手术还是继续观察取决于查体和适当的辅助检查。查体应该有系统性，遵循一定的顺序进行（框79–1），同时根据医疗机构的经验和条件选择适当的辅助检查。图79–4显示的是1997年来洛杉矶市和南加利福尼亚大学创伤中心所采用的常规。

辅助检查

创伤的机制和临床查体结果决定了选择何种辅助检查评估PNI。对于有明确体征提示大血管或喉气管损伤的患者，应省去更多检查及时手术。如果时间允许，可行颈胸部平片以定位有无异物（图79–5）或诊断需要处理的血气胸。大量前瞻性研究表明，如果没有症状或体征表明血管和呼吸消化道损伤，则没有需要治疗的明显的损伤，这一类患者可能不会从常规血管造影或食管检查中获益[1, 12]。

颈部和胸部平片

对于情况稳定的颈Ⅰ区损伤的PNI患者或任何可能累及胸腔的外伤患者都应该行胸片检查。大约16%的GSW和14%颈部扎伤会造成血/气胸[1]。其他的影像学表现包括上纵隔增宽（图79-6）（可能提示胸廓入口处血管损伤）、皮下气肿、骨折和异物。

血管造影术

许多年以来血管造影检查在很多医院都是评估PNI的标准手段[13-15]。Sclafani及其同事[13]在一项回顾研究中报道，在72例类似的PNI患者中，经血管造影发现其血管损伤几率很高。作者提出对于伤及颈阔肌而又无症状的PNI患者，在其他检查结果出来之前应常规行血管造影检查[13]。而同时也有大量观点提出无症状患者没必要行血管造影检查，与系统查体和其他无创检查相比，前者并无更多收益[1, 6, 12, 16-19]。

单独的临床检查可能遗漏那些无需处理的颈部小血管损伤[1, 17]。很多研究表明临床上隐匿的由血管造影发现的损伤一般预后较好，无需处理[19, 20]。然而也有这样的共识，颈动脉小损伤肯定比末梢血管的小损伤严重，理应密切监测直到完全康复为止。因此我们建议对无症状患者应该将常规方案的查体和彩色多普勒超声（color ow Doppler，CFD）相结合进行评估[1]。

尽管没有阳性体征时可以除外手术处理的必要（阴性预测值［negative predictive value，NPV］100%）[1, 17]，但是有阳性体征并不能证明一定需要手术处理。很明显这部分患者做血管造影的意义不大。而且临床检查结合CFD就可以诊断几乎所有血管损伤了[1, 17]。

有些外科医生建议常规的血管造影检查只适用于颈部Ⅰ区和Ⅲ区损伤患者，而不必考虑其他的临床表现[21]。但是这种主张明显忽视了患者的经济负担和可耐受性。总之，应根据诊断和治疗的指征选择血管造影（框79-2）。

CFD

CFD已经成为用于PNI的替代血管造影术的一种可靠的检查手段[1, 6, 8, 17, 22-26]。在洛杉矶一项前瞻性研究中，抽取82名血流动力学稳定的患者分别进行临床查体、血管造影和CFD检查。血管造影术发现损伤的11例患者中，CFD发现了10例，仅仅遗漏了1例轻度撕裂伤而无需处理的患者[17]。研究表明，除血管造影外，细致的查体结合CFD是一项安全有效的检查手段。

CFD的缺点在于过于依赖操作者的水平，而且对于左侧近端锁骨下动脉成像困难，尤其是肥胖患者；近颅底的颈内动脉；骨性椎管内的椎动脉段成像困难[8, 24]。

框79-1 颈部穿通伤的临床检查方案

系统查体
1 呼吸困难：□是 □否
2 血压：
3 脉搏：

局部查体
血管
1 活动性出血：□少量 □大量 □无出血
2 血肿：□小 □大 □无血肿 □进行性增大
3 搏动性血肿：□是 □否
4 末梢搏动（与正常相比）：□正常 □减小 □消失
5 杂音：□有 □无
6 踝臂指数（ABI）：
喉－气管－食管
1 咯血：□有 □无
2 伤口处气泡（嘱患者咳嗽）：□有 □无
3 皮下气肿：□有 □无
4 吞咽时疼痛：□有 □无
神经系统
1 格拉斯哥昏迷评分（GCS）：
2 定位体征（描述）：
3 颅神经损伤：
- 面神经：□是 □否
- 舌咽神经：□是 □否
- 喉返神经：□是 □否
- 副神经：□是 □否

4 脊髓：□正常 □异常（描述）：
5 臂丛损伤：
- 正中神经：□是 □否
- 尺神经：□是 □否
- 桡神经：□是 □否
- 肌皮神经：□是 □否
- 腋神经：□是 □否

6 Horner征：□有 □无

电脑断层扫描

电脑断层扫描（CT）对于PNI尤其是GSW的诊

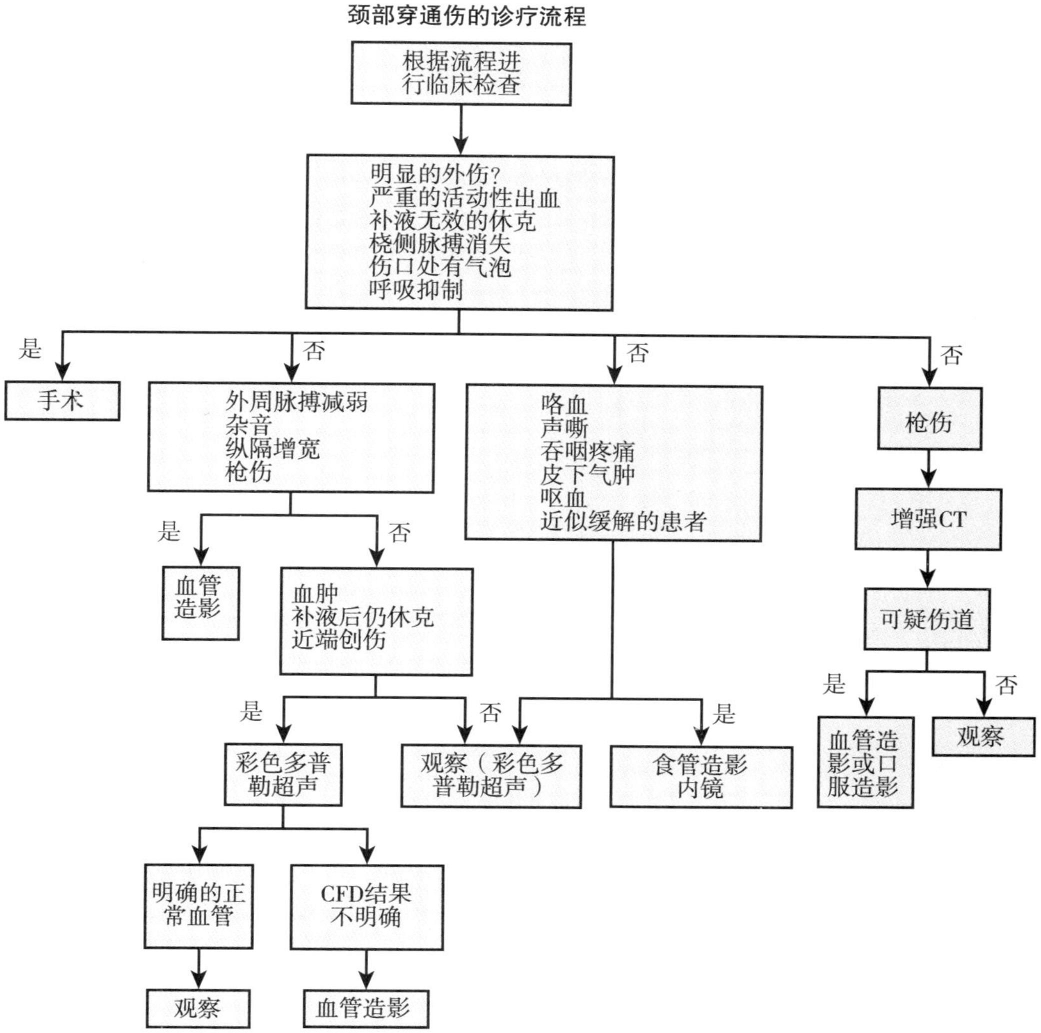

图 79–4 颈部穿通伤的诊治流程。

断很有帮助。在我们的中心，它已经成为所有血流动力学稳定的 GSW 颈部患者的一线检查。可以用不透射线的标记物标记子弹的入口和出口，在这一段之间每隔 3mm 可以获得 CT 的断层像。对于是否采取进一步的有创检查，诸如造影或内镜来说，先明确弹道非常重要。弹道远离大血管和气管食管的患者没必要再行过多检查[8]。Gracias 和同事在一项针对 19 例 PNI 患者的研究中发现其中 13 例（68%）经 CT 发现弹道远离关键结构从而不必行进一步检查。除明确弹道以外，CT 还可以提供关于脊椎骨折、脊髓损伤或血肿压迫脊髓的信息[8]。

自从 21 世纪早期以后，螺旋 CT 血管成像就应用于 PNI 后的大血管检查。而且结果非常令人满意，CT 血管造影已经成为可疑血管损伤的最优检查[28-30]。Munera 及其同事[28]完成了一项包括 60 例患者的研究，对比了这些患者常规血管造影和螺旋 CT 血管成像的结果。CT 血管成像的结果非常好，其敏感性达到 90%，特异性 100%，真阳性率 100%，真阴性率 98%。在另一项包括 175 例患者的研究中，Munera 及其同事[29]再次报道了 CT 血管成像的良好结果，数据表明其对于颈部外伤后的评估非常有价值。机体组织中的金属碎片或者过多的气体[30]可能会对检查结果有一定影响。在这种情况下传统的血管造影可以提供更精确的评估结果。

对于 PNI 的患者，头颅 CT 很有必要，当出现难以解释的中枢神经系统功能障碍时，可以头颅 CT 用来评估是否是颈动脉损伤而继发的缺血性脑梗死还是由弹片造成的直接脑损伤[8]。

食管检查

对于有如下可疑的临床表现的稳定患者建议行食

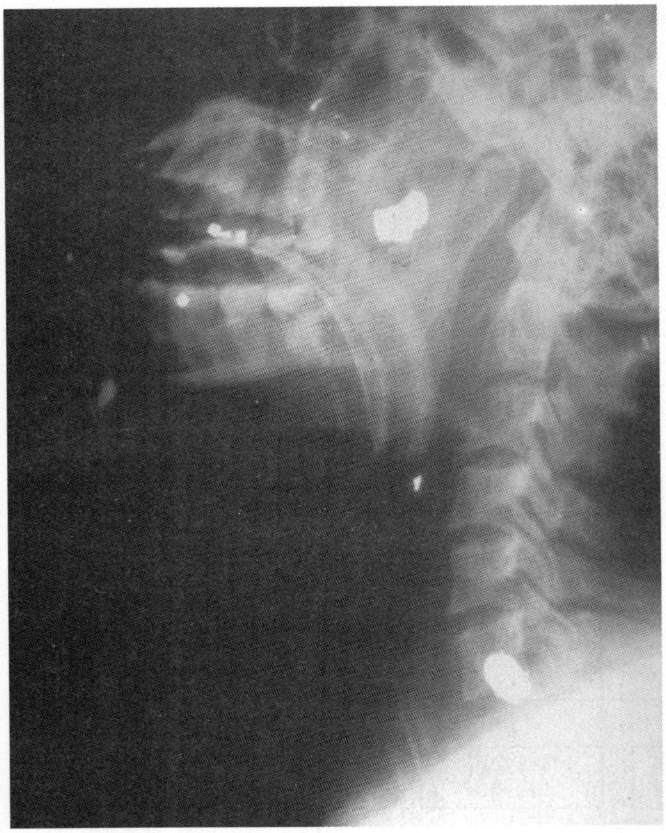

图 79–5 颈胸部平片有助于定位异物。图中患者在颈Ⅰ、Ⅲ区残留异物。

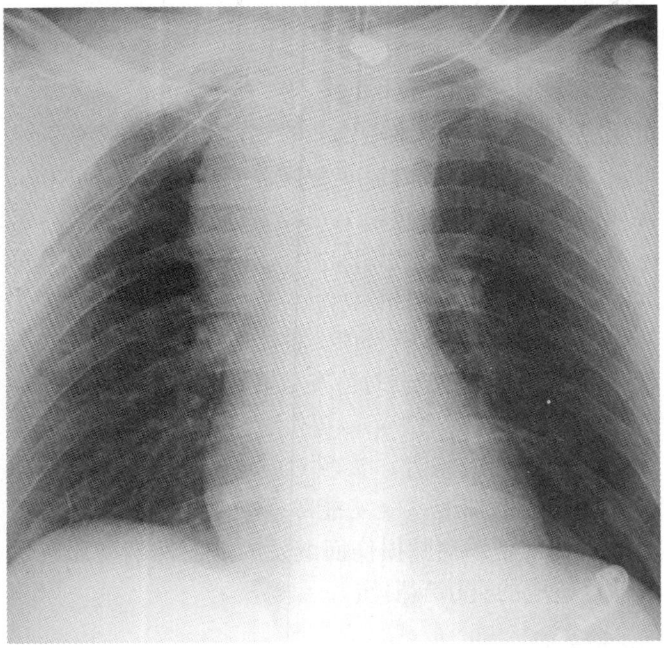

图 79–6 颈Ⅰ区穿通伤，胸片显示上纵隔增宽，提示胸腔顶部血管损伤。此患者需进一步行血管造影检查。

框 79–2 常规血管造影的适应证

诊断指征

- 彩色多普勒超声（CFD）或 CT 血管成像未能明确诊断
- 散弹枪伤
- 枪伤横贯脊柱
- 颈部Ⅰ区损伤中见到上纵隔增宽

治疗指征（可能放支架或栓塞）

- 听诊时有杂音
- 上肢脉搏减弱
- 可疑椎动脉损伤并持续性出血

管检查：比如吞咽疼痛、呕血、皮下气肿以及 CT 发现伤道贯穿食管（图 79–7）。

食管造影是 PNI 后评估食管的最常用的检查手段。目前认为食管造影可能遗漏某些小的食管损伤。在一项包含 23 例颈部食管损伤的回顾性研究中，Armstrong 及其同事[31]发现食管造影只能发现 62% 的穿孔，而早期食管镜检查发现率可达 100%。这与我们的经验不同，在我们的创伤中心，从 1995 年以来未出现遗漏食管损伤的情况。食管造影操作技术在避免假阴性结果方面尤为重要。最初检查使用的是诸如泛影葡胺的水溶性对比剂。如果没有发现造影剂外漏则换用稀钡剂重复检查一次。仅仅使用泛影葡胺可能会遗漏小的损伤[32]。

由经验丰富的内镜医师行食管镜检查，对于诊断颈部食管损伤非常有利。软性食管镜的阴性预测值为 100%，而阳性预测值最高只有 33%[33, 34]。对于因为神志不清以及手术当中而无法进行食管 X 线摄片的患者，我们仍然保留使用软性食管镜。

快速硬性食管镜检查可能在诊断上段食管损伤中比软性内镜更有优势，因而成为一部分作者在食管造影后的首选[35]。但是快速硬镜检查需要全麻，而很多外科医生缺乏这方面的技术。我们只有在手术中评估食管时才使用这项措施。

喉气管评估的研究

当临床表现提示可疑的气道损伤（小量咯血、声嘶、皮下气肿）或者 CT 发现弹道邻近喉及气管，是喉气管评估的适应证。

软性纤维内镜是检查之一，早期在急诊室就可以施行这项检查。最常见的异常是喉气管的出血水肿和声带运动障碍[1]。但其中只有 20% 的患者需要手术[1, 36]。

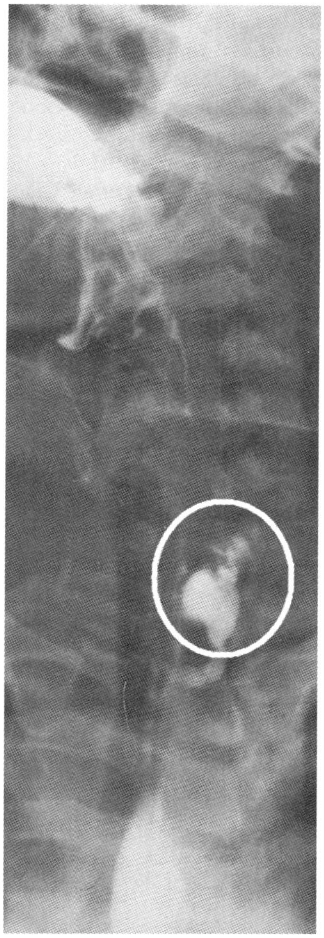

图 79–7 对于一般情况平稳的患者，如果有可疑的临床表现，如吞咽疼痛、咯血、皮下气肿，同时 CT 提示弹道累及食管者，可行食管造影等检查。此患者存在明显的颈部食管漏。

结论

目前对于 PNI 的诊断和治疗已经有了长足的发展。其中很重要的一项就是对包括横贯颈部的 GSW 在内的部分穿通伤采用非手术处理。利用 CFD 或 CT 血管成像代替传统的血管造影是诊断方面的巨大进步。对于颈动脉和锁骨下动脉受损的病例采用血管内放置支架来避免复杂手术是当前革命性进展之一。

（赵 菁 译）

参考文献

1. Demetriades D, Theodorou D, Cornwell EE, et al. Evaluation of penetrating injuries of the neck: prospective study of 223 patients. World J Surg 1997;21:41–48.
2. Demetriades D, Velmahos GC, Asensio JA. Penetrating injuries of the neck. In Shoemaker W (ed): Textbook of

2. Demetriades D, Velmahos GC, Asensio JA. Penetrating injuries of the neck. In Shoemaker W (ed): Textbook of

Critical Care, 4th ed. Philadelphia: WB Saunders, 2000; pp 330–337.
3. Demetriades D, Theodorou D, Cornwell E, et al. Transcervical gunshot injuries: mandatory operation is not necessary. J Trauma 1995;40:758–760.
4. Shearer VE, Giesecke AH. Airway management for patients with penetrating neck trauma: a retrospective study. Anesth Analg 1993;77:1135–1138.
5. Vassiliu P, Baker J, Henderson S, et al. Aerodigestive injuries of the neck. Am Surg 2001;67:75–79.
6. Demetriades D, Asensio JA, Velmahos GC, Thal E. Complex problems in penetrating neck trauma. Surg Clin North Am 1996;76:661–683.
7. Gilroy D, Lakhoo M, Charalambides D, Demetriades D. Control of life-threatening hemorrhage from the neck: a new indication for balloon tamponade. Injury 1992;23: 557–559.
8. Demetriades D. Neck injury. In Mondavia DP, Newton EJ, Demetriades D (eds): Color Atlas of Emergency Trauma. Cambridge, England: Cambridge University Press, 2003; pp 59–81.
9. Demetriades D, Rabinowitz B, Sofianos C. Emergency room thoracotomy for stab wounds to the chest and neck. J Trauma 1987;27:483–485.
10. Meyer PR, Apple DF, Bohlman HH, et al. Symposium: management of fractures of the thoracolumbar spine. Contemp Orthop 1988;27:90.
11. Applebaum ID, Cantrill SV, Waldman N. Unstable cervical spine without spinal cord injury in penetrating neck trauma. Am J Emerg Med 2000;18:55–57.
12. Demetriades D, Charalambides D, Lakhoo M. Physical examination and selective conservative management in patients with penetrating injuries of the neck. Br J Surg 1993;80:1534–1536.
13. Sclafani SJ, Cavaliere G, Atnweh N, et al. The role of angiography in penetrating neck trauma. J Trauma 1991; 31:557–562.
14. Hiatt JR, Busuttil RW, Wilson SE. Impact of routine arteriography on management of penetrating neck injuries. J Vasc Surg 1984;1:860–866.
15. Weigelt JA, Thal ER, Snyder WH, et al. Diagnosis of penetrating cervical esophageal injuries. Am J Surg 1987; 154:619–622.
16. Eddy VA. Is routine arteriography mandatory for penetrating injury to zone I of the neck? Zone I Penetrating Neck Injury Study Group. J Trauma 2000;48:208–213.
17. Demetriades D, Theodorou D, Cornwell EE, et al. Penetrating injuries of the neck in patients in stable condition. Physical examination, angiography, or color flow Doppler imaging. Arch Surg 1995;130:971–975.
18. Beitsch P, Weigelt JA, Flynn E, Easley S. Physical examination and arteriography in patients with penetrating zone II neck wounds. Arch Surg 1994;129:577–581.
19. Stain S, Yellin A, Weaver F, Pentecost M. Selective management of nonocclusive arterial injuries. Arch Surg 1989;124:1136–1140.
20. Frykberg ER, Crump JM, Vines FS, et al. A reassessment of the role of arteriography in penetrating proximity trauma: a prospective study. J Trauma 1989;29:1041–1050.

21. Rao PM, Ivatury RR, Sharma P, et al. Cervical vascular injury: a trauma center experience. Surgery 1993;114: 527–531.
22. Fry WR, Dort JA, Smith RS, et al. Duplex scanning replaces arteriography and operative exploration in the diagnosis of potential cervical vascular injury. Am J Surg 1994;168:693–696.
23. Carr P, Abdoel CA, Robbs J. Colour-flow ultrasound in the detection of penetrating vascular injuries of the neck. S Afr Med J 1999;899:644–646.
24. Montalvo BM, Leblang SD, Nunez DB, et al. Color Doppler sonography in penetrating injuries of the neck. AJNR Am J Neuroradiol 1996;17:943–951.
25. Ginzburg E, Montalvo B, Leblang S, et al. The use of duplex ultrasonography in penetrating neck trauma. Arch Surg 1996;131:691–693.
26. Kuzniec S, Kauffman P, Molnar LJ, et al. Diagnosis of limbs and neck arterial trauma using duplex ultrasonography. Cardiovasc Surg 1998;6:358–366.
27. Gracias V, Reilly P, Philpott J, et al. Computed tomography in the evaluation of penetrating neck trauma: a preliminary study. Arch Surg 2001;136:1231–1235.
28. Munera F, Soto JA, Palacio D, et al. Diagnosis of arterial injuries caused by penetrating trauma to the neck: comparison of helical CT angiography and conventional angiography. Radiology 2000;216:356–362.
29. Munera F, Soto JA, Palacio DM, et al. Penetrating neck injuries: helical CT angiography for initial evaluation. Radiology 2002;224:366–372.
30. Nunez DB, Torres-Leon M, Munera F. Vascular injuries of the neck and thoracic inlet: helical CT-angiographic correlation. Radiographic 2004;24:1087–1098.

第 XII 部分

小儿外科

A. Alfred Chahine，MD

不幸就像一把刀，有益还是有害，全看我们抓的是刀刃还是刀柄。—James Russell Lowell

第 80 章

先天性肠旋转不良、肠扭转和肠梗阻

Philip C. Guzzetta，Jr.，MD

肠旋转不良、肠扭转

引言

肠旋转不良是肠干的旋转异常以及由此产生的肠固定异常。胚胎期正常的肠道延长生长过程大约于第5周开始，胃肠道最初是一个短而直的管道，由肠系膜上动静脉供血（图 80–1）。随着胃肠道在随后的 7 周内迅速延长，十二指肠在肠系膜上动脉后方形成“C”形袢，远端小肠和盲肠延长并在肠系膜上动脉前方进入腹腔，其中盲肠在妊娠大约 10 周时短暂进入脐带随后到达左上腹腔，然后逆时针旋转 270°，最终到达右下腹。一旦这一旋转完成，小肠就应当被固定成反“N”形，升结肠到达右侧腹膜后区域，小肠系膜两端分别由屈氏韧带固定在左上腹，末端回肠系膜固定在右下腹，最后，降结肠到达左侧腹膜后区域（图 80–2）。如果这种正常的旋转和固定没有完成，盲肠通常滞留在中腹或左上腹，而（机体未完成的）对盲肠的牵引会导致一条跨过十二指肠一、二部的纤维条带（Ladd 纤维带）的形成。整个中肠被围绕肠系膜上动脉的一窄条组织约束。这种结构特点使之先天地易于发生扭转（中肠扭转）（图 80–3）。某些特定的患者，如有先天性心脏病和内脏异位综合征者，肠旋转不良的风险增高[1]。另外，肠未旋转的患儿常常并发先天性膈疝、腹裂和脐膨出。但是由于几乎从不发生肠扭转，也很少有临床症状，因而这些患儿极少需要手术治疗。

必须强调，虽然前文描述的肠旋转不良是最常见的类型，不规则的变异也经常发生。有旋转不良 X 线表现的患者可有正常的固定，因而扭转的风险很小，然而肠旋转正常的患者也可能发生小肠扭转（尽管罕见）[2]。

肠旋转不良患儿的典型临床表现之一是胆汁性呕吐。如果合并中肠的扭转，患儿还会出现吐血、便血、腹膜炎等较晚期的体征，但在中肠扭转的头几个小时，腹部体格检查可能表现良好，这一点颇具迷惑性。60% 的肠旋转不良患儿在出生后的第一周出现症状，80% 的患儿在第一个月出现症状，90% 在第一年出现症状，也有患者可能直到成年也没有症状[3]。

诊断肠旋转不良的最好手段是急诊上消化道造影（emergent upper gastrointestinal，UGI）。正常的检查所见可以排除肠旋转不良，其要点是十二指肠第四部分

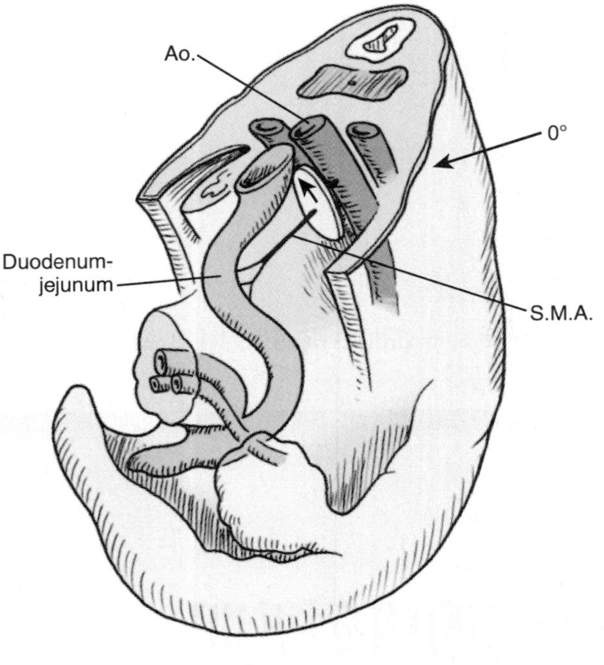

图 80–1 一个 5mm 的胚胎结构的腹侧示意图。(Reprinted with permission from Smith SD. Disorders of intestinal rotation and .xation. In Grosfeld JL, O' Neill JA, Fonkalsrud EW, Coran AG (eds): Pediatric Surgery, 6th ed. Philadelphia: Mosby Elsevier, 2006; p 1343.)

必须在脊柱中线的左侧并上行达到胃大弯的水平。如果上消化道造影显示在十二指肠第三部分形成锐利的“鸟嘴”，造影剂不能到达远端，或在十二指肠－空肠交界处形成螺旋状，是诊断肠扭转的影像学证据[4]（图 80–4）。肠旋转不良也可用腹部超声或 CT 扫描诊断，静脉注入造影剂扫描时可以见到肠系膜上动脉和肠系膜上静脉的关系异常。然而，上消化道仍然是最常用的检查。

适应证

有症状的肠旋转不良患者，需要急诊手术纠正病理情况。无症状的肠旋转不良患者需要择期手术，以预防中肠扭转。

手术步骤（LADD 手术）（图 80–5）

步骤 1 可采取开腹或腹腔镜手术。

步骤 2 如果存在扭转，在逆时针旋转复位之前，应当先确认肠管的活性。

步骤 3 切断 Ladd 纤维带松解十二指肠，如果十二指

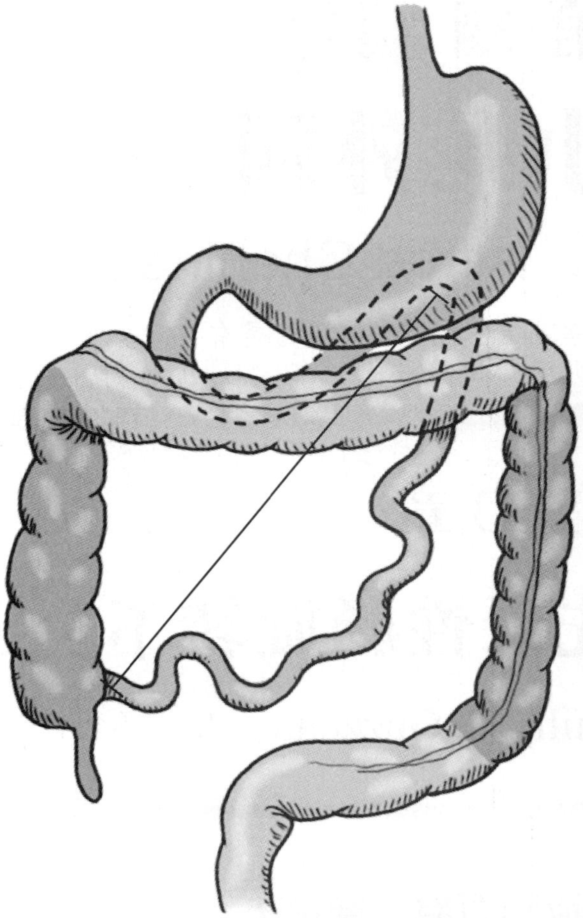

图 80–2 正常固定的中肠，呈一个倒置的“N”字形，防止肠扭转形成。Disorders of intestinal rotation and . xation. In Grosfeld JL, O' Neill JA, Fonkalsrud EW, Coran AG (eds): Pediatric Surgery, 6th ed. Philadelphia: Mosby Elsevier, 2006; p 1346.)

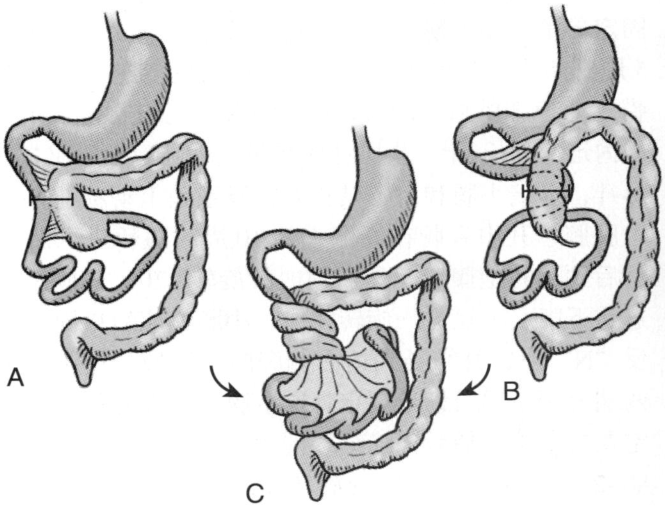

图 80–3 肠旋转不良与肠扭转的病理生理。狭窄的肠系膜在未旋转（A）或旋转不完整（B）状态时患者容易发生中肠扭转（C）。(A–C, Reprinted with permission from Smith SD. Disorders of intestinal rotation and .xation. In Grosfeld JL, O' Neill JA, Fonkalsrud EW, Coran AG (eds): Pediatric Surgery, 6th ed. Philadelphia: Mosby Elsevier, 2006; p 1347.)

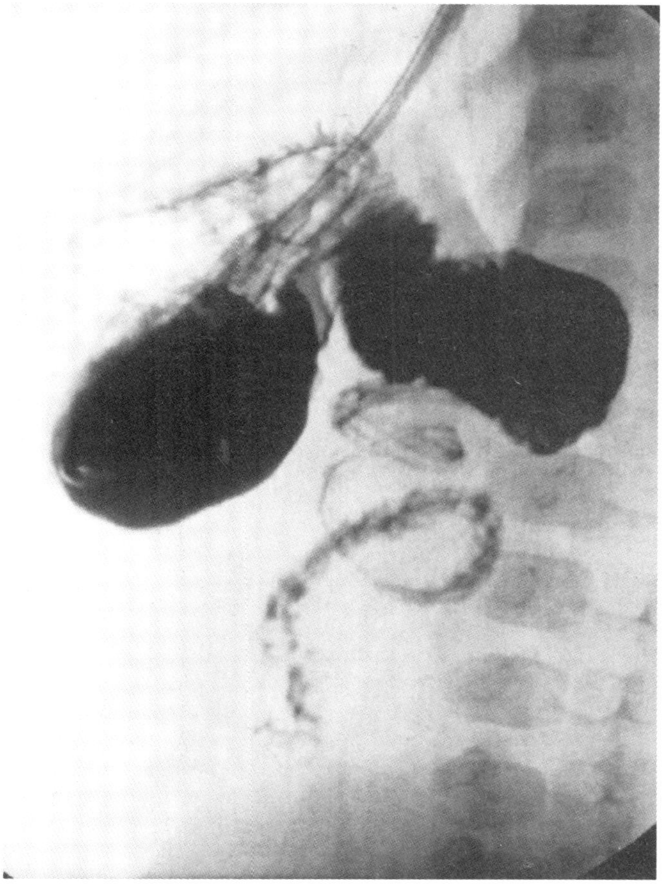

图 80–4 上消化道造影的侧位片，显示肠旋转不良伴中肠扭转，注意造影剂在十二指肠形成“螺旋形”外观。

肠被韧带皱缩，则需要将十二指肠梳理变直。

步骤 4 小肠系膜前方的腹膜应该松解，同时注意避免伤及血管和不要完全贯穿肠系膜。通过将近端小肠放置到右下腹，将盲肠和其余结肠放置到左下腹可以使肠系膜基底扩大。这些新定位的肠段不需要缝合固定。

步骤 5 大多数小儿外科医生在将盲肠固定到左下腹前切除阑尾，因为未来的阑尾炎的诊断将是困难的，虽然 Ladd 最早的手术没有描述阑尾切除这一步骤[4]。

手术操作的并发症

延迟诊断肠缺血

- **后果**

小肠旋转不良的最大危险是诊断延误导致肠扭转，继而部分或全部中肠缺血坏死，这是这一种本可纠正的疾病的灾难性后果。

4/5 级并发症

- **补救**

如果探查手术时中肠已有明确缺血但还没有破裂，大多数医生会将其扭转复位，松解 Ladd 纤维带，然后松弛关腹，在 24 小时内有计划地再次探查重新评价肠管活力。在第二次探查时，所有明确坏死的肠段都要切除，然后根据患儿的全身情况以及剩余肠管的活力决定一期吻合还是造口。对于足月婴儿，如果剩余肠管主要是空肠且没有回盲瓣，肠管长度不能小于 40cm；如果回盲瓣完整，则不能小于 25cm，否则将发生短肠综合征。

- **预防**

任何患儿出现其他原因不能解释的胆汁样呕吐，尤其是发生在出生第一个月的，必须急诊做消化道造影以除外小肠旋转不良。

肠扭转复发

- **后果**

小肠梗死，可能有短肠综合征。

3/4/5 级并发症

- **补救**

同上文“延迟诊断肠缺血”的内容。

- **预防**

如果 Ladd 手术中做到了剔除全部十二指肠前和肠系膜前的索条，并使肠系膜得到松解，再发生肠扭转的几率低于 5%。缝合固定小肠并不能降低复发风险，反而会使小肠梗阻的风险轻度升高[5]。

小肠梗阻

Ladd 手术的重要步骤是松解肠系膜，并通过在这一区域形成粘连固定来预防肠扭转，因此术后 5% ～ 10% 的肠梗阻发生率不足为奇。Ladd 手术术后可能还会存在小肠运动不良，尤其对那些 1 岁以后接受手术、术前慢性症状持续超过 2 个月的患儿[6]。

- **后果**

小肠缺血和破裂。

2/3/4 级并发症

- **补救**

（同）小肠梗阻的标准治疗（非手术和可能的手术措施）。

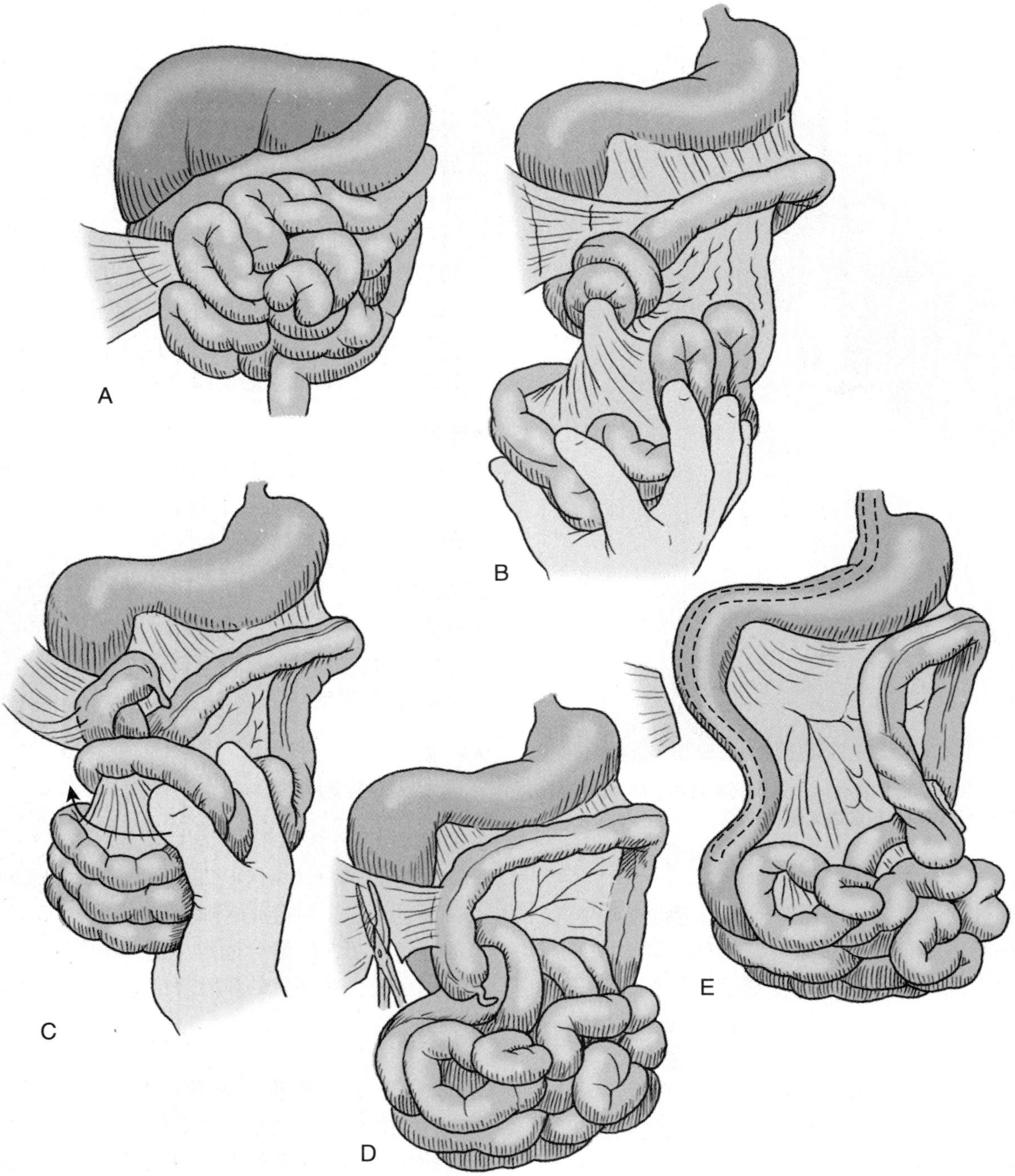

图 80–5 肠旋转不良与肠扭转的手术矫正。A，开腹时内脏的外观。B，将（扭转的）小肠挪出腹腔拉向下方。C，逆时针旋转中肠将扭转复位。D，松解 Ladd 纤维带。E，肠系膜延长后将十二指肠拉直固定于右侧腹，盲肠（阑尾切除后）置于左下腹。（A–E, Reprinted with permission from Smith SD. Disorders of intestinal rotation and fi xation. In Grosfeld JL, O' Neill JA, Fonkalsrud EW, Coran AG (eds): Pediatric Surgery, 6th ed. Philadelphia: Mosby Elsevier, 2006; p 1355.）

- **预防**

（Ladd 手术中）避免缝合固定肠管。

肠系膜损伤

分离肠系膜间的 Ladd 纤维带时，肠系膜血管可能会受到损伤。

- **后果**

出血及肠缺血。

2/3/4 级并发症

- 补救

如果孩子的年龄适当，可以尝试修复肠系膜动脉。

- 预防

在松解小肠系膜前面的腹膜时应注意避免伤及血管并不要完全贯穿肠系膜。

肠梗阻

引言

儿童肠梗阻可以是先天的或后天的，评价和治疗在很大程度上取决于梗阻的病因是什么。如果是后天原因导致的梗阻，治疗方案取决于患儿是否以前有腹部手术，如果有的话，是什么手术。

先天性肠梗阻

在美国，随着孕期超声监测的普及，有很多新生儿的肠梗阻通过胎儿超声和（或）胎儿磁共振成像获得诊断。例如，十二指肠闭锁的婴儿通常在产前因为母亲做超声发现羊水过多而在出生前获得诊断。肠梗阻如果未能在产前确诊，通常也会在出生后第一天因为腹胀、胆汁性呕吐和（或）未排胎粪而被诊断出来。当一个新生儿怀疑有肠梗阻时，首选的诊断手段应该是 X 线平片，要做肾、输尿管、膀胱（kidney, ureter, and bladder，KUB）和侧卧两个体位。空气是很好的对比剂，梗阻的原因可能单靠平片就能确定。当梗阻是十二指肠或近端空肠的闭锁所致时，近端小肠会高度扩张，而远端肠管内没有气体。如果十二指肠和胃扩张而远端肠管内还可见到气体，那么可能是十二指肠狭窄或肠旋转不良导致的肠扭转。远端肠闭锁的特点是 X 线平片显示弥漫性扩张的肠袢（图 80–6）。必须做钡灌肠造影以确定远端阻塞的原因。先天性肠梗阻的其他病因包括肠旋转不良、产前肠穿孔、胎粪性肠梗阻、先天性腹内粘连带（最常见的是小肠憩室所致的粘连带）、胎粪堵塞综合征、先天性巨结肠症、肛门闭锁。除了胎粪堵塞综合征和胎粪性肠梗阻，所有的新生儿肠阻塞都需要手术治疗，前两者则可以通过钡灌肠治疗。手术的术式显然取决于阻塞的原因，解除闭锁主要是通过使肠管变细或切除扩张的近端小肠来进行修补的。因为 15% 的患者存在多发闭锁，所以一个潜在的并发症是漏诊远端没有肠系膜缺损的闭锁点（I 型闭锁），这将导致术后继续梗阻。对先天性粘连带行手术松解即可。

后天性肠梗阻

后天性肠梗阻通常有感染性和机械性两大类病因。

感染性肠梗阻

在新生儿，导致腹胀和 X 线平片上梗阻影像表现的最常见原因是脓毒症。早产儿的另一个常见的原因是坏死性小肠结肠炎（necrotizing enterocolitis，NEC）。经常难以区分非 NEC 的脓毒症和 NEC 导致的脓毒症，除非在腹部平片中见到肠壁积气或腹腔游离气体（图 80–7）提示梗阻的原因是 NEC。药物治疗成功的 NEC 患者，大约 15% 将在 NEC 发病后 3 ~ 6 周发生肠管狭窄，表现为喂养不耐受和腹部 X 线平片上梗阻性影像。虽然大部分 NEC 患者的病变主要是在回肠，但多数 NEC 的狭窄发生在结肠。

在 6 个月至 3 岁的婴幼儿，肠梗阻的常见原因是肠套叠。病毒性肠胃炎引起的肠壁集合淋巴滤泡增生

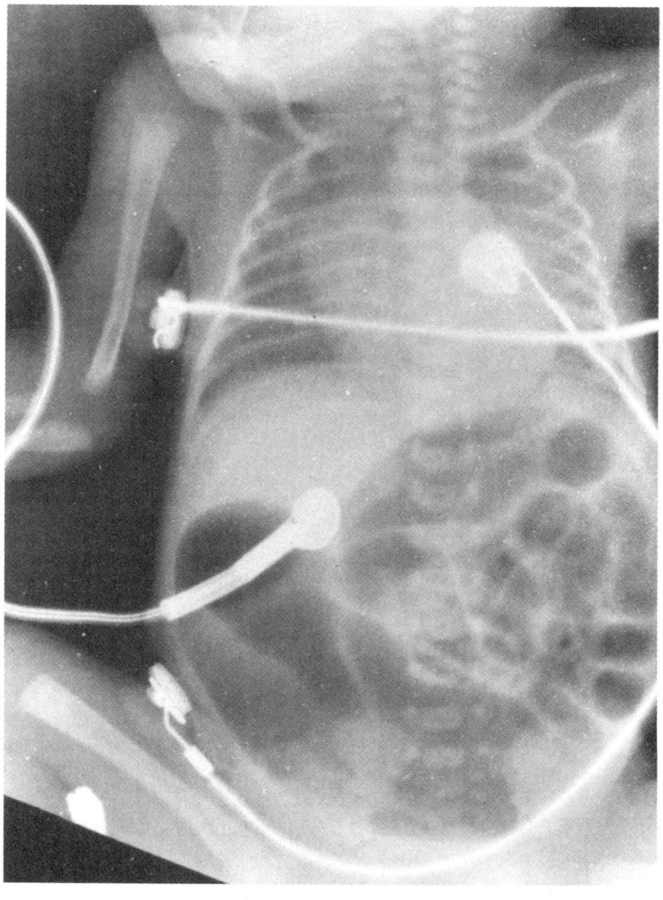

图 80–6　低位肠梗阻新生儿的腹部 X 线平片显示多个弥散性扩张的小肠袢。

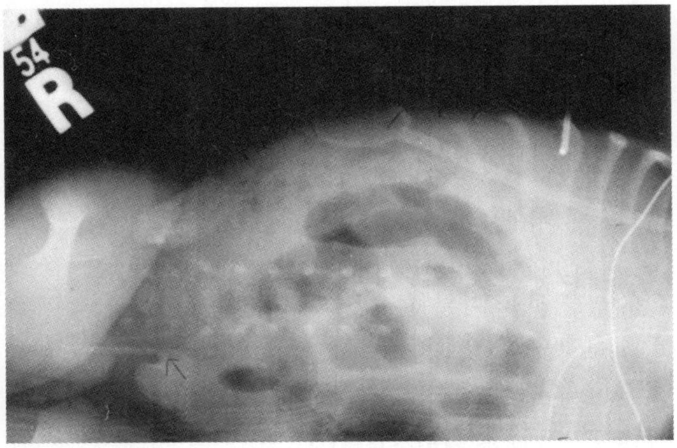

图 80-7 左侧卧位腹部 X 线平片显示早产儿坏死性小肠结肠炎的肠壁积气。

可能成为肠套叠的起始点，这就是为什么经常有患儿在肠套叠之前会有几天伴或不伴呕吐的腹泻作为前驱症状。典型肠套叠的三联征是①间歇性腹部绞痛、②胆汁性呕吐、③血便。在好发年龄的儿童，即使肠套叠的三联征不都存在，只要腹部平片显示梗阻性影像，就有足够的理由做钡剂或空气灌肠。

3 岁以上儿童肠梗阻的一个原因是阑尾炎穿孔。应该警惕这种可能性，因为如果认为可能是阑尾炎，诊断评价的手段应当是超声或腹部 CT，而不是怀疑肠套叠时的钡剂或空气灌肠。

肠梗阻复发

- **后果**

  肠套叠有 5% ～ 10% 的复发率。任何疾病进行一个开放或腹腔镜手术治疗都会产生一些未来发生机械性肠梗阻的危险，这一点将在后面讨论。

  3/4 级并发症

机械性肠梗阻

儿童机械性肠梗阻的最常见原因和成人一样，是以前的腹部手术导致的粘连。有些人希望微创手术会比开放手术产生更少的粘连，但这一点一直没有定论。两个传统开腹手术的粘连性肠梗阻的发生率相当高：一个是治疗肠旋转不良的 Ladd 纤维带手术（如前所述），另一个是治疗胃食管反流的尼森胃底折叠术。胃底折叠术后的肠梗阻可能是毁灭性的，因为接受这种手术的很多患儿有神经问题无法将梗阻的早期症状告知父母，并且一个完整的胃底折叠阻止了呕吐的发生。这种“两端封闭”的安排，可迅速导致闭袢梗阻、肠缺血和患者死亡。机械性肠梗阻的另一种原因是先天性粘连带，在前面“先天性肠梗阻”部分已经提及，这种情况比较罕见。如果有腹部手术历史的儿童出现呕吐（尤其是胆汁性呕吐）、停止排便，X 线腹部平片显示液 - 气平面，应对其进行及时的液体复苏和腹部探查手术，因为肠坏死的风险很高，尤其是对胃底折叠术后的患儿。随着腹腔镜技术的进步，微创粘连松解手术越来越多，但是严重肠梗阻时梗阻近端大量肠管的扩张仍限制这一技术的常规应用。

粘连导致的肠梗阻复发

- **后果**

  取决于前次手术粘连松解的广泛程度。粘连松解手术后约 15% 的患儿一生中还会复发粘连性肠梗阻。

  3 级并发症

肠缺血、肠切除

- **后果**

  如前所述，开腹胃底折叠术后存在这种并发症的危险，但任何粘连导致的肠绞窄都可能产生相当长的肠道丢失，进而造成短肠综合征。肠缺血的延迟诊断还可能导致脓毒症和死亡。

  4/5 级并发症

（张钰鹏 译）

参考文献

1. Choi M, Borenstein SH, Hornberger L, Langer JC. Heterotaxia syndrome: the role of screening for intestinal rotation abnormalities. Arch Dis Child 2005;90:813–815.
2. Kitano Y, Hashizume K, Ohkura M. Segmental small-bowel volvulus not associated with malrotation in childhood. Pediatr Surg Int 1995;19:335–338.
3. Ford EG, Senac MO, Srikanth MS, Weitzman JJ. Malrotation of the intestine in children. Ann Surg 1992;215:172–178.
4. Ladd WE. Surgical diseases of the alimentary tract in infants. N Engl J Med 1936;215:705–708.
5. Stauffer UG, Herrmann P. Comparison of late results in patients with corrected intestinal malrotation with and without fixation of the mesentery. J Pediatr Surg 1980;15:9–12.
6. Coombs RC, Buick RG, Gornall PG, et al. Intestinal malrotation: the role of small intestinal dysmotility in the cause of persistent symptoms. J Pediatr Surg 1991;26:553–556.
7. Horowitz JR, Lally KP, Cheu HW, et al. Complications after surgical intervention for necrotizing enterocolitis: a multicenter review. J Pediatr Surg 1995;30:994–999.

第 81 章

肛门闭锁和先天性巨结肠

A. Alfred Chahine，MD

肛门闭锁和直肠肛门畸形

引言

直肠肛门畸形（anorectal malformations，ARMs）是一类涉及肛门直肠区域的复杂的发育异常。简单的情况只是一层膜封闭了发育良好的直肠肛管，复杂的则是对重建提出相当大的挑战的复杂缺陷。ARMs 的病因不明。根据已有报道，每 5000 活产儿中就有 1 例发生 ARM，其中男性稍多[1]。约 50% ～ 60% 的患者合并其他畸形[2]，包括心血管系统、泌尿生殖系统、胃肠道、女性生殖系统、脊柱和脊椎等的发育异常。这些发育异常涉及其他综合征，并有家族倾向[3, 4]。

分类

有过多种分类，但目前使用最广泛的是 Peña 提出的分类系统[5, 6]（表 81–1）。该方法根据对解剖的描述和是否存在直肠 – 尿道瘘进行分类，该方法中男性和女性的分类标准不同，对预后和治疗有一定的指导意义。有会阴部瘘的大多数被认为是“低位的”；如果婴儿的状态稳定且没有其他潜在的重大缺陷，通常适合于在新生儿期行一期手术修复。如果没有会阴部瘘，则通常是“高位”的缺陷，最好首先行结肠造口，然后二期手术修复。

临床表现及术前准备

如果产前超声检查发现羊水过多和胎儿肠管扩张，可以在产前怀疑（发现）一些先天性直肠肛门畸形。但大多数患儿是在出生时被发现的。通过仔细的查体，包括肛门和泌尿生殖系统的检查，通常可以对其作出分类并指导下一步的诊疗。会阴部瘘管有时在阴囊或会阴体中缝的皮下，而且一开始并不容易被看到；另外由于胎粪是黏性的，它需要直肠内累积较大的压力，才能通过细小的瘘管排出（从而显示瘘的存在）[7]，而通常需要出生 24 小时后直肠内压力才能达到上述水平。因此，除非新生儿有明显的腹肿和穿孔的风险，出生后 24 小时内应该通过系统细致的查体查找瘘管。可以在尿道口放置一小块纱布来收集尿液中的胎粪。在出生几个小时后应当再次检查会阴部以发现任何胎粪皮下堆积。同时，通过检查来排除其他可疑的畸形，如通过超声心动图排除心脏缺陷，通过肾超声检查除外肾积水，通过脊椎 X 线片检测脊柱缺陷，通过脊椎超声除外脊髓栓系（tethered cord）。此外，还应该除外食管闭锁以及任何其他部位的肠道梗阻，应当尽早给予静脉输液和鼻胃管减压，有必要应用抗生素来预防直肠尿道瘘引起的尿路感染。

适应证

任何类型的直肠肛门畸形都是手术适应证。

术式选择

新生儿期可以实施三种手术：①一期肛门成形术，也称为有限后矢状入路肛门成形术；②通过将直肠拖出实现确定性的肛门直肠畸形修复，称为后矢状入路直肠肛管成形术（posterior sagittal anorectoplasty，PSARP）；③保护性结肠造口术。实施哪种手术取决于患者的性别和畸形的复杂程度[7]。已有在高位直肠肛门畸形手术中应用腹腔镜技术的报道[8-10]。腹腔镜下游离直肠和分离瘘管的原则与传统的 PSARP 手术相同。短期结果似乎与 PSARP 手术相同，但长期的结果还没有成熟到可以与 PASRP 做循证比较[11, 12]。

男性患者

有会阴部瘘管，非早产，没有合并其他严重异常的

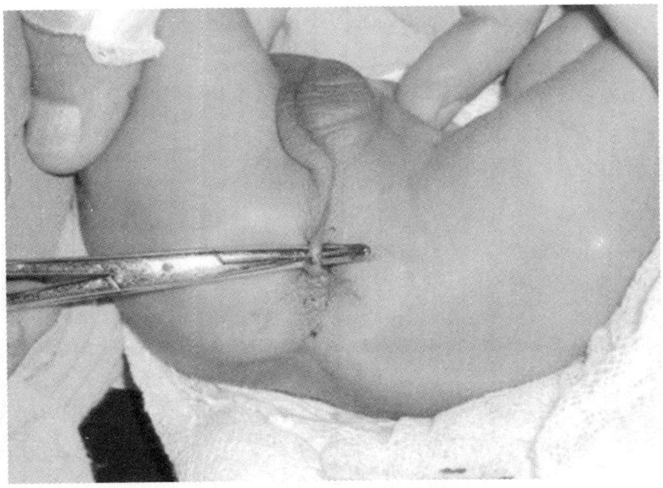

图 81–1 男性新生儿"水桶把手"皮肤畸形后面的会阴部瘘。(由 Dr. Richard Ricketts, Emory University, Atlanta 提供图片)(见彩图)。

表 81–1 直肠肛门畸形的分类

男性	女性
会阴部瘘	会阴部瘘
直肠尿道瘘	直肠前庭瘘
直肠膀胱瘘	持续性泄殖腔畸形
未发现瘘	未发现瘘
直肠闭锁	直肠闭锁
复杂的缺陷	复杂的缺陷

Modified from Peña A. Anorectal malformations. Semin Pediatr Surg 1995;4:35–47.

男性新生儿非常适于一期直肠肛门成形术治疗，并且不需要做保护性结肠造口（图 81–1）。如果在会阴部没有发现瘘，应该取俯卧位拍侧位水平 X 线片来确定直肠末端的位置。如果直肠末端高于尾骨，最好先做保护性结肠造口，而后择期做整复手术。如果直肠末端在尾骨以下，患儿全身情况稳定，没有其他相关问题，且医生（此类手术的）经验丰富，可以谨慎地考虑做 PSARP 手术一期修复。否则，在新生儿期做结肠造口，然后做最终的 PSARP 手术始终是最安全的选择。新生儿期无保护性结肠造口的高位直肠肛门畸形手术治疗虽有报道，但仅限于（此方面）经验非常丰富的外科医生应用[13]。

女性患者

与男性患者一样，有会阴部瘘而没有其他问题的女性新生儿，是一期肛门成形术很好的适应证。如果存在前庭瘘，目前仍主张一期结肠造口，二期确定性 PSARP 手术整复的治疗方案，最近的趋势是争取一期 PSARP 手术，但这取决于医生的经验水平（图 81–2）。如果婴儿会阴部只有一个开口而看不到阴道和尿道分别开口，该患者有一个泄殖腔，应当先做结肠造口（图 81–3）。之后对泌尿系统和女性生殖系统进行详细的评估，以排除严重的肾积水和由于共同通道狭小而造成的子宫阴道积水。如果婴儿的尿道和阴道分别开口但没有会阴部瘘，应该取俯卧位拍侧位水平 X 线片来确定直肠末端的位置。然后按照前面所述男性患者的流程进行处理。

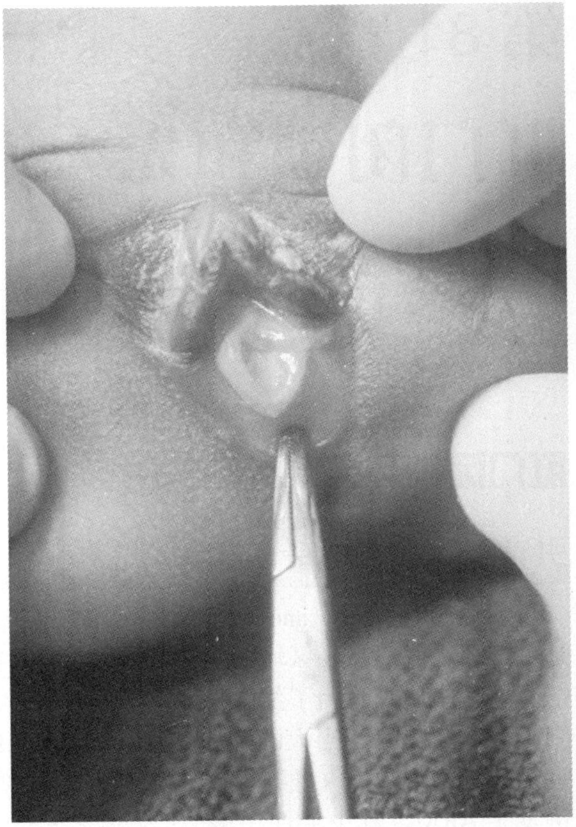

图 81–2 女性新生儿，直肠膀胱瘘。止血钳在瘘管内。(由 Dr. Richard Ricketts, Emory University, Atlanta 提供图片)(见彩图)。

手术

由于先天性直肠肛管发育不良的类型繁多，实际手术须针对具体的缺陷和相关的畸形选用不同术式。本文中，我们仅讨论三个最常用手术的易犯错误。

肛门成形术或限制性后矢状入路直肠肛管成形术（PSARP 手术）

步骤 1 患者置于俯卧的折刀状卧位

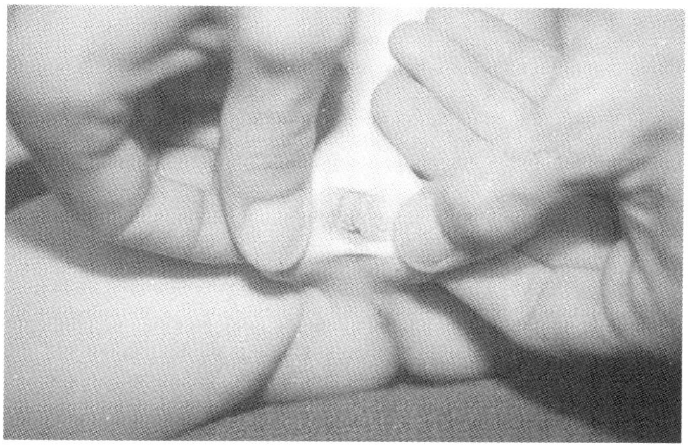

图 81–3 女性新生儿有一个泄殖腔。请注意小的外生殖器（由 Dr. Richard Ricketts, Emory University, Atlanta 提供图片）。

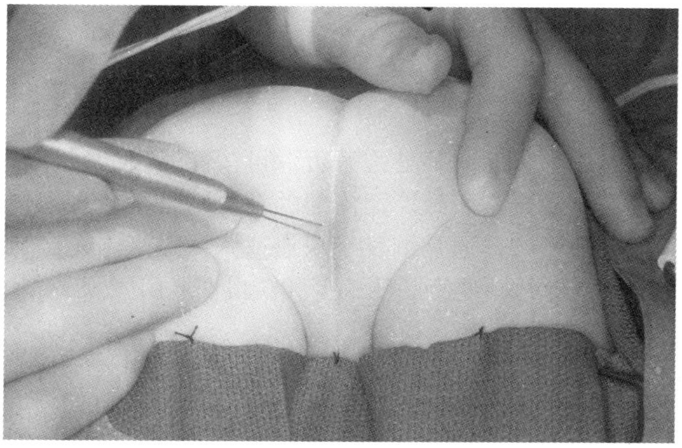

图 81–4 要保证在肌肉的中线处分离肌纤维，从而实现对称重建，用细针状的电神经刺激器刺激括约肌是必不可少的步骤（由 Dr. Phillip Guzzetta, Children's National Medical Center, Washington, DC 提供图片）。

步骤 2 多点细针缝合瘘口周围皮肤黏膜交界
步骤 3 中线部位分离括约肌
步骤 4 游离直肠末端
步骤 5 将直肠置于括约肌中央
步骤 6 将直肠多点缝合于皮肤
步骤 7 重建会阴体

在中线部位分离括约肌

括约肌分离不对称

- **后果**

如果在解剖时肌肉没有在中线分离，直肠新位置周围的肌肉量分布不均。这样将会导致因括约力量不足导致的肛门失禁，或者因直肠异常成角导致的便秘。

2/3 级并发症

- **补救**

需要再次手术，经后矢状入路将直肠重新置入括约肌的中央[14，15]。

- **预防**

做切口之前，应用电刺激法准确确定括约肌的实际边界（图 81–4）。切口应在确定的区域中央，手术中也应以电刺激引导肌肉的分离。

游离直肠周围

尿道或阴道损伤

- **后果**

一些会阴前方的瘘与男性尿道和女性阴道关系密切，甚至与之共壁。在对直肠进行解剖游离的过程中，可能发生尿道或阴道的损伤。

2/3 级并发症

- **补救**

如果在术中发现尿道或阴道壁损伤，可以一期修复，使用细的可吸收缝合线缝合重建会阴体，完全覆盖修补处，达到直肠完全分离。如果初次手术时没能发现损伤，患者会出现直肠尿道或直肠阴道瘘。需要通过再次手术修复。

- **预防**

手术时在男性尿道（或女性阴道）放置导管有助于手术中游离直肠时的辨认。沿直肠前壁细致解剖能避免伤害紧密连接的尿道或阴道。

重建会阴体

黏膜脱垂

- **后果**

肛门成形术后，直肠黏膜可以脱垂到会阴部，并且由于黏膜分泌物增多，可能出现局部刺激和污染内裤的情况，有时还会引起肛门感觉障碍[16，17]。

1–3 级并发症

- **补救**

如果(症状)轻微，黏膜脱垂不需要修复；如症状明显，需要手术修剪去除多余的黏膜。

- **预防**

做肛门成形术的时候，直肠要保持轻度的张力，以手术完成后（肛门口）看不到黏膜为度[16]。

切口裂开

• 后果

肛门成形术后修补处裂开可深可浅。浅表的裂开通常是继发感染所致。而深部的裂开则是整个直肠整复失败所致，通常继发于缺血或张力过高。完全裂开可能导致新建直肠的狭窄和获得性肛门闭锁[17, 18]。

2–4 级并发症

• 补救

浅表的裂开可以通过局部伤口护理以及再次干预以使其二期愈合，狭窄可以通过扩肛治疗，获得性肛门闭锁则必须再次手术。

• 预防

将直肠末端与会阴体、尿道（或）阴道完全分离是避免整复时产生张力的必要步骤。直肠依赖其壁内血供存活，因此游离直肠时要尽可能保持其肠壁的完整，手术时不直接牵拉直肠，而是在黏膜皮肤交界处用细针缝合线均匀牵引直肠会保护直肠的血供。另外如果先做结肠造口，在造口的时候也要注意保护直肠的血供。

肛门狭窄

• 后果

直肠肛门成形术后，缺血、张力和周围肌肉的压力都可能造成狭窄，通常会导致不完全肠梗阻。

3/4 级并发症

• 补救

轻度狭窄可以扩肛治疗，严重的狭窄需要手术治疗。

• 预防

直肠应该与所有周边脏器——包括阴道或尿道——充分游离以保证（吻合）张力最小。游离时避免损伤直肠壁以保护直肠壁内血供。在直肠末端预置多根细缝合线均匀牵引而不是直接抓持直肠牵引也是避免直肠壁损伤的要点。最后，要培训家长严格坚持术后每日扩肛，以拮抗括约肌对新建直肠的自然挤压[18]。

结肠造口术

步骤 1 左下腹切口
步骤 2 辨认乙状结肠
步骤 3 游离乙状结肠
步骤 4 离断结肠
步骤 5 使结肠造口和黏膜瘘成熟
步骤 6 黏膜瘘的灌洗

离断结肠

脱垂

• 后果

如果不严重，脱垂可以非手术方法治疗；如果脱垂严重，就需要行结肠造口术进行修补。

1–3 级并发症

• 补救

需要切除原造口进行再次重建。

• 预防

固定于后腹膜的降结肠向下，乙状结肠的活动度逐渐加大，因此选择在降结肠与乙状结肠的交界处稍远端离断结肠可以基本上避免造口脱垂[19]。另外，造口时将结肠仔细固定在周围的腹壁筋膜上（也有助于减少脱垂）。

使结肠造口和黏膜瘘成熟

缺血

• 后果

直肠肛门成形术时游离的直肠依赖肠壁内血运（存活），因此做结肠造口时必须保护直肠近端的血运，否则直肠有可能缺血坏死，从而导致（成形术后）狭窄和裂开[17, 18]。

2–4 级并发症

• 补救

缺血性狭窄需要扩张治疗，直肠（吻合口）裂开则需要再次手术，术中游离降结肠。

• 预防

结肠造口时需注意避免离断乙状结肠的血管弓，要贴近乙状结肠的肠壁游离以免损伤血运。

（造口远端）黏膜瘘的灌洗

直肠扩张

• 后果

直肠严重扩张时，会在直肠肛门成形术时出现与肛提肌中央间隙和括约肌不匹配的情况，需要使其恢复成逐渐变细的锥形。另外，巨直肠也会使先天性直肠肛门畸形患者易于发生的便秘病情加重。

2–4 级并发症

- **补救**

需要单独手术以使直肠逐渐回缩成锥形。

- **预防**

结肠造口期间彻底灌洗远端的黏液瘘会使直肠在随后的直肠肛门成形术前保持松弛。另外，乙状结肠造口较横结肠造口更容易对远端黏液瘘进行减压。

尿路污染

- **后果**

如果存在直肠尿道瘘，尿路可能被粪便污染，造成患者尿路感染的风险。

1–3 级并发症

- **补救**

如果存在持续的尿路污染，患者可能需要尽早做直肠肛门成形术或转流性结肠造瘘术。

- **预防**

分离的结肠造口（双筒造瘘）可以最好地防止粪便对远端直肠的污染。在近端的结肠造口和远端黏液瘘开口之间应该保留充足的皮肤和皮下组织桥，以便将来造口袋等设备能只覆盖近端造口而将远端黏液瘘与粪便完全地分开。

后矢状入路肛门直肠成形术（PSARP 手术）

步骤 1 患者置俯卧的折刀状卧位
步骤 2 自中央分离括约肌和肛提肌
步骤 3 环周游离直肠
步骤 4 在中线处分开直肠
步骤 5 分离直肠和瘘管
步骤 6 将直肠放置在括约肌和肛提肌中央
步骤 7 多点缝合连接直肠和皮肤
步骤 8 重建会阴体

对于完全性的 PSARP 手术，除了前面讨论过的限制性 PSARP 手术中可能出现的失误，还有一些特有的问题需要避免。

分离直肠和瘘管

尿道憩室

- **后果**

如果瘘管分离的位置距离尿道过远而残留部分直肠组织，将来就会发展成为尿道憩室，导致反复发作的尿道感染、附睾炎、假性尿失禁，甚至在手术后 30 年（憩室内）发生直肠癌[17，18]。

1–4 级并发症

- **补救**

憩室需要另做手术处理。

- **预防**

在不引起尿道狭窄的前提下应当尽可能贴近尿道游离并用可吸收线缝合关闭瘘管。

找不到直肠

- **后果**

在直肠膀胱瘘的病例中，直肠盲端的位置可能很高，因而经后矢状入路难以达到。固执地剥离寻找直肠可能会造成精囊、尿道或小肠的损伤[17，20]。

2–4 级并发症

- **补救**

必须中转开腹手术在腹腔内寻找直肠。

- **预防**

术前应经远端黏液瘘造影来确定直肠盲端的解剖位置。如果存在直肠膀胱瘘（图 81–5），就应该采用腹骶联合手术，经腹来定位直肠和分离瘘管，经后矢状入路做直肠肛门成形术。

先天性巨结肠（Hirschsprung’s Disease）

引言

先天性巨结肠（Hirschsprung’s disease，HD）的病因是肠肌间和黏膜下神经丛的神经节细胞缺如。在活产儿中，其发病率从 1：4400 至 1：700[21，22]。病变通常自齿状线近端开始直到移行区，直肠和乙状结肠最常受累。本病男性多发，男女比为 4：1，但长段 HD 的发病率女多于男[23]。

临床表现和术前准备

最典型的临床表现是新生儿肠梗阻：喂养困难，腹胀，不能自动排出胎粪，腹部 X 线片显示低位小肠梗阻。钡灌肠显示特征性的移行区和直 – 乙状结肠比例倒置。根据这些可以作出初步诊断。正常状态下直肠直径应当超过乙状结肠。但如果肠壁神经节缺乏，直肠无法舒张，将比乙状结肠细（图 81–6）。（直肠）

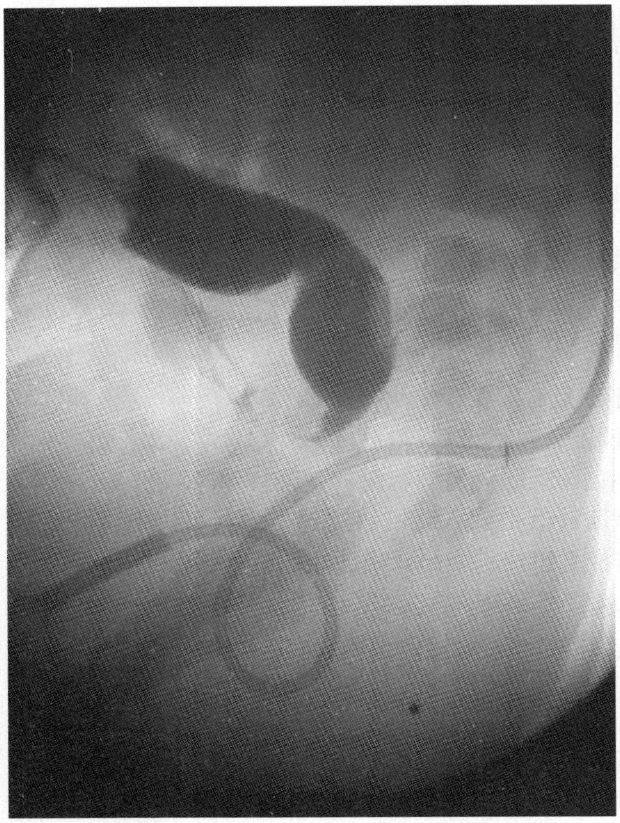

图 81–5 通过黏膜瘘做的结肠造影显示出直肠末端的位置。在这个病例中，还发现了直肠膀胱瘘。据此考虑做腹骶联合入路肛门成形术。金属颗粒放置在肛门凹陷的皮肤水平（Dr. Clifton Leftridge, Georgetown University Medical Center, Washington, DC. 提供图片）。

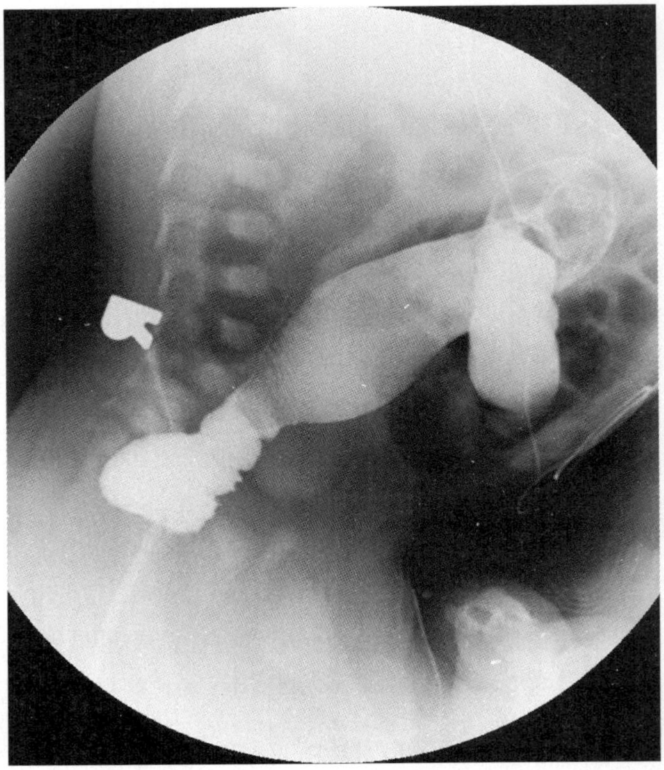

图 81–6 肠梗阻新生儿的钡灌肠显示了经典的 R/S（直肠 / 乙状结肠）比例颠倒：乙状结肠大于直肠，过渡区在直肠乙状结肠交界处（Dr. Clifton Leftridge, Georgetown University Medical Center, Washington, DC. 提供图片）。

通过吸引活检见到黏膜和黏膜下层麦氏神经丛神经节细胞缺乏和代偿性的神经纤维增生可以确诊。最初的治疗是在床边进行直肠灌洗减压。如果能成功解除梗阻，就可以择期做修复手术。如果移行区比灌洗能达到的位置高，梗阻无法（通过灌洗）解除，患者需要做正式的水平造口术，并在术中行连续活检以确定病变肠段的水平。然后在这一水平做分离式（双筒）结肠造口。

适应证

HD 一旦确诊均需要手术治疗。

手术

治疗 HD 有三种典型的手术[23]，它们都遵循相同的原则：切除无神经节地肠段，切除或绕过直肠，通过保留内括约肌维持控便能力，尽管 HD 患者的内括约肌也缺乏神经节支配。

Swenson 手术切除齿状线以上所有无神经节的肠管，用有神经节的肠管与肛管在齿状线位置直接吻合。

Soave–Boley 手术是保留直肠末端而将正常肠管拖出，在腹膜反折水平以下切断无神经节的直肠，然后经盆腔与经肛管结合在黏膜下游离去除直肠黏膜，制成肌袖，然后将近端的正常肠管经此肌袖拖出，在肛门直肠交界处吻合。

Duhamel 手术是切除病变的结肠而保留直肠残端，游离直肠后间隙，将正常肠管引至此间隙，自齿状线向上切开直肠残端后壁，与上述正常肠管行侧侧吻合。

上述手术均已有腹腔镜实施的报道，结果良好[24-30]。尽管多种手术方式都被证实安全有效，有一种经肛门拖出的手术已成为目前治疗 HD 最常用的术式[31-37]。下面，我们仅讨论这种术式及其常见的易犯错误。

手术步骤

步骤 1 患者取截石位

步骤 2　用拉钩或缝合环周牵开肛门边缘
步骤 3　在齿状线上几毫米处环周切开直肠黏膜
步骤 4　黏膜下剥离，制备直肠肌袖
步骤 5　在腹膜反折水平环周横向全层切断直肠袖
步骤 6　沿后正中线切开直肠肌袖
步骤 7　分别游离直肠和结肠系膜
步骤 8　在不同水平取样全层活检，冰冻切片确定含神经节的正常肠管平面
步骤 9　一旦确定上述平面，切除病变肠段，将正常肠管通过直肠肌袖拖出
步骤 10　正常肠管与肛门直肠边缘全层吻合
步骤 11　可以用腹腔镜帮助游离近端结肠，并在经肛门切除前确定正常肠管的水平

黏膜下切除，制备直肠肌袖

损伤盆腔内脏神经（nervi erigentes）

- **后果**

游离直肠时可能损伤盆腔内脏神经，导致性功能障碍，包括勃起障碍（阳痿）、射精障碍[38]以及便秘[39]。

4 级并发症

- **补救**

盆腔内脏神经的损伤无法补救。

- **预防**

如 Swenson 及其同事最初提倡的那样，紧贴直肠肌肉进行分离，轻柔地推开直肠系膜组织，有助于保护盆腔内脏神经[40–42]。

切除无神经节的病变肠段，经肌袖拖出正常的肠管

拖出肠管扭曲

- **后果**

经肛门拖出正常肠管时可能发生扭曲，导致肠梗阻。

3/4 级并发症

- **补救**

有必要重做拖出，把肠管弄直。

- **预防**

在经肛门拖出直肠和结肠时在结肠的前后壁做标记可以避免肠管扭曲（图 81–7）。另外还可以用腹腔镜证实拖出部分顺直，没有扭转。

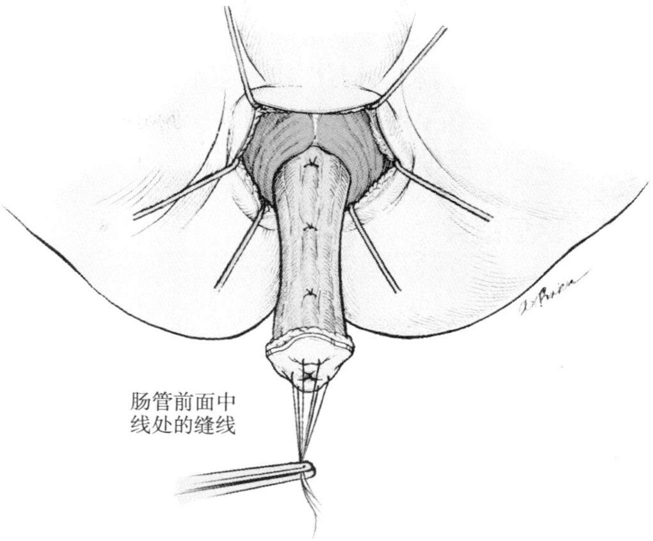

图 81–7　隐藏解剖（hidden anatomy）：经肛门拖出时，用连续缝合标志肠管能防止肠管扭转。

吻合口漏

- **后果**

先天性巨结肠拖出手术后吻合口漏的发生率大约是 2%[36, 40, 43, 44]。吻合口漏会导致盆腔脓肿以及后期的狭窄。

2–4 级并发症

- **补救**

大部分漏的最佳治疗是转流性的结肠造口术。吻合口损毁严重时需要重做拖出手术，尤其是对术后早期发生的漏[45]。

- **预防**

用细腻的解剖技术尽可能多地保存拖出肠管的血供是必不可少的。另外，吻合口应当无张力。

肛门狭窄

- **后果**

先天性巨结肠拖出手术后狭窄的发生率各家报道差异很大（0 ~ 20%）[23]。狭窄可能导致持续的肠梗阻，导致患者易患反复发作的小肠结肠炎[36, 44]。

2–4 级并发症

- **补救**

绝大多数狭窄扩肛治疗有效。顽固的狭窄需要后矢状入路狭窄成形术或重做拖出手术[46]。

• 预防

避免吻合口漏可以减少狭窄的发生。最近手术后立即开始例行扩肛得到日益广泛的应用，因为经肛门的拖出手术是在早期肛管较小时实施的。这是否能防止狭窄的形成仍有待观察。

普遍的易犯错误

肛门失禁

• 后果

拖出手术后肛门失禁的发生率差异很大，21 三体综合征的患者更为普遍[47–52]。很明显，这将降低患者及其家长的生活质量。

4 级并发症

• 补救

大部分先天性巨结肠患者拖出手术后的便失禁问题随时间的推移和肠道管理训练（bowel management programs）而得到改善[53, 54]。

• 预防

尚没有具体的因素被确定为拖出手术后便失禁的病因，因此这一问题的预防仍毫无头绪。

先天性巨结肠性肠炎

• 后果

先天性巨结肠性肠炎仍是一种知之甚少的现象，它可能引起发烧、便秘或腹泻、腹胀、血白细胞升高以及败血症样表现[23]，如不治疗，死亡率很高。

2–4 级并发症

• 补救

先天性巨结肠性肠炎用抗生素和直肠灌洗治疗。扩肛和注射肉毒毒素以松弛无神经节的肛门括约肌也会有所帮助[55]。肠炎患者大多数最终会痊愈而不需任何进一步的干预。反复顽固发作的患者行后入路肌瘤切除术（posterior myomectomy）可能会获益[56]。

• 预防

推荐拖出手术后做直肠灌洗，它是减少肠炎发生几率的手段[57]。

全结肠型巨结肠

• 后果

如果在做经肛门解剖的手术前未能诊断出全结肠型巨结肠，可能被迫在新生儿期选择（再）做拖出手术，而该术式对这个十分棘手的问题的疗效也不理想。

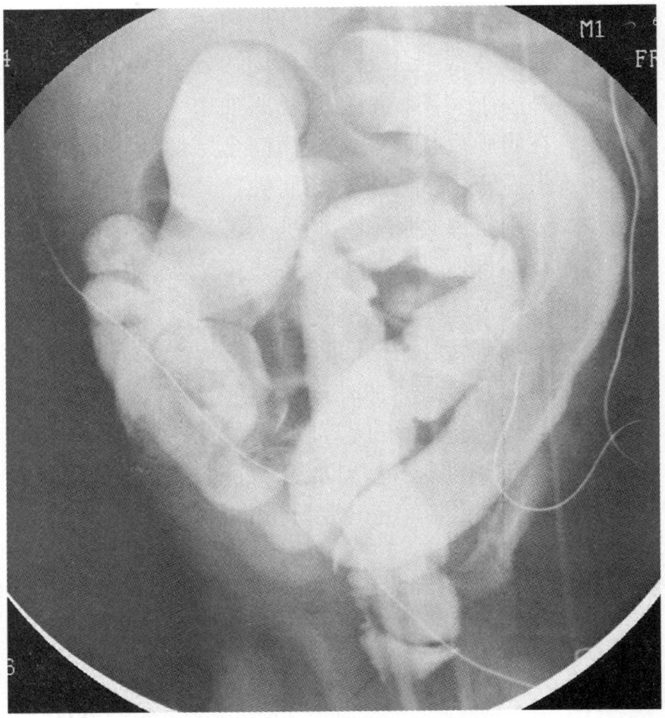

图 81–8　全结肠型先天性巨结肠患者的钡灌肠。

3/4 级并发症

• 补救

针对全结肠型巨结肠已经发明了多种术式，包括 Kimura 右半结肠补片[58, 59]、Martin 改良的 Duhamel 手术[60]以及回肠 – 肛管直接拖出吻合术[61]。

• 预防

手术前应考虑全结肠型巨结肠的可能并在经肛门手术前选择合适的术式。女性和有巨结肠家族史的患者发生全结肠型巨结肠的可能性增高，钡灌肠检查可以显示特征性的“铅管征”，结肠肝区、脾区均圆钝(图 81–8)。这些患者对直肠灌洗的反应常常不好，因此在新生儿期，决定做经肛门拖出手术前先直肠灌洗治疗并观察一段时间以确定患儿是否能够实现肠道减压并生长是比较明智的。

病变肠管残留

• 后果

用无神经节的病变肠管做吻合的后果将是（术后）持续梗阻。

3/4 级并发症

• 补救

需要重做拖出式吻合手术。

● 预防

关键在于能否根据冰冻切片对肠壁神经节状况作出准确可靠的病理学诊断。确定病变水平后，要取其近端数厘米处进行吻合，以确保吻合口避开肠壁神经节仍较稀少的移行段。

（张钰鹏 译）

参考文献

1. Stephens FD. Malformations of the anus. Aust N Z J Surg 1953;23:9–24.
2. Boocock GR, Donnai D. Anorectal malformation: familial aspects and associated anomalies. Arch Dis Child 1987;62: 576–579.
3. Pinsky L. The syndromology of anorectal malformation (atresia, stenosis, ectopia). Am J Med Genet 1978;1:461–474.
4. Shimada K, Hosokawa S, Matsumoto F, et al. Urological management of cloacal anomalies. Int J Urol 2001;8:282–289.
5. Peña A. Important basic considerations. In Peña A (ed): Atlas of Surgical Management of Anorectal Malformations. New York: Springer-Verlag, 1990; pp 1–14.
6. Peña A. Anorectal malformations. Semin Pediatr Surg 1995;4:35–47.
7. Peña A, Levitt M. Anorectal malformations. In Grosfeld JL, O'Neill JA Jr, Fonkalsrud EW, Coran AG (eds): Pediatric Surgery, vol. 2. Philadelphia: Mosby Elsevier, 2006; pp 1566–1589.
8. Georgeson KE, Inge TH, Albanese CT. Laparoscopically assisted anorectal pull-through for high imperforate anus—a new technique. J Pediatr Surg 2000;35:927–930; discussion 930–931.
9. Yamataka A, Segawa O, Yoshida R, et al. Laparoscopic muscle electrostimulation during laparoscopy-assisted anorectal pull-through for high imperforate anus. J Pediatr Surg 2001;36:1659–1661.
10. Sydorak RM, Albanese CT. Laparoscopic repair of high imperforate anus. Semin Pediatr Surg 2002;11:217–225.
11. Lima M, Tursini S, Ruggeri G, et al. Laparoscopically assisted anorectal pull-through for high imperforate anus: three years' experience. J Laparoendosc Adv Surg Tech A 2006;16:63–66.
12. Wong KK, Khong PL, Lin SC, et al. Post-operative magnetic resonance evaluation of children after laparoscopic anorectoplasty for imperforate anus. Int J Colorectal Dis 2005;20:33–37.
13. Albanese CT, Jennings RW, Lopoo JB, et al. One-stage correction of high imperforate anus in the male neonate. J Pediatr Surg 1999;34:834–836.
14. Brain AJ, Kiely EM. Posterior sagittal anorectoplasty for reoperation in children with anorectal malformations. Br J Surg 1989;76:57–59.
15. Peña A. Advances in the management of fecal incontinence secondary to anorectal malformations. Surg Annu 1990;22:143–167.
16. Belizon A, Levitt M, Shoshany G, et al. Rectal prolapse following posterior sagittal anorectoplasty for anorectal malformations. J Pediatr Surg 2005;40:192–196.
17. Peña A, Grasshoff S, Levitt M. Reoperations in anorectal malformations. J Pediatr Surg 2007;42:318–325.
18. Peña A, Hong AR, Midulla P, Levitt M. Reoperative surgery for anorectal anomalies. Semin Pediatr Surg 2003; 12:118–123.
19. Peña A, Migotto-Krieger M, Levitt MA. Colostomy in anorectal malformations: a procedure with serious but preventable complications. J Pediatr Surg 2006;41:748–756.
20. Hong AR, Acuna MF, Peña A, et al. Urologic injuries associated with repair of anorectal malformations in male patients. J Pediatr Surg 2002;37:339–344.
21. Orr JD, Scobie WG. Presentation and incidence of Hirschsprung's disease. Br Med J (Clin Res Ed) 1983;287(6406):1671.
22. Spouge D, Baird PA. Hirschsprung disease in a large birth cohort. Teratology 1985;32:171–177.
23. Teitelbaum DH, Coran AG. Hirschsprung's disease and related neuromuscular disorders of the intestine. In Grosfeld JL, O'Neill JA Jr, Fonkalsrud EW, Coran AG (eds): Pediatric Surgery, Vol 2. Philadelphia: Mosby Elsevier, 2006; pp 1514–1559.
24. Georgeson KE, Fuenfer MM, Hardin WD. Primary laparoscopic pull-through for Hirschsprung's disease in infants and children. J Pediatr Surg 1995;30:1017–1022.
25. Smith BM, Steiner RB, Lobe TE. Laparoscopic Duhamel pull-through procedure for Hirschsprung's disease in childhood. J Laparoendosc Surg 1994;4:273–276.
26. Curran TJ, Raffensperger JG. The feasibility of laparoscopic swenson pull-through. J Pediatr Surg 1994;29:1273–1275.
27. Bufo AJ, Chen MK, Shah R, et al. Analysis of the costs of surgery for Hirschsprung's disease: one-stage laparoscopic pull-through versus two-stage Duhamel procedure. Clin Pediatr (Phila) 1999;38:593–596.
28. de Lagausie P, Bruneau B, Besnard M, et al. Definitive treatment of Hirschsprung's disease with a laparoscopic Duhamel pull-through procedure in childhood. Surg Laparosc Endosc 1998;8:55–57.
29. Ghirardo V, Betalli P, Mognato G, Gamba P. Laparotomic versus laparoscopic Duhamel pull-through for Hirschsprung disease in infants and children. J Laparoendosc Adv Surg Tech A 2007;17:119–123.
30. Kumar R, Mackay A, Borzi P. Laparoscopic Swenson procedure—an optimal approach for both primary and secondary pull-through for Hirschsprung's disease. J Pediatr Surg 2003;38:1440–1443.
31. Berrebi D, Fouquet V, de Lagausie P, et al. Duhamel operation vs neonatal transanal endorectal pull-through procedure for Hirschsprung disease: which are the changes for pathologists? J Pediatr Surg 2007;42:688–691.
32. El-Sawaf MI, Drongowski RA, Chamberlain JN, et al. Are the long-term results of the transanal pull-through equal to those of the transabdominal pull-through? A comparison of the 2 approaches for Hirschsprung disease. J Pediatr Surg 2007;42:41–47; discussion 47.
33. Yamataka A, Kobayashi H, Hirai S, et al. Laparoscopy-assisted transanal pull-through at the time of suction rectal

biopsy: a new approach to treating selected cases of Hirschsprung disease. J Pediatr Surg 2006;41:2052–2055.
34. Zhang SC, Bai YZ, Wang W, Wang WL. Clinical outcome in children after transanal 1-stage endorectal pull-through operation for Hirschsprung disease. J Pediatr Surg 2005;40:1307–1311.
35. Dasgupta R, Langer JC. Transanal pull-through for Hirschsprung disease. Semin Pediatr Surg 2005;14:64–71.
36. Langer JC, Durrant AC, de la Torre L, et al. One-stage transanal Soave pull-through for Hirschsprung disease: a multicenter experience with 141 children. Ann Surg 2003; 238:569–583; discussion 583–585.
37. Langer JC, Fitzgerald PG, Winthrop AL, et al. One-stage versus two-stage Soave pull-through for Hirschsprung's disease in the first year of life. J Pediatr Surg 1996;31:33–37.
38. Puri P, Nixon HH. Long-term results of Swenson's operation for Hirschsprung's disease. Prog Pediatr Surg 1977; 10:87–96.
39. Devroede G, Arhan P, Duguay C, et al. Traumatic constipation. Gastroenterology 1979;77:1258–1267.
40. Sherman JO, Snyder ME, Weitzman JJ, et al. A 40-year multinational retrospective study of 880 Swenson procedures. J Pediatr Surg 1989;24:833–838.
41. Swenson O, Sherman JO, Fisher JH, Cohen E. The treatment and postoperative complications of congenital megacolon: A 25 year follow-up. Ann Surg 1975;182: 266–273.
42. Swenson O, Sherman JO, Fisher JH. Diagnosis of congenital megacolon: an analysis of 501 patients. J Pediatr Surg 1973;8:587–594.
43. Georgeson KE, Cohen RD, Hebra A, et al. Primary laparoscopic-assisted endorectal colon pull-through for Hirschsprung's disease: a new gold standard. Ann Surg 1999;229:678–682; discussion 682–683.
44. Teitelbaum DH, Cilley RE, Sherman NJ, et al. A decade of experience with the primary pull-through for Hirschsprung disease in the newborn period: a multicenter analysis of outcomes. Ann Surg 2000;232:372–380.
45. Laberge JM, Adolph VR, Flageole H, Guttman FM. Salvage of Soave-Boley endorectal pull-through by conversion to a classical Soave procedure. Eur J Pediatr Surg 1996;6:362–363.
46. Teitelbaum DH, Coran AG. Reoperative surgery for Hirschsprung's disease. Semin Pediatr Surg 2003;12:124–131.
47. Yanchar NL, Soucy P. Long-term outcome after Hirschsprung's disease: patients' perspectives. J Pediatr Surg 1999;34:1152–1160.
48. Quinn FM, Surana R, Puri P. The influence of trisomy 21 on outcome in children with Hirschsprung's disease. J Pediatr Surg 1994;29:781–783.
49. Hackam DJ, Superina RA, Pearl RH. Single-stage repair of Hirschsprung's disease: a comparison of 109 patients over 5 years. J Pediatr Surg 1997;32:1028–1031; discussion 1031–1032.
50. Moore SW, Albertyn R, Cywes S. Clinical outcome and long-term quality of life after surgical correction of Hirschsprung's disease. J Pediatr Surg 1996;31:1496–1502.
51. Diseth TH, Bjornland K, Novik TS, Emblem R. Bowel function, mental health, and psychosocial function in adolescents with Hirschsprung's disease. Arch Dis Child 1997;76:100–106.
52. Bai Y, Chen H, Hao J, et al. Long-term outcome and quality of life after the Swenson procedure for Hirschsprung's disease. J Pediatr Surg 2002;37:639–642.
53. Heikkinen M, Rintala R, Luukkonen P. Long-term anal sphincter performance after surgery for Hirschsprung's disease. J Pediatr Surg 1997;32:1443–1446.
54. Rescorla FJ, Morrison AM, Engles D, et al. Hirschsprung's disease. Evaluation of mortality and long-term function in 260 cases. Arch Surg 1992;127:934–941; discussion 941–942.
55. Minkes RK, Langer JC. A prospective study of botulinum toxin for internal anal sphincter hypertonicity in children with Hirschsprung's disease. J Pediatr Surg 2000;35:1733–1736.
56. Wildhaber BE, Pakarinen M, Rintala RJ, et al. Posterior myotomy/myectomy for persistent stooling problems in Hirschsprung's disease. J Pediatr Surg 2004;39:920–926.
57. Mir E, Karaca I, Gunsar C, et al. Primary Duhamel-Martin operations in neonates and infants. Pediatr Int 2001;43:405–408.
58. Kimura K, Nishijima E, Muraji T, et al. A new surgical approach to extensive aganglionosis. J Pediatr Surg 1981;16:840–843.
59. Kimura K, Nishijima E, Muraji T, et al. Extensive aganglionosis: further experience with the colonic patch graft procedure and long-term results. J Pediatr Surg 1988;23(1 pt 2):52–56.
60. Martin LW. Surgical management of Hirschsprung's disease involving the small intestine. Arch Surg 1968;97:183–189.
61. Sandegard E. Hirschsprung's disease with ganglion cell aplasia of the colon and terminal ileum; report of a case treated with total colectomy and ileo-anostomy. Acta Chir Scand 1953;106:369–376.

第 82 章

漏 斗 胸

Brian J. Duffy, MD, David M. Powell, MD,and Martin R. Eichelberger,MD

引言

漏斗胸是最常见的先天性前胸壁畸形，发生率在新生儿大约为 1/700。其特点是胸骨及下位肋软骨发生凹陷，导致前胸壁漏斗状外观。具体的病因尚不明确。早期的研究者把本病归因于膈肌发育的异常，但除由于先天性膈疝引起的极为少见的漏斗胸外，目前没有其他证据支持这一假说。漏斗胸常伴有马方综合征，而马方综合征是一种遗传性疾病，影响软骨和其他结缔组织的发育。大约 26% 的漏斗胸患儿伴有胸椎侧凸，而 37% 的患儿有前胸廓畸形的家族史[1]。

在出生的第一年，大多数患儿的病变会变得明显。随着成长，其畸形可能会进一步进展、恶化。典型的症状是胸痛和活动能力受限，其原因是胸部畸形限制心肺系统功能所致。由于潜在的心脏疾病，如二尖瓣脱垂等，在少数情况下，患儿会出现心悸或晕厥等症状。随着患儿的长大，他们逐渐认识到他们身体的畸形，通常会促使他们来外科就诊。

在 20 世纪 90 年代早期，Meyer 和 Sauerbrach 报道了第一例漏斗胸的手术治疗。1949 年，Ravitch[2] 报道了其手术治疗该疾病的过程：在软骨膜下方切断所有畸形的肋软骨，从胸骨上切除剑突，并切断肋间肌束，行横行的胸骨截骨术。自从 Ravitch 对此手术首次描述以来，开放性手术已经成功经历了数次改良。在 1998 年，Nuss 和他的同事们[3] 报道了漏斗胸的微创手术治疗。目前，微创手术与开放性手术一样均得到了广泛的认可。

在本章节中，我们分别对开放性手术和微创手术进行了探讨。对于手术方式的选择，不仅要考虑最终的治疗效果和长期复发率，而且还要考虑到潜在的并发症。所以对于漏斗胸的治疗，选择开放性手术还是微创手术，有许多的决定因素，如：病变的严重程度、畸形是否对称、是否是二次手术及既往有无心胸手术史等。微创手术的长期疗效和复发率目前还没有报道。

适应证

- 胸痛，特别是发生在畸形软骨区的或持续运动之后的胸痛
- 心悸、心动过速或与心律不齐相关的晕厥
- 继发于心肺功能不全的活动能力受限
- 预防或纠正姿势性畸形
- 基于异常身体表征的自身形象的改善

注意：漏斗胸患儿的心肺功能不全的检测目前仍有争论，并且目前的诊断检测方法也很难检测评价，但是许多临床医师及患者均反映手术修补后术后耐力有所增加。

切开修复术（改良式 Ravitch 术式）

手术步骤

步骤 1 正中切口，从乳头水平至剑突

步骤 2 切开皮肤，在胸肌下分离暴露畸形的肋软骨

步骤 3 肋软骨膜下剥离病变的肋软骨并离断（通常是第二肋至第六肋）

步骤 4 于胸骨上段开始凹陷处行前板横向楔形截骨术（以利于抬高胸骨）

步骤 5 从剑突开始离断腹直肌

步骤 6 使用支撑物（Adkins 支撑板）于胸骨后入路支撑固定胸骨

步骤 7 应用胸大肌肌瓣覆盖胸骨

步骤 8 将腹直肌重新固定于下位胸骨

步骤 9 放置红色橡胶引流管抽出胸腔的空气

步骤 10 关闭皮肤切口，引流管接负压

异常肋软骨的软骨膜下切除（图 82-1 至 82-4）

软骨膜的损伤

- **后果**

  手术后前胸壁能否重新塑形依赖于软骨膜的肋骨再生。软骨膜的损伤会影响其再生能力。

  4 级并发症

- **补救**

  简单缝合修补。

- **预防**

  使用特殊设计的软骨膜起子于软骨膜下仔细切除肋软骨。

肋骨软骨结合部损伤

- **后果**

  骨与软骨的畸形愈合，引起胸壁不对称和胸壁局部隆凸。

  4 级并发症

- **补救**

  单纯缝合肋骨与软骨膜。

- **预防**

  仅去除提升胸壁所需的畸形肋软骨部分，尽量减少对骨软骨结合处的切除。

胸骨支撑板的放置（图 82-5 至 82-9）

肋间血管及内乳血管的损伤

- **后果**

  严重的出血、血胸或纵隔积血。胸骨缺血引起延迟

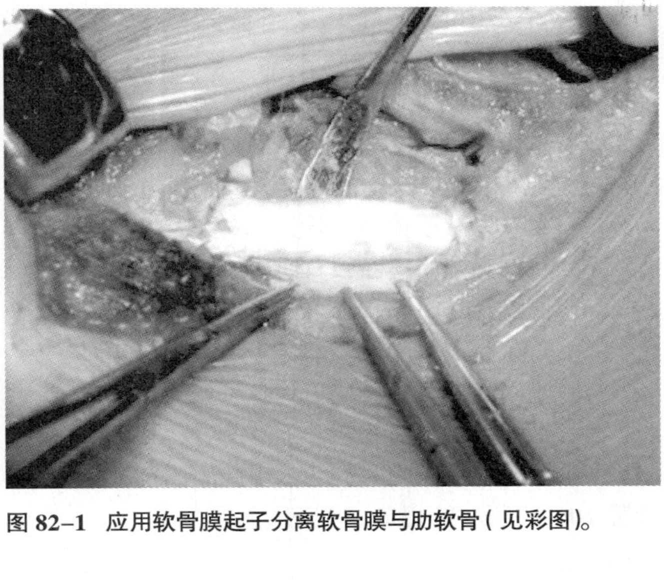

图 82-1 应用软骨膜起子分离软骨膜与肋软骨（见彩图）。

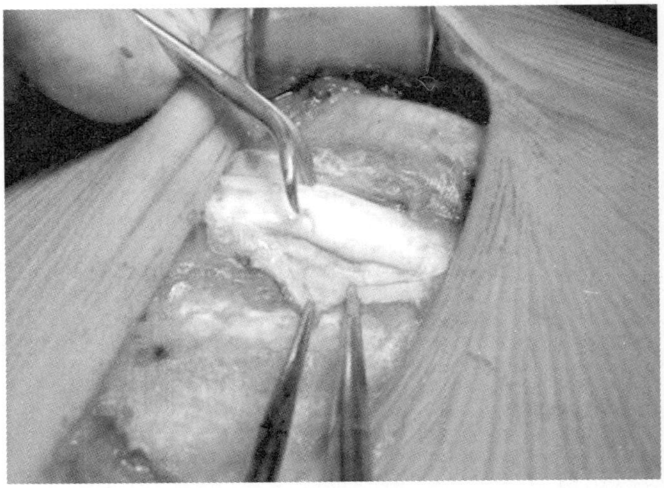

图 82-2 应用巾钳提拉软骨以利于周围组织的分离（见彩图）。

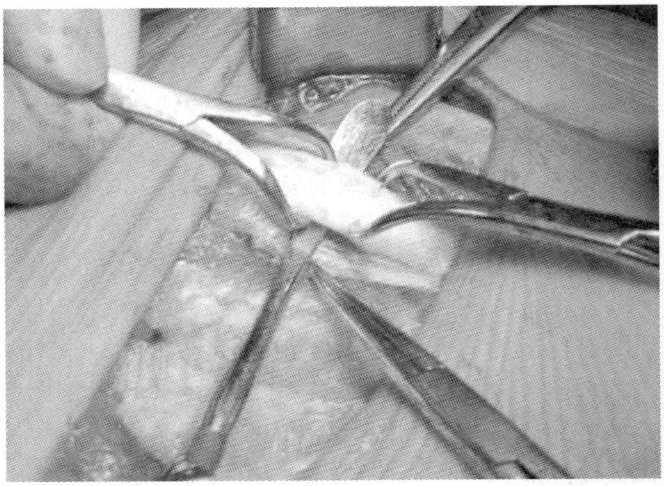

图 82-3 将软骨膜从肋软骨处环形分离（见彩图）。

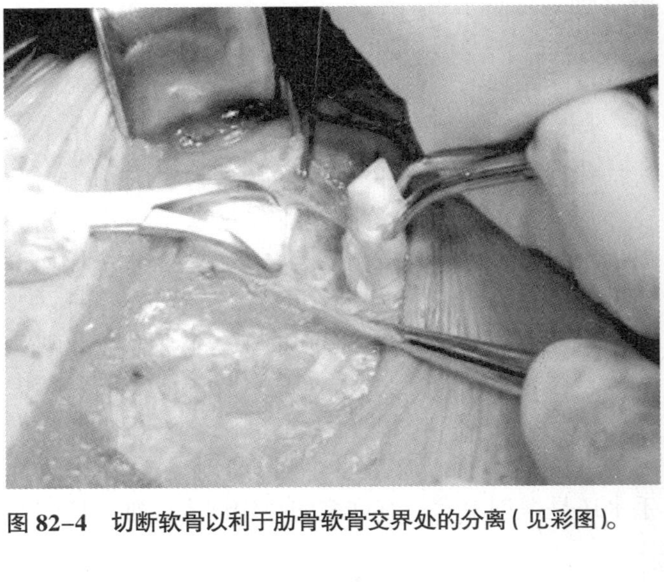

图 82-4 切断软骨以利于肋骨软骨交界处的分离（见彩图）。

出现的胸廓挛缩。

2–5 级并发症

- **补救**

单纯结扎。

- **预防**

为了保护肋间血管应避免从胸骨上去除肋软骨膜。为放置支撑板处理胸骨毗连组织创建胸骨后间隙时，应避免损伤位于胸骨侧方少许的内乳血管。

心脏损伤

- **后果**

心脏穿孔、心脏压塞、心包炎。

5 级并发症

- **补救**

心脏穿孔需紧急行胸骨中央切开术，以解除心脏压塞和修补心脏损伤。心包炎常发生在手术后，应用

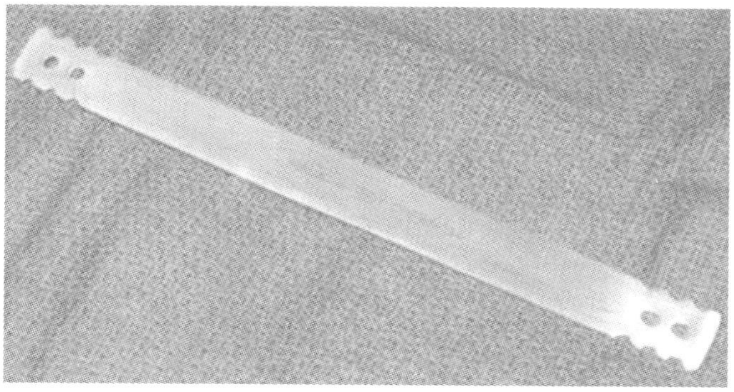

图 82–5　用来提升和固定胸骨的金属支撑板。

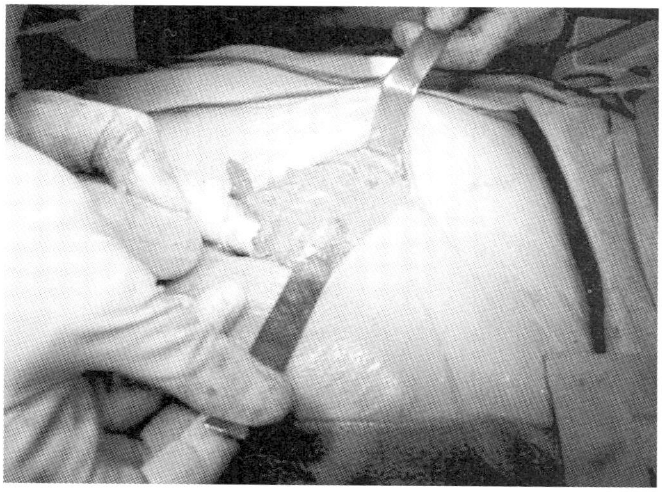

图 82–6　应用手指引导支撑板通过胸骨后（见彩图）。

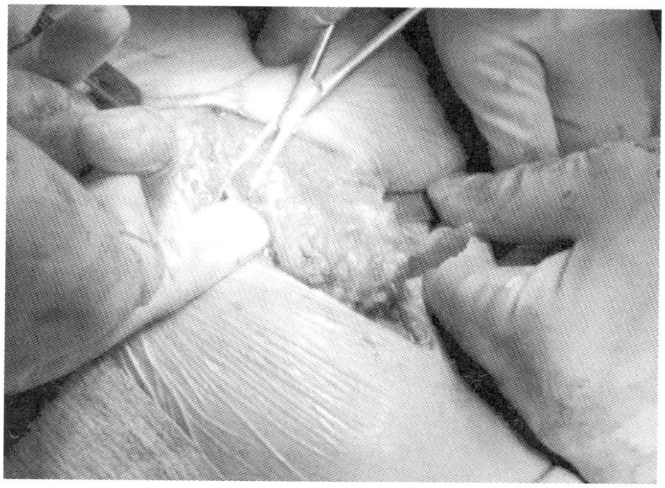

图 82–7　使支撑板通过对侧肋间隙（见彩图）。

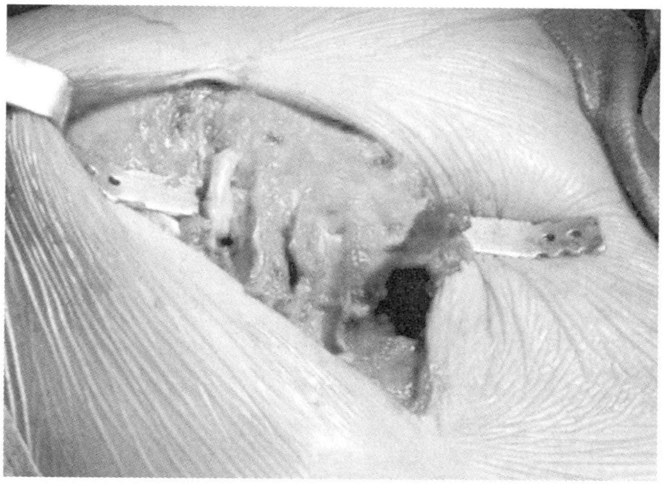

图 82–8　将胸骨提升至最终位置（见彩图）。

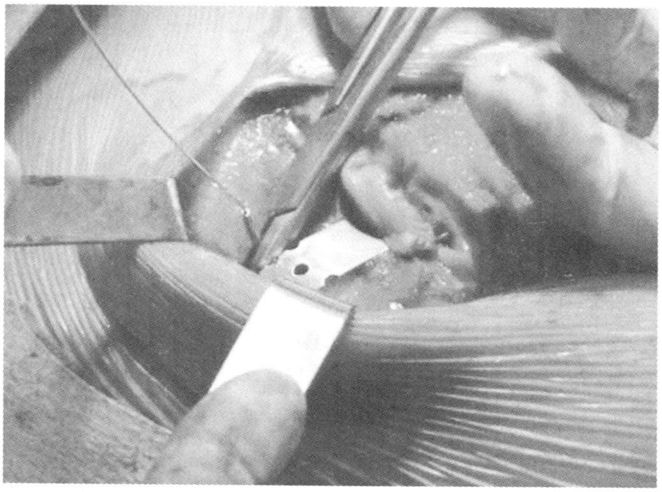

图 82–9　金属丝固定支撑板（见彩图）。

非甾体抗炎药物通常能缓解。较多的或持续时间较长的渗出需行经皮引流术。

- **预防**

在放置支撑板的时候，应仔细分离胸骨后间隙，特别是在既往有心胸手术史的患者。

胸膜周围的分离（图 82-10）

- **后果**

肺或胸膜损伤造成气胸。肺损伤可引起术后持续的气体外溢和不断加重的气胸。孤立的壁层胸膜损伤会引起外界空气的进入而造成气胸，但在关闭损伤后气胸不会进一步进展。

1/2 级并发症

- **补救**

如果怀疑肺损伤，可放置胸壁引流。如果胸膜有小的损伤，需手术扩大破损区以防张力性气胸。在手术结束时，可应用红色橡皮引流管和 Valsalva 动作排除胸腔内的气体，然后缝合胸膜缺损。

- **预防**

当分离软骨膜、腹直肌、胸骨周围组织及放置支撑板时，均需仔细操作。

术后并发症

伤口并发症及感染

前胸壁皮下血清肿可通过手术中放置引流管并接闭合负压吸引进行预防。围术期应用抗生素可减少伤口感染的发生率。一旦发生伤口感染或裂开可能会导致金属支撑物的感染，所以需长期应用抗生素。支撑物感染应用抗生素不能控制需将支撑物取出，并延迟胸壁重建。术后止痛和清洗肺创口可预防肺不张和肺部感染。

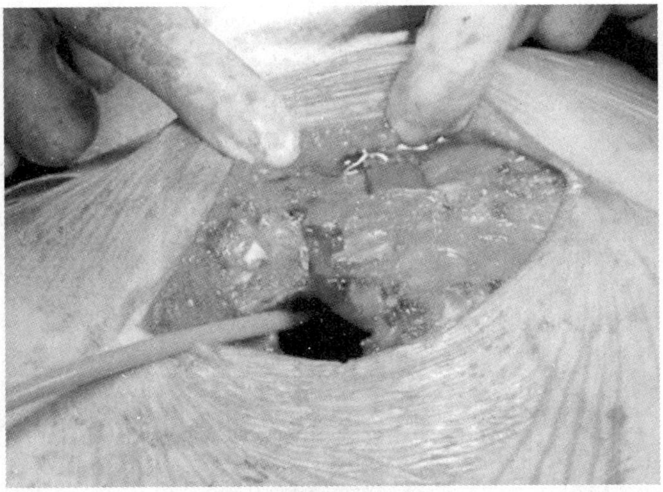

图82-10 应用红色橡胶管排出胸腔气体（见彩图）。

复发

如果金属支撑物可放置至少一年以充许新肋软骨的充分形成，那么复发率将较低。伴有马方综合征的患儿早期复发的可能性大，所以支撑物通常放置时间超过一年。支撑物的过早取出会导致胸骨的下陷和漏斗胸的复发。视症状的轻重和对美容要求的高低，可进行再次的重建手术。

获得性窒息性胸廓挛缩

手术后数年仍可能发生胸壁的畸形，并引起严重的呼吸系统症状。Haller[4] 报道了一组 12 例患儿，4 岁前均进行了开放手术，其后发生了生长迟缓而引起的严重的胸壁紧缩。限制胸壁生长的可能机制是骨软骨接合处生长中心的损伤以及胸骨血液供应的破坏[1]。所以，大多数医师均强烈反对过早（在 4 岁以前）进行病变区畸形的修复手术。

微创手术（Nuss 手术）

手术步骤

步骤 1 测量胸廓横径，选择合适的支撑板，并根据预计矫形的前胸壁弧度将其塑形

步骤 2 在两侧侧胸壁分别做小的皮肤横切口

步骤 3 提起皮肤隧道，在胸腔镜直视下，从右侧肋间隙穿入引导器

步骤 4 引导器穿过隧道，经过胸骨后心脏前，于对侧肋间隙穿出

步骤 5 将两股脐带胶布带连接于引导器的尾部，然后将引导器通过隧道反向拉回，将胶布带置于隧道内

步骤 6 移除引导器，然后将支撑板连于脐带胶布带

步骤 7 牵拉索带，使支撑板弓形向后进入隧道

步骤 8 将支撑板翻转 180°，使胸骨和胸壁抬高至正常位置

步骤 9 支撑板的一端（或两端）安置固定翼或固定于胸壁

步骤 10 排除胸腔内气体后，关闭切口

硬膜外置管（麻醉师操作）（图 82-11）

短暂的 Horner 综合征

- **后果**

手术中调整支撑物位置时，畸形肋软骨和凹陷的胸骨会造成急性机械性压迫。胸椎的硬膜外置管用药可提供良好的术后止痛[5]。单独口服和静脉用药在术后短期内要获得充分的疼痛控制是很困难的。如果不能很好地控制胸痛，将会限制患者的呼吸能力，从而容易引起术后的肺不张和肺部感染。硬膜外用药能引起短暂的 Horner 综合征[5]。

1 级并发症

- **补救**

如果硬膜外用药不能提供充分的止痛，则需要口服、静脉及外用（如芬太尼贴）联合用药。Horner 综合征只是暂时的，可随着硬膜外用药的停止而自动地缓解。文献中从未有本手术后永久性 Horner 综合征的报道。

- **预防**

通过有经验的麻醉医师进行正确的硬膜外置管。

插入引导器和支撑板（图 82-12 至 82-15）

心包损伤导致心包炎

- **后果**

在 Hebra 等[6]的一个 251 例的多中心回顾性研究中，心包炎的发生率为 0.4%。即使应用胸腔镜，手术中有些损伤可能还是不能被发现。其相关的症状和体征有胸痛、不适、呼吸困难、发热、嗜睡和心包摩擦音。心电图可有低电压的表现，超声心动图可探测到明显的心包积液。在 Miller 及其同事[7]研究的一组病例中，有一例患儿（1.2%）在术后 1 个月出现非感染性心包炎，需要进行抗感染药物治疗及心包穿刺抽液。另外有人报道了一例严重的病例出现细菌性心包炎并双侧脓胸，最后将支撑板取出并打开心包进行清创治疗[8]。目前还没有因心包炎引起死亡的报道。

1 级并发症

- **补救**

目前并不主张术中修补心包损伤。与心脏手术后常见的心包切开术后综合征相似，心包炎大多是暂时的，多在应用非甾体类抗炎药物后缓解[5]。如症状持续，应用甲泼尼龙可能有效[9]。大量或长期的心包积液通常需要经皮引流。

- **预防**

应仔细分离胸骨后以将心包损伤降至最低。目前引导器的形态更有助于组织的分离，从而降低心包炎的发生率[10]。

心脏和血管的损伤

- **后果**

仅有一篇文献报道了心脏穿孔的发生，因引导器进入较为盲目，误入纵隔而引起[10]。故急诊开胸手术，行

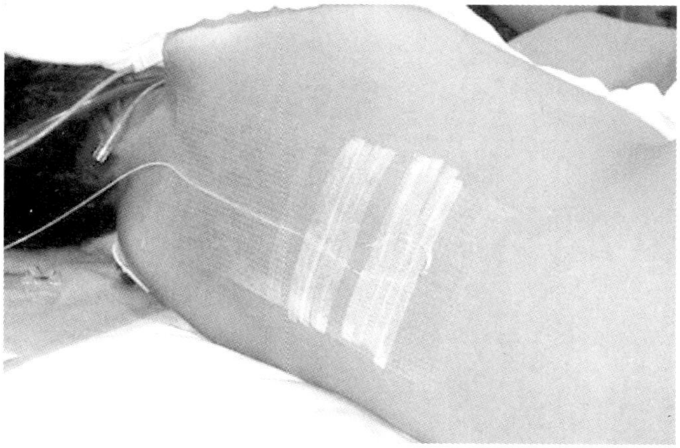

图 82–11 麻醉师放置硬膜外导管。

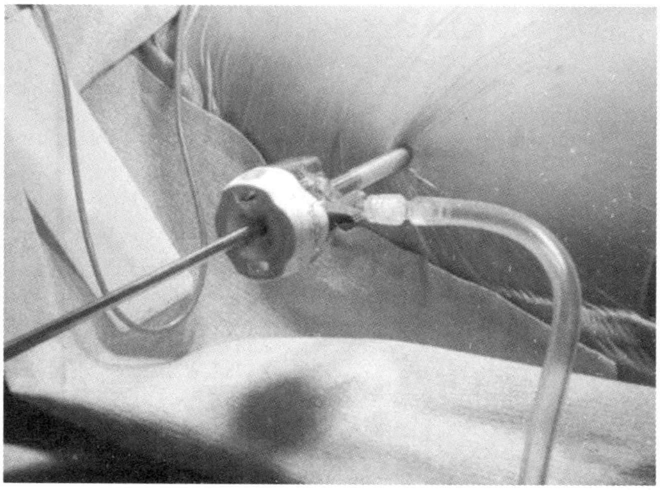

图 82–12 使用胸腔镜帮助放置引导器和支撑板。

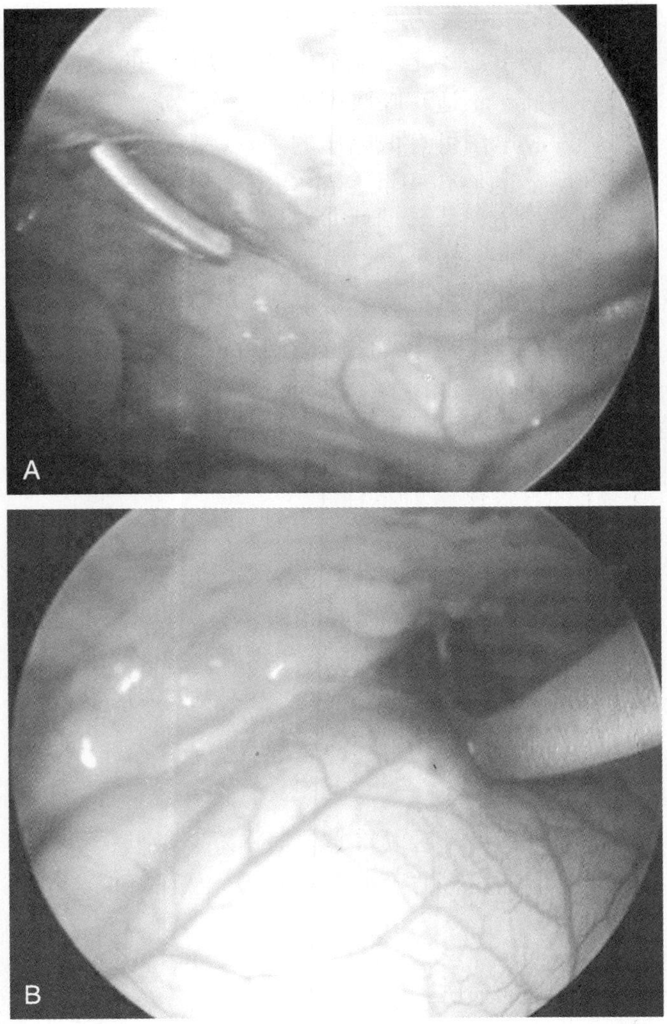

图 82–13 **A**，将引导器置入右胸。应注意前胸壁畸形的向内突入。**B**，使引导器从心脏与胸骨间通过（见彩图）。

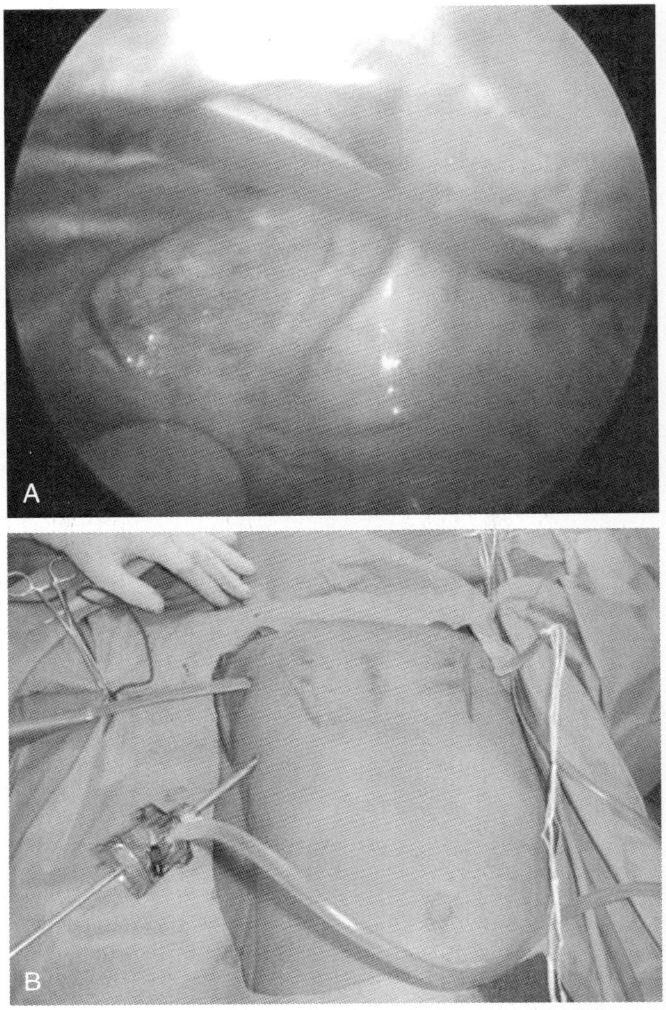

图 82–14 **A** 和 **B**，经胸腔放置引导器以提升胸壁畸形，以利于支撑板的放置（见彩图）。

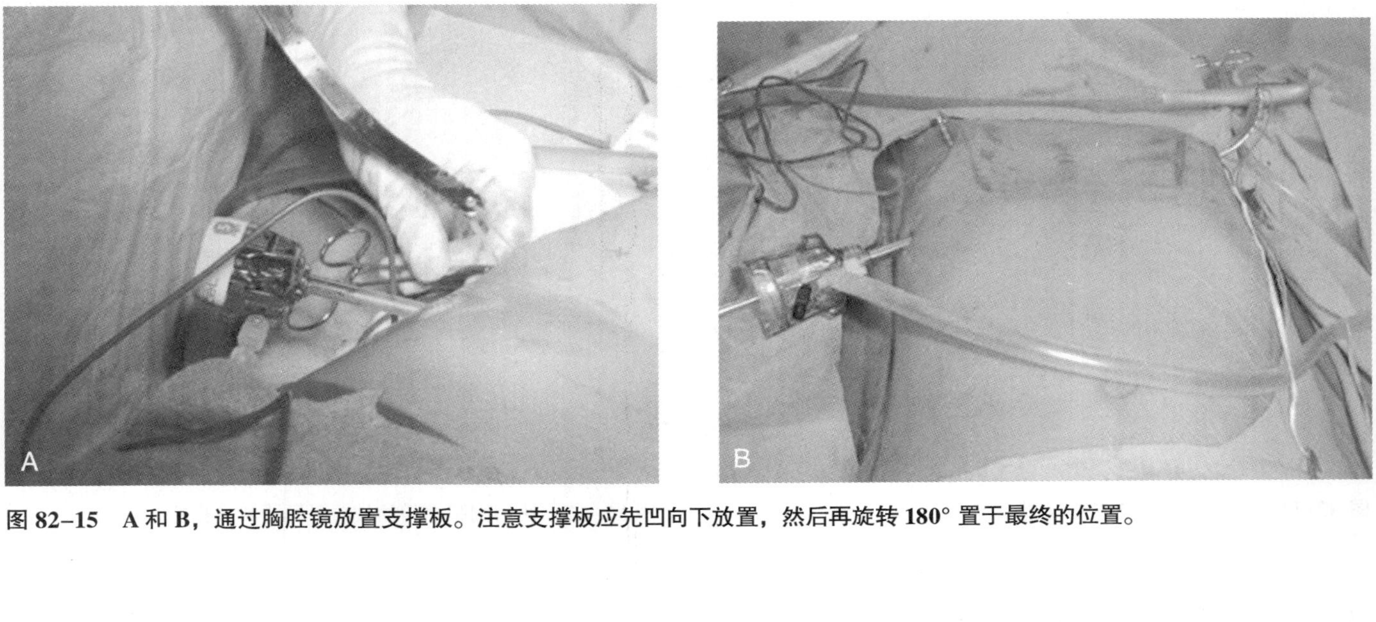

图 82–15 **A** 和 **B**，通过胸腔镜放置支撑板。注意支撑板应先凹向下放置，然后再旋转 **180°** 置于最终的位置。

心脏分流及三尖瓣修补术，然后行开放性手术修复漏斗胸。大血管的损伤极为少见，但有内乳动脉[11]及前胸动脉假性动脉瘤撕裂的报道[6]。

5 级并发症

- **补救**

任何心脏的损伤均需急诊开胸手术。术中超声心动图检查可帮助发现伴发的瓣膜损伤。血管损伤可一期修补或结扎。

- **预防**

当引导器和支撑板于胸骨下通过纵隔区时，应仔细分离。当引导器和支撑板通过心脏与胸骨间区域时，胸腔镜可以改善视野。Jacobs 及其同事[12]报道，使用常规内镜下去除隐静脉的通道设备以帮助创建胸骨后间隙，取得了较满意的效果。于剑突下切开一小的切口[7]，并由此向外牵拉胸骨有助于引导器及支撑板的通过。

固定支撑板与侧方固定器（图 82-16 至 82-18）

支撑板异位

- **后果**

支撑板的旋转（称之为翻转）是本病微创手术特有的并发症。畸形复发及胸痛是其两个最明显的特点。在最初的文章中，Nuss 及其同事报道[3]：在 42 例患儿中有 2 例发生支撑板移位（4.8%），需要重新调整。在一份对儿外科医师的问卷调查中，支撑板移位被认为是导致再次手术的最常见并发症（9.2%）[6]。

3/4 级并发症

- **补救**

大量的文献均明确认为移位支撑板的复位或去除均需手术[7, 13-16]。早期的支撑板移位可在手术室通过复位来纠正，然后确切固定于胸壁。后期的支撑板移位也许需要去除支撑板及再次手术纠正移位导致的畸形。

- **预防**

选择适合胸壁预设外形的支撑板，侧方固定器的使用可明显减少支撑板异位的发生。自从使用了侧方固定器，支撑板移位的发生率从 16% 减至 5%[10]。下面是 Hebra 及其同事[6]的建议，可能对防止支撑板移位有所帮助：

1. 开始时恰当地测量两侧腋中线间的距离，使其比支撑板所要求的稍长一点（1cm 到 2cm）。

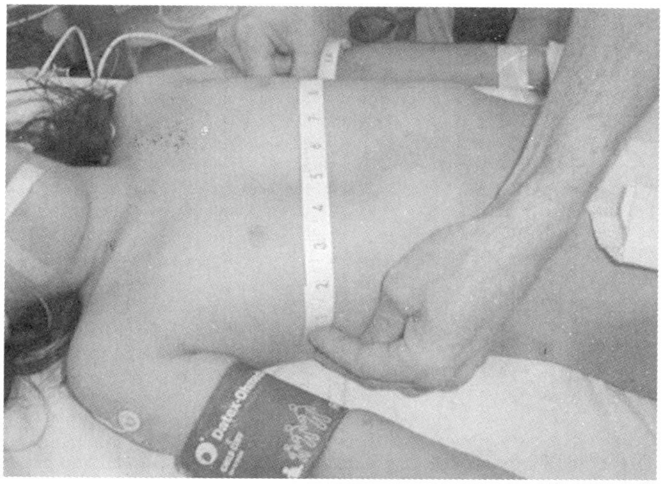

图 82–16　提前测量两侧腋中线中央处的距离，以确定支撑板的合适尺寸，从而将术后支撑板移位减至最低。

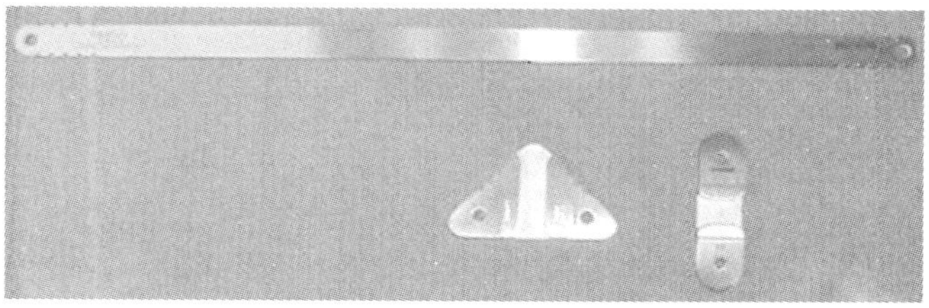

图 82–17　胸骨后放置的支撑板以及两种不同类型的固位器。

2. 将侧胸壁横切口设定于腋中线上。
3. 将支撑板放置于凹陷畸形的最低点，并塑形 90º 角通过胸骨后。
4. 在年长一些、更为活跃的患者及畸形严重的患者，可放入第二个支撑板（也带固定器）。
5. 应用胸壁肌肉固定支撑板（除固定器固定外）。
6. 保证全麻清醒过程的顺利，尽量减少刺激。
7. 术后 30 天内保持合适的姿势及平卧位，以利于纤维组织在周围聚积而加强固定。

固位器固定不当

- **后果**

增加了移位的可能性。固位器的不稳定或慢性移位都可引起持续的疼痛及皮肤的刺激。此外，固位器还可压迫皮肤引起血清肿和无菌性皮炎[17]。

3/4 级并发症

- **补救**

重新固定固位器。

- **预防**

将支撑板用金属丝缚于固位器上可减少支撑板

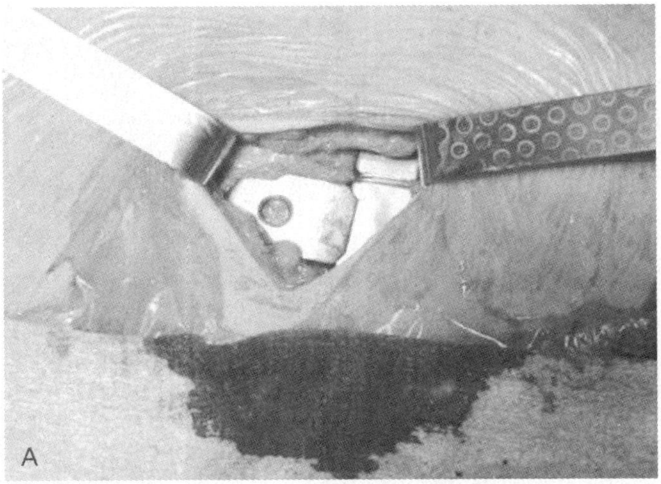

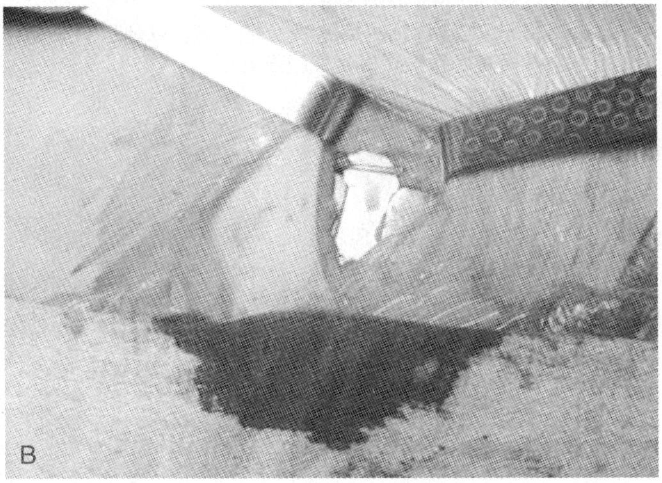

图 82–18 A 和 B，用金属丝固定支撑板与固位器。通过固位器上的孔附加缝合来进一步加强固定。

移位的发生[5]。目前，Nuss 建议的系统措施如：用丝线连接支撑板与固位器，在胸腔镜引导下在支撑板和对侧的肋骨下放置聚二噁烷缝线（polydioxanone，PDS），均可将移位的发生率降到较低的水平（0.8%）。

气胸

- **后果**

通过切口和胸腔镜操作，气体可进入胸腔，导致术后气胸。肺损伤是引发气胸的少见原因。根据 Hebra 及其同事[6]等儿外科医师的一项调查研究，需要置胸腔引流管治疗的气胸是第二常见的手术并发症（4.8%）。一项由 Miller 及其同事[7]进行的单中心研究发现，最常见的并发症是气胸（40%），而其中只有两名患者（2.4%）需要胸腔置管治疗。

1/2 级并发症

- **补救**

由于术后气胸并发症主要是因为外界气体进入胸腔而非肺损伤，大多数情况下可以自行缓解。有症状的或气胸不断加重的患者，需行管状胸廓造口术。

- **预防**

使用橡胶导管及正压的水封系统在关闭最后一个切口前可以将气胸的发生率降至最低[10]，术后需立即行胸片检查，依医生的判断来除外扩大的气胸。

术后并发症

非感染并发症

非感染性并发症包括：血清肿、皮炎及胸膜渗出。血清肿或皮炎通常发生在侧胸壁的切口处，多由于固位器的机械刺激引起，且多能自行缓解。如果血清肿范围较大或怀疑有感染，可行细针穿刺进行诊断和引流治疗。单纯的胸膜渗出可以在手术后马上发生，也可以延迟出现，但通常可以自行缓解。

感染性并发症

因为有外源性材料置入胸内，所以围术期必须应用抗生素，尽管感染性并发症的发生率很低（2%）[6]，但通常后果较为严重。浅表的伤口感染、支撑板或固位器的感染、肺炎、脓胸、纵隔炎和细菌性心包炎在文献中都有报道。浅表的伤口感染一般经抗生素治疗均可缓解，不需将支撑板取出。支撑板的感染可能通过放置过程中的无菌技术及切口聚维酮碘（Betadine）消毒可降至最低[10]。固位器及支撑板周围的脓肿可通过局部引流及静脉应用抗生素进行治疗，但固位器或支撑板也许最终仍需取出[7]。真菌二重感染引起的接触性皮炎多发生于硬膜外置管处，通过局部治疗可以缓解[14]。而肺炎的发生率通过围术期抗生素的应用和早期恢复活动可以明显地降低。双侧脓胸和细菌性心包炎也有报道，一般需行支撑板取出、心包穿刺抽液及心包开放清创等治疗[8]。如果发生纵隔炎，支撑板需去除以利于感染的清除，但再次手术需在 6 ~ 12 个月后。

少见的并发症

少见并见症包括心律失常、胸廓出口综合征、获得性胸部脊柱侧凸以及金属过敏。推测心律失常起源于胸骨后分离时或引导器、支撑板通过时对心脏的机械性刺激。有人报道过三例青少年胸廓出口综合征患者术后出现了上肢的持续性感觉异常[8]。有两例在术后四周自行缓解，有一例因为支撑板不稳定且症状持续不缓解而将支撑板取出。曾有人报道微创手术后两名患儿出现获得性胸部脊柱侧凸[18]，第一个患儿术前的轻度的脊柱侧凸在术后变得非常明显，经过锻炼与物理治疗后获得了一定的好转。第二个患儿术前并没有脊柱侧凸，而术后却出现了侧凸，通过锻炼与物理治疗后也获得了缓解。胸腔内空气压力不对称及脊柱旁肌肉力量不平衡可能是获得性脊柱侧凸的原因。如果在支撑板附近皮肤出现多发的皮疹，需考虑金属过敏。镍过敏在文献中有过报道，但必须有正规的过敏检测结果加以确认才能考虑移除支撑板。局部试用类固醇是可行的，但如果需移除支撑板，其替代物应为定制的不引起过敏反应的合金，如钛[10]。

胸廓不对称、矫正过度和复发

术前的胸廓不对称会导致不理想的美观效果。许多外科医生不主张对有胸廓不对称畸形的患者行微创修补手术。而畸形的过度矫正可导致胸骨下端的突出。轻度的矫正过度或胸骨突出可以通过去除支撑板或相应的矫形治疗进行解决[5]。严重的胸壁不对称畸形和进展性的胸骨突出，需将支撑板取出或行开放性骨突起修复术[13, 14]。对于支撑板取出的患者的短期随访结果虽然还算理想，但在微创手术患者，长期的随访结果和复发率目前仍不明确。

（蔡 伟 译）

参考文献

1. Shamberger RC. Pectus excavatum. In Ziegler M, Azizkhan R, Weber TR (eds): Operative Pediatric Surgery. New York: McGraw-Hill, 2003; pp 255–267.
2. Ravitch MM. The operative treatment of pectus excavatum. Ann Surg 1949;129:429–444.
3. Nuss D, Kelly RE, Croitoru DP, Katz ME. A 10-year review of a minimally invasive technique for the correction of pectus excavatum. J Pediatr Surg 1998;33:545–552.
4. Haller JA Jr. Severe chest wall constriction from growth retardation after too extensive and too early (<4 years) pectus excavatum repair: an alert. Ann Thorac Surg 1995; 60:1857–1858.
5. Croitoru DP, Kelly RE, Goretsky MJ, et al. Experience and modification update for the minimally invasive Nuss technique for pectus excavatum repair in 303 patients. J Pediatr Surg 2002;37:437–445.
6. Hebra A, Swoveland B, Egbert M, et al. Outcome analysis of minimally invasive repair of pectus excavatum: review of 251 cases. J Pediatr Surg 2000;35:252–258.
7. Miller KA, Woods RK, Sharp RJ, et al. Minimally invasive repair of pectus excavatum: a single institution experience. Surgery 2001;130:652–659.
8. Moss RL, Albanese CT, Reynolds M. Major complications after minimally invasive repair of pectus excavatum: case reports. J Pediatr Surg 2001;36:155–158.
9. Muensterer OJ, Schenk DS, Praun M, et al. Postpericardiotomy syndrome after minimally invasive pectus excavatum repair unresponsive to nonsteroidal anti-inflammatory treatment. Eur J Pediatr Surg 2003;13:206–208.
10. Nuss D, Croitoru DP, Kelly RE, et al. Review and discussion of the complications of minimally invasive pectus excavatum repair. Eur J Pediatr Surg 2002;12: 230–234.
11. Willekes CL, Backer CL, Mavroudis C. A 26-year review of pectus deformity repairs, including simultaneous intracardiac repair. Ann Thorac Surg 1999;67:511–518.
12. Jacobs JP, Quintessenza JA, Morell VO, et al. Minimally invasive endoscopic repair of pectus excavatum. Eur J Cardiothorac Surg 2002;21:869–873.
13. Engum S, Rescorla F, West K, et al. Is the grass greener? Early results of the Nuss procedure. J Pediatr Surg 2000; 35:246–251.
14. Molik KA, Engum SA, Rescorla FJ, et al. Pectus excavatum repair: experience with standard and minimal invasive techniques. J Pediatr Surg 2001;36:324–328.
15. Fonkalsrud EW, Beanes S, Hebra A, et al. Comparison of minimally invasive and modified Ravitch pectus excavatum repair. J Pediatr Surg 2002;37:413–417.
16. Nuss D. Recent experiences with minimally invasive pectus excavatum repair: "Nuss procedure." Jpn J Thorac Cardiovasc Surg 2005;53:338–344.
17. Watanabe A, Watanabe T, Obama T, et al. The use of a lateral stabilizer increases the incidence of wound trouble following the Nuss procedure. Ann Thorac Surg 2004;77: 296–300.
18. Niedbala A, Adams M, Boswell W, Considine J. Acquired thoracic scoliosis following minimally invasive repair of pectus excavatum. Am Surg 2003;69:530–533.

第 83 章

气管食管瘘和食管闭锁的治疗

Shawn D. Safford，MD and Jeffrey Lukish，MD

引言

食管闭锁（esophageal atresia，EA）在出生成活儿中的发生率大约为 1/3000 ～ 1/4500，没有性别差异。食管闭锁合并及不合并气管瘘可分为 5 型：①食管闭锁合并远端气管食管瘘（tracheoesophageal fistula，TEF）；②食管闭锁不合并气管食管瘘；③食管闭锁合并近端气管食管瘘；④食管闭锁合并两端气管食管瘘；⑤孤立的气管食管瘘（H- 型）。食管闭锁合并远端气管食管瘘的发生率约为 86%[1-3]。食管闭锁合并其他重要的先天性疾病的患儿约为 30% ～ 76%[2, 4]。重要的是，这些并发的先天性疾病是食管闭锁治疗中发病率及死亡率的主要原因[1]。最常见的先天性疾病是先天性心脏病，约占 20%[5]。首字母缩略词 VACTERL 表示其常伴有的脊椎、肛门、心脏、气管食管、肾和肢体的先天性异常。

不同的病变类型，患儿有不同的发病时间。食管闭锁可影响患儿吞咽羊水，从而导致羊水过多。产前超声检查能显示羊水过多，无胃泡或小胃泡，食管袋状结构[6, 7]。那些产前未查出来的患儿出生后不久会出现流涎、气哽及不能耐受喂养等症状。相反，H- 型气管食管瘘的患者也许在出生后很久之后还不能被诊断。当患儿出现反复的吸入性肺炎、气哽和喂养后咳嗽应考虑以上诊断。

食管闭锁在胸片上可通过食管近端盲袋状结构中盘绕的管状影进行诊断。在孤立型食管闭锁患儿，可看到腹部无气体等其他表现。有助于诊断的其他手段为食管造影检查和支气管镜检查。而行超声心动图、肾超声及脊椎摄片等检查可以除外主要的心、肾和脊椎病变。此外，超声心动图还可以评价主动脉弓的位置而有助于手术的设计。

适应证

- 新生儿合并食管上部袋状盲端。
- 新生儿合并 X 线平片腹部无气体影。

手术步骤

步骤 1 置患者于与其主动脉弓位置相对的后外侧开胸术的体位。

步骤 2 瘘管的切断。

步骤 3 近端食管陷凹的解剖。

步骤 4 食管远近端的端端吻合。

手术操作

后外侧开胸术

右位主动脉弓

- **后果**

  右位主动脉弓的患儿约占 5.4%[8-10]，并伴有明显的先天性心脏疾病。主动脉弓位于对侧胸腔会使原本就极富挑战的手术吻合变得更加困难[8]。当经右胸手术时，主动脉会遮挡食管和瘘管，可导致更高的漏发生率（42%）和更高的发病率及死亡率[9]。重要的是，右位主动脉弓（right-sided aortic arch，RAA）多提示长间距闭锁的发生风险增加，其发生率约为 42%[8]。

  3 级并发症

- **补救**

  Babu 及其同事[8]提出了对于右位主动脉弓（RAA）情况下气管食管瘘的治疗方案。所有患儿术前均行超声心动图检查，如果怀疑 RAA，需复查超声心动图或行 MRI 检查。如果术前未怀疑 RAA，而手术开始探查时发现为 RAA，是否继续手术应基于具体的解剖情况和切除的难度。如果切除困难，可延迟手术，待明确相应的血管解剖后由左侧行开胸手术。

• 预防

术前所有的患者均需行充分的检查，包括超声心动图，以诊断是否存在RAA。如果有怀疑，需复查超声心动图或MRI以进一步确定诊断。而双主动脉弓的血管畸形则无需改变右侧开胸手术的入路。

胸长神经损伤

• 后果

在89例行开胸手术治疗气管食管瘘的患者中，29例（33%）出现明显的骨骼肌运动异常，而24%为胸长神经的损伤[11]。胸长神经是纯运动神经，起源于第5至第7颈神经根，支配前锯肌。前锯肌参与上肢的外展和抬高运动，而且是呼吸的辅助肌肉。前锯肌麻痹可引起“翼状肩”，肩胛骨离开胸壁，肩下降，上臂外展时不能抬高超过90°。

4级并发症

• 补救

大多数情况下，开胸手术引起的前锯肌麻痹可在6个月内缓解[8]。如果保守治疗无效，肩胛骨需适当固定于胸壁[12]。

• 预防

Bianchi及其同事[13]建议利用经第3或第4肋间隙的腋窝皮纹微创肌肉切口。手术显露并未受限，美容效果较好。在手术时间、术后机械通气时间或吻合口狭窄的发生率方面均无明显差异[14]。

专业医师所行的胸腔镜手术已被证实是一种安全的治疗方法[15]。胸腔镜手术降低了开胸手术的并发症发生率，也未增加术后的发病率和（或）死亡率。

瘘管的切断

遗漏上端盲袋瘘管

• 后果

如果切除食管上端盲袋时遗漏了与之相连的瘘管，患者术后易出现反复的误吸。

3级并发症

• 补救

遗漏上端盲袋瘘管需再次手术关闭瘘管，手术方法可选择再次开胸或如果位置较高可用颈部切口。

• 预防

手术开始时的硬支气管镜检查可以确定上端盲袋瘘管的存在，并可帮助确定气管食管瘘的位置（图83–1）。

瘘管的结扎距离气管太近或太远

• 后果

气管食管瘘结扎离气管太近会导致气管狭窄，进而引起肺炎或出现呼吸困难。相反，如果瘘管的结扎离气管过远可能形成食管憩室样结构，反复引起误吸而导致呼吸系统的症状[16]。

3级并发症

• 补救

如果患者出现反复误吸，影像学有食管盲袋状表现，需行开胸手术切除盲袋。对于气管狭窄，根据狭窄位置的不同，其治疗可包括切除、肋软骨移植或支架术[17]。

• 预防

在分离切断的过程中，应将瘘管四周进行游离并阻断瘘管。一旦将瘘管从周围组织中分离，结扎瘘管时应在气管侧保留1mm宽的一段残端（图83–2）。

远、近端食管盲袋结构的切除

食管/气管损伤

• 后果

食管狭窄将在后面的“食管狭窄”章节中进行讨论。

食管破裂/吻合口漏将在后面的“食管漏”章节

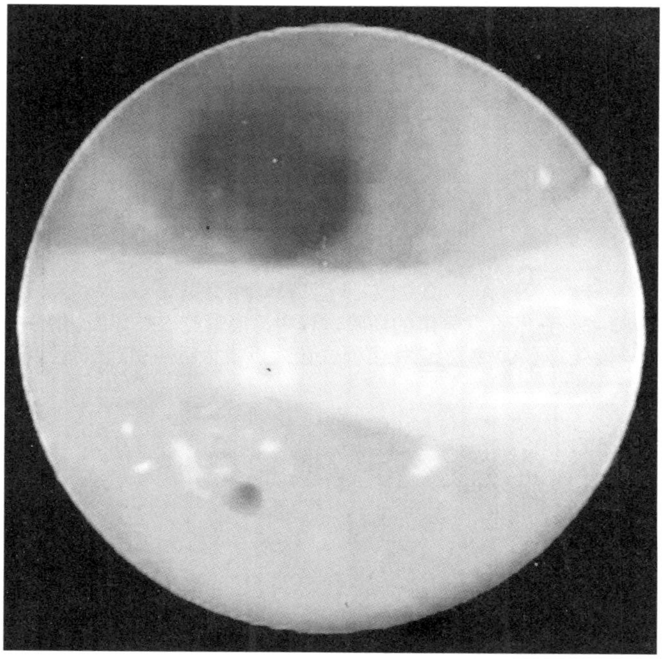

图83–1　手术开始时，应用硬式支气管镜检查可帮助对气管食管瘘（TEF）进行定位（此处靠近隆突），并除外上部存在囊袋状的第二个瘘（Courtesy of Dr. David Powell, Children’s National Medical Center, Washington, DC.）（见彩图）。

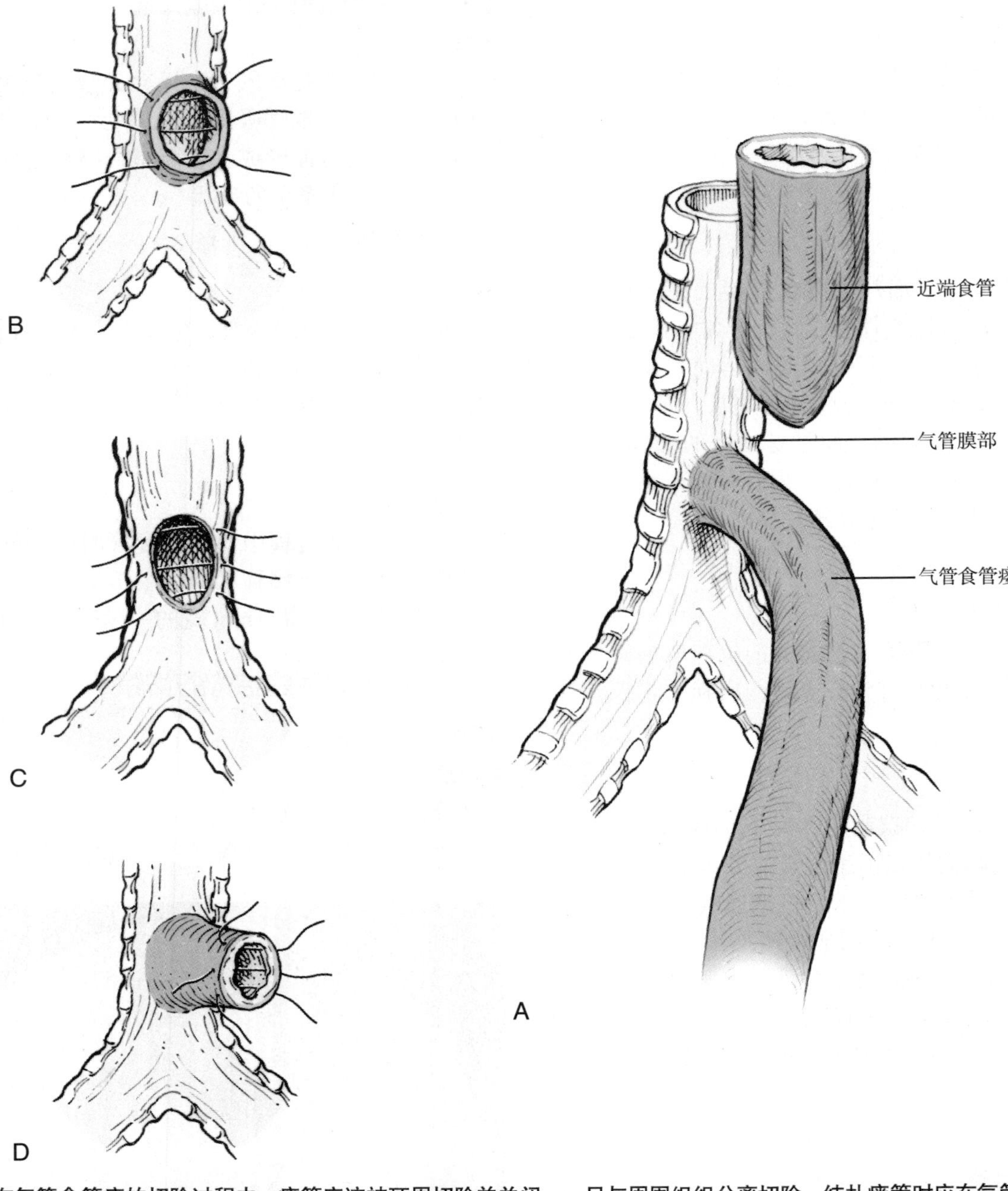

图 83–2 在气管食管瘘的切除过程中，瘘管应该被环周切除并关闭。一旦与周围组织分离切除，结扎瘘管时应在气管侧保留 1mm 宽的一段残端（A，B）。结扎瘘管位置太近或太远可引起气管狭窄（C）或食管憩室（D）。

中进行讨论。

3/4/5 级并发症

- **补救**

解剖分离过程中应非常小心，从而将对正常食管的损伤降至最低。如果发生了损伤，需即刻行修补以保持食管的完整性。

- **预防**

远端食管在解剖过程中特别容易损伤。解剖分离应包括远端食管近端的定位和用管道环扎住瘘管稍远端以防止内容物的进一步通过。对于远端食管的分离不应过多，以免影响主动脉节段性分支的血运。

为了便于近端食管的游离和协助辨认，可让麻醉师将 20 号导管向近端食管盲袋处推挤。全层缝合瘘管一针并结合食管内导管，可在对食管近端操作时减少损伤的发生。

长间距食管闭锁

- 后果

发现食管闭锁为长间距，治疗的方法会明显改变（图83–3）。

2/3/4 级并发症

- 补救

目前治疗长间距闭锁的方法有：颈部食管造口术（最终需食管置换）、环形食管肌层切开术、探条扩张术、应用近端残端的食管重建术以及胸腔外的牵引缝合[18–21]。应尽一切努力保持原来的食管，因为这样的患儿才有更好的吞咽功能和更少的胃食管反流[22]。

如果食管近端与远端不能拉至一起，最初的手法包括认真解剖分离食管远端。经典的观点并不主张对远端食管进行解剖切除，其风险也有争论。Lessin 及其同事[23]的研究认为，对远端食管进行解剖切除可允许其一期关闭而不出现明显的并发症。如果不能解剖远端食管的袋状盲端，其重点应放在实现低张力条件下一期关闭吻合口。以前有研究显示，在超过 3.5cm 的超长间距闭锁的 8 个患儿中，最终没有一例出现吻合漏、破裂、气管食管瘘复发或死亡；但是，吻合口有张力确实导致了较高的狭窄率（50%）、需行 Nissen 胃底折叠术的胃食管反流疾病（major gastroesophageal reflux disease，GERD）（63%）[24]。吻合口狭窄患者中，3 例行扩张治疗有效，1 例需行切除。这些数据与食管肌层切开术和食管置换术的进行了有利的比较。

如果以上措施均无效，可行 Livaditis 环形肌切开术[25]。手术时机可在最初手术时至术后 2 个月间进行选择[26，27]。为了获得食管的长度，最多可行 3 次环形肌切开术。之前有研究报道，6 例环形肌切开术的患儿出现吻合口漏或破裂[27]。但是，有 1 例患儿出现吻合口狭窄，之后进行了扩张治疗。食管的活动性和吞咽情况与未行环形肌切开术的食管闭锁患儿无差异。环形肌切开术的迟发并发症包括：迟发性气胀和食管憩室形成[28，29]。

如果吻合仍不能完成，则远端食管应缝合并固定于椎骨前的筋膜，以防止其回缩。通常，在新生儿期，可行用于喂养的胃造口术和颈食管造口术；之后行应用结肠或胃的食管置换术。其他的治疗选择包括延迟性的确定性手术，但需在近端盲袋引流后、食管长度允许一期吻合时进行[30]。大多数临床医师推荐持续的近端盲袋吸引以减少误吸的风险，但最近许多研究者认为每隔 10 ～ 30 分钟的间断吸引也有较好的安全性和有效性。

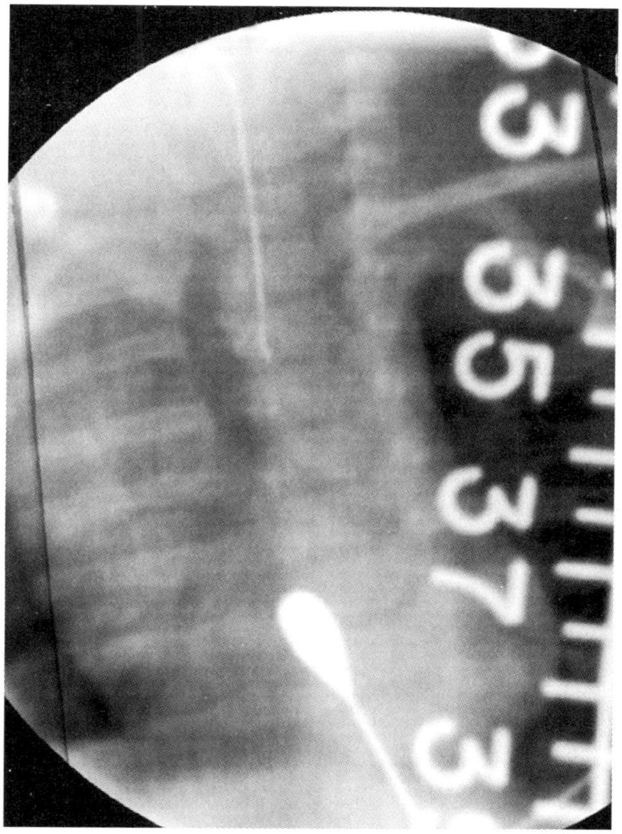

图 83–3　X 线片显示患儿存在长间距的食管闭锁。胃管的位置代表近端食管的盲袋，远端食管内的胆道扩张器可代表其位置。该患儿食管间距大约有 3.5 个椎体长度。（Courtesy of Dr. Jeff Lukish, National Naval Medical Center, Bethesda, MD.）

Foker 及其同事[19]描述了另外一种可选择的方法，于盲袋末端留置两根缝线，并由胸壁穿出并固定以增加食管长度。术后，每天可将缝线收紧 1 ～ 2cm，直到食管末端相互接近。这种方法被应用于连接 5.3 ～ 6.8cm 的间隔以及体重为 3.5 ～ 4kg 的患儿。

最终，对于长间距的食管闭锁的最后选择是食管置换术。可应用结肠、胃管或胃上提术实现。顺流的胃管已证实优于结肠转位[32]。在一组 173 例行胃管置换术的患儿（127 例为食管闭锁）中，死亡率为 5.2%。而其吻合口漏的发生率为 12%，其中仅有一例患儿未自行愈合。吻合口狭窄发生率为 20%（34 例），其中仅有 3 例行扩长治疗无效而需要行切除术。吞咽困难发生率较高（31%），且其中的 16% 患者持续时间较长。手术的后期并发症包括胃排空延迟等。而与其相对应的结肠食管成形术的死亡率为 13.5%，置换失败率为 14.3%，吻合口漏为 30.3%，吻合口狭窄为 30.3%[33]。

端端吻合

食管漏

• 后果

术后吻合口漏发生率为 10% ～ 21%[4, 34–36]。当胸部引流管出现唾液或喂养液时，是漏的明显表现。继发于胸膜外入路的漏通常较小，没有症状。如果漏很明显，跟着发生败血症，需外科干预。

3/4/5 级并发症

• 补救

如果漏比较小，可应用广谱抗生素等非手术治疗和胸部引流管引流。相反，如果有明显的漏，需积极处理。食管的修补包括初期应用带或不带胸膜的肋间肌关闭漏，或行胸部引流[37]。曾有人发现，在一组 7 例明显的食管吻合口裂开的患儿中，裂开的周径从 15% 到 85% 不等。而在术后的胃肠功能随访中，7 例患儿中有 5 例可耐受经口喂养，1 例有严重的神经性进食减少，仅 1 例并发了提示复发可能的纵隔炎。如果食管修补的尝试不成功，需先行分流的颈部食管造口术及胃造口术，为将来的食管置换术作准备。

• 预防

食管吻合口漏的发生率可通过双层吻合术得以降低（17% 比 6.2%）[34]。但低的漏发生率是以增高的吻合口狭窄的发生率为代价的。大多数漏均很轻微，使得漏成为次要的并发症。因此，多数外科医师宁愿应用引起高吻合口漏的单层吻合术，从而减少吻合口狭窄的发生率。外科医师需要去除尽量多的黏膜以减少漏的发生（图 83–4）。防止吻合口漏的另一个重要的保护方法是选择胸膜外入路手术。

食管狭窄

• 后果

食管狭窄的患儿中，通常 80% 出现胃肠道症状，如言语障碍症、喂养困难及呕吐等；8% 有食物的梗阻；12% 由于误吸反复出现肺炎[38]。食管狭窄发生率为 18% ～ 50%[34, 39]。食管狭窄段的梗阻是确定食管狭窄的重要依据。通常与远端食管相比，近端相对较宽松，所以要明确造成梗阻的狭窄是功能性的还是器质性的，需行钡餐检查（图 83–5）。

2/3/4 级并发症

• 补救

大多数食管狭窄通常发生在术后 6 个月以后，且扩张治疗有效。而发生于术后 6 个月内的食管狭窄通常需要外科干预。5 岁以内的患儿中 26% 需要行多次扩张[40]。如果狭窄不适于反复扩张，其最佳方法是行狭窄切除或成形术以维持食管功能。

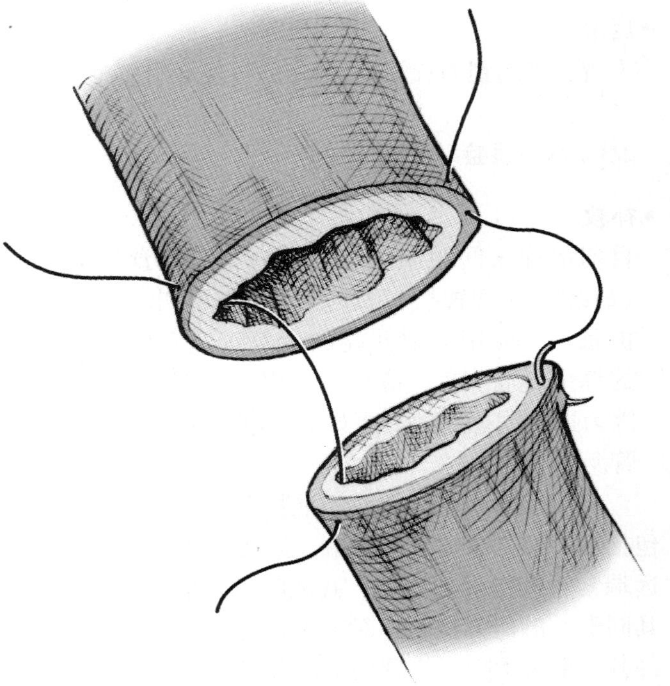

图 83–4 由于食管缺乏浆膜，所以手术医师需要仔细对合黏膜来减少漏的发生。黏膜有白色的堆积状的外观，需要在缝每一针前进行确认。

为了指导外科医师行球囊扩张，可以应用狭窄指数（SI）[39]：

$$SI=\frac{A-a}{A}$$

A 表示食管下端囊袋的直径；a 表示狭窄区的直径。

球囊扩张应用于食管腔狭窄超过 50% 的情况。在 X 线辅助下进行球囊扩张，将压力调至 3 个大气压 1 ～ 2 分钟，每隔一段时间重复 2 ～ 3 次[41]。球囊的尺寸应比狭窄处大 2 ～ 5mm。如果扩张能较容易地完成，在每步球囊尺寸可增加 2mm。扩张应每周重复一次，直到 SI 小于 10%。

• 预防

吻合口缺血、漏和胃食管反流均可引起狭窄。吻合口张力较高或缝线区缺血均增加漏的风险。间距超

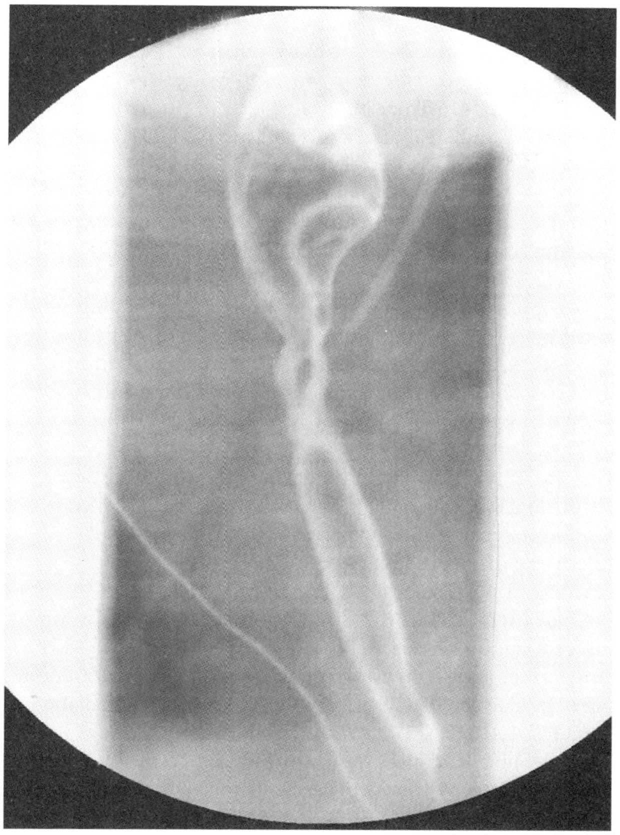

图 83–5　X 线片显示食管闭锁术后钡餐检查结果。显示食管在吻合口处几乎完全梗阻，说明局部有严重的狭窄。（Courtesy of Dr. Jeff Lukish, National Naval Medical Center, Bethesda, MD.）

过 2.5cm 的手术后吻合口狭窄更为常见，其原因多认为与局部张力较高有关[38]。关于端端吻合口张力程度的主观估计中，有的外科医师报导 60% 的病例的吻合口有中等或较高的张力[42]。除了吻合口缺血，胃食管反流可能在食管狭窄的发展中起重要作用。52% 有狭窄的患儿合并胃食管反流，而没有狭窄的患儿中合并胃食管反流的仅有 22%[43]。因此，对于胃食管反流的处理是治疗食管狭窄的重要措施[11]。

复发性气管食管瘘

- **后果**

在术后 2 ~ 18 个月间，患儿中有 3% ~ 12% 出现气管食管瘘复发[4, 34, 35]。气管食管瘘复发常见的临床表现有：咳嗽、气哽、反复发作的肺炎或喂养后发绀等[11]。

3/4/5 级并发症

- **补救**

瘘管的位置通常就在原位，而且这些复发的瘘管通常不能自愈，需进一步的治疗。新的微创技术如内镜下纤维蛋白胶可用于瘘管的关闭治疗[44]。

- **预防**

以前的研究表明：术后尽量减少食管运动，单层缝合，应用可吸收缝线端端吻合均可减少复发的可能[45]。当以前出现过食管瘘，且气管闭合处与食管瘘较近，那多数情况下会出现气管食管瘘的复发[46]。

胸膜、肋间肌或心包的插入移植，并且减少远端食管的活动以及小心地从气管后壁分离食管，以上均是减少气管食管瘘发生的重要措施。

其他并发症

胃食管反流性疾病

- **后果**

术后胃食管反流性疾病的发生率为 35% ~ 58%[4, 34, 40, 43]。另外，应用食管 pH 探针，可在 2/3 术后患儿中发现胃食管反流[47]。而胃食管反流的发生可进一步引起漏、狭窄、导致肺炎的误吸、支气管高反应性、肺损伤、发绀发作和发育障碍等并发症[4, 11, 43, 48]。

2/3/4 级并发症

- **补救**

1/3 患者保守治疗无效，需外科手术[40]。手术治疗的适应证为：保守治疗无效；持续存在反流症状者；Barrett 食管炎；发育障碍；狭窄形成；反流后误吸等。手术方式包括：Toupet 术（270° 包裹）或 Thal 术（部分前包裹）。以上手术方式也适用于严重的胃蠕动异常和小胃患者。手术时机最好选在原手术后 6 ~ 21 个月[11]。

- **预防**

胃食管反流主要是由于胃排空障碍、张力所致的胃食管连接部异位以及食管蠕动异常所引起的食管排空障碍所导致的[40]。不能因为有胃食管反流的风险而不愿手术治疗。发生了胃食管反流应积极治疗以减少相关的并发症发生率。

（蔡　伟译）

参考文献

1. Konkin D, O'Hali W, Webber E, Blair G. Outcomes in esophageal atresia and tracheoesophageal fistula. J Pediatr Surg 2003;38:1726–1729.
2. German J, Mahour G, Wooley M. Esophageal atresia and associated anomalies. J Pediatr Surg 1976;11:299–

306.
3. Louhimo I, Lindahl H. Esophageal atresia: primary results in 500 consecutively treated patients. J Pediatr Surg 1983; 18:217–229.
4. Engum S, Grosfeld J, West K, et al. Analysis of morbidity and mortality in 227 cases of esophageal atresia and/or tracheoesophageal fistula over two decades. Arch Surg 1995;130:502–508.
5. Driver C, Shankar K, Jones M, et al. Phenotypic presentation and outcome of esophageal atresia in the era of the Spitz classification. J Pediatr Surg 2001;36:1419–1421.
6. Shulman A, Mazkereth R, Zalel Y, et al. Prenatal identification of esophageal atresia: the role of ultrasonography for evaluation of functional anatomy. Prenat Diagn 2002; 22:669–674.
7. Gassner I, Geley T. Sonographic evaluation of oesophageal atresia and tracheo-oesophageal fistula. Pediatr Radiol 2005;35:159–164.
8. Babu R, Pierro A, Spitz L, et al. The management of oesophageal atresia in neonates with right-sided aortic arch. J Pediatr Surg 2000;35:56–58.
9. Harrison M, Hanson B, Mahour G, et al. The significance of right aortic arch in repair of esophageal atresia and tracheoesophageal fistula. J Pediatr Surg 1977;12:861–869.
10. Canty T, Boyle E, Linden B, et al. Aortic arch anomalies associated with long gap esophageal atresia and tracheoesophageal fistula. J Pediatr Surg 1997;32:1587–1591.
11. Kovesi T, Rubin S. Long-term complications of congenital esophageal atresia and/or tracheoesophageal fistula. Chest 2004;126:915–925.
12. Vukov B, Ukropina D, Bumbasirevic M, et al. Isolated serratus anterior paralysis: a simple surgical procedure to reestablish scapulo-humeral dynamics. J Orthop Trauma 1996;10:341–347.
13. Bianchi A, Sowande O, Alizai N, Rampersad B. Aesthetics and lateral thoracotomy in the neonate. J Pediatr Surg 1998;33:1798–1800.
14. Kalman A, Verebely T. The use of axillary skin crease incision for thoracotomies of neonates and children. Eur J Pediatr Surg 2002;12:226–229.
15. Holcomb G, Rothenberg S, Bax K, et al. Thoracoscopic repair of esophageal atresia and tracheoesophageal fistula: a multi-institutional analysis. Ann Surg 2005;242:422–430.
16. Gaissert H, Grillo H. Complications of the tracheal diverticulum after division of congenital tracheoesophageal fistula. J Pediatr Surg 2006;41:842–844.
17. Kamata S, Usui N, Ishikawa S, et al. Experience in tracheobronchial reconstruction with a costal cartilage graft for congenital tracheal stenosis. J Pediatr Surg 1997; 32:54–57.
18. Al-Qahtani A, Yazbeck S, Rosen N, et al. Lengthening technique for long gap esophageal atresia and early anastomosis. J Pediatr Surg 2003;38:737–739.
19. Foker J, Linden B, Boyle E, Marquardt C. Development of a true primary repair for the full spectrum of esophageal atresia. Ann Surg 1997;226:533–541.
20. Hendren W, Hale J. Esophageal atresia treated by electromagnetic bouginage and subsequent repair. J Pediatr Surg 1976;11:712–722.
21. Eraklis A, Rosello P, Ballantine T. Circular esophagomyotomy of upper pouch in primary repair of long-segment esophageal atresia. J Pediatr Surg 1976;11:709–712.
22. Puri P, Ninan G, Blake N, et al. Delayed primary anastomosis for esophageal atresia: 18 months' to 11 years' follow-up. J Pediatr Surg 1992;27:1127–1130.
23. Lessin M, Wesselhoeft C, Luks F, DeLuca FG. Primary repair of long-gap esophageal atresia by mobilization of the distal esophagus. Eur J Pediatr Surg 1999;9:369–372.
24. Boyle E, Irwin E, Foker J. Primary repair of ultra-long-gap esophageal atresia: results without a lengthening procedure. Ann Thorac Surg 1994;57:576–579.
25. Livaditis A, Radberg L, Odensjo G. Esophageal end to end anastomosis: reduction of anastomotic tension by circular myotomy. Scand J Thorac Cardiovasc Surg 1972;6:206–214.
26. Kimura K, Nishimima E, Tsugawa C, et al. Multistaged extrathoracic esophageal elongation procedure for long gap esophageal atresia: experience with 12 patients. J Pediatr Surg 2001;36:1725–1727.
27. Giacomoni M, Tresoldi M, Zamana C, Giacomoni A. Circular myotomy of the distal esophagus stump for long gap esophageal atresia. J Pediatr Surg 2001;36:855–857.
28. Otte J, Gianello P, Wese F, et al. Diverticulum formation after circular myotomy for esophageal atresia. J Pediatr Surg 1984;19:68–71.
29. Janik J, Filler R, Ein S, Simpson J. Long-term follow-up circular myotomy for esophageal atresia. J Pediatr Surg 1980;15:835–841.
30. Rescorla F, West K, Scherer LR, Grosfeld J. The complex nature of type A (long-gap) esophageal atresia. Surgery 1994;116:658–664.
31. Aziz D, Schiller D, Gerstle J, et al. Can "long-gap" esophageal atresia be safely managed at home while awaiting anastomosis? J Pediatr Surg 2003;38:705–708.
32. Spitz L, Kiely E, Pierro A. Gastric transposition in children—a 21-year experience. J Pediatr Surg 2004;39: 276–281.
33. Ahmed A, Spitz L. The outcome of colonic replacement of the esophagus in children. Prog Pediatr Surg 1986;19: 37–54.
34. Manning P, Morgan R, Coran A, et al. Fifty years' experience with esophageal atresia and tracheoesophageal fistula. Beginning with Cameron Haight's first operation in 1935. Ann Surg 1986;204:446–453.
35. Spitz L, Kiely E, Brereton R. Esophageal atresia: five-year experience with 148 cases. J Pediatr Surg 1987;22:103–108.
36. Randolph J, Newman K, Anderson K. Current results in repair of esophageal atresia with tracheoesophageal fistula using physiologic status as a guide to therapy. Ann Surg 1989;209:526–530.
37. Chavin K, Field G, Chandler J, et al. Save the child's esophagus: management of major disruption after repair of esophageal atresia. J Pediatr Surg 1996;31:48–51.
38. McKinnon L, Kosloske A. Prediction and prevention of anastomotic complications of esophageal atresia and tracheoesophageal fistula. J Pediatr Surg 1990;25:778–781.
39. Chetcuti P, Phelan P. Gastrointestinal morbidity and growth after repair of oesophageal atresia and tracheo-oesophageal fistula. Arch Dis Child 1993;68:163–166.

40. Little D, Rescorla F, Grosfeld J, et al. Long-term analysis of children with esophageal atresia and tracheoesophageal fistula. J Pediatr Surg 2003;38:852–856.
41. Said M, Mekki M, Golli M, et al. Balloon dilation of anastomotic strictures secondary to surgical repair of oesophageal atresia. Br J Radiol 2003;76:26–31.
42. Yanchar NL, Gordon R, Cooper M, et al. Significance of the clinical course and early upper gastrointestinal studies in predicting complications associated with repair of the esophageal atresia. J Pediatr Surg 2001;36:813–822.
43. Chittmittrapap S, Spitz L, Kiely E, Brereton R. Anastomotic stricture following repair of esophageal atresia. J Pediatr Surg 1990;25:508–511.
44. Ng W, Luk H, Lau C. Endoscopic treatment of recurrent tracheoesophageal fistulae: the optimal technique. Pediatr Surg Int 1999;15:449–450.
45. Myers N, Beasley S, Auldist A. Secondary esophageal surgery following repair of esophageal atresia with distal tracheoesophageal fistula. J Pediatr Surg 1990;25:773–777.
46. Ein S, Stringer D, Stephens C, et al. Recurrent tracheoesophageal fistulas: seventeen-year review. J Pediatr Surg 1983;18:436–441.
47. Biller J, Allen J, Schuster S, et al. Long-term evaluation of esophageal and pulmonary function in patients with repaired esophageal atresia and tracheoesophageal fistula. Dig Dis Sci 1987;32:985–990.
48. Chetcuti P, Phelan P. Respiratory morbidity after repair of oesophageal atresia and tracheo-esophageal fistula. Arch Dis Child 1993;68:167–170.
49. Koch A, Rohr S, Plaschkes J, Bettex M. Incidence of gastroesophageal reflux following repair of the esophageal atresia. Prog Pediatr Surg 1986;19:103–113.

第 84 章

先天性膈疝

T. A. Rothenbach, MD and A. Alfred Chahine, MD

引言

先天性膈疝（congenital diaphragmatic hernias，CDHs）的发生率在成活的新生儿中大约为 1/2500。而实际的发生率可能更高，因为许多胎儿并不能活至出生。最常见的两种先天性膈疝是 Bochdalek 型（侧后位）和 Morgagni 型（前位）。膈缺陷的发展一般在妊娠第 8 周开始能被注意到。Bochdalek 型膈疝的发生左侧通常较右侧多见。先天性膈疝的实际病理生理并不在于身体的缺陷，而是在于所发生的肺发育不全和高血压。以上这些生理反应对于先天性膈疝形成的确切机制仍不十分清楚。

先天性膈疝可以通过胎儿声像图进行诊断。一经确诊，则需进一步检查以除外是否有伴发的畸形，包括染色体分析和心、胃肠道及泌尿生殖系统的评估。

大多数的患儿在出生后不久出现呼吸窘迫。紧急的处理包括：气管内插管、留置胃管及中央静脉置管。诊断可通过平片进行。根据肺发育不全和肺动脉高压所引起的生理改变的程度，诸如应用氧化亚氮、高频振荡通气和体外膜式氧合法的干预治疗是必需的。

治疗的时机取决于患儿的生理状况和对处理的反应。如前所述，肺动脉高压和肺发育不全的程度，而非腹腔脏器进入胸腔，是以上生理紊乱的基础。当患儿肺动脉高压情况稳定时，可以由急诊手术转为延期治疗。而对于需要 ECMO 治疗的患儿的手术时机目前仍有争论。

治疗新生儿先天性膈疝的标准方法仍是开放性手术。腹腔镜和胸腔镜手术已有报道，但其多伴有高的中转开放手术率、手术时间长和高的复发率[1-4]。Yang 及其同事[2]提出了在新生儿进行成功的胸腔镜手术的解剖标准（胃在腹腔内）和生理标准（最低的呼吸机要求和无肺动脉高压证据）。

适应证

- 存在先天性膈疝

手术步骤

步聚 1　患儿仰卧位置于手术台上，暖光照射，将小的卷轴物置于患儿术侧的胁腹部

步骤 2　准备两侧胸腔手术

步骤 3　轻柔地将腹腔脏器从胸腔复位，从而显示膈肌缺陷

步骤 4　查看有无叶外型肺隔离症

步骤 5　查看疝囊并切除

步骤 6　无张力缝合缺损

步骤 7　放置胸腔引流管

步骤 8　关闭腹壁时，监测肺潮气量

手术操作

麻醉准备

年龄小、病情重的患儿需在手术中严密监测。术前也要做适当的准备：如增加手术室的温度；在患儿上方架放取暖灯；放置动脉导管监测导管前血气；留置鼻胃管；以及 Foley 尿管。

双侧胸腔的皮肤准备

少数情况下，这些患儿可能出现对侧的气胸，会严重影响肺功能。这种情况下需在对侧胸部快速放置胸管引流。

轻柔复位胸腔内的腹腔脏器

经左肋缘下切口入腹后，轻柔地向下用力牵拉位于胸腔内的腹腔脏器。

实质脏器或空腔脏器的损伤

- **后果**

对小肠或大肠不恰当的牵位复位，可能导致壁内血肿。更为常见的是，对肝、脾粗暴地复位会导致出血。

2–4 级并发症

- **补救**

如果发现小肠和大肠的血肿，应进行密切的观察。如果担心受累肠管是全层的损伤，对于情况稳定的病例，可以行肠切除一期吻合。更大的问题是潜在的肝、脾损伤。在新生儿中一旦遇到，控制肝出血最好是肝压迫止血和应用局部止血剂。进一步的干预通常弊大于利。对于脾和肾的撕裂伤的最初处理与肝相似。

- **预防**

用手或无创伤钳轻柔操作可防止肠管或肠系膜损伤。在还纳胃的时候，应特别注意不要过度牵拉胃短血管。采用认真的手法复位实性质脏器，通常均不会造成损伤。为了保持还纳脏器在腹腔内的位置，在牵引器帮助下放置开腹垫可预防实质脏器损伤。

叶外型肺隔离症的观察

遗漏叶外型肺隔离症

- **后果**

在处理先天型膈疝并发的叶外型肺隔离症时有两个问题，一个是对此并发症的遗漏。先天性膈疝的患者中约 10% 合并叶外型肺隔离症（图 84–1），病变通常位于膈肌边缘。第二是对病变血运结扎得不充分而造成出血。

2/3 级并发症

- **补救**

如果遗漏叶外型肺隔离症，当病变进展出现症状或在其他情况下被发现，可能需要再次行手术治疗。显然，如果对病变血运结扎不充分可导致术后出血，甚至需要再次手术探查。

- **预防**

所有先天性膈疝患者均需行相关的检查以除外并发肺隔离症的可能，一经发现，术中需认真解剖结扎其血运供应。

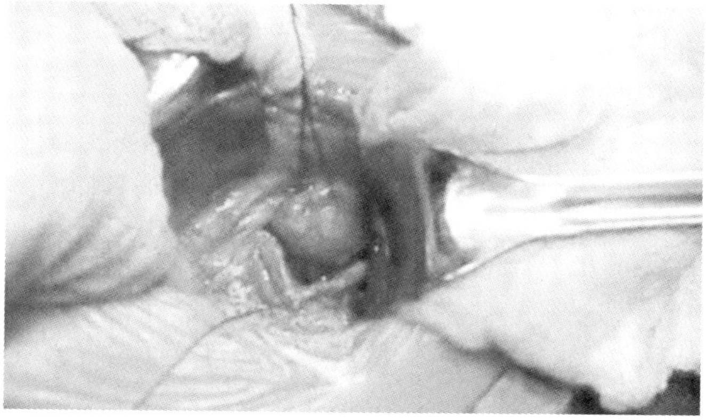

图 84–1　叶外型肺隔离症并发先天性膈疝。手术中如果没有发现可能导致二次手术，如果主动脉的全身血供不能充分控制的话，易造成术中出血（见彩图）。

检查和切除疝囊

遗漏疝囊

先天性膈疝患者中有高达 20% 的患者出现疝囊，覆盖腹腔脏器表面并突入胸腔[5]。

- **后果**

关闭缺损之前疝囊需要切除，如果遗漏易引起复发[6]。

3 级并发症

- **补救**

复发的先天性膈疝需要治疗，可行开腹或开胸手术。

- **预防**

完整地切除疝囊将有助于更好的关闭缺损。

无张力修补的应用

有张力情况下关闭缺损

- **后果**

一旦发现缺损，均应决定一期关闭缺损或应用补片修补。只要可能，应一期关闭。当决定行无张力修补术时，应放置补片。有张力情况下关闭缺损增加了疝的复发率[7]。其复发率报道在 5% ～ 50%[8]。

3 级并发症

- **补救**

复发性的先天膈疝需再手术治疗。对于一期修补失败的患者，应考虑补片无张力修补。如补片修补失败，可应用背阔肌皮瓣进行修补或更换补片[9]。

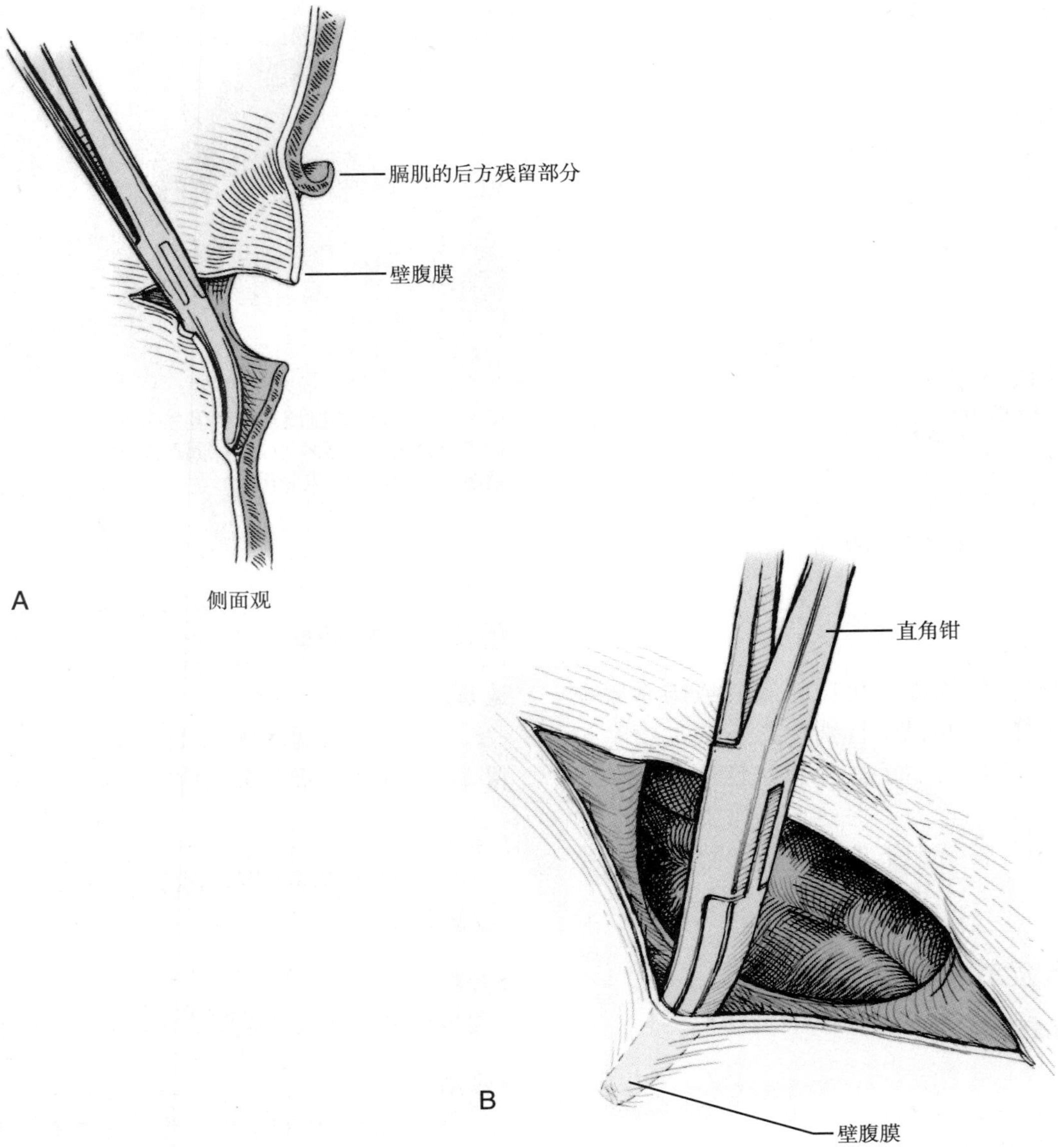

图 84–2 局部解剖。A，通常，膈肌后部的残留被翻转，像在壁腹膜之下覆盖于腹腔后壁之上形成遮罩。B，将膈肌小心地松解以利于膈疝修补，使张力减至最小。

- **预防**

当进行先天性膈疝的一期关闭时，应确定有足够的正常膈肌。通常，残留部分被向上翻转，像在壁腹膜之下覆盖于腹腔后壁之上形成遮罩（图 84–2）。确切的组织缝合需使用不可吸收缝线。如果没有足够的正常膈肌，需使用补片进行修补，从而防止更高的复发率[10]。在进行补片修补时，每针均应缝合足够的正常组织。对于膈肌发育不全或缺损较大的患儿，也许需要缝合固定于最近的肋骨周围。一般说来，补片可固定于膈脚，而不应固定于主动脉外膜和食管。

胸部引流管的放置

先天性膈疝修补术后是否使用胸部引流管目前仍有争论。对于术后因肺发育不全引起气胸的病例，放置引流管是有好处的。

胸部引流管的抽吸

- **后果**

先天性膈疝修补术后，因为新修补的膈肌不能上移，发育不全的肺不能扩张，同侧胸腔始终有一空隙。最初几天慢慢为液体所填充。如果对胸部引流管进行抽吸，会引起顺应性好的新生儿纵隔向修补侧移位，可能引起心血管性的虚脱。

5 级并发症

- **补救**

需立即停止抽吸，使移位的纵隔能返回对侧。

- **预防**

如果留置了胸部引流管，引流口应用胶条封住以免错误地进行吸收连接。

关腹时肺潮气量的监测

腹腔间隔室综合征的发生

- **后果**

如果在关腹时没有对潮气量进行监测，会产生医源性的腹腔间隔室综合征。在这种情况下引起术后通气功能的障碍、尿量减少和腹腔灌注不足。

2/3 级并发症

- **补救**

需重新开腹探查，检查腹腔脏器的活性及放置腹腔内补片。

- **预防**

在手术最后的阶级需与麻醉师进行交流以预防此并发症的发生。在还纳腹腔脏器之前，手术医师需了解气道压的峰值。当腹腔脏器被还纳和关腹时，应一直关注此项指标的变化。如果气道压快速上升或腹壁感觉过紧，应放弃关腹而实施补片修补。

其他并发症

乳糜胸

先天性膈疝术后乳糜胸的发生也有报道[8, 11-14]。这似乎与 ECMO 的使用[11]、补片的应用[11, 12]和疝囊的存在有相关性[13]。可能主要是由于纵隔淋巴系统的异常而非修补时的直接损伤造成的[8]。无论乳糜胸的发病机制如何，非手术治疗常常有效。

1 级并发症

（蔡　伟 译）

参考文献

1. Knight CG, Gidell KM, Lanning D, et al. Laparoscopic Morgagni hernia repair in children using robotic instruments. J Laparoendosc Adv Surg Tech A 2005;15:482–486.
2. Yang EY, Allmendinger N, Johnson SM, et al. Neonatal thoracoscopic repair of congenital diaphragmatic hernia: selection criteria for successful outcome. J Pediatr Surg 2005;40:1369–1375.
3. Holcomb GW 3rd, Ostlie DJ, Miller KA. Laparoscopic patch repair of diaphragmatic hernias with Surgisis. J Pediatr Surg 2005;40:E1–E5.
4. Arca MJ, Barnhart DC, Lelli JL Jr., et al. Early experience with minimally invasive repair of congenital diaphragmatic hernias: results and lessons learned. J Pediatr Surg 2003; 38:1563–1568.
5. Stolar CJ, Dillon PW. Congenital diaphragmatic hernia and eventration. In Grosfeld JL, O'Neill JA Jr, Coran AG, et al (eds): Pediatric Surgery, Vol 1. Philadelphia: Mosby Elsevier, 2006; pp 931–954.
6. Puri P. Congenital diaphragmatic hernia. Curr Probl Surg 1994;31:787–846.
7. Rowe DH, Stolar CJ. Recurrent diaphragmatic hernia. Semin Pediatr Surg 2003;12:107–109.
8. Cullen ML. Congenital diaphragmatic hernia: operative considerations. Semin Pediatr Surg 1996;5:243–248.
9. Saltzman DA, Ennis JS, Mehall JR, et al. Recurrent congenital diaphragmatic hernia: a novel repair. J Pediatr Surg 2001;36:1768–1769.
10. Moss RL, Chen CM, Harrison MR. Prosthetic patch durability in congenital diaphragmatic hernia: a long-term follow-up study. J Pediatr Surg 2001;36:152–154.
11. Hanekamp MN, Tjin ADGC, van Hoek-Ottenkamp WG, et al. Does V-A ECMO increase the likelihood of chylothorax after congenital diaphragmatic hernia repair? J Pediatr Surg 2003;38:971–974.
12. Oshio T, Matsumura C. Chylothorax following Bochdalek herniorrhaphy in an infant. J Pediatr Surg 1983;18:298–299.
13. Kavvadia V, Greenough A, Davenport M, et al. Chylothorax after repair of congenital diaphragmatic hernia—risk factors and morbidity. J Pediatr Surg 1998;33:500–502.
14. Naik S, Greenough A, Zhang YX, Davenport M. Prediction of morbidity during infancy after repair of congenital diaphragmatic hernia. J Pediatr Surg 1996;31:1651–1654.

第 85 章

Wilms瘤和成神经细胞瘤

Todd A. Ponsky, MD

Wilms 瘤

引言

肾胚细胞瘤，也称 Wilms 瘤，是在 1899 年 Max wilms 报道了 7 例病例后以其名字命名的。Wilms 瘤是儿童最常见的腹腔内肿瘤。Wilms 瘤占所有儿童恶性肿瘤的 6%，发病率在小于 15 岁的儿童中为 8/1 000 000，在婴儿中为 1/10 000[1]。75% 的病例发生于不足 5 岁的儿童，而发病的高峰在 2 ~ 3 岁[2]。

对于 Wilms 瘤手术治疗描述最早可追溯到 1877 年，但治疗结果较差。在过去的 100 年中，Wilms 瘤的手术治疗策略也慢慢调整为辅加化疗，偶尔也进行放疗。另外，在几个研究组的一项称为国家 Wilms 瘤研究（NWTS）的合作研究中，制定的治疗标准使一期患者的总生存率提高到 95.6%[3]。

对怀疑有肾肿物的患儿应该进行腹部 B 超检查。这样不仅可以确定肿物是否存在，而且也可以评价对侧的疾病和腔静脉侵犯的证据。此外还应做胸片检查以除外肺部的转移病变。

适应证

- CT 或 B 超发现肾肿物。

手术步骤

步骤 1 患者体位为患侧向上垫高
步骤 2 腹部横切口
步骤 3 充分彻底的腹腔探查，多注意结肠反折处的后方有无肿瘤（reflection of colon off of tumor）
步骤 4 探查对侧的肾
步骤 5 结扎肾门血管
步骤 6 侧方连接的分离
步骤 7 从周围脏器分离肾
步骤 8 肾周淋巴结的清扫
步骤 9 结扎输尿管
步骤 10 切除肾，关闭腹壁

手术操作

切口

暴露困难 / 肿瘤溢出

在切开之前，患侧应用布卷轻度抬高。Wilms 瘤理想的手术切口为腹部横切口，可以提供最好的暴露。大切口对于预防过度的肿瘤操作和潜在的肿瘤溢出非常重要，而侧方切口的暴露效果则次之。

- **后果**
  暴露困难会导致肿瘤的过度操作，引起肿瘤破裂和溢出。肿瘤溢出会自动使肿瘤分期上升至 3 期，从而需要术后进行放疗或应用含阿霉素的方案进行化疗。
  4 级并发症

- **补救**
  如果开始的切口不能提供很好的暴露，更明智的选择是扩大切口而非继续蛮干，一旦肿瘤发生溢出，将无法补救。

- **预防**
  用一个垫将患侧抬高，开一个尽量大的横切口可防止暴露困难。

对侧肾的探查

术中对侧 Wilms 瘤的鉴别

尽管有争议，但许多医师在行肾切除前会进行对侧肾的探查。切开 Gerota 筋膜，可以对肾进行触诊及各个面进行观察，发现任何病变均需活检。

3 级并发症

- **后果**

偶尔，对侧肿瘤在术前检查不能被发现，而在术中可以发现。这可能需要完全改变术前制定的治疗方案。

- **补救**

如果术中发现对侧肾有肿物，则应行活检。如果活检确定为 Wilms 瘤，那么手术需中止，而改行新辅助化疗。

- **预防**

术前 B 超和 CT 检查可明显降低术中才发现对侧肾肿瘤的机会。

肾门的结扎

对侧血管的结扎

有时，大的肾肿物明显侵及肾门而以至于使下腔静脉（inferior vena cava，IVC）和同侧肾动静脉变稀疏，使对侧肾血管升高，而易于受到损伤或结扎（图 85-1）。

- **后果**

对侧正常肾的缺血。

4 级并发症

- **补救**

损伤可尝试进行修补。如果损伤是严重的或广泛的，可尝试对侧肾血管的分流术。

- **预防**

充分确定两边的肾血管及它们与 IVC 和主动脉会合处，对于防止对侧血管的意外损伤尤为重要。

肿瘤溢出

较为理想的是，在进行肿瘤操作前对肾静脉进行结扎。但是，如果肿瘤很大会使早期肾静脉结扎变得不安全。在暴露不佳的情况下试图早期结扎肾静脉反而会导致肿瘤溢出。尽管许多研究者推测，延迟的静脉结扎可能增加肺栓塞的发生[4，5]，而 NWTS–1 和 –2 的研究结果表明：与早期静脉结扎相比，延迟结扎并未导致更为严重的后果[6]。

- **后果**

肾静脉暴露困难可能导致过多地操作肿瘤和肿瘤破裂及溢出。肿瘤溢出会自动地是肿瘤到达 3 期，3 期则要求术后放射治疗和应用多柔比星（亚德里亚霉素）的化疗计划。

4 级并发症

- **补救**

一旦肿瘤溢出发生，将无法补救。

- **预防**

如果肾脏肿物较大影响了肾静脉的充分暴露，那需在肿瘤被游离后，才进行静脉结扎。

血管内扩展

出血 / 肺肿瘤栓塞

偶尔，在术前的影像学检查中可以发现肾静脉或下腔静脉内的肿瘤扩展。如果肿瘤栓子的近端能被触及，下腔静脉的近端和远端均能被控制，可行静脉切开去除栓子。如果近端的范围不能被确定，可采用另一种方法。许多医生会在缺少近端控制的情况下行静脉切开而从下腔静脉中吸出栓子。另外，一些医生会通过应用心肺分流去除栓子。而瘤栓切除术可能伴有出血和肺栓塞等并发症。

- **后果**

在放置近端阻断钳阻断下腔静脉或栓塞发生前，必须认真确认肿瘤栓子的近端范围。试图通过控制近端去除高位的栓子可能导致严重的出血。

4/5 级并发症

- **补救**

在放置腔静脉近端阻断钳后，患者出现缺氧、低血压和降低的潮气末二氧化碳分压等，高度提示肺肿瘤栓子栓塞的可能。如果低氧、低血压持续存在，可能需进行正中胸骨切开，心肺分流或肺动脉栓子切除术。许多研究中心也利用透视通过下腔静脉吸出栓子。

- **预防**

术前多普勒超声可帮助分辨肾静脉和下腔静脉的侵犯。如果近端范围能被分辨，则有助于设计手术方案。新辅助化疗对于缩小肿瘤栓子非常有效，甚至可以完全清除肿瘤栓子。

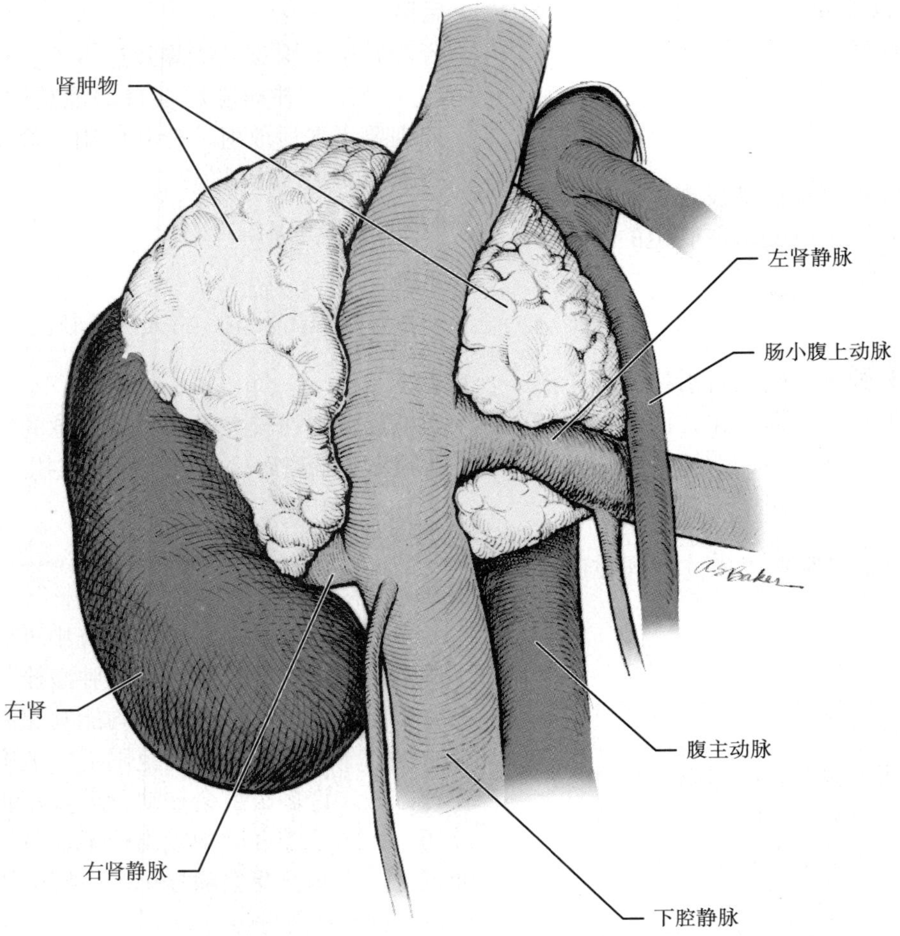

图 85–1 相关解剖。当右肾肿物扩展至右肾门时，会使短的右肾静脉变平，并抬高较长的左肾静脉。这使得后者易被误认为是右肾静脉而被错误地结扎。

肾侧方连接的分离/肾周淋巴结清扫/肾邻近器官的切除

周围脏器的损伤

控制肾门之后，可以将肾从其周围的结构中分离出来。首先，分开侧方的连接，那么肾就可以从周围组织中分离出来。如果肿物侵犯周围脏器如肝或膈肌，在保证安全的前提下可整块切除。

- **后果**

  整块切除受累脏器可能比遗留肿瘤更加危险。例如，肝主要节段的切除可能导致严重的出血，胰腺的切除可能引起胰瘘。

  3/4 级并发症

- **补救**

  如果对整块切除的安全性有任何的疑问，均应放弃肿瘤切除而进行辅助放化疗。

- **预防**

  术前 CT 扫描可以帮助分辨周围器官的侵犯，有助于设计手术方案。

成神经细胞瘤

引言

成神经细胞瘤是儿童最常见的实体恶性肿瘤。因为它是神经嵴细胞来源的一种肿瘤，所以肿瘤可以沿神经嵴细胞迁移路径的任何区域进行扩展[7,8]。50% 的成神经细胞瘤发生于肾上腺髓质，25% 在脊柱旁神经节，20% 在后纵隔，5% 在颈部或骨盆[9–11]。

成神经细胞瘤在大多数病例中表现为腹部肿块。

25% 患儿因肿瘤分泌儿茶酚胺而出现高血压[9]。40% 的患者不足 1 岁，35% 在 1 至 2 岁之间，25% 大于 2 岁。超过 40% 的患者出现转移[8]。病变局限的患儿有较好的预后（3 年生存率达 90%），而出现转移的患儿 5 年生存率仅有 20%。

根治性切除术是病变局限患儿治疗的目标。那些局部扩展和转移的患儿需要手术活检，而且基本的治疗还包括化疗和放疗。

适应证

如果术前影像学检查显示肿物可切除则是手术的适应证。如果肿瘤有神经血管侵犯的证据或显示肿物不能完整切除，则不要试图进行手术治疗。在这些情况下，可行开放性手术活检在组织学水平进行确诊。

手术步骤

手术步骤根据肿物的位置不同而有所变化。通常，大切口可确保充分的暴露。在尝试进行切除前，应充分控制受累血管的远近端。

手术操作

在此对成神经细胞瘤切除术所特有的易犯错误进行探讨。

手术切除与单纯活检

术前混淆成神经细胞瘤和 Wilms 瘤

与 Wilms 瘤不同，成神经细胞瘤容易与周围组织结构发生粘连，从而失去手术切除的机会。因此，如果 CT 扫描发现肿瘤侵犯血管或脊柱，则不应试图行手术切除，而应行简单的活检明确诊断以进行新辅助化疗。即使看起来似乎与主要血管关系很密切，但 Wilms 瘤通常与周围组织无粘连，可切除。因此，对于 Wilms 瘤的处理方法与成神经细胞瘤不同。因此，在 CT 上鉴别成神经细胞瘤和 Wilms 瘤就非常重要。但这非常困难，特别是肾上腺发生的成神经细胞瘤。有时，成神经细胞瘤看起来与 Wilms 瘤典型的“爪征”非常相似。“爪征”是肾“抓于”肿瘤周围的 CT 影像学征象的一种命名，表明肿瘤起源于肾而非从外进行压迫（图 85–2）。

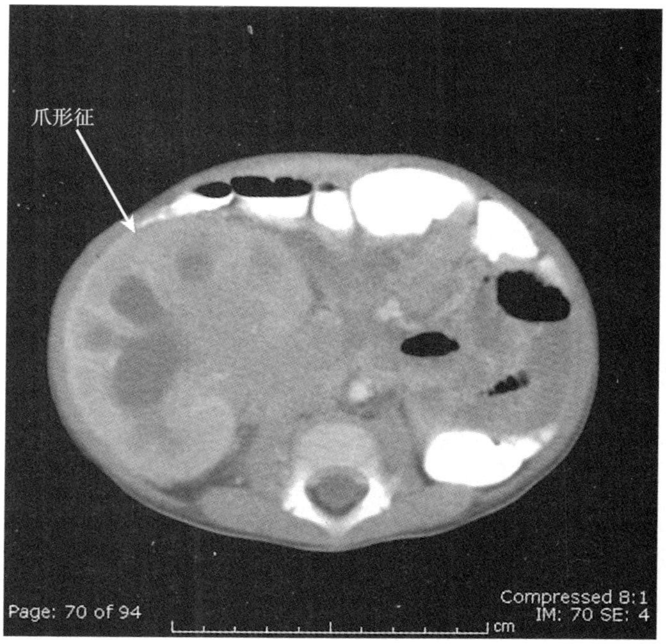

图 85–2 肿瘤从肾发出，呈发散状，类似 Wilms 瘤。事实上，这是一个成神经细胞瘤，被误认为是 Wilms 瘤而试图行手术切除。注意 Wilms 瘤典型的爪形征。

- **后果**

如果将成神经细胞瘤错认为 Wilms 瘤，在进行手术切除时，易引起大量的出血及明显的损伤。

3–5 级并发症

- **补救**

如果发生大出血，对腹腔进行充填止血并关闭，患者应入 ICU 进行治疗。

- **预防**

CT 检查仔细寻找成神经细胞瘤的征象如钙化等，对于成神经细胞瘤和 Wilms 瘤的鉴别诊断有帮助。一些人则认为任何肿瘤一旦侵犯主要血管均应先行活检术。

手术切除

血管损伤

因为成神经细胞瘤通常侵犯主动脉 – 腔静脉窗和中央脏器血管（腹腔、肠系膜上、下动脉），试图切除有血管侵犯的肿瘤可能导致严重的、有时是致命的血管损伤。

- **后果**

组织缺血或出血。

3–5 级并发症

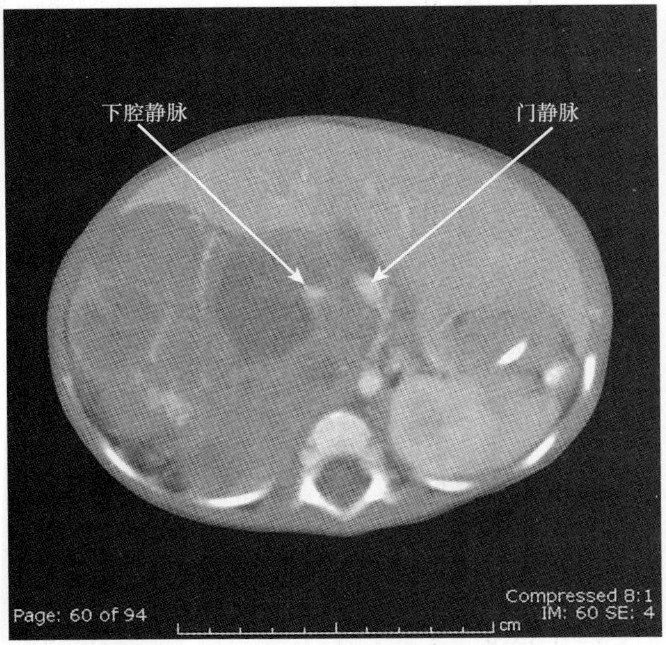

图 85-3 右侧较大肿物侵犯下腔静脉和门静脉。

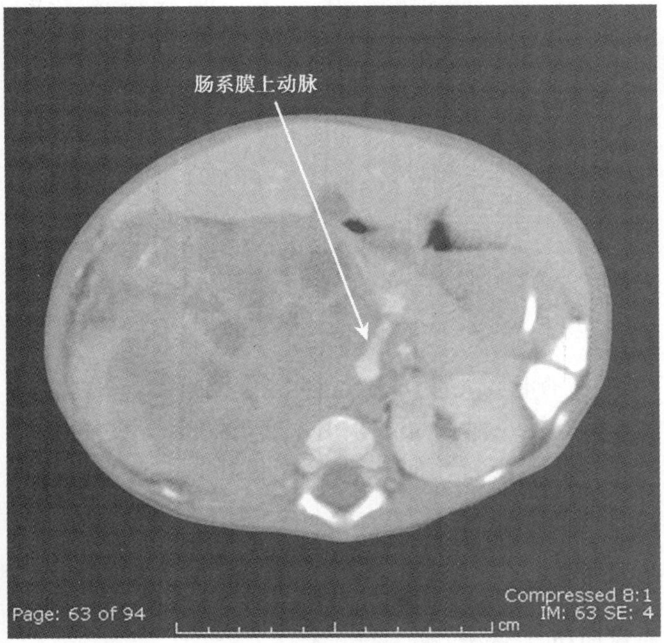

图 85-4 较大肿物侵犯肠系膜上动脉（SMA）。

- **补救**

如果发生血管损伤，可以行一期吻合或应用聚四氟乙烯（polytetrafluoroethylene，PTFE）移植物进行修复。

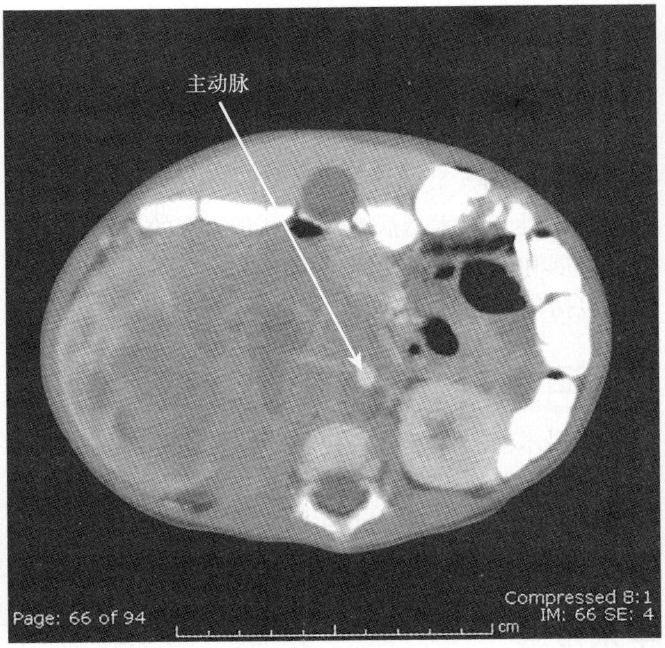

图 85-5 较大肿物侵犯主动脉。

- **预防**

术前影像学检查提示血管侵犯的任何肿瘤，在尝试手术切除前，均应进行化疗（图 85-3 至图 85-5）。建议确定主动脉前表面远离肿瘤，沿其外膜确定中央内脏动脉的根部。如果不能安全地做到这一点，手术切除应中止，关腹前行单纯活检术。

（蔡 伟 译）

参考文献

1. Bernstein L, Linet M, Smith M. Renal tumors. In Gurney J (ed): Cancer Incidence and Survival among Children and Adolescents: United States SEER Program 1975–1995. Bethesda, MD: National Cancer Institute, 1999; pp 79–90.
2. Davidoff A, Shochat S. Nephroblastoma (Wilms' tumor). In Weber TR (ed): Operative Pediatric Surgery. New York: McGraw-Hill Professional, 2003; pp 1169–1180.
3. D'Angio G, Breslow N, Beckwith J. Treatment of Wilms' tumor: results of the Third National Wilms' Tumor Study. Cancer 1989;64:349–360.
4. Shurin S. Fatal intraoperative pulmonary embolism of Wilms' tumor. J Pediatr 1982;101:559.
5. Akyon M, Arsian G. Pulmonary embolism during surgery

for Wilms' tumour (nephroblastoma). Case report. Br J Anaesth 1981;59:903.
6. Leape L, Breslow N. The surgical treatment of Wilms' tumor: results of the National Wilms' Tumor Study. Ann Surg 1978;187:351.
7. Wright J. Neurocytoma or neuroblastoma, a kind of tumor not generally recognized. J Exp Med 1910;12:556–561.
8. Davidoff A. Neuroblastoma. In Oldham K (ed): Principles and Practice of Pediatric Surgery, Vol 1. Philadelphia: Lippincott Williams & Wilkins, 2005; pp 571–593.
9. Grosfeld JL. Neuroblastoma. In O'Neill J (ed): Pediatric Surgery, Vol 1. St. Louis: Mosby, 1998; pp 405–419.
10. Grosfeld JL, Baehner RL. Neuroblastoma: an analysis of 160 cases. World J Surg 1980;4:29–37.
11. Gerson JM, Chatten J, Eisman S. Familial neuroblastoma: a follow-up. Letter. N Engl J Med 1974;290:1487.

第 86 章

腹股沟疝和脐疝

Earl Hodin，MD

腹股沟疝

引言

腹股沟疝修补是儿外科医生最常做的手术之一。儿童腹股沟疝为斜疝，是鞘状突未闭所导致的。

适应证

- 出现腹股沟疝的患儿

腹股沟疝儿童有必要行修补术，以避免嵌顿风险。与脐疝不同的是，儿童腹股沟疝不能自行闭合。

手术步骤

步骤 1 腹股沟切口
步骤 2 分离 Scarpa 筋膜
步骤 3 切开腹外斜肌腱膜
步骤 4 游离精索
步骤 5 从精索上分离疝囊至内环口
步骤 6 剥离疝囊
步骤 7 如果情况允许，行对侧腹腔镜探查
步骤 8 高位结扎疝囊
步骤 9 缝合腹外斜肌腱膜和 Scarpa 筋膜

腹外斜肌腱膜切开

髂腹股沟神经和髂腹下神经损伤

- **后果**

  尽管切断这些神经可能导致小面积区域麻木，但如果神经被缝线扎住，就会造成更为棘手的明显的感觉异常。

  4 级并发症

- **补救**

  一旦被切断，这些神经就无法修补；如果神经被缝线扎住，则需要再手术松解或切断。

- **预防**

  切开腹外斜肌腱膜时将其提起，分离过程中仔细辨认神经结构。

分离疝囊

输精管损伤

- **后果**

  如果一侧损伤一般不会造成不孕。

  4 级并发症

- **补救**

  应该进行一期修复，但是在一小部分患儿，可能较为困难。已经有青春期和成年后成功修复和能够生育的报道[1-4]。

- **预防**

  分离疝囊时，输精管必须仔细辨认和保护。在确认输精管之前，不能钳夹疝囊。输精管和血管必须轻轻从疝囊上挑起禁止钳夹。实验证实，仅仅用血管钳挑起输精管，也会引起大鼠纤维化管腔闭塞[5-6]。

精索血管损伤

- **后果**

  缺血性睾丸炎和睾丸萎缩[7]。

  4 级并发症

- **补救**

  患儿精索血管太小无法修补。

- **预防**

  仔细地、无损伤地分离精索；使用放大镜可能会有一定帮助。

疝囊高位结扎

疝囊撕裂

- **后果**

  疝复发[7]。

  3 级并发症

- **补救**

  如果发现疝囊裂开，应该仔细修补。

- **预防**

  早产患儿的疝囊大而薄，撕裂非常常见。在最后结扎前打开疝囊，确定疝囊周边都被结扎是一个很好的办法。

滑疝脏器损伤

盆腔脏器如膀胱、盲肠、阑尾、乙状结肠和输卵管可以构成滑动性疝的疝囊的前内侧壁。

- **后果**

  当疝囊在内环口高位结扎时，这些滑疝的疝内容物可能被结扎或损伤[7]（图 86–1）。

  3/4 级并发症

- **补救**

  滑疝囊内容物损伤通常都是术后发现，并需要进一步处理。

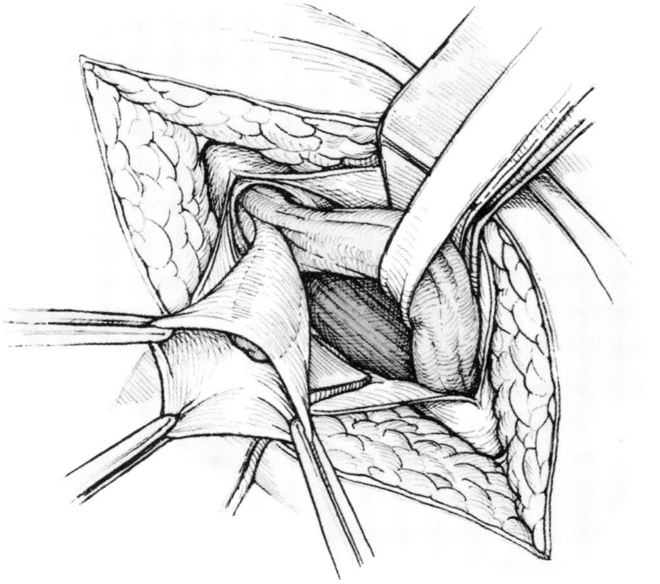

图 86-1 隐藏的解剖。输卵管或其他盆腔脏器可能进入疝囊前内侧壁，在高位缝扎时受到损伤。如果存在滑疝内容物，疝囊的结扎必须在内容物远端进行。

- **预防**

  在疝囊高位结扎前，仔细探查前内侧壁以避免滑疝内容物损伤。疝囊的结扎或缝扎必须在内容物远端，如果需要缩小内环口，必须要考虑这一点。

腹腔镜对侧探查

许多医学中心应用这一技术评估是否行对侧疝修补。

气腹不完全排空

- **后果**

  皮下气肿和疝复发[8]。

  3 级并发症

- **补救**

  疝囊必须重新打开排空气腹。

- **预防**

  患者在头低脚高位时，缝合疝囊前要完全排空气腹，麻醉师采用堵鼻鼓气法，而内环暂时开放。

腹外斜肌腱膜缝合

提睾肌缝扎

- **后果**

  医源性睾丸未降[9]。

  3 级并发症

- **补救**

  如果发生医源性睾丸未降，就需要行睾丸固定术。

- **预防**

  如果提睾肌在腱膜缝合时被结扎，不可避免的术后瘢痕会造成睾丸回缩到腹股沟管或被固定在腹股沟管左侧。因此，在修补腹外斜肌腱膜之前，提睾肌必须从腹外斜肌腱膜上分离。最后，还要确定睾丸已经被放置于疝囊内。

其他并发症

医源性直疝

- **后果**

  医源性直疝[7]。

  3 级并发症

- **补救**

  直疝可以采用不同技术进行修补。

- **预防**

  尽管婴儿和儿童极少见到直疝，但对于缺乏经验的医生而言，正常的腹股沟后壁显得薄弱。如果被误导企图收紧后壁，缝合一针或多针，则会使本来正常的结构变得薄弱。因为对于先天性腹股沟疝，唯一要做的就是高位结扎未闭的鞘状突，任何对于腹股沟壁的修补都是错误的。

脐疝

引言

脐疝在儿童中较为常见。多数到 4 岁或 5 岁时能够自行封闭。嵌顿发生率较低。

适应证

- 4 岁或 5 岁后持续存在的脐疝

  这种情况需行修补手术以预防将来发生嵌顿。

手术步骤

步骤 1 脐下切开
步骤 2 分离疝囊
步骤 3 切开疝囊
步骤 4 修补缺损
步骤 5 如果需要，行脐成形术
步骤 6 缝合皮肤

分离疝囊

损伤疝囊

- **后果**

  肠管损伤。在钝性分离时，容易进入疝囊。如果肠管嵌顿在疝囊内，特别是在有张力时，可能会被撕裂（图 86–2）。如果没被发现，将是非常严重的后果。

  2/3 级并发症

- **补救**

  所有肠管损伤在可能的情况下都要行一期缝合。

- **预防**

  疝囊的解剖必须要耐心和有条理，确保疝囊从周围皮下组织分离出来，而不是用手术器械撕开。尽管如此，疝囊破裂时有发生。所以，术中患者必须完全放松，保证肠管与疝囊分开。最好的办法是采用气管内插管全麻。

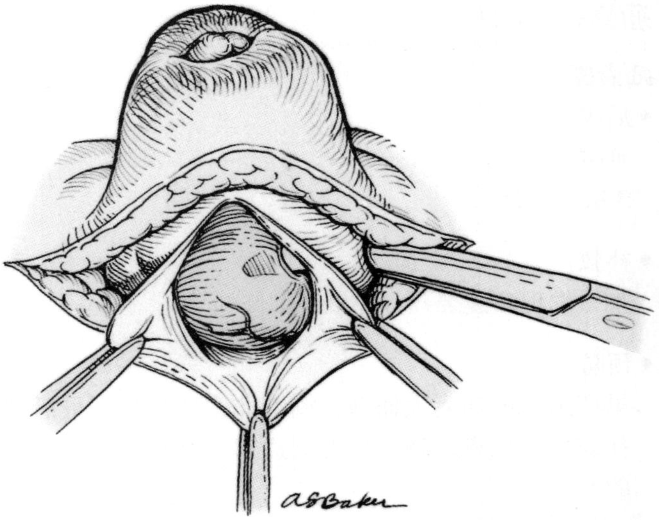

图 86–2 隐藏的解剖。解剖分离时损伤脐疝疝囊会损伤残留在疝囊内的肠袢。

缝合

出血

- **后果**

  感染和疝复发。

  1/3 级并发症

- **补救**

  感染的伤口通常需要敞开；复发疝需要再次修补。

- **预防**

  缝合前需要仔细止血。缝合后要用一定厚度的敷料仔细加压包扎，并且至少放置几天。

（蔡 伟 译）

参考文献

1. Weber CH. Successful restoration of fertility twenty-nine years after bilateral vasal injury in infancy. Urology 1986; 28:299–300.
2. Pryor JL, Fusia T, Mercer M, et al. Injury to the pre-pubertal vas deferens. II. Experimental repair. J Urol 1991; 146:477–480.
3. Pryor JL, Mills SE, Howards SS. Injury to the pre-pubertal vas deferens. I. Histological analysis of pre-pubertal human vas. J Urol 1991;146:473–476.
4. Sheynkin YR, Hendin BN, Schlegel PN, Goldstein M. Microsurgical repair of iatrogenic injury to the vas deferens. J Urol 1998;159:139–141.
5. Abasiyanik A, Guvenc H, Yavuzer D, et al. The effect of iatrogenic vas deferens injury on fertility in an experimental rat model. J Pediatr Surg 1997;32:1144–1146.
6. Shandling B, Janik JS. The vulnerability of the vas deferens. J Pediatr Surg 1981;16:461–464.

7. Meier AH, Ricketts RR. Surgical complications of inguinal and abdominal wall hernias. Semin Pediatr Surg 2003;12: 83–88.
8. Benjamin LC, Chahine AA. Forceful evacuation of retained pneumoperitoneum mimics an acute recurrent inguinal hernia. J Laparoendosc Adv Surg Tech A 2005;15:487–488.
9. Donaldson KM, Tong SY, Hutson JM. Prevalence of late orchidopexy is consistent with some undescended testes being acquired. Indian J Pediatr 1996;63:725–729.

第 87 章

幽门肌切开术

Aziz Merchant，MD and Kurt D. Newman，MD

引言

婴儿肥厚性幽门狭窄（hypertrophic pyloric stenosis，HPS）是婴儿常见的疾病之一，手术效果较好。总的年发病率为每 1000 个活产儿有 8.2 ～ 12.3 个发病[1]。典型的表现是 2 ～ 8 周的新生儿出现非胆汁性的喷射性呕吐。呕吐导致严重脱水而引起收缩性碱中毒。超声显示增厚增长的幽门可以确定诊断。其治疗的金标准是开放性幽门肌切开术，在 1908 年由 Fredet 首先提出[2]，在 1912 年由 Ramstedt 进行了改进[3]。有研究报道，其总的并发症发生率为 10%（4% 为术中并发症，6% 为术后并发症），包括十二指肠黏膜穿孔、伤口感染[4]和术后呕吐[5]。

在传统的开放手术应用 80 年后，腹腔镜幽门肌切开术（laparoscopic pyloromyotomy，LPM）开始应用[6, 7]。在随后的年代里，微创技术获得了广泛的接受和使用。有研究报道 LPM 的并发症发生率为 3% ～ 18%[8-11]，包括黏膜穿孔、不完全的幽门肌切开、浆膜撕裂、中转为开放性手术及伤口并发症。LPM 有明显的优势，如很好的观察视野、短期内恢复正常饮食、住院时间短及与开放手术相比更为理想的美容效果，从而使 LPM 成为儿外科治疗手段的主流。

术前，由于呕吐患者可出现低氯性碱中毒，通常会引起脱水。本病在外科治疗之前，积极的液体复苏和尿量的稳定是至关重要的。碳酸氢根水平必须通过补充钠盐达到正常，因为患儿如伴有代谢性碱中毒将代偿有呼吸性酸中毒，从而导致术后呼吸暂停。术后，患者可制定饮食计划也可随意进食。术后因为进食引发的恶心呕吐比较频繁，但大多数病例有自限性。

本章将讨论术前、术中和术后的处理原则及两种幽门肌切开术的优缺点。

适应证

- 持续性的非胆汁性呕吐
- 触及增厚的幽门或 B 超发现幽门狭窄

手术步骤

腹腔镜

步骤 1 摆放体位，放置套管针
步骤 2 侧方牵引胃
步骤 3 显示与十二指肠相连的肥厚的幽门
步骤 4 在幽门上置口切开
步骤 5 使用腹腔镜幽门分离器分离肥厚的纤维至黏膜
步骤 6 检测幽门瓣的独立移动性
步骤 7 检查黏膜有无穿孔
步骤 8 拔除套管针，关闭切口

开放性幽门肌切开术

步骤 1 右上腹切口或脐上切口
步骤 2 打开筋膜
步骤 3 通过伤口可探查胃与幽门
步骤 4 显示与十二指肠相连的肥厚的幽门
步骤 5 在幽门上置口切开
步骤 6 使用幽门摊开器和逐渐变细的刀，分离肥厚的纤维至黏膜
步骤 7 检测幽门瓣的独立移动性
步骤 8 检查黏膜有无穿孔
步骤 9 关腹

术前处理

幽门肌切开术后预后好，意味着有充分的术前复苏。肥厚性幽门狭窄的患儿通常表现有低钾低氯性碱中毒。通过 CO_2 的水平可以反映水、电解质异常的严重性[12]，增加的严重性与血中的高水平 CO_2 有关。5% 葡萄糖和 0.45% 氯化钠溶液可以满足大多数病例，一开始按患儿体重 20ml/kg 进行快速输注，其速度是维

持输注速度的 1.5 ～ 2 倍。如果肾功能正常，可给予补钾。大约 20% ～ 36% 的幽门狭窄患儿出现不典型的高钾血症，12% ～ 18% 出现酸中毒而非碱中毒[13]。液体复苏仍是最重要的。

诊断和误诊

术前喷射性非胆汁性呕吐印象的建立需要详细询问病史和进行体检，用碳酸氢根和氯的值列一个血液基本代谢表格进行比较，在大多数情况下，还需要超声检查的支持。单独的查体的诊断敏感性和特异性分别是 72% 和 97%，而 B 超是 97% 和 100%[14]。但是，B 超假阳性导致阴性探查，据报道发生率有 0.7% ～ 5.3%[15, 16]。

手术操作

套管针的插入

见第 I 部分第七章“腹腔镜手术”。

胃与十二指肠的回缩

胃穿孔 / 撕裂（腹腔镜和开腹）

- **后果**

腹腔内的脓毒症。

3/4/5 级并发症

- **补救**

有经验的腹腔镜医师可以选择应用腔镜行体内的裂伤和穿孔的修复。否则，需转为开腹手术进行损伤的治疗。术后由鼻胃管抽吸行胃肠减压、静脉补液及围术期和术后应用抗生素均是重要的辅助治疗手段。在开放性幽门肌切开手术中，损伤的发生率要少于 LPM。但是，损伤的修复需与之前描述的方法相类似。

- **预防**

对胃的不正确抓持，如错误的紧抓、用力回拉和（或）粗心大意的操作等，均可能引起浆膜的撕裂，甚至引起更为危险的黏膜穿孔。如果术中没有发现或发现较晚，患儿会因腹腔内感染而处于危重状态。而在此过程中使用 Babcock 钳和无创抓持器，可将以上棘手的并发症降至最低。另外，牢固而轻柔的牵拉技术是手术成功的关键。对于 LPM 过程中出现的错误的一项分析表明，大多数空腔脏器的损伤是由于过于暴力或过深的动作。因此在婴儿的腹腔镜手术中，正确和精确的动作是最为重要的。

幽门的切开及肌层的扩展

幽门黏膜穿孔（腹腔镜及开腹手术）

- **后果**

空腔脏器的损伤，出现漏和腹膜炎。

3/4/5 级并发症

- **补救**

经腹腔镜治疗还是转为开腹取决于手术医师的舒适度和经验。治疗有两种方法，传统方法为修补黏膜损伤后关闭肌层，然后充分转动幽门重新选切口行幽门肌切开术；另一种为单纯修补黏膜，但不关闭肌层，重新行幽门肌切开。两种方法在治疗上有相同的效果，而且在住院天数、进食时间及术后并发症方面均无明显差别。两种方法都被广泛接受[17]。

- **预防**

一项 21 年的回顾性研究表明，黏膜穿孔的发生率为 1.7%[17]。在这一步骤上，幽门的充分显露和观察是最重要的。胃和十二指肠的稳定的和有效的牵拉将有助于显露和解剖。在切开幽门时，需行小幅可控制的操作。一项 171 例因幽门狭窄行 LPM 的病例分析认为，有效的切口长度为 2cm，这就已经足够[18]。切口不能超过幽门前静脉，否则会损伤幽门远端的十二指肠隐窝的黏膜（图 87–1）。放置有可回缩刀头的设备可将意外刺破的可能性降至最低。此外，谨慎的电刀操作也可用于切开，因为有更好的止血效果，所以能提供理想的手术视野。但必须注意的是，电刀对肠管有热损伤，从而可能出现迟发肠管损伤和穿孔，会在术后引发症状。另外，用力或过深地分离肌纤维会导致黏膜穿孔。分离钳的头端应正好置于肌层，其锯齿结构位于钳的头端外面（图 87–2）。为了确认扩展后局部黏膜的完整性，可向胃内注入 120 ～ 180cc 空气。在切开部位出现绿色气泡是黏膜穿孔的征象。

不充分的幽门肌切开（腹腔镜及开腹手术）

- **后果**

复发的或持续性术后呕吐，有脱水和再手术的可能。

2/3 级并发症

- **补救**

在幽门肌切开术后患者出现持续性的呕吐，除了周

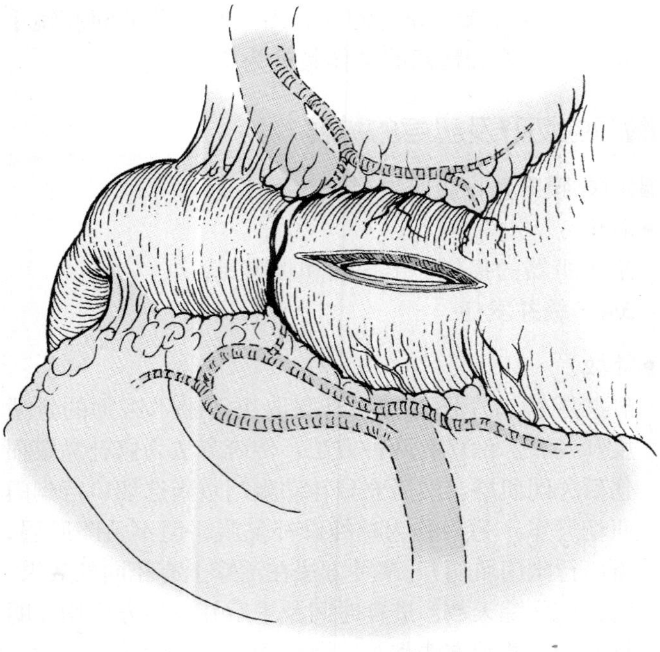

图 87–1 隐藏的解剖：幽门肌切开术的切口应不超过幽门前静脉，否则会损伤幽门远端的十二指肠隐窝的黏膜。

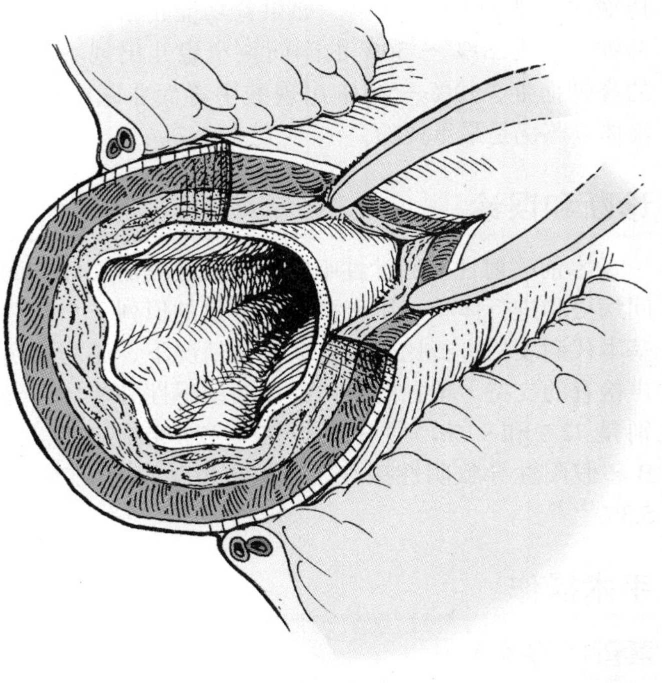

图 87–2 隐藏的解剖：为了避免在分离肥厚的幽门括约肌纤维时造成黏膜穿孔，分离钳的头端应正好置于肌层，其锯齿结构位于钳的头端外面。

围肌层逐渐变少的情况，影像学检查显示狭窄的幽门管径提示梗阻。患者可在医院输液留待观察，许多病例可以缓解。否则，如果有持续性呕吐、脱水和体重下降，需再次手术。如果幽门肌切开术失败，也有应用球囊扩张的报道[19]。

- **预防**

大多数幽门括约肌切开不完全的病例多是因为幽门切开的长度不足或肌层的切开深度不够。与开腹手术相比，LPM 很大的一个缺陷是操作时不能通过触觉进行判断是否幽门已经被充分扩展。根据最近的一项回顾性研究的结果，幽门切开长度达到 2cm 就已经足够了[18]。幽门应被充分切开，范围从幽门十二指肠结合部至超出胃窦皱襞近端 1cm。切开后的幽门应检查是否两部分有独立运动。幽门括约肌切开失败的原因可能与腹腔镜的“学习曲线”有关，其在腹腔镜手术和开腹手术是不同的；另外，术中对胃和十二指肠不恰当的牵拉导致幽门暴露的视野不佳也是一个原因。

术后并发症

持续性呕吐

幽门肌切开术后呕吐相当常见，在某系列研究中，其发生率为 36% ~ 90%[4]。但是 Campbell 和他的同事认为：如果住院超过 48 小时，术后呕吐才可定义为并发症[4]。如果按这个定义，那么在他们的研究中仅有 3.5% 病例有此并发症。极少数情况下，由于第一次手术幽门括约肌切开不完全而需第二次手术[5, 20]。

1/2 级并发症

伤口并发症

伤口并发症的发生率大约 1%，包括切口感染和血肿。技术相关的并发症和患者本身疾病（如血友病）均可影响以上结果。开腹手术的切口选择并未显示出明显的差别[9]。切口疝在儿科腹腔镜手术中发生率极低。但在开腹幽门肌切开术中，发生率在 0.5% ~ 1.5%[21, 22]。文献报道的发生率约为 1.2%[23]。

2/3 级并发症

术后护理和饮食方案

术后的饮食方案据当地习惯和医生喜好有明显不同。通常，术后饮食方案较为复杂，一段时间禁食后，可以根据患者对进食是否耐受，逐步增加或减少处方的容量及浓度。随意饮食方案可缩短住院天数，与复杂饮食方案相比术后狭窄无明显改变，在群组研究中证明是划算的[24]。另外，随意饮食被证明在幽门肌切开术后，可缩短恢复正常饮食的时间，而因呕吐重新入院的患者比例并未增加[25,26]。与传统的进食时间（术后12小时后）相比，早期进食（术后8小时内）会导致进食后狭窄病例明显增加[27, 28]。目前仍没有随机临床对照研究来评价哪种饮食方案是更好的。严格的饮食方案和随机饮食在幽门肌切开术后均被儿科医生成功地应用。

持续的术后狭窄、不能耐受进食以及不良应激往往是出现并发症的表现，如幽门括约肌切开失败、穿孔或别的原因引起的腹腔感染。医生必须对这些需要明确的问题保持高度的警惕。除临床观察以外，实验室或影像学检查也有助于诊断。手术或非手术治疗的同时进行积极的液体复苏，对于病情的缓解也是必需的。国内11 003例手术的meta分析表明：术后并发症发生率在2.7%，包括穿孔、切口感染和手术失败持续呕吐不缓解[1]。

（蔡　伟译）

参考文献

1. Safford SD, Pietrobon R, Safford KM, et al. A study of 11,003 patients with hypertrophic pyloric stenosis and the association between surgeon and hospital volume and outcomes. J Pediatr Surg 2005;40:967–972.
2. Dufour H, Freaei P. La stenose hypertrophique du pylore chez le nourisson et son traitement chirurgical. Rev Chir 1908;37:208.
3. Ramstedt C. Zur Operation der angeborenen pylorustenose. Med Klin 1912;8:1702–1705.
4. Rao N, Youngson GG. Wound sepsis following Ramstedt pyloromyotomy. Br J Surg 1989;76:1144–1146.
5. Hulka F, Harrison MW, Campbell TJ, Campbell JR. Complications of pyloromyotomy for infantile hypertrophic pyloric stenosis. Am J Surg 1997;173:450–452.
6. Alain JL, Grousseau D, Terrier G. Extramucosal pyloromyotomy by laparoscopy. Surg Endosc 1991;5:174–175.
7. Alain JL, Moulies D, Longis B, et al. Pyloric stenosis in infants. New surgical approaches. Ann Pediatr (Paris) 1991;38:630–632.
8. Hendrickson RJ, Yu S, Bruny JL, et al. Early experience with laparoscopic pyloromyotomy in a teaching institution. JSLS 2005;9:386–388.
9. Kim SS, Lau ST, Lee SL, Waldhausen JH. The learning curve associated with laparoscopic pyloromyotomy. J Laparoendosc Adv Surg Tech A 2005;15:474–477.
10. Kim SS, Lau ST, Lee SL, et al. Pyloromyotomy: a comparison of laparoscopic, circumumbilical, and right upper quadrant operative techniques. J Am Coll Surg 2005;201:66–70.
11. Hall NJ, Van Der Zee J, Tan HL, Pierro A. Meta-analysis of laparoscopic versus open pyloromyotomy. Ann Surg 2004;240:774–778.
12. Benson CD, Alpern EB. Preoperative and postoperative care of congenital pyloric stenosis. Arch Surg 1957;75:877.
13. Schwartz D, Connelly NR, Manikantan P, Nichols JH. Hyperkalemia and pyloric stenosis. Anesth Analg 2003;97:355–357
14. Misra D, Akhter A, Potts SR, et al. Pyloric stenosis: is over-reliance on ultrasound scans leading to negative explorations? Eur J Pediatr Surg 1997;7:328–330.
15. Godbole P, Sprigg A, Dickson JA, Lin PC. Ultrasound compared with clinical examination in infantile hypertrophic pyloric stenosis. Arch Dis Child 1996;75:335–337.
16. Neilson D, Hollman AS. The ultrasonic diagnosis of infantile hypertrophic pyloric stenosis: technique and accuracy. Clin Radiol 1994;49:246–247.
17. Royal RE, Linz DN, Gruppo DL, Ziegler MM. Repair of mucosal perforation during pyloromyotomy: surgeon's choice. J Pediatr Surg 1995;30:1430–1432.
18. Ostlie DJ, Woodall CE, Wade KR, et al. An effective pyloromyotomy length in infants undergoing laparoscopic pyloromyotomy. Surgery 2004;136:827–832.
19. Khoshoo V, Noel RA, LaGarde D, et al. Endoscopic balloon dilatation of failed pyloromyotomy in young infants. J Pediatr Gastroenterol Nutr 1996;23:447–451.
20. van Heurn LW, Vos P, Sie G. Recurrent vomiting after successful pyloromyotomy. Pediatr Surg Int 1999;15:385–386.
21. van den Ende ED, Allema JH, Hazebroek FW, Breslau PJ. Can pyloromyotomy for infantile hypertrophic pyloric stenosis be performed in any hospital?: results from two teaching hospitals. Eur J Pediatr 2006:166:553–557.
22. St. Peter SD, Holcomb GW 3rd, Calkins CM, et al. Open versus laparoscopic pyloromyotomy for pyloric stenosis: a prospective, randomized trial. Ann Surg 2006;244:363–370.
23. Ure BM, Bax NM, van der Zee DC. Laparoscopy in infants and children: a prospective study on feasibility and the impact on routine surgery. J Pediatr Surg 2000;35:1170–1173.
24. Puapong D, Kahng D, Ko A, Applebaum H. Ad libitum feeding: safely improving the cost-effectiveness of pyloromyotomy. J Pediatr Surg 2002;37:1667–1668.
25. Garza JJ, Morash D, Dzakovic A, et al. Ad libitum feeding decreases hospital stay for neonates after pyloromyotomy. J Pediatr Surg 2002;37:493–495.
26. Carpenter RO, Schaffer RL, Maeso CE, et al. Postoperative ad lib feeding for hypertrophic pyloric stenosis. J Pediatr Surg 1999;34:959–961.
27. Van der Bilt JD, Kramer WL, van der Zee DC, Bax NM. Early feeding after laparoscopic pyloromyotomy: the pros and cons. Surg Endosc 2004;18:746–748.
28. Lee AC, Munro FD, MacKinlay GA. An audit of post-pyloromyotomy feeding regimens. Eur J Pediatr Surg 2001;11:12–14.

11. [illegible] 2004, 240: 778
12. [illegible] Arch Surg 1990;125 [illegible]
13. [illegible] Am J [illegible] 2003 [illegible]
14. [illegible]
15. [illegible] 1994, 57: 240-247
16. [illegible]
17. [illegible] 1990, 70: 1406-1412
18. [illegible] 2004, 146: 821-824
19. [illegible] 1992, 129: 134-135
20. [illegible] 1999, 15: 335-340
21. [illegible] 2000, 190: 563-568
22. [illegible] 2004, 8: 104-109
23. [illegible] 2000, 10: 365-370
24. [illegible]
25. [illegible] 2004, 139: 404-410
26. [illegible] 2001, 30: 254-261
27. [illegible]
28. [illegible]

[illegible]

参考文献

1. [illegible] patients with [illegible] J Pediatr Surg 2003 [illegible]
2. [illegible]
3. [illegible] Med [illegible] 1925 [illegible]
4. [illegible]
5. [illegible]
6. [illegible] Surg Endosc [illegible]
7. [illegible]
8. [illegible] 2003 [illegible]
9. [illegible]
10. [illegible] 2005, 20: 645-650

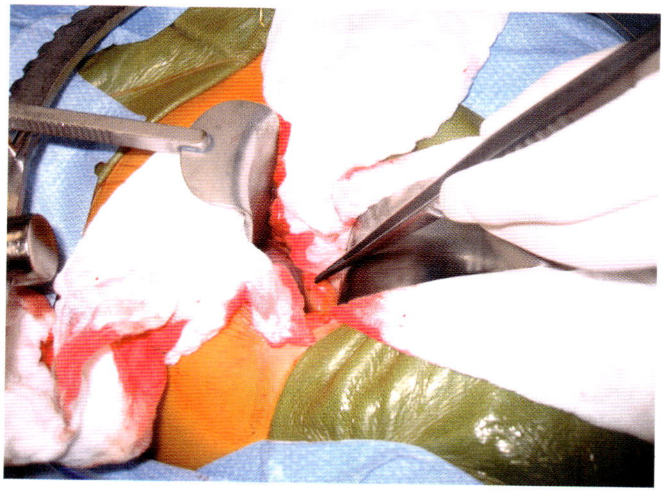

彩图 **2–2** 住院医师从患者右侧所见到的胆囊。胆囊刚好能看到并被伤口边缘、拉钩和敷料遮挡。

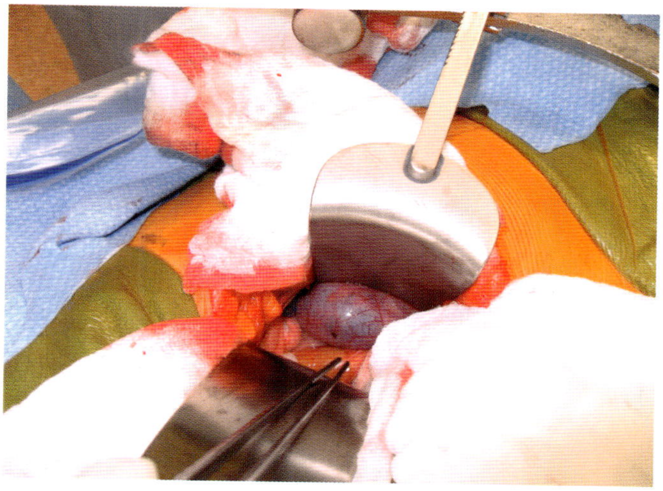

彩图 **2–3** 主治医在患者左侧的视野范围内操作。胆囊显露清楚。

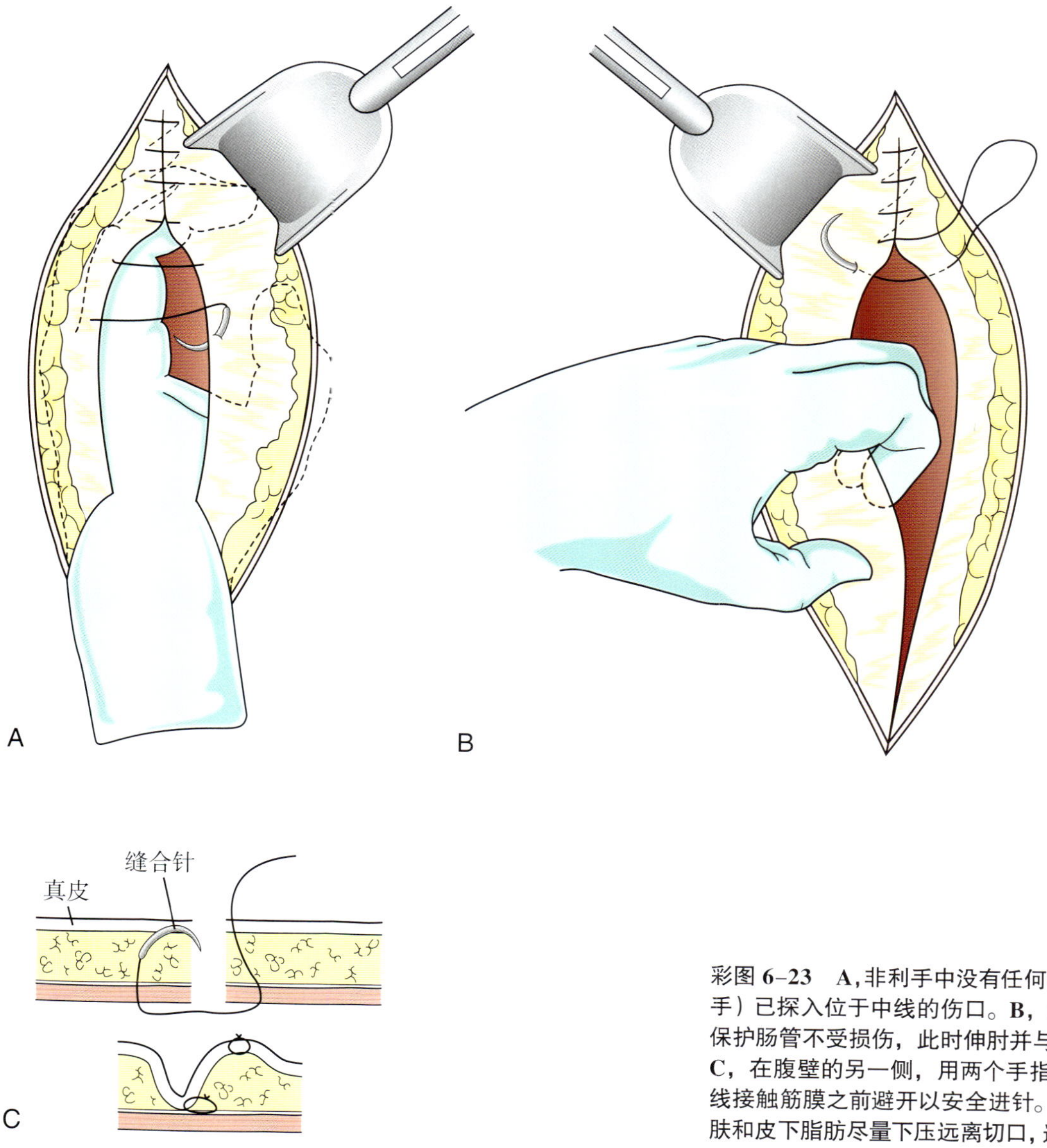

彩图 **6–23** **A**,非利手中没有任何器械的情况下关腹。非利手(左手)已探入位于中线的伤口。**B**，筋膜缝合时弯成杯状的手可以保护肠管不受损伤，此时伸肘并与腕部呈 **180°** 角，可抬高腹壁。**C**，在腹壁的另一侧，用两个手指弯成钩状可以使腹内脏器在针线接触筋膜之前避开以安全进针。此时助手可以把切口下方的皮肤和皮下脂肪尽量下压远离切口，这样不会使伤口内缩造成疼痛。

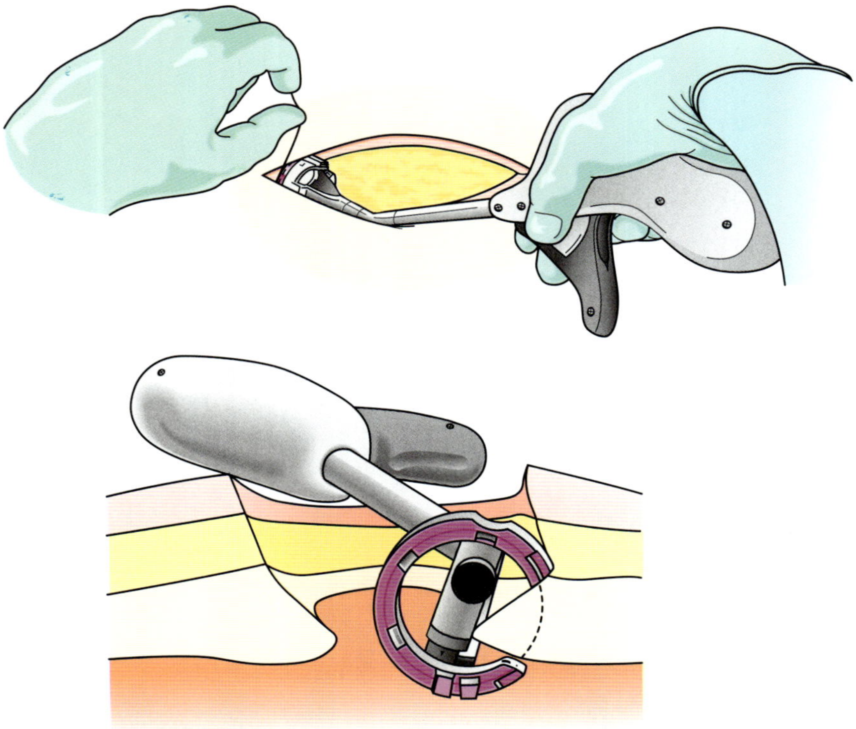

彩图 **6–24**　图示为带鞘的 **SuturTek** 针装置。第一挤压装置，针就会钉合组织并重新上鞘。第二次挤压可使针脱离组织并沿着切口缝合方向移动，同时重新上鞘。

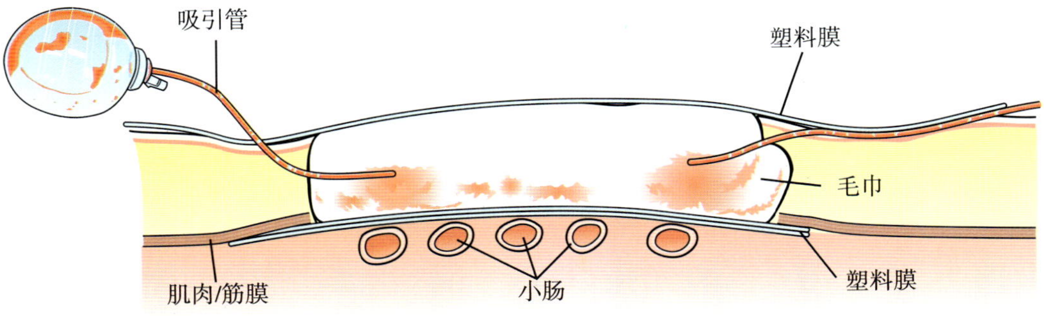

彩图 **6–26**　图示为改良的用于处理腹部开放患者的“**Bogota** 袋”。将两张手术用塑料外科单齐塞到腹部伤口边界下方，以避免脏腹膜和壁腹膜的粘连。然后放置湿巾和吸引管。最后用第三块塑料单最后把伤口盖全。用吸引器收集组织渗出液。

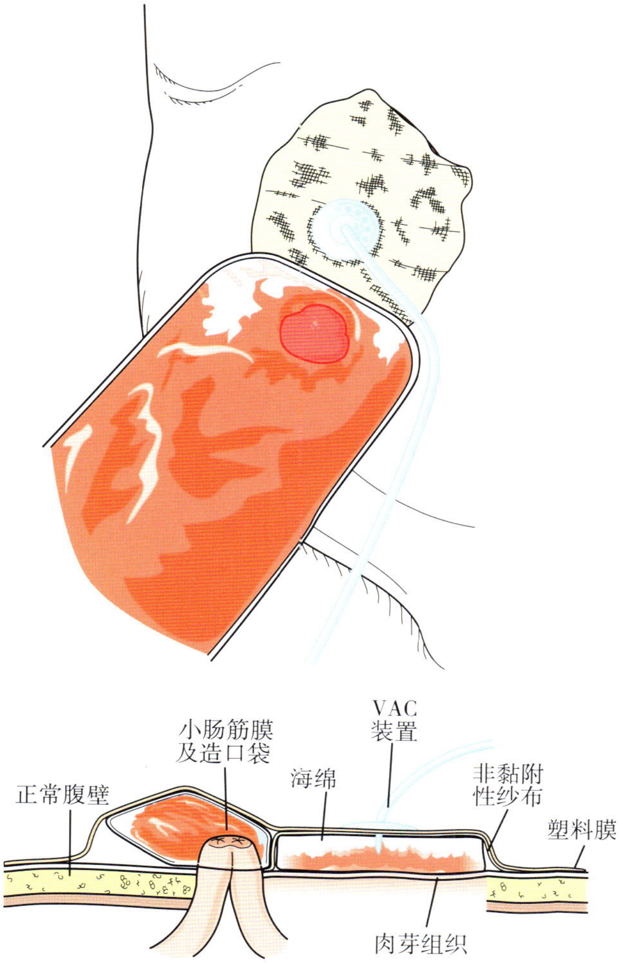

彩图 **6-27** 改良的真空辅助伤口关闭（**VAC**）装置以适应存在肉芽肿性基底的小肠瘘。肠瘘用造口袋封闭，肉芽组织用非粘附的纱布覆盖保护，以允许 **VAC** 装置使用负压。

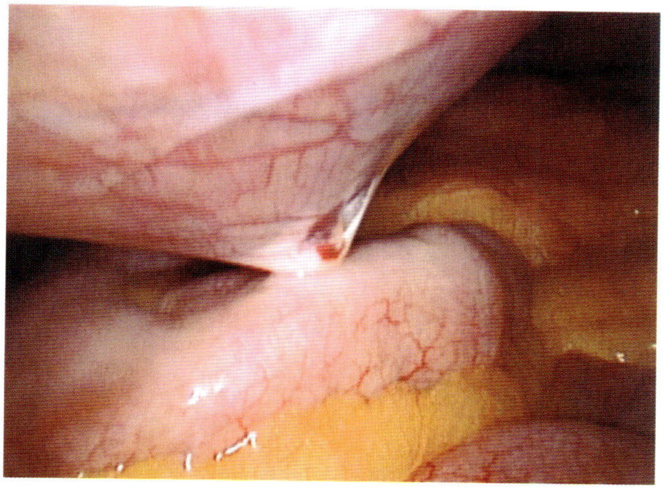

彩图 **7-3** 套管针放置引起的胃肠道损伤。

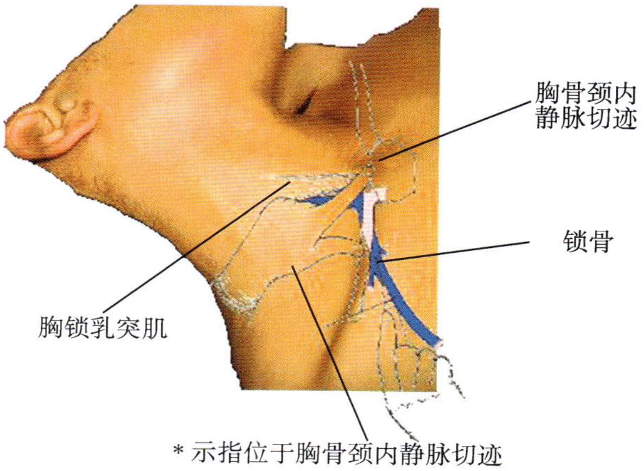

彩图 **8-3** 锁骨下静脉解剖。

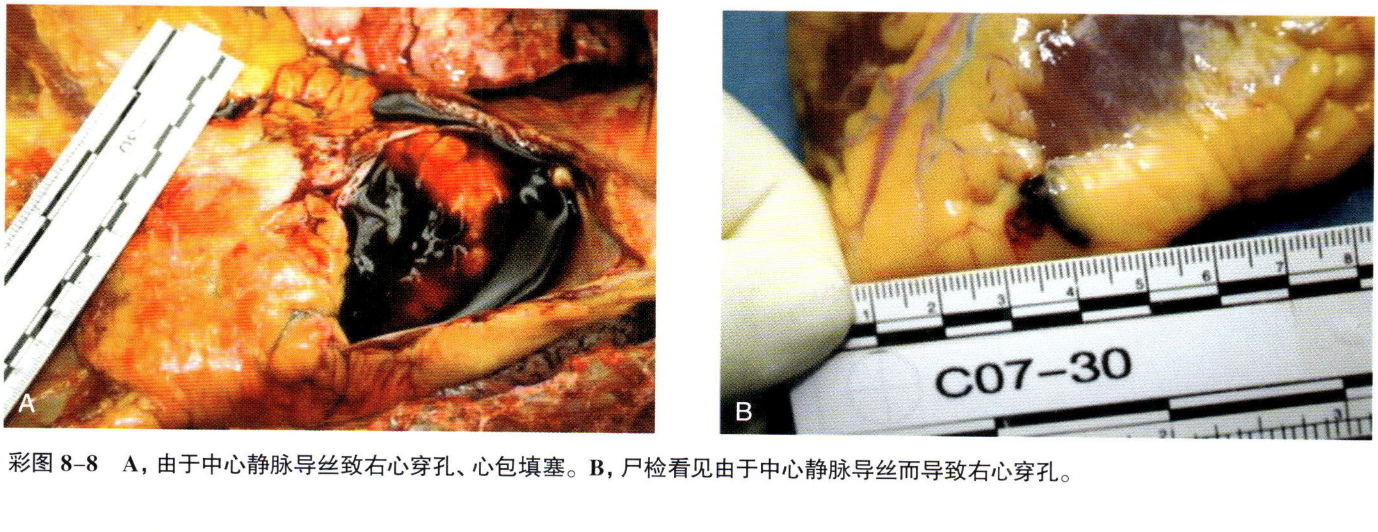

彩图 **8-8** **A**，由于中心静脉导丝致右心穿孔、心包填塞。**B**，尸检看见由于中心静脉导丝而导致右心穿孔。

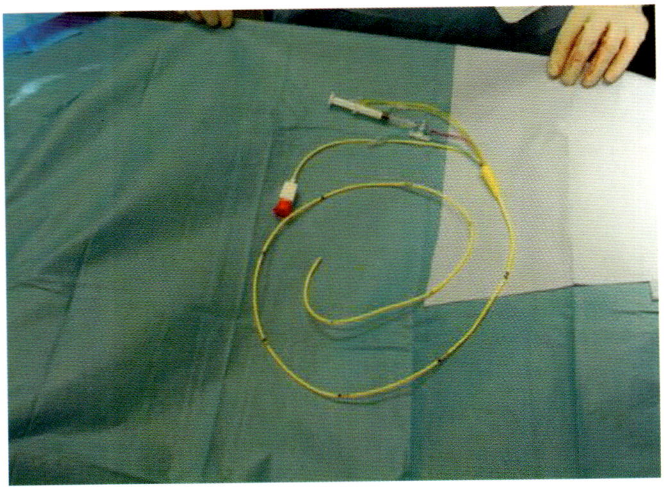

彩图 **9–1**　肺动脉导管。

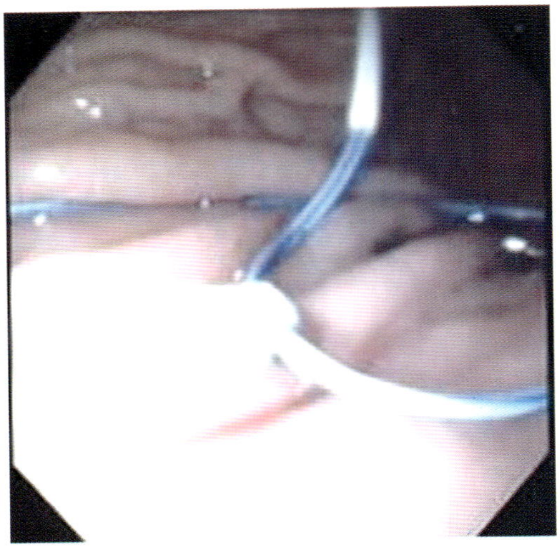

彩图 **13–2**　牢牢抓住导丝，避开末端，避免在拉出食管和咽腔时发生导丝的遗失。

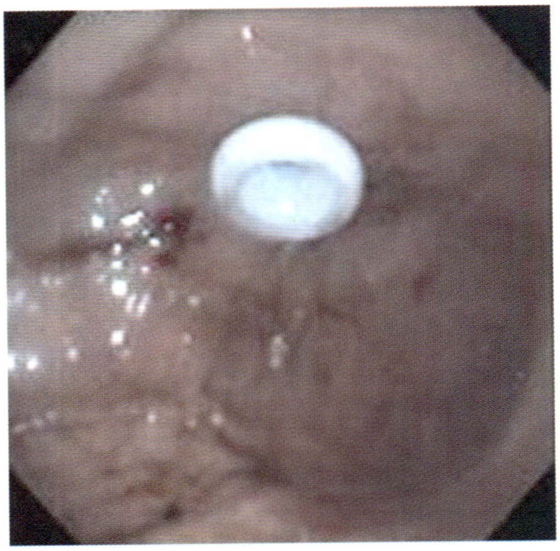

彩图 **13–3**　重复内镜检查，以确保 **PEG** 扣尽可能地接近胃壁，并止血充分。

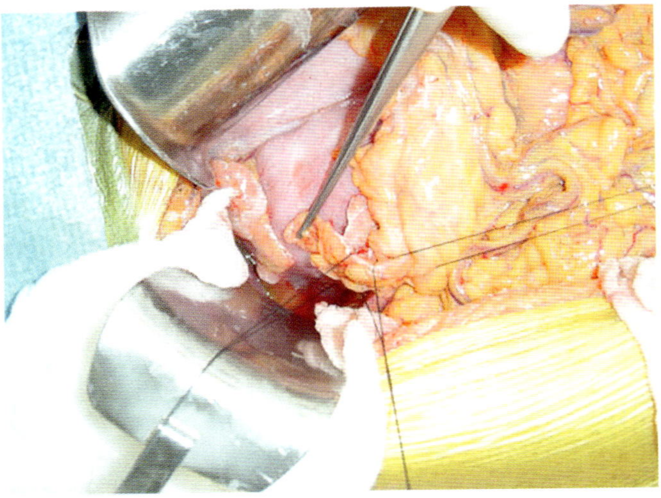

彩图 **15–5**　缝合网膜到穿孔上。缝线结扎使大网膜固定。打结过紧会导致大网膜缺血和坏死以及修补的破坏。

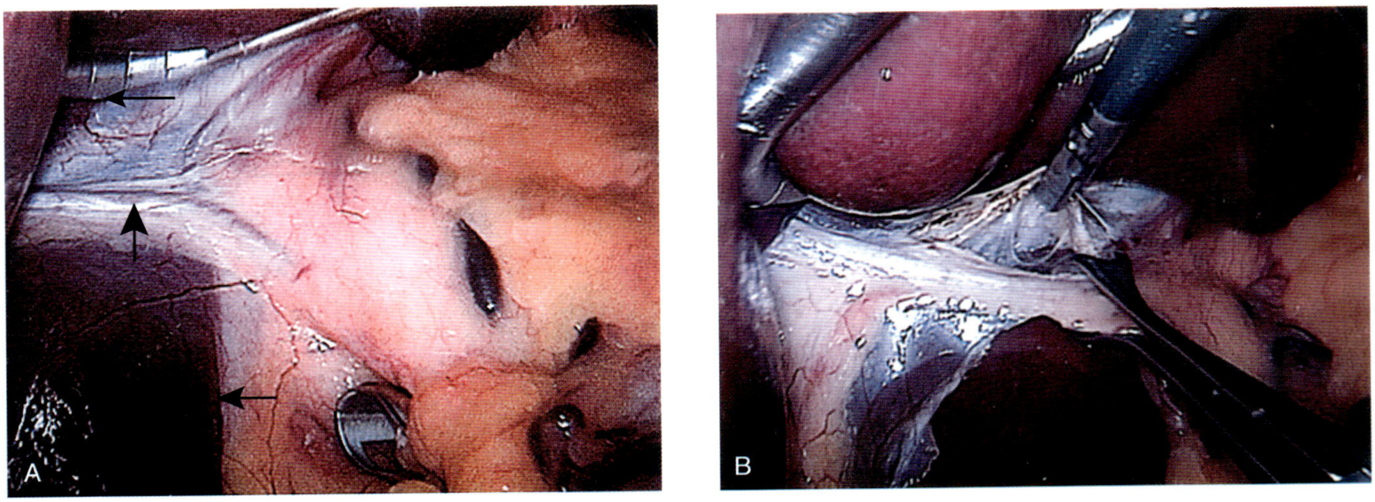

彩图 **17–1**　**A**，在尾状叶上方显露肝胃韧带（小箭头），可见一变异的肝左动脉（大箭头），肝左外侧段被推到前面（弯箭头）。**B**，解剖变异的肝左动脉，并用牵开器将其拉到手术野之外。此血管的大小提示它是一根替代的血管，为了分离的方便，将它保留且不结扎。

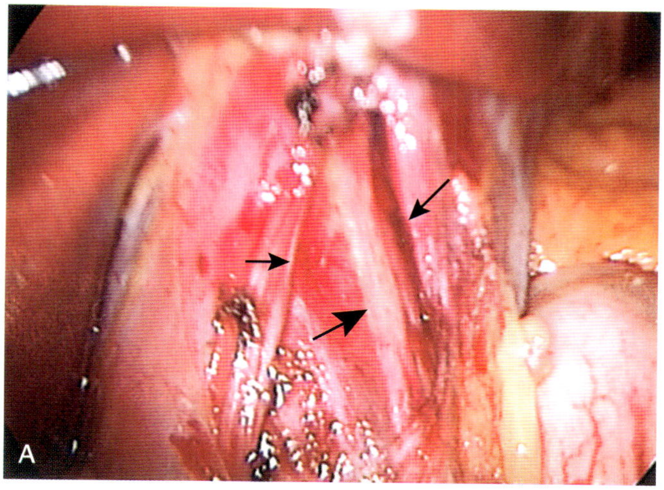

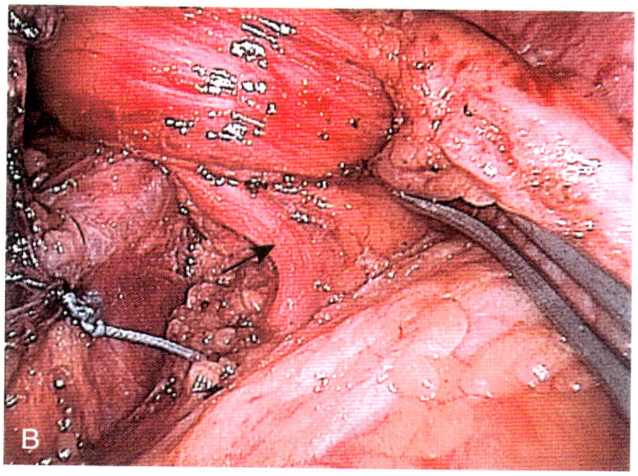

彩图 **17–2** **A**，左、右膈脚清楚显现（小箭头），在食管上的中间部位可以清楚地看到前迷走神经（大箭头）。解剖到此点时，完成左、右两侧膈食管韧带的游离后，前方的游离应扩展到前迷走神经干的前方，在食管上方将迷走神经向下推以将损伤最小化。**B**，箭头示迷走神经干后支。食管被推到前方。解剖到此点时，出现了食管后窗，应将迷走神经后干和食管一起拉向前方以将损伤最小化。

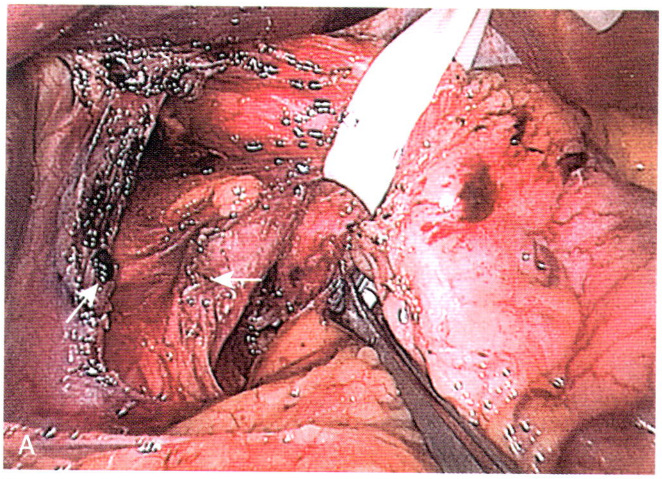

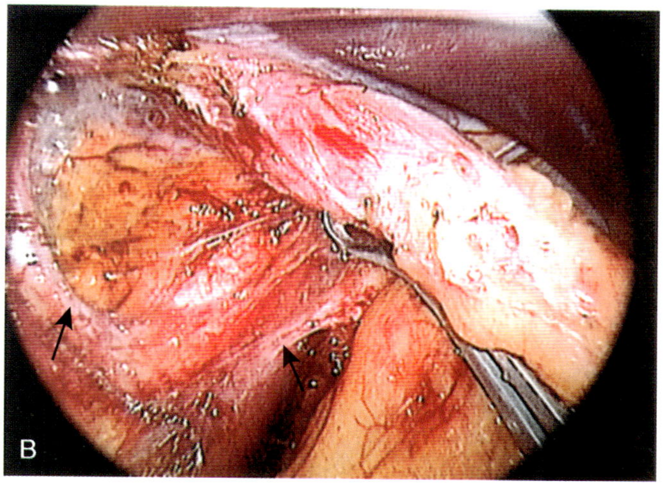

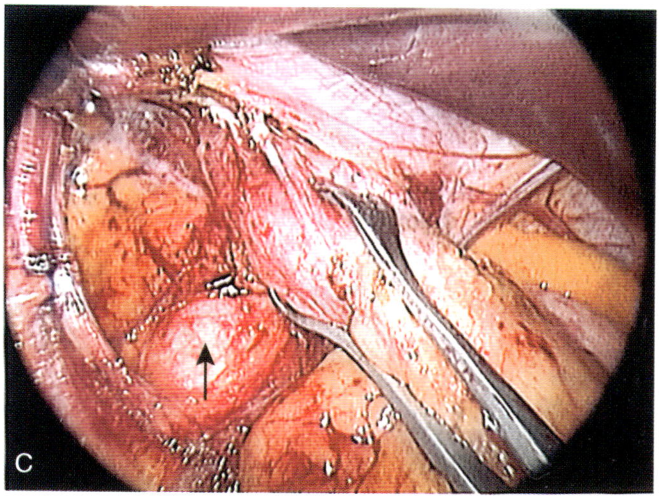

彩图 **17–3** **A**，为了达到无损伤方式的牵引，**Penrose** 引流管被放置在胃食管连接处的周围。箭头所示为左、右膈脚。该无损伤牵引使胃或食管撕裂或穿孔的危险降到最低。**B**，其他牵引的选择包括使用合适的媒介简单推开 **GE** 连接处和食管。这里使用内镜 **Babcock** 的钝侧推食管的前方，从而暴露裂孔和左、右膈脚（箭头）。**C**，以这种方式抓食管或 **GE** 连接处显然可导致食管线性损伤的发生率增高，应避免。需要注意的是在这张图中可以看到左膈脚后的主动脉（箭头）。

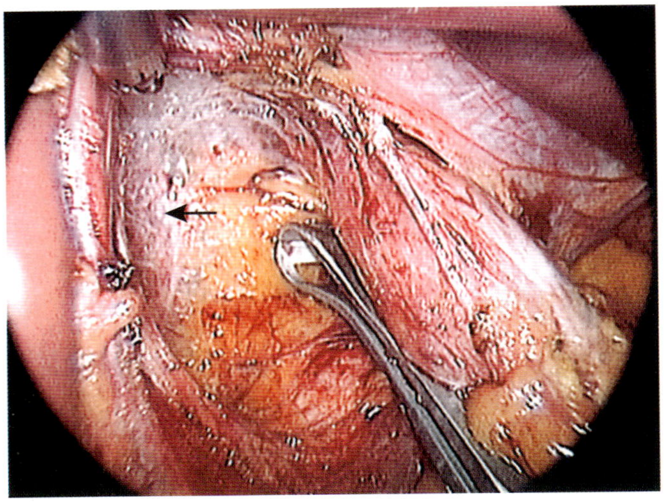

彩图 17-4　在胸腔内的解剖中可见右侧胸膜的边缘（箭头）。将胸膜推向左侧和右侧时应多加小心，不要穿透它，否则可能导致 CO_2 气胸的发生。

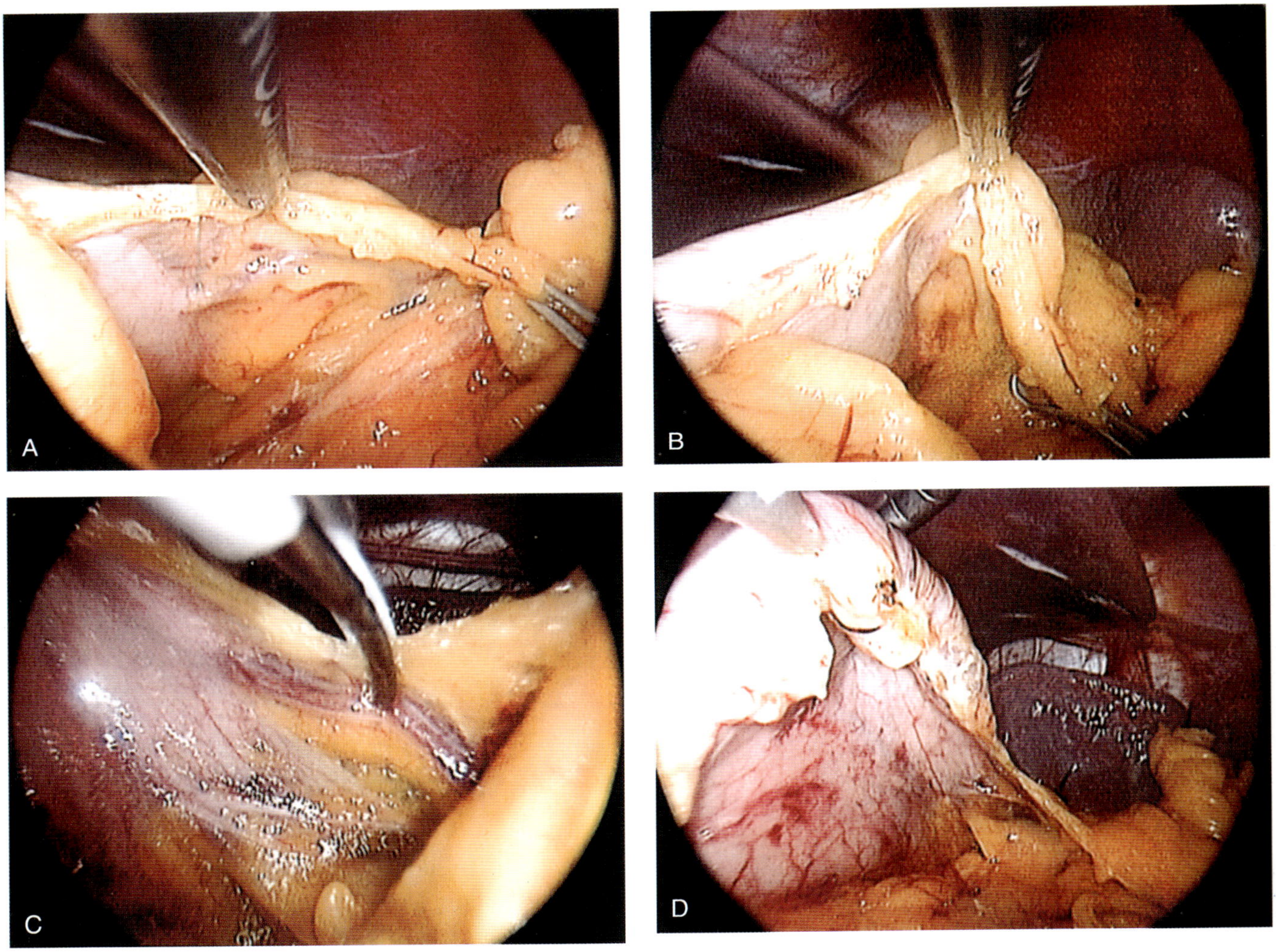

彩图 17-5　A，使用 harmonic 手术刀游离胃大弯侧，此处在正中位置可以看到胃短血管，向内侧和外侧牵开组织，完成组织封闭。B，harmonic 手术刀向前拉起，这可能导致过早的组织滑脱和出血，特别是在一些困难的部位，如在处理毗邻脾的胃短血管时。C，这里显示的是第二个 harmonic 手术刀应用错误导致的出血，即控制血管不充分，图示只有部分血管被抓住，这也可引起不可控制的出血。D，胃被向前拉开，以暴露其后方，当向近侧解剖时，可以减少胃大弯的损伤，使得胃短血管及脾和胃的关系显露清楚。

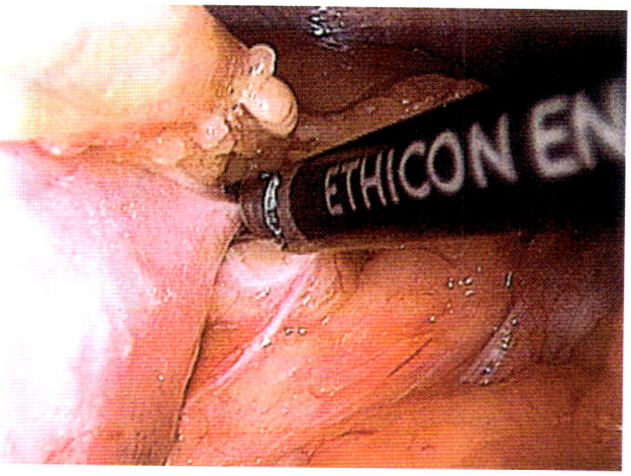

彩图 **17–6** **harmonic** 手术刀距离胃太近。这样可能导致热损伤，引起延迟的胃部穿孔，继发腹膜炎和脓毒血症。在此处，**harmonic** 手术刀应移到右侧，避免胃的热损伤的最小合适距离是 **2 ~ 3mm**。即便 **harmonic** 手术刀需要靠近胃和脾，也应该更靠近脾侧而不是胃侧。

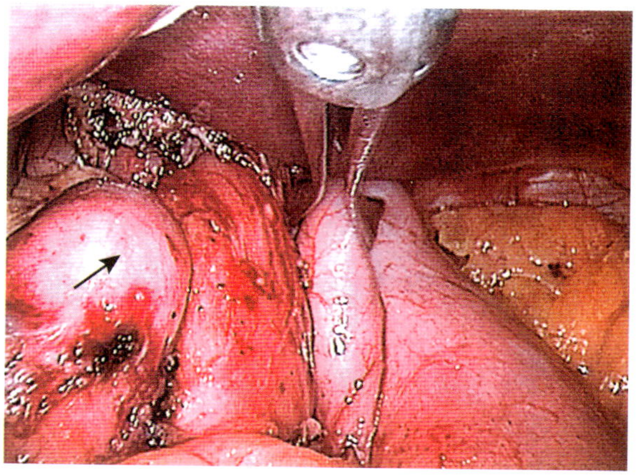

彩图 **17–7** 如箭头所示，以胃短血管作为界限的最松软的贲门部分已被拉出了食管后窗。其上没有牵开器。可以在无张力的松软区轻松地提起贲门的左部分。

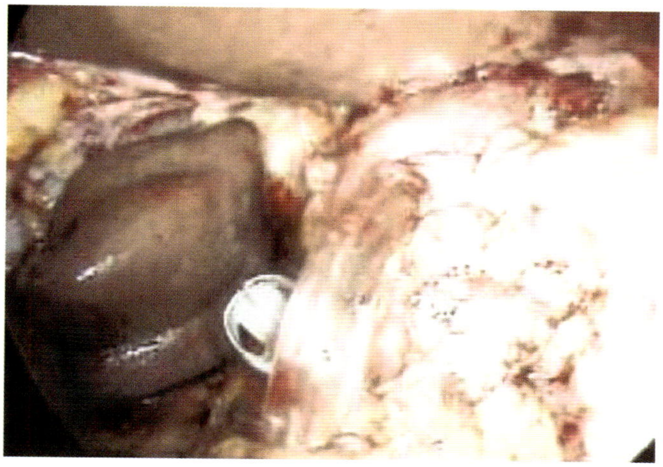

彩图 **17–8** 术中照片显示鼻胃管导致 **Nissen** 胃底折叠的食管后部发生穿孔。胃管放置时术者和麻醉师没有配合，所以没有进行直视下的胃管放置。直视下的胃管放置可以使胃管通过胃大弯侧到达正确的位置。本例中胃管随后被拔除，在腹腔镜下一期缝合胃穿孔处，患者术后经过顺利。

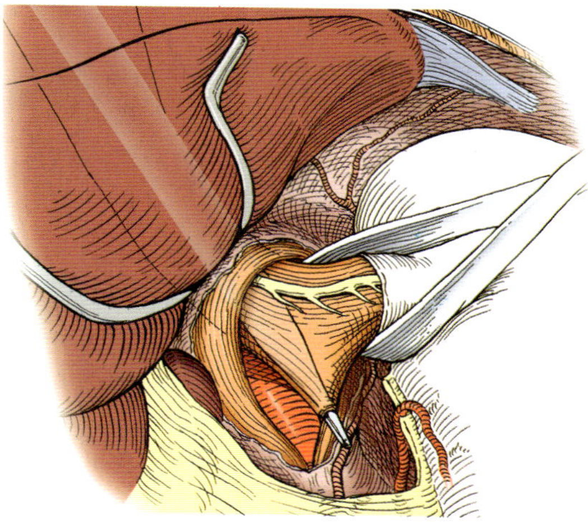

彩图 **17–9** 隐蔽解剖。如果解剖时向前方分离过多或向远侧分离过远，食管后窗将成为发生潜在的食管或胃损伤的部位。如果在定位时 **GE** 交接处的定位不正，该部位也是鼻胃管或食管探针损伤的部位。

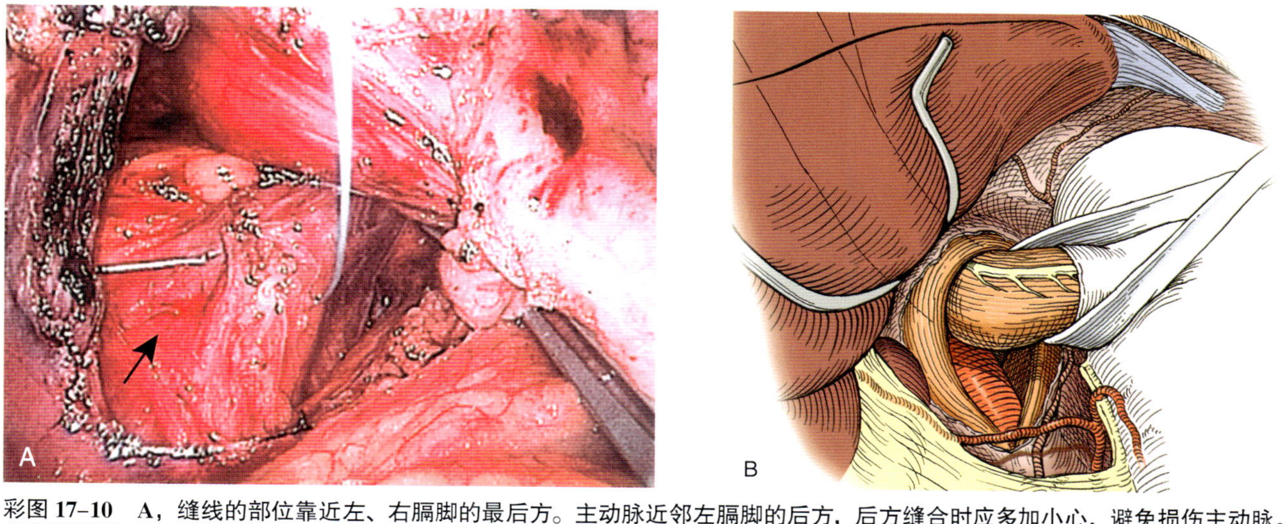

彩图 **17–10** **A**，缝线的部位靠近左、右膈脚的最后方。主动脉近邻左膈脚的后方，后方缝合时应多加小心，避免损伤主动脉。可以看见在膈脚后的主动脉（箭头）。**B**，隐蔽解剖。比邻左右膈脚的主动脉损伤的危险性与主动脉的定位及其与左右膈脚的关系相关，特别是后方的缝合。此外，膈前血管通常紧贴裂孔的前部分，在解剖膈食管韧带时应多加注意，避免损伤这些血管。最后，下腔静脉在肝尾状叶后方可以看到，在这个区域也可以看到变异的肝左动脉。同样，在解剖 **GE** 连接处时，也需要再次强调这些血管损伤的潜在风险。

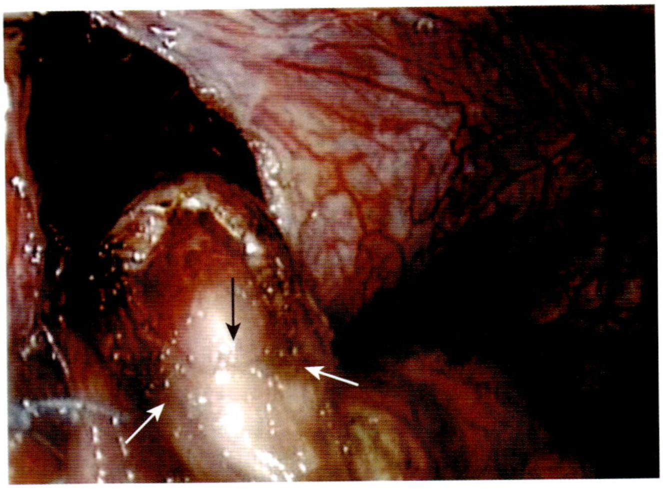

彩图 **18-1** 注意黏膜下残留的肌纤维（黑色箭头），在这个部分防止肌层切开边缘（白色箭头）的完全性离断。

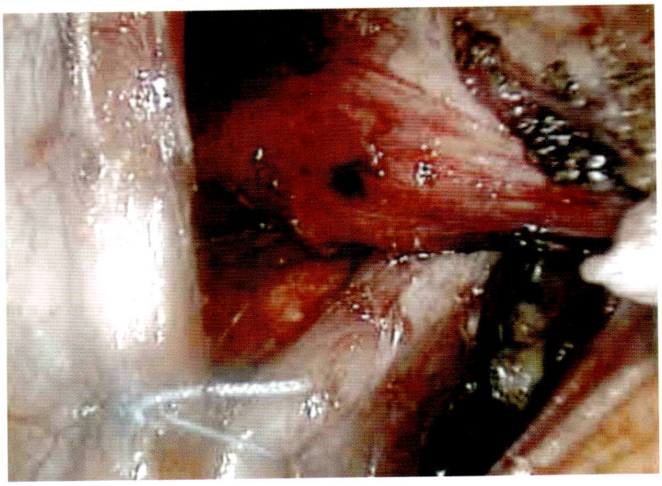

彩图 **18-3** 该患者食管裂孔打开过大导致术后胃食管反流（**GER**）和食管旁疝。在膈肌脚的后面进行缝合以减少这些风险（显示的是第一步缝合）。

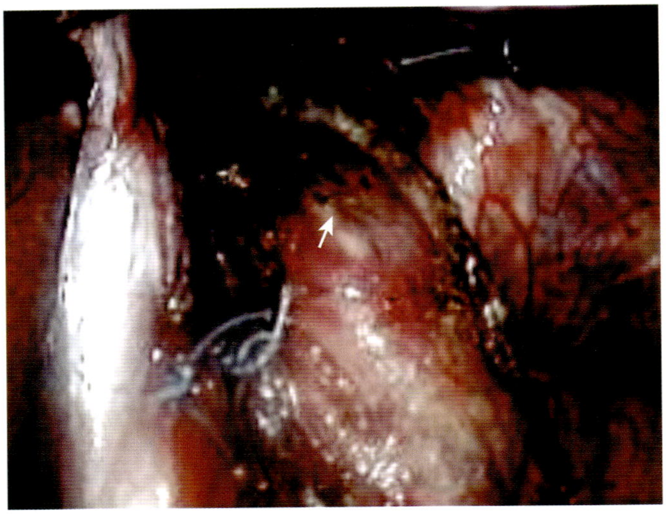

彩图 **18-4** 肌层切开时发生黏膜损伤（箭头）。尽管这还不是明显的穿孔，但随后可能发生该部位的黏膜坏死，导致迟发性的穿孔。

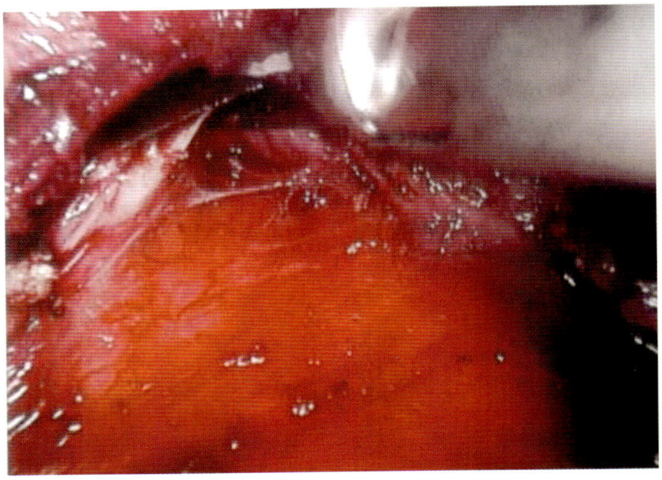

彩图 **18-5** 适当的操作。注意在分离肌层纤维前已经放置了牵引（远离黏膜）。

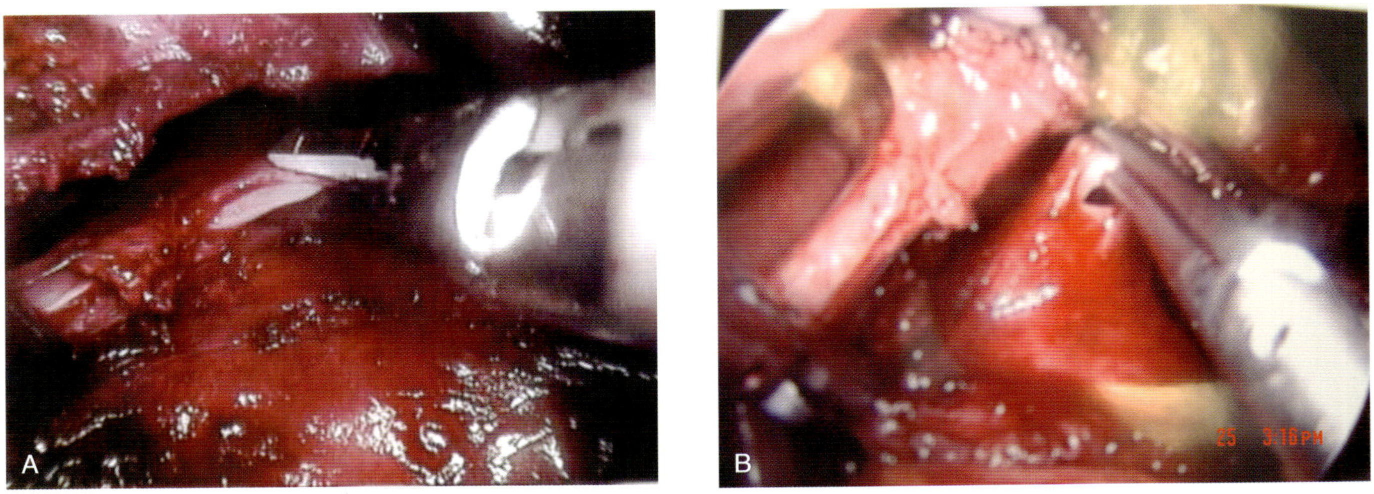

彩图 **18-7** **A**，不适当的操作。注意没有给予肌层纤维足够的牵引（与彩图 **18-5** 比较）。器械的下臂靠近食管黏膜会增加直接损伤或超声刀（如果在此区域超声刀被打开）的继发损伤的风险。**B**，腹腔镜修补之前在操作中发现的使用超声刀导致的黏膜穿孔。

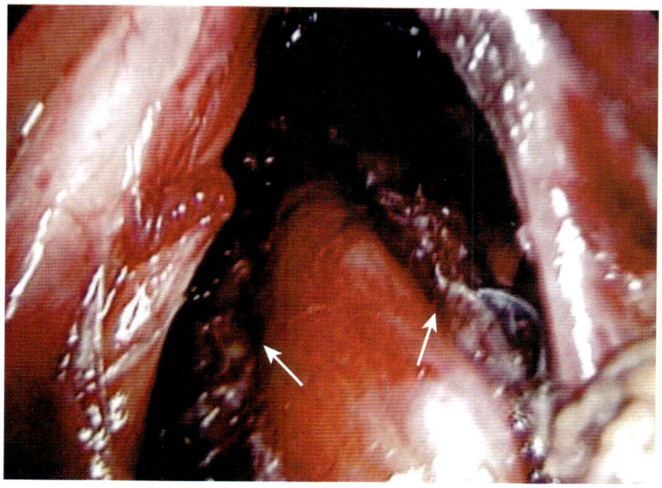

彩图 18–8 该患者被打开的相当大的食管裂孔保证了对后方的膈肌角的缝合。同时显示了肌层切开术时被正确分开的两侧缘（箭头）和从其下方膨出的黏膜。

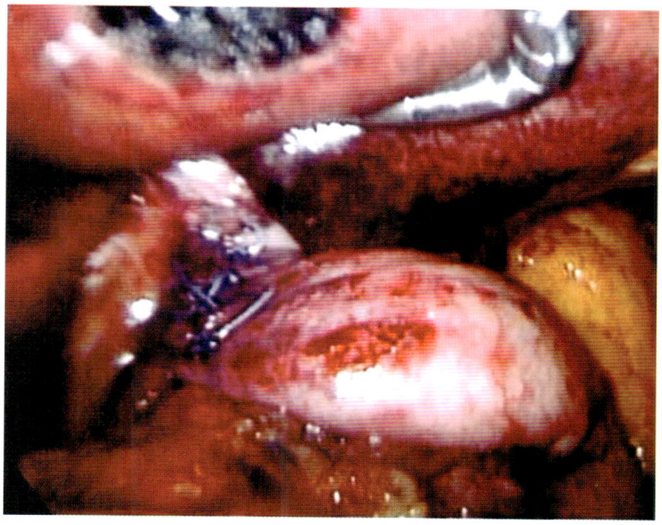

彩图 18–10 前部 Dor 胃底折叠术保护支撑了肌层切开术后暴露的黏膜，保护其避免发生迟发瘘。

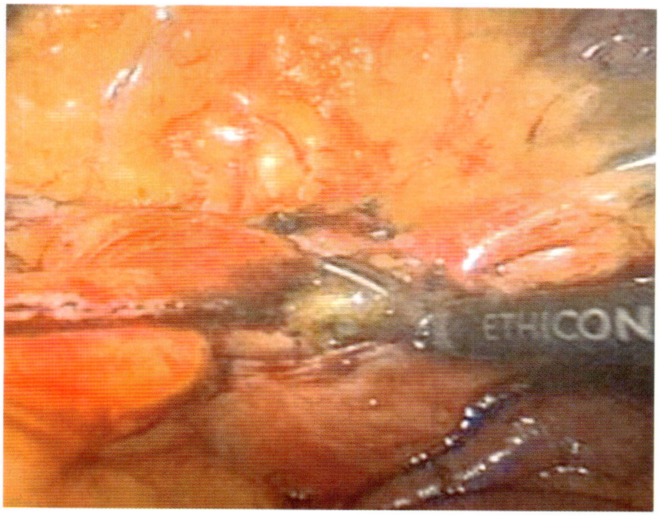

彩图 19–1 分离小肠系膜。

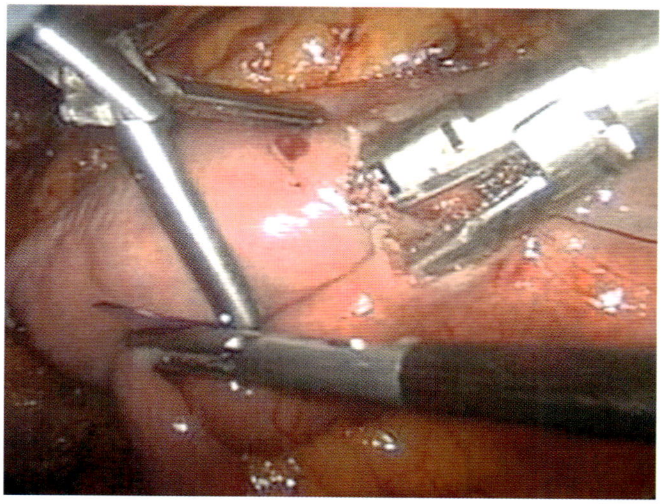

彩图 19–2 第二次插入吻合器，从右向左，完成双重缝合技术。

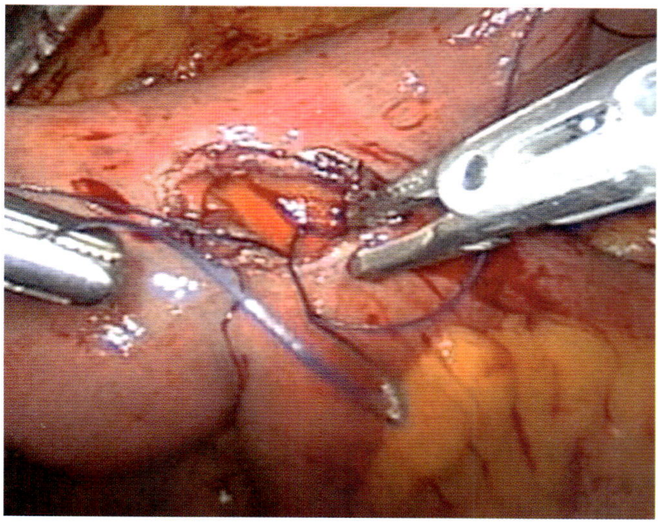

彩图 19–3 用缝线闭合吻合器的缺损。

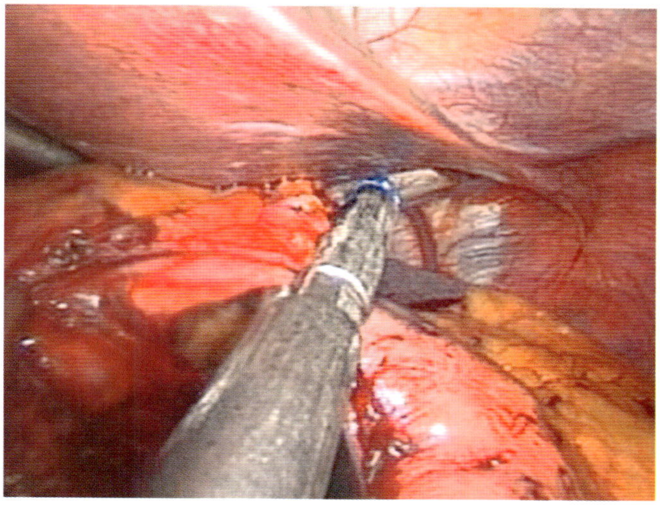

彩图 19–4 创建胃囊注意排除胃底。如果可以看到 Ewald 管，使近端胃囊变形是最好的。

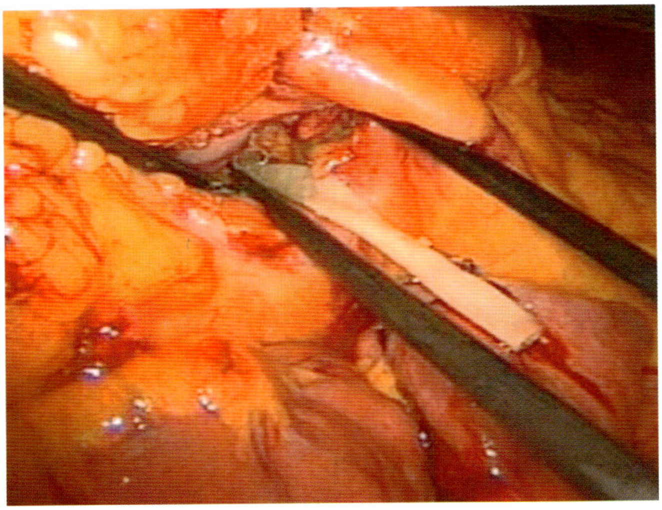

彩图 **19–5**　上提 **Roux-en-Y** 肠袢时需明确肠系膜是向下的。

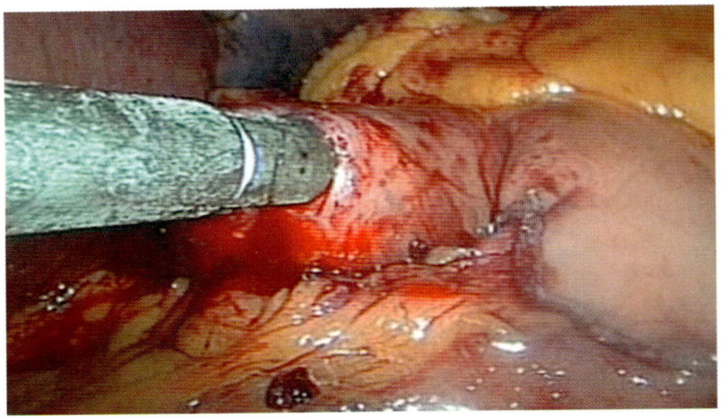

彩图 **19–6**　线性缝合创建近端钉合吻合，吻合器到位，准备击发。

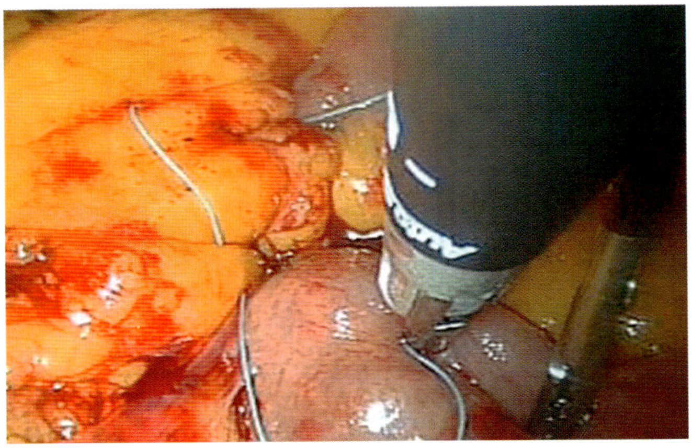

彩图 **19–7**　创建“三重缝合”，缝线首先置于肠管内在系之前再将其置于肠系膜内。

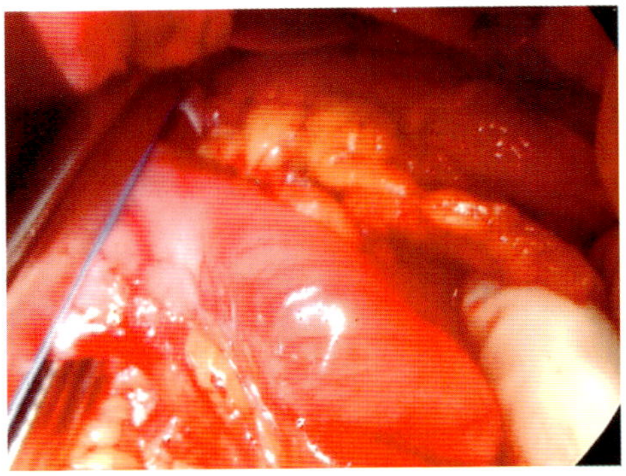

彩图 **20–2**　**A**，在刚过幽门的位置切断十二指肠。为了游离十二指肠的这个部位，要首先结扎胃右血管和胃网膜右血管，并将肝向上牵拉。必须注意避免损伤临近的门脉结构。

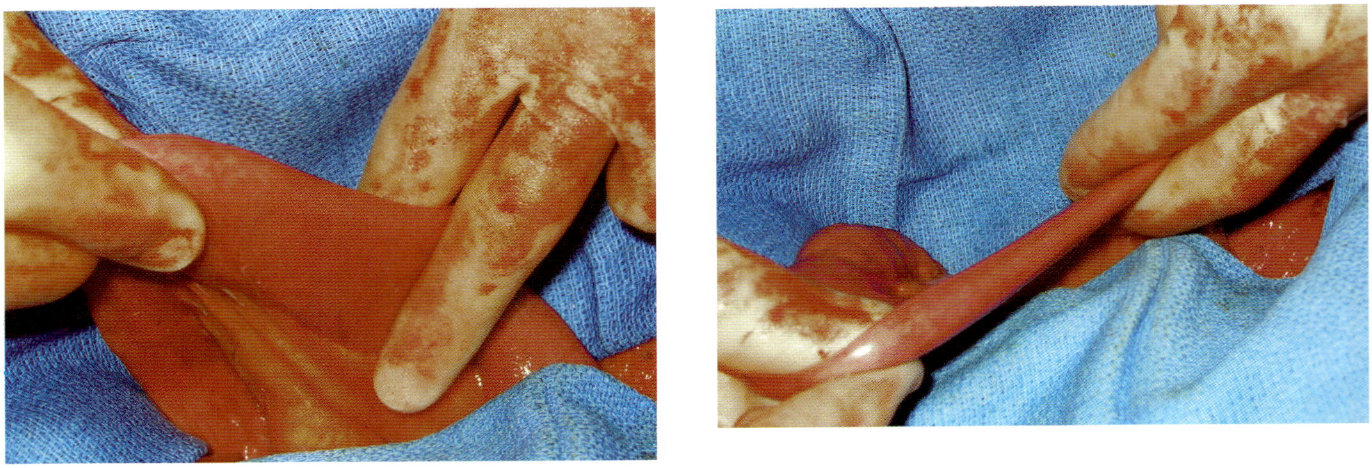

彩图 **21–1**　可以在食指和中指之间推挤小肠来发现肠管内的病变。这种方法可以触摸微小的病变，防止遗漏病变。此外，也可以将肠道内容挤走，远离肠管切开处，最大限度地降低肠内容物污染术区的风险。

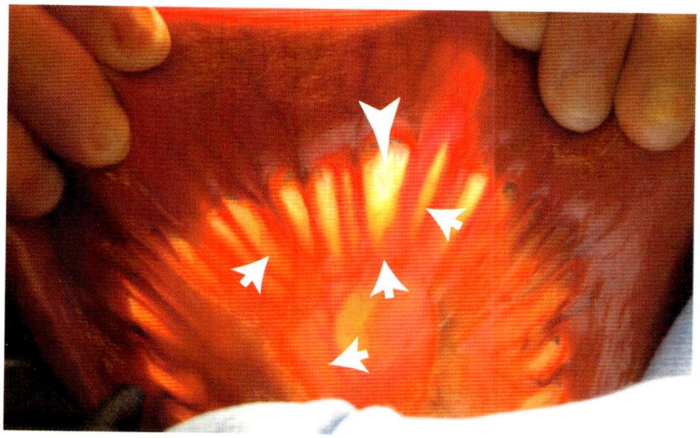

彩图 **21–2**　将肠系膜逆光行透照实验，可以识别血管弓(箭头)。能够分清楚肠管的边缘(箭头)和血管(箭头)。这样术者就可以仔细结扎，防止损伤肠道或血管弓。

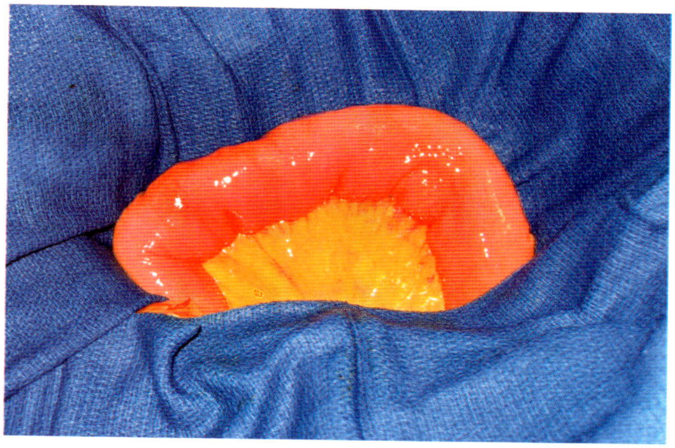

彩图 **21–3**　用浸有生理盐水的湿棉垫覆盖在伤口边缘，可以最大限度地减少伤口污染。这样可以限制肠内容物的外溢和污染，如彩图 **21–1** 和 **21–4** 所示。

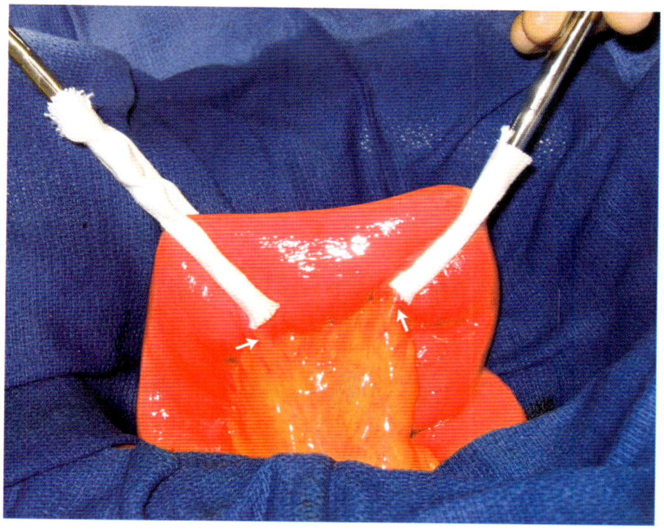

彩图 **21–4**　将肠内容物从肠管切开处挤走后，用两把无齿肠钳夹闭将要切除肠管的近端和远端，防止肠内容物的反流。肠钳应夹闭肠管，不应该夹闭邻近的系膜(箭头)。

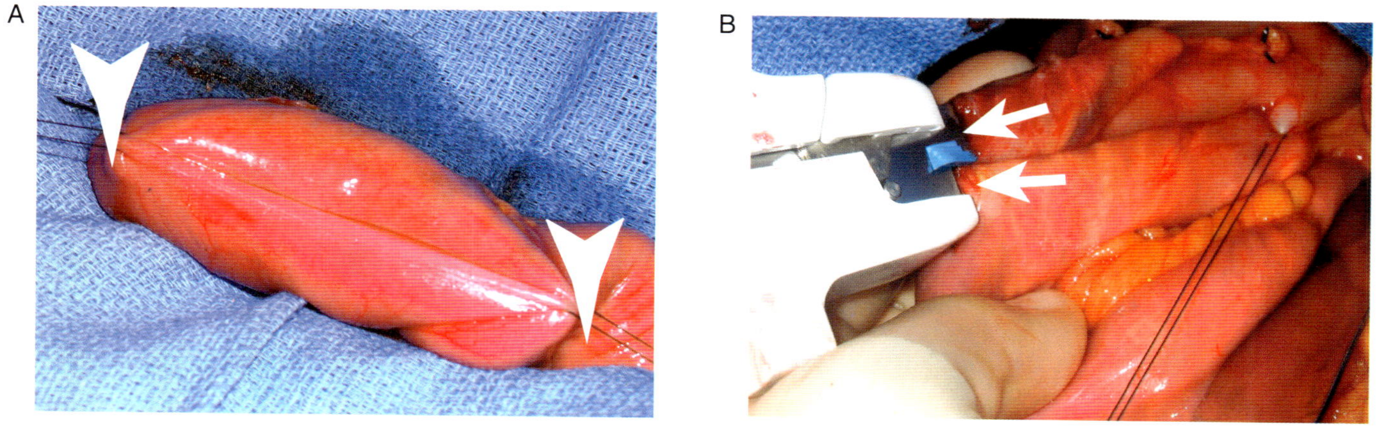

彩图 **21–5**　**A**，排列好近端和远端的肠管，在其两侧各缝一针悬吊牵引线(箭头)。仔细对齐肠管，防止肠管打折和扭转。**B**，在近端和远端肠管的对系膜缘的肠壁上各行一个切口，将吻合器分别置入切口内，向上牵拉近侧肠管的牵引线，使吻合器两臂完全进入肠管，行肠吻合。

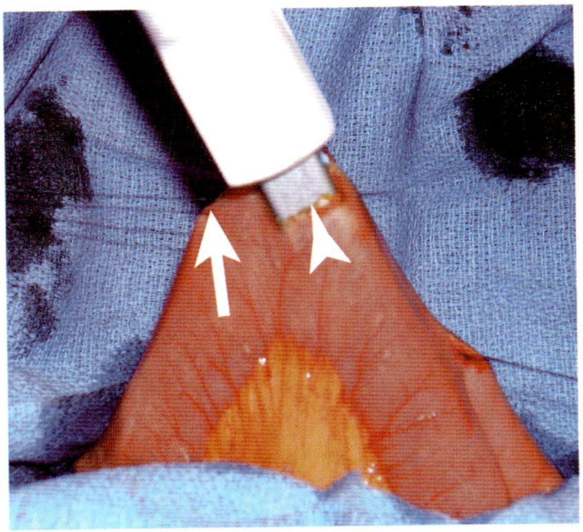

A

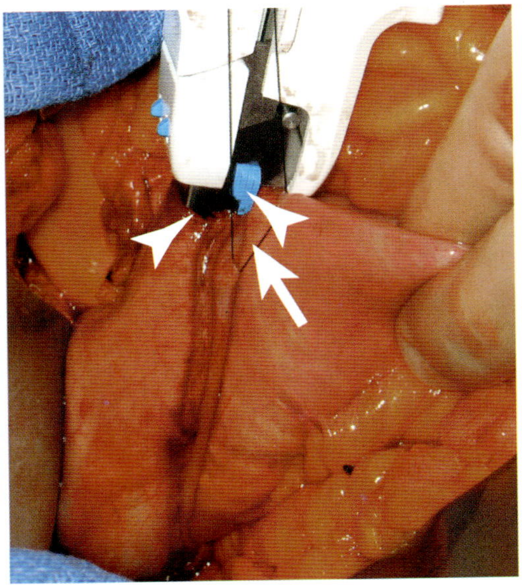

B

彩图 **21-6** **A**，近端的牵引线（箭头）帮助提拉肠管使吻合器的两臂进入肠管内。这一牵引线能够确保对齐肠管（箭头）。**B**，仔细地检查吻合肠管的后面，确保整个吻合准备妥当。

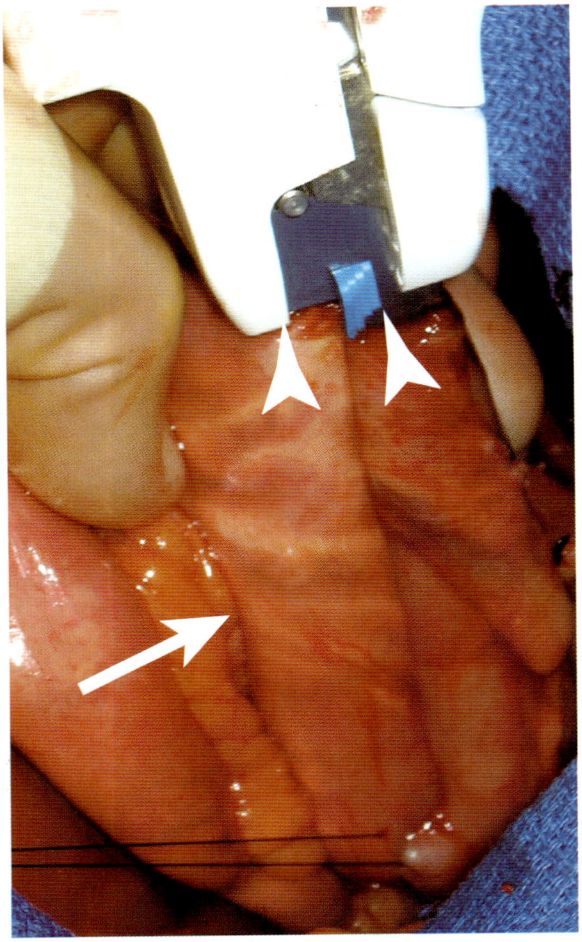

彩图 **21-7** 排列好将要吻合的肠管的位置，包括吻合肠管的末端（箭头），将肠系膜向吻合相反的方向牵拉（箭头），扣紧吻合器的两臂。术者可以像彩图示中一样，将手指放在肠管的后面，确保没有其他组织结构卷入吻合器。

A

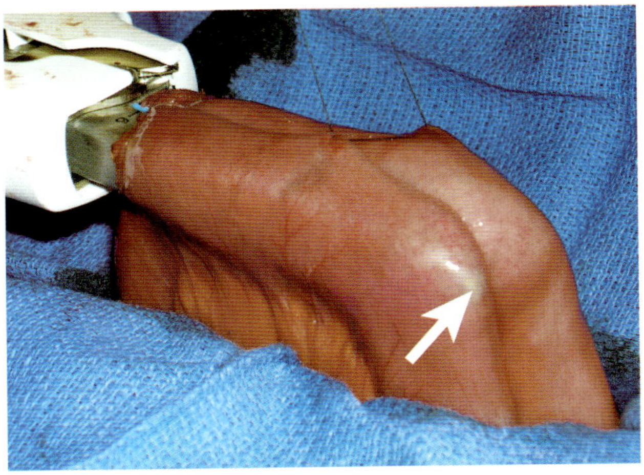

B

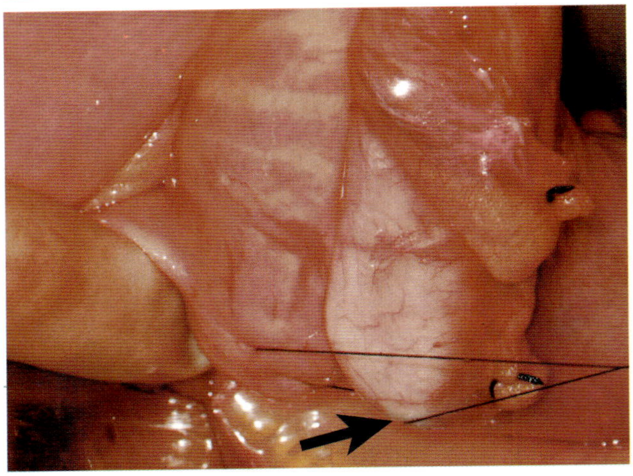

彩图 **21-8** **A**，将吻合器放入肠管后，一定要检查吻合器两臂的顶端，这样可以防止吻合器头贯通损伤肠管（箭头）。**B**，如果在腹腔深部做此操作很容易出现这样的损伤，因为其吻合的远端是看不见的。

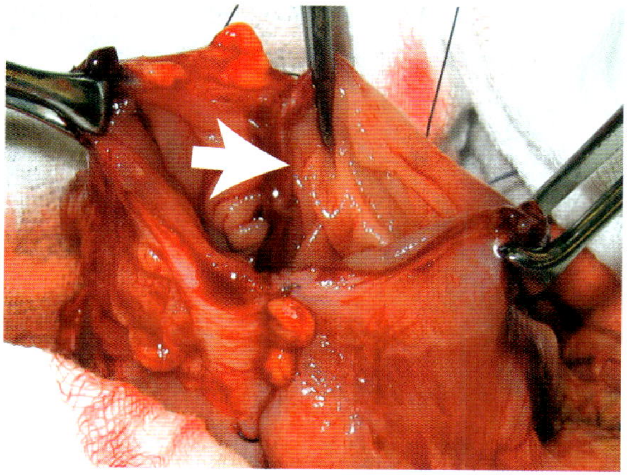

彩图 **21–9**　一定要检查吻合口处的钉合线（箭头），确切止血，如果发现出血，一定要给予缝扎，防止吻合口出现迟发性出血，进而导致肠梗阻或吻合口破裂。

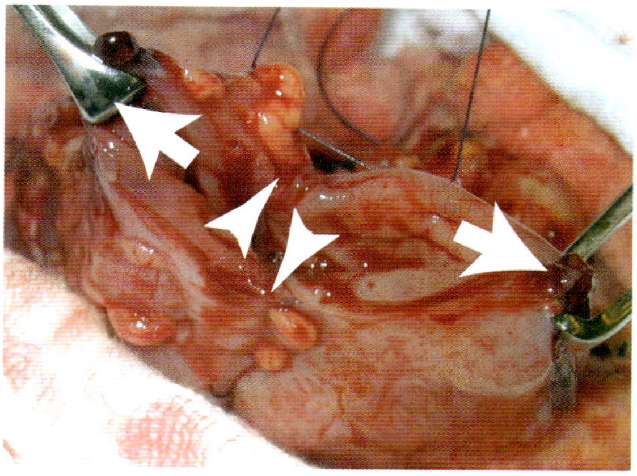

彩图 **21–10**　将两把 **Allis** 钳分别放置在肠管切开处的最两端。钳子的一侧置于肠腔内，部分关闭，并向外牵拉，包括钳子夹闭的黏膜层（箭头）。这可以确保小肠全层和边角处都能被吻合器闭合。为了避免吻合线的重叠，第一次吻合时（**GI** 吻合器）的吻合线应被这次的吻合线所抵消（箭头）。

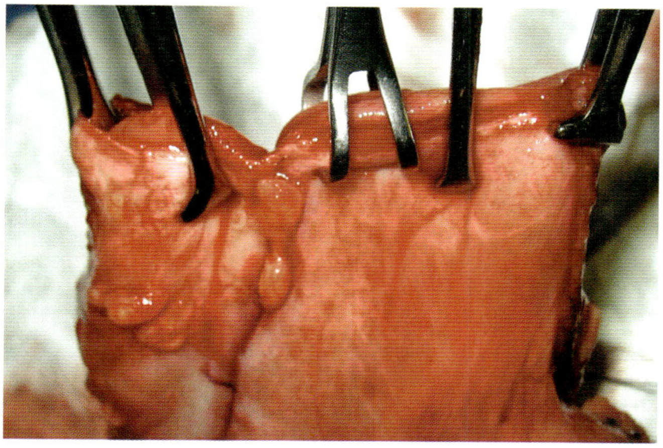

彩图 **21–11**　用 **Allis** 钳或 **Babcock** 钳对合肠管边缘，以确保完全闭合肠管的开口。

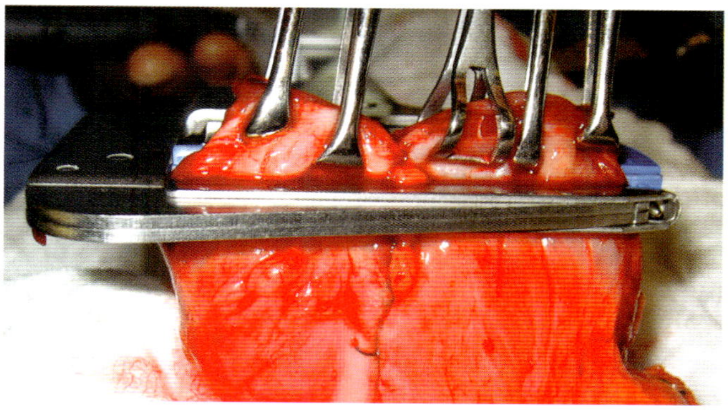

彩图 **21–12**　将线性非切割吻合器置于钳子下方，闭合肠管，注意避免肠管狭窄。

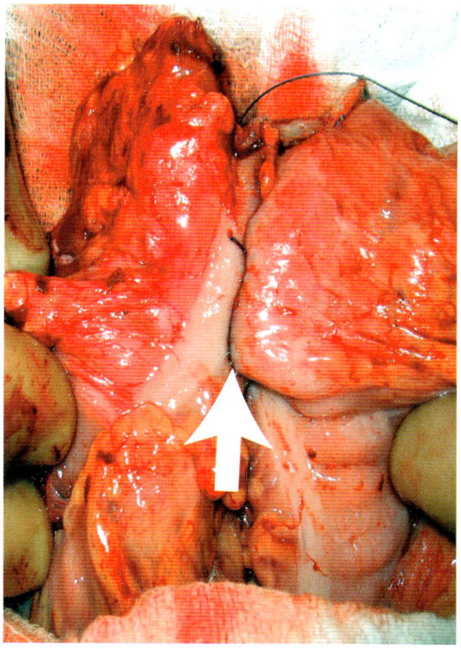

A

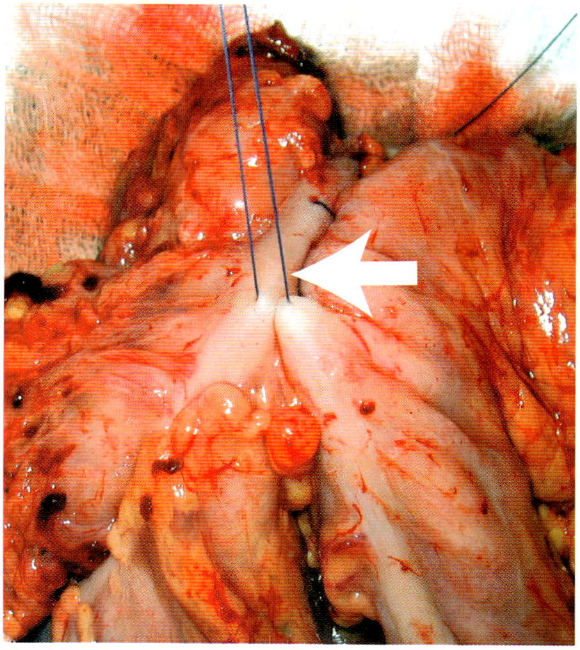

B

彩图 **21–13**　**A**，吻合线的边缘（箭头）。**B**，在吻合线附近缝合一针，减小该处的张力（箭头）。这是“支撑性”缝合。

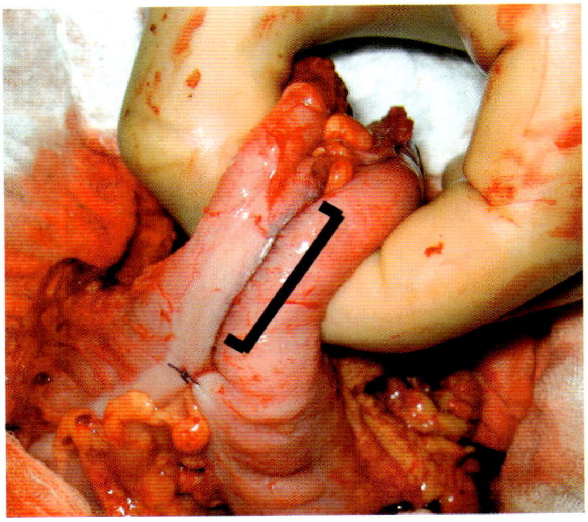

彩图 21–14　术者可以用拇指和示指触摸吻合口处的肠腔（括号所示），以确保其不会狭窄。

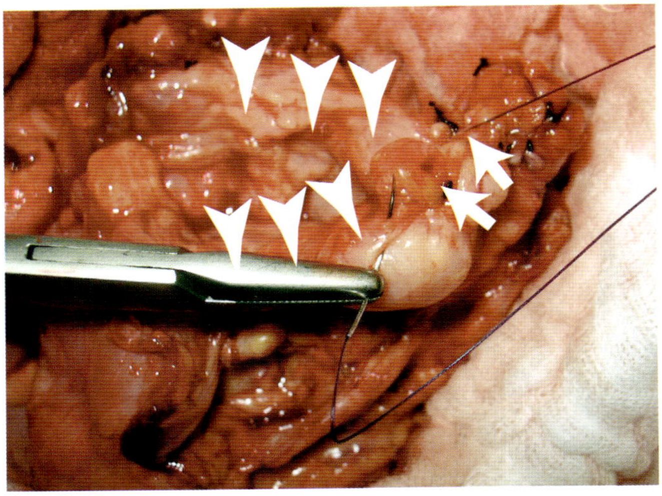

彩图 21–15　关闭系膜缺损时（小箭头所示），进针要表浅（见缝针位置），以避免损伤到肠系膜血管。注意不要缝在系膜结扎的位置（箭头），因为该处的血管正位于系膜的切开缘，很容易受到损伤。

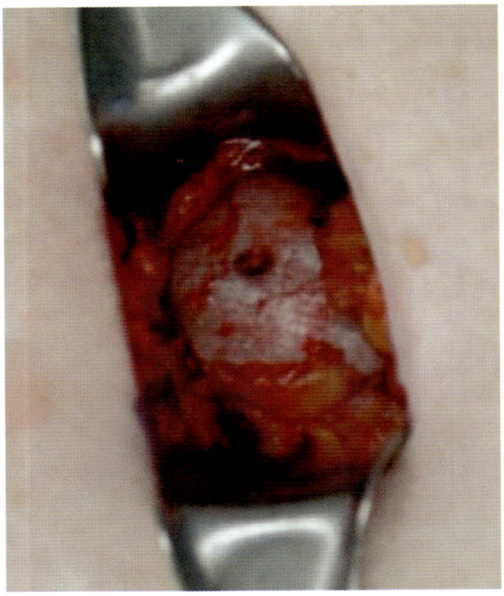

彩图 22–7　在切口的底部，可以看见腹外斜肌纤维。大多数外科医生认为，如果在此位置行造口术会容易发生疝气。

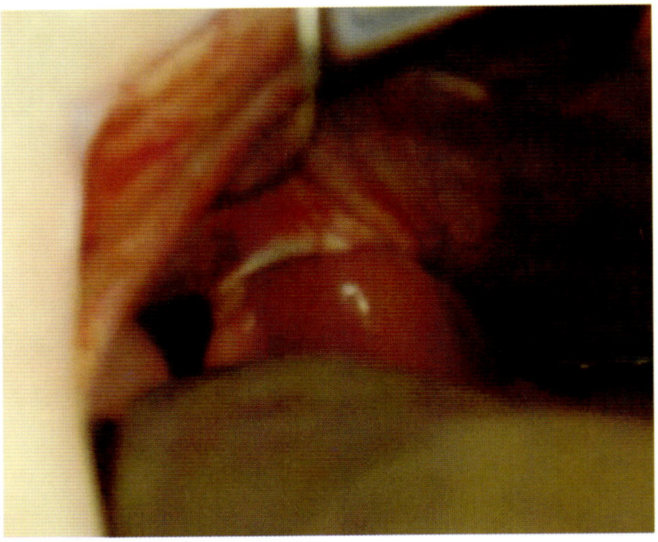

彩图 22–11　肠管通过腹壁后，必须确定肠管没有被旋转。为了确保肠管方向正确，可在回肠袢式造口的一侧缝合一针。

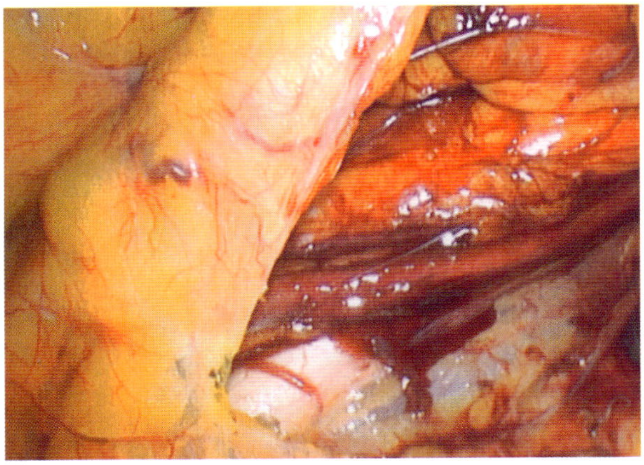

彩图 24–1　由内侧向外侧游离，将左侧输尿管由外侧向内侧推开，显露直肠上动脉，如图所示。

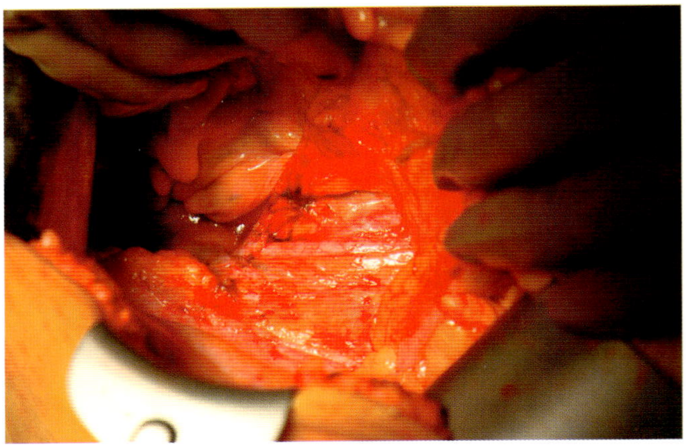

彩图 24–2　由外侧向内侧游离，将左侧输尿管由内侧推向外侧，使乙状结肠位于正中。要尽可能靠近乙状结肠游离，因为所有的重要结构，如左侧输尿管、左侧髂血管、左性腺血管都在其旁边。

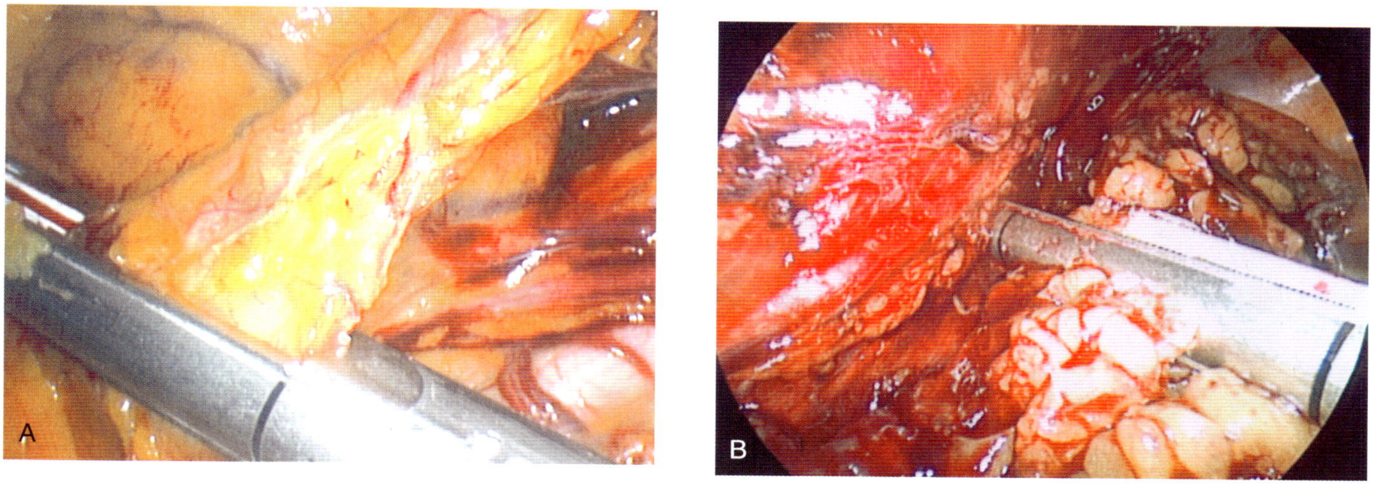

彩图 **24–3** **A**，在结扎或闭合直肠上动脉之前，要再次确认左侧输尿管。**B**，当结扎或闭合直肠系膜时也容易损伤左侧输尿管。当左侧输尿管由外侧向内侧跨过髂血管时，术者要再次进行确认。

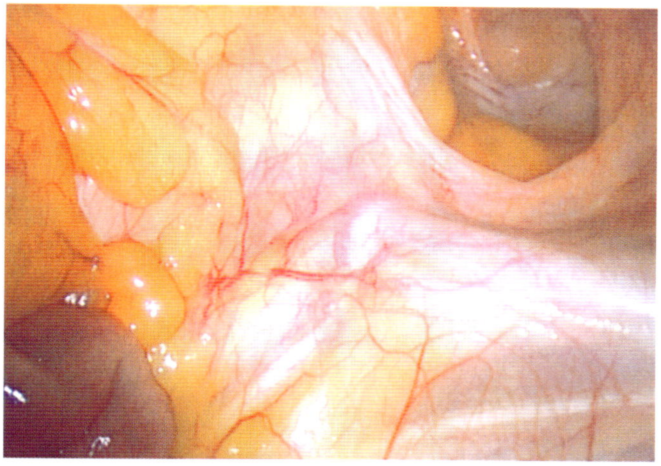

彩图 **24–4** 腹腔镜手术中，在由右侧向左侧或内侧向外侧切断直肠上动脉的时候，容易损伤到右输尿管和右侧髂血管。沿着骶骨岬切开侧腹膜时，术者要贴近直肠上动脉进行分离。

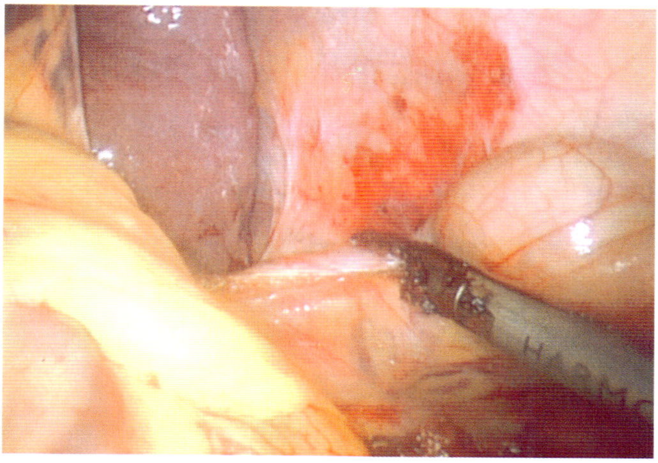

彩图 **24–5** 当游离结肠脾曲时，贴近结肠，远离脾。脾结肠韧带内血管较少，可以向下轻轻地牵拉将其打开。

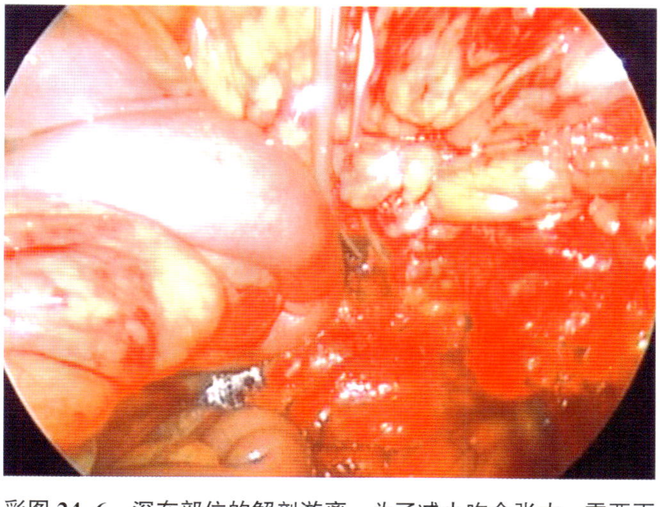

彩图 **24–6** 深在部位的解剖游离。为了减小吻合张力，需要更多地游离近端结肠，要靠近其起始位置结扎左结肠动脉，从而保护侧支血管。术者注意不要损伤屈氏韧带和胰尾。

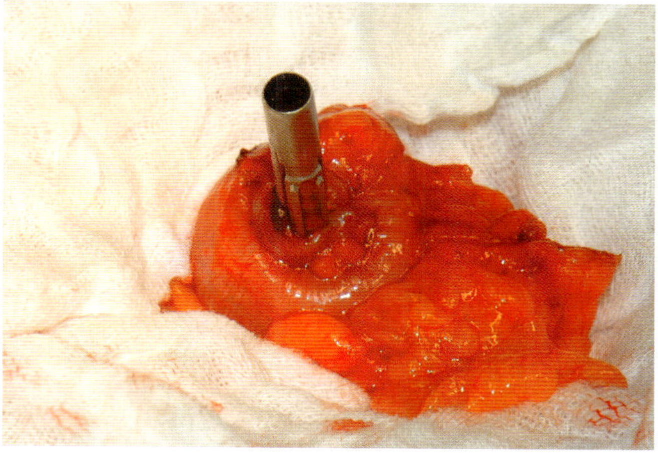

彩图 **24–7** 在吻合之前不要过多地剥离肠系膜。过多剥离肠系膜会引起吻合口缺血，从而导致吻合口漏。但在吻合的部位不要保留厚厚的肠系膜脂肪。

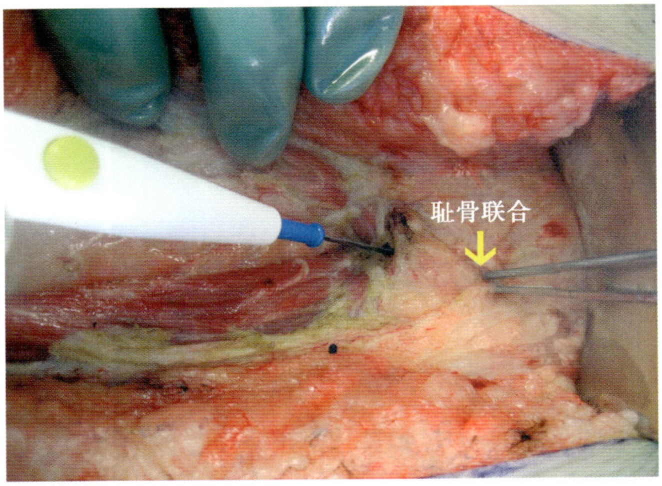

彩图 **25-3** 开腹。为了避免膀胱损伤，在开腹时切开前面的筋膜到脐，要在肌肉的前面进行操作。

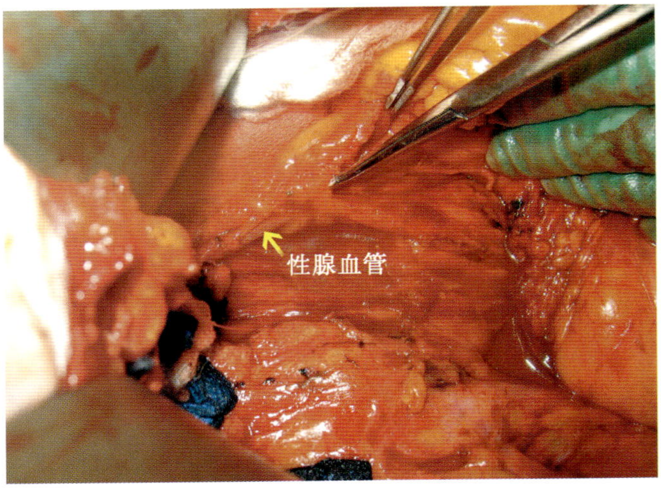

彩图 **25-4** 从结肠系膜解剖性腺血管。这个解剖平面是无血管区，引导外科医生沿这个平面从后腹膜分离结肠及其系膜。

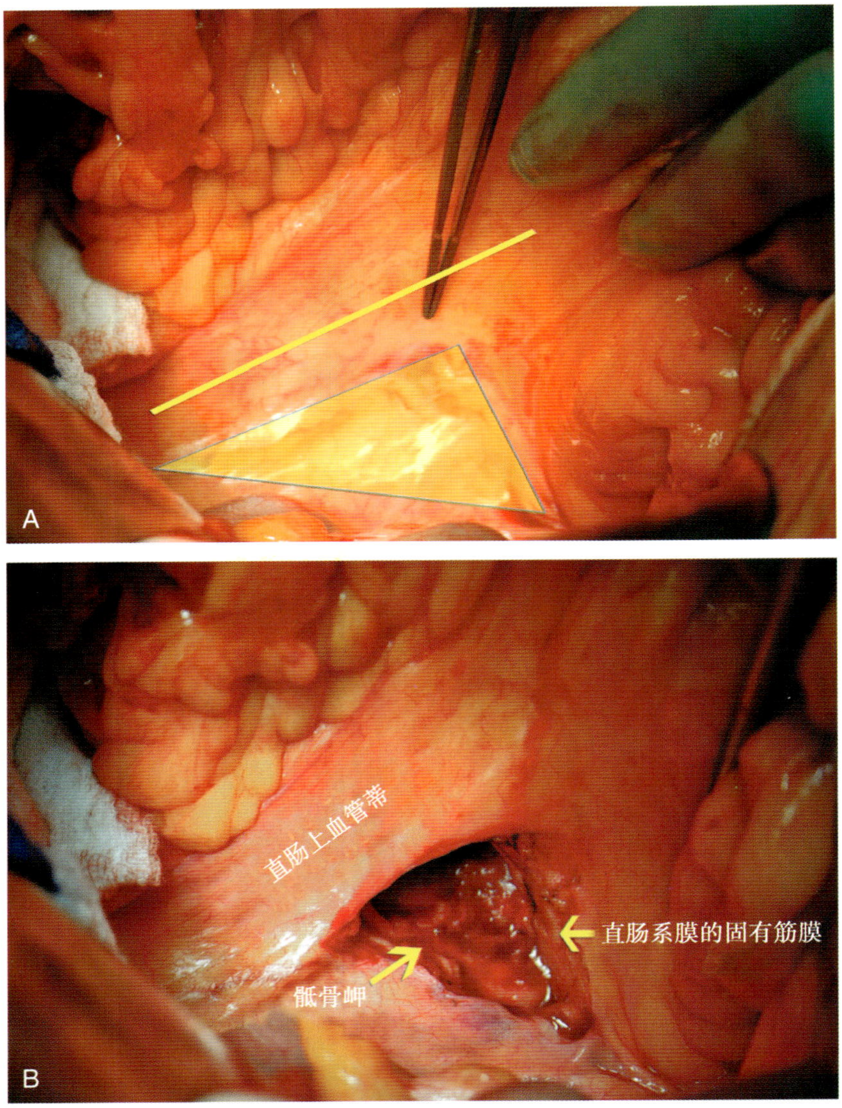

彩图 **25-5** 从右侧显露直肠乙状结肠系膜。**A**，直线所示为直肠上动脉所走行的位置。三角区域所示的无血管区位于骶骨岬水平直肠上动脉的后方。**B**，无血管窗开放，后方是直肠上动脉根部。

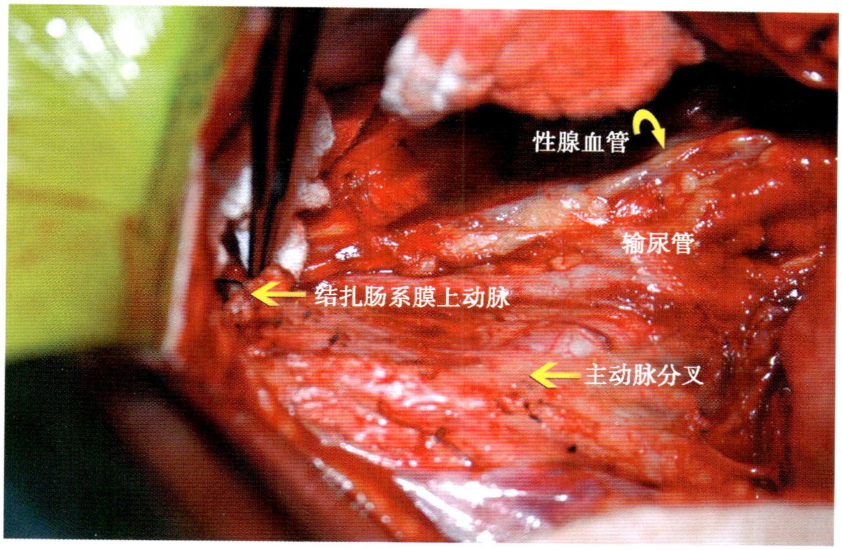

彩图 25-8　移除直肠和相关的淋巴组织后的后腹膜。要注意输尿管的方向平行主动脉，与性腺血管相比，走行偏向两侧。也要注意到输尿管在性腺血管的下方走行。

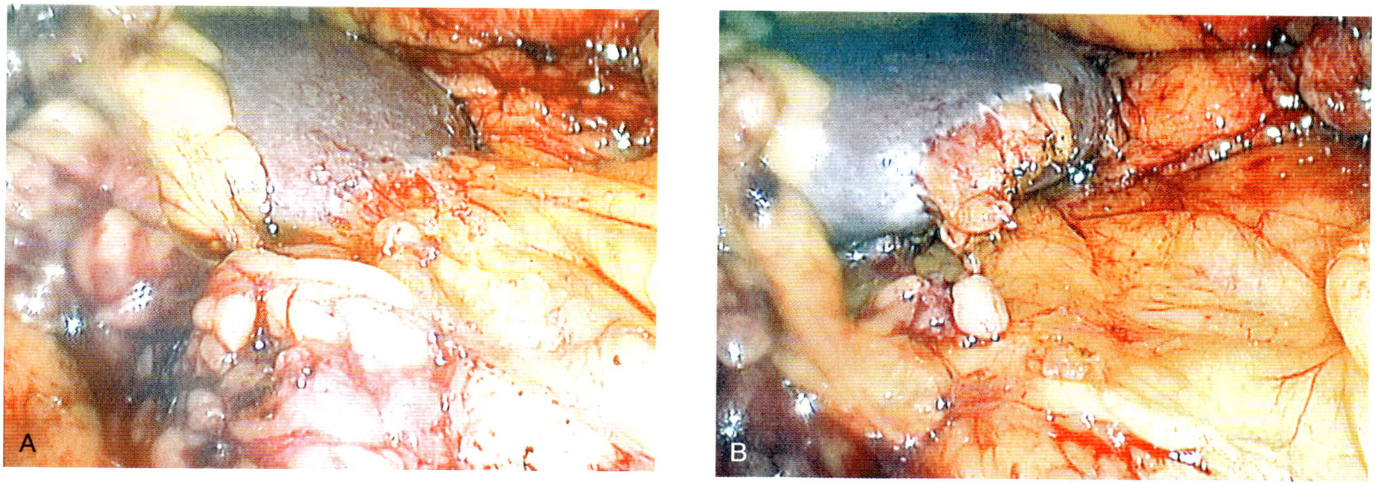

彩图 25-9　网膜粘连到脾被膜（A），要分离粘连，防止在向下牵拉结肠时损伤脾（B）。

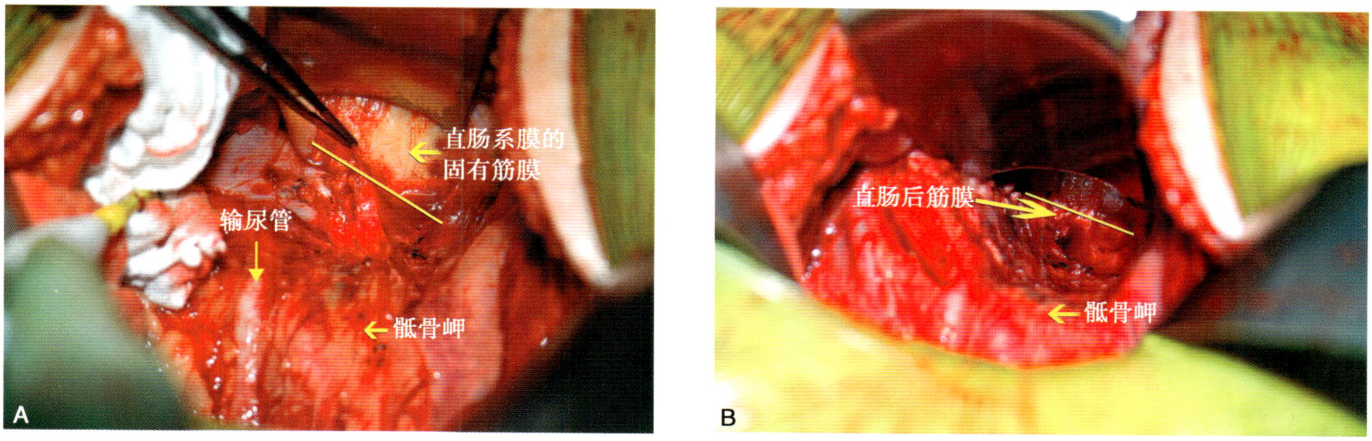

彩图 25-11　后切除。A，盆腔拉钩保证直肠的前向牵拉。黄线显示大概的切除平面，从骶孔锐性切除或用电刀切除直肠系膜。B，后中线深部的直肠后（Waldeyel）筋膜。直肠被向上牵开，无法看见。黄线显示大概的切除平面，可以锐性切除或电刀切除来减少出血。

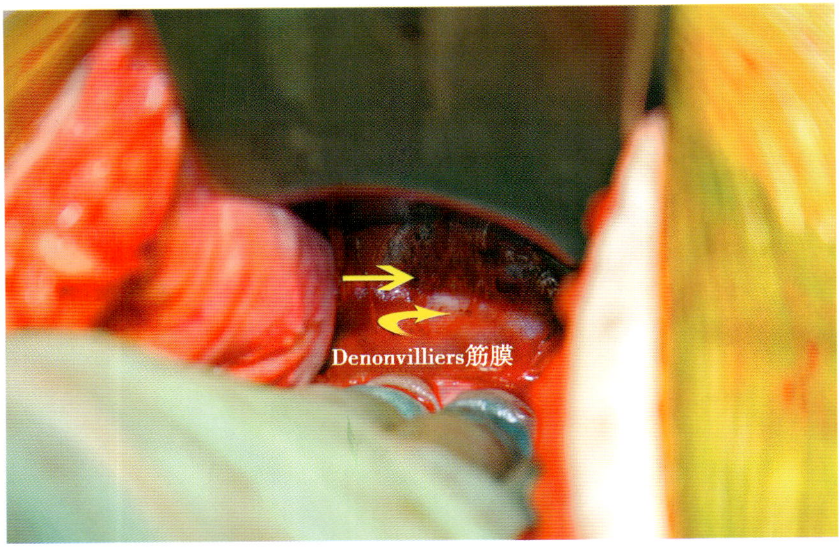

彩图 25–12　男性患者前切除。盆腔拉钩在前切除时可以向前牵开前列腺和精囊腺，同时手向后牵开直肠，显露后穹隆前方。直箭头所指的就是切除点。**Denonvilliers** 筋膜是一层白色组织，位于切除线的后方，如弧形箭头所指示。

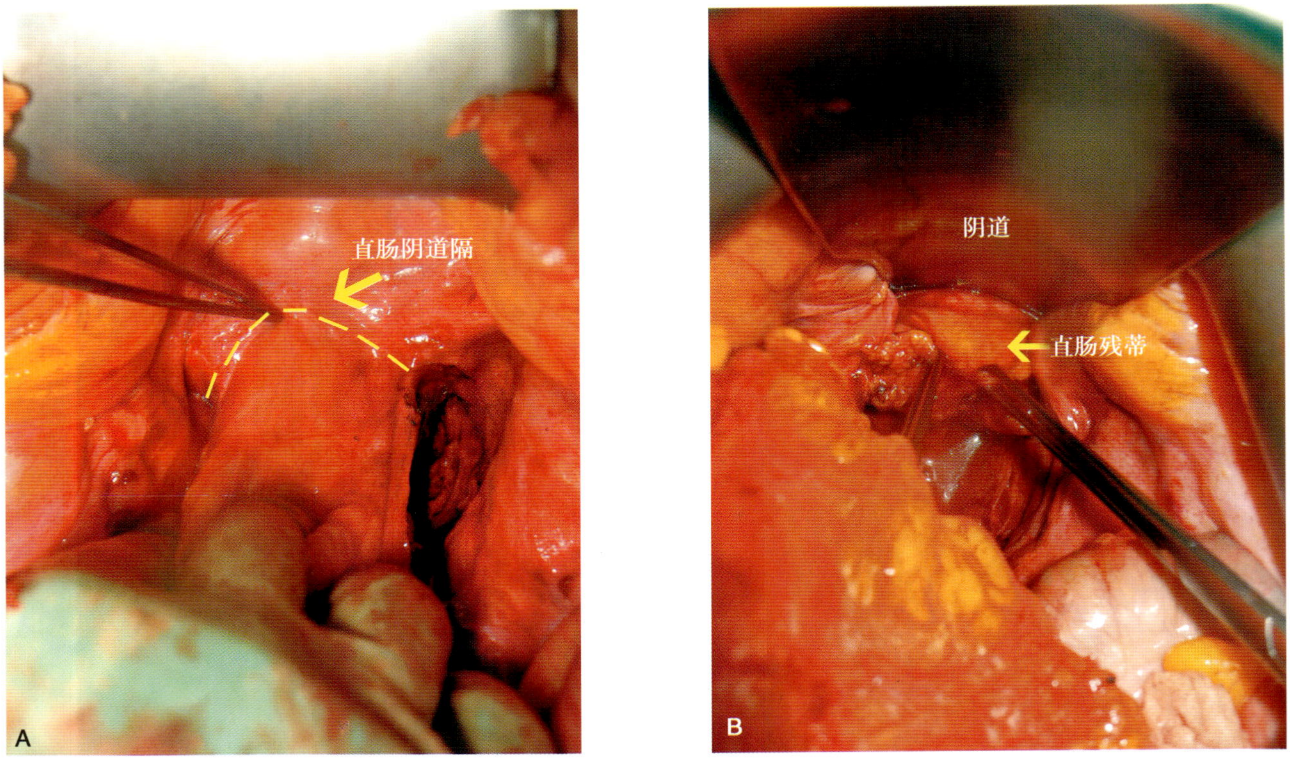

彩图 25–13　女性患者行子宫切除后进行前切除术。**A**，侧腹膜已经被切开。沿虚线所示的方向切开腹膜返折的前方，进入到直肠阴道隔。**B**，直肠移除后，显示的直肠残蒂表明阴道后壁。剩余的阴道被向前牵开。

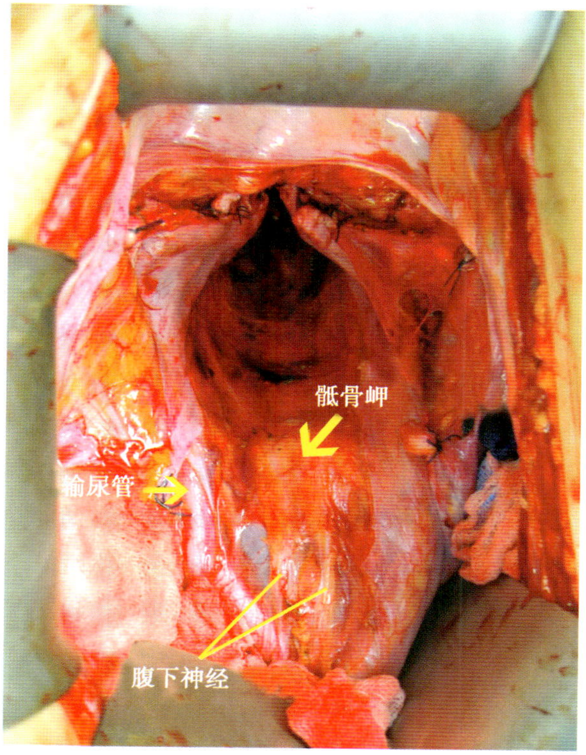

彩图 **25–14**　完成低位前切除后的骶孔，同时行子宫切除术和 oopher-ectomy 后，显示完全切除乙状结肠和直肠系膜后左侧输尿管和下腹神经的位置。

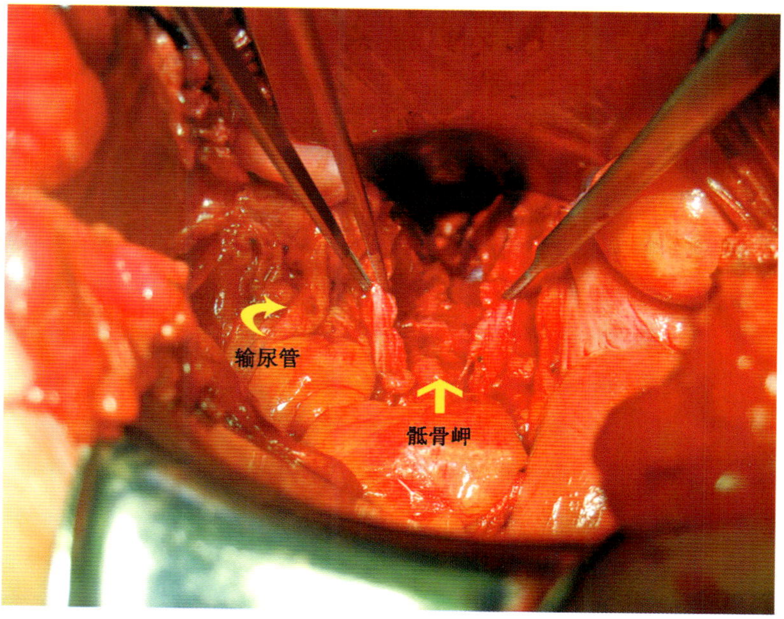

彩图 **25–16**　下腹神经的位置。镊子指示的位置是下腹神经的主干。

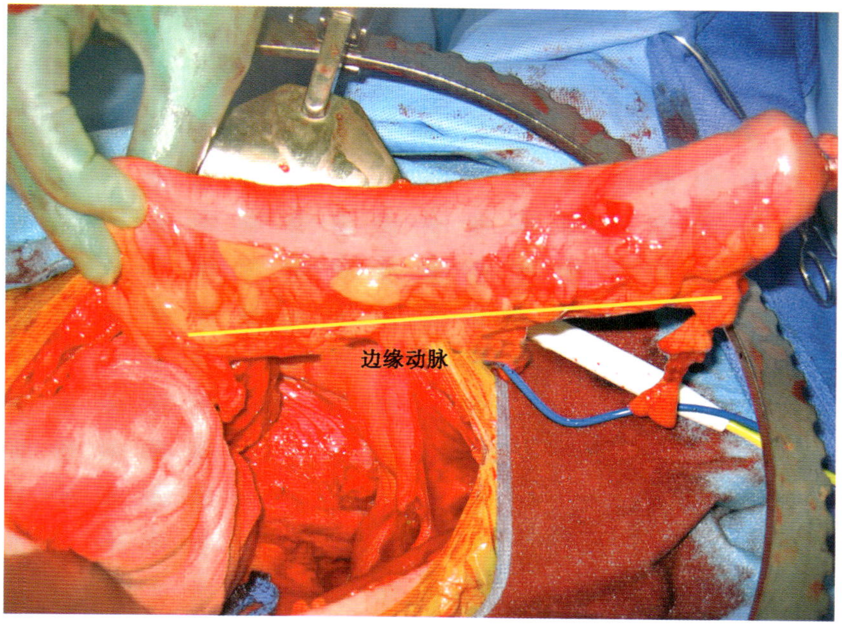

彩图 **25–17**　完全游离降结肠，易于到达低位盆腔。黄线显示边缘动脉的大概位置，要小心地保护边缘动脉，保证游离的结肠有足够的血供。

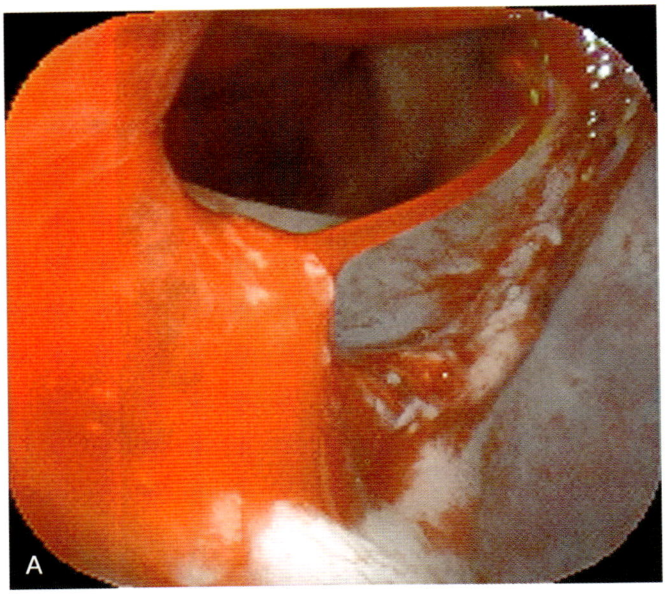

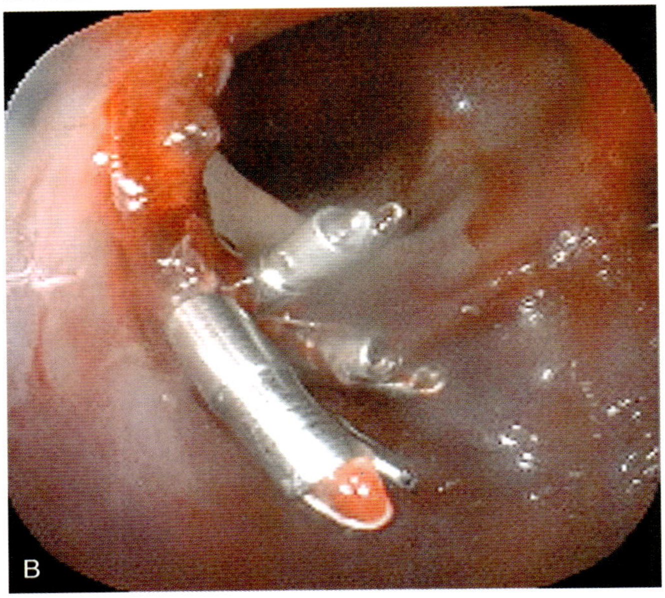

彩图 25-18 A，吻合口出血；B，使用内镜和内镜夹进行处理。

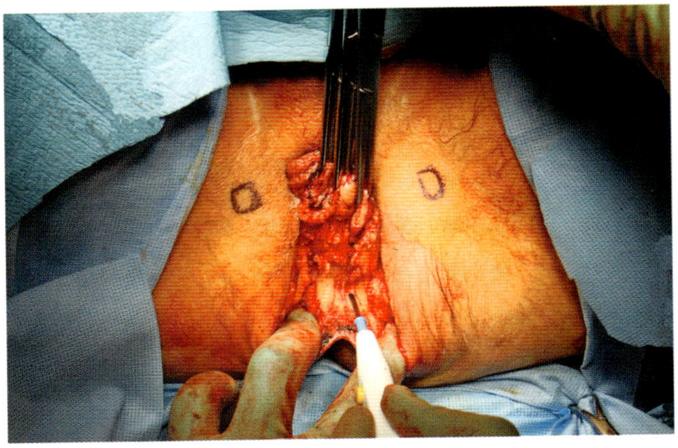

彩图 26-4 腹会阴切除（APR），侧方切除。

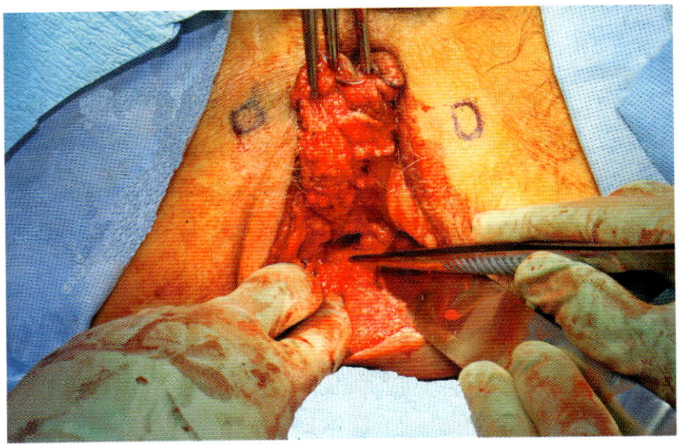

彩图 26-5 APR，后切除。

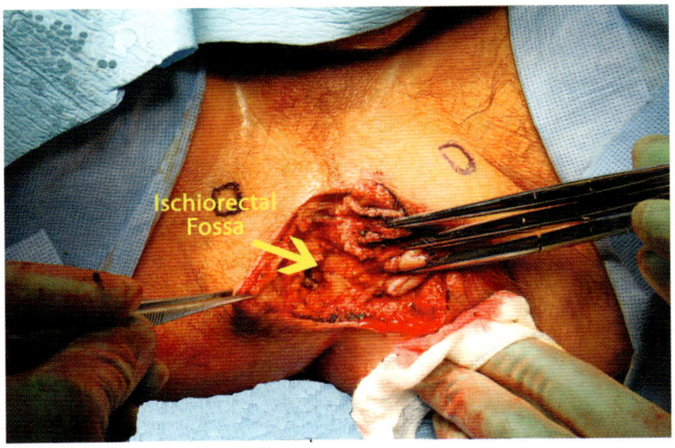

彩图 26-2 移除直肠和肛管之后。镊子所指的是前列腺的后壁。

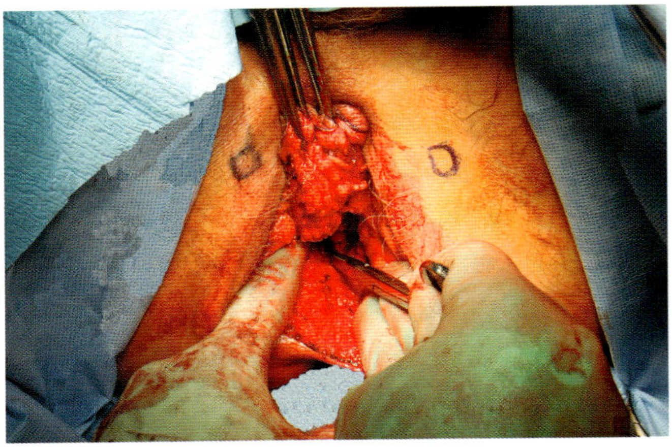

彩图 26-6 APR，后切除。镊子所指的是尾骨的位置，可以触及。

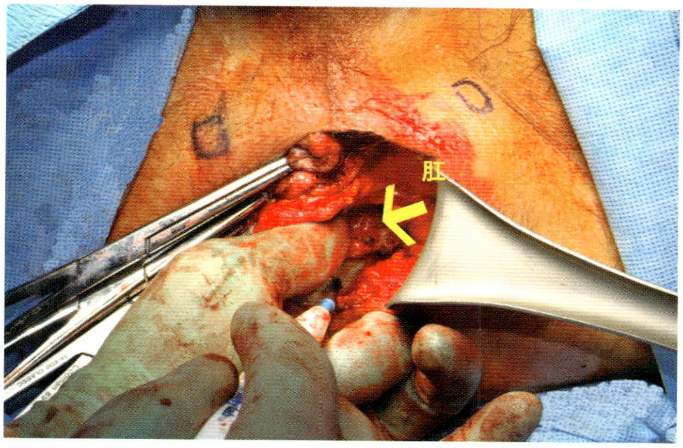

彩图 26-7　APR，后切除。术者可以用 Mayo 剪刀在尾骨上方进入到腹膜腔。

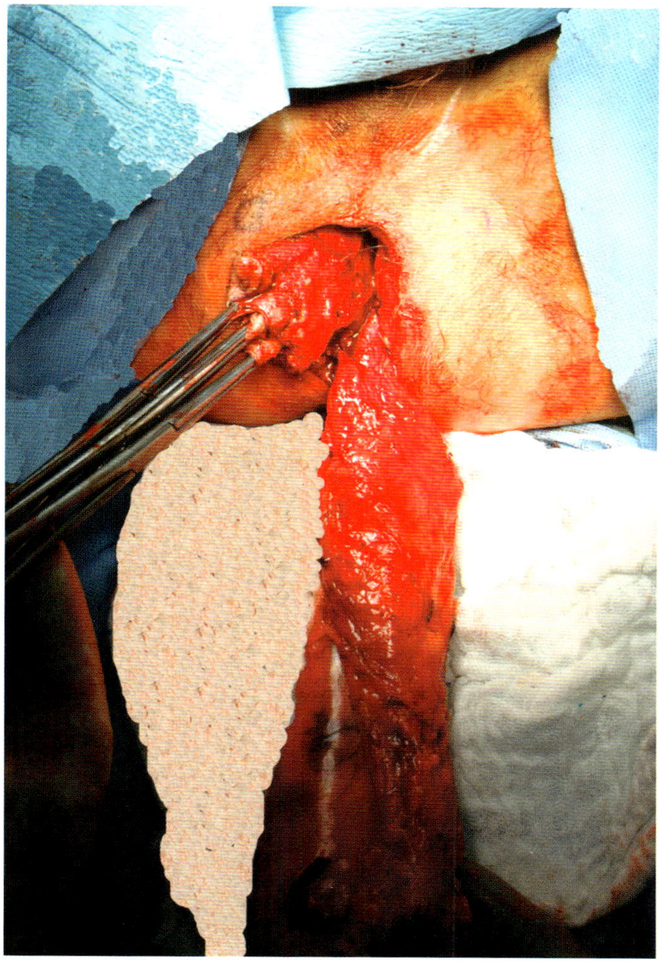

彩图 26-8　分离肛提肌肌肉。

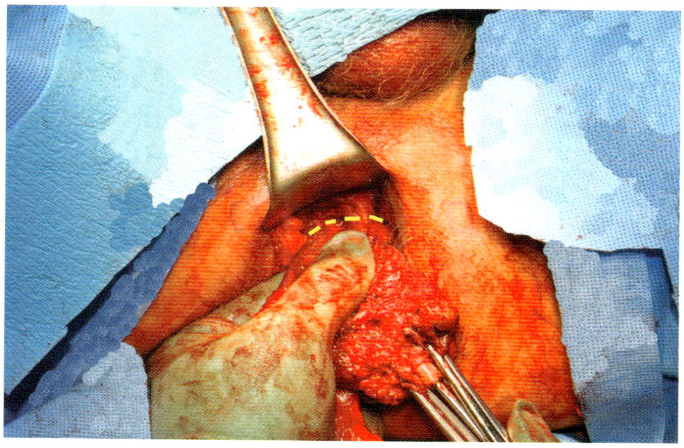

彩图 26-9　前切除。直肠从会阴部拉出。

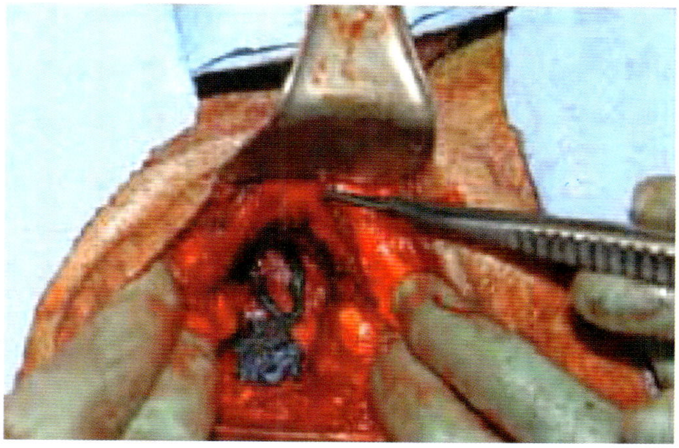

彩图 26-10　前切除线。

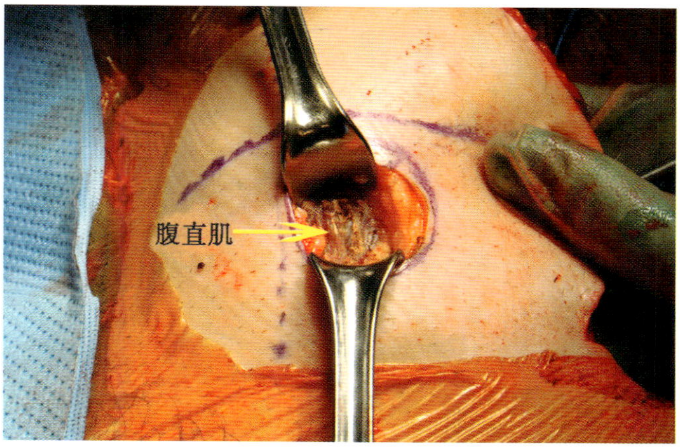

彩图 26-12　十字形切开腹直肌前鞘，显露腹直肌。

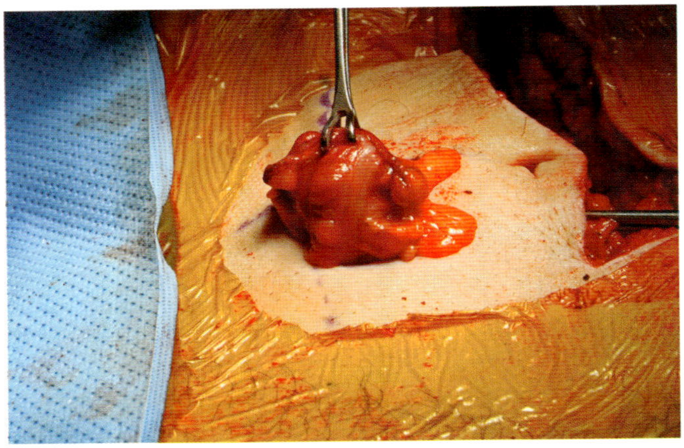

彩图 26-15　将远端结肠从造瘘口提出，没有张力。

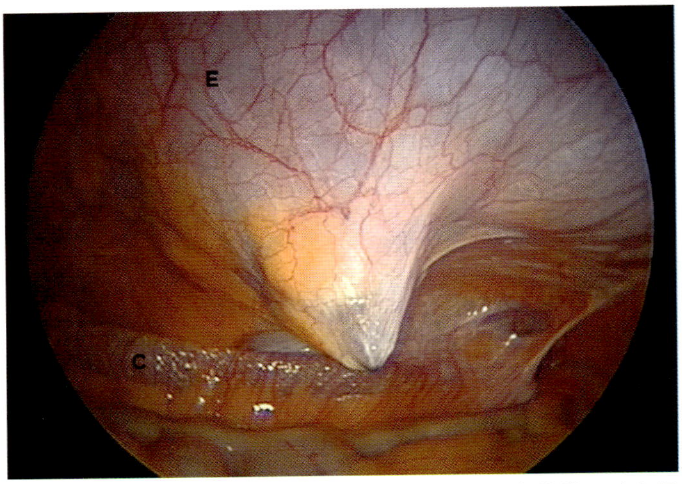

彩图 27-1　插入套管针。直视下在左下腹置入套管针，避免损伤乙状结肠（C）或其他组织结构。套管针应该旁开上腹部的血管（E）。

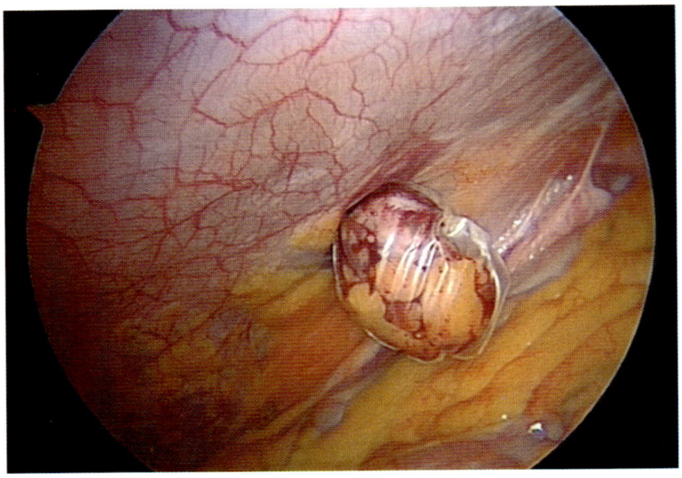

彩图 27-2　移除标本。阑尾被置入标本袋内从腹腔移除。这样可以避免阑尾直接从腹壁提出而感染腹壁组织。

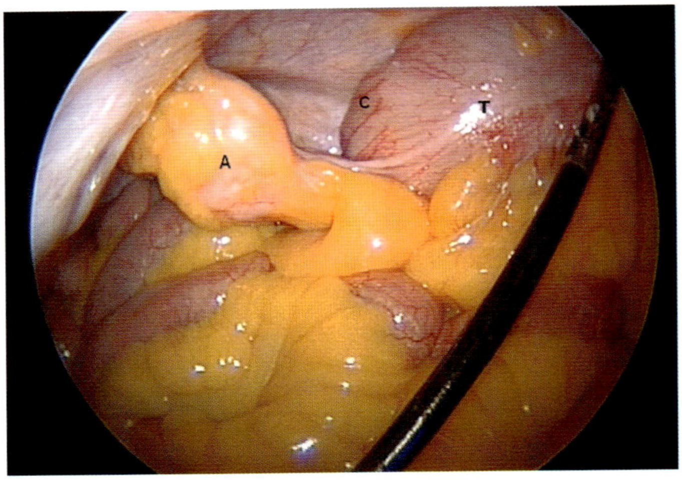

彩图 27-3　识别阑尾。发生感染时阑尾很难识别。识别上方的结肠带（T），顺着盲肠（C）就可以到达阑尾根部（A）。

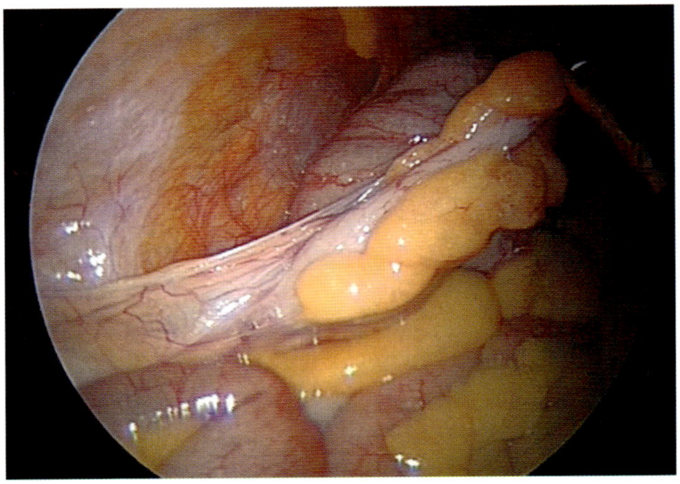

彩图 27-4　阑尾粘连。阑尾位于结肠后方，与后腹膜形成纤维性粘连。

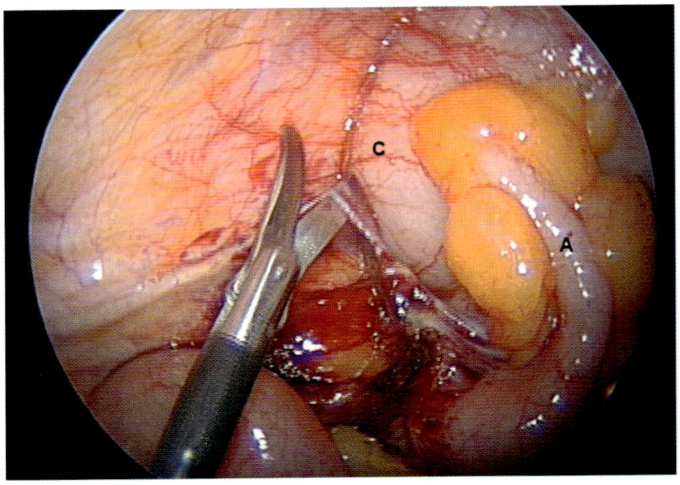

彩图 27-5　游离阑尾（A）和盲肠（C）。可以快速切除阑尾的粘连。避免使用温热热能法以降低结肠损伤的几率。

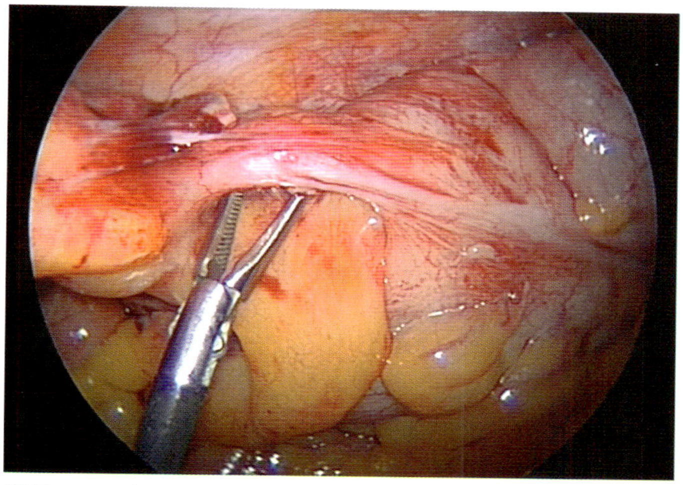

彩图 27-6　切除阑尾。在彩图中，在阑尾与系膜之间分离出一个空间。要明确阑尾与盲肠的关系，以避免损伤盲肠。

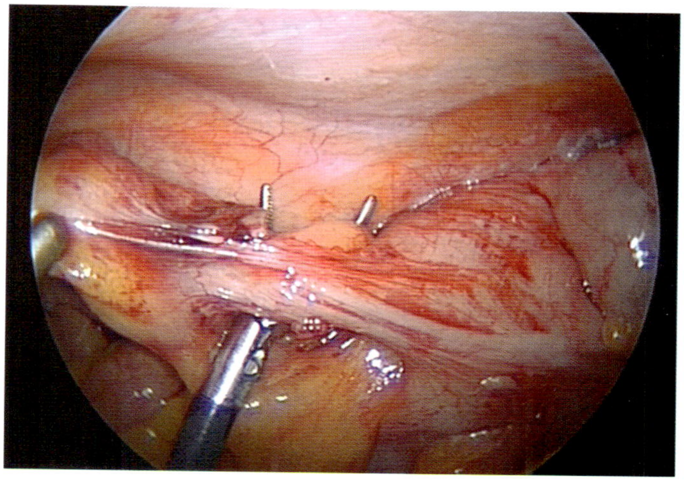

彩图 27-7　完成切除。

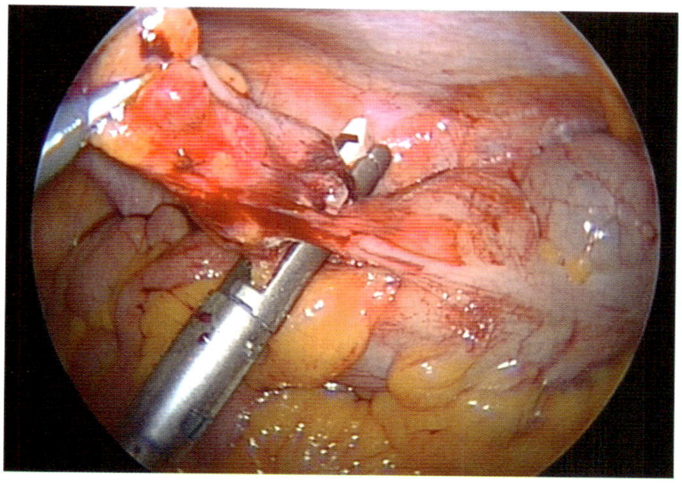

彩图 27-8　切断阑尾系膜。一把钳子已经将阑尾系膜全部结扎。钳子的头一定要超出系膜以保证钛夹可以将系膜完全结扎。

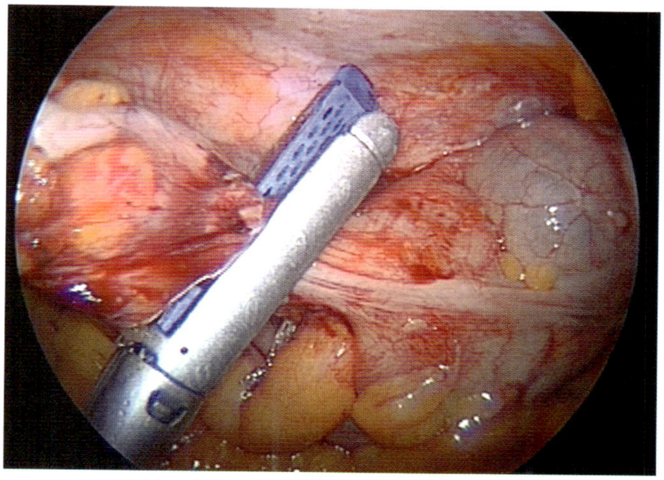

彩图 27-9　切断阑尾。将钳子置于阑尾，保证头端要超出阑尾，防止损伤盲肠。

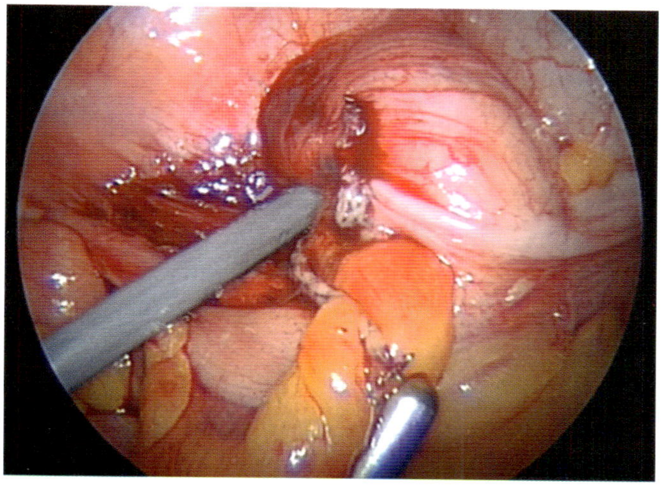

彩图27-10　评估断端。要检查断端有无出血，有无周围组织的损伤。

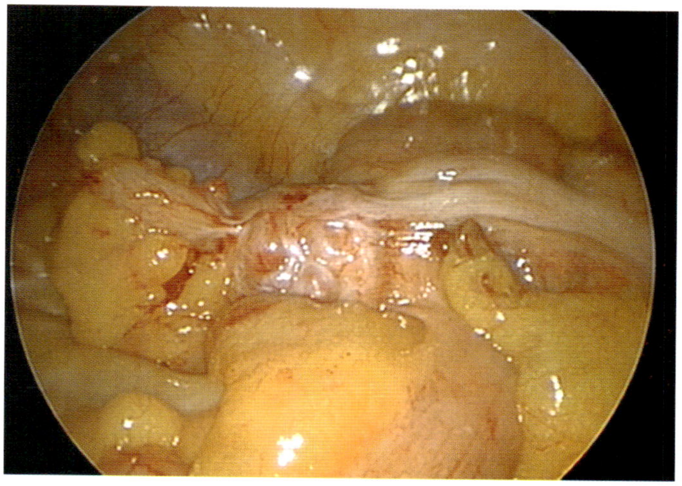

彩图 27-11　不易处理的阑尾残端。彩图中显示阑尾残端完全被类癌肿瘤包绕。

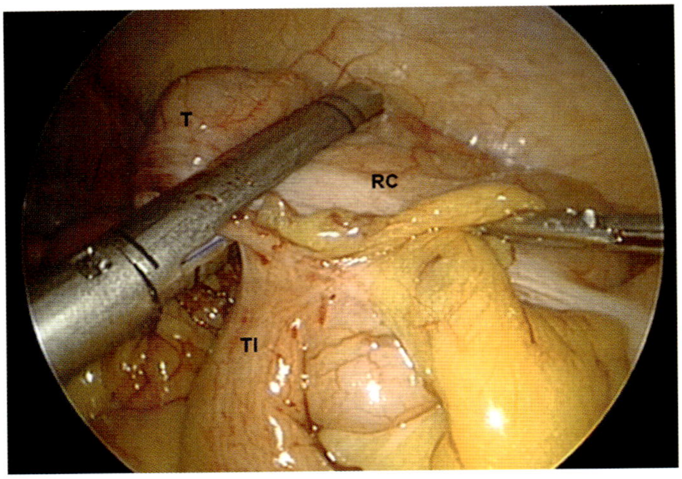

彩图 **27-12**　部分切除。腹腔镜下进行低位的切除（**T**）并且跨过盲肠末端。要仔细识别末端回肠（**TI**）汇入右半结肠（**RC**）处。

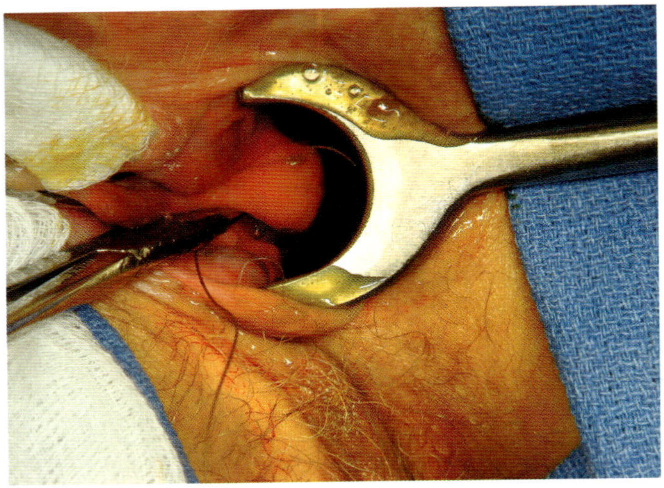

彩图 **28-1**　结扎痔根部，包括黏膜、黏膜下和痔血管丛。

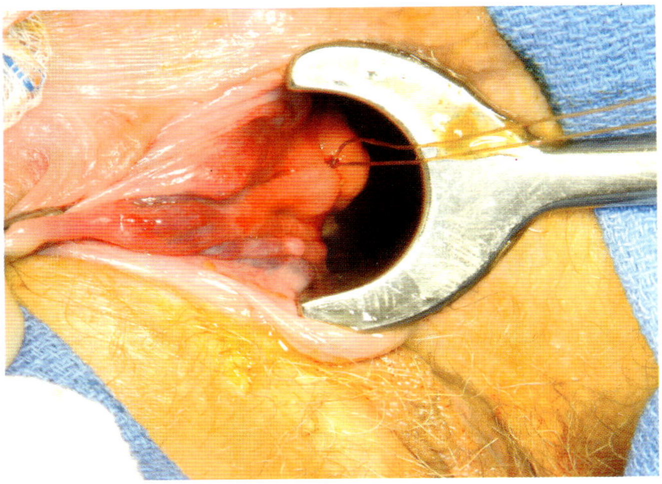

彩图 **28-2**　痔根部在齿状线上方的直肠壶腹内缝合。

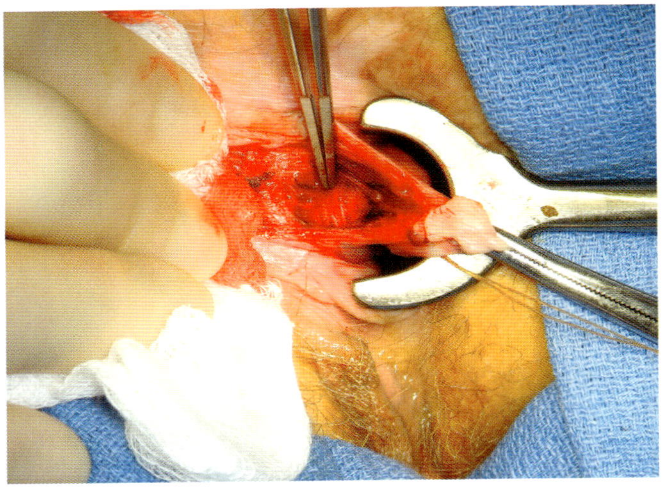

彩图 **28-3**　痔血管丛深方的括约肌复合体。

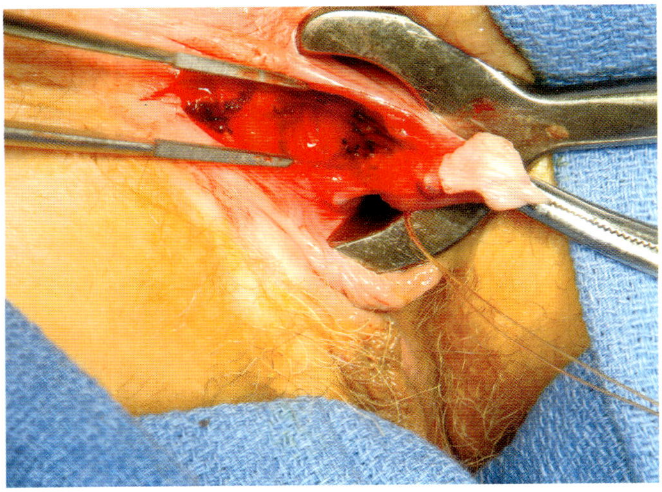

彩图 **28-4**　在狭窄的（肛管）上皮处切除，很可能导致术后肛门狭窄。

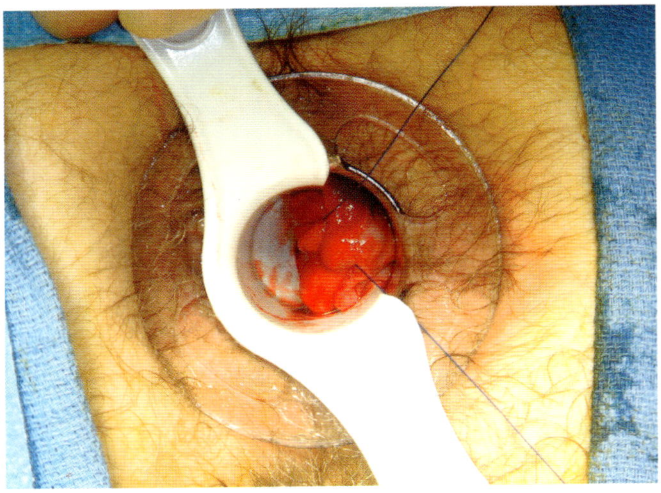

彩图 **28-7**　**PPH** 手术中缝合荷包。

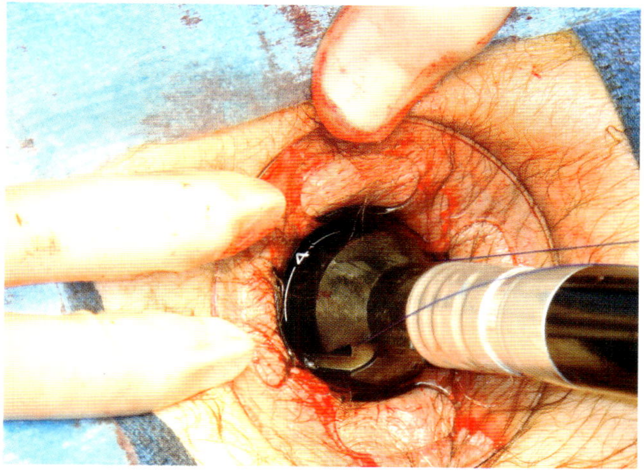

彩图 28-9　PPH 吻合器闭合时的正确位置，可见 3 ~ 4cm 标记线平齐肛缘。

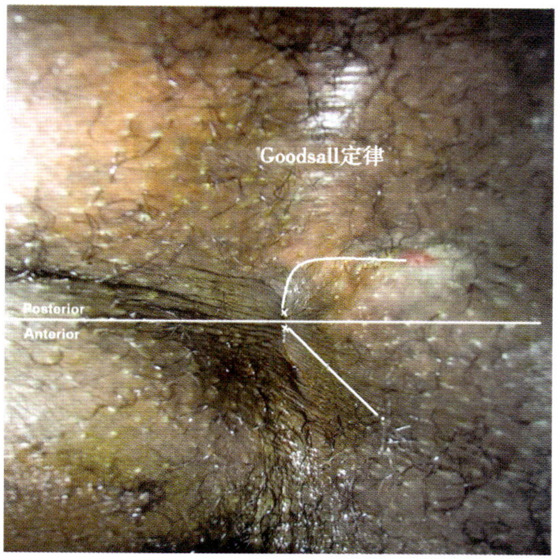

彩图 29-1　Goodsall 定律：根据外口位置预测肛瘘内口位置的规律。

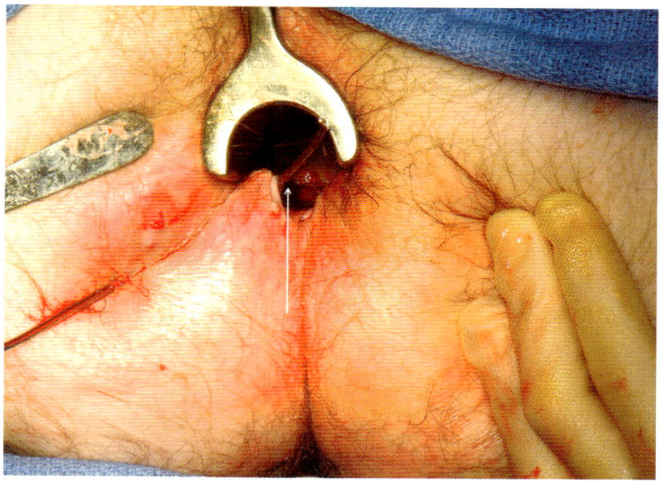

彩图 29-2　一个肛瘘探针由外口进入，循窦道进入齿状线处的内口。

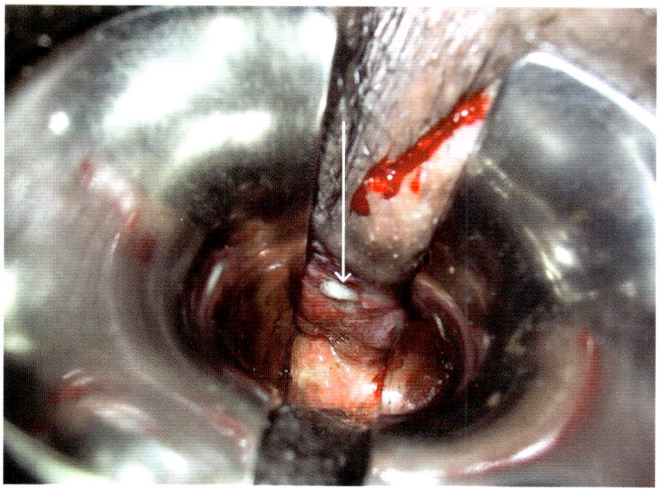

彩图 29-3　由肛瘘外口注入过氧化氢后产生的泡沫由内口涌出。

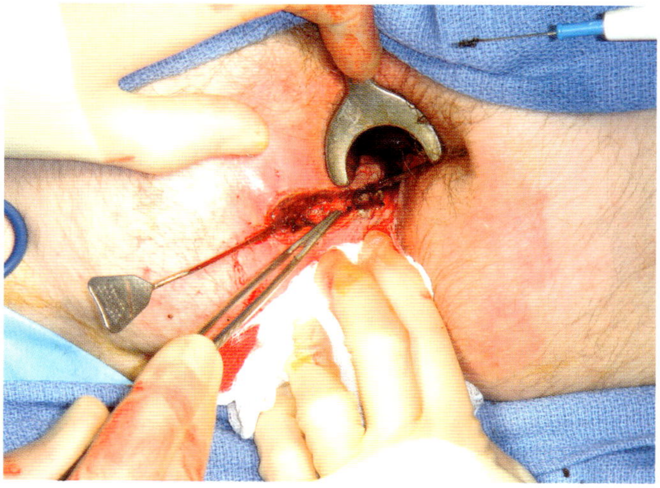

彩图 29-4　括约肌间瘘行肛瘘切开术时辨认括约肌复合体。

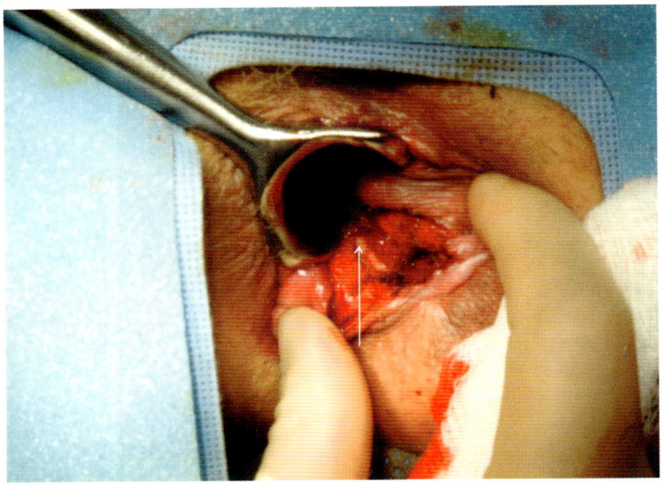

彩图 **29–5** 括约肌间瘘行肛瘘切开术时保留的最深部的耻骨直肠肌。

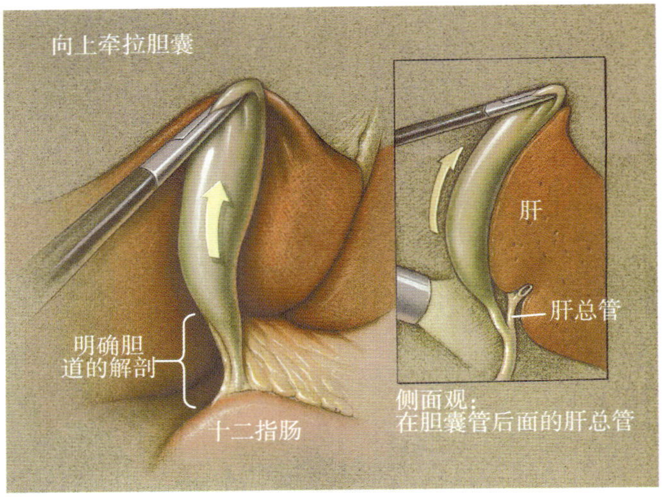

彩图 **30–1** 牵拉胆囊。

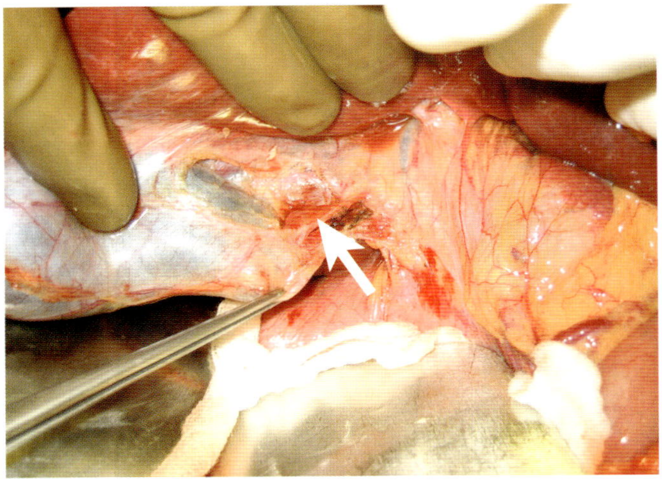

彩图 **30–4** 胆囊管上方的胆囊动脉（箭头）。

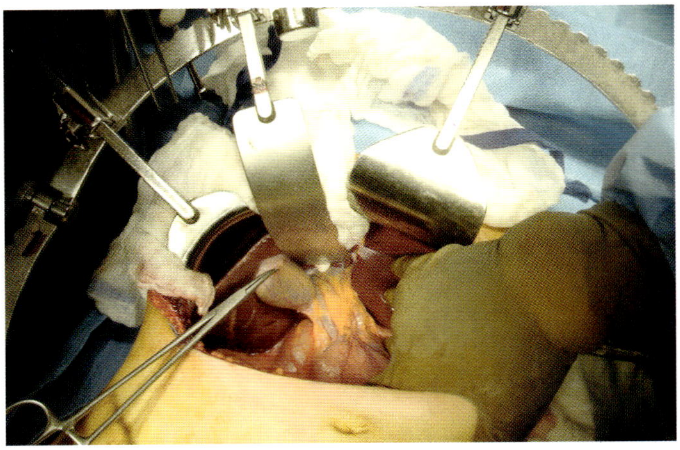

彩图 **31–1** 右侧肋缘下斜切口联合正中切口能够为此手术提供充分的暴露。

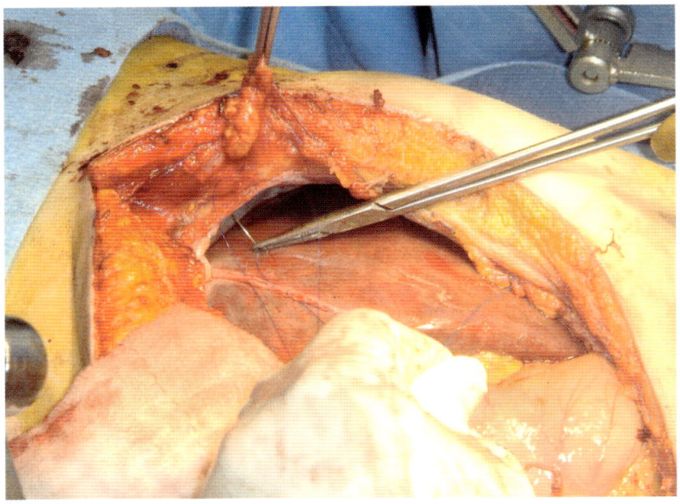

彩图 **31–3** 用 **4-0 Prolene** 线将切断的镰状韧带复位以固定肝左叶。

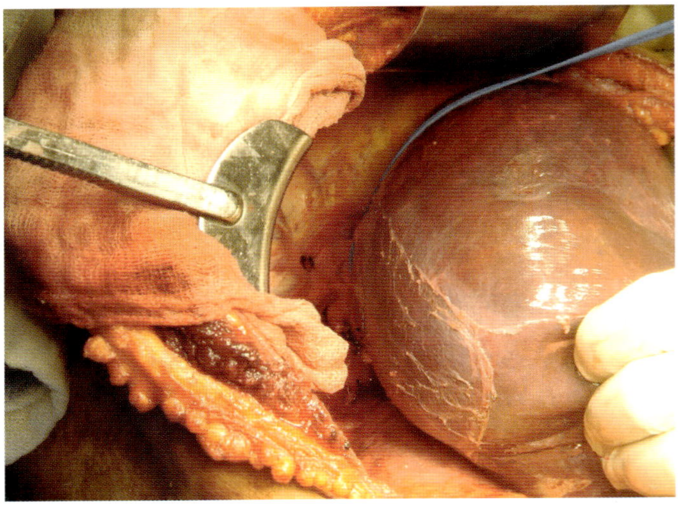

彩图 **31–4** 小心地切断肝右侧三角韧带及冠状韧带后右肝的病变可获得暴露。蓝色橡皮筋牵拉的是肝右静脉。下腔静脉位于此蓝色橡皮筋的侧后方。在分离韧带时，应注意此结构。

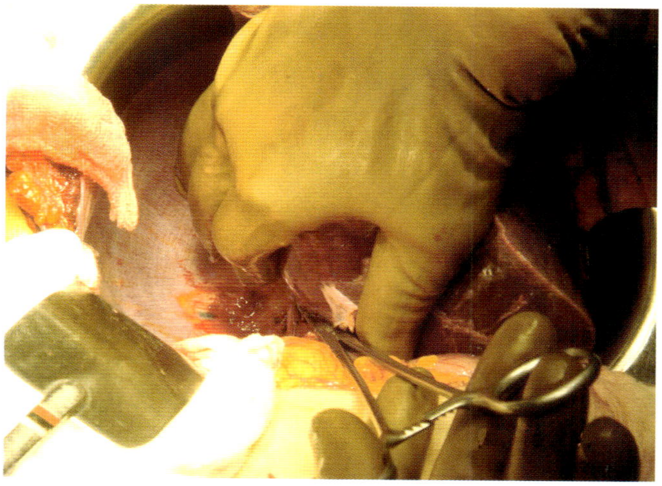

彩图 **31-5** 将一把直角钳插入三角韧带下方，以便将肝右叶安全地从膈肌上分离下来。

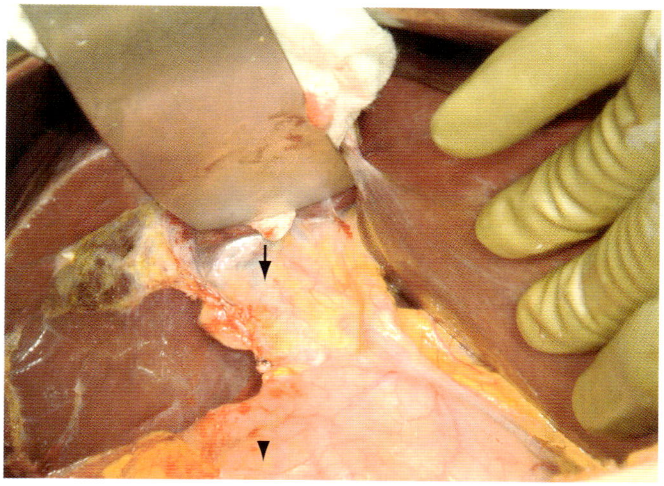

彩图 **31-6** 十二指肠的位置能被大网膜脂肪组织（▼）所掩盖，在这一区域分离应少用电凝。箭头所指为门静脉。

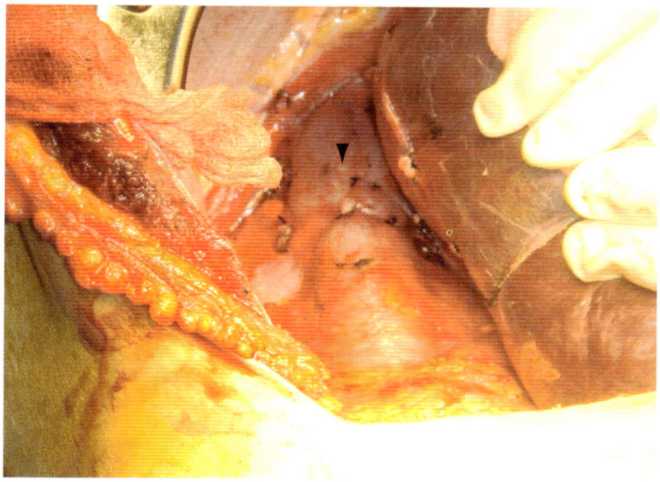

彩图 **31-7** 向中线侧翻起肝，可以看到在肝Ⅰ、Ⅵ、Ⅶ段与 **IVC**（▼）之间的肝短静脉被结扎。

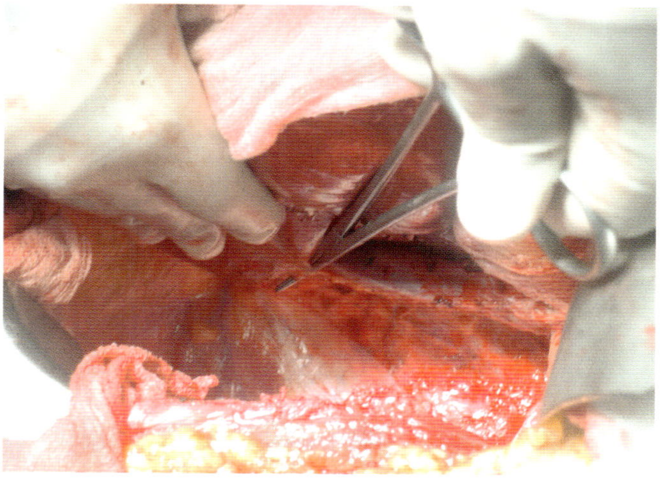

彩图 **31-8** **Kelly** 钳指的是尾状叶 **Spiegel** 部与肝Ⅶ段间的实质连接。

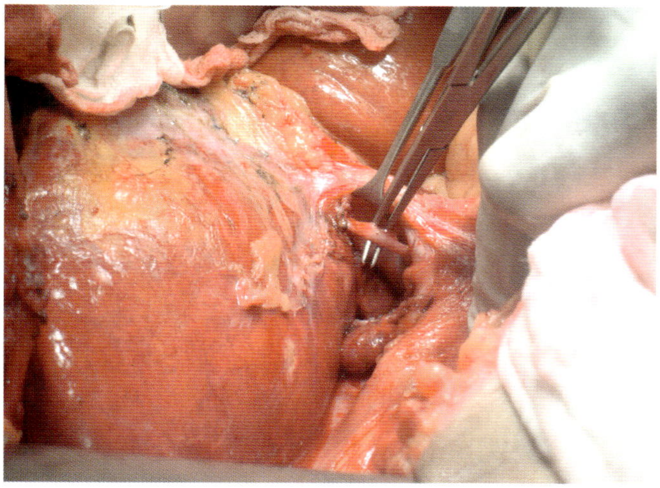

彩图 **31-11** 直角钳清楚地显示出替代肝右动脉位于门静脉的侧方，后者已由静脉拉钩牵开。另外，右侧示指可触诊替代肝右动脉的近端。

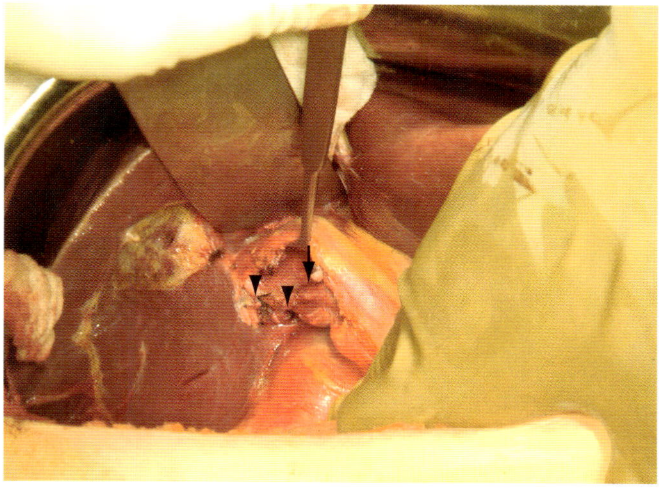

彩图 **31-12** 将可塑性拉钩置于肝Ⅳ段的下方以使肝门移向尾侧。然后用静脉拉钩牵开肝总管以暴露门静脉右支（箭头）。肝右动脉（▼）已于此前分离。

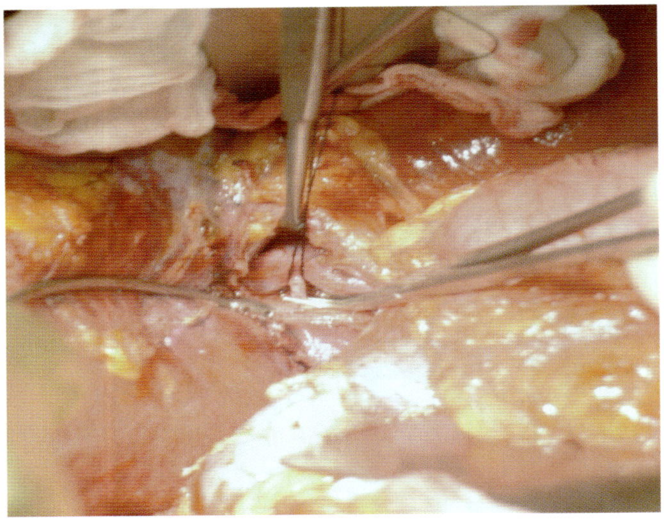

彩图 31-13　用静脉拉钩将肝门板上提可暴露源于门静脉右支的尾状叶静脉（缝线环绕）。

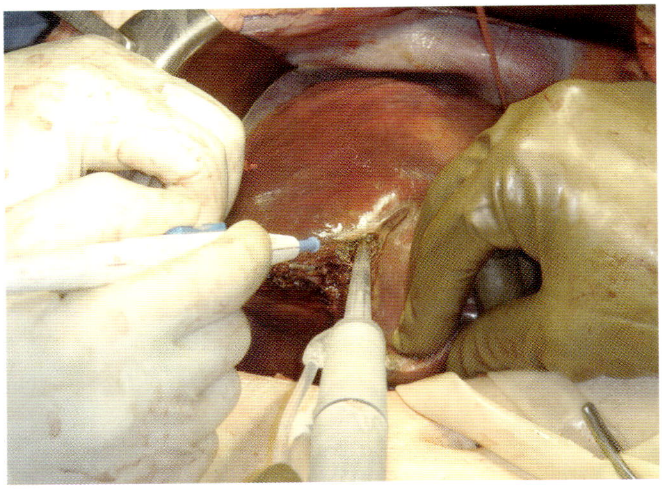

彩图 31-15　使用 CUSA 从前到后切断肝实质。肝实质内的小血管使用 Bovie 电凝止血。

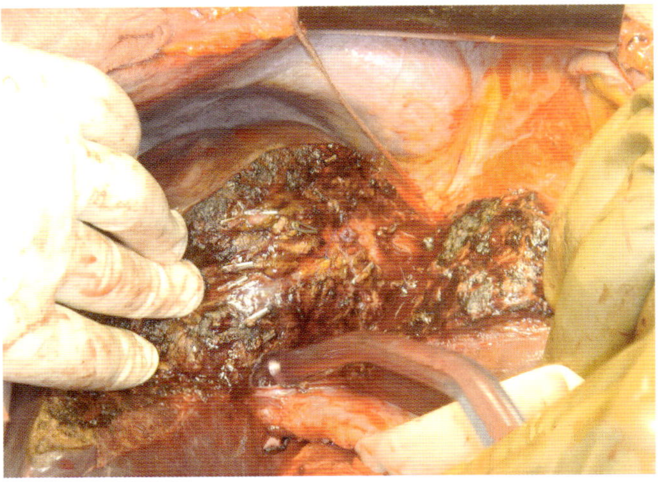

彩图 31-16　对大血管进行结扎或钛夹钳夹。

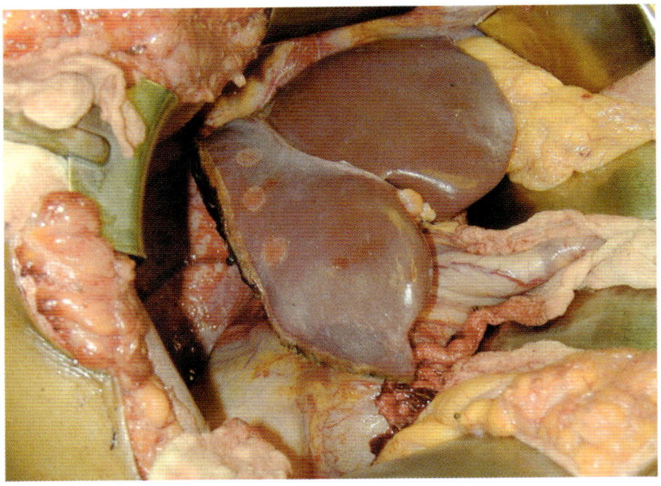

彩图 31-17　右肝切除完成后可见肝左叶的电凝断面。

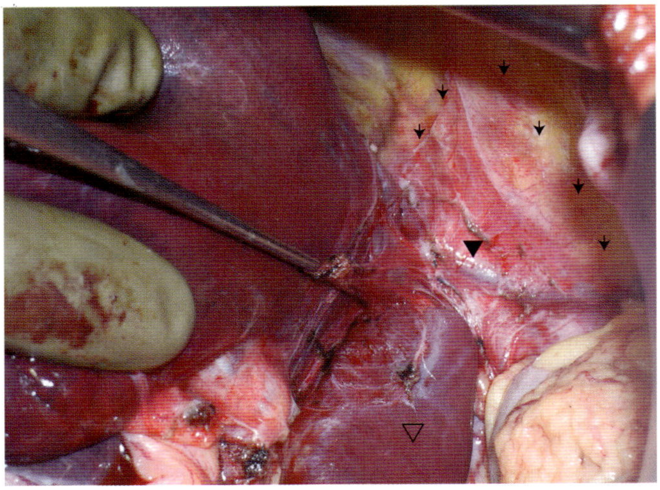

彩图 32-1　左侧冠状韧带及三角韧带离断后暴露肝裸区（↓）。左侧膈静脉（▼）明显并从此区通过。在左侧冠状韧带及三角韧带离断后，术者可将肝左叶向中间旋转暴露剩下的血管韧带结构直至出现位于肝尾状叶（▽）头侧的肝左静脉。

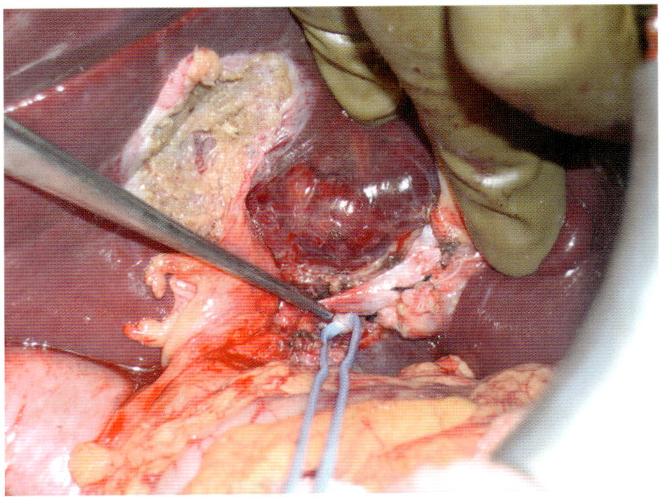

彩图 32-4　源于门静脉左支的尾状叶静脉（蓝色牵引带）。术者的示指指向尾状叶。

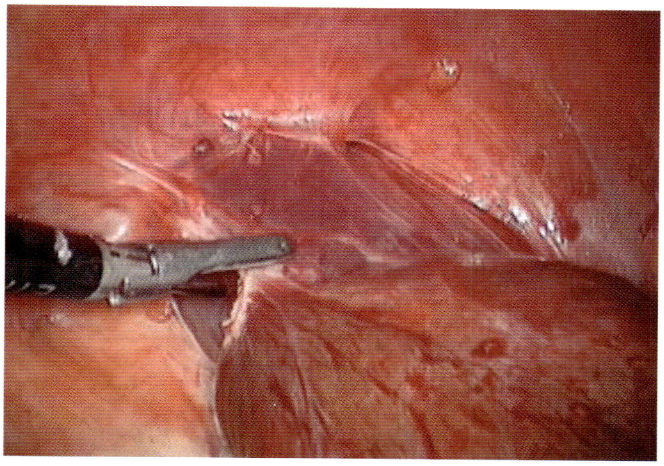

彩图 **34-5**　使用腹腔镜超声切割装置游离右叶侧方的黏着。

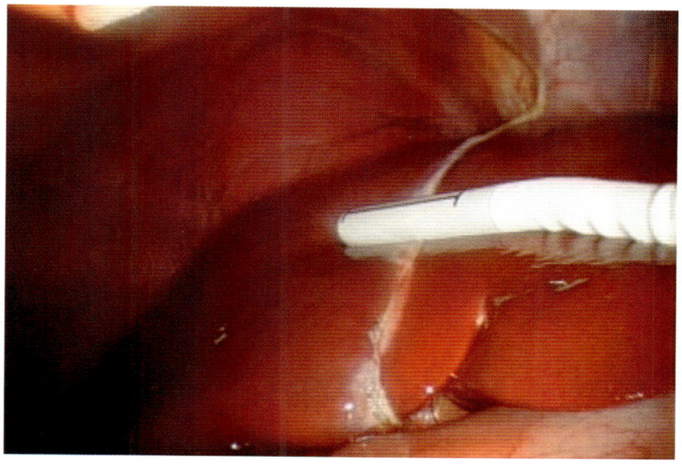

彩图 **34-6**　腹腔镜肝超声。

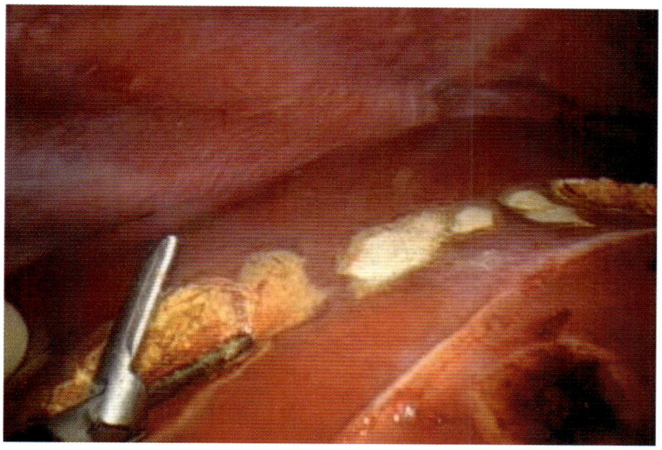

彩图**34-7**　使用腹腔镜超声切割装置沿氩气刀标记线分离**Glisson**鞘。

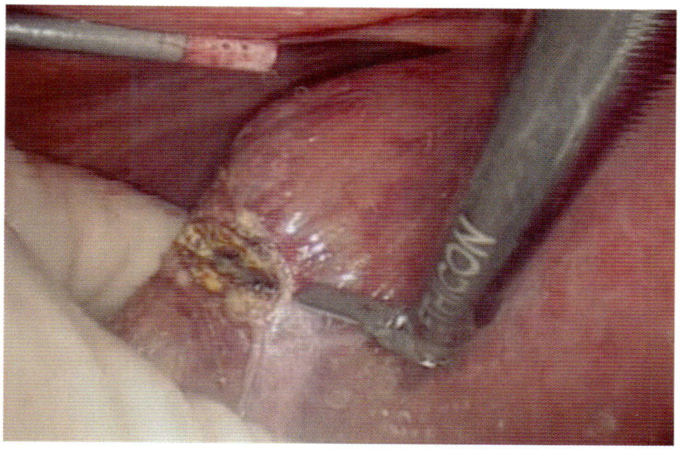

彩图 **34-8**　使用腹腔镜超声切割装置分离 **Glisson** 鞘。

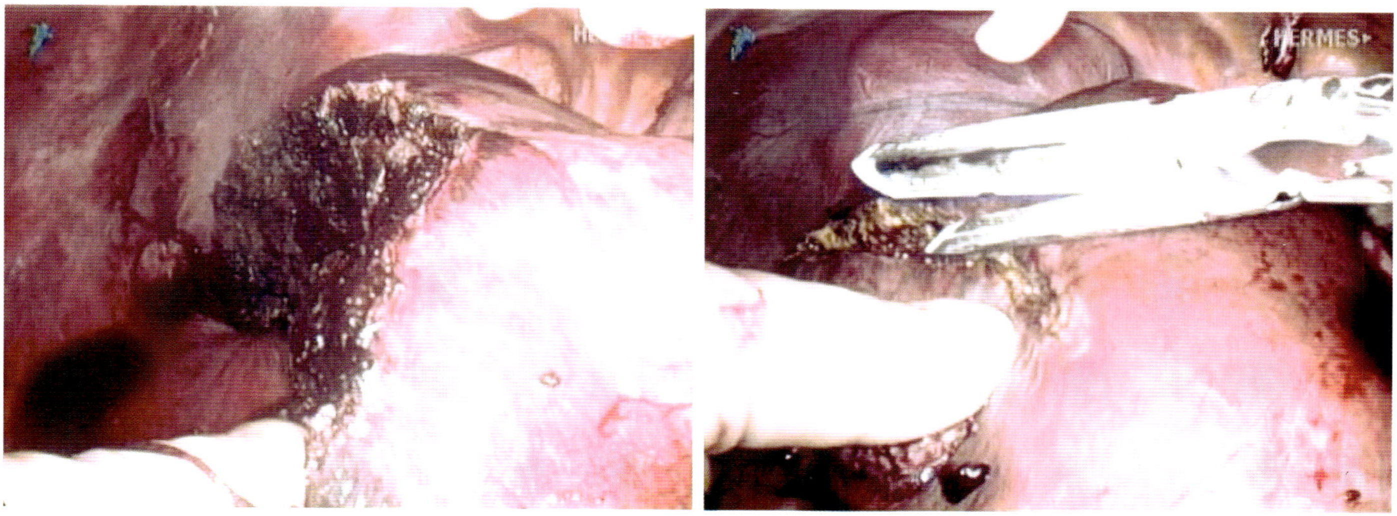

彩图 **34-9**　使用网状腹腔镜血管钉合器进行肝实质切除。

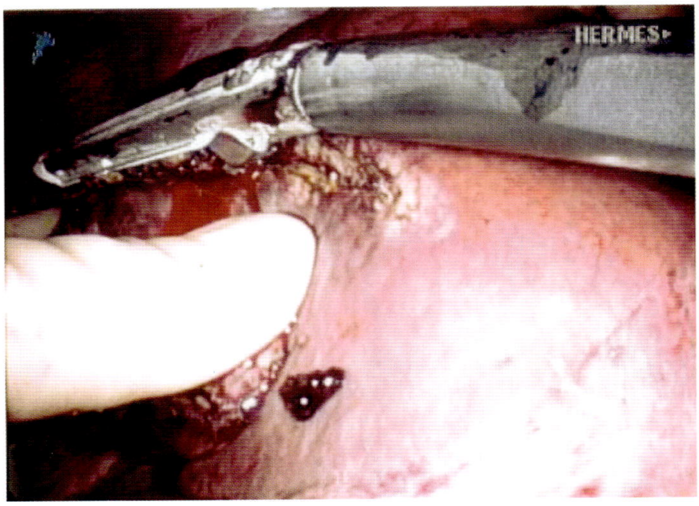

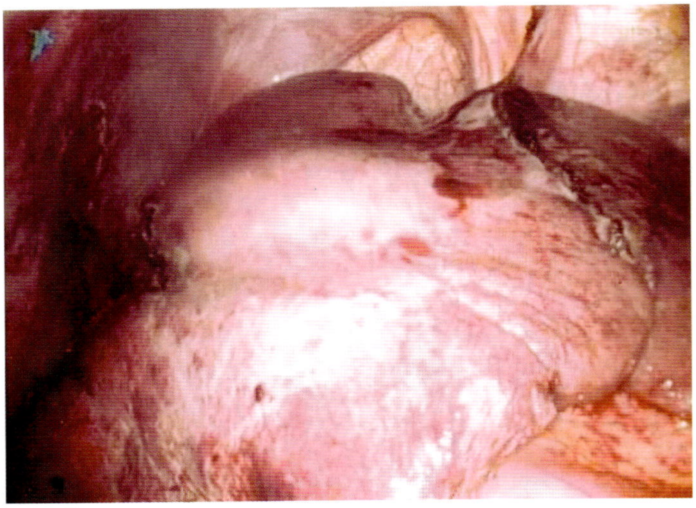

彩图 **34-9** 续　使用网状腹腔镜血管钉合器进行肝实质切除。

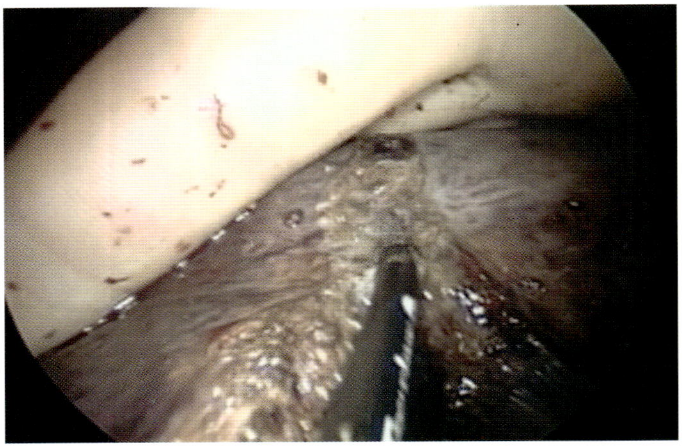

彩图 **34-10**　使用生理盐水灌注、射频消融设备进行肝实质切除。

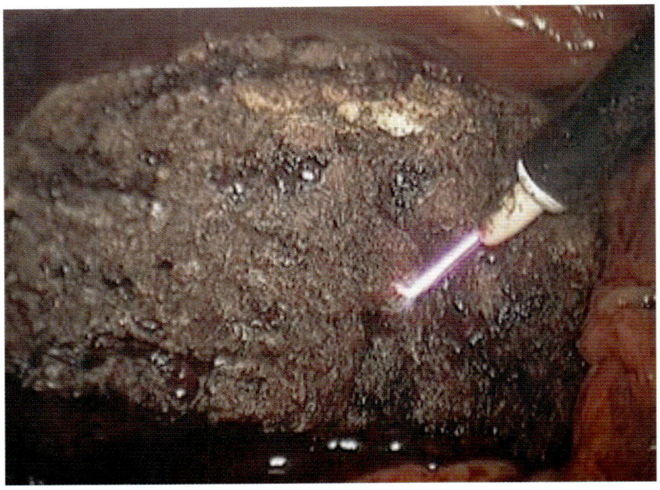

彩图 **34-11**　使用氩气喷凝装置进行切面止血。

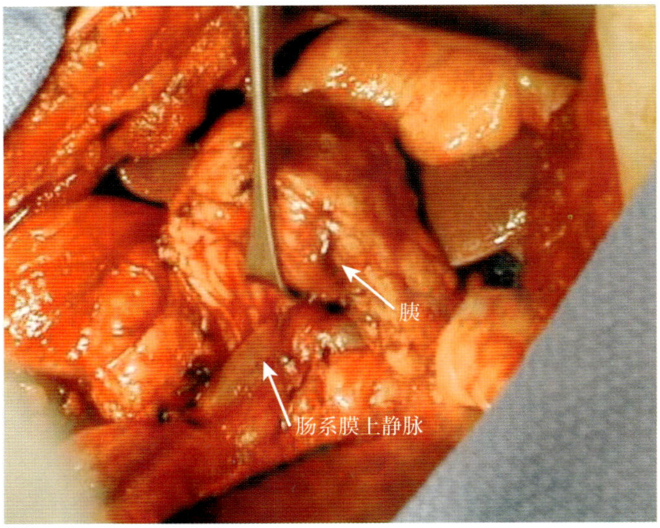

彩图 **35-2**　提起胰颈下缘可以见肠系膜上静脉和门静脉。此过程在良性肿瘤手术中比较容易。

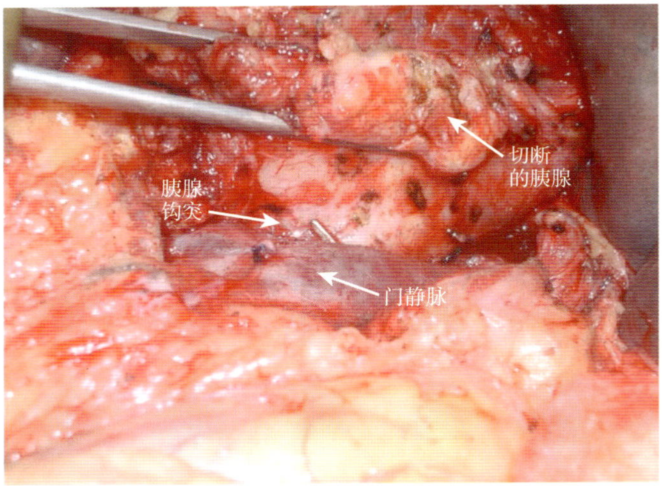

彩图 **35-3**　应仔细游离结扎门静脉发出的钩突部小分支。恶性肿瘤尤其是位于钩突部位的，此过程十分困难。这种情况下，预先控制门静脉、肠系膜上静脉和脾静脉有利于门静脉撕脱时的止血。

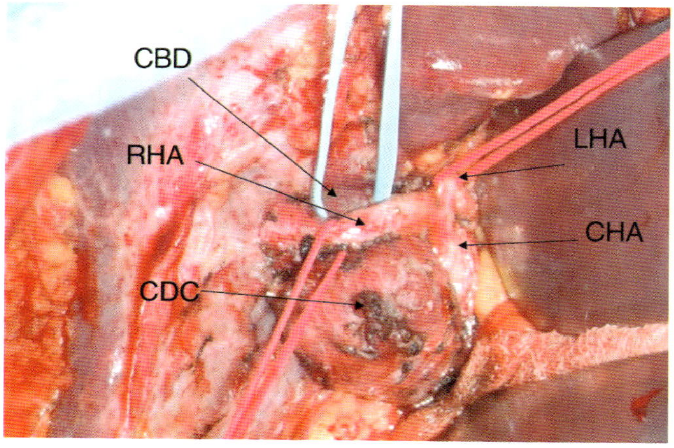

彩图 39–3　右肝动脉（RHA）走行于纺锤形胆总管囊肿（CDC）前方，于前方进入肝门。蓝色带指示的是胆总管，一般情况位于 RHA 前方。CBD, 胆总管；CHA, 肝总动脉；LHA，左肝动脉。

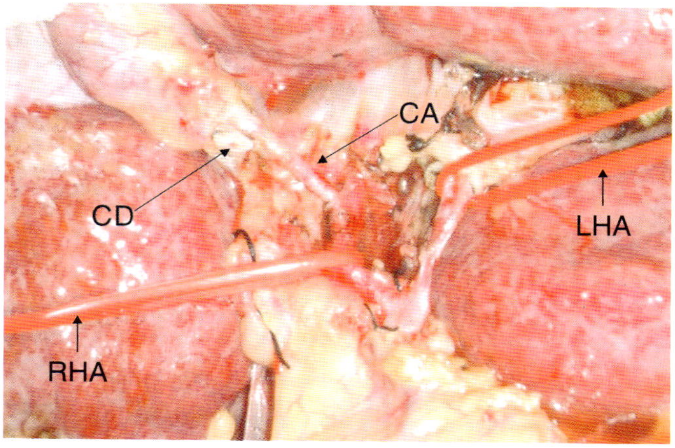

彩图 39–5　正常 Calot 三角胆囊管和胆囊动脉。LHA, 左肝动脉；RHA, 右肝动脉。

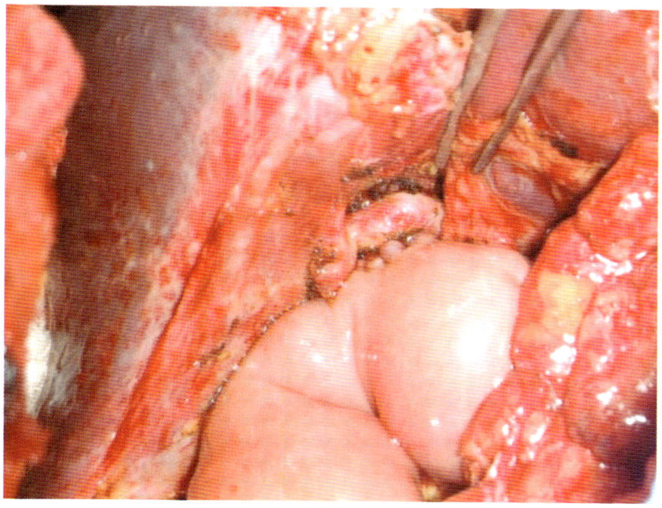

彩图 39–6　显示完成后的肝空肠吻合，注意变异的右肝动脉位于 Roux-en-Y 空肠襻（无张力的黏膜对黏膜吻合）前方。

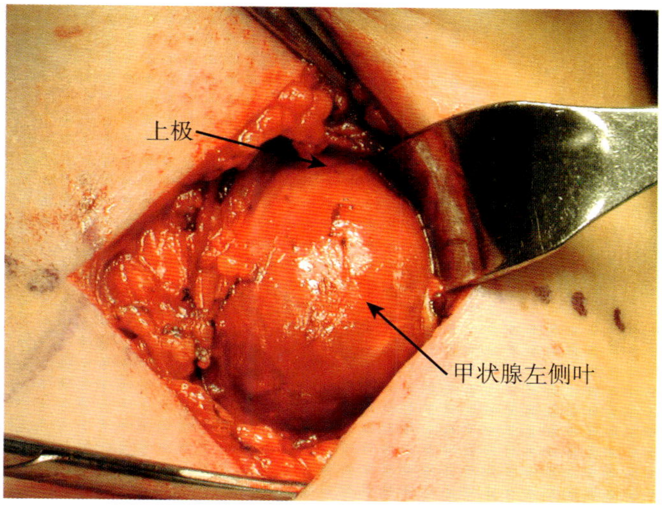

彩图 40–2　显露甲状腺左叶腺体。牵引器将胸骨舌骨肌与胸骨甲状肌牵拉开来。

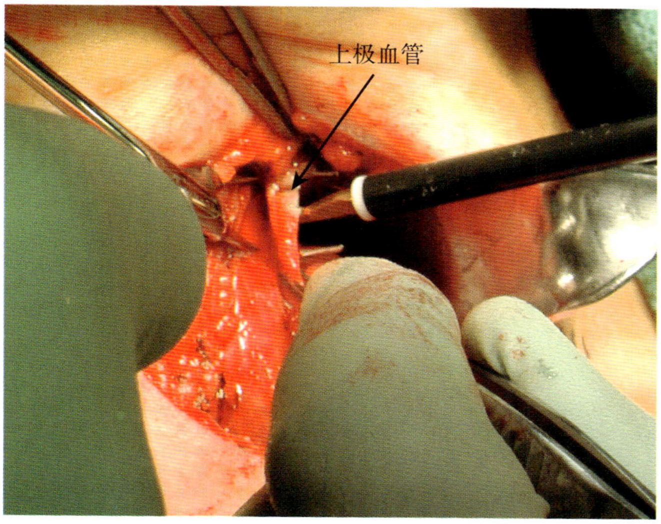

彩图 40–3　切断左叶上极血管。可以使用多种技术来切断这些血管，包括在结扎线或血管夹之间切断或使用高能止血设备，如彩图所示。

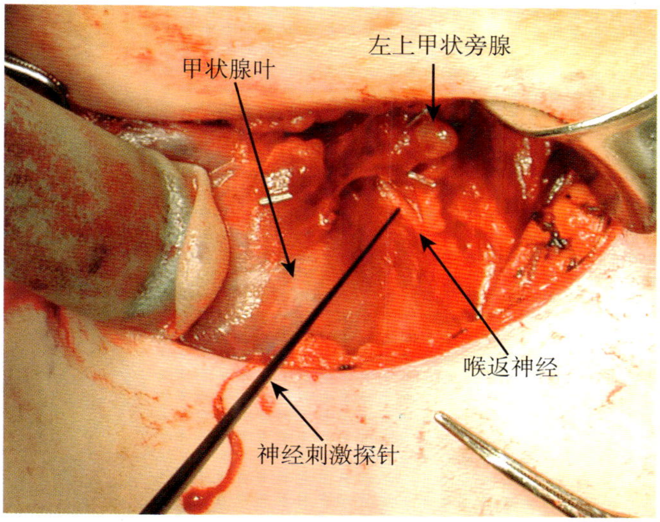

彩图 40–4　图示气管食管沟的解剖。仔细暴露喉返神经，并用术中神经检测仪加以确认，如图所示。在这位患者中，上甲状旁腺位于喉返神经后方以及甲状腺下动脉上方。

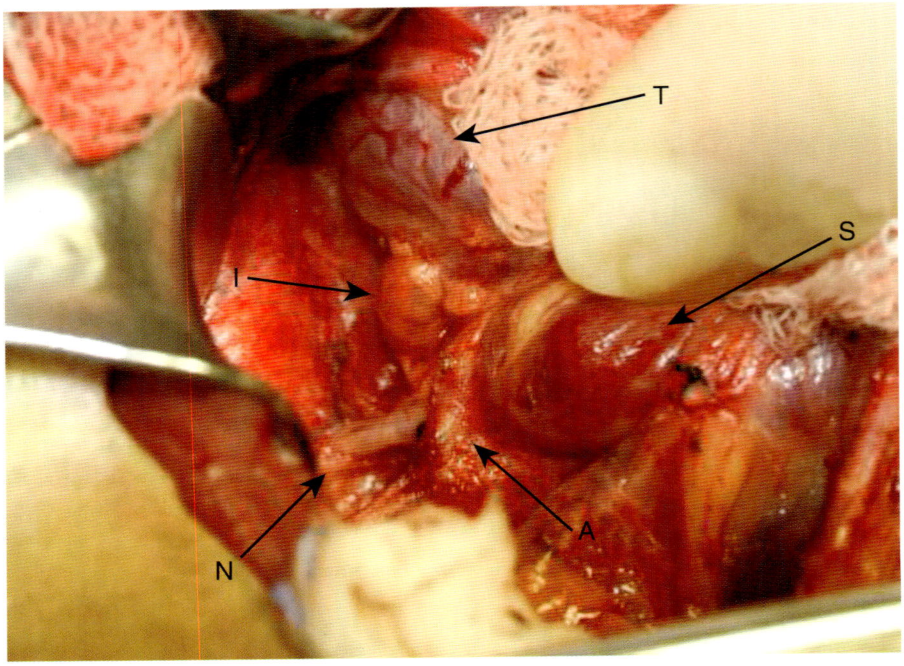

彩图 **41-3** 左上甲状旁腺腺瘤。图片的角度与图 **41-2** 大致相同。上甲状旁腺（**S**）体积增大，呈红色，具有典型的腺瘤外观。注意它表面没有血管结构，从而有助于与甲状腺（**T**）相区别。此外，还可看到下甲状旁腺（**I**）、喉返神经（**N**）及甲状腺下动脉（**I**）。

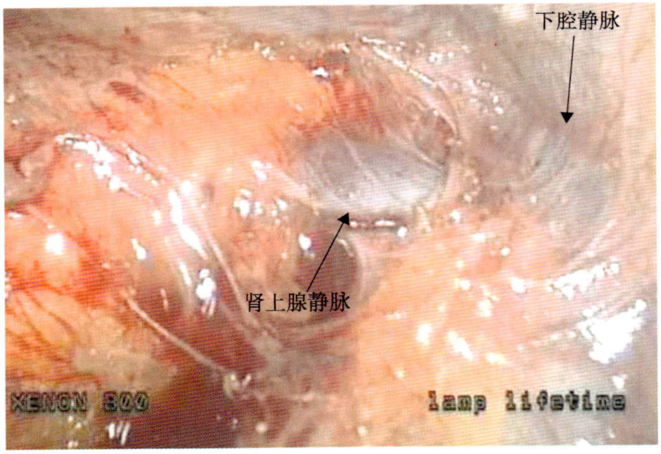

彩图 **42-11** 肾上腺静脉进入下腔静脉。

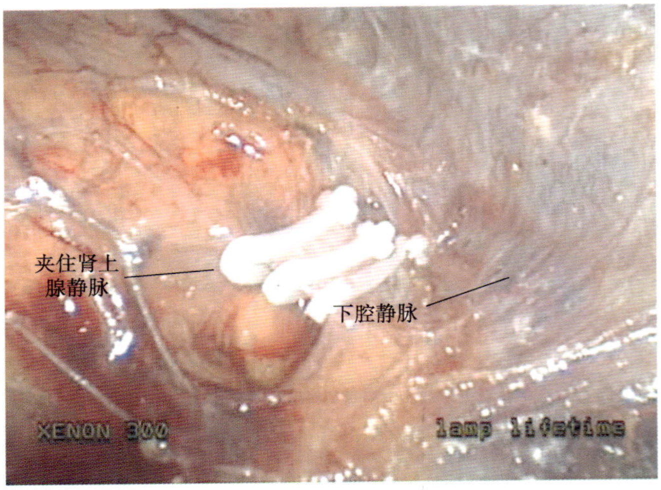

彩图 **42-12** 肾上腺静脉被夹住——右侧肾上腺切除术。

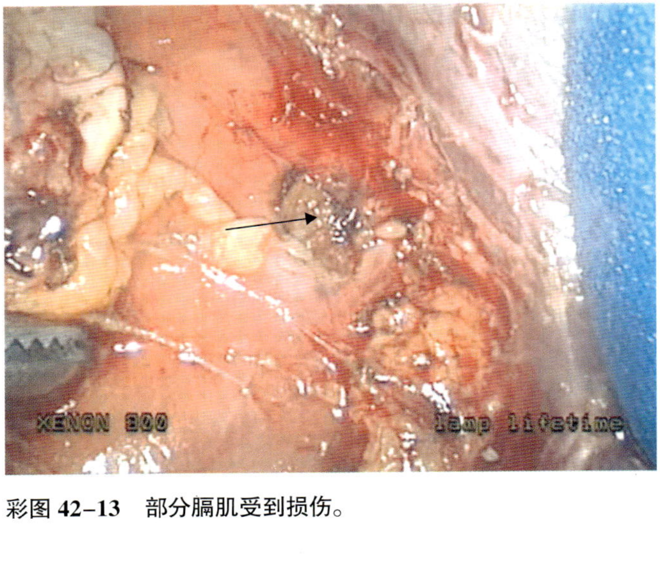

彩图 **42-13** 部分膈肌受到损伤。

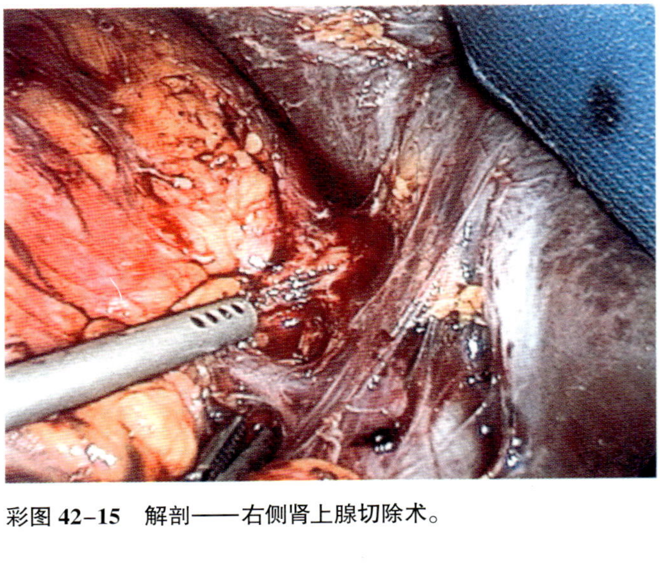

彩图 **42-15** 解剖——右侧肾上腺切除术。

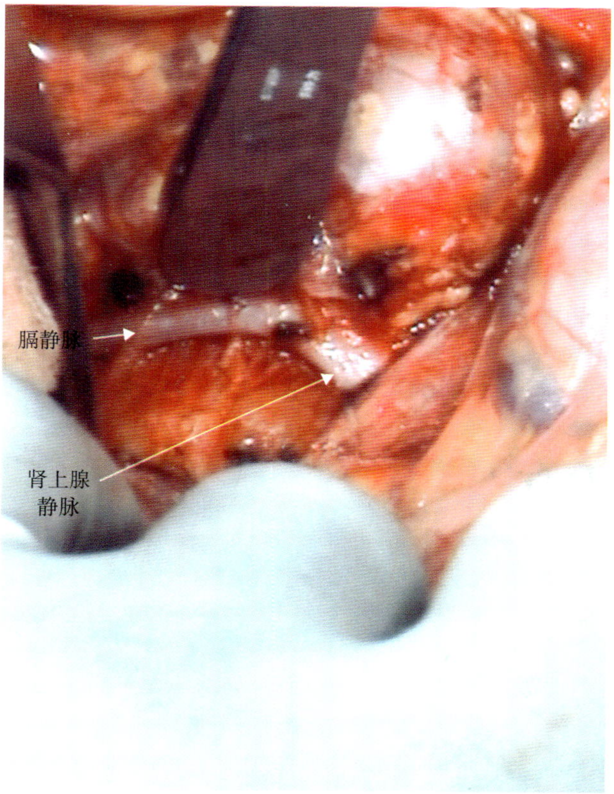

彩图 **42-17** 左侧肾上腺——解剖显示，肾上腺静脉与膈静脉汇合。

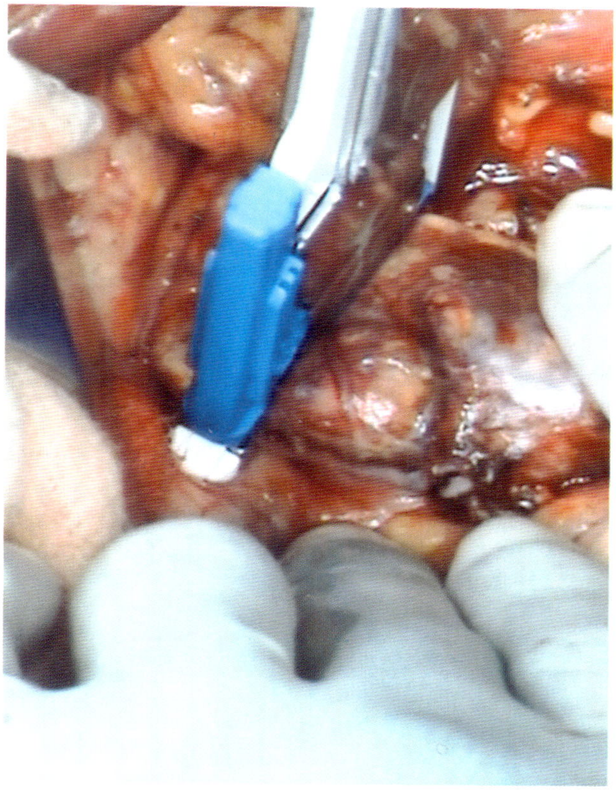

彩图 **42-19** 肾上腺部分切除术中使用的缝合器。

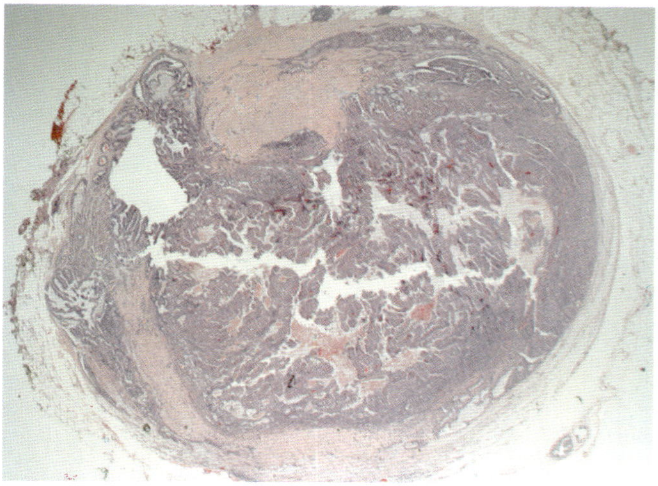

彩图 **43-10** 完整切除的导管内乳头状瘤 **HE** 染色后的低倍镜下的表现，完整切除活检装置活检保持了原有组织结构，不需要进一步的手术。

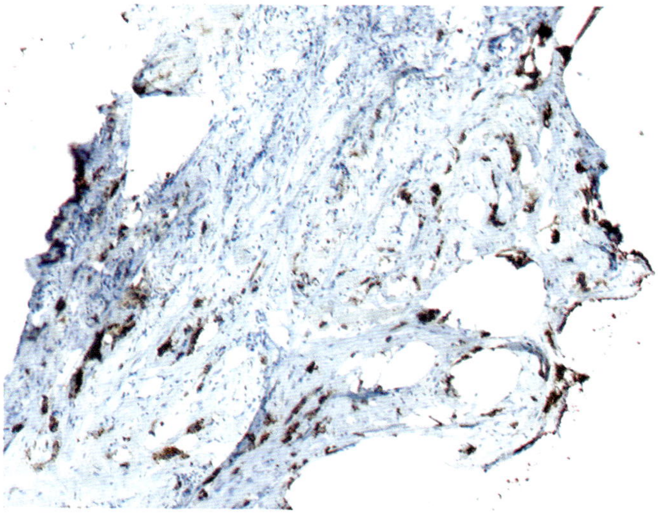

彩图 **43-11** **HER-2** 免疫组化染色低倍镜下显示强表达，但是没有清楚显示是在细胞膜上，这是由于核心针活检标本的边缘和挤压产生伪像的结果。

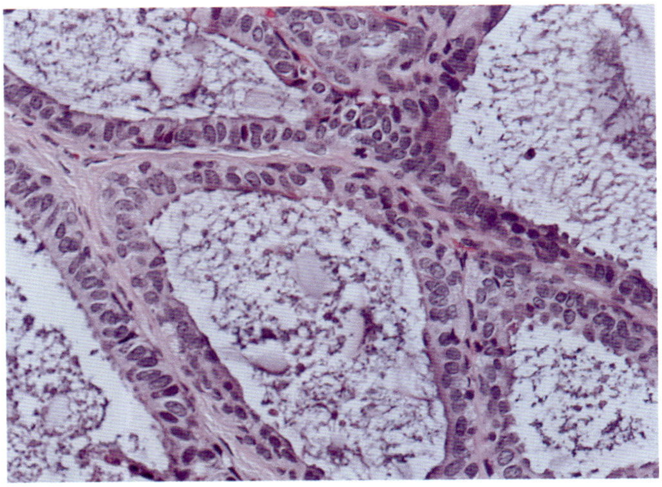

彩图 43–12　HE 染色显微镜下显示不典型增生的扁平上皮，整齐排列细胞的胞核中有许多空泡，失去了极性，变得大小不一，局灶性呈圆形。

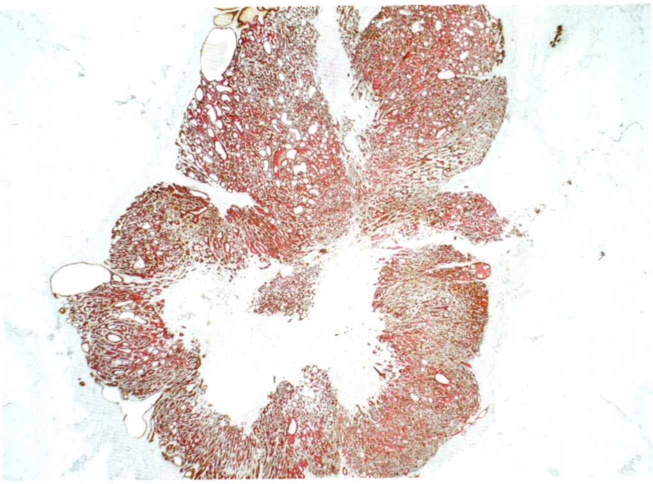

彩图 43–13　放射状硬化病灶 HE 染色切片上同时三重染色 P63、细胞角蛋白 5/6、细胞胶蛋白 18，P63 和细胞胶蛋白 5/6 提示肌上皮 / 基底细胞分化。所有抗体用 DAB（二氨基联苯胺）都可以显影（棕色）。坚固红染色 P63 是细胞核着色、细胞胶蛋白 5/6 是细胞质、细胞胶蛋白 18 是细胞质。两种细胞类型的表现证实是良性增殖。

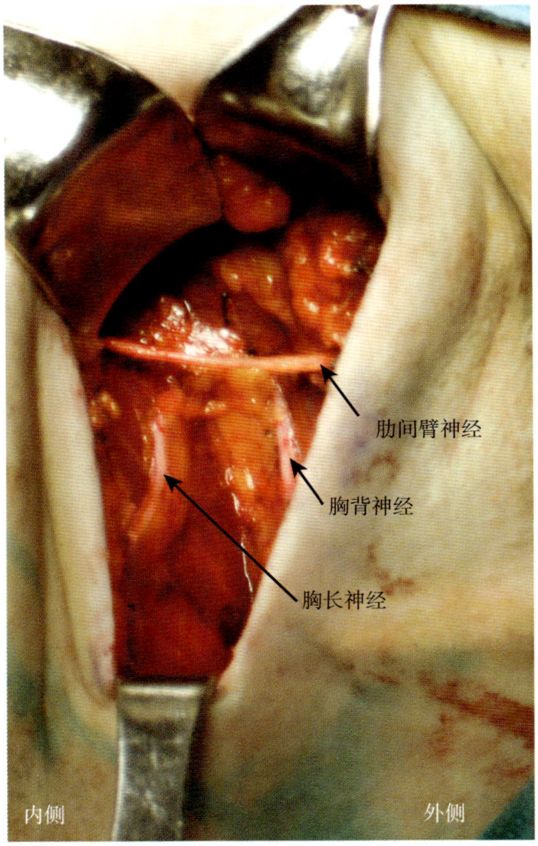

彩图 45–2　腋窝神经。

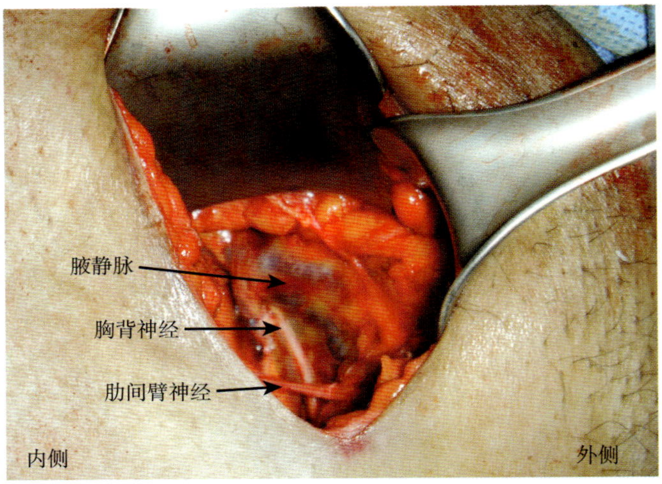

彩图 45–3　腋窝的手术解剖。

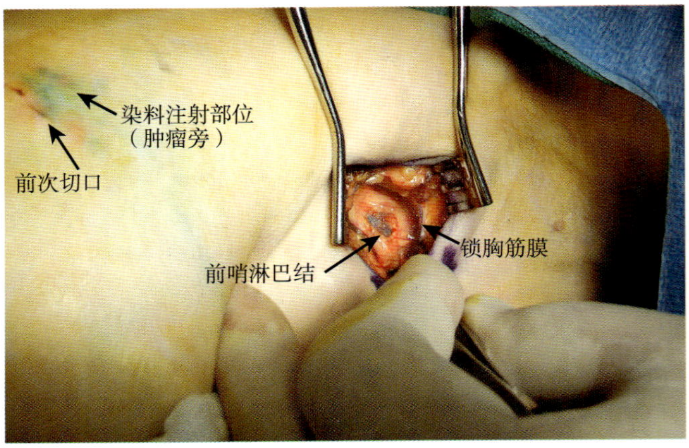

彩图 45–4　前哨淋巴结活检：蓝色染料注射部位和前哨淋巴结的引流。

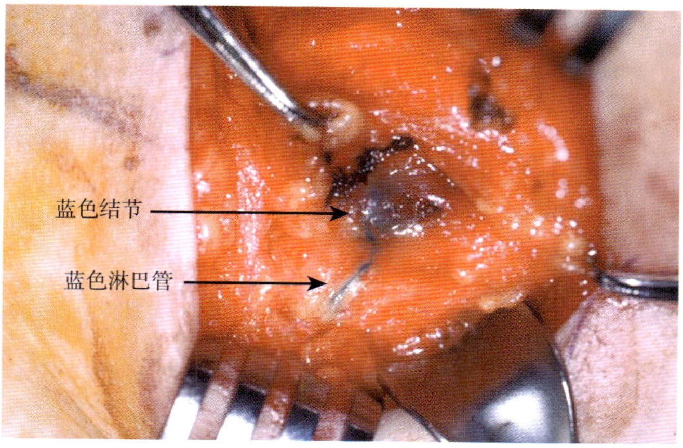

彩图 **45-5**　前哨淋巴结活检: 蓝染淋巴管引流到前哨淋巴结。

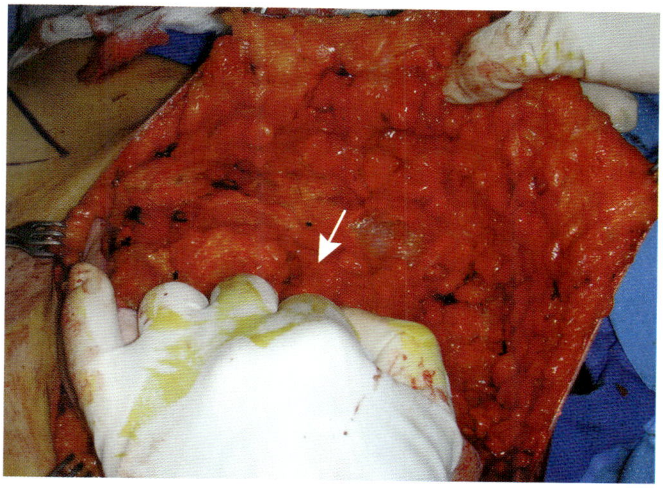

彩图 **46-5**　“波状层”。在 **IMF** 层下，乳腺下皱襞向下延伸 **2~3cm** 处是类似于面巾纸的疏松结缔组织。

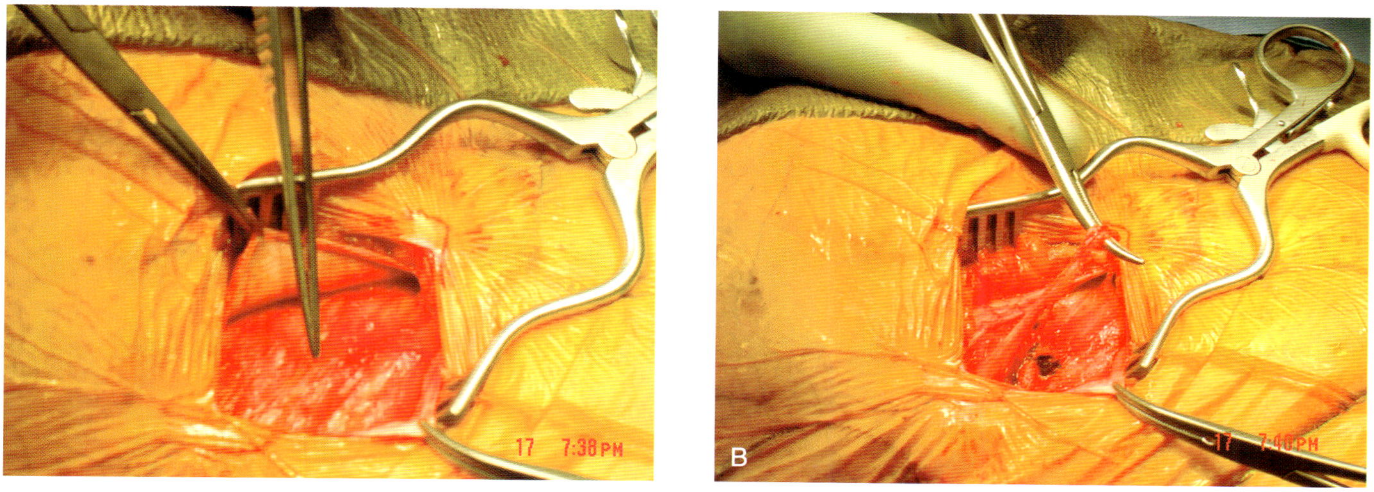

彩图 **49-1**　**A**，腹外斜肌腱膜被切开为内侧和外侧两片。髂腹下神经可见位于精索上（钳子尖所指）。**B**，沿髂腹下神经走行从内环口到耻骨结节仔细解剖，不使用电灼或过度牵拉。

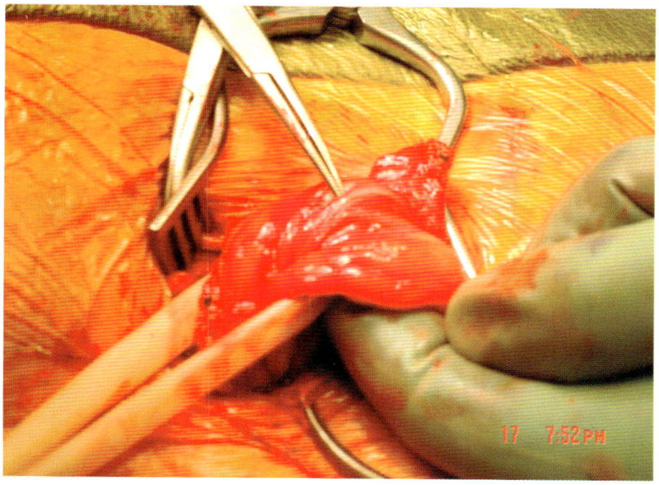

彩图 **49-2**　**Penrose** 管环绕着斜疝疝囊和精索。睾丸血管（止血钳尖所指）与疝囊直接相邻并且非常容易受到损伤。

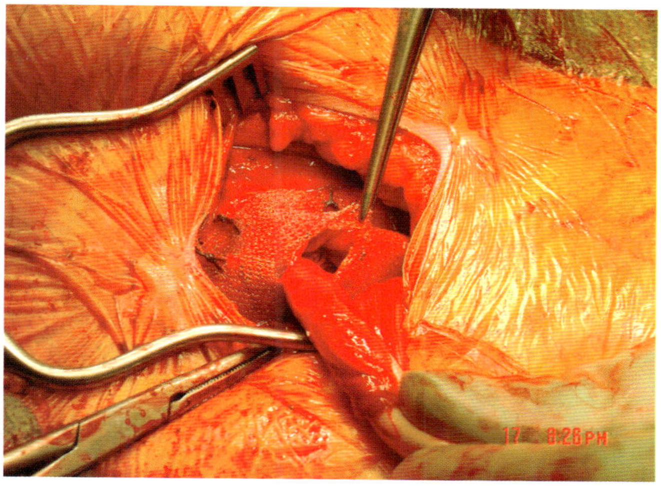

彩图 **49-3**　虽然网片上部被缝在腹股沟管边缘，但是由于内环口的不恰当重建，修补并不理想。

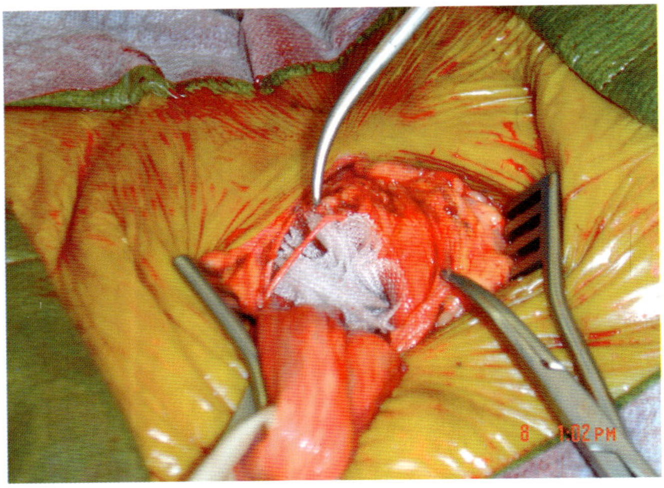

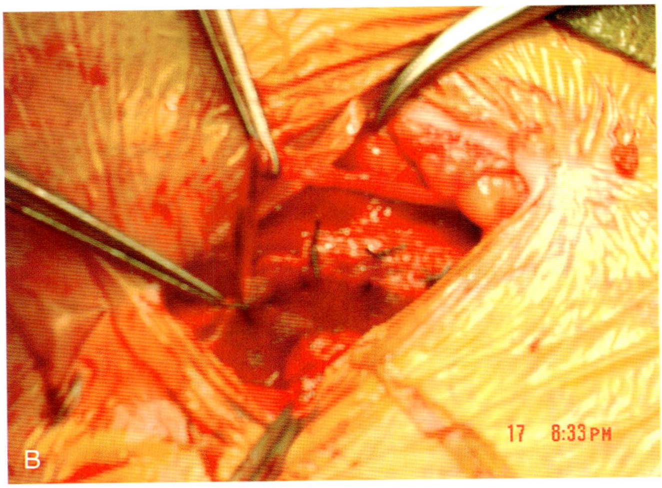

彩图 **49-4** **A**，网塞被准确地固定在内环口水平。然而，髂腹股沟神经明显地与网片接触，极易造成神经挤压和慢性疼痛。**B**，用于加强腹横筋膜的补片上部因为缝线使得髂腹股沟神经受到挤压。

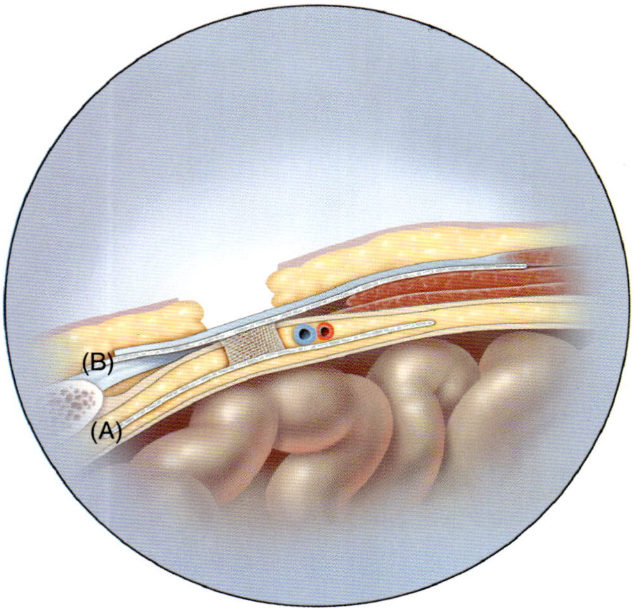

彩图 **50-2** 补片下层（**A**）支撑腹膜前间隙，并与补片上层连接（**B**），覆盖着腹股沟管。

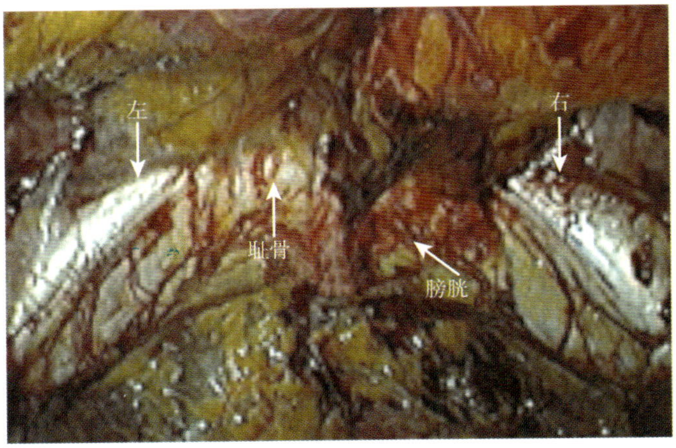

彩图 **51-3** 从中线位置观察腹膜前间隙。左，左侧 **Cooper** 韧带；右，右侧 **Cooper** 韧带。

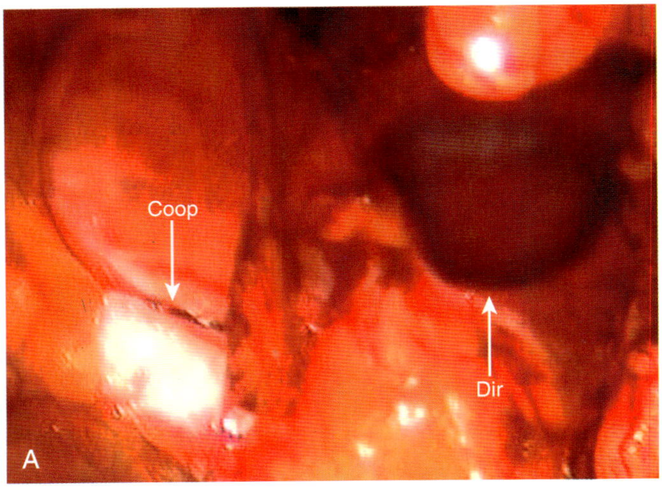

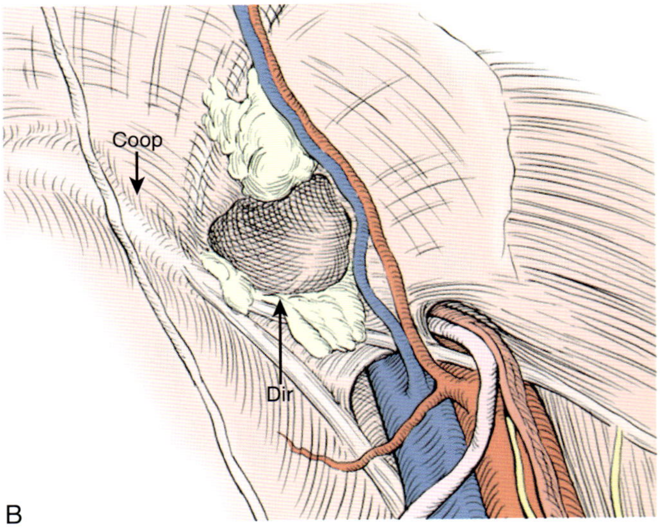

彩图 **51-4** **A**，右侧直疝缺损及内容物减小。**Coop**，**Cooper** 韧带；**Dir**，直疝缺损。**B**，相应的图示。

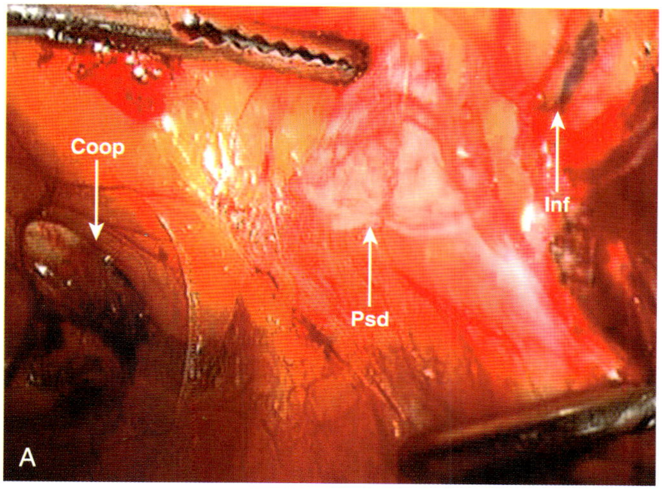

彩图 51–5 **A**，右侧假疝囊从直疝缺损处分离出来。**Coop**，**Cooper** 韧带；**Inf**，腹壁下血管；**Psd**，假疝囊。

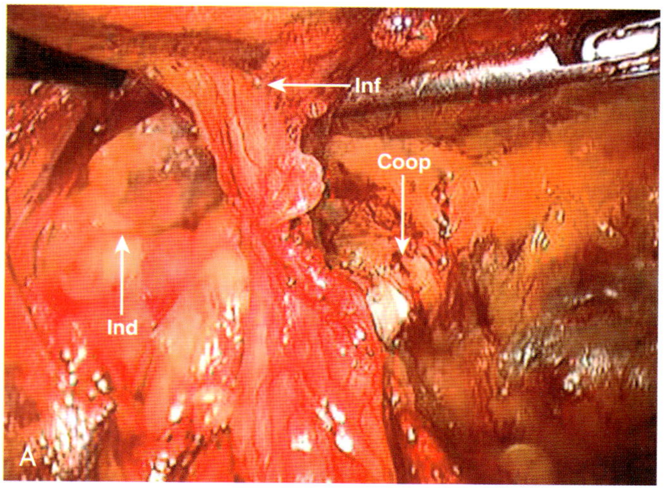

彩图 51–7 **A**，左斜疝缺损（**Ind**）及内容物几乎完全缩小。**Cooper** 韧带（**Coop**）已被显露，腹壁下血管（**Inf**）可见。

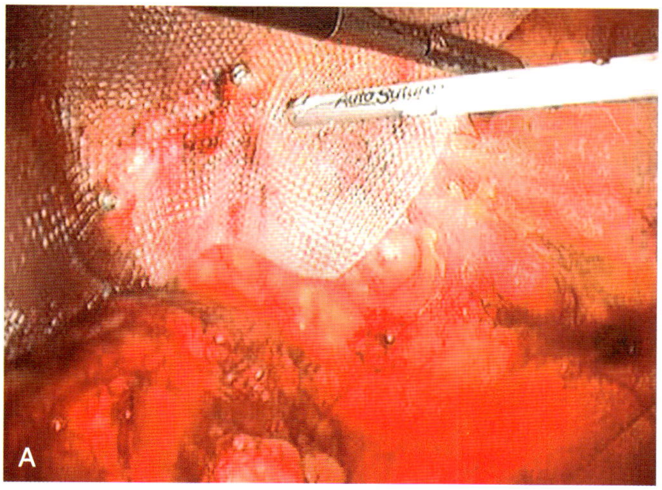

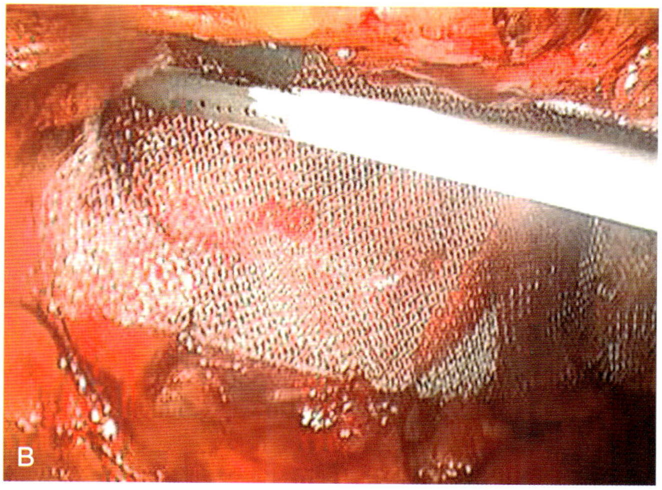

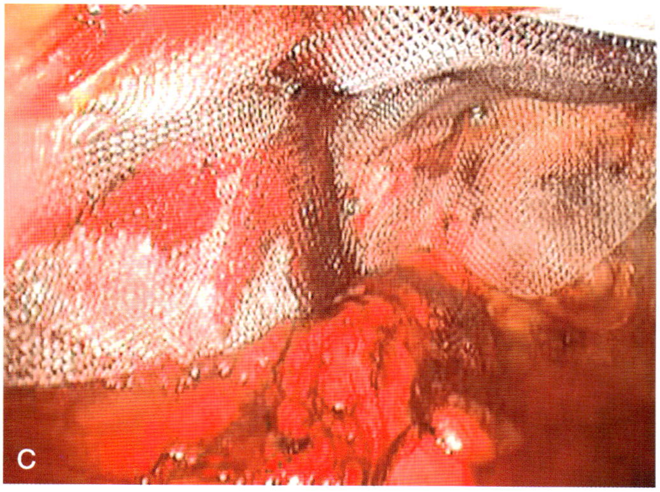

彩图 51–10 **A**，左侧腹股沟疝补片中间位置的固定。两个钉夹固定于 **Cooper** 韧带上。**B**，左侧腹股沟疝补片外侧的固定，注意钉夹置于髂耻束上方。钉合器末端能够被术者用另一只手沿腹壁触摸。**C**，补片的最终位置应覆盖左侧耻骨肌孔全部。

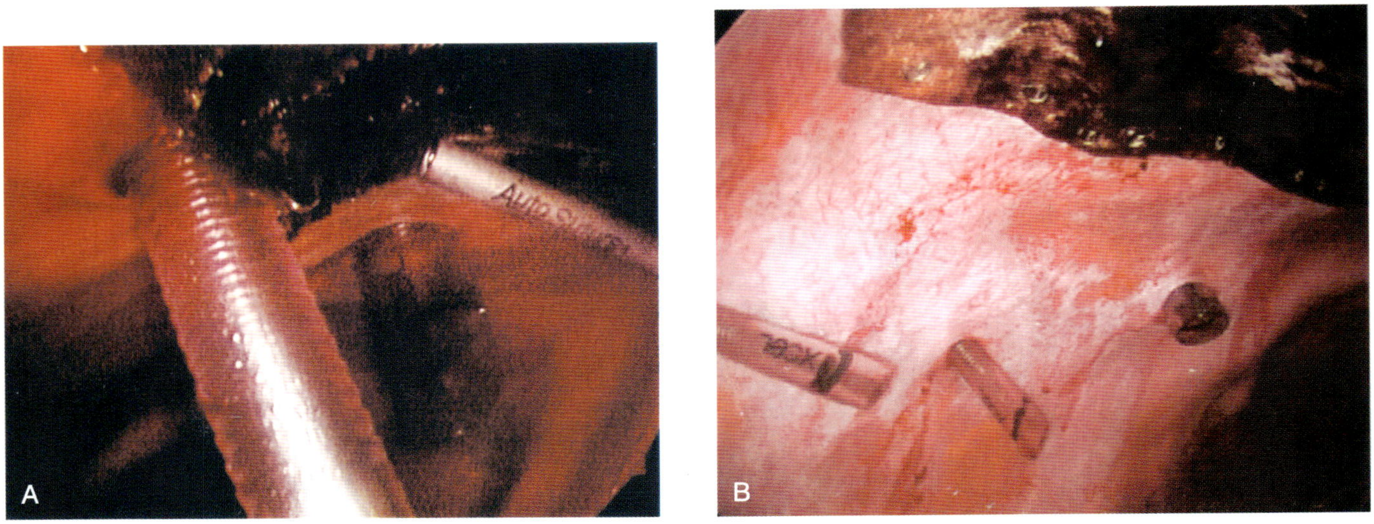

彩图 **54-1** **A**，尽管补片已经适当裁剪，补片能够充分覆盖缺损，但是由于补片边缘与 **5mm** 套管针重叠，所以补片固定仍不完善。**B**，套管针放置在距离筋膜缺损适当的位置，以保证补片周围的固定。

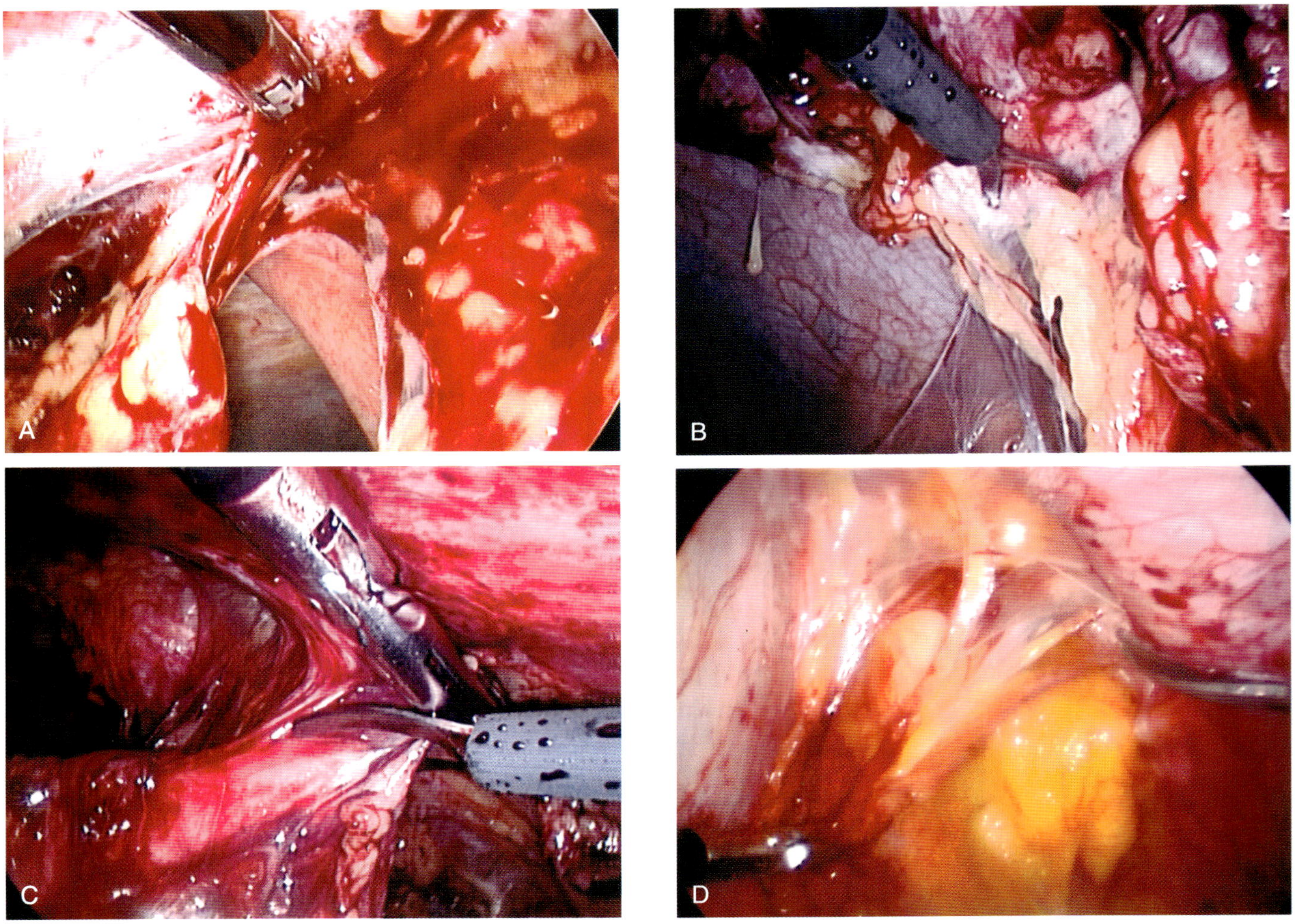

彩图 **54-2** **A**，除了网膜与前腹壁粘连（这能够通过钝性分离分开）外，还可见小肠袢位于筋膜缺损内。**B**，大部分粘连分离都能通过锐性分离完成，不必采用电灼。在腹膜和血管之间分离出一个无血管平面。**C**，由于粘连的分离靠近肠管，对电剪尖端的观察非常重要，如这张照片所示，潜在的损伤显而易见。使用超声刀能够对肠壁产生明确的热损伤。**D**，如果粘连较多或粘连致密，从边缘切开疝囊，并且还纳与腹膜粘连的疝内容物会更安全些。常规情况下，这不是必需的，疝囊可以留在原位。

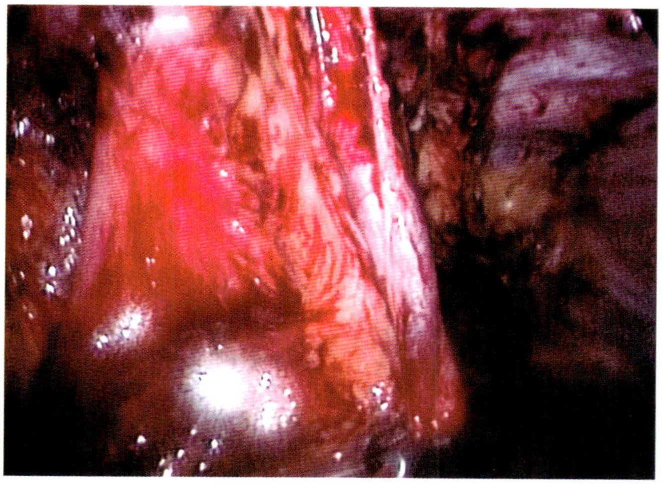

彩图 **54-3** 与粘连的肠管相邻的部分，也有一个较大的血管从系膜分出来。这个血管需要在分支到腹壁前结扎，以避免出血影响分离。

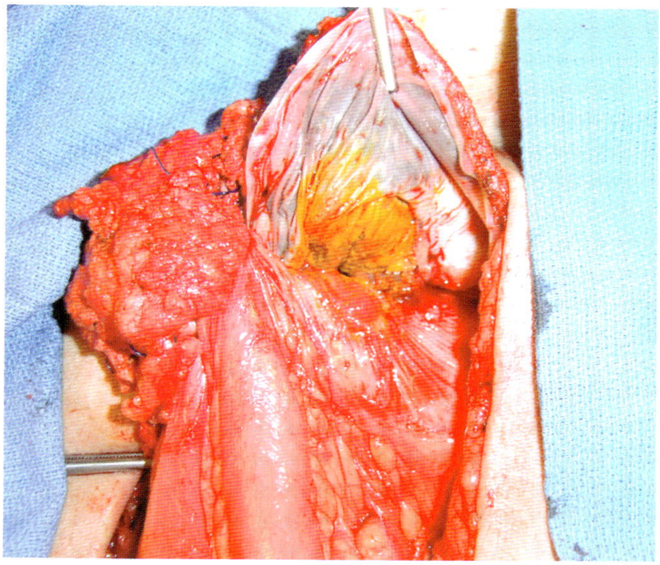

彩图 **54-4** 探查时，补片和其下方的小肠之间的腐蚀部位显而易见，黏膜和胆汁样内容物漏到了周围组织。补片切除后行小段肠管切除和腹壁交替缝合。这种情况下永久补片的使用是绝对禁忌的。

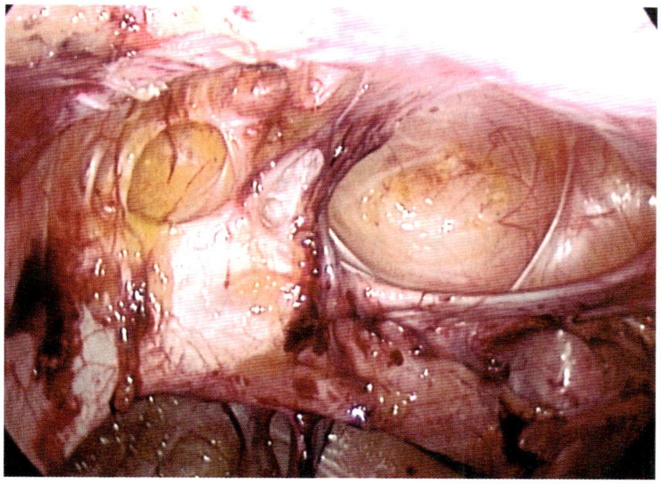

彩图 **54-5** 沿正中切口全长的筋膜缺损，可见典型的瑞士硬奶酪征。每一个未发现的筋膜缺损最终都会导致“疝复发”。补片大小应超过所有缺损的最大径。

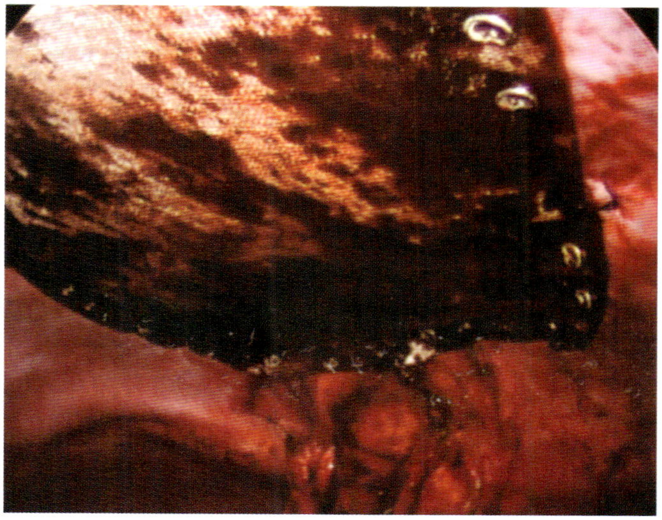

彩图 **54-6** 四个象限都缝合后，周围固定螺旋钉。这些 **4mm** 钉在钩住下方肠管处要与补片齐平，不能过分突出。

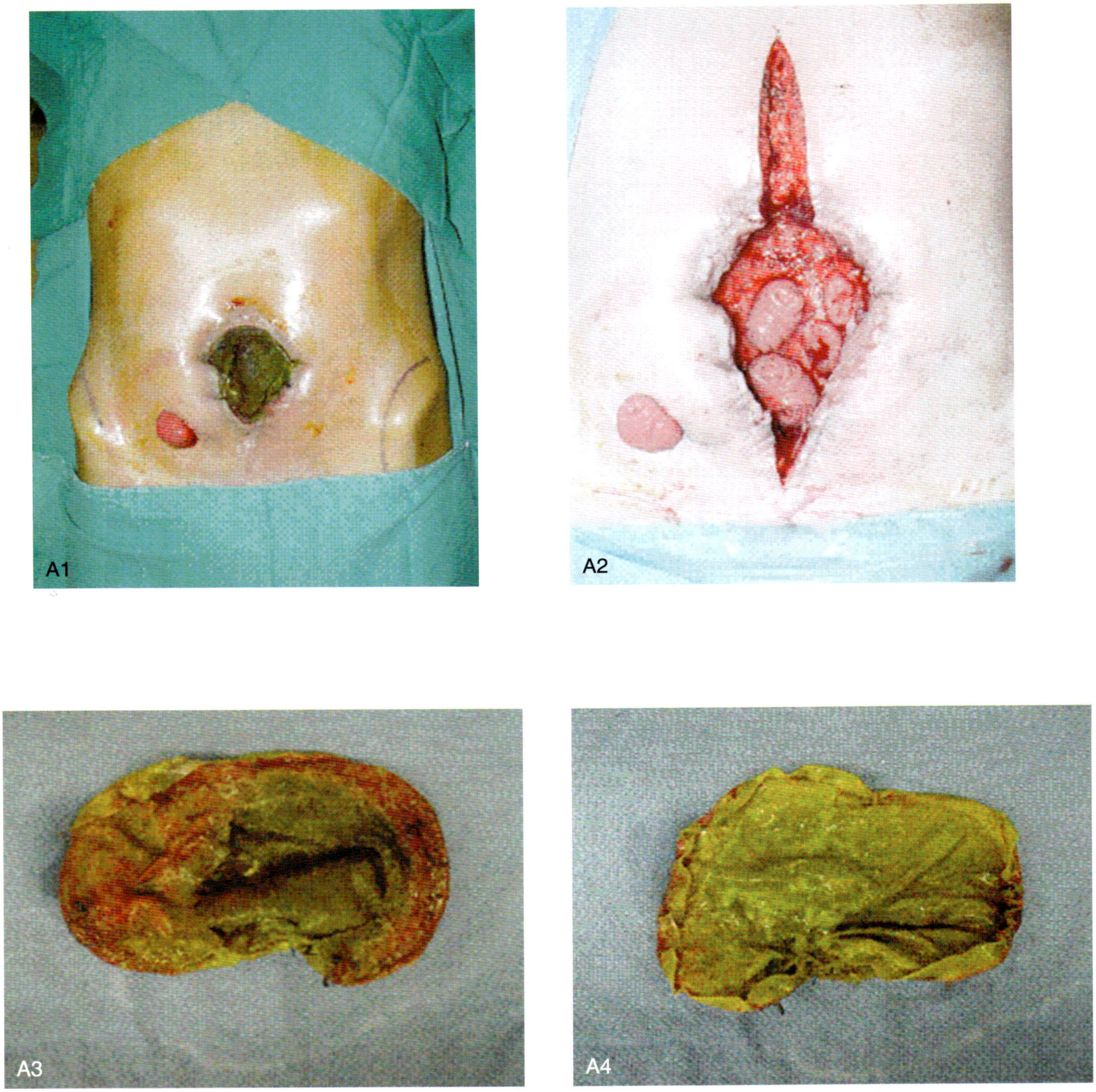

彩图 **55-3** 单侧腹壁结构分离保留术区造瘘口。**A**，**43** 岁卵巢癌患者治疗的术中情况，包括全结肠切除和末端小肠造瘘。小肠瘘是由于小肠多处与合成补片形成瘘所致。

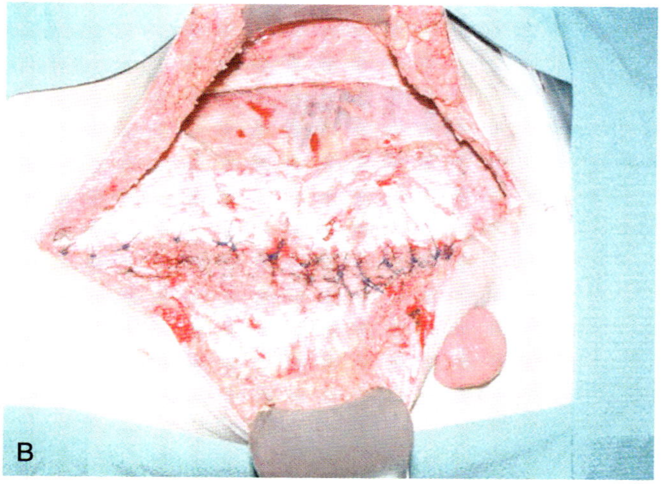

彩图 **55–3 续**　**B**，末端回肠造口侧不行腹壁结构分离术，以保留造瘘口的功能和避免形成造瘘口旁疝。**C**，术后 **6** 个月的情况，没有白线疝，造瘘口功能良好。

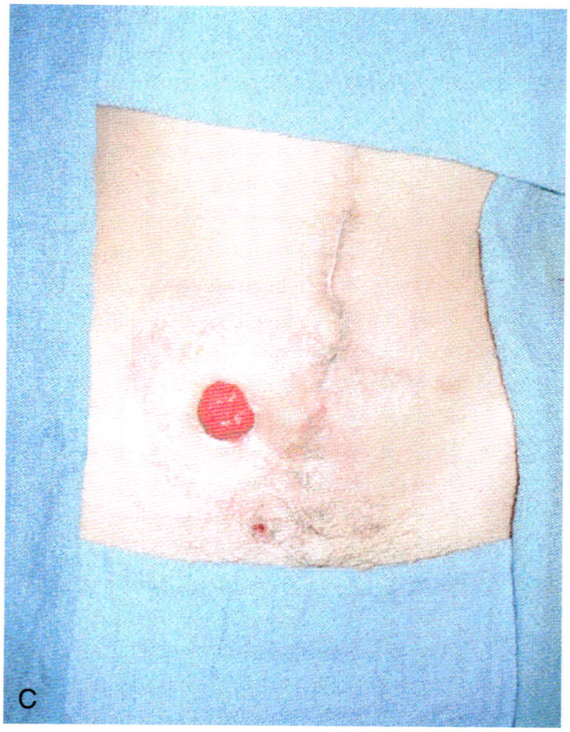

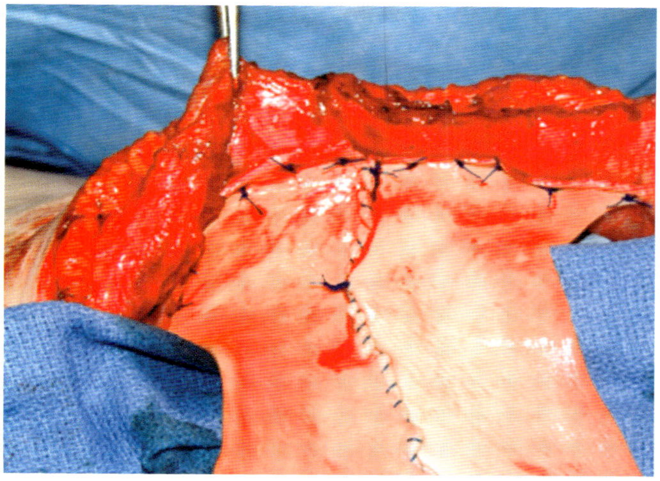

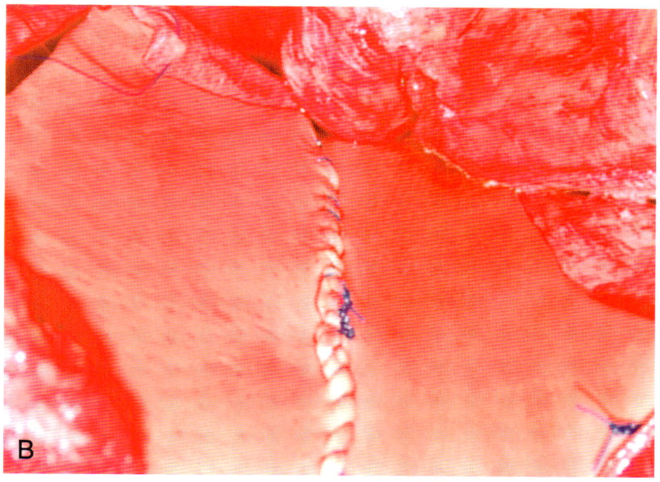

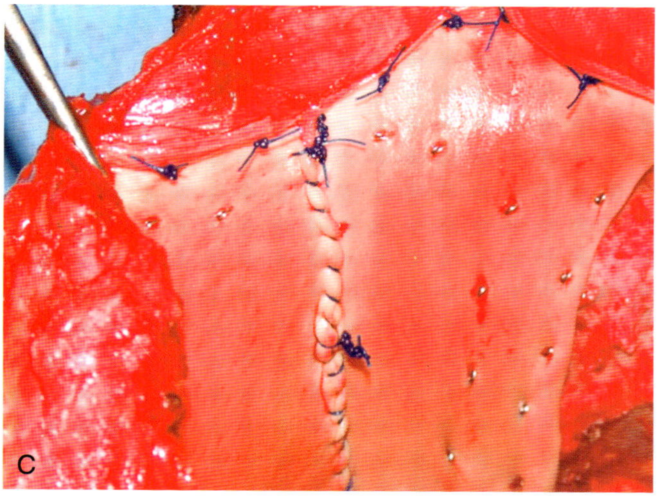

彩图 **55–8**　因为腹内斜肌损伤后一侧筋膜薄弱，腹腔内放置脱细胞真皮基质。**A**，腹内斜肌损伤造成筋膜缺损，行腹腔内放置脱细胞真皮基质修补。**A**，一位 **54** 岁女性患者，表现为车祸后撕脱伤导致的单侧腹壁疝。腹斜肌从右侧腹直肌撕脱，腹壁延迟重建包括 **Vicryl** 补片置入以及 **AlloDerm** 修补，采用开放性直接补片置入法。**B**，采用腹腔镜疝修补方式，即经皮筋膜缝合用于一侧 **AlloDerm** 推进。**C**，应用 **Salute** 腹腔镜钉夹以减少术后疼痛和手术时间。

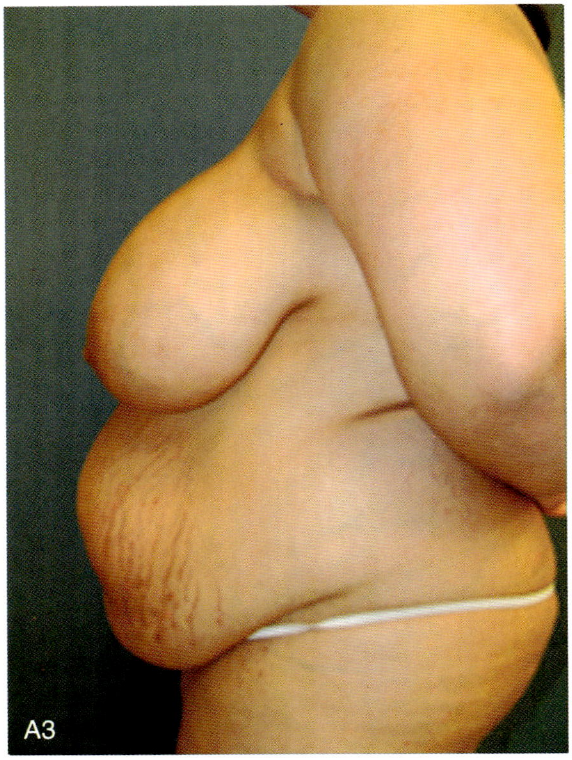

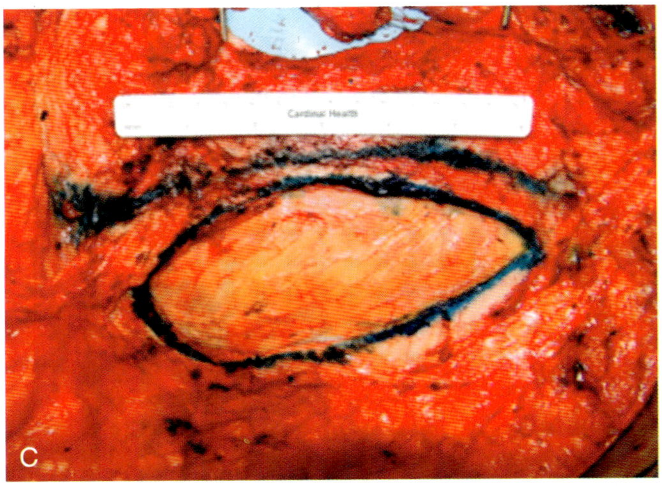

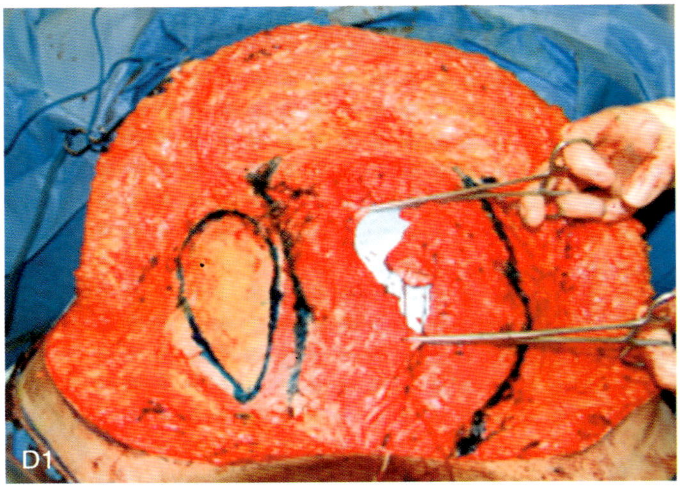

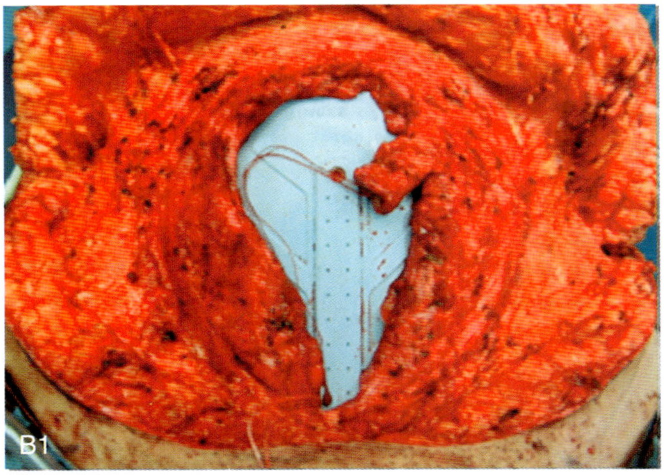

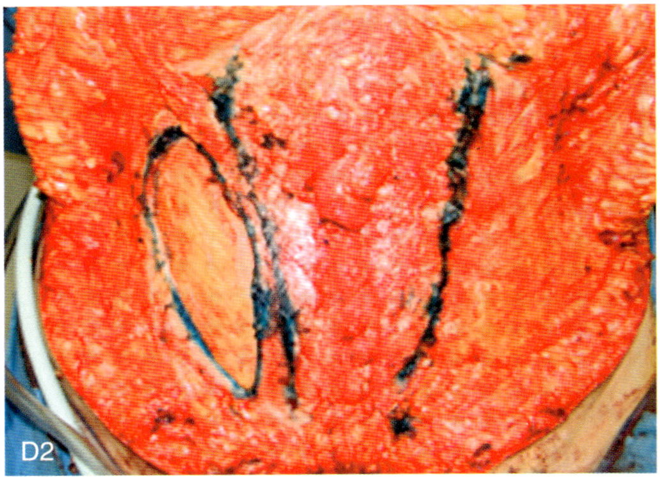

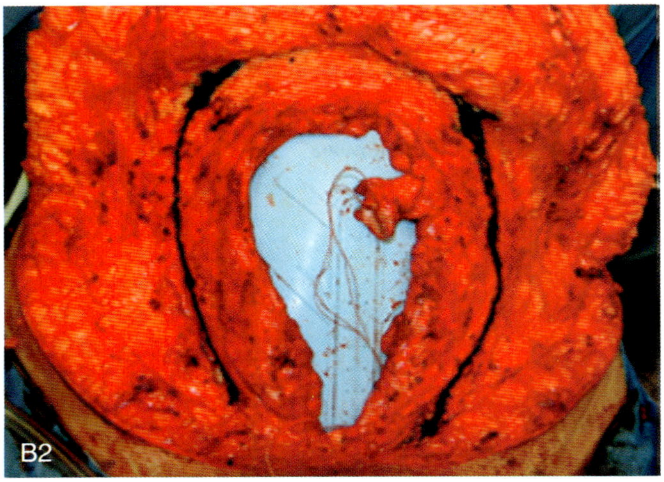

彩图 55–9 续　**B**，疝囊完全切除，留有 6cm 正中筋膜缺损。用亚甲蓝勾画出双侧半月线。采用环状切口保留脐带。**C**，切开从肋缘下至髂嵴、半月线外侧 1cm 处的腹外斜肌腱膜。结构分离后，从后方可见腹内斜肌。**D**，右侧结构分离至中线水平，以聚丙烯缝线连续缝合。保留脐部。

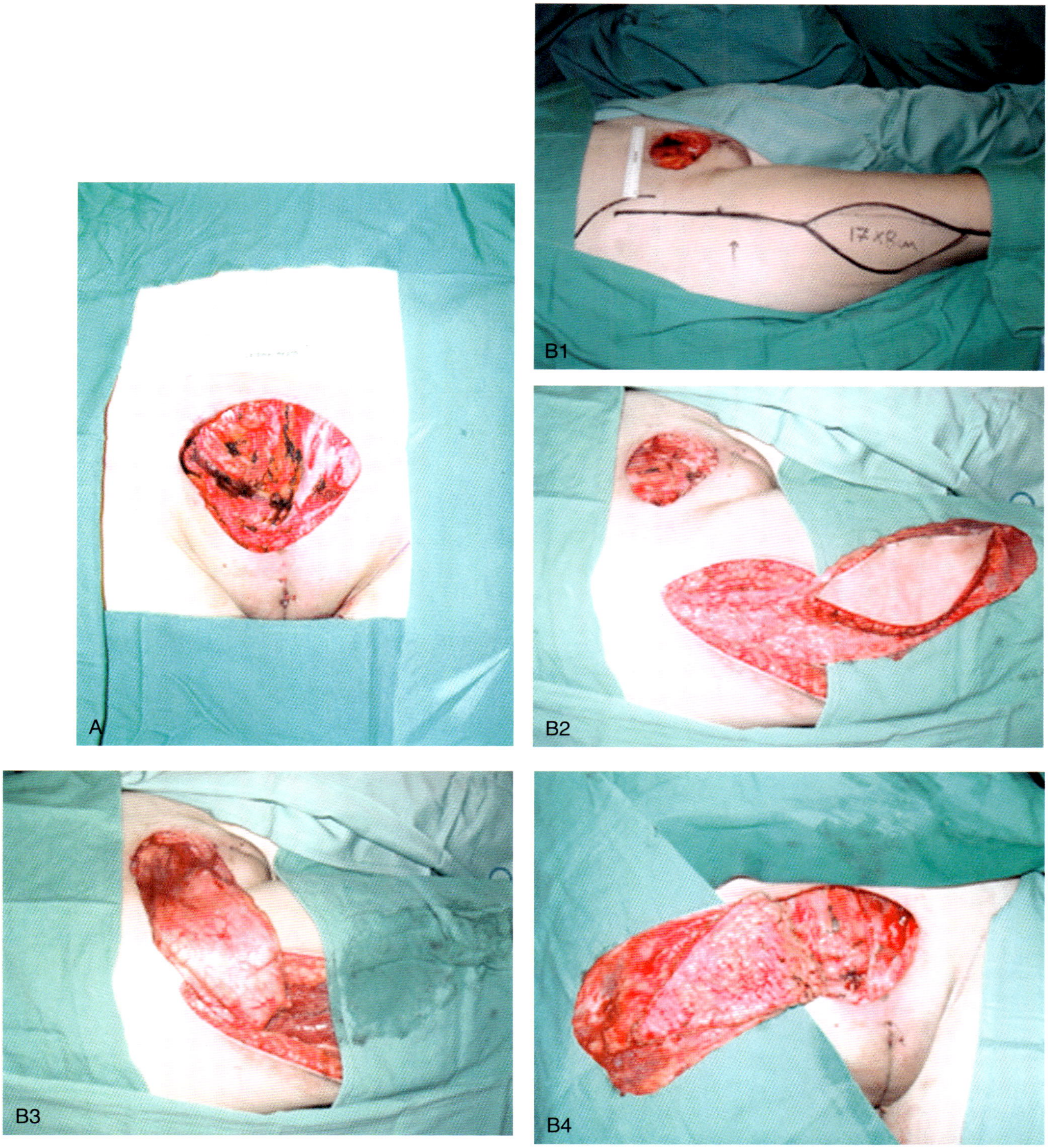

彩图 **55-10**　阔筋膜张肌旋转皮瓣修补肉瘤放疗和腹直肌切除。**A**，**26** 岁女性腹壁肉瘤切除和放疗术后的腹壁伤口。右侧腹直肌和筋膜已经部分切除。**B**，由于放疗和伤口开放，采用右侧阔筋膜张肌皮瓣行自体组织重建。

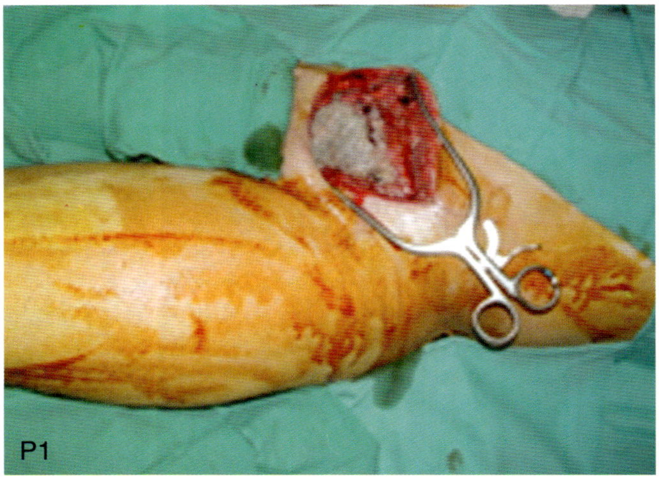

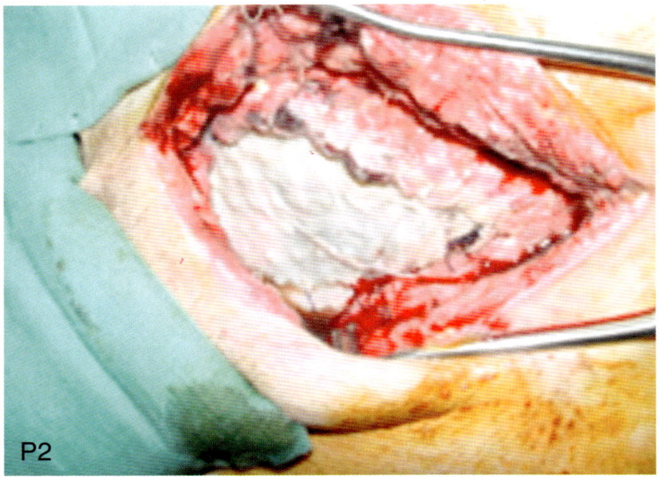

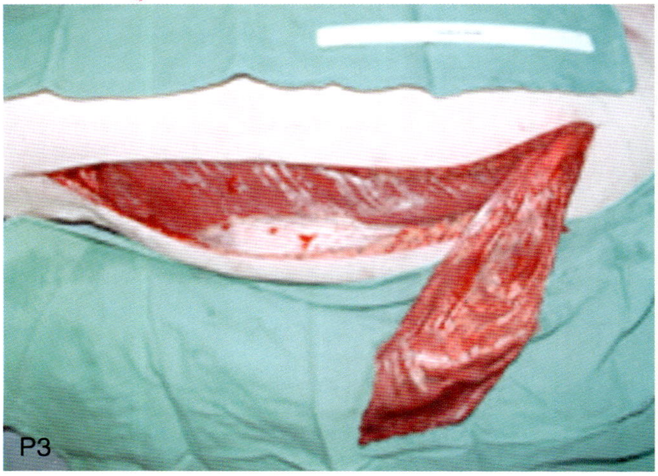

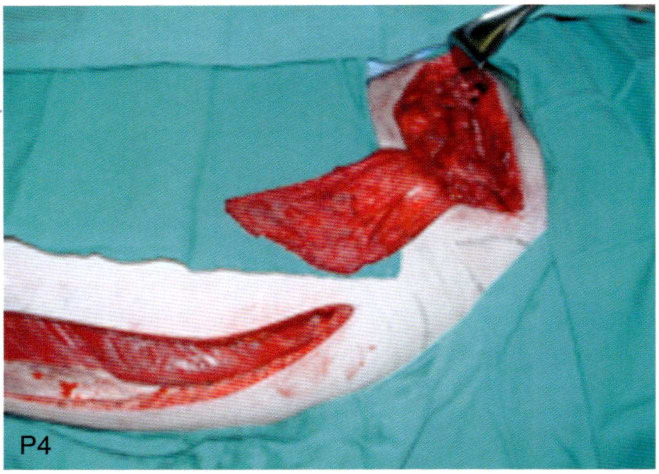

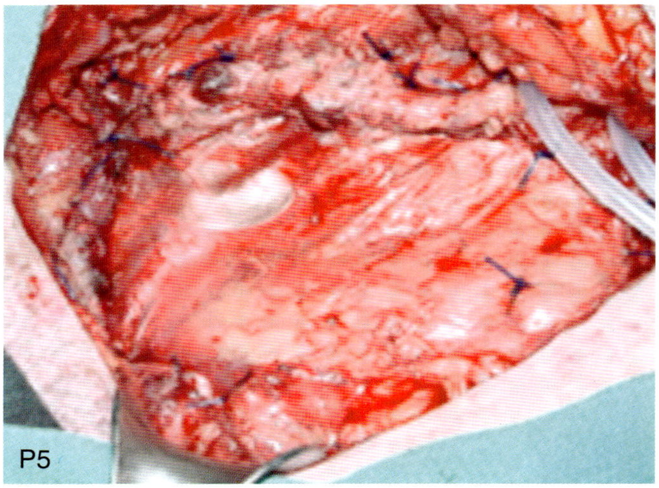

彩图 **55–11**　有感染史和补片失败的部位，采用阔筋膜张肌旋转皮瓣行腹壁重建。**56** 岁男性患者，行腹膜内肾移植后伤口裂开，以 **Surgisis** 补片修补后有感染表现。完全切除感染补片后，采用单侧阔筋膜张肌行即刻自体组织重建。

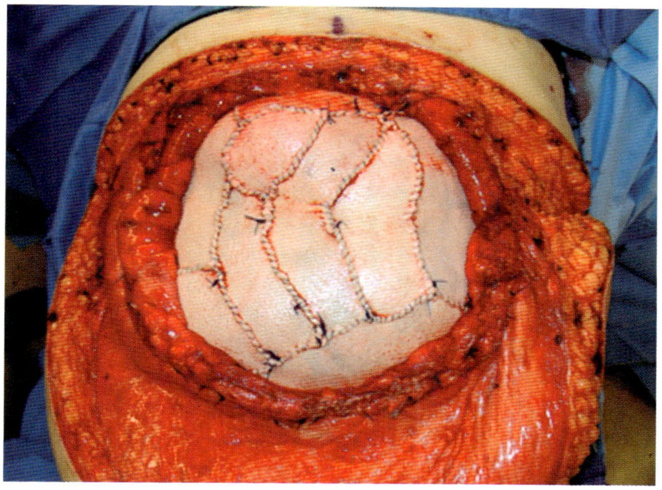

彩图 **55-12** 腹壁结构分离术失败后重建的备用方法。腹壁结构分离术失败后复发疝采用脱细胞真皮再生组织基质修补。多片“缝被式缝合”使患者仍然存在复发风险。

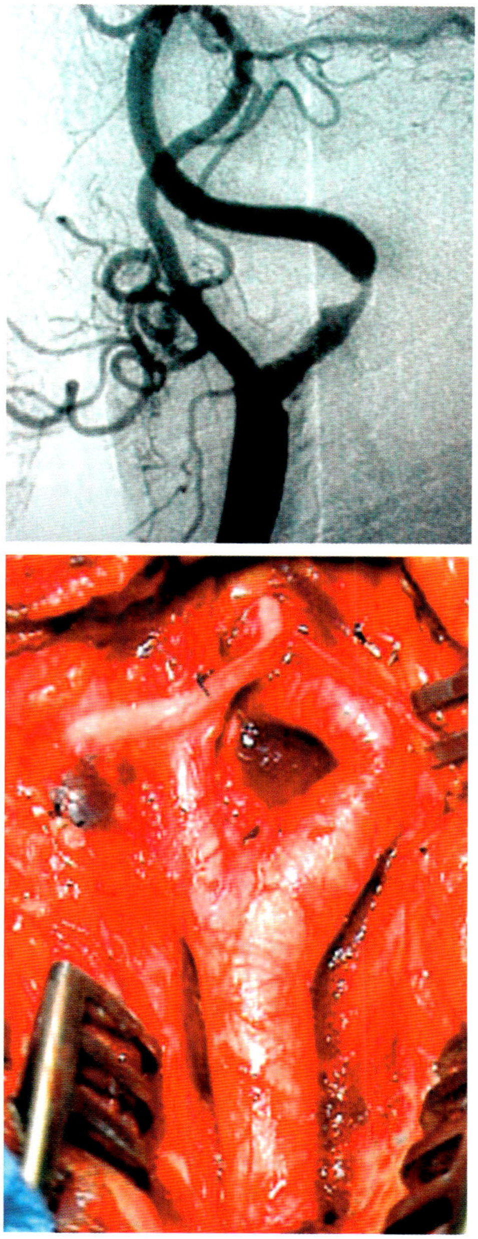

彩图 **58-2** 颈动脉扭曲：显露时有解剖性挑战的例子 。

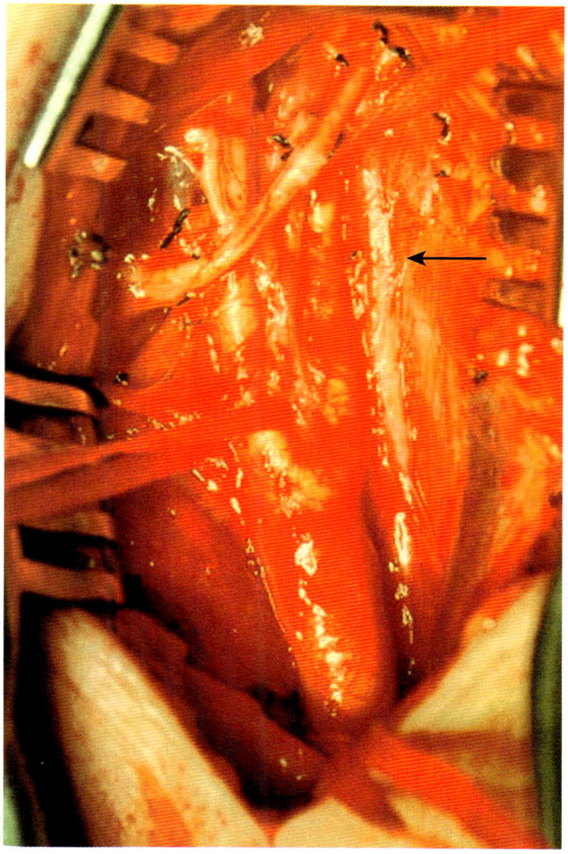

彩图 **58-3** 术中解剖，可见迷走神经（箭头）。

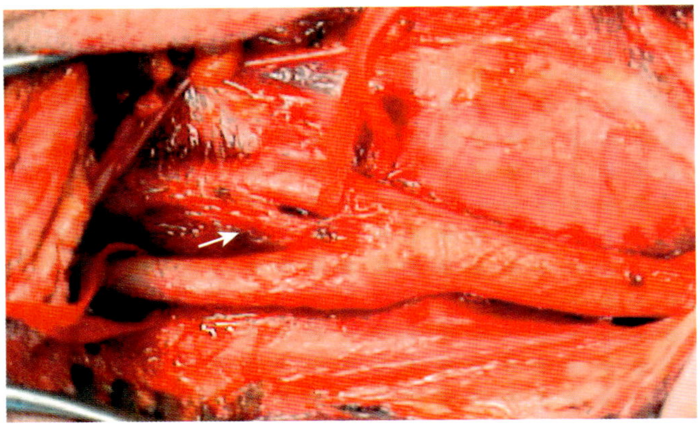

彩图 **58-4** 术中游离，可见颈动脉体（箭头）。

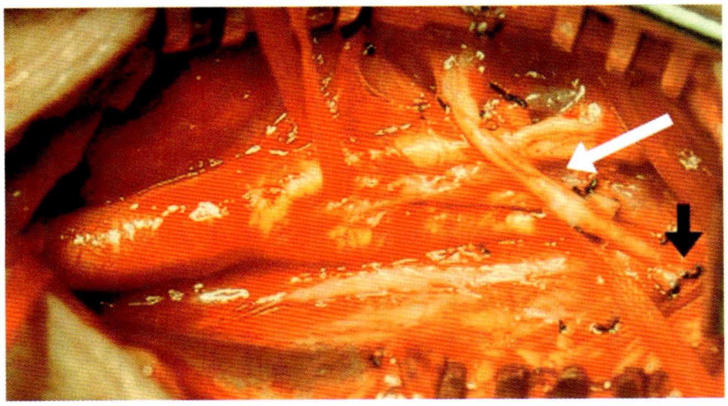

彩图 **58-5** 术中游离，可见舌下神经（箭头）。

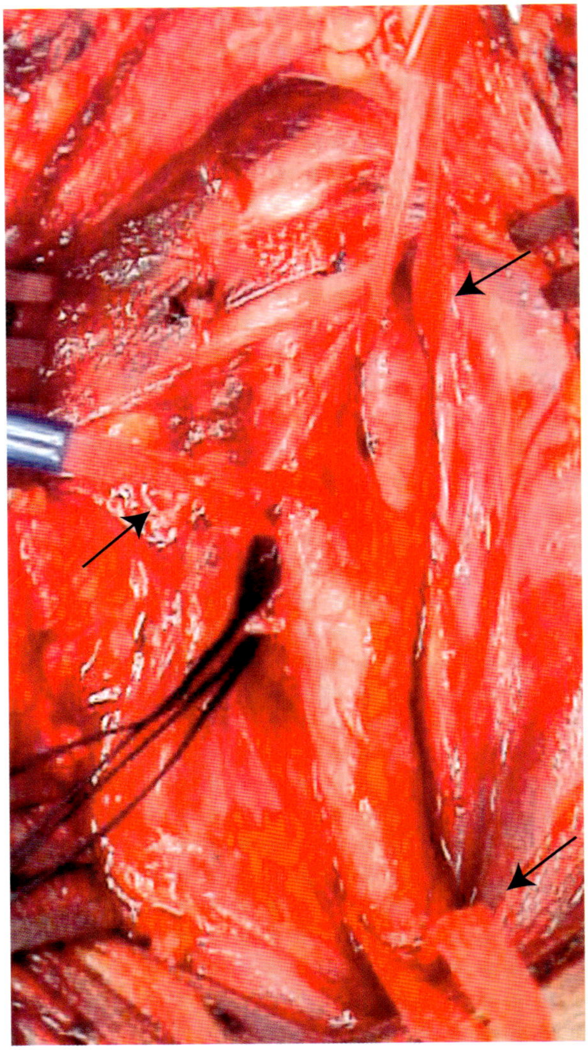

彩图 **58-6** 在动脉切开和内膜剥脱前动脉血管的正确控制。

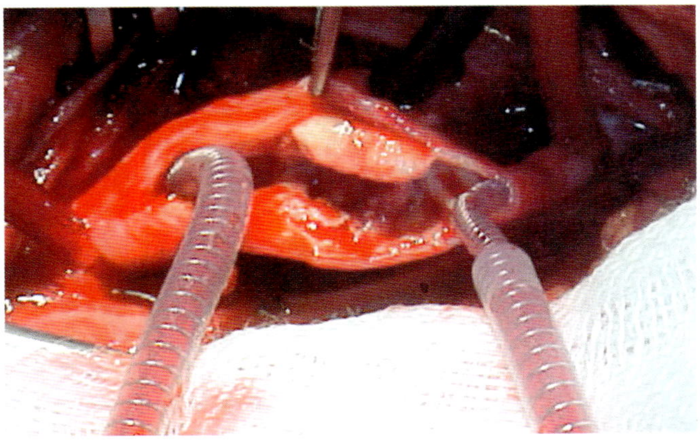

彩图 **58-7** 内膜剥脱时应用转流管。

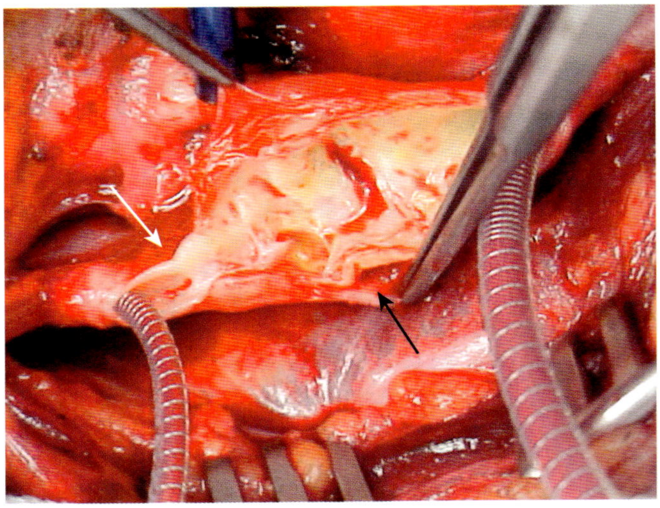

彩图 **58-8** 转流位于适当部位，箭头指示斑块的边缘，内膜剥脱平面将从此处建立。

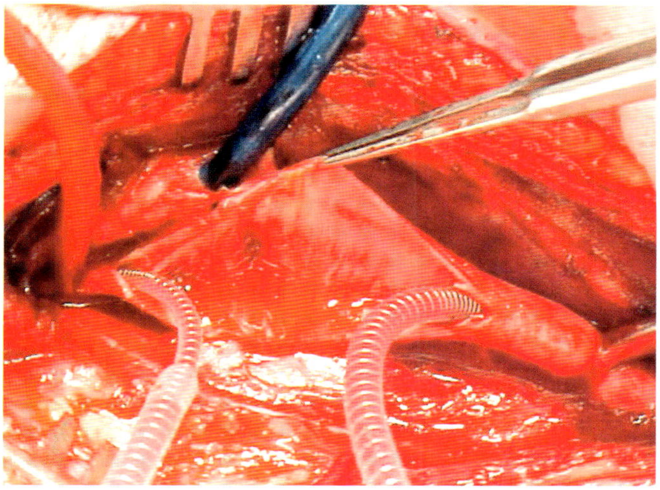

彩图 58-9　内膜剥脱完成彩图，已经从颈动脉壁移除所有的斑块和中膜纤维。

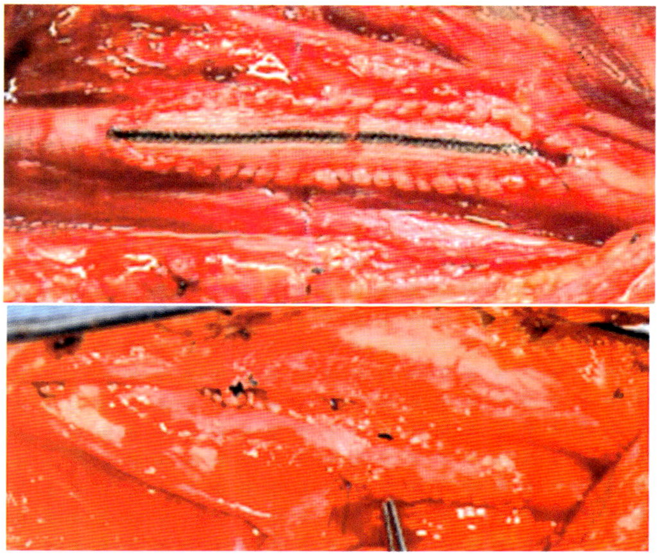

彩图 58-10　以涤纶补片（上方）和静脉补片（下方）行血管成形术。

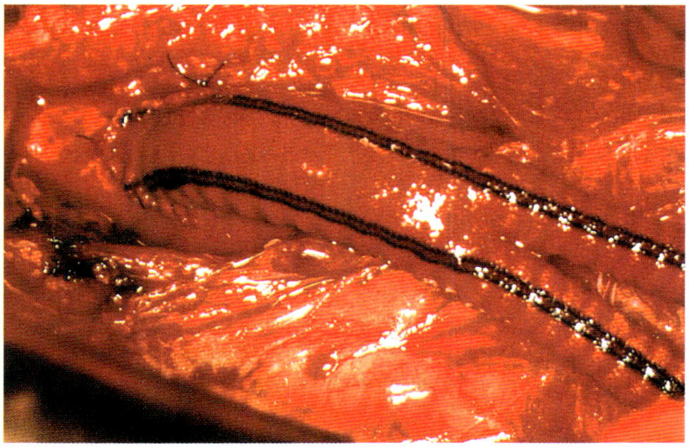

彩图 59-1　用涤纶行血管端 - 侧主 - 双股搭桥。

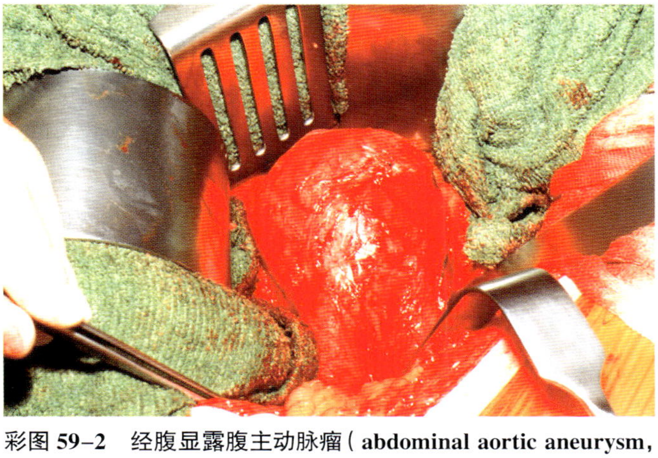

彩图 59-2　经腹显露腹主动脉瘤（abdominal aortic aneurysm，AAA）。

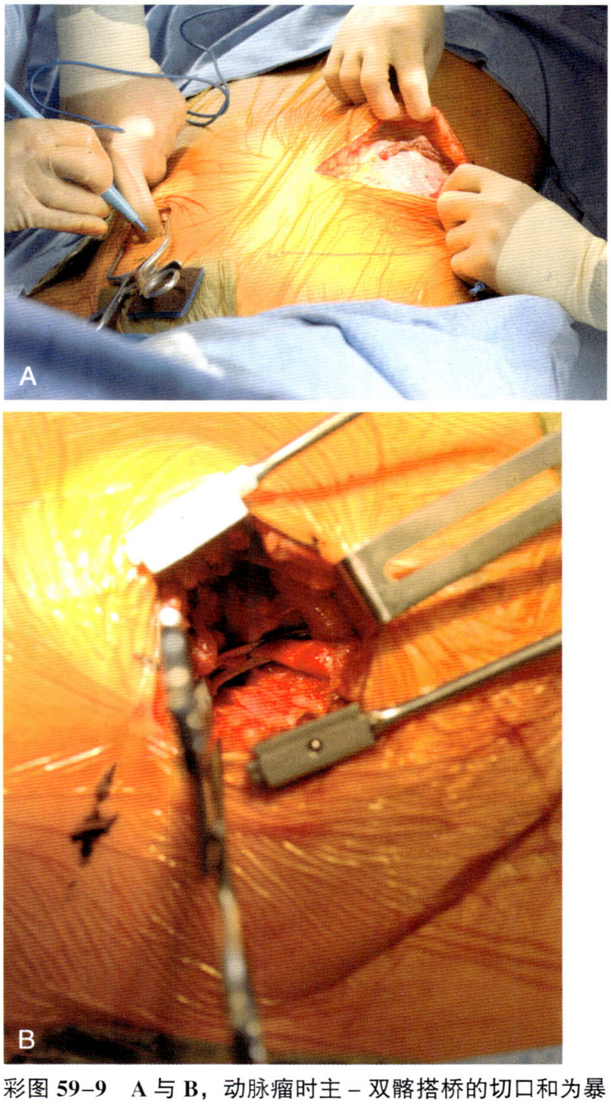

彩图 59-9　A 与 B，动脉瘤时主 – 双髂搭桥的切口和为暴露右髂外动脉所做的右腹股沟上切口（局部观）。

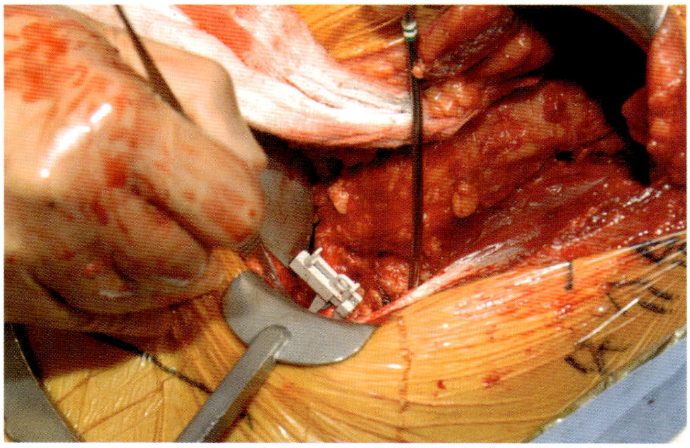

彩图 **59-10**　游离双侧髂总动脉，以 **single-rubber** 血管夹夹闭左髂总动脉。注意疏松组织包绕主动脉。

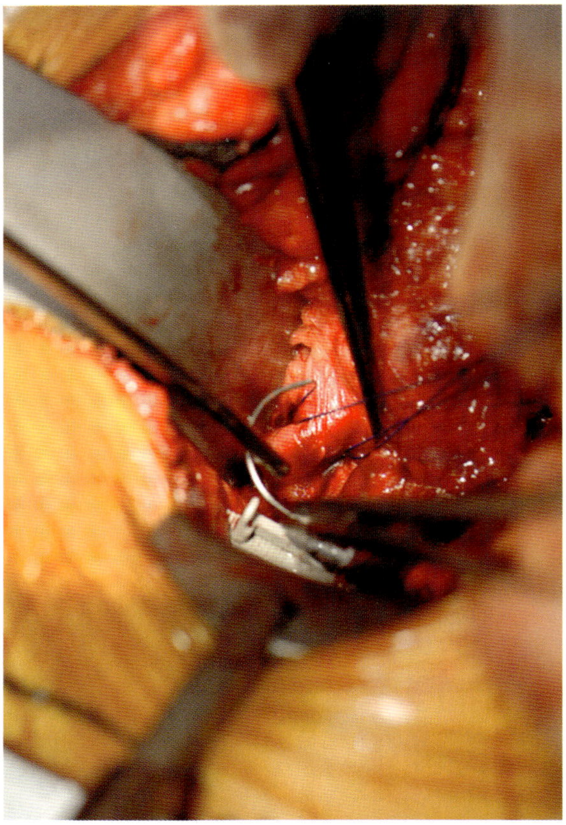

彩图 **59-11**　以非吸收线结扎右髂总动脉起始部。

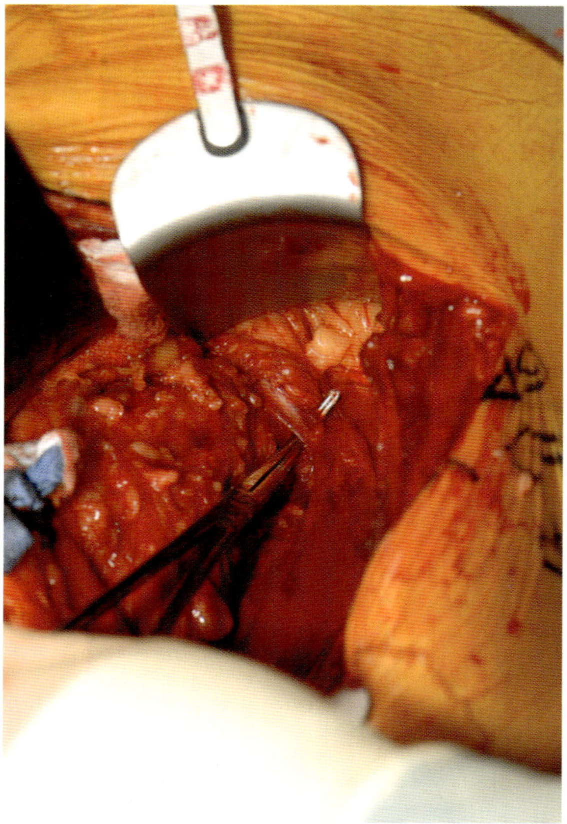

彩图 **59-12**　结扎左肾静脉腰支。它是主动脉颈部的三个标志之一，其他两个是左膈肌脚和左肾动脉。

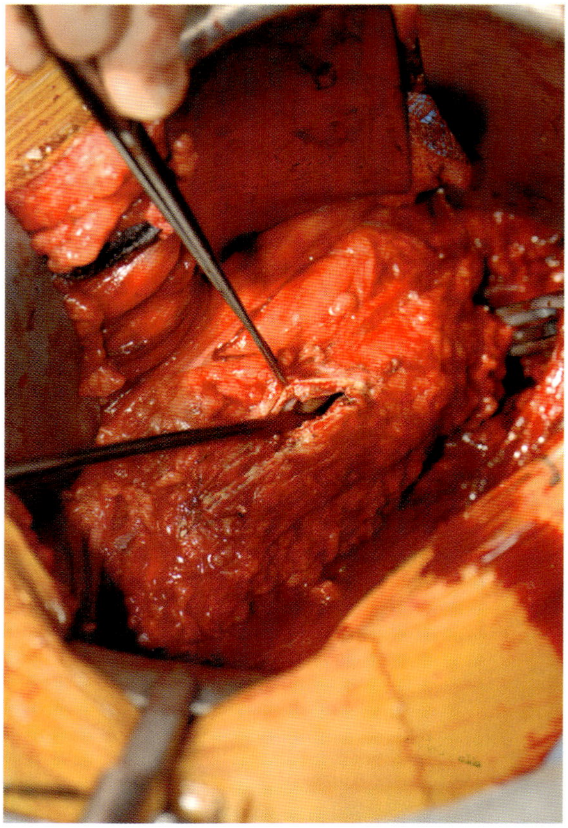

彩图 **59-13**　在瘤颈部安置 **Fogarty Hydrogrip** 阻断钳，切开主动脉瘤囊。

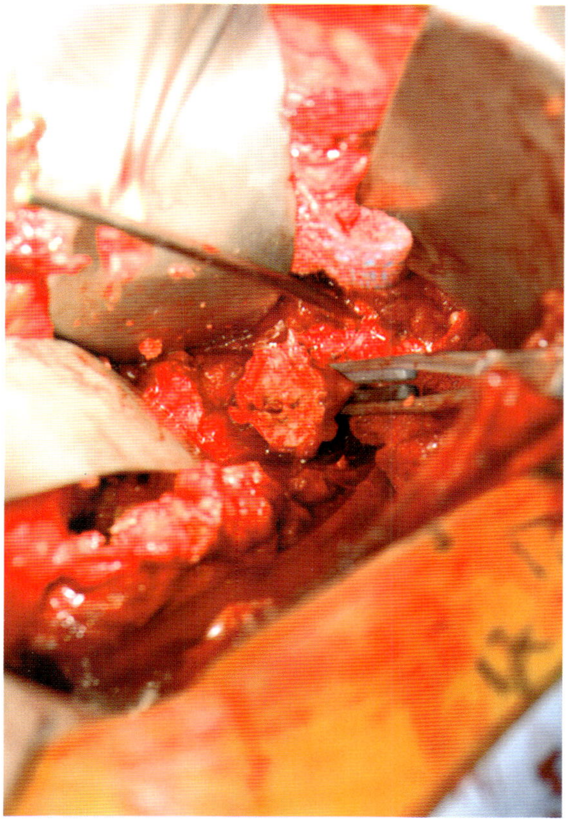

彩图 **59–14**　完全横断主动脉颈部。

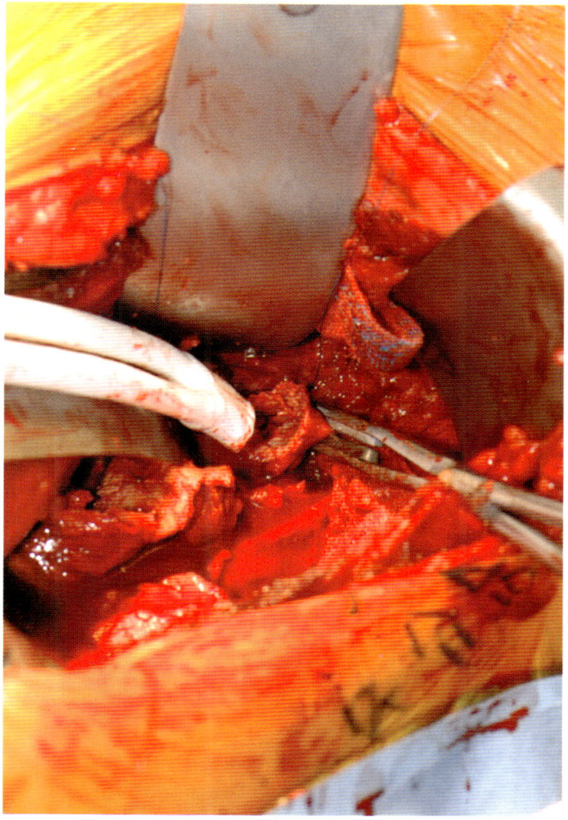

彩图 **59–15**　以降落伞技术，用 **3-0** 丙纶缝线缝合 **Gore-Tex** 血管于适宜部位。

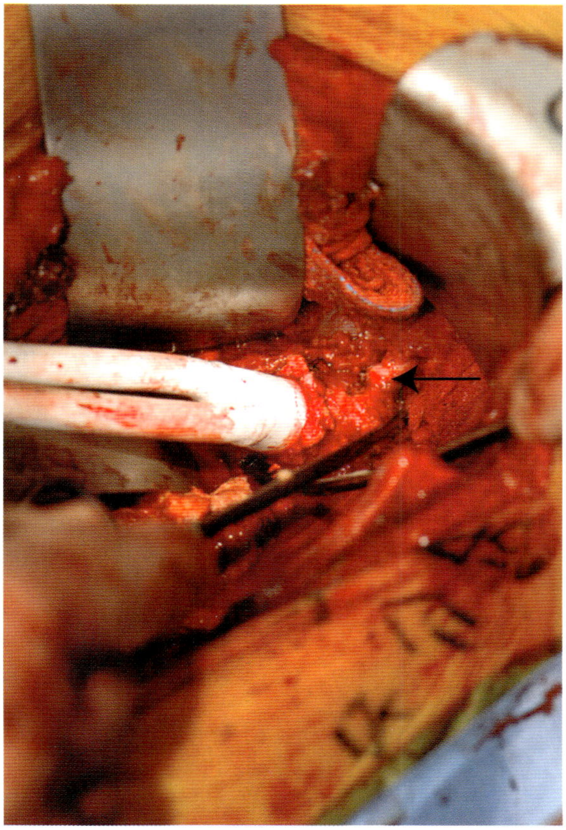

彩图 **59–16**　吻合已完成，可见左肾动脉（箭头）。

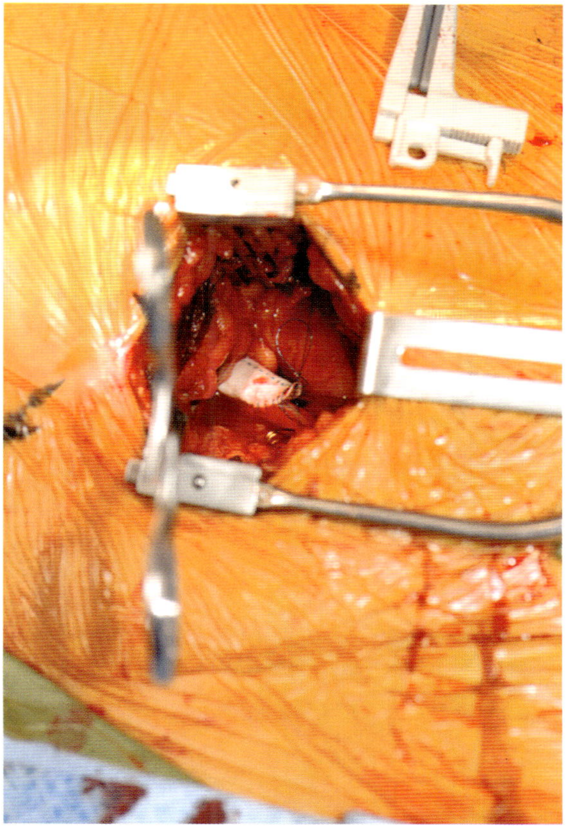

彩图 **59–17**　人工血管右支与右髂外动脉搭桥。

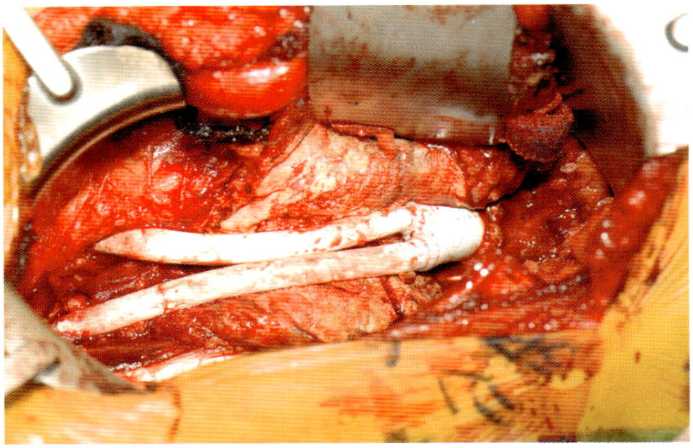

彩图 **59-18**　**AAA** 手术结束彩图：以 **Gore-Tex** 血管行主动脉与右髂外和左髂总动脉搭桥。

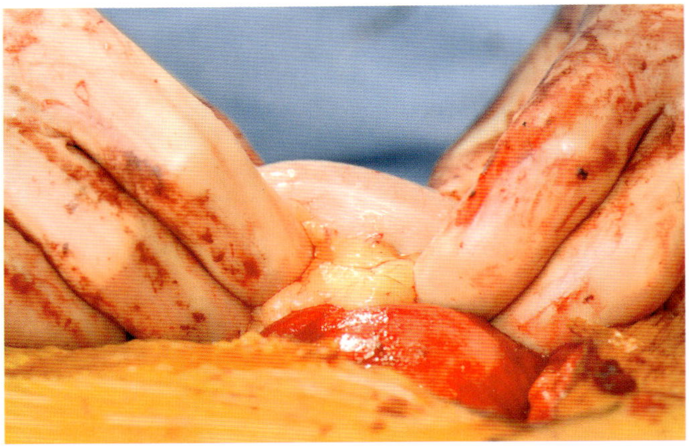

彩图 **59-19**　观察乙状结肠有无明显缺血征象和腹膜腔有无内出血。

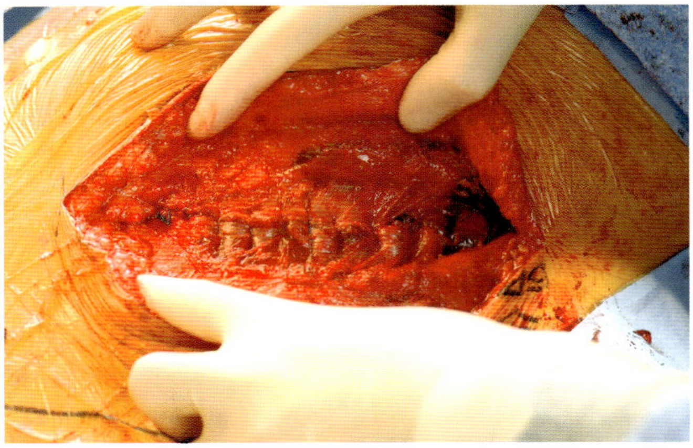

彩图 **59-20**　分三层缝合肌肉。

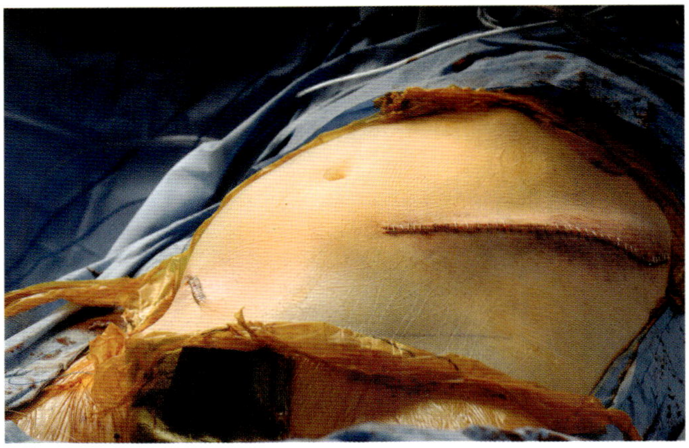

彩图 **59-21**　皮肤缝合完成。

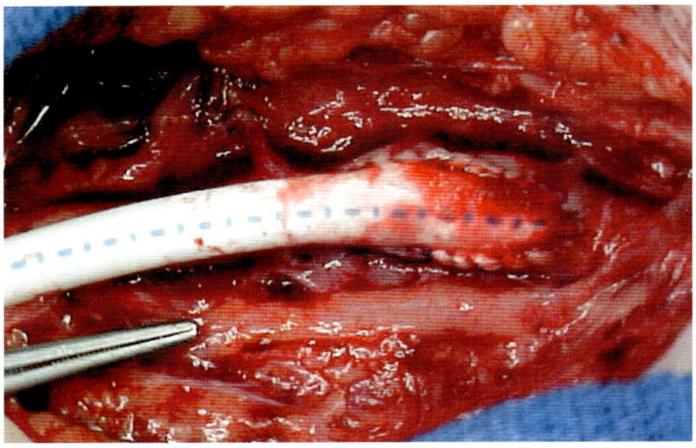

彩图 **60-2**　近侧动脉显露，显示股神经紧邻流入动脉。

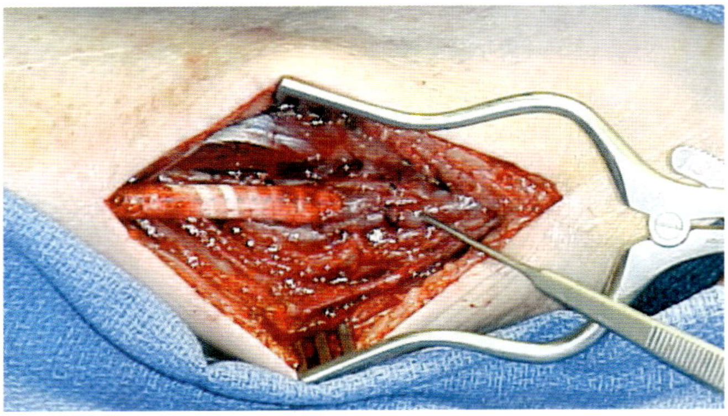

彩图 **60-4**　远端动脉的显露，显示胫静脉与流出道动脉的紧密关系。

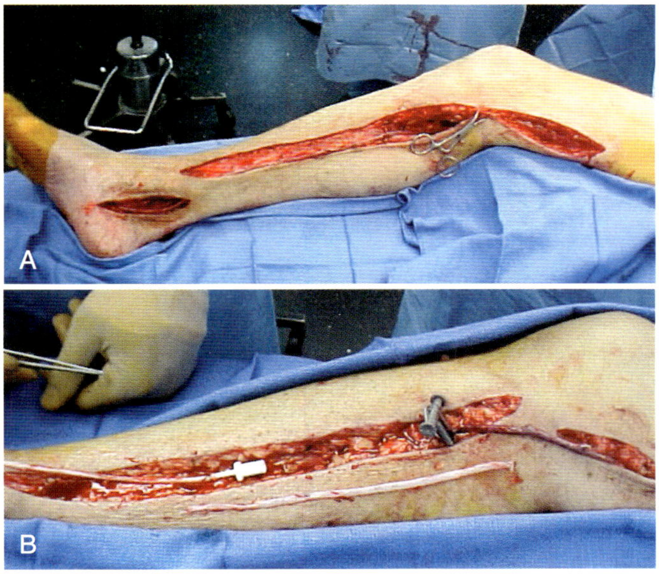

彩图 **60–5**　**A**，获取自体静脉作为搭桥通路。**B**，静脉获取，显示在切取时采用静脉原位插管进行轻柔的流体静力扩张，并可见在膝部留有皮桥以利伤口愈合。

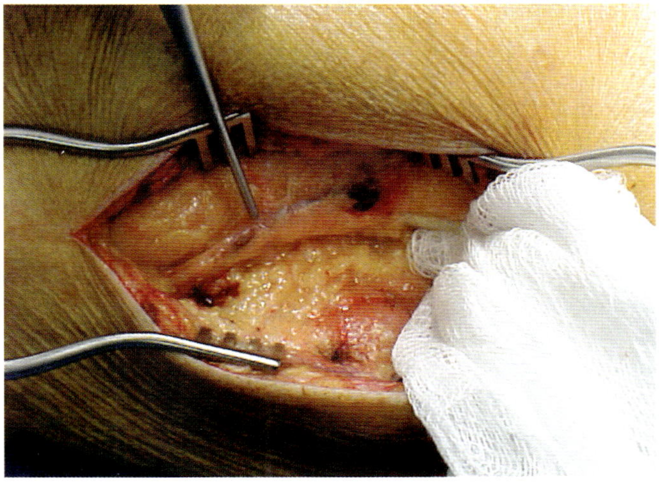

彩图 **60–6**　隐静脉的获取，显示紧邻静脉的隐神经的分离。

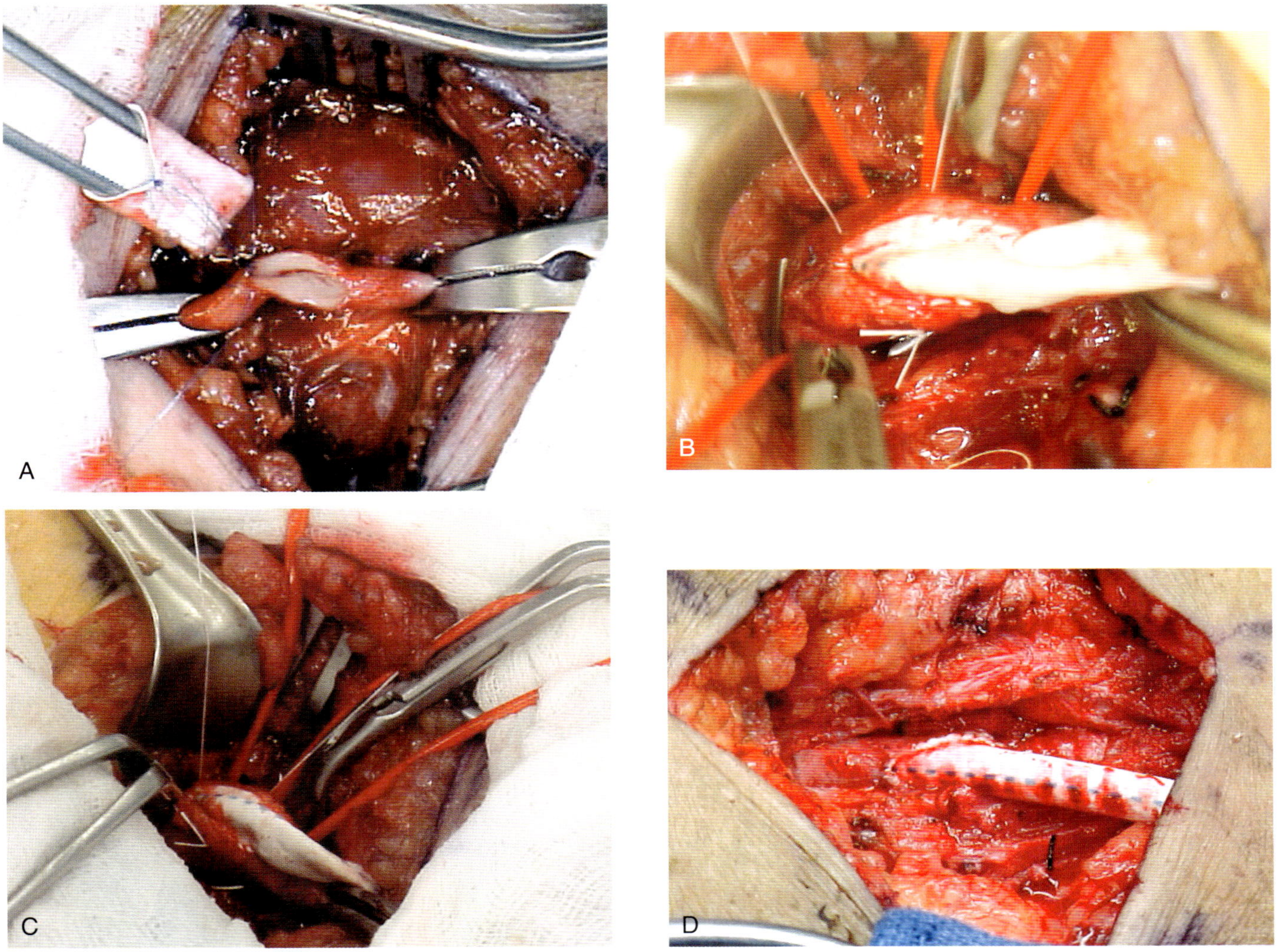

彩图 **60–13**　**A**，应用降落伞吻合技术以保证吻合口的缝合在准确部位（后跟与尖部）针距合适。**B**，移植物和动脉壁外翻。**C**，降落伞技术将移植血管推至吻合口。**D**，吻合完成，仔细对拢跟部。

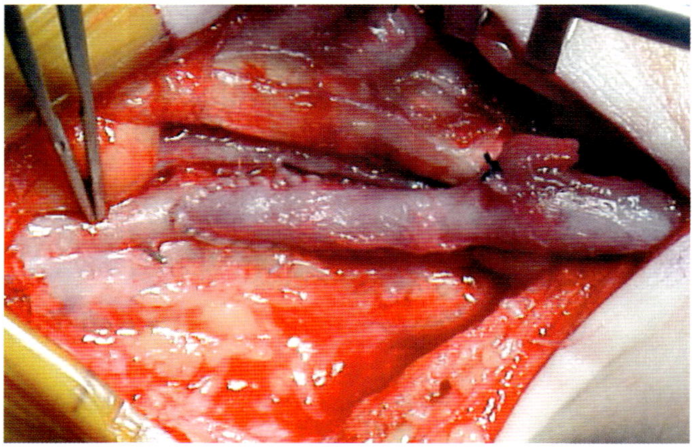

彩图 60-14　静脉移植的远端吻合，仔细缝合尖部。

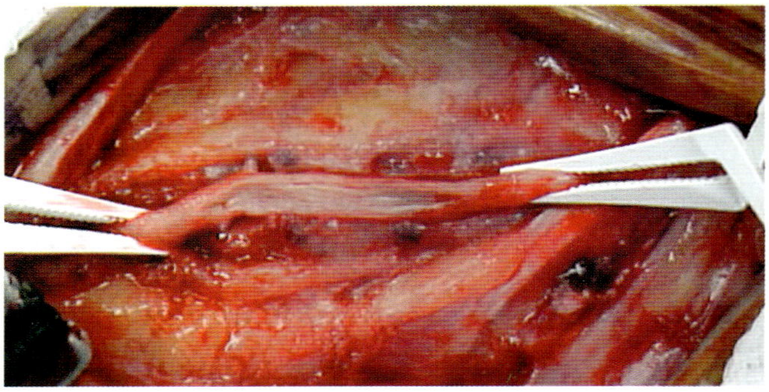

彩图 60-15　远端吻合前对动脉的控制。

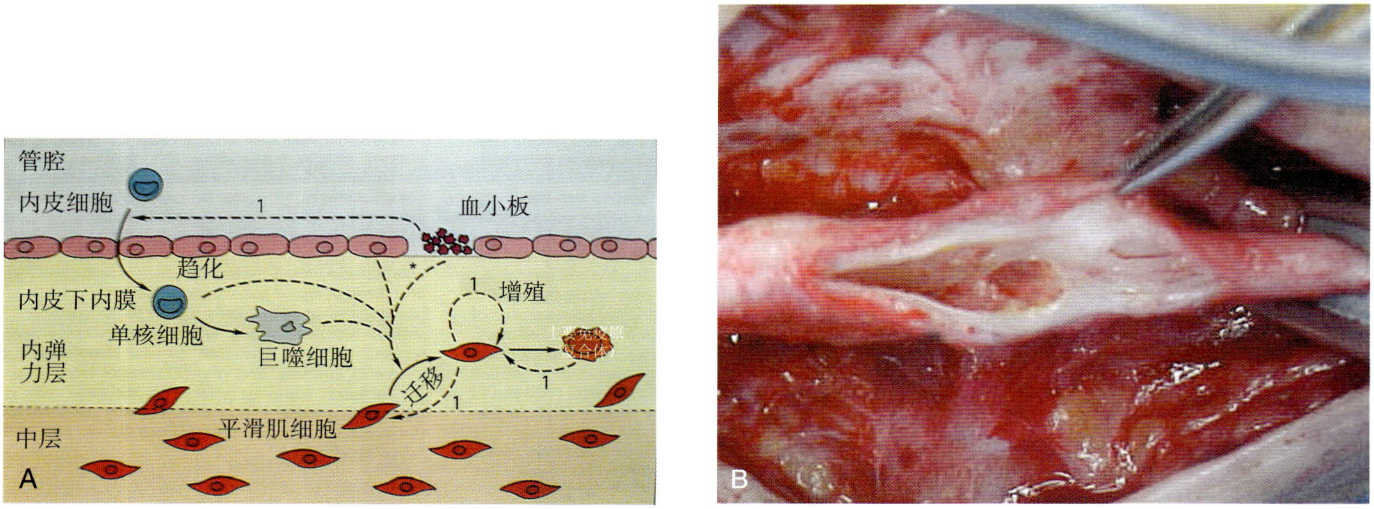

彩图 60-16　**A**，肌内膜增生的生物学示意彩图，其基础是血管平滑肌细胞的迁移和增殖。**B**，移植静脉内的增生性病变。对移植静脉常规多普勒超声随访时发现病变位于静脉瓣部位。

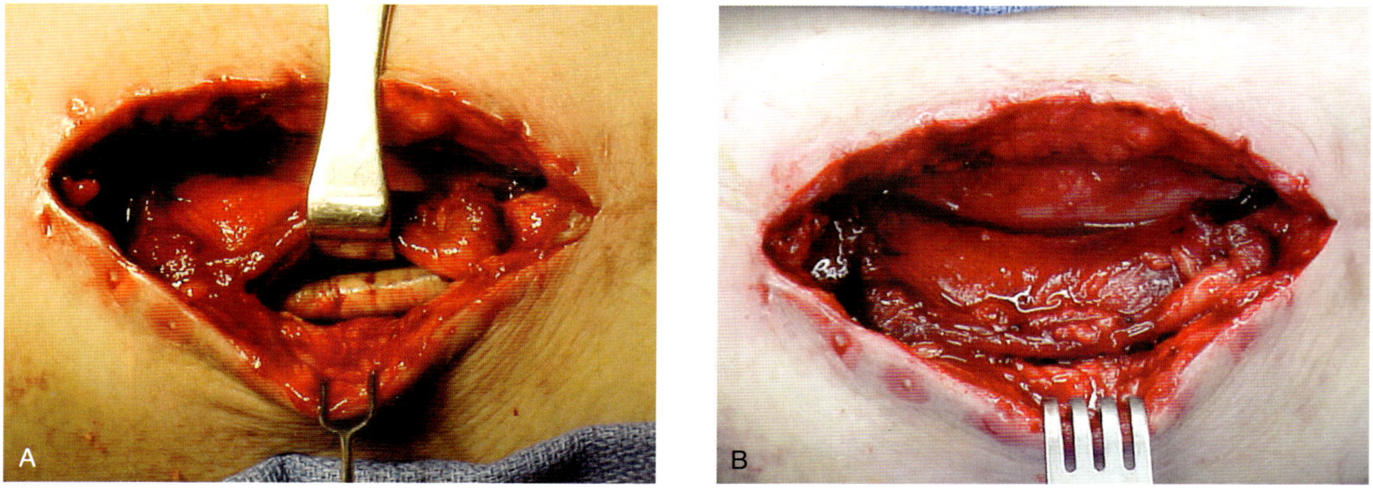

彩图 60-19　**A**，因感染而行广泛清创后，移植血管外露。未累及吻合口。**B**，缝匠肌肌肉瓣覆盖外露的移植血管。

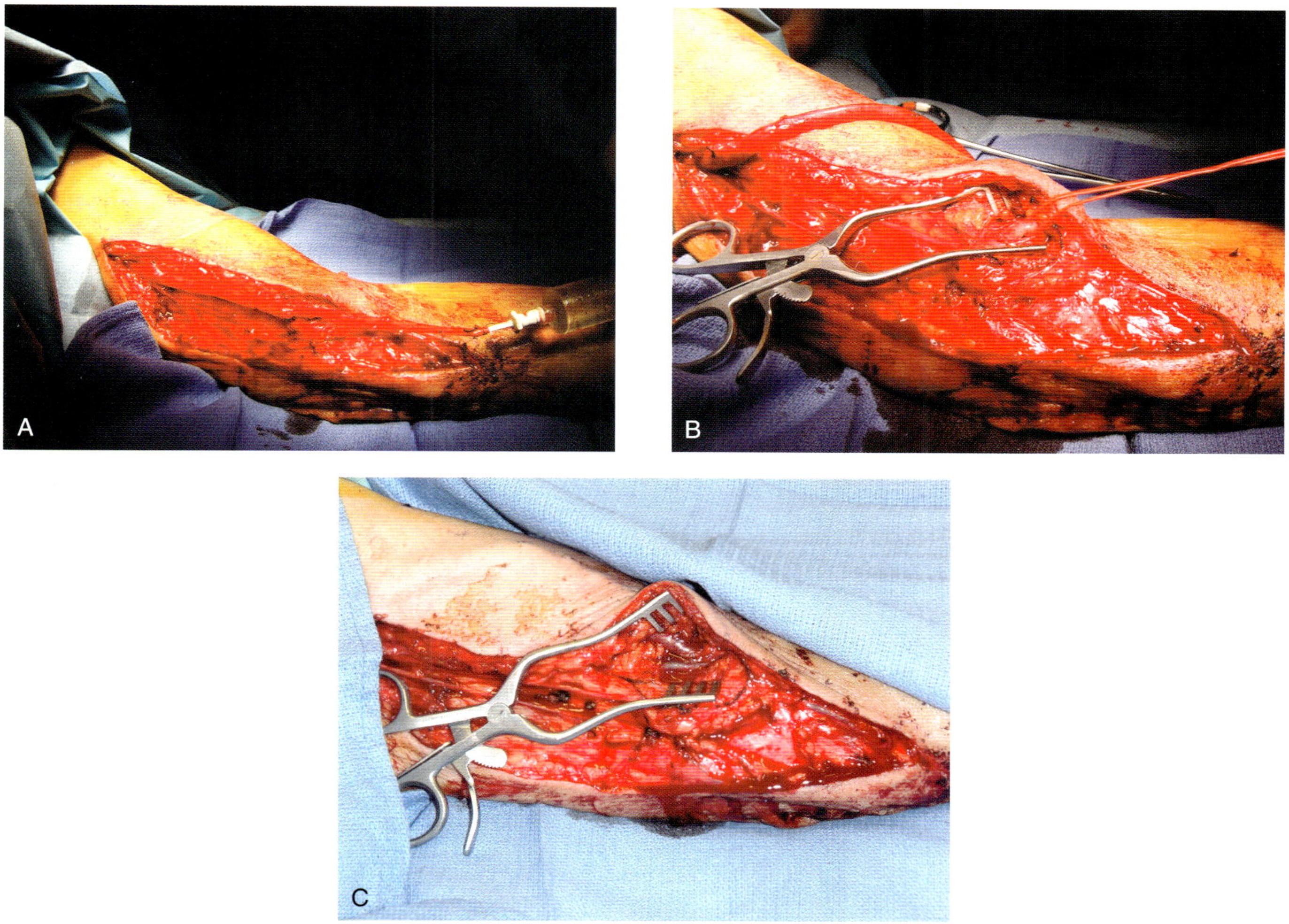

彩图 **61-2**　自体肱动脉 - 贵要静脉上臂转位。**A**，获取贵要静脉并结扎所有侧支。**B**，显露肱动脉。**C**，肱动脉与贵要静脉吻合。

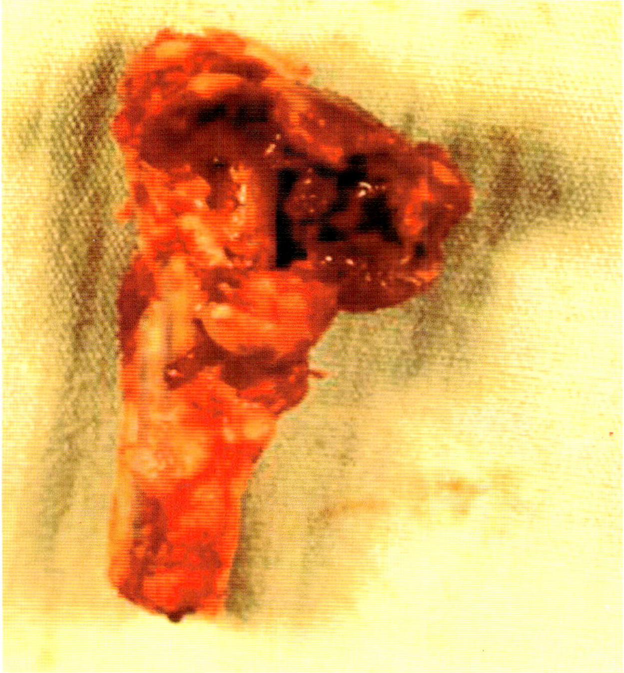

彩图 **61-9**　脓肿腔包绕人工血管。

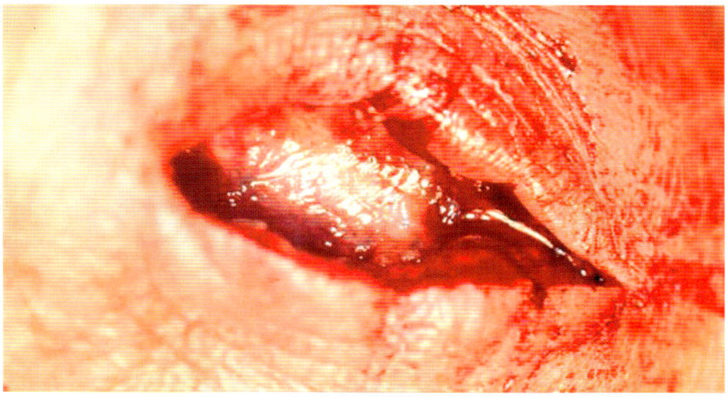

彩图 **61-10**　血清肿腔位于人工血管的上方。

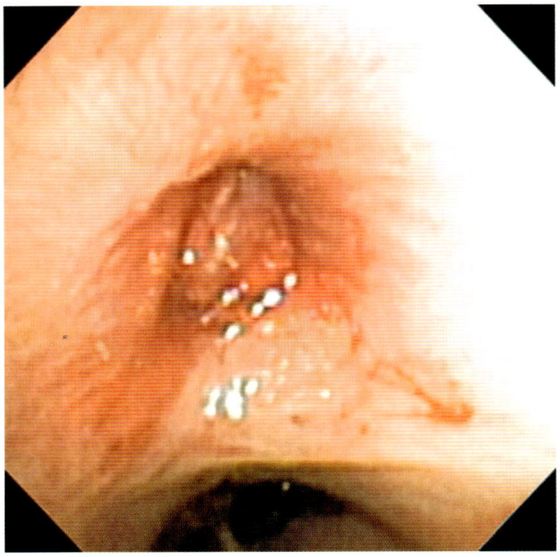

彩图64-4 肿瘤阻塞了右肺上叶开口。

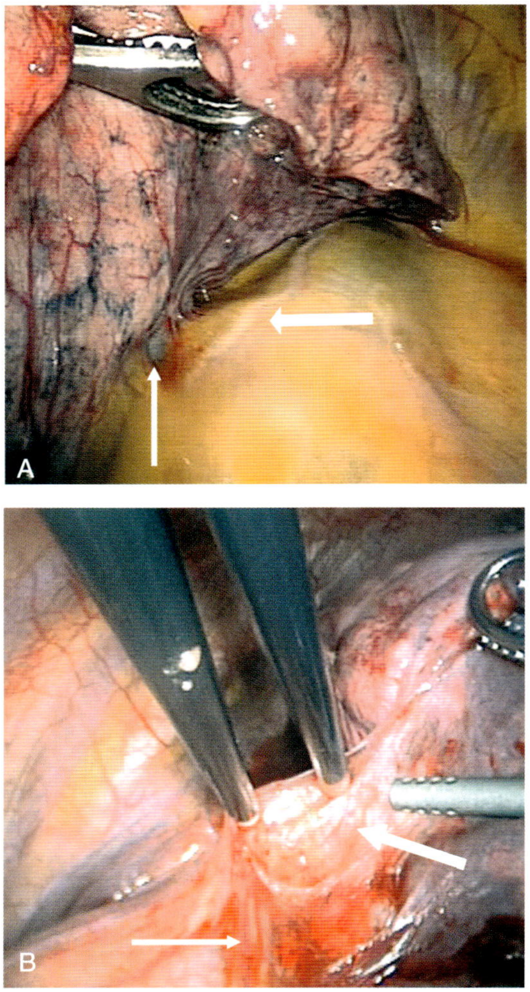

彩图 65-2 A，向后牵拉右肺上叶，显露肺上静脉（细箭头）。右侧膈神经（粗箭头）显露在肺门前方。小心地将膈神经与肺门前部分离以免不经意的损伤。B，向后牵拉左肺上叶，左侧膈神经（细箭头）被显露出来，在游离肺上静脉（粗箭头）时向前解剖出该神经。

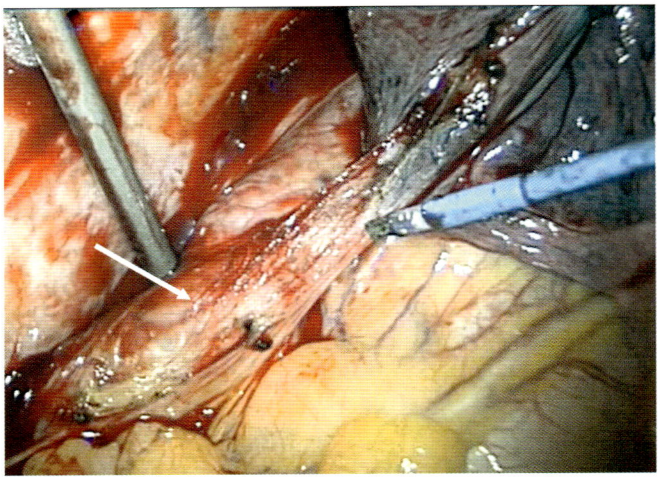

彩图 65-3 向前牵拉右肺下叶，使右肺下韧带处于紧张状态。这种操作手法可以正确地显露显露食管（箭头），并能避免在分离肺韧带时损伤食管。

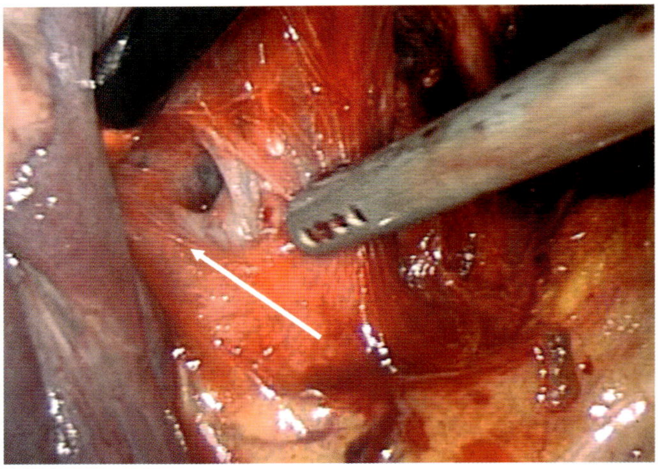

彩图 65-4 在行右肺上叶切除时，应注意显露并保护右肺中叶静脉（箭头）。

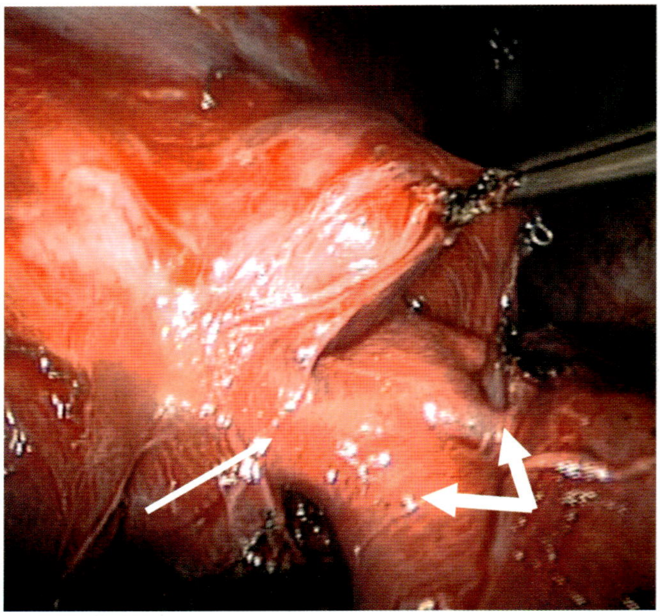

彩图 65-5 在行左肺下叶切除时，应注意显露舌叶动脉（细箭头）。舌叶动脉往往与基底段动脉（粗箭头）相邻。

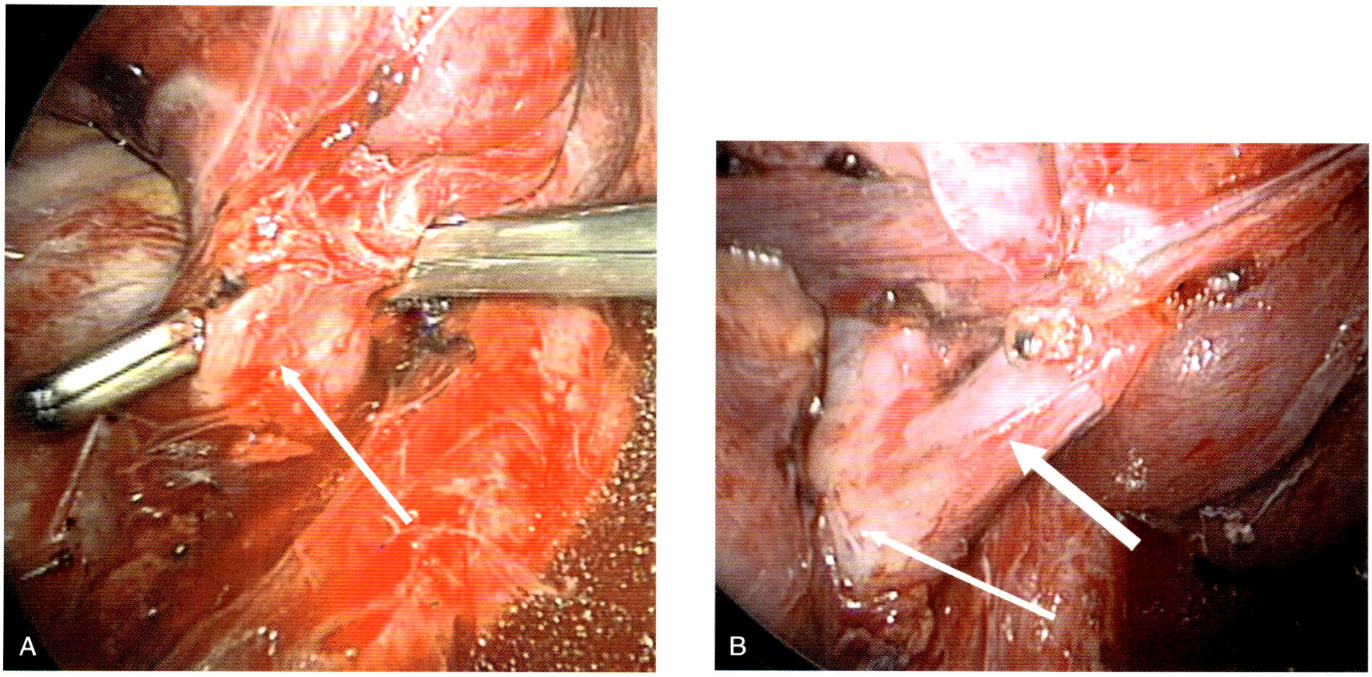

彩图 65–6　**A**，游离肺下韧带，并在左肺下叶静脉周围（箭头）环形分离。**B**，进一步明确先前发现的左肺下叶静脉，充分显露共同的静脉干（回流入左心房）。游离左肺下叶静脉（粗箭头）后用血管闭合器切断。

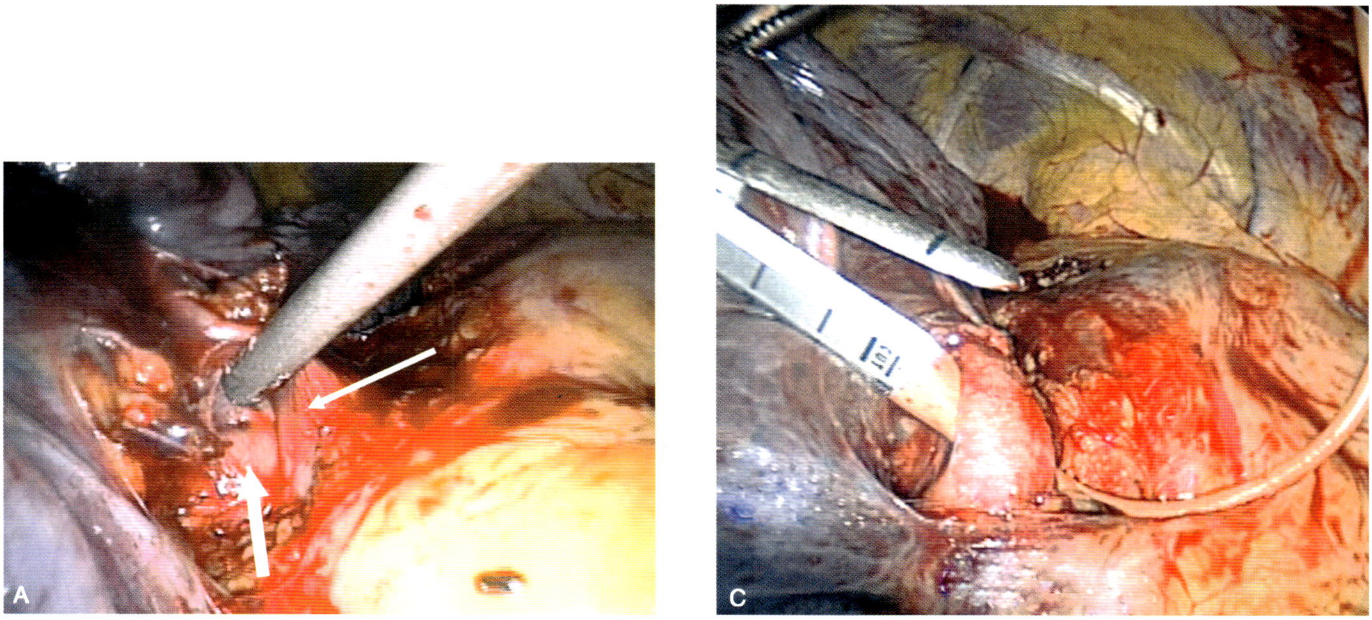

彩图 65–7　**A,** 在右肺动脉（粗箭头）上方处理右肺上叶静脉（细箭头），在行右肺上叶切除时，注意保护右肺动脉远端以免损伤出血。**C,** 可以选择内引导器（endoleader）引导缝合器穿过静脉下方。在缝合器闭合和击发前必须拔掉红色橡胶导尿管。可以通过 endo-kitner 或环钳完成这一操作（见彩图）。（**B, From Nicastri DG, Yun J, Swanson SJ. VATS lobectomy. In Sugarbaker DS, Bueno R, Zellos L [eds]: Adult Chest Surgery: Concepts and Procedures. New York: McGraw-Hill, Inc., 2006. Reprinted with permission.**）

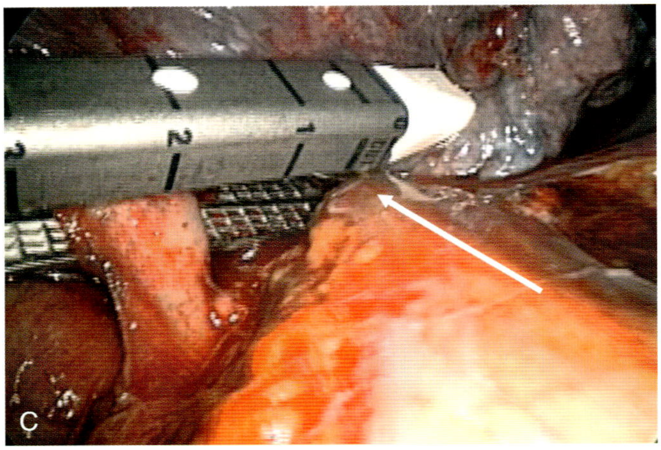

彩图 **65–8** **C,** 从吻合器上拔掉红色橡胶导尿管，吻合器准备好闭合和离断。奇静脉（箭头）的位置比较近，所以要保护好奇静脉以免吻合器包绕奇静脉。

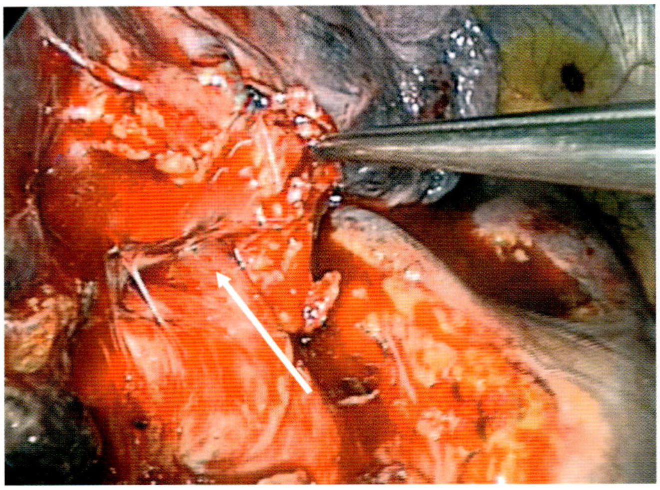

彩图 **65–9** 经过前肺门的路径有利于显示和处理右肺上叶动脉的返支。这一方法通常可以避免分离叶间裂以显露叶间动脉的困难。在此，前侧的分离显露后段返支（箭头）进入右肺上叶。可以经腔镜孔放置血管缝合器（吻合器或闭合器）离断该动脉支。

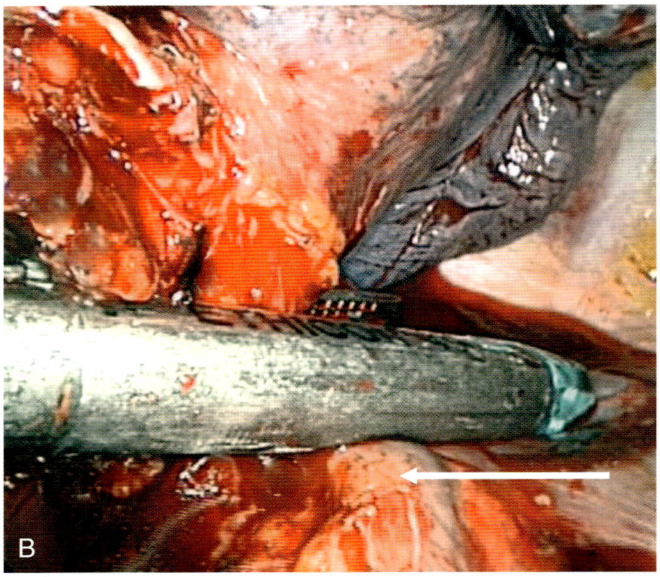

彩图 **65–10** **B,** 显示右肺上叶支气管的技术。在离断右肺动脉前干后，自观察孔（腔镜孔）置入闭合器，而胸腔镜则自前入路切口置入。小心操作注意避免损伤奇静脉（箭头）。

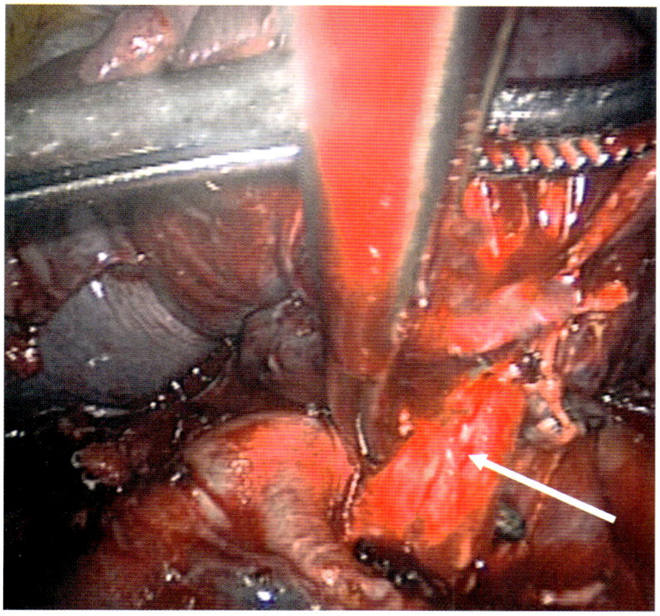

彩图 **65–11**　右肺中叶切除术中的中叶静脉的分离。中叶支气管（箭头）位于中叶动脉前侧。在解剖支气管的周围时必须要仔细小心，因为肺动脉紧邻其后。看不见中叶动脉分支因为其位于支气管的后方。

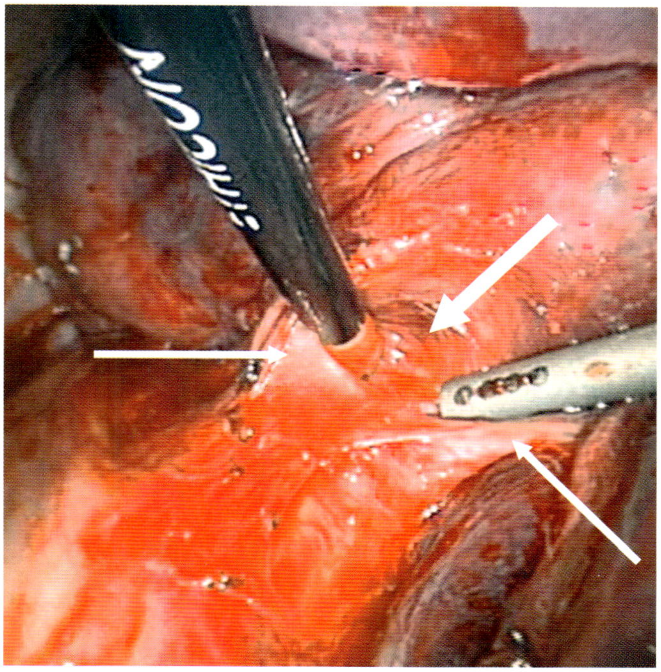

彩图 **65–12**　在游离和切断左肺上叶回流静脉时，应特别注意上叶静脉的后方与上叶支气管的分离。处理上叶静脉（粗箭头）和舌叶静脉（细箭头）之间的区域以显露其下的上叶支气管。在分离血管前必须将静脉分支的后面从气道上游离下来。

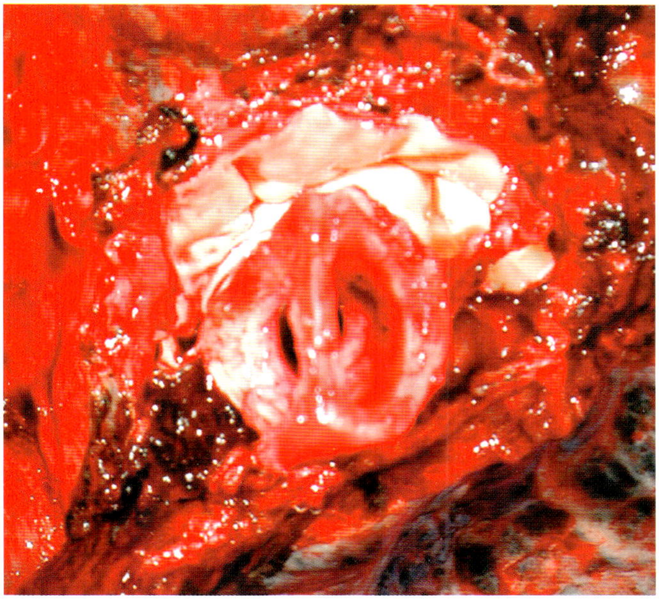

彩图 **66–2**　支气管血管袖状肺叶切除术标本，显示的是左上叶支气管靠近左肺动脉。

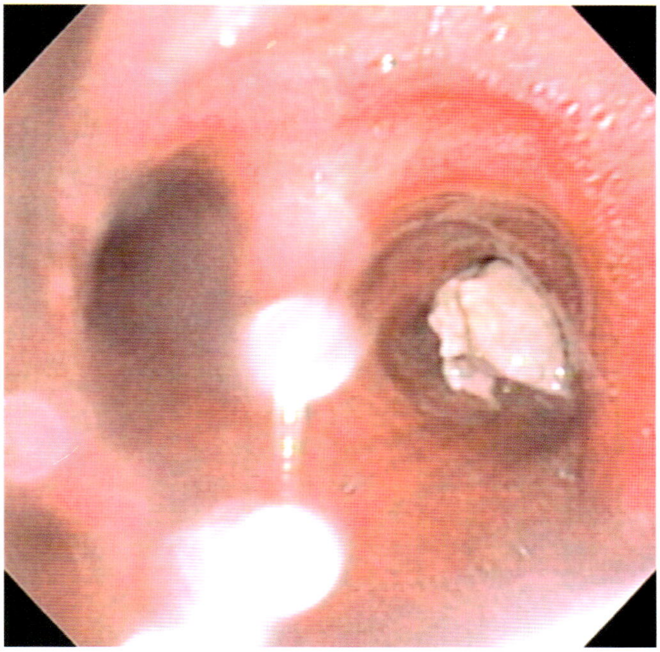

彩图 **66–4**　支气管镜彩图像说明右肺上叶肿物侵及右主支气管干。

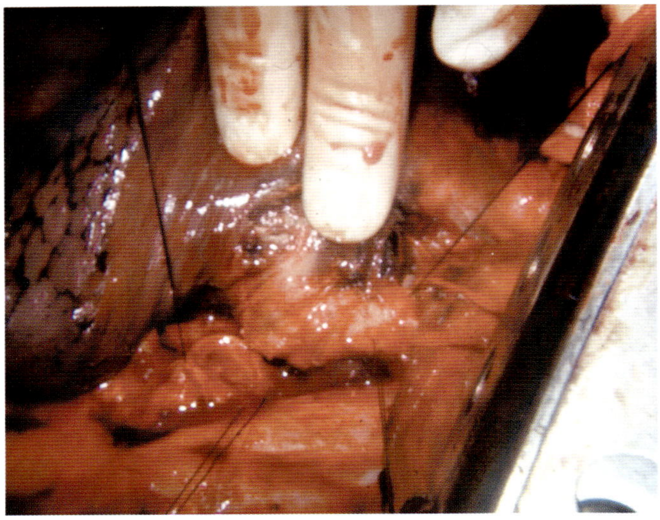

彩图 **66-5** 肿瘤的术中照片显示右主支气管近端被切除以及近端与远端支气管加强吻合。

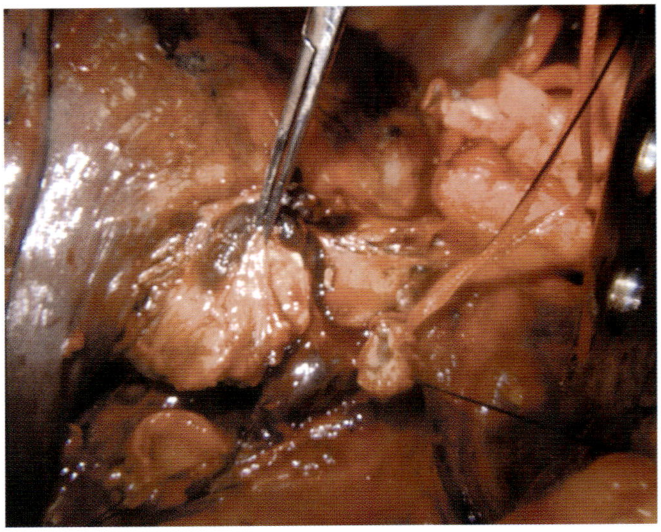

彩图 **66-6** 右肺上叶袖状切除术的术中照片显示支气管切除后的近端和远端。钳子夹取肺叶切除的标本。

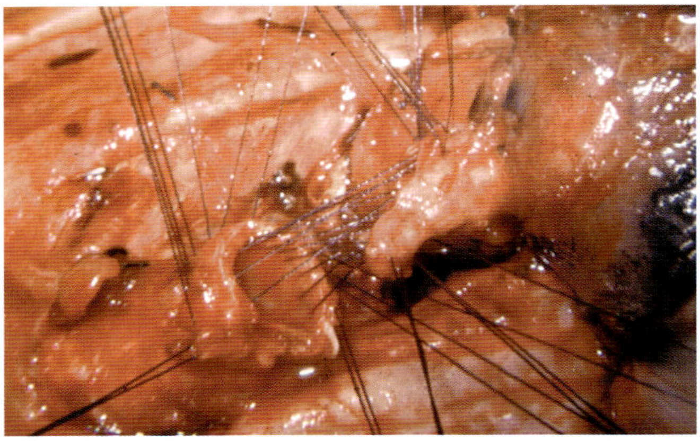

彩图 **66-7** 采用间断缝合技术的支气管吻合术。

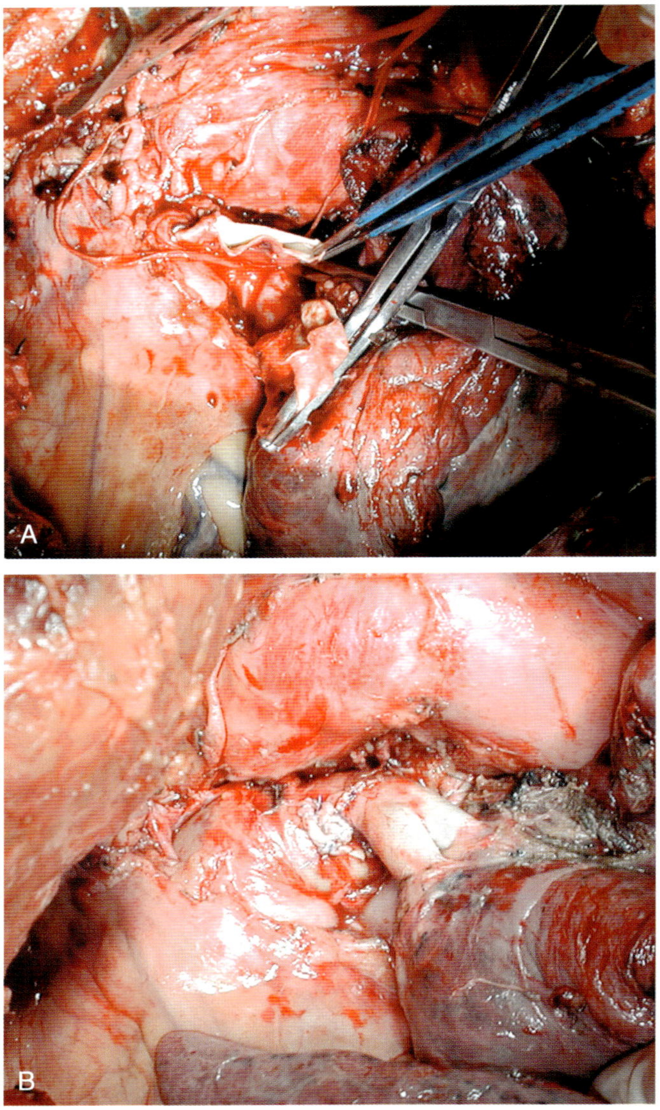

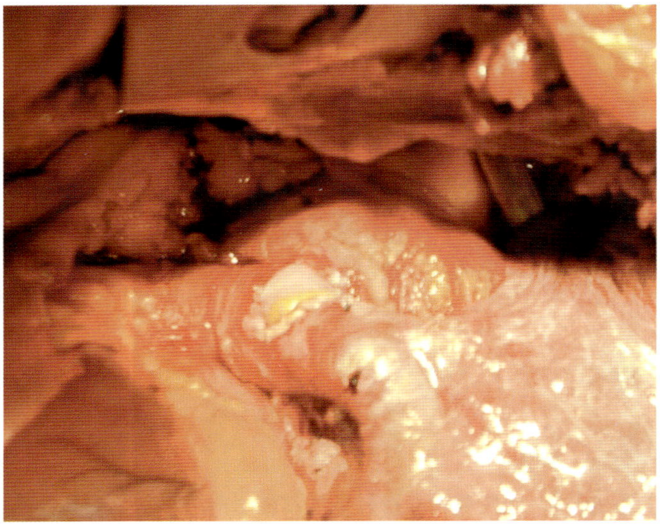

彩图 **66-10** 术中照片显示左肺动脉上心包补片动脉成形术。

彩图 **66-11** 术中照片显示端－端肺动脉袖状切除术。**A**，夹闭肺动脉的近端和远端。**B**，完成的血管吻合口。

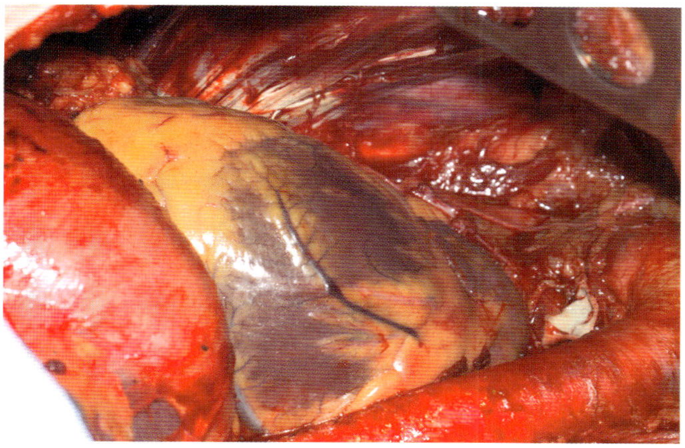

彩图 **67-4**　术中照片显示左侧胸膜外肺切除术后的一个大的心包缺损。

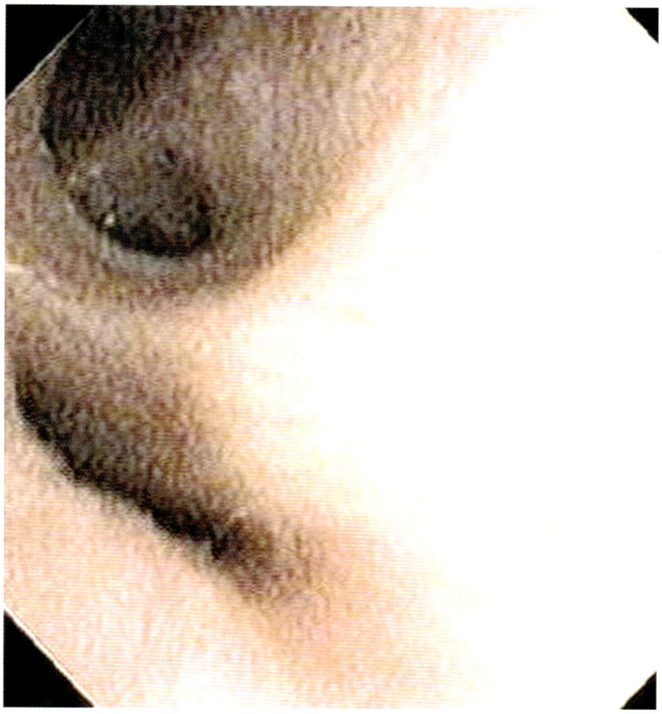

彩图 **67-12**　右全肺切除术伴左下叶开口狭窄患者的支气管镜镜检彩图。

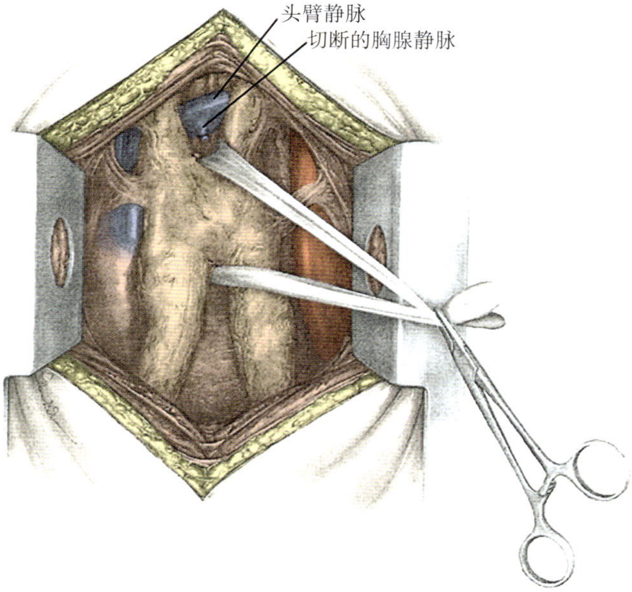

彩图 **69-1**　靠近正中线从头臂静脉的上方边界游离并显露胸腺静脉。这条静脉可以在结扎后切断。（**Reproduced with permission from Elsevier from Mason D. Radical transsternal thymectomy. Oper Tech Thorac Cardiovasc Surg 2005;10:231–243.**）

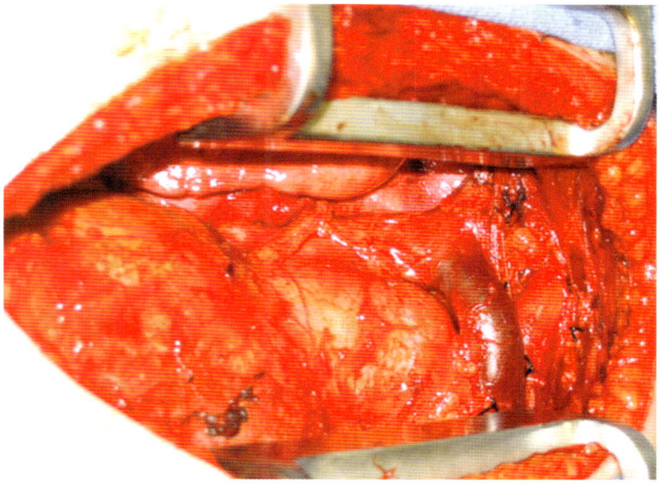

彩图 **69-2**　手术彩图像显示的是结扎头臂静脉上方边界的胸腺静脉。

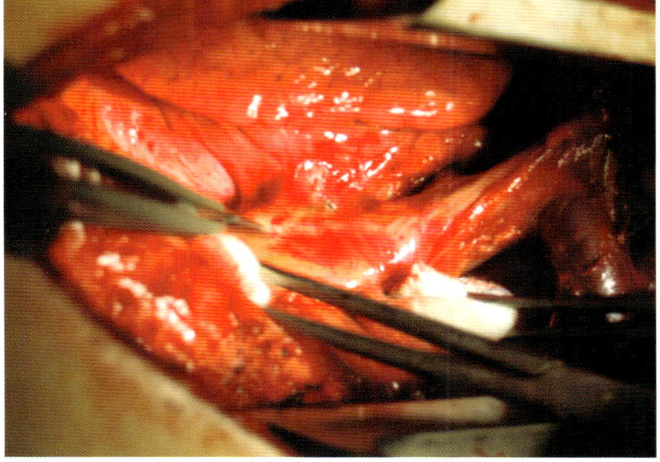

彩图 **69-3**　打开胸膜反折线，膈神经便显而易见。

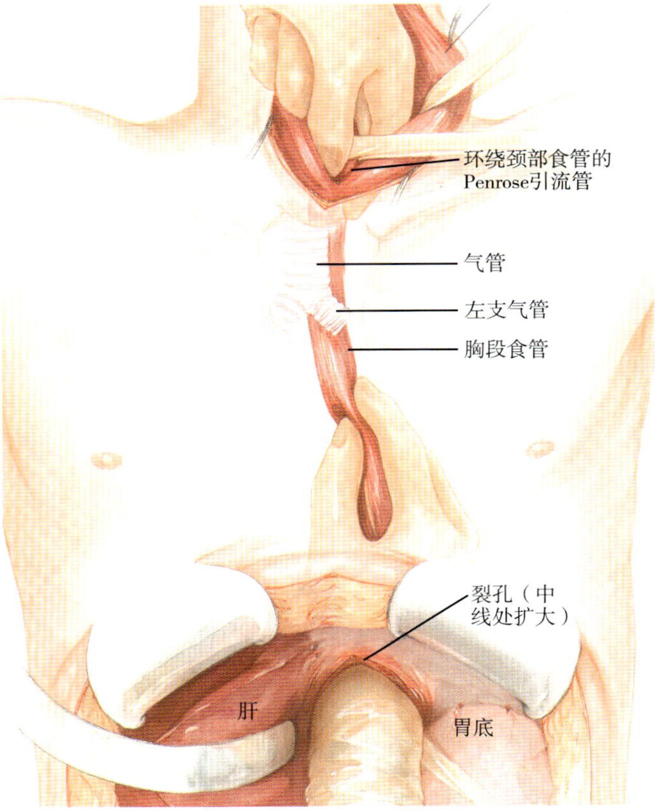

彩图 70-2　紧贴食管周围和气管、左主支气管与食管的近端进行经膈食管解剖是安全的。

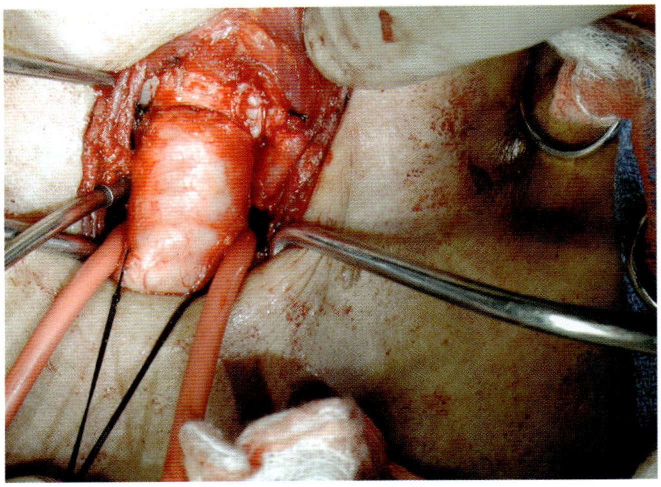

彩图 71-2　首先环状分离病变远端的气管。气管周围放置彭罗斯管或红色橡胶引流管。

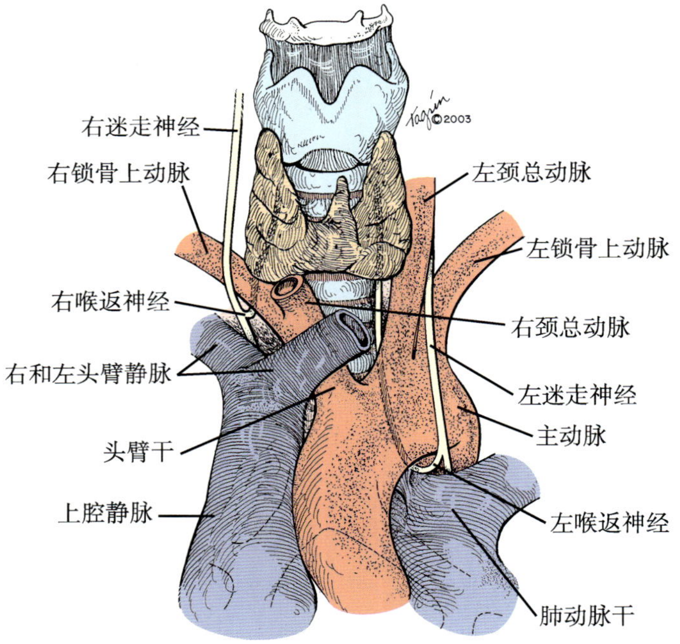

彩图 71-4　图示当向头侧喉部分离时，喉返神经如何愈加靠近气管，损伤风险愈加增大。（From Grillo HC. Surgery of the Trachea and Bronchi. United States, BC Decker, Inc; 2004.）

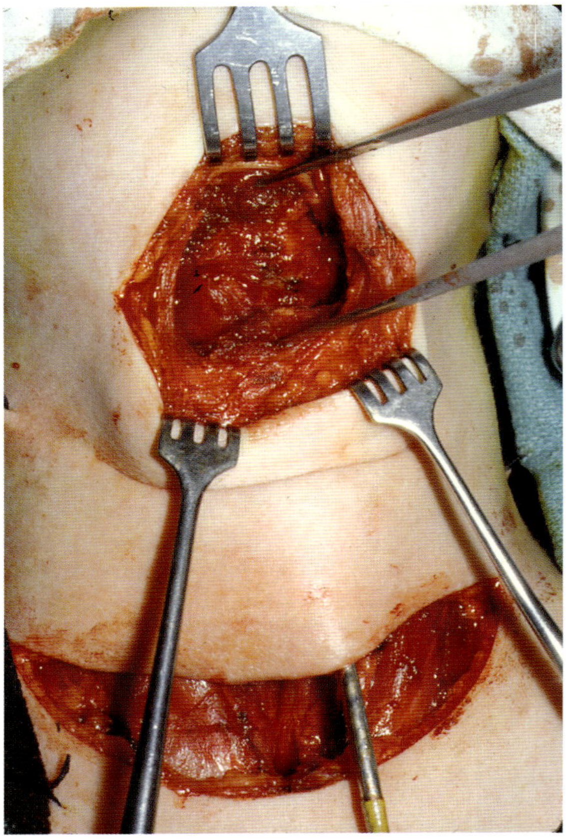

彩图 71-6　图中所示较长的尾侧切口是进行气管切除及后续端端吻合术（TR）的切口。较小的头侧切口位于舌骨水平，是行舌骨上喉松解术的切口。通过这一切口分离附着于舌骨上缘中2/3的肌肉，从游离部的任一端分离舌骨。这样能使喉向气管下降，提供充分的松解以便进行更大范围的TR。这张图拍摄于松解术后。镊子打开的范围表示松解术后舌骨下降的距离。

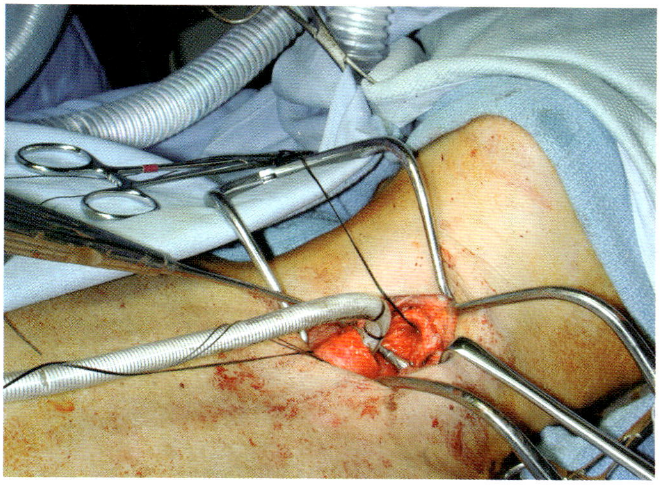

彩图 71-7　采用 ETT 远端插管的传统技术（见图），必须间断外撤气道远端的 ETT，以便行吻合口缝合。请注意近段暴露的丝线。缝合至拔除的 ETT 末端，保证在完成吻合术前可重新改放到远端。

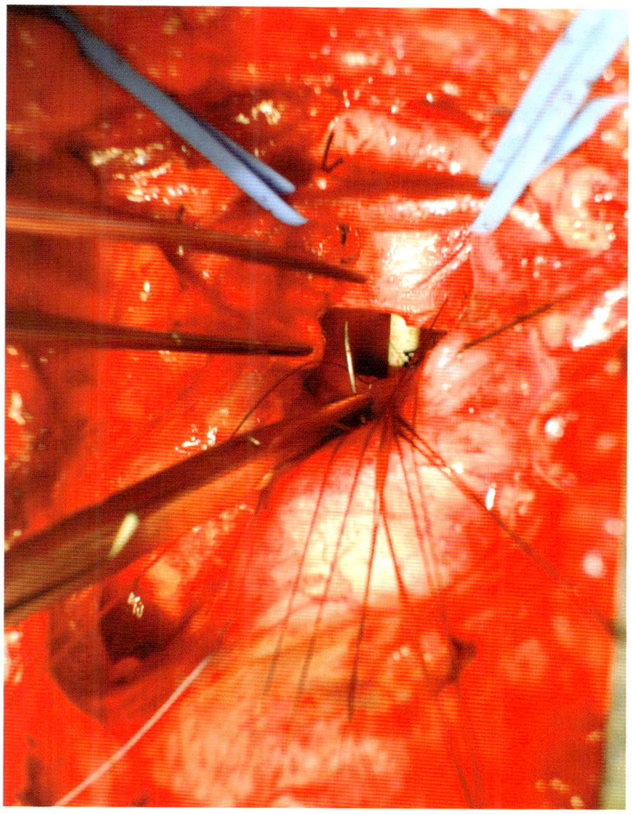

彩图 71-8　通过吻合口可见上方高频喷射通气管，可连续放置所有缝合线，而无需不断拔除和插入远端放置的 ETT。

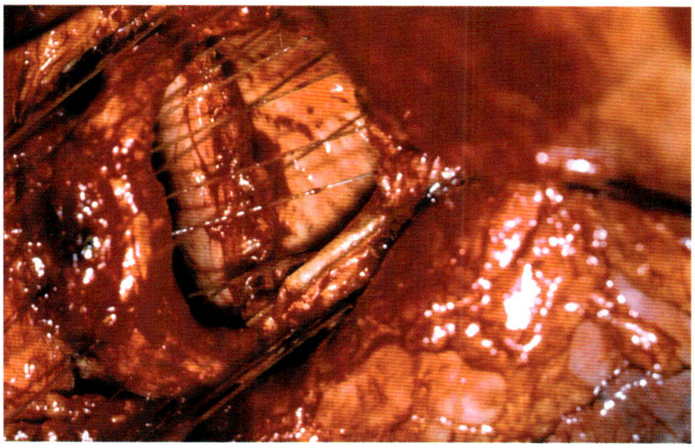

彩图 71-11　对于较简单病例，可采用另一种吻合术。气管后半部吻合口缝线已放置于此处，在管腔内打结。前半部缝线也已放置好，将向下依次打结。

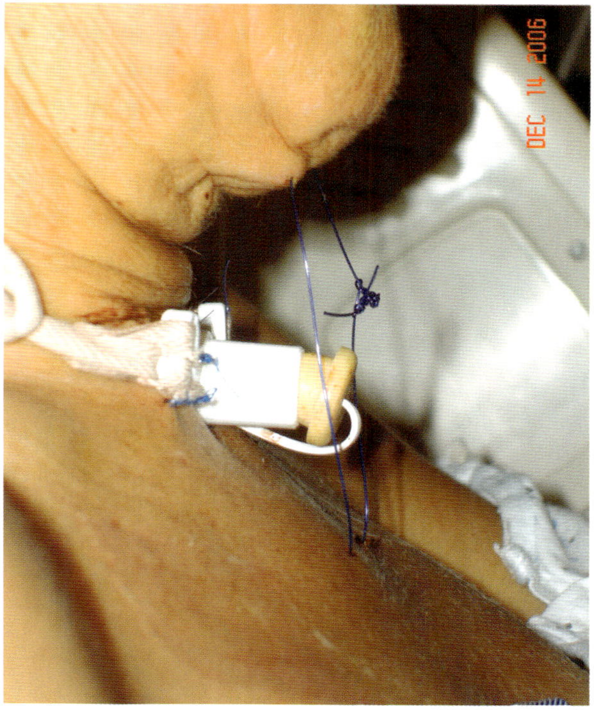

彩图 71-13　图中所示“颏下缝合”并非要最大限度地弯曲颈部，而是为了保持不超过 45° 的弯曲；更重要的是防止突然的伸展。请注意此患者进行声门下切除术时，作为预防措施在吻合口下方进行了小的气管造口术。

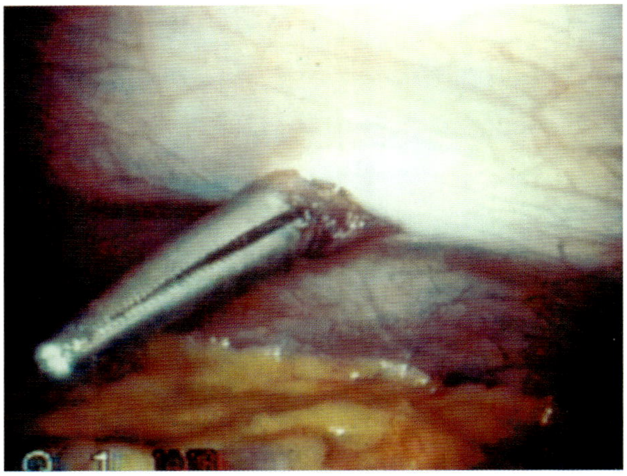

彩图 **74-4**　孤立性左背部刀刺伤致膈肌损伤的患者的腹腔镜检查。**Kelly** 夹通过外部伤口，明确损伤轨道。

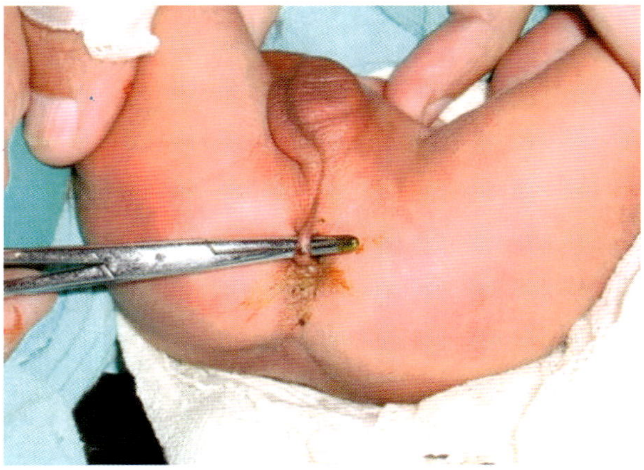

彩图 **81-1**　男性新生儿“水桶把手”皮肤畸形后面的会阴部瘘（由 **Dr. Richard Ricketts, Emory University, Atlanta** 提供图片）。

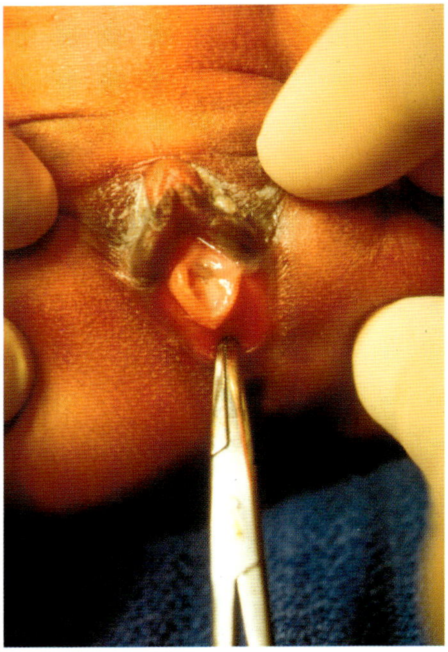

彩图 **81-2**　女性新生儿，直肠膀胱瘘。止血钳在瘘管内（由 **Dr. Richard Ricketts, Emory University, Atlanta** 提供图片）。

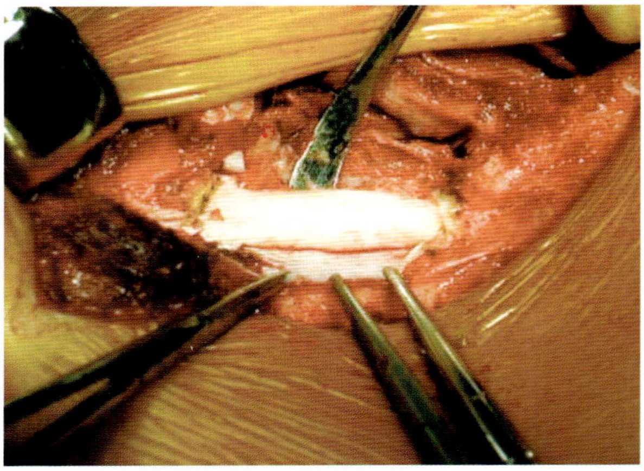

彩图 **82-1**　应用软骨膜起子分离软骨膜与肋软骨。

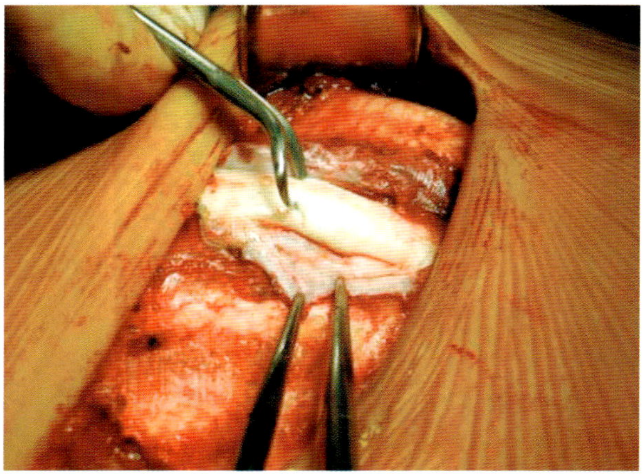

彩图 **82-2**　应用巾钳提拉软骨以利于周围组织的分离。

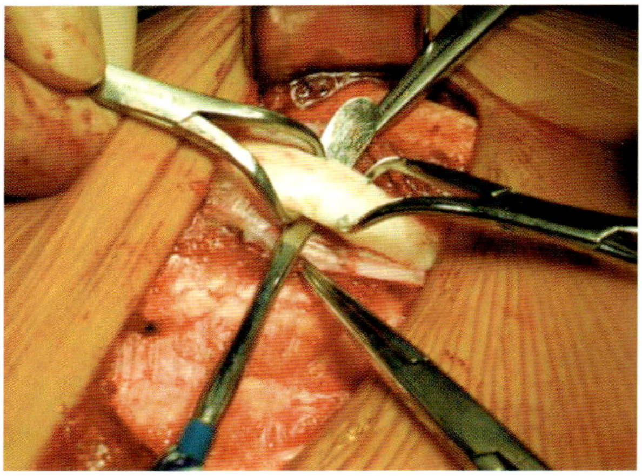

彩图 **82-3**　将软骨膜从肋软骨处环形分离。

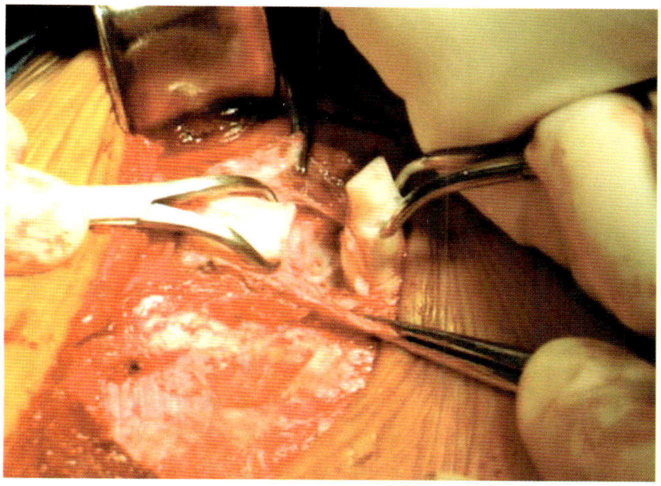

彩图 82-4　切断软骨以利于肋骨软骨交界处的分离。

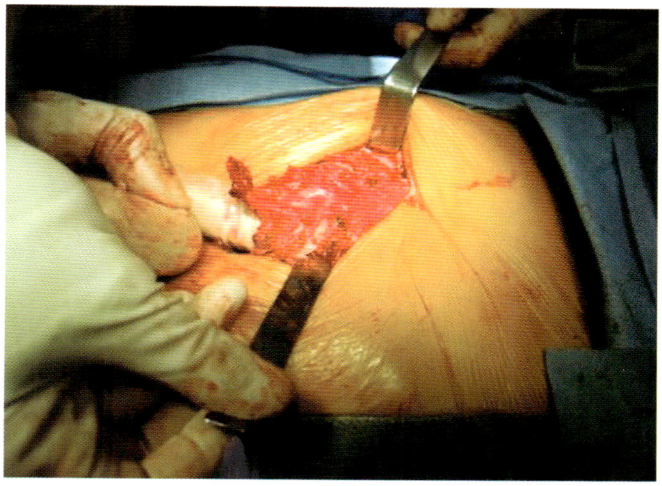

彩图 82-6　用手指引导支撑板通过胸骨后。

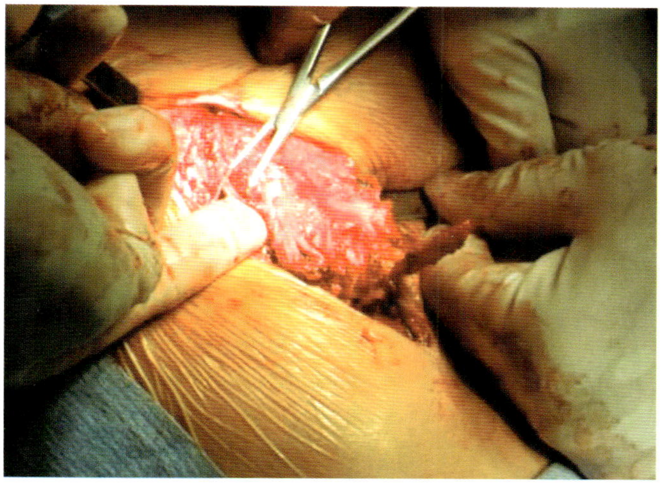

彩图 82-7　使支撑板通过对侧肋间隙。

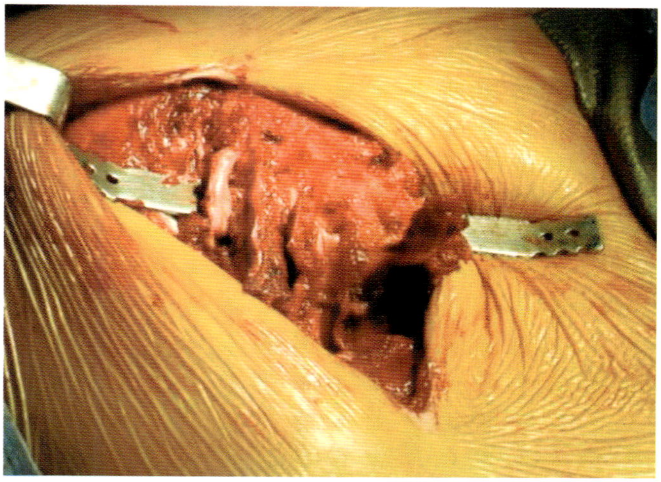

彩图 82-8　将胸骨提升至最终位置。

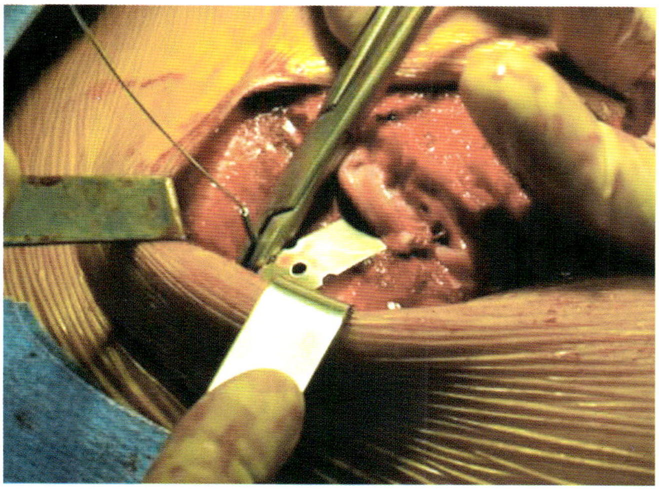

彩图 82-9　金属丝固定支撑板。

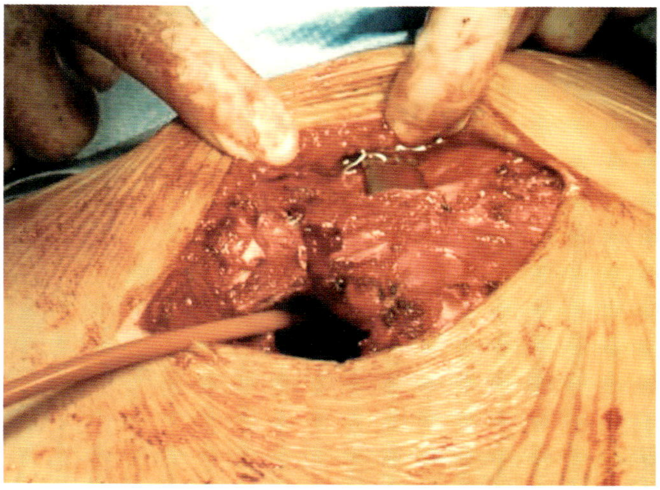

彩图82-10　应用红色橡胶管排出胸腔气体。

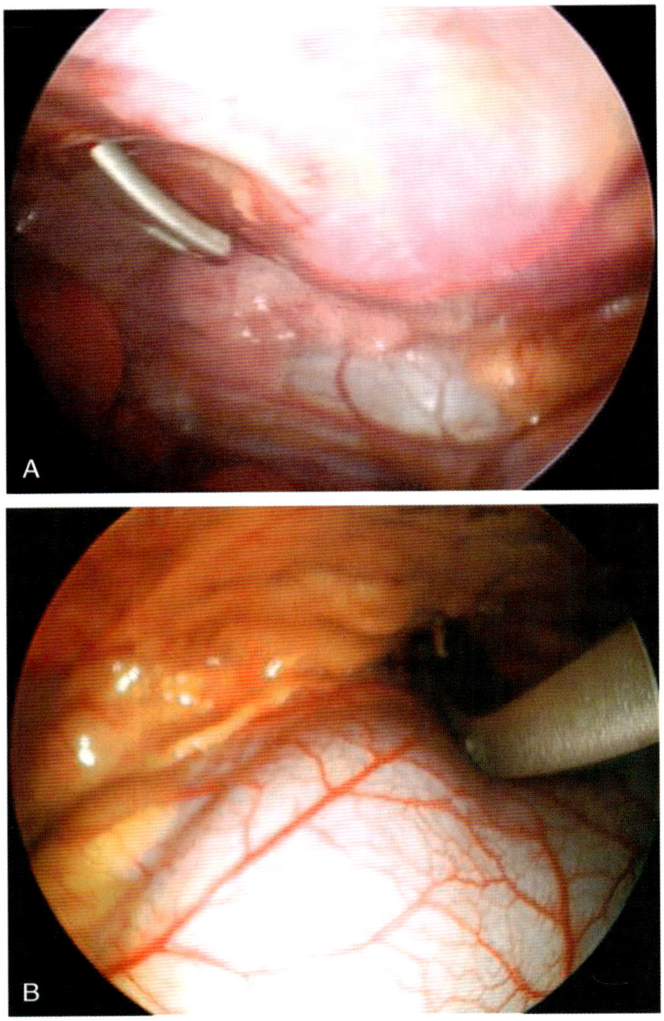

彩图 **82–13** **A**，将引导器置入右胸。应注意前胸壁畸形的向内突入。**B**，使引导器从心脏与胸骨间通过。

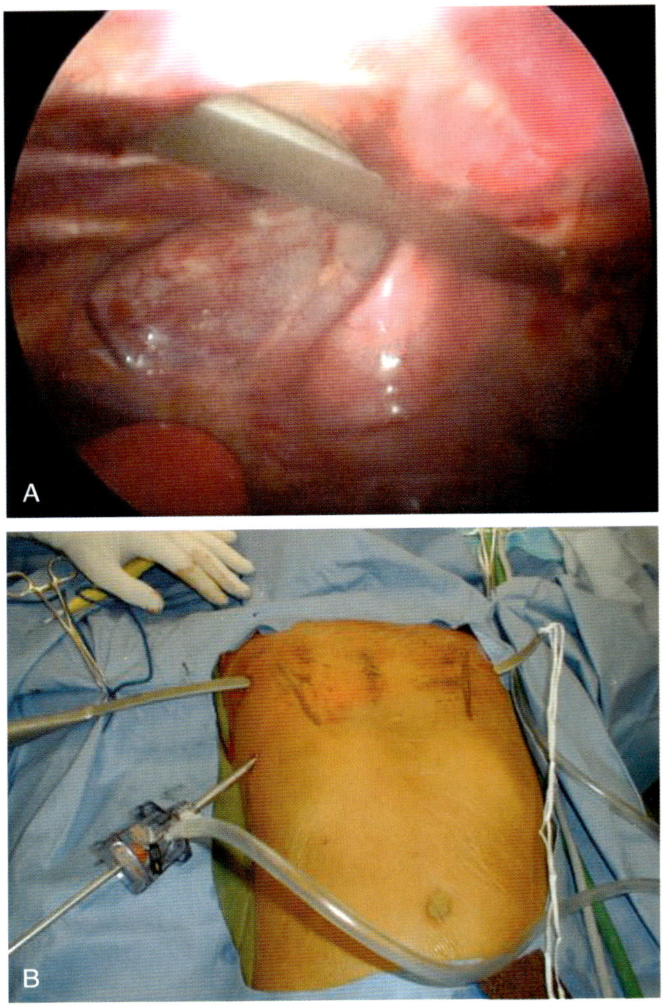

彩图 **82–14** **A** 和 **B**，经胸腔放置引导器以提升胸壁畸形，以利于支撑板的放置。

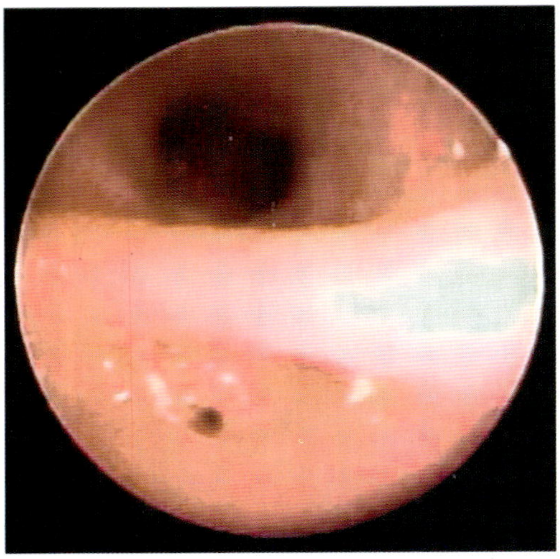

彩图 **83–1** 手术开始时，应用硬式支气管镜检查可帮助对气管食管瘘（**TEF**）进行定位（此处靠近隆突），并除外上部存在囊袋状的第二个瘘（**Courtesy of Dr. David Powell, Children's National Medical Center, Washington, DC.**）。

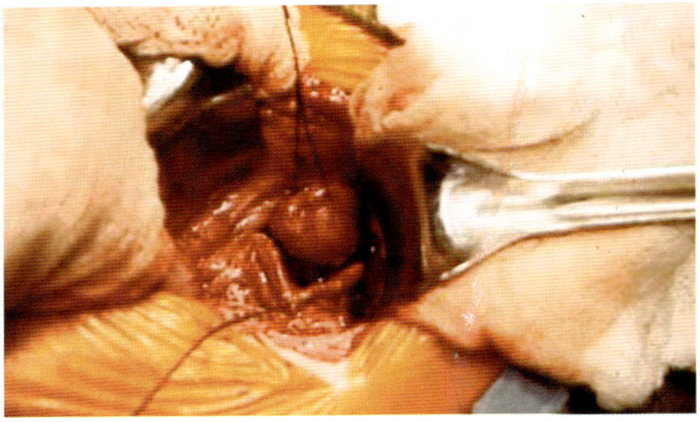

彩图 **84–1** 叶外型肺隔离症并发先天性膈疝。手术中如果没有发现可能导致二次手术，如果主动脉的全身血供不能充分控制的话，易造成术中出血。